Porphyrization Information
錠剤・カプセル剤 粉砕ハンドブック
第8版

監修

佐川　賢一　前 東京女子医科大学病院薬剤部長
木村　利美　東京女子医科大学病院薬剤部長

編集

佐川　賢一　前 東京女子医科大学病院薬剤部長
伊東　俊雅　東京女子医科大学東医療センター
　　　　　　薬剤部長

じほう

序

　わが国の社会的課題である人口の高齢化が益々進み，2025年には全人口の40％近くを65歳以上が占め，世界に類のない「人生100歳時代」と呼ばれる超少子高齢時代を控えている。当然ながら医療機関における高齢者の受療率は，高い比率を占めている。このような背景のなか，高齢者医療に占める薬物療法は，基本的治療であり，特に課題とされる副作用の防止，コンプライアンスの向上とともに，個々の患者に最も適した剤形の選択など適切な対応が求められる。一方，小児に対しては，適応外使用されるケースも多く，適切な剤形や規格が不十分であることや，味やにおいなどの問題もあり，薬物投与において未だ多くの問題を抱えている。

　近年，これらを背景として，疾病による嚥下障害や嚥下能力の低下した高齢者・小児，あるいは処方量が規格に合わないなどの臨床上の理由により，錠剤・カプセル剤を粉砕・開封しなければ調剤が不可能な処方例が増加している。

　「粉砕・開封」の適否を的確に判断するには，粉砕・開封に伴う医薬品の品質上の安定性や治療効果および副作用発現などへの影響を考慮する必要があり，予め医薬品製造加工の特徴をチェックし，粉砕・開封の可否を検討することが望まれる。

　基本的事項として，平成7年7月にPL法（製造物責任法）が施行された。本法律では，調剤は一種の医療サービスの一環であり，PL法の対象外として位置づけられている。しかし，その規格・剤形を破壊（粉砕，開封）しての調剤は，原則的にはPL法の対象と判断される。また，平成9年4月に薬剤師法が改正され，患者への医薬品に関する情報提供が義務付けられた。したがって，粉砕・開封によって予想される有効性の変化や副作用の発現，使用性などに関しても，薬学的専門知識による判断のもと，医師への情報提供だけでなく，患者に対しても，その対策を含めた十分な説明が必要である。

調剤報酬に関しては，平成14年度調剤報酬改定以来，高齢者や咽喉頭疾患などにより，錠剤，カプセル剤の服用が困難な患者に，医師の指示に基づき粉砕や脱カプセルによって散剤等として調剤した場合には，「嚥下困難者用製剤加算：80点」が認可され，調剤技術が評価されている。

　本書の活用にあたり，医薬品の粉砕・開封の可否およびその理由に関しては，製薬企業より試験データを提供して頂いた。試験データのない医薬品や製薬企業の可否の判断回避は各種条件における原薬（一部製剤）の安定性データや性状を記載し，著者判断を加え利用者の便宜を考慮した。

　今回の改訂は，第7版の収載品目数から大幅に増やし，原則として2018年6月薬価収載時点の医薬品について，錠剤・カプセル剤販売品目の約95％に相当する7,911品目を掲載した。ご協力を頂いた企業数は172社となっている。さらに，前回の改訂より原薬の水に対する溶解性データを追加したので活用して頂きたい。特に吸湿性が高いため粉砕「否」の医薬品，例えばプロカインアミド錠，L-アスパラギン酸カリウム錠，バルプロ酸ナトリウム錠等の粉砕指示処方への対応は，水に容易に溶けるため服用直前に錠剤を溶かして服薬すると合理的である。また，錠剤の形状・カプセル剤の号数も付記した。

　日常，調剤に携わる薬剤師ならびに病棟や介護に関わる看護師の業務の一助となれば幸いである。最後に，可否表の作成にあたり，資料を提供頂いた製薬企業各社に感謝の意を表するとともに，出版にご協力頂いた株式会社じほうに心から謝意を表します。

　　2019年11月

前東京女子医科大学病院薬剤部長，学校法人明治薬科大学理事長　　佐川　賢一

目 次

総論　錠剤・カプセル剤の粉砕調剤

はじめに ………………………………………………………………… ii

1　錠剤・カプセル剤の薬物療法 ……………………………………… ii
　1)　嚥下困難患者と病院粉砕の実態 ……………………………… ii
　2)　特筆すべき高齢者における薬物治療の特性と留意点
　　　（薬剤識別と身体機能・認識機能）………………………… iii

2　錠剤の粉砕・カプセル剤開封の臨床的ニーズ ………………… v

3　粉砕・開封に伴う問題と対策 …………………………………… vii
　1)　物理化学的安定性への影響と対策 ………………………… viii
　2)　薬物動態，薬効・副作用への影響と対策 ………………… x
　3)　感覚器への影響と対策 ……………………………………… xi
　4)　調剤上の影響と対策 ………………………………………… xii
　　(1)　粉砕・開封に伴う医薬品の損失 ……………………… xii
　　(2)　健康への影響 …………………………………………… xii

4　粉砕の調製方法 …………………………………………………… xiii
　1)　乳鉢・乳棒を用いる方法 …………………………………… xiii
　2)　粉砕機を用いる方法 ………………………………………… xiii

5　粉砕後の医薬品とその水への溶解性 …………………………… xiv

おわりに ……………………………………………………………… xvii

各論　粉砕・開封可否一覧表

凡例 ……………………………………………………………… 3

1) 粉砕・開封可否一覧表について
2) 粉砕・開封の判定記号について
3) 錠剤・カプセル剤の剤形・形状について
4) 配合剤における粉砕時の留意点について

粉砕・開封可否一覧表 ………………………………………… 6

索引　成分別索引

成分別索引 ……………………………………………………1502

総　論

錠剤・カプセル剤の粉砕調剤

はじめに

　医療現場や，在宅療養の場で行われる安全で効果的な薬物療法の確保には，医療従事者の細心の注意が必要であるが，これには看護師の日々のケア観察のほか，医師，薬剤師による患者個別の処方設計，剤形選択なども含まれる。高齢者社会を迎えるわが国では，今後ますます嚥下困難患者への薬物療法の機会が増えるため，医療従事者による粉砕法による調剤を利用した服薬支援は重要な責務であると考えられる。調剤にあっては，最新の調剤指針[1]に従い粉砕調剤を行うほか，識別法，服用法についても患者やその家族，在宅療養においては訪問看護師などに積極的な指導が必要であると考えられる。また，粉砕・脱カプセルによる調剤後の医薬品は薬物動態が変動するものもあるため，病院であればベッドサイドや外来で，在宅であれば患者宅に自ら薬剤師が出向いて，服用状況，その効果，副作用の有無について，患者個々に評価確認するほか，バイタルサインの採取を行うなどして総合的な薬物治療のアセスメントを行うことが必要であろう。

1 錠剤・カプセル剤の薬物療法

1）嚥下困難患者と病院粉砕の実態

　過去に行われた日本病院薬剤師会の調査（平成25年度）によれば，内服薬の服用困難患者への関与（精神科病院以外の病院）における粉砕調剤の割合は，1人薬剤師の施設で59.8％を占めたほか，調査全施設においては71.5％（内服薬の嚥下困難患者に介入している施設の84.5％にあたる）にのぼり，また，同様の調査における精神科病院における対応では，さらにその割合は高まり，1人薬剤師の施設でも62.9％，全体では72.0％（内服薬の嚥下困難患者に介入している施設の91.3％にあたる）が粉砕調剤の実施をしていることが報告されている[2]。つまり，口腔内崩壊錠や，ゼリー剤，貼付剤などが開発された現在においても，粉砕・脱カプセルの必要性から非常に高い割合で粉砕されていることがわか

る。一般に嚥下困難患者は，多彩な疾患を抱える傾向にあるほか，身体機能，臓器機能の低下から，摂取した後の薬物動態も一般健康人と大きく異なる。特に，高齢患者においては視覚機能，聴覚機能，手足の運動機能の五感とそれを統合する脳機能の低下は著しくなる傾向が強く，嚥下機能の低下による誤嚥などの発生が予想されるほか，臓器機能低下により予期せぬ薬物相互作用や副作用発現などの有害事象発生が懸念され，疾病の治療はおろか，かえって長期入院に陥るケースも少なくない。

2) 特筆すべき高齢者における薬物治療の特性と留意点（薬剤識別と身体機能・認識機能）[3,4]

高齢者は薬による作用に反応しやすい側面を持つ。特に薬物相互作用を考えると，睡眠補助薬や抗不安薬を併用すると，傾眠傾向が強くなり，ふらつきや転倒のリスクが高まることが予想される。一方，血管拡張薬，心負担を軽減する薬剤との併用では，急激な血圧低下をもたらすこともまた高齢者の薬物反応と考えられる。そのほか，中枢性ドパミン遮断薬では錐体外路症状が現れやすく，抗コリン作用を有する抗うつ薬の一部と瘙痒症，花粉症などに用いる抗ヒスタミン薬との併用では，錯乱，眼がかすむ，便秘，口渇，ふらつき，排尿困難などの副作用を併発しやすくなる。もちろん，医療用医薬品のほかに健康食品自体の成分重複などでビタミン剤など摂取基準を超え大量摂取しているケースもあり，薬剤師による服薬確認，処方確認，常用薬物摂取状況確認は必要不可欠なことと考えられる。

加齢に伴う機能障害は内臓臓器のみではない。手足の運動機能，視覚・聴覚機能，認知症の増加などによる認識能力の低下，嚥下機能障害等の連続した反射機能の低下が予想される。自己管理による医薬品使用においては，服用・使用する薬剤の①薬効認識，②服用・使用時点の認識，③用量，④用法，⑤効果時間や副作用等の留意点について十分な指導と本人理解が必要である。

①〜④に関しては，薬剤師が発行するお薬手帳，メーカー作成の専用

説明書などにより随時,繰り返し説明を行い誤認識による誤薬に留意する必要がある。視機能や聴覚機能の低下した症例では,説明書を拡大したり,説明を文字として伝えることによって各個人の薬物療法の理解を促すことが肝要である。緑内障・加齢黄斑変性に代表されるような「見たい場所が見えない」患者にとっては,拡大文字による情報認識の有用性は高いが,一方で視野狭窄の患者では拡大文字はかえって認識できない場合もある。このような場合には,凸状突起をつけたシールを薬剤と薬袋に取り付け,触覚機能を利用して判別する方法が有用である。また,くすりの適正使用協議会ではくすりを正しく使用してもらうことを目的に,小児から高齢者まで誰もが理解できる絵文字の普及を提唱しており,通常の服薬指導にあわせ,シールや印刷物として利用することは有用性があるだろう[5]。

このように,薬剤情報提供者自体の工夫も患者個々に合わせた変更が必要で,薬袋指示と一致させながらも,服用・使用時点をわかりやすくする努力が必要である。無論,認知機能が強度に低下している場合には,看護師・家族等による服薬管理が必須であるが自己管理による内服の促進は,機能低下を回復するいわばリハビリテーションにもなるため,薬管理用ケース,お薬カレンダーなどの利用も心がけたいところである。

一方,⑤に関しては各薬剤の剤形,使途,使用後の経過観察ポイントなどによってもその指導内容が異なる。高齢者に多い白内障,緑内障,網膜症などの併発から,識別力が低下していると考えられ,粉砕物の区別においては,①~④のデバイスを利用するなどして確実な薬剤識別,薬剤の取り扱いについてもあわせて指導する必要がある。

一方,錠剤PTP包装をそのまま飲み込み,食道裂孔をきたす事故が後を絶たないこともリスクである。高齢者の場合,視認性の低下,健忘などによって予期せずしてPTPの誤飲をしてしまうようである。これを受けて,日本製薬団体連合会,日本病院薬剤師会,日本薬剤師会はこの事故を未然に防ぐため,PTPのミシン目を改良し細かく裁断できないようにしたり,日本医療評価機構,PMDAよりPTP誤嚥予防のため

のパンフレット[5]を作成し注意を呼びかけている。また，製剤の特性を無視するかのようにすべてPTPから取り出し持参されている患者の場合，むき出しの錠剤の区別がつかず，誤薬の原因となっており，近年，錠剤そのものに薬品名，規格などが直接印字されているものに改変し，高齢者でも判別可能な薬剤も発売されている。これらのリスクを減らす意味からも錠剤，カプセル剤の粉砕は有用性が高いものと考えられる。

一般に，内服する錠剤・カプセル剤などは小さいものが服用しやすいといわれているが，錠剤径の小型化はかならずしも高齢者に恩恵をもたらすものではなく，飲み込みやすい，つまみやすいとされている錠剤径は7.0 mm以上であるとの報告もある[4]。口腔内崩壊錠（OD錠）は噛み砕いたりすることなく口腔内で溶解し，服用できる特性がある。特に上体を起こせない，飲水自体があまりできない高齢者などに適した剤形である。ゼリー状にした薬剤も登場している。これまでにもゲルタイプのオブラートの利用や，とろみ付けの市販品を利用した嚥下支援デバイスが販売されているが，剤形に採用されたゼリー剤は高齢者にとっては恩恵といえるだろう。現状でゼリー剤がないものについては，嚥下補助剤のゼリー[6]を利用している施設もあると思うが，改めてその重要性を認識して積極的な利用が望まれる。

2 錠剤の粉砕・カプセル剤開封の臨床的ニーズ

疾病の治療に医薬品は不可欠な存在であり，薬をもっとも効果的に使用するためには，疾病の種類や病態に応じた適正な薬剤の選択および薬用量の設定，そして投与剤形の選択も重要なファクターと考える。

医療現場においては，表1に示すように患者の疾病や病態，年齢により医薬品など固形物の嚥下困難あるいは医薬品の処方量調節などから，調剤時に錠剤の粉砕あるいはカプセルの開封を要する医薬品が処方されるケースが多々存在する。東京女子医科大学病院において実際に粉砕・開封により調剤を行ったデータを図1，2に示す[7]。1カ月間で118品目，

表1 錠剤の粉砕あるいはカプセル剤の開封を必要とする理由

- 疾病により嚥下障害を示した場合
- 経管などの処置のため,固形物が嚥下不可能な場合
- 小児,高齢者で嚥下能力がない場合
- 薬用量が規格単位(1錠または1カプセル)にあわない場合

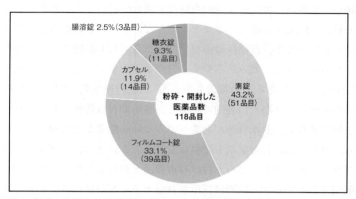

図1 粉砕・開封した医薬品の剤形による分類(1カ月間)

〔文献7〕より引用〕

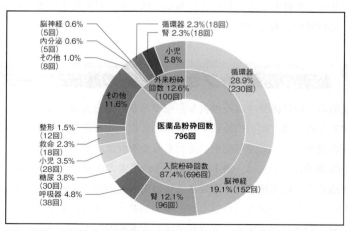

図2 粉砕・開封した医薬品の診療科別割合(外来・入院別1カ月間)

〔文献7〕より引用〕

粉砕・開封回数は796回であり，診療科も循環器，脳神経，腎，呼吸器，小児など多岐にわたっている。また，剤形も何らかの製剤加工が施されているものが56.8%を占めていた。

3 粉砕・開封に伴う問題と対策

粉砕・開封を行うことにより，医薬品本来の製剤特性が失われることがあり，対象となる製剤の種類によっては好ましくない影響が懸念されるため，可能性のある種々の問題点を考慮し対策を講ずる必要がある。従来より報告[7),8)]されている問題点として，粉砕または開封した製剤の，①物理化学的安定性への影響，②薬物動態，薬効・副作用への影響，③感覚器への影響，④調剤上の影響などをあげることができる。主な問題点を表2に示す。

製薬企業へのアンケート調査結果によると，主な市販医薬品7,911品目のうち，1,042品目が粉砕・開封調剤「不可」であると判断している。その理由としては，吸湿性の増加・遮光性の消失，持続性の消失，腸

表2 錠剤の粉砕・カプセル剤開封に伴う主な問題点

> ①製剤の物理化学的安定性に対する影響
> ・ 光に対する安定性（酸化分解など）
> ・ 温度，湿度に対する安定性（吸湿による湿潤など）
> ・ 着色，配合変化
> ②薬物動態，薬効・副作用への影響
> ・ 腸溶性および徐放性の破壊
> ・ 吸収，バイオアベイラビリティの変化
> ③感覚器への影響
> ・ 味，臭い（苦味，酸味，不快臭など）
> ・ 刺激感，しびれ感，収斂性
> ④調剤上の影響
> ・ 粉砕，分割包装によるロス（粉砕機や乳鉢への付着）
> ・ 混和，混合による配合変化（賦形剤，他剤との配合変化）

〔文献8) より引用〕

溶性の消失,製剤が油状,感覚上の問題などがあげられる。これらの処方オーダーに対する対策では,最良の方法は懸濁が可能な製剤においては粉砕・開封せず投与直前に懸濁化する方法[9],あるいは処方医師の了承のもとで同一成分薬の散剤あるいは液剤に代替えして調剤することである。しかし,懸濁化が不可能な製剤や代替市販製品の発売がない,または医療機関によって採用がないなどやむを得ず粉砕または開封をしなければならない場合があるため,各製剤の特性と患者の臨床状況を考慮した適切な対応策を検討する必要がある。

1) 物理化学的安定性への影響と対策

一般に薬物の物理化学的変化に関しては,湿度,温度,光,酸素などが要因としてあげられる。吸湿によって湿潤や固化を生じて外観変化を来たしたり,また,光照射によりそのエネルギーを吸収して薬物分子を励起し,空気中の酸素により薬物の自動酸化を促進して着色や分解を引き起こし,その結果,力価低下や分解物を生じることが知られている。この反応は温度が高くなるといっそう加速される。特に吸湿性の薬や遮光の必要な薬は,フィルムコーティングなどの剤皮を施したり,カプセルを使用して製剤の安定性の確保を図っている。

カルシウム拮抗薬のニフェジピン[10]や心不全用薬のユビデカレノン[11]は,光に不安定な薬物であることが報告されている。ニフェジピンは光照射により速やかにニトロソ体とニトロ体に分解されることが知られている。ニフェジピンの原末や徐放性細粒剤,錠剤粉砕品などを用い,各種分包紙で包装し保存した場合の光安定性について報告されている[12]。この結果から,市販分包品の開封や,錠剤粉砕品は通常の白色グラシン紙による包装では,遮光性が失われ急激な含量の低下がみられる(図3)。

したがって,対策としては遮光の必要度に応じ,調剤中の放置状態や粉砕品の予製置きは避け,分包後の保存に注意し,アルミ袋や黒色ビニール袋または缶に入れて保管することが考えられる[13]。また,患者に薬

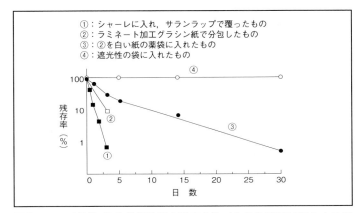

図3 ニフェジピン徐放性細粒剤の光安定性（白色蛍光灯1,000ルクスで照射した場合の各種保存状態における残存率%） 〔文献12）より引用〕

を交付する際には，遮光保存についての説明，および薬袋への記載，また薬説明書に指示する。

一方，複合抗生物質製剤（オーグメンチン錠）やバルプロ酸ナトリウム（デパケン®錠），L-アスパラギン酸カリウム（アスパラ®カリウム錠）は，強い吸湿性を有する。なかには吸湿によって残存力価低下や外観変化，湿潤液化するものもあることが知られている。バルプロ酸ナトリウム（デパケン®錠）は強い吸湿性を示すが，含量の低下や分解はなく，空中の水分吸収により潮解性を示し形状が崩れてしまうことが報告されている（**表3**）[14]。

錠剤の粉砕・カプセル剤の開封・分包品の吸湿性は，各薬剤の種類により異なり，また保存時の湿度と温度によって受ける影響が大きく異な

表3 バルプロ酸ナトリウム製剤の湿潤液化

	イニシャル	3時間	6時間	24時間
外　観	黄橙色	（−）	やや潮解	潮　解
残存率(%)	100	100.4	101.1	99.8

〔文献14）より引用〕

る。したがって，季節の変化による影響，特に梅雨時や夏季は影響を受けやすいので注意が必要である。具体的対策として，①各薬剤の吸湿性の程度に応じて対応する，②吸湿性の激しい薬剤は粉砕・開封を避け懸濁化が可能かどうかを検討する，③その他，程度に応じ注意すべき薬剤は，乾燥剤を使用し密閉の缶に入れて保存，あるいは冷蔵庫に保管するなどの防湿保存について患者に説明するなどがあげられる。

2）薬物動態，薬効・副作用への影響と対策

錠剤の粉砕やカプセル剤の開封など経口製剤の剤形を破壊することは，剤皮の崩壊や薬物分子を微細化することとなり，消化管における製剤の放出や溶解に影響を与え薬物動態を変化させ，期待した治療効果が得られないばかりか副作用を発現することがある[15]。徐放性製剤の錠剤や顆粒剤の粉砕またはカプセル剤の開封は，急激な吸収や一過性の血中濃度上昇をもたらし，過量時の副作用発現と持続性の消失による治療への悪影響の可能性がある。

テオフィリンの徐放性製剤であるテオドール®錠に関して，粉砕した場合の血中濃度[16]および唾液中濃度により検討した報告[17]がある。**図4**に同製剤の血中濃度の推移を示す。製剤を軽く砕いたもの，完全に砕いたものを比較した結果，AUCやC_{max}はほぼ同等であるが，T_{max}は錠剤（9時間），軽く砕いたもの（3時間），完全に砕いたもの（2時間）と大きく異なり，薬物動態パラメーターの変動の様子がうかがえる。したがって，このような影響をできる限り少なくするために，必要に応じて投与量や投与回数を考慮する必要がある。しかし，実際には各製剤ごとのデータはないことが多いので，原則として粉砕・開封は避けるべきである。

また，腸溶性の錠剤や顆粒製剤の粉砕は，例えばカリウム製剤の胃腸障害発現の可能性があり，カリジノゲナーゼ（カルナクリン®錠など）などの酵素製剤およびプロトンポンプ阻害薬やATP製剤などは胃酸による失活のため治療効果が現れないことがある。このような製剤の粉砕・開封は避けるべきである。

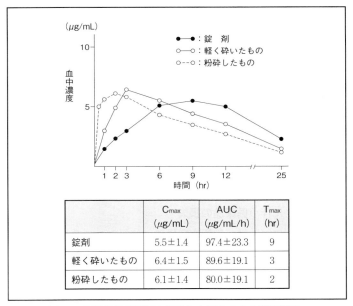

図4 テオドール® 錠徐放性製剤を粉砕した場合の血中濃度推移

〔文献16) より引用〕

3) 感覚器への影響と対策

医薬品の経口摂取においては，味覚や嗅覚に対するQOLも重要な課題である。

薬剤には服薬時に舌に対する苦味や刺激感，しびれ感や麻痺，あるいは不快臭など感覚器へ悪影響を与えるものがある。特に小児の場合，それらは服薬拒否の原因となることがある。例えばメキシレチン製剤やアプリンジン製剤の舌のしびれ感や麻痺，アマンタジン製剤の強い苦味などがこれに相当する。通常，このような影響を防止するために剤皮を施し，フィルムコート錠や糖衣錠，あるいはカプセル封入などの製剤的工夫が行われている。

錠剤の粉砕・カプセル剤の開封によって剤皮が破壊され，感覚器へ悪

影響を及ぼす薬剤の場合，その対策としてオブラートの使用や甘味剤など矯味・矯臭剤の添加，あるいはヨーグルトやゼリーに混ぜるなどの工夫が考えられる（経管投与を除く）。

4）調剤上の影響と対策

粉砕・開封調剤業務そのものは繁雑であり時間を要するが，実際の調剤にあたっては，調剤工程における光や湿度，温度などの影響に加え，粉砕・開封に伴う医薬品の損失や混和・混合による配合変化，粉砕・開封時の医薬品の飛散による健康への影響のほか，経管投与時における閉塞などがあげられる。

(1) 粉砕・開封に伴う医薬品の損失

調剤においては，乳鉢・乳棒や粉砕機，分包機へ医薬品が付着し正確な量が回収できないことがあるため，粉砕作業に伴う医薬品の損失には十分注意を払う必要がある。新生児や乳児あるいは血糖降下薬や免疫抑制薬など，少量で薬理効果の強力な製剤では，その影響度が大きいものと推測される。

粉砕機の使用では，粉砕時間が長く，回転数が高いほど静電気量が増えて容器への付着性を増大し，さらに過熱して変質の恐れがあるため，モーターの回転数と粉砕時間の設定は必要最小限にとどめるよう注意が必要である。また，付着による損失を極力少なくするために，あらかじめ錠剤に乳糖を賦形[18]する，または倍散を調製し賦形剤を加えてから粉砕する方法が報告されている。

また，粉砕・開封した薬品とほかの薬品の混和・混合により配合変化を起こす可能性も考えられるため，原則として配合は避け単品で分包することが望まれる。

(2) 健康への影響

抗悪性腫瘍薬，免疫抑制薬，女性ホルモン剤など細胞毒性を有する薬剤の粉砕・開封は原則として行わない。粉砕・開封の調製作業に伴い，薬の飛散による皮膚接触や吸入による健康被害を及ぼす可能性が懸念さ

れる。やむを得ず必要な場合には,曝露防止対策としてマスクやゴム手袋を使用し防御体制を整えて調製すべきである。

そのほか,経管投与時の問題として,顆粒や水に難溶性の散剤,腸溶性顆粒,徐放性顆粒,油状成分の製剤,あるいは経腸栄養剤に混入した場合に固まりを生じることがあり[19],投与においては経管チューブの太さにもよるが,閉塞の可能性があるので十分に留意する必要がある。

4 粉砕の調製方法

粉砕が可能な錠剤について,粉砕する医薬品の規格,全錠数をはじめに処方箋へ記載する。以下に粉砕の一般的な調製方法を示す。

1) 乳鉢・乳棒を用いる方法

錠剤を粉砕するもっとも手軽で簡単な方法であり,比較的少量の粉砕に適する。大きめの乳棒を用い,ひねりつぶすように力を入れて砕く。また,飛散しやすい糖衣錠やフィルムコーティング錠などの場合では,透明のビニールで乳鉢を覆い,その上から軽くたたき破壊させてから,同様にひねりつぶすように力を入れて均一に砕き,その後必ず篩過をする。

2) 粉砕機を用いる方法

粉砕数量が多い場合や粉砕頻度が高いため予製粉砕を行う場合,あるいは粉砕する錠剤が非常に硬いなどの場合には,粉砕機を用いると便利である。100錠,500錠,1,000錠などの予製粉砕のメリットは,力価計算を行って賦形量を加えるので粉砕による医薬品の損失がほとんどなく正確である点である。粉砕時の注意点は,加熱による変質の可能性を避けるため,モーターの適切な回転数と回転時間に留意し過度な設定を避けることである。

5 粉砕後の医薬品とその水への溶解性

粉砕した医薬品についてその服用状況を考えるとき,自己管理による内服行動に別段問題がない場合には,そのまま服用するか,特に高齢者の内服では嚥下にかかるリスクから,内服用ゼリーなどの利用がなされている。一方,経管投与の場合には一般に,水または微温湯に溶解・懸濁後投与されることが多いと思われるが,最近医療現場でよく問い合わせを受けることが多くなってきた事象が,粉砕物または懸濁溶液を溶解・懸濁後に分割したり,投与量を減じて調整をするケースである。そこで,今般本書の改訂にあたり,各薬剤の水に対する溶解性について第17改正日本薬局方通則30に従い試験された各医薬品性状について分類調査を行った。日本薬局方通則30では別に記載するものの他,医薬品を固形の場合は粉末とした後,溶媒中に入れ20℃±5℃で5分ごとに強く30秒間振り混ぜるとき,30分以内に溶ける度合いを示す用語として,7分類を定義している(**表4**)。これらの用語を基に各医薬品のインタビューフォームなどから主薬の溶解度を見てみると,本書掲載の医薬品(配合剤を除く)全7,410品目中,5,534品目(74.7%),成分別では828成分中,597成分(72.1%)が「やや溶けにくい」~「ほとんど溶けない」に分類されていることが判明した(**図5**)。「やや溶けにくい」と表現される溶

表4 日本薬局方通則における水への溶解性

用語	溶質1 gまたは1 mLを溶かすのに要する溶媒量	
極めて溶けやすい		1 mL未満
溶けやすい	1 mL以上	10 mL未満
やや溶けやすい	10 mL以上	30 mL未満
やや溶けにくい	30 mL以上	100 mL未満
溶けにくい	100 mL以上	1000 mL未満
極めて溶けにくい	1000 mL以上	10000 mL未満
ほとんど溶けない	10000 mL以上	

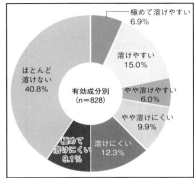 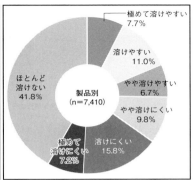

図5 原薬の水への溶解性(本書掲載の有効成分別,製品別)

解度は,少なくとも30 mL～100 mL未満を溶解に要する溶媒量と定めていることから,この基準以下における医薬品の粉砕物の溶解性は実臨床では期待できないと思われる。

さらに,薬効群別に溶解度が悪い医薬品を見てみると,全体の約30%を精神神経用薬,一部の腫瘍用薬,血圧降下剤,催眠鎮静剤,抗不安薬,解熱鎮痛消炎剤などが占めている(図6)。詳細を考察すると,微量調製が必要となる小児や新生児の薬剤の場合には,安易に粉砕物の溶解懸濁液を分割して投与量を調製することは回避すべきと考えられる。例えば,抗てんかん薬であるフェニトイン,クロナゼパム,クロバザム,スチリペントール,ルフィナミドなどは「ほとんど溶けない」に分類されており,内服用シリンジ内では懸濁するにとどまると思われる。また,慢性疾患でよく使用される血圧降下剤のカルベジロール,シルニジピン,アラニジピン,カンデサルタン,バルサルタン,テルミサルタン,アゼルニジピン,オルメサルタン,イルベサルタン,アジルサルタン,抗凝固薬のダビガトラン,リバーロキサバン,アピキサバンなどの薬剤も水にはほとんど溶けない性状であることから,高齢者における溶解後の投与量調製は,十分な注意が必要であると考えられる。

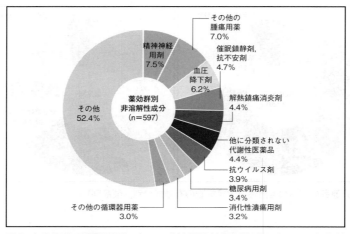

図6 本書掲載の薬効群別 水への非溶解性(やや溶けにくい～ほとんど溶けない)成分

　特記すべきことは,本書掲載医薬品の約7割が難溶解性であることである。すなわち,経管投与用シリンジ内での溶解または懸濁では多くの医薬品について,溶解または懸濁したのちの溶解液中に均一に溶解分散しているとは考えにくいことなどから,経管用シリンジ内における分割投与や投与操作上での減量は,正確な投与量の確保とは程遠いことになる。安易な懸濁やこれらの操作により不確定な容量が投与されることは患者に不利益が被ることからも,厳に回避すべきで,これまで述べたように薬剤師による処方箋指示(1回1包)に基づく正確な粉砕調剤技術を用いた薬用量調製が必要となる。一部の施設では,すべての懸濁調剤を投与現場の看護師等に委ねているケースも見受けられるが,十分な投与手技が確立しないままでの粉砕物の溶解後医薬品の分割投与は大変危険であると考えられる。また,経管における投与においては必要以上の高温溶媒に溶解・懸濁することも合わせて回避すべきと考えられる。溶解度の条件は20℃条件であることを踏まえると,温度条件の変動は確かに溶解度を上昇させることになるが,同時に化学反応エネルギーを与えて

いることも理解すべきで，一般に常温条件での安定性を確保している医薬品にとっては過酷条件になる可能性を排除できない。したがって，投与の際には十分留意するとともに，フラッシュする溶媒などについてはその温度条件についても合わせ検討すべきであろう。

おわりに

粉砕・開封調剤は，品質保証の観点から問題のある方法ではあるが，医療の現場においては，患者の治療のために必要不可欠なものである。調剤に携わる薬剤師が十分に注意を払い，粉砕・開封に伴うさまざまな影響を最小限に抑える工夫をするなどの対応が必要である。

◆◆ 参考文献

1) 日本薬剤師会，編：第十四改訂　調剤指針，薬事日報社，P34-40，2018
2) 平成25年度「病院薬剤部門の現状調査」集計結果報告：日本病院薬剤師会雑誌，50(4)，2014
3) 羽鳥研二：高齢者ケアガイドブック　加齢で体と心はこう変化する，調剤と情報，14(10)，1169-1172，2008
4) 大島耐之，堀真也ら：内容固形製剤の服用しやすさ，摘みやすさに及ぼす製剤の大きさ・形状の影響（第1報）高齢者と学生の比較，医療薬学，32(8)：842-848，2006
5) くすりの適正使用協議会資料　https://www.rad-ar.or.jp/02/08_pict/08_pict_dl.html
6) 龍角散ホームページ　http://www.ryukakusan.co.jp/seihin/sonota/sonota6.html
7) 佐川賢一：粉砕調剤の必要性と気を付けたい薬，調剤と情報，13(5)：544-549，2007.
8) 緒方映子，他：製剤の粉砕，脱カプセルの問題点と対策，薬局，51(5)：1342-1349，2000.
9) 倉田なおみ：内服薬経管投与ハンドブック第3版；投与可能薬品一覧表（藤島一郎・監），じほう，2015.
10) 小川聡，他：ニフェジピン錠粉砕後およびニフェジピン顆粒剤・細粒の光安定性，病院薬学，16(3)：189-197，1990.
11) 平原実，他：ユビデカレノン製剤顆粒，細粒に対する光安定性および光分解，病院薬学，9：384-388，1983.
12) 八木直美，他：ニフェジピン徐放性細粒と種々医薬品との配合変化および光安定性，病院薬学，19：427-434，1993.
13) 高橋浩二郎，他：ニソルジピンの光安定性について，九州薬学会会報，47：37-43，1993.
14) 五十嵐邦一，他：バルプロ酸ナトリウム製剤の吸湿，医薬ジャーナル，19(7)：1361-1368，1983.
15) 田中利明，他：PMSにおける臨床薬物動態試験，月刊薬事，42(4)：1015-1020，2000.
16) 名加真樹，他：テオフィリン徐放性製剤の剤形間における吸収比較試験，医薬ジャーナル，23(8)：1617-1620，1987.
17) 中園直子，他：唾液中濃度測定による小児用Theophylline徐放性製剤の評価，臨床薬理，16：401-407，1985.
18) 浅香清一，他：錠剤粉砕機による薬品の目減りについての一考察，医薬ジャーナル，26(10)：2211-2214，1990.
19) 亀山俊，他：経腸栄養剤と粉砕薬剤の混合に関する検討，調剤と情報，4(8)：1105-1110，1998.

各 論

粉砕・開封可否一覧表

凡　例

1）粉砕・開封可否一覧表について

　本書では，粉砕・開封の可否について製薬企業からの回答をそのまま掲載することとし，回答が得られなかったもしくは製薬企業が可否の判定を回避した製品については，可否欄を「―」とした。必要に応じて可否欄下段に（　）で著者判断による可否を加えた。それらに対しての理由は 著 として理由欄に付記している。また，可否判断の参考資料として，原薬（一部製品では製剤・粉砕物等）の各種条件下による安定性及び，日本薬局方通則に基づく原薬の水に対する溶解性について，製薬企業から得られた回答，インタビューフォーム等に記載された内容を 安定性 に続けて付記した。

　同一成分同一剤形の製品でも，製薬企業により見解が異なることや，各種安定性データの充実度により判定結果にも相違があり得るので，最終的な可否については，本書を利用される薬剤師の方々でご判断いただきたい。したがって，製薬企業からの回答に文献または試験データが添付されているものについては，理由欄にできる限りデータを掲載した。

　また，代用品欄には，一般名処方応需を考慮し，同一成分において散剤，細粒・顆粒剤（ドライシロップ製剤を含む），液剤が発売されている先発医薬品及び後発医薬品について，その有無を剤形ごとに 先 AG GE として掲載した。効能効果等が異なるものについてはその旨も付記してある。

2）粉砕・開封の判定記号について

可否欄における記号は以下の通りである。参考として著者判断を（　）内に記した。

```
—  …  製薬企業からの回答なし，または判定回避
○  …  粉砕・開封可
△  …  条件付で粉砕または開封可
×  …  原則として不可
```

抗悪性腫瘍薬など，細胞毒性のある成分を含む製剤については，参考までに，『抗悪性腫瘍薬の院内取扱い指針　抗がん薬調製マニュアル第4版』（監修：日本病院薬剤師会）の4段階基準を，**危険度**として理由欄に掲載した。

危険度Ⅰ　…	①毒薬指定となっているもの
	②ヒトで催奇形性または発がん性が報告されているもの
	③ヒトで催奇形性または発がん性が疑われるもの
	上記のいずれかに該当するもの
危険度Ⅱ　…	①動物実験において催奇形性，胎児毒性，母体毒性，生殖毒性，または発がん性が報告されているもの
	②動物において変異原性（*in vivo*あるいは*in vitro*）が報告されているもの
	上記のいずれかに該当し，Ⅰに該当しないもの
危険度Ⅲ　…	変異原性，催奇形性，胎児毒性または発がん性が極めて低いか，認められていないもの
危険度不明　…	不明（変異原性試験，催奇形性試験または発がん性試験が実施されていないか，結果が示されていないもの）

なお，抗悪性腫瘍剤の実際の取り扱いについては，『がん薬物療法における職業性曝露対策ガイドライン2019年版』（編集：日本がん看護学会・日本臨床腫瘍学会・日本臨床腫瘍薬学会）を参考にされたい。

3）錠剤・カプセル剤の剤形・形状について

　剤形・割線・Cap号数欄には，錠剤の割線表記及び硬カプセル剤の号数を記載した。錠剤の割線表記は原則として各企業の回答に基づくが，添付文書・インタビューフォームより得られた情報をもとに記載したものがある。また，参考までに錠剤・カプセル剤の外形を表す図（大きさは考慮していない）を記載しているが，表裏どちらか片面のみ記載しているため，表裏で異なる割線が入った錠剤や割線の位置・形状などについては，割線記載（表裏各1本など）と外形の図が異なるものがあるので留意されたい。

4）配合剤における粉砕時の留意点について

　有効成分を複数含有する配合剤の粉砕については，粉砕後分包する場合には1回投与量単位での粉砕分包とするなど，配合割合の均一性に留意する必要がある。全体を一度に粉砕分包するなど，これらが保てない方法は避けることが望ましい。

アイク

ア

製品名（会社名）	規格単位	剤形・割線・Cap号数	可否	一般名
アイクルシグ錠15mg （大塚製薬）	15mg	Fコート錠 ◯(割線無)	×	ポナチニブ塩酸塩
アイセントレス錠400mg （MSD）	400mg	Fコート錠 ◯(割線無)	— (◯)	ラルテグラビルカリウム
アイセントレス錠600mg （MSD）	600mg	Fコート錠 ◯(割線無)	— (◯)	ラルテグラビルカリウム
アイトロール錠10mg （トーアエイヨー＝アステラス）	10mg	素錠 ◯(割線無)	◯	一硝酸イソソルビド
アイトロール錠20mg （トーアエイヨー＝アステラス）	20mg	素錠 ⊖(割線1本)	◯	

可否判定 ◯：可，△：条件つきで可，×：不可，—：企業判定回避，( )：著者判断

理　　由	代用品
(30℃, 75%RH, 4週間, シャーレ開放)外観及び含量において変化なし 抗悪性腫瘍剤であり細胞障害作用を有することから, 錠剤の周りをフィルムコーティングしている 湿気を避け遮光保存 (著) 抗悪性腫瘍剤のため粉砕せず懸濁する。やむを得ず粉砕する場合は, 安全キャビネット内で行うなど調剤者の曝露に注意すること。防湿・遮光保存。危険度Ⅱ(日本病院薬剤師会：抗悪性腫瘍薬の院内取扱い指針)のため, 粉砕時曝露に注意 (安定性)〔長期〕(25℃, 60%RH, 二重ポリエチレン袋/ポリエチレン容器, 36カ月間)変化なし 〔加速〕(40℃, 75%RH, 二重ポリエチレン袋/ポリエチレン容器, 6カ月間)変化なし 〔温度〕(150℃, ガラスシャーレ(開放), 7日間)類縁物質の増加(規格外)を認めたが, 含量は変化なし 〔光〕(白色・近紫外蛍光ランプ(250W・hr/m²)), ガラスシャーレ(開放), 120万lx・hr)変化なし (溶解性(水))溶けにくい (危険度)Ⅱ(日本病院薬剤師会：抗悪性腫瘍薬の院内取扱い指針)	
安定性データなし (著) 粉砕後データが不足しているが, 防湿・遮光保存で可能と推定 (安定性)[400mg錠] 〔通常〕(25℃, 60%RH, 二重ポリエチレン袋入りファイバードラム, 36カ月間)変化なし [600mg錠] 〔長期〕(25℃, 60%RH, 二重ポリエチレン袋入り高密度ポリエチレンドラム(窒素雰囲気下), 36カ月間)変化なし 〔加速〕(40℃, 75%RH, 二重ポリエチレン袋入り高密度ポリエチレンドラム(窒素雰囲気下), 6カ月間)変化なし (溶解性(水))やや溶けやすい	
室温, 蛍光灯照射(約2,000lx)下, 28日間の保存において, 外観, 含量に変化なし (安定性)〔通常〕(室温, 42カ月間)外観, 含量に変化なし 〔苛酷〕(40℃, 75%RH, 6カ月間)外観, 含量に変化なし 〔光〕(蛍光灯照射下1,000lx, 4週間)外観, 含量に変化なし (溶解性(水))溶けやすい	

ア

アイヒ

製品名(会社名)	規格単位	剤形・割線・Cap号数	可否	一般名
アイピーディカプセル50 (大鵬薬品)	50mg	硬カプセル 4号	× (△)	スプラタストトシル酸塩
アイピーディカプセル100 (大鵬薬品)	100mg	硬カプセル 3号	× (△)	

可否判定 ○:可, △:条件つきで可, ×:不可, —:企業判定回避, ( ):著者判断

アイヒ

理　由	代用品
カプセル内容物は苦味を有する 吸湿性が強い(潮解性)ため脱カプセル不可 **著** 無包装状態における高温度下での変性があるため，用時粉砕 (安定性)〔長期〕(25℃，60%RH，気密容器(ポリエチレン袋/アルミ袋(シリカゲル入り))，3年間)変化なし 〔苛酷〕(40℃，75%RH，気密容器(ポリエチレン袋/アルミ袋(シリカゲル入り))，6カ月間)変化なし (60℃，気密容器(ガラス瓶)，3カ月間)類縁物質の増加が認められた (40℃，45%RH，開封容器(ガラス瓶)，6カ月間)変化なし (3,000lx(蛍光灯)，シャーレ+ポリ塩化ビニリデンフィルム，15日間)pHの低下が認められた (溶解性(水))極めて溶けやすい	DS5% ※ 先

ア

理由　**著** 著者コメント　(安定性)原薬(一部製剤)の安定性　(溶解性(水))原薬の水に対する溶解性
代用品　※：一部適応等が異なる

ア

アイミ

製品名(会社名)	規格単位	剤形・割線・Cap号数	可否	一般名
アイミクス配合錠LD (大日本住友=塩野義)	配合剤	Fコート錠 ○(割線無)	— (△†)	イルベサルタン・アムロジピンベシル酸塩
アイミクス配合錠HD (大日本住友=塩野義)	配合剤	Fコート錠 ○(割線無)	— (△†)	イルベサルタン・アムロジピンベシル酸塩

可否判定 ○:可, △:条件つきで可, ×:不可, —:企業判定回避, ( ):著者判断

理　　由	代用品
粉砕後は遮光が必要 † **著** 凡例5頁参照。防湿・遮光保存 **安定性** 原薬　イルベサルタン 〔長期〕(25℃，60％RH，二重ポリエチレン袋，ミニファイバードラム，60カ月間)変化なし 〔加速〕(40℃，75％RH，二重ポリエチレン袋，ミニファイバードラム，12カ月間)変化なし 〔苛酷〕(80℃，シャーレ，開放，30日間)変化なし (25℃/80℃，80％RH，シャーレ，開放，30日間)変化なし (25℃，D65ランプ，シャーレ＋ポリ塩化ビニリデンフィルム，120万lx·hr)変化なし アムロジピンベシル酸塩 〔長期〕(室温(13〜29℃)，ポリエチレン袋二重(小型ファイバードラム)，36カ月間)変化を認めず安定であった 〔苛酷〕(40℃，褐色ガラスバイアル(密栓)，12カ月間)変化を認めず安定であった (50℃，褐色ガラスバイアル(密栓)，6カ月間)外観のわずかな黄色化を認めたが，その他は変化を認めなかった (25℃，75％RHあるいは85％RH，褐色ガラスバイアル(開栓)，6カ月間)外観のわずかな黄色化を認めたが，その他は変化を認めなかった (40℃，75％RH，褐色ガラスバイアル(開栓)，6カ月間)外観のわずかな黄色化を認めたが，その他は変化を認めなかった (室内散光(500lx)，無色透明ガラスシャーレ，6カ月間)光曝表面が黄色に着色，含量の低下はほとんど認められなかったものの，分解物のわずかな生成が認められた **粉砕後**　［LD錠］ (25℃，60％RH，遮光，褐色ガラス瓶(開栓)，3カ月間)性状：変化なし，含量：(イルベサルタン)97.0％，(アムロジピンベシル酸塩)95.9％ (25℃，湿度成り行き，1,000lx(白色蛍光灯)，ガラスシャーレ(開栓)，10日間)性状：ごくうすい黄味の白色粉末，含量：(イルベサルタン)97.5％，(アムロジピンベシル酸塩)95.6％ ［HD錠］ (25℃，60％RH，遮光，褐色ガラス瓶(開栓)，3カ月間)性状：変化なし，含量：(イルベサルタン)96.7％，(アムロジピンベシル酸塩)95.7％ (25℃，湿度成り行き，1,000lx(白色蛍光灯)，ガラスシャーレ(開栓)，5日間)性状：ごくうすい黄味の白色粉末，含量：(イルベサルタン)97.3％，(アムロジピンベシル酸塩)96.3％ **溶解性(水)** イルベサルタン：ほとんど溶けない アムロジピンベシル酸塩：溶けにくい	

アカル

製品名（会社名）	規格単位	剤形・割線・Cap号数	可否	一般名
アカルディカプセル1.25 （日本ベーリンガー）	1.25mg	硬カプセル 3号	× (△)	ピモベンダン
アカルディカプセル2.5 （日本ベーリンガー）	2.5mg	硬カプセル 2号	× (△)	
アカルボース錠50mg「JG」 （日本ジェネリック）	50mg	素錠 〇（割線無）	— (△)	アカルボース
アカルボース錠100mg「JG」 （日本ジェネリック）	100mg	素錠 ⊖（割線1本）	— (△)	
アカルボース錠50mg「NS」 （日新製薬）	50mg	素錠 〇（割線無）	× (△)	アカルボース
アカルボース錠100mg「NS」 （日新製薬）	100mg	素錠 ⊖（割線1本）	× (△)	
アカルボース錠50mg「TCK」 （辰巳）	50mg	素錠 〇（割線無）	— (△)	アカルボース
アカルボース錠100mg「TCK」 （辰巳）	100mg	素錠 ⊖（割線1本）	— (△)	
アカルボース錠50mg「YD」 （陽進堂＝第一三共エスファ）	50mg	素錠 〇（割線無）	— (△)	アカルボース
アカルボース錠100mg「YD」 （陽進堂＝第一三共エスファ）	100mg	素錠 ⊖（割線1本）	— (△)	
アカルボース錠50mg「サワイ」 （沢井）	50mg	素錠 〇（割線無）	— (△)	アカルボース
アカルボース錠100mg「サワイ」 （沢井）	100mg	素錠 ⊖（割線1本）	— (△)	
アカルボース錠50mg「テバ」 （武田テバファーマ＝武田）	50mg	素錠 〇（割線無）	— (△)	アカルボース
アカルボース錠100mg「テバ」 （武田テバファーマ＝武田）	100mg	素錠 ⊖（割線1本）	— (△)	
アカルボースOD錠50mg「テバ」 （武田テバファーマ＝武田）	50mg	口腔内崩壊錠 〇（割線無）	— (△)	アカルボース
アカルボースOD錠100mg「テバ」 （武田テバファーマ＝武田）	100mg	口腔内崩壊錠 〇（割線無）	— (△)	

可否判定　〇：可，△：条件つきで可，×：不可，—：企業判定回避，（　）：著者判断

アカル

理　　由	代用品
室温, 散光, 室内湿度及び25℃・60%RH保存では, 1カ月間安定, 25℃・75%RH保存では吸湿性のため, 内容物が固着傾向を示す **著** 防湿保存 **安定性**〔長期〕(10～34℃, 32～100%RH, 室内散光, 褐色瓶(密栓), 36カ月間)変化なし 〔温度〕(60℃, 暗所, 瓶(密栓), 1カ月間)変化なし 〔湿度〕(25℃, 75%RH, 暗所, 瓶(開栓), 12カ月間)変化なし (40℃, 75%RH, 暗所, 瓶(開栓), 6カ月間)変化なし 〔光〕(40℃, キセノンフェードメータ, 130万lx・hr, 無色瓶(密栓))試料表面が微黄色に変化した **溶解性(水)** ほとんど溶けない	
(25℃, 60%RH, 累積120万lx・hr, 30日間)白色の粉末が微黄色に変化, 純度・含量規格内 **著** 他剤比較でも安定性が見込めないが, 粉砕後防湿・遮光保存で可能と推定 **安定性** 該当資料なし **溶解性(水)** 極めて溶けやすい	
吸湿性が高いため粉砕不可 **著** 防湿・遮光保存 **溶解性(水)** 極めて溶けやすい	
著 防湿・遮光保存 **安定性** 粉砕時 (25℃, 60%RH, 累積120万lx・hr, 30日間)白色の粉末が微黄色に変化, 純度・含量規格内 **溶解性(水)** 極めて溶けやすい	
著 防湿・遮光保存 **安定性** 粉砕時 (25℃, 60%RH, 累積120万lx・hr, 30日間)白色の粉末が微黄色に変化, 純度・含量規格内 **溶解性(水)** 極めて溶けやすい	
においはなく, 味は甘い **著** 防湿・遮光保存 **安定性** 吸湿性である **溶解性(水)** 極めて溶けやすい	
著 防湿・遮光保存 **安定性** 製剤 〔温度〕(40℃, 4週間)外観, 味, 含量に変化なし 〔湿度〕(25℃, 75%RH, 1日間)外観変化(白色の塊になった) 〔光〕(60万lx・hr)外観, 味, 含量に変化なし **溶解性(水)** 極めて溶けやすい	
著 口腔内崩壊錠のため粉砕不適。粉砕した場合, 防湿・遮光保存 **安定性** 製剤 〔湿度〕(25℃, 75%RH, 1日間)性状変化(一部塊になった) **溶解性(水)** 極めて溶けやすい	

理由　**著** 著者コメント　　**安定性** 原薬(一部製剤)の安定性　　**溶解性(水)** 原薬の水に対する溶解性
代用品　※：一部適応等が異なる

アカル

製品名(会社名)	規格単位	剤形·割線·Cap号数	可否	一般名
アカルボース錠50mg「日医工」(日医工)	50mg	Fコート錠 ○(割線無)	— (△)	アカルボース
アカルボース錠100mg「日医工」(日医工)	100mg	Fコート錠 ○(割線無)	— (△)	
アカルボース錠50mg「ファイザー」(ファイザー)	50mg	素錠 ○(割線無)	— (△)	アカルボース
アカルボース錠100mg「ファイザー」(ファイザー)	100mg	素錠 ⊖(割線1本)	— (△)	
アカルボースOD錠50mg「ファイザー」(ファイザー)	50mg	口腔内崩壊錠 ○(割線無)	— (△)	アカルボース
アカルボースOD錠100mg「ファイザー」(ファイザー)	100mg	口腔内崩壊錠 ⊖(割線1本)	— (△)	
アキネトン錠1mg(大日本住友)	1mg	素錠 ⊖(割線1本)	— (○)	ビペリデン塩酸塩
アクタリット錠100「TCK」(辰巳)	100mg	Fコート錠 ○(割線無)	— (○)	アクタリット
アクタリット錠100mg「TOA」(東亜薬品=武田テバファーマ=武田)	100mg	Fコート錠 ○(割線無)	× (△)	アクタリット
アクタリット錠100mg「サワイ」(沢井)	100mg	Fコート錠 ○(割線無)	— (△)	アクタリット

可否判定 ○:可, △:条件つきで可, ×:不可, —:企業判定回避, ( ):著者判断

理　　由	代用品
著 防湿・遮光保存 安定性 粉砕物 (25℃, 75%RH, 遮光・開放, 3カ月間)2週間後外観変化 溶解性(水) 極めて溶けやすい	
1週間で固化したため，吸湿に対して注意 著 防湿・遮光保存 安定性〔通常〕(30℃, 75%RH, 2,000lx, 28日間) 溶解性(水) 極めて溶けやすい	
1週間で固化したため，吸湿に対して注意 著 口腔内崩壊錠のため粉砕不適。粉砕した場合，防湿・遮光保存 安定性〔通常〕(30℃, 75%RH, 2,000lx, 28日間) 溶解性(水) 極めて溶けやすい	
安定性(30℃, 70%RH, 二重ポリエチレン袋, ファイバードラム, 60カ月間)性状，含量に変化は認めなかった 溶解性(水) 溶けにくい	散1% [GE] 細1% [先][GE]
室内散乱光, シャーレ開放条件で4週間保存した結果, 含量に変化なし 安定性 該当資料なし 溶解性(水) 溶けにくい	
著 安定性データが不足しているが防湿・遮光保存で可能と推定 溶解性(水) 溶けにくい	
においはなく，味はわずかに酸味がある 著 安定性データが不足しているが防湿・遮光保存で可能と推定 溶解性(水) 溶けにくい	

理由　著 著者コメント　　安定性 原薬(一部製剤)の安定性　　溶解性(水) 原薬の水に対する溶解性
代用品　※：一部適応等が異なる

ア

アクト

製品名(会社名)	規格単位	剤形・割線・Cap号数	可否	一般名
アクトス錠15 (武田テバ薬品＝武田)	15mg	素錠 ⊖(割線表1本裏2本)	— (○)	ピオグリタゾン塩酸塩
アクトス錠30 (武田テバ薬品＝武田)	30mg	素錠 ⊖(割線表裏各1本)	— (○)	

可否判定 ○:可, △:条件つきで可, ×:不可, —:企業判定回避, ( ):著者判断

アクト

理　由	代用品
著 粉砕品を薬包紙に包装, 室内蛍光灯下, 25℃・75%RH条件下で5週後の残存率99.9%, 外観変化なし。メーカー判定回避だが, 可と推定。遮光保存 **安定性**〔長期〕(25℃, 60%RH, 暗所, 36カ月間)変化なし 〔温度〕(40℃, 暗所, 6カ月間)変化なし (50℃または60℃, 暗所, 3カ月間)変化なし 〔湿度〕(25℃, 75%RHまたは93%RH, 暗所, 6カ月間)変化なし 〔光〕(25℃, 白色蛍光灯1,000lx, 60日間)変化なし (25℃, キセノンランプ70,000lx, 21時間)変化なし **製剤**　〔15mg錠〕 〔長期〕(25℃, 60%RH, 暗所, PTP+内袋+紙箱, 36カ月間)外観：変化なし, 溶出率：102.3%, 残存率：100.3% 〔温度〕(60℃, 暗所, 3カ月間)外観：微帯黄白色の素錠, 溶出率：100.6%, 残存率：100.5% 〔湿度〕(25℃, 93%RH, 暗所, 6カ月間)帯黄白色の素錠, 溶出率：98.4%, 残存率：101.3%, 硬度：0.8kgf 〔光〕(25℃, 70,000lx, 21時間)外観：変化なし, 溶出率：101.3%, 残存率：100.7% 〔30mg錠〕 〔長期〕(25℃, 60%RH, 暗所, PTP+内袋+紙箱, 36カ月間)外観：変化なし, 溶出率：102.1%, 残存率：100.1% 〔温度〕(60℃, 暗所, 3カ月間)外観：微帯黄白色の素錠, 溶出率：103.3%, 残存率：99.4% 〔湿度〕(25℃, 93%RH, 暗所, 6カ月間)帯黄白色の素錠, 溶出率：96.7%, 残存率：99.4%, 硬度：0.9kgf 〔光〕(25℃, 70,000lx, 25時間)外観：変化なし, 溶出率：100.6%, 残存率：100.7% **溶解性(水)** ほとんど溶けない	ア

理由　**著** 著者コメント　　**安定性** 原薬(一部製剤)の安定性　　**溶解性(水)** 原薬の水に対する溶解性
代用品　※：一部適応等が異なる

ア

アクト

製品名(会社名)	規格単位	剤形・割線・Cap号数	可否	一般名
アクトスOD錠15 (武田テバ薬品=武田)	15mg	口腔内崩壊錠 ⊖(割線表裏各1本)	— (△)	ピオグリタゾン塩酸塩
アクトスOD錠30 (武田テバ薬品=武田)	30mg	口腔内崩壊錠 ⊖(割線表裏各1本)	— (△)	
アクトネル錠2.5mg (EAファーマ=エーザイ)	2.5mg	Fコート錠 ◯(割線無)	×	リセドロン酸ナトリウム水和物
アクトネル錠17.5mg (EAファーマ=エーザイ)	17.5mg	Fコート錠 ◯(割線無)	×	
アクトネル錠75mg (EAファーマ=エーザイ)	75mg	Fコート錠 ◯(割線無)	×	

可否判定 ◯:可, △:条件つきで可, ×:不可, —:企業判定回避, ( ):著者判断

理　由	代用品
著 口腔内崩壊錠のため粉砕不適。粉砕した場合，防湿・遮光保存。粉砕品を薬包紙に包装，室内蛍光灯下，25℃・75%RH条件下で5週後の残存率99.9%，外観変化なし (安定性)〔長期〕(25℃，60%RH，暗所，36カ月間)変化なし 〔温度〕(40℃，暗所，6カ月間)変化なし (50℃または60℃，暗所，3カ月間)変化なし 〔湿度〕(25℃，75%RHまたは93%RH，暗所，6カ月間)変化なし 〔光〕(25℃，白色蛍光灯1,000lx，60日間)変化なし (25℃，キセノンランプ70,000lx，21時間)変化なし **製剤** [15mgOD錠] 〔長期〕(25℃，60%RH，暗所，PTP＋内袋＋乾燥剤，36カ月間)外観：変化なし，溶出率：99.3%，残存率：100.0% 〔温度〕(60℃，暗所，2カ月間)外観：微黄赤色の割線入りの素錠，溶出率：93.9%，残存率：100.1% 〔湿度〕(25℃，75%RH，暗所，1カ月間)外観：変化なし，溶出率：99.7%，残存率：99.6%，硬度：＜10N 〔光〕(120万lx・hr(D65光源))外観：変化なし，溶出率：100.4%，残存率：100.5% [30mgOD錠] 〔長期〕(25℃，60%RH，暗所，PTP＋内袋＋乾燥剤，36カ月間)外観：変化なし，溶出率：99.6%，残存率：100.4% 〔温度〕(60℃，暗所，2カ月間)外観：微黄赤色の割線入りの素錠，溶出率：90.3%，残存率：101.8% 〔湿度〕(25℃，75%RH，暗所，1カ月間)外観：変化なし，溶出率：98.0%，残存率：100.3%，硬度：＜10N 〔光〕(120万lx・hr(D65光源))外観：変化なし，溶出率：99.3%，残存率：100.6% (溶解性(水))ほとんど溶けない	
添付文書の用法及び用量に関連する注意に「口腔咽頭刺激の可能性があるので噛まずに，なめずに服用する」の記載あり。口腔咽頭刺激の可能性があると考えられるので，粉砕等は不可 **著** 刺激等が懸念されるため経管投与またはコップ一杯(約180mL)の多めの水，ゼリー被覆などで補助し立位または座位の状態で，食道に付着しないように胃に流し込む (安定性)〔通常〕(25℃，60%RH，暗所，36カ月間)変化なし 〔苛酷〕(60℃，暗所，無色ガラス瓶(密栓・開栓)，3カ月間)変化なし (25℃，93%RH，暗所，無色ガラス瓶(密栓・開栓)，6カ月間)変化なし (25℃，80,000lx(キセノンランプ)，シャーレ(ポリ塩化ビニリデン製フィルムで覆った)，15時間)変化なし (溶解性(水))やや溶けやすい	

理由　**著** 著者コメント　　(安定性)原薬(一部製剤)の安定性　　(溶解性(水))原薬の水に対する溶解性
代用品　※：一部適応等が異なる

アクリ

製品名（会社名）	規格単位	剤形・割線・Cap号数	可否	一般名
アグリリンカプセル0.5mg （シャイアー）	0.5mg	硬カプセル 4号	— (△)	アナグレリド塩酸塩水和物
アクロマイシンVカプセル50mg （ポーラファルマ）	50mg	硬カプセル 4号	×	テトラサイクリン塩酸塩
アクロマイシンVカプセル250mg （ポーラファルマ）	250mg	硬カプセル 1号	×	テトラサイクリン塩酸塩
アコファイド錠100mg （ゼリア＝アステラス）	100mg	Fコート錠 ◯（割線無）	△	アコチアミド塩酸塩水和物
アサコール錠400mg （ゼリア＝協和キリン）	400mg	Fコート錠 ◯（割線無）	×	メサラジン
アザニン錠50mg （田辺三菱）	50mg	素錠 ⊖（割線1本）	— (△)	アザチオプリン
アザルフィジンEN錠250mg （ファイザー＝あゆみ製薬）	250mg	Fコート錠 ◯（割線無）	— (×)	サラゾスルファピリジン
アザルフィジンEN錠500mg （ファイザー＝あゆみ製薬）	500mg	Fコート錠 ◯（割線無）	— (×)	サラゾスルファピリジン

可否判定　○：可，△：条件つきで可，×：不可，—：企業判定回避，（ ）：著者判断

アサル

理　　由	代用品
脱カプセルの安定性，薬物動態，有効性及び安全性への影響が検討されていない **著** 防湿・遮光保存 (安定性)〔長期〕(25℃，60%RH，低密度ポリエチレン袋(二重)＋ファイバードラム，60カ月間)顕著な変化は認められなかった 〔中間〕(30℃，65%RH，低密度ポリエチレン袋(二重)＋ファイバードラム，12カ月間)顕著な変化は認められなかった 〔加速〕(40℃，75%RH，低密度ポリエチレン袋(二重)＋ファイバードラム，6カ月間)類縁物質の増加が認められた 〔光〕(蛍光灯下，開放，4日間)光に対して安定であった (溶解性)(水)ほとんど溶けない	
苦味あり。光・高湿度に不安定なため粉砕不可 (安定性)〔長期〕(成り行き室温，密栓褐色瓶，5年間)変化なし 〔苛酷〕(40℃，75%RH，密栓褐色瓶，8カ月間)変化なし (溶解性)(水)溶けやすい	
粉砕状態，30℃，75%RHで6カ月間安定であるが，苦味があるため防湿が必要(錠では湿気を避けて保存) 有効成分には吸湿性は認められていない (安定性)〔長期〕(30℃，65%RH，暗所，ポリエチレン袋(密栓)，60カ月間)外観・性状：変化なし。残存率：変化なし 〔苛酷〕(80℃，暗所，シャーレ(開放)，3カ月間)帯赤微黄白色に着色し，総分解物量は0.14%となった。水分は4.17%に減少した (30℃，30%RH/97%RH，暗所，シャーレ(開放)，6カ月間)外観・性状：変化なし。残存率：変化なし (25℃，シリカゲルデシケータ，暗所，シャーレ(開放)，3カ月間)水分が3.88%に減少した 〔光〕(D65ランプ2,500lx，シャーレ(開放)，120万lx・hr及び200W・hr/m²以上)微黄白色に着色したが，分解物は認めなかった (溶解性)(水)溶けにくい	
本剤は，pH7以上となる回腸末端から大腸全域にメサラジンを放出するように設計された放出調節製剤であることにより，噛まずに服用すること。また，粉砕は避けること (安定性)〔通常〕(25℃，60%RH，36カ月間)変化なし 〔苛酷〕(90℃，6週間)変化なし (溶解性)(水)溶けにくい	顆50% GE 顆94% 先
原薬は光によって徐々に着色する **著** 粉砕後，25℃，1,000lxの蛍光灯(8h/日)，開放状態の条件下で4週間，外観，含量とも変化なく安定 (安定性)〔長期〕(室温，36カ月間)変化なし 〔苛酷〕(太陽光線，ペトリシャーレ，3カ月間)1カ月目に，外観が変化(黒黄褐色)し分解物(6-メルカプトプリン)の生成がみられた (溶解性)(水)極めて溶けにくい	
胃腸障害防止のため腸溶錠としているため粉砕不可 (溶解性)(水)ほとんど溶けない	

理由　**著** 著者コメント　(安定性)原薬(一部製剤)の安定性　(溶解性)(水)原薬の水に対する溶解性
代用品　※：一部適応等が異なる

アシク

製品名（会社名）	規格単位	剤形・割線・Cap号数	可否	一般名
アシクロビル錠200mg「CH」 (長生堂＝日本ジェネリック)	200mg	素錠 ⊖(割線1本)	— (△)	アシクロビル
アシクロビル錠400mg「CH」 (長生堂＝日本ジェネリック)	400mg	素錠 ⊖(割線1本)	— (△)	
アシクロビル錠200mg「サワイ」 (沢井)	200mg	素錠 ⊖(割線1本)	— (△)	アシクロビル
アシクロビル錠400mg「サワイ」 (沢井)	400mg	素錠 ○(割線無)	— (△)	
アシクロビル錠200mg「テバ」 (武田テバ薬品＝武田テバファーマ＝武田)	200mg	素錠 ⊖(割線1本)	— (△)	アシクロビル
アシクロビル錠400mg「テバ」 (武田テバ薬品＝武田テバファーマ＝武田)	400mg	素錠 ⊖(割線1本)	— (△)	
アシクロビル錠200mg「トーワ」 (東和薬品)	200mg	素錠 ⊖(割線1本)	— (△)	アシクロビル
アシクロビル錠400mg「トーワ」 (東和薬品)	400mg	素錠 ⊖(割線1本)	— (△)	
アシクロビル錠200mg「日医工」 (日医工)	200mg	素錠 ⊖(割線1本)	— (△)	アシクロビル
アシクロビル錠400mg「日医工」 (日医工)	400mg	素錠 ⊖(割線1本)	— (△)	
アジスロマイシン錠250mg「CHM」 (ケミックス＝昭和薬化)	250mg	Fコート錠 ○(割線無)	△	アジスロマイシン水和物
アジスロマイシン錠250mg「DSEP」 (全星＝第一三共エスファ)	250mg	Fコート錠 ○(割線無)	△	アジスロマイシン水和物

可否判定　○：可，△：条件つきで可，×：不可，—：企業判定回避，（　）：著者判断

アシス

理　　由	代用品
著 苦味あり (安定性)粉砕品　(40℃, 60%RH, 遮光・気密, 30日間)外観・含量：変化なし (25℃, 75%RH, 遮光・開放, 30日間)外観・含量：変化なし (120万lx·hr, 密閉(シャーレ＋ラップ), 50日間)外観・含量：変化なし (溶解性(水))溶けにくい	顆40%　先 GE シ8%　GE DS80%　GE 内用ゼリー200mg　GE 内用ゼリー800mg ※ GE
著 遮光保存 (溶解性(水))溶けにくい	顆40%　先 GE シ8%　GE DS80%　GE 内用ゼリー200mg　GE 内用ゼリー800mg ※ GE
著 苦味あり。1カ月間安定 (溶解性(水))溶けにくい	顆40%　先 GE シ8%　GE DS80%　GE 内用ゼリー200mg　GE 内用ゼリー800mg ※ GE
主成分は苦い 著 苦味あり (安定性)粉砕後　(室内散光下, 3カ月間)外観・含量変化なし (溶解性(水))溶けにくい	顆40%　先 GE シ8%　GE DS80%　GE 内用ゼリー200mg　GE 内用ゼリー800mg ※ GE
著 遮光保存 (安定性)粉砕物　(25℃, 75%RH, 遮光・開放, 3カ月間)外観, 含量変化なし (溶解性(水))溶けにくい	顆40%　先 GE シ8%　GE DS80%　GE 内用ゼリー200mg　GE 内用ゼリー800mg ※ GE
苦味あり。25±1℃, 75±5%RH, 褐色ガラス瓶(閉栓)で粉砕後15日まで含量, 純度試験ともに規格範囲内であった (安定性)[長期](25±2℃, 60±5%RH, ポリエチレン袋(2層)＋紙製のドラム, 48カ月間)外観・性状：変化なし。残存率：ほとんど変化なし [加速](40±2℃, 75±5%RH, ポリエチレン袋(2層)＋紙製のドラム, 6カ月間)外観・性状：変化なし。残存率：ほとんど変化なし (溶解性(水))ほとんど溶けない	成人用DS ※ 先
苦味あり 25℃, 75%RH(遮光), 3カ月で保存した結果, 吸湿はするが, 外観, 類縁物質及び含量に影響はなく安定であった (安定性)製剤　[苛酷](40℃, 透明ガラス瓶(遮光・密栓), 90日間)性状・純度試験(類縁物質)・溶出性・定量：変化なし。硬度・乾燥減量(参考)変化なし (25℃, 75%RH, 透明ガラス瓶(遮光・開放), 90日間)性状・純度試験(類縁物質)・溶出性・定量：変化なし。硬度・乾燥減量(参考)：変化なし [光](25℃, 成り行きRH, 合計60万lx·hrを照射)性状・純度試験(類縁物質)・溶出性・定量：変化なし。硬度・乾燥減量(参考)：変化なし (溶解性(水))ほとんど溶けない	成人用DS ※ 先

理由　著 著者コメント　　(安定性)原薬(一部製剤)の安定性　　(溶解性(水))原薬の水に対する溶解性
代用品　※：一部適応等が異なる

アシス

製品名（会社名）	規格単位	剤形・割線・Cap号数	可否	一般名
アジスロマイシン錠250mg「F」 （富士製薬＝ケミファ）	250mg	Fコート錠 （割線無）	△	アジスロマイシン水和物
アジスロマイシン錠250mg「JG」 （長生堂＝日本ジェネリック）	250mg	Fコート錠 （割線無）	— (△)	アジスロマイシン水和物
アジスロマイシン錠250mg「KN」 （小林化工＝ニプロES）	250mg	Fコート錠 （割線無）	△	アジスロマイシン水和物
アジスロマイシン錠250mg「KOG」 （興和＝日本薬工）	250mg	Fコート錠 （割線無）	— (△)	アジスロマイシン水和物
アジスロマイシン錠250mg「NP」 （ニプロ）	250mg	Fコート錠 （割線無）	— (△)	アジスロマイシン水和物
アジスロマイシン錠250mg「TCK」 （辰巳）	250mg	Fコート錠 （割線無）	— (△)	アジスロマイシン水和物
アジスロマイシン錠250mg「YD」 （陽進堂）	250mg	Fコート錠 （割線無）	— (△)	アジスロマイシン水和物
アジスロマイシン錠250mg「アメル」（共和薬品）	250mg	Fコート錠 （割線無）	○ (△)	アジスロマイシン水和物
アジスロマイシン錠250mg「サワイ」（沢井）	250mg	Fコート錠 （割線無）	— (△)	アジスロマイシン水和物
アジスロマイシン錠250mg「サンド」（サンド）	250mg	Fコート錠 （割線無）	— (△)	アジスロマイシン水和物

可否判定 ○：可，△：条件つきで可，×：不可，—：企業判定回避，（　）：著者判断

アシス

理　　由	代用品
苦味あり。各保存条件(透明瓶・開放・室温，透明瓶・密栓・室温，褐色瓶・密栓・室温，各30日間)における粉砕後の安定性について，透明瓶開放室温の保存条件において，わずかに残存率の低下が認められたが規格内であり，その他の保存条件・試験項目においては変化を認めなかった (安定性)〔加速〕(40℃，75%RH，PTP包装，6カ月間)性状，確認試験，溶出試験，力価試験において，いずれも規格を満たした。また，定量試験の結果，含量の上昇や低下は認められなかった 〔光〕(60万lx・hr)変化なし (溶解性(水))ほとんど溶けない	成人用DS※ 先
著 苦味あり (安定性)粉砕品　(25℃，75%RH，遮光・開放，1カ月間)外観・含量：変化なし (溶解性(水))ほとんど溶けない	成人用DS※ 先
主薬由来の苦味が出現する可能性がある(苦味あり) (安定性)粉砕後　〔通常〕(25℃，75%RH，遮光，30日間)変化なし 〔苛酷〕(40℃，遮光，30日間)変化なし 〔光〕(室温，1,000lx・hr(白色蛍光灯下)，50日間)変化なし (溶解性(水))ほとんど溶けない	成人用DS※ 先
錠剤が粉砕された状態での薬物動態解析，有効性試験，安全性試験は実施されていない 著 苦味あり (安定性)該当資料なし (溶解性(水))ほとんど溶けない	成人用DS※ 先
著 苦味あり (安定性)粉砕後　3カ月間のデータあり(粉砕時の体内動態データ等なし) (溶解性(水))ほとんど溶けない	成人用DS※ 先
粉砕時の薬物動態，臨床効果に関するデータなし 25℃，75%RH，遮光・開放，1カ月間において，外観，含量に変化なし (安定性)該当資料なし (溶解性(水))ほとんど溶けない	成人用DS※ 先
著 苦味あり (安定性)粉砕時　(25℃，60%RH，120万lx・hr，30日間)性状変化なし，含量規格内 (溶解性(水))ほとんど溶けない	成人用DS※ 先
著 苦味あり (安定性)粉砕後　(25℃，75%RH，遮光，グラシン包装)90日間安定 (溶解性(水))ほとんど溶けない	成人用DS※ 先
著 苦味あり (溶解性(水))ほとんど溶けない	成人用DS※ 先
著 苦味あり (安定性)粉砕後　〔温度〕(40℃，遮光・気密容器，1カ月間)性状，溶出率(%)，硬度(N)変化なし，30日目で101.6→98.1へ定量(%)の低下(規格内)あり 〔湿度〕(25℃，75%RH，遮光・開放，1カ月間)性状，溶出率(%)，硬度(N)変化なし，30日目で101.6→97.3へ定量(%)の低下(規格内)あり 〔光〕(1,000lx・hr，総照射量60万lx・hr(気密容器))性状，定量(%)，溶出性(%)，硬度(N)変化なし (溶解性(水))ほとんど溶けない	成人用DS※ 先

理由　著 著者コメント　(安定性)原薬(一部製剤)の安定性　(溶解性(水))原薬の水に対する溶解性
代用品　※：一部適応等が異なる

アシス

製品名（会社名）	規格単位	剤形・割線・Cap号数	可否	一般名
アジスロマイシン錠250mg「タカタ」(高田)	250mg	Fコート錠 (割線無)	— (△)	アジスロマイシン水和物
アジスロマイシン小児用錠100mg「タカタ」(高田)	100mg	Fコート錠 ○(割線無)	— (△)	アジスロマイシン水和物
アジスロマイシン錠250mg「テバ」(武田テバ薬品＝武田テバファーマ＝武田)	250mg	Fコート錠 (割線無)	— (△)	アジスロマイシン水和物
アジスロマイシン錠250mg「トーワ」(東和薬品)	250mg	Fコート錠 (割線無)	— (△)	アジスロマイシン水和物
アジスロマイシン錠500mg「トーワ」(東和薬品)	500mg	Fコート錠 (割線無)	— (△)	
アジスロマイシン錠250mg「日医工」(日医工)	250mg	Fコート錠 (割線無)	— (△)	アジスロマイシン水和物
アジスロマイシン錠500mg「日医工」(日医工)	500mg	Fコート錠 (割線無)	— (△)	
アジスロマイシン錠250mg「わかもと」(わかもと)	250mg	Fコート錠 (割線無)	△	アジスロマイシン水和物
アジスロマイシンカプセル小児用100mg「JG」(長生堂＝日本ジェネリック)	100mg	硬カプセル 3号	— (△)	アジスロマイシン水和物
アジスロマイシンカプセル小児用100mg「TCK」(辰巳)	100mg	硬カプセル 3号	— (△)	アジスロマイシン水和物
アジスロマイシンカプセル小児用100mg「YD」(陽進堂)	100mg	硬カプセル 3号	— (△)	アジスロマイシン水和物
アシテアダニ舌下錠100単位(IR)(塩野義)	100IR	素錠 ○(割線無)	×	アレルゲンエキス
アシテアダニ舌下錠300単位(IR)(塩野義)	300IR	素錠 ○(割線無)	×	

可否判定　○：可，△：条件つきで可，×：不可，—：企業判定回避，（ ）：著者判断

アシテ

理　由	代用品
苦味あり (安定性)(25℃, 75%RH, 遮光, 開放, 30日間)安定 (溶解性(水))ほとんど溶けない	成人用DS ※ [先]
苦味あり (安定性)(25℃, 75%RH, 遮光, 開放, 30日間)安定 (溶解性(水))ほとんど溶けない	小児用細10% [先][GE]
著 苦味あり (安定性)〔温度〕(40℃, 1カ月間)性状, 含量に変化なし 〔湿度〕(25℃, 75%RH, 1カ月間)性状, 含量に変化なし 〔光〕(60万lx・hr)性状, 含量に変化なし (溶解性(水))ほとんど溶けない	成人用DS ※ [先]
著 苦味あり (安定性)粉砕後 (室内散光下, 3カ月間)外観・含量変化なし (防湿, 室内散光下, 3カ月間)外観・含量変化なし (溶解性(水))ほとんど溶けない	成人用DS ※ [先]
著 苦味あり (安定性)粉砕物 [250mg錠]資料なし(500mg錠参照) [500mg錠] (室温, 室内散光下, シャーレをラップで覆う/気密, 3カ月間)外観・含量変化なし (溶解性(水))ほとんど溶けない	成人用DS ※ [先]
製剤：25℃, 75%RH, 粉砕状態で褐色ガラス瓶(閉栓)保存した結果, 粉砕後15日までは規格範囲内 (安定性)製剤 〔加速〕(40℃, 75%RH, PTP＋紙箱, 6カ月間)規格内 (溶解性(水))ほとんど溶けない	成人用DS ※ [先]
著 苦味あり (安定性)粉砕品 (25℃, 75%RH, 遮光・開放, 1カ月間)外観・含量：変化なし (溶解性(水))ほとんど溶けない	小児用細10% [先][GE]
脱カプセル時の薬物動態, 臨床効果に関するデータなし 25℃, 75%RH, 遮光・開放, 1カ月間において, 外観, 含量に変化なし 著 苦味あり (安定性)該当資料なし (溶解性(水))ほとんど溶けない	小児用細10% [先][GE]
著 苦味あり (安定性)カプセル開封時 (25℃, 60%RH, 120万lx・hr, 30日間)性状変化なし, 含量規格内 (溶解性(水))ほとんど溶けない	小児用細10% [先][GE]
舌下錠のため粉砕不可 (安定性)ヤケヒョウヒダニエキス [長期](5℃, 乾燥剤あり)変化なし [加速](25℃, 60%RH, 乾燥剤なし)水分の増加あり コナヒョウヒダニエキス [長期](5℃, 乾燥剤あり)変化なし [加速](25℃, 60%RH, 乾燥剤なし)水分の増加あり (溶解性(水))ヤケヒョウヒダニエキス：溶けやすい コナヒョウヒダニエキス：溶けやすい	

理由　著 著者コメント　(安定性)原薬(一部製剤)の安定性　(溶解性(水))原薬の水に対する溶解性
代用品　※：一部適応等が異なる

アシノ

製品名(会社名)	規格単位	剤形・割線・Cap号数	可否	一般名
アシノン錠75mg (ゼリア)	75mg	Fコート錠 ◯(割線無)	◯	ニザチジン
アシノン錠150mg (ゼリア)	150mg	Fコート錠 ◯(割線無)	◯	
アジャストAコーワ錠40mg (興和=興和創薬)	40mg	糖衣錠 ◯(割線無)	— (△)	センナエキス
アジルバ錠10mg (武田)	10mg	Fコート錠 ◯(割線無)	— (◯)	アジルサルタン
アジルバ錠20mg (武田)	20mg	Fコート錠 (割線表裏各1本)	— (◯)	
アジルバ錠40mg (武田)	40mg	Fコート錠 (割線表裏各1本)	— (◯)	
アジレクト錠0.5mg (武田)	0.5mg	素錠 ◯(割線無)	— (◯)	ラサギリンメシル酸塩
アジレクト錠1mg (武田)	1mg	素錠 ◯(割線無)	— (◯)	
アズサレオン錠10 (シオノ=江州)	10mg	Fコート錠 ◯(割線無)	— (◯)	エピナスチン塩酸塩
アズサレオン錠20 (シオノ=江州)	20mg	Fコート錠 ◯(割線無)	— (◯)	
アストフィリン配合錠 (サンノーバ=エーザイ)	配合剤	糖衣錠 ◯(割線無)	— (△†)	ジプロフィリン・パパベリン塩酸塩・ジフェンヒドラミン塩酸塩・エフェドリン塩酸塩・ノスカピン配合剤

可否判定 ◯:可, △:条件つきで可, ×:不可, —:企業判定回避, ( ):著者判断

理　　由	代用品
6カ月まで安定(30±2℃, 75±5％RH, 遮光, 開放瓶)。光(D65ランプ) 2,000lxで60万lx・hr以上安定 (安定性)〔通常〕(室温, 気密, 遮光, 48カ月間)変化なし 〔苛酷〕(30℃, 90％RH, 4週間)変化なし (溶解性(水))やや溶けにくい	
苦味あり 錠剤が粉砕された状態での薬物動態解析, 有効性試験, 安全性試験は実施されていない (安定性)該当資料なし (溶解性(水))混濁して溶ける	
粉砕後, 光照射により類縁物質が増加。粉砕後, 25℃, 75％RH, 暗所の条件下で観察した結果, 100日後まで, 外観, 含量について特に問題となる変化なし 著 遮光保存で可能 (安定性)〔長期〕(25℃, 60％RH, 36カ月間)変化なし 製剤〔長期〕(25℃, 60％RH, PTP＋紙箱, 36カ月間)変化なし 〔光〕(120万lx・hr(D65光源))変化なし (溶解性(水))ほとんど溶けない	
〔1mg錠〕粉砕後, 温度25℃, 75％RH, 白色蛍光灯の条件下で観察した結果, 3カ月後まで, 外観, 含量などについて特に問題となる変化はなし 著 防湿・遮光保存 (安定性)〔長期〕(25℃, 60％RH, 低密度ポリエチレンバッグ/アルミニウム・ラミネート製バッグ, 60カ月間)変化なし 〔苛酷〕〔0.5mg錠〕(40℃, 75％RH, 暗所, 3カ月間)外観：変化なし, 含量：低下(規格内), 硬度：29N→27N(参考値), 溶出性：わずかに低下(規格内), 類縁物質：増加(規格内) 〔1mg錠〕(40℃, 75％RH, 暗所, 3カ月間)外観：変化なし, 含量：低下(規格内), 硬度：47N→40N(参考値), 溶出性：低下(規格内), 類縁物質：増加(規格内) 〔光〕(120万lx・hr)外観・含量・溶出性：変化なし, 類縁物質：わずかに増加(規格内) (溶解性(水))溶けやすい	
著 防湿・遮光保存。苦味あり (溶解性(水))溶けやすい	DS1％ ※ 先 GE 内用液0.2％ GE
苦味あり。粉砕後, 外観変化(黄変並びに固結)と吸湿が確認されるため高温を避け防湿・遮光保存 † 著 凡例5頁参照。防湿・遮光保存 (安定性)原薬　ジフェンヒドラミン塩酸塩：光によって徐々にbenzophenoneまたはbenzhydrol及びβ-dimethylaminoethanolなどに分解する。また, 酸性溶液中で徐々に分解して, benzhydrol及びβ-dimethylaminoethanolを生成する (溶解性(水))ジプロフィリン・ジフェンヒドラミン塩酸塩・エフェドリン塩酸塩：溶けやすい パパベリン塩酸塩：やや溶けにくい ノスカピン：ほとんど溶けない	

理由　著 著者コメント　　(安定性)原薬(一部製剤)の安定性　　(溶解性(水))原薬の水に対する溶解性
代用品　※：一部適応等が異なる

アスト

製品名（会社名）	規格単位	剤形・割線・Cap号数	可否	一般名
アストーマ配合カプセル （日医工）	配合剤	硬カプセル 5号	— (△†)	ジプロフィリン・メトキシフェナミン配合剤
アストマリ錠15mg （鶴原）	15mg	糖衣錠 ○（割線無）	○	デキストロメトルファン臭化水素酸塩水和物
アストミン錠10mg （オーファンパシフィック）	10mg	糖衣錠 ○（割線無）	— (△)	ジメモルファンリン酸塩
アストモリジン配合胃溶錠 （マルホ）	配合剤	Fコート錠 ○（割線無）	×	プロキシフィリン・エフェドリン配合剤
アストモリジン配合腸溶錠 （マルホ）	配合剤	Fコート錠 ○（割線無）	×	プロキシフィリン・エフェドリン配合剤
アズノール錠2mg （日本新薬）	2mg	素錠 ○（割線無）	○	アズレンスルホン酸ナトリウム水和物
アスパラ-CA錠200 （ニプロES）	200mg	素錠 ○（割線無）	— (○)	L-アスパラギン酸カルシウム水和物
アスパラカリウム錠300mg （ニプロES）	300mg	Fコート錠 ○（割線無）	×	L-アスパラギン酸カリウム
アスパラ配合錠 （田辺三菱＝ニプロES）	配合剤	糖衣錠 ○（割線無）	— (×)	L-アスパラギン酸カリウム・L-アスパラギン酸マグネシウム

可否判定 ○：可，△：条件つきで可，×：不可，—：企業判定回避，（ ）：著者判断

アスハ

理　由	代用品
† **著** 凡例5頁参照。防湿・遮光保存 (溶解性(水))ジフェンヒドラミン塩酸塩・クロルフェニラミンマレイン酸塩：溶けやすい メトキシフェナミン塩酸塩：極めて溶けやすい ノスカピン：ほとんど溶けない	
(安定性)該当資料なし (溶解性(水))やや溶けにくい	散10% [先][GE] 細10% [GE]
有効成分に苦味・収斂性がある 防湿が必要(錠では気密保存) (安定性)[長期](室温，暗所，ガラス容器(密栓)，24カ月間)外観・性状：変化なし。残存率：変化なし 〔苛酷〕(56℃，暗所，ガラス容器(密栓)，3カ月間)外観・性状：変化なし。残存率：変化なし (20℃，85%RH，暗所，ガラス容器(開放)，3カ月間)外観・性状：変化なし。残存率：変化なし (40℃，74%RH，暗所，ガラス容器(開放)，3カ月間)外観・性状：変化なし。残存率：変化なし 〔光〕(室温，日光下，シャーレ(密閉)，3カ月間)外観・性状：変化なし。残存率：変化なし (溶解性(水))やや溶けにくい	散10% [先][GE] シロ0.25% ※ [先][GE] DS2.5% ※ [GE]
配合剤であり，粉砕後の各成分の動態を担保できていないため (溶解性(水))プロキシフィリン・エフェドリン塩酸塩：溶けやすい フェノバルビタール：極めて溶けにくい	
腸溶性であり，粉砕により吸収時間が変化するため不可。苦味あり (溶解性(水))プロキシフィリン・エフェドリン塩酸塩：溶けやすい フェノバルビタール：極めて溶けにくい	
(安定性)[通常]暗青色の結晶または結晶性の粉末で，におい及び味はなく，光により変化する(外観，性状) (溶解性(水))やや溶けにくい	顆1% ※ [GE]
原薬は吸湿性及びわずかに苦味あり 　**著** 防湿・遮光保存 (安定性)**粉砕品**　(25℃，成り行き湿度(28〜74%RH)，蛍光灯約1,000lx(8h/日，5日/週)，無色透明ガラス瓶(開放)，4週間)外観・含量に変化なし (溶解性(水))溶けやすい	
原薬は極めて吸湿性が高く，特異な味あり。粉砕不可 (安定性)**粉砕品**　(25℃，成り行き湿度(29〜49%RH)，蛍光灯約1,000lx(8h/日，5日/週)，無色透明ガラス瓶(開放)，1・2・3・4週間)含量・吸湿量に変化はないが，全ポイントで固化が認められた (溶解性(水))極めて溶けやすい	散50% [先]
原薬は吸湿性及び特異な味あり。粉砕後，開放，温度・湿度成り行き，蛍光灯下の条件で4週間，外観，吸湿量，含量に変化なし (溶解性(水))L-アスパラギン酸カリウム：極めて溶けやすい L-アスパラギン酸マグネシウム：極めて溶けやすい	

理由　**著** 著者コメント　　(安定性)原薬(一部製剤)の安定性　　(溶解性(水))原薬の水に対する溶解性
代用品　※：一部適応等が異なる

アスヒ

製品名（会社名）	規格単位	剤形・割線・Cap号数	可否	一般名
アスピリン腸溶錠100mg「JG」 （日本ジェネリック）	100mg	Fコート錠 ○（割線無）	— (△)	アスピリン
アスピリン腸溶錠100mg「トーワ」 （東和薬品）	100mg	腸溶性Fコート錠 ○（割線無）	— (△)	アスピリン
アスピリン腸溶錠100mg「日医工」 （日医工）	100mg	Fコート錠 ○（割線無）	×	アスピリン
アスファネート配合錠A81 （中北）	81mg	素錠 ○（割線無）	×	アスピリン・ダイアルミネート
アスペノンカプセル10 （バイエル）	10mg	硬カプセル 4号	× (△)	アプリンジン塩酸塩
アスペノンカプセル20 （バイエル）	20mg	硬カプセル 4号	× (△)	アプリンジン塩酸塩
アスベリン錠10 （ニプロES）	10mg	素錠 ○（割線無）	— (○)	チペピジンヒベンズ酸塩
アスベリン錠20 （ニプロES）	20mg	素錠 ○（割線無）	— (○)	チペピジンヒベンズ酸塩
アズレン錠2mg「ツルハラ」 （鶴原）	2mg	素錠 ○（割線無）	○	アズレンスルホン酸ナトリウム水和物
アズロキサ錠15mg （寿＝EAファーマ）	15mg	Fコート錠 ○（割線無）	△	エグアレンナトリウム水和物

可否判定 ○：可，△：条件つきで可，×：不可，—：企業判定回避，（ ）：著者判断

アスロ

理　　由	代用品
腸溶性の特性が失われるため粉砕不可 (著) 吸湿し，分解の可能性あり。また，胃腸障害出現大，考慮必要 (安定性) 本品は湿った空気中で徐々に加水分解してサリチル酸及び酢酸になる (溶解性(水)) 溶けにくい	末※ 先
主成分はにおいはなく，わずかに酸味がある (参考) 本剤は腸溶錠であるので，急性心筋梗塞並びに脳梗塞急性期の初期治療に用いる場合以外は，割ったり，砕いたり，すりつぶしたりしないで，そのまま噛まずに服用させること (著) 吸湿し，分解の可能性あり。また，胃腸障害出現大，考慮必要 (安定性) 該当資料なし (溶解性(水)) 溶けにくい	末※ 先
腸溶性製剤のため粉砕不可 (溶解性(水)) 溶けにくい	末※ 先
(著) 本剤吸湿性あり。アルカリ加水分解の可能性。用時調製もやむを得ないときのみ (溶解性(水)) アスピリン：溶けにくい 炭酸マグネシウム・ジヒドロキシアルミニウムアミノアセテート：ほとんど溶けない	
原薬は強い苦味と舌を麻痺させる局所麻酔作用を有している。また光に不安定な性質を有しているため粉砕不可 (著) 経管投与を除き粉砕不可が望ましい (安定性) 〔長期〕(室温，遮光・密栓，36カ月間) 変化なし (室温，散乱光・開栓，36カ月間) 外観及び溶解時に褐色に着色，その他項目変化なし 〔苛酷〕(40℃，83％RH，遮光・開栓，6カ月間) 変化なし (溶解性(水)) 極めて溶けやすい	
(著) 粉砕後データより可能と推定 (安定性) 〔長期〕(25℃，60％RH，ポリエチレン袋(二重)＋乾燥剤＋防湿ファイバードラム，4年間) 変化なし 〔加速〕(40℃，75％RH，ポリエチレン袋(二重)＋乾燥剤＋防湿ファイバードラム，6カ月間) 変化なし **粉砕品** [10mg錠] (25℃(11～25℃)，成り行き湿度(15～51％RH)，蛍光灯約1,000lx(8h/日，5日/週)，無色透明ガラス瓶(開放)，4週間) 外観・吸湿量・含量に変化なし [20mg錠] (25℃，成り行き湿度(30～49％RH)，蛍光灯約1,000lx(8h/日，5日/週)，無色透明ガラス瓶(開放)，4週間) 外観・吸湿量・含量に変化なし (溶解性(水)) 極めて溶けにくい	散10% 先 シロ0.5%・2% 先 DS2% 先
(安定性) 該当資料なし (溶解性(水)) やや溶けにくい	顆1%※ GE
苦味あり (溶解性(水)) 溶けやすい	顆2.5% 先

理由　(著) 著者コメント　(安定性) 原薬(一部製剤)の安定性　(溶解性(水)) 原薬の水に対する溶解性
代用品　※：一部適応等が異なる

アセタ

製品名（会社名）	規格単位	剤形・割線・Cap号数	可否	一般名
アセタノールカプセル100 （サノフィ）	100mg	硬カプセル 3号	— (△)	アセプトロール塩酸塩
アセタノールカプセル200 （サノフィ）	200mg	硬カプセル 2号	— (△)	
アセチルスピラマイシン錠100 （アスペン）	100mg	Fコート錠 ○(割線無)	— (△)	スピラマイシン酢酸エステル
アセチルスピラマイシン錠200 （アスペン）	200mg	Fコート錠 ○(割線無)	— (△)	
アセトアミノフェン錠200mg「JG」 （長生堂＝日本ジェネリック）	200mg	素錠 ⊖(割線1本)	— (○)	アセトアミノフェン
アセトアミノフェン錠300mg「JG」 （長生堂＝日本ジェネリック）	300mg	素錠 ○(割線無)	— (○)	
アセトアミノフェン錠200mg「NP」 （ニプロ）	200mg	素錠 ⊖(割線1本)	— (○)	アセトアミノフェン
アセトアミノフェン錠 200mg「タカタ」(高田)	200mg	素錠 ⊖(割線1本)	— (○)	アセトアミノフェン
アセトアミノフェン錠 200mg「武田テバ」(武田 テバファーマ＝武田)	200mg	素錠 ⊖(割線1本)	— (○)	アセトアミノフェン
アセトアミノフェン錠200「タツミ」 （辰巳）	200mg	素錠 ⊖(割線1本)	— (○)	アセトアミノフェン

可否判定　○：可，△：条件つきで可，×：不可，—：企業判定回避，（　）：著者判断

アセト

理　　由	代用品
該当資料なし 著 苦味あり 安定性〔通常〕(室温，暗所，密栓試料瓶，30カ月間)変化なし 〔苛酷〕(50℃，80％RH，暗所，開栓試料瓶，3カ月間)変化なし 溶解性(水)溶けやすい	
非常に強い苦味あり。曝光下で若干の含量低下が認められる 著 防湿・遮光保存 安定性 該当資料なし 溶解性(水)ほとんど溶けない	
著 原薬は安定。わずかに苦味あり 安定性 粉砕品　(40℃，60％RH，遮光・気密，30日間)外観・含量：変化なし (25℃，75％RH，遮光・開放，30日間)外観・含量：変化なし (120万lx·hr，密閉(シャーレ＋ラップ)，50日間)外観・含量：変化なし 溶解性(水)やや溶けにくい	末 先 細20％・50％ GE シ2％ GE (小児科領域の解熱・鎮痛のみ) DS20％・40％ GE (20％は小児科領域の解熱・鎮痛のみ)
著 原薬は安定。わずかに苦味あり 安定性 粉砕後　3カ月間のデータあり(粉砕時の体内動態データ等なし) 溶解性(水)やや溶けにくい	末 先 細20％・50％ GE シ2％ GE (小児科領域の解熱・鎮痛のみ) DS20％・40％ GE (20％は小児科領域の解熱・鎮痛のみ)
著 原薬は安定。わずかに苦味あり 安定性〔通常〕(25℃，75％RH，暗所，分包品，30日間)安定 溶解性(水)やや溶けにくい	末 先 細20％・50％ GE シ2％ GE (小児科領域の解熱・鎮痛のみ) DS20％・40％ GE (20％は小児科領域の解熱・鎮痛のみ)
安定性 製剤　〔湿度〕(25℃，75％RH，4週間)性状，含量に変化なし 溶解性(水)やや溶けにくい	末 先 細20％・50％ GE シ2％ GE (小児科領域の解熱・鎮痛のみ) DS20％・40％ GE (20％は小児科領域の解熱・鎮痛のみ)
室内散乱光，シャーレ開放条件で4週間保存した結果，含量に変化なし 著 原薬は安定。わずかに苦味あり 安定性 該当資料なし 溶解性(水)やや溶けにくい	末 先 細20％・50％ GE シ2％ GE (小児科領域の解熱・鎮痛のみ) DS20％・40％ GE (20％は小児科領域の解熱・鎮痛のみ)

理由　著 著者コメント　　安定性 原薬(一部製剤)の安定性　　溶解性(水)原薬の水に対する溶解性
代用品　※：一部適応等が異なる

アセト

製品名（会社名）	規格単位	剤形・割線・Cap号数	可否	一般名
アセトアミノフェン錠200mg「トーワ」(東和薬品)	200mg	素錠 ⊖(割線1本)	— (○)	アセトアミノフェン
アセトアミノフェン錠200mg「マルイシ」(丸石)	200mg	素錠 ⊖(割線1本)	— (○)	アセトアミノフェン
アセトアミノフェン錠300mg「マルイシ」(丸石)	300mg	素錠 ⊖(割線1本)	— (○)	
アゼプチン錠0.5mg（エーザイ）	0.5mg	糖衣錠 ◯(割線無)	— (△)	アゼラスチン塩酸塩
アゼプチン錠1mg（エーザイ）	1mg	糖衣錠 ◯(割線無)	— (△)	

可否判定　○：可，△：条件つきで可，×：不可，—：企業判定回避，（　）：著者判断

アセフ

理　　由	代用品
著)原薬は安定。わずかに苦味あり 安定性)粉砕後　(室内散光下，3カ月間)外観・含量変化なし (室内散光・防湿条件下，3カ月間)外観・含量変化なし (遮光・防湿条件下，3カ月間)外観・含量変化なし 溶解性(水))やや溶けにくい	末 先) 細20%・50% GE) シ2% GE)(小児科領域の解熱・鎮痛のみ) DS20%・40% GE) (20%は小児科領域の解熱・鎮痛のみ)
苦味とメントールようの風味がある 粉砕後のデータでは3カ月間の安定性を確認している メーカーとしては承認外の使用ということもあり，粉砕は推奨しない 安定性)〔加速〕最終包装製品を用いた加速試験(40±1℃，75±5%RH，6カ月間)の結果，通常の市場流通下において3年間安定であることが推測された 〔無包装〕(40±1℃，遮光・気密容器(ガラス瓶)，3カ月間)外観，性状，残存率：変化なし (25±2℃，75±5%RH，遮光・開放(ガラス瓶)，3カ月間)外観，性状，残存率：変化なし (光：総照射量120万lx・hr(総照度として120万lx・hr以上及び総近紫外放射エネルギーとして200W・hr/m²以上)，気密容器(ガラスシャーレ・ラップ，3カ月間)外観，性状，残存率：変化なし 〔二分割(錠剤カッター)〕(40±1℃，遮光・気密容器(ガラス瓶)，3カ月間)，外観，性状，残存率：変化なし (25±2℃，75±5%RH，遮光・開放(ガラス瓶)，3カ月間)外観，性状，残存率：変化なし (光：総照射量120万lx・hr(総照度として120万lx・hr以上及び総近紫外放射エネルギーとして200W・hr/m²以上)，気密容器(ガラスシャーレ・ラップ)，3カ月間)外観，性状，残存率：変化なし 粉砕後　(乳棒・乳鉢で粉砕)(25±2℃，75±5%RH，遮光・開放(ガラス瓶)，3カ月間)外観，性状，残存率，質量：変化なし (光：総照射量120万lx・hr(総照度として120万lx・hr以上及び総近紫外放射エネルギーとして200W・hr/m²以上)，気密容器(ガラスシャーレ・ラップ)，3カ月間)外観，性状，残存率，質量：変化なし 溶解性(水))やや溶けにくい	末 先) 細20%・50% GE) シ2% GE)(小児科領域の解熱・鎮痛のみ) DS20%・40% GE) (20%は小児科領域の解熱・鎮痛のみ)
苦味あり。0.5mg錠は粉砕後の安定性データなし。防湿保存，室温保存 安定性)〔長期〕(室温，ガラス瓶(密栓)，36カ月間)変化なし 〔苛酷〕(55℃，ガラス瓶(密栓)，3カ月間)変化なし (40℃，90%RH，ガラス瓶(開放)，3カ月間)1カ月後乾燥減量増加。その他の項目変化なし (1,000lx，3カ月間)3カ月後TLC上ごくわずかに分解物を認める 溶解性(水))溶けにくい	

理由　著)著者コメント　　安定性)原薬(一部製剤)の安定性　　溶解性(水))原薬の水に対する溶解性
代用品　※：一部適応等が異なる

アセラ

製品名（会社名）	規格単位	剤形・割線・Cap号数	可否	一般名
アゼラスチン塩酸塩錠0.5mg「TCK」(辰巳)	0.5mg	糖衣錠 ○(割線無)	— (△)	アゼラスチン塩酸塩
アゼラスチン塩酸塩錠1mg「TCK」(辰巳)	1mg	糖衣錠 ○(割線無)	— (△)	
アゼラスチン塩酸塩錠0.5mg「タイヨー」(武田テバファーマ＝武田)	0.5mg	糖衣錠 ○(割線無)	— (△)	アゼラスチン塩酸塩
アゼラスチン塩酸塩錠1mg「タイヨー」(武田テバファーマ＝武田)	1mg	Fコート錠 ○(割線無)	— (△)	
アゼラスチン塩酸塩錠0.5mg「ツルハラ」(鶴原)	0.5mg	Fコート錠 ○(割線無)	△	アゼラスチン塩酸塩
アゼラスチン塩酸塩錠1mg「ツルハラ」(鶴原＝日本ジェネリック)	1mg	Fコート錠 ○(割線無)	△	
アゼラスチン塩酸塩錠0.5mg「トーワ」(東和薬品)	0.5mg	Fコート錠 ○(割線無)	— (△)	アゼラスチン塩酸塩
アゼラスチン塩酸塩錠1mg「トーワ」(東和薬品)	1mg	糖衣錠 ○(割線無)	— (△)	
アゼラスチン塩酸塩錠0.5mg「日医工」(日医工)	0.5mg	Fコート錠 ○(割線無)	— (△)	アゼラスチン塩酸塩
アゼラスチン塩酸塩錠1mg「日医工」(日医工)	1mg	Fコート錠 ○(割線無)	— (△)	
アゼルニジピン錠8mg「JG」(日本ジェネリック)	8mg	素錠 ⊖(割線1本)	— (△)	アゼルニジピン
アゼルニジピン錠16mg「JG」(日本ジェネリック)	16mg	素錠 ⊖(割線1本)	— (△)	
アゼルニジピン錠8mg「NP」(ニプロ)	8mg	素錠 ⊖(割線1本)	— (△)	アゼルニジピン
アゼルニジピン錠16mg「NP」(ニプロ)	16mg	素錠 ⊖(割線1本)	— (△)	
アゼルニジピン錠8mg「TCK」(辰巳)	8mg	素錠 ⊖(割線1本)	— (△)	アゼルニジピン
アゼルニジピン錠16mg「TCK」(辰巳)	16mg	素錠 ⊖(割線1本)	— (△)	

可否判定　○：可，△：条件つきで可，×：不可，—：企業判定回避，( )：著者判断

理　由	代用品
25±1℃，75±5％RH，遮光・開放条件で4週間保存した結果，含量に変化なし **著** 苦味あり (安定性)該当資料なし (溶解性(水))溶けにくい	
室内散乱光，シャーレ開放条件で4週間保存した結果，4週間の時点で含量の低下(規格外)を認めた **著** 苦味あり (安定性)該当資料なし (溶解性(水))溶けにくい	
粉砕品は強い苦味を感じる **著** 苦味あり (安定性)製剤　〔湿度〕(25℃，75％RH，4週間)外観，含量に変化なし (溶解性(水))溶けにくい	
苦味あり (安定性)該当資料なし (溶解性(水))溶けにくい	
主成分は無臭であり苦味がある **著** 防湿・遮光保存。苦味が出るが可能 (安定性)粉砕後　(室内散光下，3カ月間)外観変化なし，残存率：[0.5mg錠]96.6％，[1mg錠]95.9％(3カ月) (溶解性(水))溶けにくい	
著 防湿・遮光保存 (安定性)粉砕物　(25℃，75％RH，遮光・開放，3カ月間)外観，含量変化なし (溶解性(水))溶けにくい	
含量低下が生じるため(25℃，75％RH，4週間，遮光・開放容器) (安定性)該当資料なし (溶解性(水))ほとんど溶けない	
(安定性)粉砕後　4週間のデータあり(粉砕時の体内動態データ等なし) (溶解性(水))ほとんど溶けない	
25±1℃，75±5％RH，遮光・開放条件で4週間保存した結果，2週間の時点で含量の低下(規格外)を認めた (安定性)該当資料なし (溶解性(水))ほとんど溶けない	

ア

理由　**著** 著者コメント　(安定性)原薬(一部製剤)の安定性　(溶解性(水))原薬の水に対する溶解性
代用品　※：一部適応等が異なる

アセル

製品名（会社名）	規格単位	剤形・割線・Cap号数	可否	一般名
アゼルニジピン錠8mg「YD」 （陽進堂）	8mg	素錠 ⊖(割線1本)	— (△)	アゼルニジピン
アゼルニジピン錠16mg「YD」 （陽進堂）	16mg	素錠 ⊖(割線1本)	— (△)	
アゼルニジピン錠8mg「ケミファ」 （ケミファ）	8mg	素錠 ⊖(割線1本)	— (△)	アゼルニジピン
アゼルニジピン錠16mg「ケミファ」 （ケミファ）	16mg	素錠 ⊖(割線1本)	— (△)	
アゼルニジピン錠8mg「タナベ」 （ニプロES）	8mg	素錠 ⊖(割線1本)	— (△)	アゼルニジピン
アゼルニジピン錠16mg「タナベ」 （ニプロES）	16mg	素錠 ⊖(割線1本)	— (△)	
アゼルニジピン錠8mg「テバ」 （武田テバ薬品＝武田テバファーマ＝武田）	8mg	素錠 ⊖(割線1本)	— (△)	アゼルニジピン
アゼルニジピン錠16mg「テバ」 （武田テバ薬品＝武田テバファーマ＝武田）	16mg	素錠 ⊖(割線1本)	— (△)	
アゼルニジピン錠8mg「トーワ」 （東和薬品）	8mg	素錠 ⊖(割線1本)	— (△)	アゼルニジピン
アゼルニジピン錠16mg「トーワ」 （東和薬品）	16mg	素錠 ⊖(割線1本)	— (△)	
アゼルニジピン錠8mg「日医工」 （日医工）	8mg	素錠 ⊖(割線1本)	— (△)	アゼルニジピン
アゼルニジピン錠16mg「日医工」 （日医工）	16mg	素錠 ⊖(割線1本)	— (△)	
アゾセミド錠30mg「JG」 （長生堂＝日本ジェネリック）	30mg	Fコート錠 ⊖(割線1本)	— (△)	アゾセミド
アゾセミド錠60mg「JG」 （長生堂＝日本ジェネリック）	60mg	Fコート錠 ❑(割線1本)	— (△)	

可否判定　○：可，△：条件つきで可，×：不可，—：企業判定回避，（　）：著者判断

アソセ

理　由	代用品
(安定性)**粉砕時**　(25℃, 75%RH, 遮光, 28日間)含量規格外 (溶解性(水))ほとんど溶けない	
(安定性)**粉砕品**　(25℃, 75%RH, 遮光, 4週間)含量低下 (溶解性(水))ほとんど溶けない	
(安定性)**粉砕品**　(25℃, 75%RH, 褐色ガラス瓶(開栓), 1カ月間)性状・含量に変化なし (溶解性(水))ほとんど溶けない	
曝光により類縁物質が増加する (安定性)〔湿度〕(25℃, 75%RH, 4週間)外観, 含量に変化なし(ただし凝集傾向があった) (溶解性(水))ほとんど溶けない	
(安定性)**粉砕後**　(25℃, 75%RH, 遮光条件下, 4週間)外観変化なし, 残存率：[8mg錠]92.5%, [16mg錠]93.7%(2週間) (溶解性(水))ほとんど溶けない	
著 防湿・遮光保存 (安定性)**粉砕物**　(25℃, 75%RH, 遮光・開放, 4週間)2週間後含量低下(規格外) (溶解性(水))ほとんど溶けない	
著 遮光保存 (安定性)光によって徐々に黄色となる **粉砕品**　(40℃, 遮光・気密, 4週間)外観・含量：変化なし, 純度：規格内 (25℃, 75%RH, 遮光・開放, 4週間)外観・含量：変化なし, 純度：規格内 (60万lx·hr, 気密, 約25日間)外観：変化あり(白色→黄色), 含量：変化なし, 純度：規格外 (溶解性(水))ほとんど溶けない - 著 遮光保存 (安定性)光によって徐々に黄色となる **粉砕品**　(40℃, 75%RH, 遮光・開放, 4週間)外観：変化なし, 含量：低下傾向, 純度：規格内 (室内成り行き温湿度, 遮光・開放, 4週間)外観・含量：変化なし, 純度：規格内 (33.6万lx·hr, 開放, 4週間)外観：変化あり(白色→褐色), 含量：変化あり(規格外), 純度：規格外 (溶解性(水))ほとんど溶けない	

理由　著 著者コメント　(安定性)原薬(一部製剤)の安定性　(溶解性(水))原薬の水に対する溶解性
代用品　※：一部適応等が異なる

アタフ

製品名（会社名）	規格単位	剤形・割線・Cap号数	可否	一般名
アダプチノール錠5mg （バイエル）	5mg	糖衣錠 ◯(割線無)	×	ヘレニエン
アタラックス錠10mg （ファイザー）	10mg	糖衣錠 ◯(割線無)	— (△)	ヒドロキシジン塩酸塩
アタラックス錠25mg （ファイザー）	25mg	糖衣錠 ◯(割線無)	— (△)	
アタラックス-Pカプセル25mg （ファイザー）	25mg	硬カプセル 5号	— (△)	ヒドロキシジンパモ酸塩
アタラックス-Pカプセル50mg （ファイザー）	50mg	硬カプセル 4号	— (△)	
アダラートカプセル5mg （バイエル）	5mg	軟カプセル ◯	×	ニフェジピン
アダラートカプセル10mg （バイエル）	10mg	軟カプセル ◯	×	
アダラートCR錠10mg （バイエル）	10mg	Fコート錠 ◯(割線無)	×	ニフェジピン
アダラートCR錠20mg （バイエル）	20mg	Fコート錠 ◯(割線無)	×	
アダラートCR錠40mg （バイエル）	40mg	Fコート錠 ◯(割線無)	×	
アダラートL錠10mg （バイエル）	10mg	Fコート錠 ◯(割線無)	×	ニフェジピン
アダラートL錠20mg （バイエル）	20mg	Fコート錠 ◯(割線無)	×	

可否判定　◯：可，△：条件つきで可，×：不可，—：企業判定回避，（　）：著者判断

理　由	代用品
有効成分ヘレニエンが，光・酸素に不安定なため粉砕不可 (安定性)該当資料なし(原末はフェルト状の赤色針状結晶で，光，酸素に比較的不安定なため，保存はメタノール中で行う) (溶解性(水))ほとんど溶けない	
(著)粉砕品は吸湿性があるため注意。苦味あり (安定性)粉砕後　データなし (溶解性(水))極めて溶けやすい	
苦味あり (著)防湿・遮光保存。苦味あり (安定性)脱カプセル後　[25mgカプセル](25～28℃，62～73%RH，非遮光)7日間は外観・含量変化なし (溶解性(水))ほとんど溶けない	散10% [先] シэ0.5% [先] DS2.5% [先]
有効成分ニフェジピンは光に不安定で，カプセル剤皮に酸化チタンを用い遮光処理をしている。また，内容物が油状のため粉砕不可 (安定性)〔長期〕(室温，遮光，密栓，22カ月間)変化なし 〔苛酷〕(40℃，80%RH，褐色瓶，開栓，3カ月間)変化なし (室内散乱光，無色粉末用アンプル，10日間)変化なし (直射日光，無色粉末用アンプル，4日間)外観変化，含量変化が認められた(含量32.2%) (溶解性(水))ほとんど溶けない	細1% [GE] 徐放細2% ※ [先]
有効成分ニフェジピンは光に不安定で，錠剤に酸化チタンを用いたフィルムコートで遮光処理をしている。また，コートコア(有核二層錠)で徐放化しているので，粉砕により徐放化機序が壊されるため (著)錠剤全体が服用後も徐放性を持ち続けるシステムであるシングルユニットタイプ (安定性)〔長期〕(室温，遮光，密栓，22カ月間)変化なし 〔苛酷〕(40℃，80%RH，褐色瓶，開栓，3カ月間)変化なし (室内散乱光，無色粉末用アンプル，10日間)変化なし (直射日光，無色粉末用アンプル，4日間)外観変化，含量変化が認められた(含量32.2%) (溶解性(水))ほとんど溶けない	細1% ※ [GE] 徐放細2% ※ [先]
有効成分ニフェジピンは光に不安定で，錠剤に酸化チタンを用いたフィルムコートで遮光処理をしている。また持効化に適した粒子径の微粒化ニフェジピンを用いているため粉砕による粒子の大きさの変化によって持続時間にバラつきがでる (安定性)〔長期〕(室温，遮光，密栓，22カ月間)変化なし 〔苛酷〕(40℃，80%RH，褐色瓶，開栓，3カ月間)変化なし (室内散乱光，無色粉末用アンプル，10日間)変化なし (直射日光，無色粉末用アンプル，4日間)外観変化，含量変化が認められた(含量32.2%) (溶解性(水))ほとんど溶けない	細1% [GE] 徐放細2% ※ [先]

理由　(著)著者コメント　(安定性)原薬(一部製剤)の安定性　(溶解性(水))原薬の水に対する溶解性
代用品　※：一部適応等が異なる

アチス

製品名(会社名)	規格単位	剤形・割線・Cap号数	可否	一般名
アーチスト錠1.25mg (第一三共)	1.25mg	Fコート錠 (割線1本)	— (○)	カルベジロール
アーチスト錠2.5mg (第一三共)	2.5mg	Fコート錠 (割線1本)	— (○)	

ア

可否判定 ○:可, △:条件つきで可, ×:不可, —:企業判定回避, ( ):著者判断

理　由	代用品
光に不安定(着色する可能性あり。力価は低下しない)。主薬含量が少量であり，粉砕末の均一性に注意 **著** 遮光保存 **安定性**〔長期〕(室温，無色透明ガラス瓶，密栓，3年間)ほとんど変化なく，気密容器中室温保存で長期間安定 〔加速〕(40℃，75％RH，ポリエチレン袋，6カ月間)ほとんど変化なく安定 〔苛酷〕(50℃，無色透明ガラス瓶，密栓，60日間)ほとんど変化なく，密栓容器中高温保存で安定 (30℃，92％RH，ポリエチレン袋，60日間)ほとんど変化なく，ポリエチレン袋中高温保存で安定 (25℃，75％RH，シャーレ開放，30日間)ほとんど変化なく，開封状態の多湿保存で安定 〔光〕(室内散光(500lx，1日8時間)，無色透明ガラス瓶，密栓，6カ月間)ほとんど変化なく安定 (日照灯(2,500lx，連続照射)，シャーレ開放，10日間)外観は表面が淡黄色に着色，薄層クロマトグラフ法その他はほとんど変化なし **粉砕後**　[1.25mg錠] 〔包装形態〕(25℃，75％，シャーレ(開放)，4週間)外観変化なし，類縁物質・溶出試験は適合，含量99.2％，水分試験3.8％ (25℃，75％，グラシン紙分包，4週間)外観変化なし，類縁物質・溶出試験は適合，含量98.6％，水分試験3.5％ 〔温度・湿度〕(25℃，75％RH，シャーレ(開放)，90日間)外観変化なし⊿E：0.8，類縁物質適合，含量97.3％，吸湿増量3.0％ 〔光〕(D65ランプ，シャーレ(開放)，20万lx・hr)表面が微褐色に変化，類縁物質・溶出試験は適合，含量99.5％，水分試験1.7％ (D65ランプ，グラシン紙分包，20万lx・hr)外観変化なし，類縁物質・溶出試験は適合，含量99.5％，水分試験1.9％ (シャーレ(開放)，120万lx・hr)外観変化なし⊿E：2.6，類縁物質わずかに増加，含量89.5％，吸湿増量1.7％ [2.5mg錠] 〔包装形態〕(25℃，75％，シャーレ(開放)，4週間)外観変化なし，類縁物質・溶出試験は適合，含量99.2％，水分試験3.7％ (25℃，75％，グラシン紙分包，4週間)外観変化なし，類縁物質・溶出試験は適合，含量98.9％，水分試験3.4％ 〔温度・湿度〕(25℃，75％RH，シャーレ(開放)，90日間)外観変化なし⊿E：0.7，類縁物質適合，含量97.9％，吸湿増量3.1％ 〔光〕(D65ランプ，シャーレ(開放)，20万lx・hr)表面が微褐色に変化，類縁物質・溶出試験は適合，含量99.5％，水分試験1.6％ (D65ランプ，グラシン紙分包，20万lx・hr)外観変化なし，類縁物質・溶出試験は適合，含量99.5％，水分試験2.0％ (シャーレ(開放)，120万lx・hr)外観微黄白色の粉末(規格内)⊿E：3.7，類縁物質わずかに増加，含量88.8％，吸湿増量0.8％ **溶解性(水)**ほとんど溶けない	

理由　**著** 著者コメント　**安定性** 原薬(一部製剤)の安定性　**溶解性(水)** 原薬の水に対する溶解性
代用品　※：一部適応等が異なる

アチス

製品名（会社名）	規格単位	剤形・割線・Cap号数	可否	一般名
アーチスト錠10mg （第一三共）	10mg	Fコート錠 ⊖(割線1本)	— (○)	カルベジロール
アーチスト錠20mg （第一三共）	20mg	Fコート錠 ⊖(割線1本)	— (○)	

ア

可否判定　○：可，△：条件つきで可，×：不可，—：企業判定回避，（ ）：著者判断

理　　由	代用品
光に不安定(着色する可能性あり。力価は低下しない) (著)遮光保存 (安定性)〔長期〕(室温，無色透明ガラス瓶，密栓，3年間)ほとんど変化なく，気密容器中室温保存で長期間安定 〔加速〕(40℃，75％RH，ポリエチレン袋，6カ月間)ほとんど変化なく安定 〔苛酷〕(50℃，無色透明ガラス瓶，密栓，60日間)ほとんど変化なく，密栓容器中高温保存で安定 (30℃，92％RH，ポリエチレン袋，60日間)ほとんど変化なく，ポリエチレン袋中高温保存で安定 (25℃，75％RH，シャーレ開放，30日間)ほとんど変化なく，開封状態の多湿保存で安定 〔光〕(室内散光(500lx，1日8時間)，無色透明ガラス瓶，密栓，6カ月間)ほとんど変化なく安定 (日照灯(2,500lx，連続照射)，シャーレ開放，10日間)外観は表面が淡黄色に着色，薄層クロマトグラフ法その他はほとんど変化なし 粉砕後　[10mg錠] 〔包装形態〕(25℃，75％RH，シャーレ(開放)，4週間)外観変化なし，類縁物質・溶出試験は適合，含量100.3％ (25℃，75％RH，グラシン紙分包，4週間)外観変化なし，類縁物質・溶出試験は適合，含量100.6％ 〔光〕(D65ランプ，シャーレ(開放)，20万lx)明らかに変化(表面が褐色)，類縁物質・溶出試験は適合，含量100.1％ (D65ランプ，グラシン紙分包，20万lx)わずかに変化(表面が黄白色)，類縁物質・溶出試験は適合，含量99.2％ 〔温度・湿度〕(25℃，75％RH，シャーレ(開放)，3カ月間)微黄白色の粉末，類縁物質適合，含量101.6％，吸湿増量2.2％ (25℃，75％RH，グラシン紙分包，3カ月間)微黄白色の粉末，類縁物質適合，含量98.9％，吸湿増量3.0％ [20mg錠] 〔包装形態〕(25℃，75％RH，シャーレ(開放)，90日間)外観変化なし，類縁物質適合，含量100.5％，水分試験2.7％ (25℃，75％RH，グラシン紙分包，90日間)外観変化なし，類縁物質適合，含量98.9％，水分試験3.1％ (溶解性(水))ほとんど溶けない	

理由　(著)著者コメント　(安定性)原薬(一部製剤)の安定性　(溶解性(水))原薬の水に対する溶解性
代用品　※：一部適応等が異なる

アテカ

製品名（会社名）	規格単位	剤形・割線・Cap号数	可否	一般名
アデカット7.5mg錠 （武田テバ薬品＝武田）	7.5mg	素錠 ⊖（割線1本）	△	デラプリル塩酸塩
アデカット15mg錠 （武田テバ薬品＝武田）	15mg	素錠 ⊖（割線1本）	△	デラプリル塩酸塩
アデカット30mg錠 （武田テバ薬品＝武田）	30mg	素錠 ⊖（割線1本）	△	デラプリル塩酸塩
アテディオ配合錠 （EAファーマ＝持田）	配合剤	Fコート錠 ◯（割線無）	△[†]	バルサルタン・シルニジピン

可否判定　○：可，△：条件つきで可，×：不可，―：企業判定回避，（　）：著者判断

アテテ

理　　由	代用品
防湿保存。苦味あり。7日間まで投与可 (安定性)〔長期〕(室温，暗所，39カ月間)変化なし 〔温度〕(40℃，暗所，12カ月間)変化なし (50℃，暗所，6カ月間)変化なし (60℃，暗所，3カ月間)変化なし 〔湿度〕(40℃，75%RH，暗所，12カ月間)変化なし (50℃，75%RH，暗所，3カ月間)残存率96%以上，わずかに帯黄白色に変化 〔光〕(室内散乱光(500lx・約8h/日)，12カ月間)変化なし (フェードメーター(キセノンランプ)10万lx・hr，10時間)変化なし **製剤**　〔長期〕(室温，PTP包装＋乾燥剤入りラミネートフィルム＋紙箱，42カ月間) 外観：変化なし，残存率：[7.5mg錠]97.1%，[15mg錠]97.5%，[30mg錠]99.6% [7.5mg錠]〔温度〕(50℃，2カ月間)外観：変化なし，残存率：97.9% 〔湿度〕(25℃，75%RH，暗所，6カ月間)外観：変化なし，残存率：93.4% 〔光〕(蛍光灯下500lx，60日間)外観：変化なし，残存率：99.7% (溶解性(水))やや溶けにくい	
シルニジピン：光により含量が低下するが，遮光保存で可 バルサルタン：光及び室温では4週間安定。しかし，味が苦い † **著** 凡例5頁参照。防湿・遮光保存 (安定性)シルニジピン 〔通常〕(4～37℃，ポリエチレン袋(気密)，39カ月間)変化なし 〔苛酷〕(60℃，遮光，ポリエチレン袋(気密)，6カ月間)変化なし (40℃，75%RH，遮光，シャーレ(開放)，6カ月間)変化なし (4～28℃，22～77%RH，約60,000lx・hr(室内散乱光)，ポリエチレン袋(気密)，4週間)規格外(分解物を認める) (約36℃，成り行きRH，約60万lx・hr(キセノンランプ)，ポリエチレン袋(気密)，8時間)規格外(分解物及び着色，においの発生を認める) (外気温，約210万lx・hr(直射日光)，ポリエチレン袋(気密)，8日間)規格外(分解物及び着色，においの発生，融点の低下，溶状の暗化，乾燥減量の増加を認める) バルサルタン 〔通常〕(25℃，暗所，無色透明ガラス瓶(密栓)，36カ月間)変化なし (25℃，暗所，ポリエチレン袋(密閉)，36カ月間)わずかに水分の増加を認めたが，その他変化は認めなかった 〔苛酷〕(50℃，暗所，無色透明ガラス瓶(密栓)，3カ月間)変化なし (60℃，暗所，無色透明ガラス瓶(密栓)，3カ月間)わずかに酸臭を認め，分解物の増加を認めた (25℃，75%RH/90%RH，暗所，ポリエチレン袋(密閉)，3カ月間)水分の増加を認めたが，その他変化は認めなかった 〔光〕(白色蛍光灯下，合計120万lx・hrを照射，無色透明ガラス瓶(密栓))変化なし (溶解性(水))シルニジピン：ほとんど溶けない バルサルタンほとんど溶けない	

理由　**著** 著者コメント　(安定性)原薬(一部製剤)の安定性　(溶解性(水))原薬の水に対する溶解性
代用品　※：一部適応等が異なる

アテノ

製品名（会社名）	規格単位	剤形・割線・Cap号数	可否	一般名
アテノロール錠25mg「JG」 (長生堂＝日本ジェネリック)	25mg	Fコート錠 ○(割線無)	— (△)	アテノロール
アテノロール錠50mg「JG」 (長生堂＝日本ジェネリック)	50mg	Fコート錠 ○(割線無)	— (△)	
アテノロール錠25mg「NikP」 (日医工ファーマ＝日医工)	25mg	Fコート錠 ○(割線無)	— (△)	アテノロール
アテノロール錠50mg「NikP」 (日医工ファーマ＝日医工)	50mg	Fコート錠 ○(割線無)	— (△)	
アテノロール錠25mg「NP」 (ニプロ)	25mg	Fコート錠 ○(割線無)	— (△)	アテノロール
アテノロール錠50mg「NP」 (ニプロ)	50mg	Fコート錠 ○(割線無)	— (△)	
アテノロール錠25mg「サワイ」 (沢井)	25mg	Fコート錠 ○(割線無)	— (△)	アテノロール
アテノロール錠50mg「サワイ」 (沢井)	50mg	Fコート錠 ○(割線無)	— (△)	
アテノロール錠25mg「タイヨー」 (武田テバファーマ＝武田)	25mg	Fコート錠 ○(割線無)	— (△)	アテノロール
アテノロール錠50mg「タイヨー」 (武田テバファーマ＝武田)	50mg	Fコート錠 ○(割線無)	— (△)	
アテノロール錠25mg「ツルハラ」 (鶴原)	25mg	Fコート錠 ○(割線無)	△	アテノロール
アテノロール錠50mg「ツルハラ」 (鶴原)	50mg	Fコート錠 ○(割線無)	△	
アテノロール錠25mg「トーワ」 (東和薬品)	25mg	Fコート錠 ○(割線無)	— (△)	アテノロール
アテノロール錠50mg「トーワ」 (東和薬品)	50mg	Fコート錠 ○(割線無)	— (△)	

可否判定　○：可，△：条件つきで可，×：不可，—：企業判定回避，( )：著者判断

アテノ

理　由	代用品
著 苦味あり 安定性 **粉砕品** (40℃, 遮光・気密, 4週間)外観・含量：変化なし, 純度：規格内 (30℃, 75%RH, 遮光・開放, 4週間)外観・含量：変化なし, 純度：規格内 (120万lx·hr, 気密, 25日間)外観, 含量：変化なし, 純度：規格内 溶解性(水) 溶けにくい	
著 苦味あり 安定性 **粉砕品** (40℃, 60%RH, 遮光・気密, 30日間)外観・含量：変化なし (25℃, 75%RH, 遮光・開放, 30日間)外観・含量：変化なし (120万lx·hr, 密閉(シャーレ＋ラップ), 50日間)外観・含量：変化なし 溶解性(水) 溶けにくい	
著 安定性データが不足しているが，粉砕後防湿・遮光保存で可能と推定。苦味あり 溶解性(水) 溶けにくい	
著 苦味あり 安定性 **粉砕後** 4週間のデータあり(粉砕時の体内動態データ等なし) 溶解性(水) 溶けにくい	
著 安定性データが不足しているが，粉砕後防湿・遮光保存で可能と推定。苦味あり 溶解性(水) 溶けにくい	
著 苦味あり 安定性 **製剤** [25mg錠] 〔温度〕(40℃, 4週間)外観, 含量に変化なし 〔湿度〕(30℃, 75%RH, 4週間)外観, 含量に変化なし 〔光〕(120万lx·hr)外観, 含量に変化なし [50mg錠] 〔湿度〕(25℃, 75%RH, 4週間)外観, 含量に変化なし 溶解性(水) 溶けにくい	
苦味あり 著 安定性データが不足しているが，粉砕後防湿・遮光保存で可能と推定。苦味あり 安定性 該当資料なし 溶解性(水) 溶けにくい	
著 苦味あり 安定性 **粉砕後** (室内散光下, 3カ月間)外観・含量変化なし 溶解性(水) 溶けにくい	

ア

理由 著 著者コメント 安定性 原薬(一部製剤)の安定性 溶解性(水) 原薬の水に対する溶解性
代用品 ※：一部適応等が異なる

アテノ

製品名(会社名)	規格単位	剤形・割線・Cap号数	可否	一般名
アテノロール錠25mg「日新」 (日新製薬)	25mg	Fコート錠 ○(割線無)	― (△)	アテノロール
アテノロール錠50mg「日新」 (日新製薬)	50mg	Fコート錠 ⊖(割線模様)	― (△)	
アテノロール錠25mg「ファイザー」 (ファイザー)	25mg	Fコート錠 ○(割線無)	― (△)	アテノロール
アテノロール錠50mg「ファイザー」 (ファイザー)	50mg	Fコート錠 ⊖(割線1本)	― (△)	
アデフロニック錠25mg (武田テバファーマ=武田)	25mg	Fコート錠 ○(割線無)	― (△)	ジクロフェナクナトリウム
アデホスコーワ腸溶錠20 (興和=興和創薬)	20mg	Fコート錠 ○(割線無)	×	アデノシン三リン酸二ナトリウム水和物
アデホスコーワ腸溶錠60 (興和=興和創薬)	60mg	Fコート錠 ○(割線無)	×	
アデムパス錠0.5mg (バイエル)	0.5mg	Fコート錠 ○(割線無)	― (△)	リオシグアト
アデムパス錠1.0mg (バイエル)	1mg	Fコート錠 ○(割線無)	― (△)	
アデムパス錠2.5mg (バイエル)	2.5mg	Fコート錠 ○(割線無)	― (△)	
アテレック錠5 (EAファーマ=持田)	5mg	Fコート錠 ○(割線無)	△	シルニジピン
アテレック錠10 (EAファーマ=持田)	10mg	Fコート錠 (割線表裏各1本)	△	
アテレック錠20 (EAファーマ=持田)	20mg	Fコート錠 (割線表裏各1本)	△	
アーテン錠(2mg) (ファイザー)	2mg	素錠 ⊖(割線1本)	― (○)	トリヘキシフェニジル塩酸塩

可否判定 ○:可, △:条件つきで可, ×:不可, ―:企業判定回避, ( ):著者判断

アテン

理　　由	代用品
著 安定性データが不足しているが，粉砕後防湿・遮光保存で可能と推定 **(溶解性(水))** 溶けにくい	
高温高湿を避けて保存 **著** 安定性データが不足しているが，粉砕後防湿・遮光保存で可能と推定 **(溶解性(水))** 溶けにくい	
著 苦味あり **(安定性)**(30±2℃，75±5％RH，1,000lx，透明開栓ガラス瓶または褐色密栓ガラス瓶)30日まで外観，含量，水分量変化なし **(溶解性(水))** 溶けにくい	
著 安定性データが不足しているが，粉砕後防湿・遮光保存で可能と推定 **(安定性)** 製剤 〔湿度〕(25℃，75％RH，4週間)性状，含量に変化なし **(溶解性(水))** やや溶けにくい	
腸溶錠であり，粉砕により胃液で不活化される 錠剤が粉砕された状態での薬物動態解析，有効性試験，安全性試験は実施されていない **(安定性)** 該当資料なし **(溶解性(水))** 溶けやすい	顆10％ [先]
粉砕後1カ月までの安定性は確認されているが，粉砕投与時の有効性・安全性については確認していない **(安定性)**〔通常〕(25℃，60％RH，ポリエチレン袋またはポリプロピレン袋，36カ月間)安定 〔加速〕(40℃，75％RH，ポリエチレン袋またはポリプロピレン袋，12カ月間)安定 〔苛酷(光)〕(21.7万lx，100W/m^2(キセノンランプ)，石英セル，合計130万lx・hr，600W・hr/m^{2}を照射)変化なし **(溶解性(水))** ほとんど溶けない	
光により含量が低下するが，遮光保存で可 **(安定性)**〔通常〕(4～37℃，21～100％RH，ポリエチレン袋(気密)，39カ月間)変化なし 〔苛酷〕(60℃，遮光，ポリエチレン袋(気密)，6カ月間)変化なし (40℃，75％RH，遮光，シャーレ(開放)，6カ月間)変化なし (4～28℃，22～77％RH，約60,000lx・hr(室内散乱光)，ポリエチレン袋(気密)，4週間)規格外(分解物を認める) (約36℃，成り行きRH，約60万lx・hr(キセノンランプ)，ポリエチレン袋(気密)，8時間)規格外(分解及び着色，においの発生を認める) (外気温，約210万lx・hr(直射日光)，ポリエチレン袋(気密)，8日間)規格外(分解物及び着色，においの発生，融点の低下，溶状の暗化，乾燥減量の増加を認める) **(溶解性(水))** ほとんど溶けない	
苦味あり 錠剤を粉砕後，室温・ガラス瓶内で1カ月間保存した結果，外観：変化なし **(安定性)** 原薬 5年間での経時変化(室温，遮光したガラス瓶)は認められていない **(溶解性(水))** 溶けにくい	散1％ [先][GE]

理由　**著** 著者コメント　**(安定性)** 原薬(一部製剤)の安定性　**(溶解性(水))** 原薬の水に対する溶解性
代用品　※：一部適応等が異なる

アトシ

製品名（会社名）	規格単位	剤形・割線・Cap号数	可否	一般名
アドシルカ錠20mg （リリー＝日本新薬）	20mg	Fコート錠 ◯（割線無）	× (◯)	タダラフィル
アトーゼット配合錠LD （MSD＝バイエル）	配合剤	Fコート錠 ◯（割線無）	― (△†)	エゼチミブ・アトルバスタチンカルシウム水和物
アトーゼット配合錠HD （MSD＝バイエル）	配合剤	Fコート錠 ◯（割線無）	― (△†)	エゼチミブ・アトルバスタチンカルシウム水和物
アドナ錠10mg （ニプロES）	10mg	素錠 ◯（割線無）	― (◯)	カルバゾクロムスルホン酸ナトリウム水和物
アドナ錠30mg （ニプロES）	30mg	素錠 ◯（割線無）	― (◯)	カルバゾクロムスルホン酸ナトリウム水和物
アドビオール錠5mg （田辺三菱）	5mg	Fコート錠 ◯（割線無）	― (△)	ブフェトロール塩酸塩

可否判定　◯：可，△：条件つきで可，×：不可，―：企業判定回避，（　）：著者判断

理　　由	代用品
粉砕時の有効性・安全性が確認されていない (安定性)〔通常〕(30℃, 60%RH, 50カ月間(乾燥剤なし), 48カ月間(乾燥剤あり))ほとんど変化なし 〔苛酷〕(130万lx·hr(キセノンランプ))ほとんど変化なし (溶解性(水))ほとんど溶けない	
光苛酷試験にて分解物の増加。光を避けるため両面アルミニウムPTPシートによる取扱いを推奨 † (著)凡例5頁参照。遮光保存必須 (安定性)エゼチミブ 〔長期〕(25℃, 60%RH, 二重LDPE袋*/金属缶, 36カ月間)水分・粒子径の増加が認められた 〔加速〕(25℃, 75%RH, 二重LDPE袋*/金属缶, 3カ月間)水分・粒子径の増加が認められた 〔苛酷〕(50℃, 二重LDPE袋*/金属缶, 3カ月間)粒子径の増加が認められた (120万lx·hr, 215W·hr/m^2(白色蛍光, 近紫外蛍光))安定 *低密度ポリエチレン(LDPE)の袋の間にシリカゲル乾燥剤入り アトルバスタチンカルシウム水和物：該当資料なし (溶解性(水))エゼチミブ：ほとんど溶けない アトルバスタチンカルシウム水和物：極めて溶けにくい	
(著) 粉砕後データより可能と判断 (安定性)〔長期〕(25℃, 60%RH, ポリエチレン袋+ミニファイバードラム/ポリエチレン袋+金属缶, 4年1カ月間)変化なし **粉砕品**　[10mg錠] (成り行き温度(11～25℃), 成り行き湿度(15～51%RH), 蛍光灯約1,000lx(8h/日, 5日/週), 無色透明ガラス瓶(開放), 4週間)外観・吸湿量・含量に変化なし [30mg錠] (25℃, 成り行き湿度(29～48%RH), 蛍光灯約1,000lx(8h/日, 5日/週), 無色透明ガラス瓶(開放), 4週間)外観・吸湿量・含量に変化なし (溶解性(水))やや溶けにくい	散10% [先] [GE] 細10% [GE]
湿度に注意が必要 (著) 防湿・遮光保存 (安定性)〔長期〕(室温, 遮光, 気密容器, 56カ月間)変化なし 〔苛酷〕(40℃, 無色透明気密容器, 87日間)変化なし (60℃, 無色透明気密容器, 35日間)変化なし (40℃, 82%RH(1mL用注用アンプル(開放)), 63日間)変化なし (フェードテスター, 無色透明ガラス容器, 80時間)変化なし (直射日光, 無色透明ガラス容器, 2週間)変化なし (溶解性(水))溶けやすい	

理由　(著) 著者コメント　　(安定性) 原薬(一部製剤)の安定性　　(溶解性(水)) 原薬の水に対する溶解性
代用品　※：一部適応等が異なる

ア

アトル

製品名（会社名）	規格単位	剤形・割線・Cap号数	可否	一般名
アトルバスタチン錠5mg「DSEP」 (第一三共エスファ)	5mg	Fコート錠 ○(割線無)	△	アトルバスタチンカルシウム水和物
アトルバスタチン錠10mg「DSEP」 (第一三共エスファ)	10mg	Fコート錠 ○(割線無)	△	アトルバスタチンカルシウム水和物
アトルバスタチン錠5mg「EE」 (エルメッド＝日医工)	5mg	Fコート錠 ○(割線無)	— (△)	アトルバスタチンカルシウム水和物
アトルバスタチン錠10mg「EE」 (エルメッド＝日医工)	10mg	Fコート錠 ○(割線無)	— (△)	アトルバスタチンカルシウム水和物
アトルバスタチン錠5mg「JG」 (日本ジェネリック)	5mg	Fコート錠 ○(割線無)	— (△)	アトルバスタチンカルシウム水和物
アトルバスタチン錠10mg「JG」 (日本ジェネリック)	10mg	Fコート錠 ○(割線無)	— (△)	
アトルバスタチン錠5mg「KN」 (小林化工)	5mg	Fコート錠 ○(割線無)	△	アトルバスタチンカルシウム水和物
アトルバスタチン錠10mg「KN」 (小林化工)	10mg	Fコート錠 ○(割線無)	△	
アトルバスタチン錠5mg「Me」 (Meファルマ)	5mg	Fコート錠 ○(割線無)	△	アトルバスタチンカルシウム水和物
アトルバスタチン錠10mg「Me」 (Meファルマ)	10mg	Fコート錠 ○(割線無)	○ (△)	
アトルバスタチン錠5mg「NP」 (ニプロ)	5mg	Fコート錠 ○(割線無)	— (△)	アトルバスタチンカルシウム水和物
アトルバスタチン錠10mg「NP」 (ニプロ)	10mg	Fコート錠 ○(割線無)	— (△)	

可否判定 ○：可，△：条件つきで可，×：不可，—：企業判定回避，( )：著者判断

アトル

理　　由	代用品
40℃・3カ月，25℃・75%RH・3カ月の条件下において変化は認められなかったが，2,000lxの曝光条件下において経時的な類縁物質の増加傾向が認められた（開始時0.29％→総照射量120万lx・hr時点[5mg錠]1.99％，[10mg錠]1.27％） **著** 遮光保存 (安定性)〔加速〕(40℃，75%RH，6カ月間)変化なし 〔苛酷〕(40℃，3カ月間)変化なし (25℃，75%RH，3カ月間)硬度やや低下 (120万lx・hr)変化なし (溶解性(水))極めて溶けにくい	
苦味あり。25℃75%RHで3カ月間保存した結果，性状に変化は認められず，経時的に含量低下と類縁物質の増加が認められたが，規格値内であった **著** 粉砕後データより安定と判断 (安定性)製剤　〔通常〕(25℃，60%RH，遮光，密封，36カ月間)規格内 〔長期〕(25℃，60%RH，3年間)変化なし 〔苛酷〕(温度40℃，湿度25℃75%RH，光120万lx・hr，3カ月間)規格内 **粉砕後**　(40℃，3カ月間)規格内 (25℃，75%，3カ月間)規格内 (120万lx・hr)規格内 (溶解性(水))極めて溶けにくい	
(25℃，60%RH，120万lx・hr，30日間)曝光面が変色，含量規格外 **著** 遮光保存 (安定性)該当資料なし (溶解性(水))極めて溶けにくい	
主薬由来の苦味が出現する可能性がある **著** 遮光保存で可。苦味あり (安定性)**粉砕後**　〔通常〕(25℃，75%RH，遮光，3カ月間)変化なし 〔苛酷〕(40℃，遮光，3カ月間)変化なし 〔光〕(室温，1,000lx・hr(白色蛍光灯下)，50日間)変化なし (溶解性(水))極めて溶けにくい	
光を避けて保存する必要がある。[5mg錠]白色蛍光灯下1,000lx(25℃・60%RH)にて保存したとき，120万lx・hr(50日)より含量が判定基準外に低下した **著** 防湿・遮光保存 (安定性)〔長期〕(40℃，75%RH，6カ月間)変化なし 〔苛酷〕(40℃，暗所，6カ月間)変化なし (40℃，75%RH，6カ月間)変化なし (240万lx・hr)わずかに変色 (溶解性(水))極めて溶けにくい	
錠剤は開封後は湿気を避けて保存 **著** 防湿・遮光保存 (安定性)**粉砕後**　3カ月間のデータあり(粉砕時の体内動態データ等なし) (溶解性(水))極めて溶けにくい	

理由　**著** 著者コメント　　(安定性)原薬(一部製剤)の安定性　　(溶解性(水))原薬の水に対する溶解性
代用品　※：一部適応等が異なる

ア

アトル

製品名（会社名）	規格単位	剤形・割線・Cap号数	可否	一般名
アトルバスタチン錠5mg「NS」 （日新製薬＝科研）	5mg	Fコート錠 ○(割線無)	— (△)	アトルバスタチンカルシウム水和物
アトルバスタチン錠10mg「NS」 （日新製薬＝科研）	10mg	Fコート錠 ○(割線無)	— (△)	
アトルバスタチン錠5mg「TCK」 （辰巳）	5mg	Fコート錠 ○(割線無)	— (△)	アトルバスタチンカルシウム水和物
アトルバスタチン錠10mg「TCK」 （辰巳）	10mg	Fコート錠 ○(割線無)	— (△)	
アトルバスタチン錠5mg「TSU」 （鶴原）	5mg	Fコート錠 ○(割線無)	△	アトルバスタチンカルシウム水和物
アトルバスタチン錠10mg「TSU」 （鶴原）	10mg	Fコート錠 ○(割線無)	△	
アトルバスタチン錠5mg「TYK」 （武田テバ薬品＝武田テバファーマ＝武田）	5mg	Fコート錠 ○(割線無)	— (△)	アトルバスタチンカルシウム水和物
アトルバスタチン錠10mg「TYK」 （武田テバ薬品＝武田テバファーマ＝武田）	10mg	Fコート錠 ○(割線無)	— (△)	
アトルバスタチン錠5mg「YD」 （陽進堂）	5mg	Fコート錠 ○(割線無)	— (△)	アトルバスタチンカルシウム水和物
アトルバスタチン錠10mg「YD」 （陽進堂）	10mg	Fコート錠 ○(割線無)	— (△)	
アトルバスタチン錠5mg「ZE」 （全星）	5mg	Fコート錠 ○(割線無)	△	アトルバスタチンカルシウム水和物
アトルバスタチン錠10mg「ZE」 （全星）	10mg	Fコート錠 ○(割線無)	△	
アトルバスタチン錠5mg「アメル」 （共和薬品）	5mg	Fコート錠 ○(割線無)	○ (△)	アトルバスタチンカルシウム水和物
アトルバスタチン錠10mg「アメル」 （共和薬品）	10mg	Fコート錠 ○(割線無)	○ (△)	

可否判定　○：可，△：条件つきで可，×：不可，—：企業判定回避，（ ）：著者判断

アトル

理　由	代用品
[5mg錠]光(約60万lx・hr)で類縁物質増加 開封後は湿気を避けて保存 🖊著 防湿・遮光保存 (安定性)有効成分は光によって徐々に黄白色となる (溶解性(水))極めて溶けにくい	
🖊著 遮光保存 (安定性)**粉砕時** (25℃, 60%RH, 120万lx・hr, 30日間)曝光面が変色, 含量規格外 (溶解性(水))極めて溶けにくい	
苦味あり 🖊著 防湿・遮光保存 (安定性)該当資料なし (溶解性(水))極めて溶けにくい	
粉砕品は苦味がある 🖊著 遮光保存 (安定性)〔湿度〕(25℃・75%RH, 4週間)含量低下(残存率:95%) 〔光〕(60万lx・hr)外観変化(白色の粉末(粉砕直後)から淡黄白色の粉末となった), 含量低下(残存率:83%) (溶解性(水))極めて溶けにくい	
粉砕品は苦味がある 🖊著 遮光保存 (安定性)〔湿度〕(25℃・75%RH, 4週間)外観, 含量に変化なし 〔光〕(60万lx・hr)外観変化(白色の粉末(粉砕直後)から淡黄白色の粉末となった), 含量低下(残存率:89%) (溶解性(水))極めて溶けにくい	
🖊著 遮光保存 (安定性)**粉砕時** (25℃, 60%RH, 120万lx・hr, 30日間)曝光面が変色, 含量規格外 (溶解性(水))極めて溶けにくい	
苦味あり 🖊著 粉砕後防湿・遮光保存にて1カ月間は可能と推定 (安定性)各条件(光:総曝光量120万lx・hr, 温度:40℃で3カ月, 湿度:25℃, 75%RHで3カ月)で保存した結果, 規格の範囲内であった **製剤** 〔苛酷〕(40℃, 褐色ガラス瓶(密栓), 3カ月間)性状・硬度・溶出性・定量法:変化なし (25℃, 75%RH, 褐色ガラス瓶(開栓), 3カ月間)硬度:低下(規格内)。性状・溶出性・定量法:変化なし 〔光〕(2,000lx, 無色ガラス瓶(密栓), 合計120万lx・hrを照射)性状・硬度・溶出性・定量法:変化なし (溶解性(水))極めて溶けにくい	
🖊著 遮光保存で可。苦味あり (安定性)**粉砕後** (25℃, 75%RH, 遮光, 開放下)3カ月間安定 (40℃, 遮光, 気密容器)3カ月間安定 (120万lx・hr, 気密容器)安定 (溶解性(水))極めて溶けにくい	

理由　🖊著 著者コメント　　(安定性)原薬(一部製剤)の安定性　　(溶解性(水))原薬の水に対する溶解性
代用品　※:一部適応等が異なる

ア

アトル

製品名（会社名）	規格単位	剤形・割線・Cap号数	可否	一般名
アトルバスタチン錠5mg「杏林」 （キョーリンリメディオ＝杏林）	5mg	Fコート錠 ○（割線無）	— (△)	アトルバスタチンカルシウム水和物
アトルバスタチン錠10mg「杏林」 （キョーリンリメディオ＝杏林）	10mg	Fコート錠 ○（割線無）	— (△)	
アトルバスタチン錠5mg「ケミファ」（ケミファ＝日本薬工）	5mg	Fコート錠 ○（割線無）	— (△)	アトルバスタチンカルシウム水和物
アトルバスタチン錠10mg「ケミファ」（ケミファ＝日本薬工）	10mg	Fコート錠 ○（割線無）	— (△)	
アトルバスタチン錠5mg「サワイ」 （沢井）	5mg	Fコート錠 ○（割線無）	— (△)	アトルバスタチンカルシウム水和物
アトルバスタチン錠10mg「サワイ」 （沢井）	10mg	Fコート錠 ○（割線無）	— (△)	
アトルバスタチン錠5mg「サンド」 （サンド）	5mg	Fコート錠 ○（割線無）	— (△)	アトルバスタチンカルシウム水和物
アトルバスタチン錠10mg「サンド」 （サンド）	10mg	Fコート錠 ○（割線無）	— (△)	
アトルバスタチン錠5mg「トーワ」 （東和薬品）	5mg	Fコート錠 ○（割線無）	— (△)	アトルバスタチンカルシウム水和物
アトルバスタチン錠10mg「トーワ」 （東和薬品）	10mg	Fコート錠 ⊖（割線1本）	— (△)	

可否判定　○：可，△：条件つきで可，×：不可，—：企業判定回避，（ ）：著者判断

アトル

理　　由	代用品
累積照度約120万lx·hr到達時において，性状が紅色・白色の粉末から紅色・微黄白色の粉末と規格を逸脱したため「変化あり」，含量が規格を逸脱したため「変化あり」，総合判定「変化あり(規格外)」と判定された **著** 遮光保存 (溶解性(水)) 極めて溶けにくい	
累積照度約120万lx·hr到達時において，性状が白色の粉末から微黄白色の粉末と規格を逸脱したため「変化あり」，含量が規格を逸脱したため「変化あり」，総合判定「変化あり(規格外)」と判定された **著** 遮光保存 (溶解性(水)) 極めて溶けにくい	
著 遮光保存 (安定性) 粉砕品　(30℃，75%RH，1カ月間)含量低下 (72万lx·hr)着色，含量低下[5mg錠] (成り行き温度(12~26℃)，成り行き湿度(30~43%RH)，室内散乱光下，1カ月間)着色 (溶解性(水)) 極めて溶けにくい	
著 遮光保存 (安定性) 光によって徐々に黄白色となる (溶解性(水)) 極めて溶けにくい	
著 遮光保存 (安定性) 粉砕後　〔温度〕(40℃，遮光・気密容器，4週間)外観(性状)変化なし，2週間及び4週間で99.6→95.8へ含量(%)の低下あり 〔湿度〕(25℃，75%RH，遮光・開放，4週間)1週間から水分を含んだ粉末に外観(性状)変化がみられ，1週間，2週間及び4週間で99.6→96.1，96.0及び94.6へ含量(%)の低下あり (溶解性(水)) 極めて溶けにくい	
著 遮光保存 (安定性) 粉砕後　〔温度〕(40℃，遮光・気密容器，4週間)外観(性状)変化なし，4週間で98.8→95.7へ含量(%)の低下あり 〔湿度〕(25℃，75%RH，遮光・開放，4週間)1週間から水分を含んだ粉末に外観(性状)変化がみられ，4週間で98.8→95.3へ含量(%)の低下あり (溶解性(水)) 極めて溶けにくい	
主成分は光によって徐々に黄白色となる **著** 遮光保存 (安定性) 粉砕後　(室内散光下，3カ月間)外観変化あり(3カ月)，残存率95.4%(3カ月) (遮光・防湿条件下，3カ月間)外観・含量変化なし (溶解性(水)) 極めて溶けにくい	
主成分は光によって徐々に黄白色となる **著** 遮光保存 (安定性) 粉砕後　(室内散光下，3カ月間)外観変化あり(1カ月)，残存率93.4%(3カ月) (遮光・防湿条件下，3カ月間)外観・含量変化なし (溶解性(水)) 極めて溶けにくい	

理由　**著** 著者コメント　(安定性)原薬(一部製剤)の安定性　(溶解性(水))原薬の水に対する溶解性
代用品　※：一部適応等が異なる

アトル

製品名(会社名)	規格単位	剤形・割線・Cap号数	可否	一般名
アトルバスタチンOD錠5mg「トーワ」(東和薬品)	5mg	口腔内崩壊錠 ○(割線無)	— (△)	アトルバスタチンカルシウム水和物
アトルバスタチンOD錠10mg「トーワ」(東和薬品)	10mg	口腔内崩壊錠 ⊖(割線1本)	— (△)	
アトルバスタチン錠5mg「日医工」(日医工)	5mg	Fコート錠 ○(割線無)	— (△)	アトルバスタチンカルシウム水和物
アトルバスタチン錠10mg「日医工」(日医工)	10mg	Fコート錠 ○(割線無)	— (△)	
アトルバスタチン錠20mg「日医工」(日医工)	20mg	Fコート錠 ○(割線無)	— (△)	
アトルバスタチン錠5mg「モチダ」(ニプロファーマ=持田)	5mg	Fコート錠 ○(割線無)	— (△)	アトルバスタチンカルシウム水和物
アトルバスタチン錠10mg「モチダ」(ニプロファーマ=持田)	10mg	Fコート錠 ○(割線無)	— (△)	
アナストロゾール錠1mg「EE」(エルメッド=日医工)	1mg	Fコート錠 ○(割線無)	— (△)	アナストロゾール
アナストロゾール錠1mg「F」(富士製薬)	1mg	Fコート錠 ○(割線無)	× (△)	アナストロゾール

可否判定 ○:可, △:条件つきで可, ×:不可, —:企業判定回避, ( ):著者判断

理　由	代用品
主成分は光によって徐々に黄白色となる **著** 口腔内崩壊錠のため粉砕不適。粉砕した場合，防湿・遮光保存 (安定性)**粉砕後**　(25℃，60%RH，1,000lx散光下，3カ月間)外観・含量変化なし (25℃，遮光・防湿条件下，3カ月間)外観・含量変化なし (溶解性(水))極めて溶けにくい	
著 遮光保存 (安定性)**粉砕物**　(40℃，遮光・気密容器，3カ月間)(25℃，75%RH，遮光・開放，3カ月間)(曝光120万lx・hr，遮光・気密容器)外観，含量変化なし (溶解性(水))極めて溶けにくい	
著 遮光保存 (安定性)**粉砕物**　(25℃，75%RH，遮光・開放，3カ月間)外観，含量変化なし (溶解性(水))極めて溶けにくい	
錠剤は開封後は湿気を避けて保存 **著** 遮光保存 (安定性)**粉砕後**　3カ月間のデータあり(粉砕時の体内動態データ等なし) (溶解性(水))極めて溶けにくい	
苦味あり。粉砕時の薬物動態データなし **著** 抗悪性腫瘍剤のため粉砕せず懸濁する。やむを得ず粉砕する場合は，安全キャビネット内で行うなど調剤者の曝露に注意すること。防湿・遮光保存 (安定性)**製剤**　〔通常〕(40℃，75%RH，6カ月間)変化なし 〔長期〕(25℃，60%RH，3年間)変化なし 〔苛酷〕(40℃または25℃，75%RH，3カ月間)変化なし 〔光〕(120万lx・hr))変化なし **粉砕後**　〔苛酷〕(40℃または25℃，75%，3カ月間) 〔光〕(120万lx・hr)変化なし (溶解性(水))極めて溶けにくい (危険度)Ⅱ(日本病院薬剤師会：抗悪性腫瘍薬の院内取扱い指針)	
抗悪性腫瘍剤のため **著** 抗悪性腫瘍剤のため粉砕せず懸濁する。やむを得ず粉砕する場合は，安全キャビネット内で行うなど調剤者の曝露に注意すること。防湿・遮光保存 (安定性)〔通常〕(40±1℃，75±5%RH，6カ月間)性状・確認・溶出・定量の各試験項目について，著明な変化なし(無包装においても3カ月安定) 〔長期〕(25±2℃，60±5%RH，36カ月間)成分含量，性状，確認試験，含量均一性試験，溶出性において，いずれも規格を満たすものであった。また，定量試験の結果，成分含量の上昇や低下は認められず，安定 〔光〕(120万lx・hr(PTP包装，無包装))変化なし **粉砕後**　(散光下，分包紙中)3カ月変化なし (溶解性(水))極めて溶けにくい (危険度)Ⅱ(日本病院薬剤師会：抗悪性腫瘍薬の院内取扱い指針)	

理由　**著** 著者コメント　(安定性)原薬(一部製剤)の安定性　(溶解性(水))原薬の水に対する溶解性
代用品　※：一部適応等が異なる

アナス

ア

製品名（会社名）	規格単位	剤形・割線・Cap号数	可否	一般名
アナストロゾール錠1mg「JG」 （日本ジェネリック）	1mg	Fコート錠 ○(割線無)	— (△)	アナストロゾール
アナストロゾール錠1mg「KN」 （小林化工）	1mg	Fコート錠 ○(割線無)	× (△)	アナストロゾール
アナストロゾール錠1mg「NK」 （日本化薬）	1mg	Fコート錠 ○(割線無)	× (△)	アナストロゾール
アナストロゾール錠1mg「NP」 （ニプロ＝共和クリティケア）	1mg	Fコート錠 ○(割線無)	— (△)	アナストロゾール
アナストロゾール錠1mg「SN」 （シオノ＝江州）	1mg	Fコート錠 ○(割線無)	— (△)	アナストロゾール
アナストロゾール錠1mg「アメル」 （共和薬品）	1mg	Fコート錠 ○(割線無)	○ (△)	アナストロゾール

可否判定 ○：可，△：条件つきで可，×：不可，—：企業判定回避，（ ）：著者判断

理　由	代用品
(40℃/60℃,遮光・気密容器,4週間)問題なし (30℃,75％RH,遮光・開放容器,4週間)問題なし (25℃,120万lx・hr,透明・気密容器)問題なし **著** 抗悪性腫瘍剤のため粉砕せず懸濁する。やむを得ず粉砕する場合は,安全キャビネット内で行うなど調剤者の曝露に注意すること。防湿・遮光保存 **安定性** 該当資料なし **溶解性(水)** 極めて溶けにくい **危険度** Ⅱ(日本病院薬剤師会：抗悪性腫瘍薬の院内取扱い指針)	
抗悪性腫瘍剤のため調剤者の健康被害を考慮し,原則粉砕はしないこと **著** 抗悪性腫瘍剤のため粉砕せず懸濁する。やむを得ず粉砕する場合は,安全キャビネット内で行うなど調剤者の曝露に注意すること。防湿・遮光保存 **安定性** 粉砕後　〔通常〕(25℃,75％RH,遮光,3カ月間)変化なし 〔苛酷〕(40℃,遮光,3カ月間)変化なし 〔光〕(室温,1,000lx・hr(白色蛍光灯下),50日間)変化なし **溶解性(水)** 極めて溶けにくい **危険度** Ⅱ(日本病院薬剤師会：抗悪性腫瘍薬の院内取扱い指針)	
抗がん剤のため粉砕は避ける **著** 抗悪性腫瘍剤のため粉砕せず懸濁する。やむを得ず粉砕する場合は,安全キャビネット内で行うなど調剤者の曝露に注意すること。防湿・遮光保存 **安定性** 該当資料なし **溶解性(水)** 極めて溶けにくい **危険度** Ⅱ(日本病院薬剤師会：抗悪性腫瘍薬の院内取扱い指針)	
著 抗悪性腫瘍剤のため粉砕せず懸濁する。やむを得ず粉砕する場合は,安全キャビネット内で行うなど調剤者の曝露に注意すること。防湿・遮光保存 **安定性** 粉砕後　30日間のデータあり(粉砕時の体内動態データ等なし) **溶解性(水)** 極めて溶けにくい **危険度** Ⅱ(日本病院薬剤師会：抗悪性腫瘍薬の院内取扱い指針)	
著 抗悪性腫瘍剤のため粉砕せず懸濁する。やむを得ず粉砕する場合は,安全キャビネット内で行うなど調剤者の曝露に注意すること。防湿・遮光保存 **溶解性(水)** ほとんど溶けない **危険度** Ⅱ(日本病院薬剤師会：抗悪性腫瘍薬の院内取扱い指針)	
著 抗悪性腫瘍剤のため粉砕せず懸濁する。やむを得ず粉砕する場合は,安全キャビネット内で行うなど調剤者の曝露に注意すること。防湿・遮光保存 **安定性** 粉砕後　(25℃,75％RH,遮光,グラシン包装)90日間安定 **溶解性(水)** 極めて溶けにくい **危険度** Ⅱ(日本病院薬剤師会：抗悪性腫瘍薬の院内取扱い指針)	

ア

理由　**著** 著者コメント　**安定性** 原薬(一部製剤)の安定性　**溶解性(水)** 原薬の水に対する溶解性
代用品　※：一部適応等が異なる

アナス

製品名（会社名）	規格単位	剤形・割線・Cap号数	可否	一般名
アナストロゾール錠1mg「ケミファ」（ダイト＝ケミファ）	1mg	Fコート錠 ○（割線無）	— (△)	アナストロゾール
アナストロゾール錠1mg「サワイ」（沢井）	1mg	Fコート錠 ○（割線無）	— (△)	アナストロゾール
アナストロゾール錠1mg「サンド」（サンド＝持田）	1mg	Fコート錠 ○（割線無）	— (△)	アナストロゾール
アナストロゾール錠1mg「テバ」（武田テバ薬品＝武田テバファーマ＝武田）	1mg	Fコート錠 ○（割線無）	— (△)	アナストロゾール
アナストロゾール錠1mg「トーワ」（東和薬品）	1mg	Fコート錠 ○（割線無）	— (△)	アナストロゾール
アナストロゾール錠1mg「日医工」（日医工）	1mg	Fコート錠 ○（割線無）	× (△)	アナストロゾール

可否判定　○：可，△：条件つきで可，×：不可，—：企業判定回避，（　）：著者判断

理　　由	代用品
粉砕時に原体を吸入するおそれがあり，健常人に対する影響も不明なため粉砕は避ける **著** 抗悪性腫瘍剤のため粉砕せず懸濁する。やむを得ず粉砕する場合は，安全キャビネット内で行うなど調剤者の曝露に注意すること。防湿・遮光保存 (溶解性(水))極めて溶けにくい (危険度)Ⅱ(日本病院薬剤師会：抗悪性腫瘍薬の院内取扱い指針)	
著 抗悪性腫瘍剤のため粉砕せず懸濁する。やむを得ず粉砕する場合は，安全キャビネット内で行うなど調剤者の曝露に注意すること。防湿・遮光保存 (溶解性(水))極めて溶けにくい (危険度)Ⅱ(日本病院薬剤師会：抗悪性腫瘍薬の院内取扱い指針)	
著 抗悪性腫瘍剤のため粉砕せず懸濁する。やむを得ず粉砕する場合は，安全キャビネット内で行うなど調剤者の曝露に注意すること。防湿・遮光保存 (安定性)**粉砕後**〔温度〕(40℃，遮光・気密容器，1カ月間)外観(性状)，含量(%)変化なし 〔光〕(25℃，1,000lx・hr，気密容器，1カ月間)外観(性状)，含量(%)変化なし (溶解性(水))極めて溶けにくい (危険度)Ⅱ(日本病院薬剤師会：抗悪性腫瘍薬の院内取扱い指針)	
抗がん薬のため粉砕不適 **著** 抗悪性腫瘍剤のため粉砕せず懸濁する。やむを得ず粉砕する場合は，安全キャビネット内で行うなど調剤者の曝露に注意すること。防湿・遮光保存 (安定性)(参考)〔湿度〕(25℃，75%RH，4週間)外観，含量に変化なし (溶解性(水))極めて溶けにくい (危険度)Ⅱ(日本病院薬剤師会：抗悪性腫瘍薬の院内取扱い指針)	
著 抗悪性腫瘍剤のため粉砕せず懸濁する。やむを得ず粉砕する場合は，安全キャビネット内で行うなど調剤者の曝露に注意すること。防湿・遮光保存 (安定性)**粉砕後**（室内散光下，3カ月間)外観・含量変化なし (溶解性(水))極めて溶けにくい (危険度)Ⅱ(日本病院薬剤師会：抗悪性腫瘍薬の院内取扱い指針)	
著 抗悪性腫瘍剤のため粉砕せず懸濁する。やむを得ず粉砕する場合は，安全キャビネット内で行うなど調剤者の曝露に注意すること。防湿・遮光保存 (安定性)**粉砕物**（40℃，75%RH，遮光・気密容器，30日間)(25℃，75%RH，遮光・開放，30日間)(25℃，45%RH，曝光量120万lx・hr，シャーレ開放)外観，含量変化なし (溶解性(水))極めて溶けにくい (危険度)Ⅱ(日本病院薬剤師会：抗悪性腫瘍薬の院内取扱い指針)	

理由　**著** 著者コメント　(安定性)原薬(一部製剤)の安定性　(溶解性(水))原薬の水に対する溶解性
代用品　※：一部適応等が異なる

アナス

製品名(会社名)	規格単位	剤形·割線·Cap号数	可否	一般名
アナストロゾール錠1mg「明治」 (MeijiSeika)	1mg	Fコート錠 ◯(割線無)	△	アナストロゾール
アナフラニール錠10mg (アルフレッサファーマ)	10mg	糖衣錠 △(割線無)	— (△)	クロミプラミン塩酸塩
アナフラニール錠25mg (アルフレッサファーマ)	25mg	糖衣錠 ◯(割線無)	— (△)	
アノプロリン錠50mg (アルフレッサファーマ)	50mg	素錠 ◯(割線無)	— (◯)	アロプリノール
アノプロリン錠100mg (アルフレッサファーマ)	100mg	素錠 ⊖(割線1本)	— (◯)	
アバプロ錠50mg (大日本住友)	50mg	Fコート錠 (割線1本)	— (◯)	イルベサルタン
アバプロ錠100mg (大日本住友)	100mg	Fコート錠 (割線1本)	— (◯)	
アバプロ錠200mg (大日本住友)	200mg	Fコート錠 (割線1本)	— (◯)	
アビリット錠50mg (大日本住友)	50mg	Fコート錠 ◯(割線無)	— (◯)	スルピリド
アビリット錠100mg (大日本住友)	100mg	Fコート錠 ◯(割線無)	— (◯)	
アビリット錠200mg (大日本住友)	200mg	Fコート錠 ◯(割線無)	— (◯)	

可否判定 ◯:可, △:条件つきで可, ×:不可, —:企業判定回避, ( ):著者判断

理　　由	代用品
抗がん剤に分類されるため，作業者の被曝を考慮すると推奨できない **著** 抗悪性腫瘍剤のため粉砕せず懸濁する。やむを得ず粉砕する場合は，安全キャビネット内で行うなど調剤者の曝露に注意すること。防湿・遮光保存 (安定性)該当資料なし (溶解性(水))極めて溶けにくい (危険度)Ⅱ(日本病院薬剤師会：抗悪性腫瘍薬の院内取扱い指針)	
苦味あり。舌を麻痺させる (安定性)〔通常〕(室温，25℃，35℃，無色透明ガラス瓶(密栓)，24カ月間)変化なし 〔温度〕(45℃，無色透明ガラス瓶(密栓)，12カ月間)変化なし (50℃，無色透明ガラス瓶(密栓)，6カ月間)変化なし 〔湿度〕(35℃，75％RH，無色透明ガラス瓶(開栓)，3カ月間)変化なし 〔光〕(室内散光，無色透明ガラス瓶(密栓)，2カ月間)変化なし (フェードテスター，無色透明ガラス瓶(密栓)，7時間)変化なし **粉砕後** (25℃，75％RH，4週間)性状変化なし (溶解性(水))溶けやすい	
(安定性)**粉砕後** 〔100mg錠〕 (室温，室内散光下，3カ月間)性状・外観変化なし (溶解性(水))極めて溶けにくい	
(安定性)〔長期〕(25℃，60％RH，二重ポリエチレン袋，ミニファイバードラム，60カ月間)変化なし 〔加速〕(40℃，75％RH，二重ポリエチレン袋，ミニファイバードラム，12カ月間)変化なし 〔苛酷〕(80℃，シャーレ，開放，30日間)変化なし (25℃/80℃，80％RH，シャーレ，開放，30日間)変化なし (25℃，D65ランプ，シャーレ+ポリ塩化ビニリデンフィルム，120万lx・hr)変化なし **粉砕後** 〔50mg錠〕 (25℃，湿度成り行き，1,000lx，ガラスシャーレ(蓋なし)，3カ月間)性状：変化なし，含量：96.7％ (溶解性(水))ほとんど溶けない	
著 苦味あり (安定性)〔長期〕(25℃，60％RH，二重ポリエチレン袋(気密)，60カ月間)変化なし 〔加速〕(40℃，75％RH，二重ポリエチレン袋(気密)，6カ月間)変化なし (溶解性(水))ほとんど溶けない	細10％・50％ 先 GE

理由　**著** 著者コメント　(安定性)原薬(一部製剤)の安定性　(溶解性(水))原薬の水に対する溶解性
代用品　※：一部適応等が異なる

アフイ

製品名(会社名)	規格単位	剤形・割線・Cap号数	可否	一般名
アフィニトール錠2.5mg (ノバルティス)	2.5mg	素錠 ◯(割線無)	× (△)	エベロリムス
アフィニトール錠5mg (ノバルティス)	5mg	素錠 ◯(割線無)	× (△)	
アフィニトール分散錠2mg (ノバルティス)	2mg	素錠 ◯(割線無)	× (△)	エベロリムス
アフィニトール分散錠3mg (ノバルティス)	3mg	素錠 ◯(割線無)	× (△)	
アブストラル舌下錠100μg (協和キリン=久光)	100μg	素錠 ◯(割線無)	×	フェンタニルクエン酸塩
アブストラル舌下錠200μg (協和キリン=久光)	200μg	素錠 ◯(割線無)	×	
アブストラル舌下錠400μg (協和キリン=久光)	400μg	素錠 ◯(割線無)	×	
アプリンジン塩酸塩カプセル10mg「NP」(ニプロ)	10mg	硬カプセル 4号	― (△)	アプリンジン塩酸塩
アプリンジン塩酸塩カプセル20mg「NP」(ニプロ)	20mg	硬カプセル 4号	― (△)	
アプルウェイ錠20mg (サノフィ)	20mg	Fコート錠 ⊖(割線1本)	― (△)	トホグリフロジン水和物
アプレース錠100mg (杏林)	100mg	Fコート錠 ◯(割線無)	― (△)	トロキシピド

可否判定 ○:可, △:条件つきで可, ×:不可, ―:企業判定回避, ( ):著者判断

理　　由	代用品
光に対して不安定。吸湿性あり。本剤は抗悪性腫瘍剤であり，健康成人が吸入した場合などの影響は不明 著 抗悪性腫瘍剤のため粉砕せず懸濁する。やむを得ず粉砕する場合は，安全キャビネット内で行うなど調剤者の曝露に注意すること。防湿・遮光保存 安定性〔長期〕(5℃，暗所，アルミニウム包装，60カ月間)安定 〔加速〕(30℃，70%RH，暗所，アルミニウム包装，3カ月間)安定 〔苛酷〕(40℃，75%RH，暗所，無包装，1カ月間)安定 (120万lx·hr(キセノンランプ)，無包装)光に不安定(性状変化，類縁物質増加) 溶解性(水)ほとんど溶けない 危険度Ⅱ(日本病院薬剤師会：抗悪性腫瘍薬の院内取扱い指針)	
光に対して不安定。用時，水に分散して使用 著 抗悪性腫瘍剤のため粉砕せず懸濁する。やむを得ず粉砕する場合は，安全キャビネット内で行うなど調剤者の曝露に注意すること。防湿・遮光保存 安定性〔長期〕(5℃，暗所，アルミニウム包装，60カ月間)安定 〔加速〕(30℃，70%RH，暗所，アルミニウム包装，3カ月間)安定 〔苛酷〕(40℃，75%RH，暗所，無包装，1カ月間)安定 (120万lx·hr(キセノンランプ)，無包装)光に不安定(性状変化，類縁物質増加) 溶解性(水)ほとんど溶けない 危険度Ⅱ(日本病院薬剤師会：抗悪性腫瘍薬の院内取扱い指針)	
粉砕後の安定性は検討されていない 著 舌下錠のため粉砕不可 安定性 該当資料なし 溶解性(水)やや溶けにくい	
カプセル剤は遮光保存 著 原薬は味が苦く舌を麻痺させる。24時間の紫外線で含量低下などが認められる 安定性 脱カプセル後　3カ月間のデータあり(脱カプセル時の体内動態データ等なし) 溶解性(水)極めて溶けやすい	
著 安定性データが不足しているが，粉砕後防湿・遮光保存で可能と推定 溶解性(水)溶けにくい	
苦味あり 著 防湿保存 安定性〔長期〕(室温，42カ月間)変化なし 〔温度〕(40℃/50℃/60℃，12カ月間)変化なし 〔温度・湿度〕(40℃/50℃/60℃，75%RH，12カ月間)3カ月目以降で外観変化(黄色)が認められた 〔光〕(5,000～5,500lx，30日間)変化なし 溶解性(水)溶けにくい	細20%　先 GE

理由　著 著者コメント　　安定性 原薬(一部製剤)の安定性　　溶解性(水) 原薬の水に対する溶解性
代用品　※：一部適応等が異なる

アフレ

製品名（会社名）	規格単位	剤形・割線・Cap号数	可否	一般名
アプレゾリン錠10mg (サンファーマ＝田辺三菱)	10mg	糖衣錠 ○(割線無)	× (△)	ヒドララジン塩酸塩
アプレゾリン錠25mg (サンファーマ＝田辺三菱)	25mg	糖衣錠 ○(割線無)	× (△)	
アプレゾリン錠50mg (サンファーマ＝田辺三菱)	50mg	糖衣錠 ○(割線無)	× (△)	
アフロクアロン錠20mg「サワイ」 (沢井)	20mg	糖衣錠 ○(割線無)	― (△)	アフロクアロン
アフロクアロン錠20mg「トーワ」 (東和薬品)	20mg	糖衣錠 ○(割線無)	― (△)	アフロクアロン
アベロックス錠400mg (バイエル)	400mg	Fコート錠 (割線表裏各1本)	― (△)	モキシフロキサシン塩酸塩
アボビスカプセル25 (富士フイルム富山化学)	25mg	硬カプセル 4号	― (△)	アクラトニウムナパジシル酸塩
アボビスカプセル50 (富士フイルム富山化学)	50mg	硬カプセル 3号	― (△)	

可否判定　○：可，△：条件つきで可，×：不可，―：企業判定回避，（　）：著者判断

アホヒ

理　　由	代用品
強い苦味あり。光により着色する。吸着のため粉砕不可 **著** 防湿・遮光保存 (安定性)〔通常〕(25℃，60％RH，720日間)安定(ただし，3カ月以降吸湿が認められる) 〔苛酷〕(50℃，90日間)安定 (溶解性(水))やや溶けやすい	散10％ [先]
強い苦味あり。光により着色する。吸着のため粉砕不可。含量の低下傾向 **著** 防湿・遮光保存 (安定性)〔通常〕(25℃，60％RH，720日間)安定(ただし，3カ月以降吸湿が認められる) 〔苛酷〕(50℃，90日間)安定 (溶解性(水))やや溶けやすい	
著 防湿・遮光保存 (安定性)光によって徐々に着色する (溶解性(水))ほとんど溶けない	
主成分は，光によって徐々に着色する **著** 防湿・遮光保存 (安定性)**粉砕後**（室内散光下，3カ月間)外観変化あり(1カ月)，含量変化なし (溶解性(水))ほとんど溶けない	
光により着色するが力価は安定。ただし粉砕後の薬物動態データはあるが，臨床効果を示すデータなし (安定性)〔長期〕(25℃，60％RH，気密容器(内面ポリアミド・外面ポリエチレンの2層袋)，36カ月間)変化なし 〔苛酷〕(40℃，75％RH，開放容器(褐色ガラス瓶)，6カ月間)変化なし (60℃，気密容器，遮光(褐色ガラス瓶)，6カ月間)変化なし (15万lx(キセノンライト)，石英セル，24時間)6時間で性状が黄色の粉末から黄褐色の粉末に，24時間で褐色の粉末に変化。類縁物質及び含量については，24時間まで変化はなし (溶解性(水))やや溶けにくい	
苦味あり。湿度に不安定 (安定性)〔長期〕(室温，ガラス瓶(密栓)，30カ月間)外観・含量：変化なし，分解物・類縁物質：変化なし 〔苛酷〕(105℃，ガラス瓶(密栓)，4日間)外観・含量：変化なし，分解物・類縁物質：変化なし (60℃，ガラス瓶(密栓)，60日間)外観・含量：変化なし，分解物・類縁物質：変化なし (40℃，ガラス瓶(密栓)，12カ月間)外観・含量：変化なし，分解物・類縁物質：変化なし (40℃，75％RH，ガラス瓶(開栓)，60日間)外観：変化なし，含量：96.7〜97.4％(規格外)，分解物・類縁物質：60日間の保存により分解物Ⅰが認められた (40℃，75％RH，ガラス瓶(密栓)，60日間)外観・含量：変化なし，分解物・類縁物質：変化なし 〔光〕(直射日光，無色ガラス瓶(密栓)，60日間)外観・含量：変化なし，分解物・類縁物質：変化なし (室内散光，無色ガラス瓶(密栓)，12カ月間)外観・含量：変化なし，分解物・類縁物質：変化なし (溶解性(水))極めて溶けやすい	

理由　**著** 著者コメント　(安定性)原薬(一部製剤)の安定性　(溶解性(水))原薬の水に対する溶解性
代用品　※：一部適応等が異なる

ア

アホル

製品名（会社名）	規格単位	剤形・割線・Cap号数	可否	一般名
アボルブカプセル0.5mg （GSK）	0.5mg	軟カプセル ◯	— （×）	デュタステリド
アマージ錠2.5mg （GSK）	2.5mg	Fコート錠 ◯（割線無）	— （△）	ナラトリプタン塩酸塩
アマリール0.5mg錠 （サノフィ）	0.5mg	素錠 ◯（割線無）	— （◯）	グリメピリド
アマリール1mg錠 （サノフィ）	1mg	素錠 ⊖（割線1本）	— （◯）	
アマリール3mg錠 （サノフィ）	3mg	素錠 ⊖（割線1本）	— （◯）	
アマリールOD錠0.5mg （サノフィ）	0.5mg	口腔内崩壊錠 ◯（割線無）	— （△）	グリメピリド
アマリールOD錠1mg （サノフィ）	1mg	口腔内崩壊錠 ⊖（割線1本）	— （△）	
アマリールOD錠3mg （サノフィ）	3mg	口腔内崩壊錠 ⊖（割線1本）	— （△）	

可否判定　◯：可，△：条件つきで可，×：不可，—：企業判定回避，（　）：著者判断

理　由	代用品
カプセルの内容物が口腔咽頭粘膜を刺激する場合があるので，カプセルは噛んだり開けたりせず服用すること。本剤は経皮吸収されることから，女性や小児はカプセルから漏れた薬剤に触れないこと **著** 軟カプセルのため粉砕不可 (安定性)〔長期〕(30℃，60%RH，二重のポリエチレン袋＋プラスチックタイ/高密度ポリエチレンドラム(密栓)，60カ月間)変化なし 〔加速〕(40℃，75%RH，二重のポリエチレン袋＋プラスチックタイ/高密度ポリエチレンドラム(密栓)，6カ月間)変化なし 〔光〕(光照射，ペトリ皿(曝光)，総照射度120万lx·hr以上＋総近紫外放射エネルギー200W·hr/m²以上)変化なし (溶解性(水))ほとんど溶けない	
著 防湿・遮光保存 (安定性)〔長期〕(30℃，60%RHまたは65%RH，暗所，二重のポリエチレン袋＋ポリプロピレン容器，60カ月間)安定 〔加速〕(40℃，75%RH，暗所，二重のポリエチレン袋＋ポリプロピレン容器，6カ月間)安定 〔温度〕(-20℃/60℃，湿度調節せず，暗所，透明ガラスバイアル(密栓)，1カ月間)安定 (2℃，湿度調節せず，暗所，透明ガラスバイアル(密栓)，3カ月間)安定 〔湿度〕(40℃，75%RH，湿度調節せず，暗所，透明ガラスバイアル(開栓)，3カ月間)安定 〔光〕(25℃，湿度調節せず，総照射度約840万lx·hr，総近紫外放射エネルギー約860W·hr/m²，透明ガラスバイアル(密栓)性状の変化(色の変化及び凝集物の生成) **粉砕品**〔温度〕(40℃，遮光，褐色ガラス瓶(密栓)，1カ月後)性状(外観)変化なし，類縁物質(総量)1.23%，残存率94.3% 〔湿度〕(30℃，75%RH，遮光，褐色ガラス瓶(開栓)，1カ月後)性状(外観)変化なし，類縁物質(総量)0.81%，残存率96.1% 〔光〕(25℃，成り行き湿度，1,000lx，ガラスシャーレ(ポリ塩化ビニリデンフィルムで皮膜)，60万lx·hr)性状(外観)変化なし，類縁物質(総量)0.96%，残存率95.7% (溶解性(水))やや溶けやすい	
[1mg・3mg錠]メーカー判定回避(ただし褐色ガラス瓶，開放で40℃・75%RHの加速試験(3カ月)において，類縁物質(スルホンアミド体)がわずかに増加したが，外観，定量及びその他の類縁物質(ウレタン体，その他)は変化なし) (安定性)〔通常〕(25℃，ポリエチレン瓶・袋(気密)，36カ月間)変化なし 〔苛酷〕(40℃，50%RH，ポリエチレン瓶(開放)，6カ月間)変化なし (溶解性(水))ほとんど溶けない	
口腔内で速やかに崩壊する製剤であり，該当資料なし **著** 口腔内崩壊錠のため粉砕不適。粉砕した場合，防湿・遮光保存 (溶解性(水))ほとんど溶けない	

理由　**著** 著者コメント　(安定性)原薬(一部製剤)の安定性　(溶解性(水))原薬の水に対する溶解性
代用品　※：一部適応等が異なる

アマル

製品名（会社名）	規格単位	剤形・割線・Cap号数	可否	一般名
アマルエット配合錠1番「DSEP」 (第一三共エスファ)	配合剤	Fコート錠 ○(割線無)	○ (△†)	アムロジピンベシル酸塩・ アトルバスタチンカルシウム水和物
アマルエット配合錠2番「DSEP」 (第一三共エスファ)	配合剤	Fコート錠 ○(割線無)	○ (△†)	
アマルエット配合錠3番「DSEP」 (第一三共エスファ)	配合剤	Fコート錠 ○(割線無)	○ (△†)	
アマルエット配合錠4番「DSEP」 (第一三共エスファ)	配合剤	Fコート錠 ○(割線無)	○ (△†)	
アマルエット配合錠1番「EE」 (エルメッド＝日医工)	配合剤	Fコート錠 ○(割線無)	— (△†)	アムロジピンベシル酸塩・ アトルバスタチンカルシウム水和物
アマルエット配合錠2番「EE」 (エルメッド＝日医工)	配合剤	Fコート錠 ○(割線無)	— (△†)	
アマルエット配合錠3番「EE」 (エルメッド＝日医工)	配合剤	Fコート錠 ○(割線無)	— (△†)	
アマルエット配合錠4番「EE」 (エルメッド＝日医工)	配合剤	Fコート錠 ○(割線無)	— (△†)	
アマルエット配合錠1番「KN」 (小林化工)	配合剤	Fコート錠 ○(割線無)	— (△†)	アムロジピンベシル酸塩・ アトルバスタチンカルシウム水和物
アマルエット配合錠2番「KN」 (小林化工)	配合剤	Fコート錠 ○(割線無)	— (△†)	
アマルエット配合錠3番「KN」 (小林化工)	配合剤	Fコート錠 ○(割線無)	— (△†)	
アマルエット配合錠4番「KN」 (小林化工)	配合剤	Fコート錠 ○(割線無)	— (△†)	
アマルエット配合錠1番「TCK」 (辰巳＝日本ジェネリック)	配合剤	Fコート錠 ○(割線無)	— (△†)	アムロジピンベシル酸塩・ アトルバスタチンカルシウム水和物
アマルエット配合錠2番「TCK」 (辰巳＝日本ジェネリック)	配合剤	Fコート錠 ○(割線無)	— (△†)	
アマルエット配合錠3番「TCK」 (辰巳＝日本ジェネリック)	配合剤	Fコート錠 ○(割線無)	— (△†)	
アマルエット配合錠4番「TCK」 (辰巳＝日本ジェネリック)	配合剤	Fコート錠 ○(割線無)	— (△†)	

可否判定　○：可，△：条件つきで可，×：不可，—：企業判定回避，（　）：著者判断

理　由	代用品
40℃・3カ月，25℃・75%RH・3カ月，2,000lx・120万lx·hrの条件下で変化は認められなかった † **著** 凡例5頁参照。防湿・遮光保存 **安定性**〔長期〕(25℃，60%RH，2年間)変化なし 〔苛酷〕(40℃，遮光，3カ月間)変化なし (25℃，75%RH，遮光，3カ月間)硬度やや低下，その他項目変化なし (120万lx·hr)[配合錠1番]硬度やや低下，[配合錠2・3・4番]変化なし **溶解性(水)** アムロジピンベシル酸塩：溶けにくい アトルバスタチンカルシウム水和物：極めて溶けにくい	
苦味あり。粉砕時の薬物動態データなし † **著** 凡例5頁参照。防湿・遮光保存 **安定性** 製剤 〔通常〕(40℃，75%RH，6カ月間)変化なし 〔苛酷〕(40℃または25℃，75%RH，3カ月間)変化なし 〔光〕(120万lx·hr)変化なし 粉砕後　(40℃，3カ月間)規格内 (25℃，75%，3カ月間)規格内 (60万lx·hr)微黄変，類縁物質増加 **溶解性(水)** アムロジピンベシル酸塩：溶けにくい アトルバスタチンカルシウム水和物：極めて溶けにくい	
主薬由来の苦味が出現する可能性がある(苦味あり) † **著** 凡例5頁参照。防湿・遮光保存 **安定性** 粉砕後 〔通常〕(25℃，75%RH，遮光，3カ月間)変化なし 〔苛酷〕(40℃，遮光，3カ月間)変化なし 〔光〕(室温，1,000lx·hr(白色蛍光灯下))25日目において類縁物質増加(規格外) **溶解性(水)** アムロジピンベシル酸塩：溶けにくい アトルバスタチンカルシウム水和物：極めて溶けにくい	
アマルエット配合錠1番「TCK」と同配合錠4番「TCK」は，その処方変更水準が「含量が異なる経口固形製剤の生物学的同等性試験ガイドライン」に規定するA水準にあたる そのため，アマルエット配合錠1番「TCK」の粉砕後の安定性試験結果については，同配合錠4番「TCK」の試験結果より推測できると判断し，試験を実施していない † **著** 凡例5頁参照。防湿・遮光保存 **安定性** 粉砕後 [配合錠2・3・4番]散光条件：25℃，60%RH，1,000lx散光下(3カ月後の時点で累計約120万lx·hrとなるよう調整)において，性状，純度試験(類縁物質)，含量(重量補正あり)がそれぞれ1カ月，3カ月，1カ月の段階で規格外となった [配合錠3番]遮光条件：25℃，60%RH，暗所において，含量(重量補正あり)が1カ月の段階で規格外となった。性状，類縁物質については3カ月で変化なし 防湿遮光条件：25℃，60%RH，暗所において，含量(重量補正あり)が1カ月の段階で規格外となった。性状，類縁物質については3カ月で変化なし **溶解性(水)** アムロジピンベシル酸塩：溶けにくい アトルバスタチンカルシウム水和物：極めて溶けにくい	

理由　**著** 著者コメント　　**安定性** 原薬(一部製剤)の安定性　　**溶解性(水)** 原薬の水に対する溶解性
代用品　※：一部適応等が異なる

アマル

製品名（会社名）	規格単位	剤形・割線・Cap号数	可否	一般名
アマルエット配合錠1番「ケミファ」（ケミファ）	配合剤	Fコート錠 ◯(割線無)	—（△†）	アムロジピンベシル酸塩・アトルバスタチンカルシウム水和物
アマルエット配合錠2番「ケミファ」（ケミファ）	配合剤	Fコート錠 ◯(割線無)	—（△†）	
アマルエット配合錠3番「ケミファ」（ケミファ）	配合剤	Fコート錠 ◯(割線無)	—（△†）	
アマルエット配合錠4番「ケミファ」（ケミファ）	配合剤	Fコート錠 ◯(割線無)	—（△†）	
アマルエット配合錠1番「サワイ」（沢井）	配合剤	Fコート錠 ◯(割線無)	—（△†）	アムロジピンベシル酸塩・アトルバスタチンカルシウム水和物
アマルエット配合錠2番「サワイ」（沢井）	配合剤	Fコート錠 ◯(割線無)	—（△†）	
アマルエット配合錠3番「サワイ」（沢井）	配合剤	Fコート錠 ◯(割線無)	—（△†）	
アマルエット配合錠4番「サワイ」（沢井）	配合剤	Fコート錠 ◯(割線無)	—（△†）	
アマルエット配合錠1番「サンド」（サンド）	配合剤	Fコート錠 ◯(割線無)	—（△†）	アムロジピンベシル酸塩・アトルバスタチンカルシウム水和物
アマルエット配合錠2番「サンド」（サンド）	配合剤	Fコート錠 ◯(割線無)	—（△†）	
アマルエット配合錠3番「サンド」（サンド）	配合剤	Fコート錠 ◯(割線無)	—（△†）	
アマルエット配合錠4番「サンド」（サンド）	配合剤	Fコート錠 ◯(割線無)	—（△†）	
アマルエット配合錠1番「トーワ」（東和薬品）	配合剤	Fコート錠 ◯(割線無)	—（△†）	アムロジピンベシル酸塩・アトルバスタチンカルシウム水和物
アマルエット配合錠2番「トーワ」（東和薬品）	配合剤	Fコート錠 ◯(割線無)	—（△†）	
アマルエット配合錠3番「トーワ」（東和薬品）	配合剤	Fコート錠 ◯(割線無)	—（△†）	
アマルエット配合錠4番「トーワ」（東和薬品）	配合剤	Fコート錠 ◯(割線無)	—（△†）	

可否判定　◯：可，△：条件つきで可，×：不可，—：企業判定回避，（　）：著者判断

アマル

理　由	代用品
† 著 凡例5頁参照。防湿・遮光保存 安定性 粉砕品　(40±2℃, 遮光, 気密容器, 3ヵ月間)問題となる変化なし (25±2℃/75±5%RH, 遮光, 開放, 3ヵ月間)問題となる変化なし (総照度120万lx·hr(2,000lx), 開放, 25日間)[配合錠1・2・4番]問題となる変化なし, [配合錠3番]アムロジピンの含量低下(規格外) 溶解性(水) アムロジピンベシル酸塩：溶けにくい アトルバスタチンカルシウム水和物：極めて溶けにくい	
アムロジピンベシル酸塩：わずかに特異なにおいがあり, 味はわずかに苦い † 著 凡例5頁参照。防湿・遮光保存 安定性 アトルバスタチンカルシウム水和物：光によって徐々に黄白色となる 溶解性(水) アムロジピンベシル酸塩：溶けにくい アトルバスタチンカルシウム水和物：極めて溶けにくい	
† 著 凡例5頁参照。防湿・遮光保存 安定性 〔温度〕(40℃, 密栓, 3ヵ月間)性状, 定量(%), 純度試験に変化は認められなかった 〔湿度〕(25℃, 75%RH, 開栓, 3ヵ月間)性状, 定量(%), 純度試験に変化は認められなかった 〔光〕(2,000lx·hr, 総照射量60万lx·hr(開放))[配合錠1番]性状, 純度試験に変化は認められなかったが, 定量(%)がアムロジピンベシル酸塩が99.17→95.36に低下した, [配合錠2番]性状, 定量(%), 純度試験に変化は認められなかった, [配合錠3番]性状, 純度試験に変化は認められなかったが, 定量(%)がアムロジピンベシル酸塩が97.59→94.85に低下した, [配合錠4番]性状, 純度試験に変化は認められなかったが, 定量(%)がアムロジピンベシル酸塩が98.44→95.47に低下した 溶解性(水) アムロジピンベシル酸塩：溶けにくい アトルバスタチンカルシウム水和物：極めて溶けにくい	
アムロジピンベシル酸塩：主成分は, わずかに特異なにおいがあり, 味はわずかに苦い アトルバスタチンカルシウム水和物：主成分は, 光によって徐々に黄白色となる † 著 凡例5頁参照。防湿・遮光保存 安定性 粉砕後　(25℃, 60%RH, 1,000lx散光下, 3ヵ月間)外観変化あり(1ヵ月), アムロジピンベシル酸塩残存率：[配合錠1番]96.0%(1ヵ月), [配合錠2番]93.3%(1ヵ月), [配合錠3番]95.0%(1ヵ月), [配合錠4番]96.0%(1ヵ月), アトルバスタチンカルシウム水和物残存率：[配合錠1番]95.3%(3ヵ月), [配合錠2番]95.0%(3ヵ月), [配合錠3番]93.5%(3ヵ月), [配合錠4番]95.3%(3ヵ月) (25℃, 60%RH, 遮光条件下, 3ヵ月間)(25℃, 遮光・防湿条件下, 3ヵ月間)外観変化なし, アムロジピンベシル酸塩：含量変化なし, アトルバスタチンカルシウム水和物：含量変化なし 溶解性(水) アムロジピンベシル酸塩：溶けにくい アトルバスタチンカルシウム水和物：極めて溶けにくい	

理由　著 著者コメント　安定性 原薬(一部製剤)の安定性　溶解性(水) 原薬の水に対する溶解性
代用品　※：一部適応等が異なる

アマル

製品名（会社名）	規格単位	剤形・割線・Cap号数	可否	一般名
アマルエット配合錠1番「日医工」（日医工）	配合剤	Fコート錠 ◯(割線無)	— (△†)	アムロジピンベシル酸塩・アトルバスタチンカルシウム水和物
アマルエット配合錠2番「日医工」（日医工）	配合剤	Fコート錠 ◯(割線無)	— (△†)	
アマルエット配合錠3番「日医工」（日医工）	配合剤	Fコート錠 ◯(割線無)	— (△†)	
アマルエット配合錠4番「日医工」（日医工）	配合剤	Fコート錠 ◯(割線無)	— (△†)	
アマルエット配合錠1番「ニプロ」（ニプロ）	配合剤	Fコート錠 ◯(割線無)	— (△†)	アムロジピンベシル酸塩・アトルバスタチンカルシウム水和物
アマルエット配合錠2番「ニプロ」（ニプロ）	配合剤	Fコート錠 ◯(割線無)	— (△†)	
アマルエット配合錠3番「ニプロ」（ニプロ）	配合剤	Fコート錠 ◯(割線無)	— (△†)	
アマルエット配合錠4番「ニプロ」（ニプロ）	配合剤	Fコート錠 ◯(割線無)	— (△†)	
アマンタジン塩酸塩錠50mg「ZE」（全星）	50mg	Fコート錠 ◯(割線無)	△	アマンタジン塩酸塩
アマンタジン塩酸塩錠100mg「ZE」（全星）	100mg	Fコート錠 ◯(割線無)	△	
アマンタジン塩酸塩錠50mg「杏林」（キョーリンリメディオ＝杏林）	50mg	Fコート錠 ◯(割線無)	— (△)	アマンタジン塩酸塩
アマンタジン塩酸塩錠100mg「杏林」（キョーリンリメディオ＝杏林）	100mg	Fコート錠 ◯(割線無)	— (△)	

可否判定 ◯:可，△:条件つきで可，×:不可，—:企業判定回避，( ):著者判断

理　　由	代用品
† **著** 凡例5頁参照。防湿・遮光保存 **安定性 粉砕物** (25℃, 60%RH, 曝光量120万lx·hr, 3カ月間)1カ月後外観変化, 含量低下(規格外), 3カ月後類縁物質増加(規格外) (25℃, 60%RH, 遮光, シャーレをラップで覆う, 3カ月間)(25℃, 60%RH, 遮光・気密容器, 3カ月間)[配合錠1・2・3番]外観, 類縁物質, 含量変化なし, [配合錠4番]1カ月後含量低下 **溶解性(水)** アムロジピンベシル酸塩：水に溶けにくい アトルバスタチンカルシウム水和物：水に極めて溶けにくい	
† **著** 凡例5頁参照。防湿・遮光保存 **安定性 粉砕後** 3カ月間のデータあり(粉砕時の体内動態データ等なし) **溶解性(水)** アムロジピンベシル酸塩：溶けにくい アトルバスタチンカルシウム水和物：極めて溶けにくい	
強い苦味あり 25℃, 75%RH(遮光・開放), 3カ月間で保存した結果, 吸湿はするが, 定量に影響はなく安定であった **著** 防湿・遮光保存 **安定性 製剤** 〔苛酷〕(40℃, 褐色瓶(遮光・気密容器), 3カ月間)外観・平均質量・乾燥減量・硬度・定量・溶出性：変化なし (25℃, 75%RH, スチロールケース開放(遮光), 3カ月間)外観・平均質量・乾燥減量・硬度・定量・溶出性：変化なし 〔光〕(25℃, 60%RH, 1,200lx, 気密容器, 合計120万lx·hrを照射)外観・平均質量・乾燥減量・硬度・定量・溶出性：変化なし **溶解性(水)** 溶けやすい	細10%　先 GE
強い苦味あり 25℃, 75%RH(遮光・開放), 3カ月間で保存した結果, 吸湿はするが, 定量に影響はなく安定であった **著** 防湿・遮光保存 **安定性 製剤** 〔苛酷〕(40℃, 褐色瓶(遮光・気密容器), 3カ月間)外観・平均質量・硬度・定量・溶出性：変化なし (25℃, 75%RH, スチロールケース開放(遮光), 3カ月間)外観：やや色あせ(規格内)。平均質量：増加(規格内)。硬度：低下(規格内)。定量・溶出性：変化なし 〔光〕(25℃, 60%RH, 1,200lx, 気密容器, 合計120万lx·hrを照射)外観：色あせ(規格内)。溶出性：遅延傾向(規格内)。平均質量・硬度・定量：変化なし **溶解性(水)** 溶けやすい	
著 防湿・遮光保存 **溶解性(水)** 溶けやすい	細10%　先 GE

理由　**著** 著者コメント　**安定性** 原薬(一部製剤)の安定性　**溶解性(水)** 原薬の水に対する溶解性
代用品　※：一部適応等が異なる

アマン

製品名（会社名）	規格単位	剤形・割線・Cap号数	可否	一般名
アマンタジン塩酸塩錠50mg「サワイ」(沢井)	50mg	Fコート錠 ○(割線無)	— (△)	アマンタジン塩酸塩
アマンタジン塩酸塩錠100mg「サワイ」(沢井)	100mg	Fコート錠 ○(割線無)	— (△)	
アマンタジン塩酸塩錠50mg「日医工」(日医工)	50mg	Fコート錠 ○(割線無)	— (△)	アマンタジン塩酸塩
アマンタジン塩酸塩錠100mg「日医工」(日医工)	100mg	Fコート錠 ○(割線無)	— (△)	
アミオダロン塩酸塩錠100mg「サワイ」(沢井=日本ジェネリック)	100mg	素錠 ⊖(割線1本)	— (△)	アミオダロン塩酸塩
アミオダロン塩酸塩錠100mg「サンド」(サンド=ニプロ)	100mg	素錠 ⊖(割線1本)	○	アミオダロン塩酸塩
アミオダロン塩酸塩錠100mg「トーワ」(東和薬品)	100mg	素錠 ⊖(割線1本)	— (○)	アミオダロン塩酸塩
アミオダロン塩酸塩速崩錠50mg「TE」(トーアエイヨー=アステラス)	50mg	速崩錠 ⊖(割線1本)	— (○)	アミオダロン塩酸塩
アミオダロン塩酸塩速崩錠100mg「TE」(トーアエイヨー=アステラス)	100mg	速崩錠 ⊖(割線1本)	— (○)	
アミサリン錠125mg（アルフレッサファーマ）	125mg	Fコート錠 ○(割線無)	— (×)	プロカインアミド塩酸塩
アミサリン錠250mg（アルフレッサファーマ）	250mg	Fコート錠 ○(割線無)	— (×)	

可否判定 ○：可，△：条件つきで可，×：不可，—：企業判定回避，( )：著者判断

理　　由	代用品
においはなく，味は苦い 著 防湿・遮光保存 (溶解性(水))溶けやすい	細10% 先 GE
成分の味は苦い 著 遮光保存 (安定性)粉砕物 (25℃，75％RH，遮光・開放，3カ月間)外観，含量変化なし (溶解性(水))溶けやすい 成分の味は苦い 著 遮光保存 (安定性)粉砕物 (室温，散光・開放，1カ月間)(室温，散光・密栓，1カ月間)(室温，遮光・密栓，1カ月間)外観，含量変化なし (溶解性(水))溶けやすい	細10% 先 GE
著 防湿・遮光保存 (溶解性(水))80℃の水に極めて溶けやすく，水に極めて溶けにくい	
(安定性)粉砕後 〔温度〕(40℃，遮光・気密容器，1カ月間)外観(性状)変化なし，98.3→95.1へ含量(％)の低下あり 〔湿度〕(25℃，75％RH，開放，1カ月間)外観(性状)変化なし，98.3→93.0へ含量(％)の低下あり 〔光〕(1,000lx・hr，総照射量72万lx・hr(気密容器))外観(性状)変化なし，98.3→93.2へ含量(％)の低下あり (溶解性(水))80℃の水に極めて溶けやすく，水に極めて溶けにくい	
無包装状態での安定性試験結果により光によって外観変化が予測される(外観変化(30万lx・hr)) (安定性)粉砕後 (室内散光下，3カ月間)外観変化あり(1カ月)，含量変化なし (遮光条件下，3カ月間)外観・含量変化なし (溶解性(水))80℃の水に極めて溶けやすく，水に極めて溶けにくい	
粉砕時の有効性，安全性が確認されていない 著 速崩の素錠から，防湿保存で可能と推定 (安定性)〔通常〕該当資料なし 〔苛酷〕該当資料なし (溶解性(水))80℃の水に極めて溶けやすく，水に極めて溶けにくい	
吸湿性が強いため粉砕不可(季節変動にもよるが，素錠の状態で，通常24時間ぐらいで軟化する) (安定性)(室温，褐色ガラス瓶密栓，3カ月間)変化なし (40℃，75％RH，ポリエチレン袋，3カ月間)一部潮解し増量，類縁物質なし (室内散光(500lx)，無色透明ガラス瓶密栓，3カ月間)色に変化 粉砕後 〔125mg錠〕 〔温度・湿度〕(25℃，75％RH，シャーレ開放(アルミホイルにて遮光)，30日間)潮解したため試験中止 〔光〕(シャーレ開放，120万lx・hr)淡黄白色に変化，含量100.7％，吸湿増量-0.2％，色差⊿E6.7 (溶解性(水))極めて溶けやすい	

理由 著 著者コメント　(安定性)原薬(一部製剤)の安定性　(溶解性(水))原薬の水に対する溶解性
代用品 ※：一部適応等が異なる

アミテ

製品名（会社名）	規格単位	剤形・割線・Cap号数	可否	一般名
アミティーザカプセル24μg （マイランEPD）	24μg	軟カプセル	×	ルビプロストン
アミトリプチリン塩酸塩錠10mg「サワイ」（沢井）	10mg	Fコート錠 ○(割線無)	— (△)	アミトリプチリン塩酸塩
アミトリプチリン塩酸塩錠25mg「サワイ」（沢井）	25mg	Fコート錠 ○(割線無)	— (△)	アミトリプチリン塩酸塩
アムノレイク錠2mg （東光＝日本新薬）	2mg	素錠 ○(割線無)	× (△)	タミバロテン
アムバロ配合錠「DSEP」 （第一三共エスファ）	配合剤	Fコート錠 ○(割線無)	△†	バルサルタン・アムロジピンベシル酸塩
アムバロ配合錠「EE」 （エルメッド＝日医工）	配合剤	Fコート錠 ○(割線無)	— (△†)	バルサルタン・アムロジピンベシル酸塩
アムバロ配合錠「JG」 （日本ジェネリック）	配合剤	Fコート錠 ○(割線無)	— (△†)	バルサルタン・アムロジピンベシル酸塩

可否判定　○：可，△：条件つきで可，×：不可，—：企業判定回避，（　）：著者判断

ア

理　　由	代用品
中鎖脂肪酸トリグリセリド溶液含有の軟カプセル剤であり，粉砕不能 (安定性)〔長期〕(-20℃，気密容器(遮光)，48カ月間)経時的変化なし 〔苛酷〕(熱及び湿度負荷，気密容器(密閉または開放))類縁物質が生成し，含量が低下 〔光〕(合計120万lx·hr以上を照射，シャーレ(暴光))類縁物質が生成 (溶解性(水))ほとんど溶けない	
味は苦く，麻痺性である (著) 防湿・遮光保存 (溶解性(水))溶けやすい	
抗がん剤であり，粉砕時の健常者への影響のため。粉砕したとき，吸収性が高まる可能性があるため (著) 抗悪性腫瘍剤のため粉砕せず懸濁する。品質的には安定 (安定性)〔通常〕(25℃，60%RH，ポリエチレン，アルマイト缶，密閉，24カ月間)変化なし 〔加速〕(40℃，75%RH，ポリエチレン，アルマイト缶，密閉，6カ月間)変化なし 〔苛酷〕(2,500lx，25℃，ガラスシャーレ，被覆，20日間)変化なし (溶解性(水))ほとんど溶けない (危険度)Ⅱ(日本病院薬剤師会：抗悪性腫瘍薬の院内取扱い指針)	
25℃・60%RH・遮光・1カ月の条件下で変化は認められなかったが，3,000lx・60万lx·hrの条件下で純度試験が不適となった。粉砕後遮光し，3,000lx・120万lx·hrの条件下では変化が認められなかった。そのため粉砕後は遮光保存することが必要と考えられる † (著) 凡例5頁参照。防湿・遮光保存 (安定性)〔加速〕(40℃，75%RH，6カ月間)変化なし 〔苛酷〕(40℃，遮光，3カ月間)変化なし (50℃，遮光，3カ月間)硬度やや上昇 (25℃，75%RH，遮光，3カ月間)2カ月後溶出不適 (120万lx·hr)変化なし (溶解性(水))バルサルタン：ほとんど溶けない アムロジピンベシル酸塩：溶けにくい	
苦味あり。粉砕時の薬物動態データなし † (著) 凡例5頁参照。防湿・遮光保存 (安定性)**製剤** 〔通常〕(40℃，75%RH，6カ月間)変化なし 〔苛酷〕(40℃または25℃，75%RH，3カ月間)変化なし 〔光〕(120万lx·hr)変化なし **粉砕後** (40℃，3カ月間)規格内 (25℃，75%，3カ月間)規格内 (120万lx·hr)60万lx·hrで微黄変，類縁物質増加，120万lx·hrで含量低下 (溶解性(水))バルサルタン：ほとんど溶けない アムロジピンベシル酸塩：溶けにくい	
† (著) 凡例5頁参照。防湿・遮光保存 (安定性)**粉砕品** (成り行き温湿度，グラシンポリラミネート紙，12週間)変化なし (溶解性(水))バルサルタン：ほとんど溶けない アムロジピンベシル酸塩：溶けにくい	

理由 (著)著者コメント　(安定性)原薬(一部製剤)の安定性　(溶解性(水))原薬の水に対する溶解性
代用品 ※：一部適応等が異なる

アムハ

製品名（会社名）	規格単位	剤形・割線・Cap号数	可否	一般名
アムバロ配合錠「KN」 （小林化工）	配合剤	Fコート錠 ○(割線無)	— (△†)	バルサルタン・アムロジピンベシル酸塩
アムバロ配合錠「TCK」 （辰巳）	配合剤	Fコート錠 ○(割線無)	— (△†)	バルサルタン・アムロジピンベシル酸塩
アムバロ配合OD錠「TCK」 （辰巳）	配合剤	口腔内崩壊錠 ○(割線無)	— (△†)	バルサルタン・アムロジピンベシル酸塩
アムバロ配合錠「YD」 （陽進堂）	配合剤	Fコート錠 ○(割線無)	— (△†)	バルサルタン・アムロジピンベシル酸塩
アムバロ配合錠「アメル」 （共和薬品）	配合剤	Fコート錠 ○(割線無)	— (△†)	バルサルタン・アムロジピンベシル酸塩
アムバロ配合錠「オーハラ」 （大原＝エッセンシャル）	配合剤	素錠 ○(割線無)	— (△†)	バルサルタン・アムロジピンベシル酸塩

可否判定 ○：可，△：条件つきで可，×：不可，—：企業判定回避，（ ）：著者判断

アムハ

理　由	代用品
主薬由来の苦味が出現する可能性がある(苦味あり) † 著 凡例5頁参照。防湿・遮光保存 安定性 粉砕後 〔通常〕(25℃, 75%RH, 遮光, 3カ月間)変化なし 〔苛酷〕(40℃, 遮光, 3カ月間)変化なし 〔光〕(室温, 1,000lx・hr(白色蛍光灯下))25日目において性状が微黄色に変化, 50日目において含量低下傾向(規格外) 溶解性(水) バルサルタン：ほとんど溶けない アムロジピンベシル酸塩：溶けにくい	
25±2℃, 75±5%RH, 遮光・開放条件で4週間保存した結果, 性状, 純度試験, 含量に変化なし † 著 凡例5頁参照。防湿・遮光保存 安定性 該当資料なし 溶解性(水) バルサルタン：ほとんど溶けない アムロジピンベシル酸塩：溶けにくい	
温度条件(40±2℃, 75±5%RH, 遮光・気密容器)で4週間保存した結果, 性状, 含量に変化なし 湿度条件(25±2℃, 75±5%RH, 開放)で4週間保存した結果, 4週間でアムロジピンの含量が規格外となった 光条件(25±2℃, 45±5%RH, 2,500lx, 開放)で保存した結果, 120万lxの時点で, アムロジピンの含量が規格外となった † 著 凡例5頁参照。防湿・遮光保存 安定性 該当資料なし 溶解性(水) バルサルタン：ほとんど溶けない アムロジピンベシル酸塩：溶けにくい	
† 著 凡例5頁参照。防湿・遮光保存 安定性 粉砕時 (25±2℃, 60±5%RH, 光照射・シャーレ開放, 120万lx・hr, 約30日間)性状変化あり。含量：バルサルタンやや変化あり(規格内), アムロジピンベシル酸塩変化あり(規格外) 溶解性(水) バルサルタン：ほとんど溶けない アムロジピンベシル酸塩：溶けにくい	
苦味あり † 著 凡例5頁参照。防湿・遮光保存 安定性 粉砕品 〔湿度〕(25℃, 75%RH, 遮光, グラシンラミネート紙, 90日間)外観, 含量：変化なし 〔光〕(25℃, 60万lx・hr, グラシンラミネート紙)外観：変化なし, 含量：36万lx・hrで含量規格外(12万lx・hrでは変化なし) 溶解性(水) バルサルタン：ほとんど溶けない アムロジピンベシル酸塩：溶けにくい	
† 著 凡例5頁参照。防湿・遮光保存 溶解性(水) バルサルタン：ほとんど溶けない アムロジピンベシル酸塩：溶けにくい	

理由　著 著者コメント　　安定性 原薬(一部製剤)の安定性　　溶解性(水) 原薬の水に対する溶解性
代用品　※：一部適応等が異なる

ア

アムハ

製品名（会社名）	規格単位	剤形・割線・Cap号数	可否	一般名
アムバロ配合錠「科研」 （ダイト＝科研）	配合剤	Fコート錠 ○（割線無）	— ($\triangle^\dagger$)	バルサルタン・アムロジピンベシル酸塩
アムバロ配合錠「杏林」 （キョーリンリメディオ＝杏林）	配合剤	Fコート錠 ○（割線無）	— ($\triangle^\dagger$)	バルサルタン・アムロジピンベシル酸塩
アムバロ配合錠「ケミファ」 （ケミファ＝日本薬工）	配合剤	Fコート錠 ○（割線無）	— ($\triangle^\dagger$)	バルサルタン・アムロジピンベシル酸塩
アムバロ配合錠「サワイ」 （沢井）	配合剤	Fコート錠 ○（割線無）	— ($\triangle^\dagger$)	バルサルタン・アムロジピンベシル酸塩
アムバロ配合錠「サンド」 （サンド）	配合剤	Fコート錠 ○（割線無）	— ($\triangle^\dagger$)	バルサルタン・アムロジピンベシル酸塩
アムバロ配合錠「タナベ」 （ニプロES）	配合剤	Fコート錠 ○（割線無）	— ($\triangle^\dagger$)	バルサルタン・アムロジピンベシル酸塩

可否判定　○：可，△：条件つきで可，×：不可，—：企業判定回避，（　）：著者判断

アムハ

理　　由	代用品
† **著** 凡例5頁参照。防湿・遮光保存 **安定性** 粉砕後　〔温度〕(40℃, 75%RH, 遮光・気密容器, 30日間)性状・類縁物質・含量変化なし 〔湿度〕(25℃, 75%RH, 開放)7日で含量低下(規格外) 〔光〕(25℃, 45%RH, 2,500lx, 開放)30万lx・hrで含量低下(規格外) **溶解性(水)** バルサルタン：ほとんど溶けない アムロジピンベシル酸塩：溶けにくい	
遮光保存。原薬は光に不安定 † **著** 凡例5頁参照。防湿・遮光保存 **安定性** 粉砕品は，分包紙(グラシンポリラミネート紙)，温度及び湿度成り行き保存において12週，性状及び定量法いずれも変化を認めなかった **溶解性(水)** バルサルタン：ほとんど溶けない アムロジピンベシル酸塩：溶けにくい	
† **著** 凡例5頁参照。防湿・遮光保存 **安定性** 原薬　バルサルタン：試験データなし アムロジピンベシル酸塩：水(37℃, 26時間)安定。液性(pH1.2, 37℃, 6時間)約5%分解，(pH4.0, 37℃, 26時間)約3%分解，(pH6.8, 37℃, 26時間)安定 **粉砕品**　(40±2℃, 遮光, 気密容器, 5週間)問題となる変化なし (25±2℃, 75±5%RH, 遮光, 開放, 5週間)問題となる変化なし (25±2℃, 総照度60万lx・hr(1,000lx), 開放, 25日間)アムロジピンの含量低下(規格外) **溶解性(水)** バルサルタン：ほとんど溶けない アムロジピンベシル酸塩：溶けにくい	
アムロジピンベシル酸塩：わずかに特異なにおいがあり，味はわずかに苦い † **著** 凡例5頁参照。防湿・遮光保存 **溶解性(水)** バルサルタン：ほとんど溶けない アムロジピンベシル酸塩：溶けにくい	
† **著** 凡例5頁参照。防湿・遮光保存 **安定性** 〔温度〕(40℃, 密栓, 1カ月間)性状, 定量(%)に変化は認められなかった 〔湿度〕(25℃, 75%RH, 遮光・開放, 1カ月間)性状, 定量(%)に変化は認められなかった 〔光〕(1,000lx・hr, 総照射量120万lx・hr(密栓))性状, 定量(%)に変化は認められなかった **溶解性(水)** バルサルタン：ほとんど溶けない アムロジピンベシル酸塩：溶けにくい	
† **著** 凡例5頁参照。防湿・遮光保存 **安定性** 粉砕品　(25±2℃, 75±5%RH, 遮光・開放, 4週間)性状・純度・含量に変化なし **溶解性(水)** バルサルタン：ほとんど溶けない，アムロジピンベシル酸塩：溶けにくい	

ア

理由　**著** 著者コメント　　**安定性** 原薬(一部製剤)の安定性　　**溶解性(水)** 原薬の水に対する溶解性
代用品　※：一部適応等が異なる

アムハ

製品名(会社名)	規格単位	剤形・割線・Cap号数	可否	一般名
アムバロ配合錠「テバ」 (武田テバファーマ=武田)	配合剤	Fコート錠 ○(割線無)	— (△†)	バルサルタン・アムロジピンベシル酸塩
アムバロ配合錠「トーワ」 (東和薬品)	配合剤	Fコート錠 ○(割線無)	— (△†)	バルサルタン・アムロジピンベシル酸塩
アムバロ配合OD錠「トーワ」 (東和薬品)	配合剤	口腔内崩壊錠 ○(割線無)	— (△†)	バルサルタン・アムロジピンベシル酸塩
アムバロ配合錠「日医工」 (日医工)	配合剤	Fコート錠 ○(割線無)	— (△†)	バルサルタン・アムロジピンベシル酸塩
アムバロ配合OD錠「日医工」 (日医工)	配合剤	口腔内崩壊錠 ○(割線無)	— (△†)	バルサルタン・アムロジピンベシル酸塩
アムバロ配合錠「日新」 (日新製薬)	配合剤	Fコート錠 ○(割線無)	— (△†)	バルサルタン・アムロジピンベシル酸塩
アムバロ配合錠「ニプロ」 (ニプロ)	配合剤	Fコート錠 ○(割線無)	— (△†)	バルサルタン・アムロジピンベシル酸塩

ア

可否判定 ○:可, △:条件つきで可, ×:不可, —:企業判定回避, ( ):著者判断

理　　由	代用品
† **著** 凡例5頁参照。防湿・遮光保存 **安定性 製剤** 〔湿度〕(25℃，75%RH，4週間)外観，含量に変化なし 〔光〕(60万lx・hr)外観変化あり(白色の粉末(粉砕直後)から帯黄白色の粉末となった)，含量低下(含量：バルサルタン99.8%，アムロジピン85.8%) **溶解性(水)** バルサルタン：ほとんど溶けない アムロジピンベシル酸塩：溶けにくい	
アムロジピンベシル酸塩：主成分は，わずかに特異なにおいがあり，味はわずかに苦い † **著** 凡例5頁参照。防湿・遮光保存 **安定性 粉砕後** (25℃，60%RH，1,000lx散光下，3カ月間)外観変化あり(1カ月)，バルサルタン：含量変化なし，アムロジピンベシル酸塩：残存率94.2%(1カ月) (25℃，60%RH，遮光条件下，3カ月間)外観変化なし，バルサルタン：含量変化なし，アムロジピンベシル酸塩：含量変化なし (25℃，遮光・防湿条件下，3カ月間)外観変化なし，バルサルタン：含量変化なし，アムロジピンベシル酸塩：含量変化なし **溶解性(水)** バルサルタン：ほとんど溶けない アムロジピンベシル酸塩：溶けにくい	
アムロジピンベシル酸塩：主成分は，わずかに特異なにおいがあり，味はわずかに苦い † **著** 凡例5頁参照。防湿・遮光保存 **安定性 粉砕後** (25℃，60%RH，1,000lx散光下，3カ月間)外観変化なし，バルサルタン：含量変化なし，アムロジピンベシル酸塩：含量変化なし (25℃，60%RH，遮光条件下，3カ月間)外観変化なし，バルサルタン：含量変化なし，アムロジピンベシル酸塩：含量変化なし **溶解性(水)** バルサルタン：ほとんど溶けない アムロジピンベシル酸塩：溶けにくい	
† **著** 凡例5頁参照。防湿・遮光保存 **安定性 粉砕物** (25℃，75%RH，遮光・開放，3カ月間)外観，含量変化なし **溶解性(水)** バルサルタン：ほとんど溶けない アムロジピンベシル酸塩：溶けにくい	
† **著** 凡例5頁参照。防湿・遮光保存 **安定性 粉砕物** (25℃，75%RH，遮光・開放，3カ月間)外観，含量変化なし **溶解性(水)** バルサルタン：ほとんど溶けない アムロジピンベシル酸塩：溶けにくい	
〔湿度〕(30℃，75%RH，0.5カ月間)含量低下 〔光〕(約30万lx・hr)含量低下 † **著** 凡例5頁参照。防湿・遮光保存 **溶解性(水)** バルサルタン：ほとんど溶けない アムロジピンベシル酸塩：溶けにくい	
† **著** 凡例5頁参照。防湿・遮光保存 **安定性 粉砕後** 3カ月間のデータあり(粉砕時の体内動態データ等なし) **溶解性(水)** バルサルタン：ほとんど溶けない アムロジピンベシル酸塩：溶けにくい	

理由　**著** 著者コメント　　**安定性** 原薬(一部製剤)の安定性　　**溶解性(水)** 原薬の水に対する溶解性
代用品　※：一部適応等が異なる

アムハ

製品名（会社名）	規格単位	剤形・割線・Cap号数	可否	一般名
アムバロ配合錠「ファイザー」 （ファイザー）	配合剤	Fコート錠 ◯（割線無）	— (△†)	バルサルタン・アムロジピンベシル酸塩
アムバロ配合OD錠「ファイザー」 （ダイト＝ファイザー）	配合剤	素錠(口腔内崩壊錠) ◯（割線無）	— (△†)	バルサルタン・アムロジピンベシル酸塩
アムロジピン錠2.5mg「CH」 （長生堂＝日本ジェネリック）	2.5mg	Fコート錠 ◯（割線無）	— (△)	アムロジピンベシル酸塩
アムロジピン錠5mg「CH」 （長生堂＝日本ジェネリック）	5mg	Fコート錠 ⊖（割線1本）	— (△)	
アムロジピン錠10mg「CH」 （長生堂＝日本ジェネリック）	10mg	Fコート錠 ⊖（割線1本）	— (△)	
アムロジピンOD錠2.5mg「CH」 （長生堂＝日本ジェネリック）	2.5mg	口腔内崩壊錠 ◯（割線無）	— (△)	アムロジピンベシル酸塩
アムロジピンOD錠5mg「CH」 （長生堂＝日本ジェネリック）	5mg	口腔内崩壊錠 ⊖（割線1本）	— (△)	
アムロジピンOD錠10mg「CH」 （長生堂＝日本ジェネリック）	10mg	口腔内崩壊錠 ⊖（割線1本）	— (△)	

可否判定　◯：可，△：条件つきで可，×：不可，—：企業判定回避，（　）：著者判断

アムロ

理　　由	代用品
† **著** 凡例5頁参照。防湿・遮光保存 **安定性**(60℃, 遮光瓶・密閉容器)2週間で外観変化あり(白色の粉末→白色の塊。塊は力を加えても粉末状にはならなかった)。また, アムロジピンベシル酸塩で含量(%)低下あり(2週間：95.8, 4週間：95.4) (40℃, 遮光瓶・密閉容器)変化なし (30℃, 75%RH, 遮光・ガラスカップ開放)変化なし (2,000lx, 総照射量134万lx·hr, ガラスカップ開放)アムロジピンベシル酸塩で含量(%)低下あり(2週間：81.0, 4週間：76.7) **溶解性(水)** バルサルタン：ほとんど溶けない アムロジピンベシル酸：溶けにくい	
† **著** 凡例5頁参照。防湿・遮光保存 **安定性 粉砕後** 〔温度〕(40℃, 75%RH, 遮光・気密容器, 30日間)性状・含量変化なし 〔湿度〕(25℃, 75%RH, 開放)30日で含量低下(規格外) 〔光〕(25℃, 45%RH, 2,500lx, 開放)120万lx·hrでアムロジピン含量低下(規格外93.3%) **溶解性(水)** バルサルタン：ほとんど溶けない アムロジピンベシル酸塩：溶けにくい	
著 遮光保存 **安定性 粉砕品** (40℃, 60%RH, 遮光・気密, 30日間)外観・含量：変化なし (25℃, 75%RH, 遮光・開放, 30日間)外観・含量：変化なし (120万lx·hr, 密閉(シャーレ+ラップ), 50日間)外観：変化なし, 含量：変化あり(規格外) **溶解性(水)** 溶けにくい	
著 遮光保存 **安定性 粉砕品** (25℃, 75%RH, 遮光・開放, 4週間)含量：変化あり(規格外) **溶解性(水)** 溶けにくい	
著 口腔内崩壊錠のため粉砕不適。粉砕した場合, 防湿・遮光保存 **安定性 粉砕品** (室内成り行き温湿度, 室内散乱光, シャーレ+ラップ, 1カ月間)外観・含量：変化なし, 溶出・純度：規格内 (30℃, 75%RH, 遮光・シャーレ+ラップ, 1カ月間)外観・含量：変化なし, 溶出・純度：規格内 (60万lx·hr, シャーレ+ラップ)外観・含量：変化なし, 溶出：規格内, 純度：[2.5mg・10mgOD錠]規格内, [5mgOD錠]規格外 **溶解性(水)** 溶けにくい	

理由　**著** 著者コメント　**安定性** 原薬(一部製剤)の安定性　**溶解性(水)** 原薬の水に対する溶解性
代用品　※：一部適応等が異なる

アムロ

製品名（会社名）	規格単位	剤形・割線・Cap号数	可否	一般名
アムロジピン錠2.5mg「DSEP」 （第一三共エスファ＝エッセンシャル）	2.5mg	Fコート錠 ◯(割線無)	◯ (△)	アムロジピンベシル酸塩
アムロジピン錠5mg「DSEP」 （第一三共エスファ＝エッセンシャル）	5mg	Fコート錠 ⊖(割線1本)	◯ (△)	
アムロジピン錠10mg「DSEP」 （第一三共エスファ＝エッセンシャル）	10mg	Fコート錠 ⊖(割線1本)	△	
アムロジピン錠2.5mg「EMEC」 （エルメッド＝日医工）	2.5mg	Fコート錠 ◯(割線無)	― (△)	アムロジピンベシル酸塩
アムロジピン錠5mg「EMEC」 （エルメッド＝日医工）	5mg	Fコート錠 ⊖(割線1本)	― (△)	
アムロジピン錠10mg「EMEC」 （エルメッド＝日医工）	10mg	Fコート錠 ⊖(割線1本)	― (△)	
アムロジピンOD錠2.5mg「EMEC」 （エルメッド＝日医工）	2.5mg	口腔内崩壊錠 ◯(割線無)	― (△)	アムロジピンベシル酸塩
アムロジピンOD錠5mg「EMEC」 （エルメッド＝日医工）	5mg	口腔内崩壊錠 ⊖(割線1本)	― (△)	
アムロジピンOD錠10mg「EMEC」 （エルメッド＝日医工）	10mg	口腔内崩壊錠 ⊖(割線1本)	― (△)	
アムロジピン錠2.5mg「F」 （富士製薬）	2.5mg	Fコート錠 ◯(割線無)	△	アムロジピンベシル酸塩
アムロジピン錠5mg「F」 （富士製薬）	5mg	Fコート錠 ⊖(割線1本)	△	
アムロジピン錠10mg「F」 （富士製薬）	10mg	Fコート錠 ⊖(割線1本)	△	

可否判定　◯：可，△：条件つきで可，×：不可，―：企業判定回避，（　）：著者判断

アムロ

理　由	代用品
25℃・60%RH・遮光・2週間保存において変化は認められなかった **著** 遮光保存 (安定性)〔長期〕(温度・湿度成り行き, 3年間)変化なし 〔苛酷〕(40℃, 遮光, 3カ月間)変化なし (25℃, 75%RH, 遮光, 3カ月間)硬度やや低下 (120万lx·hr)含量やや低下 (溶解性(水))溶けにくい	
25℃・60%RH・遮光・1カ月の条件下において変化は認められなかった。3,000lx・60万lx·hrの条件下で着色が認められた。そのため粉砕後は遮光して保存することが望ましい **著** 遮光保存 (安定性)〔加速〕(40℃, 75%RH, 6カ月間)変化なし 〔苛酷〕(40℃, 遮光, 6カ月間)変化なし (25℃, 75%RH, 遮光, 6カ月間)硬度やや低下 (120万lx·hr)変化なし (溶解性(水))溶けにくい	
粉砕時の体内動態データなし 粉砕後, 要遮光 **著** 遮光保存 (安定性)**製剤**　〔通常〕(25℃, 60%RH, 遮光, 3年間)規格内 〔苛酷〕(40℃, 75%RH, 遮光, 6カ月間)規格内 **粉砕後**　(25℃, 75%)30日まで規格内 [10mg錠](40℃, 30日間)規格内 (溶解性(水))溶けにくい	
粉砕時の体内動態データなし 口腔内崩壊錠であるため粉砕の必要性なし **著** 口腔内崩壊錠のため粉砕不適。粉砕した場合, 防湿・遮光保存 (安定性)**製剤**　〔通常〕(25℃, 60%RH, 遮光, 3年間)規格内 〔苛酷〕(40℃, 75%RH, 遮光, 6カ月間)規格内 **粉砕後**　(40℃, 30日間)規格内 (25℃, 75%, 30日間)規格内 (120万lx·hr)規格内 (溶解性(水))溶けにくい	
要遮光 (安定性)〔長期〕(室温, 成り行き湿度)少なくとも36カ月間安定 〔温度〕(50℃, 褐色瓶, 密栓, 6カ月間)変化なし 〔湿度〕(25℃, 75%RH, 褐色瓶, 6カ月間)変化なし 〔光〕(1,000lx·hr, 6カ月間)含量低下 (溶解性(水))溶けにくい	
光に不安定なため遮光保存 **著** 遮光保存 (安定性)〔加速〕(40℃, 75%RH, 6カ月間)変化なし 〔温度〕(40℃, 75%RH, 6カ月間)変化なし 〔湿度〕(25℃, 75%RH, 遮光)含量低下だが規格内 〔光〕(60万lx·hr)変化なし (溶解性(水))溶けにくい	

理由　**著** 著者コメント　　(安定性)原薬(一部製剤)の安定性　　(溶解性(水))原薬の水に対する溶解性
代用品　※：一部適応等が異なる

アムロ

製品名（会社名）	規格単位	剤形・割線・Cap号数	可否	一般名
アムロジピン錠2.5mg「JG」 （日本ジェネリック）	2.5mg	Fコート錠 ○（割線無）	— (△)	アムロジピンベシル酸塩
アムロジピン錠5mg「JG」 （日本ジェネリック）	5mg	Fコート錠 ⊖（割線1本）	— (△)	
アムロジピン錠10mg「JG」 （日本ジェネリック）	10mg	Fコート錠 ⊖（割線1本）	— (△)	
アムロジピンOD錠2.5mg「JG」 （日本ジェネリック）	2.5mg	口腔内崩壊錠 ○（割線無）	— (△)	アムロジピンベシル酸塩
アムロジピンOD錠5mg「JG」 （日本ジェネリック）	5mg	口腔内崩壊錠 ⊖（割線1本）	— (△)	
アムロジピンOD錠10mg「JG」 （日本ジェネリック）	10mg	口腔内崩壊錠 ⊖（割線1本）	— (△)	
アムロジピン錠2.5mg「KN」 （小林化工）	2.5mg	Fコート錠 ○（割線無）	— (△)	アムロジピンベシル酸塩
アムロジピン錠5mg「KN」 （小林化工）	5mg	Fコート錠 ⊖（割線1本）	— (△)	
アムロジピン錠10mg「KN」 （小林化工）	10mg	Fコート錠 ⊖（割線1本）	— (△)	
アムロジピンOD錠2.5mg「KN」 （小林化工）	2.5mg	口腔内崩壊錠 ○（割線無）	— (△)	アムロジピンベシル酸塩
アムロジピンOD錠5mg「KN」 （小林化工）	5mg	口腔内崩壊錠 ⊖（割線1本）	— (△)	
アムロジピンOD錠10mg「KN」 （小林化工）	10mg	口腔内崩壊錠 ⊖（割線1本）	— (△)	
アムロジピン錠2.5mg「NP」 （ニプロ）	2.5mg	Fコート錠 ○（割線無）	— (○)	アムロジピンベシル酸塩
アムロジピン錠5mg「NP」 （ニプロ）	5mg	Fコート錠 ⊕（割線2本）	— (○)	
アムロジピン錠10mg「NP」 （ニプロ）	10mg	Fコート錠 ⊖（割線1本）	— (○)	
アムロジピンOD錠2.5mg「NP」 （ニプロ）	2.5mg	口腔内崩壊錠 ○（割線無）	— (△)	アムロジピンベシル酸塩
アムロジピンOD錠5mg「NP」 （ニプロ）	5mg	口腔内崩壊錠 ⊖（割線1本）	— (△)	
アムロジピンOD錠10mg「NP」 （ニプロ）	10mg	口腔内崩壊錠 ⊖（割線1本）	— (△)	

可否判定　○：可，△：条件つきで可，×：不可，—：企業判定回避，（　）：著者判断

アムロ

理　由	代用品
著 遮光保存 **安定性 粉砕品** (25℃, 60%RH, 120万lx·hr, 30日間)[2.5mg・5mg錠]曝光面が白色から淡黄色に変色, 含量規格外。[10mg錠]性状変化なし, 含量規格外 **溶解性(水)** 溶けにくい	
著 口腔内崩壊錠のため粉砕不適。粉砕した場合，防湿・遮光保存 **安定性 粉砕品** (40℃, 遮光・PE包装, 4週間)変化なし (25℃, 75%RH, 遮光・PE包装, 4週間)変化なし (60万lx·hr, PE包装)性状変化及び含量低下 (室温, 遮光・PE包装, 4週間)変化なし **溶解性(水)** 溶けにくい	
著 口腔内崩壊錠のため粉砕不適。粉砕した場合，防湿・遮光保存 **安定性 粉砕品** (25℃, 75%RH, 遮光・開放容器, 4週間)変化なし **溶解性(水)** 溶けにくい	
主薬由来の苦味が出現する可能性がある(苦味あり) **著** 遮光保存 **安定性 粉砕後** 〔通常〕(25℃, 75%RH, 遮光, 28日間)変化なし [10mg錠][苛酷](40℃, 遮光, 28日間)変化なし [光](室温, 1,000lx·hr(白色蛍光灯下))25日目に表面が黄色に変色, 50日目において含量低下傾向(規格外) **溶解性(水)** 溶けにくい	
主薬由来の苦味が出現する可能性がある(苦味あり) **著** 口腔内崩壊錠のため粉砕不適。粉砕した場合，防湿・遮光保存 **安定性 粉砕後** 〔通常〕(25℃, 75%RH, 遮光, 30日間)変化なし [苛酷](40℃, 遮光, 30日間)変化なし [光](室温, 1,000lx·hr(白色蛍光灯下))50日間において性状に変化なし, 含量低下傾向([2.5mg・10mgOD錠]規格内, [5mgOD錠]規格外) **溶解性(水)** 溶けにくい	
分割後に使用する場合には遮光し30日以内に使用すること **著** 遮光保存 **安定性 粉砕後** 3カ月間のデータあり(粉砕時の体内動態データ等なし) **溶解性(水)** 溶けにくい	
分割後やむを得ず保存する場合には，湿気，光を避けて保存すること **著** 口腔内崩壊錠のため粉砕不適。粉砕した場合，防湿・遮光保存 **安定性 粉砕後** 3カ月間のデータあり(粉砕時の体内動態データ等なし) **溶解性(水)** 溶けにくい	

理由　**著** 著者コメント　**安定性** 原薬(一部製剤)の安定性　**溶解性(水)** 原薬の水に対する溶解性
代用品　※：一部適応等が異なる

アムロ

製品名（会社名）	規格単位	剤形・割線・Cap号数	可否	一般名
アムロジピン錠2.5mg「NS」 （日新製薬）	2.5mg	Fコート錠 ◯（割線無）	— （△）	アムロジピンベシル酸塩
アムロジピン錠5mg「NS」 （日新製薬）	5mg	Fコート錠 ⊖（割線1本）	— （△）	
アムロジピン錠10mg「NS」 （日新製薬）	10mg	Fコート錠 ⊖（割線1本）	— （△）	
アムロジピンOD錠2.5mg「NS」 （日新製薬＝第一三共エスファ）	2.5mg	口腔内崩壊錠 ◯（割線無）	— （△）	アムロジピンベシル酸塩
アムロジピンOD錠5mg「NS」 （日新製薬＝第一三共エスファ）	5mg	口腔内崩壊錠 ⊖（割線1本）	— （△）	
アムロジピンOD錠10mg「NS」 （日新製薬＝第一三共エスファ）	10mg	口腔内崩壊錠 ⊖（割線1本）	— （△）	
アムロジピン錠2.5mg「QQ」 （救急＝武田テバファーマ＝武田）	2.5mg	Fコート錠 ◯（割線無）	— （△）	アムロジピンベシル酸塩
アムロジピン錠5mg「QQ」 （救急＝武田テバファーマ＝武田）	5mg	Fコート錠 ⊖（割線1本）	— （△）	
アムロジピン錠10mg「QQ」 （救急＝武田テバファーマ＝武田）	10mg	Fコート錠 ⊖（割線1本）	— （△）	

可否判定　◯：可，△：条件つきで可，×：不可，—：企業判定回避，（　）：著者判断

理　由	代用品
光により着色，含量低下が認められる **著** 遮光保存 (溶解性(水)) 溶けにくい	
光(約72万lx·hr)で含量低下 アルミピロー開封後は湿気を避けて保存 **著** 遮光保存 (溶解性(水)) 溶けにくい	
口腔内崩壊錠。気密容器に保存 アルミピロー，瓶の開封後は湿気，光を避けて保存 **著** 口腔内崩壊錠のため粉砕不適。粉砕した場合，防湿・遮光保存 (安定性) 光により含量低下，類縁物質の増加が認められる (溶解性(水)) 溶けにくい	
口腔内崩壊錠。気密容器に保存 光(約60万lx·hr)で類縁物質増加 アルミピロー，瓶の開封後は湿気，光を避けて保存 **著** 口腔内崩壊錠のため粉砕不適。粉砕した場合，防湿・遮光保存 (安定性) 光により含量低下，類縁物質の増加が認められる (溶解性(水)) 溶けにくい	
口腔内崩壊錠 アルミピロー開封後は湿気，光を避けて保存 **著** 口腔内崩壊錠のため粉砕不適。粉砕した場合，防湿・遮光保存 (溶解性(水)) 溶けにくい	
著 遮光保存 (安定性) 〔加速〕(40℃，75%RH，6カ月間)変化なし 〔長期〕(25℃，60%RH，36カ月間)変化なし (溶解性(水)) 溶けにくい	

理由　**著** 著者コメント　(安定性) 原薬(一部製剤)の安定性　(溶解性(水)) 原薬の水に対する溶解性
代用品　※：一部適応等が異なる

アムロ

製品名（会社名）	規格単位	剤形・割線・Cap号数	可否	一般名
アムロジピン錠2.5mg「TCK」 (辰巳＝フェルゼン)	2.5mg	Fコート錠 ◯(割線無)	— (△)	アムロジピンベシル酸塩
アムロジピン錠5mg「TCK」 (辰巳＝フェルゼン)	5mg	Fコート錠 ⊖(割線1本)	— (△)	
アムロジピン錠10mg「TCK」 (辰巳)	10mg	Fコート錠 ⊖(割線1本)	— (△)	
アムロジピンOD錠2.5mg「TCK」 (辰巳)	2.5mg	口腔内崩壊錠 ◯(割線無)	— (△)	アムロジピンベシル酸塩
アムロジピンOD錠5mg「TCK」 (辰巳)	5mg	口腔内崩壊錠 ⊖(割線1本)	— (△)	
アムロジピンOD錠10mg「TCK」 (辰巳)	10mg	口腔内崩壊錠 ⊖(割線1本)	— (△)	
アムロジピン錠2.5mg「YD」 (陽進堂)	2.5mg	Fコート錠 ◯(割線無)	— (◯)	アムロジピンベシル酸塩
アムロジピン錠5mg「YD」 (陽進堂)	5mg	Fコート錠 ⊖(割線1本)	— (◯)	
アムロジピン錠10mg「YD」 (陽進堂)	10mg	Fコート錠 ⊖(割線1本)	— (◯)	
アムロジピンOD錠2.5mg「YD」 (陽進堂)	2.5mg	素錠(口腔内崩壊錠) ◯(割線無)	— (△)	アムロジピンベシル酸塩
アムロジピンOD錠5mg「YD」 (陽進堂)	5mg	素錠(口腔内崩壊錠) ⊖(割線1本)	— (△)	
アムロジピンOD錠10mg「YD」 (陽進堂)	10mg	素錠(口腔内崩壊錠) ⊖(割線1本)	— (△)	

可否判定　◯：可，△：条件つきで可，×：不可，—：企業判定回避，( )：著者判断

アムロ

理　　由	代用品
室内散乱光, シャーレ開放条件で4週間保存した結果, 含量に変化なし 著 遮光保存 安定性 該当資料なし 溶解性(水) 溶けにくい	
室内散乱光, シャーレ開放条件で4週間保存した結果, 含量低下(規格内)を認めた 著 遮光保存 安定性 該当資料なし 溶解性(水) 溶けにくい	
25±1℃, 75±5%RH, 遮光・開放条件で4週間保存した結果, 2週間の時点で含量の低下(規格外)を認めた 著 遮光保存 安定性 該当資料なし 溶解性(水) 溶けにくい	
〔温度〕(40℃, 成り行き湿度, 密栓, 3カ月間)性状・含量に変化なし 〔湿度〕(25℃, 75%RH, 開放, 3カ月間)性状・含量に変化なし 〔光〕(120万lx・hr, 密栓)性状変化なし, 含量の低下(規格外) 著 口腔内崩壊錠のため粉砕不適。粉砕した場合, 防湿・遮光保存 安定性 該当資料なし 溶解性(水) 溶けにくい	
〔温度〕(40℃, 密栓, 3カ月間)外観・含量・類縁物質に変化なし 〔湿度〕(25℃, 75%RH, 開栓, 3カ月間)外観・含量・類縁物質に変化なし 〔光〕(120万lx・hr, 密栓)外観・含量・類縁物質に変化なし 著 口腔内崩壊錠のため粉砕不適。粉砕した場合, 防湿・遮光保存 安定性 該当資料なし 溶解性(水) 溶けにくい	
著 遮光保存 安定性 粉砕時　(25℃, 60%RH, 120万lx・hr, 30日間) [2.5mg・5mg錠]曝光面が白色から淡黄色に変色, 含量規格外。[10mg錠]性状変化なし, 含量規格外 溶解性(水) 溶けにくい	
著 口腔内崩壊錠のため粉砕不適。粉砕した場合, 防湿・遮光保存 安定性 粉砕時　(30±2℃, 75±5%RH, 遮光・シャーレ開放, 1カ月間)性状変化なし, 純度・溶出試験・含量規格内 (温度・湿度成り行き, 室内散乱光下・シャーレ開放, 1カ月間)性状変化なし, 純度・溶出試験・含量規格内 (温度・湿度成り行き, 光照射(約1,000lx)・シャーレ開放, 60万lx・hr, 約25日間)性状変化なし, 溶出試験・含量規格内, 純度[2.5mg・10mgOD錠]規格内, [5mgOD錠]規格外 溶解性(水) 溶けにくい	

理由　著 著者コメント　　安定性 原薬(一部製剤)の安定性　　溶解性(水) 原薬の水に対する溶解性
代用品　※：一部適応等が異なる

ア

アムロ

製品名（会社名）	規格単位	剤形・割線・Cap号数	可否	一般名
アムロジピンOD錠2.5mg「ZE」（全星）	2.5mg	口腔内崩壊錠 ◯(割線無)	△	アムロジピンベシル酸塩
アムロジピンOD錠5mg「ZE」（全星）	5mg	口腔内崩壊錠 ⊖(割線1本)	△	
アムロジピンOD錠10mg「ZE」（全星）	10mg	口腔内崩壊錠 ⊖(割線1本)	◯ (△)	
アムロジピン錠2.5mg「あすか」（あすか製薬=武田）	2.5mg	Fコート錠 ◯(割線無)	△	アムロジピンベシル酸塩
アムロジピン錠5mg「あすか」（あすか製薬=武田）	5mg	Fコート錠 ⊖(割線1本)	△	
アムロジピン錠10mg「あすか」（あすか製薬=武田）	10mg	Fコート錠 ⊖(割線1本)	— (△)	
アムロジピンOD錠2.5mg「あすか」（あすか製薬=武田）	2.5mg	口腔内崩壊錠 ◯(割線無)	△	アムロジピンベシル酸塩
アムロジピンOD錠5mg「あすか」（あすか製薬=武田）	5mg	口腔内崩壊錠 ⊖(割線1本)	△	
アムロジピンOD錠10mg「あすか」（あすか製薬=武田）	10mg	口腔内崩壊錠 ⊖(割線1本)	— (△)	
アムロジピン錠2.5mg「アメル」（共和薬品）	2.5mg	Fコート錠 ◯(割線無)	◯	アムロジピンベシル酸塩
アムロジピン錠5mg「アメル」（共和薬品）	5mg	Fコート錠 ⊖(割線1本)	◯	
アムロジピン錠10mg「アメル」（共和薬品）	10mg	Fコート錠 ⊖(割線1本)	◯	
アムロジピンOD錠2.5mg「アメル」（共和薬品）	2.5mg	口腔内崩壊錠 ◯(割線無)	△	アムロジピンベシル酸塩
アムロジピンOD錠5mg「アメル」（共和薬品）	5mg	口腔内崩壊錠 ⊖(割線1本)	△	
アムロジピンOD錠10mg「アメル」（共和薬品）	10mg	口腔内崩壊錠 ⊖(割線1本)	◯ (△)	

可否判定 ◯：可，△：条件つきで可，×：不可，—：企業判定回避，（ ）：著者判断

アムロ

理　由	代用品
遮光保存 **著** 口腔内崩壊錠のため粉砕不適。粉砕した場合，防湿・遮光保存 **安定性 製剤** 〔苛酷〕(40℃，褐色ガラス瓶(密栓)，3カ月間)性状・硬度・崩壊性・溶出性・定量法・類縁物質：変化なし (25℃，75%RH，褐色ガラス瓶(開栓)，3カ月間)硬度：低下(規格外)。性状・崩壊性・溶出性・定量法・類縁物質：変化なし 〔光〕(2,000lx，無色ガラス瓶(密栓)，合計120万lx·hrを照射)定量法：低下(規格内)。類縁物質：増加(規格内)。性状・硬度・崩壊性・溶出性：変化なし **溶解性(水)** 溶けにくい	
各条件(光：総曝光量120万lx·hr，温度：40℃で3カ月，湿度：25℃，75%RHで3カ月)で保存した結果，すべての保存条件で類縁物質の増加(規格内)がみられた **著** 口腔内崩壊錠のため粉砕不適。粉砕した場合，防湿・遮光保存 **安定性 製剤** 〔苛酷〕(40℃，褐色ガラス瓶(密栓)，3カ月間)性状・硬度・崩壊性・溶出性・定量法・類縁物質：変化なし (25℃，75%RH，褐色ガラス瓶(開栓)，3カ月間)硬度：低下(規格外)。性状・崩壊性・溶出性・定量法・類縁物質：変化なし 〔光〕(2,000lx，無色ガラス瓶(密栓)，合計120万lx·hrを照射)性状・硬度・崩壊性・溶出性・定量法・類縁物質：変化なし **溶解性(水)** 溶けにくい	
著 防湿・遮光保存 **安定性 粉砕後** [2.5mg・5mg錠] (25℃，75%RH，遮光，グラシンラミネート紙包装，90日間)性状，含量は変化なし **溶解性(水)** 溶けにくい	
著 口腔内崩壊錠のため粉砕不適。粉砕した場合，防湿・遮光保存 **安定性** データなし **溶解性(水)** 溶けにくい	
安定性 粉砕後 (25℃，75%RH，遮光，グラシン包装)90日間安定 **溶解性(水)** 溶けにくい	
防湿・遮光保存 **著** 口腔内崩壊錠のため粉砕不適。粉砕した場合，防湿・遮光保存 **安定性 粉砕後** (25℃，75%RH，遮光，グラシン包装)[2.5mg・5mgOD錠]30日間安定，60日目で含量低下，[10mgOD錠]90日間安定 **溶解性(水)** 溶けにくい	

理由　**著** 著者コメント　**安定性** 原薬(一部製剤)の安定性　**溶解性(水)** 原薬の水に対する溶解性
代用品　※：一部適応等が異なる

アムロ

製品名（会社名）	規格単位	剤形・割線・Cap号数	可否	一般名
アムロジピン錠2.5mg「オーハラ」 （大原）	2.5mg	Fコート錠 ○（割線無）	— （△）	アムロジピンベシル酸塩
アムロジピン錠5mg「オーハラ」 （大原）	5mg	Fコート錠 ⊖（割線1本）	— （△）	
アムロジピン錠10mg「オーハラ」 （大原）	10mg	Fコート錠 ⊖（割線1本）	— （△）	
アムロジピン錠2.5mg「科研」 （ダイト＝科研）	2.5mg	Fコート錠 ○（割線無）	— （△）	アムロジピンベシル酸塩
アムロジピン錠5mg「科研」 （ダイト＝科研）	5mg	Fコート錠 ⊖（割線1本）	— （△）	
アムロジピン錠10mg「科研」 （ダイト＝科研）	10mg	Fコート錠 ⊖（割線1本）	— （△）	
アムロジピンOD錠2.5mg「科研」 （大興＝科研）	2.5mg	口腔内崩壊錠 ○（割線無）	— （△）	アムロジピンベシル酸塩
アムロジピンOD錠5mg「科研」 （大興＝科研）	5mg	口腔内崩壊錠 ⊖（割線1本）	— （△）	
アムロジピンOD錠10mg「科研」 （大興＝科研）	10mg	口腔内崩壊錠 ⊖（割線1本）	× （△）	
アムロジピン錠2.5mg「杏林」 （キョーリンリメディオ＝ 杏林＝共創未来ファーマ）	2.5mg	Fコート錠 ○（割線無）	— （△）	アムロジピンベシル酸塩
アムロジピン錠5mg「杏林」 （キョーリンリメディオ＝ 杏林＝共創未来ファーマ）	5mg	Fコート錠 ⊖（割線1本）	— （△）	
アムロジピン錠10mg「杏林」 （キョーリンリメディオ ＝杏林）	10mg	Fコート錠 ⊖（割線1本）	— （△）	
アムロジピンOD錠2.5mg「杏林」 （キョーリンリメディオ＝ 杏林＝共創未来ファーマ）	2.5mg	口腔内崩壊錠 ○（割線無）	△	アムロジピンベシル酸塩
アムロジピンOD錠5mg「杏林」 （キョーリンリメディオ＝ 杏林＝共創未来ファーマ）	5mg	口腔内崩壊錠 ⊖（割線1本）	△	
アムロジピンOD錠10mg「杏林」 （キョーリンリメディオ ＝杏林）	10mg	口腔内崩壊錠 ⊖（割線1本）	△	
アムロジピン錠2.5mg「クニヒロ」 （皇漢堂）	2.5mg	Fコート錠 ○（割線無）	△	アムロジピンベシル酸塩
アムロジピン錠5mg「クニヒロ」 （皇漢堂）	5mg	Fコート錠 ⊖（割線1本）	△	
アムロジピン錠10mg「クニヒロ」 （皇漢堂）	10mg	Fコート錠 ⊖（割線1本）	△	

可否判定　○：可，△：条件つきで可，×：不可，—：企業判定回避，（　）：著者判断

アムロ

理　　由	代用品
著 防湿・遮光保存 安定性〔長期〕(25℃, 60%RH, 36カ月間)[2.5mg・5mg錠]性状, 純度試験, 定量, 水分など：いずれも変化なし, [10mg錠]性状, 確認試験(UV吸収), 純度試験, 定量, 水分など：いずれも変化なし 〔加速〕(40℃, 75%RH, 6カ月間)性状, 確認試験, 純度試験, 定量, 融点, 水分など：いずれも変化なし 溶解性(水)溶けにくい	
著 防湿・遮光保存 安定性粉砕後　〔温度〕(40℃, 遮光・気密容器, 30日間)[2.5mg・5mg錠]性状・類縁物質・含量変化なし, [10mg錠]性状・含量変化なし 〔湿度〕(25℃, 75%RH, 遮光・開放)7日で含量低下(規格外) 〔光〕(1,000lx, 気密容器)[2.5mg・5mg錠]30万lx・hrで含量低下・類縁物質増加(規格外), [10mg錠]30万lx・hrで含量低下(規格外) 溶解性(水)溶けにくい	
著 口腔内崩壊錠のため粉砕不適。粉砕した場合, 防湿・遮光保存 溶解性(水)溶けにくい	
遮光保存。原薬は光に不安定 著 防湿・遮光保存 安定性[10mg錠] 粉砕物を温度による保存条件下(40℃, 遮光)において, 性状, 水分及び定量法のいずれの項目も30日まで大きな変化を認めなかった 溶解性(水)溶けにくい	
遮光保存。原薬は光に不安定 著 口腔内崩壊錠のため粉砕不適。粉砕した場合, 防湿・遮光保存 安定性[2.5mg・5mgOD錠] 粉砕品の分包紙保存(室温・湿度成り行き)において, 性状及び定量法はいずれの測定時点においても12週まで, 変化を認めなかった [10mgOD錠] 粉砕物を湿度による保存条件下(25℃, 75%RH及び25℃, 60%RH)において, 性状及び純度試験(類縁物質)は, いずれの保存期間においてもほとんど変化はみられず判定基準に適合した 溶解性(水)溶けにくい	
遮光が必要 著 防湿・遮光保存 安定性60万lx・hr照射時(25℃, 湿度成り行き)に含量の低下がみられた。25℃, 60%RHで14日間保存した結果, 変化はほとんどみられなかった 溶解性(水)溶けにくい	

理由　著 著者コメント　　安定性 原薬(一部製剤)の安定性　　溶解性(水) 原薬の水に対する溶解性
代用品　※：一部適応等が異なる

アムロ

製品名（会社名）	規格単位	剤形・割線・Cap号数	可否	一般名
アムロジピン錠2.5mg「ケミファ」（日本薬工＝ケミファ）	2.5mg	Fコート錠 ○（割線無）	— (△)	アムロジピンベシル酸塩
アムロジピン錠5mg「ケミファ」（日本薬工＝ケミファ）	5mg	Fコート錠 ⊖（割線1本）	— (△)	
アムロジピン錠10mg「ケミファ」（日本薬工＝ケミファ）	10mg	Fコート錠 ⊖（割線1本）	— (△)	
アムロジピンOD錠2.5mg「ケミファ」（日本薬工＝ケミファ）	2.5mg	素錠(口腔内崩壊錠) ○（割線無）	— (△)	アムロジピンベシル酸塩
アムロジピンOD錠5mg「ケミファ」（日本薬工＝ケミファ）	5mg	素錠(口腔内崩壊錠) ⊖（割線1本）	— (△)	
アムロジピンOD錠10mg「ケミファ」（日本薬工＝ケミファ）	10mg	素錠(口腔内崩壊錠) ⊖（割線1本）	— (△)	
アムロジピン錠2.5mg「サワイ」（沢井）	2.5mg	Fコート錠 ○（割線無）	— (△)	アムロジピンベシル酸塩
アムロジピン錠5mg「サワイ」（沢井）	5mg	Fコート錠 ⊖（割線1本）	— (△)	
アムロジピン錠10mg「サワイ」（沢井）	10mg	Fコート錠 ⊖（割線1本）	— (△)	
アムロジピンOD錠2.5mg「サワイ」（沢井）	2.5mg	口腔内崩壊錠 ○（割線無）	— (△)	アムロジピンベシル酸塩
アムロジピンOD錠5mg「サワイ」（沢井）	5mg	口腔内崩壊錠 ⊖（割線1本）	— (△)	
アムロジピンOD錠10mg「サワイ」（沢井）	10mg	口腔内崩壊錠 ⊖（割線1本）	— (△)	

可否判定　○：可，△：条件つきで可，×：不可，—：企業判定回避，（ ）：著者判断

アムロ

理　　由	代用品
密閉容器(室温保存) [10mg錠]アルミピロー開封後は湿気を避けて保存すること **著** 防湿・遮光保存 (安定性)[5mg錠] 〔苛酷〕(60℃, 褐色ガラス瓶(密栓), 1カ月間)外観・性状：変化なし。定量法, 純度試験, 水分：規格内 (30℃, 75%RH, 無包装(褐色ガラス瓶, 開放), 1カ月間)外観・性状：変化なし。定量法, 純度試験, 水分：規格内 〔光〕(室内散乱光下, 無包装シャーレ, 1カ月間)外観・性状：変化なし。定量法, 純度試験, 水分：規格内 (蛍光灯下1,000lx, 無包装シャーレ, 1カ月間)外観・性状：照射面が微黄色に着色。定量法, 純度試験, 水分：規格内 (溶解性(水))溶けにくい	
室温保存 アルミピロー開封後は湿気を避けて保存すること 瓶の開封後は湿気, 光を避けて保存すること **著** 口腔内崩壊錠のため粉砕不適。粉砕した場合, 防湿・遮光保存 (溶解性(水))溶けにくい	
室温保存 アルミピロー開封後は湿気を避けて保存すること いずれの保存条件であっても1カ月間規格内であるが, 類縁物質の増加が認められたので, 粉砕後は速やかに使用することが望ましい **著** 口腔内崩壊錠のため粉砕不適。粉砕した場合, 防湿・遮光保存 (安定性)〔通常〕(23.0～27.5℃, 湿度48～81%, 照度355～570lx·hr, シャーレ開放, 1カ月間)外観・性状：変化なし。純度試験：類縁物質の増加が認められたが規格内。溶出性・定量法：規格内 〔湿度〕(30±2℃, 75±5%RH, 遮光, シャーレ開放, 1カ月間)外観・性状：変化なし。純度試験：類縁物質の増加が認められたが規格内。溶出性・定量法：規格内 〔光〕(24.9～26.8℃, 湿度54～60%, 総照度約60万lx·hr(約1,000lx·hr, 25日間), シャーレ開放, 1カ月間)外観・性状：変化なし。純度試験：類縁物質の増加が認められたが規格内。溶出性・定量法：規格内 (溶解性(水))溶けにくい	
わずかに特異なにおいがあり, 味はわずかに苦い **著** 防湿・遮光保存 (溶解性(水))溶けにくい	
わずかに特異なにおいがあり, 味はわずかに苦い **著** 口腔内崩壊錠のため粉砕不適。粉砕した場合, 防湿・遮光保存 (溶解性(水))溶けにくい	

理由　**著** 著者コメント　(安定性)原薬(一部製剤)の安定性　(溶解性(水))原薬の水に対する溶解性
代用品　※：一部適応等が異なる

アムロ

製品名（会社名）	規格単位	剤形・割線・Cap号数	可否	一般名
アムロジピン錠2.5mg「サンド」（サンド）	2.5mg	素錠 ◯(割線無)	―（△）	アムロジピンベシル酸塩
アムロジピン錠5mg「サンド」（サンド）	5mg	素錠 ◯(割線1本)	―（△）	
アムロジピンOD錠2.5mg「サンド」（サンド）	2.5mg	口腔内崩壊錠 ◯(割線無)	―（△）	アムロジピンベシル酸塩
アムロジピンOD錠5mg「サンド」（サンド）	5mg	口腔内崩壊錠 ◯(割線1本)	―（△）	
アムロジピンOD錠10mg「サンド」（サンド）	10mg	口腔内崩壊錠 ◯(割線1本)	―（△）	
アムロジピン錠2.5mg「タイヨー」（大興＝武田テバファーマ＝武田）	2.5mg	Fコート錠 ◯(割線無)	―（△）	アムロジピンベシル酸塩
アムロジピン錠5mg「タイヨー」（大興＝武田テバファーマ＝武田）	5mg	Fコート錠 ◯(割線1本)	―（△）	
アムロジピン錠10mg「タイヨー」（大興＝武田テバファーマ＝武田）	10mg	Fコート錠 ◯(割線1本)	―（△）	
アムロジピン錠2.5mg「タカタ」（高田）	2.5mg	Fコート錠 ◯(割線無)	―（△）	アムロジピンベシル酸塩
アムロジピン錠5mg「タカタ」（高田）	5mg	Fコート錠 ◯(割線1本)	―（△）	
アムロジピン錠10mg「タカタ」（高田）	10mg	Fコート錠 ◯(割線1本)	―（△）	
アムロジピンOD錠2.5mg「タカタ」（高田）	2.5mg	口腔内崩壊錠 ◯(割線無)	―（△）	アムロジピンベシル酸塩
アムロジピンOD錠5mg「タカタ」（高田）	5mg	口腔内崩壊錠 ◯(割線1本)	―（△）	
アムロジピンOD錠10mg「タカタ」（高田）	10mg	口腔内崩壊錠 ◯(割線1本)	―（△）	

可否判定 ○：可，△：条件つきで可，×：不可，―：企業判定回避，（ ）：著者判断

理　　由	代用品
著 防湿・遮光保存 溶解性(水) 溶けにくい	
著 口腔内崩壊錠のため粉砕不適。粉砕した場合，防湿・遮光保存 安定性〔温度〕(40℃，密栓，1カ月間)性状，定量(%)，類縁物質に変化は認められなかった 〔湿度〕(25℃，75%RH，遮光・開放，1カ月間)性状，定量(%)，類縁物質に変化は認められなかった 〔光〕[2.5mgOD錠] (2,000lx·hr，総照射量120万lx·hr(密栓))性状に変化は認められなかったが，定量(%)は100.0→96.56に低下(規格外)，類縁物質は増加(規格外) [5mgOD錠] (2,000lx·hr，総照射量120万lx·hr(密栓))性状に変化は認められなかったが，定量(%)は100.0→97.07に低下(規格内)，類縁物質は増加(規格外) 溶解性(水) 溶けにくい	
著 口腔内崩壊錠のため粉砕不適。粉砕した場合，防湿・遮光保存 安定性 **粉砕後** 〔温度〕(40±2℃，気密容器，3カ月間)外観(性状)，含量(%)，類縁物質(%)変化なし 〔湿度〕(25±2℃，75±5%RH，開放，3カ月間)外観(性状)，含量(%)，類縁物質(%)変化なし 〔光〕(2,000lx·hr，総照射量120万lx(気密容器))外観(性状)，含量(%)，類縁物質(%)変化なし 溶解性(水) 溶けにくい	
著 防湿・遮光保存 溶解性(水) 溶けにくい	
[2.5mg・10mg錠]苦味あり。湿度，光により含量低下 著 防湿・遮光保存 安定性[2.5mg・10mg錠] (40℃，遮光，気密，30日間)安定 (25℃，75%RH，遮光・開放，30日間)含量低下(水分増加による) 溶解性(水) 溶けにくい	
[2.5mg・5mgOD錠]苦味あり。湿度，光に注意 著 口腔内崩壊錠のため粉砕不適。粉砕した場合，防湿・遮光保存 安定性[2.5mg・5mgOD錠] (25℃，60%RH，遮光開放，3日間)含量低下(水分増加による) 溶解性(水) 溶けにくい	

理由　著 著者コメント　　安定性 原薬(一部製剤)の安定性　　溶解性(水) 原薬の水に対する溶解性
代用品　※：一部適応等が異なる

アムロ

製品名（会社名）	規格単位	剤形・割線・Cap号数	可否	一般名
アムロジピンOD錠2.5mg「武田テバ」(武田テバファーマ=武田)	2.5mg	口腔内崩壊錠 ◯(割線無)	— (△)	アムロジピンベシル酸塩
アムロジピンOD錠5mg「武田テバ」(武田テバファーマ=武田)	5mg	口腔内崩壊錠 ⊖(割線1本)	— (△)	
アムロジピンOD錠10mg「武田テバ」(武田テバファーマ=武田)	10mg	口腔内崩壊錠 ⊖(割線1本)	— (△)	
アムロジピン錠2.5mg「タナベ」(ニプロES)	2.5mg	Fコート錠 ◯(割線無)	— (◯)	アムロジピンベシル酸塩
アムロジピン錠5mg「タナベ」(ニプロES)	5mg	Fコート錠 ⊖(割線1本)	— (◯)	
アムロジピン錠10mg「タナベ」(ニプロES)	10mg	Fコート錠 ⊖(割線1本)	— (◯)	
アムロジピン錠2.5mg「ツルハラ」(鶴原)	2.5mg	Fコート錠 ◯(割線無)	△	アムロジピンベシル酸塩
アムロジピン錠5mg「ツルハラ」(鶴原)	5mg	Fコート錠 ⊖(割線1本)	△	
アムロジピン錠10mg「ツルハラ」(鶴原)	10mg	Fコート錠 ⊖(割線1本)	△	
アムロジピン錠2.5mg「トーワ」(東和薬品)	2.5mg	Fコート錠 ⊖(割線1本)	— (△)	アムロジピンベシル酸塩
アムロジピン錠5mg「トーワ」(東和薬品)	5mg	Fコート錠 ⊖(割線1本)	— (△)	
アムロジピン錠10mg「トーワ」(東和薬品)	10mg	Fコート錠 ⊖(割線1本)	— (△)	
アムロジピンOD錠2.5mg「トーワ」(東和薬品)	2.5mg	口腔内崩壊錠 ⊖(割線1本)	— (△)	アムロジピンベシル酸塩
アムロジピンOD錠5mg「トーワ」(東和薬品)	5mg	口腔内崩壊錠 ⊖(割線1本)	— (△)	
アムロジピンOD錠10mg「トーワ」(東和薬品)	10mg	口腔内崩壊錠 ⊖(割線1本)	— (△)	

可否判定 ◯：可，△：条件つきで可，×：不可，—：企業判定回避，（ ）：著者判断

アムロ

理　　由	代用品
曝光により類縁物質の増加が認められる **著** 口腔内崩壊錠のため粉砕不適。粉砕した場合，防湿・遮光保存 **安定性** 製剤 〔湿度〕(25℃，75%RH，4週間)外観，含量に変化なし([10mgOD錠]ただし凝集傾向があった) 曝光により類縁物質が増加する **溶解性(水)** 溶けにくい	
著 防湿・遮光保存 **安定性** 粉砕品　(25℃，75%RH，褐色ガラス瓶(開栓)，1カ月間)性状・含量に変化なし **溶解性(水)** 溶けにくい	
防湿・遮光保存 **安定性** 該当資料なし **溶解性(水)** 溶けにくい	
主成分はわずかに特異なにおいがあり，味はわずかに苦い **著** 防湿・遮光保存 **安定性** 粉砕後　(室内散光下，3カ月間)外観変化あり(3カ月)，残存率92.7%(1カ月) (遮光条件下，3カ月間)外観変化なし，残存率93.9%(1カ月) **溶解性(水)** 溶けにくい 主成分はわずかに特異なにおいがあり，味はわずかに苦い **著** 防湿・遮光保存 **安定性** 粉砕後　(室内散光下，3カ月間)外観変化あり(3カ月)，残存率96.4%(1カ月) (遮光条件下，3カ月間)外観・含量変化なし **溶解性(水)** 溶けにくい 主成分はわずかに特異なにおいがあり，味はわずかに苦い **著** 防湿・遮光保存 **安定性** 粉砕後　(室内散光下，3カ月間)外観変化あり(1カ月)，残存率96.7%(1カ月) (遮光条件下，3カ月間)外観・含量変化なし **溶解性(水)** 溶けにくい	
主成分はわずかに特異なにおいがあり，味はわずかに苦い **著** 口腔内崩壊錠のため粉砕不適。粉砕した場合，防湿・遮光保存 **安定性** 粉砕後　(室内散光下，3カ月間)外観変化なし，残存率[2.5mgOD錠]96.4%(3カ月)，[5mgOD錠]97.1%(3カ月)，[10mgOD錠]変化なし (遮光条件下，3カ月間)外観・含量変化なし **溶解性(水)** 溶けにくい	

理由　**著** 著者コメント　**安定性** 原薬(一部製剤)の安定性　**溶解性(水)** 原薬の水に対する溶解性
代用品　※：一部適応等が異なる

アムロ

製品名（会社名）	規格単位	剤形・割線・Cap号数	可否	一般名
アムロジピン錠2.5mg「日医工」（日医工）	2.5mg	Fコート錠 ◯(割線無)	— (△)	アムロジピンベシル酸塩
アムロジピン錠5mg「日医工」（日医工）	5mg	Fコート錠 ⊕(割線1本)	— (△)	
アムロジピン錠10mg「日医工」（日医工）	10mg	Fコート錠 ⊖(割線1本)	— (△)	
アムロジピンOD錠2.5mg「日医工」（日医工）	2.5mg	素錠(口腔内崩壊錠) ◯(割線無)	— (△)	アムロジピンベシル酸塩
アムロジピンOD錠5mg「日医工」（日医工）	5mg	素錠(口腔内崩壊錠) ⊖(割線1本)	— (△)	
アムロジピンOD錠10mg「日医工」（日医工）	10mg	素錠(口腔内崩壊錠) ⊖(割線1本)	— (△)	
アムロジピン錠2.5mg「フソー」（シオノ＝扶桑）	2.5mg	Fコート錠 ◯(割線無)	— (△)	アムロジピンベシル酸塩
アムロジピン錠5mg「フソー」（シオノ＝扶桑）	5mg	Fコート錠 ⊖(割線1本)	— (△)	
アムロジピン錠10mg「フソー」（シオノ＝扶桑）	10mg	Fコート錠 ⊖(割線1本)	— (△)	
アムロジピンOD錠2.5mg「フソー」（シオノ＝扶桑）	2.5mg	口腔内崩壊錠 ◯(割線無)	— (△)	アムロジピンベシル酸塩
アムロジピンOD錠5mg「フソー」（シオノ＝扶桑）	5mg	口腔内崩壊錠 ⊖(割線1本)	— (△)	
アムロジピンOD錠10mg「フソー」（シオノ＝扶桑）	10mg	口腔内崩壊錠 ⊖(割線1本)	— (△)	
アムロジピン錠2.5mg「明治」(MeijiSeika)	2.5mg	Fコート錠 ◯(割線無)	△	アムロジピンベシル酸塩
アムロジピン錠5mg「明治」(MeijiSeika)	5mg	Fコート錠 ⊖(割線表裏各1本)	△	
アムロジピン錠10mg「明治」(MeijiSeika)	10mg	Fコート錠 ⊖(割線表裏各1本)	△	
アムロジピンOD錠2.5mg「明治」(MeijiSeika)	2.5mg	口腔内崩壊錠 ◯(割線無)	△	アムロジピンベシル酸塩
アムロジピンOD錠5mg「明治」(MeijiSeika)	5mg	口腔内崩壊錠 ⊖(割線1本)	△	
アムロジピンOD錠10mg「明治」(MeijiSeika)	10mg	口腔内崩壊錠 ⊖(割線1本)	△	

可否判定 ◯：可，△：条件つきで可，×：不可，—：企業判定回避，（ ）：著者判断

アムロ

理　由	代用品
著 防湿・遮光保存 安定性 粉砕物 (25℃, 75%RH, 遮光・開放, 3カ月間)[2.5mg・10mg錠]外観, 含量変化なし, [5mg錠]3カ月後含量低下(規格内) 溶解性(水) 溶けにくい	
著 口腔内崩壊錠のため粉砕不適。粉砕した場合, 防湿・遮光保存 安定性 粉砕物 (25℃, 75%RH, 遮光・開放, 3カ月間)[2.5mg・5mgOD錠]2週間後外観変化, 含量低下(規格内), [10mgOD錠]外観, 含量変化なし 溶解性(水) 溶けにくい	
著 防湿・遮光保存 溶解性(水) 溶けにくい	
著 口腔内崩壊錠のため粉砕不適。粉砕した場合, 防湿・遮光保存 溶解性(水) 溶けにくい	
光に不安定なため, 遮光が必要 著 防湿・遮光保存 安定性 (25℃, 84%RH, 遮光, 2カ月まで) 溶解性(水) 溶けにくい	
光に不安定なため, 遮光が必要 著 口腔内崩壊錠のため粉砕不適。粉砕した場合, 防湿・遮光保存 安定性 (30℃, 75%RH, 遮光, 0.5カ月まで) 溶解性(水) 溶けにくい	

理由　著 著者コメント　安定性 原薬(一部製剤)の安定性　溶解性(水) 原薬の水に対する溶解性
代用品　※：一部適応等が異なる

ア

アムロ

製品名（会社名）	規格単位	剤形・割線・Cap号数	可否	一般名
アムロジン錠2.5mg（大日本住友）	2.5mg	Fコート錠 ◯(割線無)	— (△)	アムロジピンベシル酸塩
アムロジン錠5mg（大日本住友）	5mg	Fコート錠 ⊖(割線1本)	— (△)	
アムロジン錠10mg（大日本住友）	10mg	Fコート錠 ⊖(割線1本)	— (△)	

可否判定 ◯：可，△：条件つきで可，×：不可，—：企業判定回避，（ ）：著者判断

理　由	代用品
著 防湿・遮光保存 **安定性**〔長期〕(13〜29℃, ポリエチレン袋二重, 36カ月間)変化を認めず安定であった 〔光〕(500lx(室内散光), 無色透明ガラスシャーレ, 6カ月間)光曝表面が黄色に着色, 含量の低下はほとんど認められなかったものの, 分解物のわずかな生成が認められた 〔湿度〕(25℃, 75％RHあるいは85％RH, 6カ月間)外観のわずかな黄色化を認めたが, その他は変化を認めなかった **粉砕後**　[5mg錠] (25℃, 60％RH, 遮光, グラシン紙, 90日間)性状：変化なし, 含量：97.5％ (25℃, 60％RH, 遮光, ポリ瓶, 90日間)性状：変化なし, 含量：99.4％ (25℃, 1,000lx(白色蛍光ランプ), シャーレ, 90日間)性状：変化なし, 含量：92.4％ (1,000lx(室内散光下), ガラスシャーレ, 30日間)性状：黄色 (1,000lx(室内散光下), 薬包紙分包, 30日間)性状：黄色 [10mg錠] (30℃, 75％RH, 室内散光, 遮光開栓ガラス瓶, 90日間)性状：変化なし, 含量：95.8％ (30℃, 75％RH, 室内散光, 透明開栓ガラス瓶, 90日間)性状：変化なし, 含量：93.9％ (30℃, 75％RH, 室内散光, 遮光密栓ガラス瓶, 90日間)性状：変化なし, 含量：94.8％ (30℃, 75％RH, 室内散光, 透明密栓ガラス瓶, 90日間)性状：変化なし, 含量：95.6％ **溶解性(水)** 溶けにくい	

理由　**著** 著者コメント　　**安定性** 原薬(一部製剤)の安定性　　**溶解性(水)** 原薬の水に対する溶解性
代用品　※：一部適応等が異なる

アムロ

製品名（会社名）	規格単位	剤形・割線・Cap号数	可否	一般名
アムロジンOD錠2.5mg（大日本住友）	2.5mg	口腔内崩壊錠 ○(割線無)	―（△）	アムロジピンベシル酸塩
アムロジンOD錠5mg（大日本住友）	5mg	口腔内崩壊錠 ⊖(割線1本)	―（△）	アムロジピンベシル酸塩
アムロジンOD錠10mg（大日本住友）	10mg	口腔内崩壊錠 ⊖(割線1本)	―（△）	アムロジピンベシル酸塩
アメジニウムメチル硫酸塩錠10mg「JG」（長生堂＝日本ジェネリック）	10mg	素錠 ⊖(割線1本)	―（△）	アメジニウムメチル硫酸塩
アメジニウムメチル硫酸塩錠10mg「KN」（小林化工）	10mg	素錠 ⊖(割線1本)	△	アメジニウムメチル硫酸塩
アメジニウムメチル硫酸塩錠10mg「オーハラ」（大原）	10mg	素錠 ⊖(割線1本)	―（△）	アメジニウムメチル硫酸塩
アメジニウムメチル硫酸塩錠10mg「サワイ」（沢井）	10mg	素錠 ⊖(割線1本)	―（△）	アメジニウムメチル硫酸塩
アメジニウムメチル硫酸塩錠10mg「トーワ」（東和薬品）	10mg	素錠 ⊖(割線1本)	―（△）	アメジニウムメチル硫酸塩

ア

可否判定　○：可，△：条件つきで可，×：不可，―：企業判定回避，（ ）：著者判断

理　　由	代用品
著 口腔内崩壊錠のため粉砕不適。粉砕した場合，防湿・遮光保存 **安定性**〔長期〕(13～29℃，ポリエチレン袋二重，36カ月間)変化を認めず安定であった 〔光〕(500lx(室内散光)，無色透明ガラスシャーレ，6カ月間)光曝表面が黄色に着色，含量の低下はほとんど認められなかったものの，分解物のわずかな生成が認められた 〔湿度〕(25℃，75％RHあるいは85％RH，6カ月間)外観のわずかな黄色化を認めたが，その他は変化を認めなかった **粉砕後**　〔2.5mgOD錠〕 (25℃，60％RH，褐色ガラス瓶(密栓)，3カ月間)性状，含量：変化なし (25℃，60％RH，グラシン紙，3カ月間)性状，含量：変化なし (1,000lx，ガラスシャーレ，30日間)性状：変化なし，含量：96.3％(類縁物質の増加) 〔5mgOD錠〕 (25℃，60％RH，褐色ガラス瓶(密栓)，3カ月間)性状：変化なし，含量：99.5％ (25℃，60％RH，グラシン紙，3カ月間)性状：変化なし，含量：99.0％ (1,000lx，ガラスシャーレ，30日間)性状：変化なし，含量：95.3％(類縁物質の増加) 〔10mgOD錠〕 (25℃，60％RH，褐色ガラス瓶(密栓)，3カ月間)性状：変化なし，含量：101.4％ (25℃，60％RH，グラシン紙，3カ月間)性状：変化なし，含量：101.1％ (1,000lx，ガラスシャーレ，30日間)性状：変化なし，含量：98.5％(類縁物質の増加) **溶解性(水)** 溶けにくい	
著 防湿保存 **安定性 粉砕品**　(40℃，60％RH，遮光・気密，30日間)外観・含量：変化なし (25℃，75％RH，遮光・開放，30日間)外観・含量：変化なし (120万lx·hr，密閉(シャーレ＋ラップ)，50日間)外観・含量：変化なし **溶解性(水)** やや溶けにくい	
主薬由来の苦味が出現する可能性がある(苦味あり) **安定性 粉砕後**　〔通常〕(25℃，75％RH，遮光，30日間)変化なし 〔光〕(室温，1,000lx·hr(白色蛍光灯下)，30日間)変化なし **溶解性(水)** やや溶けにくい	
著 防湿保存 **安定性**〔長期〕(室温，成り行きRH，36カ月間)性状，純度試験，定量，pH，融点，乾燥減量など：いずれも変化なし **溶解性(水)** やや溶けにくい	
においはなく，味は苦い **著** 防湿・遮光保存 **溶解性(水)** やや溶けにくい	
主成分は，においはなく，味は苦い **著** 防湿保存 **安定性 粉砕後**　(室内散光下，3カ月間)外観・含量変化なし **溶解性(水)** やや溶けにくい	

理由　**著** 著者コメント　　**安定性** 原薬(一部製剤)の安定性　　**溶解性(水)** 原薬の水に対する溶解性
代用品　※：一部適応等が異なる

アメシ

製品名（会社名）	規格単位	剤形・割線・Cap号数	可否	一般名
アメジニウムメチル硫酸塩錠10mg「日医工」(日医工)	10mg	素錠 ⊖(割線模様)	— (△)	アメジニウムメチル硫酸塩
アメジニウムメチル硫酸塩錠10mg「フソー」(扶桑)	10mg	素錠 ⊖(割線1本)	— (△)	アメジニウムメチル硫酸塩
アメナリーフ錠200mg（マルホ）	200mg	Fコート錠 ◯(割線無)	— (◯)	アメナメビル
アメパロモカプセル250mg（ファイザー）	250mg	硬カプセル 1号	—	パロモマイシン硫酸塩
アモキサンカプセル10mg（ファイザー）	10mg	硬カプセル 4号	— (◯)	アモキサピン
アモキサンカプセル25mg（ファイザー）	25mg	硬カプセル 4号	— (◯)	
アモキサンカプセル50mg（ファイザー）	50mg	硬カプセル 4号	— (◯)	
アモキシシリンカプセル125mg「NP」(ニプロ)	125mg	硬カプセル 3号	— (△)	アモキシシリン水和物
アモキシシリンカプセル250mg「NP」(ニプロ)	250mg	硬カプセル 2号	— (△)	
アモキシシリンカプセル125mg「タツミ」(辰巳)	125mg	硬カプセル 3号	— (△)	アモキシシリン水和物
アモキシシリンカプセル250mg「タツミ」(辰巳=日本ジェネリック)	250mg	硬カプセル 2号	— (△)	
アモキシシリンカプセル125mg「トーワ」(東和薬品)	125mg	硬カプセル 3号	— (△)	アモキシシリン水和物
アモキシシリンカプセル250mg「トーワ」(東和薬品)	250mg	硬カプセル 2号	— (△)	

可否判定 ◯：可，△：条件つきで可，×：不可，—：企業判定回避，( )：著者判断

アモキ

理　由	代用品
成分の味は苦い 著 防湿・遮光保存 (溶解性(水))やや溶けにくい	
著 苦味あり。温度・湿度にやや不安定 (安定性)資料なし (溶解性(水))やや溶けにくい	
Fコート錠であり，粉砕投与による薬物動態は確認していない (安定性)〔長期〕(25℃，60%RH，アルミラミネート袋/ファイバードラム，48カ月間)明確な品質の変化なし 〔熱〕(50℃または60℃，褐色ガラス瓶(開放)，3カ月間)明確な品質の変化なし 〔湿度〕(40℃，75%RH，褐色ガラス瓶(開放)，3カ月間)明確な品質の変化なし 〔光〕(25℃，60%RH，1,000lx(D65ランプ)，直接曝光または遮光，120万lx・hr)直接曝光でわずかな性状の変化を認めた(規格内)，遮光で明確な品質の変化なし **粉砕時**　(25℃，60%RH，シャーレ(開放)，30日間)外観・性状・含量変化なし (40℃，75%RH，褐色ガラス瓶(気密)，7日間)外観・性状・含量変化なし (25℃，2,500lx(D65ランプ)，成り行き湿度，シャーレ(ポリ塩化ビニリデン製ラップ)，120万lx・hr)外観・性状・含量変化なし (溶解性(水))ほとんど溶けない	
(安定性)データなし (溶解性(水))溶けやすい	
(安定性)(湿度90%RH(500lx，室温))30日間外観変化なし (溶解性(水))ほとんど溶けない	細10% [先]
カプセル剤は開封後遮光保存，吸湿注意 著 別規格データより，粉砕後防湿・遮光保存で可能と推定 (安定性)**脱カプセル後**　データなし (溶解性(水))溶けにくい	細10% ※ [先][GE] 細20% ※ [GE]
カプセル剤は遮光保存，開封後吸湿注意 著 原薬は室温・24カ月・無色透明ガラスで24カ月安定である (安定性)**脱カプセル後**　3カ月間のデータあり(脱カプセル時の体内動態データ等なし) (溶解性(水))溶けにくい	
室内散乱光，シャーレ開放条件で4週間保存した結果，含量に変化なし 著 粉砕後防湿・遮光保存で可能と推定 (安定性)該当資料なし (溶解性(水))溶けにくい	細10% ※ [先][GE] 細20% ※ [GE]
著 粉砕後防湿・遮光保存で可能と推定 (安定性)**脱カプセル後**　(室内散光下，3カ月間)外観変化あり(1カ月)，含量変化なし (溶解性(水))やや溶けにくい	細10% ※ [先][GE] 細20% ※ [GE]

理由　著 著者コメント　(安定性)原薬(一部製剤)の安定性　(溶解性(水))原薬の水に対する溶解性
代用品　※：一部適応等が異なる

アモキ

製品名(会社名)	規格単位	剤形・割線・Cap号数	可否	一般名
アモキシシリンカプセル125mg「日医工」(日医工ファーマ=日医工)	125mg	硬カプセル 3号	— (△)	アモキシシリン水和物
アモキシシリンカプセル250mg「日医工」(日医工ファーマ=日医工)	250mg	硬カプセル 2号	— (△)	
アモバン錠7.5 (サノフィ=日医工)	7.5mg	Fコート錠 (割線1本)	— (△)	ゾピクロン
アモバン錠10 (サノフィ=日医工)	10mg	Fコート錠 (割線1本)	— (△)	
アモバンテス錠7.5 (小林化工=全星=ファイザー)	7.5mg	Fコート錠 (割線1本)	— (△)	ゾピクロン
アモバンテス錠10 (小林化工)	10mg	Fコート錠 (割線1本)	— (△)	
アモリンカプセル125 (武田テバ薬品=武田)	125mg	硬カプセル 3号	△	アモキシシリン水和物
アモリンカプセル250 (武田テバ薬品=武田)	250mg	硬カプセル 2号	△	
アラセプリル錠12.5mg「JG」 (長生堂=日本ジェネリック)	12.5mg	素錠 (割線1本)	— (△)	アラセプリル
アラセプリル錠25mg「JG」 (長生堂=日本ジェネリック)	25mg	素錠 (割線1本)	— (△)	
アラセプリル錠50mg「JG」 (長生堂=日本ジェネリック)	50mg	素錠 (割線1本)	— (△)	

可否判定 ○:可,△:条件つきで可,×:不可,—:企業判定回避,( ):著者判断

アラセ

理　　由	代用品
著 防湿・遮光保存 安定性 製剤内容物　[125mgカプセル](25℃, 75%RH, 遮光・開放, 3カ月間)2カ月後含量低下(規格内) 溶解性(水) 溶けにくい	細10% ※ 先 GE 細20% ※ GE
メーカー判定回避。光により着色し含量が低下。40℃・75%RH・遮光条件で30日間は外観，含量に変化はなかった。ただし原薬は強い苦味を有する 著 遮光保存 安定性〔通常〕(室温，ガラス製褐色瓶(気密)紙器入り，39カ月間)変化なし 〔苛酷〕(30℃, 90%RH, ガラス製褐色シャーレ(開放), 3カ月間)変化なし 溶解性(水) 極めて溶けにくい	
主薬由来の苦味が出現する可能性がある(苦味あり)。光によって徐々に着色する 著 遮光保存 安定性 粉砕後　〔通常〕(25℃, 75%RH, 遮光, 3カ月間)変化なし 〔苛酷〕(40℃, 遮光, 3カ月間)変化なし 〔光〕(室温, 1,000lx・hr(白色蛍光灯下))25日目に表面が微黄白色に変化, 50日目において含量低下傾向(規格外) 溶解性(水) 極めて溶けにくい	
吸湿性あり。強いペニシリン臭あり 安定性〔温度〕(60～75℃, 30日間)経日とともにわずかに黄色を増し，ヨウ素吸収物，紫外部吸収，薄層クロマトグラフィーにわずかな変化をみるが，力価はほとんど低下しない 〔湿度〕(40℃・50%RH及び35℃・75%RH, 3カ月間)変化なし 〔光〕(室内散乱光下3カ月間，直射日光下3日間)ほとんど変化なし 製剤　[125mgカプセル] 〔長期〕(室温, PTP＋内袋＋紙箱, 36カ月間)外観：変化なし，含湿度：12.2～13.0%, 残存率：98.4% 〔苛酷〕データなし [250mgカプセル] 〔長期〕(室温, PTP＋内袋＋紙箱, 36カ月間)外観：変化なし，含湿度：12.4～12.9%, 残存率：97.5% 〔温度〕(40℃, PTP, 6カ月間)外観：変化なし，残存率：99.4% 〔湿度〕(25℃, 83%RH, PTP, 1カ月→30℃, 5カ月間)外観：変化なし，含湿度：13.0%, 残存率：99.5% 〔光〕(フェードメーター, 10万lx, PTP, 10時間)外観：変化なし，残存率：101.9% 溶解性(水) 溶けにくい	細10% ※ 先 GE 細20% ※ GE
著 防湿・遮光保存 安定性 粉砕品　(40℃, 60%RH, 遮光・気密, 30日間)外観・含量：変化なし (25℃, 75%RH, 遮光・開放, 30日間)外観・含量：変化なし (120万lx・hr, 密閉(シャーレ＋ラップ), 50日間)外観・含量：変化なし 溶解性(水) 溶けにくい	

理由　著 著者コメント　安定性 原薬(一部製剤)の安定性　溶解性(水) 原薬の水に対する溶解性
代用品　※：一部適応等が異なる

アラセ

製品名(会社名)	規格単位	剤形・割線・Cap号数	可否	一般名
アラセプリル錠12.5mg「サワイ」(沢井)	12.5mg	素錠 ⊖(割線1本)	— (△)	アラセプリル
アラセプリル錠25mg「サワイ」(沢井)	25mg	素錠 ⊖(割線1本)	— (△)	
アラセプリル錠50mg「サワイ」(沢井)	50mg	素錠 ⊕(割線2本)	— (△)	
アラセプリル錠12.5mg「日医工」(日医工)	12.5mg	素錠 ⊖(割線1本)	— (○)	アラセプリル
アラセプリル錠25mg「日医工」(日医工)	25mg	素錠 ⊖(割線1本)	— (○)	
アラセプリル錠50mg「日医工」(日医工)	50mg	素錠 ⊕(割線1本)	— (○)	
アラセプリル錠12.5mg「日新」(日新製薬)	12.5mg	素錠 ⊖(割線1本)	— (△)	アラセプリル
アラセプリル錠25mg「日新」(日新製薬)	25mg	素錠 ⊖(割線模様)	— (△)	
アラセプリル錠50mg「日新」(日新製薬)	50mg	素錠 ⊖(割線模様)	— (△)	
アラバ錠10mg(サノフィ)	10mg	Fコート錠 ◯(割線無)	× (○)	レフルノミド
アラバ錠20mg(サノフィ)	20mg	Fコート錠 △(割線無)	× (○)	
アラバ錠100mg(サノフィ)	100mg	Fコート錠 ◯(割線無)	× (○)	

可否判定 ○:可, △:条件つきで可, ×:不可, —:企業判定回避, ( ):著者判断

アラハ

理　由	代用品
データなし **著** 防湿・遮光保存 **溶解性(水)** 溶けにくい	
著 防湿・遮光保存 **溶解性(水)** 溶けにくい	
安定性 粉砕物　(25℃, 75%RH, 遮光・開放, 3カ月間)外観, 含量変化なし **溶解性(水)** 溶けにくい	
著 防湿・遮光保存 **溶解性(水)** 溶けにくい	
著 40℃, 75%RH, 遮光, 開放下で1カ月保存したとき, 試験開始後1週間で水分及び類縁物質A771726の増加が認められた。催奇形成作用あり **安定性** 〔通常〕(25℃, 60%RH, HDPEボトル, 18カ月間)12カ月間で結晶形に変化が認められたが, 規格の範囲内であり, 他の試験項目に変化は認められなかった 〔苛酷〕(40℃, 90%RH, 3カ月間)粒子が凝集し粒子径は測定できなかった。その他の試験項目に変化は認められなかった **溶解性(水)** ほとんど溶けない	
著 40℃, 75%RH, 遮光, 開放下で1カ月保存したとき, 試験開始後1週間で水分の増加が認められ, 2週間で類縁物質A771726の増加が認められた。催奇形成作用あり **安定性** 〔通常〕(25℃, 60%RH, HDPEボトル, 18カ月間)12カ月間で結晶形に変化が認められたが, 規格の範囲内であり, 他の試験項目に変化は認められなかった 〔苛酷〕(40℃, 90%RH, 3カ月間)粒子が凝集し粒子径は測定できなかった。その他の試験項目に変化は認められなかった **溶解性(水)** ほとんど溶けない	
著 40℃, 75%RH, 遮光, 開放下で1カ月保存したとき, 試験開始後1カ月で類縁物質A771726の増加が認められた。催奇形成作用あり **安定性** 〔通常〕(25℃, 60%RH, HDPEボトル, 18カ月間)12カ月間で結晶形に変化が認められたが, 規格の範囲内であり, 他の試験項目に変化は認められなかった 〔苛酷〕(40℃, 90%RH, 3カ月間)粒子が凝集し粒子径は測定できなかった。その他の試験項目に変化は認められなかった **溶解性(水)** ほとんど溶けない	

理由　**著** 著者コメント　**安定性** 原薬(一部製剤)の安定性　**溶解性(水)** 原薬の水に対する溶解性
代用品　※：一部適応等が異なる

アリセ

製品名（会社名）	規格単位	剤形・割線・Cap号数	可否	一般名
アリセプト錠3mg （エーザイ）	3mg	Fコート錠 ○（割線無）	— (○)	ドネペジル塩酸塩
アリセプト錠5mg （エーザイ）	5mg	Fコート錠 ○（割線無）	— (○)	
アリセプト錠10mg （エーザイ）	10mg	Fコート錠 ○（割線無）	— (○)	
アリセプトD錠3mg （エーザイ）	3mg	口腔内崩壊錠 ○（割線無）	— (△)	ドネペジル塩酸塩
アリセプトD錠5mg （エーザイ）	5mg	口腔内崩壊錠 ○（割線無）	— (△)	
アリセプトD錠10mg （エーザイ）	10mg	口腔内崩壊錠 ⊖（割線表裏各1本）	— (△)	
5mgアリナミンF糖衣錠 （武田テバ薬品＝武田）	5mg	糖衣錠 ○（割線無）	○	フルスルチアミン
25mgアリナミンF糖衣錠 （武田テバ薬品＝武田）	25mg	糖衣錠 ○（割線無）	○	
50mgアリナミンF糖衣錠 （武田テバ薬品＝武田）	50mg	糖衣錠 ○（割線無）	○	
アリピプラゾール錠3mg「JG」 （日本ジェネリック）	3mg	素錠 ○（割線無）	— (△)	アリピプラゾール
アリピプラゾール錠6mg「JG」 （日本ジェネリック）	6mg	素錠 ○（割線無）	— (△)	
アリピプラゾール錠12mg「JG」 （日本ジェネリック）	12mg	素錠 ○（割線無）	— (△)	

可否判定　○：可，△：条件つきで可，×：不可，—：企業判定回避，（　）：著者判断

アリヒ

理　由	代用品
遮光保存。苦味を有する **著** 安定性データより粉砕可能と推定 (安定性)〔長期〕(25℃, 60%RH, ポリエチレン袋二重＋ファイバードラム, 36カ月間)変化なし 〔加速〕(40℃, 75%RH, ポリエチレン袋二重＋ファイバードラム, 6カ月間)変化なし 〔苛酷〕(60℃, ガラス瓶(密栓), 3カ月間)変化なし (40℃, 90%RH, ガラス瓶(開放), 3カ月間)変化なし (25℃, 1,000lx, 石英管(密栓), 3カ月間)変化なし (溶解性(水))やや溶けやすい	細0.5% [先][GE] DS1% [先] 内用液0.2% [GE] 内用ゼリー3mg・5mg・10mg [先][GE]
防湿・遮光保存 **著** 口腔内崩壊錠のため粉砕不適。粉砕した場合, 防湿・遮光保存。投与直前に粉砕服用可 (安定性)〔長期〕(25℃, 60%RH, ポリエチレン袋二重＋ファイバードラム, 36カ月間)変化なし 〔加速〕(40℃, 75%RH, ポリエチレン袋二重＋ファイバードラム, 6カ月間)変化なし 〔苛酷〕(60℃, ガラス瓶(密栓), 3カ月間)変化なし (40℃, 90%RH, ガラス瓶(開放), 3カ月間)変化なし (25℃, 1,000lx, 石英管(密栓), 3カ月間)変化なし (溶解性(水))やや溶けやすい	細0.5% [先][GE] DS1% [先] 内用液0.2% [GE] 内用ゼリー3mg・5mg・10mg [先][GE]
苦味あり (安定性)フルスルチアミン 〔温度・湿度〕(60℃, 75%RH, 3日間)変化なし フルスルチアミン塩酸塩 〔温度〕(60℃, 1カ月間)変化なし 〔湿度〕(室温, 20～85%RH)変化なし **製剤** 〔長期〕(室温, PTP＋内袋＋紙箱, 60カ月間)外観：変化なし, 残存率：[5mg錠]99.3%, [25mg錠]100.1%, [50mg錠]101.6% 〔温度〕[25mg錠](60℃, 4週間)外観：変化なし, 残存率：98.3% 〔湿度〕[25mg錠](40℃, 75%RH, 4週間)外観：表面艶消え, 残存率：99.6% 〔光〕[25mg錠](蛍光灯500lx, 6カ月間)外観：変化なし, 残存率：99.4% (溶解性(水))フルスルチアミン：溶けにくい フルスルチアミン塩酸塩：溶けやすい	顆10% [GE]
著 遮光保存 (安定性)粉砕品 (40℃, 遮光・気密容器, 4週間)変化なし (25℃, 75%RH, 遮光・開放, 4週間)変化なし (25℃, 60%RH, 30万lx・hr, シャーレ＋ラップ)類縁物質の増加(規格外) (溶解性(水))ほとんど溶けない	散1% [先][GE] 細1% [先] 内用液0.1% [先][GE]

理由　**著** 著者コメント　(安定性)原薬(一部製剤)の安定性　(溶解性(水))原薬の水に対する溶解性
代用品　※：一部適応等が異なる

アリヒ

製品名（会社名）	規格単位	剤形・割線・Cap号数	可否	一般名
アリピプラゾールOD錠3mg「JG」（日本ジェネリック）	3mg	口腔内崩壊錠 ○(割線無)	— (△)	アリピプラゾール
アリピプラゾールOD錠6mg「JG」（日本ジェネリック）	6mg	口腔内崩壊錠 ○(割線無)	— (△)	
アリピプラゾールOD錠12mg「JG」（日本ジェネリック）	12mg	口腔内崩壊錠 ○(割線無)	— (△)	
アリピプラゾールOD錠24mg「JG」（日本ジェネリック）	24mg	口腔内崩壊錠 ○(割線無)	— (△)	
アリピプラゾール錠3mg「YD」（陽進堂）	3mg	素錠 ○(割線無)	— (○)	アリピプラゾール
アリピプラゾール錠6mg「YD」（陽進堂）	6mg	素錠 ○(割線無)	— (○)	
アリピプラゾール錠12mg「YD」（陽進堂）	12mg	素錠 ○(割線無)	— (○)	
アリピプラゾール錠24mg「YD」（陽進堂）	24mg	素錠 ○(割線無)	— (○)	
アリピプラゾール錠3mg「アメル」（共和薬品）	3mg	素錠 ○(割線無)	— (○)	アリピプラゾール
アリピプラゾール錠6mg「アメル」（共和薬品）	6mg	素錠 ⊖(割線表裏各1本)	— (○)	
アリピプラゾール錠12mg「アメル」（共和薬品）	12mg	素錠 ⊖(割線表裏各1本)	— (○)	
アリピプラゾール錠24mg「アメル」（共和薬品）	24mg	素錠 ⊖(割線表裏各1本)	— (○)	
アリピプラゾールOD錠3mg「アメル」（共和薬品）	3mg	口腔内崩壊錠 ○(割線無)	— (△)	アリピプラゾール
アリピプラゾールOD錠6mg「アメル」（共和薬品）	6mg	口腔内崩壊錠 ○(割線無)	— (△)	
アリピプラゾールOD錠12mg「アメル」（共和薬品）	12mg	口腔内崩壊錠 ○(割線無)	— (△)	
アリピプラゾールOD錠24mg「アメル」（共和薬品）	24mg	口腔内崩壊錠 ○(割線無)	— (△)	
アリピプラゾール錠3mg「オーハラ」（大原＝共創未来ファーマ）	3mg	素錠 ○(割線無)	— (○)	アリピプラゾール
アリピプラゾール錠6mg「オーハラ」（大原＝共創未来ファーマ）	6mg	素錠 ○(割線無)	— (○)	
アリピプラゾール錠12mg「オーハラ」（大原＝共創未来ファーマ）	12mg	素錠 ○(割線無)	— (○)	
アリピプラゾール錠24mg「オーハラ」（大原）	24mg	素錠 ◐(割線1本)	— (○)	

可否判定　○：可，△：条件つきで可，×：不可，—：企業判定回避，（　）：著者判断

理　　由	代用品
著 口腔内崩壊錠のため粉砕不適。粉砕した場合，防湿・遮光保存 **安定性) 粉砕品** （40℃, 遮光・気密容器, 4週間）変化なし (25℃, 75%RH, 遮光・開放, 4週間）変化なし (25℃, 60万lx·hr, 気密容器）変化なし **溶解性(水)** ほとんど溶けない	散1% 先 GE 細1% GE 内用液0.1% 先 GE
著 粉砕後データより安定と判断 **安定性) 粉砕時**　(25±2℃, 60±5%RH, 光照射・シャーレ開放, 120万lx·hr, 約30日間）性状変化なし，[3mg錠]純度規格外，含量規格内，[6mg・12mg・24mg錠]純度・含量規格内 **溶解性(水)** ほとんど溶けない	散1% 先 GE 細1% GE 内用液0.1% 先 GE
著 粉砕後データより安定と判断 **安定性) 粉砕品**　〔湿度〕(25℃, 75%RH, 遮光, ポリセロ分包, 90日間)[3mg・6mg・24mg錠]外観, 含量, 純度：変化なし, [12mg錠]外観, 純度：変化なし, 含量：変化あり(規格内) 〔光〕(25℃, 60%RH, 120万lx·hr, ポリセロ分包)外観, 含量, 純度：変化なし **溶解性(水)** ほとんど溶けない	散1% 先 GE 細1% GE 内用液0.1% 先 GE
著 口腔内崩壊錠のため粉砕不適。粉砕した場合，防湿・遮光保存 **安定性) 粉砕品**　〔湿度〕(25℃, 75%RH, 遮光, ポリセロ分包, 90日間)外観, 含量, 純度：変化なし 〔光〕(25℃, 60%RH, 120万lx·hr, ポリセロ分包)外観, 含量, 純度：変化なし **溶解性(水)** ほとんど溶けない	散1% 先 GE 細1% GE 内用液0.1% 先 GE
溶解性(水) ほとんど溶けない	散1% 先 GE 細1% GE 内用液0.1% 先 GE

理由　**著** 著者コメント　**安定性)** 原薬(一部製剤)の安定性　**溶解性(水)** 原薬の水に対する溶解性
代用品　※：一部適応等が異なる

アリヒ

ア

製品名（会社名）	規格単位	剤形・割線・Cap号数	可否	一般名
アリピプラゾールOD錠3mg「オーハラ」(大原＝共創未来ファーマ)	3mg	素錠(口腔内崩壊錠) ○(割線無)	― (△)	アリピプラゾール
アリピプラゾールOD錠6mg「オーハラ」(大原＝共創未来ファーマ)	6mg	素錠(口腔内崩壊錠) ○(割線無)	― (△)	
アリピプラゾールOD錠12mg「オーハラ」(大原＝共創未来ファーマ)	12mg	素錠(口腔内崩壊錠) ○(割線無)	― (△)	
アリピプラゾールOD錠24mg「オーハラ」(大原＝共創未来ファーマ)	24mg	素錠(口腔内崩壊錠) (割線1本)	― (△)	
アリピプラゾールOD錠3mg「杏林」(キョーリンリメディオ＝杏林＝陽進堂)	3mg	口腔内崩壊錠 ○(割線無)	― (△)	アリピプラゾール
アリピプラゾールOD錠6mg「杏林」(キョーリンリメディオ＝杏林＝陽進堂)	6mg	口腔内崩壊錠 ○(割線無)	― (△)	
アリピプラゾールOD錠12mg「杏林」(キョーリンリメディオ＝杏林＝陽進堂)	12mg	口腔内崩壊錠 ○(割線無)	― (△)	
アリピプラゾールOD錠24mg「杏林」(キョーリンリメディオ＝杏林＝陽進堂)	24mg	口腔内崩壊錠 ○(割線無)	― (△)	
アリピプラゾール錠3mg「サワイ」(沢井)	3mg	素錠 ○(割線無)	― (○)	アリピプラゾール
アリピプラゾール錠6mg「サワイ」(沢井)	6mg	素錠 ⊖(割線1本)	― (○)	
アリピプラゾール錠12mg「サワイ」(沢井)	12mg	素錠 ⊖(割線1本)	― (○)	
アリピプラゾール錠24mg「サワイ」(沢井)	24mg	素錠 ⊖(割線1本)	― (○)	
アリピプラゾール錠3mg「タカタ」(高田)	3mg	素錠 ○(割線無)	― (○)	アリピプラゾール
アリピプラゾール錠6mg「タカタ」(高田)	6mg	素錠 ○(割線無)	― (○)	
アリピプラゾール錠12mg「タカタ」(高田)	12mg	素錠 ○(割線無)	― (○)	

可否判定　○：可，△：条件つきで可，×：不可，―：企業判定回避，（　）：著者判断

アリヒ

理　由	代用品
著 口腔内崩壊錠のため粉砕不適。粉砕した場合，防湿・遮光保存 **溶解性(水)** ほとんど溶けない	散1% 先 GE 細1% GE 内用液0.1% 先 GE
著 口腔内崩壊錠のため粉砕不適。粉砕した場合，防湿・遮光保存 **安定性** 粉砕品は，分包紙（グラシンポリラミネート紙），温度及び湿度成り行き保存において12週，性状及び定量法いずれも変化を認めなかった **溶解性(水)** ほとんど溶けない	散1% 先 GE 細1% GE 内用液0.1% 先 GE
溶解性(水) ほとんど溶けない	散1% 先 GE 細1% GE 内用液0.1% 先 GE
著 粉砕後データより安定と判断 **安定性** 粉砕物（25℃，75％RH，遮光，30日間）[3mg錠]性状：変化なし，類縁物質：ほとんど変化なし，含量：わずかに低下，[6mg・12mg錠]性状，類縁物質：変化なし，含量：わずかに低下 **溶解性(水)** ほとんど溶けない	散1% 先 GE 細1% GE 内用液0.1% 先 GE

理由　**著** 著者コメント　**安定性** 原薬（一部製剤）の安定性　**溶解性(水)** 原薬の水に対する溶解性
代用品　※：一部適応等が異なる

アリヒ

製品名（会社名）	規格単位	剤形・割線・Cap号数	可否	一般名
アリピプラゾールOD錠3mg「タカタ」(高田)	3mg	口腔内崩壊錠 ◯(割線無)	— (△)	アリピプラゾール
アリピプラゾールOD錠6mg「タカタ」(高田)	6mg	口腔内崩壊錠 ◯(割線無)	— (△)	
アリピプラゾールOD錠12mg「タカタ」(高田)	12mg	口腔内崩壊錠 ◯(割線無)	— (△)	
アリピプラゾールOD錠24mg「タカタ」(高田)	24mg	口腔内崩壊錠 ◯(割線無)	— (△)	
アリピプラゾールOD錠3mg「武田テバ」(武田テバファーマ＝武田)	3mg	口腔内崩壊錠 ◯(割線無)	— (△)	アリピプラゾール
アリピプラゾールOD錠6mg「武田テバ」(武田テバファーマ＝武田)	6mg	口腔内崩壊錠 ◯(割線無)	— (△)	
アリピプラゾールOD錠12mg「武田テバ」(武田テバファーマ＝武田)	12mg	口腔内崩壊錠 ◯(割線無)	— (△)	
アリピプラゾールOD錠24mg「武田テバ」(武田テバファーマ＝武田)	24mg	口腔内崩壊錠 ◯(割線無)	— (△)	
アリピプラゾール錠3mg「トーワ」(東和薬品)	3mg	素錠 ⊖(割線1本)	— (◯)	アリピプラゾール
アリピプラゾール錠6mg「トーワ」(東和薬品)	6mg	素錠 ⊖(割線1本)	— (◯)	
アリピプラゾール錠12mg「トーワ」(東和薬品)	12mg	素錠 ⊖(割線1本)	— (◯)	
アリピプラゾール錠24mg「トーワ」(東和薬品)	24mg	素錠 ⊖(割線1本)	— (◯)	
アリピプラゾールOD錠3mg「トーワ」(東和薬品)	3mg	口腔内崩壊錠 ⊖(割線1本)	— (△)	アリピプラゾール
アリピプラゾールOD錠6mg「トーワ」(東和薬品)	6mg	口腔内崩壊錠 ⊖(割線1本)	— (△)	
アリピプラゾールOD錠12mg「トーワ」(東和薬品)	12mg	口腔内崩壊錠 ⊖(割線1本)	— (△)	
アリピプラゾールOD錠24mg「トーワ」(東和薬品)	24mg	口腔内崩壊錠 ⊖(割線1本)	— (△)	
アリピプラゾール錠3mg「日医工」(日医工)	3mg	素錠 ◯(割線無)	— (◯)	アリピプラゾール
アリピプラゾール錠6mg「日医工」(日医工)	6mg	素錠 ⊖(割線1本)	— (◯)	
アリピプラゾール錠12mg「日医工」(日医工)	12mg	素錠 ⊖(割線1本)	— (◯)	

可否判定　◯:可，△:条件つきで可，×:不可，—:企業判定回避，( ):著者判断

理　由	代用品
著 口腔内崩壊錠のため粉砕不適。粉砕した場合，防湿・遮光保存 安定性 **粉砕物** ［24mgOD錠］ (25℃，75％RH，遮光，30日間)性状，類縁物質：変化なし。含量：ほとんど変化なし 溶解性(水) ほとんど溶けない	散1% 先 GE 細1% GE 内用液0.1% 先 GE
著 口腔内崩壊錠のため粉砕不適。粉砕した場合，防湿・遮光保存 安定性 **製剤** 室温・遮光(温度・湿度成り行き，分包(グラシンポリラミネート紙)，12週間)外観，含量に変化なし 溶解性(水) ほとんど溶けない	散1% 先 GE 細1% GE 内用液0.1% 先 GE
著 粉砕後データより安定と判断 安定性 **粉砕後** (25℃，60％RH，1,000lx散光下，3カ月間)外観・含量変化なし ［3mg錠］(25℃，室内散光・防湿条件下，3カ月間)外観・含量変化なし 溶解性(水) ほとんど溶けない	散1% 先 GE 細1% GE 内用液0.1% 先 GE
著 口腔内崩壊錠のため粉砕不適。粉砕した場合，防湿・遮光保存 安定性 **粉砕後** (25℃，60％RH，1,000lx散光下，3カ月間)外観・含量変化なし 溶解性(水) ほとんど溶けない	散1% 先 GE 細1% GE 内用液0.1% 先 GE
著 粉砕後データより安定と判断 安定性 **粉砕物** (25℃，75％RH，遮光・開放，3カ月間)外観，類縁物質，含量変化なし 溶解性(水) ほとんど溶けない	散1% 先 GE 細1% GE 内用液0.1% 先 GE

理由 著 著者コメント　安定性 原薬(一部製剤)の安定性　溶解性(水) 原薬の水に対する溶解性
代用品 ※：一部適応等が異なる

アリヒ

製品名（会社名）	規格単位	剤形・割線・Cap号数	可否	一般名
アリピプラゾールOD錠3mg「日医工」（日医工）	3mg	口腔内崩壊錠 ○（割線無）	— (△)	アリピプラゾール
アリピプラゾールOD錠6mg「日医工」（日医工）	6mg	口腔内崩壊錠 ○（割線無）	— (△)	
アリピプラゾールOD錠12mg「日医工」（日医工）	12mg	口腔内崩壊錠 ○（割線無）	— (△)	
アリピプラゾールOD錠24mg「日医工」（日医工）	24mg	口腔内崩壊錠 ○（割線無）	— (△)	
アリピプラゾール錠3mg「ニプロ」（ニプロ）	3mg	素錠 ⊖（割線表裏各1本）	— (○)	アリピプラゾール
アリピプラゾール錠6mg「ニプロ」（ニプロ）	6mg	素錠 ○（割線無）	— (○)	
アリピプラゾール錠12mg「ニプロ」（ニプロ）	12mg	素錠 ○（割線無）	— (○)	
アリピプラゾールOD錠3mg「ニプロ」（ニプロ）	3mg	口腔内崩壊錠 ⊖（割線表裏各1本）	— (△)	アリピプラゾール
アリピプラゾールOD錠6mg「ニプロ」（ニプロ）	6mg	口腔内崩壊錠 ○（割線無）	— (△)	
アリピプラゾールOD錠12mg「ニプロ」（ニプロ）	12mg	口腔内崩壊錠 ○（割線無）	— (△)	
アリピプラゾールOD錠24mg「ニプロ」（ニプロ）	24mg	口腔内崩壊錠 ○（割線無）	— (△)	
アリピプラゾール錠3mg「明治」（MeijiSeika）	3mg	素錠 ○（割線無）	○	アリピプラゾール
アリピプラゾール錠6mg「明治」（MeijiSeika）	6mg	素錠 ○（割線無）	○	
アリピプラゾール錠12mg「明治」（MeijiSeika）	12mg	素錠 ○（割線無）	○	
アリピプラゾール錠24mg「明治」（MeijiSeika）	24mg	素錠 ①（割線1本）	○	
アリピプラゾールOD錠3mg「明治」（MeijiSeika）	3mg	口腔内崩壊錠 ○（割線無）	△	アリピプラゾール
アリピプラゾールOD錠6mg「明治」（MeijiSeika）	6mg	口腔内崩壊錠 ○（割線無）	△	
アリピプラゾールOD錠12mg「明治」（MeijiSeika）	12mg	口腔内崩壊錠 ○（割線無）	△	
アリピプラゾールOD錠24mg「明治」（MeijiSeika）	24mg	口腔内崩壊錠 ①（割線1本）	△	

可否判定　○：可，△：条件つきで可，×：不可，—：企業判定回避，（　）：著者判断

理　由	代用品
著 口腔内崩壊錠のため粉砕不適。粉砕した場合，防湿・遮光保存 (安定性)粉砕物（25℃，75%RH，遮光・開放，3カ月間）外観，類縁物質，含量変化なし (溶解性(水))ほとんど溶けない	散1% 先 GE 細1% GE 内用液0.1% 先 GE
PTP包装品は，アルミピロー開封後は高温・高湿を避けて保存。バラ包装品は，使用の都度キャップをしっかり閉める (安定性)粉砕後 3カ月間のデータあり（粉砕時の体内動態データ等なし） (溶解性(水))ほとんど溶けない	散1% 先 GE 細1% GE 内用液0.1% 先 GE
PTP包装品は，アルミピロー開封後は高温・高湿を避けて保存。バラ包装品は，使用の都度キャップをしっかり閉める 著 口腔内崩壊錠のため粉砕不適。粉砕した場合，防湿・遮光保存 (安定性)粉砕後 3カ月間のデータあり（粉砕時の体内動態データ等なし） (溶解性(水))ほとんど溶けない	散1% 先 GE 細1% GE 内用液0.1% 先 GE
(安定性)該当資料なし (溶解性(水))ほとんど溶けない	散1% 先 GE 細1% GE 内用液0.1% 先 GE
加湿条件下では，水分が上昇するため，湿気を避けて保存することが推奨される 著 口腔内崩壊錠のため粉砕不適。粉砕した場合，防湿・遮光保存 (安定性)該当資料なし (溶解性(水))ほとんど溶けない	散1% 先 GE 細1% GE 内用液0.1% 先 GE

理由　著 著者コメント　(安定性)原薬（一部製剤）の安定性　(溶解性(水))原薬の水に対する溶解性
代用品　※：一部適応等が異なる

アリヒ

製品名（会社名）	規格単位	剤形・割線・Cap号数	可否	一般名
アリピプラゾール錠3mg「ヨシトミ」(ニプロES=吉富薬品)	3mg	素錠 ⊖(割線表裏各1本)	— (○)	アリピプラゾール
アリピプラゾール錠6mg「ヨシトミ」(ニプロES=吉富薬品)	6mg	素錠 ○(割線無)	— (○)	
アリピプラゾール錠12mg「ヨシトミ」(ニプロES=吉富薬品)	12mg	素錠 ○(割線無)	— (○)	
アリピプラゾールOD錠3mg「ヨシトミ」(ニプロES=吉富薬品)	3mg	素錠(口腔内崩壊錠) ⊖(割線表裏各1本)	— (△)	アリピプラゾール
アリピプラゾールOD錠6mg「ヨシトミ」(ニプロES=吉富薬品)	6mg	素錠(口腔内崩壊錠) ○(割線無)	— (△)	
アリピプラゾールOD錠12mg「ヨシトミ」(ニプロES=吉富薬品)	12mg	素錠(口腔内崩壊錠) ○(割線無)	— (△)	
アリピプラゾールOD錠24mg「ヨシトミ」(ニプロES=吉富薬品)	24mg	素錠(口腔内崩壊錠) ○(割線無)	— (△)	
アリミデックス錠1mg（アストラゼネカ）	1mg	Fコート錠 ○(割線無)	× (△)	アナストロゾール
アリルエストレノール錠25mg「サワイ」(沢井)	25mg	素錠 ○(割線無)	— (○)	アリルエストレノール
アルケラン錠2mg（アスペン）	2mg	Fコート錠 ○(割線無)	— (△)	メルファラン
アルジオキサ錠100mg「KN」(小林化工)	100mg	素錠 ○(割線無)	○	アルジオキサ

可否判定　○：可，△：条件つきで可，×：不可，—：企業判定回避，( )：著者判断

アルシ

理　　由	代用品
著 粉砕後データより安定と判断 安定性 **粉砕後**　(40±2℃, 遮光・気密容器, 3カ月間)性状・純度・含量に変化なし (25±2℃, 75±5%RH, 遮光・開放, 3カ月間)性状・純度・含量に変化なし (白色蛍光灯2,000lx, 気密容器, 曝光量60万lx・hr(12.5日)/120万lx・hr(25日間))性状・純度・含量に変化なし 溶解性(水) ほとんど溶けない	散1% 先 GE 細1% GE 内用液0.1% 先 GE
著 口腔内崩壊錠のため粉砕不適。粉砕した場合, 防湿・遮光保存 安定性 **粉砕品**　(40±2℃, 遮光・気密容器, 3カ月間)性状・純度・含量に変化なし (25±2℃, 75±5%RH, 遮光・開放, 3カ月間)性状・純度・含量に変化なし (白色蛍光灯2,000lx, 気密容器, 曝光量60万lx・hr(12.5日)/120万lx・hr(25日間))性状・純度・含量に変化なし 溶解性(水) ほとんど溶けない	散1% 先 GE 細1% GE 内用液0.1% 先 GE
粉砕時のデータ(薬物動態, 臨床効果, 安全性, 安定性)なし 著 抗悪性腫瘍剤のため粉砕せず懸濁する。やむを得ず粉砕する場合は, 安全キャビネット内で行うなど調剤者の曝露に注意すること。防湿・遮光保存 安定性〔通常〕(25℃, 60%RH, 暗所, 60カ月間)変化なし 〔苛酷〕(40℃, 75%RH, 暗所, 6カ月間)変化なし 溶解性(水) 極めて溶けにくい 危険度 Ⅱ(日本病院薬剤師会：抗悪性腫瘍薬の院内取扱い指針)	
においはない 溶解性(水) ほとんど溶けない	
著 抗悪性腫瘍剤のため粉砕せず懸濁する。やむを得ず粉砕する場合は, 安全キャビネット内で行うなど調剤者の曝露に注意すること。防湿・遮光保存。危険度Ⅰ(日本病院薬剤師会：抗悪性腫瘍薬の院内取扱い指針)のため, 粉砕時曝露に注意 安定性 (5℃, 密栓, 遮光, 6カ月間)(室温, 密栓, 遮光, 24カ月間)(40℃・50℃, 密栓, 遮光, 6カ月間)変化なし (40℃, 75%RH, 開栓, 遮光, 6カ月間)含量が1カ月で約10%, 6カ月で約30%が低下し, 分解物が認められた (室温, 密栓, 太陽光線(無色瓶), 6カ月間)1カ月で淡黄色, 6カ月で褐色を呈した以外変化なし (室温, 密栓, 太陽光線(褐色瓶), 6カ月間)着色したが, 「無色瓶」に比べ, 程度はわずかであった 溶解性(水) 溶けにくい 危険度 Ⅰ(日本病院薬剤師会：抗悪性腫瘍薬の院内取扱い指針)	
安定性 **粉砕後**　〔通常〕(25℃, 75%RH, 遮光, 30日間)変化なし 〔光〕(室温, 1,000lx・hr(白色蛍光灯下), 30日間)変化なし 溶解性(水) ほとんど溶けない	顆10%・20%・25%・50% GE

理由　著 著者コメント　　安定性 原薬(一部製剤)の安定性　　溶解性(水) 原薬の水に対する溶解性
代用品　※：一部適応等が異なる

アルシ

製品名（会社名）	規格単位	剤形・割線・Cap号数	可否	一般名
アルジオキサ錠100mg「あすか」 （あすか製薬＝武田）	100mg	素錠 ◯(割線無)	◯	アルジオキサ
アルジオキサ錠100mg「ツルハラ」 （鶴原）	100mg	素錠 ⊖(割線1本)	◯	アルジオキサ
アルジオキサ錠100mg「トーワ」 （東和薬品）	100mg	素錠 ⊖(割線1本)	— (◯)	アルジオキサ
アルシオドールカプセル0.5μg （シオノ＝ファイザー＝江州）	0.5μg	軟カプセル ◯	×	アルファカルシドール
アルシオドールカプセル1μg （シオノ＝ファイザー＝江州）	1μg	軟カプセル ◯	×	
アルセノール錠25 （原沢＝サンド）	25mg	Fコート錠 ◯(割線無)	— (△)	アテノロール
アルセノール50 （原沢＝サンド）	50mg	Fコート錠 ◯(割線無)	— (△)	
アルダクトンA錠25mg （ファイザー）	25mg	素錠 ◯(割線無)	— (◯)	スピロノラクトン
アルダクトンA錠50mg （ファイザー）	50mg	素錠 ⊖(割線1本)	— (◯)	
アルタットカプセル37.5mg （あすか製薬＝武田）	37.5mg	硬カプセル 5号	△	ロキサチジン酢酸エステル塩酸塩
アルタットカプセル75mg （あすか製薬＝武田）	75mg	硬カプセル 3号	△	
アルドメット錠125 （ミノファーゲン）	125mg	Fコート錠 ◯(割線無)	× (△)	メチルドパ水和物
アルドメット錠250 （ミノファーゲン）	250mg	Fコート錠 ◯(割線無)	× (△)	

可否判定　◯：可，△：条件つきで可，×：不可，—：企業判定回避，（　）：著者判断

理　由	代用品
(安定性)原薬　〔苛酷〕(40℃/50℃, 90%RH, 45日間)変化なし 粉砕後　(室温, ガラス瓶(密栓)/薬包紙, 1カ月間)変化なし (25℃, 75%RH, ガラス瓶(密栓)/薬包紙, 1カ月間)変化なし (溶解性(水))ほとんど溶けない	顆10%・20%・25%・50% [GE]
(安定性)該当資料なし (溶解性(水))ほとんど溶けない	顆10%・20%・25%・50% [GE]
著　粉砕後データより安定と判断 (安定性)粉砕後　(室内散光下, 3カ月間)外観・含量変化なし (溶解性(水))ほとんど溶けない	顆10%・20%・25%・50% [GE]
内容物が液体のため (溶解性(水))ほとんど溶けない	散1μg [先] 内用液0.5μg [先]
安定性試験データなし 著　安定性データが不足しているが, 粉砕後防湿・遮光保存で可能と推定 (安定性)〔長期〕(25℃, 60%RH, 36カ月間)変化なし (溶解性(水))溶けにくい	
著　粉砕後データより安定と推定。遮光保存 (安定性)原薬　〔各種条件下〕熱, 酸あるいはアルカリに触れると分解する。分解の過程は, チオ酢酸基(-SCOCH₃)の離脱と考えられる。また, ラクトン環は, 酸に対して安定であるが, アルカリによって環の開裂を生じる 粉砕　(40℃開放状態と30℃75%RHの開放状態)3カ月後において含量に顕著な変化なし (溶解性(水))ほとんど溶けない	細10% [先]
脱カプセルのみ可。苦味あり(顆粒の粉砕は, 徐放性のコーティングを施しているため不可) (安定性)原薬　〔通常〕(室温, 無色透明ポリエチレン製袋, 36カ月間)変化なし 〔苛酷〕(40℃, 75%RH, シャーレ, 6カ月間)変化なし (100℃, 無色透明ガラス瓶(開栓), 無色透明)変化なし 〔光〕(蛍光灯照射(15W下30cm), シャーレ, 6カ月間)変化なし (キセノン光照射(500W下40cm), シャーレ, 72時間)48時間で表面が淡黄色に変化したが他の試験項目に異状は認めず (溶解性(水))極めて溶けやすい	徐放細20% [先]
酸化や微量金属との反応によりキレートを形成し, 黒変や分解の可能性あり(粉砕後の安定性試験は実施していない) 著　防湿保存。吸湿性があるためできれば用時粉砕調製が望ましい。吸湿により, 灰色に変色することがある。金属との接触を避ける(キレート形成の可能性あり)。鉄剤(硫酸鉄)との併用時にメチルドパの吸収が約10〜30%低下する報告あり (安定性)該当資料なし (溶解性(水))溶けにくい	

理由　著 著者コメント　(安定性)原薬(一部製剤)の安定性　(溶解性(水))原薬の水に対する溶解性
代用品　※：一部適応等が異なる

アルヒ

製品名（会社名）	規格単位	剤形・割線・Cap号数	可否	一般名
アルピード錠10 （ダイト＝セオリア＝武田）	10mg	Fコート錠 ○(割線無)	— (△)	エピナスチン塩酸塩
アルピード錠20 （ダイト＝セオリア＝武田）	20mg	Fコート錠 ○(割線無)	— (△)	
アルファカルシドールカプセル0.25μg「EE」（サンノーバ＝エルメッド＝日医工）	0.25μg	軟カプセル ○	×	アルファカルシドール
アルファカルシドールカプセル0.5μg「EE」（サンノーバ＝エルメッド＝日医工）	0.5μg	軟カプセル ○	×	
アルファカルシドールカプセル1μg「EE」（サンノーバ＝エルメッド＝日医工）	1μg	軟カプセル ○	×	
アルファカルシドールカプセル3μg「EE」（サンノーバ＝エルメッド＝日医工）	3μg	軟カプセル ○	×	
アルファカルシドールカプセル0.25μg「あすか」（あすか製薬＝武田）	0.25μg	軟カプセル ○	×	アルファカルシドール
アルファカルシドールカプセル0.5μg「あすか」（あすか製薬＝武田）	0.5μg	軟カプセル ○	×	
アルファカルシドールカプセル1.0μg「あすか」（あすか製薬＝武田）	1μg	軟カプセル ○	×	
アルファカルシドールカプセル3.0μg「あすか」（あすか製薬＝武田）	3μg	軟カプセル ○	×	
アルファカルシドールカプセル0.25μg「サワイ」(沢井)	0.25μg	軟カプセル ○	×	アルファカルシドール
アルファカルシドールカプセル0.5μg「サワイ」(沢井)	0.5μg	軟カプセル ○	×	
アルファカルシドールカプセル1μg「サワイ」(沢井)	1μg	軟カプセル ○	×	
アルファカルシドールカプセル3μg「サワイ」(沢井)	3μg	軟カプセル ○	×	

可否判定　○：可，△：条件つきで可，×：不可，—：企業判定回避，（　）：著者判断

理　　由	代用品
著 遮光保存。苦味あり 安定性 粉砕後　〔温度〕(40℃, 75％RH, 遮光・気密容器, 30日間)性状・類縁物質・含量変化なし 〔湿度〕(25℃, 75％RH, 遮光・開放, 30日間)性状・類縁物質・含量変化なし 〔光〕(2,500lx, 25℃, 45％RH, 開放)[10mg錠]30万lx·hrで類縁物質増加(規格外), [20mg錠]60万lx·hrで類縁物質増加(規格外) 溶解性(水) 溶けやすい	DS1% ※ 先 GE 内用液0.2% GE
軟カプセルであり，内容物が液状のため粉砕・脱カプセル不可 安定性 原薬　当該資料なし 溶解性(水) ほとんど溶けない	散1μg 先 内用液0.5μg 先
内容物が液状で，光と空気に不安定なため粉砕不可 安定性 原薬　データなし 溶解性(水) ほとんど溶けない	散1μg 先 内用液0.5μg 先
内容物は油状のため，粉砕不可 安定性 空気または光によって変化する 溶解性(水) ほとんど溶けない	散1μg 先 内用液0.5μg 先

理由　著 著者コメント　　安定性 原薬(一部製剤)の安定性　　溶解性(水) 原薬の水に対する溶解性
代用品　※：一部適応等が異なる

アルフ

製品名（会社名）	規格単位	剤形・割線・Cap号数	可否	一般名
アルファカルシドールカプセル0.25μg「テバ」(武田テバ薬品＝武田テバファーマ＝武田)	0.25μg	軟カプセル ○	×	アルファカルシドール
アルファカルシドールカプセル0.5μg「テバ」(武田テバ薬品＝武田テバファーマ＝武田)	0.5μg	軟カプセル ○	×	
アルファカルシドールカプセル1μg「テバ」(武田テバ薬品＝武田テバファーマ＝武田)	1μg	軟カプセル ○	×	
アルファカルシドールカプセル3μg「テバ」(武田テバ薬品＝武田テバファーマ＝武田)	3μg	軟カプセル ○	×	
アルファカルシドールカプセル0.25μg「トーワ」(東和薬品)	0.25μg	軟カプセル ○	×	アルファカルシドール
アルファカルシドールカプセル0.5μg「トーワ」(東和薬品)	0.5μg	軟カプセル ○	×	
アルファカルシドールカプセル1μg「トーワ」(東和薬品)	1μg	軟カプセル ○	×	
アルファカルシドールカプセル0.25μg「日医工」(日医工)	0.25μg	軟カプセル ○	×	アルファカルシドール
アルファカルシドールカプセル0.5μg「日医工」(日医工)	0.5μg	硬カプセル 5号	×	
アルファカルシドールカプセル1μg「日医工」(日医工)	1μg	硬カプセル 5号	×	
アルファカルシドールカプセル3μg「日医工」(日医工)	3μg	軟カプセル ○	×	
アルファカルシドールカプセル0.25μg「フソー」(扶桑)	0.25μg	軟カプセル ○	×	アルファカルシドール
アルファカルシドールカプセル0.5μg「フソー」(扶桑)	0.5μg	軟カプセル ○	×	
アルファカルシドールカプセル1.0μg「フソー」(扶桑)	1μg	軟カプセル ○	×	
アルファロールカプセル0.25μg (中外)	0.25μg	軟カプセル ○	×	アルファカルシドール
アルファロールカプセル0.5μg (中外)	0.5μg	軟カプセル ○	×	
アルファロールカプセル1μg (中外)	1μg	軟カプセル ○	×	
アルファロールカプセル3μg (中外)	3μg	軟カプセル ○	×	

可否判定 ○：可，△：条件つきで可，×：不可，—：企業判定回避，( )：著者判断

理　　由	代用品
内容物が液状のため粉砕不可。光に不安定 溶解性(水) ほとんど溶けない	散1μg [先] 内用液0.5μg [先]
内容物が液状のため粉砕不可。わずかに特異なにおいがある。主成分は空気または光によって変化する 安定性 該当資料なし 溶解性(水) ほとんど溶けない	散1μg [先] 内用液0.5μg [先]
液体充填の軟カプセル，内容物が液状のため粉砕不可 溶解性(水) ほとんど溶けない 液体充填の硬カプセル，内容物が液状のため粉砕不可 溶解性(水) ほとんど溶けない 液体充填の軟カプセル，内容物が液状のため粉砕不可 溶解性(水) ほとんど溶けない	散1μg [先] 内用液0.5μg [先]
中身が液状のため粉砕不可 安定性 対象外(資料なし) 溶解性(水) ほとんど溶けない	散1μg [先] 内用液0.5μg [先]
内容物が液状のため粉砕不可。光に不安定 溶解性(水) ほとんど溶けない	散1μg [先] 内用液0.5μg [先]

理由　著 著者コメント　　安定性 原薬(一部製剤)の安定性　　溶解性(水) 原薬の水に対する溶解性
代用品　※：一部適応等が異なる

アルフ

製品名(会社名)	規格単位	剤形・割線・Cap号数	可否	一般名
アルプラゾラム錠0.4mg「アメル」 (共和薬品)	0.4mg	素錠 ◯(割線無)	◯	アルプラゾラム
アルプラゾラム錠0.8mg「アメル」 (共和薬品)	0.8mg	素錠 ◯(割線無)	◯	
アルプラゾラム錠0.4mg「サワイ」 (メディサ=沢井)	0.4mg	素錠 ⊖(割線1本)	— (◯)	アルプラゾラム
アルプラゾラム錠0.8mg「サワイ」 (メディサ=沢井)	0.8mg	素錠 ⊖(割線1本)	— (◯)	
アルプラゾラム錠0.4mg「トーワ」 (東和薬品)	0.4mg	素錠 ◯(割線無)	— (◯)	アルプラゾラム
アルプラゾラム錠0.8mg「トーワ」 (東和薬品)	0.8mg	素錠 ⊖(割線1本)	— (◯)	
アルボ錠100mg (大正製薬)	100mg	素錠 ◯(割線無)	— (◯)	オキサプロジン
アルボ錠200mg (大正製薬)	200mg	素錠 ◯(割線無)	— (◯)	
アルマイラー錠25 (武田テバ薬品=武田テバファーマ=武田=アルフレッサファーマ)	25mg	Fコート錠 ◯(割線無)	— (△)	アテノロール
アルマイラー錠50 (武田テバ薬品=武田テバファーマ=武田=アルフレッサファーマ)	50mg	Fコート錠 ◯(割線無)	— (△)	

可否判定 ◯:可, △:条件つきで可, ×:不可, —:企業判定回避, ( ):著者判断

理　　由	代用品
(安定性)**粉砕後**　［0.8mg錠］ (25℃, 75%RH, 遮光, グラシン包装)90日間安定 (溶解性(水))ほとんど溶けない	
(安定性)**粉砕後**　以下の保存条件下で粉砕30日後まで安定な製剤であることが確認された (室温, 透明瓶開放/透明瓶密栓/褐色瓶密栓, 30日間)性状・含量に変化なし (溶解性(水))ほとんど溶けない	
主成分は無臭である (安定性)**粉砕後**　(室内散光下, 3カ月間)外観・含量変化なし (溶解性(水))ほとんど溶けない	
遮光保存 (安定性)〔長期〕(室温, 褐色ガラス瓶, 39カ月間)変化なし 〔苛酷〕(40℃, 褐色ガラス瓶, 6カ月間)変化なし (50℃, 褐色ガラス瓶, 3カ月間)変化なし (40℃, 75%RH, 褐色ガラス瓶, 6カ月間)変化なし (40℃, 90%RH, 褐色ガラス瓶, 3カ月間)変化なし (室内散光, 無色ペトリ皿, 3カ月間)2カ月目より, 外観の淡黄色化, 芳香臭発生 (室内散光, 褐色ペトリ皿, 3カ月間)変化なし **粉砕時**　［200mg錠］ (25℃, 90%RH, 1,000lx)4週間安定 (溶解性(水))ほとんど溶けない	
著　安定性データが不足しているが, 粉砕後防湿・遮光保存で可能と推定 (溶解性(水))溶けにくい	

ア

理由　著　著者コメント　　(安定性)原薬(一部製剤)の安定性　　(溶解性(水))原薬の水に対する溶解性
代用品　※：一部適応等が異なる

ア

アレキ

製品名（会社名）	規格単位	剤形・割線・Cap号数	可否	一般名
アレギサール錠5mg （ニプロES）	5mg	素錠 ⊖（割線1本）	— （△）	ペミロラストカリウム
アレギサール錠10mg （ニプロES）	10mg	素錠 ⊖（割線1本）	— （△）	
アレグラ錠30mg （サノフィ）	30mg	Fコート錠 ○（割線無）	— （○）	フェキソフェナジン塩酸塩
アレグラ錠60mg （サノフィ）	60mg	Fコート錠 ⬭（割線無）	— （○）	
アレグラOD錠60mg （サノフィ）	60mg	口腔内崩壊錠 ○（割線無）	— （△）	フェキソフェナジン塩酸塩
アレジオン錠10 （日本ベーリンガー）	10mg	Fコート錠 ○（割線無）	— （○）	エピナスチン塩酸塩
アレジオン錠20 （日本ベーリンガー）	20mg	Fコート錠 ○（割線無）	— （○）	
アレステン錠150mg （日本新薬）	150mg	素錠 ⊖（割線1本）	○	メチクラン

可否判定 ○：可，△：条件つきで可，×：不可，—：企業判定回避，（ ）：著者判断

アレス

理　　由	代用品
原薬は湿度・光の影響あり。製剤は苦味あり 25℃における臨界相対湿度(C.R.H.)は57〜65%に，40℃における C.R.H.は53〜67%に存在する 著 防湿・遮光保存 安定性〔長期〕(25℃，60%RH，ポリエチレン/アルミニウム袋(二重)，5年間)変化なし 〔苛酷〕(40℃，遮光，気密容器，6カ月間)変化なし (60℃，遮光，気密容器，3カ月間)変化なし (40℃，53%RH，遮光，開放容器，6カ月間)変化なし (40℃，75%RH，遮光，開放容器，6カ月間)3カ月目より外観が淡黄色より黄白色に変化し約34%の吸湿を認めたが，他の試験項目に変化なし (人工光(主波長319nmを上方50cmより照射)，透明ガラス瓶，4週間)溶状の変化(白濁)が認められた (室内散乱光，透明ガラス瓶，1年間)6カ月目より溶状の変化(白濁)が認められた 溶解性(水)溶けやすい	DS0.5% 先 GE
メーカー判定回避(ただし開放(ガラス容器)状態において40℃・75%RHの条件下で3カ月間保存したとき，水分及び類縁物質の総量は増加したが，外観及び定量において変化は認められない) 安定性〔通常〕(25℃，60%RH，ポリエチレン(密閉)，36カ月間)変化なし 〔苛酷〕(30℃，90%RH，ポリエチレン(密閉)・ガラスシャーレ(開放)，1カ月間)含量に若干の低下がみられたが規格範囲内であった 溶解性(水)溶けにくい	DS5% 先 GE DS6% GE
口腔内で速やかに崩壊する製剤であり，該当資料なし 著 口腔内崩壊錠のため粉砕不適。粉砕した場合，防湿・遮光保存 溶解性(水)溶けにくい	DS5% 先 GE DS6% GE
苦味あり。光に不安定であるので粉砕後は遮光保存 著 防湿・遮光保存。苦味あり 安定性〔長期〕(室温，散光下，褐色瓶(密栓)，36カ月間)安定であった 〔苛酷〕(50℃，暗所，瓶(密栓)，3カ月間)安定であった (25℃，75%RH，暗所，瓶(密栓)，12カ月間)黄色に着色した (40℃，75%RH，暗所，瓶(開栓)，6カ月間)黄色に着色した 〔光〕(40℃付近，キセノンフェードメータ，180万lx·hr，無色瓶(密栓))黄色に着色した 溶解性(水)溶けやすい	DS1% ※ 先 GE 内用液0.2% GE
著 遮光保存 安定性〔苛酷〕(50℃，60℃，6カ月間)外観，定量値に変化を与えない (37℃，75%RH，1カ月間)ほとんど吸湿性を示さない (白色蛍光灯1カ月間，キセノンフェードメーター42時間)変化を認めない 溶解性(水)ほとんど溶けない	

理由　著 著者コメント　　安定性 原薬(一部製剤)の安定性　　溶解性(水) 原薬の水に対する溶解性
代用品　※：一部適応等が異なる

アレセ

製品名（会社名）	規格単位	剤形・割線・Cap号数	可否	一般名
アレセンサカプセル150mg（中外）	150mg	硬カプセル 1号	—（△）	アレクチニブ塩酸塩
アレビアチン錠25mg（大日本住友）	25mg	素錠 ○（割線無）	—（○）	フェニトイン
アレビアチン錠100mg（大日本住友）	100mg	素錠 ⊖（割線1本）	—（○）	
複合アレビアチン配合錠（大日本住友）	配合剤	素錠 ⊖（割線1本）	—（△†）	フェニトイン・フェノバルビタール
アレロック錠2.5（協和キリン）	2.5mg	Fコート錠 ○（割線無）	—（△）	オロパタジン塩酸塩
アレロック錠5（協和キリン）	5mg	Fコート錠 ⊖（割線1本）	—（△）	
アレロックOD錠2.5（協和キリン）	2.5mg	口腔内崩壊錠 ○（割線無）	—（△）	オロパタジン塩酸塩
アレロックOD錠5（協和キリン）	5mg	口腔内崩壊錠 ⊖（割線1本）	—（△）	
アレンドロン酸錠5mg「DK」（大興＝ケミファ）	5mg	素錠 ○（割線無）	×（△）	アレンドロン酸ナトリウム水和物
アレンドロン酸錠35mg「DK」（大興＝ケミファ）	35mg	素錠 ○（割線無）	×（△）	

可否判定　○：可，△：条件つきで可，×：不可，—：企業判定回避，（ ）：著者判断

理　　由	代用品
有効性及び安全性のデータなし 脱カプセルによりカプセル内容物が飛散し，吸い込むおそれがある 著 抗悪性腫瘍剤のため粉砕せず懸濁する。やむを得ず粉砕する場合は，安全キャビネット内で行うなど調剤者の曝露に注意すること。防湿・遮光保存 (安定性)(25℃，60%RH(光照射)及び40℃，75%RH(光照射))性状：黄味の白色の塊のある粉末が，赤味を帯びた黄味の白色の塊のある粉末に変化。純度試験(類縁物質)・定量法：変化なし (25℃，60%RH(遮光)及び40℃，75%RH(遮光))性状，純度試験，定量法いずれの項目も変化なし (溶解性(水))ほとんど溶けない (危険度)II（日本病院薬剤師会：抗悪性腫瘍薬の院内取扱い指針）	
著 粉砕後データが不足しているが，粉砕可能と推定 (安定性)〔長期〕(ガラス瓶，5年間)変化なし **粉砕後** データなし (溶解性(水))ほとんど溶けない	散10% 先
† 著 凡例5頁参照 (安定性)フェニトイン 〔長期〕(ガラス瓶，5年間)変化なし フェノバルビタール：データなし **粉砕後** データなし (溶解性(水))フェニトイン：ほとんど溶けない フェノバルビタール：極めて溶けにくい	
苦味あり。曝光下で放置しておくと若干分解する可能性がある 著 遮光保存 (安定性)〔長期〕(25℃，60%RH，ポリエチレン袋＋紙袋密閉，42カ月間)変化なし 〔苛酷〕(60℃，無色ガラス瓶開栓，3カ月間)変化なし (25℃，90%RH，無色ガラス瓶開栓，3カ月間)変化なし 〔光〕(25℃，1,000lx(白色蛍光灯)，シャーレ，3カ月間)分解物がわずかに検出された (溶解性(水))やや溶けにくい	顆0.5% 先 GE DS1% GE
データなし 著 口腔内崩壊錠のため粉砕不適。粉砕した場合，防湿・遮光保存 (安定性)〔長期〕(25℃，60%RH，ポリエチレン袋＋紙袋密閉，42カ月間)変化なし 〔苛酷〕(60℃，無色ガラス瓶開栓，3カ月間)変化なし (25℃，90%RH，無色ガラス瓶開栓，3カ月間)変化なし 〔光〕(25℃，1,000lx(白色蛍光灯)，シャーレ，3カ月間)分解物がわずかに検出された (溶解性(水))やや溶けにくい	顆0.5% 先 GE DS1% GE
粘膜刺激作用のため 著 刺激等が懸念されるため経管投与またはコップ一杯(約180mL)の多めの水，ゼリー被覆などで補助し立位または座位の状態で，食道に付着しないように胃に流し込む (溶解性(水))やや溶けにくい	内用ゼリー35mg 先 (用法が異なる) 内用ゼリー35mg 先

理由　著 著者コメント　(安定性)原薬(一部製剤)の安定性　(溶解性(水))原薬の水に対する溶解性
代用品　※：一部適応等が異なる

アレン

製品名(会社名)	規格単位	剤形・割線・Cap号数	可否	一般名
アレンドロン酸錠5mg「F」(富士製薬)	5mg	素錠 ◯(割線無)	× (△)	アレンドロン酸ナトリウム水和物
アレンドロン酸錠35mg「F」(富士製薬)	35mg	素錠 ◯(割線無)	× (△)	
アレンドロン酸錠5mg「JG」(日本ジェネリック)	5mg	素錠 ◯(割線無)	— (△)	アレンドロン酸ナトリウム水和物
アレンドロン酸錠35mg「JG」(日本ジェネリック)	35mg	素錠 ◯(割線無)	— (△)	
アレンドロン酸錠5mg「RTO」(リョートーファイン)	5mg	素錠 ◯(割線無)	× (△)	アレンドロン酸ナトリウム水和物
アレンドロン酸錠35mg「RTO」(リョートーファイン)	35mg	素錠 ◯(割線無)	× (△)	
アレンドロン酸錠5mg「SN」(シオノ=科研)	5mg	素錠 ◯(割線無)	× (△)	アレンドロン酸ナトリウム水和物
アレンドロン酸錠35mg「SN」(シオノ=科研)	35mg	素錠 ◯(割線無)	× (△)	
アレンドロン酸錠5mg「TCK」(辰巳)	5mg	素錠 ◯(割線無)	— (△)	アレンドロン酸ナトリウム水和物
アレンドロン酸錠35mg「TCK」(辰巳)	35mg	素錠 ◯(割線無)	— (△)	
アレンドロン酸錠5mg「YD」(陽進堂)	5mg	素錠 ◯(割線無)	— (△)	アレンドロン酸ナトリウム水和物
アレンドロン酸錠35mg「YD」(陽進堂)	35mg	素錠 ◯(割線無)	— (△)	

可否判定 ◯:可, △:条件つきで可, ×:不可, —:企業判定回避, ( ):著者判断

理　由	代用品
粘膜障害作用が否定できないため粉砕不可 著 刺激等が懸念されるため経管投与またはコップ一杯(約180mL)の多めの水,ゼリー被覆などで補助し立位または座位の状態で,食道に付着しないように胃に流し込む 安定性〔加速〕(40℃, 75%RH, 6カ月間)変化なし (40℃, 褐色容器, 密栓, 4週間)変化なし (30℃, 75%RH, 4週間)変化なし 〔光〕(134万lx・hr)変化なし 溶解性(水)やや溶けにくい	内用ゼリー-35mg 先 (用法が異なる) 内用ゼリー-35mg 先
薬物により,口や喉を刺激する可能性があるので未実施 著 刺激等が懸念されるため経管投与またはコップ一杯(約180mL)の多めの水,ゼリー被覆などで補助し立位または座位の状態で,食道に付着しないように胃に流し込む 安定性 該当資料なし 溶解性(水)やや溶けにくい	内用ゼリー-35mg 先 (用法が異なる) 内用ゼリー-35mg 先
粘膜刺激作用のため 著 刺激等が懸念されるため経管投与またはコップ一杯(約180mL)の多めの水,ゼリー被覆などで補助し立位または座位の状態で,食道に付着しないように胃に流し込む 溶解性(水)やや溶けにくい	内用ゼリー-35mg 先 (用法が異なる) 内用ゼリー-35mg 先
粘膜刺激作用のため 著 刺激等が懸念されるため経管投与またはコップ一杯(約180mL)の多めの水,ゼリー被覆などで補助し立位または座位の状態で,食道に付着しないように胃に流し込む 溶解性(水)やや溶けにくい	内用ゼリー-35mg 先 (用法が異なる) 内用ゼリー-35mg 先
25℃, 75%RH, グラシンラミネート紙,遮光条件で90日間保存した結果,外観・含量に変化なし 著 刺激等が懸念されるため経管投与またはコップ一杯(約180mL)の多めの水,ゼリー被覆などで補助し立位または座位の状態で,食道に付着しないように胃に流し込む 安定性 該当資料なし 溶解性(水)やや溶けにくい	内用ゼリー-35mg 先 (用法が異なる)
25±1℃, 75±5%RH, 遮光・開放条件で4週間保存した結果,含量に変化なし 著 刺激等が懸念されるため経管投与またはコップ一杯(約180mL)の多めの水,ゼリー被覆などで補助し立位または座位の状態で,食道に付着しないように胃に流し込む 安定性 該当資料なし 溶解性(水)やや溶けにくい	内用ゼリー-35mg 先
口腔咽頭刺激の可能性があるため粉砕不可 著 刺激等が懸念されるため経管投与またはコップ一杯(約180mL)の多めの水,ゼリー被覆などで補助し立位または座位の状態で,食道に付着しないように胃に流し込む 安定性 該当資料なし 溶解性(水)やや溶けにくい	内用ゼリー-35mg 先 (用法が異なる) 内用ゼリー-35mg 先

理由　著 著者コメント　安定性 原薬(一部製剤)の安定性　溶解性(水)原薬の水に対する溶解性
代用品　※:一部適応等が異なる

アレン

製品名（会社名）	規格単位	剤形・割線・Cap号数	可否	一般名
アレンドロン酸錠5mg「アメル」(共和薬品)	5mg	素錠 ◯(割線無)	◯ (△)	アレンドロン酸ナトリウム水和物
アレンドロン酸錠35mg「アメル」(共和薬品＝三和化学)	35mg	素錠 ◯(割線無)	◯ (△)	
アレンドロン酸錠5mg「サワイ」(沢井)	5mg	素錠 ◯(割線無)	— (△)	アレンドロン酸ナトリウム水和物
アレンドロン酸錠35mg「サワイ」(沢井)	35mg	素錠 ◯(割線無)	— (△)	
アレンドロン酸錠5mg「テバ」(武田テバファーマ)	5mg	素錠 ◯(割線無)	— (△)	アレンドロン酸ナトリウム水和物
アレンドロン酸錠35mg「テバ」(武田テバファーマ)	35mg	素錠 ◯(割線無)	— (△)	
アレンドロン酸錠5mg「トーワ」(東和薬品)	5mg	素錠 ◯(割線無)	× (△)	アレンドロン酸ナトリウム水和物
アレンドロン酸錠35mg「トーワ」(東和薬品)	35mg	素錠 ◯(割線無)	× (△)	
アレンドロン酸錠5mg「日医工」(日医工)	5mg	素錠 ◯(割線無)	× (△)	アレンドロン酸ナトリウム水和物
アレンドロン酸錠35mg「日医工」(日医工)	35mg	素錠 ◯(割線無)	× (△)	
アロチノロール塩酸塩錠5mg「DSP」(大日本住友)	5mg	糖衣錠 ◯(割線無)	— (△)	アロチノロール塩酸塩
アロチノロール塩酸塩錠10mg「DSP」(大日本住友)	10mg	糖衣錠 ◯(割線無)	— (△)	

可否判定　◯：可，△：条件つきで可，×：不可，—：企業判定回避，（　）：著者判断

理　　由	代用品
🖋 刺激等が懸念されるため経管投与またはコップ一杯(約180mL)の多めの水，ゼリー被覆などで補助立位または座位の状態で，食道に付着しないように胃に流し込む (安定性)**粉砕後** (25℃，75%RH，遮光，グラシン包装)90日間安定 (溶解性(水))やや溶けにくい	内用ゼリー35mg 先 (用法が異なる) 内用ゼリー35mg 先
口腔咽頭部に潰瘍を生じる可能性があるため粉砕不適 🖋 刺激等が懸念されるため経管投与またはコップ一杯(約180mL)の多めの水，ゼリー被覆などで補助立位または座位の状態で，食道に付着しないように胃に流し込む (溶解性(水))やや溶けにくい	内用ゼリー35mg 先 (用法が異なる) 内用ゼリー35mg 先
原薬に消化管刺激作用があるため粉砕不適 🖋 刺激等が懸念されるため経管投与またはコップ一杯(約180mL)の多めの水，ゼリー被覆などで補助立位または座位の状態で，食道に付着しないように胃に流し込む (溶解性(水))やや溶けにくい	内用ゼリー35mg 先 (用法が異なる) 内用ゼリー35mg 先
主成分は，においはない 口腔咽頭部に潰瘍を生じる可能性があるため粉砕不可 🖋 刺激等が懸念されるため経管投与またはコップ一杯(約180mL)の多めの水，ゼリー被覆などで補助立位または座位の状態で，食道に付着しないように胃に流し込む (安定性)該当資料なし (溶解性(水))やや溶けにくい	内用ゼリー35mg 先 (用法が異なる) 内用ゼリー35mg 先
口腔咽頭部に潰瘍を生じる可能性がある 🖋 刺激等が懸念されるため経管投与またはコップ一杯(約180mL)の多めの水，ゼリー被覆などで補助立位または座位の状態で，食道に付着しないように胃に流し込む (溶解性(水))やや溶けにくい	内用ゼリー35mg 先 (用法が異なる) 内用ゼリー35mg 先
🖋 防湿・遮光保存。苦味あり (安定性)〔長期〕(室温，遮光，ガラス瓶(気密)，36カ月間)変化なし 〔苛酷〕(50℃，遮光，ガラス瓶(気密)，6カ月間)変化なし (40℃，75%RH，遮光，ガラス瓶(開栓)，6カ月間)変化なし (室内散光，ガラス製ペトリ皿(密閉)，3カ月間)変化なし (蛍光灯(1,000lx)，ガラス製ペトリ皿(密閉)，30日間)変化なし **粉砕後** 〔5mg錠〕 (25℃，60%RH，遮光，グラシン紙，90日間)性状：変化なし，含量：103.2% (25℃，60%RH，遮光，ポリ瓶，90日間)性状：変化なし，含量：103.6% (25℃，成り行き湿度，1,000lx(白色蛍光ランプ)，シャーレ，90日間)性状：変化なし，含量：99.4% 〔10mg錠〕 (25℃，60%RH，暗所，透明ガラス瓶(密栓)，30日間)外観：変化なし，含量：99.6% (25℃，60%RH，暗所，透明ガラス瓶(開栓)，30日間)外観：変化なし，含量：99.6% (1,000lx，薬包紙分包，30日間)外観：変化なし，含量：99.3% (溶解性(水))溶けにくい	

理由　🖋 著者コメント　(安定性)原薬(一部製剤)の安定性　(溶解性(水))原薬の水に対する溶解性
代用品　※：一部適応等が異なる

アロチ

製品名（会社名）	規格単位	剤形・割線・Cap号数	可否	一般名
アロチノロール塩酸塩錠5mg「JG」（日本ジェネリック）	5mg	糖衣錠 ○(割線無)	― (△)	アロチノロール塩酸塩
アロチノロール塩酸塩錠10mg「JG」（日本ジェネリック）	10mg	Fコート錠 ○(割線無)	― (△)	
アロチノロール塩酸塩錠5mg「サワイ」（沢井）	5mg	糖衣錠 ○(割線無)	― (△)	アロチノロール塩酸塩
アロチノロール塩酸塩錠10mg「サワイ」（沢井）	10mg	Fコート錠 ○(割線無)	― (△)	
アロチノロール塩酸塩錠5mg「テバ」（武田テバ薬品＝武田テバファーマ＝武田）	5mg	糖衣錠 ○(割線無)	― (△)	アロチノロール塩酸塩
アロチノロール塩酸塩錠10mg「テバ」（武田テバ薬品＝武田テバファーマ＝武田）	10mg	Fコート錠 ○(割線無)	― (△)	
アロチノロール塩酸塩錠5mg「トーワ」（東和薬品）	5mg	糖衣錠 ○(割線無)	― (△)	アロチノロール塩酸塩
アロチノロール塩酸塩錠10mg「トーワ」（東和薬品）	10mg	糖衣錠 ○(割線無)	― (△)	
アロチノロール塩酸塩錠5mg「日医工」（日医工ファーマ＝日医工）	5mg	糖衣錠 ○(割線無)	― (△)	アロチノロール塩酸塩
アロチノロール塩酸塩錠10mg「日医工」（日医工ファーマ＝日医工）	10mg	糖衣錠 ○(割線無)	― (△)	

可否判定 ○：可，△：条件つきで可，×：不可，―：企業判定回避，（ ）：著者判断

理　　由	代用品
(40℃，遮光・気密容器，4週間)問題なし (25℃，75%RH，遮光・開放容器，4週間)問題なし (25℃，60%RH，120万lx·hr，透明・気密容器)問題なし 著 防湿・遮光保存。苦味あり 安定性 該当資料なし 溶解性(水) 溶けにくい	
(40℃，遮光・気密容器，4週間)問題なし (25℃，75%RH，遮光・開放容器，4週間)含量低下 (25℃，60%RH，120万lx·hr，透明・気密容器)含量低下，外観変化 著 防湿・遮光保存。苦味あり 安定性 該当資料なし 溶解性(水) 溶けにくい	
データなし 著 防湿・遮光保存。苦味あり 溶解性(水) 溶けにくい	
著 防湿・遮光保存。苦味あり 溶解性(水) 溶けにくい	
著 防湿・遮光保存。苦味あり 溶解性(水) 溶けにくい	
安定性 粉砕後 (室内散光下，3カ月間)外観変化あり(1カ月)，含量変化なし 溶解性(水) 溶けにくい	
安定性 粉砕後 (室内散光下，3カ月間)外観変化なし，残存率96.1%(1カ月) 溶解性(水) 溶けにくい	
著 防湿・遮光保存。苦味あり 溶解性(水) 溶けにくい	

理由　著 著者コメント　安定性 原薬(一部製剤)の安定性　溶解性(水) 原薬の水に対する溶解性
代用品　※：一部適応等が異なる

アロフ

製品名(会社名)	規格単位	剤形・割線・Cap号数	可否	一般名
アロフト錠20mg (ニプロES)	20mg	糖衣錠 ◯(割線無)	— (△)	アフロクアロン
アロプリノール錠50mg「TCK」 (辰巳)	50mg	素錠 ◯(割線無)	— (◯)	アロプリノール
アロプリノール錠100mg「TCK」 (辰巳)	100mg	素錠 ◯(割線無)	— (◯)	
アロプリノール錠50mg「ZE」 (全星)	50mg	素錠 ◯(割線無)	◯	アロプリノール
アロプリノール錠100mg「ZE」 (全星)	100mg	素錠 ◯(割線無)	◯	
アロプリノール錠50mg「アメル」 (共和薬品)	50mg	素錠 ◯(割線無)	◯	アロプリノール
アロプリノール錠100mg「アメル」 (共和薬品)	100mg	素錠 ⊖(割線模様)	◯	

可否判定 ◯:可, △:条件つきで可, ×:不可, —:企業判定回避, ( ):著者判断

理　　由	代用品
原薬は光により徐々に着色する。要遮光 **著** 防湿・遮光保存 安定性 〔長期〕(室温，ポリエチレン袋＋鉄製缶，4年1カ月間)変化なし (室温，褐色瓶，3年間)変化なし (室温，無色瓶，3年間)6カ月目以降外観の変化(微黄色→微褐色→淡褐色)が認められ，経時的に透過率が減少した 〔苛酷〕(40℃/60℃，褐色瓶，1年間)変化なし (25℃/40℃，79％RH，褐色瓶，3年間)変化なし (太陽光，褐色瓶，6カ月間)2カ月目以降外観の変化(微黄色→微褐色)が認められ，経時的に透過率が減少した (太陽光，無色瓶，6カ月間)10日目から外観の変化(微黄色→微褐色→褐色)が認められ，経時的に透過率が大きく減少した **粉砕品** (蛍光灯約1,000lx，25℃，無色フィルム分包を赤色遮光フィルムで包む，曝光量30万lx・hr)外観・吸湿量・含量に変化なし (蛍光灯約1,000lx(8h/日，5日/週)，25℃，成り行き湿度(25～54％RH)，無色透明ガラス瓶(開放)，1・2・3・4週間)吸湿量・含量に変化はないが，全ポイントで外観が白色から淡黄色に変化 溶解性(水) ほとんど溶けない	
25±1℃，75±5％RH，遮光・開放条件で4週間保存した結果，含量に変化なし 安定性 該当資料なし 溶解性(水) 極めて溶けにくい	
室内散乱光，シャーレ開放条件で4週間保存した結果，含量に変化なし 安定性 該当資料なし 溶解性(水) 極めて溶けにくい	
25℃，75％RH(遮光・開放)，4週間で保存した結果，変化なしであった 安定性 **製剤** 〔苛酷〕(40℃，遮光・気密容器，3カ月間)外観・硬度・溶出・含量：変化なし (25℃，75％RH，遮光・開放，3カ月間)硬度：低下(規格内)。外観・溶出・含量：変化なし 〔光〕(温湿度成り行き，気密容器(無色)，合計60万lx・hrを照射)外観・硬度・溶出・含量：変化なし 溶解性(水) 極めて溶けにくい	
25℃，75％RH(遮光・開放)，3カ月で保存した結果，吸湿するが，含量に影響はなく安定であった 安定性 **製剤** 〔苛酷〕(40℃，褐色瓶(遮光・気密容器)，3カ月間)外観・平均質量・乾燥減量・硬度・定量・溶出性：変化なし (25℃，75％RH，スチロールケース開放(遮光)，3カ月間)平均質量・乾燥減量：増加(規格内)。硬度：低下(規格内)。外観・定量・溶出性：変化なし 〔光〕(25℃，60％RH，1,200lx，気密容器，合計120万lx・hrを照射)乾燥減量：増加(規格内)。定量：低下(規格内)。外観・平均質量・硬度・溶出性：変化なし 溶解性(水) 極めて溶けにくい	
著 防湿・遮光保存 安定性 **粉砕後** 〔50mg錠〕 (25℃，75％RH，遮光，開放下)28日間安定 溶解性(水) 極めて溶けにくい	

理由　**著** 著者コメント　安定性 原薬(一部製剤)の安定性　溶解性(水) 原薬の水に対する溶解性
代用品　※：一部適応等が異なる

アロフ

製品名（会社名）	規格単位	剤形・割線・Cap号数	可否	一般名
アロプリノール錠50mg「あゆみ」（あゆみ製薬）	50mg	素錠 ○（割線無）	― (○)	アロプリノール
アロプリノール錠100mg「あゆみ」（あゆみ製薬）	100mg	素錠 ⊖（割線1本）	― (○)	
アロプリノール錠50mg「杏林」（キョーリンリメディオ＝杏林）	50mg	素錠 ○（割線無）	― (○)	アロプリノール
アロプリノール錠100mg「杏林」（キョーリンリメディオ＝杏林＝共創未来ファーマ）	100mg	素錠 ⊖（割線模様）	― (○)	
アロプリノール錠50mg「ケミファ」（ケミファ）	50mg	素錠 ○（割線無）	― (○)	アロプリノール
アロプリノール錠100mg「ケミファ」（ケミファ）	100mg	素錠 ⊖（割線1本）	― (○)	
アロプリノール錠50mg「サワイ」（沢井）	50mg	素錠 ○（割線無）	― (○)	アロプリノール
アロプリノール錠100mg「サワイ」（沢井）	100mg	素錠 ⊖（割線1本）	― (○)	
アロプリノール錠50mg「タカタ」（高田）	50mg	素錠 ○（割線無）	― (○)	アロプリノール
アロプリノール錠100mg「タカタ」（高田）	100mg	素錠 ⊖（割線1本）	― (○)	
アロプリノール錠50mg「タナベ」（ニプロES）	50mg	素錠 ○（割線無）	― (○)	アロプリノール
アロプリノール錠100mg「タナベ」（ニプロES）	100mg	素錠 ⊖（割線1本）	― (○)	
アロプリノール錠50mg「ツルハラ」（鶴原）	50mg	素錠 ○（割線無）	○	アロプリノール
アロプリノール錠100mg「ツルハラ」（鶴原＝日本ジェネリック）	100mg	素錠 ⊖（割線1本）	○	

可否判定 ○：可，△：条件つきで可，×：不可，―：企業判定回避，（ ）：著者判断

理　由	代用品
著 防湿・遮光保存 (溶解性(水)) 極めて溶けにくい	
著 防湿・遮光保存 (溶解性(水)) 極めて溶けにくい	
著 防湿・遮光保存 (安定性) 粉砕品　[100mg錠] (25℃，75%RH，遮光，4週間)問題となる変化なし (60万lx·hr，20℃，気密)問題となる変化なし (溶解性(水)) 極めて溶けにくい	
データなし 著 防湿・遮光保存 (溶解性(水)) 極めて溶けにくい	
データなし 著 防湿・遮光保存 (溶解性(水)) 極めて溶けにくい	
データなし 著 防湿・遮光保存 (安定性)(25℃，75%RH，暗所・開放)7日からわずかに特異臭，30日後含量規格内 (溶解性(水)) 極めて溶けにくい	
著 防湿・遮光保存 (安定性)〔加速〕(40℃，75%RH，ポリエチレン袋(二重)(シリカゲル入り)＋ファイバードラム，6カ月間)変化なし **粉砕品**　(25℃，75%RH，褐色ガラス瓶(開栓)，1カ月間)性状・含量に変化なし (溶解性(水)) 極めて溶けにくい	
著 防湿・遮光保存 (安定性)〔加速〕(40℃，75%RH，ポリエチレン袋(二重)(シリカゲル入り)＋ファイバードラム，6カ月間)外観・含量に変化なし **粉砕品**　(25℃，成り行き湿度(23〜62%RH)，蛍光灯約1,000lx(8h/日，20日/月)，3カ月間(48万lx·hr))外観・含量に変化なし (溶解性(水)) 極めて溶けにくい	
(安定性) 該当資料なし (溶解性(水)) 極めて溶けにくい	

理由　著 著者コメント　　(安定性) 原薬(一部製剤)の安定性　　(溶解性(水)) 原薬の水に対する溶解性
代用品　※：一部適応等が異なる

アロフ

製品名（会社名）	規格単位	剤形・割線・Cap号数	可否	一般名
アロプリノール錠50mg「テバ」 (武田テバファーマ＝武田)	50mg	Fコート錠 ○(割線無)	― (○)	アロプリノール
アロプリノール錠100mg「テバ」 (武田テバファーマ＝武田)	100mg	Fコート錠 ⊖(割線1本)	― (○)	
アロプリノール錠50mg「トーワ」 (東和薬品)	50mg	素錠 ○(割線無)	― (○)	アロプリノール
アロプリノール錠100mg「トーワ」 (東和薬品)	100mg	素錠 ○(割線無)	― (○)	
アロプリノール錠50mg「日医工」 (日医工)	50mg	素錠 ○(割線無)	― (○)	アロプリノール
アロプリノール錠100mg「日医工」 (日医工)	100mg	素錠 ○(割線無)	― (○)	
アロプリノール錠50mg「日新」 (日新製薬＝第一三共エスファ)	50mg	素錠 ○(割線無)	― (○)	アロプリノール
アロプリノール錠100mg「日新」 (日新製薬＝第一三共エスファ)	100mg	素錠 ○(割線無)	― (○)	
アロマシン錠25mg (ファイザー)	25mg	糖衣錠 ○(割線無)	― (△)	エキセメスタン
アンカロン錠100 (サノフィ)	100mg	素錠 ○(割線無)	― (○)	アミオダロン塩酸塩
アンコチル錠500mg (共和薬品)	500mg	素錠 ○(割線無)	○	フルシトシン

可否判定 ○：可，△：条件つきで可，×：不可，―：企業判定回避，( )：著者判断

理　　由	代用品
安定性 製剤　〔湿度〕(25℃, 75%RH, 4週間)外観, 含量に変化なし(ただし凝集傾向があった) [50mg錠]〔光〕(60万lx·hr)外観, 含量に変化なし 溶解性(水) 極めて溶けにくい	
主成分はにおいはない 安定性 粉砕後　(室内散光下, 3カ月間)外観・含量変化なし 溶解性(水) 極めて溶けにくい	
安定性 粉砕物　(25℃, 75%RH, 遮光・開放, 3カ月間)外観, 含量変化なし 溶解性(水) 極めて溶けにくい	
著 防湿・遮光保存 溶解性(水) 極めて溶けにくい	
著 抗悪性腫瘍剤のため粉砕せず懸濁する。やむを得ず粉砕する場合は, 安全キャビネット内で行うなど調剤者の曝露に注意すること。防湿・遮光保存 安定性〔長期〕(5℃, 暗所, ポリエチレン袋+クラフトドラム, 36カ月間)外観・水分変化なし, 類縁物質増加, 含量低下 〔苛酷〕(40℃, 75%RH, 暗所, 褐色ガラス瓶・密栓, 6カ月間)外観着色, 水分変化なし, 類縁物質増加, 含量低下 (25℃, 75%RH, 暗所, ガラス瓶・開栓, 3カ月間)外観・水分・類縁物質・含量：変化なし 〔光〕(28℃, 250FC(1FC=10.7641lx), シャーレ(開放), 20日間)外観・水分・類縁物質・含量：変化なし 粉砕後　(室温・湿度成り行き, 遮光下)28日間は含量・水分含量・外観に変化なし 溶解性(水) ほとんど溶けない 危険度 II (日本病院薬剤師会：抗悪性腫瘍薬の院内取扱い指針)	
該当資料なし 著 遮光保存が望ましい。微黄白色に変化することがある 安定性〔通常〕(室温, 褐色ガラス瓶, 36カ月間)変化なし 〔苛酷〕(50℃, 85%RH, 6カ月間)6カ月で分解物が約0.2%検出された。3カ月から色調の変化(淡灰白色から微黄色)が認められた 溶解性(水) 80℃の水に極めて溶けやすく, 水に極めて溶けにくい	
安定性〔長期〕(室温, 気密容器, 24カ月間)変化なし 〔苛酷〕(40℃, 80%RH, 6カ月開放, 気密容器)乾燥減量の増加 (太陽光線下, 気密容器, 3カ月間)わずかな着色 (室内散乱光, 気密容器, 6カ月間)変化なし (フェードテスター, 気密容器, 5時間)変化なし 粉砕後　(25℃, 75%RH)4週間安定 溶解性(水) やや溶けにくい	

ア

理由　著 著者コメント　　安定性 原薬(一部製剤)の安定性　　溶解性(水) 原薬の水に対する溶解性
代用品　※：一部適応等が異なる

アンシ

製品名（会社名）	規格単位	剤形・割線・Cap号数	可否	一般名
アンジュ21錠 （あすか製薬＝武田）	(21日分) 1組	糖衣錠 ○(割線無)	×	エチニルエストラジオール・レボノルゲストレル
アンジュ28錠 （あすか製薬＝武田）	(28日分) 1組	糖衣錠 ○(割線無)	×	
アンプラーグ錠50mg （田辺三菱）	50mg	Fコート錠 ○(割線無)	— (△)	サルポグレラート塩酸塩
アンプラーグ錠100mg （田辺三菱）	100mg	Fコート錠 ○(割線無)	— (△)	

可否判定　○：可，△：条件つきで可，×：不可，—：企業判定回避，( )：著者判断

理　由	代用品
用量の異なる2成分の組み合わせ製剤のため **著** 配合剤のため粉砕不可 安定性)原薬　レボノルゲストレル 〔通常〕(室温，ポリエチレン製袋入りのアルミ缶，36カ月間)変化なし 〔苛酷〕(40℃，75%RH，シャーレ(開放)，6カ月間)変化なし (110℃，無色透明瓶(開放)，30時間)変化なし 〔光〕(蛍光灯下，480万lx·hr)分解物(0.11〜0.16%)を生じ，融点やや低下 (キセノン光下，シャーレ(開放)，72時間)分解物(0.52〜0.66%)を生じ，結晶が微褐色に着色 エチニルエストラジオール 〔苛酷〕(40℃，75%RH，シャーレ(開放)，6カ月間)変化なし (100℃，シャーレ開放，30時間)変化なし 〔光〕(蛍光灯下，120万lx·hr，シャーレ(開放))ごくわずかに着色，HPLC，含量変化なし (キセノン光下，シャーレ開放，72時間)着色がみられるが，HPLC，含量は変化なし 溶解性(水)レボノルゲストレル：ほとんど溶けない エチニルエストラジオール：ほとんど溶けない	
原薬は苦味あり 安定性)〔長期〕(25℃，60%RH，ポリエチレン袋(二重)+スチール缶，4年間)変化なし 〔加速〕(40℃，75%RH，ポリエチレン袋(二重)+スチール缶，6カ月間)変化なし 〔苛酷〕(45℃，暗所，無色ガラス瓶(気密)，3カ月間)変化なし (40℃，75%RH，暗所，無色ガラス瓶(開放)，6カ月間)変化なし (40℃，75%RH，ガラスシャーレ(開放)，6カ月間)変化なし (室温，白色蛍光灯(2,000lx)，シャーレ(開放)，28日間)変化なし (D65ランプ(1,000lx)，ガラスシャーレ(開放)，141万lx·hr)変化なし (室温，近紫外線蛍光灯，シャーレ(開放)，3日間)変化なし 溶解性(水)溶けにくい	細10% 先

理由　**著** 著者コメント　　安定性)原薬(一部製剤)の安定性　　溶解性(水)原薬の水に対する溶解性
代用品　※：一部適応等が異なる

ア

アンフ

製品名(会社名)	規格単位	剤形・割線・Cap号数	可否	一般名
アンプリット錠10mg (第一三共)	10mg	糖衣錠 ○(割線無)	— (△)	ロフェプラミン塩酸塩
アンプリット錠25mg (第一三共)	25mg	糖衣錠 ○(割線無)	— (△)	ロフェプラミン塩酸塩
アンブロキソール塩酸塩錠15mg「JG」(長生堂=日本ジェネリック)	15mg	素錠 ⊖(割線1本)	— (○)	アンブロキソール塩酸塩
アンブロキソール塩酸塩錠15mg「KN」(小林化工)	15mg	素錠 ⊖(割線1本)	○	アンブロキソール塩酸塩
アンブロキソール塩酸塩錠15mg「NP」(ニプロ)	15mg	素錠 ⊖(割線1本)	— (○)	アンブロキソール塩酸塩
アンブロキソール塩酸塩錠15mg「TCK」(辰巳)	15mg	素錠 ⊖(割線1本)	— (○)	アンブロキソール塩酸塩

可否判定 ○:可, △:条件つきで可, ×:不可, —:企業判定回避, ( ):著者判断

理　　由	代用品
有効成分は光酸化による着色，湿度条件で含量低下の可能性あり **著** 防湿・遮光保存 (安定性)〔長期〕(室温，褐色ガラス瓶，36カ月間)変化なし 〔加速〕(40℃，75%RH，褐色ガラス瓶，3カ月間)変化なし 〔苛酷〕(25℃，75%RH，シャーレ開放，1カ月間)変化なし (室内散光，無色ガラス瓶，3カ月間)照射部分が灰黄色に変化 (室内散光，褐色ガラス瓶，3カ月間)変化なし (紫外線ランプ，シャーレ開放，3日間)2～3日で照射表面がかすかに黄色を増した 粉砕後　〔10mg錠〕 (25℃，75%RH，シャーレ開放，4週間)外観淡黄褐色に変化，色差10.0，含量90.0%，吸収増量1.6% (25℃，75%RH，シャーレ開放，4週間)外観淡黄褐色に変化，色差9.8，含量90.4%，吸収増量2.0% (2,500lx(D65灯)，シャーレ開放，10万lx·hr)外観変化なし，色差5.3，含量98.3%，吸湿増量-0.4% (2,500lx(D65灯)，シャーレ開放，10万lx·hr)外観変化なし，色差4.2，含量95.1%，吸湿増量-0.2% 〔25mg錠〕 (25℃，75%RH，シャーレ開放，4週間)外観黄褐色に変化，色差13.6，含量85.0%，吸収増量1.9% (25℃，75%RH，シャーレ開放，4週間)外観黄褐色に変化，色差15.9，含量84.6%，吸収増量1.6% (2,500lx(D65灯)，シャーレ開放，10万lx·hr)外観変化なし，色差2.0，含量99.3%，吸湿増量-0.3% (2,500lx(D65灯)，シャーレ開放，10万lx·hr)外観変化なし，色差1.4，含量98.3%，吸湿増量-0.2% (溶解性(水))ほとんど溶けない	
(安定性)粉砕品　(40℃，60%RH，遮光・気密，30日間)外観・含量：変化なし (25℃，75%RH，遮光・開放，30日間)外観・含量：変化なし (120万lx·hr，密閉(シャーレ＋ラップ)，50日間)外観：変化あり(白色→微黄白色)，含量：変化なし (溶解性(水))やや溶けにくい	シ0.3% ※ 先 GE DS1.5%・3% 先 GE 内用液0.3% GE 内用液0.75% 先 GE
(安定性)粉砕後　〔通常〕(25℃，75%RH，遮光，30日間)変化なし 〔苛酷〕(40℃，遮光，30日間)変化なし 〔光〕(室温，1,000lx·hr(白色蛍光灯下)，50日間)変化なし (溶解性(水))やや溶けにくい	シ0.3% ※ 先 GE DS1.5%・3% 先 GE 内用液0.3% GE 内用液0.75% 先 GE
錠剤は遮光保存 (安定性)粉砕後　3カ月間のデータあり(粉砕時の体内動態データ等なし) (溶解性(水))やや溶けにくい	シ0.3% ※ 先 GE DS1.5%・3% 先 GE 内用液0.3% GE 内用液0.75% 先 GE
室内散乱光，シャーレ開放条件で4週間保存した結果，含量に変化なし (安定性)該当資料なし (溶解性(水))やや溶けにくい	シ0.3% ※ 先 GE DS1.5%・3% 先 GE 内用液0.3% GE 内用液0.75% 先 GE

理由　**著** 著者コメント　(安定性)原薬(一部製剤)の安定性　(溶解性(水))原薬の水に対する溶解性
代用品　※：一部適応等が異なる

アンフ

製品名（会社名）	規格単位	剤形・割線・Cap号数	可否	一般名
アンブロキソール塩酸塩錠15mg「YD」（陽進堂）	15mg	素錠 ⊖（割線1本）	— (○)	アンブロキソール塩酸塩
アンブロキソール塩酸塩錠15mg「ZE」（全星）	15mg	素錠 ⊖（割線1本）	○	アンブロキソール塩酸塩
アンブロキソール塩酸塩錠15mg「アメル」（共和薬品）	15mg	素錠 ⊖（割線1本）	○	アンブロキソール塩酸塩
アンブロキソール塩酸塩錠15mg「クニヒロ」（皇漢堂）	15mg	素錠 ⊖（割線1本）	○	アンブロキソール塩酸塩
アンブロキソール塩酸塩錠15mg「サワイ」（沢井）	15mg	素錠 ⊖（割線1本）	— (○)	アンブロキソール塩酸塩
アンブロキソール塩酸塩錠15mg「タイヨー」（武田テバファーマ＝武田＝三和化学）	15mg	素錠 ⊖（割線1本）	— (○)	アンブロキソール塩酸塩
アンブロキソール塩酸塩錠15mg「ツルハラ」（鶴原）	15mg	素錠 ⊖（割線1本）	○	アンブロキソール塩酸塩
アンブロキソール塩酸塩錠15mg「トーワ」（東和薬品）	15mg	素錠 ⊖（割線1本）	— (○)	アンブロキソール塩酸塩
アンブロキソール塩酸塩錠15mg「日医工」（日医工）	15mg	素錠 ⊖（割線1本）	— (○)	アンブロキソール塩酸塩

可否判定　○：可，△：条件つきで可，×：不可，—：企業判定回避，（　）：著者判断

理　由	代用品
(安定性)**粉砕時**　(25℃, 60%RH, 120万lx・hr, 30日間)白色の粉末が微黄色に変化, 含量規格内 (溶解性(水))やや溶けにくい	シ0.3% ＊ 先 GE DS1.5%・3% ＊ 先 GE 内用液0.3% GE 内用液0.75% 先 GE
25℃, 75%RH(遮光・開放), 3カ月で保存した結果, 吸湿による質量の増減の変動はあるが, 含量に影響はなく安定であった (安定性)**製剤**　〔長期〕(25℃, 60%RH, 最終包装製品, 5年間)性状・溶出性・定量法: 変化なし 〔苛酷〕(40℃, 褐色瓶(遮光・気密容器), 3カ月間)外観: 黄色に変色(規格外)。平均質量・乾燥減量・硬度・定量・溶出性: 変化なし (25℃, 75%RH, スチロールケース開放(遮光), 3カ月間)平均質量・乾燥減量: 増加(規格内)。硬度: 低下(規格内)。外観・定量・溶出性: 変化なし 〔光〕(25℃, 60%RH, 1,200lx, 気密容器, 合計120万lx・hrを照射)外観: 黄色に変色(規格外)。乾燥減量: 増加(規格内)。硬度: 低下(規格内)。平均質量・定量・溶出性: 変化なし (溶解性(水))やや溶けにくい	シ0.3% ＊ 先 GE DS1.5%・3% ＊ 先 GE 内用液0.3% GE 内用液0.75% 先 GE
該当資料なし (溶解性(水))やや溶けにくい	シ0.3% ＊ 先 GE DS1.5%・3% ＊ 先 GE 内用液0.3% GE 内用液0.75% 先 GE
25℃・75%RHで14日間保存した結果, 変化はほとんどみられなかった。60万lx・hr照射時(25℃・湿度成り行き)にも変化はほとんどみられなかった (安定性)該当資料なし (溶解性(水))やや溶けにくい	シ0.3% ＊ 先 GE DS1.5%・3% ＊ 先 GE 内用液0.3% GE 内用液0.75% 先 GE
においはなく, わずかに特異な味がある (溶解性(水))やや溶けにくい	シ0.3% ＊ 先 GE DS1.5%・3% ＊ 先 GE 内用液0.3% GE 内用液0.75% 先 GE
(安定性)**製剤**　〔湿度〕(25℃, 75%RH, 4週間)含量低下(残存率: 96.3%), 性状に変化なし (溶解性(水))やや溶けにくい	シ0.3% ＊ 先 GE DS1.5%・3% ＊ 先 GE 内用液0.3% GE 内用液0.75% 先 GE
(安定性)該当資料なし (溶解性(水))やや溶けにくい	シ0.3% ＊ 先 GE DS1.5%・3% ＊ 先 GE 内用液0.3% GE 内用液0.75% 先 GE
主成分はにおいはなく, わずかに特異な味がある (安定性)**粉砕後**　(室内散光下, 3カ月間)(遮光条件下, 3カ月間)外観・含量変化なし (溶解性(水))やや溶けにくい	シ0.3% ＊ 先 GE DS1.5%・3% ＊ 先 GE 内用液0.3% GE 内用液0.75% 先 GE
(安定性)**粉砕物**　(25℃, 75%RH, 遮光・開放, 8週間)外観, 含量変化なし (溶解性(水))やや溶けにくい	シ0.3% ＊ 先 GE DS1.5%・3% ＊ 先 GE 内用液0.3% GE 内用液0.75% 先 GE

理由　■著 著者コメント　(安定性)原薬(一部製剤)の安定性　(溶解性(水))原薬の水に対する溶解性
代用品　※:一部適応等が異なる

アンフ

製品名（会社名）	規格単位	剤形・割線・Cap号数	可否	一般名
アンブロキソール塩酸塩錠15mg「日新」（日新製薬＝第一三共エスファ）	15mg	素錠 ⊖(割線1本)	— (○)	アンブロキソール塩酸塩
アンブロキソール塩酸塩錠15mg「わかもと」（わかもと）	15mg	素錠 ⊖(割線1本)	— (○)	アンブロキソール塩酸塩
アンブロキソール塩酸塩徐放OD錠45mg「ZE」（全星＝三和化学）	45mg	口腔内崩壊錠 ○(割線無)	× (△)	アンブロキソール塩酸塩
アンブロキソール塩酸塩徐放OD錠45mg「サワイ」（沢井）	45mg	口腔内崩壊錠 ○(割線無)	× (△)	アンブロキソール塩酸塩
アンブロキソール塩酸塩徐放OD錠45mg「ニプロ」（ニプロ）	45mg	口腔内崩壊錠 ○(割線無)	× (△)	アンブロキソール塩酸塩
アンブロキソール塩酸塩徐放カプセル45mg「TCK」（辰巳）	45mg	硬カプセル 4号	— (△*)	アンブロキソール塩酸塩

可否判定　○：可，△：条件つきで可，×：不可，—：企業判定回避，（　）：著者判断

アンフ

理　由	代用品
遮光保存 (溶解性(水))やや溶けにくい	シ0.3% * 先 GE DS1.5%・3% * 先 GE 内用液0.3% GE 内用液0.75% 先 GE
原薬：わずかに特異な味あり 製剤：粉砕時のデータなし (安定性)製剤〔長期〕(25℃, 60%RH, PTP＋紙箱)36カ月間規格内 〔開封後の光〕(25℃, 1,000lx, 無色気密容器, 照射合計120万lx·hr)60万lx·hrまで規格内, 120万lx·hrで外観に着色がみられる 〔開封後の湿度〕(30℃, 75%RH, シャーレ, 6カ月間)3カ月まで規格内, 6カ月で全体的にもろくなった (溶解性(水))やや溶けにくい	シ0.3% * 先 GE DS1.5%・3% * 先 GE 内用液0.3% GE 内用液0.75% 先 GE
速放性粒子及び徐放性粒子を含有するため，粉砕不可 著 口腔内崩壊錠のため粉砕不適。粉砕した場合，防湿・遮光保存 (安定性)製剤〔苛酷〕(40℃, 瓶(遮光・気密容器), 3カ月間)硬度：増加(規格内)。外観・厚み・平均質量・乾燥減量・純度試験(類縁物質)・定量・溶出性・崩壊性：変化なし (25℃, 75%RH, スチロールケース開放(遮光), 3カ月間)外観：色差の増加(規格内)。硬度：低下(規格内)。厚み・平均質量・乾燥減量：増加(規格内)。純度試験(類縁物質)・定量・溶出性・崩壊性：変化なし 〔光〕(25℃, 60%RH, 1,200lx, 透明ガラス瓶(気密容器), 合計120万lx·hrを照射)外観・硬度・厚み・平均質量・乾燥減量・純度試験(類縁物質)・定量・溶出性・崩壊性：変化なし (溶解性(水))やや溶けにくい	シ0.3% * 先 GE DS1.5%・3% * 先 GE 内用液0.3% GE 内用液0.75% 先 GE
粉砕すると放出制御の特性が失われるため，粉砕不可。においはなく，わずかに特異な味がある 著 口腔内崩壊錠のため粉砕不適。粉砕した場合，防湿・遮光保存 (溶解性(水))やや溶けにくい	シ0.3% * 先 GE DS1.5%・3% * 先 GE 内用液0.3% GE 内用液0.75% 先 GE
徐放性粒子を含有しており，徐放性の特性が失われるため粉砕不可 著 口腔内崩壊錠のため粉砕不適。粉砕した場合，防湿・遮光保存 (溶解性(水))やや溶けにくい	シ0.3% * 先 GE DS1.5%・3% * 先 GE 内用液0.3% GE 内用液0.75% 先 GE
脱カプセル時の安定性についての資料なし * 著 (粉砕：×, 脱カプセル：○) 速溶性顆粒及び徐放性顆粒を含有するため，粉砕不可。徐放性顆粒のため，1カプセル/1包の開封のみ可 (安定性)該当資料なし (溶解性(水))やや溶けにくい	シ0.3% * 先 GE DS1.5%・3% * 先 GE 内用液0.3% GE 内用液0.75% 先 GE

理由　著 著者コメント　(安定性)原薬(一部製剤)の安定性　(溶解性(水))原薬の水に対する溶解性
代用品　※：一部適応等が異なる

アンフ

製品名（会社名）	規格単位	剤形・割線・Cap号数	可否	一般名
アンブロキソール塩酸塩徐放カプセル45mg「ZE」(全星＝科研)	45mg	硬カプセル 2号	△*	アンブロキソール塩酸塩
アンブロキソール塩酸塩Lカプセル45mg「サワイ」(沢井)	45mg	硬カプセル 2号	— (△*)	アンブロキソール塩酸塩
アンブロキソール塩酸塩徐放カプセル45mg「トーワ」(東和薬品)	45mg	硬カプセル 3号	— (△*)	アンブロキソール塩酸塩
アンブロキソール塩酸塩徐放カプセル45mg「日医工」(日医工＝日本薬工)	45mg	硬カプセル 4号	× (△*)	アンブロキソール塩酸塩

可否判定 ○：可，△：条件つきで可，×：不可，—：企業判定回避，（ ）：著者判断

アンフ

理　由	代用品
＊(粉砕：×，脱カプセル：○) 速溶性顆粒及び徐放性顆粒を含有するため，粉砕不可 徐放性顆粒のため，1カプセル/1包の開封のみ可。粉砕は不可 安定性 製剤 〔長期〕(25℃，60％RH，最終包装製品，3年間)性状・溶出性・定量法：変化なし 〔苛酷〕(40℃，褐色瓶(遮光・気密容器)，3カ月間)乾燥減量：わずかに増加(規格内)。外観・平均質量・定量・溶出性：変化なし (25℃，75％RH，スチロールケース開放(遮光)，3カ月間)平均質量・乾燥減量：増加(規格内)。外観・定量・溶出性：変化なし 〔光〕(25℃，60％RH，1,200lx，気密容器，合計120万lx・hrを照射)外観：わずかに退色(規格内)。乾燥減量：わずかに増加(規格内)。平均質量・定量・溶出性：変化なし **脱カプセル**　(25℃，75％RH，遮光・開放，3カ月間)吸湿はするが，含量には影響がなく安定であった 溶解性(水)やや溶けにくい	シロ0.3％ ＊ 先 GE DS1.5％・3％ ＊ 先 GE 内用液0.3％ GE 内用液0.75％ 先 GE
放出制御の特性が失われるため，カプセル内顆粒の粉砕は不可。においはなく，わずかに特異な味がある ＊(粉砕：×，脱カプセル：○) 速溶性顆粒及び徐放性顆粒を含有するため，粉砕不可。徐放性顆粒のため，1カプセル/1包の開封のみ可 溶解性(水)やや溶けにくい	シロ0.3％ ＊ 先 GE DS1.5％・3％ ＊ 先 GE 内用液0.3％ GE 内用液0.75％ 先 GE
徐放性製剤のため粉砕不可(速溶性顆粒と徐放性顆粒からなる) 主成分はわずかに特異な味がある ＊ 著 (粉砕：×，脱カプセル：○) 安定性 該当資料なし 溶解性(水)やや溶けにくい	シロ0.3％ ＊ 先 GE DS1.5％・3％ ＊ 先 GE 内用液0.3％ GE 内用液0.75％ 先 GE
徐放顆粒充填のカプセル製剤のため粉砕・開封不可(カプセル内に速放顆粒と徐放顆粒が一定の割合で含有) ＊ 著 (粉砕：×，脱カプセル：○) 溶解性(水)やや溶けにくい	シロ0.3％ ＊ 先 GE DS1.5％・3％ ＊ 先 GE 内用液0.3％ GE 内用液0.75％ 先 GE

理由　著 著者コメント　　安定性 原薬(一部製剤)の安定性　　溶解性(水) 原薬の水に対する溶解性
代用品　※：一部適応等が異なる

イイエ

製品名（会社名）	規格単位	剤形・割線・Cap号数	可否	一般名
EEエスワン配合錠T20 （エルメッド＝日医工）	20mg （テガフール相当量）	Fコート錠 ◯（割線無）	— （△）	テガフール・ギメラシル・オテラシルカリウム
EEエスワン配合錠T25 （エルメッド＝日医工）	25mg （テガフール相当量）	Fコート錠 ◯（割線無）	— （△）	
イグザレルト錠10mg （バイエル）	10mg	Fコート錠 ◯（割線無）	— （◯）	リバーロキサバン
イグザレルト錠15mg （バイエル）	15mg	Fコート錠 ◯（割線無）	— （◯）	
イクスタンジ錠40mg （アステラス）	40mg	Fコート錠 ◯（割線無）	— （△）	エンザルタミド
イクスタンジ錠80mg （アステラス）	80mg	Fコート錠 ◯（割線無）	— （△）	

可否判定　◯：可，△：条件つきで可，×：不可，—：企業判定回避，（　）：著者判断

イクス

理　　由	代用品
粉砕時の体内動態データなし 危険度Ⅰ(日本病院薬剤師会：抗悪性腫瘍薬の院内取扱い指針)のため，粉砕時被曝に注意 　著　抗悪性腫瘍剤のため粉砕せず懸濁する。やむを得ず粉砕する場合は，安全キャビネット内で行うなど調剤者の曝露に注意すること。防湿・遮光保存 安定性)製剤　〔通常〕(40℃，75%RH，6カ月間)変化なし 〔長期〕(25℃，60%RH，3年間)変化なし 〔苛酷〕(40℃または25℃，75%RH，3カ月間)変化なし 〔光〕(120万lx･hr)変化なし 粉砕後　(40℃，3カ月間)規格内 (25℃，75%，3カ月間)規格内 (120万lx･hr)規格内 溶解性(水))テガフール：やや溶けにくい ギメラシル：溶けにくい オテラシルカリウム：溶けにくい 危険度)Ⅰ(日本病院薬剤師会：抗悪性腫瘍薬の院内取扱い指針)	顆20mg・25mg　先)GE
粉砕後3カ月までの安定性は確認されている。20mg錠(海外用量)を粉砕投与した際の薬物動態データはあるが，有効性・安全性については確認していない 安定性)〔長期〕(25℃，60%RH，ポリプロピレン袋，36カ月間)安定 〔加速〕(40℃，75%RH，ポリプロピレン袋，6カ月間)安定 〔苛酷(温度)〕(90℃，ガラス瓶(密栓)，6カ月間)安定 〔苛酷(光)〕(21.7万lx，100W/m²(キセノンランプ)，石英セル，6時間)安定 溶解性(水))ほとんど溶けない	細10mg・15mg　先
有効成分の吸湿性：吸湿性は認められない 有効成分の光の影響：総照度として120万lx･hr以上及び総近紫外放射エネルギーとして200W･hr/m²以上の照射で変化なし 　著　抗悪性腫瘍剤のため粉砕せず懸濁する。やむを得ず粉砕する場合は，安全キャビネット内で行うなど調剤者の曝露に注意すること。防湿・遮光保存 安定性)〔長期〕(25℃，60%RH，暗所，ポリエチレン二重袋＋スチールドラム(密閉)，36カ月間)外観・性状：変化なし。残存率：変化なし 〔苛酷〕(50℃または60℃，成り行きRH，暗所，容器(開放)，3カ月間)いずれも外観・性状：変化なし。残存率：変化なし (40℃，75%RH，暗所，容器(開放)，3カ月間)外観・性状：変化なし。残存率：変化なし 〔光〕(石英セルに入れて，総照度として120万lx･hr以上及び総近紫外放射エネルギーとして200W･hr/m²以上の光を照射)外観・性状：変化なし。残存率：変化なし 溶解性(水))ほとんど溶けない 危険度)Ⅱ(日本病院薬剤師会：抗悪性腫瘍薬の院内取扱い指針)	

理由　著　著者コメント　　安定性)原薬(一部製剤)の安定性　　溶解性(水))原薬の水に対する溶解性
代用品　※：一部適応等が異なる

イケフ

製品名（会社名）	規格単位	剤形・割線・Cap号数	可否	一般名
イーケプラ錠250mg （UCB＝大塚製薬）	250mg	Fコート錠 （割線模様）	— (○)	レベチラセタム
イーケプラ錠500mg （UCB＝大塚製薬）	500mg	Fコート錠 （割線模様）	— (○)	
イコサペント酸エチル粒状カプセル300mg「CH」（長生堂＝日本ジェネリック）	300mg1包	軟カプセル	×	イコサペント酸エチル
イコサペント酸エチル粒状カプセル600mg「CH」（長生堂＝日本ジェネリック）	600mg1包	軟カプセル	×	
イコサペント酸エチル粒状カプセル900mg「CH」（長生堂＝日本ジェネリック）	900mg1包	軟カプセル	×	
イコサペント酸エチルカプセル300mg「Hp」（原沢）	300mg	軟カプセル	×	イコサペント酸エチル
イコサペント酸エチルカプセル300mg「JG」（日本ジェネリック）	300mg	軟カプセル	— (×)	イコサペント酸エチル
イコサペント酸エチル粒状カプセル300mg「TC」（東洋カプセル＝ニプロ）	300mg1包	軟カプセル	×	イコサペント酸エチル
イコサペント酸エチル粒状カプセル600mg「TC」（東洋カプセル＝ニプロ）	600mg1包	軟カプセル	×	
イコサペント酸エチル粒状カプセル900mg「TC」（東洋カプセル＝ニプロ）	900mg1包	軟カプセル	×	
イコサペント酸エチル粒状カプセル300mg「TCK」（辰巳）	300mg1包	軟カプセル	×	イコサペント酸エチル
イコサペント酸エチル粒状カプセル600mg「TCK」（辰巳）	600mg1包	軟カプセル	×	
イコサペント酸エチル粒状カプセル900mg「TCK」（辰巳）	900mg1包	軟カプセル	×	
イコサペント酸エチルカプセル300mg「YD」（陽進堂）	300mg	軟カプセル	— (×)	イコサペント酸エチル

可否判定　○：可，△：条件つきで可，×：不可，—：企業判定回避，（　）：著者判断

イコサ

理　由	代用品
粉砕時の薬物動態，臨床データがなく推奨しない。苦味あり。粉砕後90日は含量，性状に変化なし(25℃・75％RH・無包装) (安定性)[長期](25℃，60％RH，暗所，(透明のポリエチレン袋＋黒色のポリエチレン袋)/段ボール箱またはミニバッグ，60カ月間/24カ月間)変化なし [加速](40℃，75％RH，暗所，(透明のポリエチレン袋＋黒色のポリエチレン袋)/段ボール箱またはミニバッグ，6カ月間/6カ月間)変化なし [温度](60℃，暗所，ガラス容器(密栓)，1カ月間)変化なし [湿度](40℃，75％RH，暗所，ガラス容器(密栓)/無包装，1カ月間)変化なし [光](25℃，白色蛍光ランプ及び近紫外蛍光ランプ，ガラスシャーレ，120万lx·hr以上及び200W·hr/m²以上)変化なし (溶解性(水))極めて溶けやすい	DS50％ [先]
内容物が液状であるため開封不可，特異臭あり (溶解性(水))ほとんど溶けない	
内容物が液状のため粉砕不可。特異臭あり (安定性)[長期](成り行き，42カ月間)変化なし (溶解性(水))ほとんど溶けない	
内容物が液状のため粉砕不可，特異臭あり (安定性)該当資料なし (溶解性(水))ほとんど溶けない	
内容物が液状であるため粉砕不可 (安定性)(25℃，75％RH，24カ月間)窒素置換気密容器中での保存の場合，ほとんど変化は認められないが，開放容器での保存の場合は，過酸化物の上昇とともに分解物が上昇した。この変化は高温で大きく，高湿，光照射でわずかに大きい傾向がある (溶解性(水))ほとんど溶けない	
内容物が液状のため粉砕不可 (安定性)該当資料なし (溶解性(水))ほとんど溶けない	
内容物が液状のため粉砕不可 (安定性)該当資料なし (溶解性(水))ほとんど溶けない	

理由　著 著者コメント　　(安定性)原薬(一部製剤)の安定性　　(溶解性(水))原薬の水に対する溶解性
代用品　※：一部適応等が異なる

イコサ

製品名(会社名)	規格単位	剤形・割線・Cap号数	可否	一般名
イコサペント酸エチルカプセル300mg「サワイ」(メディサ=沢井)	300mg	軟カプセル	―(×)	イコサペント酸エチル
イコサペント酸エチル粒状カプセル300mg「サワイ」(沢井)	300mg1包	軟カプセル	×	イコサペント酸エチル
イコサペント酸エチル粒状カプセル600mg「サワイ」(沢井)	600mg1包	軟カプセル	×	イコサペント酸エチル
イコサペント酸エチル粒状カプセル900mg「サワイ」(沢井)	900mg1包	軟カプセル	×	イコサペント酸エチル
イコサペント酸エチルカプセル300mg「トーワ」(東和薬品)	300mg	軟カプセル	×	イコサペント酸エチル
イコサペント酸エチルカプセル300mg「日医工」(日医工)	300mg	軟カプセル	×	イコサペント酸エチル
イコサペント酸エチル粒状カプセル300mg「日医工」(日医工)	300mg1包	軟カプセル	×	イコサペント酸エチル
イコサペント酸エチル粒状カプセル600mg「日医工」(日医工)	600mg1包	軟カプセル	×	イコサペント酸エチル
イコサペント酸エチル粒状カプセル900mg「日医工」(日医工)	900mg1包	軟カプセル	×	イコサペント酸エチル
イコサペント酸エチルカプセル300mg「フソー」(扶桑)	300mg	軟カプセル	×	イコサペント酸エチル
イーシー・ドパール配合錠(協和キリン)	配合剤	素錠 ⊖(割線1本)	―(△†)	レボドパ・ベンセラジド塩酸塩
イスキア配合錠A330(シオノ=江州)	配合剤	素錠 ○(割線無)	×	アスピリン・ダイアルミネート

可否判定 ○:可, △:条件つきで可, ×:不可, ―:企業判定回避, ( ):著者判断

イスキ

理　由	代用品
内容物は油状であり，かつ特異臭があるため，粉砕不可である ⦅溶解性(水)⦆ほとんど溶けない	
内容物は油状のため，粉砕不可。わずかに特異なにおいがある ⦅溶解性(水)⦆ほとんど溶けない	
内容物が液状のため粉砕不可。主成分は，わずかに特異なにおいがある ⦅安定性⦆該当資料なし ⦅溶解性(水)⦆ほとんど溶けない	
液体充填の軟カプセル，内容物が液状のため粉砕不可，特異臭あり ⦅溶解性(水)⦆ほとんど溶けない	
液体充填の軟カプセル，内容物が液状のため粉砕不可，特異臭あり ⦅溶解性(水)⦆ほとんど溶けない	
内容物が液状のため粉砕不可，特異臭あり ⦅安定性⦆資料なし ⦅溶解性(水)⦆ほとんど溶けない	
ベンセラジド塩酸塩が吸湿で経時的に分解するので用時粉砕。防湿保存 † ⦅著⦆凡例5頁参照。防湿・遮光保存 ⦅安定性⦆レボドパ 〔通常〕(25℃，50％RH，シャーレ開放，6カ月間)1カ月まで外観変化なし，3カ月で肉眼的にわずかな変化が認められた 〔苛酷〕(37℃，90％RH)0.5カ月まで外観変化なし，1カ月で肉眼的にわずかな変化が認められた ⦅溶解性(水)⦆レボドパ：溶けにくい ベンセラジド塩酸塩：溶けやすい	
吸湿性が強いため ⦅著⦆本剤吸湿性あり。アルカリ加水分解の可能性。用時調製もやむを得ないときのみ ⦅溶解性(水)⦆アスピリン：溶けにくい 炭酸マグネシウム・ジヒドロキシアルミニウムアミノアセテート：ほとんど溶けない	

理由 ⦅著⦆著者コメント　⦅安定性⦆原薬(一部製剤)の安定性　⦅溶解性(水)⦆原薬の水に対する溶解性
代用品 ※：一部適応等が異なる

イスコ

製品名（会社名）	規格単位	剤形・割線・Cap号数	可否	一般名
イスコチン錠100mg（アルフレッサファーマ）	100mg	素錠 ⊖(割線1本)	―(○)	イソニアジド
イソコロナールRカプセル20mg（佐藤薬品＝共和薬品＝日医工）	20mg	硬カプセル ④号	×(△*)	硝酸イソソルビド
イソプリノシン錠400mg（持田）	400mg	素錠 ○(割線無)	○	イノシンプラノベクス
イソメニールカプセル7.5mg（科研）	7.5mg	硬カプセル ④号	×(△)	イソプレナリン塩酸塩
一硝酸イソソルビド錠10mg「サワイ」(沢井)	10mg	素錠 ○(割線無)	―(○)	一硝酸イソソルビド
一硝酸イソソルビド錠20mg「サワイ」(沢井)	20mg	素錠 ⊖(割線1本)	―(○)	
一硝酸イソソルビド錠10mg「タイヨー」(武田テバファーマ＝武田)	10mg	素錠 ○(割線無)	―(○)	一硝酸イソソルビド
一硝酸イソソルビド錠20mg「タイヨー」(武田テバファーマ＝武田)	20mg	素錠 ○(割線無)	―(○)	
一硝酸イソソルビド錠10mg「トーワ」(東和薬品)	10mg	素錠 ○(割線無)	―(○)	一硝酸イソソルビド
一硝酸イソソルビド錠20mg「トーワ」(東和薬品)	20mg	素錠 ○(割線無)	―(○)	

可否判定 ○：可，△：条件つきで可，×：不可，―：企業判定回避，( )：著者判断

イチシ

理　由	代用品
著 粉砕後データより，防湿・遮光保存で可能と判断 安定性 遮光した気密容器に保存すれば長期間安定。水溶液も比較的安定で，120℃，30分間の加熱殺菌に耐える。直射日光によって容易に褐色に着色する。暗所に保存しても容器からのアルカリ，鉄などの溶出量に比例した着色を呈する **粉砕後**〔温度・湿度〕(25℃，75%RH，シャーレ(開放)，90日間)外観変化なし(⊿E：0.4)，含量100.9%，吸湿増量3.3% 〔光〕(シャーレ開放，120万lx・hr)外観変化なし(⊿E：3.3)，含量100.6%，吸湿増量-0.4% 溶解性(水) 溶けやすい	末 先
カプセル内容物は徐放性顆粒なので粉砕不可 ＊ 著 (粉砕：×，脱カプセル：○)徐放性顆粒のため，1カプセル/1包の開封のみ可。粉砕は不可 安定性 該当資料なし 溶解性(水) ほとんど溶けない	
吸湿性あり 安定性〔通常〕(室温，36カ月間)変化なし 〔苛酷〕(40℃，75%RH，12カ月間)変化なし (50℃，6カ月間)変化なし 溶解性(水) 溶けやすい	
徐放性顆粒を含むため粉砕不可，開封は可 著 脱カプセルのみ可 安定性 該当資料なし 溶解性(水) 溶けやすい	
データなし。においはないか，またはわずかに硝酸ようのにおいがある 溶解性(水) 溶けやすい	
においはないか，またはわずかに硝酸ようのにおいがある 溶解性(水) 溶けやすい	
著 安定性データが不足しているが，粉砕後防湿・遮光保存で可能と推定 安定性 製剤〔湿度〕(30℃，75%RH，1カ月間)外観，含量に変化なし 〔光〕(約72万lx・hr)外観，含量に変化なし 溶解性(水) 溶けやすい	
著 安定性データが不足しているが，粉砕後防湿・遮光保存で可能と推定 安定性 製剤〔湿度〕(25℃，75%RH，4週間)外観，含量に変化なし 溶解性(水) 溶けやすい	
主成分はにおいはないか，またはわずかに硝酸ようのにおいがある 著 安定性データが不足しているが，粉砕後防湿・遮光保存で可能と推定 安定性 **粉砕後** (室内散光下，3カ月間)外観・含量変化なし 溶解性(水) 溶けやすい(70%一硝酸イソソルビド乳糖末)	

理由 著 著者コメント　安定性 原薬(一部製剤)の安定性　溶解性(水) 原薬の水に対する溶解性
代用品 ※：一部適応等が異なる

イトフ

製品名(会社名)	規格単位	剤形・割線・Cap号数	可否	一般名
イトプリド塩酸塩錠50mg「CH」 (長生堂＝日本ジェネリック)	50mg	Fコート錠 ⊖(割線1本)	— (○)	イトプリド塩酸塩
イトプリド塩酸塩錠50mg「NP」 (ニプロ)	50mg	Fコート錠 ⊖(割線1本)	— (○)	イトプリド塩酸塩
イトプリド塩酸塩錠50mg「NS」 (日新製薬)	50mg	Fコート錠 ⊖(割線1本)	— (○)	イトプリド塩酸塩
イトプリド塩酸塩錠50mg「PH」 (キョーリンリメディオ ＝杏林)	50mg	Fコート錠 ⊖(割線1本)	— (○)	イトプリド塩酸塩
イトプリド塩酸塩錠50mg「TCK」 (辰巳)	50mg	Fコート錠 ⊖(割線1本)	— (○)	イトプリド塩酸塩
イトプリド塩酸塩錠50mg「TYK」 (武田テバ薬品＝武田テバファーマ＝武田)	50mg	Fコート錠 ⊖(割線1本)	— (○)	イトプリド塩酸塩
イトプリド塩酸塩錠50mg「YD」 (陽進堂)	50mg	Fコート錠 ⊖(割線1本)	— (○)	イトプリド塩酸塩
イトプリド塩酸塩錠50mg「サワイ」 (沢井)	50mg	Fコート錠 ⊖(割線1本)	— (○)	イトプリド塩酸塩
イトプリド塩酸塩錠50mg「タナベ」 (ニプロES)	50mg	Fコート錠 ⊖(割線1本)	— (○)	イトプリド塩酸塩
イトプリド塩酸塩錠50mg「トーワ」 (東和薬品)	50mg	Fコート錠 ⊖(割線1本)	— (○)	イトプリド塩酸塩
イトプリド塩酸塩錠50mg「日医工」 (日医工)	50mg	Fコート錠 ⊖(割線1本)	— (○)	イトプリド塩酸塩

可否判定 ○:可, △:条件つきで可, ×:不可, —:企業判定回避, ( ):著者判断

理　　由	代用品
著 防湿・遮光保存で可能と判断 **安定性** **粉砕品** (40℃, 遮光・気密, 4週間)外観・含量：変化なし (30℃, 75%RH, 遮光・開放, 4週間)外観・含量：変化なし (120万lx·hr, 気密, 25日間)外観・含量：変化なし **溶解性(水)** 極めて溶けやすい	
著 防湿・遮光保存で可能と判断 **安定性** **粉砕後** 3カ月間のデータあり(粉砕時の体内動態データ等なし) **溶解性(水)** 極めて溶けやすい	
著 防湿・遮光保存で可能と判断 **溶解性(水)** 極めて溶けやすい	
著 防湿・遮光保存で可能と判断 **安定性** 〔通常〕(25℃, 75%RH, 室内散乱光下(9hr/日), ポリエチレン袋包装, 36カ月間)変化なし 〔苛酷〕(50℃, ガラス瓶(密栓), 3カ月間)変化なし (25℃, 84%RH, ガラスシャーレ(蓋開放), 3カ月間)変化なし (40℃, 75%RH, ガラスシャーレ(蓋開放), 3カ月間)変化なし (3,500lx(蛍光灯), ガラスシャーレ(蓋開放), (ポリ塩化ビニリデン製フィルムで覆う), 28日間)変化なし **粉砕品** (室温, 3カ月間)性状, 含量に変化なし **溶解性(水)** 極めて溶けやすい	
室内散乱光, シャーレ開放条件で4週間保存した結果, 含量に変化なし **著** 防湿・遮光保存で可能と判断 **安定性** 該当資料なし **溶解性(水)** 極めて溶けやすい	
著 防湿・遮光保存で可能と判断 **溶解性(水)** 極めて溶けやすい	
著 防湿・遮光保存で可能と判断 **安定性** **粉砕時** (温度・湿度成り行き, 室内散乱光下, 28日間)含量規格内 **溶解性(水)** 極めて溶けやすい	
においはなく, 味は苦い **著** 防湿・遮光保存で可能と判断 **溶解性(水)** 極めて溶けやすい	
著 防湿・遮光保存で可能と判断 **安定性** **粉砕品** (25℃, 75%RH, 褐色ガラス瓶(開栓), 1カ月間)性状・含量に変化なし **溶解性(水)** 極めて溶けやすい	
主成分は, においはなく, 味は苦い **著** 防湿・遮光保存で可能と判断 **安定性** **粉砕後** (室内散乱光下, 3カ月間)外観・含量変化なし **溶解性(水)** 極めて溶けやすい	
著 防湿・遮光保存で可能と判断 **安定性** **粉砕物** (25℃, 75%RH, 遮光・開放, 3カ月間)外観, 類縁物質, 含量変化なし **溶解性(水)** 極めて溶けやすい	

理由　**著** 著者コメント　**安定性** 原薬(一部製剤)の安定性　**溶解性(水)** 原薬の水に対する溶解性
代用品　※：一部適応等が異なる

イトラ

製品名（会社名）	規格単位	剤形・割線・Cap号数	可否	一般名
イトラコナゾール錠50「MEEK」 （小林化工＝MeijiSeika）	50mg	Fコート錠 ○（割線無）	× (○)	イトラコナゾール
イトラコナゾール錠100「MEEK」 （小林化工＝MeijiSeika）	100mg	Fコート錠 ⊖（割線1本）	× (○)	
イトラコナゾール錠200「MEEK」 （小林化工＝MeijiSeika）	200mg	Fコート錠 ⊖（割線1本）	× (○)	
イトラコナゾール錠50mg「科研」 （科研）	50mg	素錠 ○（割線無）	○	イトラコナゾール
イトラコナゾール錠50mg「日医工」（日医工）	50mg	素錠 ○（割線無）	— (○)	イトラコナゾール
イトラコナゾール錠100mg「日医工」（日医工）	100mg	素錠 （割線模様）	— (○)	
イトラコナゾールカプセル50mg「SW」（沢井＝ケミファ）	50mg	硬カプセル 2号	— (△)	イトラコナゾール
イトリゾールカプセル50 （ヤンセン）	50mg	硬カプセル 2号	× (○)	イトラコナゾール

可否判定　○：可，△：条件つきで可，×：不可，—：企業判定回避，（　）：著者判断

理　　由	代用品
製剤設計が崩れ, 吸収が低下するおそれがある (著) 製剤の破損(欠け)を防ぐ目的でFコートとしている。光, 湿度には安定 (安定性)**粉砕後**　〔通常〕(25℃, 90%RH, 遮光, 14日間)変化なし 〔苛酷〕(40℃, 75%RH, 遮光, 14日間)変化なし (溶解性(水))ほとんど溶けない	内用液1% ※ (先)(GE)
製剤設計が崩れ, 吸収が低下するおそれがある (著) 製剤の破損(欠け)を防ぐ目的でFコートとしている。光, 湿度には安定 (安定性)**粉砕後**　〔通常〕(25℃, 75%RH, 遮光, 30日間)変化なし 〔苛酷〕(25℃, 90%RH, 遮光, 14日間)変化なし (40℃, 75%RH, 遮光, 14日間)変化なし 〔光〕(室温, 1,000lx・hr(白色蛍光灯下))30日目に表面がごくわずかに灰色に変化, 含量に変化なし (溶解性(水))ほとんど溶けない	
製剤設計が崩れ, 吸収が低下するおそれがある (著) 製剤の破損(欠け)を防ぐ目的でFコートとしている。光, 湿度には安定 (安定性)**粉砕後**　〔通常〕(25℃, 75%RH, 遮光)7日目に表面が淡黄褐色に変化, 30日間含量に変化なし 〔苛酷〕(40℃, 遮光)30日目に表面が淡黄褐色に変化, 含量に変化なし 〔光〕(室温, 1,000lx・hr(白色蛍光灯下))25日目に淡緑色に変化, 50日間含量に変化なし (溶解性(水))ほとんど溶けない	
(安定性)該当資料なし (溶解性(水))ほとんど溶けない	内用液1% ※ (先)(GE)
(安定性)**粉砕物**　(25℃, 75%RH, 遮光・開放, 3カ月間)外観, 含量変化なし (溶解性(水))ほとんど溶けない	内用液1% ※ (先)(GE)
(著) 脱カプセルのみ可 (溶解性(水))ほとんど溶けない	内用液1% ※ (先)(GE)
カプセル内に充填されている顆粒の構造が崩壊すると吸収が低下するため (安定性)〔長期〕(室温, ガラス容器(気密状態), 36カ月間)変化なし 〔加速〕(40℃, 75%RH, ガラス容器(開放状態), 6カ月間)変化なし (室温, ガラス容器(開放状態), 6カ月間)変化なし 〔苛酷〕(40℃, ガラス容器(気密状態), 6カ月間)変化なし (60℃, ガラス容器(気密状態), 3カ月間)変化なし (室内散光(1,000lx), 無色透明ガラス容器(気密状態), 3カ月間)変化なし (ケミカルランプ, 無色透明ガラス容器(気密状態), 48時間)変化なし (溶解性(水))ほとんど溶けない	内用液1% ※ (先)(GE)

理由　(著) 著者コメント　　(安定性)原薬(一部製剤)の安定性　　(溶解性(水))原薬の水に対する溶解性
代用品　※：一部適応等が異なる

イニシ

製品名（会社名）	規格単位	剤形・割線・Cap号数	可否	一般名
イニシンク配合錠 （武田）	配合剤	Fコート錠 ◯（割線無）	— (△†)	アログリプチン安息香酸塩・メトホルミン塩酸塩
イノベロン錠100mg （エーザイ）	100mg	Fコート錠 （割線表裏各1本）	— (△)	ルフィナミド
イノベロン錠200mg （エーザイ）	200mg	Fコート錠 （割線表裏各1本）	— (△)	
イノリン錠3mg （ニプロES）	3mg	素錠 ◯（割線1本）	— (◯)	トリメトキノール塩酸塩水和物
EPLカプセル250mg （アルフレッサファーマ）	250mg	軟カプセル ◯	×	ポリエンホスファチジルコリン
イフェクサーSRカプセル37.5mg （ファイザー）	37.5mg	硬カプセル 3号	— (×)	ベンラファキシン塩酸塩
イフェクサーSRカプセル75mg （ファイザー）	75mg	硬カプセル 1号	— (×)	

可否判定 ◯：可，△：条件つきで可，×：不可，—：企業判定回避，（ ）：著者判断

理　　由	代用品
粉砕後，温度25℃，湿度75％の条件下で観察した結果，100日後まで，外観，含量，溶出性などについて特に問題となる変化はなし ただし，高温の条件により，類縁物質の増加が速まる傾向が示唆されている なお，アログリプチン安息香酸塩含有のため，粉砕すると，服用時に苦味を伴う可能性がある † 著 凡例5頁参照 安定性 〔長期〕(25℃，60％RH，PTP＋アルミ袋＋紙箱，36カ月間)変化なし 〔苛酷〕(40℃，75％RH，暗所，3週間)外観・含量：変化なし，硬度：199→88Nに低下，溶出性：変化なし，類縁物質：アログリプチン安息香酸塩由来の類縁物質の増加が認められたが，3週間まで適合 〔光〕(120万lx·hr(白色蛍光ランプ)，包装なし・シャーレ)外観・含量・溶出性：変化なし 溶解性(水) アログリプチン安息香酸塩：やや溶けにくい メトホルミン塩酸塩：溶けやすい	
著 安定性データが不足しているが，粉砕後防湿・遮光保存で可能と推定 安定性 〔長期〕(25℃，60％RH，ポリエチレン袋二重＋ファイバードラム，60カ月間)変化なし (30℃，65％RH，ポリエチレン袋二重＋ファイバードラム，60カ月間)変化なし 〔加速〕(40℃，75％RH，ポリエチレン袋二重＋ファイバードラム，6カ月間)変化なし 〔光苛酷〕(石英製蓋付ガラス皿，120万lx·hr)変化なし 溶解性(水) ほとんど溶けない	
要遮光 安定性 (通常)(室温，遮光，気密容器，12カ月間)外観・含量に異常なし 〔苛酷〕(40℃，79％RH，遮光，12カ月間)外観・含量に異常なし (太陽光線，20日間)わずかに変色した 粉砕品　(25℃，成り行き湿度(25〜40％RH)，蛍光灯約1,000lx(8h/日，5日/週)，無色透明ガラス瓶(開放)，1・2・3・4週間)吸湿量・含量に変化はないが，全ポイントで白色→淡黄色の外観変化あり 溶解性(水) やや溶けにくい	散1％ 先 シ/0.1％ ※ 先 GE
内容物が油状のため粉砕不可。特有のにおいあり。空気に触れると主成分が酸化 安定性 該当資料なし	
カプセルはさまざまな溶出速度の顆粒からなっており，カプセルごとに有効成分の血中濃度を一定に長時間保つように製剤設計している。そのため，複数のカプセルから顆粒を取り出して調剤した場合に，溶出速度の偏りが生じる可能性がある 著 脱カプセルは可。すりつぶし不可 安定性 〔長期〕(25℃，60％RH，ポリエチレン袋＋ファイバードラム，60カ月間)性状(外観)・類縁物質・水分・含量等変化なし 〔加速〕(40℃，75％RH，6カ月間)性状(外観)・類縁物質・水分・含量等変化なし 〔苛酷〕(白色蛍光灯及び近紫外蛍光ランプ，総照度120万lx·hr及び総近紫外放射エネルギー200W·hr/m²，シャーレ)性状(外観)・類縁物質・水分・含量等変化なし 溶解性(水) 溶けやすい	

理由　著 著者コメント　　安定性 原薬(一部製剤)の安定性　　溶解性(水) 原薬の水に対する溶解性
代用品　※：一部適応等が異なる

イフエ

製品名(会社名)	規格単位	剤形・割線・Cap号数	可否	一般名
イーフェンバッカル錠50μg (帝國製薬=大鵬薬品)	50μg	素錠 ○(割線無)	×	フェンタニルクエン酸塩
イーフェンバッカル錠100μg (帝國製薬=大鵬薬品)	100μg	素錠 ○(割線無)	×	
イーフェンバッカル錠200μg (帝國製薬=大鵬薬品)	200μg	素錠 ○(割線無)	×	
イーフェンバッカル錠400μg (帝國製薬=大鵬薬品)	400μg	素錠 ○(割線無)	×	
イーフェンバッカル錠600μg (帝國製薬=大鵬薬品)	600μg	素錠 ○(割線無)	×	
イーフェンバッカル錠800μg (帝國製薬=大鵬薬品)	800μg	素錠 ○(割線無)	×	
イフェンプロジル酒石酸塩錠10mg「TCK」(辰巳)	10mg	Fコート錠 ○(割線無)	― (○)	イフェンプロジル酒石酸塩
イフェンプロジル酒石酸塩錠20mg「TCK」(辰巳)	20mg	Fコート錠 ○(割線無)	― (○)	
イフェンプロジル酒石酸塩錠10mg「YD」(陽進堂=日本ジェネリック)	10mg	Fコート錠 ○(割線無)	― (○)	イフェンプロジル酒石酸塩
イフェンプロジル酒石酸塩錠20mg「YD」(陽進堂)	20mg	Fコート錠 ○(割線無)	― (○)	
イフェンプロジル酒石酸塩錠10mg「あすか」(あすか製薬=武田)	10mg	素錠 ○(割線無)	△	イフェンプロジル酒石酸塩
イフェンプロジル酒石酸塩錠20mg「あすか」(あすか製薬=武田)	20mg	素錠 ○(割線無)	△	
イフェンプロジル酒石酸塩錠10mg「サワイ」(沢井)	10mg	Fコート錠 ○(割線無)	― (○)	イフェンプロジル酒石酸塩
イフェンプロジル酒石酸塩錠20mg「サワイ」(沢井)	20mg	Fコート錠 ○(割線無)	― (○)	
イフェンプロジル酒石酸塩錠10mg「ツルハラ」(鶴原)	10mg	Fコート錠 ○(割線無)	○	イフェンプロジル酒石酸塩
イフェンプロジル酒石酸塩錠20mg「ツルハラ」(鶴原=わかもと)	20mg	Fコート錠 ○(割線無)	○	

可否判定 ○:可,△:条件つきで可,×:不可,―:企業判定回避,( ):著者判断

理　　由	代用品
口腔粘膜吸収剤であり，吸湿性を有するため粉砕不可 著 バッカル錠のため粉砕不可 (安定性)当該資料なし (溶解性(水))やや溶けにくい	
25℃，60％，120万lx·hrで保存した結果，性状・含量に変化なし 著 防湿・遮光保存で可能と判断 (安定性)該当資料なし (溶解性(水))溶けにくい 室内散乱光，シャーレ開放条件で4週間保存した結果，含量の低下（規格内）を認めた 著 防湿・遮光保存で可能と判断 (安定性)該当資料なし (溶解性(水))溶けにくい	細4％ 先 GE
著 防湿・遮光保存で可能と判断 (安定性)**粉砕時**（25℃，60％RH，120万lx·hr，30日間）性状変化なし，含量規格内 (溶解性(水))溶けにくい 著 防湿・遮光保存で可能と判断 (安定性)**粉砕時**（温度・湿度成り行き，室内散乱光下，28日間）含量規格内 (溶解性(水))溶けにくい	細4％ 先 GE
わずかに苦味あり (安定性)データなし (溶解性(水))溶けにくい	細4％ 先 GE
データなし。においはない (溶解性(水))溶けにくい においはない (溶解性(水))溶けにくい	細4％ 先 GE
(安定性)該当資料なし (溶解性(水))溶けにくい	細4％ 先 GE

理由　著 著者コメント　(安定性)原薬(一部製剤)の安定性　(溶解性(水))原薬の水に対する溶解性
代用品　※：一部適応等が異なる

イフエ

製品名（会社名）	規格単位	剤形・割線・Cap号数	可否	一般名
イフェンプロジル酒石酸塩錠10mg「トーワ」(東和薬品)	10mg	Fコート錠 ○(割線無)	― (○)	イフェンプロジル酒石酸塩
イフェンプロジル酒石酸塩錠20mg「トーワ」(東和薬品)	20mg	Fコート錠 ○(割線無)	― (○)	
イフェンプロジル酒石酸塩錠10mg「日医工」(日医工)	10mg	Fコート錠 ○(割線無)	― (○)	イフェンプロジル酒石酸塩
イフェンプロジル酒石酸塩錠20mg「日医工」(日医工)	20mg	Fコート錠 ○(割線無)	― (○)	
イブプロフェン錠100mg「タイヨー」(武田テバファーマ=武田)	100mg	Fコート錠 ○(割線無)	― (△)	イブプロフェン
イブプロフェン錠200mg「タイヨー」(武田テバファーマ=武田)	200mg	糖衣錠 ○(割線無)	― (△)	
イブプロフェン錠100mg「タツミ」(辰巳)	100mg	糖衣錠 ○(割線無)	― (△)	イブプロフェン
イブプロフェン錠200mg「タツミ」(辰巳)	200mg	糖衣錠 ○(割線無)	― (△)	
イブランスカプセル25mg(ファイザー)	25mg	硬カプセル 4号	― (△)	パルボシクリブ
イブランスカプセル125mg(ファイザー)	125mg	硬カプセル 0号	― (△)	
イプリフラボン錠200mg「YD」(陽進堂=日本ジェネリック)	200mg	素錠 ○(割線無)	― (△)	イプリフラボン
イプリフラボン錠200mg「サワイ」(沢井)	200mg	素錠 ○(割線無)	― (△)	イプリフラボン
イプリフラボン錠200mg「ツルハラ」(鶴原)	200mg	素錠 ○(割線無)	○	イプリフラボン

可否判定　○：可，△：条件つきで可，×：不可，―：企業判定回避，( )：著者判断

イフリ

理　由	代用品
主成分は，においはない (安定性)**粉砕後**　(室内散光下，3カ月間)外観・含量変化なし (溶解性(水))溶けにくい	細4%　先 GE
(安定性)**粉砕物**　(25℃，75%RH，遮光・開放，8週間)外観，含量変化なし (溶解性(水))溶けにくい	細4%　先 GE
粉砕物はわずかに苦味を感じる (安定性)**製剤**　〔湿度〕(25℃，75%RH，4週間)性状，含量に変化なし([100mg錠]ただし凝集傾向があった) (溶解性(水))ほとんど溶けない	顆20%　先 GE
室内散乱光，シャーレ開放条件で4週間保存した結果，含量に変化なし (安定性)該当資料なし (溶解性(水))ほとんど溶けない	顆20%　先 GE
25±1℃，75±5%RH，遮光・開放条件で4週間保存した結果，含量に変化なし (安定性)該当資料なし (溶解性(水))ほとんど溶けない	
(著)抗悪性腫瘍剤のため粉砕せず懸濁する。やむを得ず粉砕する場合は，安全キャビネット内で行うなど調剤者の曝露に注意すること。防湿・遮光保存。危険度Ⅱ(日本病院薬剤師会：抗悪性腫瘍薬の院内取扱い指針)のため，粉砕時曝露に注意 (安定性)〔長期〕(25℃，60%RH，二重ポリエチレン袋＋ポリエチレンドラム，36カ月間)変化なし(性状，類縁物質，含量，水分等) 〔加速〕(40℃，75%RH，二重ポリエチレン袋＋ポリエチレンドラム，6カ月間)変化なし(性状，類縁物質，含量，水分等) 〔苛酷〕(70℃，75%RH，開放ガラスバイアル＋ガーゼ，21日間)変化なし(性状，類縁物質) (白色蛍光灯及び近紫外蛍光ランプ，総照度120万lx・hr及び総近紫外放射エネルギー200W・hr/m^2)変化なし(性状，類縁物質，含量等) (溶解性(水))ほとんど溶けない (危険度)Ⅱ(日本病院薬剤師会：抗悪性腫瘍薬の院内取扱い指針)	
(著)遮光保存 (安定性)**粉砕時**　(25℃，60%RH，累積120万lx・hr，30日間)白色の粉末が帯黄白色に変化，含量規格内 (溶解性(水))ほとんど溶けない	
(著)安定性データが不足しているが，粉砕後防湿・遮光保存で可能と推定 (安定性)光により徐々に黄色となる (溶解性(水))ほとんど溶けない	
(安定性)該当資料なし (溶解性(水))ほとんど溶けない	

理由　(著)著者コメント　(安定性)原薬(一部製剤)の安定性　(溶解性(水))原薬の水に対する溶解性
代用品　※：一部適応等が異なる

イフリ

製品名（会社名）	規格単位	剤形・割線・Cap号数	可否	一般名
イプリフラボン錠200mg「日医工」 （日医工ファーマ＝日医工）	200mg	素錠 ○（割線無）	— （△）	イプリフラボン
イマチニブ錠100mg「DSEP」 （第一三共エスファ）	100mg	Fコート錠 ⊖（割線1本）	— （△）	イマチニブメシル酸塩
イマチニブ錠100mg「EE」 （エルメッド＝日医工）	100mg	Fコート錠 ⊖（割線1本）	— （△）	イマチニブメシル酸塩
イマチニブ錠100mg「JG」 （日本ジェネリック）	100mg	Fコート錠 ⊖（割線1本）	— （△）	イマチニブメシル酸塩
イマチニブ錠100mg「KMP」 （共創未来ファーマ）	100mg	Fコート錠 ⊖（割線1本）	— （△）	イマチニブメシル酸塩

可否判定　○：可，△：条件つきで可，×：不可，—：企業判定回避，（　）：著者判断

イマチ

理　由	代用品
著 安定性データが不足しているが，粉砕後防湿・遮光保存で可能と推定 (溶解性(水)) ほとんど溶けない	
抗悪性腫瘍薬であるため，粉砕後安定性試験未実施 著 抗悪性腫瘍剤のため粉砕せず懸濁する。やむを得ず粉砕する場合は，安全キャビネット内で行うなど調剤者の曝露に注意すること。防湿・遮光保存 (安定性)〔加速〕(40℃，75%RH，6カ月間)変化なし 〔苛酷〕(40℃，遮光，3カ月間)変化なし (25℃，75%RH，遮光，3カ月間)変化なし (120万lx·hr)変化なし (溶解性(水)) 極めて溶けやすい (危険度) Ⅰ(日本病院薬剤師会：抗悪性腫瘍薬の院内取扱い指針)	
粉砕時の体内動態データなし 著 抗悪性腫瘍剤のため粉砕せず懸濁する。やむを得ず粉砕する場合は，安全キャビネット内で行うなど調剤者の曝露に注意すること。防湿・遮光保存 (安定性)**製剤** 〔通常〕(25℃，60%RH，遮光，18カ月間)規格内 〔長期〕(25℃，60%RH，3年間)変化なし 〔苛酷〕(40℃，75%RH，遮光，6カ月間)規格内 **粉砕後** (40℃，3カ月間)規格内 (25℃，75%，3カ月間)規格内 (120万lx·hr)規格内 (溶解性(水)) 極めて溶けやすい (危険度) Ⅰ(日本病院薬剤師会：抗悪性腫瘍薬の院内取扱い指針)	
著 抗悪性腫瘍剤のため粉砕せず懸濁する。やむを得ず粉砕する場合は，安全キャビネット内で行うなど調剤者の曝露に注意すること。防湿・遮光保存 (安定性)**原薬** 該当資料なし (溶解性(水)) 極めて溶けやすい (危険度) Ⅰ(日本病院薬剤師会：抗悪性腫瘍薬の院内取扱い指針)	
抗悪性腫瘍剤のため安定性試験は実施していない 著 抗悪性腫瘍剤のため粉砕せず懸濁する。やむを得ず粉砕する場合は，安全キャビネット内で行うなど調剤者の曝露に注意すること。防湿・遮光保存 (溶解性(水)) 極めて溶けやすい (危険度) Ⅰ(日本病院薬剤師会：抗悪性腫瘍薬の院内取扱い指針)	

理由　著 著者コメント　(安定性)原薬(一部製剤)の安定性　(溶解性(水))原薬の水に対する溶解性
代用品　※：一部適応等が異なる

イマチ

製品名（会社名）	規格単位	剤形・割線・Cap号数	可否	一般名
イマチニブ錠100mg「KN」 （小林化工）	100mg	Fコート錠 ⊖（割線1本）	× (△)	イマチニブメシル酸塩
イマチニブ錠100mg「NK」 （日本化薬）	100mg	Fコート錠 ⊖（割線1本）	× (△)	イマチニブメシル酸塩
イマチニブ錠100mg「TCK」 （辰巳）	100mg	Fコート錠 ⊖（割線1本）	― (△)	イマチニブメシル酸塩
イマチニブ錠100mg「オーハラ」 （大原）	100mg	Fコート錠 ⊖（割線1本）	― (△)	イマチニブメシル酸塩
イマチニブ錠100mg「ケミファ」 （ケミファ）	100mg	Fコート錠 ⊖（割線1本）	× (△)	イマチニブメシル酸塩
イマチニブ錠100mg「サワイ」 （沢井）	100mg	Fコート錠 ⊖（割線1本）	― (△)	イマチニブメシル酸塩
イマチニブ錠200mg「サワイ」 （沢井）	200mg	Fコート錠 （割線1本）	― (△)	イマチニブメシル酸塩

可否判定　○：可，△：条件つきで可，×：不可，―：企業判定回避，（ ）：著者判断

イマチ

理　由	代用品
抗悪性腫瘍剤のため調剤者の健康被害を考慮し，原則粉砕はしないこと **著** 抗悪性腫瘍剤のため粉砕せず懸濁する。やむを得ず粉砕する場合は，安全キャビネット内で行うなど調剤者の曝露に注意すること。防湿・遮光保存 **安定性 粉砕後** 〔通常〕(25℃，75%RH，遮光，3カ月間)変化なし 〔苛酷〕(40℃，遮光，3カ月間)変化なし 〔光〕(室温，1,000lx・hr(白色蛍光灯下))25日目に表面がわずかに微黄白色に変化，50日間含量に変化なし **溶解性(水)** 極めて溶けやすい **危険度** Ⅰ(日本病院薬剤師会：抗悪性腫瘍薬の院内取扱い指針)	
抗がん剤のため粉砕は避ける **著** 抗悪性腫瘍剤のため粉砕せず懸濁する。やむを得ず粉砕する場合は，安全キャビネット内で行うなど調剤者の曝露に注意すること。防湿・遮光保存 **安定性** 〔加速〕(40±2℃，75%RH)6カ月間安定 **溶解性(水)** 極めて溶けやすい **危険度** Ⅰ(日本病院薬剤師会：抗悪性腫瘍薬の院内取扱い指針)	
粉砕時の安定性についての資料なし **著** 抗悪性腫瘍剤のため粉砕せず懸濁する。やむを得ず粉砕する場合は，安全キャビネット内で行うなど調剤者の曝露に注意すること。防湿・遮光保存 **安定性** 該当資料なし **溶解性(水)** 極めて溶けやすい **危険度** Ⅰ(日本病院薬剤師会：抗悪性腫瘍薬の院内取扱い指針)	
もし粉砕する場合は集塵装置のある作業台で，ディスポーザブルのマスク，手袋(できればキャップ，保護メガネ，ガウン)を着用して行う **著** 抗悪性腫瘍剤のため粉砕せず懸濁する。やむを得ず粉砕する場合は，安全キャビネット内で行うなど調剤者の曝露に注意すること。防湿・遮光保存 **溶解性(水)** 極めて溶けやすい **危険度** Ⅰ(日本病院薬剤師会：抗悪性腫瘍薬の院内取扱い指針)	
抗悪性腫瘍剤であり，粉砕は曝露リスクがある **著** 抗悪性腫瘍剤のため粉砕せず懸濁する。やむを得ず粉砕する場合は，安全キャビネット内で行うなど調剤者の曝露に注意すること。防湿・遮光保存 **安定性 原薬** 試験データなし **溶解性(水)** 極めて溶けやすい **危険度** Ⅰ(日本病院薬剤師会：抗悪性腫瘍薬の院内取扱い指針)	
著 抗悪性腫瘍剤のため粉砕せず懸濁する。やむを得ず粉砕する場合は，安全キャビネット内で行うなど調剤者の曝露に注意すること。防湿・遮光保存 **溶解性(水)** 溶けやすい **危険度** Ⅰ(日本病院薬剤師会：抗悪性腫瘍薬の院内取扱い指針)	

理由　**著** 著者コメント　**安定性** 原薬(一部製剤)の安定性　**溶解性(水)** 原薬の水に対する溶解性
代用品　※：一部適応等が異なる

イマチ

製品名（会社名）	規格単位	剤形・割線・Cap号数	可否	一般名
イマチニブ錠100mg「テバ」 （武田テバファーマ＝武田）	100mg	Fコート錠 ⊖（割線1本）	— (△)	イマチニブメシル酸塩
イマチニブ錠100mg「トーワ」 （東和薬品）	100mg	Fコート錠 ⊖（割線1本）	— (△)	イマチニブメシル酸塩
イマチニブ錠200mg「トーワ」 （東和薬品）	200mg	Fコート錠 （割線1本）	— (△)	
イマチニブ錠100mg「日医工」 （日医工）	100mg	Fコート錠 ⊖（割線1本）	× (△)	イマチニブメシル酸塩
イマチニブ錠200mg「日医工」 （日医工）	200mg	Fコート錠 （割線1本）	× (△)	
イマチニブ錠100mg「ニプロ」 （ニプロ＝共和クリティケア）	100mg	Fコート錠 ⊖（割線1本）	— (△)	イマチニブメシル酸塩
イマチニブ錠200mg「ニプロ」 （ニプロ）	200mg	Fコート錠 ⊖（割線1本）	— (△)	
イマチニブ錠100mg「明治」 （MeijiSeika）	100mg	Fコート錠 ⊖（割線1本）	× (△)	イマチニブメシル酸塩
イマチニブ錠200mg「明治」 （MeijiSeika）	200mg	Fコート錠 ⊖（割線1本）	× (△)	

可否判定　○：可，△：条件つきで可，×：不可，—：企業判定回避，（　）：著者判断

理　　由	代用品
強い苦味あり。抗悪性腫瘍剤のため，粉砕不適 **著** 抗悪性腫瘍剤のため粉砕せず懸濁する。やむを得ず粉砕する場合は，安全キャビネット内で行うなど調剤者の曝露に注意すること。防湿・遮光保存 **安定性** **製剤** 〔苛酷〕(40℃，3カ月間)外観，含量に変化なし (25℃，75%RH，3カ月間)外観，含量に変化なし，硬度低下 (60万lx·hr)外観，含量に変化なし **溶解性(水)** 極めて溶けやすい **危険度** Ⅰ(日本病院薬剤師会：抗悪性腫瘍薬の院内取扱い指針)	
著 抗悪性腫瘍剤のため粉砕せず懸濁する。やむを得ず粉砕する場合は，安全キャビネット内で行うなど調剤者の曝露に注意すること。防湿・遮光保存 **安定性** **粉砕後** (25℃，60%RH，1,000lx散光下，3カ月間)外観変化あり(3カ月)，含量変化なし **溶解性(水)** 極めて溶けやすい **危険度** Ⅰ(日本病院薬剤師会：抗悪性腫瘍薬の院内取扱い指針)	
著 抗悪性腫瘍剤のため粉砕せず懸濁する。やむを得ず粉砕する場合は，安全キャビネット内で行うなど調剤者の曝露に注意すること。防湿・遮光保存 **安定性** **粉砕物** [100mg錠] (25℃，60%RH，1,000lx・シャーレをラップで覆う，3カ月間)3カ月後外観変化 **溶解性(水)** 極めて溶けやすい **危険度** Ⅰ(日本病院薬剤師会：抗悪性腫瘍薬の院内取扱い指針)	
著 抗悪性腫瘍剤のため粉砕せず懸濁する。やむを得ず粉砕する場合は，安全キャビネット内で行うなど調剤者の曝露に注意すること。防湿・遮光保存 **安定性** **粉砕後** 安定性試験は未実施(抗悪性腫瘍剤であるため) **溶解性(水)** 極めて溶けやすい **危険度** Ⅰ(日本病院薬剤師会：抗悪性腫瘍薬の院内取扱い指針)	
本剤は抗悪性腫瘍剤のため調剤者の健康被害，環境への曝露を考慮し，粉砕は不可 **著** 抗悪性腫瘍剤のため粉砕せず懸濁する。やむを得ず粉砕する場合は，安全キャビネット内で行うなど調剤者の曝露に注意すること。防湿・遮光保存 **安定性** 該当資料なし **溶解性(水)** 極めて溶けやすい **危険度** Ⅰ(日本病院薬剤師会：抗悪性腫瘍薬の院内取扱い指針)	

理由　**著** 著者コメント　**安定性** 原薬(一部製剤)の安定性　**溶解性(水)** 原薬の水に対する溶解性
代用品　※：一部適応等が異なる

イマチ

製品名(会社名)	規格単位	剤形・割線・Cap号数	可否	一般名
イマチニブ錠100mg「ヤクルト」(高田=ヤクルト)	100mg	Fコート錠 ⊖(割線1本)	— (△)	イマチニブメシル酸塩
イマチニブ錠200mg「ヤクルト」(高田=ヤクルト)	200mg	Fコート錠 ⦙(割線1本)	— (△)	
イミグラン錠50 (GSK)	50mg	Fコート錠 ○(割線無)	— (○)	スマトリプタンコハク酸塩
イミダプリル塩酸塩錠2.5mg「DSEP」(第一三共エスファ=エッセンシャル)	2.5mg	素錠 ○(割線無)	○	イミダプリル塩酸塩
イミダプリル塩酸塩錠5mg「DSEP」(第一三共エスファ=エッセンシャル)	5mg	素錠 ⊖(割線1本)	○	
イミダプリル塩酸塩錠10mg「DSEP」(第一三共エスファ=エッセンシャル)	10mg	素錠 ⊖(割線1本)	○	
イミダプリル塩酸塩錠2.5mg「JG」(日本ジェネリック)	2.5mg	素錠 ○(割線無)	— (○)	イミダプリル塩酸塩
イミダプリル塩酸塩錠5mg「JG」(日本ジェネリック)	5mg	素錠 ⊖(割線1本)	— (○)	
イミダプリル塩酸塩錠10mg「JG」(日本ジェネリック)	10mg	素錠 ⊖(割線1本)	— (○)	

可否判定 ○:可, △:条件つきで可, ×:不可, —:企業判定回避, ( ):著者判断

イミタ

理　　由	代用品
データなし **著** 抗悪性腫瘍剤のため粉砕せず懸濁する。やむを得ず粉砕する場合は，安全キャビネット内で行うなど調剤者の曝露に注意すること。防湿・遮光保存 (溶解性(水)) 極めて溶けやすい (危険度) Ⅰ（日本病院薬剤師会：抗悪性腫瘍薬の院内取扱い指針）	
著 抗悪性腫瘍剤のため粉砕せず懸濁する。やむを得ず粉砕する場合は，安全キャビネット内で行うなど調剤者の曝露に注意すること。防湿・遮光保存 (溶解性(水)) 極めて溶けやすい (危険度) Ⅰ（日本病院薬剤師会：抗悪性腫瘍薬の院内取扱い指針）	
防湿保存 **著** 防湿・遮光保存 (安定性)〔温度〕(60℃，成り行き湿度，暗所，褐色ガラス瓶(密栓)，3カ月間)変化なし 〔温度・湿度〕(40℃，75％RH，暗所，褐色ガラス瓶(開栓)，6カ月間)変化なし 〔光〕(25℃，成り行き湿度，白色蛍光ランプ(1,000lx)，シャーレ，2カ月間)含量が約1％低下，その他は変化なし 〔長期〕(25℃，75％RH，暗所，褐色ガラス瓶(密栓)，36カ月間)変化なし 〔加速〕(40℃，75％RH，暗所，褐色ガラス瓶(密栓)，6カ月間)変化なし **粉砕後** 〔加速〕(40℃，75％RH，暗所，褐色ガラス瓶(開栓)，1カ月間)粉末の着色(帯黄白色)，その他は変化なし 〔苛酷〕(25℃，曝光，白色蛍光ランプ(2,000lx＋近紫外蛍光ランプ(10W/m²))，プラスチックシャーレ，120万lx·hr＋200W·hr/m²))粉末の着色(微黄色)，その他は変化なし (105℃，暗所，褐色ガラス瓶(開栓)，10分間)変化なし (溶解性(水)) 溶けやすい	内用液2.5% [GE]
25℃，60％RH，遮光，2週間の条件下で変化は認められなかった (安定性)〔長期〕(温度・湿度成り行き，3年間)変化なし 〔苛酷〕(40℃，遮光，3カ月間)変化なし (25℃，60％RH，遮光，3カ月間)変化なし (120万lx·hr)変化なし (溶解性(水)) やや溶けやすい	
(25℃，60％RH，2週間)変化なし (安定性) 該当資料なし (溶解性(水)) やや溶けやすい	

理由　**著** 著者コメント　(安定性) 原薬(一部製剤)の安定性　(溶解性(水)) 原薬の水に対する溶解性
代用品　※：一部適応等が異なる

イミタ

製品名(会社名)	規格単位	剤形・割線・Cap号数	可否	一般名
イミダプリル塩酸塩錠2.5mg「PH」(キョーリンリメディオ=杏林)	2.5mg	素錠 ○(割線無)	— (○)	イミダプリル塩酸塩
イミダプリル塩酸塩錠5mg「PH」(キョーリンリメディオ=杏林)	5mg	素錠 ⊖(割線1本)	— (○)	
イミダプリル塩酸塩錠10mg「PH」(キョーリンリメディオ=杏林)	10mg	素錠 ⊖(割線1本)	— (○)	
イミダプリル塩酸塩錠2.5mg「TCK」(辰巳)	2.5mg	素錠 ○(割線無)	— (○)	イミダプリル塩酸塩
イミダプリル塩酸塩錠5mg「TCK」(辰巳)	5mg	素錠 ⊖(割線1本)	— (○)	
イミダプリル塩酸塩錠10mg「TCK」(辰巳)	10mg	素錠 ⊖(割線1本)	— (○)	
イミダプリル塩酸塩錠2.5mg「TYK」(武田テバ薬品=武田テバファーマ=武田)	2.5mg	素錠 ○(割線無)	— (○)	イミダプリル塩酸塩
イミダプリル塩酸塩錠5mg「TYK」(武田テバ薬品=武田テバファーマ=武田)	5mg	素錠 ⊖(割線1本)	— (○)	
イミダプリル塩酸塩錠10mg「TYK」(武田テバ薬品=武田テバファーマ=武田)	10mg	素錠 ⊖(割線1本)	— (○)	
イミダプリル塩酸塩錠2.5mg「YD」(陽進堂)	2.5mg	素錠 ○(割線無)	— (△)	イミダプリル塩酸塩
イミダプリル塩酸塩錠5mg「YD」(陽進堂)	5mg	素錠 ⊖(割線1本)	— (△)	
イミダプリル塩酸塩錠10mg「YD」(陽進堂)	10mg	素錠 ⊖(割線1本)	— (△)	
イミダプリル塩酸塩錠2.5mg「オーハラ」(大原)	2.5mg	素錠 ○(割線無)	— (○)	イミダプリル塩酸塩
イミダプリル塩酸塩錠5mg「オーハラ」(大原)	5mg	素錠 ⊖(割線1本)	— (○)	
イミダプリル塩酸塩錠10mg「オーハラ」(大原)	10mg	素錠 ⊖(割線1本)	— (○)	

可否判定 ○:可, △:条件つきで可, ×:不可, —:企業判定回避, ( ):著者判断

理　　由	代用品
(溶解性(水))やや溶けやすい	
室内散乱光，シャーレ開放条件で4週間保存した結果，含量の低下(規格内)を認めた (安定性)該当資料なし (溶解性(水))やや溶けやすい 室内散乱光，シャーレ開放条件で4週間保存した結果，含量に変化なし (安定性)該当資料なし (溶解性(水))やや溶けやすい	
(溶解性(水))やや溶けやすい	
著 防湿・遮光保存 (安定性)粉砕時　(25℃，60％RH，120万lx・hr，30日間)性状変化なし，[2.5mg・10mg錠]純度規格外，含量規格内，[5mg錠]純度・含量規格外 (溶解性(水))やや溶けやすい	
(安定性)[長期](25℃，60％RH，36カ月間)性状，純度試験，定量，旋光度，乾燥減量など：いずれも変化なし [加速](40℃，75％RH，6カ月間)性状，確認試験，純度試験，定量，融点，旋光度，pH，乾燥減量など：いずれも変化なし (溶解性(水))やや溶けやすい	

理由　著 著者コメント　　(安定性)原薬(一部製剤)の安定性　　(溶解性(水))原薬の水に対する溶解性
代用品　※：一部適応等が異なる

イミタ

製品名（会社名）	規格単位	剤形・割線・Cap号数	可否	一般名
イミダプリル塩酸塩錠2.5mg「ガレン」(日医工ファーマ=ニプロ)	2.5mg	素錠 ○(割線無)	— (△)	イミダプリル塩酸塩
イミダプリル塩酸塩錠5mg「ガレン」(日医工ファーマ=ニプロ)	5mg	素錠 ⊖(割線1本)	— (△)	
イミダプリル塩酸塩錠10mg「ガレン」(日医工ファーマ=ニプロ)	10mg	素錠 ⊖(割線1本)	— (△)	
イミダプリル塩酸塩錠2.5mg「ケミファ」(メディサ=ケミファ)	2.5mg	素錠 ○(割線無)	— (○)	イミダプリル塩酸塩
イミダプリル塩酸塩錠5mg「ケミファ」(メディサ=ケミファ)	5mg	素錠 ⊖(割線1本)	— (○)	
イミダプリル塩酸塩錠10mg「ケミファ」(メディサ=ケミファ)	10mg	素錠 ⊖(割線1本)	— (○)	
イミダプリル塩酸塩錠2.5mg「サワイ」(沢井)	2.5mg	素錠 ○(割線無)	— (△)	イミダプリル塩酸塩
イミダプリル塩酸塩錠5mg「サワイ」(沢井)	5mg	素錠 ⊖(割線1本)	— (△)	
イミダプリル塩酸塩錠10mg「サワイ」(沢井)	10mg	素錠 ⊖(割線1本)	— (△)	
イミダプリル塩酸塩錠2.5mg「テバ」(武田テバファーマ=武田)	2.5mg	素錠 ○(割線無)	— (○)	イミダプリル塩酸塩
イミダプリル塩酸塩錠5mg「テバ」(武田テバファーマ=武田)	5mg	素錠 ⊖(割線1本)	— (○)	
イミダプリル塩酸塩錠10mg「テバ」(武田テバファーマ=武田)	10mg	素錠 ⊖(割線1本)	— (○)	
イミダプリル塩酸塩錠2.5mg「トーワ」(東和薬品)	2.5mg	素錠 ○(割線無)	— (○)	イミダプリル塩酸塩
イミダプリル塩酸塩錠5mg「トーワ」(東和薬品)	5mg	素錠 ⊖(割線模様)	— (○)	
イミダプリル塩酸塩錠10mg「トーワ」(東和薬品)	10mg	素錠 ⊖(割線模様)	— (○)	
イミダプリル塩酸塩錠2.5mg「日医工」(日医工)	2.5mg	素錠 ○(割線無)	— (○)	イミダプリル塩酸塩
イミダプリル塩酸塩錠5mg「日医工」(日医工)	5mg	素錠 ⊖(割線1本)	— (○)	
イミダプリル塩酸塩錠10mg「日医工」(日医工)	10mg	素錠 ⊖(割線1本)	— (○)	

可否判定　○：可，△：条件つきで可，×：不可，—：企業判定回避，（　）：著者判断

イミタ

理　由	代用品
著 安定性データが不足しているが，粉砕後防湿・遮光保存で可能と推定 溶解性(水) やや溶けやすい	
安定性 粉砕後　以下の保存条件下で粉砕30日後まで安定な製剤であることが確認された (室温，透明瓶開放/透明瓶密栓/褐色瓶密栓，30日間)性状，含量に変化なし 溶解性(水) やや溶けやすい	
においはないか，またはわずかに特異なにおいがある 著 安定性データが不足しているが，粉砕後防湿・遮光保存で可能と推定 溶解性(水) やや溶けやすい	
安定性 製剤　〔湿度〕(25℃，75%RH，4週間)性状，含量に変化なし(ただし凝集傾向があった) 溶解性(水) やや溶けやすい	
主成分は無臭またはわずかに特異なにおいがある 安定性 粉砕後　(室内散光下，3カ月間)外観・含量変化なし 溶解性(水) やや溶けやすい	
著 防湿・遮光保存 安定性 粉砕物　(25℃，75%RH，遮光・開放，3カ月間)[2.5mg錠]3カ月後含量低下(規格内)，[5mg・10mg錠]外観，類縁物質，含量変化なし 溶解性(水) やや溶けやすい	

理由　著 著者コメント　　安定性 原薬(一部製剤)の安定性　　溶解性(水) 原薬の水に対する溶解性
代用品　※：一部適応等が異なる

イミタ

製品名（会社名）	規格単位	剤形・割線・Cap号数	可否	一般名
イミダプリル塩酸塩錠2.5mg「ファイザー」（ファイザー）	2.5mg	素錠 ○（割線無）	— (○)	イミダプリル塩酸塩
イミダプリル塩酸塩錠5mg「ファイザー」（ファイザー）	5mg	素錠 ⊖（割線1本）	— (○)	
イミダプリル塩酸塩錠10mg「ファイザー」（ファイザー）	10mg	素錠 ⊖（割線1本）	— (○)	
イミドール糖衣錠(10)（田辺三菱＝吉富薬品）	10mg	糖衣錠 ○（割線無）	— (△)	イミプラミン塩酸塩
イミドール糖衣錠(25)（田辺三菱＝吉富薬品）	25mg	糖衣錠 ○（割線無）	— (△)	
イムセラカプセル0.5mg（田辺三菱）	0.5mg	硬カプセル 3号	— (×)	フィンゴリモド塩酸塩
イムブルビカカプセル140mg（ヤンセン）	140mg	硬カプセル 0号	— (△)	イブルチニブ
イムラン錠50mg（アスペン）	50mg	Fコート錠 ⊖（割線1本）	— (△)	アザチオプリン

可否判定 ○：可，△：条件つきで可，×：不可，—：企業判定回避，( )：著者判断

理　　由	代用品
(安定性)(25℃，60%RH，シャーレ開放(光照射)，約120万lx・hr)外観，含量変化なし (溶解性(水))やや溶けやすい	
原薬は光により徐々に着色する [25mg錠]吸湿により凝集(遮光，30℃，湿度92%で3日間保存)する [10mg錠]25mg錠参照 ■著 防湿・遮光保存。苦味あり。舌を麻痺させる (安定性)(室内窓際散光下，約1週間)光によって徐々に淡褐色に着色 (溶解性(水))溶けやすい	
(安定性)〔長期〕(25℃，60%RH，アルミラミネート袋，60カ月間)60カ月まで安定 〔加速〕(40℃，75%RH，アルミラミネート袋，6カ月間)6カ月まで安定 〔苛酷〕(50℃，<30%RH，アルミラミネート袋，1カ月間)1カ月まで安定 (60℃，<30%RH，1カ月間)1カ月まで安定 (無包装，120万lx・hr，200W・hr/m²)光に対して安定 (溶解性(水))溶けやすい	
データなし ■著 抗悪性腫瘍剤のため粉砕せず懸濁する。粉砕がやむを得ない時は，安全キャビネット内で行うなど調剤者の曝露に注意すること。防湿・遮光保存 (安定性)〔長期〕(25℃，60%RH，低密度ポリエチレン袋，24カ月間)変化なし 〔加速〕(40℃，75%RH，低密度ポリエチレン袋，6カ月間)変化なし (溶解性(水))ほとんど溶けない (危険度)Ⅱ(日本病院薬剤師会：抗悪性腫瘍薬の院内取扱い指針)	
■著 粉砕後防湿・遮光保存で可能と推定 (安定性)粉末の状態では熱及び湿度に対して極めて安定であるが，光によって徐々に着色する (0℃・室温・40℃，遮光，1年間)(40℃，75%RH，1年間)(60℃，遮光，1年間)安定性は良好 (太陽曝光，3カ月間)黒黄褐色に着色し，約6%の6-メルカプトプリンの生成が認められ，安定性は不良 **粉砕後**　(30℃，75%RH，遮光・開放，30日後)外観変化なし，水分2.6%，定量(対開始直後)99%，総類縁物質0.09% (溶解性(水))極めて溶けにくい (危険度)Ⅰ(類薬のメルカプトプリン)(日本病院薬剤師会：抗悪性腫瘍薬の院内取扱い指針)	

理由　■著 著者コメント　(安定性)原薬(一部製剤)の安定性　(溶解性(水))原薬の水に対する溶解性
代用品　※：一部適応等が異なる

イメン

製品名(会社名)	規格単位	剤形・割線・Cap号数	可否	一般名
イメンドカプセル80mg (小野)	80mg	硬カプセル 2号	× (△)	アプレピタント
イメンドカプセル125mg (小野)	125mg	硬カプセル 1号	× (△)	
イリボー錠2.5μg (アステラス)	2.5μg	Fコート錠 ○(割線無)	× (△)	ラモセトロン塩酸塩
イリボー錠5μg (アステラス)	5μg	Fコート錠 ○(割線無)	× (△)	
イリボーOD錠2.5μg (アステラス)	2.5μg	口腔内崩壊錠 ○(割線無)	× (△)	ラモセトロン塩酸塩
イリボーOD錠5μg (アステラス)	5μg	口腔内崩壊錠 ○(割線無)	× (△)	

可否判定 ○:可, △:条件つきで可, ×:不可, ―:企業判定回避, ( ):著者判断

理　　由	代用品
安定性試験等のデータなし **著** 硬カプセルの中身は粉砕不可。脱カプセルを考慮 (安定性)〔長期〕(25℃, 60％RH, ポリエチレン袋＋ファイバードラム, 60カ月間)外観：変化なし。定量：変化なし 〔苛酷〕(40℃, 75％RH, ポリエチレン袋＋ファイバードラム, 6カ月間)外観：変化なし。定量：変化なし (60℃, 3カ月間)外観：変化なし。定量：変化なし 〔光〕(白色蛍光ランプ120万lx・hr及び近紫外蛍光ランプ200W・hr/m², 開放シャーレ)外観：変化なし。定量：変化なし (溶解性(水))ほとんど溶けない	
低含量製剤のため，複数剤を粉砕後に分割する場合，均一性を図ることが困難。防湿が必要(錠では防湿・気密保存) 有効成分の吸湿性：51％RHで約2％，75％RH以上で約6％相当の重量増加が認められ，吸湿性を示した **著** 防湿・遮光保存 (安定性)〔長期〕(25℃, 成り行きRH, 暗所, ポリエチレン袋(密閉), 36カ月間)外観・性状：変化なし。残存率：変化なし 〔苛酷〕温度，温度・湿度に対する苛酷試験では，外観・性状：変化なし。残存率：変化なし 光に対する苛酷試験では，表面が淡褐色に変化した。残存率：変化なし (溶解性(水))溶けやすい	
低含量製剤のため，複数剤を粉砕後に分割する場合，均一性を図ることが困難。防湿が必要(錠では防湿・気密保存) 有効成分の吸湿性：51％RHで約2％，75％RH以上で約6％相当の重量増加が認められ，吸湿性を示した **著** 口腔内崩壊錠のため粉砕不適。粉砕した場合，防湿・遮光保存 (安定性)〔長期〕(25℃, 成り行きRH, 暗所, ポリエチレン袋(密閉), 36カ月間)外観・性状：変化なし。残存率：変化なし 〔苛酷〕温度，温度・湿度に対する苛酷試験では，外観・性状：変化なし。残存率：変化なし 光に対する苛酷試験では，表面が淡褐色に変化した。残存率：変化なし (溶解性(水))溶けやすい	

理由　**著** 著者コメント　(安定性)原薬(一部製剤)の安定性　(溶解性(水))原薬の水に対する溶解性
代用品　※：一部適応等が異なる

イルア

製品名（会社名）	規格単位	剤形・割線・Cap号数	可否	一般名
イルアミクス配合錠LD「DSPB」 （DSPプロモ＝大日本住友）	配合剤	Fコート錠 ○（割線無）	— ($\triangle^\dagger$)	イルベサルタン・アムロジピンベシル酸塩
イルアミクス配合錠HD「DSPB」 （DSPプロモ＝大日本住友）	配合剤	Fコート錠 ○（割線無）	— ($\triangle^\dagger$)	
イルアミクス配合錠LD「EE」 （エルメッド＝日医工）	配合剤	Fコート錠 ○（割線無）	— ($\triangle^\dagger$)	イルベサルタン・アムロジピンベシル酸塩
イルアミクス配合錠HD「EE」 （エルメッド＝日医工）	配合剤	Fコート錠 ○（割線無）	— ($\triangle^\dagger$)	

可否判定 ○：可，△：条件つきで可，×：不可，—：企業判定回避，（ ）：著者判断

イルア

理　由	代用品
† **著** 凡例5頁参照。遮光保存必須 **安定性** 原薬　イルベサルタン 〔長期〕(25℃, 60%RH, 二重ポリエチレン袋, ミニファイバードラム, 60カ月間)変化なし 〔加速〕(40℃, 75%RH, 二重ポリエチレン袋, ミニファイバードラム, 12カ月間)変化なし 〔苛酷〕(80℃, シャーレ, 開放, 30日間)変化なし (25℃/80℃, 80%RH, シャーレ, 開放, 30日間)変化なし (25℃, D65ランプ, シャーレ+ポリ塩化ビニリデンフィルム, 120万lx・hr)変化なし アムロジピンベシル酸塩 〔長期〕(室温(13〜29℃), ポリエチレン袋二重(小型ファイバードラム), 36カ月間)変化を認めず安定であった 〔苛酷〕(40℃, 褐色ガラスバイアル(密栓), 12カ月間)変化を認めず安定であった (50℃, 褐色ガラスバイアル(密栓), 6カ月間)外観のわずかな黄色化を認めたが, その他は変化を認めなかった (25℃, 75%RHあるいは85%RH, 褐色ガラスバイアル(開栓), 6カ月間)外観のわずかな黄色化を認めたが, その他は変化を認めなかった (40℃, 75%RH, 褐色ガラスバイアル(開栓), 6カ月間)外観のわずかな黄色化を認めたが, その他は変化を認めなかった (室内散光(500lx), 無色透明ガラスシャーレ, 6カ月間)光曝表面が黄色に着色, 含量の低下はほとんど認められなかったものの, 分解物のわずかな生成が認められた **粉砕後**　[LD錠] (25℃, 60%RH, 遮光, 褐色ガラス瓶(開栓), 3カ月間)性状：変化なし, 含量：イルベサルタン97.0%, アムロジピンベシル酸塩95.9% (25℃, 湿度成り行き, 1,000lx(白色蛍光灯), ガラスシャーレ(開栓), 10日間)性状：ごくうすい黄味の白色粉末, 含量：イルベサルタン97.5%, アムロジピンベシル酸塩95.6% [HD錠] (25℃, 60%RH, 遮光, 褐色ガラス瓶(開栓), 3カ月間)性状：変化なし, 含量：イルベサルタン96.7%, アムロジピンベシル酸塩95.7% (25℃, 湿度成り行き, 1,000lx(白色蛍光灯), ガラスシャーレ(開栓), 5日間)性状：ごくうすい黄味の白色粉末, 含量：イルベサルタン97.3%, アムロジピンベシル酸塩96.3% **溶解性(水)** イルベサルタン：ほとんど溶けない アムロジピンベシル酸塩：溶けにくい	
苦味あり。粉砕時の薬物動態データなし † **著** 凡例5頁参照。遮光保存必須 **安定性** 製剤　〔通常〕(40℃, 75%RH, 6カ月間)変化なし 〔苛酷〕(40℃または25℃, 75%RH, 3カ月間)変化なし 〔光〕(120万lx・hr)変化なし **粉砕後**　(40℃, 3カ月間)規格内 (25℃, 75%, 3カ月間)規格内 (120万lx・hr)60万lx・hrで類縁物質増加, 120万lx・hrで含量低下 **溶解性(水)** イルベサルタン：ほとんど溶けない アムロジピンベシル酸塩：溶けにくい	

理由　**著** 著者コメント　**安定性** 原薬(一部製剤)の安定性　**溶解性(水)** 原薬の水に対する溶解性
代用品　※：一部適応等が異なる

イルア

製品名(会社名)	規格単位	剤形・割線・Cap号数	可否	一般名
イルアミクス配合錠LD「JG」 (長生堂=日本ジェネリック)	配合剤	Fコート錠 ○(割線無)	— ($\triangle^\dagger$)	イルベサルタン・アムロジピンベシル酸塩
イルアミクス配合錠HD「JG」 (長生堂=日本ジェネリック)	配合剤	Fコート錠 ○(割線無)	— ($\triangle^\dagger$)	
イルアミクス配合錠LD「TCK」 (辰巳)	配合剤	Fコート錠 ○(割線無)	— ($\triangle^\dagger$)	イルベサルタン・アムロジピンベシル酸塩
イルアミクス配合錠HD「TCK」 (辰巳)	配合剤	Fコート錠 ○(割線無)	— ($\triangle^\dagger$)	

可否判定 ○:可, △:条件つきで可, ×:不可, —:企業判定回避, ( ):著者判断

理　　由	代用品
† 著 凡例5頁参照。遮光保存必須 安定性 粉砕品 (40℃, 遮光・気密, 4週間)外観・含量：変化なし (25℃, 75%RH, 遮光・開放, 4週間)外観・含量：変化なし (120万lx·hr(2,000lx), シャーレ+ラップ)外観：変化なし, 含量：イルベサルタン変化なし, アムロジピンベシル酸塩変化あり(規格外) 溶解性(水) イルベサルタン：ほとんど溶けない アムロジピンベシル酸塩：溶けにくい	イ
①温度条件(40±2℃, 遮光・気密ガラス瓶, 4週間) ②湿度条件(25±2℃, 75±5%RH, 遮光・開放, 4週間) ③光条件(25℃, 60%RH, 曝光量1,000lx·hr, 60万lx·hrまで, 気密ガラス瓶(無色))にて保存した結果, 温度・湿度条件では, 外観および定量試験において変化を認めなかった。光条件では, 外観には変化を認めなかったが, 15万lx·hr時点で, アムロジピンベシル酸塩の含量低下が認められたが, 60万lx·hr時点まで, 規格の範囲内であった † 著 凡例5頁参照。遮光保存必須 安定性 該当資料なし 溶解性(水) イルベサルタン：ほとんど溶けない アムロジピンベシル酸塩：溶けにくい	
①温度条件(40±2℃, 遮光・気密ガラス瓶, 4週間) ②湿度条件(25±2℃, 75±5%RH, 遮光・開放, 4週間) ③光条件(25℃, 60%RH, 曝光量1,000lx·hr, 60万lx·hrまで, 気密ガラス瓶(無色))にて保存した結果, いずれの条件においても外観とイルベサルタンの含量に変化は認められなかったが, 温度条件では, 2週間時点でアムロジピンベシル酸塩の含量低下が認められたが, 4週間時点まで規格の範囲内であった 湿度条件では, 4週間時点でアムロジピンベシル酸塩の含量低下が認められたが, 規格の範囲内であった。光条件では, 15万lx·hr時点で, アムロジピンベシル酸塩の含量低下が認められたが, 60万lx·hr時点まで, 規格の範囲内であった † 著 凡例5頁参照。遮光保存必須 安定性 該当資料なし 溶解性(水) イルベサルタン：ほとんど溶けない アムロジピンベシル酸塩：溶けにくい	

理由　著 著者コメント　　安定性 原薬(一部製剤)の安定性　　溶解性(水) 原薬の水に対する溶解性
代用品　※：一部適応等が異なる

イルア

製品名(会社名)	規格単位	剤形・割線・Cap号数	可否	一般名
イルアミクス配合錠LD「YD」 (陽進堂)	配合剤	Fコート錠 ○(割線無)	— (△†)	イルベサルタン・アムロジピンベシル酸塩
イルアミクス配合錠HD「YD」 (陽進堂)	配合剤	Fコート錠 ○(割線無)	— (△†)	
イルアミクス配合錠LD「オーハラ」 (大原=共創未来ファーマ)	配合剤	Fコート錠 ○(割線無)	— (△†)	イルベサルタン・アムロジピンベシル酸塩
イルアミクス配合錠HD「オーハラ」 (大原=共創未来ファーマ)	配合剤	Fコート錠 ○(割線無)	— (△†)	
イルアミクス配合錠LD「杏林」 (キョーリンリメディオ =杏林)	配合剤	Fコート錠 ○(割線無)	— (△†)	イルベサルタン・アムロジピンベシル酸塩
イルアミクス配合錠HD「杏林」 (キョーリンリメディオ =杏林)	配合剤	Fコート錠 ○(割線無)	— (△†)	
イルアミクス配合錠LD「ケミファ」 (ケミファ=日本薬工)	配合剤	Fコート錠 ○(割線無)	— (△†)	イルベサルタン・アムロジピンベシル酸塩
イルアミクス配合錠HD「ケミファ」 (ケミファ=日本薬工)	配合剤	Fコート錠 ○(割線無)	— (△†)	

可否判定 ○:可, △:条件つきで可, ×:不可, —:企業判定回避, ( ):著者判断

理　由	代用品
† **著** 凡例5頁参照。遮光保存必須 **安定性** **粉砕時** （40±2℃，遮光・気密ガラス瓶，4週間）性状変化なし。含量：イルベサルタン変化なし，アムロジピンベシル酸塩変化なし (25±2℃，75±5%RH，遮光・シャーレ開放，4週間)性状変化なし。含量：イルベサルタン変化なし，アムロジピンベシル酸塩変化なし (25±2℃，60±5%RH，光照射・気密ガラス瓶，60万lx·hr，約25日間)性状変化なし。含量：イルベサルタン変化なし，アムロジピンベシル酸塩やや変化あり(規格内) **溶解性(水)** イルベサルタン：ほとんど溶けない アムロジピンベシル酸塩：溶けにくい	
† **著** 凡例5頁参照。遮光保存必須 **安定性** **粉砕時** （40±2℃，遮光・気密ガラス瓶，4週間)性状変化なし。含量：イルベサルタン変化なし，アムロジピンベシル酸塩やや変化あり(規格内) (25±2℃，75±5%RH，遮光・シャーレ開放，4週間)性状変化なし。含量：イルベサルタン変化なし，アムロジピンベシル酸塩やや変化あり(規格内) (25±2℃，60±5%RH，光照射・気密ガラス瓶，60万lx·hr，約25日間)性状変化なし。含量：イルベサルタン変化なし，アムロジピンベシル酸塩やや変化あり(規格内) **溶解性(水)** イルベサルタン：ほとんど溶けない アムロジピンベシル酸塩：溶けにくい	
† **著** 凡例5頁参照。遮光保存必須 **溶解性(水)** イルベサルタン：ほとんど溶けない アムロジピンベシル酸塩：溶けにくい	
† **著** 凡例5頁参照。遮光保存必須 **安定性** **粉砕状態** 温度(40℃)に対して，性状及び定量法いずれも4週間変化を認めなかった。湿度(25℃，75%RH)に対して，性状及び定量法いずれも4週間変化を認めなかった。光に対して，定量法のアムロジピンベシル酸塩の6.25日及び12.5日保存で規格値内の含量低下を認めた **溶解性(水)** イルベサルタン：ほとんど溶けない アムロジピンベシル酸塩：溶けにくい	
† **著** 凡例5頁参照。遮光保存必須 **安定性** **粉砕状態** 温度(40℃)に対して，定量法のアムロジピンベシル酸塩の2週間及び4週間保存で規格値内の含量低下を認めた。湿度(25℃，75%RH)に対して，定量法のアムロジピンベシル酸塩の2週間及び4週間保存で規格値内の含量低下を認めた。光に対して，定量法のアムロジピンベシル酸塩の6.25日，12.5日及び25日保存で規格値内の含量低下を認めた **溶解性(水)** イルベサルタン：ほとんど溶けない アムロジピンベシル酸塩：溶けにくい	
† **著** 凡例5頁参照。遮光保存必須 **安定性** **粉砕品** (25℃，60%RH，遮光，開放，3カ月間)問題となる変化なし (3,000lx×400hr(総照度120万lx·hr，25℃，60%RH，開放))問題となる変化なし **溶解性(水)** イルベサルタン：ほとんど溶けない アムロジピンベシル酸塩：溶けにくい	

理由 **著** 著者コメント　**安定性** 原薬(一部製剤)の安定性　**溶解性(水)** 原薬の水に対する溶解性
代用品 ※：一部適応等が異なる

イルア

製品名（会社名）	規格単位	剤形・割線・Cap号数	可否	一般名
イルアミクス配合錠LD「サワイ」 （沢井）	配合剤	Fコート錠 ○（割線無）	— ($△^†$)	イルベサルタン・アムロジピンベシル酸塩
イルアミクス配合錠HD「サワイ」 （沢井）	配合剤	Fコート錠 ○（割線無）	— ($△^†$)	
イルアミクス配合錠LD「サンド」 （サンド）	配合剤	Fコート錠 ○（割線無）	— ($△^†$)	イルベサルタン・アムロジピンベシル酸塩
イルアミクス配合錠HD「サンド」 （サンド）	配合剤	Fコート錠 ○（割線無）	— ($△^†$)	
イルアミクス配合錠LD「三和」 （ダイト＝三和化学）	配合剤	Fコート錠 ○（割線無）	— ($△^†$)	イルベサルタン・アムロジピンベシル酸塩
イルアミクス配合錠HD「三和」 （ダイト＝三和化学）	配合剤	Fコート錠 ○（割線無）	— ($△^†$)	
イルアミクス配合錠LD「武田テバ」 （武田テバファーマ＝武田）	配合剤	Fコート錠 ○（割線無）	— ($△^†$)	イルベサルタン・アムロジピンベシル酸塩
イルアミクス配合錠HD「武田テバ」 （武田テバファーマ＝武田）	配合剤	Fコート錠 ○（割線無）	— ($△^†$)	

可否判定　○：可，△：条件つきで可，×：不可，—：企業判定回避，（　）：著者判断

イルア

理　由	代用品
アムロジピンベシル酸塩：わずかに特異なにおいがあり，味はわずかに苦い † **著** 凡例5頁参照。遮光保存必須 **溶解性(水)** イルベサルタン：ほとんど溶けない アムロジピンベシル酸塩：溶けにくい	
† **著** 凡例5頁参照。遮光保存必須 **安定性** 〔温度〕(40℃，遮光・密栓，1カ月間)性状，定量(%)に変化は認められなかった 〔湿度〕(25℃，75%RH，遮光・開放，1カ月間)性状，定量(%)に変化は認められなかった 〔光〕(1,000lx·hr，総照射量60万lx·hr(密栓))性状，定量(%)に変化は認められなかった **溶解性(水)** イルベサルタン：ほとんど溶けない アムロジピンベシル酸塩：溶けにくい	
† **著** 凡例5頁参照。遮光保存必須 **安定性** 粉砕後 〔温度〕(40℃，75%RH，遮光・気密容器，30日間)性状・類縁物質・含量変化なし 〔湿度〕(25℃，75%RH，遮光・開放，30日間)性状・類縁物質・含量変化なし 〔光〕(2,500lx，25℃，45%RH，開放)30万lx·hrで類縁物質増加(規格外) **溶解性(水)** イルベサルタン：ほとんど溶けない アムロジピンベシル酸塩：溶けにくい	
† **著** 凡例5頁参照。遮光保存必須 **安定性** 製剤 〔温度〕(40℃，4週間)外観に変化なし，規格内の含量低下(定量：イルベサルタン100.2%，アムロジピンベシル酸塩97.4%) 〔湿度〕(25℃，75%RH，4週間)外観に変化なし，規格内の含量低下(定量：イルベサルタン101.0%，アムロジピンベシル酸塩98.0%) 〔光〕(60万lx·hr)外観に変化なし，規格内の含量低下(定量：イルベサルタン100.2%，アムロジピンベシル酸塩97.5%) **溶解性(水)** イルベサルタン：ほとんど溶けない アムロジピンベシル酸塩：溶けにくい	
† **著** 凡例5頁参照。遮光保存必須 **安定性** 製剤 〔温度〕(40℃，4週間)外観に変化なし，規格内の含量低下(定量：イルベサルタン99.7%，アムロジピンベシル酸塩97.2%) 〔湿度〕(25℃，75%RH，4週間)外観に変化なし，規格内の含量低下(定量：イルベサルタン100.2%，アムロジピンベシル酸塩96.9%) 〔光〕(60万lx·hr)外観に変化なし，規格内の含量低下(定量：イルベサルタン99.6%，アムロジピンベシル酸塩96.3%) **溶解性(水)** イルベサルタン：ほとんど溶けない アムロジピンベシル酸塩：溶けにくい	

理由　**著** 著者コメント　**安定性** 原薬(一部製剤)の安定性　**溶解性(水)** 原薬の水に対する溶解性
代用品　※：一部適応等が異なる

イルア

製品名（会社名）	規格単位	剤形・割線・Cap号数	可否	一般名
イルアミクス配合錠LD「トーワ」（東和薬品）	配合剤	Fコート錠 ○(割線無)	— (△†)	イルベサルタン・アムロジピンベシル酸塩
イルアミクス配合錠HD「トーワ」（東和薬品）	配合剤	Fコート錠 ○(割線無)	— (△†)	
イルアミクス配合錠LD「日医工」（日医工）	配合剤	Fコート錠 ○(割線無)	— (△†)	イルベサルタン・アムロジピンベシル酸塩
イルアミクス配合錠HD「日医工」（日医工）	配合剤	Fコート錠 ○(割線無)	— (△†)	
イルソグラジンマレイン酸塩錠2mg「サワイ」（沢井）	2mg	素錠 ○(割線無)	— (○)	イルソグラジンマレイン酸塩
イルソグラジンマレイン酸塩錠4mg「サワイ」（沢井）	4mg	素錠 ⊖(割線1本)	— (○)	
イルソグラジンマレイン酸塩錠2mg「武田テバ」（武田テバファーマ＝武田）	2mg	素錠 ○(割線無)	— (○)	イルソグラジンマレイン酸塩
イルソグラジンマレイン酸塩錠4mg「武田テバ」（武田テバファーマ＝武田）	4mg	素錠 ⊖(割線1本)	— (○)	
イルソグラジンマレイン酸塩錠2mg「日医工」（日医工）	2mg	素錠 ○(割線無)	— (○)	イルソグラジンマレイン酸塩
イルソグラジンマレイン酸塩錠4mg「日医工」（日医工）	4mg	素錠 ⊖(割線1本)	— (○)	

可否判定 ○：可，△：条件つきで可，×：不可，—：企業判定回避，（ ）：著者判断

イルソ

理　由	代用品
アムロジピンベシル酸塩:主成分は，わずかに特異なにおいがあり，味はわずかに苦い † 著 凡例5頁参照。遮光保存必須 (安定性)粉砕後　(25℃，60%RH，1,000lx散光下，3カ月間)外観変化あり(1カ月)，アムロジピンベシル酸塩:残存率94.6%(3カ月)，イルベサルタン:含量変化なし(25℃，60%RH，遮光条件下，3カ月間)外観変化なし，アムロジピンベシル酸塩:含量変化なし，イルベサルタン:含量変化なし (溶解性(水))イルベサルタン:ほとんど溶けない アムロジピンベシル酸塩:溶けにくい	
アムロジピンベシル酸塩:主成分は，わずかに特異なにおいがあり，味はわずかに苦い † 著 凡例5頁参照。遮光保存必須 (安定性)粉砕後　(25℃，60%RH，1,000lx散光下，3カ月間)外観変化あり(1カ月)，アムロジピンベシル酸塩:残存率96.5%(1カ月)，イルベサルタン:含量変化なし(25℃，60%RH，遮光条件下，3カ月間)外観変化なし，アムロジピンベシル酸塩:含量変化なし，イルベサルタン:含量変化なし (溶解性(水))イルベサルタン:ほとんど溶けない アムロジピンベシル酸塩:溶けにくい	
† 著 凡例5頁参照。遮光保存必須 (安定性)粉砕物　(25℃，75%RH，遮光・開放，3カ月間)外観，含量変化なし (溶解性(水))イルベサルタン:ほとんど溶けない アムロジピンベシル酸塩:溶けにくい	
においはなく，味はやや苦い (溶解性(水))ほとんど溶けない	細0.8%　先 GE
データなし。においはなく，味はやや苦い (溶解性(水))ほとんど溶けない	
(安定性)製剤　〔湿度〕(25℃，75%RH，4週間)含量低下(残存率:[2mg錠]97.0%，[4mg錠]96.6%)，性状に変化なし (溶解性(水))ほとんど溶けない	細0.8%　先 GE
(安定性)粉砕物　[4mg錠] (25℃，75%RH，遮光・開放，8週間)外観，含量変化なし (溶解性(水))ほとんど溶けない	細0.8%　先 GE

理由　著 著者コメント　　(安定性)原薬(一部製剤)の安定性　　(溶解性(水))原薬の水に対する溶解性
代用品　※:一部適応等が異なる

イルト

製品名（会社名）	規格単位	剤形・割線・Cap号数	可否	一般名
イルトラ配合錠LD （シオノギファーマ＝塩野義）	配合剤	Fコート錠 （割線無）	△†	イルベサルタン・トリクロルメチアジド
イルトラ配合錠HD （シオノギファーマ＝塩野義）	配合剤	Fコート錠 （割線無）	△†	
イルベサルタン錠50mg「DSPB」 （DSPプロモ＝大日本住友）	50mg	Fコート錠 （割線1本）	— (○)	イルベサルタン
イルベサルタン錠100mg「DSPB」 （DSPプロモ＝大日本住友）	100mg	Fコート錠 （割線1本）	— (○)	
イルベサルタン錠200mg「DSPB」 （DSPプロモ＝大日本住友）	200mg	Fコート錠 （割線1本）	— (○)	
イルベサルタン錠50mg「EE」 （エルメッド＝日医工）	50mg	Fコート錠 （割線表裏各1本）	— (○)	イルベサルタン
イルベサルタン錠100mg「EE」 （エルメッド＝日医工）	100mg	Fコート錠 （割線表裏各1本）	— (○)	
イルベサルタン錠200mg「EE」 （エルメッド＝日医工）	200mg	Fコート錠 （割線表裏各1本）	— (○)	
イルベサルタンOD錠50mg「JG」 （日本ジェネリック）	50mg	口腔内崩壊錠 （割線1本）	— (△)	イルベサルタン
イルベサルタンOD錠100mg「JG」 （日本ジェネリック）	100mg	口腔内崩壊錠 （割線1本）	— (△)	
イルベサルタンOD錠200mg「JG」 （日本ジェネリック）	200mg	口腔内崩壊錠 （割線1本）	— (△)	

可否判定 ○：可，△：条件つきで可，×：不可，—：企業判定回避，（ ）：著者判断

イルヘ

理　由	代用品
苦味あり † **著** 凡例5頁参照。防湿・遮光保存で可能と推定 **安定性** イルベサルタン 〔長期〕(25℃, 60%RH, 二重ポリエチレン袋, ミニファイバードラム, 60カ月間)変化なし 〔苛酷〕(80℃, シャーレ, 開放, 30日間)変化なし (25℃/80℃, 80%RH, シャーレ, 開放, 30日間)変化なし (25℃, D65ランプ, シャーレ＋ポリ塩化ビニリデンフィルム, 120万lx·hr)変化なし トリクロルメチアジド 〔苛酷〕(45℃, 密栓・遮光, 6カ月間)ほとんど変化なし (37℃, 90%RH, 遮光, 6カ月間)ほとんど変化なし (25℃, 密栓・室内光, 6カ月間)ほとんど変化なし **溶解性(水)** イルベサルタン：ほとんど溶けない トリクロルメチアジド：ほとんど溶けない	
著 粉砕後データより安定と判断 **安定性** 〔長期〕(25℃, 60%RH, 二重ポリエチレン袋, ミニファイバードラム, 60カ月間)変化なし 〔加速〕(40℃, 75%RH, 二重ポリエチレン袋, ミニファイバードラム, 12カ月間)変化なし 〔苛酷〕(80℃, シャーレ, 開放, 30日間)変化なし (25℃/80℃, 80%RH, シャーレ, 開放, 30日間)変化なし (25℃, D65ランプ, シャーレ＋ポリ塩化ビニリデンフィルム, 120万lx·hr)変化なし **粉砕後** [50mg錠] (25℃, 湿度成り行き, 1,000lx, ガラスシャーレ(蓋なし), 3カ月間)性状：変化なし, 含量：96.7% **溶解性(水)** ほとんど溶けない	
粉砕時の薬物動態データなし **著** 粉砕後データより安定と判断 **安定性** 製剤 〔通常〕(40℃, 75%RH, 6カ月間)変化なし 〔苛酷〕(40℃または25℃, 75%RH, 3カ月間)変化なし 〔光〕(120万lx·hr)変化なし **粉砕後** (40℃, 3カ月間)規格内 (25℃, 75%, 3カ月間)規格内 (120万lx·hr)規格内 **溶解性(水)** ほとんど溶けない	
著 口腔内崩壊錠のため粉砕不適。粉砕した場合, 防湿・遮光保存 **安定性** 粉砕品 (25℃, 60%RH, 遮光・開放, 3カ月間)変化なし (25℃, 60%RH, 120万lx·hr, 開放)変化なし **溶解性(水)** ほとんど溶けない	

理由　**著** 著者コメント　**安定性** 原薬(一部製剤)の安定性　**溶解性(水)** 原薬の水に対する溶解性
代用品　※：一部適応等が異なる

イルヘ

製品名（会社名）	規格単位	剤形・割線・Cap号数	可否	一般名
イルベサルタン錠50mg「KN」（小林化工）	50mg	Fコート錠（割線表裏各1本）	△	イルベサルタン
イルベサルタン錠100mg「KN」（小林化工）	100mg	Fコート錠（割線表裏各1本）	△	
イルベサルタン錠200mg「KN」（小林化工）	200mg	Fコート錠（割線表裏各1本）	△	
イルベサルタン錠50mg「オーハラ」（大原＝日本ジェネリック）	50mg	Fコート錠（割線1本）	— (○)	イルベサルタン
イルベサルタン錠100mg「オーハラ」（大原＝日本ジェネリック）	100mg	Fコート錠（割線1本）	— (○)	
イルベサルタン錠200mg「オーハラ」（大原＝日本ジェネリック）	200mg	Fコート錠（割線1本）	— (○)	
イルベサルタンOD錠50mg「オーハラ」（大原）	50mg	素錠（口腔内崩壊錠）（割線1本）	— (△)	イルベサルタン
イルベサルタンOD錠100mg「オーハラ」（大原）	100mg	素錠（口腔内崩壊錠）（割線1本）	— (△)	
イルベサルタンOD錠200mg「オーハラ」（大原）	200mg	素錠（口腔内崩壊錠）（割線1本）	— (△)	
イルベサルタン錠50mg「共創未来」（共創未来ファーマ）	50mg	Fコート錠（割線1本）	— (○)	イルベサルタン
イルベサルタン錠100mg「共創未来」（共創未来ファーマ）	100mg	Fコート錠（割線1本）	— (○)	
イルベサルタン錠200mg「共創未来」（共創未来ファーマ）	200mg	Fコート錠（割線1本）	— (○)	
イルベサルタン錠50mg「ケミファ」（ケミファ）	50mg	Fコート錠（割線1本）	— (○)	イルベサルタン
イルベサルタン錠100mg「ケミファ」（ケミファ）	100mg	Fコート錠（割線1本）	— (○)	
イルベサルタン錠200mg「ケミファ」（ケミファ）	200mg	Fコート錠（割線1本）	— (○)	
イルベサルタン錠50mg「サワイ」（沢井）	50mg	Fコート錠（割線1本）	— (△)	イルベサルタン
イルベサルタン錠100mg「サワイ」（沢井）	100mg	Fコート錠（割線1本）	— (△)	
イルベサルタン錠200mg「サワイ」（沢井）	200mg	Fコート錠（割線1本）	— (△)	

可否判定　○：可，△：条件つきで可，×：不可，—：企業判定回避，（　）：著者判断

イルヘ

理　由	代用品
主薬由来の苦味が出現する可能性がある（苦味あり） (安定性)**粉砕後**〔通常〕(25℃，75％RH，遮光，3カ月間)変化なし 〔苛酷〕(40℃，遮光，3カ月間)変化なし 〔光〕(室温，1,000lx・hr(白色蛍光灯下)，50日間)変化なし (溶解性(水))ほとんど溶けない	
(溶解性(水))ほとんど溶けない	
(著) 口腔内崩壊錠のため粉砕不適。粉砕した場合，防湿・遮光保存 (溶解性(水))ほとんど溶けない	
(著) 粉砕後データより安定と判断 (安定性)**粉砕後** 粉砕後の安定性試験において下記保存条件下で保存した検体について性状，純度試験(類縁物質)，溶出性及び定量を試験した結果，本製剤の粉砕品はいずれの保存条件下においても，ほとんど変化を認めなかった 〔室温〕(25℃，60％RH，遮光(褐色ガラス瓶)・開放，3カ月間) 〔曝光〕(3,000lx(25℃，60％RH)，200時間及び400時間(総照射量60万lx・hr及び120万lx・hr)，シャーレ・開放(開放/開放・遮光)) (溶解性(水))ほとんど溶けない	
(著) 粉砕後データより安定と判断 (安定性)**粉砕品** (25℃，60％RH，遮光，開放，3カ月間)問題となる変化なし (25℃，60％RH，総照度120万lx・hr(3,000lx，16.7日))問題となる変化なし (溶解性(水))ほとんど溶けない	
(著) 安定性データが不足しているが，粉砕後防湿・遮光保存で可能と推定 (溶解性(水))ほとんど溶けない	

理由　(著) 著者コメント　(安定性)原薬(一部製剤)の安定性　(溶解性(水))原薬の水に対する溶解性
代用品　※：一部適応等が異なる

イルヘ

製品名（会社名）	規格単位	剤形・割線・Cap号数	可否	一般名
イルベサルタン錠50mg「トーワ」 (東和薬品＝三和化学)	50mg	Fコート錠 (割線1本)	— (○)	イルベサルタン
イルベサルタン錠100mg「トーワ」 (東和薬品＝三和化学)	100mg	Fコート錠 (割線1本)	— (○)	
イルベサルタン錠200mg「トーワ」 (東和薬品＝三和化学)	200mg	Fコート錠 (割線1本)	— (○)	
イルベサルタンOD錠50mg 「トーワ」(東和薬品)	50mg	口腔内崩壊錠 (割線1本)	— (△)	イルベサルタン
イルベサルタンOD錠100mg 「トーワ」(東和薬品)	100mg	口腔内崩壊錠 (割線1本)	— (△)	
イルベサルタンOD錠200mg 「トーワ」(東和薬品)	200mg	口腔内崩壊錠 (割線1本)	— (△)	
イルベサルタン錠50mg「日医工」 (日医工)	50mg	Fコート錠 (割線1本)	— (○)	イルベサルタン
イルベサルタン錠100mg「日医工」 (日医工)	100mg	Fコート錠 (割線1本)	— (○)	
イルベサルタン錠200mg「日医工」 (日医工)	200mg	Fコート錠 (割線1本)	— (○)	
イルベサルタン錠50mg「ニプロ」 (ニプロ)	50mg	Fコート錠 (割線1本)	— (○)	イルベサルタン
イルベサルタン錠100mg「ニプロ」 (ニプロ)	100mg	Fコート錠 (割線1本)	— (○)	
イルベサルタン錠200mg「ニプロ」 (ニプロ)	200mg	Fコート錠 (割線1本)	— (○)	
イルベタン錠50mg (シオノギファーマ＝塩野義)	50mg	Fコート錠 (割線1本)	△ (○)	イルベサルタン
イルベタン錠100mg (シオノギファーマ＝塩野義)	100mg	Fコート錠 (割線1本)	△ (○)	
イルベタン錠200mg (シオノギファーマ＝塩野義)	200mg	Fコート錠 (割線1本)	— (○)	
イレッサ錠250 (アストラゼネカ)	250mg	Fコート錠 ○(割線無)	× (△)	ゲフィチニブ

可否判定　○：可，△：条件つきで可，×：不可，—：企業判定回避，（　）：著者判断

理　　由	代用品
著 粉砕後データより安定と判断 安定性 **粉砕後** （25℃，60%RH，1,000lx散光下，3カ月間）外観・含量変化なし （25℃，室内散光・防湿条件下，3カ月間）外観・含量変化なし 溶解性(水) ほとんど溶けない	
著 口腔内崩壊錠のため粉砕不適。粉砕した場合，防湿・遮光保存 安定性 **粉砕後** （25℃，60%RH，1,000lx散光下，3カ月間）外観・含量変化なし （25℃，室内散光・防湿条件下，3カ月間）外観変化なし，残存率97.1%（3カ月） 溶解性(水) ほとんど溶けない	
著 粉砕後データより安定と判断 安定性 **粉砕物** （25℃，75%RH，遮光・開放，3カ月間）外観，含量変化なし 溶解性(水) ほとんど溶けない	
著 粉砕後データより安定と判断 安定性 **粉砕後** 3カ月間のデータあり（粉砕時の体内動態データ等なし） 溶解性(水) ほとんど溶けない	
苦味あり 著 防湿・遮光保存 安定性 [50mg・100mg錠] 〔通常〕（25℃，60%RH，二重ポリエチレン袋＋ミニファイバードラム，60カ月間）変化なし 〔苛酷〕（80℃，シャーレ，開放，30日間）変化なし （25℃/80℃，80%RH，シャーレ，開放，30日間）変化なし （25℃，D65ランプ，シャーレ＋ポリ塩化ビニリデンフィルム，120万lx·hr）変化なし 溶解性(水) ほとんど溶けない	
粉砕時のデータ（薬物動態，臨床効果，安全性，安定性）なし 著 抗悪性腫瘍剤のため粉砕せず懸濁する。やむを得ず粉砕する場合は，安全キャビネット内で行うなど調剤者の曝露に注意すること。防湿・遮光保存 安定性 〔通常〕（25℃，60%RH，暗所，24カ月間）変化なし 〔苛酷〕（60℃，80%RH，暗所，6カ月間）変化なし 溶解性(水) ほとんど溶けない 危険度 Ⅱ（日本病院薬剤師会：抗悪性腫瘍薬の院内取扱い指針）	

理由　著 著者コメント　安定性 原薬（一部製剤）の安定性　溶解性(水) 原薬の水に対する溶解性
代用品　※：一部適応等が異なる

イ

インウ

製品名（会社名）	規格単位	剤形・割線・Cap号数	可否	一般名
インヴェガ錠3mg （ヤンセン）	3mg	徐放錠 ◯(割線無)	×	パリペリドン
インヴェガ錠6mg （ヤンセン）	6mg	徐放錠 ◯(割線無)	×	
インヴェガ錠9mg （ヤンセン）	9mg	徐放錠 ◯(割線無)	×	
インチュニブ錠1mg （塩野義）	1mg	素錠 ◯(割線無)	×	グアンファシン塩酸塩
インチュニブ錠3mg （塩野義）	3mg	素錠 ◯(割線無)	×	
インデラル錠10mg （アストラゼネカ）	10mg	素錠 ⊖(割線1本)	× (△)	プロプラノロール塩酸塩
インテレンス錠100mg （ヤンセン）	100mg	素錠 ◯(割線無)	— (△)	エトラビリン
インヒベース錠0.25 （中外）	0.25mg	Fコート錠 ◯(割線無)	— (◯)	シラザプリル水和物
インヒベース錠0.5 （中外）	0.5mg	Fコート錠 ◯(割線無)	— (◯)	
インヒベース錠1 （中外）	1mg	Fコート錠 ⊖(割線1本)	— (◯)	

可否判定　◯：可，△：条件つきで可，×：不可，—：企業判定回避，( )：著者判断

インヒ

理　由	代用品
徐放性製剤であるため粉砕不可 安定性〔長期〕(30℃，65%RH，二重の低密度ポリエチレン袋/ファイバードラム，48カ月間)変化なし 〔加速〕(40℃，75%RH，二重の低密度ポリエチレン袋/ファイバードラム，6カ月間)変化なし 〔温度〕(50℃，二重の低密度ポリエチレン袋/ファイバードラム，3カ月間)変化なし 〔光〕(曝光，ペトリ皿，8時間)変化なし 溶解性(水) 0.03mg/mL	
徐放性製剤のため粉砕不可 安定性〔通常〕(25℃，60%RH，遮光，ポリエチレン袋+アルミニウム(乾燥剤含む)+ポリエチレンドラム，60カ月間)変化なし (40℃，75%RH，遮光，ポリエチレン袋+アルミニウム袋(乾燥剤を含む)+ポリエチレンドラム，6カ月間)変化なし 〔苛酷〕(50℃，60℃，70℃，80℃，バイアル，24時間)変化なし (D65ランプ，プラスチックシャーレ，120万lx・hr)変化なし	
光により着色する。粉砕時のデータ(薬物動態，臨床効果，安全性，安定性)なし 小児不整脈および右心室流出路狭窄による低酸素発作の発症抑制の場合，粉砕可能 さまざまな保管条件が安定性に関係するため，粉砕後も遮光して室温保存 安定性〔通常〕(室温，遮光，24カ月間)変化なし 〔苛酷〕(室温，室内散光，24カ月間)2カ月目から8カ月にかけて徐々に黒味を帯びる 溶解性(水) やや溶けやすい	
安定性〔長期〕(25℃，60%RH，二重LDPE袋，36カ月間)変化なし (30℃，65%RH，二重LDPE袋，36カ月間)変化なし 〔加速〕(40℃，75%RH，二重LDPE袋，6カ月間)変化なし 〔苛酷〕(50℃，二重LDPE袋，3カ月間)変化なし 〔光〕(曝光(700W/m²)，二重LDPE袋，8時間)わずかな着色が認められた 溶解性(水) ほとんど溶けない	
著 開封後は防湿・遮光保存 安定性[1mg錠] (30℃，75%RH，遮光，3カ月間)残存率96.6% (30℃，75%RH，光照射(1,000lx連続照射))残存率91.1% 溶解性(水) 溶けにくい	

理由　著 著者コメント　　安定性 原薬(一部製剤)の安定性　　溶解性(水) 原薬の水に対する溶解性
代用品　※：一部適応等が異なる

インフ

製品名（会社名）	規格単位	剤形・割線・Cap号数	可否	一般名
インフリーカプセル100mg （エーザイ）	100mg	硬カプセル 3号	— (△)	インドメタシン ファルネシル
インフリーSカプセル200mg （エーザイ）	200mg	軟カプセル	×	インドメタシン ファルネシル
インライタ錠1mg （ファイザー）	1mg	Fコート錠 （割線無）	— (△)	アキシチニブ
インライタ錠5mg （ファイザー）	5mg	Fコート錠 （割線無）	— (△)	

可否判定 ○：可，△：条件つきで可，×：不可，—：企業判定回避，（ ）：著者判断

理　　由	代用品
(安定性)(45℃及び40℃, 75%RH)薄層クロマトグラム及び高速液体クロマトグラム上にわずかな分解物を認めた以外ほとんど含量の低下は認められなかった。なお, 40℃・75%RH保存品は45℃保存品に比し, 分解物量がわずかに多く認められるが, 水分の増加は認められないことから, 開放下保存による酸素の影響が推定される 蛍光灯下：薄層クロマトグラム及び高速液体クロマトグラム上に分解物を認め, 含量の低下傾向も認められた 〔長期〕(室温, 2年間以上)薄層クロマトグラム及び高速液体クロマトグラム上に分解物(0.1%程度)を認めた以外品質的変化は認められず, 室温保存3年間は安定 (溶解性(水))ほとんど溶けない	
内容物が粘性のある液状のため粉砕不可 (安定性)(45℃及び40℃, 75%RH)薄層クロマトグラム及び高速液体クロマトグラム上にわずかな分解物を認めた以外ほとんど含量の低下は認められなかった。なお, 40℃・75%RH保存品は45℃保存品に比し, 分解物量がわずかに多く認められるが, 水分の増加は認められないことから, 開放下保存による酸素の影響が推定される 蛍光灯下：薄層クロマトグラム及び高速液体クロマトグラム上に分解物を認め, 含量の低下傾向も認められた 〔長期〕(室温, 2年間以上)薄層クロマトグラム及び高速液体クロマトグラム上に分解物(0.1%程度)を認めた以外品質的変化は認められず, 室温保存3年間は安定 (溶解性(水))ほとんど溶けない	
著 抗悪性腫瘍剤のため粉砕せず懸濁する。やむを得ず粉砕する場合は, 安全キャビネット内で行うなど調剤者の曝露に注意すること。防湿・遮光保存 (安定性)〔長期〕(25℃, 60%RH, ポリエチレン袋+密閉容器(遮光), 24カ月間)性状(外観)・含量・類縁物質・水分は変化なし 〔加速〕(40℃, 75%RH, ポリエチレン袋+密閉容器(遮光), 6カ月間)性状(外観)・含量・類縁物質・水分は変化なし 〔光〕(120万lx・hr, 200W・hr/m²(白色蛍光灯及び近紫外蛍光ランプ), 開放容器)類縁物質の総量は0.35%に増加, 性状・含量・水分は変化なし 光安定性試験において類縁物質が増加 **粉砕後** 安定性データなし (溶解性(水))ほとんど溶けない (危険度)Ⅱ(日本病院薬剤師会：抗悪性腫瘍薬の院内取扱い指針)	

理由　**著** 著者コメント　　(安定性)原薬(一部製剤)の安定性　　(溶解性(水))原薬の水に対する溶解性
代用品　※：一部適応等が異なる

ウエル

製品名（会社名）	規格単位	剤形・割線・Cap号数	可否	一般名
ウェールナラ配合錠 (バイエル)	配合剤	Fコート錠 ◯(割線無)	— (×)	エストラジオール・レボノルゲストレル
ウェルビー錠0.625mg (サンド)	0.625mg	素錠 ⊖(割線1本)	— (◯)	ビソプロロールフマル酸塩
ウェルビー錠2.5mg (サンド)	2.5mg	素錠 ◯(割線無)	◯	
ウェルビー錠5mg (サンド)	5mg	素錠 ⊖(割線1本)	◯	
ヴォトリエント錠200mg (ノバルティス)	200mg	Fコート錠 ◯(割線無)	— (△)	パゾパニブ塩酸塩
ヴォリブリス錠2.5mg (GSK)	2.5mg	Fコート錠 ◯(割線無)	— (△)	アンブリセンタン

可否判定　◯：可，△：条件つきで可，×：不可，—：企業判定回避，( )：著者判断

理　　由	代用品
粉砕後の安定性試験は実施していない (安定性)エストラジオール：該当資料なし レボノルゲストレル 〔長期〕(25℃，60%RH，ポリエチレン袋＋ファイバードラム，60カ月間)変化なし **製剤**〔苛酷〕(25℃，60%RH，D65蛍光ランプ，シャーレ(フィルムでカバー)，約120万lx・hr及び約350W・hr/m²)変化なし (50℃，暗所，ガラス容器/ポリプロピレンキャップ，1カ月間)類縁物質の増加並びにエストラジオール及びレボノルゲストレルの含量の低下傾向が認められた(規格の範囲内) (30℃，80%RH，暗所，ペトリ皿(開栓)，1カ月間)類縁物質の増加並びにエストラジオール及びレボノルゲストレルの溶出性の低下傾向が認められた(規格の範囲内) (溶解性(水))エストラジオール：ほとんど溶けない レボノルゲストレル：ほとんど溶けない	
著 粉砕後データより安定と推定 (安定性)**粉砕後**(22～28℃，湿度52～81%，開放，1カ月間)外観(性状)，含量(%)変化なし 〔湿度〕(30±2℃，75±5%RH，開放，1カ月間)外観(性状)，含量(%)変化なし 〔光〕(1,000lx，25～30℃，湿度40～67%(開放))外観(性状)，含量(%)変化なし (溶解性(水))極めて溶けやすい	
(安定性)〔温度〕(40℃，遮光・密栓，1カ月間)性状，定量(%)に変化は認められなかった 〔湿度〕(25℃，75%RH，遮光・開放，1カ月間)性状，定量(%)に変化は認められなかった 〔光〕(総照射量60万lx・hr(密栓))性状，定量(%)に変化は認められなかった (溶解性(水))極めて溶けやすい	
著 抗悪性腫瘍剤のため粉砕せず懸濁する (安定性)〔長期〕(30℃，65%RH，二重のポリエチレン袋，3年間)変化なし 〔加速〕(40℃，75%RH，二重のポリエチレン袋，6カ月間)変化なし 〔光〕(約25℃，湿度調節せず，光キャビネット/曝光，無包装(ペトリ皿)，白光蛍光ランプ総照度120万lx・hr以上＋近紫外ランプ総放射エネルギー200W・hr/m²以上)変化なし (溶解性(水))極めて溶けにくい (危険度)Ⅱ(日本病院薬剤師会：抗悪性腫瘍薬の院内取扱い指針)	
著 用時粉砕，粉砕後防湿・遮光保存で可能と推定 (安定性)〔長期〕(25℃，60%RH，ポリエチレン袋/高密度ポリエチレン製容器，18カ月間)変化なし 〔加速〕(40℃，75%RH，ポリエチレン袋/高密度ポリエチレン製容器，6カ月間)変化なし 〔温度〕(50℃，ポリエチレン袋/高密度ポリエチレン製容器，3カ月間)変化なし 〔湿度〕(40℃，75%RH，開封，3カ月間)変化なし 〔光〕(曝光(総照度120万lx・hr以上＋総近紫外放射エネルギー200W・hr/m²以上)，石英るつぼ，14日間)変化なし (溶解性(水))(水：脱炭酸)ほとんど溶けない	

理由　**著** 著者コメント　(安定性)原薬(一部製剤)の安定性　(溶解性(水))原薬の水に対する溶解性
代用品　※：一部適応等が異なる

ウテメ

製品名（会社名）	規格単位	剤形・割線・Cap号数	可否	一般名
ウテメリン錠5mg （キッセイ）	5mg	Fコート錠 ○（割線無）	— (△)	リトドリン塩酸塩
ウテロン錠5mg （サンド）	5mg	Fコート錠 ○（割線無）	— (△)	リトドリン塩酸塩
ウプトラビ錠0.2mg （日本新薬）	0.2mg	Fコート錠 ○（割線無）	× (△)	セレキシパグ
ウプトラビ錠0.4mg （日本新薬）	0.4mg	Fコート錠 ○（割線無）	× (△)	セレキシパグ
ウブレチド錠5mg （鳥居）	5mg	素錠 ⊖（割線1本）	— (△)	ジスチグミン臭化物
ウラリット配合錠 （ケミファ）	配合剤	Fコート錠 ⊖（割線1本）	△†	クエン酸カリウム・クエン酸ナトリウム水和物
ウリアデック錠20mg （三和化学）	20mg	素錠 ○（割線無）	— (○)	トピロキソスタット
ウリアデック錠40mg （三和化学）	40mg	素錠 ⊖（割線1本）	— (○)	トピロキソスタット
ウリアデック錠60mg （三和化学）	60mg	素錠 ⊖（割線1本）	— (○)	トピロキソスタット

可否判定　○：可，△：条件つきで可，×：不可，—：企業判定回避，（　）：著者判断

ウリア

理　由	代用品
光に対して不安定。苦味あり **著** 遮光保存 **安定性**〔長期〕(室温，最終包装品，36カ月間)変化なし 〔苛酷〕(45℃，無色ガラス瓶，3カ月間)変化なし (60℃，無色ガラス瓶，3カ月間)変化なし (30℃，80%RH，ガラスシャーレ(開放)，3カ月間)変化なし (30℃，91%RH，ガラスシャーレ(開放)，3カ月間)2カ月後より着色し，乾燥減量値が若干増大した 〔光〕(直射日光下，無色プラスチック瓶，3カ月間)経時的に着色し，乾燥減量値が若干低下した **溶解性(水)** 溶けやすい	
データなし **著** 遮光保存 **溶解性(水)** 溶けやすい	
承認された用法・用量ではない。有効性・安全性等は確認されておらず，推奨できない **安定性**〔通常〕(25℃，60%RH，暗所，ポリエチレン二重袋/高密度ポリエチレンドラム，60カ月間)適合 〔苛酷〕(25℃，D65ランプ近紫外蛍光ランプ，曝光/遮光，120万lx・hr)適合 (60℃，暗所，開放系，3カ月間)適合 (25℃，75%RH，暗所，開放系，3カ月間)適合 (40℃，75%RH，暗所，開放系，3カ月間)適合 **溶解性(水)** ほとんど溶けない	
防湿保存 **安定性**〔通常〕(室温，紫外線照射，開放，100時間)100時間後に定量値は4.5%の低下が認められたが，外観に変化は認められなかった 〔苛酷〕(100℃，遮光，密封，100時間)100時間後にわずかにやや塊状を呈し，定量値は2.4%の低下が認められた 試験項目：外観，定量 **溶解性(水)** 極めて溶けやすい	
吸湿性がある †　**著** 凡例5頁参照。防湿・遮光保存 **安定性** 粉砕品　(25℃，64%RH，遮光，1カ月間)問題となる変化なし **溶解性(水)** クエン酸カリウム：極めて溶けやすい クエン酸ナトリウム水和物：溶けやすい	散　先　GE
40℃で3カ月間安定。25℃・75%RHで3カ月間安定。総照射量120万lx・hrで安定 **安定性**〔長期〕(25℃，60%RH，ポリエチレン袋+アルミ袋，36カ月間)変化なし 〔苛酷〕(60℃，ガラスシャーレ(開放)，3カ月間)変化なし (40℃，75%RH，ガラスシャーレ(開放)，3カ月間)変化なし (25℃，2,000lx(D65光源，総照射量120万lx・hr)，ガラスシャーレ(開放・曝光)変化なし **溶解性(水)** ほとんど溶けない	

理由　**著** 著者コメント　　**安定性** 原薬(一部製剤)の安定性　　**溶解性(水)** 原薬の水に対する溶解性
代用品　※：一部適応等が異なる

ウリト

製品名（会社名）	規格単位	剤形・割線・Cap号数	可否	一般名
ウリトス錠0.1mg （杏林）	0.1mg	Fコート錠 ○(割線無)	— (○)	イミダフェナシン
ウリトスOD錠0.1mg （杏林）	0.1mg	素錠(口腔内崩壊錠) ○(割線無)	— (△)	イミダフェナシン
ウルグートカプセル200mg （共和薬品）	200mg	硬カプセル 2号	×	ベネキサート塩酸塩ベータデクス
ウルソ錠50mg （田辺三菱）	50mg	素錠 ○(割線無)	— (○)	ウルソデオキシコール酸
ウルソ錠100mg （田辺三菱）	100mg	素錠 ⊖(割線1本)	— (○)	
ウルソデオキシコール酸錠50mg 「JG」（日本ジェネリック）	50mg	素錠 ○(割線無)	— (○)	ウルソデオキシコール酸
ウルソデオキシコール酸錠100mg 「JG」（日本ジェネリック）	100mg	素錠 ⊖(割線1本)	— (○)	
ウルソデオキシコール酸錠100mg「TCK」（辰巳）	100mg	素錠 ⊖(割線1本)	— (○)	ウルソデオキシコール酸

可否判定　○：可，△：条件つきで可，×：不可，—：企業判定回避，( )：著者判断

ウルソ

理　由	代用品
粉砕後,室温・室内散光において30日間,外観の変色なく,含量も規格内であった (安定性)〔長期〕(25±2℃,60±5%RH,暗所,36カ月間)変化なし 〔温度〕(50±2℃,暗所,3カ月間)変化なし (60±2℃,暗所,3カ月間)変化なし 〔湿度〕(25±2℃,90±5%RH,暗所,3カ月間)変化なし (60±2℃,90±5%RH,暗所,3カ月間)変化なし 〔光〕(25±3℃,約1,000lx,120万lx・hr(D65蛍光ランプ))変化なし (溶解性(水))ほとんど溶けない	
著 口腔内崩壊錠のため粉砕不適。粉砕した場合,防湿・遮光保存 (安定性)〔長期〕(25±2℃,60±5%RH,暗所,36カ月間)変化なし 〔温度〕(50±2℃,暗所,3カ月間)変化なし (60±2℃,暗所,3カ月間)変化なし 〔湿度〕(25±2℃,90±5%RH,暗所,3カ月間)変化なし (60±2℃,90±5%RH,暗所,3カ月間)変化なし 〔光〕(25±3℃,約1,000lx,120万lx・hr(D65蛍光ランプ))変化なし (溶解性(水))ほとんど溶けない	
苦味あり。ベータデクス包接体が分解する (安定性)〔通常〕(室温,室内散光,密栓,36カ月間)変化なし 〔苛酷〕(25℃,57%RH,開栓,3カ月間)変化なし (25℃,75%RH,遮光,開栓,3カ月間)凝集,2カ月間は変化なし (25℃,90%RH,遮光,開栓,1カ月間)凝集固化 (40℃,遮光,密栓,6カ月間)変化なし (60℃,遮光,密栓,6カ月間)変化なし (40℃,75%RH,遮光,開栓,1カ月間)凝集固化 (室温,直射日光,密栓,3カ月間)変化なし (溶解性(水))やや溶けやすい	
苦味あり (安定性)〔長期〕(25℃,60%RH,ポリエチレン袋+ファイバードラム,3年間)変化なし 〔加速〕(40℃,75%RH,ポリエチレン袋+ファイバードラム,6カ月間)変化なし (溶解性(水))ほとんど溶けない	顆5% 先
苦味あり 著 1カ月間変化なし (安定性)〔長期〕(25℃,60%RH,ポリエチレン袋+ファイバードラム,3年間)変化なし 〔加速〕(40℃,75%RH,ポリエチレン袋+ファイバードラム,6カ月間)変化なし (溶解性(水))ほとんど溶けない	
粉砕により苦味が増すが,通常保存で1カ月安定 (安定性)該当資料なし (溶解性(水))ほとんど溶けない	顆5% 先
室内散乱光,シャーレ開放条件で4週間保存した結果,含量に変化なし (安定性)該当資料なし (溶解性(水))ほとんど溶けない	顆5% 先

理由　著 著者コメント　(安定性)原薬(一部製剤)の安定性　(溶解性(水))原薬の水に対する溶解性
代用品　※：一部適応等が異なる

ウルソ

製品名（会社名）	規格単位	剤形・割線・Cap号数	可否	一般名
ウルソデオキシコール酸錠100mg「ZE」（全星＝高田＝日医工）	100mg	素錠 ⊖（割線1本）	△ （○）	ウルソデオキシコール酸
ウルソデオキシコール酸錠100mg「サワイ」（沢井）	100mg	素錠 ⊖（割線1本）	― （○）	ウルソデオキシコール酸
ウルソデオキシコール酸錠50mg「テバ」（武田テバファーマ＝武田）	50mg	素錠 ○（割線無）	― （○）	ウルソデオキシコール酸
ウルソデオキシコール酸錠100mg「テバ」（武田テバファーマ＝武田）	100mg	素錠 ⊖（割線1本）	― （○）	ウルソデオキシコール酸
ウルソデオキシコール酸錠50mg「トーワ」（東和薬品）	50mg	素錠 ○（割線無）	― （○）	ウルソデオキシコール酸
ウルソデオキシコール酸錠100mg「トーワ」（東和薬品）	100mg	素錠 ⊖（割線1本）	― （○）	ウルソデオキシコール酸
ウロカルン錠225mg（日本新薬）	225mg	Fコート錠 ◯（割線無）	× （△）	ウラジロガシエキス
エカード配合錠LD（武田テバ薬品＝武田）	配合剤	素錠 ◯（割線無）	― （△†）	カンデサルタン シレキセチル・ヒドロクロロチアジド
エカード配合錠HD（武田テバ薬品＝武田）	配合剤	素錠 ◯（割線無）	― （△†）	

可否判定　○：可，△：条件つきで可，×：不可，―：企業判定回避，（　）：著者判断

理　由	代用品
苦味を生じる。25℃，75%RH(遮光・開放)，3カ月で保存した結果，吸湿はするが，含量には影響がなく安定であった **安定性)製剤** 〔長期〕(成り行き室温，最終包装製品，3年間)性状・溶出試験・定量：変化なし 〔苛酷〕(40℃，褐色瓶(遮光・気密容器)，3カ月間)外観・平均質量・乾燥減量・硬度・定量・溶出性：変化なし (25℃，75%RH，スチロールケース開放(遮光)，3カ月間)平均質量・乾燥減量：増加(規格内)。硬度：低下(規格内)。外観・定量・溶出性：変化なし 〔光〕(25℃，60%RH，1,200lx，気密容器，合計120万lx·hrを照射)外観・平均質量・乾燥減量・硬度・定量・溶出性：変化なし **溶解性(水))** ほとんど溶けない	顆5% 先
においはなく，味は苦い **溶解性(水))** ほとんど溶けない	顆5% 先
粉砕品の味は苦い **安定性)製剤** 〔湿度〕(25℃，75%RH，4週間)外観，含量に変化なし 〔光〕(60万lx·hr)外観，含量に変化なし **溶解性(水))** ほとんど溶けない	顆5% 先
主成分は，味は苦い **安定性)粉砕後** (室内散光下，3カ月間)外観・含量変化なし **溶解性(水))** ほとんど溶けない	顆5% 先
防湿保存。吸湿性著しい。吸湿により変色。特異なにおい及び味 **安定性)**〔通常〕ウラジロガシエキスの粉末：吸湿しやすい 〔苛酷〕該当資料なし **溶解性(水))** わずかに混濁して溶ける	
† **著** 凡例5頁参照。遮光保存 **安定性)** カンデサルタン　シレキセチル 〔長期〕(25℃，60%RH，36カ月間)変化なし 〔温度〕(60℃，2カ月間)変化なし 〔湿度〕(25℃，93%RH，6カ月間)変化なし 〔光〕(120万lx·hr(白色蛍光灯))変化なし **製剤** 〔長期〕(25℃，60%RH，PTP+内袋+紙箱及びガラス容器+紙箱，36カ月間)性状に変化なく，含量は規格内 〔温度〕(50℃，3カ月間)性状に変化なく，含量は規格内 〔湿度〕(25℃，93%RH，6カ月間)性状に変化なく，含量は規格内 〔光〕(120万lx·hr(D65光源))性状に変化なく，含量は規格内 **溶解性(水))** カンデサルタン　シレキセチル：ほとんど溶けない ヒドロクロロチアジド：極めて溶けにくい	

エキセ

製品名（会社名）	規格単位	剤形・割線・Cap号数	可否	一般名
エキセメスタン錠25mg「NK」 （日本化薬）	25mg	糖衣錠 ○(割線無)	× (△)	エキセメスタン
エキセメスタン錠25mg「テバ」 （武田テバファーマ＝武田）	25mg	Fコート錠 ○(割線無)	— (△)	エキセメスタン
エクア錠50mg （ノバルティス）	50mg	素錠 ⊖(割線1本)	— (△)	ビルダグリプチン
エクジェイド懸濁用錠125mg （ノバルティス）	125mg	素錠 ○(割線無)	×	デフェラシロクス
エクジェイド懸濁用錠500mg （ノバルティス）	500mg	素錠 ○(割線無)	×	デフェラシロクス
エクセグラン錠100mg （大日本住友）	100mg	Fコート錠 ○(割線無)	— (○)	ゾニサミド
エクセラーゼ配合錠 （MeijiSeika）	配合剤	Fコート錠 ○(割線無)	×	消化酵素複合剤

可否判定　○：可，△：条件つきで可，×：不可，—：企業判定回避，( )：著者判断

エクセ

理　由	代用品
抗がん剤のため粉砕は避ける **著** 抗悪性腫瘍剤のため粉砕せず懸濁する。やむを得ず粉砕する場合は，安全キャビネット内で行うなど調剤者の曝露に注意すること。防湿・遮光保存 (安定性)該当資料なし (溶解性(水))ほとんど溶けない (危険度)Ⅱ(日本病院薬剤師会：抗悪性腫瘍薬の院内取扱い指針)	
抗がん剤のため粉砕不適 **著** 抗悪性腫瘍剤のため粉砕せず懸濁する。やむを得ず粉砕する場合は，安全キャビネット内で行うなど調剤者の曝露に注意すること。防湿・遮光保存 (溶解性(水))ほとんど溶けない (危険度)Ⅱ(日本病院薬剤師会：抗悪性腫瘍薬の院内取扱い指針)	
粉砕して服用した場合の薬物動態や有効性，安全性について検討していないため **著** 防湿・遮光保存 (安定性)〔長期〕(25℃, 60%RH, アルミラミネート袋, 36カ月間)安定 〔加速〕(40℃, 75%RH, アルミラミネート袋, 6カ月間)安定 〔苛酷〕(60℃, 無包装, 30日間)安定 (50℃, 75%RH, 無包装, 30日間)わずかな外観変化 〔光〕(120万lx・hr(キセノンランプ))安定 (溶解性(水))溶けやすい	
吸湿性のある添加剤を使用。水100mL以上で用時懸濁して使用 (安定性)〔通常〕(25℃, 60%RH, ポリエチレン袋/金属ドラム, 1,080日間)安定 (40℃, 75%RH, ポリエチレン袋/金属ドラム, 180日間)安定 〔苛酷〕(60℃, 75%RH, 無包装, 30日間)安定 (120万lx・hr(キセノンランプ), 無包装)安定 (溶解性(水))ほとんど溶けない	顆90mg・360mg [先]
原薬にわずかな苦味あり。粉砕後の安定性データなし **著** データより安定と推定 (安定性)〔長期〕(25℃, 60%RH, ポリエチレン袋(二重), 金属製ドラム, 5年間)変化なし 〔苛酷〕(40℃, ガラス瓶(密栓), 12カ月間)変化なし (50℃, ガラス瓶(密栓), 6カ月間)変化なし (30℃, 90%RH, ガラス瓶(開栓), 6カ月間)変化なし (蛍光灯(8,000lx), シャーレ上, 30日間光照射(580万lx・hr))変化なし (溶解性(水))極めて溶けにくい	散20% [先][GE]
吸湿性。粉砕すると腸溶性が失われるため不可	顆 [先][GE]

理由　**著** 著者コメント　(安定性)原薬(一部製剤)の安定性　(溶解性(水))原薬の水に対する溶解性
代用品　※：一部適応等が異なる

エクメ

製品名（会社名）	規格単位	剤形・割線・Cap号数	可否	一般名
エクメット配合錠LD （ノバルティス）	配合剤	Fコート錠 ◯（割線無）	— (△†)	ビルダグリプチン・メトホルミン塩酸塩
エクメット配合錠HD （ノバルティス）	配合剤	Fコート錠 ◯（割線無）	— (△†)	
エサンブトール錠125mg （サンド）	125mg	Fコート錠 ◯（割線無）	× (△)	エタンブトール塩酸塩
エサンブトール錠250mg （サンド）	250mg	Fコート錠 ◯（割線無）	× (△)	
エジュラント錠25mg （ヤンセン）	25mg	Fコート錠 ◯（割線無）	— (△)	リルピビリン塩酸塩
S・アドクノン錠30 （アルフレッサファーマ）	30mg	Fコート錠 ◯（割線無）	— (△)	アドレノクロムモノアミノグアニジンメシル酸塩水和物
エスエーワン配合OD錠T20 （沢井）	20mg （テガフール相当量）	Fコート錠 （口腔内崩壊錠） ◯（割線無）	— (△)	テガフール・ギメラシル・オテラシルカリウム
エスエーワン配合OD錠T25 （沢井）	25mg （テガフール相当量）	Fコート錠 （口腔内崩壊錠） ◯（割線無）	— (△)	
エスエーワン配合カプセルT20 （沢井）	20mg （テガフール相当量）	硬カプセル 4号	— (△)	テガフール・ギメラシル・オテラシルカリウム
エスエーワン配合カプセルT25 （沢井）	25mg （テガフール相当量）	硬カプセル 4号	— (△)	

可否判定　◯：可，△：条件つきで可，×：不可，—：企業判定回避，（　）：著者判断

理　由	代用品
粉砕して服用した場合の薬物動態や有効性，安全性について検討していないため † 著 凡例5頁参照。粉砕後データが不足しているが，防湿・遮光保存で可能と推定。苦味あり (安定性)ビルダグリプチン 〔長期〕(25℃，60%RH，アルミラミネート袋，36カ月間)安定 〔加速〕(40℃，75%RH，アルミラミネート袋，6カ月間)安定 〔苛酷〕(60℃，無包装，1カ月間)安定 (50℃，75%RH，無包装，1カ月間)わずかな外観変化 〔光〕(120万lx·hr(キセノンランプ))安定 メトホルミン塩酸塩：日局収載品目であり安定性試験は実施していない (溶解性(水))ビルダグリプチン：溶けやすい メトホルミン塩酸塩：溶けやすい	
吸湿性が強く，苦味があるため粉砕不可。2週間まで投与可。それ以後は含量低下 (溶解性(水))極めて溶けやすい	
著 安定性データが不足しているが，粉砕後防湿・遮光保存で可能と推定 (安定性)〔長期〕(25℃，60%RH，二重LDPE袋，36カ月間)変化なし (30℃，75%RH，二重LDPE袋，36カ月間)変化なし 〔加速〕(40℃，75%RH，二重LDPE袋，6カ月間)変化なし 〔光〕(曝光(700W/m²)，無包装，8時間)類縁物質：わずかな変化が認められた。その他の試験項目：変化なし (溶解性(水))0.01mg/mL	
防湿保存。苦味あり 著 防湿・遮光保存 (安定性)該当資料なし (溶解性(水))溶けやすい	
著 抗悪性腫瘍剤のため粉砕せず懸濁する。やむを得ず粉砕する場合は，安全キャビネット内で行うなど調剤者の曝露に注意すること。防湿・遮光保存 (溶解性(水))テガフール：やや溶けにくい ギメラシル：溶けにくい オテラシルカリウム：溶けにくい (危険度)Ⅰ(日本病院薬剤師会：抗悪性腫瘍薬の院内取扱い指針)	顆20mg・25mg 先 GE
著 抗悪性腫瘍剤のため粉砕・脱カプセルせず懸濁する。やむを得ず粉砕する場合は，安全キャビネット内で行うなど調剤者の曝露に注意すること。防湿・遮光保存 (溶解性(水))テガフール：やや溶けにくい ギメラシル：溶けにくい オテラシルカリウム：溶けにくい (危険度)Ⅰ(日本病院薬剤師会：抗悪性腫瘍薬の院内取扱い指針)	顆20mg・25mg 先 GE

理由　著 著者コメント　　(安定性)原薬(一部製剤)の安定性　　(溶解性(水))原薬の水に対する溶解性
代用品　※：一部適応等が異なる

エスカ

製品名（会社名）	規格単位	剤形・割線・Cap号数	可否	一般名
エスカゾール錠200mg (GSK)	200mg	Fコート錠 ◯(割線無)	— (△)	アルベンダゾール
エースコール錠1mg (第一三共)	1mg	素錠 ⊖(割線1本)	— (◯)	テモカプリル塩酸塩
エースコール錠2mg (第一三共)	2mg	素錠 ⊖(割線1本)	— (◯)	
エースコール錠4mg (第一三共)	4mg	素錠 ⊖(割線1本)	— (◯)	
エスタゾラム錠1mg「アメル」 (共和薬品＝日医工)	1mg	素錠 ⊖(割線1本)	△	エスタゾラム
エスタゾラム錠2mg「アメル」 (共和薬品＝日医工)	2mg	素錠 ⊖(割線1本)	△	

可否判定 ◯：可，△：条件つきで可，×：不可，—：企業判定回避，( )：著者判断

理　　由	代用品
著 データなし。口中で噛み砕いて飲み込むこともできる 安定性 〔長期〕(22℃, ガラス瓶, 3年間)変化なし 〔苛酷〕(28.8℃, 57.5%RH, ファイバードラム, 28カ月間)変化なし 溶解性(水) ほとんど溶けない	
光により変色するため遮光保存 著 遮光保存 安定性 (25℃, 暗所, 高密度ポリエチレン袋/瓶, 気密, 39カ月間)ほとんど変化なし (40℃, 75%RH, 暗所, 高密度ポリエチレン袋/瓶, 気密, 6カ月間)ほとんど変化なし (50℃, 暗所, 瓶, 気密, 3カ月間)変化なし (70℃, 暗所, 瓶, 気密, 4週間)わずかに帯褐黄白色に変化, 含量低下(0.6%) (40℃・32%RH, 40℃・53%RH, 40℃・75%RH, 暗所, 瓶, 開栓, 6カ月間)いずれも含量低下(0.3〜0.6%) (室内散光下, ガラス製シャーレ(ポリ塩化ビニリデン製フィルムで覆う), 180万lx・hr)含量低下(0.3〜0.8%) (近紫外蛍光灯下, ガラス製シャーレ(ポリ塩化ビニリデン製フィルムで覆う), 24時間)含量低下(0.3〜0.8%) **粉砕後**　[1mg錠] 〔経時〕(25℃, 75%RH, ガラス製褐色瓶, 4週間)性状変化なし, 含量：96% (室温経時, ガラス製褐色瓶, 4週間)性状変化なし, 含量：96% 〔光〕(24〜34℃, 44〜75%RH, 蛍光灯1,000lx, ガラス製シャーレ(透明なポリ塩化ビニリデンフィルムで覆う), 60万lx・hr)外観帯黄白色に変化, においなし, 含量：95% [2mg錠] 〔経時〕(25℃, 75%RH, 遮光, ガラス製シャーレ(開放), 4週間)性状変化なし, 含量：98.6% (5℃, 75%RH, 遮光, ガラス製シャーレ(開放), 4週間)性状変化なし, 含量：100.6% (25℃, 75%RH, 遮光, ガラス製シャーレ(曝露), 90日間)性状変化なし, 含量：98.0% 〔光〕(D65蛍光灯照射, ガラス製シャーレ, 120万lx・hr)性状変化なし, 含量：92.0% (D65蛍光灯照射, 遮光, ガラス製シャーレ, 120万lx・hr)性状変化なし, 含量：99.9% [4mg錠] 〔経時〕(25℃, 75%RH, ガラス製褐色瓶, 4週間)性状変化なし, 含量：97% (室温経時, ガラス製褐色瓶, 4週間)性状変化なし, 含量：95% 〔光〕(24〜34℃, 44〜75%RH, 蛍光灯1,000lx, ガラス製シャーレ(透明なポリ塩化ビニリデンフィルムで覆う), 60万lx・hr)外観帯黄白色に変化, においなし, 含量：98% 溶解性(水) 極めて溶けにくい	
苦味あり 安定性 該当資料なし 溶解性(水) ほとんど溶けない	散1%　[先]

理由　著 著者コメント　　安定性 原薬(一部製剤)の安定性　　溶解性(水) 原薬の水に対する溶解性
代用品　※：一部適応等が異なる

エスト

製品名（会社名）	規格単位	剤形・割線・Cap号数	可否	一般名
エストラサイトカプセル156.7mg（日本新薬）	156.7mg	硬カプセル ①号	×（△）	エストラムスチンリン酸エステルナトリウム水和物
エストリオール錠1mg「F」（富士製薬）	1mg	素錠 ⊖(割線1本)	○	エストリオール
エストリール錠100γ（持田）	0.1mg	素錠 ○(割線無)	○	エストリオール
エストリール錠0.5mg（持田）	0.5mg	素錠 ○(割線無)	○	
エストリール錠1mg（持田）	1mg	素錠 ○(割線無)	○	
エスワンエヌピー配合カプセルT20（ニプロ）	20mg（テガフール相当量）	硬カプセル ④号	―（△）	テガフール・ギメラシル・オテラシルカリウム
エスワンエヌピー配合カプセルT25（ニプロ）	25mg（テガフール相当量）	硬カプセル ④号	―（△）	
エスワンケーケー配合錠T20（小林化工）	20mg（テガフール相当量）	Fコート錠 ○(割線無)	×（△）	テガフール・ギメラシル・オテラシルカリウム
エスワンケーケー配合錠T25（小林化工）	25mg（テガフール相当量）	Fコート錠 ○(割線無)	×（△）	

可否判定　○：可，△：条件つきで可，×：不可，―：企業判定回避，（ ）：著者判断

理　由	代用品
抗がん剤であり，脱カプセル時の健常者への影響あり．湿度に不安定 安定性〔通常〕(6℃・30カ月間，15℃・30カ月間，25℃・12カ月間，室温・9カ月間，気密ガラス瓶)適合(分解値，外観，溶状，TLC) 〔苛酷〕(37℃，気密ガラス瓶，3カ月間)適合(分解値，外観，溶状，TLC) (50℃，気密ガラス瓶，1カ月間)不適合(分解値，外観，溶状，TLC) (25℃・53％RH，25℃・75％RH，上部開放シャーレ，1カ月間)不適合(分解値，外観，溶状，TLC) (室温，600lx(蛍光灯下)，ポリエチレン袋(可視光線透過率：70％)，3カ月間)適合(分解値，外観，溶状，TLC) 溶解性(水)溶けやすい 危険度Ⅰ(日本病院薬剤師会：抗悪性腫瘍薬の院内取扱い指針)	
安定性〔長期〕(室温，成り行き湿度)少なくとも48カ月間安定 〔温度〕(40℃，成り行き湿度，無包装状態，3カ月間)変化なし 〔湿度〕(30℃，70％RH，3カ月間)錠剤硬度の低下が認められた 〔光〕(60万lx・hr)変化なし 溶解性(水)ほとんど溶けない	
安定性〔通常〕(25℃，75％RH，3カ月間)残存率：102.2％ 粉砕後　〔苛酷〕(600lx(室内散乱光)，4週間)残存率：101.4％ 溶解性(水)ほとんど溶けない	
著　抗悪性腫瘍剤のため粉砕・脱カプセルせず懸濁する．やむを得ず粉砕する場合は，安全キャビネット内で行うなど調剤者の曝露に注意すること．防湿・遮光保存 安定性脱カプセル後　安定性試験は未実施(抗悪性腫瘍剤であるため) 溶解性(水)テガフール：やや溶けにくい ギメラシル：極めて溶けにくい オテラシルカリウム：溶けにくい 危険度Ⅰ(日本病院薬剤師会：抗悪性腫瘍薬の院内取扱い指針) 刺激性等は確認されていないが，内容物を取扱う場合は手袋等を着用することが望ましい	顆20mg・25mg　先GE
本剤は抗悪性腫瘍剤のため調剤者の健康被害を考慮し，原則粉砕は行わないこと．粉砕に関するデータはなし 著　抗悪性腫瘍剤のため粉砕せず懸濁する．やむを得ず粉砕する場合は，安全キャビネット内で行うなど調剤者の曝露に注意すること．防湿・遮光保存 安定性粉砕後　〔通常〕(25℃，75％RH，遮光，3カ月間)変化なし 〔苛酷〕(40℃，遮光，3カ月間)変化なし 〔光〕(室温，1,000lx・hr(白色蛍光灯下)，50日間)変化なし 溶解性(水)テガフール：やや溶けにくい ギメラシル：溶けにくい オテラシルカリウム：溶けにくい 危険度Ⅰ(日本病院薬剤師会：抗悪性腫瘍薬の院内取扱い指針)	顆20mg・25mg　先GE

理由　著　著者コメント　　安定性　原薬(一部製剤)の安定性　　溶解性(水)原薬の水に対する溶解性
代用品　※：一部適応等が異なる

エ

エスワ

製品名（会社名）	規格単位	剤形・割線・Cap号数	可否	一般名
エスワンタイホウ配合OD錠T20 （岡山大鵬）	20mg （テガフール相当量）	有核型口腔内崩壊錠 ○（割線無）	— （△）	テガフール・ギメラシル・オテラシルカリウム
エスワンタイホウ配合OD錠T25 （岡山大鵬）	25mg （テガフール相当量）	有核型口腔内崩壊錠 ○（割線無）	— （△）	

可否判定　○：可，△：条件つきで可，×：不可，—：企業判定回避，（　）：著者判断

エスワ

理　由	代用品
データなし 抗がん剤であり，粉砕時の曝露・飛散のおそれあり 著 抗悪性腫瘍剤のため粉砕せず懸濁する。やむを得ず粉砕する場合は，安全キャビネット内で行うなど調剤者の曝露に注意すること。防湿・遮光保存 安定性 テガフール 〔長期〕(25℃，60％RH，ポリエチレン袋＋ファイバードラム，36カ月間)性状：変化なし，含量：変化なし 〔苛酷〕(100℃，無色アンプル(密封)，10時間)性状：変化なし，含量：変化なし (戸外直射日光下，無色アンプル(密封)，3カ月間)60日目頃淡褐色に変化 (室内散乱光下，無色アンプル(密封)，3カ月間)性状：変化なし，含量：変化なし (40℃，91％RH，無色ガラス瓶(開封)，3カ月間)性状：変化なし，含量：変化なし (40℃，75％RH，無色ガラス瓶(開封)，3カ月間)性状：変化なし，含量：変化なし (40℃，59％RH，無色ガラス瓶(開封)，3カ月間)性状：変化なし，含量：変化なし ギメラシル 〔長期〕(25℃，60％RH，ポリエチレン袋＋ファイバードラム，36カ月間)性状：変化なし，含量：変化なし 〔苛酷〕(50℃，ガラス瓶＋プラスチック蓋，6カ月間)3カ月目で一部凝集，含量：変化なし (60℃，ガラス瓶＋プラスチック蓋，3カ月間)3カ月目で一部凝集，含量：変化なし (25℃，D65ランプ(1,500lxで120万lx・hr照射)，ガラスシャーレ)性状：変化なし，含量：変化なし (25℃，D65ランプ(1,500lxで120万lx・hr照射)，ガラスシャーレ(遮光))性状：変化なし，含量：変化なし (40℃，75％RH，ガラス瓶(開放)，6カ月間)3カ月目で一部凝集，含量：変化なし オテラシルカリウム 〔長期〕(25℃，60％RH，多層フィルム袋(最内層：ポリエチレン)＋ファイバードラム，36カ月間)性状：変化なし，含量：変化なし 〔苛酷〕(50℃，ガラス瓶＋プラスチック蓋，6カ月間)性状：変化なし，含量：変化なし (60℃，ガラス瓶＋プラスチック蓋，3カ月間)性状：変化なし，含量：変化なし (D65ランプ(1,500lxで120万lx・hr照射)，ガラスシャーレ)性状：変化なし，含量：変化なし (D65ランプ(1,500lxで120万lx・hr照射)，ガラスシャーレ(遮光))性状：変化なし，含量：変化なし (40℃，75％RH，ガラス瓶(開放)，6カ月間)性状：変化なし，含量：変化なし 溶解性(水) テガフール：やや溶けにくい ギメラシル：極めて溶けにくい オテラシルカリウム：溶けにくい 危険度 Ⅰ(日本病院薬剤師会：抗悪性腫瘍薬の院内取扱い指針)	顆20mg・25mg 先 GE

エ

理由　著 著者コメント　　安定性 原薬(一部製剤)の安定性　　溶解性(水) 原薬の水に対する溶解性
代用品　※：一部適応等が異なる

エスワ

エ

製品名（会社名）	規格単位	剤形・割線・Cap号数	可否	一般名
エスワンメイジ配合カプセルT20 （MeijiSeika）	20mg （テガフール相当量）	硬カプセル ④号	— (△)	テガフール・ギメラシル・オテラシルカリウム
エスワンメイジ配合カプセルT25 （MeijiSeika）	25mg （テガフール相当量）	硬カプセル ④号	— (△)	
エチゾラム錠0.25mg「EMEC」 （サンノーバ＝エルメッド＝日医工）	0.25mg	素錠 ◯(割線無)	— (△)	エチゾラム
エチゾラム錠0.5mg「EMEC」 （サンノーバ＝エルメッド＝日医工）	0.5mg	素錠 ⊖(割線表裏各1本)	— (◯)	
エチゾラム錠1mg「EMEC」 （サンノーバ＝エルメッド＝日医工）	1mg	素錠 ⊖(割線1本)	— (◯)	
エチゾラム錠0.25mg「JG」 （長生堂＝日本ジェネリック）	0.25mg	Fコート錠 ◯(割線無)	— (◯)	エチゾラム
エチゾラム錠0.5mg「JG」 （長生堂＝日本ジェネリック）	0.5mg	Fコート錠 ◯(割線無)	— (◯)	
エチゾラム錠1mg「JG」 （長生堂＝日本ジェネリック）	1mg	Fコート錠 ◯(割線無)	— (◯)	

可否判定　◯：可，△：条件つきで可，×：不可，—：企業判定回避，（　）：著者判断

エチソ

理　由	代用品
抗がん剤に分類されるため，作業者の被曝を考慮すると推奨できない 著 抗悪性腫瘍剤のため粉砕・脱カプセルせず懸濁する。やむを得ず粉砕する場合は，安全キャビネット内で行うなど調剤者の曝露に注意すること。防湿・遮光保存 安定性 該当資料なし 溶解性(水) テガフール：やや溶けにくい ギメラシル：極めて溶けにくい オテラシルカリウム：溶けにくい 危険度 Ⅰ（日本病院薬剤師会：抗悪性腫瘍薬の院内取扱い指針）	顆20mg・25mg 先 GE
要遮光，要防湿 著 防湿・遮光保存 安定性 〔水〕37℃，8時間は安定である 〔液性(pH)〕pH1.2及びpH4.0において，37℃で加水分解を起こし開環するが，試験液をアルカリ性にすることで元に戻る。アルカリ水溶液中では37℃，4時間は安定である。pH6.8, 37℃，8時間は安定である 〔光〕(室内散光下(約1,000lx)，37℃)pH1.2, 2時間で約15%分解するが，pH4.0, pH6.8及び水において，8時間は安定である **粉砕時** 安定性データ，体内動態データなし 溶解性(水) ほとんど溶けない --- 速崩性の錠剤であるため粉砕の必要なし。要遮光，要防湿 安定性 〔水〕37℃，8時間は安定である 〔液性(pH)〕pH1.2及びpH4.0において，37℃で加水分解を起こし開環するが，試験液をアルカリ性にすることで元に戻る。アルカリ水溶液中では37℃，4時間は安定である。pH6.8, 37℃，8時間は安定である 〔光〕(室内散光下(約1,000lx)，37℃)pH1.2, 2時間で約15%分解するが，pH4.0, pH6.8及び水において，8時間は安定である **粉砕時** 安定性データ，体内動態データなし 溶解性(水) ほとんど溶けない	細1% 先 GE
著 防湿・遮光で可能と推定 安定性 **粉砕品** (30℃，75%RH，遮光・グラシン分包，6週間)外観・含量：変化なし (60万lx・hr(4,000lx)，グラシン分包)外観：変化なし，含量：変化あり(規格外) 溶解性(水) ほとんど溶けない --- 著 防湿・遮光で可能と推定 安定性 **粉砕品** (40℃，60%RH，遮光・気密，30日間)外観・含量：変化なし (25℃，75%RH，遮光・開放，30日間)外観・含量：変化なし (120万lx・hr，密閉(シャーレ＋ラップ)，50日間)外観：変化なし，含量：変化あり(規格外) 溶解性(水) ほとんど溶けない	細1% 先 GE

理由　著 著者コメント　　安定性 原薬(一部製剤)の安定性　　溶解性(水) 原薬の水に対する溶解性
代用品　※：一部適応等が異なる

エチゾ

製品名(会社名)	規格単位	剤形・割線・Cap号数	可否	一般名
エチゾラム錠0.25mg「KN」(小林化工)	0.25mg	Fコート錠 ◯(割線無)	◯	エチゾラム
エチゾラム錠0.5mg「KN」(小林化工)	0.5mg	Fコート錠 ◯(割線無)	◯	
エチゾラム錠1mg「KN」(小林化工)	1mg	Fコート錠 ◯(割線無)	◯	
エチゾラム錠0.25mg「NP」(ニプロ)	0.25mg	Fコート錠 ◯(割線無)	—(◯)	エチゾラム
エチゾラム錠0.5mg「NP」(ニプロ)	0.5mg	Fコート錠 ◯(割線無)	—(◯)	
エチゾラム錠1mg「NP」(ニプロ)	1mg	Fコート錠 ◯(割線無)	—(◯)	
エチゾラム錠0.25mg「SW」(メディサ=沢井)	0.25mg	Fコート錠 ◯(割線無)	—(◯)	エチゾラム
エチゾラム錠0.5mg「SW」(メディサ=沢井)	0.5mg	Fコート錠 ◯(割線無)	—(◯)	
エチゾラム錠1mg「SW」(メディサ=沢井)	1mg	Fコート錠 ◯(割線無)	—(◯)	
エチゾラム錠0.25mg「TCK」(辰巳)	0.25mg	Fコート錠 ◯(割線無)	—(△)	エチゾラム
エチゾラム錠0.5mg「TCK」(辰巳)	0.5mg	Fコート錠 ◯(割線無)	—(△)	
エチゾラム錠1mg「TCK」(辰巳)	1mg	Fコート錠 ◯(割線無)	—(△)	
エチゾラム錠0.25mg「アメル」(共和薬品)	0.25mg	Fコート錠 ◯(割線無)	—(◯)	エチゾラム
エチゾラム錠0.5mg「アメル」(共和薬品)	0.5mg	Fコート錠 ◯(割線無)	◯	
エチゾラム錠1mg「アメル」(共和薬品)	1mg	Fコート錠 ◯(割線無)	◯	

可否判定 ◯:可, △:条件つきで可, ×:不可, —:企業判定回避, ( ):著者判断

エチソ

理　由	代用品
(安定性)〔通常〕(25℃, 75%RH, 遮光, 30日間)変化なし 〔苛酷〕(40℃, 遮光, 30日間)変化なし 〔光〕(室温, 1,000lx・hr(白色蛍光灯下), 50日間)変化なし (溶解性(水))ほとんど溶けない (安定性)**粉砕後**　〔通常〕(25℃, 75%RH, 遮光, 30日間)変化なし 〔光〕(室温, 1,000lx・hr(白色蛍光灯下), 30日間)変化なし (溶解性(水))ほとんど溶けない (安定性)**粉砕後**　〔通常〕(25℃, 75%RH, 遮光, 30日間)変化なし 〔苛酷〕(40℃, 遮光, 30日間)変化なし 〔光〕(室温, 1,000lx・hr(白色蛍光灯下), 50日間)変化なし (溶解性(水))ほとんど溶けない	細1%　先 GE
錠剤は遮光保存 **著** 遮光保存 (安定性)**粉砕後**　〔0.25mg錠〕 6週間のデータあり(粉砕時の体内動態データ等なし) (溶解性(水))ほとんど溶けない	細1%　先 GE
著 防湿・遮光で可能と推定 (安定性)**粉砕後**　以下の保存条件下で粉砕30日後まで安定な製剤であることが確認された (室温, 透明瓶開放/透明瓶密栓/褐色瓶密栓, 30日間)性状・含量に変化なし (溶解性(水))ほとんど溶けない	細1%　先 GE
〔0.25mg錠〕 25±2℃, 75±5％RH, 遮光・開放条件で4週間保存した結果, 含量が2週間の時点で低下し規格外となった 〔0.5mg錠〕 室内散乱光, シャーレ開放条件で4週間保存した結果, 含量に変化なし **著** 防湿・遮光保存 (安定性)該当資料なし (溶解性(水))ほとんど溶けない	細1%　先 GE
著 防湿・遮光で可能と推定 (安定性)**粉砕品**　〔湿度〕(25℃, 75％RH, 遮光, グラシンラミネート紙, 90日間)外観, 含量変化なし 〔光〕(25℃, 120万lx・hr, グラシンラミネート紙)外観, 含量変化なし (溶解性(水))ほとんど溶けない 該当資料なし (溶解性(水))ほとんど溶けない	細1%　先 GE

理由　**著** 著者コメント　(安定性)原薬(一部製剤)の安定性　(溶解性(水))原薬の水に対する溶解性
代用品　※：一部適応等が異なる

エチソ

製品名（会社名）	規格単位	剤形・割線・Cap号数	可否	一般名
エチゾラム錠0.25mg「オーハラ」（大原）	0.25mg	Fコート錠 ○(割線無)	― (○)	エチゾラム
エチゾラム錠0.5mg「オーハラ」（大原）	0.5mg	Fコート錠 ○(割線無)	― (○)	
エチゾラム錠1mg「オーハラ」（大原）	1mg	Fコート錠 ○(割線無)	― (○)	
エチゾラム錠0.25mg「クニヒロ」（皇漢堂）	0.25mg	Fコート錠 ○(割線無)	○	エチゾラム
エチゾラム錠0.5mg「クニヒロ」（皇漢堂）	0.5mg	Fコート錠 ○(割線無)	○	
エチゾラム錠1mg「クニヒロ」（皇漢堂）	1mg	Fコート錠 ○(割線無)	○	
エチゾラム錠0.25mg「武田テバ」（武田テバ薬品＝武田テバファーマ＝武田）	0.25mg	Fコート錠 ○(割線無)	― (○)	エチゾラム
エチゾラム錠0.5mg「武田テバ」（武田テバ薬品＝武田テバファーマ＝武田）	0.5mg	Fコート錠 ○(割線無)	― (○)	
エチゾラム錠1mg「武田テバ」（武田テバ薬品＝武田テバファーマ＝武田）	1mg	Fコート錠 ○(割線無)	― (○)	
エチゾラム錠0.25mg「ツルハラ」（鶴原）	0.25mg	Fコート錠 ○(割線無)	○ (△)	エチゾラム
エチゾラム錠0.5mg「ツルハラ」（鶴原）	0.5mg	Fコート錠 ○(割線無)	○ (△)	
エチゾラム錠1mg「ツルハラ」（鶴原）	1mg	Fコート錠 ○(割線無)	○ (△)	
エチゾラム錠0.25mg「トーワ」（東和薬品）	0.25mg	Fコート錠 ○(割線無)	― (○)	エチゾラム
エチゾラム錠0.5mg「トーワ」（東和薬品）	0.5mg	Fコート錠 ○(割線無)	― (○)	
エチゾラム錠1mg「トーワ」（東和薬品）	1mg	Fコート錠 ○(割線無)	― (○)	

可否判定 ○：可，△：条件つきで可，×：不可，―：企業判定回避，（ ）：著者判断

理　由	代用品
著 防湿・遮光で可能と推定 (安定性)[0.5mg・1mg錠] [長期](室温, 成り行きRH, 36カ月間)性状, 純度試験, 定量, 融点, 乾燥減量など：いずれも変化なし (溶解性(水))ほとんど溶けない	細1% 先 GE
(安定性)25℃・60%RHで14日間保存した結果, 変化はほとんどみられなかった。60万lx・hr照射時(25℃, 湿度成り行き)にも変化はほとんどみられなかった (溶解性(水))ほとんど溶けない	細1% 先 GE
(安定性)25℃・60%RHで14日間保存した結果, 変化はほとんどみられなかった。60万lx・hr照射時にも変化はほとんどみられなかった (溶解性(水))ほとんど溶けない	
著 遮光保存 (安定性)製剤 [湿度](25℃, 75%RH, 4週間)外観変化なし, 残存率96.0% (溶解性(水))ほとんど溶けない	細1% 先 GE
著 防湿・遮光で可能と推定 (安定性)製剤 [温度](40℃, 遮光, 気密容器, 4週間)外観, 含量変化なし [湿度](30℃, 75%RH, 遮光, 4週間)外観, 含量変化なし [光](120万lx・hr, 気密容器)外観, 含量変化なし (溶解性(水))ほとんど溶けない	
著 防湿・遮光保存 (安定性)該当資料なし (溶解性(水))ほとんど溶けない	細1% 先 GE
著 遮光保存 (安定性)粉砕後　(25℃, 60%RH, 1,000lx散光下, 3カ月間)外観変化なし, 残存率94.7%(1カ月) (25℃, 60%RH, 遮光条件下, 3カ月間)外観・含量変化なし (25℃, 遮光・防湿条件下, 3カ月間)外観・含量変化なし (溶解性(水))ほとんど溶けない	細1% 先 GE
著 遮光保存 (安定性)粉砕後　(室内散光下, 3カ月間)外観変化なし, 残存率96.5%(3カ月) (溶解性(水))ほとんど溶けない	

理由　著 著者コメント　　(安定性)原薬(一部製剤)の安定性　　(溶解性(水))原薬の水に対する溶解性
代用品　※：一部適応等が異なる

エチソ

製品名（会社名）	規格単位	剤形・割線・Cap号数	可否	一般名
エチゾラム錠0.25mg「日医工」 （日医工）	0.25mg	Fコート錠 ◯(割線無)	— (◯)	エチゾラム
エチゾラム錠0.5mg「日医工」 （日医工）	0.5mg	Fコート錠 ◯(割線無)	— (◯)	
エチゾラム錠1mg「日医工」 （日医工）	1mg	Fコート錠 ◯(割線無)	— (◯)	
エチゾラム錠0.25mg「日新」 （日新製薬）	0.25mg	Fコート錠 ◯(割線無)	— (△)	エチゾラム
エチゾラム錠0.5mg「日新」 （日新製薬）	0.5mg	Fコート錠 ◯(割線無)	— (△)	
エチゾラム錠1mg「日新」 （日新製薬）	1mg	Fコート錠 ◯(割線無)	— (△)	
エチゾラム錠0.25mg「フジナガ」 （藤永＝第一三共）	0.25mg	素錠 ◯(割線無)	— (◯)	エチゾラム
エチゾラム錠0.5mg「フジナガ」 （藤永＝第一三共）	0.5mg	素錠 ◯(割線無)	— (◯)	
エチゾラム錠1mg「フジナガ」 （藤永＝第一三共）	1mg	素錠 ◯(割線無)	— (◯)	
エックスフォージ配合錠 （ノバルティス）	配合剤	Fコート錠 ◯(割線無)	— (△†)	バルサルタン・アムロジピンベシル酸塩

可否判定　◯：可，△：条件つきで可，×：不可，—：企業判定回避，( )：著者判断

理　　由	代用品
著 遮光保存 **安定性** 粉砕物　(25℃，60%RH，曝光・シャーレをラップで覆う，3カ月間)3カ月後含量低下(規格外) (25℃，60%RH，曝光・シャーレをラップ及びアルミ箔で覆う，3カ月間)1カ月後含量低下(規格内) **溶解性(水)** ほとんど溶けない -------- **著** 遮光保存 **安定性** 粉砕物　(25℃，75%RH，遮光・開放，8週間)外観，含量変化なし **溶解性(水)** ほとんど溶けない	細1%　先　GE
気密容器・遮光保存 **著** 防湿・遮光保存 **溶解性(水)** ほとんど溶けない	細1%　先　GE
遮光保存 **著** 防湿・遮光保存 **安定性** 粉砕後　〔経時〕(25℃，75%RH，遮光保存，ガラス製シャーレ(曝露)，90日間)性状変化なし，含量[0.25mg錠]100.6%，[0.5mg錠]98.3%，[1mg錠]100.1% 〔光〕(蛍光灯照射，ガラス製シャーレ(曝露)，120万lx・hr)性状変化なし，含量[0.25mg錠]100.8%，[0.5mg錠]96.2%，[1mg錠]97.5% 〔光〕(蛍光灯照射，ガラス製シャーレ(曝露)，120万lx・hr遮光対照)性状変化なし，含量[0.25mg錠]100.6%，[0.5mg錠]96.0%，[1mg錠]99.1% **溶解性(水)** ほとんど溶けない	細1%　先　GE
粉砕して服用した場合の薬物動態や有効性，安全性について検討していないため。バルサルタンは味が苦い † **著** 凡例5頁参照。防湿・遮光保存 **安定性** バルサルタン 〔通常〕(25℃，暗所，無色透明ガラス瓶，36カ月間)安定 〔加速〕(40℃，75%RH，無色透明ガラス瓶，6カ月間)安定 〔苛酷〕(50℃，無色透明ガラス瓶，3カ月間)安定 (25℃，90%RH，ポリエチレン袋，3カ月間)水分増加以外変化なし 〔光〕(120万lx・hr(白色蛍光灯))安定 アムロジピンベシル酸塩：試験未実施 **溶解性(水)** バルサルタン：ほとんど溶けない アムロジピンベシル酸塩：溶けにくい	

理由　**著** 著者コメント　　**安定性** 原薬(一部製剤)の安定性　　**溶解性(水)** 原薬の水に対する溶解性
代用品　※：一部適応等が異なる

エツク

製品名（会社名）	規格単位	剤形・割線・Cap号数	可否	一般名
エックスフォージ配合OD錠 （ノバルティス）	配合剤	素錠(口腔内崩壊錠) ◯(割線無)	× (△†)	バルサルタン・アムロジピンベシル酸塩
ATP腸溶錠20mg「NP」 （ニプロ）	20mg	腸溶性糖衣錠 ◯(割線無)	×	アデノシン三リン酸二ナトリウム水和物
ATP腸溶錠20mg「日医工」 （日医工）	20mg	Fコート錠 ◯(割線無)	×	アデノシン三リン酸二ナトリウム水和物
エディロールカプセル0.5μg （中外＝大正製薬）	0.5μg	軟カプセル ◯	×	エルデカルシトール
エディロールカプセル0.75μg （中外＝大正製薬）	0.75μg	軟カプセル ◯	×	
エトドラク錠100mg「JG」 （大興＝日本ジェネリック）	100mg	Fコート錠 ◯(割線無)	— (△)	エトドラク
エトドラク錠200mg「JG」 （大興＝日本ジェネリック）	200mg	Fコート錠 ◯(割線無)	— (△)	
エトドラク錠100mg「SW」 （沢井）	100mg	Fコート錠 ◯(割線無)	— (△)	エトドラク
エトドラク錠200mg「SW」 （沢井）	200mg	Fコート錠 ◯(割線無)	— (△)	
エトドラク錠100mg「タイヨー」 （武田テバファーマ＝武田）	100mg	Fコート錠 ◯(割線無)	— (△)	エトドラク
エトドラク錠200mg「タイヨー」 （武田テバファーマ＝武田）	200mg	Fコート錠 ◯(割線無)	— (△)	
エトドラク錠100mg「トーワ」 （東和薬品）	100mg	Fコート錠 ◯(割線無)	— (△)	エトドラク
エトドラク錠200mg「トーワ」 （東和薬品）	200mg	Fコート錠 ◯(割線無)	— (△)	

可否判定　◯：可，△：条件つきで可，×：不可，—：企業判定回避，（　）：著者判断

理　由	代用品
粉砕して服用した場合の薬物動態や有効性，安全性について検討していないため † **著** 凡例5頁参照。防湿・遮光保存 (安定性)バルサルタン 〔通常〕(25℃，暗所，無色透明ガラス瓶，36カ月間)安定 〔加速〕(40℃，75%RH，無色透明ガラス瓶，6カ月間)安定 〔苛酷〕(50℃，無色透明ガラス瓶，3カ月間)安定 (25℃，90%RH，ポリエチレン袋，3カ月間)水分増加以外変化なし 〔光〕(120万lx·hr(白色蛍光灯))安定 アムロジピンベシル酸塩：試験未実施 (溶解性(水))バルサルタン：ほとんど溶けない アムロジピンベシル酸塩：溶けにくい	
腸溶錠であり，粉砕により胃液で不活化される。錠剤は開封後吸湿注意 (溶解性(水))溶けやすい	顆10% 先
腸溶性製剤のため粉砕不可 (溶解性(水))溶けやすい	顆10% 先
内容物が液状のため粉砕不可 (溶解性(水))ほとんど溶けない	
著 苦味及び喉・鼻に対する刺激あり (溶解性(水))ほとんど溶けない	
においはなく，味は苦い **著** 苦味及び喉・鼻に対する刺激あり (溶解性(水))ほとんど溶けない	
粉砕品には強い苦味と刺激性がある **著** 苦味及び喉・鼻に対する刺激あり (安定性)**製剤** 〔湿度〕(25℃，75%RH，4週間)性状，含量に変化なし (溶解性(水))ほとんど溶けない	
主成分は，においはなく，味は苦い **著** 苦味及び喉・鼻に対する刺激あり (安定性)**粉砕後** (室内散光下，3カ月間)外観変化あり(1カ月)，含量変化なし [200mg錠](遮光条件下，3カ月間)外観・含量変化なし (溶解性(水))ほとんど溶けない	

理由　**著** 著者コメント　(安定性)原薬(一部製剤)の安定性　(溶解性(水))原薬の水に対する溶解性
代用品　※：一部適応等が異なる

エトト

製品名（会社名）	規格単位	剤形・割線・Cap号数	可否	一般名
エトドラク錠100mg「日医工」(日医工)	100mg	Fコート錠 ◯(割線無)	—(△)	エトドラク
エトドラク錠200mg「日医工」(日医工)	200mg	Fコート錠 ⊕(割線模様)	—(△)	
エナラート錠2.5mg(共和薬品)	2.5mg	素錠 ◯(割線無)	—(△)	エナラプリルマレイン酸塩
エナラート錠5mg(共和薬品)	5mg	素錠 ⊖(割線1本)	◯	
エナラート錠10mg(共和薬品)	10mg	素錠 ⊖(割線1本)	◯	
エナラプリルM錠2.5「EMEC」(サンノーバ＝エルメッド＝日医工)	2.5mg	素錠 ◯(割線無)	—(△)	エナラプリルマレイン酸塩
エナラプリルM錠5「EMEC」(サンノーバ＝エルメッド＝日医工)	5mg	素錠 ⊖(割線表裏各1本)	—(△)	
エナラプリルM錠10「EMEC」(サンノーバ＝エルメッド＝日医工)	10mg	素錠 ⊖(割線1本)	—(△)	
エナラプリル錠2.5MEEK(小林化工)	2.5mg	素錠 ◯(割線無)	△	エナラプリルマレイン酸塩
エナラプリル錠5MEEK(小林化工)	5mg	素錠 ⊖(割線1本)	△	
エナラプリル錠10MEEK(小林化工)	10mg	素錠 ⊖(割線1本)	△	
エナラプリルマレイン酸塩錠2.5mg「JG」(日本ジェネリック)	2.5mg	素錠 ◯(割線無)	—(△)	エナラプリルマレイン酸塩
エナラプリルマレイン酸塩錠5mg「JG」(日本ジェネリック)	5mg	素錠 ⊖(割線1本)	—(△)	
エナラプリルマレイン酸塩錠10mg「JG」(日本ジェネリック)	10mg	素錠 ⊖(割線1本)	—(△)	
エナラプリルマレイン酸塩錠2.5mg「MED」(メディサ＝沢井)	2.5mg	素錠 ◯(割線無)	—(△)	エナラプリルマレイン酸塩
エナラプリルマレイン酸塩錠5mg「MED」(メディサ＝沢井)	5mg	素錠 ⊖(割線1本)	—(△)	
エナラプリルマレイン酸塩錠10mg「MED」(メディサ＝沢井)	10mg	素錠 ⊖(割線1本)	—(△)	

可否判定 ◯：可，△：条件つきで可，×：不可，—：企業判定回避，( )：著者判断

エナラ

理　由	代用品
著 苦味及び喉・鼻に対する刺激あり 安定性 粉砕物　(25℃, 75%RH, 遮光・開放, 3ヵ月間)2週間後含量低下(規格内) 溶解性(水) ほとんど溶けない	
著 苦味及び喉・鼻に対する刺激あり 安定性 粉砕物　(室温, 室内散光下・グラシンポリエチレンラミネート紙分包) (25℃, 90%RH, 遮光・グラシンポリエチレンラミネート紙分包, 3ヵ月間)外観, 含量変化なし 溶解性(水) ほとんど溶けない	
著 防湿保存 安定性 該当資料なし 溶解性(水) やや溶けにくい	細1% GE
著 防湿保存 安定性 粉砕後　(室内散乱光, 開放, 4週間)(室内散乱光下, 28日間)安定 溶解性(水) やや溶けにくい	
速崩性の錠剤であるため粉砕の必要なし 著 防湿保存 安定性 粉砕後　[2.5mg・10mg錠] 安定性データ, 体内動態データなし [5mg錠] 3ヵ月まで性状, 含量は規格内(温度40℃, 湿度75%) 体内動態データなし 溶解性(水) やや溶けにくい	細1% GE
吸湿性のため, 防湿保存する必要がある 著 防湿保存 安定性 粉砕後　[5mg・10mg錠] [通常](25℃, 75%RH, 遮光)類縁物質増加傾向(規格内), 30日間含量に変化なし [苛酷](40℃, 遮光)類縁物質増加傾向(30日目に規格外), 含量に変化なし [光](室温, 1,000lx・hr(白色蛍光灯下))類縁物質増加傾向(規格内), 50日間含量に変化なし 溶解性(水) やや溶けにくい	細1% GE
(40℃, 遮光・気密容器, 4週間)問題なし (25℃, 75%RH, 遮光・開放容器, 4週間)問題なし (25℃, 60%RH, 120万lx・hr, 透明・気密容器)問題なし 著 防湿保存 安定性 該当資料なし 溶解性(水) やや溶けにくい	細1% GE
安定性 粉砕後　[2.5mg・5mg錠]以下の保存条件下で粉砕30日後まで安定な製剤であることが確認された (室温, 透明瓶開放/透明瓶密栓/褐色瓶密栓, 30日間)性状・含量に変化なし [10mg錠]データなし 溶解性(水) やや溶けにくい	細1% GE

理由　著 著者コメント　　安定性 原薬(一部製剤)の安定性　　溶解性(水) 原薬の水に対する溶解性
代用品　※：一部適応等が異なる

エナラ

製品名（会社名）	規格単位	剤形・割線・Cap号数	可否	一般名
エナラプリルマレイン酸塩錠2.5mg「NikP」(日医工ファーマ=日医工)	2.5mg	素錠 ○(割線無)	― (△)	エナラプリルマレイン酸塩
エナラプリルマレイン酸塩錠5mg「NikP」(日医工ファーマ=日医工)	5mg	素錠 ⊖(割線1本)	― (△)	
エナラプリルマレイン酸塩錠10mg「NikP」(日医工ファーマ=日医工)	10mg	素錠 ⊖(割線1本)	― (△)	
エナラプリルマレイン酸塩錠2.5mg「TCK」(辰巳)	2.5mg	素錠 ○(割線無)	― (△)	エナラプリルマレイン酸塩
エナラプリルマレイン酸塩錠5mg「TCK」(辰巳)	5mg	素錠 ⊖(割線1本)	― (△)	
エナラプリルマレイン酸塩錠10mg「TCK」(辰巳)	10mg	素錠 ⊖(割線1本)	― (△)	
エナラプリルマレイン酸塩錠2.5mg「オーハラ」(大原)	2.5mg	素錠 ○(割線無)	― (△)	エナラプリルマレイン酸塩
エナラプリルマレイン酸塩錠5mg「オーハラ」(大原=アルフレッサファーマ)	5mg	素錠 ⊖(割線1本)	― (△)	
エナラプリルマレイン酸塩錠10mg「オーハラ」(大原)	10mg	素錠 ⊖(割線1本)	― (△)	

可否判定 ○：可，△：条件つきで可，×：不可，―：企業判定回避，( )：著者判断

エナラ

理　由	代用品
著 防湿保存 安定性 粉砕物 （40℃, 遮光・気密容器, 30日間）性状, 類縁物質, 含量変化なし (25℃, 75％RH, 遮光・開放, 30日間)14日後含量低下(規格内) (25℃, 45％RH, 曝光量120万lx・hr)120万lx・hr後含量低下(規格内) 溶解性(水) やや溶けにくい	細1% GE
著 防湿保存 安定性 粉砕物 （40℃, 遮光・気密容器, 30日間）(25℃, 45％RH, 曝光量120万lx・hr)性状, 類縁物質, 含量変化なし (25℃, 75％RH, 遮光・開放, 30日間)7日後外観変化, 14日後含量低下(規格内) 溶解性(水) やや溶けにくい	
著 防湿保存 安定性 粉砕物 （40℃, 遮光・気密容器, 30日間）性状, 類縁物質, 含量変化なし (25℃, 75％RH, 遮光・開放, 30日間)7日後外観変化 (25℃, 45％RH, 曝光量120万lx・hr)30万lx・hr後外観変化 溶解性(水) やや溶けにくい	
25±1℃, 75±5％RH, 遮光・開放条件で4週間保存した結果, 含量の低下(規格内)を認めた 著 防湿保存 安定性 該当資料なし 溶解性(水) やや溶けにくい	細1% GE
室内散乱光, シャーレ開放条件で4週間保存した結果, 含量に変化なし 安定性 該当資料なし 溶解性(水) やや溶けにくい	
温度(40℃, 75％RH, 遮光・気密容器, 30日間) 湿度(25℃, 75％RH, 遮光・開放, 30日間) 光(25℃, 45％RH, 2,500lx, 120万lxまで, 開放) 上記の試験条件で保存し, 性状, 純度試験及び定量を検討した結果, 温度ではエナラプリラートの経時的な増加が認められたが, 規格の範囲内であった 湿度では, 7日経過以降でやや暗めの色調となった。また, 経時的なエナラプリラートの増加及び含量の低下が認められたが, 30日経過時点まで規格の範囲内であった 光では, 20万lx・hrまで品質の低下は認められず, 安定であった 著 防湿保存 安定性 該当資料なし 溶解性(水) やや溶けにくい	
著 防湿保存 安定性〔長期〕(室温, 成り行きRH, 36カ月間)性状, 純度試験, 定量, 融点, 旋光度, 乾燥減量など：いずれも変化なし 溶解性(水) やや溶けにくい	細1% GE

理由　著 著者コメント　安定性 原薬(一部製剤)の安定性　溶解性(水) 原薬の水に対する溶解性
代用品　※：一部適応等が異なる

エナラ

製品名（会社名）	規格単位	剤形・割線・Cap号数	可否	一般名
エナラプリルマレイン酸塩錠2.5mg「ケミファ」（日本薬工＝ケミファ）	2.5mg	素錠 ◯（割線無）	―（△）	エナラプリルマレイン酸塩
エナラプリルマレイン酸塩錠5mg「ケミファ」（日本薬工＝ケミファ）	5mg	素錠 ⊖（割線1本）	―（△）	
エナラプリルマレイン酸塩錠10mg「ケミファ」（日本薬工＝ケミファ）	10mg	素錠 ⊖（割線1本）	―（△）	
エナラプリルマレイン酸塩錠2.5mg「サワイ」(沢井)	2.5mg	素錠 ◯（割線無）	―（△）	エナラプリルマレイン酸塩
エナラプリルマレイン酸塩錠5mg「サワイ」(沢井)	5mg	素錠 ⊖（割線1本）	―（△）	
エナラプリルマレイン酸塩錠10mg「サワイ」(沢井)	10mg	素錠 ⊖（割線1本）	―（△）	
エナラプリルマレイン酸塩錠2.5mg「タイヨー」(武田テバファーマ＝武田)	2.5mg	素錠 ◯（割線無）	―（△）	エナラプリルマレイン酸塩
エナラプリルマレイン酸塩錠5mg「タイヨー」(武田テバファーマ＝武田)	5mg	素錠 ⊖（割線1本）	―（△）	
エナラプリルマレイン酸塩錠10mg「タイヨー」(武田テバファーマ＝武田)	10mg	素錠 ⊖（割線1本）	―（△）	
エナラプリルマレイン酸塩錠2.5mg「トーワ」(東和薬品)	2.5mg	素錠 ◯（割線無）	―（△）	エナラプリルマレイン酸塩
エナラプリルマレイン酸塩錠5mg「トーワ」(東和薬品)	5mg	素錠 ⊖（割線1本）	―（△）	
エナラプリルマレイン酸塩錠10mg「トーワ」(東和薬品)	10mg	素錠 ⊖（割線1本）	―（△）	

可否判定 ◯：可，△：条件つきで可，×：不可，―：企業判定回避，（ ）：著者判断

エナラ

理　由	代用品
密閉容器(室温保存)。開封後は湿気を避けて保存すること **著** 防湿保存 **安定性**〔温度〕(40℃, 75%RH, 遮光・気密容器, 30日間)外観・性状：変化なし。純度試験・定量法：品質の低下は認められず安定 〔湿度〕(25℃, 75%RH, 遮光・開放, 30日間)外観・性状：[2.5mg錠]変化なし, [5mg・10mg錠]7日以降やや暗めの色調。純度試験・定量法：類縁物質のジアシド体の増加, 含量低下が認められたが, 30日経過時点まで規格内 〔光〕(25℃, 45%RH, 2,500lx, 開放)外観・性状：[2.5mg・5mg錠]変化なし, [10mg錠]7日以降やや微黄色の色調。純度試験・定量法：品質の低下は認められず安定 **溶解性(水)** やや溶けにくい	細1% GE
著 防湿保存 **溶解性(水)** やや溶けにくい	細1% GE
著 防湿保存 **安定性** 製剤 〔湿度〕(25℃, 75%RH, 4週間)性状, 含量に変化なし **溶解性(水)** やや溶けにくい	細1% GE
著 防湿保存 **安定性** 製剤 〔湿度〕(25℃, 75%RH, 4週間)含量低下(残存率：96.8%), 性状に変化なし **溶解性(水)** やや溶けにくい	
粉砕品は舌にピリピリとした刺激をわずかに感じる **著** 防湿保存, 刺激あり **安定性** 製剤 〔温度〕(40℃, 4週間)外観, 含量に変化なし(ただし凝集傾向があった) 〔湿度〕(25℃, 75%RH, 4週間)外観, 含量に変化なし 〔光〕(60万lx·hr)外観, 含量に変化なし **溶解性(水)** やや溶けにくい	
主成分は, においはないか, またはわずかに特異なにおいがあり, 味は苦い ステアリン酸マグネシウムを含有する他剤粉砕品との混合によって含量低下が予測される **著** 防湿保存 **安定性** 粉砕後 (室内散光下, 3カ月間)外観・含量変化なし (室内散光・防湿条件下, 3カ月間)外観・含量変化なし **溶解性(水)** やや溶けにくい	細1% GE

理由　**著** 著者コメント　**安定性** 原薬(一部製剤)の安定性　**溶解性(水)** 原薬の水に対する溶解性
代用品　※：一部適応等が異なる

エナラ

製品名（会社名）	規格単位	剤形・割線・Cap号数	可否	一般名
エナラプリルマレイン酸塩錠2.5mg「日新」（日新製薬＝第一三共エスファ）	2.5mg	素錠 ◯(割線無)	― (△)	エナラプリルマレイン酸塩
エナラプリルマレイン酸塩錠5mg「日新」（日新製薬＝第一三共エスファ）	5mg	素錠 ⊖(割線1本)	― (△)	
エナラプリルマレイン酸塩錠10mg「日新」（日新製薬＝第一三共エスファ）	10mg	素錠 ⊖(割線1本)	― (△)	
エナラプリルマレイン酸塩錠2.5mg「ファイザー」（ファイザー）	2.5mg	素錠 ◯(割線無)	― (△)	エナラプリルマレイン酸塩
エナラプリルマレイン酸塩錠5mg「ファイザー」（ファイザー）	5mg	素錠 ⊖(割線1本)	― (△)	
エナラプリルマレイン酸塩錠10mg「ファイザー」（ファイザー）	10mg	素錠 ⊖(割線1本)	― (△)	
エナラプリルマレイン酸塩錠2.5mg「フソー」（ダイト＝扶桑）	2.5mg	素錠 ◯(割線無)	― (△)	エナラプリルマレイン酸塩
エナラプリルマレイン酸塩錠5mg「フソー」（ダイト＝扶桑）	5mg	素錠 ⊖(割線1本)	― (△)	
エナラプリルマレイン酸塩錠10mg「フソー」（ダイト＝扶桑）	10mg	素錠 ⊖(割線1本)	― (△)	

可否判定　◯：可，△：条件つきで可，×：不可，―：企業判定回避，（　）：著者判断

理　　由	代用品
湿気を避けて保存 **著** 防湿保存 (溶解性(水))やや溶けにくい	細1% [GE]
温度(40℃)・光(2,000lx)において4週間は品質的に安定であると判断できた 湿度(30℃, 75％RH)においては，含量値に経時的な低下傾向が認められるため吸湿に十分注意して保管する必要があると考えられた **著** 防湿保存 (安定性)〔通常〕(30℃, 75％RH, 2,000lx, 28日間) (溶解性(水))やや溶けにくい	細1% [GE]
著 防湿保存 (安定性)粉砕後　〔温度〕(40℃, 75％RH, 遮光・気密容器, 30日間)性状・類縁物質・含量変化なし 〔湿度〕(25℃, 75％RH, 遮光・開放)14日・30日で含量低下(規格内) 〔光〕(2,500lx, 25℃, 45％RH, 開放)120万lx·hrで含量低下(規格内) (溶解性(水))やや溶けにくい - **著** 防湿保存 (安定性)粉砕後　〔温度〕(40℃, 75％RH, 遮光・気密容器, 30日間)性状・類縁物質・含量変化なし 〔湿度〕(25℃, 75％RH, 遮光・開放)7日で色調変化(ごくわずかに黒味を帯びる)，14日・30日で含量低下(規格内) 〔光〕(2,500lx, 25℃, 45％RH, 開放)120万lx·hrで変化なし (溶解性(水))やや溶けにくい - **著** 防湿保存 (安定性)粉砕後　〔温度〕(40℃, 75％RH, 遮光・気密容器, 30日間)性状・類縁物質・含量変化なし 〔湿度〕(25℃, 75％RH, 遮光・開放)7日で色調変化(ごくわずかに黒味を帯びる)，30日で含量・類縁物質変化なし 〔光〕(2,500lx, 25℃, 45％RH, 開放)30万lx·hrで色調変化(ごくわずかに微黄色を帯びる)，120万lx·hrで含量・類縁物質変化なし (溶解性(水))やや溶けにくい	細1% [GE]

理由　**著** 著者コメント　(安定性)原薬(一部製剤)の安定性　(溶解性(水))原薬の水に対する溶解性
代用品　※：一部適応等が異なる

エヌケ

製品名(会社名)	規格単位	剤形・割線・Cap号数	可否	一般名
エヌケーエスワン配合OD錠T20 (日本化薬)	20mg (テガフール相当量)	口腔内崩壊錠 ○(割線無)	× (△)	テガフール・ギメラシル・オテラシルカリウム
エヌケーエスワン配合OD錠T25 (日本化薬)	25mg (テガフール相当量)	口腔内崩壊錠 ○(割線無)	× (△)	
エヌケーエスワン配合カプセルT20 (日本化薬)	20mg (テガフール相当量)	硬カプセル 4号	× (△)	テガフール・ギメラシル・オテラシルカリウム
エヌケーエスワン配合カプセルT25 (日本化薬)	25mg (テガフール相当量)	硬カプセル 4号	× (△)	
エパキャップソフトカプセル300mg(東洋カプセル=キョーリンリメディオ=杏林)	300mg	軟カプセル	×	イコサペント酸エチル
エバスチン錠5mg「CH」 (長生堂=日本ジェネリック)	5mg	Fコート錠 ○(割線無)	― (△)	エバスチン
エバスチン錠10mg「CH」 (長生堂=日本ジェネリック)	10mg	Fコート錠 (割線1本)	― (△)	
エバスチンOD錠5mg「NP」 (ニプロ)	5mg	口腔内崩壊錠 ○(割線無)	― (△)	エバスチン
エバスチンOD錠10mg「NP」 (ニプロ)	10mg	口腔内崩壊錠 ○(割線無)	― (△)	
エバスチン錠5mg「NS」 (日新製薬)	5mg	Fコート錠 ○(割線無)	― (△)	エバスチン
エバスチン錠10mg「NS」 (日新製薬)	10mg	Fコート錠 (割線1本)	― (△)	

可否判定 ○:可, △:条件つきで可, ×:不可, ―:企業判定回避, ( ):著者判断

理　　由	代用品
抗がん剤のため粉砕は避ける 本剤は吸湿性を有するため，服用直前にPTPシートから取り出して服用すること 著 抗悪性腫瘍剤のため粉砕せず懸濁する。やむを得ず粉砕する場合は，安全キャビネット内で行うなど調剤者の曝露に注意すること。防湿・遮光保存 安定性 該当資料なし 溶解性(水) テガフール：やや溶けにくい ギメラシル：溶けにくい オテラシルカリウム：溶けにくい 危険度 Ⅰ（日本病院薬剤師会：抗悪性腫瘍薬の院内取扱い指針）	顆20mg・25mg 先 GE
抗がん剤のため脱カプセルは避ける 著 抗悪性腫瘍剤のため粉砕・脱カプセルせず懸濁する。やむを得ず粉砕する場合は，安全キャビネット内で行うなど調剤者の曝露に注意すること。防湿・遮光保存 安定性 該当資料なし 溶解性(水) テガフール：やや溶けにくい ギメラシル：溶けにくい オテラシルカリウム：溶けにくい 危険度 Ⅰ（日本病院薬剤師会：抗悪性腫瘍薬の院内取扱い指針）	顆20mg・25mg 先 GE
内容物が液体であるため粉砕不可 安定性 (25℃，75％RH，24カ月間）窒素置換密気容器中での保存の場合，ほとんど変化は認められないが，開放容器での保存の場合は，過酸化物の上昇とともに分解物が上昇した。この変化は高温で大きく，高湿，光照射でわずかに大きい傾向がある 溶解性(水) ほとんど溶けない	
著 遮光保存 安定性 光によって徐々に帯黄白色となる **粉砕品** (120万lx・hr，開放，30日間）外観：変化あり（白色→淡い黄色），含量：変化あり（規格外），純度：規格外 溶解性(水) ほとんど溶けない	
錠剤は遮光保存 著 口腔内崩壊錠のため粉砕不適。粉砕した場合，防湿・遮光保存 安定性 **粉砕後** 1カ月間のデータあり（粉砕時の体内動態データ等なし） 溶解性(水) ほとんど溶けない	
光（25℃，60％RH，約120万lx・hr）で含量低下，類縁物質増加 著 遮光保存 安定性 有効成分は光によって徐々に帯黄白色となる 溶解性(水) ほとんど溶けない	

エハス

製品名（会社名）	規格単位	剤形・割線・Cap号数	可否	一般名
エバスチンOD錠5mg「NS」 (日新製薬)	5mg	口腔内崩壊錠 ◯(割線無)	― (△)	エバスチン
エバスチンOD錠10mg「NS」 (日新製薬)	10mg	口腔内崩壊錠 ◯(割線無)	― (△)	
エバスチン錠5mg「TCK」 (辰巳)	5mg	Fコート錠 ◯(割線無)	― (△)	エバスチン
エバスチン錠10mg「TCK」 (辰巳)	10mg	Fコート錠 ◐(割線1本)	― (△)	
エバスチン錠5mg「YD」 (陽進堂)	5mg	Fコート錠 ◯(割線無)	― (△)	エバスチン
エバスチン錠10mg「YD」 (陽進堂)	10mg	Fコート錠 ◐(割線1本)	― (△)	
エバスチンOD錠5mg「YD」 (陽進堂)	5mg	素錠(口腔内崩壊錠) ◯(割線無)	― (△)	エバスチン
エバスチンOD錠10mg「YD」 (陽進堂)	10mg	素錠(口腔内崩壊錠) ◯(割線無)	― (△)	
エバスチンOD錠5mg「ZE」 (全星＝サンド)	5mg	口腔内崩壊錠 ◯(割線無)	△	エバスチン
エバスチンOD錠10mg「ZE」 (全星＝サンド)	10mg	口腔内崩壊錠 ◯(割線無)	△	

可否判定　◯：可，△：条件つきで可，×：不可，―：企業判定回避，( )：著者判断

理　由	代用品
口腔内崩壊錠。遮光・気密容器に保存 光(約36万lx・hr)で含量低下,類縁物質増加 **著** 口腔内崩壊錠のため粉砕不適。粉砕した場合,防湿・遮光保存 **安定性** 有効成分は光によって徐々に帯黄白色となる **溶解性(水)** ほとんど溶けない	
口腔内崩壊錠。遮光・気密容器に保存 湿度(30℃,75％RH,0.5カ月間)で含量低下 光(約36万lx・hr)で含量低下,類縁物質増加 **著** 口腔内崩壊錠のため粉砕不適。粉砕した場合,防湿・遮光保存 **安定性** 有効成分は光によって徐々に帯黄白色となる **溶解性(水)** ほとんど溶けない	
室内散乱光,シャーレ開放条件で4週間保存した結果,含量に変化なし **著** 遮光保存 **安定性** 該当資料なし **溶解性(水)** ほとんど溶けない	
著 遮光保存 **安定性 粉砕時** (25℃,60％RH,120万lx・hr,30日間)白色の粉末が淡黄色に変化,純度・含量規格外 **溶解性(水)** ほとんど溶けない	
著 遮光保存 **安定性 粉砕時** (温度・湿度成り行き,室内散乱光下,30日間)性状変化なし,含量規格内 **溶解性(水)** ほとんど溶けない	
著 遮光保存 **安定性 粉砕時** (温度・湿度成り行き,室内散乱光下,30日間)含量規格内,純度・含量規格外 **溶解性(水)** ほとんど溶けない	
光により変化する 25℃,75％RH(遮光・開放),3カ月で保存した結果,吸湿はするが,含量及び類縁物質には影響がなく安定であった **著** 口腔内崩壊錠のため粉砕不適。粉砕した場合,防湿・遮光保存 **安定性** 〔通常〕(室温,3年6カ月間) **製剤** 〔苛酷〕(40℃,褐色瓶(遮光・気密容器),3カ月間)外観・平均質量・乾燥減量・硬度・類縁物質・定量・崩壊性・溶出性:変化なし (25℃,75％RH,スチロールケース開放(遮光),3カ月間)乾燥減量:増加(規格内)。硬度:低下(規格内)。外観・平均質量・類縁物質・定量・崩壊性・溶出性:変化なし 〔光〕(25℃,60％RH,1,200lx,気密容器,合計120万lx・hrを照射)[5mgOD錠]類縁物質:光分解物質の増加(規格外)。定量:低下(規格内)。外観・平均質量・乾燥減量・硬度・崩壊性・溶出性:変化なし,[10mgOD錠]外観:わずかに黄ばむ(規格内)。類縁物質:光分解物質の増加(規格外)。定量:低下(規格内)。平均質量・乾燥減量・硬度・崩壊性・溶出性:変化なし **溶解性(水)** ほとんど溶けない	

理由　**著** 著者コメント　**安定性** 原薬(一部製剤)の安定性　**溶解性(水)** 原薬の水に対する溶解性
代用品　※:一部適応等が異なる

エハス

製品名（会社名）	規格単位	剤形・割線・Cap号数	可否	一般名
エバスチン錠5mg「アメル」 （共和薬品）	5mg	Fコート錠 〇（割線無）	— (△)	エバスチン
エバスチン錠10mg「アメル」 （共和薬品）	10mg	Fコート錠 （割線1本）	— (△)	
エバスチンOD錠5mg「アメル」 （共和薬品）	5mg	口腔内崩壊錠 〇（割線無）	— (△)	エバスチン
エバスチンOD錠10mg「アメル」 （共和薬品）	10mg	口腔内崩壊錠 ⊖（割線1本）	— (△)	
エバスチン錠5mg「科研」 （ダイト＝科研）	5mg	Fコート錠 〇（割線無）	— (△)	エバスチン
エバスチン錠10mg「科研」 （ダイト＝科研）	10mg	Fコート錠 （割線1本）	— (△)	
エバスチンOD錠5mg「科研」 （ダイト＝科研）	5mg	口腔内崩壊錠 〇（割線無）	— (△)	エバスチン
エバスチンOD錠10mg「科研」 （ダイト＝科研）	10mg	口腔内崩壊錠 ⊖（割線1本）	— (△)	
エバスチン錠5mg「ケミファ」 （ケミファ＝共創未来ファーマ）	5mg	Fコート錠 〇（割線無）	— (△)	エバスチン
エバスチン錠10mg「ケミファ」 （ケミファ＝共創未来ファーマ）	10mg	Fコート錠 （割線1本）	— (△)	
エバスチンOD錠5mg「ケミファ」 （ケミファ＝共創未来ファーマ）	5mg	素錠(口腔内崩壊錠) 〇（割線無）	— (△)	エバスチン
エバスチンOD錠10mg「ケミファ」 （ケミファ＝共創未来ファーマ）	10mg	素錠(口腔内崩壊錠) ⊖（割線模様）	— (△)	

可否判定　〇：可，△：条件つきで可，×：不可，—：企業判定回避，（　）：著者判断

理　由	代用品
著 遮光保存 **溶解性(水)** ほとんど溶けない	
著 口腔内崩壊錠のため粉砕不適。粉砕した場合，防湿・遮光保存 **溶解性(水)** ほとんど溶けない	
著 遮光保存 **安定性** 粉砕後　〔温度〕(40℃，遮光・気密容器)7日・14日・30日で含量低下(規格内) 〔湿度〕(25℃，75％RH，遮光・開放)14日・30日で含量低下(規格内) 〔光〕(2,500lx，25℃，40％RH，開放)30万lx・hrで色調変化(微黄色)，含量低下・類縁物質増加(規格外) **溶解性(水)** ほとんど溶けない	
著 遮光保存 **安定性** 粉砕後　〔温度〕(40℃，遮光・気密容器，30日間)性状・類縁物質・含量変化なし 〔湿度〕(25℃，75％RH，遮光・開放，30日間)性状・類縁物質・含量変化なし 〔光〕(2,500lx，25℃，40％RH，開放)30万lx・hrで色調変化(微黄色)，含量低下・類縁物質増加(規格外) **溶解性(水)** ほとんど溶けない	
著 口腔内崩壊錠のため粉砕不適。粉砕した場合，防湿・遮光保存 **安定性** 粉砕後　〔温度〕(40℃，75％RH，遮光・気密容器，30日間)性状・類縁物質・含量変化なし 〔湿度〕(25℃，75％RH，遮光・開放，30日間)[5mgOD錠]性状・類縁物質・含量変化なし，[10mgOD錠]30日で含量低下(規格内) 〔光〕(2,500lx，25℃，45％RH，開放)30万lx・hrで色調変化(微黄色)，含量低下・類縁物質増加(規格外) **溶解性(水)** ほとんど溶けない	
著 粉砕後データより，遮光保存で可能と判断 **安定性** 粉砕品　(40℃，遮光，気密，30日間)問題となる変化なし (25℃，75％RH，30日間)問題となる変化なし (120万lx・hr，25℃，45％RH)着色，類縁物質増加，含量低下 **溶解性(水)** ほとんど溶けない	
著 粉砕後データより，遮光保存で可能と判断 **安定性** 粉砕品　(40℃，遮光，気密，30日間)問題となる変化なし (25℃，75％RH，遮光，30日間)問題となる変化なし (120万lx・hr，25℃，45％RH)着色，類縁物質増加，含量低下 **溶解性(水)** ほとんど溶けない	

エハス

製品名（会社名）	規格単位	剤形・割線・Cap号数	可否	一般名
エバスチン錠5mg「サワイ」（沢井）	5mg	Fコート錠 ○(割線無)	—(△)	エバスチン
エバスチン錠10mg「サワイ」（沢井）	10mg	Fコート錠 ◯](割線1本)	—(△)	
エバスチンOD錠5mg「サワイ」（沢井）	5mg	口腔内崩壊錠 ○(割線無)	—(△)	エバスチン
エバスチンOD錠10mg「サワイ」（沢井）	10mg	口腔内崩壊錠 ○(割線無)	—(△)	
エバスチン錠5mg「タカタ」（高田）	5mg	Fコート錠 ○(割線無)	—(△)	エバスチン
エバスチン錠10mg「タカタ」（高田）	10mg	Fコート錠 ◯](割線1本)	—(△)	
エバスチンOD錠5mg「タカタ」（高田）	5mg	口腔内崩壊錠 ○(割線無)	—(△)	エバスチン
エバスチンOD錠10mg「タカタ」（高田）	10mg	口腔内崩壊錠 ⊖(割線模様)	—(△)	
エバスチン錠5mg「トーワ」（東和薬品）	5mg	Fコート錠 ○(割線無)	—(△)	エバスチン
エバスチン錠10mg「トーワ」（東和薬品）	10mg	Fコート錠 ◯](割線1本)	—(△)	
エバスチン錠5mg「日医工」（日医工）	5mg	Fコート錠 ○(割線無)	—(△)	エバスチン
エバスチン錠10mg「日医工」（日医工）	10mg	Fコート錠 ◯](割線1本)	—(△)	
エバスチンOD錠5mg「日医工」（日医工）	5mg	口腔内崩壊錠 ○(割線無)	—(△)	エバスチン
エバスチンOD錠10mg「日医工」（日医工）	10mg	口腔内崩壊錠 ○(割線無)	—(△)	
エバスチン錠5mg「ファイザー」（ファイザー）	5mg	Fコート錠 ○(割線無)	—(△)	エバスチン
エバスチン錠10mg「ファイザー」（ファイザー）	10mg	Fコート錠 ◯](割線1本)	—(△)	
エバスチンOD錠5mg「ファイザー」（ファイザー）	5mg	口腔内崩壊錠 ○(割線無)	—(△)	エバスチン
エバスチンOD錠10mg「ファイザー」（ファイザー）	10mg	口腔内崩壊錠 ⊖(割線1本)	—(△)	

可否判定　○：可，△：条件つきで可，×：不可，—：企業判定回避，（ ）：著者判断

理　由	代用品
著 遮光保存 安定性(光によって徐々に帯黄白色となる 溶解性(水)ほとんど溶けない	
著 口腔内崩壊錠のため粉砕不適。粉砕した場合，防湿・遮光保存 安定性)光によって徐々に帯黄白色となる 溶解性(水)ほとんど溶けない	
著 遮光保存 安定性)〔通常〕(25℃，75%RH，遮光，開放，30日間)安定 〔光〕光により着色，含量低下，類縁物質増加 溶解性(水)ほとんど溶けない	
著 口腔内崩壊錠のため粉砕不適。粉砕した場合，防湿・遮光保存 安定性)〔通常〕(25℃，75%RH，遮光，開放，30日間)安定 〔光〕光により着色，含量低下，類縁物質増加 溶解性(水)ほとんど溶けない	
主成分は光によって徐々に帯黄白色となる 著 遮光保存 安定性)粉砕後　(室内散光下，3ヵ月間)外観変化あり(3ヵ月)，残存率：[5mg錠] 87.3%(1ヵ月)，[10mg錠]81.8%(1ヵ月) (遮光条件下，3ヵ月間)外観・含量変化なし 溶解性(水)ほとんど溶けない	
著 遮光保存 安定性)粉砕物　(25℃，75%RH，遮光・開放，3ヵ月間)2週間後含量低下(規格内) 溶解性(水)ほとんど溶けない	
著 口腔内崩壊錠のため粉砕不適。粉砕した場合，防湿・遮光保存 安定性)粉砕物　(25℃，75%RH，遮光・開放，3ヵ月間)外観，類縁物質，含量変化なし 溶解性(水)ほとんど溶けない	
(25℃，45%RH，2,500lx，シャーレ開放)微黄色に着色，含量低下 著 遮光保存 溶解性(水)ほとんど溶けない	
(25℃，45%RH，2,500lx，シャーレ開放)照射面が微黄色に着色，含量低下 著 口腔内崩壊錠のため粉砕不適。粉砕した場合，防湿・遮光保存 溶解性(水)ほとんど溶けない	

理由　著 著者コメント　　安定性)原薬(一部製剤)の安定性　　溶解性(水)原薬の水に対する溶解性
代用品　※：一部適応等が異なる

エハス

製品名（会社名）	規格単位	剤形・割線・Cap号数	可否	一般名
エバステル錠5mg （大日本住友＝MeijiSeika）	5mg	Fコート錠 ◯（割線無）	— （△）	エバスチン
エバステル錠10mg （大日本住友＝MeijiSeika）	10mg	Fコート錠 （割線1本）	— （△）	
エバステルOD錠5mg （大日本住友＝MeijiSeika）	5mg	口腔内崩壊錠 ◯（割線無）	— （△）	エバスチン
エバステルOD錠10mg （大日本住友＝MeijiSeika）	10mg	口腔内崩壊錠 ⊖（割線1本）	— （△）	

可否判定　◯：可，△：条件つきで可，×：不可，—：企業判定回避，（　）：著者判断

エハス

理　由	代用品
著 遮光保存 安定性 〔長期〕(室温9～28℃, 29～78%RH, 褐色ガラス瓶(密栓), 36カ月間)変化なし 〔苛酷〕(40℃, 褐色ガラス瓶(密栓), 12カ月間)変化なし (50℃, 褐色ガラス瓶(密栓), 6カ月間)変化なし (25℃, 93%RH, 褐色ガラス瓶(開栓), 6カ月間)変化なし (40℃, 75%RH, 褐色ガラス瓶(開栓), 6カ月間)変化なし (20℃, 蛍光灯(8,000lx), シャーレ, 120万lx・hr)着色変化, 含量低下, 類縁物質増加 **粉砕後**　[10mg錠] (25℃, 75%RH, 遮光, ラミネートグラシン紙, 90日間)性状：変化なし, 含量：99.5% (40℃, 75%RH, 遮光, ラミネートグラシン紙, 90日間)性状：わずかに赤味を帯びる, 含量：99.3% (室内散光下(白色蛍光灯(約500lx, 1日平均照射時間：約10時間)), ラミネートグラシン紙, 90日間)性状：変化なし, 含量：97.4%, 溶解性(水) ほとんど溶けない	
著 口腔内崩壊錠のため粉砕不適。粉砕した場合, 防湿・遮光保存 安定性 〔長期〕(室温9～28℃, 29～78%RH, 褐色ガラス瓶(密栓), 36カ月間)変化なし 〔苛酷〕(40℃, 褐色ガラス瓶(密栓), 12カ月間)変化なし (50℃, 褐色ガラス瓶(密栓), 6カ月間)変化なし (25℃, 93%RH, 褐色ガラス瓶(開栓), 6カ月間)変化なし (40℃, 75%RH, 褐色ガラス瓶(開栓), 6カ月間)変化なし (20℃, 蛍光灯(8,000lx), シャーレ, 120万lx・hr)着色変化, 含量低下, 類縁物質増加 **粉砕後**　[5mgOD錠] (25℃, 75%RH, 遮光, ラミネートグラシン紙, 90日間)性状：変化なし, 含量：99.2% (40℃, 75%RH, 遮光, ラミネートグラシン紙, 90日間)性状：変化なし, 含量：99.0% (室内散光下(白色蛍光灯(約500lx, 1日照射時間：約10時間)), ラミネートグラシン紙, 90日間)性状：変化なし, 含量：96.5% [10mgOD錠] (25℃, 75%RH, 遮光, ラミネートグラシン紙, 90日間)性状：変化なし, 含量：98.9% (40℃, 75%RH, 遮光, ラミネートグラシン紙, 90日間)性状：変化なし, 含量：98.8% (室内散光下(白色蛍光灯(約500lx, 1日照射時間：約10時間)), ラミネートグラシン紙, 90日間)性状：変化なし, 含量：93.2% 溶解性(水) ほとんど溶けない	

エハテ

製品名（会社名）	規格単位	剤形・割線・Cap号数	可否	一般名
エパデールカプセル300 （持田）	300mg	軟カプセル	×	イコサペント酸エチル
エパデールS300 （持田）	300mg1包	軟カプセル	×	イコサペント酸エチル
エパデールS600 （持田）	600mg1包	軟カプセル	×	イコサペント酸エチル
エパデールS900 （持田）	900mg1包	軟カプセル	×	イコサペント酸エチル
エバミール錠1.0 （バイエル）	1mg	素錠 ⊖（割線模様）	― (△)	ロルメタゼパム
エパラカプセル300 （日本臓器）	300mg	軟カプセル	×	イコサペント酸エチル
エパラ粒状カプセル300mg （日本臓器）	300mg1包	軟カプセル	×	イコサペント酸エチル
エパラ粒状カプセル600mg （日本臓器）	600mg1包	軟カプセル	×	イコサペント酸エチル
エパラ粒状カプセル900mg （日本臓器）	900mg1包	軟カプセル	×	イコサペント酸エチル

可否判定　○：可，△：条件つきで可，×：不可，―：企業判定回避，（　）：著者判断

理　由	代用品
内容物が液状のため粉砕不可，特異臭あり **安定性**〔通常〕(25℃，75％RH，窒素置換気密容器，24カ月間)ほとんど変化は認められず安定 〔苛酷〕(25℃，80％RH，開放，6日間)過酸化物価の上昇とともに分解物が生成。この変化は高湿保存したものでわずかではあるが大きかった (30℃，開放，6日間)(30℃，窒素置換気密容器，6カ月間)空気を窒素置換した気密容器中で保存した試料ではいずれの試験条件においてもほとんど変化は認められなかった。しかし開放で保存した試料ではいずれも過酸化物価の上昇とともに分解物が生成し，この変化は高湿保存したものほど大きかった **溶解性(水)** ほとんど溶けない	
内容物が液状のため粉砕不可，特異臭あり **安定性**〔通常〕(25℃，75％RH，窒素置換気密容器，24カ月間)ほとんど変化は認められず安定 〔苛酷〕(25℃，80％RH，開放，6日間)過酸化物価の上昇とともに分解物が生成。この変化は高湿保存したものでわずかではあるが大きかった (30℃，開放，6日間)(30℃，窒素置換気密容器，6カ月間)空気を窒素置換した気密容器中で保存した試料ではいずれの試験条件においてもほとんど変化は認められなかった。しかし開放で保存した試料ではいずれも過酸化物価の上昇とともに分解物が生成し，この変化は高湿保存したものほど大きかった **溶解性(水)** ほとんど溶けない	
粉砕後28日間の安定性は確認されているが，体内動態は確認されていない **著** 防湿・遮光保存 **安定性**〔長期〕(25℃，75％RH，無色硬質ガラス瓶(閉栓)，24カ月間)変化なし 〔苛酷〕(50℃，無色硬質ガラス瓶(閉栓)，6カ月間)3カ月目より溶状が無色透明から微黄色澄明に変化した (40℃，75％RH，無色硬質ガラス瓶(閉栓)，6カ月間)変化なし (蛍光灯(約1,800lx)，無色ペトリ皿，108万lx・hr照射(25日間))結晶性の粉末が白色から微黄白色に着色し，溶状が無色澄明から微黄色澄明に変化した **溶解性(水)** ほとんど溶けない	
内容物が液状のため粉砕不可 **溶解性(水)** ほとんど溶けない	
内容物が液状のため粉砕不可 **溶解性(水)** ほとんど溶けない	

理由　**著** 著者コメント　**安定性** 原薬(一部製剤)の安定性　**溶解性(水)** 原薬の水に対する溶解性
代用品　※：一部適応等が異なる

エハル

製品名（会社名）	規格単位	剤形・割線・Cap号数	可否	一般名
エパルレスタット錠50mg「DSEP」（第一三共エスファ）	50mg	Fコート錠 ○(割線無)	△	エパルレスタット
エパルレスタット錠50「EK」（小林化工＝エルメッド＝日医工）	50mg	Fコート錠 ○(割線無)	— (△)	エパルレスタット
エパルレスタット錠50mg「F」（富士製薬）	50mg	Fコート錠 ○(割線無)	× (△)	エパルレスタット
エパルレスタット錠50mg「JG」（日本ジェネリック）	50mg	Fコート錠 ○(割線無)	— (△)	エパルレスタット
エパルレスタット錠50mg「NP」（ニプロ）	50mg	Fコート錠 ○(割線無)	— (△)	エパルレスタット
エパルレスタット錠50mg「YD」（陽進堂＝共創未来ファーマ）	50mg	Fコート錠 ○(割線無)	— (△)	エパルレスタット
エパルレスタット錠50mg「アメル」（共和薬品）	50mg	Fコート錠 ○(割線無)	△	エパルレスタット
エパルレスタット錠50mg「オーハラ」（大原＝持田）	50mg	Fコート錠 ○(割線無)	— (△)	エパルレスタット
エパルレスタット錠50mg「杏林」（キョーリンリメディオ＝杏林）	50mg	Fコート錠 ○(割線無)	— (△)	エパルレスタット

可否判定 ○：可，△：条件つきで可，×：不可，—：企業判定回避，（ ）：著者判断

理　　由	代用品
21～22.5℃・32～33%RH・遮光・1カ月の条件下で変化は認められなかったが,室内散光下・1カ月の条件下で含量低下が認められた。そのため粉砕後は遮光保存することが必要と考えられる 著 防湿・遮光保存 安定性〔長期〕(室温, 3年間)変化なし 〔苛酷〕(40℃, 遮光, 3カ月間)変化なし (30℃, 75%RH, 遮光, 3カ月間)変化なし (120万lx·hr)変化なし 溶解性(水)ほとんど溶けない	
著 防湿・遮光保存 安定性 **粉砕後** 〔通常〕(室温, 遮光(ポリセロ分包), 30日間)変化なし 〔通常〕(25℃, 75%RH, 遮光(ポリセロ分包), 30日間)変化なし 〔光〕(室温, 室内光下(ポリセロ分包))1日目に類縁物質増加(規格外), 含量低下(規格内) (25℃, 1,000lx·hr(白色蛍光灯下, ポリセロ分包))1日目に類縁物質増加(規格外), 含量低下(規格外) 溶解性(水)ほとんど溶けない	
光により短時間で着色 著 防湿・遮光保存 安定性〔長期〕(室温, 成り行き湿度)少なくとも36カ月間安定 〔温度〕(無包装状態, 40℃, 気密容器, 遮光, 3カ月間)変化なし 〔湿度〕(30℃, 75%RH, 遮光, 3カ月間)変化なし 〔光〕(120万lx·hr)変化なし 溶解性(水)ほとんど溶けない	
(40℃, 遮光・開放容器, 4週間)含量低下 (25℃, 75%RH, 遮光・開放容器, 4週間)含量低下 (25℃, 60%RH, 120万lx·hr, 透明・開放容器)性状変化及び含量低下 著 防湿・遮光保存 安定性光により徐々に退色し, 分解する 溶解性(水)ほとんど溶けない	
著 防湿・遮光保存 安定性 **粉砕後** 4週間のデータあり(粉砕時の体内動態データ等なし) 溶解性(水)ほとんど溶けない	
著 30日間の曝光試験では色調変化, 含量低下がみられる。防湿・遮光保存 安定性 **粉砕時** (25℃, 60%RH, 120万lx·hr, 30日間)曝光面脱色, 純度・含量規格外 溶解性(水)ほとんど溶けない	
著 防湿・遮光保存 安定性該当資料なし 溶解性(水)ほとんど溶けない	
著 防湿・遮光保存 溶解性(水)ほとんど溶けない	
退色あり 著 防湿・遮光保存 溶解性(水)ほとんど溶けない	

理由　著 著者コメント　　安定性原薬(一部製剤)の安定性　　溶解性(水)原薬の水に対する溶解性
代用品　※：一部適応等が異なる

エハル

製品名（会社名）	規格単位	剤形・割線・Cap号数	可否	一般名
エパルレスタット錠50mg「ケミファ」（メディサ=ケミファ）	50mg	Fコート錠 ○(割線無)	— (△)	エパルレスタット
エパルレスタット錠50mg「サワイ」（沢井）	50mg	Fコート錠 ○(割線無)	— (△)	エパルレスタット
エパルレスタット錠50mg「タカタ」（高田=三和化学）	50mg	Fコート錠 ○(割線無)	— (△)	エパルレスタット
エパルレスタット錠50mg「武田テバ」（武田テバファーマ=武田=科研）	50mg	Fコート錠 ○(割線無)	— (△)	エパルレスタット
エパルレスタット錠50「タツミ」（辰巳）	50mg	Fコート錠 ○(割線無)	— (△)	エパルレスタット
エパルレスタット錠50mg「トーワ」（東和薬品）	50mg	Fコート錠 ○(割線無)	— (△)	エパルレスタット
エパルレスタット錠50mg「日医工」（日医工）	50mg	Fコート錠 ○(割線無)	— (△)	エパルレスタット
エパルレスタット錠50mg「ファイザー」（ファイザー）	50mg	Fコート錠 ○(割線無)	— (△)	エパルレスタット
エパルレスタット錠50mg「フソー」（東菱=扶桑）	50mg	Fコート錠 ○(割線無)	— (△)	エパルレスタット
エパロースカプセル300mg（共和薬品）	300mg	軟カプセル	×	イコサペント酸エチル

可否判定　○：可，△：条件つきで可，×：不可，—：企業判定回避，（ ）：著者判断

エハロ

理　由	代用品
著 防湿・遮光保存 安定性 粉砕後　以下の保存条件下で粉砕30日後までの安定性試験を行った (室温，透明瓶開放，30日間)性状・含量に変化なし (室温，透明瓶密栓，30日間)性状に変化なし，含量3.5%低下 (室温，褐色瓶密栓，30日間)性状・含量に変化なし 溶解性(水) ほとんど溶けない	
著 防湿・遮光保存 安定性 光により徐々に退色し，分解する 溶解性(水) ほとんど溶けない	
光に不安定 著 防湿・遮光保存 溶解性(水) ほとんど溶けない	
粉砕品は特異な味がある 著 防湿・遮光保存 安定性 製剤　〔湿度〕(25℃，75%RH，4週間)外観，含量に変化なし 〔光〕(15万lx·hr)含量低下(残存率：58%) 溶解性(水) ほとんど溶けない	
室内散乱光，シャーレ開放条件で4週間保存した結果，2週間の時点で含量の低下(規格外)を認めた 著 防湿・遮光保存 安定性 該当資料なし 溶解性(水) ほとんど溶けない	
主成分は光により徐々に退色し，分解する 著 防湿・遮光保存 安定性 粉砕後　(室内散光下，3カ月間)外観変化あり(1カ月)，残存率84.9%(1カ月) (遮光条件下，3カ月間)外観・含量変化なし 溶解性(水) ほとんど溶けない	
著 防湿・遮光保存 安定性 粉砕物　(25℃，75%RH，遮光・開放，3カ月間)外観，含量変化なし 溶解性(水) ほとんど溶けない	
(30℃，75%RH，室内散光(透明開栓ガラス瓶))水分量上昇 著 防湿・遮光保存 溶解性(水) ほとんど溶けない	
データなし 著 防湿・遮光保存 溶解性(水) ほとんど溶けない	
内容物が液状のため粉砕不可，特異臭あり 安定性 該当資料なし 溶解性(水) ほとんど溶けない	

理由　著 著者コメント　　安定性 原薬(一部製剤)の安定性　　溶解性(水) 原薬の水に対する溶解性
代用品　※：一部適応等が異なる

エハロ

製品名（会社名）	規格単位	剤形・割線・Cap号数	可否	一般名
エパロース粒状カプセル300mg（共和薬品）	300mg1包	軟カプセル	×	イコサペント酸エチル
エパロース粒状カプセル600mg（共和薬品）	600mg1包	軟カプセル	×	イコサペント酸エチル
エパロース粒状カプセル900mg（共和薬品）	900mg1包	軟カプセル	×	イコサペント酸エチル
エピカルス配合錠（シオノ＝岩城＝江州）	配合剤	腸溶性Fコート錠 ◯(割線無)	×	オオウメガサソウエキス・ハコヤナギエキス配合剤
エピカルスS配合錠（シオノ＝江州）	配合剤	腸溶性Fコート錠 ◯(割線無)	×	オオウメガサソウエキス・ハコヤナギエキス配合剤
エビスタ錠60mg（リリー）	60mg	Fコート錠 ◯(割線無)	×	ラロキシフェン塩酸塩
エピナスチン塩酸塩錠10mg「JG」（長生堂＝日本ジェネリック）	10mg	Fコート錠 ◯(割線無)	— (△)	エピナスチン塩酸塩
エピナスチン塩酸塩錠20mg「JG」（長生堂＝日本ジェネリック）	20mg	Fコート錠 ◯(割線無)	— (△)	エピナスチン塩酸塩
エピナスチン塩酸塩錠10mg「TCK」（辰巳）	10mg	Fコート錠 ◯(割線無)	— (△)	エピナスチン塩酸塩
エピナスチン塩酸塩錠20mg「TCK」（辰巳）	20mg	Fコート錠 ◯(割線無)	— (△)	
エピナスチン塩酸塩錠10mg「YD」（陽進堂＝共創未来ファーマ）	10mg	Fコート錠 ◯(割線無)	— (△)	エピナスチン塩酸塩
エピナスチン塩酸塩錠20mg「YD」（陽進堂＝本草＝共創未来ファーマ）	20mg	Fコート錠 ◯(割線無)	— (△)	
エピナスチン塩酸塩錠10mg「杏林」（キョーリンリメディオ＝杏林）	10mg	Fコート錠 ◯(割線無)	— (△)	エピナスチン塩酸塩
エピナスチン塩酸塩錠20mg「杏林」（キョーリンリメディオ＝杏林）	20mg	Fコート錠 ⊖(割線1本)	— (△)	

可否判定 ○:可, △:条件つきで可, ×:不可, —:企業判定回避, ( ):著者判断

エヒナ

理　由	代用品
内容物が液状のため粉砕不可，特異臭あり 安定性該当資料なし 溶解性(水)ほとんど溶けない	
腸溶性のため 溶解性(水)小麦胚芽油：ほとんど溶けない	
腸溶性のため 溶解性(水)小麦胚芽油：ほとんど溶けない	
粉砕時の有効性・安全性が確認されていない 著 皮膚刺激あり。バイオハザードの面からも原則粉砕不可。やむを得ず粉砕する場合，曝露に留意する 安定性〔通常〕(25℃，60%RH，暗所，36カ月間)ほとんど変化なし 〔苛酷〕(60℃，6カ月間)ほとんど変化なし (40℃，90%RH，6カ月間)ほとんど変化なし (120万lx・hr(D65ランプ))ほとんど変化なし 溶解性(水)極めて溶けにくい	
著 遮光保存。苦味あり 安定性粉砕品　(40℃，遮光・気密，3カ月間)外観・含量：変化なし (25℃，75%RH，遮光・開放，3カ月間)外観・含量：変化なし (120万lx・hr，気密，50日間)外観：変化あり(白色→帯黄白色)，含量：変化なし 溶解性(水)溶けやすい	DS1% ※ 先 GE 内用液0.2% GE
室内散乱光，シャーレ開放条件で4週間保存した結果，含量に変化なし 著 防湿・遮光保存。苦味あり 安定性該当資料なし 溶解性(水)溶けやすい	DS1% ※ 先 GE 内用液0.2% GE
著 防湿・遮光保存。苦味あり 安定性粉砕時　(25℃，60%RH，120万lx・hr，30日間)[10mg錠]白色の粉末から表面が微黄色に変化，純度規格外，含量規格内，[20mg錠]性状変化なし，純度・含量規格内 溶解性(水)溶けやすい	DS1% ※ 先 GE 内用液0.2% GE
著 防湿・遮光保存。苦味あり 安定性粉砕状態 光に対する安定性は，約120万lx・hr到達時において，性状の変化(粉末表面が白色から微黄色に変色)及び純度試験に規格の逸脱を認めたため「変化あり(規格外)」，含量の規格値内低下(3%以上低下，規格値内)を認めたため「変化あり(規格内)」，総合評価「変化あり(規格外)」と評価した 溶解性(水)溶けやすい 著 防湿・遮光保存。苦味あり 溶解性(水)溶けやすい	DS1% ※ 先 GE 内用液0.2% GE

理由　著 著者コメント　　安定性原薬(一部製剤)の安定性　　溶解性(水)原薬の水に対する溶解性
代用品　※：一部適応等が異なる

エヒナ

製品名（会社名）	規格単位	剤形・割線・Cap号数	可否	一般名
エピナスチン塩酸塩錠10mg「ケミファ」(日本薬工=ケミファ)	10mg	Fコート錠 〇(割線無)	— (△)	エピナスチン塩酸塩
エピナスチン塩酸塩錠20mg「ケミファ」(日本薬工=ケミファ)	20mg	Fコート錠 ⊖(割線1本)	— (△)	
エピナスチン塩酸塩錠10mg「サワイ」(沢井)	10mg	Fコート錠 〇(割線無)	— (△)	エピナスチン塩酸塩
エピナスチン塩酸塩錠20mg「サワイ」(沢井)	20mg	Fコート錠 〇(割線無)	— (△)	
エピナスチン塩酸塩錠10mg「テバ」(武田テバファーマ=武田)	10mg	Fコート錠 〇(割線無)	— (△)	エピナスチン塩酸塩
エピナスチン塩酸塩錠20mg「テバ」(武田テバファーマ=武田)	20mg	Fコート錠 〇(割線無)	— (△)	
エピナスチン塩酸塩錠10mg「トーワ」(東和薬品)	10mg	Fコート錠 〇(割線無)	— (〇)	エピナスチン塩酸塩
エピナスチン塩酸塩錠20mg「トーワ」(東和薬品)	20mg	Fコート錠 〇(割線無)	— (〇)	

可否判定　〇：可，△：条件つきで可，×：不可，—：企業判定回避，( )：著者判断

エヒナ

理　由	代用品
気密容器(室温保存) 著 防湿・遮光保存。苦味あり 安定性〔温度〕(40℃, 75%RH, 遮光・気密容器, 30日間)外観・性状：変化なし。純度試験・定量法：品質の低下は認められず安定 〔湿度〕(25℃, 75%RH, 遮光・開放, 30日間)外観・性状：変化なし。純度試験・定量法：品質の低下は認められず安定 〔光〕(25℃, 45%RH, 2,500lx・hr, 開放)外観・性状：60万lx・hr以降で照射面が微黄色に着色。純度試験・定量法：30万lx・hr以降で類縁物質の増加が認められ, 規格値を超えた。それとともに含量も低下傾向を示し, 120万lx・hrで規格値を下回った 溶解性(水)溶けやすい	DS1%※ 先 GE 内用液0.2% GE
気密容器(室温保存) 著 防湿・遮光保存。苦味あり 安定性〔通常〕(27±8℃, 67±27%RH, グラシン紙分包品, 3カ月間)外観・性状：変化なし。純度試験・定量法：若干類縁物質の増加が認められたものの, 規格の範囲内 〔湿度〕(30±2℃, 75±5%RH, グラシン紙分包品, 3カ月間)外観・性状：変化なし。純度試験・定量法：若干類縁物質の増加が認められたものの, 規格の範囲内 〔光〕(蛍光灯下1,000lx・hr, 総照射：120万lx・hr(50日間), グラシン紙分包品)外観・性状：変化なし。純度試験・定量法：経時的な類縁物質の増加と含量の低下が認められ, 120万lx・hrにおいて類縁物質が規格外になった 溶解性(水)溶けやすい	
においはなく, 味は苦い 著 防湿・遮光保存。苦味あり 溶解性(水)溶けやすい	DS1%※ 先 GE 内用液0.2% GE
粉砕品は苦味を感じる 著 防湿・遮光保存。苦味あり 安定性製剤 〔湿度〕(25℃, 75%RH, 4週間)外観, 含量に変化なし 〔光〕(60万lx・hr)外観変化(白色の粉末(粉砕直後)から淡黄白色の粉末となった), 含量低下(残存率：93.7%) 溶解性(水)溶けやすい	DS1%※ 先 GE 内用液0.2% GE
粉砕品は苦味を感じる 著 防湿・遮光保存。苦味あり 安定性製剤 〔温度〕(40℃, 4週間)外観, 含量に変化なし 〔湿度〕(25℃, 75%RH, 4週間)外観, 含量に変化なし(ただし凝集傾向があった) 〔光〕(60万lx・hr)外観変化(白色の粉末(粉砕直後)から微黄白色の粉末となった), 含量低下(残存率：95.4%) 溶解性(水)溶けやすい	
主成分は, においはなく, 味は苦い 著 苦味あり。光に不安定なため遮光保存 安定性粉砕後　(室内散光下, 3カ月間)外観・含量変化なし (遮光条件下, 3カ月間)外観・含量変化なし 溶解性(水)溶けやすい	DS1%※ 先 GE 内用液0.2% GE

理由　著 著者コメント　　安定性 原薬(一部製剤)の安定性　　溶解性(水) 原薬の水に対する溶解性
代用品　※：一部適応等が異なる

エヒナ

製品名(会社名)	規格単位	剤形・割線・Cap号数	可否	一般名
エピナスチン塩酸塩錠10mg「日医工」(日医工)	10mg	Fコート錠 ○(割線無)	— (△)	エピナスチン塩酸塩
エピナスチン塩酸塩錠20mg「日医工」(日医工)	20mg	Fコート錠 ○(割線無)	— (△)	
エピナスチン塩酸塩錠10mg「日新」(日新製薬)	10mg	Fコート錠 ○(割線無)	— (△)	エピナスチン塩酸塩
エピナスチン塩酸塩錠20mg「日新」(日新製薬)	20mg	Fコート錠 ⊖(割線1本)	— (△)	
エピナスチン塩酸塩錠10mg「ファイザー」(ファイザー)	10mg	Fコート錠 ○(割線無)	— (△)	エピナスチン塩酸塩
エピナスチン塩酸塩錠20mg「ファイザー」(ファイザー)	20mg	Fコート錠 ○(割線無)	— (△)	
エピビル錠150(ヴィーブヘルスケア=GSK)	150mg	Fコート錠 ◯(割線無)	— (○)	ラミブジン
エピビル錠300(ヴィーブヘルスケア=GSK)	300mg	Fコート錠 ◯(割線無)	— (○)	
エピプロスタット配合錠DB(日本新薬)	配合剤	Fコート錠 ○(割線無)	×	オオウメガサソウエキス・ハコヤナギエキス配合剤

可否判定 ○:可, △:条件つきで可, ×:不可, —:企業判定回避, ( ):著者判断

理　　由	代用品
成分の味は苦い 著 防湿・遮光保存。苦味あり 安定性 粉砕物　(25℃，75%RH，遮光・開放，8週間)外観，含量変化なし 溶解性(水) 溶けやすい	DS1%＊ 先 GE 内用液0.2% GE
成分の味は苦い 著 防湿・遮光保存。苦味あり 安定性 粉砕物(室温，室内散光下・グラシンポリエチレンラミネート紙分包，30日間)外観，含量変化なし (25℃，90%RH，遮光・グラシンポリエチレンラミネート紙分包，30日間)14日後外観変化 溶解性(水) 溶けやすい	
苦味あり 光(25℃，60%RH，約120万lx・hr)で類縁物質増加 著 防湿・遮光保存。苦味あり 溶解性(水) 溶けやすい	DS1%＊ 先 GE 内用液0.2% GE
苦味あり。防湿・遮光保存の必要あり 著 防湿・遮光保存。苦味あり 溶解性(水) 溶けやすい	
(25℃，45%RH，2,500lx，シャーレ開放)照射面が微黄白色に着色，含量低下 著 防湿・遮光保存。苦味あり 溶解性(水) 溶けやすい	DS1%＊ 先 GE 内用液0.2% GE
粉末化して分包したものは，通常の保存条件下で保存された場合，8週間安定である。粉末化したものは，高温条件下では吸湿による重量変化が予測されることから速やかに分包するか，分包化するまでなるべく高温を避けて保存することが望ましい 本品の主薬には苦味がある 安定性〔通常〕(30℃，50%RH，暗所，36カ月間)変化なし 〔苛酷〕(40℃，75%RH，暗所，9カ月間)変化なし (23℃，規定なし，約16,000lx，1カ月間)変化なし 溶解性(水) やや溶けやすい	
腸溶性製剤のため粉砕不可 安定性 該当資料なし 溶解性(水) 精製小麦胚芽油：ほとんど溶けない	

理由　著 著者コメント　　安定性 原薬(一部製剤)の安定性　　溶解性(水) 原薬の水に対する溶解性
代用品　※：一部適応等が異なる

エヒリ

製品名（会社名）	規格単位	剤形・割線・Cap号数	可否	一般名
エビリファイ錠1mg（大塚製薬）	1mg	素錠 ◯（割線無）	— （◯）	アリピプラゾール
エビリファイ錠3mg（大塚製薬）	3mg	素錠 ◯（割線無）	— （◯）	
エビリファイ錠6mg（大塚製薬）	6mg	素錠 ◯（割線無）	— （◯）	
エビリファイ錠12mg（大塚製薬）	12mg	素錠 ◯（割線無）	— （◯）	
エビリファイOD錠3mg（大塚製薬）	3mg	口腔内崩壊錠 ◯（割線無）	× （△）	アリピプラゾール
エビリファイOD錠6mg（大塚製薬）	6mg	口腔内崩壊錠 ◯（割線無）	× （△）	
エビリファイOD錠12mg（大塚製薬）	12mg	口腔内崩壊錠 ◯（割線無）	× （△）	
エビリファイOD錠24mg（大塚製薬）	24mg	口腔内崩壊錠 ◯（割線無）	× （△）	

可否判定　◯：可，△：条件つきで可，×：不可，—：企業判定回避，（ ）：著者判断

エヒリ

理　由	代用品
[1mg・12mg錠](30℃，75%RH，3カ月間，シャーレ開放)外観及び含量において変化なし [3mg・6mg錠](25℃，60%RH，6カ月間，分包)外観及び含量において変化なし 高温高湿を避けて保存 (安定性)〔長期〕(25℃，60%RH，ポリエチレン袋/アルミラミネート袋(シリカゲル)/ファイバードラム，60カ月間)変化なし 〔加速〕(40℃，75%RH，ポリエチレン袋/アルミラミネート袋(シリカゲル)/ファイバードラム，6カ月間)変化なし 〔温度〕(60℃，ポリエチレン袋/アルミラミネート袋(シリカゲル)/ファイバードラム，6カ月間)変化なし 〔湿度〕(25℃，91%RH，ガラス容器(開放)，6カ月間)変化なし 〔温湿度〕(40℃，75%RH，ガラス容器(開放)，6カ月間)変化なし 〔光〕(近紫外・白色蛍光灯(3,000lx・50μW/cm²)，ガラスシャーレ，600時間)変化なし (溶解性(水))ほとんど溶けない	散1% 先 GE 細1% GE 内用液0.1% 先 GE
粉砕後の安定性は検討していない 吸湿性を有するため粉砕不可 著 口腔内崩壊錠のため粉砕不適．粉砕した場合，防湿・遮光保存 (安定性)〔長期〕(25℃，60%RH，ポリエチレン袋/アルミラミネート袋(シリカゲル)/ファイバードラム，60カ月間)変化なし 〔加速〕(40℃，75%RH，ポリエチレン袋/アルミラミネート袋(シリカゲル)/ファイバードラム，6カ月間)変化なし 〔温度〕(60℃，ポリエチレン袋/アルミラミネート袋(シリカゲル)/ファイバードラム，6カ月間)変化なし 〔湿度〕(25℃，91%RH，ガラス容器(開放)，6カ月間)変化なし 〔温湿度〕(40℃，75%RH，ガラス容器(開放)，6カ月間)変化なし 〔光〕(近紫外・白色蛍光灯(3,000lx・50μW/cm²)，ガラスシャーレ，600時間)変化なし (溶解性(水))ほとんど溶けない	散1% 先 GE 細1% GE 内用液0.1% 先 GE

理由　著 著者コメント　(安定性)原薬(一部製剤)の安定性　(溶解性(水))原薬の水に対する溶解性
代用品　※：一部適応等が異なる

エフイ

製品名(会社名)	規格単位	剤形·割線·Cap号数	可否	一般名
エフィエント錠2.5mg (第一三共)	2.5mg	Fコート錠 ◯(割線無)	— (△)	プラスグレル塩酸塩
エフィエント錠3.75mg (第一三共)	3.75mg	Fコート錠 ◯(割線無)	— (△)	
エフィエント錠5mg (第一三共)	5mg	Fコート錠 ◯(割線1本)	— (△)	
エフィエント錠20mg (第一三共)	20mg	Fコート錠 ◯(割線無)	— (△)	
FAD錠「15」タツミ (辰巳=日医工)	15mg	腸溶性Fコート錠 ◯(割線無)	×	フラビンアデニンジヌクレオチド
FAD錠5mg「ツルハラ」 (鶴原)	5mg	Fコート錠 ◯(割線無)	×	フラビンアデニンジヌクレオチド
FAD錠10mg「ツルハラ」 (鶴原)	10mg	Fコート錠 ◯(割線無)	×	
FAD腸溶錠5mg「わかもと」 (わかもと)	5mg	腸溶性Fコート錠 ◯(割線無)	×	フラビンアデニンジヌクレオチド
FAD腸溶錠10mg「わかもと」 (わかもと)	10mg	腸溶性Fコート錠 ◯(割線無)	×	
FAD腸溶錠15mg「わかもと」 (わかもと)	15mg	腸溶性Fコート錠 ◯(割線無)	×	
エフェドリン「ナガヰ」錠25mg (日医工)	25mg	素錠 ⊖(割線1本)	— (△)	エフェドリン塩酸塩

可否判定 ◯:可, △:条件つきで可, ×:不可, —:企業判定回避, ( ):著者判断

理　由	代用品
著 防湿・遮光保存 安定性〔長期〕(25℃, 60%RH, 気密容器(ポリエチレン袋等/ファイバードラム), 36カ月間)変化なし 〔加速〕(40℃, 75%RH, 気密容器(ポリエチレン袋等/ファイバードラム), 6カ月間)変化なし 〔温度〕(60℃, ガラス瓶, 密閉, 4週間)変化なし 〔温度・湿度〕(60℃, 75%RH, ガラス瓶, 開放, 4週間)2週以降は加水分解による分解物が認められた 〔光〕(25℃, 60%RH, ＞2,000lx(D65ランプ), シャーレ, 120万lx・hr(≧200W・hr/m²))変化なし 粉砕後〔湿度〕(25℃, 75%RH, シャーレ開放, 2カ月間)[2.5mg錠]性状変化なし, 類縁物質不適, 含量94.8%, [3.75mg錠]性状変化なし, 類縁物質不適, 含量95.4%, [20mg錠]性状変化なし, 含量94.8% 〔湿度〕(25℃, 75%RH, シャーレ開放, 3カ月間)[5mg錠]微黄白色に変化, 類縁物質適, 含量96.1% 〔光〕(25℃, 60%RH, 2,000lx(D65ランプ), シャーレ開放, 30万lx・hr)光が照射されたシャーレ表面は微黄白色に変化, 混合後は白色 [2.5mg錠]類縁物質不適, 含量93.6%, [3.75mg錠]類縁物質不適, 含量94.4%, [5mg錠]類縁物質不適, 含量94.2%, [20mg錠]類縁物質適合, 含量95.5% 溶解性(水)やや溶けやすい	
腸溶錠のため粉砕不可 安定性該当資料なし 溶解性(水)溶けやすい	シ/0.3% 先 GE
腸溶錠のため粉砕不可 安定性該当資料なし 溶解性(水)溶けやすい	シ/0.3% 先 GE
原薬：わずかに苦い。吸湿性, 光による分解がある 製剤：腸溶剤のため粉砕による影響を与える可能性がある 安定性製剤〔長期〕(25℃, 60%RH, PTP＋アルミニウム包装＋紙箱, 42カ月間)規格内 溶解性(水)溶けやすい	シ/0.3% 先 GE
本成分はにおいはなく, 味は苦い 著 防湿・遮光保存 溶解性(水)溶けやすい	散10% 先

理由　著 著者コメント　　安定性原薬(一部製剤)の安定性　　溶解性(水)原薬の水に対する溶解性
代用品　※：一部適応等が異なる

エフシ

製品名（会社名）	規格単位	剤形・割線・Cap号数	可否	一般名
エプジコム配合錠 （ヴィーブヘルスケア＝GSK）	配合剤	Fコート錠 ◯（割線無）	— (△†)	ラミブジン・アバカビル硫酸塩
エブトール125mg錠 （科研）	125mg	Fコート錠 ◯（割線無）	× (△)	エタンブトール塩酸塩
エブトール250mg錠 （科研）	250mg	Fコート錠 ◯（割線無）	× (△)	
エフピーOD錠2.5 （エフピー）	2.5mg	口腔内崩壊錠 ◯（割線無）	◯ (△)	セレギリン塩酸塩
エブランチルカプセル15mg （科研＝三和化学）	15mg	硬カプセル 5号	× (△)	ウラピジル
エブランチルカプセル30mg （科研＝三和化学）	30mg	硬カプセル 4号	× (△)	
エペリゾン塩酸塩錠50mg「KN」 （小林化工）	50mg	糖衣錠 ◯（割線無）	△	エペリゾン塩酸塩

可否判定 ◯：可，△：条件つきで可，×：不可，—：企業判定回避，（ ）：著者判断

理　　由	代用品
原薬安定性試験条件下にて安定 アバカビルを粉砕したものは苦い † 著 凡例5頁参照 安定性 ラミブジン 〔通常〕(30℃，50%RH，暗所，36カ月間)変化なし 〔苛酷〕(40℃，75%RH，暗所，9カ月間)変化なし (23℃，規定なし，約16,000lx，1カ月間)変化なし アバカビル硫酸塩 〔通常〕(30℃，60%RH，暗所，18カ月間)変化なし 〔苛酷〕(50℃，暗所，3カ月間)変化なし (25℃，曝光(120万lx・hr以上))変化なし 溶解性(水) ラミブジン：やや溶けやすい アバカビル硫酸塩：やや溶けやすい	
吸湿性が強く，苦味があるため粉砕不可 著 用時，水に溶かして服用 安定性 〔苛酷〕(40℃，71.5%RH，24時間)吸湿を認める 溶解性(水) 極めて溶けやすい	
90日間は安定 著 口腔内崩壊錠のため粉砕不適。粉砕した場合，防湿・遮光保存 安定性 〔長期〕(25℃，暗所，密栓，39カ月間)変化なし 〔温度〕(50℃，暗所，密封，60日間)変化なし (60℃，暗所，密封，60日間)変化なし 〔湿度〕(25℃，75%RH，暗所，開栓，60日間)15日目以降で性状の変化(凝集塊変化)を認めた (25℃，90%RH，暗所，開栓，60日間)15日目以降で性状の変化(凝集塊変化)を認めた (40℃，75%RH，暗所，開栓，60日間)15日目以降で性状の変化(凝集塊変化)を認めた (40℃，90%RH，暗所，開栓，60日間)15日目以降で性状の変化(凝集塊変化)を認めた 〔光〕(フェードメータ(36万lx・hr/日)，シャーレ，30日間)変化なし 溶解性(水) 極めて溶けやすい	
徐放性顆粒を含むため粉砕不可，開封は可 著 脱カプセルのみ可 安定性 〔通常〕(室温，39カ月間)変化なし 〔苛酷〕(40℃，密栓容器，6カ月間)変化なし (50℃，密栓容器，2カ月間)変化なし (25℃，75%RH，開放，2カ月間)変化なし (室内散乱光，無色ガラス試験管，6カ月間)変化なし (直射日光，無色ガラス試験管，5日間)変化なし 溶解性(水) 極めて溶けにくい	
主薬由来の苦味が出現する可能性がある(苦味あり) 安定性 粉砕後 〔通常〕(25℃，75%RH，遮光，30日間)変化なし 〔苛酷〕(40℃，遮光，30日間)変化なし 〔光〕(室温，1,000lx・hr(白色蛍光灯下)，50日間)変化なし 溶解性(水) 溶けやすい	顆10% 先

理由　著 著者コメント　　安定性 原薬(一部製剤)の安定性　　溶解性(水) 原薬の水に対する溶解性
代用品　※：一部適応等が異なる

エヘリ

製品名（会社名）	規格単位	剤形・割線・Cap号数	可否	一般名
エペリゾン塩酸塩錠50mg「NP」（ニプロ）	50mg	Fコート錠 ○(割線無)	— (△)	エペリゾン塩酸塩
エペリゾン塩酸塩錠50mg「TCK」（辰巳）	50mg	糖衣錠 ○(割線無)	— (△)	エペリゾン塩酸塩
エペリゾン塩酸塩錠50mg「旭化成」（旭化成ファーマ）	50mg	Fコート錠 ○(割線無)	— (△)	エペリゾン塩酸塩
エペリゾン塩酸塩錠50mg「あすか」（あすか製薬＝武田）	50mg	Fコート錠 ○(割線無)	△ (○)	エペリゾン塩酸塩
エペリゾン塩酸塩錠50mg「ツルハラ」（鶴原＝日本ジェネリック）	50mg	Fコート錠 ○(割線無)	△	エペリゾン塩酸塩
エペリゾン塩酸塩錠50mg「テバ」（武田テバファーマ＝武田）	50mg	Fコート錠 ○(割線無)	— (△)	エペリゾン塩酸塩
エペリゾン塩酸塩錠50mg「トーワ」（東和薬品）	50mg	糖衣錠 ○(割線無)	— (△)	エペリゾン塩酸塩
エペリゾン塩酸塩錠50mg「日医工」（日医工）	50mg	糖衣錠 ○(割線無)	— (△)	エペリゾン塩酸塩
エペリゾン塩酸塩錠50mg「日新」（日新製薬＝第一三共エスファ）	50mg	糖衣錠 ○(割線無)	— (△)	エペリゾン塩酸塩

可否判定　○：可，△：条件つきで可，×：不可，—：企業判定回避，（　）：著者判断

理　由	代用品
著 防湿・遮光保存。原薬は苦味あり (安定性)粉砕後 3カ月間のデータあり(粉砕時の体内動態データ等なし) (溶解性(水))溶けやすい	顆10%　先
室内散乱光, シャーレ開放条件で4週間保存した結果, 含量の低下(規格内)を認めた 著 防湿・遮光保存。苦味あり (安定性)該当資料なし (溶解性(水))溶けやすい	顆10%　先
粉砕に関する安定性試験のデータがない 室温保存(湿気に注意)。有効成分の吸湿性:該当資料なし 著 防湿・遮光保存。苦味あり (安定性)製剤 〔長期〕(室温, 最終包装形態, 3年間)性状, 含量, 溶出試験:変化なし 〔苛酷〕(40℃, 3カ月間)性状, 含量, 硬度, 崩壊時間:変化なし (30℃, 75%RH, 3カ月間)性状, 含量, 硬度, 崩壊時間:変化なし 〔光〕(1,000lx, 光総照射量60万lx・hr)性状, 含量, 硬度, 崩壊時間:変化なし (溶解性(水))溶けやすい	顆10%　先
苦味あり 著 防湿・遮光保存。苦味あり (安定性)データなし (溶解性(水))溶けやすい	顆10%　先
特異臭あり, 防湿保存 (安定性)該当資料なし (溶解性(水))溶けやすい	顆10%　先
著 防湿・遮光保存。苦味あり (安定性)製剤 〔湿度〕(25℃, 75%RH, 4週間)性状, 含量に変化なし (溶解性(水))溶けやすい	顆10%　先
著 防湿・遮光保存。苦味あり (安定性)粉砕後 (室内散光下, 3カ月間)外観変化なし, 残存率96.1%(1カ月) (遮光条件下, 3カ月間)外観・含量変化なし (溶解性(水))溶けやすい	顆10%　先
著 防湿・遮光保存。苦味あり (安定性)粉砕物 (25℃, 75%RH, 遮光・開放, 8週間)外観, 含量変化なし (溶解性(水))溶けやすい	顆10%　先
著 防湿・遮光保存。苦味あり (溶解性(水))溶けやすい	顆10%　先

理由　著 著者コメント　(安定性)原薬(一部製剤)の安定性　(溶解性(水))原薬の水に対する溶解性
代用品　※:一部適応等が異なる

エホサ

製品名(会社名)	規格単位	剤形・割線・Cap号数	可否	一般名
エボザックカプセル30mg (第一三共)	30mg	硬カプセル 3号	— (○)	セビメリン塩酸塩水和物
エホチール錠5mg (サノフィ)	5mg	素錠 ⊖(割線1本)	— (△)	エチレフリン塩酸塩
エミレース錠3mg (LTL)	3mg	糖衣錠 ○(割線無)	— (△)	ネモナプリド
エミレース錠10mg (LTL)	10mg	糖衣錠 ○(割線無)	— (△)	

可否判定 ○:可, △:条件つきで可, ×:不可, —:企業判定回避, ( ):著者判断

理　　由	代用品
原末は吸湿性があり苦い **著** 防湿・遮光保存 安定性〔長期〕(25℃, 60%RH, 暗所, 内袋にポリエチレン袋, 外袋にアルミラミネート袋を用いて二重包装し, ファイバードラムに入れる, 36カ月間)変化なし 〔加速〕(40℃, 75%RH, 暗所, 内袋にポリエチレン袋, 外袋にアルミラミネート袋を用いて二重包装し, ファイバードラムに入れる, 6カ月間)変化なし 〔温度〕(60℃, 暗所, ガラス瓶(密栓), 3カ月間)(80℃, 暗所, ガラス瓶(密栓), 2カ月間)変化なし 〔湿度〕(40℃・75%RH・6カ月間, 60℃・60%RH・3カ月間, 暗所, ガラス瓶(開放))1カ月より凝集が認められ不安定, 他に変化なし 〔光〕(25℃, D65ランプ(1,000lx・hr/日), 無色ガラスシャーレ(ポリ塩化ビニリデン製フィルムで覆う)をアルミニウム箔で覆う, 120万lx・hr)変化なし **脱カプセル後**〔温度・湿度〕(25℃, 75%RH, シャーレ開放(アルミホイルにて遮光), 90日間)外観変化なし, 含量97.4%, 類縁物質適合, 吸湿増量-0.06%, 色差⊿E0.57 〔光〕(シャーレ開放, 120万lx・hr)外観変化なし, 含量98.0%, 類縁物質わずかな増加, 吸湿増量-0.18%, 色差⊿E2.70 溶解性(水)極めて溶けやすい	
苦味あり。光により徐々に着色 安定性〔長期〕(室温, 36カ月間)含量に変化なく, 安定であった 光によって徐々に黄褐色に着色する 溶解性(水)極めて溶けやすい	
有効成分に苦味あり 防湿が必要(錠では気密保存) **著** 粉砕後防湿・遮光保存で可能と推定 安定性〔長期〕(室温, 室内光, ポリエチレン製の袋(気密), 36カ月間)外観・性状：変化なし。残存率：変化なし (室温, 近紫外線蛍光灯, シャーレ(フィルムカバー), 72時間)外観・性状：変化なし。残存率：変化なし 〔苛酷〕(50℃, 遮光, プラスチックボトル(密栓), 6カ月間)外観・性状：変化なし。残存率：変化なし (40℃, 84%RH, 遮光, プラスチックボトル(密栓), 6カ月間)外観・性状：変化なし。残存率：変化なし 〔光〕(室温, 約1,000lx(白色蛍光灯), シャーレ(フィルムカバー), 3カ月間)外観・性状：変化なし。残存率：変化なし 溶解性(水)ほとんど溶けない	

理由　**著** 著者コメント　安定性原薬(一部製剤)の安定性　溶解性(水)原薬の水に対する溶解性
代用品　※：一部適応等が異なる

エムエ

製品名（会社名）	規格単位	剤形・割線・Cap号数	可否	一般名
MSコンチン錠10mg （シオノギファーマ＝塩野義）	10mg	Fコート錠 ○(割線無)	×	モルヒネ硫酸塩水和物
MSコンチン錠30mg （シオノギファーマ＝塩野義）	30mg	Fコート錠 ○(割線無)	×	
MSコンチン錠60mg （シオノギファーマ＝塩野義）	60mg	Fコート錠 ○(割線無)	×	
MSツワイスロンカプセル10mg （帝國製薬）	10mg	硬カプセル 4号	× (△)	モルヒネ硫酸塩水和物
MSツワイスロンカプセル30mg （帝國製薬）	30mg	硬カプセル 4号	× (△)	
MSツワイスロンカプセル60mg （帝國製薬）	60mg	硬カプセル 3号	× (△)	
MDSコーワ錠150 （興和＝興和創薬）	150mg	Fコート錠 ○(割線無)	×	デキストラン硫酸エステルナトリウム　イオウ18
MDSコーワ錠300 （興和＝興和創薬）	300mg	Fコート錠 ○(割線無)	×	
エムトリバカプセル200mg （日本たばこ＝鳥居）	200mg	硬カプセル 1号	— (△)	エムトリシタビン
エメダスチンフマル酸塩徐放カプセル1mg「トーワ」（東和薬品）	1mg	硬カプセル 4号	× (△)	エメダスチンフマル酸塩
エメダスチンフマル酸塩徐放カプセル2mg「トーワ」（東和薬品）	2mg	硬カプセル 4号	× (△)	
エラスチーム錠1800 （エーザイ）	1,800単位	腸溶性Fコート錠 ○(割線無)	×	エラスターゼES

可否判定　○：可，△：条件つきで可，×：不可，—：企業判定回避，（）：著者判断

理　由	代用品
徐放性製剤のため粉砕絶対不可 著 医療用麻薬のため粉砕不可。できれば剤形変更する (安定性)〔通常〕(室温,散光,気密容器,16カ月間)外観がわずかに灰白色に変化。他試験項目に変化なし (25℃,75％RH,散光,シャーレ,6カ月間)外観がわずかに灰白色に変化。他試験項目に変化なし 〔苛酷〕(40℃,75％RH,遮光,シャーレ,6カ月間)変化なし (50℃,遮光,気密容器,6カ月間)変化なし (25℃,85％RH,遮光,シャーレ,6カ月間)変化なし (室温,10,000lx・hr,14日間)外観がわずかに灰白色に変化。他試験項目に変化なし (溶解性(水))やや溶けやすい	徐放細2％・6％ [GE]
徐放性顆粒を充填した硬カプセル剤であるため 著 1カプセル1包の脱カプセル可(医療用麻薬のため極力他剤変更を考慮する) (安定性)当該資料なし (溶解性(水))やや溶けやすい	徐放細2％・6％ [GE]
腸溶錠であり,粉砕により胃液で不活化される 錠剤が粉砕された状態での薬物動態解析,有効性試験,安全性試験は実施されていない (安定性)該当資料なし (溶解性(水))溶けやすい	
脱カプセルは可(経管投与可)。非常に苦味が強いため粉砕不可 (安定性)〔長期〕(25℃,60％RH,24カ月間)ほとんど変化を示さず安定であった 〔苛酷〕(180万lx・hr)光による影響は認められなかった (溶解性(水))溶けやすい	
徐放性製剤のため粉砕不可 著 徐放性製剤のため粉砕は不可,脱カプセルによる顆粒は可 (安定性)該当資料なし (溶解性(水))溶けやすい	
腸溶性のため粉砕不可 (安定性)温度及び湿度の影響を受けやすい (溶解性(水))ほとんど溶けない	

理由　著 著者コメント　(安定性)原薬(一部製剤)の安定性　(溶解性(水))原薬の水に対する溶解性
代用品　※:一部適応等が異なる

エリキ

製品名(会社名)	規格単位	剤形・割線・Cap号数	可否	一般名
エリキュース錠2.5mg (BMS=ファイザー)	2.5mg	Fコート錠 ◯(割線無)	× (△)	アピキサバン
エリキュース錠5mg (BMS=ファイザー)	5mg	Fコート錠 ◯(割線無)	× (△)	
エリスパン錠0.25mg (大日本住友)	0.25mg	素錠 ◯(割線無)	— (△)	フルジアゼパム
エリスロシン錠100mg (マイランEPD)	100mg	Fコート錠 ◯(割線無)	×	エリスロマイシンステアリン酸塩
エリスロシン錠200mg (マイランEPD)	200mg	Fコート錠 ◯(割線無)	×	
エリスロマイシン錠200mg「サワイ」(沢井)	200mg	Fコート錠 ◯(割線無)	×	エリスロマイシン
L-アスパラギン酸Ca錠200mg「サワイ」(沢井)	200mg	素錠 ◯(割線無)	— (◯)	L-アスパラギン酸カルシウム水和物
L-アスパラギン酸Ca錠200mg「トーワ」(東和薬品)	200mg	素錠 ◯(割線無)	— (◯)	L-アスパラギン酸カルシウム水和物
エルカルチンFF錠100mg (大塚製薬)	100mg	Fコート錠 ◯(割線無)	×	レボカルニチン
エルカルチンFF錠250mg (大塚製薬)	250mg	Fコート錠 ◯(割線無)	×	

可否判定 ◯:可, △:条件つきで可, ×:不可, —:企業判定回避, ( ):著者判断

理　由	代用品
粉砕後の安定性，有効性・安全性のデータがないため 著 防湿・遮光保存 安定性〔通常〕(25℃，60%RH，HDPEボトル/ブリスター包装，36カ月間)変化なし 〔苛酷〕(40℃，75%RH，シャーレ開放，6カ月間)変化なし 〔光〕(25℃，蛍光灯，紫外線，シャーレ開放，6.254日)変化なし 溶解性(水)ほとんど溶けない	
粉砕後の安定性，有効性・安全性のデータがないため 著 防湿・遮光保存 安定性〔通常〕(25℃，60%RH，二重のポリエチレン袋/ファイバードラム，36カ月間)変化なし 〔苛酷〕(40℃，75%RH，開放ポリエチレン，6カ月間)変化なし 〔光〕(曝光，遮光，シャーレ，4日間)変化なし 溶解性(水)ほとんど溶けない	
著 遮光保存 安定性 直射日光下(30日間)で微黄色ないし淡黄色に着色するが，その他の条件下では変化は認められなかった 溶解性(水)ほとんど溶けない	
胃酸に不安定なため粉砕不可 著 他剤を推奨する 安定性 該当資料なし 溶解性(水)ほとんど溶けない	
腸溶性であり，胃酸で分解されるため，粉砕不可。味は苦い 溶解性(水)極めて溶けにくい	
においはなく，味はわずかに苦い 著 防湿・遮光保存 溶解性(水)溶けやすい	
主成分は，においはなく，味はわずかに苦い 著 防湿・遮光保存 安定性 粉砕後　(室内散光下，3カ月間)外観・含量変化なし (室内散光・防湿条件下，3カ月間)外観・含量変化なし 溶解性(水)溶けやすい	
粉砕後の安定性は検討していない 吸湿性が強いため粉砕不可 安定性〔長期〕(25℃，60%RH，二重ポリエチレン袋(シリカゲル入り)/ポリエチレンドラム，60カ月間)変化なし 〔加速〕(40℃，75%RH，二重ポリエチレン袋(シリカゲル入り)/ポリエチレンドラム，6カ月間)変化なし 〔温湿度〕(50℃，75%RH，ガラスアンプル，28日間)変化なし 〔湿度〕(25℃，80%RH，無包装，28日間)水分増加(10%) 〔光〕(キセノンランプ，無包装，7時間(120万lx・hr以上及び200W・hr/m²以上))変化なし 溶解性(水)極めて溶けやすい	内用液10% 先

理由 著 著者コメント　　安定性 原薬(一部製剤)の安定性　　溶解性(水) 原薬の水に対する溶解性
代用品 ※：一部適応等が異なる

エルサ

製品名（会社名）	規格単位	剤形・割線・Cap号数	可否	一般名
エルサメット配合錠 （武田テバファーマ=武田）	配合剤	腸溶性Fコート錠 ◯(割線無)	— (△)	オオウメガサソウエキス・ハコヤナギエキス配合剤
エルサメットS配合錠 （武田テバファーマ=武田）	配合剤	腸溶性Fコート錠 ◯(割線無)	— (△)	オオウメガサソウエキス・ハコヤナギエキス配合剤
エルモナーゼ錠1800 （東和薬品）	1,800単位	腸溶性Fコート錠 ◯(割線無)	×	エラスターゼES
エレルサ錠50mg （MSD）	50mg	Fコート錠 ◯(割線無)	— (△)	エルバスビル
塩酸アンブロキソール錠15mg「PH」（キョーリンリメディオ=杏林）	15mg	素錠 ⊖(割線1本)	— (◯)	アンブロキソール塩酸塩
塩酸エピナスチン錠10mg「アメル」（共和薬品）	10mg	Fコート錠 ◯(割線無)	△	エピナスチン塩酸塩
塩酸エピナスチン錠20mg「アメル」（共和薬品）	20mg	Fコート錠 ◯(割線無)	△	エピナスチン塩酸塩
塩酸トリヘキシフェニジル錠2mg「NP」（ニプロ）	2mg	素錠 ⊖(割線1本)	— (◯)	トリヘキシフェニジル塩酸塩

可否判定　◯：可，△：条件つきで可，×：不可，—：企業判定回避，（　）：著者判断

理　由	代用品
粉砕品は胃内での溶解によりげっぷが出て植物成分の特異臭と苦味を感じることがある **著** 粉砕後データが不足しているが，遮光保存で可能と推定 **安定性** 製剤 〔湿度〕(25℃，75%RH，4週間)含量低下(残存率：96.2%)，性状に変化なし **溶解性(水)** 小麦胚芽油：ほとんど溶けない	
粉砕品は胃内での溶解によりげっぷが出て植物成分の特異臭と苦味を感じることがある **著** 粉砕後データが不足しているが，遮光保存で可能と推定 **安定性** 製剤 〔湿度〕(25℃，75%RH，4週間)含量低下(残存率：95.7%)，性状に変化なし **溶解性(水)** 小麦胚芽油：ほとんど溶けない	
腸溶性製剤のため粉砕不可。主成分は特異なにおいがある **安定性** 該当資料なし **溶解性(水)** ほとんど溶けない	
湿気を避けるため，PTPシートのまま保存し，服用直前にPTPシートから取り出すこと 粉砕時の安定性データなし **著** 防湿・遮光保存 **安定性** 〔長期〕(5℃，低密度ポリエチレン袋(二重)/ヒートシールしたホイル袋/ファイバードラム，24カ月間)性状，定量，類縁物質，水分に変化なし 〔加速〕(25℃，60%RH，低密度ポリエチレン袋(二重)/ヒートシールしたホイル袋/ファイバードラム，12カ月間)性状，定量，類縁物質，水分に変化なし 〔苛酷〕(150℃，4時間)分解生成物が増加した 〔光〕(総照度120万lx·hr及び総近紫外放射エネルギーとして200W·hr/m²)分解生成物が認められ，含量の低下が認められた **溶解性(水)** ほとんど溶けない	
溶解性(水) やや溶けにくい	シ0.3% ※ 先 GE DS1.5%・3% ※ 先 GE 内用液0.3% GE 内用液0.75% 先 GE
遮光保存 **著** 遮光保存。苦味あり **安定性** 粉砕後 (25℃，75%RH，グラシン包装)90日間安定 **溶解性(水)** 溶けやすい	DS1% ※ 先 GE 内用液0.2% GE
原薬の味は苦い **著** 苦味あり **安定性** 粉砕後 3カ月間のデータあり(粉砕時の体内動態データ等なし) **溶解性(水)** 溶けにくい	散1% 先 GE

理由 **著** 著者コメント　**安定性** 原薬(一部製剤)の安定性　**溶解性(水)** 原薬の水に対する溶解性
代用品　※：一部適応等が異なる

エンサ

製品名（会社名）	規格単位	剤形・割線・Cap号数	可否	一般名
塩酸プロカルバジンカプセル50mg「中外」（太陽ファルマ）	50mg	硬カプセル ②号	― (△)	プロカルバジン塩酸塩
塩酸プロピベリン錠10「KN」（小林化工）	10mg	Fコート錠 ◯(割線無)	― (△)	プロピベリン塩酸塩
塩酸プロピベリン錠20「KN」（小林化工）	20mg	Fコート錠 ◯(割線無)	― (△)	
塩酸プロピベリン錠10mg「SKK」（三和化学＝エルメッド＝日医工）	10mg	Fコート錠 ◯(割線無)	― (◯)	プロピベリン塩酸塩
塩酸プロピベリン錠20mg「SKK」（三和化学＝エルメッド＝日医工）	20mg	Fコート錠 ◯(割線無)	― (◯)	
塩酸プロピベリン錠10mg「SW」（沢井）	10mg	Fコート錠 ◯(割線無)	― (△)	プロピベリン塩酸塩
塩酸プロピベリン錠20mg「SW」（沢井）	20mg	Fコート錠 ◯(割線無)	― (△)	
塩酸プロピベリン錠10mg「アメル」（共和薬品）	10mg	Fコート錠 ◯(割線無)	△	プロピベリン塩酸塩
塩酸プロピベリン錠20mg「アメル」（共和薬品）	20mg	Fコート錠 ◯(割線無)	△	
塩酸プロピベリン錠10「タツミ」（辰巳）	10mg	Fコート錠 ◯(割線無)	― (△)	プロピベリン塩酸塩
塩酸プロピベリン錠20「タツミ」（辰巳）	20mg	Fコート錠 ◯(割線無)	― (△)	

可否判定 ◯：可，△：条件つきで可，×：不可，―：企業判定回避，（ ）：著者判断

理　由	代用品
データなし。原薬は，長期保存，熱及び光に対して安定で，高湿度条件下ではわずかに変色。原薬苦味あり **著** 抗悪性腫瘍剤のため粉砕せず懸濁する。やむを得ず粉砕する場合は，安全キャビネット内で行うなど調剤者の曝露に注意すること。防湿・遮光保存。危険度Ⅰ(日本病院薬剤師会：抗悪性腫瘍薬の院内取扱い指針)のため，粉砕時曝露に注意 (溶解性(水))溶けやすい (危険度)Ⅰ(日本病院薬剤師会：抗悪性腫瘍薬の院内取扱い指針)	
主薬由来の苦味が出現する可能性がある(苦味あり) (安定性)**粉砕後** 〔通常〕(25℃，75%RH，遮光，30日間)類縁物質増加傾向(規格外)〔光〕(室温，1,000lx·hr(白色蛍光灯下)，30日間)類縁物質増加傾向(規格外)，含量低下(規格外) (溶解性(水))やや溶けやすい	細2% [先]
著 安定性データが不足しているが，粉砕後防湿・遮光保存で可能と推定 (安定性)**粉砕後** データなし (溶解性(水))やや溶けやすい	細2% [先]
味は苦い **著** 苦味あり。安定性データが不足しているが，粉砕後防湿・遮光保存で可能と推定 (溶解性(水))やや溶けやすい	細2% [先]
遮光保存 (安定性)**粉砕後** (25℃，75%RH，グラシン包装)90日間安定 (溶解性(水))やや溶けやすい	細2% [先]
室内散乱光，シャーレ開放条件で4週間保存した結果，含量の低下(規格内)を認めた **著** 苦味あり。安定性データが不足しているが，粉砕後防湿・遮光保存で可能と推定 (安定性)該当資料なし (溶解性(水))やや溶けやすい	細2% [先]
室内散乱光，シャーレ開放条件で4週間保存した結果，含量に変化なし **著** 苦味あり。安定性データが不足しているが，粉砕後防湿・遮光保存で可能と推定 (安定性)該当資料なし (溶解性(水))やや溶けやすい	

エ

エンサ

製品名(会社名)	規格単位	剤形・割線・Cap号数	可否	一般名
塩酸ベニジピン錠2「MEEK」 (小林化工)	2mg	Fコート錠 ◯(割線無)	— (◯)	ベニジピン塩酸塩
塩酸ベニジピン錠4「MEEK」 (小林化工)	4mg	Fコート錠 ⊖(割線1本)	— (◯)	
塩酸ベニジピン錠8「MEEK」 (小林化工)	8mg	Fコート錠 ⊖(割線1本)	— (◯)	
塩酸ベニジピン錠2「NP」 (ニプロ)	2mg	Fコート錠 ◯(割線無)	— (◯)	ベニジピン塩酸塩
塩酸ベニジピン錠4「NP」 (ニプロ)	4mg	Fコート錠 ⊖(割線1本)	— (◯)	
塩酸ベニジピン錠8「NP」 (ニプロ)	8mg	Fコート錠 ⊖(割線1本)	— (◯)	
塩酸リトドリン錠5mg「YD」 (陽進堂)	5mg	Fコート錠 ◯(割線無)	— (△)	リトドリン塩酸塩
塩酸リルマザホン錠1「MEEK」 (小林化工=MeijiSeika)	1mg	素錠 ⊖(割線1本)	— (△)	リルマザホン塩酸塩水和物
塩酸リルマザホン錠2「MEEK」 (小林化工=MeijiSeika)	2mg	素錠 ⊖(割線1本)	— (△)	
エンタカポン錠100mg「JG」 (日本ジェネリック)	100mg	Fコート錠 ◯(割線無)	— (◯)	エンタカポン
エンタカポン錠100mg「KN」 (小林化工)	100mg	Fコート錠 ◯(割線無)	— (◯)	エンタカポン
エンタカポン錠100mg「アメル」 (共和薬品)	100mg	Fコート錠 ◯(割線無)	— (◯)	エンタカポン

可否判定 ◯:可, △:条件つきで可, ×:不可, —:企業判定回避, ( ):著者判断

エンタ

理　　由	代用品
著 遮光保存 安定性 粉砕後 〔通常〕(25℃, 75%RH, 遮光, 28日間)変化なし 〔光〕(室温, 1,000lx・hr(白色蛍光灯下))7日目に類縁物質増加(規格外), 7日間含量に変化なし 溶解性(水) ほとんど溶けない	
著 遮光保存 安定性 粉砕後 〔通常〕(25℃, 75%RH, 遮光, 28日間)変化なし 〔光〕(室温, 1,000lx・hr(白色蛍光灯下))7日目に類縁物質増加(規格外), 含量低下(規格外) 溶解性(水) ほとんど溶けない	
著 遮光保存 安定性 粉砕後 〔通常〕(25℃, 75%RH, 遮光, 1カ月間)変化なし 〔光〕(室温, 1,000lx・hr(白色蛍光灯下))7日目に類縁物質増加(規格外) 溶解性(水) ほとんど溶けない	
著 遮光保存 安定性 粉砕後 データなし 溶解性(水) ほとんど溶けない	
著 遮光保存 安定性 粉砕時 (温度・湿度成り行き, 室内散乱光下, 30日間)性状変化なし, 含量規格内 溶解性(水) 溶けやすい	
著 防湿・遮光保存 安定性 粉砕後 〔通常〕(25℃, 75%RH, 遮光)2カ月目に含量低下傾向(規格内) 〔苛酷〕(40℃, 遮光, 3カ月間)変化なし 〔光〕(室温, 1,000lx・hr(白色蛍光灯下))25日目に含量低下(規格外) 溶解性(水) やや溶けやすい	
著 粉砕後データより安定と判断 安定性 粉砕品 (25℃, 75%RH, 遮光・セロポリ分包, 90日間)問題なし (25℃, 60%RH, 120万lx・hr, セロポリ分包)問題なし 溶解性(水) ほとんど溶けない	
主薬の色が乳鉢や乳棒を着色し, 取れなくなることがある 著 粉砕後データより安定と判断 安定性 粉砕後 〔通常〕(25℃, 75%RH, 遮光)2カ月目に黄赤色に変化, 3カ月目において含量変化なし 〔苛酷〕(40℃, 遮光, 3カ月間)変化なし 〔光〕(室温, 1,000lx・hr(白色蛍光灯下), 50日間)変化なし 溶解性(水) ほとんど溶けない	
著 粉砕後データより安定と判断 安定性 粉砕品 〔湿度〕(25℃, 75%RH, 遮光, ポリセロ分包, 90日間)外観, 含量：変化なし 〔光〕(25℃, 60%RH, 120万lx・hr, ポリセロ分包)外観, 含量：変化なし 溶解性(水) ほとんど溶けない	

理由　著 著者コメント　安定性 原薬(一部製剤)の安定性　溶解性(水) 原薬の水に対する溶解性
代用品　※：一部適応等が異なる

エンタ

製品名（会社名）	規格単位	剤形・割線・Cap号数	可否	一般名
エンタカポン錠100mg「トーワ」 （東和薬品）	100mg	Fコート錠 ◯(割線無)	— (◯)	エンタカポン
エンテカビル錠0.5mg「CMX」 （ケミックス）	0.5mg	Fコート錠 △(割線無)	◯ (△)	エンテカビル水和物
エンテカビル錠0.5mg「DSEP」 （第一三共エスファ）	0.5mg	Fコート錠 △(割線無)	△ (◯)	エンテカビル水和物
エンテカビル錠0.5mg「EE」 （シオノ＝エルメッド＝日医工）	0.5mg	Fコート錠 △(割線無)	— (△)	エンテカビル水和物
エンテカビル錠0.5mg「JG」 （日本ジェネリック）	0.5mg	Fコート錠 △(割線無)	— (△)	エンテカビル水和物
エンテカビル錠0.5mg「KN」 （小林化工）	0.5mg	Fコート錠 △(割線無)	— (◯)	エンテカビル水和物
エンテカビル錠0.5mg「YD」 （大興＝陽進堂）	0.5mg	Fコート錠 △(割線無)	— (△)	エンテカビル水和物
エンテカビルOD錠0.5mg「サワイ」 （沢井）	0.5mg	口腔内崩壊錠 △(割線無)	— (△)	エンテカビル水和物
エンテカビル錠0.5mg「サンド」 （サンド）	0.5mg	Fコート錠 ◯(割線無)	— (◯)	エンテカビル水和物

可否判定　◯：可，△：条件つきで可，×：不可，—：企業判定回避，（　）：著者判断

理　由	代用品
粉砕操作により着色(原薬由来)があるため，手袋着用，乳鉢の使用，念入りな水洗い等の対応が勧められる **著** 粉砕後データより安定と判断 安定性)粉砕後 (室内散光下，3カ月間)外観・含量変化なし 溶解性(水))ほとんど溶けない	
30℃，75%RH，褐色ガラス瓶(開栓)の条件下で粉砕後30日まで性状，純度試験，含量ともに規格範囲内であった **著** 防湿・遮光保存 安定性)〔長期〕(25±2℃，60±5%RH，ポリエチレン袋+アルミニウム袋+プラスチックボトル，36カ月間)外観・性状：変化なし．残存率：ほとんど変化なし 〔加速〕(40±2℃，75±5%RH，ポリエチレン袋+アルミニウム袋+プラスチックボトル，6カ月間)外観・性状：変化なし．残存率：ほとんど変化なし 溶解性(水))極めて溶けにくい	
40℃・3カ月，25℃・75%RH・3カ月の条件下で変化は認められなかったが，1,000lx・120万lx・hrの条件下で純度試験が不適となった．そのため粉砕後は遮光して保存することがより望ましい **著** 防湿・遮光保存 安定性)〔長期〕(25℃，60%RH，2年間)変化なし 〔苛酷〕(40℃，3カ月間)変化なし (25℃，75%RH，3カ月間)変化なし (1,000lx，60万lx・hr)変化なし (1,000lx，120万lx・hr)純度試験(類縁物質)不適 溶解性(水))溶けにくい	
著 防湿・遮光保存 溶解性(水))溶けにくい	
著 防湿・遮光保存 安定性)該当資料なし 溶解性(水))溶けにくい	
著 粉砕後データより，防湿・遮光保存で可能と判断 安定性)粉砕後 〔通常〕(25℃，75%RH，遮光，3カ月間)変化なし 〔苛酷〕(40℃，遮光，3カ月間)変化なし 〔光〕(室温，1,000lx・hr(白色蛍光灯下))50日目において類縁物質増加(規格外) 溶解性(水))溶けにくい	
著 防湿・遮光保存 溶解性(水))溶けにくい	
著 口腔内崩壊錠のため粉砕不適．粉砕した場合，防湿・遮光保存 溶解性(水))溶けにくい	
著 粉砕後データが不足しているが，防湿・遮光保存で可能と推定 安定性)〔温度〕(40℃，遮光・気密，1カ月間)性状，定量(%)，水分に変化は認められなかった 〔湿度〕(25℃，75%RH，遮光・開放，1カ月間)性状，定量(%)，水分に変化は認められなかった 〔光〕(2,500lx・hr，総照射量120万lx・hr(開放))性状，定量(%)，水分に変化は認められなかった 溶解性(水))極めて溶けにくい	

理由　**著**著者コメント　安定性)原薬(一部製剤)の安定性　溶解性(水))原薬の水に対する溶解性
代用品　※：一部適応等が異なる

エンテ

製品名（会社名）	規格単位	剤形・割線・Cap号数	可否	一般名
エンテカビル錠0.5mg「タカタ」（高田）	0.5mg	Fコート錠 △（割線無）	— (△)	エンテカビル水和物
エンテカビル錠0.5mg「武田テバ」（武田テバファーマ＝武田）	0.5mg	Fコート錠 ◯（割線無）	— (△)	エンテカビル水和物
エンテカビル錠0.5mg「トーワ」（東和薬品）	0.5mg	Fコート錠 △（割線無）	— (△)	エンテカビル水和物
エンテカビル錠0.5mg「ファイザー」（ファイザー）	0.5mg	Fコート錠 △（割線無）	— (△)	エンテカビル水和物
エンドキサン錠50mg（塩野義）	50mg	糖衣錠 ◯（割線無）	△	シクロホスファミド水和物
エンペラシン配合錠（沢井）	配合剤	素錠 ◯（割線無）	— (△†)	ベタメタゾン・d-クロルフェニラミンマレイン酸塩
オイグルコン錠1.25mg（太陽ファルマ）	1.25mg	素錠 ⊖（割線1本）	— (◯)	グリベンクラミド
オイグルコン錠2.5mg（太陽ファルマ）	2.5mg	素錠 （割線1本）	— (◯)	
オキサトミド錠30mg「CH」（長生堂＝日本ジェネリック）	30mg	素錠 ⊖（割線1本）	— (◯)	オキサトミド
オキサトミド錠30mg「EMEC」（サンノーバ＝エルメッド＝日医工）	30mg	素錠 ⊖（割線1本）	— (◯)	オキサトミド
オキサトミド錠30mg「NP」（ニプロ）	30mg	素錠 ⊖（割線1本）	— (◯)	オキサトミド

可否判定　◯：可，△：条件つきで可，×：不可，—：企業判定回避，（　）：著者判断

オキサ

理　由	代用品
(著)防湿・遮光保存 (安定性)粉砕物　(25℃，75%RH，遮光，15日間)性状：変化なし。類縁物質，含量：ほとんど変化なし (溶解性(水))溶けにくい	
(著)防湿・遮光保存 (安定性)製剤　〔湿度〕(25℃，75%RH，4週間)外観，含量に変化なし (溶解性(水))溶けにくい	
(著)防湿・遮光保存 (安定性)粉砕後　(25℃，60%RH，1,000lx散光下，3カ月間)外観・含量変化なし (溶解性(水))溶けにくい	
(著)防湿・遮光保存 (安定性)(50℃，遮光瓶・密閉容器)(40℃，遮光瓶・密閉容器)(30℃，75%RH，遮光・ガラスカップ開放)(2,000lx(総照射量134万lx·hr，ガラスカップ開放))いずれも特に大きな変化は認められなかった (溶解性(水))溶けにくい	
(著)抗悪性腫瘍剤のため粉砕せず懸濁する (安定性)〔通常〕(冷所，遮光，密栓，6カ月間)変化なし (室温，遮光，密栓，6カ月間)変化なし 〔苛酷〕(室温，散光，開栓，6カ月間)変化なし (37℃，遮光，密栓，3週間)2週間で変化なし。3週間でTLCに異常スポットを認める (溶解性(水))やや溶けやすい (危険度)Ⅰ(日本病院薬剤師会：抗悪性腫瘍薬の院内取扱い指針)	末100mg (先)
ベタメタゾン：においはない d-クロルフェニラミンマレイン酸塩：においはなく，味は苦い † (著) 凡例5頁参照 (溶解性(水))ベタメタゾン：ほとんど溶けない d-クロルフェニラミンマレイン酸塩：極めて溶けやすい	シ (先)
30℃，75%RH，遮光，3カ月でほぼ安定 30℃，75%RH，非遮光(1,000lx連続照射)で経時的に残存率の低下(残存率100%(保存開始時)→96.8%(14日後)→95%(28日後)→89.8%(3カ月後))(オイグルコン錠2.5mgデータ) (溶解性(水))ほとんど溶けない	
(著)粉砕後防湿・遮光保存で可能と推定 (安定性)粉砕品　(40℃，60%RH，遮光・気密，30日間)外観・含量：変化なし (25℃，75%RH，遮光・開放，30日間)外観・含量：変化なし (120万lx·hr，密閉(シャーレ＋ラップ)，50日間)外観：変化あり(白色→微帯黄白色)，含量：低下傾向 (溶解性(水))ほとんど溶けない	シ0.2% * (GE) DS2% * (GE)
(著)粉砕後防湿・遮光保存で可能と推定 (安定性)粉砕時　安定性データ，体内動態データなし (溶解性(水))ほとんど溶けない	シ0.2% * (GE) DS2% * (GE)
(著)粉砕後防湿・遮光保存で可能と推定 (安定性)粉砕後　3カ月間のデータあり(粉砕時の体内動態データ等なし) (溶解性(水))ほとんど溶けない	シ0.2% * (GE) DS2% * (GE)

理由　(著)著者コメント　(安定性)原薬(一部製剤)の安定性　(溶解性(水))原薬の水に対する溶解性
代用品　※：一部適応等が異なる

オキサ

製品名（会社名）	規格単位	剤形・割線・Cap号数	可否	一般名
オキサトミド錠30mg「ZE」 （全星）	30mg	素錠 ⊖(割線1本)	○	オキサトミド
オキサトミド錠30mg「クニヒロ」 （皇漢堂）	30mg	素錠 ⊖(割線1本)	△	オキサトミド
オキサトミド錠30mg「ケミファ」 （日本薬工＝ケミファ）	30mg	素錠 ⊖(割線1本)	― (△)	オキサトミド
オキサトミド錠30mg「サワイ」 （沢井）	30mg	素錠 ⊖(割線1本)	― (△)	オキサトミド
オキサトミド錠30mg「ツルハラ」 （鶴原）	30mg	素錠 ⊖(割線1本)	○ (△)	オキサトミド
オキサトミド錠30mg「日医工」 （日医工）	30mg	素錠 ◯(割線無)	― (△)	オキサトミド
オキサトーワ錠30mg （東和薬品）	30mg	素錠 ⊖(割線1本)	― (○)	オキサトミド
オキシコドン錠2.5mg「第一三共」 （第一三共プロファーマ＝第一三共）	2.5mg	素錠 ◯(割線無)	― (×)	オキシコドン塩酸塩水和物
オキシコドン錠5mg「第一三共」 （第一三共プロファーマ＝第一三共）	5mg	素錠 ◯(割線無)	― (×)	
オキシコドン錠10mg「第一三共」 （第一三共プロファーマ＝第一三共）	10mg	素錠 ◯(割線無)	― (×)	
オキシコドン錠20mg「第一三共」 （第一三共プロファーマ＝第一三共）	20mg	素錠 ◯(割線無)	― (×)	

可否判定　○：可，△：条件つきで可，×：不可，―：企業判定回避，（　）：著者判断

オキシ

理　由	代用品
25℃, 75％RH(遮光・開放), 3カ月で保存した結果, 吸湿による質量の増加はみられるが, 含量には影響がなく安定であった (安定性)**製剤** 〔長期〕(成り行き室温, PTPシートをKOPピロー包装, 5年間)性状・溶出試験・乾燥減量・定量：変化なし 〔苛酷〕(40℃, 褐色瓶(遮光・気密容器), 3カ月間)外観・平均質量・乾燥減量・硬度・定量・溶出性：変化なし (25℃, 75％RH, スチロールケース開放(遮光), 3カ月間)平均質量・乾燥減量：増加(規格内)。硬度：低下(規格内)。外観・定量・溶出性：変化なし 〔光〕(25℃, 60％RH, 1,200lx, 気密容器, 合計120万lx・hrを照射)外観・平均質量・乾燥減量・硬度・定量・溶出性：変化なし (溶解性(水))ほとんど溶けない	シ0.2％ ※ GE DS2％ ※ GE
防湿が必要。25℃・60％RHで14日間保存した結果, 14日後に含量の増加がみられた。120万lx・hr照射時(25℃, 湿度成り行き)には変化はほとんどみられなかった **著** 防湿・遮光保存 (安定性)該当資料なし (溶解性(水))ほとんど溶けない	シ0.2％ ※ GE DS2％ ※ GE
室温保存 **著** 防湿・遮光保存 (溶解性(水))ほとんど溶けない	シ0.2％ ※ GE DS2％ ※ GE
著 防湿・遮光保存 (溶解性(水))ほとんど溶けない	シ0.2％ ※ GE DS2％ ※ GE
著 防湿・遮光保存 (安定性)該当資料なし (溶解性(水))ほとんど溶けない	シ0.2％ ※ GE DS2％ ※ GE
著 防湿・遮光保存 (溶解性(水))ほとんど溶けない	シ0.2％ ※ GE DS2％ ※ GE
著 粉砕後防湿・遮光保存で可能と推定 (安定性)**粉砕後**　(室内散光下, 3カ月間)外観・含量変化なし (溶解性(水))ほとんど溶けない	シ0.2％ ※ GE DS2％ ※ GE
データなし **著** 医療用麻薬のため粉砕不可。できれば剤形変更する。品質的には安定と推定 (安定性)〔長期〕(25℃, 60％RH, ポリエチレン袋二重/金属缶, 24カ月間)性状, 類縁物質, 含量等：変化なし 〔加速〕(40℃, 75％RH, ポリエチレン袋二重/金属缶, 6カ月間)性状, 類縁物質, 含量等：変化なし (溶解性(水))溶けやすい	散2.5mg・5mg・10mg・20mg 先

オキシ

製品名（会社名）	規格単位	剤形・割線・Cap号数	可否	一般名
オキシコドン徐放錠5mg「第一三共」(第一三共プロファーマ＝第一三共)	5mg	素錠 ○(割線無)	×	オキシコドン塩酸塩水和物
オキシコドン徐放錠10mg「第一三共」(第一三共プロファーマ＝第一三共)	10mg	素錠 ○(割線無)	×	
オキシコドン徐放錠20mg「第一三共」(第一三共プロファーマ＝第一三共)	20mg	素錠 ○(割線無)	×	
オキシコドン徐放錠40mg「第一三共」(第一三共プロファーマ＝第一三共)	40mg	素錠 ○(割線無)	×	
オキシコドン徐放カプセル5mg「テルモ」(帝國製薬＝テルモ)	5mg	硬カプセル 4号	×	オキシコドン塩酸塩水和物
オキシコドン徐放カプセル10mg「テルモ」(帝國製薬＝テルモ)	10mg	硬カプセル 4号	×	
オキシコドン徐放カプセル20mg「テルモ」(帝國製薬＝テルモ)	20mg	硬カプセル 4号	×	
オキシコドン徐放カプセル40mg「テルモ」(帝國製薬＝テルモ)	40mg	硬カプセル 3号	×	
オキシコンチンTR錠5mg(シオノギファーマ＝塩野義)	5mg	Fコート錠 ○(割線無)	×	オキシコドン塩酸塩水和物
オキシコンチンTR錠10mg(シオノギファーマ＝塩野義)	10mg	Fコート錠 ○(割線無)	×	
オキシコンチンTR錠20mg(シオノギファーマ＝塩野義)	20mg	Fコート錠 ○(割線無)	×	
オキシコンチンTR錠40mg(シオノギファーマ＝塩野義)	40mg	Fコート錠 ○(割線無)	×	
オキシブチニン塩酸塩錠1mg「YD」(陽進堂)	1mg	Fコート錠 ○(割線無)	― (△)	オキシブチニン塩酸塩
オキシブチニン塩酸塩錠2mg「YD」(陽進堂＝日本ジェネリック)	2mg	素錠 ⊖(割線1本)	― (△)	
オキシブチニン塩酸塩錠3mg「YD」(陽進堂)	3mg	素錠 ⊖(割線1本)	― (△)	

可否判定　○：可，△：条件つきで可，×：不可，―：企業判定回避，( )：著者判断

オキシ

理　由	代用品
本剤は徐放剤であることから，急激な血中濃度の上昇による重篤な副作用の発現を避けるため (安定性)〔長期〕(25℃，60％RH，ポリエチレン袋二重/金属缶，24カ月間)性状，類縁物質，含量等：変化なし 〔加速〕(40℃，75％RH，ポリエチレン袋二重/金属缶，6カ月間)性状，類縁物質，含量等：変化なし (溶解性(水))溶けやすい	散2.5mg・5mg・10mg・20mg 先
硬カプセル剤中の顆粒に放出制御した顆粒が含まれるため 著 医療用麻薬のため粉砕不可。できれば剤形変更する (安定性)当該資料なし (溶解性(水))溶けやすい	散2.5mg・5mg・10mg・20mg 先
徐放性製剤のため粉砕不可 (安定性)該当資料なし (溶解性(水))溶けやすい	散2.5mg・5mg・10mg・20mg 先
著 遮光保存 (安定性)粉砕時　(温度・湿度成り行き，室内散乱光下，30日間)性状変化なし，含量規格内 (溶解性(水))溶けやすい 著 遮光保存 (安定性)粉砕時　(25℃，60％RH，120万lx・hr，30日間)性状変化なし，含量規格外 (溶解性(水))溶けやすい 著 遮光保存 (安定性)粉砕時　(30℃，75％RH，60万lx・hr)性状変化なし，含量規格内 (溶解性(水))溶けやすい	

理由　著 著者コメント　　(安定性)原薬(一部製剤)の安定性　　(溶解性(水))原薬の水に対する溶解性
代用品　※：一部適応等が異なる

オキシ

製品名(会社名)	規格単位	剤形·割線·Cap号数	可否	一般名
オキシブチニン塩酸塩錠1mg「サワイ」(沢井)	1mg	Fコート錠 ○(割線無)	—(△)	オキシブチニン塩酸塩
オキシブチニン塩酸塩錠2mg「サワイ」(沢井)	2mg	Fコート錠 ⊖(割線1本)	—(△)	
オキシブチニン塩酸塩錠3mg「サワイ」(沢井)	3mg	Fコート錠 ⊖(割線1本)	—(△)	
オキシブチニン塩酸塩錠1mg「テバ」(武田テバ薬品=武田テバファーマ=武田)	1mg	Fコート錠 ○(割線無)	—(△)	オキシブチニン塩酸塩
オキシブチニン塩酸塩錠2mg「テバ」(武田テバ薬品=武田テバファーマ=武田)	2mg	素錠 ⊖(割線1本)	—(△)	
オキシブチニン塩酸塩錠3mg「テバ」(武田テバ薬品=武田テバファーマ=武田)	3mg	素錠 ⊖(割線1本)	—(△)	
オキシブチニン塩酸塩錠1mg「トーワ」(東和薬品)	1mg	Fコート錠 ○(割線無)	—(△)	オキシブチニン塩酸塩
オキシブチニン塩酸塩錠2mg「トーワ」(東和薬品)	2mg	素錠 ⊖(割線1本)	—(△)	
オキシブチニン塩酸塩錠3mg「トーワ」(東和薬品)	3mg	素錠 ⊖(割線1本)	—(△)	
オキシブチニン塩酸塩錠1mg「日医工」(日医工)	1mg	Fコート錠 ○(割線無)	—(△)	オキシブチニン塩酸塩
オキシブチニン塩酸塩錠2mg「日医工」(日医工)	2mg	素錠 ⊖(割線1本)	—(△)	
オキシブチニン塩酸塩錠3mg「日医工」(日医工)	3mg	Fコート錠 ○(割線無)	—(△)	
オクソラレン錠10mg(大正製薬)	10mg	糖衣錠 ○(割線無)	—(△)	メトキサレン

可否判定 ○:可,△:条件つきで可,×:不可,—:企業判定回避,( ):著者判断

理　　由	代用品
著 遮光保存 溶解性(水) 溶けやすい	
著 遮光保存 溶解性(水) 溶けやすい	
著 遮光保存。苦味あり 溶解性(水) 溶けやすい	
著 遮光保存。苦味あり 安定性 **粉砕後** （室内散光下，3カ月間）外観変化なし，残存率95.7%（3カ月） 溶解性(水) 溶けやすい 製剤はにおいはなく，味は苦い 著 遮光保存 安定性 **粉砕後** （室内散光下，3カ月間）外観・含量変化なし 溶解性(水) 溶けやすい	
著 遮光保存 安定性 **粉砕物** （室温，褐色瓶・密栓，30日間）（室温，透明瓶・密栓，30日間）（室温，透明瓶・開封，30日間）外観，含量変化なし 溶解性(水) 溶けやすい 著 遮光保存 安定性 **粉砕物** （室温，曝光量120万lx·hr）120万lx·hr後含量低下（規格外） 溶解性(水) 溶けやすい 著 遮光保存 溶解性(水) 溶けやすい	
粉砕のデータなし 著 防湿・遮光保存。主薬は光によって着色するため糖衣錠としている 安定性 〔長期〕（室温，気密，遮光，3年間）変化なし 〔苛酷〕（40℃，気密，遮光，6カ月間）変化なし （50℃，気密，遮光，3カ月間）変化なし （40℃，80%RH，気密，遮光，3カ月間）変化なし （室内散乱光下，6カ月間）変化なし （直射日光下，7日間）変化なし （キセノン光下，8時間）変化なし 溶解性(水) ほとんど溶けない	

理由　著 著者コメント　　安定性 原薬(一部製剤)の安定性　　溶解性(水) 原薬の水に対する溶解性
代用品　※：一部適応等が異なる

オクメ

オ

製品名(会社名)	規格単位	剤形・割線・Cap号数	可否	一般名
オーグメンチン配合錠125SS (GSK)	配合剤	Fコート錠 ◯(割線無)	— (△)	アモキシシリン水和物・クラブラン酸カリウム
オーグメンチン配合錠250RS (GSK)	配合剤	Fコート錠 ◯(割線無)	— (△)	
オークル錠100mg (日本新薬)	100mg	Fコート錠 ◯(割線無)	○	アクタリット
オザグレル錠100「KN」 (小林化工)	100mg	Fコート錠 ◯(割線無)	— (△)	オザグレル塩酸塩水和物
オザグレル錠200「KN」 (小林化工=日医工)	200mg	Fコート錠 ◯(割線無)	— (△)	

可否判定 ○:可, △:条件つきで可, ×:不可, —:企業判定回避, ( ):著者判断

オサク

理　　由	代用品
著 防湿保存 安定性 クラブラン酸カリウム 〔長期〕(15℃・室温・30℃, 気密容器(褐色のガラス瓶), 27カ月間)ほとんど変化なく安定 〔熱〕(気密容器(褐色のガラス瓶), 50℃・3カ月間, 40℃・9カ月間)外観が黄色味を帯びる傾向以外, その他はほとんど変化なく安定 〔湿度〕(30℃, 75%RH, 開封, 3カ月間)1カ月時点において吸湿が著しく, 褐色の粘稠な液状 〔光〕(気密容器(無色透明のガラス瓶), 室外直射日光下15日間・室内散光下3カ月間)ほとんど変化なく安定 アモキシシリン水和物 〔長期〕(気密容器, 室温・20℃・24カ月間, 30℃・12カ月間)ほとんど変化なく安定 (40℃, 気密容器, 6カ月間)ヨウ素吸収物質がわずかに増加, 薄層クロマトグラフィーでペニシロ酸がわずかに増加, その他はほとんど変化なく安定 〔熱〕(75℃, 密閉容器, 30日間)外観が経日とともにわずかに黄色を増し, ヨウ素吸収物質, 紫外吸収スペクトル, 薄層クロマトグラフィー等がわずかに変化, 著しい力価の低下はなし 〔湿度〕(35℃, 75%RH, ガラス容器中開封, 3カ月間)ほとんど変化なく安定 〔光〕(気密容器, 室内散光3カ月間・直射日光7時間)いずれの試験においてもほとんど変化なく安定 **粉砕品** ［250RS錠］ (25℃, 75%RH, 7日間)黄色全体凝集 (4℃, 1カ月間)外観変化なし 溶解性(水) クラブラン酸カリウム：極めて溶けやすい アモキシシリン水和物：溶けにくい	DS636.5mg ※ 先
安定性 〔通常〕(室温, 無色気密ガラス瓶, 39カ月間)変化なし 〔苛酷〕(50℃, 無色気密ガラス瓶, 3カ月間)変化なし (40℃, 75%RH, シャーレ開放, 3カ月間)変化なし (600lx, シャーレ開放, 3カ月間)変化なし 溶解性(水) 溶けにくい	
主薬由来の苦味が出現する可能性がある(苦味あり) 著 遮光保存。酸味及び苦味あり 安定性 粉砕後 〔通常〕(25℃, 75%RH, 遮光, 30日間)変化なし 〔苛酷〕(40℃, 遮光, 30日間)変化なし 〔光〕(室温, 1,000lx・hr(白色蛍光灯下), 50日間)25日目に類縁物質増加(規格外), 50日間含量に変化なし 溶解性(水) やや溶けやすい	
主薬由来の苦味が出現する可能性がある(苦味あり) 著 遮光保存。酸味及び苦味あり 安定性 粉砕後 〔通常〕(25℃, 75%RH, 遮光, 30日間)変化なし 〔光〕(室温, 1,000lx・hr(白色蛍光灯下))7日目に類縁物質増加(規格外), 30日間含量に変化なし 溶解性(水) やや溶けやすい	

理由 著 著者コメント　安定性 原薬(一部製剤)の安定性　溶解性(水) 原薬の水に対する溶解性
代用品 ※：一部適応等が異なる

オステ

製品名(会社名)	規格単位	剤形·割線·Cap号数	可否	一般名
オステラック錠100 (あすか製薬=武田)	100mg	Fコート錠 ◯(割線無)	△	エトドラク
オステラック錠200 (あすか製薬=武田)	200mg	Fコート錠 ◯(割線無)	△	
オステン錠200mg (武田テバ薬品=武田)	200mg	素錠 ◯(割線無)	◯	イプリフラボン
オスポロット錠50mg (共和薬品)	50mg	Fコート錠 ◯(割線無)	◯	スルチアム
オスポロット錠200mg (共和薬品)	200mg	Fコート錠 ⊖(割線模様)	◯	

可否判定 ◯:可, △:条件つきで可, ×:不可, —:企業判定回避, ( ):著者判断

オスホ

理　由	代用品
強い苦味と刺激性がある **著** 苦味及び喉・鼻に対する刺激あり **安定性** 〔原薬〕〔長期〕(室温, 遮光, 褐色ガラス瓶, 40カ月間)変化なし 〔苛酷〕(50℃, 無色透明ポリエチレン袋, 3カ月間)変化なし (40℃, 75%RH, シャーレ(開放), 3カ月間)変化なし 〔光〕(蛍光灯, 2,000lx, シャーレ(開放), 3週間)性状は14日後より表面のみ黄化, 他の変化なし **粉砕後** (成り行き条件, 3カ月間)性状は1カ月後に白色から微黄白色に変化, 含量は変化なし **溶解性(水)** ほとんど溶けない	
安定性 〔長期〕(室温, 42カ月間)変化なし 〔温度〕(60℃, 12カ月間)変化なし 〔湿度〕(25℃, 75%RH, 24カ月間)変化なし 〔光〕(フェードメーター(キセノンランプ)10万lx, 20時間)5時間後より外観帯黄白色, 20時間後では微黄色 (室内散乱光, 約500lx, 12カ月間)3カ月後より外観帯黄白色 **製剤** 〔長期〕(室温, PTP+紙箱, 60カ月間)外観：変化なし, 残存率：99.7% 〔温度〕(50℃, 3カ月間)外観：変化なし, 残存率：100.2% 〔湿度〕(40℃, 75%RH, 6カ月間)外観：変化なし, 残存率：100.1% 〔光〕(室内散乱光, 6カ月間)外観：変化なし, 残存率：99.5% (キセノンランプ10万lx, 10時間)外観：帯黄白色の錠剤, 残存率：99.5% **溶解性(水)** ほとんど溶けない	
安定性 〔苛酷〕(100℃, 5時間加熱)変化なし (直射日光, 7日間)変化なし (キセノンランプ, 100時間)変化なし **粉砕後** ［200mg錠］ (25℃, 75%RH)30日間安定(グラシンラミネート紙分包品) **溶解性(水)** 極めて溶けにくい	

理由　**著** 著者コメント　**安定性** 原薬(一部製剤)の安定性　**溶解性(水)** 原薬の水に対する溶解性
代用品　※：一部適応等が異なる

オセツ

製品名（会社名）	規格単位	剤形・割線・Cap号数	可否	一般名
オゼックス錠小児用60mg （富士フイルム富山化学）	60mg	Fコート錠 ⊖(割線1本)	— (○)	トスフロキサシントシル酸塩水和物
オゼックス錠75 （富士フイルム富山化学）	75mg	Fコート錠 ○(割線無)	— (○)	
オゼックス錠150 （富士フイルム富山化学）	150mg	Fコート錠 ○(割線無)	— (○)	
オセルタミビルカプセル75mg「サワイ」（沢井）	75mg	硬カプセル 3号	— (○)	オセルタミビルリン酸塩
オダイン錠125mg （日本化薬）	125mg	素錠 ○(割線無)	× (△)	フルタミド

可否判定　○：可，△：条件つきで可，×：不可，—：企業判定回避，( )：著者判断

オタイ

理　　由	代用品
「オゼックス細粒小児用15%」を使用する 著 粉砕後防湿保存で可能と推定 安定性〔長期〕(室温，無色透明瓶，39カ月間)変化なし 〔加速〕(40℃，75%RH，無色透明瓶，6カ月間)変化なし 〔苛酷〕(50℃，無色透明瓶，6カ月間)変化なし (60℃，無色透明瓶，3カ月間)変化なし (80℃，無色透明瓶，30日間)変化なし (105℃，無色透明瓶，30日間)変化なし (40℃，75%RH，無色透明瓶(開栓)，6カ月間)変化なし (50℃，80%RH，無色透明瓶(開栓)，6カ月間)変化なし (室内散光，無色透明瓶，12カ月間)変化なし (陽光ランプ(10,000lx)，無色透明瓶，15日間)5日目より外観に微黄褐色変化が認められたが残存率に変化なし 粉砕時　(25℃，85%RH)2週間で含量低下，(40℃)(25℃，60%RH)(25℃，75%RH)(1,000lx)では4週間変化なし 溶解性(水)ほとんど溶けない	小児用細15%　先 GE
安定性〔長期〕(室温，無色透明瓶，39カ月間)変化なし 〔加速〕(40℃，75%RH，無色透明瓶，6カ月間)変化なし 〔苛酷〕(50℃，無色透明瓶，6カ月間)変化なし (60℃，無色透明瓶，3カ月間)変化なし (80℃，無色透明瓶，30日間)変化なし (105℃，無色透明瓶，30日間)変化なし (40℃，75%RH，無色透明瓶(開栓)，6カ月間)変化なし (50℃，80%RH，無色透明瓶(開栓)，6カ月間)変化なし (室内散光，無色透明瓶，12カ月間)変化なし (陽光ランプ(10,000lx)，無色透明瓶，15日間)5日目より外観に微黄褐色変化が認められたが残存率に変化なし 粉砕時　[150mg錠] (40℃，4週間)(25℃，90%RH，4週間)(1,000lx，4週間)含量残存率変動は0〜3%未満 溶解性(水)ほとんど溶けない	小児用細15%※　先 GE
溶解性(水)溶けやすい	DS3%　先 GE
抗がん剤のため粉砕は避ける 著 抗悪性腫瘍剤のため粉砕せず懸濁する 安定性〔長期〕(室温，成り行きRH，暗所，ガラス瓶(密栓)，42カ月間)変化なし 〔苛酷〕(80℃，成り行きRH，暗所，ガラス瓶(密栓)，3日間)変化なし (40℃，成り行きRH，暗所，ガラス瓶(密栓)，6カ月間)変化なし (40℃，75%RH，暗所，ガラス瓶(開放)，6カ月間)変化なし 〔光〕(25℃，成り行きRH，1,000lx(白色蛍光灯)，シャーレ(ポリ塩化ビニリデンフィルムで覆った)，900時間)曝光面のわずかな黄色化が認められたが，性状は規格に適合。その他の結果に変化なし (25℃，成り行きRH，近紫外線蛍光灯，シャーレ(ポリ塩化ビニリデンフィルムで覆った)，48時間)曝光面のわずかな黄色化が認められたが，性状は規格に適合。その他の結果に変化なし 溶解性(水)ほとんど溶けない 危険度Ⅲ(日本病院薬剤師会：抗悪性腫瘍薬の院内取扱い指針)	

理由　著 著者コメント　　安定性 原薬(一部製剤)の安定性　　溶解性(水) 原薬の水に対する溶解性
代用品　※：一部適応等が異なる

オテス

製品名（会社名）	規格単位	剤形・割線・Cap号数	可否	一般名
オテズラ錠10mg （セルジーン）	10mg	Fコート錠 ◯（割線無）	— (△)	アプレミラスト
オテズラ錠20mg （セルジーン）	20mg	Fコート錠 ◯（割線無）	— (△)	
オテズラ錠30mg （セルジーン）	30mg	Fコート錠 ◯（割線無）	— (△)	
オドリック錠0.5mg （日本新薬）	0.5mg	素錠 ⊖（割線1本）	△ (◯)	トランドラプリル
オドリック錠1mg （日本新薬）	1mg	素錠 ⊖（割線1本）	△ (◯)	
オーネスSP配合カプセル （鶴原）	配合剤	硬カプセル 4号	×	消化酵素複合剤
オーネスST配合錠 （鶴原）	配合剤	Fコート錠 ◯（割線無）	×	消化酵素複合剤
オノンカプセル112.5mg （小野）	112.5mg	硬カプセル 3号	◯	プランルカスト水和物
オパイリン錠125mg （大正製薬）	125mg	Fコート錠 ◯（割線無）	— (△)	フルフェナム酸アルミニウム
オパイリン錠250mg （大正製薬）	250mg	Fコート錠 ◯（割線無）	— (△)	

可否判定　◯：可，△：条件つきで可，×：不可，—：企業判定回避，（　）：著者判断

理　　由	代用品
データなし 著 防湿・遮光保存 (安定性)〔長期〕(25℃，60％RH，ポリエチレンバッグ＋高密度ポリエチレンドラム，48カ月間)変化なし 〔加速〕(40℃，75％RH，ポリエチレンバッグ＋高密度ポリエチレンドラム，6カ月間)変化なし 〔光〕(総照度240万lx・hr(昼光色蛍光灯)，総近紫外放射エネルギー420W・hr/m^2(近紫外蛍光ランプ))変化なし (溶解性(水))ほとんど溶けない	
吸湿性。10～100％RH，14日間保存し，重量変化を調べた結果，80％RHまで全く変化を認めず，また，100％RHでも0.2％の増加を示したのみであった (安定性)〔通常〕(室温，ポリエチレン袋(気密)，48カ月間)変化なし 〔加速〕(60℃，ポリエチレン袋(気密)，12カ月間)わずかに定量値の低下を認めた (70℃，遮光，時計皿(開放)，30日間)定量値の低下を認めた 〔苛酷〕(室温，90,000lx(人工太陽光)，18時間，アンプル内密封)変化なし (溶解性(水))極めて溶けにくい	
腸溶と胃溶の混合顆粒のため粉砕不可 (安定性)該当資料なし	顆 先 GE
腸溶顆粒を含むため粉砕不可 (安定性)該当資料なし	顆 先 GE
無包装状態において25℃・75％RH，遮光で3カ月安定，30℃・75％RH，遮光で2カ月安定，1,000lx昼光色蛍光灯，60万lx・hrで変化なし (安定性)〔長期〕(25℃，75％RH，プラスチック瓶，24カ月間)外観：変化なし。定量：変化なし 〔苛酷〕(60℃，ガラス瓶(密栓，遮光)，3カ月間)外観：変化なし。定量：変化なし (40℃，75％RH，ガラス瓶(開栓，遮光)，6カ月間)外観：変化なし。定量：変化なし 〔光〕(1,000lx(白色蛍光灯)，無色透明ガラス瓶(密栓)，50日間)外観：変化なし。定量：変化なし (溶解性(水))ほとんど溶けない	DS10% 先 GE
わずかな苦味あり。25℃・75％RH，1,000lxで4週間安定 (安定性)〔長期〕(室温，3年間)変化なし 〔苛酷〕(60℃，6カ月間)変化なし (50℃，3カ月間)変化なし (40℃，80％RH，3カ月間)変化なし 〔光〕(室内散乱光，3カ月間)変化なし (直射日光，8時間)変化なし (キセノン光，8時間)外観上やや色調の変化を認めたが，定量値の低下は認められない (溶解性(水))ほとんど溶けない	

理由　著 著者コメント　　(安定性)原薬(一部製剤)の安定性　　(溶解性(水))原薬の水に対する溶解性
代用品　※：一部適応等が異なる

オハル

製品名(会社名)	規格単位	剤形・割線・Cap号数	可否	一般名
オパルモン錠5μg (小野)	5μg	素錠 ◯(割線無)	— (×)	リマプロスト アルファデクス
オーファディンカプセル2mg (アステラス)	2mg	硬カプセル 3号	— (△)	ニチシノン
オーファディンカプセル5mg (アステラス)	5mg	硬カプセル 3号	— (△)	
オーファディンカプセル10mg (アステラス)	10mg	硬カプセル 3号	— (△)	
オフェブカプセル100mg (日本ベーリンガー)	100mg	軟カプセル ◯	×	ニンテダニブエタンスルホン酸塩
オフェブカプセル150mg (日本ベーリンガー)	150mg	軟カプセル ◯	×	
オプスミット錠10mg (アクテリオン)	10mg	Fコート錠 ◯(割線無)	— (◯)	マシテンタン

可否判定 ◯:可, △:条件つきで可, ×:不可, —:企業判定回避, ( ):著者判断

オフス

理　由	代用品
25℃・75%RHで5カ月まで規格内, 30℃・75%RHで16週まで規格内(いずれも裸錠分包紙) **著** 吸湿性が強いため原則粉砕不可。主薬の含量が少ないため，調剤時の不均一性に留意する他，用時粉砕することが望ましい **安定性**〔長期〕(25℃, シリカゲル, 24カ月間)外観：変化なし。定量：ほとんど変化なし 〔苛酷〕(40℃, シリカゲル, 6カ月間)外観：変化なし。定量：ほとんど変化なし (23℃, 75%RH, 4週間)外観：変化なし。定量：ほとんど変化なし 〔光〕(陽光ランプ1,800lx, シリカゲル, 2カ月間)外観：変化なし。定量：変化なし **溶解性(水)** 溶けやすい	
有効成分の吸湿性：吸湿性は認められない 有効成分の光の影響：総照度として120万lx・hrの照射で変化なし 製剤の貯法：凍結を避け，2～8℃に保存すること 製剤の使用期限については，使用期限内であっても開封後はなるべく速やかに使用すること 製剤の取扱い上の注意：本品をボトルから取り出した後は，速やかに服用する。本品をボトルから取り出した後は，速やかにキャップを閉め，冷蔵庫に保管する **著** 冷所，防湿・遮光保存。用時冷所より取り出し，脱カプセルにて可 **安定性**〔長期〕(25℃, 60%RH, 暗所, 褐色ガラス瓶(密栓), 60カ月間)外観・性状：変化なし。残存率：変化なし 〔光〕(ポリエチレンバッグ，総照度として120万lx・hrを照射)外観・性状：変化なし。残存率：変化なし **溶解性(水)** ほとんど溶けない	
苦味あり。曝露等の安全上のリスクが懸念されるため **安定性**〔長期〕(25℃,60%RH,低密度ポリエチレン製袋(二重)+ファイバードラム, 60カ月間)変化なし 〔加速〕(40℃, 75%RH, 低密度ポリエチレン製袋(二重)+ファイバードラム, 6カ月間)変化なし 〔苛酷〕(70℃, ガラス瓶(密栓), 4週間)変化なし (25℃, 60%RH, 無包装, 3カ月間)変化なし (40℃, 75%RH, 無包装, 3カ月間)変化なし 〔光〕(キセノンランプ照射, 120万lx・hr, 500W・hr/m^2, ガラス皿)変化なし **溶解性(水)** やや溶けにくい	
安定性〔長期〕(25℃, 65%RH, 二重の低密度ポリエチレン袋/乾燥剤+スチール缶, 36カ月間)外観, 類縁物質, 水分, 粒度分布, 微生物限度, 含量：変化なし 〔苛酷〕(100℃, ガラス瓶(開栓または施栓), 48時間)外観, 類縁物質, 水分, 粒度分布, 微生物限度, 含量：変化なし (60℃, 80%RH, ガラス瓶(開栓または施栓), 7日間)外観, 類縁物質, 水分, 粒度分布, 微生物限度, 含量：変化なし (120万lx・hr, 200W・hr/m^2, 無色透明な石英ガラス製フラスコ(施栓))外観, 類縁物質, 水分, 粒度分布, 微生物限度, 含量：変化なし **粉砕品** 相対湿度30～75%の条件で，外観変化, 主薬含有率, 分解物含有率の確認を4週間まで行い, 安定。粉砕品を使用した場合の薬物動態, 有効性, 安全性のデータはない **溶解性(水)** ほとんど溶けない	

理由　**著** 著者コメント　　**安定性** 原薬(一部製剤)の安定性　　**溶解性(水)** 原薬の水に対する溶解性
代用品　※：一部適応等が異なる

オフタ

製品名(会社名)	規格単位	剤形・割線・Cap号数	可否	一般名
オフタルムK配合錠 (アルフレッサファーマ)	配合剤	糖衣錠 ○(割線無)	×	カルバゾクロム・アスコルビン酸・フィトナジオン配合剤
オフロキサシン錠100mg「JG」 (長生堂=日本ジェネリック)	100mg	Fコート錠 ○(割線無)	— (△)	オフロキサシン
オフロキサシン錠100mg「サワイ」 (沢井)	100mg	Fコート錠 ○(割線無)	— (△)	オフロキサシン
オフロキサシン錠100mg「ツルハラ」(鶴原)	100mg	Fコート錠 ○(割線無)	△	オフロキサシン
オフロキサシン錠100mg「テバ」 (武田テバ薬品=武田テバファーマ=武田)	100mg	Fコート錠 ○(割線無)	— (△)	オフロキサシン
オペプリム (ヤクルト)	500mg	硬カプセル 0号	— (△)	ミトタン

可否判定 ○:可, △:条件つきで可, ×:不可, —:企業判定回避, ( ):著者判断

理　　由	代用品
腸溶性糖衣錠(吸湿のため)。主薬のビタミンCとカルバゾクロムとが接触すると変色するため，ビタミンCに被膜を施しているので粉砕不可	
著 遮光保存(有効成分が光により変化するため) **(安定性)** 光によって変色する **粉砕品** (40℃, 60％RH, 遮光・気密, 30日間)外観・含量：変化なし (25℃, 75％RH, 遮光・開放, 30日間)外観・含量：変化なし (120万lx·hr, 密閉(シャーレ＋ラップ), 50日間)外観：変化あり(帯微黄白色→橙色), 含量：変化なし **(溶解性(水))** 溶けにくい	
著 遮光保存 **(安定性)** 光によって変色する **(溶解性(水))** 溶けにくい	
著 遮光保存(有効成分が光により変化するため) **(安定性)** 該当資料なし **(溶解性(水))** 溶けにくい	
光に不安定 **著** 遮光保存 **(溶解性(水))** 溶けにくい	
該当資料なし **著** 抗悪性腫瘍剤のため粉砕せず懸濁する。やむを得ず粉砕する場合は，安全キャビネット内で行うなど調剤者の曝露に注意すること。防湿・遮光保存。危険度不明(日本病院薬剤師会：抗悪性腫瘍薬の院内取扱い指針)のため，粉砕時曝露に注意 **(安定性)** 〔長期(室温)〕(17～33℃, 33～84％RH, 密栓, 褐色ガラス瓶, 36カ月間)変化なし 〔室内散光〕(17～33℃, 35～78％RH, 密栓, 無色ガラス瓶, 12カ月間)変化なし 〔加温〕(40℃, 密栓, 褐色ガラス瓶, 3カ月間)変化なし (50℃, 密栓, 褐色ガラス瓶, 3カ月間)変化なし 〔加温・加湿〕(40℃, 75％RH, 開放, 褐色ガラス瓶, 3カ月間)変化なし (40℃, 90％RH, 開放, 褐色ガラス瓶, 3カ月間)変化なし 〔人工太陽光〕(30,000lx, シャーレ, 7日間)変化なし **製剤** 〔長期(室温)〕(17～33℃, 33～84％RH, 密栓, 褐色ガラス瓶, 36カ月間)変化なし 〔室内散光〕(17～33℃, 35～78％RH, 密栓, 無色ガラス瓶, 12カ月間)変化なし 〔加温〕(40℃, 密栓, 褐色ガラス瓶, 3カ月間)変化なし (50℃, 密栓, 褐色ガラス瓶, 3カ月間)変化なし 〔加温・加湿〕(40℃, 75％RH, 開放, 褐色ガラス瓶, 1カ月間)わずかに変形 (40℃, 75％RH, 開放, 褐色ガラス瓶, 2カ月間)変形しカプセルどうし固着 (40℃, 90％RH, 開放, 褐色ガラス瓶, 1カ月間)変形しカプセルどうし固着 〔人工太陽光〕(30,000lx, シャーレ, 7日間)変化なし **(溶解性(水))** ほとんど溶けない **(危険度)** 不明(日本病院薬剤師会：抗悪性腫瘍薬の院内取扱い指針)	

理由　**著** 著者コメント　**(安定性)** 原薬(一部製剤)の安定性　**(溶解性(水))** 原薬の水に対する溶解性
代用品　※：一部適応等が異なる

オメフ

製品名（会社名）	規格単位	剤形・割線・Cap号数	可否	一般名
オメプラゾール錠10mg「MED」 (沢井＝日本ジェネリック)	10mg	腸溶性Fコート錠 ○(割線無)	×	オメプラゾール
オメプラゾール錠20mg「MED」 (沢井＝日本ジェネリック)	20mg	腸溶性Fコート錠 ○(割線無)	×	
オメプラゾール錠10「SW」 (メディサ＝沢井＝旭化成ファーマ)	10mg	腸溶性Fコート錠 ○(割線無)	×	オメプラゾール
オメプラゾール錠20「SW」 (メディサ＝沢井＝旭化成ファーマ)	20mg	腸溶性Fコート錠 ○(割線無)	×	
オメプラゾール錠10mg「TSU」 (鶴原)	10mg	腸溶性Fコート錠 ○(割線無)	×	オメプラゾール
オメプラゾール錠20mg「TSU」 (鶴原)	20mg	腸溶性Fコート錠 ○(割線無)	×	
オメプラゾール錠10mg「アメル」 (共和薬品＝日本薬工)	10mg	腸溶性Fコート錠 ○(割線無)	×	オメプラゾール
オメプラゾール錠20mg「アメル」 (共和薬品＝日本薬工)	20mg	腸溶性Fコート錠 ○(割線無)	×	
オメプラゾール錠10mg「ケミファ」 (シオノ＝ケミファ)	10mg	腸溶性Fコート錠 ○(割線無)	×	オメプラゾール
オメプラゾール錠20mg「ケミファ」 (シオノ＝ケミファ)	20mg	腸溶性Fコート錠 ○(割線無)	×	
オメプラゾール腸溶錠10mg「武田テバ」(武田テバファーマ＝武田)	10mg	腸溶性Fコート錠 ○(割線無)	— (×)	オメプラゾール
オメプラゾール腸溶錠20mg「武田テバ」(武田テバファーマ＝武田)	20mg	腸溶性Fコート錠 ○(割線無)	— (×)	
オメプラゾール錠「トーワ」10mg (東和薬品)	10mg	腸溶性Fコート錠 ○(割線無)	×	オメプラゾール
オメプラゾール錠「トーワ」20mg (東和薬品)	20mg	腸溶性Fコート錠 ○(割線無)	×	
オメプラゾール錠10mg「日医工」 (日医工)	10mg	腸溶性Fコート錠 ○(割線無)	×	オメプラゾール
オメプラゾール錠20mg「日医工」 (日医工)	20mg	腸溶性Fコート錠 ○(割線無)	×	

可否判定　○：可，△：条件つきで可，×：不可，—：企業判定回避，( )：著者判断

理　　由	代用品
放出制御の特性が失われるため，粉砕不可。においはなく，味は苦い (安定性)光によって徐々に黄白色となる (溶解性(水))ほとんど溶けない	
粉砕すると放出制御の特性が失われるため，粉砕不可である (溶解性(水))ほとんど溶けない	
腸溶錠のため粉砕不可 (安定性)該当資料なし (溶解性(水))ほとんど溶けない	
腸溶性製剤のため，粉砕状態における安定性試験は実施していない (安定性)光によって徐々に黄白色となる (溶解性(水))ほとんど溶けない	
腸溶性のため (溶解性(水))ほとんど溶けない	
腸溶性が損なわれ，胃酸により分解するため粉砕不可 (安定性)製剤　〔湿度〕(25℃，75%RH，4週間)外観，含量に変化なし 〔光〕(60万lx·hr)外観変化(淡灰白色の粉末(粉砕直後)から微黄白色の粉末となった)，含量低下(残存率：93%) (溶解性(水))ほとんど溶けない 腸溶性が損なわれ，胃酸により分解するため粉砕不可 (安定性)製剤　〔温度〕(40℃，4週間)外観，含量に変化なし 〔湿度〕(25℃，75%RH，4週間)外観，含量に変化なし 〔光〕(60万lx·hr)外観変化(白色の粉末(粉砕直後)から微黄白色の粉末となった)，含量低下(残存率：97%) (溶解性(水))ほとんど溶けない	
腸溶性製剤のため粉砕不可 主成分は光によって徐々に黄白色となる (安定性)該当資料なし (溶解性(水))ほとんど溶けない	
腸溶性製剤のため粉砕不可 (溶解性(水))ほとんど溶けない	

理由　著 著者コメント　(安定性)原薬(一部製剤)の安定性　(溶解性(水))原薬の水に対する溶解性
代用品　※：一部適応等が異なる

オメフ

製品名(会社名)	規格単位	剤形・割線・Cap号数	可否	一般名
オメプラゾン錠10mg (田辺三菱)	10mg	腸溶性Fコート錠 ◯(割線無)	×	オメプラゾール
オメプラゾン錠20mg (田辺三菱)	20mg	腸溶性Fコート錠 ◯(割線無)	×	
オメプラール錠10 (アストラゼネカ)	10mg	腸溶性Fコート錠 ◯(割線無)	×	オメプラゾール
オメプラール錠20 (アストラゼネカ)	20mg	腸溶性Fコート錠 ◯(割線無)	×	

可否判定 ◯:可, △:条件つきで可, ×:不可, ―:企業判定回避, ( ):著者判断

理　由	代用品
胃酸で分解されるため，腸溶コーティングが施されているので粉砕不可 安定性〔長期〕(25℃，ポリエチレン容器，1年1カ月間)変化なし (25℃，60%RH，ポリエチレン袋/アルミニウム袋，2年間)外観の変化がみられたが，他の試験項目(溶状，類縁物質，含量)は変化なし (室温，褐色ガラス瓶(密栓)，2年6カ月間)外観及び溶状における外観が6カ月目以降変化，溶状における透過率が経時的に低下し，類縁物質(HPLC)の増加及び微量の分解物(TLC)を認めた (15℃，褐色ガラス瓶(密栓)，2年6カ月間)外観及び溶状における外観が18カ月目以降変化，溶状における透過率が経時的に低下し，30カ月目に類縁物質(HPLC)のわずかな増加及び微量の分解物(TLC)を認めた (5℃，褐色ガラス瓶(密栓)，2年6カ月間)変化なし (4℃，ポリエチレン容器，5年間)変化なし (4℃，ポリエチレン袋/アルミニウム袋，5年間)変化なし 〔苛酷〕(40℃，褐色ガラス瓶(密栓)，6カ月間)外観及び溶状における外観が1カ月目以降変化，溶状における透過率が経時的に低下し，3カ月目以降に類縁物質(HPLC)のわずかな増加及び微量の分解物(TLC)を認めた (30℃，褐色ガラス瓶(密栓)，1年間)外観及び溶状における外観が2カ月目以降変化，溶状における透過率が経時的に低下し，6カ月目以降に類縁物質(HPLC)のわずかな増加及び微量の分解物(TLC)を認めた (30℃，75%RH，シャーレ(開放)，3カ月間)外観及び溶状における外観が1カ月目以降変化，溶状における透過率が経時的に低下し，2カ月目以降に類縁物質(HPLC)のわずかな増加及び微量の分解物(TLC)を認めた 室内散光(約500lx)，シャーレ(開放)，3カ月間)外観及び溶状における外観が1カ月目以降変化，溶状における透過率が経時的に低下し，類縁物質(HPLC)のわずかな増加及び微量の分解物(TLC)を認めた 溶解性(水)ほとんど溶けない	
原薬が胃酸に不安定な(分解される)ため，腸溶コーティングが施されているため粉砕不可 安定性〔通常〕(室温，褐色ガラス瓶密栓，30カ月間)6カ月後よりわずかに黄色味を帯で経時的に褐色味が増加した。類縁物質の増加及び微量の分解物を認めた 〔苛酷〕(30℃，75%RH，シャーレ開放)1カ月後よりわずかに黄色味を帯び経時的に褐色味が増加した。類縁物質の増加及び微量の分解物を認めた 溶解性(水)ほとんど溶けない	

理由　著 著者コメント　安定性原薬(一部製剤)の安定性　溶解性(水)原薬の水に対する溶解性
代用品　※：一部適応等が異なる

オラセ

製品名(会社名)	規格単位	剤形・割線・Cap号数	可否	一般名
オラセフ錠250mg (GSK＝第一三共)	250mg	Fコート錠 ◯(割線無)	― (△)	セフロキシム　アキセチル
オーラップ錠1mg (アステラス)	1mg	素錠 ◯(割線無)	― (△)	ピモジド
オーラップ錠3mg (アステラス)	3mg	素錠 ◯(割線無)	― (△)	
オーラノフィン錠3mg「サワイ」 (沢井)	3mg	Fコート錠 ◯(割線無)	― (△)	オーラノフィン
オランザピン錠2.5mg「DSEP」 (第一三共エスファ)	2.5mg	Fコート錠 ◯(割線無)	◯	オランザピン
オランザピン錠5mg「DSEP」 (第一三共エスファ)	5mg	Fコート錠 ◯(割線無)	◯	
オランザピン錠10mg「DSEP」 (第一三共エスファ)	10mg	Fコート錠 ◯(割線無)	◯	

可否判定　◯：可，△：条件つきで可，×：不可，―：企業判定回避，( )：著者判断

オラン

理　由	代用品
著 遮光保存 安定性〔長期〕(室温, 室内光, 褐色ガラス瓶(密栓), 48カ月間)変化なし 〔温度〕(30℃, 遮光, 褐色ガラス瓶(密栓), 12カ月間)変化なし (40℃, 遮光, 褐色ガラス瓶(密栓), 6カ月間)変化なし (50℃, 遮光, 褐色ガラス瓶(密栓), 3カ月間)変化なし 〔湿度〕(25℃, 75%RH, 遮光, 褐色ガラス瓶(密栓), 3カ月間)変化なし 〔温度・湿度〕(40℃, 75%RH, 遮光, 褐色ガラス瓶(密栓), 6カ月間)変化なし (40℃, 75%RH, 遮光, 褐色ガラス瓶(開栓), 3カ月間)経時的に外観変化, 含湿度, 分解物の増加及び旋光度の上昇, 約5%の力価低下 〔光〕(室温, 室内光, 無色ガラス瓶(密栓), 12カ月間)変化なし 粉砕後　(室温(12.5～26.5℃), 湿度(17～30%RH), 遮光, 21日間)性状変化なし, 含量98%, 類縁物質0.9%, 含湿度1.9%, 平衡相対湿度38% (25℃, 75%RH, 遮光, 21日間)性状変化なし, 含量95%, 類縁物質1.4%, 含湿度4.4%, 平衡相対湿度86% 溶解性(水)極めて溶けにくい	
製剤(錠)において30℃・75%RH・遮光(開放)の3カ月間保存で吸湿による硬度の低下が認められている 著 粉砕後データが不足しているが, 防湿・遮光保存で可能と推定 安定性〔長期〕(室温, 暗所, 無色透明ガラス瓶(密栓), 12カ月間)外観・性状：変化なし. 残存率：変化なし 〔苛酷〕(45℃, 暗所, 無色透明ガラス瓶(密栓), 12カ月間)外観・性状：変化なし. 残存率：変化なし (35℃, 75%RH, 遮光, 無色透明ガラス瓶(開放), 6カ月間)外観・性状：変化なし. 残存率：変化なし 〔光〕(室温, 室内散光, 無色透明ガラス瓶(密栓), 6カ月間)外観・性状：変化なし. 残存率：変化なし 溶解性(水)ほとんど溶けない	細1% 先
著 防湿・遮光保存 溶解性(水)ほとんど溶けない	
温度成り行き・湿度成り行き・室内散光下・分包紙(グラシンポリラミネート)を用いた分包・12週の条件下で変化は認められなかった 安定性〔加速〕(40℃, 75%RH, 6カ月間)変化なし 〔苛酷〕(40℃, 遮光, 3カ月間)変化なし (25℃, 75%RH, 遮光, 3カ月間)変化なし (1,000lx, 120万lx・hr)変化なし 溶解性(水)ほとんど溶けない	細1% 先 GE

オラン

製品名（会社名）	規格単位	剤形・割線・Cap号数	可否	一般名
オランザピンOD錠2.5mg「DSEP」 （第一三共エスファ）	2.5mg	素錠（口腔内崩壊錠） ◯（割線無）	◯ （△）	オランザピン
オランザピンOD錠5mg「DSEP」 （第一三共エスファ）	5mg	素錠（口腔内崩壊錠） ◯（割線無）	◯ （△）	
オランザピンOD錠10mg「DSEP」 （第一三共エスファ）	10mg	素錠（口腔内崩壊錠） ◯（割線無）	◯ （△）	
オランザピン錠2.5mg「EE」 （エルメッド＝日医工）	2.5mg	Fコート錠 ⊖（割線1本）	― （◯）	オランザピン
オランザピン錠5mg「EE」 （エルメッド＝日医工）	5mg	Fコート錠 ⊖（割線1本）	― （◯）	
オランザピン錠10mg「EE」 （エルメッド＝日医工）	10mg	Fコート錠 ⊖（割線1本）	― （◯）	
オランザピン錠20mg「EE」 （エルメッド＝日医工）	20mg	Fコート錠 ⊖（割線1本）	― （◯）	
オランザピン錠2.5mg「JG」 （日本ジェネリック）	2.5mg	Fコート錠 ◯（割線無）	― （△）	オランザピン
オランザピン錠5mg「JG」 （日本ジェネリック）	5mg	Fコート錠 ◯（割線無）	― （△）	
オランザピン錠10mg「JG」 （日本ジェネリック）	10mg	Fコート錠 ◯（割線無）	― （△）	
オランザピンOD錠2.5mg「JG」 （日本ジェネリック）	2.5mg	口腔内崩壊錠 ◯（割線無）	― （△）	オランザピン
オランザピンOD錠5mg「JG」 （日本ジェネリック）	5mg	口腔内崩壊錠 ◯（割線無）	― （△）	
オランザピンOD錠10mg「JG」 （日本ジェネリック）	10mg	口腔内崩壊錠 ◯（割線無）	― （△）	

可否判定 ◯：可，△：条件つきで可，×：不可，―：企業判定回避，（ ）：著者判断

オラン

理　由	代用品
温度成り行き・湿度成り行き・室内散光下・分包紙(グラシンポリラミネート)を用いた分包・12週の条件下で変化は認められなかった **著** 口腔内崩壊錠のため粉砕不適。粉砕した場合，防湿・遮光保存 (安定性)〔長期〕(25℃，60%RH，3年間)変化なし 〔苛酷〕(40℃，遮光，3カ月間)変化なし (25℃，75%RH，遮光，3カ月間)硬度やや低下 (1,000lx，120万lx･hr)変化なし (溶解性(水))ほとんど溶けない	細1% 先 GE
温度成り行き・湿度成り行き・室内散光下・分包紙(グラシンポリラミネート)を用いた分包・12週の条件下で変化は認められなかった **著** 口腔内崩壊錠のため粉砕不適。粉砕した場合，防湿・遮光保存 (安定性)〔加速〕(40℃，75%RH，6カ月間)変化なし 〔苛酷〕(40℃，遮光，3カ月間)変化なし (25℃，75%RH，遮光，3カ月間)硬度やや低下 (1,000lx，120万lx･hr)変化なし (溶解性(水))ほとんど溶けない	細1% 先 GE
粉砕時の薬物動態データなし **著** 粉砕後データより可能と推定 (安定性)**製剤**　〔通常〕(40℃，75%RH，6カ月間)変化なし 〔長期〕(25℃，60%RH，3年間)変化なし 〔苛酷〕(40℃または25℃，75%RH，3カ月間)変化なし 〔光〕(120万lx･hr)変化なし **粉砕後**　(40℃，3カ月間)規格内 (25℃，75%，3カ月間)規格内 (120万lx･hr)規格内 (溶解性(水))ほとんど溶けない	細1% 先 GE
著 防湿・遮光保存 (安定性)**粉砕品**　(40℃，75%RH，遮光・気密容器，30日間)変化なし (25℃，75%RH，遮光・開放，30日間)変化なし [2.5mg錠](25℃，45%RH，60万lx･hr，開放)類縁物質の増加(規格外) [5mg・10mg錠](25℃，60万lx･hr，開放)類縁物質の増加(規格外) (溶解性(水))ほとんど溶けない	細1% 先 GE
著 口腔内崩壊錠のため粉砕不適。粉砕した場合，防湿・遮光保存 (安定性)**粉砕品**　(40℃，75%RH，遮光・気密容器，30日間)変化なし (25℃，75%RH，遮光・開放，30日間)変化なし [2.5mgOD錠](25℃，45%RH，60万lx･hr，開放)類縁物質の増加(規格外) [5mgOD錠](25℃，120万lx･hr，開放)変化なし [10mgOD錠](25℃，120万lx･hr，開放)類縁物質の増加(規格外) (溶解性(水))ほとんど溶けない	細1% 先 GE

理由　**著** 著者コメント　(安定性)原薬(一部製剤)の安定性　(溶解性(水))原薬の水に対する溶解性
代用品　※：一部適応等が異なる

オラン

製品名(会社名)	規格単位	剤形・割線・Cap号数	可否	一般名
オランザピン錠2.5mg「KN」(小林化工)	2.5mg	Fコート錠 ⊖(割線1本)	○	オランザピン
オランザピン錠5mg「KN」(小林化工)	5mg	Fコート錠 ⊖(割線1本)	○	
オランザピン錠10mg「KN」(小林化工)	10mg	Fコート錠 ⊖(割線1本)	○	
オランザピン錠20mg「KN」(小林化工)	20mg	Fコート錠 ⊖(割線1本)	○	
オランザピンOD錠2.5mg「TCK」(辰巳)	2.5mg	口腔内崩壊錠 ◯(割線無)	— (△)	オランザピン
オランザピンOD錠5mg「TCK」(辰巳)	5mg	口腔内崩壊錠 ◯(割線無)	— (△)	
オランザピンOD錠10mg「TCK」(辰巳)	10mg	口腔内崩壊錠 ◯(割線無)	— (△)	
オランザピン錠2.5mg「YD」(陽進堂)	2.5mg	Fコート錠 ◯(割線無)	— (△)	オランザピン
オランザピン錠5mg「YD」(陽進堂)	5mg	Fコート錠 ◯(割線無)	— (△)	
オランザピン錠10mg「YD」(陽進堂)	10mg	Fコート錠 ◯(割線無)	— (△)	

可否判定 ○:可, △:条件つきで可, ×:不可, —:企業判定回避, ( ):著者判断

オラン

理　由	代用品
安定性 **粉砕後**　〔通常〕(25℃，75%RH，遮光，3カ月間)変化なし 〔苛酷〕(40℃，遮光，3カ月間)変化なし 〔光〕(室温，1,000lx・hr(白色蛍光灯下)，50日間)変化なし 溶解性(水) ほとんど溶けない	細1% 先 GE
温度(40±2℃，75±5%RH，遮光・気密容器，30日間) 湿度(25±2℃，75±5%RH，遮光・開放，30日間) 光(25±2℃，45±5%RH，2,500lx，120万lxまで，開放)で保存し，性状，純度試験及び定量を検討した結果，性状及び定量試験において際立った変化は認められなかった しかし，湿度条件下では30日でわずかな変色を認めた 光条件下においては類縁物質の増加が顕著であり，60万lx・hr時で総類縁物質量が規格値を上回った 著 口腔内崩壊錠のため粉砕不適。粉砕した場合，防湿・遮光保存 安定性 該当資料なし 溶解性(水) ほとんど溶けない	細1% 先 GE
温度(40±2℃，75±5%RH，遮光・気密容器，30日間) 湿度(25±2℃，75±5%RH，遮光・開放，30日間) 光(25±2℃，45±5%RH，2,500lx，120万lxまで，開放)で保存し，性状，純度試験及び定量を検討した結果，性状及び定量試験において際立った変化は認められなかった。しかし，湿度条件下では30日でわずかな変色を認めた 著 口腔内崩壊錠のため粉砕不適。粉砕した場合，防湿・遮光保存 安定性 該当資料なし 溶解性(水) ほとんど溶けない	
著 防湿・遮光保存 安定性 **粉砕時**　(25±2℃，60±5%RH，光照射・シャーレ開放，120万lx・hr，約1カ月間)性状変化あり。[2.5mg錠]純度規格外，含量規格内，[5mg・10mg錠]純度・含量規格内 (25±2℃，60±5%RH，光照射・シャーレ開放，60万lx・hr，約2週間)性状変化あり。[2.5mg錠]純度規格外，含量規格内，[5mg・10mg錠]純度・含量規格内 溶解性(水) ほとんど溶けない	細1% 先 GE

オラン

製品名（会社名）	規格単位	剤形・割線・Cap号数	可否	一般名
オランザピン錠1.25mg「アメル」(共和薬品)	1.25mg	Fコート錠 ○(割線無)	— (△)	オランザピン
オランザピン錠2.5mg「アメル」(共和薬品)	2.5mg	Fコート錠 ⊖(割線表裏各1本)	— (△)	
オランザピン錠5mg「アメル」(共和薬品)	5mg	Fコート錠 ⊖(割線表裏各1本)	— (△)	
オランザピン錠10mg「アメル」(共和薬品)	10mg	Fコート錠 ⊖(割線表裏各1本)	— (△)	
オランザピン錠20mg「アメル」(共和薬品)	20mg	Fコート錠 ⊖(割線表裏各1本)	— (△)	
オランザピンOD錠1.25mg「アメル」(共和薬品)	1.25mg	口腔内崩壊錠 ○(割線無)	— (△)	オランザピン
オランザピンOD錠2.5mg「アメル」(共和薬品)	2.5mg	口腔内崩壊錠 ⊖(割線表裏各1本)	— (△)	
オランザピンOD錠5mg「アメル」(共和薬品)	5mg	口腔内崩壊錠 ⊖(割線表裏各1本)	— (△)	
オランザピンOD錠10mg「アメル」(共和薬品)	10mg	口腔内崩壊錠 ⊖(割線表裏各1本)	— (△)	
オランザピン錠2.5mg「オーハラ」(大原)	2.5mg	Fコート錠 ○(割線無)	— (△)	オランザピン
オランザピン錠5mg「オーハラ」(大原)	5mg	Fコート錠 ○(割線無)	— (△)	
オランザピン錠10mg「オーハラ」(大原)	10mg	Fコート錠 ○(割線無)	— (△)	
オランザピン錠2.5mg「杏林」(キョーリンリメディオ＝杏林)	2.5mg	Fコート錠 ○(割線無)	— (○)	オランザピン
オランザピン錠5mg「杏林」(キョーリンリメディオ＝杏林)	5mg	Fコート錠 ○(割線無)	— (○)	
オランザピン錠10mg「杏林」(キョーリンリメディオ＝杏林)	10mg	Fコート錠 ○(割線無)	— (○)	

可否判定　○：可，△：条件つきで可，×：不可，—：企業判定回避，( )：著者判断

理　　由	代用品
著 防湿・遮光保存 安定性 粉砕品　〔湿度〕(25℃, 75％RH, 遮光, ポリセロ分包, 90日間)外観, 含量：変化なし 〔光〕(25℃, 60万lx·hr, ポリセロ分包)外観, 含量：変化なし。純度：類縁物質の増加傾向が認められた 溶解性(水) ほとんど溶けない	細1% 先 GE
著 防湿・遮光保存 安定性 粉砕品　〔湿度〕(25℃, 75％RH, 遮光, ポリセロ分包, 90日間)外観, 含量：変化なし 〔光〕(25℃, 120万lx·hr, ポリセロ分包)外観, 含量：変化なし。純度：類縁物質の増加傾向が認められた 溶解性(水) ほとんど溶けない	
著 口腔内崩壊錠のため粉砕不適。粉砕した場合, 防湿・遮光保存 安定性 粉砕品　〔湿度〕(25℃, 75％RH, 遮光, ポリセロ分包, 90日間)外観, 含量：変化なし 〔光〕(25℃, 33.6万lx·hr, ポリセロ分包)外観, 含量：変化なし。純度：類縁物質の増加傾向が認められた 溶解性(水) ほとんど溶けない	細1% 先 GE
著 口腔内崩壊錠のため粉砕不適。粉砕した場合, 防湿・遮光保存 安定性 粉砕品　〔湿度〕(25℃, 75％RH, 遮光, ポリセロ分包, 90日間)外観, 含量：変化なし 〔光〕(25℃, 120万lx·hr, ポリセロ分包)外観, 含量：変化なし。純度：類縁物質の増加傾向が認められた 溶解性(水) ほとんど溶けない	
著 防湿・遮光保存 溶解性(水) ほとんど溶けない	細1% 先 GE
著 粉砕後データより, 遮光保存で可能と推定 安定性 粉砕品は, 分包紙(グラシンポリラミネート紙), 温度及び湿度成り行き保存において12週, 性状及び定量法いずれも変化を認めなかった 溶解性(水) ほとんど溶けない	細1% 先 GE

理由　著 著者コメント　　安定性 原薬(一部製剤)の安定性　　溶解性(水) 原薬の水に対する溶解性
代用品　※：一部適応等が異なる

オラン

製品名（会社名）	規格単位	剤形・割線・Cap号数	可否	一般名
オランザピンOD錠2.5mg「杏林」 （キョーリンリメディオ＝杏林＝大原）	2.5mg	口腔内崩壊錠 ○（割線無）	— (△)	オランザピン
オランザピンOD錠5mg「杏林」 （キョーリンリメディオ＝杏林＝大原）	5mg	口腔内崩壊錠 ○（割線無）	— (△)	
オランザピンOD錠10mg「杏林」 （キョーリンリメディオ＝杏林＝大原）	10mg	口腔内崩壊錠 ○（割線無）	— (△)	
オランザピン錠2.5mg「サワイ」 （沢井）	2.5mg	Fコート錠 ○（割線無）	— (△)	オランザピン
オランザピン錠5mg「サワイ」 （沢井）	5mg	Fコート錠 ○（割線無）	— (△)	
オランザピン錠10mg「サワイ」 （沢井）	10mg	Fコート錠 ○（割線無）	— (△)	
オランザピン錠2.5mg「三和」 （三和化学）	2.5mg	Fコート錠 ○（割線無）	— (△)	オランザピン
オランザピン錠5mg「三和」 （三和化学）	5mg	Fコート錠 ○（割線無）	— (△)	
オランザピン錠10mg「三和」 （三和化学）	10mg	Fコート錠 ⊖（割線1本）	— (△)	
オランザピンOD錠2.5mg「タカタ」 （高田）	2.5mg	口腔内崩壊錠 ⊖（割線模様）	— (△)	オランザピン
オランザピンOD錠5mg「タカタ」 （高田）	5mg	口腔内崩壊錠 ⊖（割線模様）	— (△)	
オランザピンOD錠10mg「タカタ」 （高田）	10mg	口腔内崩壊錠 ⊖（割線模様）	— (△)	
オランザピン錠2.5mg「テバ」 （武田テバファーマ＝武田）	2.5mg	Fコート錠 ○（割線無）	— (△)	オランザピン
オランザピン錠5mg「テバ」 （武田テバファーマ＝武田）	5mg	Fコート錠 ○（割線無）	— (△)	
オランザピン錠10mg「テバ」 （武田テバファーマ＝武田）	10mg	Fコート錠 ○（割線無）	— (△)	

可否判定　○：可，△：条件つきで可，×：不可，—：企業判定回避，（　）：著者判断

理　　由	代用品
著 口腔内崩壊錠のため粉砕不適。粉砕した場合，防湿・遮光保存 安定性 粉砕品は，分包紙(グラシンポリラミネート紙)，温度及び湿度成り行き保存において12週，性状及び定量法いずれも変化を認めなかった 溶解性(水) ほとんど溶けない	細1% 先 GE
著 防湿・遮光保存 溶解性(水) ほとんど溶けない	細1% 先 GE
40℃で3カ月間安定。25℃・75％RHで3カ月間安定。総照射量120万lx・hrで類縁物質の増加(規格外) 著 防湿・遮光保存 溶解性(水) ほとんど溶けない 40℃で3カ月間安定。25℃・75％RHで3カ月間安定。総照射量120万lx・hrで安定 著 防湿・遮光保存 溶解性(水) ほとんど溶けない	細1% 先 GE
著 口腔内崩壊錠のため粉砕不適。粉砕した場合，防湿・遮光保存 安定性 粉砕物 (25℃，75％RH，遮光，30日間)性状，類縁物質：変化なし。含量：ほとんど変化なし 溶解性(水) ほとんど溶けない	細1% 先 GE
著 防湿・遮光保存 安定性 製剤 〔湿度〕(25℃，75％RH，4週間)外観，含量に変化なし 〔光〕(30万lx・hr)外観変化なし，含量低下(含量：93.2％) 溶解性(水) ほとんど溶けない 著 防湿・遮光保存 安定性 製剤 〔湿度〕(25℃，75％RH，4週間)外観，含量に変化なし 〔光〕(60万lx・hr)外観変化なし，含量低下(含量：90.6％) 溶解性(水) ほとんど溶けない 著 防湿・遮光保存 安定性 製剤 〔湿度〕(25℃，75％RH，4週間)外観，含量に変化なし 〔光〕(60万lx・hr)外観変化なし，含量低下(含量：93.8％) 溶解性(水) ほとんど溶けない	細1% 先 GE

理由　著 著者コメント　安定性 原薬(一部製剤)の安定性　溶解性(水) 原薬の水に対する溶解性
代用品　※：一部適応等が異なる

オラン

製品名（会社名）	規格単位	剤形・割線・Cap号数	可否	一般名
オランザピンOD錠2.5mg「テバ」 （武田テバファーマ=武田）	2.5mg	口腔内崩壊錠 ⊖(割線1本)	— (△)	オランザピン
オランザピンOD錠5mg「テバ」 （武田テバファーマ=武田）	5mg	口腔内崩壊錠 ⊕(割線2本)	— (△)	
オランザピンOD錠10mg「テバ」 （武田テバファーマ=武田）	10mg	口腔内崩壊錠 ⊖(割線1本)	— (△)	
オランザピン錠2.5mg「トーワ」 （東和薬品）	2.5mg	Fコート錠 ⊖(割線1本)	— (△)	オランザピン
オランザピン錠5mg「トーワ」 （東和薬品）	5mg	Fコート錠 ⊖(割線1本)	— (△)	
オランザピン錠10mg「トーワ」 （東和薬品）	10mg	Fコート錠 ⊖(割線1本)	— (△)	
オランザピンOD錠2.5mg「トーワ」 （東和薬品）	2.5mg	口腔内崩壊錠 ⊖(割線1本)	— (△)	オランザピン
オランザピンOD錠5mg「トーワ」 （東和薬品）	5mg	口腔内崩壊錠 ⊖(割線1本)	— (△)	
オランザピンOD錠10mg「トーワ」 （東和薬品）	10mg	口腔内崩壊錠 ⊖(割線1本)	— (△)	
オランザピン錠2.5mg「日医工」 （日医工）	2.5mg	Fコート錠 ◯(割線無)	— (△)	オランザピン
オランザピン錠5mg「日医工」 （日医工）	5mg	Fコート錠 ◯(割線無)	— (△)	
オランザピン錠10mg「日医工」 （日医工）	10mg	Fコート錠 ◯(割線無)	— (△)	
オランザピンOD錠2.5mg「日医工」 （日医工）	2.5mg	口腔内崩壊錠 ◯(割線無)	— (△)	オランザピン
オランザピンOD錠5mg「日医工」 （日医工）	5mg	口腔内崩壊錠 ◯(割線無)	— (△)	
オランザピンOD錠10mg「日医工」 （日医工）	10mg	口腔内崩壊錠 ◯(割線無)	— (△)	
オランザピン錠2.5mg「日新」 （日新製薬）	2.5mg	Fコート錠 ◯(割線無)	— (△)	オランザピン
オランザピン錠5mg「日新」 （日新製薬）	5mg	Fコート錠 ◯(割線無)	— (△)	
オランザピン錠10mg「日新」 （日新製薬）	10mg	Fコート錠 ◯(割線無)	— (△)	

可否判定 ◯：可，△：条件つきで可，×：不可，—：企業判定回避，（ ）：著者判断

オラン

理　由	代用品
著 口腔内崩壊錠のため粉砕不適。粉砕した場合，防湿・遮光保存 安定性)製剤　[2.5mg・5mgOD錠]データなし [10mgOD錠][湿度](25℃，75%RH，4週間)外観，含量に変化なし [光](60万lx·hr)外観変化なし，含量低下(含量：93.7%) 溶解性(水)ほとんど溶けない	細1% 先 GE
著 防湿・遮光保存 安定性)粉砕後　(25℃，60%RH，1,000lx散光下，3カ月間)外観変化なし，残存率： [2.5mg錠]95.2%(3カ月)，[5mg錠]95.0%(3カ月) (25℃，60%RH，遮光条件，3カ月間)外観・含量変化なし 溶解性(水)ほとんど溶けない	細1% 先 GE
著 防湿・遮光保存 安定性)粉砕後　(25℃，60%RH，1,000lx散光下，3カ月間)外観・含量変化なし 溶解性(水)ほとんど溶けない	
著 口腔内崩壊錠のため粉砕不適。粉砕した場合，防湿・遮光保存 安定性)粉砕後　(25℃，60%RH，1,000lx散光下，3カ月間)外観変化なし，残存率 94.8%(3カ月) (25℃，60%RH，遮光条件下，3カ月間)外観・含量変化なし 溶解性(水)ほとんど溶けない	細1% 先 GE
著 防湿・遮光保存 安定性)粉砕物　(25℃，75%RH，遮光・開放，3カ月間)外観，含量変化なし 溶解性(水)ほとんど溶けない	細1% 先 GE
著 口腔内崩壊錠のため粉砕不適。粉砕した場合，防湿・遮光保存 安定性)粉砕物　[2.5mgOD錠] (成り行き温度・湿度，グラシンポリラミネート紙分包品，12週間)外観，含量変化なし [5mg・10mgOD錠] (25℃，75%RH，遮光・開放，3カ月間)外観，含量変化なし 溶解性(水)ほとんど溶けない	細1% 先 GE
著 防湿・遮光保存 溶解性(水)ほとんど溶けない 湿度(30℃，75%RH，0.5カ月間)で溶出性低下 著 防湿・遮光保存 溶解性(水)ほとんど溶けない	細1% 先 GE

理由　著 著者コメント　　安定性)原薬(一部製剤)の安定性　　溶解性(水)原薬の水に対する溶解性
用品　※：一部適応等が異なる

オラン

製品名（会社名）	規格単位	剤形・割線・Cap号数	可否	一般名
オランザピン錠2.5mg「ニプロ」(ニプロ)	2.5mg	Fコート錠 ⊖(割線表裏各1本)	— (△)	オランザピン
オランザピン錠5mg「ニプロ」(ニプロ)	5mg	Fコート錠 ◯(割線無)	— (△)	
オランザピン錠10mg「ニプロ」(ニプロ)	10mg	Fコート錠 ◯(割線無)	— (△)	
オランザピンOD錠5mg「ニプロ」(ニプロ)	5mg	口腔内崩壊錠 ◯(割線無)	— (△)	オランザピン
オランザピンOD錠10mg「ニプロ」(ニプロ)	10mg	口腔内崩壊錠 ◯(割線無)	— (△)	
オランザピン錠2.5mg「ファイザー」(ダイト＝ファイザー)	2.5mg	Fコート錠 ◯(割線無)	— (△)	オランザピン
オランザピン錠5mg「ファイザー」(ダイト＝ファイザー)	5mg	Fコート錠 ◯(割線無)	— (△)	
オランザピン錠10mg「ファイザー」(ダイト＝ファイザー)	10mg	Fコート錠 ◯(割線無)	— (△)	
オランザピンOD錠2.5mg「ファイザー」(ダイト＝ファイザー)	2.5mg	口腔内崩壊錠 ◯(割線無)	— (△)	オランザピン
オランザピンOD錠5mg「ファイザー」(ダイト＝ファイザー)	5mg	口腔内崩壊錠 ◯(割線無)	— (△)	
オランザピンOD錠10mg「ファイザー」(ダイト＝ファイザー)	10mg	口腔内崩壊錠 ◯(割線無)	— (△)	
オランザピン錠2.5mg「明治」(MeijiSeika)	2.5mg	Fコート錠 ⊖(割線表裏各1本)	◯	オランザピン
オランザピン錠5mg「明治」(MeijiSeika)	5mg	Fコート錠 ◯(割線無)	◯	
オランザピン錠10mg「明治」(MeijiSeika)	10mg	Fコート錠 ◯(割線無)	◯	
オランザピンOD錠2.5mg「明治」(MeijiSeika)	2.5mg	口腔内崩壊錠 ⊖(割線1本)	◯ (△)	オランザピン
オランザピンOD錠5mg「明治」(MeijiSeika)	5mg	口腔内崩壊錠 ◯(割線無)	◯ (△)	
オランザピンOD錠10mg「明治」(MeijiSeika)	10mg	口腔内崩壊錠 ◯(割線無)	◯ (△)	
オランザピン錠2.5mg「ヨシトミ」(ニプロES＝吉富薬品)	2.5mg	Fコート錠 ⊖(割線表裏各1本)	— (△)	オランザピン
オランザピン錠5mg「ヨシトミ」(ニプロES＝吉富薬品)	5mg	Fコート錠 ◯(割線無)	— (△)	
オランザピン錠10mg「ヨシトミ」(ニプロES＝吉富薬品)	10mg	Fコート錠 ◯(割線無)	— (△)	

可否判定　◯：可，△：条件つきで可，×：不可，—：企業判定回避，（　）：著者判断

オラン

理　由	代用品
著 防湿・遮光保存 安定性 **粉砕後** データなし 溶解性(水) ほとんど溶けない	細1% 先 GE
著 口腔内崩壊錠のため粉砕不適。粉砕した場合，防湿・遮光保存 安定性 **粉砕後** データなし 溶解性(水) ほとんど溶けない	細1% 先 GE
著 防湿・遮光保存 安定性 **粉砕後** 〔温度〕(40℃, 75％RH, 遮光・気密容器, 30日間)性状・類縁物質・含量変化なし 〔湿度〕(25℃, 75％RH, 遮光・開放, 30日間)[2.5mg錠]30日で含量低下(規格内)，[5mg・10mg錠]性状・類縁物質・含量変化なし 〔光〕(2,500lx, 25℃, 45％RH, 開放)60万lx・hrで類縁物質増加(規格外) 溶解性(水) ほとんど溶けない	細1% 先 GE
著 口腔内崩壊錠のため粉砕不適。粉砕した場合，防湿・遮光保存 安定性 **粉砕後** 〔温度〕(40℃, 75％RH, 遮光・気密容器, 30日間)性状・類縁物質・含量変化なし 〔湿度〕(25℃, 75％RH, 遮光・開放)30日で外観にわずかな赤味あり 〔光〕(2,500lx, 25℃, 45％RH, 開放)[2.5mgOD錠]60万lx・hrで類縁物質増加(規格外)，[5mgOD錠]120万lx・hrで類縁物質増加(規格内)，[10mgOD錠]120万lx・hrで類縁物質増加(規格外) 溶解性(水) ほとんど溶けない	細1% 先 GE
安定性 該当資料なし 溶解性(水) ほとんど溶けない	細1% 先 GE
著 口腔内崩壊錠のため粉砕不適。粉砕した場合，防湿・遮光保存 安定性 該当資料なし 溶解性(水) ほとんど溶けない	細1% 先 GE
著 防湿・遮光保存 溶解性(水) ほとんど溶けない	細1% 先 GE

理由　著 著者コメント　　安定性 原薬(一部製剤)の安定性　　溶解性(水) 原薬の水に対する溶解性
代用品　※：一部適応等が異なる

オラン

製品名（会社名）	規格単位	剤形・割線・Cap号数	可否	一般名
オランザピンOD錠5mg「ヨシトミ」 （ニプロES＝吉富薬品）	5mg	素錠（口腔内崩壊錠） ◯（割線無）	— (△)	オランザピン
オランザピンOD錠10mg「ヨシトミ」 （ニプロES＝吉富薬品）	10mg	素錠（口腔内崩壊錠） ◯（割線無）	— (△)	
オルケディア錠1mg （協和キリン）	1mg	Fコート錠 ◯（割線無）	— (△)	エボカルセト
オルケディア錠2mg （協和キリン）	2mg	Fコート錠 ◯（割線無）	— (△)	
オルミエント錠2mg （リリー）	2mg	Fコート錠 ◯（割線無）	×	バリシチニブ
オルミエント錠4mg （リリー）	4mg	Fコート錠 ◯（割線無）	×	
オルメサルタンOD錠5mg 「DSEP」（第一三共エスファ）	5mg	口腔内崩壊錠 ◯（割線無）	— (△)	オルメサルタン メドキソミル
オルメサルタンOD錠10mg 「DSEP」（第一三共エスファ）	10mg	口腔内崩壊錠 ⊖（割線1本）	— (△)	
オルメサルタンOD錠20mg 「DSEP」（第一三共エスファ）	20mg	口腔内崩壊錠 ⊖（割線1本）	— (△)	
オルメサルタンOD錠40mg 「DSEP」（第一三共エスファ）	40mg	口腔内崩壊錠 ⊖（割線1本）	— (△)	

可否判定　◯：可，△：条件つきで可，×：不可，—：企業判定回避，（　）：著者判断

オルメ

理　由	代用品
著 口腔内崩壊錠のため粉砕不適。粉砕した場合，防湿・遮光保存 溶解性(水) ほとんど溶けない	細1% 先 GE
原薬は光に不安定であるため，遮光を目的にフィルムコーティング錠としている 著 防湿・遮光保存 安定性 〔長期〕(25℃，60％RH，ポリエチレン袋二重/ファイバードラム，18カ月間)安定 〔苛酷〕(60℃，褐色ガラス瓶(密栓)，3カ月間)変化なし (25℃，85％RH，褐色ガラス瓶(開放)，3カ月間)変化なし 〔光〕(D65ランプ120万lx・hr/200W・hr/m²)着色，含量低下，類縁物質の増加 溶解性(水) ほとんど溶けない	
分割することを想定したデザインとなっておらず，粉砕，分割した場合，既定の処方を服用できない可能性があるため また分割・粉砕時の有効性及び安全性に関するデータがない 粉砕時に発生する錠剤内部の粉末を繰り返し吸い込むと人体に有害な影響が出る可能性あり 安定性 〔長期〕(30℃，65％RH，PTP包装，24カ月間)変化なし 〔苛酷〕(70℃，20％RH，透明ガラスバイアル(開栓)，28日間)わずかに類縁物質の増加 (70℃，75％RH，透明ガラスバイアル(開栓)，28日間)わずかに類縁物質の増加 〔光〕(約240万lx・hr，総近紫外放射エネルギー約1,200W・hr/m²，ガラスシャーレ(透明石英製カバーで覆う))変化なし 溶解性(水) 極めて溶けにくい	
著 口腔内崩壊錠のため粉砕不適。粉砕した場合，防湿・遮光保存 安定性 〔長期〕(25℃，60％RH，二重ポリエチレン袋(LDPE)/鋼製ドラム缶，36カ月間)変化なし 〔加速〕(40℃，75％RH，二重ポリエチレン袋(LDPE)/鋼製ドラム缶，6カ月間)変化なし 〔温度〕(60℃，無色ガラス瓶(密栓)，8週間)(70℃，無色ガラス瓶(密栓)，4週間)変化なし 〔湿度〕(40℃/31％RH・40℃/53％RH・40℃/75％RH，ガラス製シャーレ(開放)，3カ月間)変化なし 〔温度・湿度〕(70℃，75％RH，ガラス製シャーレ(開放)，4週間)変化なし 〔光〕(D65蛍光灯下，ガラス製シャーレ(ポリ塩化ビニリデン製フィルム覆い)，120万lx・hr)変化なし **粉砕後** 〔湿度〕(25℃，75％RH，無包装(シャーレ開放)，3カ月間)性状・外観変化なし，類縁物質適合，含量[5mgOD錠]95.1％，[10mgOD錠]97.2％，[20mgOD錠]98.7％，[40mgOD錠]99.4％ 〔光〕(2,000lx(D65ランプ)，25℃/60％RH，無包装(シャーレ開放)，30万lx・hr)性状・外観変化なし，類縁物質適合，含量[5mgOD錠]95.1％，[10mgOD錠]95.3％，[20mgOD錠]96.5％，[40mgOD錠]96.1％ 溶解性(水) ほとんど溶けない	

理由　著 著者コメント　　安定性 原薬(一部製剤)の安定性　　溶解性(水) 原薬の水に対する溶解性
代用品　※：一部適応等が異なる

オルメ

製品名（会社名）	規格単位	剤形・割線・Cap号数	可否	一般名
オルメサルタンOD錠5mg「EE」 （エルメッド＝日医工）	5mg	口腔内崩壊錠 ◯（割線無）	— (△)	オルメサルタン　メドキソミル
オルメサルタンOD錠10mg「EE」 （エルメッド＝日医工）	10mg	口腔内崩壊錠 ⊖（割線表裏各1本）	— (△)	
オルメサルタンOD錠20mg「EE」 （エルメッド＝日医工）	20mg	口腔内崩壊錠 ⊖（割線表裏各1本）	— (△)	
オルメサルタンOD錠40mg「EE」 （エルメッド＝日医工）	40mg	口腔内崩壊錠 ⊖（割線表裏各1本）	— (△)	
オルメサルタン錠5mg「JG」 （日本ジェネリック）	5mg	素錠 ◯（割線無）	— (△)	オルメサルタン　メドキソミル
オルメサルタン錠10mg「JG」 （日本ジェネリック）	10mg	素錠 ⊖（割線1本）	— (△)	
オルメサルタン錠20mg「JG」 （日本ジェネリック）	20mg	素錠 ⊖（割線1本）	— (△)	
オルメサルタン錠40mg「JG」 （日本ジェネリック）	40mg	素錠 ⊖（割線1本）	— (△)	
オルメサルタン錠5mg「KN」 （小林化工）	5mg	素錠 ◯（割線無）	◯	オルメサルタン　メドキソミル
オルメサルタン錠10mg「KN」 （小林化工）	10mg	素錠 ⊖（割線表裏各1本）	— (◯)	
オルメサルタン錠20mg「KN」 （小林化工）	20mg	素錠 ⊖（割線表裏各1本）	◯	
オルメサルタン錠40mg「KN」 （小林化工）	40mg	素錠 ⊖（割線表裏各1本）	◯	
オルメサルタンOD錠5mg「KN」 （小林化工）	5mg	口腔内崩壊錠 ◯（割線無）	◯ (△)	オルメサルタン　メドキソミル
オルメサルタンOD錠10mg「KN」 （小林化工）	10mg	口腔内崩壊錠 ⊖（割線表裏各1本）	◯ (△)	
オルメサルタンOD錠20mg「KN」 （小林化工）	20mg	口腔内崩壊錠 ⊖（割線表裏各1本）	◯ (△)	
オルメサルタンOD錠40mg「KN」 （小林化工）	40mg	口腔内崩壊錠 ⊖（割線表裏各1本）	◯ (△)	
オルメサルタン錠5mg「TCK」 （辰巳）	5mg	素錠 ◯（割線無）	— (◯)	オルメサルタン　メドキソミル
オルメサルタン錠10mg「TCK」 （辰巳）	10mg	素錠 ⊖（割線1本）	— (◯)	
オルメサルタン錠20mg「TCK」 （辰巳）	20mg	素錠 ⊖（割線1本）	— (◯)	
オルメサルタン錠40mg「TCK」 （辰巳）	40mg	素錠 ⊖（割線1本）	— (◯)	

可否判定　◯：可，△：条件つきで可，×：不可，—：企業判定回避，（　）：著者判断

オルメ

理　由	代用品
粉砕時の薬物動態データなし 口腔内崩壊錠のため粉砕不要 **著** 口腔内崩壊錠のため粉砕不適。粉砕した場合，防湿・遮光保存 **安定性 製剤**　〔通常〕(40℃，75%RH，6カ月間)変化なし 〔苛酷〕(40℃または25℃，75%RH，3カ月間)変化なし 〔光〕(144万lx・hr)変化なし **粉砕後**　(40℃，3カ月間)規格内 (25℃，75%，3カ月間)規格内 (144万lx・hr)規格内 **溶解性(水)** ほとんど溶けない	
著 防湿・遮光保存 **安定性 粉砕品**　(40℃，遮光・気密容器，4週間)変化なし (25℃，75%RH，遮光・開放，4週間)[5mg錠]類縁物質の増加(規格外)，[10mg・20mg・40mg錠]変化なし (25℃，60万lx・hr，気密容器)変化なし **溶解性(水)** ほとんど溶けない	
著 粉砕後データより，防湿・遮光保存で可能と推定 **安定性 粉砕後**　〔通常〕(25℃，75%RH，遮光，3カ月間)変化なし 〔苛酷〕(40℃，遮光，3カ月間)変化なし 〔光〕(室温，1,000lx・hr(白色蛍光灯下)，50日間)[5mg・20mg・40mg錠]変化なし，[10mg錠]50日目において類縁物質増加(規格外)，含量変化なし **溶解性(水)** ほとんど溶けない	
著 口腔内崩壊錠のため粉砕不適。粉砕した場合，防湿・遮光保存 **安定性 粉砕後**　〔通常〕(25℃，75%RH，遮光，3カ月間)変化なし 〔苛酷〕(40℃，遮光，3カ月間)変化なし 〔光〕(室温，1,000lx・hr(白色蛍光灯下)，2カ月間)変化なし **溶解性(水)** ほとんど溶けない	
著 粉砕後データが不足しているが，防湿・遮光保存で可能と推定 **安定性** 温度条件(40±2℃，遮光・気密ガラス瓶，4週間)，湿度条件(25±2℃，75±5%RH，遮光・開放，4週間)，光条件(25℃，60%RH，曝光量1,000lx・hr，60万lx・hrまで，気密ガラス瓶(無色))にて保存し，外観，純度，含量について検討した結果 [5mg錠]温度条件では，外観及び定量試験において変化を認めなかったが，4週間の時点で純度が規格外となった。湿度・光条件では，いずれの項目においても変化は認められなかった [10mg・20mg・40mg錠]いずれの条件においても変化は認められなかった **溶解性(水)** ほとんど溶けない	

理由　**著** 著者コメント　**安定性** 原薬(一部製剤)の安定性　**溶解性(水)** 原薬の水に対する溶解性
代用品　※：一部適応等が異なる

オルメ

製品名（会社名）	規格単位	剤形・割線・Cap号数	可否	一般名
オルメサルタン錠5mg「YD」（陽進堂）	5mg	素錠 ◯(割線無)	— (◯)	オルメサルタン　メドキソミル
オルメサルタン錠10mg「YD」（陽進堂）	10mg	素錠 ⊖(割線1本)	— (◯)	
オルメサルタン錠20mg「YD」（陽進堂）	20mg	素錠 ⊖(割線1本)	— (◯)	
オルメサルタン錠40mg「YD」（陽進堂）	40mg	素錠 ⊖(割線1本)	— (◯)	
オルメサルタン錠5mg「アメル」（共和薬品）	5mg	素錠 ◯(割線無)	— (◯)	オルメサルタン　メドキソミル
オルメサルタン錠40mg「アメル」（共和薬品）	40mg	素錠 ⊖(割線1本)	— (◯)	
オルメサルタンOD錠10mg「アメル」（共和薬品＝三和化学）	10mg	口腔内崩壊錠 ⊖(割線1本)	— (△)	オルメサルタン　メドキソミル
オルメサルタンOD錠20mg「アメル」（共和薬品＝三和化学）	20mg	口腔内崩壊錠 ⊖(割線1本)	— (△)	
オルメサルタン錠5mg「オーハラ」（大原）	5mg	Fコート錠 ◯(割線無)	— (△)	オルメサルタン　メドキソミル
オルメサルタン錠10mg「オーハラ」（大原）	10mg	Fコート錠 ⊖(割線1本)	— (△)	
オルメサルタン錠20mg「オーハラ」（大原）	20mg	Fコート錠 ⊖(割線1本)	— (△)	
オルメサルタン錠40mg「オーハラ」（大原）	40mg	Fコート錠 ⊖(割線1本)	— (△)	
オルメサルタンOD錠10mg「オーハラ」（大原＝陽進堂）	10mg	素錠(口腔内崩壊錠) ⊖(割線1本)	— (△)	オルメサルタン　メドキソミル
オルメサルタンOD錠20mg「オーハラ」（大原＝陽進堂）	20mg	素錠(口腔内崩壊錠) ⊖(割線1本)	— (△)	
オルメサルタンOD錠40mg「オーハラ」（大原＝陽進堂）	40mg	素錠(口腔内崩壊錠) ⊖(割線1本)	— (△)	
オルメサルタン錠5mg「杏林」（キョーリンリメディオ＝杏林）	5mg	素錠 ◯(割線無)	— (◯)	オルメサルタン　メドキソミル
オルメサルタン錠10mg「杏林」（キョーリンリメディオ＝杏林）	10mg	素錠 ⊖(割線1本)	— (◯)	
オルメサルタン錠20mg「杏林」（キョーリンリメディオ＝杏林）	20mg	素錠 ⊖(割線1本)	— (◯)	
オルメサルタン錠40mg「杏林」（キョーリンリメディオ＝杏林）	40mg	素錠 ⊖(割線1本)	— (◯)	

可否判定　◯：可，△：条件つきで可，×：不可，—：企業判定回避，（　）：著者判断

オルメ

理　由	代用品
著 粉砕後データより，防湿・遮光保存で可能と推定 **安定性** **粉砕時** （25±2℃，60±5%RH，遮光・シャーレ開放，4週間)性状変化なし，純度・含量規格内 (25±2℃，60±5%RH，光照射・シャーレ開放，120万lx·hr，約30日間)性状変化なし，純度・含量規格内 **溶解性(水)** ほとんど溶けない	
著 粉砕後データより，防湿・遮光保存で可能と推定 **安定性** **粉砕品** 〔湿度〕(25℃，75%RH，遮光，ポリセロ分包，90日間)外観，含量，純度：変化なし 〔光〕(25℃，60%RH，120万lx·hr，ポリセロ分包)外観，含量，純度：変化なし **溶解性(水)** ほとんど溶けない	
著 口腔内崩壊錠のため粉砕不適。粉砕した場合，防湿・遮光保存 **安定性** **粉砕品** 〔湿度〕(25℃，75%RH，遮光，ポリセロ分包，90日間)外観，含量，純度：変化なし 〔光〕(25℃，60%RH，120万lx·hr，ポリセロ分包)外観，含量，純度：変化なし **溶解性(水)** ほとんど溶けない	
著 安定性データが不足しているが，粉砕後防湿・遮光保存で可能と推定 **溶解性(水)** ほとんど溶けない	
著 口腔内崩壊錠のため粉砕不適。粉砕した場合，防湿・遮光保存 **溶解性(水)** ほとんど溶けない	
著 粉砕後データより，防湿・遮光保存で可能と推定 **安定性** 粉砕品は，分包紙保存(グラシンポリラミネート紙)，温度及び湿度成り行き保存において12週，性状，定量法のいずれも変化を認めなかった **溶解性(水)** ほとんど溶けない	

理由　**著** 著者コメント　　**安定性** 原薬(一部製剤)の安定性　　**溶解性(水)** 原薬の水に対する溶解性
代用品　※：一部適応等が異なる

オルメ

製品名（会社名）	規格単位	剤形・割線・Cap号数	可否	一般名
オルメサルタンOD錠10mg「杏林」 （キョーリンリメディオ＝杏林）	10mg	口腔内崩壊錠 ⊖(割線1本)	― (△)	オルメサルタン　メドキソミル
オルメサルタンOD錠20mg「杏林」 （キョーリンリメディオ＝杏林）	20mg	口腔内崩壊錠 ⊖(割線1本)	― (△)	
オルメサルタンOD錠40mg「杏林」 （キョーリンリメディオ＝杏林）	40mg	口腔内崩壊錠 ⊖(割線1本)	― (△)	
オルメサルタン錠5mg「ケミファ」 （ケミファ＝日本薬工）	5mg	素錠 ◯(割線無)	― (◯)	オルメサルタン　メドキソミル
オルメサルタン錠10mg「ケミファ」 （ケミファ＝日本薬工）	10mg	素錠 ⊖(割線表裏各1本)	― (◯)	
オルメサルタン錠20mg「ケミファ」 （ケミファ＝日本薬工）	20mg	素錠 ⊖(割線表裏各1本)	― (◯)	
オルメサルタン錠40mg「ケミファ」 （ケミファ＝日本薬工）	40mg	素錠 ⊖(割線表裏各1本)	― (◯)	
オルメサルタンOD錠5mg「サワイ」（沢井）	5mg	口腔内崩壊錠 ◯(割線無)	― (△)	オルメサルタン　メドキソミル
オルメサルタンOD錠10mg「サワイ」（沢井）	10mg	口腔内崩壊錠 ⊖(割線1本)	― (△)	
オルメサルタンOD錠20mg「サワイ」（沢井）	20mg	口腔内崩壊錠 ⊖(割線1本)	― (△)	
オルメサルタンOD錠40mg「サワイ」（沢井）	40mg	口腔内崩壊錠 ⊖(割線1本)	― (△)	
オルメサルタン錠5mg「三和」 （日本薬工＝三和化学）	5mg	素錠 ◯(割線無)	― (△)	オルメサルタン　メドキソミル
オルメサルタン錠10mg「三和」 （日本薬工＝三和化学）	10mg	素錠 ⊖(割線表裏各1本)	― (△)	
オルメサルタン錠20mg「三和」 （日本薬工＝三和化学）	20mg	素錠 ⊖(割線表裏各1本)	― (△)	
オルメサルタン錠40mg「三和」 （日本薬工＝三和化学）	40mg	素錠 ⊖(割線表裏各1本)	― (△)	

可否判定　◯：可，△：条件つきで可，×：不可，―：企業判定回避，（　）：著者判断

オルメ

理　由	代用品
著 口腔内崩壊錠のため粉砕不適。粉砕した場合，防湿・遮光保存 (安定性)粉砕品は，25℃，60%RH，3,000lx，シャーレ(開放)の条件で，純度試験の不純物の増加が認められ，3カ月で純度試験が規格外となった (溶解性(水))ほとんど溶けない	
著 口腔内崩壊錠のため粉砕不適。粉砕した場合，防湿・遮光保存 (安定性)粉砕品は，25℃，60%RH，褐色ガラス瓶(開放)の条件で，純度試験の不純物の増加が認められたが，規格内であった (溶解性(水))ほとんど溶けない	
著 粉砕後データより，防湿・遮光保存で可能と推定 (安定性)粉砕品（40±2℃，遮光，気密容器，5週間）問題となる変化なし (25±2℃，75±5%RH，遮光，開放，5週間）問題となる変化なし (25±2℃，総照度120万lx·hr(1,000lx，50日間)，ガラス瓶＋ラップ）問題となる変化なし (溶解性(水))ほとんど溶けない	
著 口腔内崩壊錠のため粉砕不適。粉砕した場合，防湿・遮光保存 (溶解性(水))ほとんど溶けない	
室温保存(開封後は湿気を避けて保存すること) 著 防湿・遮光保存 (安定性)〔温度〕(40±2℃，成り行き湿度，遮光，気密容器(ガラス瓶)，5週間)外観・性状：変化なし。純度試験・定量法：若干類縁物質の増加が認められたものの，規格の範囲内 〔湿度〕(25±2℃，75±5%RH，遮光・開放，5週間)外観・性状：変化なし。純度試験・定量法：若干類縁物質の増加が認められたものの，規格の範囲内 〔光〕(25±2℃，成り行き湿度，総照度120万lx·hr(1,000lx，50日間)，ガラス瓶＋ラップ)外観・性状：変化なし。純度試験・定量法：若干類縁物質の増加が認められたものの，規格の範囲内 (溶解性(水))ほとんど溶けない	

オ

理由　著 著者コメント　(安定性)原薬(一部製剤)の安定性　(溶解性(水))原薬の水に対する溶解性
代用品　※：一部適応等が異なる

オルメ

製品名(会社名)	規格単位	剤形·割線·Cap号数	可否	一般名
オルメサルタン錠5mg「ツルハラ」(鶴原)	5mg	素錠 ◯(割線無)	◯ (△)	オルメサルタン メドキソミル
オルメサルタン錠10mg「ツルハラ」(鶴原)	10mg	素錠 ⊖(割線1本)	◯ (△)	
オルメサルタン錠20mg「ツルハラ」(鶴原)	20mg	素錠 ⊖(割線1本)	◯ (△)	
オルメサルタン錠40mg「ツルハラ」(鶴原)	40mg	素錠 ⊖(割線1本)	◯ (△)	
オルメサルタンOD錠5mg「トーワ」(東和薬品=共創未来ファーマ)	5mg	口腔内崩壊錠 ◯(割線無)	— (△)	オルメサルタン メドキソミル
オルメサルタンOD錠10mg「トーワ」(東和薬品=共創未来ファーマ)	10mg	口腔内崩壊錠 ⊖(割線1本)	— (△)	
オルメサルタンOD錠20mg「トーワ」(東和薬品=共創未来ファーマ)	20mg	口腔内崩壊錠 ⊖(割線1本)	— (△)	
オルメサルタンOD錠40mg「トーワ」(東和薬品=共創未来ファーマ)	40mg	口腔内崩壊錠 ⊖(割線1本)	— (△)	
オルメサルタン錠5mg「日医工」(日医工)	5mg	素錠 ◯(割線無)	— (△)	オルメサルタン メドキソミル
オルメサルタン錠10mg「日医工」(日医工)	10mg	素錠 ⊖(割線1本)	— (△)	
オルメサルタン錠20mg「日医工」(日医工)	20mg	素錠 ⊖(割線1本)	— (△)	
オルメサルタン錠40mg「日医工」(日医工)	40mg	素錠 ⊖(割線1本)	— (△)	
オルメサルタンOD錠10mg「日医工」(日医工)	10mg	口腔内崩壊錠 ⊖(割線1本)	— (△)	
オルメサルタンOD錠20mg「日医工」(日医工)	20mg	口腔内崩壊錠 ⊖(割線1本)	— (△)	
オルメサルタンOD錠40mg「日医工」(日医工)	40mg	口腔内崩壊錠 ⊖(割線1本)	— (△)	
オルメサルタン錠5mg「日新」(日新製薬)	5mg	素錠 ◯(割線無)	— (△)	オルメサルタン メドキソミル
オルメサルタン錠10mg「日新」(日新製薬)	10mg	素錠 ⊖(割線1本)	— (△)	
オルメサルタン錠20mg「日新」(日新製薬)	20mg	素錠 ⊖(割線1本)	— (△)	
オルメサルタン錠40mg「日新」(日新製薬)	40mg	素錠 ⊖(割線1本)	— (△)	

可否判定 ◯:可, △:条件つきで可, ×:不可, —:企業判定回避, ( ):著者判断

オルメ

理　由	代用品
著 安定性データが不足しているが，粉砕後防湿・遮光保存で可能と推定 安定性 該当資料なし 溶解性(水) ほとんど溶けない	
著 口腔内崩壊錠のため粉砕不適。粉砕した場合，防湿・遮光保存 安定性 **粉砕後**　[5mgOD錠] (25℃，60%RH，1,000lx散光下，3カ月間)外観・含量変化なし [10mg・20mg・40mgOD錠] (25℃，60%RH，1,000lx散光下，3カ月間)外観変化あり(3カ月)，含量変化なし (25℃，60%RH，遮光条件下，3カ月間)外観・含量変化なし 溶解性(水) ほとんど溶けない	
著 防湿・遮光保存 安定性 **粉砕物**　(25℃，75%RH，遮光・開放，3カ月間)外観，類縁物質，含量変化なし 溶解性(水) ほとんど溶けない	
著 口腔内崩壊錠のため粉砕不適。粉砕した場合，防湿・遮光保存 安定性 **粉砕物**　(25℃，75%RH，遮光・開放，3カ月間)外観，類縁物質，含量変化なし 溶解性(水) ほとんど溶けない	
開封後は湿気を避けて保存 著 防湿・遮光保存 溶解性(水) ほとんど溶けない	

理由　著 著者コメント　　安定性 原薬(一部製剤)の安定性　　溶解性(水) 原薬の水に対する溶解性
代用品　※：一部適応等が異なる

オルメ

製品名（会社名）	規格単位	剤形・割線・Cap号数	可否	一般名
オルメサルタン錠5mg「ニプロ」（ニプロ）	5mg	素錠 ○(割線無)	— (△)	オルメサルタン　メドキソミル
オルメサルタン錠10mg「ニプロ」（ニプロ）	10mg	素錠 ⊖(割線1本)	— (△)	
オルメサルタン錠20mg「ニプロ」（ニプロ）	20mg	素錠 ⊖(割線1本)	— (△)	
オルメサルタン錠40mg「ニプロ」（ニプロ）	40mg	素錠 ⊖(割線1本)	— (△)	
オルメサルタンOD錠5mg「ニプロ」（ニプロ）	5mg	口腔内崩壊錠 ○(割線無)	— (△)	オルメサルタン　メドキソミル
オルメサルタンOD錠10mg「ニプロ」（ニプロ）	10mg	口腔内崩壊錠 ⊖(割線1本)	— (△)	
オルメサルタンOD錠20mg「ニプロ」（ニプロ）	20mg	口腔内崩壊錠 ⊖(割線1本)	— (△)	
オルメサルタンOD錠40mg「ニプロ」（ニプロ）	40mg	口腔内崩壊錠 ⊖(割線1本)	— (△)	
オルメテックOD錠5mg（第一三共）	5mg	口腔内崩壊錠 ○(割線無)	— (△)	オルメサルタン　メドキソミル
オルメテックOD錠10mg（第一三共）	10mg	口腔内崩壊錠 ⊖(割線1本)	— (△)	
オルメテックOD錠20mg（第一三共）	20mg	口腔内崩壊錠 ⊖(割線1本)	— (△)	
オルメテックOD錠40mg（第一三共）	40mg	口腔内崩壊錠 ⊖(割線1本)	— (△)	
オロパタジン塩酸塩錠2.5mg「AA」（ダイト＝あすか製薬＝武田）	2.5mg	Fコート錠 ○(割線無)	— (△)	オロパタジン塩酸塩
オロパタジン塩酸塩錠5mg「AA」（ダイト＝あすか製薬＝武田）	5mg	Fコート錠 ⊖(割線1本)	— (△)	

可否判定　○：可，△：条件つきで可，×：不可，—：企業判定回避，（ ）：著者判断

オロハ

理　由	代用品
錠剤は開封後は湿気を避けて保存 **著** 防湿・遮光保存 (安定性)**粉砕後** ［5mg錠］ 1カ月間のデータあり(粉砕時の体内動態データ等なし) ［10mg・20mg・40mg錠］ 3カ月間のデータあり(粉砕時の体内動態データ等なし) (溶解性(水))ほとんど溶けない	
錠剤は開封後は湿気を避けて保存 **著** 口腔内崩壊錠のため粉砕不適。粉砕した場合、防湿・遮光保存 (安定性)**粉砕後** 3カ月間のデータあり(粉砕時の体内動態データ等なし) (溶解性(水))ほとんど溶けない	
著 口腔内崩壊錠のため粉砕不適。粉砕した場合、防湿・遮光保存 (安定性)［長期］(25℃、60%RH、二重ポリエチレン袋(LDPE)/鋼製ドラム缶、36カ月間)変化なし ［加速］(40℃、75%RH、二重ポリエチレン袋(LDPE)/鋼製ドラム缶、6カ月間)変化なし ［温度］(60℃、無色ガラス瓶(密栓)、8週間)(70℃、無色ガラス瓶(密栓)、4週間)変化なし ［湿度］(40℃/31%RH・40℃/53%RH・40℃/75%RH、ガラス製シャーレ(開放)、3カ月間)変化なし ［温度・湿度］(70℃、75%RH、ガラス製シャーレ(開放)、4週間)変化なし ［光］(D65蛍光灯下、ガラス製シャーレ(ポリ塩化ビニリデン製フィルム覆い)、120万lx·hr)変化なし **粉砕後** ［湿度］(25℃、75%RH、無包装(シャーレ開放)、3カ月間)性状・外観変化なし、類縁物質適合、含量［5mgOD錠］95.1%、［10mgOD錠］97.2%、［20mgOD錠］98.7%、［40mgOD錠］99.4% ［光］(2,000lx(D65ランプ)、25℃/60%RH、無包装(シャーレ開放)、30万lx·hr)性状・外観変化なし、類縁物質適合、含量［5mgOD錠］95.1%、［10mgOD錠］95.3%、［20mgOD錠］96.5%、［40mgOD錠］96.1% (溶解性(水))ほとんど溶けない	
著 遮光保存 (安定性)**粉砕後** ［温度］(40℃、75%RH、遮光・気密容器、30日間)性状・含量変化なし ［湿度］(25℃、75%RH、開放、30日間)性状・含量変化なし ［光］(2,500lx、25℃、45%RH、開放)30万lx·hrで含量低下(規格外) (溶解性(水))やや溶けにくい	顆0.5% 先 GE DS1% GE

理由　**著**著者コメント　(安定性)原薬(一部製剤)の安定性　(溶解性(水))原薬の水に対する溶解性
代用品　※：一部適応等が異なる

オロハ

製品名（会社名）	規格単位	剤形・割線・Cap号数	可否	一般名
オロパタジン塩酸塩OD錠2.5mg「AA」（ダイト＝あすか製薬＝武田）	2.5mg	口腔内崩壊錠 ○（割線無）	— (△)	オロパタジン塩酸塩
オロパタジン塩酸塩OD錠5mg「AA」（ダイト＝あすか製薬＝武田）	5mg	口腔内崩壊錠 ⊖（割線1本）	— (△)	
オロパタジン塩酸塩錠2.5mg「EE」（エルメッド＝日医工）	2.5mg	Fコート錠 ○（割線無）	— (△)	オロパタジン塩酸塩
オロパタジン塩酸塩錠5mg「EE」（エルメッド＝日医工）	5mg	Fコート錠 ⊖（割線1本）	— (△)	
オロパタジン塩酸塩錠2.5mg「JG」（日本ジェネリック）	2.5mg	Fコート錠 ○（割線無）	— (△)	オロパタジン塩酸塩
オロパタジン塩酸塩錠5mg「JG」（日本ジェネリック）	5mg	Fコート錠 ⊖（割線1本）	— (△)	
オロパタジン塩酸塩OD錠2.5mg「JG」（日本ジェネリック）	2.5mg	口腔内崩壊錠 ○（割線無）	— (△)	オロパタジン塩酸塩
オロパタジン塩酸塩OD錠5mg「JG」（日本ジェネリック）	5mg	口腔内崩壊錠 ⊖（割線1本）	— (△)	
オロパタジン塩酸塩錠2.5mg「MEEK」（小林化工）	2.5mg	Fコート錠 ○（割線無）	△	オロパタジン塩酸塩
オロパタジン塩酸塩錠5mg「MEEK」（小林化工）	5mg	Fコート錠 ⊖（割線1本）	△	
オロパタジン塩酸塩OD錠2.5mg「MEEK」（小林化工）	2.5mg	口腔内崩壊錠 ○（割線無）	△	オロパタジン塩酸塩
オロパタジン塩酸塩OD錠5mg「MEEK」（小林化工）	5mg	口腔内崩壊錠 ⊖（割線1本）	△	

可否判定　○：可，△：条件つきで可，×：不可，—：企業判定回避，（ ）：著者判断

理　由	代用品
(著) 口腔内崩壊錠のため粉砕不適。粉砕した場合，防湿・遮光保存 (安定性)**粉砕後**　〔温度〕(40℃，75%RH，遮光・気密容器，30日間)性状・含量変化なし 〔湿度〕(25℃，75%RH，開放，30日間)性状・含量変化なし 〔光〕(2,500lx，25℃，45%RH，開放)[2.5mgOD錠]120万lx·hrで含量低下(規格内)， [5mgOD錠]120万lx·hrで性状・含量変化なし (溶解性(水))やや溶けにくい	顆0.5% 先 GE DS1% GE
粉砕時の体内動態データなし (著) 粉砕後データより，遮光保存で可能と判断 (安定性)**製剤**　〔通常〕(25℃，60%RH，PTPシートに入れた状態，12カ月間)規格内 [5mg錠](25℃，60%RH，ポリエチレン容器に入れた状態，12カ月間)規格内 〔苛酷〕(40℃，遮光，3カ月間)規格内 (120万lx·hr(400時間))規格内 (25℃，75%RH，遮光，3カ月間)規格内 **粉砕後**　(25℃，60%RH，遮光，1カ月間)規格内 (25℃，60%RH，120万lx·hr(400時間))類縁物質の増加(規格値外れ)と含量の低下(規格値内) (25℃，60%RH，遮光，120万lx·hr(400時間))規格内 (溶解性(水))やや溶けにくい	顆0.5% 先 GE DS1% GE
(40℃，遮光・気密容器，4週間)問題なし (25℃，75%RH，遮光・開放容器，4週間)問題なし (25℃，120万lx·hr，透明・気密容器)含量低下 (著) 粉砕後データが不足しているが，遮光保存で可能と推定 (安定性)該当資料なし (溶解性(水))やや溶けにくい	顆0.5% 先 GE DS1% GE
(著) 口腔内崩壊錠のため粉砕不適。粉砕した場合，防湿・遮光保存 (安定性)**粉砕品**　(40℃，遮光・気密容器，4週間)変化なし (25℃，75%RH，遮光・開放，4週間)変化なし (25℃，60%RH，120万lx·hr，気密容器)変化なし (溶解性(水))やや溶けにくい	顆0.5% 先 GE DS1% GE
主薬由来の苦味が出現する可能性がある(苦味あり) (安定性)**粉砕後**　〔通常〕(25℃，75%RH，遮光，30日間)変化なし 〔苛酷〕(40℃，遮光，30日間)変化なし 〔光〕(室温，1,000lx·hr(白色蛍光灯下)，50日間)変化なし (溶解性(水))やや溶けにくい	顆0.5% 先 GE DS1% GE
主薬由来の苦味が出現する可能性がある(苦味あり) (著) 口腔内崩壊錠のため粉砕不適。粉砕した場合，防湿・遮光保存 (安定性)**粉砕後**　〔通常〕(25℃，75%RH，遮光，30日間)変化なし 〔苛酷〕(40℃，遮光，30日間)変化なし 〔光〕(室温，1,000lx·hr(白色蛍光灯下)，50日間)変化なし (溶解性(水))やや溶けにくい	顆0.5% 先 GE DS1% GE

理由　(著)著者コメント　(安定性)原薬(一部製剤)の安定性　(溶解性(水))原薬の水に対する溶解性
代用品　※：一部適応等が異なる

オロハ

製品名（会社名）	規格単位	剤形・割線・Cap号数	可否	一般名
オロパタジン塩酸塩錠2.5mg「NPI」(日本薬工)	2.5mg	Fコート錠 ◯(割線無)	— (△)	オロパタジン塩酸塩
オロパタジン塩酸塩錠5mg「NPI」(日本薬工)	5mg	Fコート錠 ⊖(割線1本)	— (△)	
オロパタジン塩酸塩錠2.5mg「NSKK」(シオノ＝日本新薬)	2.5mg	Fコート錠 ◯(割線無)	— (△)	オロパタジン塩酸塩
オロパタジン塩酸塩錠5mg「NSKK」(シオノ＝日本新薬)	5mg	Fコート錠 ⊖(割線1本)	— (△)	
オロパタジン塩酸塩錠2.5mg「TOA」(東亜薬品＝日東メディック)	2.5mg	Fコート錠 ◯(割線無)	◯	オロパタジン塩酸塩
オロパタジン塩酸塩錠5mg「TOA」(東亜薬品＝日東メディック)	5mg	Fコート錠 ⊖(割線模様)	◯	
オロパタジン塩酸塩錠2.5mg「TSU」(鶴原)	2.5mg	Fコート錠 ◯(割線無)	△	オロパタジン塩酸塩
オロパタジン塩酸塩錠5mg「TSU」(鶴原)	5mg	Fコート錠 ⊖(割線1本)	△	
オロパタジン塩酸塩錠2.5mg「YD」(陽進堂)	2.5mg	Fコート錠 ◯(割線無)	— (△)	オロパタジン塩酸塩
オロパタジン塩酸塩錠5mg「YD」(陽進堂)	5mg	Fコート錠 ⊖(割線1本)	— (△)	

可否判定 ◯：可，△：条件つきで可，×：不可，—：企業判定回避，( )：著者判断

理　由	代用品
密閉容器，室温保存 **著** 遮光保存 (安定性)〔温度〕(40±1℃, 75±5%RH, 遮光・気密容器, 30日間)外観・性状：変化なし。定量試験：ほとんど変化なし 〔湿度〕(25±2℃, 75±5%RH, 開放, 30日間)外観・性状：変化なし。定量試験：ほとんど変化なし 〔光〕(25±2℃, 45±5%RH, 総照度120万lx·hr(2,500lx·hr), 開放, ガラス瓶＋ラップ, 20日間)外観・性状：変化なし。定量試験：30万lx·hrの時点で規格外の含量低下が認められた (溶解性(水))やや溶けにくい	顆0.5% 先 GE DS1% GE
著 安定性データが不足しているが，粉砕後防湿・遮光保存で可能と推定 (溶解性(水))やや溶けにくい	顆0.5% 先 GE DS1% GE
粉砕後分包紙保存で12週間安定であった (溶解性(水))やや溶けにくい	顆0.5% 先 GE DS1% GE
苦味あり。光にやや不安定 **著** 防湿・遮光保存 (安定性)該当資料なし (溶解性(水))やや溶けにくい	顆0.5% 先 GE DS1% GE
著 防湿・遮光保存 (安定性)**粉砕時** (25℃, 60%RH, 120万lx·hr, 30日間)性状変化なし，含量規格外 (溶解性(水))やや溶けにくい	顆0.5% 先 GE DS1% GE

理由 **著** 著者コメント　(安定性)原薬(一部製剤)の安定性　(溶解性(水))原薬の水に対する溶解性
代用品　※：一部適応等が異なる

オロハ

製品名（会社名）	規格単位	剤形・割線・Cap号数	可否	一般名
オロパタジン塩酸塩錠2.5mg「ZE」（全星＝ニプロ）	2.5mg	Fコート錠 ◯(割線無)	△	オロパタジン塩酸塩
オロパタジン塩酸塩錠5mg「ZE」（全星＝ニプロ）	5mg	Fコート錠 ⊖(割線1本)	△	
オロパタジン塩酸塩錠2.5mg「アメル」（共和薬品）	2.5mg	Fコート錠 ◯(割線無)	△	オロパタジン塩酸塩
オロパタジン塩酸塩錠5mg「アメル」（共和薬品）	5mg	Fコート錠 ⊖(割線1本)	△	
オロパタジン塩酸塩OD錠2.5mg「アメル」（共和薬品）	2.5mg	口腔内崩壊錠 ◯(割線無)	◯ (△)	オロパタジン塩酸塩
オロパタジン塩酸塩OD錠5mg「アメル」（共和薬品）	5mg	口腔内崩壊錠 ⊖(割線1本)	◯ (△)	
オロパタジン塩酸塩錠2.5mg「オーハラ」(大原)	2.5mg	Fコート錠 ◯(割線無)	— (△)	オロパタジン塩酸塩
オロパタジン塩酸塩錠5mg「オーハラ」(大原)	5mg	Fコート錠 ⊖(割線1本)	— (△)	
オロパタジン塩酸塩錠2.5mg「杏林」(キョーリンリメディオ＝杏林)	2.5mg	Fコート錠 ◯(割線無)	— (△)	オロパタジン塩酸塩
オロパタジン塩酸塩錠5mg「杏林」(キョーリンリメディオ＝杏林)	5mg	Fコート錠 ⊖(割線1本)	— (△)	

可否判定 ◯：可，△：条件つきで可，×：不可，—：企業判定回避，( )：著者判断

理　由	代用品
苦味あり 25℃, 60%RH, 120万lx·hr, 3カ月で保存した結果, 性状の変化はないものの, 含量の低下(規格外)が認められた **著** 防湿・遮光保存 **安定性** 製剤　〔苛酷〕(40℃, 75%RH, シャーレ開放・遮光, 3カ月間)含量：やや低下(規格内)。性状・溶出性・硬度：変化なし (25℃, 60%RH, シャーレ開放・遮光, 3カ月間)含量：やや低下(規格内)。性状・溶出性・硬度：変化なし 〔光〕(25℃, 60%RH, シャーレ開放, 合計120万lx·hrを照射)性状：赤色の退色(規格内)。含量：やや低下(規格内)。溶出性・硬度：変化なし **溶解性(水)** やや溶けにくい	顆0.5% 先 GE DS1% GE
苦味あり 25℃, 60%RH, 120万lx·hr, 3カ月で保存した結果, 性状の変化はないものの, 含量の低下(規格外)が認められた **著** 防湿・遮光保存 **安定性** 製剤　〔苛酷〕(40℃, 75%RH, シャーレ開放・遮光, 3カ月間)硬度：低下(規格内)。性状・含量・溶出性：変化なし (25℃, 60%RH, シャーレ開放・遮光, 3カ月間)硬度：低下(規格内)。性状・含量・溶出性：変化なし 〔光〕(25℃, 60%RH, シャーレ開放, 合計120万lx·hrを照射)性状：赤色の退色(規格内)。硬度：低下(規格内)。含量・溶出性：変化なし **溶解性(水)** やや溶けにくい	
安定性 粉砕後　(25℃, 75%RH, 遮光, 開放)30日間安定 (40℃, 気密容器)30日間安定 (25℃, 45%RH, 120万lx·hr)含量低下 **溶解性(水)** やや溶けにくい	顆0.5% 先 GE DS1% GE
著 口腔内崩壊錠のため粉砕不適。粉砕した場合, 防湿・遮光保存 **安定性** 粉砕後　(25℃, 75%RH, 遮光, 開放)30日間安定 (40℃, 気密容器)30日間安定 (25℃, 45%RH, 120万lx·hr)安定 **溶解性(水)** やや溶けにくい	顆0.5% 先 GE DS1% GE
著 安定性データが不足しているが, 粉砕後防湿・遮光保存で可能と推定 **溶解性(水)** やや溶けにくい	顆0.5% 先 GE DS1% GE
苦味あり。曝光下で放置しておくと若干分解する可能性がある **著** 安定性データが不足しているが, 粉砕後防湿・遮光保存で可能と推定 **安定性** 〔通常〕(25℃, 60%RH, 42カ月間)変化なし 〔苛酷〕(60℃, 3カ月間)変化なし (25℃, 90%RH, 3カ月間)変化なし (25℃, 1,000lx(白色蛍光灯), 3カ月間)分解物がわずかに検出された **溶解性(水)** やや溶けにくい	顆0.5% 先 GE DS1% GE

オロハ

製品名（会社名）	規格単位	剤形・割線・Cap号数	可否	一般名
オロパタジン塩酸塩錠2.5mg「クニヒロ」(皇漢堂)	2.5mg	Fコート錠 ◯(割線無)	◯ (△)	オロパタジン塩酸塩
オロパタジン塩酸塩錠5mg「クニヒロ」(皇漢堂)	5mg	Fコート錠 ⊖(割線1本)	◯ (△)	
オロパタジン塩酸塩錠2.5mg「ケミファ」(ケミファ＝日本薬工)	2.5mg	Fコート錠 ◯(割線無)	— (△)	オロパタジン塩酸塩
オロパタジン塩酸塩錠5mg「ケミファ」(ケミファ＝日本薬工)	5mg	Fコート錠 ⊖(割線1本)	— (△)	
オロパタジン塩酸塩OD錠2.5mg「ケミファ」(ケミファ＝日本薬工)	2.5mg	素錠(口腔内崩壊錠) ◯(割線無)	— (△)	オロパタジン塩酸塩
オロパタジン塩酸塩OD錠5mg「ケミファ」(ケミファ＝日本薬工)	5mg	素錠(口腔内崩壊錠) ⊖(割線1本)	— (△)	
オロパタジン塩酸塩錠2.5mg「サワイ」(沢井)	2.5mg	Fコート錠 ◯(割線無)	— (△)	オロパタジン塩酸塩
オロパタジン塩酸塩錠5mg「サワイ」(沢井)	5mg	Fコート錠 ⊖(割線1本)	— (△)	
オロパタジン塩酸塩OD錠2.5mg「サワイ」(沢井)	2.5mg	口腔内崩壊錠 ◯(割線無)	— (△)	
オロパタジン塩酸塩OD錠5mg「サワイ」(沢井)	5mg	口腔内崩壊錠 ⊖(割線1本)	— (△)	
オロパタジン塩酸塩錠2.5mg「サンド」(サンド)	2.5mg	Fコート錠 ◯(割線無)	— (◯)	オロパタジン塩酸塩
オロパタジン塩酸塩錠5mg「サンド」(サンド)	5mg	Fコート錠 ⊖(割線1本)	— (◯)	

可否判定 ◯：可，△：条件つきで可，×：不可，—：企業判定回避，( )：著者判断

オロハ

理　由	代用品
25℃・60％RHで14日間保存した結果，変化はほとんどみられなかった。120万lx・hr照射時(25℃，湿度成り行き)にも変化はほとんどみられなかった 著 防湿・遮光保存 安定性 該当資料なし 溶解性(水) やや溶けにくい	顆0.5% 先 GE DS1% GE
著 安定性データが不足しているが，粉砕後防湿・遮光保存で可能と推定 安定性 粉砕品　(40℃，遮光，気密，30日間)(25℃，75％RH，30日間)問題となる変化なし (120万lx・hr，25℃，45％RH)含量低下 溶解性(水) やや溶けにくい	顆0.5% 先 GE DS1% GE
著 安定性データが不足しているが，粉砕後防湿・遮光保存で可能と推定 安定性 粉砕品　(40℃，遮光，気密，30日間)(25℃，75％RH，30日間)(120万lx・hr，25℃，45％RH)問題となる変化なし 溶解性(水) やや溶けにくい	顆0.5% 先 GE DS1% GE
味は苦い 著 防湿・遮光保存 溶解性(水) やや溶けにくい	顆0.5% 先 GE DS1% GE
味は苦い 著 口腔内崩壊錠のため粉砕不適。粉砕した場合，防湿・遮光保存 溶解性(水) やや溶けにくい	顆0.5% 先 GE DS1% GE
著 防湿・遮光保存 安定性 粉砕後　〔温度〕(40℃，75％RH，遮光・気密容器，30日間)外観(性状)，含量(％)変化なし。(参考)33→52に平衡相対湿度(％)の上昇あり 〔湿度〕(25℃，75％RH，開放，30日間)外観(性状)，含量(％)変化なし。(参考)33→67に平衡相対湿度(％)の上昇あり 〔光〕(2,500lx・hr，総曝光量120万lx・hr，25℃，45％RH(開放))外観(性状)変化なし，99.0→90.0へ含量(％)の低下あり。(参考)33→48に平衡相対湿度(％)の上昇あり 溶解性(水) やや溶けにくい 著 防湿・遮光保存 安定性 粉砕後　〔温度〕(40℃，75％RH，遮光・気密容器，30日間)外観(性状)，含量(％)変化なし。(参考)33→53に平衡相対湿度(％)の上昇あり 〔湿度〕(25℃，75％RH，開放，30日間)外観(性状)，含量(％)変化なし。(参考)33→66に平衡相対湿度(％)の上昇あり 〔光〕(2,500lx・hr，総曝光量120万lx・hr，25℃，45％RH(開放))外観(性状)変化なし，99.4→92.2へ含量(％)の低下あり。(参考)33→47に平衡相対湿度(％)の上昇あり 溶解性(水) やや溶けにくい	顆0.5% 先 GE DS1% GE

オ

オロハ

製品名（会社名）	規格単位	剤形・割線・Cap号数	可否	一般名
オロパタジン塩酸塩錠2.5mg「タカタ」(高田)	2.5mg	Fコート錠 ○(割線無)	— (△)	オロパタジン塩酸塩
オロパタジン塩酸塩錠5mg「タカタ」(高田)	5mg	Fコート錠 ⊖(割線模様)	— (△)	
オロパタジン塩酸塩OD錠2.5mg「タカタ」(高田)	2.5mg	口腔内崩壊錠 ○(割線無)	— (△)	オロパタジン塩酸塩
オロパタジン塩酸塩OD錠5mg「タカタ」(高田)	5mg	口腔内崩壊錠 ⊖(割線模様)	— (△)	
オロパタジン塩酸塩OD錠2.5mg「テバ」(武田テバ薬品＝武田テバファーマ＝武田)	2.5mg	口腔内崩壊錠 ○(割線無)	— (△)	オロパタジン塩酸塩
オロパタジン塩酸塩OD錠5mg「テバ」(武田テバ薬品＝武田テバファーマ＝武田)	5mg	口腔内崩壊錠 ⊖(割線1本)	— (△)	
オロパタジン塩酸塩錠2.5mg「トーワ」(東和薬品)	2.5mg	Fコート錠 ○(割線無)	— (△)	オロパタジン塩酸塩
オロパタジン塩酸塩錠5mg「トーワ」(東和薬品)	5mg	Fコート錠 ⊖(割線1本)	— (△)	
オロパタジン塩酸塩OD錠2.5mg「トーワ」(東和薬品)	2.5mg	口腔内崩壊錠 ○(割線無)	— (△)	オロパタジン塩酸塩
オロパタジン塩酸塩OD錠5mg「トーワ」(東和薬品)	5mg	口腔内崩壊錠 ⊖(割線1本)	— (△)	
オロパタジン塩酸塩錠2.5mg「日医工」(日医工)	2.5mg	Fコート錠 ○(割線無)	— (△)	オロパタジン塩酸塩
オロパタジン塩酸塩錠5mg「日医工」(日医工)	5mg	Fコート錠 ⊕(割線1本)	— (△)	
オロパタジン塩酸塩OD錠2.5mg「日医工」(日医工)	2.5mg	口腔内崩壊錠 ○(割線無)	— (△)	オロパタジン塩酸塩
オロパタジン塩酸塩OD錠5mg「日医工」(日医工)	5mg	口腔内崩壊錠 ⊖(割線1本)	— (△)	
オロパタジン塩酸塩錠2.5mg「ファイザー」(ファイザー)	2.5mg	Fコート錠 ○(割線無)	— (△)	オロパタジン塩酸塩
オロパタジン塩酸塩錠5mg「ファイザー」(ファイザー)	5mg	Fコート錠 ⊖(割線1本)	— (△)	

可否判定　○：可，△：条件つきで可，×：不可，—：企業判定回避，( )：著者判断

理　由	代用品
著 安定性データが不足しているが，粉砕後防湿・遮光保存で可能と推定 安定性(25℃，75％RH，遮光・開放，30日間)安定 溶解性(水)やや溶けにくい	顆0.5% 先GE DS1% GE
著 口腔内崩壊錠のため粉砕不適。粉砕した場合，防湿・遮光保存 安定性(25℃，75％RH，遮光・開放，30日間)安定 溶解性(水)やや溶けにくい	顆0.5% 先GE DS1% GE
本製剤の原薬は曝光により分解する傾向がある 著 口腔内崩壊錠のため粉砕不適。粉砕した場合，防湿・遮光保存 安定性〔湿度〕(25℃，75％RH，4週間)外観，含量に変化なし 〔光〕(60万lx·hr)外観，含量に変化なし 溶解性(水)やや溶けにくい 著 口腔内崩壊錠のため粉砕不適。粉砕した場合，防湿・遮光保存 安定性〔湿度〕(25℃，75％RH，4週間)外観，含量に変化なし 〔光〕(60万lx·hr)含量低下(残存率：96％) 溶解性(水)やや溶けにくい	顆0.5% 先GE DS1% GE
主成分はにおいはなく，味は苦い 著 防湿・遮光保存 安定性 粉砕後 (室内散光下，3カ月間)外観変化あり(3カ月)，残存率95.5％(1カ月) (遮光条件下，3カ月間)外観変化なし，残存率96.7％(3カ月) 溶解性(水)やや溶けにくい	顆0.5% 先GE DS1% GE
主成分はにおいはなく，味は苦い 著 口腔内崩壊錠のため粉砕不適。粉砕した場合，防湿・遮光保存 安定性 粉砕後 (25℃，60％RH，1,000lx散光下，3カ月間)外観変化あり(1カ月)，残存率95.7％(3カ月) (25℃，60％RH，遮光条件下，3カ月間)外観・含量変化なし 溶解性(水)やや溶けにくい	顆0.5% 先GE DS1% GE
著 防湿・遮光保存 安定性 粉砕物 (25℃，75％RH，遮光・開放，3カ月間)外観，類縁物質，含量変化なし 溶解性(水)やや溶けにくい	顆0.5% 先GE DS1% GE
著 口腔内崩壊錠のため粉砕不適。粉砕した場合，防湿・遮光保存 安定性 粉砕物 (25℃，75％RH，遮光・開放，3カ月間)3カ月後外観変化 溶解性(水)やや溶けにくい	顆0.5% 先GE DS1% GE
(2,500lx，25±2℃，45±5％RH)含量低下 著 防湿・遮光保存 溶解性(水)やや溶けにくい	顆0.5% 先GE DS1% GE

理由　著 著者コメント　　安定性 原薬(一部製剤)の安定性　　溶解性(水) 原薬の水に対する溶解性
代用品　※：一部適応等が異なる

オロハ

製品名（会社名）	規格単位	剤形・割線・Cap号数	可否	一般名
オロパタジン塩酸塩OD錠2.5mg「ファイザー」（ファイザー）	2.5mg	口腔内崩壊錠 ○(割線無)	— (△)	オロパタジン塩酸塩
オロパタジン塩酸塩OD錠5mg「ファイザー」（ファイザー）	5mg	口腔内崩壊錠 ⊖(割線1本)	— (△)	
オロパタジン塩酸塩OD錠2.5mg「フェルゼン」（フェルゼン）	2.5mg	口腔内崩壊錠 ○(割線無)	△	オロパタジン塩酸塩
オロパタジン塩酸塩OD錠5mg「フェルゼン」（フェルゼン）	5mg	口腔内崩壊錠 ⊖(割線1本)	△	
オロパタジン塩酸塩錠2.5mg「明治」(MeijiSeika)	2.5mg	Fコート錠 ○(割線無)	○	オロパタジン塩酸塩
オロパタジン塩酸塩錠5mg「明治」(MeijiSeika)	5mg	Fコート錠 ⊖(割線1本)	○	
オロパタジン塩酸塩OD錠2.5mg「明治」(MeijiSeika)	2.5mg	口腔内崩壊錠 ○(割線無)	○ (△)	オロパタジン塩酸塩
オロパタジン塩酸塩OD錠5mg「明治」(MeijiSeika)	5mg	口腔内崩壊錠 ⊖(割線1本)	○ (△)	
オングリザ錠2.5mg（協和キリン）	2.5mg	Fコート錠 ○(割線無)	×	サキサグリプチン水和物
オングリザ錠5mg（協和キリン）	5mg	Fコート錠 ○(割線無)	×	
カイトリル錠1mg（太陽ファルマ）	1mg	Fコート錠 △(割線無)	— (○)	グラニセトロン塩酸塩
カイトリル錠2mg（太陽ファルマ）	2mg	Fコート錠 △(割線無)	— (○)	
ガスコン錠40mg（キッセイ）	40mg	素錠 ○(割線無)	— (○)	ジメチコン
ガスコン錠80mg（キッセイ）	80mg	素錠 ○(割線無)	— (○)	

可否判定 ○：可，△：条件つきで可，×：不可，—：企業判定回避，（ ）：著者判断

カスコ

理　由	代用品
(2,500lx, 25±2℃, 45±5%RH)変化なし 著 口腔内崩壊錠のため粉砕不適。粉砕した場合, 防湿・遮光保存 溶解性(水) やや溶けにくい	顆0.5% 先 GE DS1% GE
保存条件により, わずかながら含量と類縁物質量に変化を認めた(規格内) ※製品：アルミピロー包装(防湿強化) 著 口腔内崩壊錠のため粉砕不適。粉砕した場合, 防湿・遮光保存 安定性 粉砕後　40℃・30日間, 75%RH・30日間で含量低下が, 120万lx・hrで含量低下と類縁物質増加がみられた(いずれも規格内でわずかな変化) 溶解性(水) やや溶けにくい	顆0.5% 先 GE DS1% GE
保存条件により, わずかながら含量と類縁物質量に変化を認めた(規格内) ※製品：アルミピロー包装(防湿強化) 著 口腔内崩壊錠のため粉砕不適。粉砕した場合, 防湿・遮光保存 安定性 粉砕後　75%RH・30日間で含量低下が, 40℃・30日間, 120万lx・hrで含量低下と類縁物質増加がみられた(いずれも規格内でわずかな変化) 溶解性(水) やや溶けにくい	
安定性 該当資料なし 溶解性(水) やや溶けにくい	顆0.5% 先 GE DS1% GE
著 口腔内崩壊錠のため粉砕不適。粉砕した場合, 防湿・遮光保存 安定性 該当資料なし 溶解性(水) やや溶けにくい	顆0.5% 先 GE DS1% GE
類縁物質が増加するので粉砕不可 安定性 〔長期〕(5℃, 二重ポリエチレン袋/ポリエチレン容器, 36カ月間)変化なし 〔苛酷〕(一次包装のみ, 5℃, 二重ポリエチレン袋, 36カ月間)変化なし (低温, -20℃, 二重ポリエチレン袋/ポリエチレン容器, 12カ月間)変化なし 〔光〕(白色蛍光ランプ及び近紫外蛍光ランプ120万lx・hr, 200W・hr/m², ガラスシャーレ, 7日間)変化なし 溶解性(水) やや溶けにくい	
[1mg錠]25℃・室内散光下・3カ月間でほぼ安定。原薬苦味 溶解性(水) 溶けやすい	細0.4% 先 内用ゼリー1mg・2mg GE
安定性 〔温度〕空気中で150℃までは安定である 〔光〕(直射日光下, 3カ月間)変化なし 溶解性(水) ほとんど溶けない	散10% 先 シ2% 先 GE

理由　著 著者コメント　　安定性 原薬(一部製剤)の安定性　　溶解性(水) 原薬の水に対する溶解性
代用品　※：一部適応等が異なる

カスサ

製品名（会社名）	規格単位	剤形・割線・Cap号数	可否	一般名
ガスサール錠40mg （東和薬品＝日医工）	40mg	素錠 ○（割線無）	— (○)	ジメチコン
ガスター錠10mg （LTL）	10mg	糖衣錠 ○（割線無）	— (○)	ファモチジン
ガスター錠20mg （LTL）	20mg	糖衣錠 ○（割線無）	— (○)	
ガスターD錠10mg （LTL）	10mg	口腔内崩壊錠 ○（割線無）	— (△)	ファモチジン
ガスターD錠20mg （LTL）	20mg	口腔内崩壊錠 ○（割線無）	— (△)	

可否判定 ○：可，△：条件つきで可，×：不可，—：企業判定回避，（ ）：著者判断

カスタ

理　由	代用品
主成分は，におい及び味はない **著** 防湿・遮光保存 (安定性)**粉砕後**（25℃，60%RH，1,000lx散光下，3カ月間）外観変化なし，残存率96.1%（1カ月） (溶解性(水))ほとんど溶けない	散10% [先] シ2% [先][GE]
有効成分に苦味あり 防湿が必要（錠では防湿・気密保存） **著** 防湿・遮光保存 (安定性)〔長期〕（室温，遮光，気密容器，36カ月間）外観・性状：変化なし．残存率：変化なし （室温，成り行きRH，室内散乱光，シャーレ（曝気），36カ月間）外観・性状：黄色～褐色を帯びる．残存率：変化なし 〔苛酷〕（40℃，遮光，気密容器，6カ月間）性状：経時的に，アンモニア臭がする．外観：変化なし．残存率：変化なし （50℃，遮光，気密容器，6カ月間）性状：経時的に，アンモニア臭がする．外観：わずかに赤味を帯びる．残存率：変化なし （60℃，遮光，気密容器，6カ月間）性状：経時的に，アンモニア臭がする．外観：赤味を帯びる．残存率：ほとんど変化なし （30℃，84%RH，遮光，シャーレ，6カ月間）外観・性状：変化なし．残存率：変化なし （40℃，75%RH，遮光，シャーレ，6カ月間）外観・性状：変化なし．残存率：変化なし 〔光〕（室温，直射日光，シャーレ，2週間）性状：経時的にアンモニア臭がする．外観：褐色に変色．残存率：わずかに低下（約98%） (溶解性(水))極めて溶けにくい	散2%・10% [先][GE]
粉砕物は30℃・92%RHの保存条件で，7日以降に凝集がみられた 防湿が必要（錠では防湿・気密保存） **著** 口腔内崩壊錠のため粉砕不適．粉砕した場合，防湿・遮光保存 (安定性)〔長期〕（室温，遮光，気密容器，36カ月間）外観・性状：変化なし．残存率：変化なし （室温，成り行きRH，室内散乱光，シャーレ（曝気），36カ月間）外観・性状：黄色～褐色を帯びる．残存率：変化なし 〔苛酷〕（40℃，遮光，気密容器，6カ月間）性状：経時的に，アンモニア臭がする．外観：変化なし．残存率：変化なし （50℃，遮光，気密容器，6カ月間）性状：経時的に，アンモニア臭がする．外観：わずかに赤味を帯びる．残存率：変化なし （60℃，遮光，気密容器，6カ月間）性状：経時的に，アンモニア臭がする．外観：赤味を帯びる．残存率：ほとんど変化なし （30℃，84%RH，遮光，シャーレ，6カ月間）外観・性状：変化なし．残存率：変化なし （40℃，75%RH，遮光，シャーレ，6カ月間）外観・性状：変化なし．残存率：変化なし 〔光〕（室温，直射日光，シャーレ，2週間）性状：経時的にアンモニア臭がする．外観：褐色に変色．残存率：わずかに低下（約98%） (溶解性(水))極めて溶けにくい	散2%・10% [先][GE]

カ

理由　**著** 著者コメント　(安定性) 原薬（一部製剤）の安定性　(溶解性(水)) 原薬の水に対する溶解性
代用品　※：一部適応等が異なる

カスト

製品名（会社名）	規格単位	剤形・割線・Cap号数	可否	一般名
ガストロゼピン錠25mg （日本ベーリンガー）	25mg	素錠 ⊖（割線1本）	— （△）	ピレンゼピン塩酸塩水和物
ガスモチン錠2.5mg （大日本住友）	2.5mg	Fコート錠 ◯（割線無）	— （◯）	モサプリドクエン酸塩水和物
ガスモチン錠5mg （大日本住友）	5mg	Fコート錠 （割線1本）	— （◯）	
ガスロンN錠2mg （日本新薬）	2mg	素錠 ◯（割線無）	◯	イルソグラジンマレイン酸塩
ガスロンN錠4mg （日本新薬）	4mg	素錠 ⊖（割線1本）	◯	
ガスロンN・OD錠2mg （日本新薬）	2mg	口腔内崩壊錠 ◯（割線無）	× （△）	イルソグラジンマレイン酸塩
ガスロンN・OD錠4mg （日本新薬）	4mg	口腔内崩壊錠 ⊖（割線1本）	× （△）	
カソデックス錠80mg （アストラゼネカ）	80mg	Fコート錠 ◯（割線無）	× （△）	ビカルタミド

可否判定　◯：可，△：条件つきで可，×：不可，—：企業判定回避，（　）：著者判断

理　由	代用品
防湿・遮光保存。苦味あり (安定性)〔温度〕(40℃, 密栓, 6カ月間)変化なし 〔湿度〕(25℃, 79%RH, 開栓, 9カ月間)変化なし 〔光〕(室内散光下, 無色瓶(密栓), 12カ月間)着色がみられる (溶解性(水))溶けやすい	
著 防湿保存 (安定性)〔長期〕(25℃, 60%RH, ポリエチレン袋(二重)/防湿ファイバードラム, 60カ月間(5年間))変化なし 〔苛酷〕(40℃, 褐色ガラス瓶(密栓), 12カ月間)変化なし (50℃, 褐色ガラス瓶(密栓), 6カ月間)変化なし (25℃, 93%RH, 褐色ガラス瓶(開栓), 6カ月間)変化なし (40℃, 75%RH, 褐色ガラス瓶(開栓), 6カ月間)変化なし (20℃, 蛍光灯(8,000lx), シャーレ, 150時間(120万lx·hr))変化なし 粉砕後　〔5mg錠〕 (25℃, 75%RH, 遮光, ラミネートグラシン紙, 90日間)外観：変化なし, 含量：99.2% (40℃, 75%RH, 遮光, ラミネートグラシン紙, 90日間)外観：変化なし, 含量：97.1% (室内散光下(白色蛍光灯(約500lx, 1日照射時間：約10時間)), ラミネートグラシン紙, 90日間)外観：変化なし, 含量：98.5% (溶解性(水))ほとんど溶けない	散1%　先 GE
(安定性)〔通常〕(室温, 白色ポリエチレン瓶, 39カ月間)変化なし 〔苛酷〕(50℃, ガラス瓶, 3カ月間)変化なし (40℃, 75%RH, 上部開放シャーレ, 3カ月間)変化なし (600lx(蛍光灯), 上部開放シャーレ, 3カ月間)変化なし (溶解性(水))ほとんど溶けない	細0.8%　先 GE
口腔内崩壊錠のため粉砕不要 著 口腔内崩壊錠のため粉砕不適。粉砕した場合, 防湿・遮光保存 (安定性)〔通常〕(室温, 白色ポリエチレン瓶, 39カ月間)変化なし 〔苛酷〕(50℃, ガラス瓶, 3カ月間)変化なし (40℃, 75%RH, 上部開放シャーレ, 3カ月間)変化なし (600lx(蛍光灯), 上部開放シャーレ, 3カ月間)変化なし (溶解性(水))ほとんど溶けない	細0.8%　先 GE
粉砕時のデータ(薬物動態, 臨床効果, 安全性, 安定性)なし 著 抗悪性腫瘍剤のため粉砕せず懸濁する。やむを得ず粉砕する場合は, 安全キャビネット内で行うなど調剤者の曝露に注意すること。防湿・遮光保存。危険度Ⅰ(日本病院薬剤師会：抗悪性腫瘍薬の院内取扱い指針)のため, 粉砕時曝露に注意 (安定性)〔通常〕(25℃, 暗所, 36カ月間)変化なし 〔苛酷〕(60℃, 暗所, 6カ月間)変化なし (溶解性(水))ほとんど溶けない (危険度)Ⅰ(日本病院薬剤師会：抗悪性腫瘍薬の院内取扱い指針)	

理由　著 著者コメント　　(安定性)原薬(一部製剤)の安定性　　(溶解性(水))原薬の水に対する溶解性
代用品　※：一部適応等が異なる

カ

カソテ

製品名（会社名）	規格単位	剤形・割線・Cap号数	可否	一般名
カソデックスOD錠80mg （アストラゼネカ）	80mg	口腔内崩壊錠 ◯(割線無)	× (△)	ビカルタミド
カタプレス錠75μg （日本ベーリンガー）	0.075mg	素錠 ⊖(割線1本)	— (◯)	クロニジン塩酸塩
カタプレス錠150μg （日本ベーリンガー）	0.15mg	素錠 ⊖(割線1本)	— (◯)	
カチーフN錠5mg （日本製薬＝武田）	5mg	糖衣錠 ◯(割線無)	— (△)	フィトナジオン
カチーフN錠10mg （日本製薬＝武田）	10mg	糖衣錠 ◯(割線無)	— (△)	
カデチア配合錠LD「あすか」 （あすか製薬＝武田）	配合剤	素錠 ◯(割線無)	— (△†)	カンデサルタン シレキセチル・ヒドロクロロチアジド
カデチア配合錠HD「あすか」 （あすか製薬＝武田）	配合剤	素錠 ◯(割線無)	— (△†)	

可否判定　◯：可，△：条件つきで可，×：不可，—：企業判定回避，（ ）：著者判断

カテチ

理　　由	代用品
粉砕時のデータ(薬物動態,臨床効果,安全性,安定性)なし **著** 抗悪性腫瘍剤のため粉砕せず懸濁する。やむを得ず粉砕する場合は,安全キャビネット内で行うなど調剤者の曝露に注意すること。防湿・遮光保存。危険度Ⅰ(日本病院薬剤師会：抗悪性腫瘍薬の院内取扱い指針)のため,粉砕時曝露に注意 (安定性)〔通常〕(25℃,60%RH,暗所,24カ月間)変化なし 〔苛酷〕(40℃,暗所,3カ月間)変化なし (溶解性(水))ほとんど溶けない (危険度)Ⅰ(日本病院薬剤師会：抗悪性腫瘍薬の院内取扱い指針)	
(安定性)〔長期〕(室温,遮光した気密容器,24カ月間)変化なし 〔苛酷〕(40℃,遮光した気密容器,24カ月間)変化なし (25℃,79%RH,遮光した秤量瓶,12カ月間)変化なし 〔光〕(太陽光線,無色瓶(密栓),9カ月間)変化なし (溶解性(水))やや溶けやすい	
遮光保存(原薬フィトナジオンは光により分解着色するため) (安定性)該当資料なし (溶解性(水))ほとんど溶けない	散1% 〔先〕
ヒドロクロロチアジド：味はわずかに苦い † **著** 凡例5頁参照。遮光保存 (安定性)**原薬** カンデサルタン　シレキセチル 〔長期〕(25℃,60%RH,暗所,ポリエチレン袋(密閉),36カ月間)変化なし 〔苛酷〕(40℃,暗所,無色ガラスバイアル(密封),6カ月間)変化なし (50℃,暗所,無色ガラスバイアル(密封),3カ月間)変化なし (60℃,暗所,無色ガラスバイアル(密封),2カ月間)変化なし (25℃,93%RH,暗所,無色ガラスバイアル(開栓),6カ月間)変化なし (40℃,75%RH,暗所,無色ガラスバイアル(開栓),6カ月間)変化なし (50℃,75%RH,暗所,無色ガラスバイアル(開栓),3カ月間)変化なし (60℃,75%RH,暗所,無色ガラスバイアル(開栓),2カ月間)変化なし 〔光〕(白色蛍光灯,1,000lx,シャーレ(ポリ塩化ビニリデン製フィルムで覆った),50日間)変化なし (キセノンランプ,80,000lx,シャーレ(ポリ塩化ビニリデン製フィルムで覆った),15時間)変化なし ヒドロクロロチアジド：データなし **粉砕後**(40℃,遮光,気密容器,3カ月間)性状,含量は変化なし (25℃,75%RH,遮光,開放,3カ月間)性状,含量は変化なし (25℃,21〜25%RH,120万lx・hr,開放)性状,含量は変化なし (成り行き条件,3カ月間)性状,含量は変化なし (溶解性(水))カンデサルタン　シレキセチル：ほとんど溶けない ヒドロクロロチアジド：極めて溶けにくい	

理由　**著** 著者コメント　(安定性)原薬(一部製剤)の安定性　(溶解性(水))原薬の水に対する溶解性
代用品　※：一部適応等が異なる

カテチ

カ

製品名（会社名）	規格単位	剤形・割線・Cap号数	可否	一般名
カデチア配合錠LD「テバ」 （武田テバファーマ＝武田）	配合剤	素錠 ○（割線無）	— (△†)	カンデサルタン シレキセチル・ヒドロクロロチアジド
カデチア配合錠HD「テバ」 （武田テバファーマ＝武田）	配合剤	素錠 ○（割線無）	— (△†)	
カデュエット配合錠1番 （ファイザー）	配合剤	Fコート錠 △（割線無）	— (△†)	アムロジピンベシル酸塩・アトルバスタチンカルシウム水和物
カデュエット配合錠2番 （ファイザー）	配合剤	Fコート錠 ○（割線無）	— (△†)	
カデュエット配合錠3番 （ファイザー）	配合剤	Fコート錠 ◇（割線無）	— (△†)	
カデュエット配合錠4番 （ファイザー）	配合剤	Fコート錠 ○（割線無）	— (△†)	
カナグル錠100mg （田辺三菱）	100mg	Fコート錠 ○（割線無）	— (△)	カナグリフロジン水和物

可否判定 ○：可，△：条件つきで可，×：不可，—：企業判定回避，（ ）：著者判断

理　　由	代用品
† 著 凡例5頁参照。遮光保存 安定性 製剤 〔湿度〕(25℃, 75%RH, 4週間)外観に変化なし, 規格内の含量低下(含量：カンデサルタン99.0%, ヒドロクロロチアジド95.7%) 〔光〕(60万lx・hr)外観に変化なし, 規格外の含量低下(含量：カンデサルタン97.4%, ヒドロクロロチアジド91.8%), 類縁物質増加 溶解性(水) カンデサルタン　シレキセチル：ほとんど溶けない ヒドロクロロチアジド：極めて溶けにくい	
† 著 凡例5頁参照。遮光保存 安定性 製剤 〔湿度〕(25℃, 75%RH, 4週間)外観に変化なし, 規格内の含量低下(含量：カンデサルタン98.3%, ヒドロクロロチアジド95.5%) 〔光〕(60万lx・hr)外観に変化なし, 規格外の含量低下(含量：カンデサルタン96.4%, ヒドロクロロチアジド93.4%), 類縁物質増加 溶解性(水) カンデサルタン　シレキセチル：ほとんど溶けない ヒドロクロロチアジド：極めて溶けにくい	
苦味あり † 著 凡例5頁参照。防湿・遮光保存 安定性 アムロジピンベシル酸塩 〔長期〕(室温, ポリエチレン袋, 36カ月間)外観, 含量ともに変化なし, 分解物なし 〔苛酷〕(40℃, 75%RH, 褐色ガラスバイアル開栓, 6カ月間)外観わずかに黄変化, 含量変化なし, 分解物なし アトルバスタチンカルシウム水和物 〔長期〕(25℃, 60%RH, 暗所, ポリエチレン袋, 36カ月間)外観, 含量ともに変化なし 〔苛酷〕(50℃, 85%RH, 暗所, ガラス瓶開放, 6カ月間)外観, 含量ともにほとんど変化なし 溶解性(水) アムロジピンベシル酸塩：溶けにくい アトルバスタチンカルシウム水和物：極めて溶けにくい	
著 安定性データが不足しているが, 粉砕後防湿・遮光保存で可能と推定 安定性 〔長期〕(25℃, 60%RH, ポリエチレン袋(二重)/ファイバードラム, 2年間)変化なし (30℃, 75%RH, ポリエチレン袋(二重)/ファイバードラム, 2年間)変化なし 〔加速〕(40℃, 75%RH, ポリエチレン袋(二重)/ファイバードラム, 6カ月間)変化なし 〔苛酷〕(120万lx・hr以上及び総近紫外放射エネルギー200W・hr/m^{2}以上, ポリエチレン袋(二重)/ファイバードラム(遮光), 8時間)変化なし (120万lx・hr以上及び総近紫外放射エネルギー200W・hr/m^{2}以上, 開放, 8時間)着色を認めた 溶解性(水) ほとんど溶けない	

理由　著 著者コメント　　安定性 原薬(一部製剤)の安定性　　溶解性(水) 原薬の水に対する溶解性
代用品　※：一部適応等が異なる

カナト

製品名(会社名)	規格単位	剤形・割線・Cap号数	可否	一般名
ガナトン錠50mg (マイランEPD=アステラス)	50mg	Fコート錠 ⊖(割線1本)	— (○)	イトプリド塩酸塩
カナマイシンカプセル 250mg「明治」(MeijiSeika)	250mg	硬カプセル 1号	△	カナマイシン一硫酸塩
カナリア配合錠 (田辺三菱=第一三共)	配合剤	Fコート錠 ○(割線無)	— (△†)	テネリグリプチン臭化水素酸塩水和物・カナグリフロジン水和物
カーバグル分散錠200mg (レコルダティ)	200mg	カプレット (割線表裏各3本)	×	カルグルミン酸

可否判定 ○:可,△:条件つきで可,×:不可,—:企業判定回避,( ):著者判断

理　　由	代用品
粉砕品の安定性：ガラスシャーレ，ポリ容器保存では室温，3カ月間変化なし 苦味あり (安定性)〔通常〕(25℃，75%RH，(室内散乱光下(9hr/day))，ポリエチレン袋包装，36カ月間)変化なし 〔苛酷〕(50℃，ガラス瓶(密栓)，3カ月間)変化なし (25℃，84%RH，ガラスシャーレ(蓋開放)，3カ月間)変化なし (40℃，75%RH，ガラスシャーレ(蓋開放)，3カ月間)変化なし (3,500lx(蛍光灯)，ガラスシャーレ(蓋開放，ポリ塩化ビニリデン製フィルムで覆う)，28日間)変化なし **粉砕品**　(室温，3カ月間)性状，含量に変化なし (溶解性(水))極めて溶けやすい	
吸湿性に注意して保管 著　防湿保存 (安定性)〔苛酷〕(56℃，4カ月間)4.5%の力価低下 (溶解性(水))溶けやすい	シ5%　先
†　著　凡例5頁参照。防湿・遮光保存 (安定性)**粉砕後**　〔温湿度〕(30±2℃，75±5%RH，褐色ガラス瓶/開栓(暗所)，3カ月間)性状変化なし，純度試験(類縁物質)0.17%，純度試験(過酸化体)＜0.0025%，含量：テネリグリプチン97.3%，カナグリフロジン98.0%，水分4.0% 〔光〕(成り行き温湿度，シャーレ/開放，白色蛍光灯(2,000lx/h照射)，60万lx·hr(曝光))性状微黄白色，純度試験(類縁物質)2.21%，純度試験(過酸化体)＜0.0025%，含量：テネリグリプチン97.5%，カナグリフロジン99.2%，水分2.6%， (成り行き温湿度，シャーレ/開放，白色蛍光灯(2,000lx/h照射)，60万lx·hr(アルミホイルで包んで遮光))性状変化なし，純度試験(類縁物質)＜0.05%，純度試験(過酸化体)＜0.0025%，含量：テネリグリプチン99.4%，カナグリフロジン99.6%，水分2.5% (成り行き温湿度，シャーレ/開放，白色蛍光灯(2,000lx/h照射)，120万lx·hr(曝光))性状微黄白色，純度試験(類縁物質)5.10%，純度試験(過酸化体)0.0029%，含量：テネリグリプチン95.1%，カナグリフロジン97.3%，水分2.4% (成り行き温湿度，シャーレ/開放，白色蛍光灯(2,000lx/h照射)，120万lx·hr(遮光))性状変化なし，純度試験(類縁物質)＜0.05%，純度試験(過酸化体)＜0.0025%，含量：テネリグリプチン99.1%，カナグリフロジン99.7%，水分2.4% (溶解性(水))テネリグリプチン臭化水素酸塩水和物：溶けやすい カナグリフロジン水和物：ほとんど溶けない	
防湿が必要(気密・防湿保存)。光に対する安定性は明らかでない (安定性)〔長期〕(25℃，60%RH，ポリエチレン袋(二重)+高密度ポリエチレン製ドラム(密封)，48カ月間)変化なし 〔苛酷〕(40℃，75%RH，ポリエチレン袋(二重)+高密度ポリエチレン製ドラム(密封)，6カ月間)変化なし (溶解性(水))やや溶けにくい	

理由　著　著者コメント　　(安定性)原薬(一部製剤)の安定性　　(溶解性(水))原薬の水に対する溶解性
代用品　※：一部適応等が異なる

カハサ

製品名（会社名）	規格単位	剤形・割線・Cap号数	可否	一般名
カバサール錠0.25mg （ファイザー）	0.25mg	素錠 ◯（割線無）	— (△)	カベゴリン
カバサール錠1.0mg （ファイザー）	1mg	素錠 （割線1本）	— (△)	
ガバペン錠200mg （ファイザー）	200mg	Fコート錠 ◯（割線無）	— (△)	ガバペンチン
ガバペン錠300mg （ファイザー）	300mg	Fコート錠 ◯（割線無）	— (△)	
ガバペン錠400mg （ファイザー）	400mg	Fコート錠 ◯（割線無）	— (△)	
カフコデN配合錠 （ファイザー）	配合剤	Fコート錠 ◯（割線無）	— (△†)	ジプロフィリン・ジヒドロコデイン配合剤
カプトプリル錠12.5mg「JG」 （長生堂＝日本ジェネリック）	12.5mg	素錠 ⊖（割線1本）	— (◯)	カプトプリル
カプトプリル錠25mg「JG」 （長生堂＝日本ジェネリック）	25mg	素錠 ⊖（割線1本）	— (◯)	
カプトプリル錠12.5「SW」 （沢井）	12.5mg	素錠 ⊖（割線1本）	— (◯)	カプトプリル
カプトプリル錠25「SW」 （沢井）	25mg	素錠 ◯（割線無）	— (◯)	
カプトプリル錠12.5mg「日医工」 （日医工）	12.5mg	素錠 ◯（割線無）	— (◯)	カプトプリル
カプトプリル錠25mg「日医工」 （日医工）	25mg	素錠 ◯（割線無）	— (◯)	

可否判定　◯：可，△：条件つきで可，×：不可，—：企業判定回避，（　）：著者判断

カフト

理　由	代用品
温度・湿度及び光に対して不安定。粉砕後は防湿，遮光保存の必要性あり 著 防湿・遮光保存，30日間まで 安定性 粉砕品 ［0.25mg錠］ (25℃，75％RH，4週＋2日)規格内(8週＋2日では「類縁物質・カルボン酸体」出現で規格外) 溶解性(水) 極めて溶けにくい	
苦味あり 著 防湿・遮光保存。苦味あり 安定性 ［長期］(25℃，60％RH，36カ月間)変化は認められず安定 ［加速］(40℃，75％RH，6カ月間)変化は認められず安定 ［苛酷］(60℃，3カ月間)変化は認められず安定 (25℃，85％RH及び50℃，85％RH，それぞれ3カ月間)変化は認められず安定 ［光］(白色蛍光灯照射下及びキセノンランプ照射下)変化は認められず，アルミ箔で覆い遮光したものとの差異は示さなかった 溶解性(水) やや溶けやすい	シ5％ 先
苦味あり。光によって変化するため粉砕不可 † 著 凡例5頁参照。防湿・遮光保存。ジヒドロコデインリン酸塩：光によって変化する。ジフェンヒドラミンサリチル酸塩：光によって徐々に変化する 溶解性(水) ジプロフィリン・ジヒドロコデインリン酸塩・dl-メチルエフェドリン塩酸塩：溶けやすい ジフェンヒドラミンサリチル酸塩：溶けにくい アセトアミノフェン：やや溶けにくい ブロモバレリル尿素：極めて溶けにくい	
著 遮光保存 安定性 粉砕品　(40℃，60％RH，遮光・気密，30日間)外観・含量：変化なし (25℃，75％RH，遮光・開放，30日間)外観・含量：変化なし (120万lx·hr，密閉(シャーレ＋ラップ)，50日間)外観・含量：変化なし 溶解性(水) やや溶けやすい	細5％ 先 GE
においはないか，またはわずかに特異なにおいがあり，酸味がある 著 遮光保存 溶解性(水) やや溶けやすい	細5％ 先 GE
データなし。においはないか，またはわずかに特異なにおいがあり，酸味がある 著 遮光保存 溶解性(水) やや溶けやすい	
著 遮光保存 安定性 粉砕物(25℃，75％RH，遮光・開放，8週間)外観，含量変化なし，重量増加傾向 溶解性(水) やや溶けやすい	細5％ 先 GE

理由　著 著者コメント　安定性 原薬(一部製剤)の安定性　溶解性(水) 原薬の水に対する溶解性
代用品　※：一部適応等が異なる

カフト

製品名（会社名）	規格単位	剤形・割線・Cap号数	可否	一般名
カプトリル錠12.5mg （第一三共エスファ）	12.5mg	素錠 ⊖（割線1本）	△ (○)	カプトプリル
カプトリル錠25mg （第一三共エスファ）	25mg	素錠 ⊖（割線1本）	△ (○)	
カプトリル-Rカプセル18.75mg （第一三共エスファ）	18.75mg	硬カプセル 3号	×	カプトプリル
カプトルナ錠12.5mg （小林化工＝ファイザー）	12.5mg	素錠 ⊖（割線1本）	○	カプトプリル
カプトルナ錠25mg （小林化工＝ファイザー）	25mg	素錠 ⊖（割線1本）	○	
カプレルサ錠100mg （サノフィ）	100mg	Fコート錠 ●（割線無）	×	バンデタニブ

可否判定　○：可，△：条件つきで可，×：不可，—：企業判定回避，（ ）：著者判断

カフレ

理　　由	代用品
光に不安定。遮光保存(添付文書の貯法は室温保存のみ) 18〜24℃・34〜43%RH・1,000lx・60万lx・hrの条件下で，類縁物質増加傾向(0.2%→0.5%)，含量低下(100%→93%) **著** 遮光保存 (安定性)液性は酸性側で安定，中性からアルカリ性になるに従い不安定 〔長期〕(25℃, 60%RH, 4年間)変化なし 〔苛酷〕(40℃, 3カ月間)変化なし (25℃, 75%RH, 3カ月間)含量低下，硬度やや低下 (120万lx・hr)変化なし (溶解性(水))やや溶けやすい	細5% 先 GE
光に不安定。遮光保存(添付文書の貯法は室温保存のみ) 粉砕後安定性資料なし **著** 遮光保存 (安定性)液性は酸性側で安定，中性からアルカリ性になるに従い不安定 〔長期〕(25℃, 60%RH, 4年間)変化なし 〔苛酷〕(40℃, 3カ月間)変化なし (25℃, 75%RH, 3カ月間)含量低下，硬度やや低下 (120万lx・hr)変化なし (溶解性(水))やや溶けやすい	
内容物は製剤学的に徐放機能を持たしており，粉砕不可 粉砕後安定性資料なし **著** 遮光保存 (安定性)液性は酸性側で安定，中性からアルカリ性になるに従い不安定 〔長期〕(25℃, 60%RH, 4年間)変化なし 〔苛酷〕(40℃, 3カ月間)やや変色 (25℃, 75%RH, 3カ月間)やや変色 (120万lx・hr)変化なし (溶解性(水))やや溶けやすい	細5% 先 GE
(安定性)**粉砕後** 〔通常〕(25℃, 75%RH, 遮光, 30日間)変化なし 〔光〕(室温, 1,000lx・hr(白色蛍光灯下), 30日間)変化なし (溶解性(水))やや溶けやすい	細5% 先 GE
粉砕不可 動物実験(ラット)で胎児死亡，胎児発育遅延，心血管系の奇形等が報告されている。薬剤への曝露の危険性を鑑み不可。また，粉砕した条件下で検討がなされていない (安定性)〔長期〕(25℃, 60%RH, 二重のポリエチレン袋/外部容器, 60カ月間)変化なし 〔中間〕(30℃, 65%RH, 二重のポリエチレン袋/外部容器, 12カ月間)変化なし 〔加速〕(40℃, 75%RH, 二重のポリエチレン袋/外部容器, 6カ月間)変化なし 〔苛酷〕(50℃, 二重のポリエチレン袋/外部容器, 3カ月間)変化なし (曝光, 無包装, 総照度120万lx・hr以上, 総近紫外放射エネルギー200W・hr/m²以上) 性状においてわずかに変色(黄色)が認められた (溶解性(水))ほとんど溶けない (危険度)Ⅱ(日本病院薬剤師会：抗悪性腫瘍薬の院内取扱い指針)	

カ

理由　**著** 著者コメント　(安定性)原薬(一部製剤)の安定性　(溶解性(水))原薬の水に対する溶解性
代用品　※：一部適応等が異なる

カヘル

製品名（会社名）	規格単位	剤形・割線・Cap号数	可否	一般名
カベルゴリン錠0.25mg「F」 （富士製薬）	0.25mg	素錠 ◯(割線無)	× (△)	カベルゴリン
カベルゴリン錠1.0mg「F」 （富士製薬）	1mg	素錠 ⊖(割線1本)	× (△)	
カベルゴリン錠0.25mg「サワイ」 （沢井）	0.25mg	素錠 ◯(割線無)	― (△)	カベルゴリン
カベルゴリン錠1.0mg「サワイ」 （沢井）	1mg	素錠 (割線1本)	― (△)	
カベルゴリン錠0.25mg「タナベ」 （ニプロES）	0.25mg	素錠 ◯(割線無)	― (△)	カベルゴリン
カベルゴリン錠1.0mg「タナベ」 （ニプロES）	1mg	素錠 (割線1本)	― (△)	
カムシア配合錠LD「あすか」 （あすか製薬＝武田）	配合剤	素錠 ◯(割線無)	― (△†)	カンデサルタン シレキセチル・アムロジピンベシル酸塩
カムシア配合錠HD「あすか」 （あすか製薬＝武田）	配合剤	素錠 ◯(割線無)	― (△†)	

可否判定 ◯：可，△：条件つきで可，×：不可，―：企業判定回避，( )：著者判断

理　由	代用品
湿度や光により変化。湿気を避け遮光保存 **著** 防湿・遮光保存，30日間まで可 (安定性)〔長期〕(室温，成り行き湿度)少なくとも36カ月間安定 (無包装状態，20℃，成り行き湿度)2週間残存率95%([1mg錠]2週間で残存率98.7%，1週間でわずかににおう) (褐色PTP，20℃，8週間)残存率低下なし (20℃，50%RH，1,000lx，約2カ月間(150万lx・hr))残存率低下なし (溶解性(水))極めて溶けにくい	
著 防湿・遮光保存，30日間まで (安定性)光によって徐々に着色する (溶解性(水))極めて溶けにくい	
原薬は光によって徐々に着色する **著** 防湿・遮光保存，30日間まで可。製剤の苛酷条件下(温度・湿度・光)における無包装状態の安定性データにおいて，類縁物質量等の規格値外の変化がみられた (安定性)粉砕品　(25℃，75%RH，褐色ガラス瓶(開栓)，1カ月間)性状・含量に変化なし (溶解性(水))極めて溶けにくい	
† **著** 凡例5頁参照。遮光保存 (安定性)原薬　カンデサルタン　シレキセチル 〔長期〕(25℃，60%RH，暗所，ポリエチレン袋(密閉)，36カ月間)変化なし 〔苛酷〕(40℃，暗所，無色ガラスバイアル(密封)，6カ月間)変化なし (50℃，暗所，無色ガラスバイアル(密封)，3カ月間)変化なし (60℃，暗所，無色ガラスバイアル(密封)，2カ月間)変化なし (25℃，93%RH，暗所，無色ガラスバイアル(開栓)，6カ月間)変化なし (40℃，75%RH，暗所，無色ガラスバイアル(開栓)，6カ月間)変化なし (50℃，75%RH，暗所，無色ガラスバイアル(開栓)，3カ月間)変化なし (60℃，75%RH，暗所，無色ガラスバイアル(開栓)，2カ月間)変化なし 〔光〕(白色蛍光灯，1,000lx，シャーレ(ポリ塩化ビニリデン製フィルムで覆った)，50日間)変化なし (キセノンランプ，80,000lx，シャーレ(ポリ塩化ビニリデン製フィルムで覆った)，15時間)変化なし アムロジピンベシル酸塩：データなし **粉砕後**　(40℃，遮光，気密容器，3カ月間)性状，含量は変化なし (25℃，75%RH，遮光，開放，3カ月間)性状，含量は変化なし (25℃，21〜25%RH，120万lx・hr，開放)性状，含量は変化なし (成り行き条件，3カ月間)性状，含量は変化なし (溶解性(水))カンデサルタン　シレキセチル：ほとんど溶けない アムロジピンベシル酸塩：溶けにくい	

理由　**著** 著者コメント　(安定性)原薬(一部製剤)の安定性　(溶解性(水))原薬の水に対する溶解性
代用品　※：一部適応等が異なる

カムシ

製品名（会社名）	規格単位	剤形・割線・Cap号数	可否	一般名
カムシア配合錠LD「サンド」 （サンド＝第一三共エスファ）	配合剤	素錠 ◯（割線無）	— (△†)	カンデサルタン シレキセチル・アムロジピンベシル酸塩
カムシア配合錠HD「サンド」 （サンド＝第一三共エスファ）	配合剤	素錠 ◯（割線無）	— (△†)	
カムシア配合錠LD「武田テバ」 （武田テバファーマ＝武田）	配合剤	素錠 ◯（割線無）	— (△†)	カンデサルタン シレキセチル・アムロジピンベシル酸塩
カムシア配合錠HD「武田テバ」 （武田テバファーマ＝武田）	配合剤	素錠 ◯（割線無）	— (△†)	

可否判定　◯：可，△：条件つきで可，×：不可，—：企業判定回避，（　）：著者判断

理　由	代用品
† **著** 凡例5頁参照。遮光保存 **安定性**〔温度〕(40℃，密栓，3カ月間)性状，定量(%)，純度試験に変化は認められなかった 〔湿度〕(25℃，75%RH，開栓，3カ月間)性状，定量(%)，純度試験に変化は認められなかった 〔光〕(2,000lx·hr，総照射量120万lx·hr(密栓))性状に変化は認められなかったが，定量(%)がアムロジピンベシル酸塩は100.07→94.40(60万lx·hr)，94.46(120万lx·hr)に低下，純度試験は60万lx·hrで規格外となった **溶解性(水)** カンデサルタン　シレキセチル：ほとんど溶けない アムロジピンベシル酸塩：溶けにくい	
† **著** 凡例5頁参照。遮光保存 **安定性**〔温度〕(40℃，密栓，3カ月間)性状，定量(%)，純度試験に変化は認められなかった 〔湿度〕(25℃，75%RH，開栓，3カ月間)性状，定量(%)，純度試験に変化は認められなかった 〔光〕(2,000lx·hr，総照射量120万lx·hr(密栓))性状に変化は認められなかったが，定量(%)がアムロジピンベシル酸塩は100.13→93.65(60万lx·hr)，91.27(120万lx·hr)に低下，純度試験は60万lx·hrで規格外となった **溶解性(水)** カンデサルタン　シレキセチル：ほとんど溶けない アムロジピンベシル酸塩：溶けにくい	
† **著** 凡例5頁参照。遮光保存 **安定性** 製剤　〔湿度〕(25℃，75%RH，4週間)外観，含量に変化なし 〔光〕(60万lx·hr)外観に変化なし，規格外の含量低下(含量：カンデサルタン100.8%，アムロジピン89.2%)，類縁物質増加 **溶解性(水)** カンデサルタン　シレキセチル：ほとんど溶けない アムロジピンベシル酸塩：溶けにくい	
† **著** 凡例5頁参照。遮光保存 **安定性** 製剤　〔湿度〕(25℃，75%RH，4週間)外観，含量に変化なし 〔光〕(60万lx·hr)外観に変化なし，規格外の含量低下(含量：カンデサルタン99.7%，アムロジピン82.5%)，類縁物質増加 **溶解性(水)** カンデサルタン　シレキセチル：ほとんど溶けない アムロジピンベシル酸塩：溶けにくい	

カ

カムシ

製品名（会社名）	規格単位	剤形・割線・Cap号数	可否	一般名
カムシア配合錠LD「トーワ」 （東和薬品）	配合剤	素錠 ◯（割線無）	— (△†)	カンデサルタン　シレキセチル・アムロジピンベシル酸塩
カムシア配合錠HD「トーワ」 （東和薬品）	配合剤	素錠 ◯（割線無）	— (△†)	
カムシア配合錠LD「日新」 （日新製薬＝日本ジェネリック）	配合剤	素錠 ◯（割線無）	— (△†)	カンデサルタン　シレキセチル・アムロジピンベシル酸塩
カムシア配合錠HD「日新」 （日新製薬＝日本ジェネリック）	配合剤	素錠 ◯（割線無）	— (△†)	
カムシア配合錠LD「ニプロ」 （ニプロ）	配合剤	素錠 ◯（割線無）	— (△†)	カンデサルタン　シレキセチル・アムロジピンベシル酸塩
カムシア配合錠HD「ニプロ」 （ニプロ）	配合剤	素錠 ◯（割線無）	— (△†)	
カモスタットメシル酸塩錠100mg「JG」（日本ジェネリック）	100mg	Fコート錠 ◯（割線無）	— (△)	カモスタットメシル酸塩
カモスタットメシル酸塩錠100mg「NP」（ニプロ）	100mg	Fコート錠 ◯（割線無）	— (△)	カモスタットメシル酸塩
カモスタットメシル酸塩錠100mg「TCK」（辰巳）	100mg	Fコート錠 ◯（割線無）	— (△)	カモスタットメシル酸塩
カモスタットメシル酸塩錠100mg「アメル」（共和薬品）	100mg	Fコート錠 ◯（割線無）	△	カモスタットメシル酸塩

可否判定　◯：可，△：条件つきで可，×：不可，—：企業判定回避，（　）：著者判断

カモス

理　　由	代用品
アムロジピンベシル酸塩：主成分は，わずかに特異なにおいがあり，味はわずかに苦い † **著** 凡例5頁参照。遮光保存 **安定性** **粉砕後** （25℃，60%RH，1,000lx散光下，3カ月間）外観変化なし，アムロジピンベシル酸塩：残存率91.5%（3カ月），カンデサルタン　シレキセチル：含量変化なし （25℃，室内散光・防湿条件下，3カ月間）外観・含量変化なし **溶解性(水)** カンデサルタン　シレキセチル：ほとんど溶けない アムロジピンベシル酸塩：溶けにくい	
アムロジピンベシル酸塩：主成分は，わずかに特異なにおいがあり，味はわずかに苦い † **著** 凡例5頁参照。遮光保存 **安定性** **粉砕後** （25℃，60%RH，1,000lx散光下，3カ月間）外観変化なし，アムロジピンベシル酸塩：残存率93.1%（1カ月），カンデサルタン　シレキセチル：含量変化なし （25℃，遮光・防湿条件下，3カ月間）外観・含量変化なし **溶解性(水)** カンデサルタン　シレキセチル：ほとんど溶けない アムロジピンベシル酸塩：溶けにくい	
† **著** 凡例5頁参照。遮光保存 **溶解性(水)** ：カンデサルタン　シレキセチル：ほとんど溶けない アムロジピンベシル酸塩：溶けにくい	
† **著** 凡例5頁参照。遮光保存 **安定性** **粉砕後** 3カ月間のデータあり（粉砕時の体内動態データ等なし） **溶解性(水)** カンデサルタン　シレキセチル：ほとんど溶けない アムロジピンベシル酸塩：溶けにくい	
（40℃，遮光・気密容器，4週間）変化なし （25℃，75%RH，遮光・開放容器，4週間）変化なし （25℃，60%RH，120万lx・hr，透明・気密容器）変化なし **著** 防湿・遮光保存。苦味あり **安定性** 該当資料なし **溶解性(水)** やや溶けにくい	
著 防湿・遮光保存。苦味あり **安定性** **粉砕後** データなし **溶解性(水)** やや溶けにくい	
室内散乱光，シャーレ開放条件で4週間保存した結果，含量に変化なし **著** 防湿・遮光保存。苦味あり **安定性** 該当資料なし **溶解性(水)** やや溶けにくい	
著 防湿・遮光保存。苦味あり **安定性** 該当資料なし **溶解性(水)** やや溶けにくい	

理由　**著** 著者コメント　**安定性** 原薬(一部製剤)の安定性　**溶解性(水)** 原薬の水に対する溶解性
代用品　※：一部適応等が異なる

カ

カモス

製品名（会社名）	規格単位	剤形・割線・Cap号数	可否	一般名
カモスタットメシル酸塩錠100mg「オーハラ」（大原＝持田）	100mg	Fコート錠 ◯（割線無）	— (△)	カモスタットメシル酸塩
カモスタットメシル酸塩錠100mg「サワイ」（メディサ＝沢井）	100mg	Fコート錠 ◯（割線無）	— (△)	カモスタットメシル酸塩
カモスタットメシル酸塩錠100mg「ツルハラ」（鶴原）	100mg	Fコート錠 ◯（割線無）	△	カモスタットメシル酸塩
カモスタットメシル酸塩錠100mg「テバ」（武田テバファーマ＝武田）	100mg	Fコート錠 ◯（割線無）	— (△)	カモスタットメシル酸塩
カモスタットメシル酸塩錠100mg「トーワ」（東和薬品）	100mg	Fコート錠 ◯（割線無）	— (△)	カモスタットメシル酸塩
カモスタットメシル酸塩錠100mg「日医工」（日医工）	100mg	Fコート錠 ◯（割線無）	— (△)	カモスタットメシル酸塩
カモスタットメシル酸塩錠100mg「フソー」（ダイト＝扶桑）	100mg	Fコート錠 ◯（割線無）	— (△)	カモスタットメシル酸塩
カモタット錠100（小林化工）	100mg	Fコート錠 ◯（割線無）	△	カモスタットメシル酸塩
ガラフォルドカプセル123mg（アミカス）	123mg	硬カプセル 2号	×	ミガーラスタット塩酸塩

可否判定 ◯：可，△：条件つきで可，×：不可，—：企業判定回避，（ ）：著者判断

理　　由	代用品
著 防湿・遮光保存。苦味あり 溶解性(水) やや溶けにくい	
著 防湿・遮光保存。苦味あり 安定性 **粉砕後**　以下の保存条件下で粉砕30日後まで安定な製剤であることが確認された (室温，透明瓶開放，30日間)性状・含量に変化なし (室温，透明瓶密栓，30日間)性状・含量に変化なし (室温，褐色瓶密栓，30日間)性状・含量に変化なし 溶解性(水) やや溶けにくい	
強い苦味あり 著 防湿・遮光保存。苦味あり 安定性 該当資料なし 溶解性(水) やや溶けにくい	
著 防湿・遮光保存。苦味あり 安定性 **製剤**　〔湿度〕(25℃，75％RH，4週間)性状，含量に変化なし 溶解性(水) やや溶けにくい	
主成分はにおいはなく，味は苦い 著 防湿・遮光保存。苦味あり 安定性 **粉砕後**　(室内散光下，3カ月間)外観・含量変化なし 溶解性(水) やや溶けにくい	
著 防湿・遮光保存。苦味あり 安定性 **粉砕物**　(25℃，75％RH，遮光・開放，3カ月間)変化なし 溶解性(水) やや溶けにくい	
著 防湿・遮光保存。苦味あり 安定性 **粉砕後**　〔温度〕(40℃，75％RH，遮光・気密容器，30日間)性状・類縁物質・含量変化なし 〔湿度〕(25℃，75％RH，遮光・開放，30日間)性状・類縁物質・含量変化なし 〔光〕(2,500lx，25℃，45％RH，開放)120万lx・hrで性状・類縁物質・含量変化なし 溶解性(水) やや溶けにくい	
主薬由来の苦味が出現する可能性がある 著 防湿・遮光保存。苦味あり 安定性 **粉砕後**　〔通常〕(25℃，75％RH，遮光，30日間)変化なし 〔光〕(室温，1,000lx・hr(白色蛍光灯下)，30日間)変化なし 溶解性(水) やや溶けにくい	
該当しない。また脱カプセル，懸濁についても該当しない 著 吸湿性が高いため，原則として脱カプセルとする 安定性 〔長期〕(25℃，60％RH及び30℃，75％RH，PTP包装，48カ月間)性状，類縁物質，微生物限度，溶出性及び含量：大きな変化は認められない 〔苛酷〕(50℃，成り行き湿度，ガラス瓶(開放)PTP包装，2カ月間)性状，類縁物質，溶出性及び含量のいずれの試験項目においても大きな変化は認められない 〔光〕(総照度120万lx・hr以上及び総近紫外放射エネルギー200W・hr/m²以上照射，ガラスシャーレ(曝光品)/ガラスシャーレをアルミニウム箔で覆ったもの(遮光対照)，試験開始時及び曝光後)性状，類縁物質，溶出性及び含量のいずれの試験項目においても曝光品及び遮光対照間で差は認められない 溶解性(水) 溶けやすい	

カ

理由　著 著者コメント　　安定性 原薬(一部製剤)の安定性　　溶解性(水) 原薬の水に対する溶解性
代用品　※：一部適応等が異なる

カリク

製品名（会社名）	規格単位	剤形・割線・Cap号数	可否	一般名
カリクレイン錠10単位 （バイエル）	10単位	Fコート錠 ◯(割線無)	×	カリジノゲナーゼ
カリジノゲナーゼ錠25単位「NP」 （ニプロ）	25単位	腸溶性糖衣錠 ◯(割線無)	×	カリジノゲナーゼ
カリジノゲナーゼ錠50単位「NP」 （ニプロ）	50単位	腸溶性Fコート錠 ◯(割線無)	×	
カリジノゲナーゼ錠25単位「アメル」（共和薬品）	25単位	腸溶性Fコート錠 ◯(割線無)	×	カリジノゲナーゼ
カリジノゲナーゼ錠25単位「あゆみ」（あゆみ製薬）	25単位	Fコート錠 ◯(割線無)	×	カリジノゲナーゼ
カリジノゲナーゼ錠25単位「サワイ」（東菱＝沢井）	25単位	Fコート錠 ◯(割線無)	×	カリジノゲナーゼ
カリジノゲナーゼ錠50単位「サワイ」（東菱＝沢井）	50単位	Fコート錠 ◯(割線無)	×	
カリジノゲナーゼ錠50単位「テバ」（武田テバファーマ＝武田）	50単位	腸溶性Fコート錠 ◯(割線無)	― (×)	カリジノゲナーゼ
カリジノゲナーゼ錠25単位「トーワ」（東和薬品）	25単位	腸溶性Fコート錠 ◯(割線無)	×	カリジノゲナーゼ
カリジノゲナーゼ錠50単位「トーワ」（東和薬品）	50単位	腸溶性Fコート錠 ◯(割線無)	×	
カリジノゲナーゼ錠25単位「日医工」（日医工）	25単位	腸溶性Fコート錠 ◯(割線無)	×	カリジノゲナーゼ
カリジノゲナーゼ錠50単位「日医工」（日医工）	50単位	腸溶性Fコート錠 ◯(割線無)	×	
カリジノゲナーゼ錠25単位「日新」（日新製薬＝日本ジェネリック）	25単位	腸溶性Fコート錠 ◯(割線無)	×	カリジノゲナーゼ
カリジノゲナーゼ錠50単位「日新」（日新製薬＝日本ジェネリック）	50単位	腸溶性Fコート錠 ◯(割線無)	×	
カリジノゲナーゼカプセル25単位「日医工」（日医工）	25単位	硬カプセル 4号	×	カリジノゲナーゼ
カルグート錠5 （田辺三菱）	5mg	素錠 ◯(割線無)	― (◯)	デノパミン
カルグート錠10 （田辺三菱）	10mg	素錠 ◯(割線無)	― (◯)	

可否判定　◯：可，△：条件つきで可，×：不可，―：企業判定回避，（　）：著者判断

カルク

理　由	代用品
腸溶性製剤。胃酸で酵素が失活するため粉砕不可 安定性〔加速〕(室温, ガラスアンプル＋紙箱, 6カ月間)変化なし (40℃, ガラスアンプル＋紙箱, 6カ月間)変化なし 溶解性(水)溶けやすい	
腸溶錠のため粉砕不可 溶解性(水)溶けやすい	
腸溶性製剤のため粉砕不可 安定性該当資料なし 溶解性(水)溶けやすい	
腸溶性製剤。胃酸で酵素が失活するため粉砕不可 溶解性(水)溶けやすい	
腸溶性製剤のため 溶解性(水)溶けやすい	
腸溶性が損なわれ, 胃で分解するため粉砕不可 溶解性(水)溶けやすい	
腸溶性製剤のため粉砕不可 主成分はにおいはないか, またはわずかに特異なにおいがある 安定性該当資料なし 溶解性(水)溶けやすい	
腸溶性製剤のため粉砕不可 溶解性(水)溶けやすい	
腸溶性の特性が失われるため粉砕不可 溶解性(水)溶けやすい	
腸溶性顆粒充填のカプセル製剤のため粉砕不可 溶解性(水)溶けやすい	
著 温度, 湿度, 光に安定 安定性〔長期〕(室温, 気密容器, 遮光, 3年以上)3年以上にわたって安定 〔苛酷〕(湿度)湿度に対しては安定 (40℃, 51％RH/79％RH, 12カ月間)12カ月間安定 (25℃, 79％RH, 24カ月間)24カ月間安定 溶解性(水)ほとんど溶けない	細5％ 先

カ

理由　著 著者コメント　　安定性原薬(一部製剤)の安定性　　溶解性(水)原薬の水に対する溶解性
代用品　※：一部適応等が異なる

カルコ

製品名（会社名）	規格単位	剤形・割線・Cap号数	可否	一般名
カルコーパ配合錠L100（共和薬品）	配合剤	素錠 ⊖(割線1本)	— (△†)	レボドパ・カルビドパ水和物
カルコーパ配合錠L250（共和薬品）	配合剤	素錠 ⊖(割線1本)	— (△†)	
カルシトリオールカプセル0.25μg「YD」（陽進堂＝共創未来ファーマ）	0.25μg	軟カプセル	— (×)	カルシトリオール
カルシトリオールカプセル0.5μg「YD」（陽進堂＝共創未来ファーマ）	0.5μg	軟カプセル	— (×)	
カルシトリオールカプセル0.25μg「サワイ」（沢井）	0.25μg	軟カプセル	×	カルシトリオール
カルシトリオールカプセル0.5μg「サワイ」（沢井）	0.5μg	軟カプセル	×	
カルシトリオールカプセル0.25μg「テバ」（武田テバ薬品＝武田テバファーマ＝武田）	0.25μg	軟カプセル	×	カルシトリオール
カルシトリオールカプセル0.5μg「テバ」（武田テバ薬品＝武田テバファーマ＝武田）	0.5μg	軟カプセル	×	
カルシトリオールカプセル0.25μg「トーワ」（東和薬品）	0.25μg	軟カプセル	×	カルシトリオール
カルシトリオールカプセル0.5μg「トーワ」（東和薬品）	0.5μg	軟カプセル	×	

可否判定 ○：可，△：条件つきで可，×：不可，—：企業判定回避，( )：著者判断

カルシ

理　由	代用品
† 著 凡例5頁参照。防湿・遮光保存 (溶解性(水))レボドパ・カルビドパ水和物：溶けにくい	
内容物が液状のため粉砕不可 著 光に不安定 (安定性)該当資料なし (溶解性(水))ほとんど溶けない	
内容物は粘性の液体であるため，粉砕不可。においはない (安定性)熱，光または空気によって変化する (溶解性(水))ほとんど溶けない	
内容物が液状のため粉砕不可。光に不安定 (溶解性(水))ほとんど溶けない	
液状の内容物を含むため粉砕不可 (安定性)該当資料なし (溶解性(水))ほとんど溶けない	

カ

理由　著 著者コメント　(安定性)原薬(一部製剤)の安定性　(溶解性(水))原薬の水に対する溶解性
代用品　※：一部適応等が異なる

カルス

製品名（会社名）	規格単位	剤形・割線・Cap号数	可否	一般名
カルスロット錠5 （武田テバ薬品＝武田）	5mg	素錠 ⊖（割線1本）	△ (○)	マニジピン塩酸塩
カルスロット錠10 （武田テバ薬品＝武田）	10mg	素錠 ⊖（割線表裏各1本）	△ (○)	
カルスロット錠20 （武田テバ薬品＝武田）	20mg	素錠 ⊖（割線表裏各1本）	△ (○)	
カルテオロール塩酸塩錠5mg「TCK」（辰巳）	5mg	素錠 ○（割線無）	― (△)	カルテオロール塩酸塩
カルテオロール塩酸塩錠5mg「サワイ」（沢井）	5mg	素錠 ○（割線無）	― (△)	カルテオロール塩酸塩
カルテオロール塩酸塩錠5mg「ツルハラ」（鶴原）	5mg	素錠 ○（割線無）	△ (○)	カルテオロール塩酸塩
カルテオロール塩酸塩錠5mg「日医工」（日医工）	5mg	素錠 ○（割線無）	― (△)	カルテオロール塩酸塩

可否判定　○：可，△：条件つきで可，×：不可，―：企業判定回避，（　）：著者判断

カルテ

理　　由	代用品
遮光保存 **安定性**〔長期〕(室温, 暗所, 39カ月間)変化なし 〔温度〕(60℃, 暗所, 6カ月間)変化なし 〔湿度〕(25℃, 75%RH, 12カ月間)変化なし 〔光〕(室内散乱光, 約500lx, 12カ月間)外観がわずかに褐色味の帯黄白色となり, 類縁物質もわずかに増加した以外変化なし (フェードメーター(キセノンランプ)10万lx, 20時間)外観がわずかに褐色味の帯黄白色となり, 類縁物質もわずかに増加した以外変化なし **製剤**　[5mg錠] 〔長期〕(室温, PTP+ラミネートフィルム袋+紙箱, 48カ月間)外観：変化なし, 残存率：101.0% 〔苛酷〕データなし [10mg錠] 〔長期〕(室温, PTP+ラミネートフィルム袋+紙箱, 48カ月間)外観：変化なし, 残存率：101.8% 〔温度〕(50℃, 暗所, 6カ月間)外観：変化なし, 残存率：99.7% 〔湿度〕(40℃, 75%RH, 暗所, 6カ月間)外観：変化なし, 残存率：99.7% 〔光〕(蛍光灯1,000lx, 30日間)外観：わずかに褐色味の淡黄色, 残存率：99.1% [20mg錠] 〔長期〕(室温, PTP+ラミネートフィルム袋+紙箱, 48カ月間)外観：変化なし, 残存率：100.4% 〔苛酷〕データなし **溶解性(水)**ほとんど溶けない	**カ**
室内散乱光, シャーレ開放条件で4週間保存した結果, 含量の低下(規格内)を認めた **著**　防湿・遮光保存。苦味あり **安定性**該当資料なし **溶解性(水)**やや溶けやすい	細1%　※　先
においはなく, 味は苦い **著**　防湿・遮光保存。苦味あり **溶解性(水)**やや溶けやすい	細1%　※　先
苦味あり **著**　防湿・遮光保存。苦味あり **安定性**該当資料なし **溶解性(水)**やや溶けやすい	細1%　※　先
著　防湿・遮光保存。苦味あり **安定性**粉砕物　(25℃, 75%RH, 遮光・開放, 3カ月間)外観, 含量変化なし **溶解性(水)**やや溶けやすい	細1%　※　先

理由　**著**著者コメント　**安定性**原薬(一部製剤)の安定性　**溶解性(水)**原薬の水に対する溶解性
代用品　※：一部適応等が異なる

カルテ

製品名（会社名）	規格単位	剤形・割線・Cap号数	可否	一般名
カルデナリン錠0.5mg（ファイザー）	0.5mg	素錠 ◯(割線無)	― (◯)	ドキサゾシンメシル酸塩
カルデナリン錠1mg（ファイザー）	1mg	素錠 ⊖(割線1本)	― (◯)	
カルデナリン錠2mg（ファイザー）	2mg	素錠 ⊖(割線1本)	― (◯)	
カルデナリン錠4mg（ファイザー）	4mg	素錠 ⊖(割線1本)	― (◯)	
カルデナリンOD錠0.5mg（ファイザー）	0.5mg	素錠(口腔内崩壊錠) ◯(割線無)	― (◯)	ドキサゾシンメシル酸塩
カルデナリンOD錠1mg（ファイザー）	1mg	素錠(口腔内崩壊錠) ⊖(割線1本)	― (◯)	
カルデナリンOD錠2mg（ファイザー）	2mg	素錠(口腔内崩壊錠) ⊖(割線1本)	― (◯)	
カルデナリンOD錠4mg（ファイザー）	4mg	素錠(口腔内崩壊錠) ⊖(割線1本)	― (◯)	
カルデミン錠0.25μg（龍角散＝久光）	0.25μg	素錠 ◯(割線無)	△	カルシトリオール
カルデミンカプセル0.5μg（龍角散）	0.5μg	軟カプセル	― (×)	カルシトリオール
カルナクリン錠25（三和化学）	25単位	Fコート錠 ◯(割線無)	×	カリジノゲナーゼ
カルナクリン錠50（三和化学）	50単位	Fコート錠 ◯(割線無)	×	
カルナクリンカプセル25（三和化学）	25単位	硬カプセル 4号	×	カリジノゲナーゼ
カルバゾクロムスルホン酸Na錠30mg「TCK」（辰巳）	30mg	素錠 ◯(割線無)	― (◯)	カルバゾクロムスルホン酸ナトリウム水和物
カルバゾクロムスルホン酸Na錠30mg「YD」（陽進堂＝日本ジェネリック）	30mg	素錠 ◯(割線無)	― (◯)	カルバゾクロムスルホン酸ナトリウム水和物
カルバゾクロムスルホン酸Na錠30mg「ツルハラ」（鶴原）	30mg	素錠 ◯(割線無)	◯ (△)	カルバゾクロムスルホン酸ナトリウム水和物
カルバゾクロムスルホン酸Na錠30mg「トーワ」（東和薬品）	30mg	素錠 ◯(割線無)	― (◯)	カルバゾクロムスルホン酸ナトリウム水和物

可否判定　◯：可，△：条件つきで可，×：不可，―：企業判定回避，( )：著者判断

カルハ

理　由	代用品
(安定性)[長期](室温(13～34℃), ポリエチレン袋, 36カ月間)外観変化なし [苛酷](固体状態, 50℃, ポリエチレン袋, 6カ月間)外観変化なし (固体状態, 100℃, 無色透明ガラスアンプル, 40時間)外観変化なし (固体状態, 25℃, 85%RH, 開栓無色透明ガラス瓶, 6カ月間)外観変化なし (固体状態, 室内散光(500lx), 無色透明ガラスシャーレ, 6カ月間)外観変化なし (固体状態, キセノン光(2.5KW), 無色透明ポリエチレンケース, 40時間)外観帯黄白色の結晶性粉末 **粉砕後** [1mg錠] (24.5～28.5℃, 35～85%RH)30日間後に外観, 吸湿性, 含量, 溶出性に変化なし (溶解性(水))溶けにくい	
(安定性)[長期](室温(13～34℃), ポリエチレン袋, 36カ月間)外観変化なし [苛酷](固体状態, 50℃, ポリエチレン袋, 6カ月間)外観変化なし (固体状態, 100℃, 無色透明ガラスアンプル, 40時間)外観変化なし (固体状態, 25℃, 85%RH, 開栓無色透明ガラス瓶, 6カ月間)外観変化なし (固体状態, 室内散光(500lx), 無色透明ガラスシャーレ, 6カ月間)外観変化なし (固体状態, キセノン光(2.5KW), 無色透明ポリエチレンケース, 40時間)外観帯黄白色の結晶性粉末 (溶解性(水))溶けにくい	
光により含量低下。遮光保存 (溶解性(水))ほとんど溶けない	
データなし(液状のため不可) (溶解性(水))ほとんど溶けない	
腸溶性皮膜。胃酸で酵素が失活するため粉砕不可 (安定性)[苛酷](40℃, 75%RH, 21日間)約15%含量低下 (40℃, 10,000lx, 21日間)変化なし (溶解性(水))溶けやすい	
腸溶性皮膜。胃酸で酵素が失活するため粉砕不可 (安定性)[苛酷](40℃, 75%RH, 21日間)約15%含量低下 (40℃, 10,000lx, 21日間)変化なし (溶解性(水))溶けやすい	
著 粉砕後データより可能と判断 (安定性)**粉砕時** (25℃, 60%RH, 120万lx·hr, 30日間)性状変化なし, 含量規格内 (溶解性(水))やや溶けにくい	散10% 先 GE 細10% GE
著 粉砕後データより可能と判断 (安定性)**粉砕時** (25℃, 60%RH, 120万lx·hr, 30日間)性状変化なし, 含量規格内 (溶解性(水))やや溶けにくい	散10% 先 GE 細10% GE
著 防湿・遮光保存 (安定性)該当資料なし (溶解性(水))やや溶けにくい	散10% 先 GE 細10% GE
主成分は, におい及び味はない 著 粉砕後データより可能と判断 (安定性)**粉砕後** (室内散光下, 3カ月間)外観・含量変化なし (溶解性(水))やや溶けにくい	散10% 先 GE 細10% GE

理由　著 著者コメント　　(安定性)原薬(一部製剤)の安定性　　(溶解性(水))原薬の水に対する溶解性
代用品　※：一部適応等が異なる

カルハ

製品名（会社名）	規格単位	剤形・割線・Cap号数	可否	一般名
カルバゾクロムスルホン酸ナトリウム錠10mg「日医工」（日医工）	10mg	素錠 ○（割線無）	— (△)	カルバゾクロムスルホン酸ナトリウム水和物
カルバゾクロムスルホン酸ナトリウム錠30mg「日医工」（日医工）	30mg	素錠 ⊖（割線模様）	— (△)	
カルバマゼピン錠100mg「アメル」（共和薬品）	100mg	素錠 ⊖（割線1本）	○	カルバマゼピン
カルバマゼピン錠200mg「アメル」（共和薬品）	200mg	素錠 ⊖（割線1本）	○	
カルバマゼピン錠100mg「フジナガ」（藤永＝第一三共）	100mg	素錠 ⊖（割線模様）	— (○)	カルバマゼピン
カルバマゼピン錠200mg「フジナガ」（藤永＝第一三共）	200mg	素錠 ⊖（割線模様）	— (○)	
カルバン錠25（ケミファ＝鳥居）	25mg	Fコート錠 ○（割線無）	△	ベバントロール塩酸塩
カルバン錠50（ケミファ＝鳥居）	50mg	Fコート錠 ○（割線無）	△	
カルバン錠100（ケミファ＝鳥居）	100mg	Fコート錠 ⊖（割線1本）	△	
カルビスケン錠5mg（アルフレッサファーマ）	5mg	素錠 ⊖（割線1本）	— (△)	ピンドロール
カルフィーナ錠0.25μg（共和薬品＝マルホ）	0.25μg	素錠 ○（割線無）	— (△)	アルファカルシドール
カルフィーナ錠0.5μg（共和薬品＝マルホ）	0.5μg	素錠 ○（割線無）	— (△)	
カルフィーナ錠1.0μg（共和薬品＝マルホ）	1μg	素錠 ○（割線無）	— (△)	
カルフェニール錠40mg（中外）	40mg	Fコート錠 ○（割線無）	— (○)	ロベンザリットニナトリウム
カルフェニール錠80mg（中外）	80mg	Fコート錠 ○（割線無）	— (○)	

可否判定 ○：可，△：条件つきで可，×：不可，—：企業判定回避，（ ）：著者判断

カルフ

理　由	代用品
主成分は，におい及び味はない 著 遮光保存 安定性 粉砕物　(25℃，75%RH，遮光・開放，8週間)2週間外観変化 溶解性(水) やや溶けにくい	散10% 先 GE 細10% GE
安定性 粉砕後　[200mg錠] (25℃，75%RH)30日間安定(グラシンラミネート紙分包品) 溶解性(水) 極めて溶けにくい	細50% 先 GE
遮光保存 著 粉砕後データより，遮光保存にて安定 安定性 粉砕後　〔経時〕(25℃，75%RH，遮光保存，ガラス製シャーレ(曝露)，90日間)性状変化なし，含量[100mg錠]100.3%，[200mg錠]98.3% 〔光〕(蛍光灯照射，ガラス製シャーレ(曝露)，120万lx·hr)白色粉末がわずかに黄変，含量[100mg錠]98.0%，[200mg錠]98.7% 〔光〕(蛍光灯照射，ガラス製シャーレ(曝露)，120万lx·hr遮光対照)性状変化なし，含量[100mg錠]99.0%，[200mg錠]98.7% 溶解性(水) 極めて溶けにくい	細50% 先 GE
苦味あり 安定性 (40℃，75%RH，遮光，6カ月間)問題となる変化なし (120万lx·hr)問題となる変化なし 粉砕品　(25℃，75%RH，遮光，4週間)問題となる変化なし (60万lx·hr，成り行き温度，成り行き湿度)問題となる変化なし 溶解性(水) 溶けにくい	
変色するおそれがあり。防湿・遮光保存 著 粉砕後データより，防湿・遮光保存で可能と判断 安定性 粉砕後　(25℃，75%RH，500lx，3週間)1週間で外観変化あり：変色 溶解性(水) ほとんど溶けない	
著 光に不安定 安定性 該当資料なし 溶解性(水) ほとんど溶けない	散1μg 先 内用液0.5μg 先
25℃・60%RH，40℃・75%RH，60℃・95%RH，30日間でほぼ含量の低下はなく，光照射により15日後着色変化。60℃・95%では遮光下で15日後に着色変化。独特の塩味あり 溶解性(水) やや溶けやすい	

理由　著 著者コメント　　安定性 原薬(一部製剤)の安定性　　溶解性(水) 原薬の水に対する溶解性
代用品　※：一部適応等が異なる

カルフ

製品名（会社名）	規格単位	剤形・割線・Cap号数	可否	一般名
カルブロック錠8mg （第一三共）	8mg	素錠 ⊖(割線1本)	— (△)	アゼルニジピン
カルブロック錠16mg （第一三共）	16mg	素錠 ⊖(割線1本)	— (△)	
カルベジロール錠1.25mg「JG」 （日本ジェネリック）	1.25mg	Fコート錠 ⌬(割線1本)	— (○)	カルベジロール
カルベジロール錠2.5mg「JG」 （日本ジェネリック）	2.5mg	Fコート錠 ⌬(割線1本)	— (○)	
カルベジロール錠10mg「JG」 （日本ジェネリック）	10mg	Fコート錠 ○(割線無)	— (△)	
カルベジロール錠20mg「JG」 （日本ジェネリック）	20mg	Fコート錠 ⊖(割線1本)	— (△)	
カルベジロール錠1.25mg「Me」 （MeijiSeika=Meファルマ）	1.25mg	Fコート錠 ⌬(割線1本)	○	カルベジロール
カルベジロール錠2.5mg「Me」 （MeijiSeika=Meファルマ）	2.5mg	Fコート錠 ⌬(割線1本)	○	
カルベジロール錠10mg「Me」 （MeijiSeika=Meファルマ）	10mg	Fコート錠 ○(割線無)	△ (○)	
カルベジロール錠20mg「Me」 （MeijiSeika=Meファルマ）	20mg	Fコート錠 ⊖(割線1本)	△ (○)	

可否判定　○：可，△：条件つきで可，×：不可，—：企業判定回避，（　）：著者判断

理　　由	代用品
光に不安定。遮光保存。光により着色するので開封後も遮光して保存すること (安定性)〔長期〕(25℃, 60%RH, 暗所, 二重ポリエチレン袋(LDPE), ファイバードラム, 39カ月間)類縁物質が総量としてごくわずかに増加した以外, ほとんど変化なし 〔加速〕(40℃, 75%RH, 暗所, 二重ポリエチレン袋(LDPE), ファイバードラム, 6カ月間)類縁物質が総量としてごくわずかに増加した以外, ほとんど変化なし 〔温度〕(50℃・3カ月間, 60℃・4週間, 暗所, 無色ガラス瓶(密栓))類縁物質の増加 (70℃, 暗所, 無色ガラス瓶(密栓), 4週間)類縁物質の増加及びわずかな含量低下 〔湿度〕(40℃, 31%RH/53%RH, 暗所, ガラス製シャーレ(開放), 6カ月間)変化なし (40℃, 75%RH, 暗所, ガラス製シャーレ(開放), 6カ月間)類縁物質の増加及びわずかな含量低下 〔光〕(D65蛍光灯下, ガラス製シャーレ(ポリ塩化ビニリデン製フィルム覆い), 120万lx・hr)変化なし **粉砕後**　〔温度・湿度〕(25℃, 75%RH, 曝露(遮光), ガラス製シャーレ(ポリ塩化ビニリデン製フィルム覆い), 8週間)外観変化なし, 残存率：[8mg錠]101%, [16mg錠]102% 〔光〕(蛍光灯照射(室温), ガラス製シャーレ(ポリ塩化ビニリデン製フィルム覆い), 60万lx・hr)照射面やや褐色を帯びた濃黄色に変化, 残存率：[8mg錠]92%, [16mg錠]95% (溶解性(水))ほとんど溶けない	
(著) 遮光保存 (安定性)**粉砕品**　(25℃, 75%RH, 遮光・開放, 4週間)変化なし (溶解性(水))ほとんど溶けない	
(著) 防湿・遮光保存 (安定性)**粉砕品**　(室内散乱光, シャーレ開放, 2週間)含量低下(規格外) (溶解性(水))ほとんど溶けない	
(著) 遮光保存 (安定性)該当資料なし (溶解性(水))ほとんど溶けない	
光に不安定なため, 遮光が必要 室内散乱光2週間で, 含量が低下した (著) 遮光保存 (安定性)該当資料なし (溶解性(水))ほとんど溶けない	

カ

カルヘ

製品名（会社名）	規格単位	剤形・割線・Cap号数	可否	一般名
カルベジロール錠1.25mg「TCK」 （辰巳）	1.25mg	Fコート錠 （割線1本）	— (○)	カルベジロール
カルベジロール錠2.5mg「TCK」 （辰巳）	2.5mg	Fコート錠 （割線1本）	— (○)	
カルベジロール錠10mg「TCK」 （辰巳＝ニプロ＝日医工）	10mg	Fコート錠 （割線無）	— (○)	
カルベジロール錠20mg「TCK」 （辰巳＝ニプロ＝日医工）	20mg	Fコート錠 （割線1本）	— (○)	
カルベジロール錠1.25mg「アメル」 （共和薬品）	1.25mg	Fコート錠 （割線1本）	— (○)	カルベジロール
カルベジロール錠2.5mg「アメル」 （共和薬品）	2.5mg	Fコート錠 （割線1本）	— (○)	
カルベジロール錠10mg「アメル」 （共和薬品）	10mg	Fコート錠 （割線無）	△	
カルベジロール錠20mg「アメル」 （共和薬品）	20mg	Fコート錠 （割線1本）	△	
カルベジロール錠1.25mg「サワイ」 （沢井）	1.25mg	Fコート錠 （割線1本）	— (△)	カルベジロール
カルベジロール錠2.5mg「サワイ」 （沢井）	2.5mg	Fコート錠 （割線1本）	— (△)	
カルベジロール錠10mg「サワイ」 （沢井）	10mg	Fコート錠 （割線1本）	— (△)	
カルベジロール錠20mg「サワイ」 （沢井）	20mg	Fコート錠 （割線1本）	— (△)	
カルベジロール錠1.25mg「タナベ」 （ニプロES）	1.25mg	Fコート錠 （割線1本）	— (○)	カルベジロール
カルベジロール錠2.5mg「タナベ」 （ニプロES）	2.5mg	Fコート錠 （割線1本）	— (○)	
カルベジロール錠10mg「タナベ」 （ニプロES）	10mg	Fコート錠 （割線無）	— (○)	
カルベジロール錠20mg「タナベ」 （ニプロES）	20mg	Fコート錠 （割線1本）	— (○)	
カルベジロール錠1.25mg「テバ」 （武田テバファーマ＝武田）	1.25mg	Fコート錠 （割線1本）	— (△)	カルベジロール
カルベジロール錠2.5mg「テバ」 （武田テバファーマ＝武田）	2.5mg	Fコート錠 （割線1本）	— (△)	
カルベジロール錠10mg「テバ」 （武田テバファーマ＝武田）	10mg	Fコート錠 （割線無）	— (○)	
カルベジロール錠20mg「テバ」 （武田テバファーマ＝武田）	20mg	Fコート錠 （割線1本）	— (○)	

可否判定　○：可，△：条件つきで可，×：不可，—：企業判定回避，（　）：著者判断

理　　由	代用品
著 遮光保存 (安定性)25±2℃, 75±5%RH, 遮光・開放条件で4週間保存した結果, 外観, 純度試験, 含量に変化はなかった (溶解性(水))ほとんど溶けない	
著 遮光保存 (安定性)室内散乱光, シャーレ開放条件で4週間保存した結果, 2週間の時点で含量の低下(規格外) (溶解性(水))ほとんど溶けない	
著 遮光保存 (安定性)粉砕品　〔湿度〕(25℃, 75%RH, 遮光, 開放, 28日間)外観, 含量, 純度：変化なし (溶解性(水))ほとんど溶けない	
(温湿度成り行き・室内散乱光下)14日目含量低下 著 防湿・遮光保存 (溶解性(水))ほとんど溶けない	
著 防湿・遮光保存 (溶解性(水))ほとんど溶けない	
著 遮光保存 (安定性)粉砕品　(25℃, 75%RH, 褐色ガラス瓶(開栓), 1カ月間)性状・含量に変化なし (溶解性(水))ほとんど溶けない	
著 遮光保存 (安定性)製剤　〔湿度〕(25℃, 75%RH, 4週間)外観, 含量に変化なし 〔光〕(60万lx·hr)外観に変化なし, 規格内の含量低下(含量：[1.25mg錠]95.1%, [2.5mg錠]95.5%), 類縁物質増加 (溶解性(水))ほとんど溶けない	
著 遮光保存 (安定性)製剤　〔温度〕(40℃, 4週間)外観, 含量に変化なし 〔湿度〕(25℃, 75%RH, 4週間)外観, 含量に変化なし 〔光〕(60万lx·hr)外観変化(白色の粉末(粉砕直後)から淡黄白色の粉末になった), 含量に変化なし (溶解性(水))ほとんど溶けない	

理由　著 著者コメント　　(安定性)原薬(一部製剤)の安定性　　(溶解性(水))原薬の水に対する溶解性
代用品　※：一部適応等が異なる

カルヘ

製品名（会社名）	規格単位	剤形・割線・Cap号数	可否	一般名
カルベジロール錠1.25mg「トーワ」（東和薬品）	1.25mg	Fコート錠 ◯(割線無)	— (△)	カルベジロール
カルベジロール錠2.5mg「トーワ」（東和薬品）	2.5mg	Fコート錠 ◯|(割線1本)	— (△)	
カルベジロール錠10mg「トーワ」（東和薬品）	10mg	Fコート錠 ⊖(割線1本)	— (◯)	
カルベジロール錠20mg「トーワ」（東和薬品）	20mg	Fコート錠 ⊖(割線1本)	— (◯)	
カルベジロール錠1.25mg「ファイザー」(ファイザー)	1.25mg	Fコート錠 ◯|(割線1本)	— (△)	カルベジロール
カルベジロール錠2.5mg「ファイザー」(ファイザー)	2.5mg	Fコート錠 ◯|(割線1本)	— (△)	
カルベジロール錠10mg「ファイザー」(ファイザー)	10mg	Fコート錠 ◯(割線無)	— (△)	
カルベジロール錠20mg「ファイザー」(ファイザー)	20mg	Fコート錠 ⊖(割線1本)	— (△)	
カルボシステイン錠250mg「JG」（日本ジェネリック）	250mg	Fコート錠 ◯(割線無)	— (◯)	L-カルボシステイン
カルボシステイン錠500mg「JG」（日本ジェネリック）	500mg	Fコート錠 ◯|(割線1本)	— (◯)	
カルボシステイン錠250mg「KN」（小林化工）	250mg	Fコート錠 ◯(割線無)	◯	L-カルボシステイン
カルボシステイン錠500mg「KN」（小林化工）	500mg	Fコート錠 ◯|(割線1本)	◯	
カルボシステイン錠250mg「TCK」（辰巳）	250mg	Fコート錠 ◯(割線無)	— (◯)	L-カルボシステイン
カルボシステイン錠500mg「TCK」（辰巳）	500mg	Fコート錠 ◯|(割線1本)	— (◯)	

可否判定 ◯：可，△：条件つきで可，×：不可，—：企業判定回避，( )：著者判断

理　　　由	代用品
著 遮光保存 安定性 粉砕後　(25℃, 60%RH, 1,000lx散光下, 3カ月間)外観変化あり(1カ月), 残存率：[1.25mg錠]93.3%(3カ月), [2.5mg錠]93.6%(3カ月) (25℃, 60%RH, 遮光条件下, 3カ月間)外観・含量変化なし 溶解性(水) ほとんど溶けない	
著 遮光保存 安定性 粉砕後　(室内散光下, 3カ月間)外観変化あり(1カ月), 含量変化なし 溶解性(水) ほとんど溶けない	
著 遮光保存 安定性 粉砕後　(室内散光下, 3カ月間)(遮光条件下, 3カ月間)外観・含量変化なし 溶解性(水) ほとんど溶けない	
著 遮光保存 安定性 (25±2℃, 75±5%RH(遮光・褐色ガラス瓶・開放))特に変化は認められなかった 溶解性(水) ほとんど溶けない	
(成り行き温湿度, 室内散乱光)含量低下 著 防湿・遮光保存 溶解性(水) ほとんど溶けない	
著 粉砕品はわずかに酸味 安定性 粉砕品　(40℃, 遮光・気密容器, 4週間)変化なし (25℃, 75%RH, 遮光・開放, 4週間)変化なし (25℃, 120万lx・hr, 気密容器)変化なし 溶解性(水) 極めて溶けにくい	細50% GE シ5% 先 GE シ10% GE DS33.3% GE DS50% 先 GE
著 粉砕品はわずかに酸味 安定性 粉砕後　〔通常〕(25℃, 75%RH, 遮光, 30日間)変化なし 〔苛酷〕(40℃, 遮光, 30日間)変化なし 〔光〕(室温, 1,000lx・hr(白色蛍光灯下), 50日間)変化なし 溶解性(水) 極めて溶けにくい	細50% GE シ5% 先 GE シ10% GE DS33.3% GE DS50% 先 GE
室内散乱光, シャーレ開放条件で4週間保存した結果, 含量に変化なし 著 粉砕品はわずかに酸味 安定性 該当資料なし 溶解性(水) 極めて溶けにくい	細50% GE シ5% 先 GE シ10% GE DS33.3% GE DS50% 先 GE
温度：40±2℃(褐色ガラス瓶, 密栓), 4週間 湿度：30±2℃, 75±5%RH(褐色ガラス瓶, 開栓), 4週間 光：2,000lx・hr(白色ガラス瓶, 密栓), 120万lx(25日間)で保存し, 性状および含量を検討した結果, いずれの条件においても変化はなかった 著 粉砕品はわずかに酸味 安定性 該当資料なし 溶解性(水) 極めて溶けにくい	

理由　著 著者コメント　　安定性 原薬(一部製剤)の安定性　　溶解性(水) 原薬の水に対する溶解性
代用品　※：一部適応等が異なる

カルホ

製品名(会社名)	規格単位	剤形・割線・Cap号数	可否	一般名
カルボシステイン錠250mg「サワイ」(沢井)	250mg	Fコート錠 ◯(割線無)	— (◯)	L-カルボシステイン
カルボシステイン錠500mg「サワイ」(沢井)	500mg	Fコート錠 （❘）(割線1本)	— (◯)	
カルボシステイン錠250mg「テバ」(武田テバファーマ＝武田＝ニプロES)	250mg	Fコート錠 ◯(割線無)	— (◯)	L-カルボシステイン
カルボシステイン錠500mg「テバ」(武田テバファーマ＝武田)	500mg	Fコート錠 （❘）(割線1本)	— (◯)	
カルボシステイン錠250mg「トーワ」(東和薬品)	250mg	Fコート錠 ◯(割線無)	— (◯)	L-カルボシステイン
カルボシステイン錠500mg「トーワ」(東和薬品)	500mg	Fコート錠 （❘）(割線1本)	— (◯)	

カ

可否判定 ◯：可，△：条件つきで可，×：不可，—：企業判定回避，( )：著者判断

理　　由	代用品
においはなく，わずかに酸味あり (溶解性(水))極めて溶けにくい	細50% [GE] シ5% [先][GE] シ10% [GE] DS33.3% [GE] DS50% [先][GE]
粉砕品はわずかに酸味を有する (安定性)製剤　〔湿度〕(25℃，75%RH，4週間)外観，含量に変化なし([250mg錠]ただし凝集傾向があった) 〔光〕(60万lx·hr)外観，含量に変化なし (溶解性(水))極めて溶けにくい	細50% [GE] シ5% [先][GE] シ10% [GE] DS33.3% [GE] DS50% [先][GE]
主成分はにおいはなく，わずかに酸味がある (安定性)粉砕後　(室内散光下，3カ月間)外観・含量変化なし (溶解性(水))極めて溶けにくい	細50% [GE] シ5% [先][GE] シ10% [GE] DS33.3% [GE] DS50% [先][GE]

理由　著 著者コメント　　(安定性)原薬(一部製剤)の安定性　　(溶解性(水))原薬の水に対する溶解性
代用品　※:一部適応等が異なる

カレト

カ

製品名（会社名）	規格単位	剤形・割線・Cap号数	可否	一般名
カレトラ配合錠 （アッヴィ）	配合剤	Fコート錠 ⬭（割線無）	×	ロピナビル・リトナビル
カロナール錠200 （あゆみ製薬）	200mg	素錠 ⊖（割線1本）	— (○)	アセトアミノフェン
カロナール錠300 （あゆみ製薬）	300mg	素錠 ○（割線無）	— (○)	
カロナール錠500 （あゆみ製薬）	500mg	素錠 ⬭（割線無）	— (○)	

可否判定　○：可，△：条件つきで可，×：不可，—：企業判定回避，( )：著者判断

カロナ

理　　由	代用品
粉砕して服用した場合，製剤設計上期待されるバイオアベイラビリティが得られない可能性がある (安定性)ロピナビル 〔通常〕(25℃，60%RH，防水の二重プラスチック袋，18カ月間)変化なし 〔苛酷〕(80℃，シャーレ上に散布，29時間)変化なし (室温，UVランプ(433W)，シャーレ上に散布，3時間)類縁物質が生成 (40℃，75%，防水の二重プラスチック袋をプラスチックドラムに入れる，8週間)変化なし (20～27℃(平均23℃)，10～65%(平均40%)，防水の二重プラスチック袋をプラスチックドラムに入れる，30カ月間)変化なし (40℃，75%，防水の二重プラスチック袋をプラスチックドラムに入れる，3カ月間)変化なし リトナビル 〔通常〕(30℃，二重ポリエチレン袋に入れファイバードラムまたは蓋付プラスチック瓶，12カ月間)変化なし 〔苛酷〕(40℃，褐色バイアル/テフロン被覆したゴム栓/アルミシール，52週間)変化なし (50℃，褐色バイアル/テフロン被覆したゴム栓/アルミシール，26週間)変化なし (60℃，褐色バイアル/テフロン被覆したゴム栓/アルミシール，13週間)変化なし (80℃，褐色バイアル/テフロン被覆したゴム栓/アルミシール，13週間)4週以降わずかに分解 (105℃，褐色バイアル/テフロン被覆したゴム栓/アルミシール，6週間)6週で含量10%以下 (室温，自然光下，蓋付シャーレ上に散布，6週間)6週で規格値以下 (室温，10,760lx(蛍光灯下)，蓋付シャーレ上に散布，1週間)1週で規格値以下 (25℃，75%RH，開放バイアル，31週間)変化なし (25℃，60%RH，二重ポリエチレン袋に入れファイバードラムまたは蓋付プラスチック瓶，3カ月間)変化なし (5℃，二重ポリエチレン袋に入れファイバードラムまたは蓋付プラスチック瓶，12カ月間)変化なし (溶解性(水))ロピナビル：ほとんど溶けない リトナビル：ほとんど溶けない	内用液 [先]
(溶解性(水))やや溶けにくい	末 [先] 細20%・50% [GE] シ2% [GE](小児科領域の解熱・鎮痛のみ) DS20%・40% [GE] (20%は小児科領域の解熱・鎮痛のみ)

理由　■著 著者コメント　(安定性)原薬(一部製剤)の安定性　(溶解性(水))原薬の水に対する溶解性
代用品　※：一部適応等が異なる

カンテ

カ

製品名（会社名）	規格単位	剤形・割線・Cap号数	可否	一般名
カンデサルタン錠2mg「DK」（大興）	2mg	素錠 ◯(割線無)	— (△)	カンデサルタン シレキセチル
カンデサルタン錠4mg「DK」（大興）	4mg	素錠 ⊖(割線表裏各1本)	— (△)	
カンデサルタン錠8mg「DK」（大興）	8mg	素錠 ⊖(割線表裏各1本)	— (△)	
カンデサルタン錠12mg「DK」（大興）	12mg	素錠 ⊖(割線表裏各1本)	— (△)	
カンデサルタン錠2mg「DSEP」（第一三共エスファ）	2mg	素錠 ◯(割線無)	◯	カンデサルタン シレキセチル
カンデサルタン錠4mg「DSEP」（第一三共エスファ）	4mg	素錠 ⊖(割線1本)	◯	
カンデサルタン錠8mg「DSEP」（第一三共エスファ）	8mg	素錠 ⊖(割線1本)	◯	
カンデサルタン錠12mg「DSEP」（第一三共エスファ）	12mg	素錠 ⊖(割線1本)	◯	
カンデサルタン錠2mg「EE」（エルメッド＝日医工）	2mg	素錠 ⊖(割線模様)	— (◯)	カンデサルタン シレキセチル
カンデサルタン錠4mg「EE」（エルメッド＝日医工）	4mg	素錠 ⊖(割線表裏各1本)	— (◯)	
カンデサルタン錠8mg「EE」（エルメッド＝日医工）	8mg	素錠 ⊖(割線表裏各1本)	— (◯)	
カンデサルタン錠12mg「EE」（エルメッド＝日医工）	12mg	素錠 ⊖(割線表裏各1本)	— (◯)	
カンデサルタンOD錠2mg「EE」（エルメッド＝日医工）	2mg	口腔内崩壊錠 ⊖(割線模様)	— (△)	カンデサルタン シレキセチル
カンデサルタンOD錠4mg「EE」（エルメッド＝日医工）	4mg	口腔内崩壊錠 ⊖(割線1本)	— (△)	
カンデサルタンOD錠8mg「EE」（エルメッド＝日医工）	8mg	口腔内崩壊錠 ⊖(割線1本)	— (△)	
カンデサルタンOD錠12mg「EE」（エルメッド＝日医工）	12mg	口腔内崩壊錠 ⊖(割線1本)	— (△)	
カンデサルタン錠2mg「JG」（日本ジェネリック）	2mg	素錠 ◯(割線無)	— (◯)	カンデサルタン シレキセチル
カンデサルタン錠4mg「JG」（日本ジェネリック）	4mg	素錠 ⊖(割線表裏各1本)	— (◯)	
カンデサルタン錠8mg「JG」（日本ジェネリック）	8mg	素錠 ⊖(割線表裏各1本)	— (◯)	
カンデサルタン錠12mg「JG」（日本ジェネリック）	12mg	素錠 ⊖(割線表裏各1本)	— (◯)	

可否判定　◯：可，△：条件つきで可，×：不可，—：企業判定回避，（　）：著者判断

理　由	代用品
著 安定性データが不足しているが，粉砕後防湿・遮光保存で可能と推定 (溶解性(水))ほとんど溶けない	
25℃・60%RH，遮光・1カ月，3,000lx・120万lx・hrの条件下で変化は認められなかった (安定性)〔加速〕(40℃，75%RH，6カ月間)変化なし 〔苛酷〕(40℃，遮光，3カ月間)類縁物質増加(規格内) (25℃，75%RH，遮光，3カ月間)変化なし 〔2mg・4mg錠〕(3,000lx・120万lx・hr)変化なし 〔8mg・12mg錠〕(3,000lx・60万lx・hr)退色(規格内) (溶解性(水))ほとんど溶けない	
粉砕時の体内動態データなし **著** 原薬，各種保存条件結果より，安定と推定 (安定性)**製剤**　〔通常〕(40℃，75%RH，6カ月間)変化なし 〔苛酷〕(40℃または25℃，75%RH，3カ月間)変化なし 〔光〕(120万lx・hr)変化なし **粉砕後**　(40℃，3カ月間)規格内 (25℃，75%，3カ月間)規格内 (120万lx・hr)規格内 (溶解性(水))ほとんど溶けない	
粉砕時の体内動態データなし 口腔内崩壊錠のため粉砕不要 **著** 口腔内崩壊錠のため粉砕不適。粉砕した場合，防湿・遮光保存 (安定性)**製剤**　〔通常〕(40℃，75%RH，6カ月間)変化なし 〔長期〕(25℃，60%RH，3年間)変化なし 〔苛酷〕(40℃または25℃，75%RH，3カ月間)変化なし 〔光〕(120万lx・hr)変化なし **粉砕後**　(40℃，3カ月間)含量低下 (25℃，75%，3カ月間)規格内 (120万lx・hr)規格内 (溶解性(水))ほとんど溶けない	
著 原薬，各種保存条件結果より，安定と推定 (安定性)**粉砕品**　(40℃，遮光・気密容器，4週間)変化なし (25℃，75%RH，遮光・開放容器，4週間)変化なし (120万lx・hr，開放・シャーレ)変化なし (溶解性(水))ほとんど溶けない	

理由　**著** 著者コメント　(安定性)原薬(一部製剤)の安定性　(溶解性(水))原薬の水に対する溶解性
代用品　※：一部適応等が異なる

カンテ

製品名（会社名）	規格単位	剤形・割線・Cap号数	可否	一般名
カンデサルタン錠2mg「KN」 (小林化工)	2mg	素錠 ⊖(割線模様)	○	カンデサルタン　シレキセチル
カンデサルタン錠4mg「KN」 (小林化工)	4mg	素錠 ⊖(割線表裏各1本)	○	
カンデサルタン錠8mg「KN」 (小林化工)	8mg	素錠 ⊖(割線表裏各1本)	○	
カンデサルタン錠12mg「KN」 (小林化工)	12mg	素錠 ⊖(割線表裏各1本)	○	
カンデサルタンOD錠2mg「KN」 (小林化工)	2mg	口腔内崩壊錠 ⊖(割線模様)	○ (△)	カンデサルタン　シレキセチル
カンデサルタンOD錠4mg「KN」 (小林化工)	4mg	口腔内崩壊錠 ⊖(割線1本)	○ (△)	
カンデサルタンOD錠8mg「KN」 (小林化工)	8mg	口腔内崩壊錠 ⊖(割線1本)	○ (△)	
カンデサルタンOD錠12mg「KN」 (小林化工)	12mg	口腔内崩壊錠 ⊖(割線1本)	○ (△)	
カンデサルタン錠2mg「KO」 (寿)	2mg	素錠 ○(割線無)	○	カンデサルタン　シレキセチル
カンデサルタン錠4mg「KO」 (寿)	4mg	素錠 ⊖(割線表裏各1本)	○	
カンデサルタン錠8mg「KO」 (寿)	8mg	素錠 ⊖(割線表裏各1本)	○	
カンデサルタン錠12mg「KO」 (寿)	12mg	素錠 ⊖(割線表裏各1本)	○	
カンデサルタン錠2mg「KOG」 (興和＝興和創薬)	2mg	素錠 ○(割線無)	― (△)	カンデサルタン　シレキセチル
カンデサルタン錠4mg「KOG」 (興和＝興和創薬)	4mg	素錠 ⊖(割線表裏各1本)	― (△)	
カンデサルタン錠8mg「KOG」 (興和＝興和創薬)	8mg	素錠 ⊖(割線表裏各1本)	― (△)	
カンデサルタン錠12mg「KOG」 (興和＝興和創薬)	12mg	素錠 ⊖(割線表裏各1本)	― (△)	
カンデサルタン錠2mg「TCK」 (辰巳)	2mg	素錠 ○(割線無)	― (○)	カンデサルタン　シレキセチル
カンデサルタン錠4mg「TCK」 (辰巳＝フェルゼン)	4mg	素錠 ⊖(割線表裏各1本)	― (○)	
カンデサルタン錠8mg「TCK」 (辰巳＝フェルゼン)	8mg	素錠 ⊖(割線表裏各1本)	― (○)	
カンデサルタン錠12mg「TCK」 (辰巳)	12mg	素錠 ⊖(割線表裏各1本)	― (○)	

可否判定　○：可，△：条件つきで可，×：不可，―：企業判定回避，（ ）：著者判断

理　　由	代用品
(安定性)〔通常〕(25℃，75%RH，遮光，3カ月間)変化なし 〔苛酷〕(40℃，遮光，3カ月間)変化なし 〔光〕(室温，1,000lx·hr(白色蛍光灯下)，50日間)変化なし (溶解性(水))ほとんど溶けない	
著 口腔内崩壊錠のため粉砕不適。粉砕した場合，防湿・遮光保存 (安定性)〔通常〕(25℃，75%RH，遮光，3カ月間)変化なし 〔苛酷〕(40℃，遮光，3カ月間)変化なし 〔光〕(室温，1,000lx·hr(白色蛍光灯下)，50日間)変化なし (溶解性(水))ほとんど溶けない	
(溶解性(水))ほとんど溶けない	
錠剤が粉砕された状態での薬物動態解析，有効性試験，安全性試験は実施されていない 著 安定性データが不足しているが，粉砕後防湿・遮光保存で可能と推定 (安定性)該当資料なし (溶解性(水))ほとんど溶けない	
著 原薬，各種保存条件結果より，安定と推定 (安定性)25±1℃，75±5%RH，遮光・開放条件で4週間保存した結果，含量に変化はなかった (溶解性(水))ほとんど溶けない	

理由　著 著者コメント　(安定性)原薬(一部製剤)の安定性　(溶解性(水))原薬の水に対する溶解性
代用品　※：一部適応等が異なる

カンテ

製品名（会社名）	規格単位	剤形・割線・Cap号数	可否	一般名
カンデサルタン錠2mg「YD」 (陽進堂)	2mg	素錠 ○(割線無)	— (○)	カンデサルタン シレキセチル
カンデサルタン錠4mg「YD」 (陽進堂)	4mg	素錠 ⊖(割線表裏各1本)	— (○)	
カンデサルタン錠8mg「YD」 (陽進堂)	8mg	素錠 ⊖(割線表裏各1本)	— (○)	
カンデサルタン錠12mg「YD」 (陽進堂)	12mg	素錠 ⊖(割線表裏各1本)	— (○)	
カンデサルタン錠2mg「ZE」 (全星)	2mg	素錠 ○(割線無)	○	カンデサルタン シレキセチル
カンデサルタン錠4mg「ZE」 (全星)	4mg	素錠 ⊖(割線表裏各1本)	○	
カンデサルタン錠8mg「ZE」 (全星)	8mg	素錠 ⊖(割線表裏各1本)	○	
カンデサルタン錠12mg「ZE」 (全星)	12mg	素錠 ⊖(割線表裏各1本)	○	
カンデサルタン錠2mg「あすか」 (あすか製薬＝武田)	2mg	素錠 ○(割線無)	— (○)	カンデサルタン シレキセチル
カンデサルタン錠4mg「あすか」 (あすか製薬＝武田)	4mg	素錠 ⊖(割線表裏各1本)	— (○)	
カンデサルタン錠8mg「あすか」 (あすか製薬＝武田)	8mg	素錠 ⊖(割線表裏各1本)	— (○)	
カンデサルタン錠12mg「あすか」 (あすか製薬＝武田)	12mg	素錠 ⊖(割線表裏各1本)	— (○)	
カンデサルタン錠2mg「アメル」 (共和薬品)	2mg	素錠 ○(割線無)	— (○)	カンデサルタン シレキセチル
カンデサルタン錠4mg「アメル」 (共和薬品)	4mg	素錠 ⊖(割線表裏各1本)	— (○)	
カンデサルタン錠8mg「アメル」 (共和薬品)	8mg	素錠 ⊖(割線表裏各1本)	— (○)	
カンデサルタン錠12mg「アメル」 (共和薬品)	12mg	素錠 ⊖(割線表裏各1本)	— (○)	

可否判定 ○：可, △：条件つきで可, ×：不可, ―：企業判定回避, ( )：著者判断

理　由	代用品
著 原薬, 各種保存条件結果より, 安定と推定 安定性 粉砕時　(25±1℃, 75±5%RH, 遮光・開放, 4週間)含量規格内 溶解性(水) ほとんど溶けない	
安定性 〔通常〕(25℃, 60%RH, 36カ月間)変化なし 製剤(粉砕後)　〔温度〕(40℃, ファルコンチューブ(密栓), 3カ月間)性状, 定量: 変化なし, 類縁物質：増加(規格内) 〔湿度〕(25℃, 75%RH, ファルコンチューブ(開栓), 3カ月間)性状, 定量：変化なし, 類縁物質：増加(規格内) 〔光〕(2,000lx, ファルコンチューブ(密栓), 合計120万lx・hrを照射)性状, 定量：変化なし, 類縁物質：増加(規格内) 溶解性(水) ほとんど溶けない	
著 原薬, 各種保存条件結果より, 安定と推定 安定性 原薬　〔長期〕(25℃, 60%RH, 暗所, ポリエチレン袋(密閉), 36カ月間)変化なし 〔苛酷〕(40℃, 暗所, 無色ガラスバイアル(密封), 6カ月間)変化なし (50℃, 暗所, 無色ガラスバイアル(密封), 3カ月間)変化なし (60℃, 暗所, 無色ガラスバイアル(密封), 2カ月間)変化なし (25℃, 93%RH, 暗所, 無色ガラスバイアル(開栓), 6カ月間)変化なし (40℃, 75%RH, 暗所, 無色ガラスバイアル(開栓), 6カ月間)変化なし (50℃, 75%RH, 暗所, 無色ガラスバイアル(開栓), 3カ月間)変化なし (60℃, 75%RH, 暗所, 無色ガラスバイアル(開栓), 2カ月間)変化なし 〔光〕(白色蛍光灯, 1,000lx, シャーレ(ポリ塩化ビニリデン製フィルムで覆った), 50日間)変化なし (キセノンランプ, 80,000lx, シャーレ(ポリ塩化ビニリデン製フィルムで覆った), 15時間)変化なし 粉砕後　(成り行き条件, 12週間)性状, 含量は変化なし 溶解性(水) ほとんど溶けない	
著 原薬, 各種保存条件結果より, 安定と推定 安定性 粉砕品　〔湿度〕(25℃, 75%RH, 遮光, グラシンラミネート紙, 90日間)外観, 含量, 純度：変化なし 〔光〕(25℃, 60万lx・hr, グラシンラミネート紙)外観, 含量, 純度：変化なし 溶解性(水) ほとんど溶けない	

理由　著 著者コメント　　安定性 原薬(一部製剤)の安定性　　溶解性(水) 原薬の水に対する溶解性
代用品　※：一部適応等が異なる

カンテ

製品名（会社名）	規格単位	剤形・割線・Cap号数	可否	一般名
カンデサルタン錠2mg「オーハラ」 （大原）	2mg	素錠 ◯(割線無)	— (△)	カンデサルタン　シレキセチル
カンデサルタン錠4mg「オーハラ」 （大原）	4mg	素錠 ⊖(割線1本)	— (△)	
カンデサルタン錠8mg「オーハラ」 （大原）	8mg	素錠 ⊖(割線1本)	— (△)	
カンデサルタン錠12mg「オーハラ」 （大原）	12mg	素錠 ⊖(割線1本)	— (△)	
カンデサルタン錠2mg「科研」 （シオノ＝科研）	2mg	素錠 ◯(割線無)	— (△)	カンデサルタン　シレキセチル
カンデサルタン錠4mg「科研」 （シオノ＝科研）	4mg	素錠 ⊖(割線表裏各1本)	— (△)	
カンデサルタン錠8mg「科研」 （シオノ＝科研）	8mg	素錠 ⊖(割線表裏各1本)	— (△)	
カンデサルタン錠12mg「科研」 （シオノ＝科研）	12mg	素錠 ⊖(割線表裏各1本)	— (△)	
カンデサルタン錠2mg「杏林」 （キョーリンリメディオ＝杏林）	2mg	素錠 ◯(割線無)	— (◯)	カンデサルタン　シレキセチル
カンデサルタン錠4mg「杏林」 （キョーリンリメディオ＝杏林）	4mg	素錠 ⊖(割線表裏各1本)	— (◯)	
カンデサルタン錠8mg「杏林」 （キョーリンリメディオ＝杏林）	8mg	素錠 ⊖(割線表裏各1本)	— (◯)	
カンデサルタン錠12mg「杏林」 （キョーリンリメディオ＝杏林）	12mg	素錠 ⊖(割線表裏各1本)	— (◯)	
カンデサルタン錠2mg「ケミファ」 （ケミファ＝日本薬工）	2mg	素錠 ◯(割線無)	— (◯)	カンデサルタン　シレキセチル
カンデサルタン錠4mg「ケミファ」 （ケミファ＝日本薬工）	4mg	素錠 ⊖(割線表裏各1本)	— (◯)	
カンデサルタン錠8mg「ケミファ」 （ケミファ＝日本薬工）	8mg	素錠 ⊖(割線表裏各1本)	— (◯)	
カンデサルタン錠12mg「ケミファ」 （ケミファ＝日本薬工）	12mg	素錠 ⊖(割線表裏各1本)	— (◯)	

可否判定　◯：可，△：条件つきで可，×：不可，—：企業判定回避，（　）：著者判断

理　由	代用品
著 安定性データが不足しているが，粉砕後防湿・遮光保存で可能と推定 **(溶解性(水))** ほとんど溶けない	
著 安定性データが不足しているが，粉砕後防湿・遮光保存で可能と推定 **(溶解性(水))** ほとんど溶けない	
著 原薬，各種保存条件結果より，安定と推定 **(安定性)** 粉砕品は，温度(40℃)，湿度(25℃，75％RH)に対して3カ月，光に対して120万lx·hr照射ともに性状，定量法，純度試験の試験項目に変化を認めなかった **(溶解性(水))** ほとんど溶けない	
著 原薬，各種保存条件結果より，安定と推定 **(安定性)** **粉砕品** (40℃，遮光，気密容器，5週間)問題となる変化なし (25℃，75％RH，遮光，開放，5週間)問題となる変化なし (25℃，総照度120万lx·hr(1,000lx，50日間)，開放)問題となる変化なし **(溶解性(水))** ほとんど溶けない	

理由　**著** 著者コメント　**(安定性)** 原薬(一部製剤)の安定性　**(溶解性(水))** 原薬の水に対する溶解性
代用品　※：一部適応等が異なる

カンテ

製品名（会社名）	規格単位	剤形・割線・Cap号数	可否	一般名
カンデサルタン錠2mg「サノフィ」（サノフィ）	2mg	素錠 ○(割線無)	— (○)	カンデサルタン シレキセチル
カンデサルタン錠4mg「サノフィ」（サノフィ）	4mg	素錠 ⊖(割線表裏各1本)	— (○)	
カンデサルタン錠8mg「サノフィ」（サノフィ）	8mg	素錠 ⊖(割線表裏各1本)	— (○)	
カンデサルタン錠12mg「サノフィ」（サノフィ）	12mg	素錠 ⊖(割線表裏各1本)	— (○)	
カンデサルタン錠2mg「サワイ」（沢井）	2mg	素錠 ○(割線無)	— (△)	カンデサルタン シレキセチル
カンデサルタン錠4mg「サワイ」（沢井）	4mg	素錠 ⊖(割線表裏各1本)	— (△)	
カンデサルタン錠8mg「サワイ」（沢井）	8mg	素錠 ⊖(割線表裏各1本)	— (△)	
カンデサルタン錠12mg「サワイ」（沢井）	12mg	素錠 ⊖(割線表裏各1本)	— (△)	
カンデサルタンOD錠2mg「サワイ」（沢井）	2mg	口腔内崩壊錠 ○(割線無)	— (△)	カンデサルタン シレキセチル
カンデサルタンOD錠4mg「サワイ」（沢井）	4mg	口腔内崩壊錠 ⊖(割線1本)	— (△)	
カンデサルタンOD錠8mg「サワイ」（沢井）	8mg	口腔内崩壊錠 ⊖(割線1本)	— (△)	
カンデサルタンOD錠12mg「サワイ」（沢井）	12mg	口腔内崩壊錠 ⊖(割線1本)	— (△)	
カンデサルタン錠2mg「サンド」（サンド）	2mg	素錠 ○(割線無)	— (○)	カンデサルタン シレキセチル
カンデサルタン錠4mg「サンド」（サンド）	4mg	素錠 ⊖(割線表裏各1本)	— (○)	
カンデサルタン錠8mg「サンド」（サンド）	8mg	素錠 ⊖(割線表裏各1本)	— (○)	
カンデサルタン錠12mg「サンド」（サンド）	12mg	素錠 ⊖(割線表裏各1本)	— (○)	
カンデサルタン錠2mg「三和」（三和化学）	2mg	素錠 ○(割線無)	— (○)	カンデサルタン シレキセチル
カンデサルタン錠4mg「三和」（三和化学）	4mg	素錠 ⊖(割線1本)	— (○)	
カンデサルタン錠8mg「三和」（三和化学）	8mg	素錠 ⊖(割線1本)	— (○)	
カンデサルタン錠12mg「三和」（三和化学）	12mg	素錠 ⊖(割線1本)	— (○)	

可否判定 ○：可，△：条件つきで可，×：不可，—：企業判定回避，（ ）：著者判断

理　由	代用品
著 原薬，各種保存条件結果より，安定と推定 **安定性** **製剤** 〔温度〕(40℃，遮光，気密容器(ガラス瓶)，5週間)性状，純度試験，定量法で変化は認められなかった 〔湿度〕(25℃，75%RH，遮光，開放，5週間)性状，純度試験，定量法で変化は認められなかった 〔光〕(25℃，総照度120万lx·hr(1,000lx，50日間)，開放)性状，純度試験，定量法で変化は認められなかった **溶解性(水)** ほとんど溶けない	
著 安定性データが不足しているが，粉砕後防湿・遮光保存で可能と推定 **溶解性(水)** ほとんど溶けない	
著 口腔内崩壊錠のため粉砕不適。粉砕した場合，防湿・遮光保存 **溶解性(水)** ほとんど溶けない	
著 原薬，各種保存条件結果より，安定と推定 **安定性** 〔温度〕(40℃，遮光・気密，1カ月間)性状，定量(%)に変化は認められなかった 〔湿度〕(25℃，75%RH，遮光・開放，1カ月間)性状，定量(%)に変化は認められなかった 〔光〕(総照射量120万lx·hr(開放))性状，定量(%)に変化は認められなかった **溶解性(水)** ほとんど溶けない	
著 原薬，各種保存条件結果より，安定と推定 **安定性** 40℃で3カ月間安定。[2mg錠]25℃・75%RHで1カ月目より含量の低下(規格内)，[4mg・8mg錠]25℃・75%RHで2カ月目より含量の低下(規格内)，[12mg錠]25℃・75%RHで安定。総照射量120万lx·hrで安定 **溶解性(水)** ほとんど溶けない	

理由　**著** 著者コメント　**安定性** 原薬(一部製剤)の安定性　**溶解性(水)** 原薬の水に対する溶解性
代用品　※：一部適応等が異なる

カンテ

製品名（会社名）	規格単位	剤形・割線・Cap号数	可否	一般名
カンデサルタン錠2mg「ゼリア」 （日本薬工＝ゼリア）	2mg	素錠 〇（割線無）	— （〇）	カンデサルタン シレキセチル
カンデサルタン錠4mg「ゼリア」 （日本薬工＝ゼリア）	4mg	素錠 ⊖（割線表裏各1本）	— （〇）	
カンデサルタン錠8mg「ゼリア」 （日本薬工＝ゼリア）	8mg	素錠 ⊖（割線表裏各1本）	— （〇）	
カンデサルタン錠12mg「ゼリア」 （日本薬工＝ゼリア）	12mg	素錠 ⊖（割線表裏各1本）	— （〇）	
カンデサルタン錠2mg「タナベ」 （ニプロES）	2mg	素錠 〇（割線無）	— （〇）	カンデサルタン シレキセチル
カンデサルタン錠4mg「タナベ」 （ニプロES）	4mg	素錠 ⊖（割線表裏各1本）	— （〇）	
カンデサルタン錠8mg「タナベ」 （ニプロES）	8mg	素錠 ⊖（割線表裏各1本）	— （〇）	
カンデサルタン錠12mg「タナベ」 （ニプロES）	12mg	素錠 ⊖（割線表裏各1本）	— （〇）	
カンデサルタン2mg「ツルハラ」 （鶴原）	2mg	素錠 〇（割線無）	〇	カンデサルタン シレキセチル
カンデサルタン4mg「ツルハラ」 （鶴原）	4mg	素錠 ⊖（割線1本）	〇	
カンデサルタン8mg「ツルハラ」 （鶴原）	8mg	素錠 ⊖（割線1本）	〇	
カンデサルタン12mg「ツルハラ」 （鶴原）	12mg	素錠 ⊖（割線1本）	〇	
カンデサルタン錠2mg「テバ」 （武田テバファーマ＝武田）	2mg	素錠 〇（割線無）	— （〇）	カンデサルタン シレキセチル
カンデサルタン錠4mg「テバ」 （武田テバファーマ＝武田）	4mg	素錠 ⊖（割線1本）	— （〇）	
カンデサルタン錠8mg「テバ」 （武田テバファーマ＝武田）	8mg	素錠 ⊖（割線1本）	— （〇）	
カンデサルタン錠12mg「テバ」 （武田テバファーマ＝武田）	12mg	素錠 ⊖（割線1本）	— （〇）	
カンデサルタン錠2mg「トーワ」 （東和薬品）	2mg	素錠 〇（割線無）	— （〇）	カンデサルタン シレキセチル
カンデサルタン錠4mg「トーワ」 （東和薬品）	4mg	素錠 ⊖（割線表裏各1本）	— （〇）	
カンデサルタン錠8mg「トーワ」 （東和薬品）	8mg	素錠 ⊖（割線表裏各1本）	— （〇）	
カンデサルタン錠12mg「トーワ」 （東和薬品）	12mg	素錠 ⊖（割線表裏各1本）	— （〇）	

可否判定　〇：可，△：条件つきで可，×：不可，—：企業判定回避，（ ）：著者判断

理　　由	代用品
著 原薬，各種保存条件結果より，安定と推定 安定性〔温度〕(40±2℃，成り行き湿度，褐色ガラス瓶(密栓)，5週間)外観・性状：変化なし。純度試験，定量法：類縁物質のわずかな増加が認められたが，規格の範囲内 〔湿度〕(25±2℃，75±5％RH，褐色ガラス瓶(開放)，5週間)外観・性状：変化なし。純度試験，定量法：類縁物質のわずかな増加が認められたが，規格の範囲内 〔光〕(25±5℃，成り行き湿度，1,000lx·hr，無色ガラス瓶＋ラップ，50日間(総照射量120万lx·hr))外観・性状：変化なし。純度試験，定量法：類縁物質のわずかな増加が認められたが，規格の範囲内 溶解性(水)ほとんど溶けない	
著 原薬，各種保存条件結果より，安定と推定 安定性粉砕品　(25℃，75％RH，褐色ガラス瓶(開放)，1カ月間)性状・含量に変化なし 溶解性(水)ほとんど溶けない	
安定性該当資料なし 溶解性(水)ほとんど溶けない	
著 原薬，各種保存条件結果より，安定と推定 安定性製剤　〔湿度〕(25℃，75％RH，4週間)外観，含量に変化なし 〔光〕(60万lx·hr)外観に変化なし([12mg錠]ただしわずかに変色した)，含量に変化なし 溶解性(水)ほとんど溶けない	
著 原薬，各種保存条件結果より，安定と推定 安定性粉砕後　(25℃，60％RH，1,000lx散光下，3カ月間)外観・含量変化なし [8mg・12mg錠](25℃，60％RH，遮光条件下，3カ月間)外観・含量変化なし 溶解性(水)ほとんど溶けない	

理由　著 著者コメント　　安定性原薬(一部製剤)の安定性　　溶解性(水)原薬の水に対する溶解性
代用品　※：一部適応等が異なる

カンテ

製品名(会社名)	規格単位	剤形・割線・Cap号数	可否	一般名
カンデサルタンOD錠2mg「トーワ」(東和薬品)	2mg	口腔内崩壊錠 ◯(割線無)	— (△)	カンデサルタン シレキセチル
カンデサルタンOD錠4mg「トーワ」(東和薬品)	4mg	口腔内崩壊錠 ⊖(割線1本)	— (△)	
カンデサルタンOD錠8mg「トーワ」(東和薬品)	8mg	口腔内崩壊錠 ⊖(割線1本)	— (△)	
カンデサルタンOD錠12mg「トーワ」(東和薬品)	12mg	口腔内崩壊錠 ⊖(割線1本)	— (△)	
カンデサルタン錠2mg「日医工」(日医工)	2mg	素錠 ◯(割線無)	— (◯)	カンデサルタン シレキセチル
カンデサルタン錠4mg「日医工」(日医工)	4mg	素錠 ⊖(割線1本)	— (◯)	
カンデサルタン錠8mg「日医工」(日医工)	8mg	素錠 ⊖(割線1本)	— (◯)	
カンデサルタン錠12mg「日医工」(日医工)	12mg	素錠 ⊖(割線1本)	— (◯)	
カンデサルタン錠2mg「日新」(日新製薬)	2mg	素錠 ◯(割線無)	— (△)	カンデサルタン シレキセチル
カンデサルタン錠4mg「日新」(日新製薬)	4mg	素錠 ⊖(割線1本)	— (△)	
カンデサルタン錠8mg「日新」(日新製薬)	8mg	素錠 ⊖(割線1本)	— (△)	
カンデサルタン錠12mg「日新」(日新製薬)	12mg	素錠 ⊖(割線1本)	— (△)	
カンデサルタン錠2mg「ニプロ」(ニプロ)	2mg	素錠 ◯(割線無)	— (◯)	カンデサルタン シレキセチル
カンデサルタン錠4mg「ニプロ」(ニプロ)	4mg	素錠 ⊖(割線表裏各1本)	— (◯)	
カンデサルタン錠8mg「ニプロ」(ニプロ)	8mg	素錠 ⊖(割線表裏各1本)	— (◯)	
カンデサルタン錠12mg「ニプロ」(ニプロ)	12mg	素錠 ⊖(割線表裏各1本)	— (◯)	
カンデサルタン錠2mg「明治」(MeijiSeika)	2mg	素錠 ◯(割線無)	◯	カンデサルタン シレキセチル
カンデサルタン錠4mg「明治」(MeijiSeika)	4mg	素錠 ⊖(割線1本)	◯	
カンデサルタン錠8mg「明治」(MeijiSeika)	8mg	素錠 ⊖(割線1本)	◯	
カンデサルタン錠12mg「明治」(MeijiSeika)	12mg	素錠 ⊖(割線1本)	◯	

可否判定 ◯:可, △:条件つきで可, ×:不可, —:企業判定回避, ( ):著者判断

理　由	代用品
著 口腔内崩壊錠のため粉砕不適。粉砕した場合，防湿・遮光保存 **安定性**　**粉砕後**　(25℃，60%RH，1,000lx散光下，3カ月間)外観・含量変化なし **溶解性(水)** ほとんど溶けない	
著 原薬，各種保存条件結果より，安定と推定 **安定性**　**粉砕物**　(25℃，75%RH，遮光・開放)[2mg・4mg・8mg錠]外観，類縁物質，含量変化なし，[12mg錠]2週間後含量低下(規格内)，[8mg・12mg錠]重量増加傾向 **溶解性(水)** ほとんど溶けない	
著 安定性データが不足しているが，粉砕後防湿・遮光保存で可能と推定 **溶解性(水)** ほとんど溶けない	
安定性　**粉砕後**　3カ月間のデータあり(粉砕時の体内動態データ等なし) **溶解性(水)** ほとんど溶けない	
安定性〔長期〕(25℃，60%RH，暗所，密閉ポリエチレン袋，36カ月間)変化なし 〔苛酷〕(40・50・60℃，暗所，密封無色ガラスバイアル，6カ月間)変化なし (25℃・93%RH，40℃・75%RH，50℃・75%RH，60℃・75%RH，暗所，開栓無色ガラスバイアル，6カ月間)変化なし (25℃，白色蛍光灯(1,000lx)及びキセノンランプ(8,000lx)，シャーレで50日，15時間)変化なし **溶解性(水)** ほとんど溶けない	

理由　**著** 著者コメント　**安定性** 原薬(一部製剤)の安定性　**溶解性(水)** 原薬の水に対する溶解性
代用品　※：一部適応等が異なる

カンテ

製品名（会社名）	規格単位	剤形・割線・Cap号数	可否	一般名
カンデサルタンOD錠2mg「明治」(MeijiSeika)	2mg	口腔内崩壊錠 ○(割線無)	○ (△)	カンデサルタン シレキセチル
カンデサルタンOD錠4mg「明治」(MeijiSeika)	4mg	口腔内崩壊錠 ⊖(割線1本)	○ (△)	
カンデサルタンOD錠8mg「明治」(MeijiSeika)	8mg	口腔内崩壊錠 ⊖(割線1本)	○ (△)	
カンデサルタンOD錠12mg「明治」(MeijiSeika)	12mg	口腔内崩壊錠 ⊖(割線1本)	○ (△)	
カンデサルタン錠2mg「モチダ」(持田販売＝持田)	2mg	素錠 ○(割線無)	— (○)	カンデサルタン シレキセチル
カンデサルタン錠4mg「モチダ」(持田販売＝持田)	4mg	素錠 ⊖(割線表裏各1本)	— (○)	
カンデサルタン錠8mg「モチダ」(持田販売＝持田)	8mg	素錠 ⊖(割線表裏各1本)	— (○)	
カンデサルタン錠12mg「モチダ」(持田販売＝持田)	12mg	素錠 ⊖(割線表裏各1本)	— (○)	
ガンマオリザノール錠50mg「ツルハラ」(鶴原)	50mg	糖衣錠 ○(割線無)	○	ガンマオリザノール
ガンマオリザノール錠50mg「トーワ」(東和薬品)	50mg	糖衣錠 ○(割線無)	— (○)	ガンマオリザノール
ガンマロン錠250mg (アルフレッサファーマ)	250mg	Fコート錠 ○(割線無)	— (×)	ガンマ-アミノ酪酸
キックリンカプセル250mg (アステラス)	250mg	硬カプセル (1号)	— (△)	ビキサロマー

可否判定　○：可，△：条件つきで可，×：不可，—：企業判定回避，( )：著者判断

キツク

理　由	代用品
著 口腔内崩壊錠のため粉砕不適。粉砕した場合，防湿・遮光保存 安定性 〔長期〕(25℃，60%RH，暗所，密閉ポリエチレン袋，36カ月間)変化なし 〔苛酷〕(40・50・60℃，暗所，密封無色ガラスバイアル，6カ月間)変化なし (25℃・93%RH，40℃・75%RH，50℃・75%RH，60℃・75%RH，暗所，開栓無色ガラスバイアル，6カ月間)変化なし (25℃，白色蛍光灯(1,000lx)及びキセノンランプ(8,000lx)，シャーレで50日，15時間)変化なし 溶解性(水) ほとんど溶けない	
著 原薬，各種保存条件結果より，安定と推定 安定性 粉砕後　(40±2℃，ファルコンチューブ(密栓)，3カ月間)規格内 (25±2℃，75±5%RH，ファルコンチューブ(開栓)，3カ月間)規格内 (2,000lx，ファルコンチューブ(密栓)，120万lx・hr)規格内 溶解性(水) ほとんど溶けない	
特異臭あり 安定性 該当資料なし 溶解性(水) ほとんど溶けない	細20% 先 GE
主成分は，においはないか，またはわずかに特異なにおいがあり，味はない 安定性 粉砕後　(室内散光下，3カ月間)外観変化あり(3カ月)，含量変化なし 溶解性(水) ほとんど溶けない	細20% 先 GE
潮解性のため粉砕不可 著 用時，水に溶解し服用可 安定性 該当資料なし 溶解性(水) 溶けやすい	
有効成分は吸湿性を有する(25℃，33%RH/1日で約7%吸湿) 著 防湿・遮光保存 安定性 〔長期〕(5℃，暗所，ポリエチレン製の袋(二重)＋乾燥剤＋ポリエチレンドラム(密封)，24カ月間)外観・性状：変化なし。残存率：変化なし 〔苛酷〕(40℃，暗所，ガラス瓶(開放)，3カ月間)分解傾向を示した。乾燥減量の増加が認められた (25℃，33%RH，遮光，ガラス瓶(開放)，3カ月間)乾燥減量の増加が認められた (25℃，63.5%RH，遮光，ガラス瓶(開放)，3カ月間)乾燥減量の増加が認められた 〔光〕(キセノンランプ500W，シャーレ及び石英製蓋，13.2時間)乾燥減量の増加が認められた 溶解性(水) ほとんど溶けない	顆86.2% 先

理由　著 著者コメント　　安定性 原薬(一部製剤)の安定性　　溶解性(水) 原薬の水に対する溶解性
代用品　※：一部適応等が異なる

キネタ

製品名(会社名)	規格単位	剤形・割線・Cap号数	可否	一般名
キネダック錠50mg (小野)	50mg	Fコート錠 ◯(割線無)	△	エパルレスタット
キプレス錠5mg (杏林)	5mg	Fコート錠 ◯(割線無)	— (×)	モンテルカストナトリウム
キプレス錠10mg (杏林)	10mg	Fコート錠 ◯(割線無)	— (×)	モンテルカストナトリウム
キプレスOD錠10mg (杏林)	10mg	口腔内崩壊錠 ◯(割線無)	— (×)	モンテルカストナトリウム
キプレスチュアブル錠5mg (杏林)	5mg	素錠 ◯(割線無)	— (×)	モンテルカストナトリウム

可否判定 ◯:可,△:条件つきで可,×:不可,—:企業判定回避,( ):著者判断

理　　由	代用品
粉砕すると淡黄赤色の粉末になる。粉砕後遮光で約1カ月間は安定。40℃・75%RHでは遮光していても1週間後に色調が変化するため，保存時は高温多湿を避ける 著 防湿・遮光保存 (安定性)開始時の外観はだいだい色 〔長期〕(室温，密栓，褐色瓶，48カ月間)外観：変化なし。定量：変化なし 〔苛酷〕(60℃，遮光，3カ月間)外観：変化なし。定量：変化なし (40℃，96%RH，遮光，3カ月間)外観：変化なし。定量：変化なし 〔光〕(陽光ランプ1,800lx，1週間)外観：表面退色。定量：ほとんど変化なし (溶解性(水))ほとんど溶けない	
著 データなし。湿度，光に対して不安定なため原則粉砕不可 (安定性)〔長期〕(25℃，60%RH，36カ月間)変化なし 〔温度〕(60℃，12週間)外観及び溶液の色のわずかな変化 〔光〕(白色蛍光灯，120万lx・hr)照射された表面の黄色への着色並びに水分及び溶液の色の増加 〔湿度〕(25℃，90%RH，48時間)潮解による外観上の変化，水分含量が増加し(安定性には影響なし)，光学純度，旋光度の変化及びIRスペクトルの不適合が認められた (溶解性(水))溶けやすい	細4mg 先 GE
著 データなし。湿度，光に対して不安定なため原則粉砕不可 (安定性)〔長期〕(25℃，60%RH，36カ月間)変化なし 〔温度〕(60℃，12週間)外観及び溶液の色のわずかな変化 〔光〕(白色蛍光灯，120万lx・hr)照射された表面の黄色への着色並びに水分及び溶液の色の増加 〔湿度〕(25℃，90%RH，48時間)潮解による外観上の変化，水分含量が増加し(安定性には影響なし)，光学純度，旋光度の変化及びIRスペクトルの不適合が認められた (溶解性(水))溶けやすい	細4mg ※ 先 GE
著 データなし。湿度，光に対して不安定なため原則粉砕不可 (安定性)〔長期〕(25℃，60%RH，36カ月間)変化なし 〔温度〕(60℃，12週間)外観及び溶液の色のわずかな変化 〔光〕(白色蛍光灯，120万lx・hr)照射された表面の黄色への着色並びに水分及び溶液の色の増加 〔湿度〕(25℃，90%RH，48時間)潮解による外観上の変化，水分含量が増加し(安定性には影響なし)，光学純度，旋光度の変化及びIRスペクトルの不適合が認められた (溶解性(水))溶けやすい	細4mg 先 GE

理由　著 著者コメント　(安定性)原薬(一部製剤)の安定性　(溶解性(水))原薬の水に対する溶解性
代用品　※：一部適応等が異なる

キヤハ

製品名（会社名）	規格単位	剤形・割線・Cap号数	可否	一般名
ギャバロン錠5mg （第一三共）	5mg	素錠 ⊖(割線1本)	― (○)	バクロフェン
ギャバロン錠10mg （第一三共）	10mg	素錠 ⊖(割線1本)	― (○)	
キャベジンUコーワ錠25mg （興和＝興和創薬）	25mg	糖衣錠 ○(割線無)	― (△)	メチルメチオニンスルホニウムクロリド
球形吸着炭カプセル286mg「日医工」（日医工）	286mg	硬カプセル 0号	― (△)	球形吸着炭
クアゼパム錠15mg「MNP」 （日新製薬＝MeijiSeika）	15mg	素錠 ⊖(割線1本)	― (○)	クアゼパム
クアゼパム錠20mg「MNP」 （日新製薬＝MeijiSeika）	20mg	素錠 ⊖(割線1本)	― (○)	
クアゼパム錠15mg「YD」 （陽進堂＝日本ジェネリック）	15mg	素錠 ⊖(割線1本)	― (○)	クアゼパム
クアゼパム錠20mg「YD」 （陽進堂＝日本ジェネリック）	20mg	素錠 ⊖(割線1本)	― (○)	
クアゼパム錠15mg「アメル」 （共和薬品）	15mg	素錠 ⊖(割線1本)	○	クアゼパム
クアゼパム錠20mg「アメル」 （共和薬品）	20mg	素錠 ⊖(割線1本)	○	
クアゼパム錠15mg「サワイ」 （沢井）	15mg	素錠 ⊖(割線1本)	― (△)	クアゼパム
クアゼパム錠20mg「サワイ」 （沢井）	20mg	素錠 ⊖(割線1本)	― (△)	
クアゼパム錠15mg「トーワ」 （東和薬品）	15mg	素錠 ⊖(割線1本)	― (○)	クアゼパム
クアゼパム錠20mg「トーワ」 （東和薬品）	20mg	素錠 ⊖(割線1本)	― (○)	

可否判定　○：可，△：条件つきで可，×：不可，―：企業判定回避，（ ）：著者判断

理　　由	代用品
(安定性)〔長期〕(室温，褐色ガラス瓶(密栓)，36カ月間)変化なし 〔温度・湿度〕(30℃，75％RH/92％RH，褐色ガラス瓶(栓なし)，3カ月間)ほとんど変化なく安定 〔光〕(室内散光，無色透明アンプル，3カ月間)ほとんど変化なく安定 (キセノンランプ，無色透明アンプル，48時間)ほとんど変化なく安定 **粉砕後** 〔5mg錠〕 〔温度・湿度〕(25℃，75％RH，シャーレ開放(アルミホイルにて遮光)，90日間)外観変化なし，含量98.7％，吸湿増量4.5％，色差⊿E1.3 〔光〕(シャーレ開放，120万lx·hr)外観変化なし，含量100.9％，吸湿増量2.0％，色差⊿E0.7 〔10mg錠〕 〔温度・湿度〕(25℃，75％RH，シャーレ開放，4週間)外観変化なし，色差0.9，含量98.6％，吸湿増量1.3％ 〔光〕(2,500lx(D65灯)，シャーレ開放，10万lx·hr)外観変化なし，色差2.9，含量96.8％，吸湿増量-1.5％ (溶解性(水))溶けにくい	
吸湿性である。用時調製が望ましい 錠剤が粉砕された状態での薬物動態解析，有効性試験，安全性試験は実施されていない **著** 防湿保存。吸湿性があるため，できれば用時粉砕調製が望ましい (安定性)該当資料なし (溶解性(水))極めて溶けやすい	
著 粉砕は不可，脱カプセルは可と推定。防湿保存 (溶解性(水))ほとんど溶けない	細 先 GE
(溶解性(水))ほとんど溶けない	
著 本剤試験は14日まで。他剤比較で粉砕可とした (安定性)**粉砕時** (成り行き室温・湿度，20万lx·hr，14日間)性状変化なし，含量規格内 (溶解性(水))ほとんど溶けない	
(安定性)**粉砕後** (25℃，75％RH，グラシン包装)90日間安定 (溶解性(水))ほとんど溶けない	
防湿保存 (安定性)**粉砕後** (25℃，75％RH，グラシン包装)90日間安定 (溶解性(水))ほとんど溶けない	
著 安定性データが不足しているが，粉砕後防湿・遮光保存で可能と推定 (溶解性(水))ほとんど溶けない	
主成分はにおい及び味はない **著** 防湿保存 (安定性)**粉砕後** (25℃，60％RH，1,000lx散光下，3カ月間)外観・含量変化なし (溶解性(水))ほとんど溶けない	

理由 **著** 著者コメント　(安定性)原薬(一部製剤)の安定性　(溶解性(水))原薬の水に対する溶解性
代用品 ※：一部適応等が異なる

クアセ

製品名（会社名）	規格単位	剤形・割線・Cap号数	可否	一般名
クアゼパム錠15mg「日医工」(日医工)	15mg	素錠 ⊖(割線1本)	—(○)	クアゼパム
クアゼパム錠20mg「日医工」(日医工)	20mg	素錠 ⊖(割線1本)	—(○)	
クエチアピン錠25mg「AA」(あすか製薬＝武田)	25mg	Fコート錠 ○(割線無)	—(○)	クエチアピンフマル酸塩
クエチアピン錠100mg「AA」(あすか製薬＝武田)	100mg	Fコート錠 ○(割線無)	—(○)	
クエチアピン錠200mg「AA」(あすか製薬＝武田)	200mg	Fコート錠 ○(割線無)	—(○)	
クエチアピン錠25mg「DSEP」(第一三共エスファ)	25mg	Fコート錠 ○(割線無)	○	クエチアピンフマル酸塩
クエチアピン錠100mg「DSEP」(第一三共エスファ)	100mg	Fコート錠 ○(割線無)	○	
クエチアピン錠200mg「DSEP」(第一三共エスファ)	200mg	Fコート錠 ○(割線無)	○	
クエチアピン錠25mg「EE」(高田＝エルメッド＝日医工)	25mg	Fコート錠 ○(割線無)	—(△)	クエチアピンフマル酸塩
クエチアピン錠50mg「EE」(高田＝エルメッド＝日医工)	50mg	Fコート錠 ○(割線無)	—(△)	
クエチアピン錠100mg「EE」(高田＝エルメッド＝日医工)	100mg	Fコート錠 ⊖(割線模様)	—(△)	
クエチアピン錠200mg「EE」(高田＝エルメッド＝日医工)	200mg	Fコート錠 ⊖(割線模様)	—(△)	
クエチアピン錠25mg「JG」(日本ジェネリック)	25mg	Fコート錠 ○(割線無)	—(△)	クエチアピンフマル酸塩
クエチアピン錠100mg「JG」(日本ジェネリック)	100mg	Fコート錠 ○(割線無)	—(△)	
クエチアピン錠200mg「JG」(日本ジェネリック)	200mg	Fコート錠 ○(割線無)	—(△)	
クエチアピン錠12.5mg「MEEK」(小林化工)	12.5mg	Fコート錠 ○(割線無)	△(○)	クエチアピンフマル酸塩
クエチアピン錠25mg「MEEK」(小林化工)	25mg	Fコート錠 ⊖(割線模様)	△(○)	
クエチアピン錠50mg「MEEK」(小林化工)	50mg	Fコート錠 ⊖(割線1本)	△(○)	
クエチアピン錠100mg「MEEK」(小林化工)	100mg	Fコート錠 ○(割線無)	△(○)	
クエチアピン錠200mg「MEEK」(小林化工)	200mg	Fコート錠 ○(割線無)	△(○)	

可否判定　○：可，△：条件つきで可，×：不可，—：企業判定回避，( )：著者判断

理　　由	代用品
著 防湿保存 安定性 粉砕物　(25℃, 75%RH, 遮光, グラシンラミネート紙, 3カ月間)[15mg錠]外観, 含量変化なし, [20mg錠]3カ月後含量低下(規格内) 溶解性(水) ほとんど溶けない	
著 データより安定と推定 安定性 粉砕後　(40℃, 密栓, 3カ月間)性状, 含量は変化なし (25℃, 75%RH, 開放, 3カ月間)性状, 含量は変化なし (120万lx·hr, 密栓)性状, 含量は変化なし 溶解性(水) 溶けにくい	細10% GE 細50% 先 GE
40℃・3カ月, 25℃・75%RH・3カ月, 2,000lx・120万lx·hrの条件下で変化は認められなかった 安定性 〔加速〕(40℃, 75%RH, 6カ月間)変化なし 〔苛酷〕(40℃, 遮光, 3カ月間)変化なし (25℃, 75%RH, 遮光, 3カ月間)[25mg・200mg錠]硬度やや低下, [100mg錠]変化なし (120万lx·hr)変化なし 溶解性(水) 溶けにくい	細10% GE 細50% 先 GE
著 安定性データが不足しているが, 粉砕後防湿・遮光保存で可能と推定 安定性 (25℃, 75%RH, 遮光, 開放, 30日間)安定 溶解性(水) 溶けにくい	細10% GE 細50% 先 GE
(40℃, 遮光・気密容器, 4週間)変化なし (25℃, 75%RH, 遮光・開放容器, 4週間)変化なし (120万lx·hr(25℃, 60%RH, 透明・気密容器))変化なし 著 安定性データが不足しているが, 粉砕後防湿・遮光保存で可能と推定 安定性 該当資料なし 溶解性(水) 溶けにくい	細10% GE 細50% 先 GE
主薬由来の苦味が出現する可能性がある(苦味あり) 安定性 粉砕後　〔通常〕(25℃, 75%RH, 遮光, 30日間)変化なし 〔苛酷〕(40℃, 遮光, 30日間)変化なし 〔光〕(室温, 1,000lx·hr(白色蛍光灯下), 50日間)変化なし 溶解性(水) 溶けにくい	細10% GE 細50% 先 GE

ク

クエチ

製品名(会社名)	規格単位	剤形・割線・Cap号数	可否	一般名
クエチアピン錠12.5mg「アメル」(共和薬品)	12.5mg	Fコート錠 ○(割線無)	○	クエチアピンフマル酸塩
クエチアピン錠25mg「アメル」(共和薬品)	25mg	Fコート錠 ○(割線無)	○	
クエチアピン錠50mg「アメル」(共和薬品)	50mg	Fコート錠 ○(割線無)	○	
クエチアピン錠100mg「アメル」(共和薬品)	100mg	Fコート錠 ○(割線無)	○	
クエチアピン錠200mg「アメル」(共和薬品)	200mg	Fコート錠 ○(割線無)	○	
クエチアピン錠25mg「サワイ」(沢井)	25mg	Fコート錠 ○(割線無)	― (△)	クエチアピンフマル酸塩
クエチアピン錠50mg「サワイ」(沢井)	50mg	Fコート錠 ○(割線無)	― (△)	
クエチアピン錠100mg「サワイ」(沢井)	100mg	Fコート錠 ○(割線無)	― (△)	
クエチアピン錠200mg「サワイ」(沢井)	200mg	Fコート錠 ○(割線無)	― (△)	
クエチアピン錠25mg「サンド」(サンド)	25mg	Fコート錠 ○(割線無)	― (○)	クエチアピンフマル酸塩
クエチアピン錠100mg「サンド」(サンド)	100mg	Fコート錠 ○(割線無)	― (○)	
クエチアピン錠200mg「サンド」(サンド)	200mg	Fコート錠 ○(割線無)	― (○)	
クエチアピン錠25mg「三和」(シオノ=三和化学)	25mg	Fコート錠 ○(割線無)	― (△)	クエチアピンフマル酸塩
クエチアピン錠100mg「三和」(シオノ=三和化学)	100mg	Fコート錠 ○(割線無)	― (△)	
クエチアピン錠200mg「三和」(シオノ=三和化学)	200mg	Fコート錠 ○(割線無)	― (△)	
クエチアピン錠25mg「テバ」(武田テバ薬品=武田テバファーマ=武田)	25mg	Fコート錠 ○(割線無)	― (△)	クエチアピンフマル酸塩
クエチアピン錠100mg「テバ」(武田テバ薬品=武田テバファーマ=武田)	100mg	Fコート錠 ○(割線無)	― (△)	
クエチアピン錠200mg「テバ」(武田テバ薬品=武田テバファーマ=武田)	200mg	Fコート錠 ○(割線無)	― (△)	

可否判定 ○:可, △:条件つきで可, ×:不可, ―:企業判定回避, ( ):著者判断

理　由	代用品
(安定性)粉砕後　(25℃，75%RH，遮光，グラシン包装)[12.5mg・25mg錠]30日間安定，60日目で類縁物質増加，[50mg・100mg・200mg錠]90日間安定 (溶解性(水))溶けにくい	細10% GE 細50% 先 GE
著 安定性データが不足しているが，粉砕後防湿・遮光保存で可能と推定 (溶解性(水))溶けにくい	細10% GE 細50% 先 GE
(安定性)粉砕後　[温度](40℃，遮光・気密容器，1カ月間)外観(性状)，含量(%)変化なし [湿度](25℃，75%RH，遮光・開放，1カ月間)[25mg錠]外観(性状)変化なし，20日間で99.9→94.9へ含量(%)の低下あり，[100mg・200mg錠]外観(性状)，含量(%)変化なし [光](1,000lx・hr，総照射量60万lx・hr(気密容器))外観(性状)，含量(%)変化なし (溶解性(水))溶けにくい	細10% GE 細50% 先 GE
著 安定性データが不足しているが，粉砕後防湿・遮光保存で可能と推定 (溶解性(水))溶けにくい	細10% GE 細50% 先 GE
著 安定性データが不足しているが，粉砕後防湿・遮光保存で可能と推定 (安定性)[温度](40℃，4週間)外観，含量に変化なし [湿度](25℃，75%RH，4週間)外観，含量に変化なし [光](60万lx・hr)外観，含量に変化なし (溶解性(水))溶けにくい	細10% GE 細50% 先 GE

理由　著 著者コメント　(安定性)原薬(一部製剤)の安定性　(溶解性(水))原薬の水に対する溶解性
代用品　※：一部適応等が異なる

クエチ

製品名（会社名）	規格単位	剤形・割線・Cap号数	可否	一般名
クエチアピン錠25mg「トーワ」（東和薬品）	25mg	Fコート錠 ○(割線無)	— (△)	クエチアピンフマル酸塩
クエチアピン錠100mg「トーワ」（東和薬品）	100mg	Fコート錠 ○(割線無)	— (△)	
クエチアピン錠200mg「トーワ」（東和薬品）	200mg	Fコート錠 ○(割線無)	— (△)	
クエチアピン錠25mg「日医工」（日医工）	25mg	Fコート錠 ○(割線無)	— (○)	クエチアピンフマル酸塩
クエチアピン錠100mg「日医工」（日医工）	100mg	Fコート錠 ○(割線無)	— (○)	
クエチアピン錠200mg「日医工」（日医工）	200mg	Fコート錠 ○(割線無)	— (○)	
クエチアピン錠25mg「日新」（日新製薬）	25mg	Fコート錠 ○(割線無)	— (△)	クエチアピンフマル酸塩
クエチアピン錠100mg「日新」（日新製薬）	100mg	Fコート錠 ○(割線無)	— (△)	
クエチアピン錠200mg「日新」（日新製薬）	200mg	Fコート錠 ○(割線無)	— (△)	
クエチアピン錠25mg「ファイザー」（ファイザー）	25mg	Fコート錠 ○(割線無)	— (△)	クエチアピンフマル酸塩
クエチアピン錠100mg「ファイザー」（ファイザー）	100mg	Fコート錠 ○(割線無)	— (△)	
クエチアピン錠200mg「ファイザー」（ファイザー）	200mg	Fコート錠 ○(割線無)	— (△)	
クエチアピン錠12.5mg「明治」（MeijiSeika）	12.5mg	Fコート錠 ○(割線無)	— (△)	クエチアピンフマル酸塩
クエチアピン錠25mg「明治」（MeijiSeika）	25mg	Fコート錠 ⊖(割線模様)	○	
クエチアピン錠50mg「明治」（MeijiSeika）	50mg	Fコート錠 ⊖(割線1本)	— (△)	
クエチアピン錠100mg「明治」（MeijiSeika）	100mg	Fコート錠 ○(割線無)	○	
クエチアピン錠200mg「明治」（MeijiSeika）	200mg	Fコート錠 ○(割線無)	○	
クエチアピン錠25mg「ヨシトミ」（ニプロES＝ニプロ＝吉富薬品）	25mg	Fコート錠 ○(割線無)	— (○)	クエチアピンフマル酸塩
クエチアピン錠100mg「ヨシトミ」（ニプロES＝ニプロ＝吉富薬品）	100mg	Fコート錠 ○(割線無)	— (○)	
クエチアピン錠200mg「ヨシトミ」（ニプロES＝ニプロ＝吉富薬品）	200mg	Fコート錠 ○(割線無)	— (○)	

可否判定　○：可，△：条件つきで可，×：不可，—：企業判定回避，( )：著者判断

理　由	代用品
著 安定性データが不足しているが，粉砕後防湿・遮光保存で可能と推定 (安定性)粉砕後　(室内散光下，3ヵ月間)外観・含量変化なし (溶解性(水))溶けにくい	細10% [GE] 細50% [先][GE]
(安定性)粉砕物　(40℃，遮光・気密容器，3ヵ月間)(25℃，75%RH，遮光・開放，3ヵ月間)(曝光量120万lx·hr，気密容器)外観，類縁物質，含量変化なし (溶解性(水))溶けにくい	細10% [GE] 細50% [先][GE]
開封後は湿気を避けて保存 著 安定性データが不足しているが，粉砕後防湿・遮光保存で可能と推定 (溶解性(水))溶けにくい	細10% [GE] 細50% [先][GE]
(温度・湿度成り行き，室内散乱光)変化なし 著 安定性データが不足しているが，粉砕後防湿・遮光保存で可能と推定 (溶解性(水))溶けにくい	細10% [GE] 細50% [先][GE]
[12.5mg・50mg錠]試験未実施 著 安定性データが不足しているが，粉砕後防湿・遮光保存で可能と推定 (安定性)該当資料なし (溶解性(水))溶けにくい	細10% [GE] 細50% [先][GE]
(安定性)粉砕品　(40±2℃，遮光・気密容器，3ヵ月間)外観・含量・総類縁物質比率に変化なし (25±2℃，75±5%RH，遮光・開放，3ヵ月間)外観・含量・総類縁物質比率に変化なし (2,000lx，透明・気密容器，曝光量60万lx·hr(12.5日間)/120万lx·hr(25日間))外観・含量・総類縁物質比率に変化なし (溶解性(水))溶けにくい	細10% [GE] 細50% [先][GE]

ク

理由　著 著者コメント　(安定性)原薬(一部製剤)の安定性　(溶解性(水))原薬の水に対する溶解性
代用品　※：一部適応等が異なる

クエン

製品名（会社名）	規格単位	剤形・割線・Cap号数	可否	一般名
クエン酸第一鉄Na錠50mg「JG」 （日本ジェネリック）	鉄50mg	Fコート錠 ◯（割線無）	— (△)	クエン酸第一鉄ナトリウム
クエン酸第一鉄Na錠50mg「サワイ」（沢井）	50mg	Fコート錠 ◯（割線無）	— (△)	クエン酸第一鉄ナトリウム
クエン酸第一鉄Na錠50mg「武田テバ」（武田テバファーマ＝武田）	鉄50mg	Fコート錠 ◯（割線無）	— (△)	クエン酸第一鉄ナトリウム
クエン酸第一鉄ナトリウム錠50mg「ツルハラ」（鶴原）	鉄50mg	Fコート錠 ◯（割線無）	△	クエン酸第一鉄ナトリウム
クエンメット配合錠 （日本薬工）	配合剤	Fコート錠 ⊖（割線1本）	— (△†)	クエン酸カリウム・クエン酸ナトリウム水和物
クシセミン錠25mg （辰巳）	25mg	Fコート錠 ◯（割線無）	— (△)	アテノロール
クシセミン錠50mg （辰巳）	50mg	Fコート錠 ◯（割線無）	— (△)	

可否判定　◯：可，△：条件つきで可，×：不可，—：企業判定回避，（　）：著者判断

クシセ

理　由	代用品
(40℃, 気密容器, 4週間)問題なし (30℃, 75%RH, 遮光, 4週間)問題なし (120万lx·hr, 60%RH, 気密容器)問題なし 著 防湿・遮光保存 安定性 該当資料なし 溶解性(水) 溶けにくい	顆8.3% 先 GE
著 遮光保存 安定性 光によって徐々に褐色となる 溶解性(水) 溶けにくい	顆8.3% 先 GE
製剤の粉砕品は金属ようの味を有する 著 防湿・遮光保存, 鉄臭あり 安定性 製剤 〔温度〕(40℃, 4週間)外観, 含量に変化なし 〔湿度〕(25℃, 75%RH, 4週間)外観, 含量に変化なし 〔光〕(60万lx·hr)外観変化(うすい帯緑黄色の粉末(粉砕直後)から淡褐色の粉末となった) 溶解性(水) 溶けにくい	顆8.3% 先 GE
遮光, 防湿保存。鉄臭あり 著 遮光保存 安定性 該当資料なし 溶解性(水) 溶けにくい	顆8.3% 先 GE
気密容器(室温保存) 吸湿性があるため, 粉砕は推奨できない。クエンメット配合散の使用を検討する。やむを得ず粉砕が必要な場合は, 粉砕後, 乾燥剤を入れた缶などに保管するなど, 湿度に注意する † 著 凡例5頁参照。防湿・遮光保存 安定性 〔通常〕(25℃, 52%RH, シャーレ開放, 1カ月間)外観・性状：変化なし。純度試験・定量法・質量：ほとんど変化なし 〔苛酷〕(25℃, 75%RH, シャーレ開放, 1カ月間)外観・性状：開始1日からもろい固化, 21日には湿潤が観察された。純度試験・定量法：1カ月の測定が困難だった。質量：質量増加率も開始7日で約16%, 1カ月には30%を超えた 溶解性(水) クエン酸カリウム：極めて溶けやすい クエン酸ナトリウム水和物：溶けやすい	散 先 GE
著 安定性データが不足しているが, 粉砕後防湿・遮光保存で可能と推定 安定性 該当資料なし 溶解性(水) 溶けにくい	
室内散乱光, シャーレ開放条件で4週間保存した結果, 含量に変化なし 安定性 該当資料なし 溶解性(水) 溶けにくい	

理由　著 著者コメント　　安定性 原薬(一部製剤)の安定性　　溶解性(水) 原薬の水に対する溶解性
代用品　※：一部適応等が異なる

クフイ

製品名（会社名）	規格単位	剤形・割線・Cap号数	可否	一般名
グーフィス錠5mg （EAファーマ＝持田）	5mg	Fコート錠 ○（割線無）	— (△)	エロビキシバット水和物
クライスリン錠50 （三笠＝陽進堂）	50単位	腸溶性Fコート錠 ○（割線無）	×	カリジノゲナーゼ
グラクティブ錠12.5mg （小野）	12.5mg	Fコート錠 ○（割線無）	— (○)	シタグリプチンリン酸塩水和物
グラクティブ錠25mg （小野）	25mg	Fコート錠 （割線表裏各1本）	— (○)	
グラクティブ錠50mg （小野）	50mg	Fコート錠 （割線表裏各1本）	— (○)	
グラクティブ錠100mg （小野）	100mg	Fコート錠 ○（割線無）	— (○)	
グラケーカプセル15mg （エーザイ）	15mg	軟カプセル	×	メナテトレノン

可否判定　○：可，△：条件つきで可，×：不可，—：企業判定回避，（　）：著者判断

理　　由	代用品
錠剤粉砕物の安定性試験で光安定性試験時に，60万lx・hr，120万lx・hrの累積曝光量の照射により，明確な含量の変化は認めなかったが，いずれの条件下でも白色の粉末が微帯赤黄色へ色調変化を認めた 著 防湿・遮光保存 安定性〔長期〕(25℃，60%RH，プラスチック袋/プラスチックドラム，24カ月(※継続中))変化なし 〔苛酷〕〔温度〕(50℃，成り行き湿度，褐色ガラス瓶，気密，3カ月間)変化なし 〔湿度〕(25℃，90%RH，褐色ガラス瓶(開栓)，3カ月間)変化なし 〔光〕(25℃，D65ランプ，シャーレ開放，120万lx・hr)色調以外変化なし 溶解性(水)ほとんど溶けない	
腸溶性フィルムコーティングがなされているため，溶解性への影響が否定できないため 安定性〔通常〕(冷蔵保存，ポリ袋(ジップ付)の二重袋＋乾燥剤(シリカゲル)，18カ月間)外観・性状：変化なし。残存率：大きな変化なし 〔加速〕(40℃，ポリ袋(ジップ付)の二重袋＋乾燥剤(シリカゲル)，18カ月間)外観・性状：時間経過とともに熱による乳糖の変色が認められる。残存率：変化なし 〔苛酷〕(60℃，ポリ袋(ジップ付)の二重袋＋乾燥剤(シリカゲル)，18カ月間)外観・性状：時間経過とともに熱による乳糖の変色が認められる。残存率：12カ月目までは安定，18カ月目で若干含量低下傾向 溶解性(水)溶けやすい	
苦味あり。安定性試験等のデータなし 安定性〔長期〕(25℃，60%RH，二重のポリエチレン袋/ファイバードラム，36カ月間)性状・類縁物質・水分・定量：変化なし 〔苛酷〕(140℃，5日間)うすい黄褐色となり，もろくなった。微量分解物が確認された 〔加速〕(40℃，75%RH，二重のポリエチレン袋/ファイバードラム，6カ月間)性状・類縁物質・水分・定量：変化なし 〔光〕(白色蛍光及び近紫外蛍光ランプ照射120万lx・hr以上及び総近紫外放射エネルギー200W・hr/m²以上，シャーレ)性状・類縁物質・水分・定量：変化なし 溶解性(水)やや溶けやすい	
内容物が液状，または半固形のため粉砕不可 著 有効成分であるメナテトレノンが光に不安定であること及び本剤の内容物が液体または半固形物であるため粉砕不可 安定性温度及び湿度に対しては安定であるが，光，アルカリに不安定で分解して着色が強くなる 溶解性(水)ほとんど溶けない	(適応が異なる) シ/0.2% 先

理由　著 著者コメント　　安定性 原薬(一部製剤)の安定性　　溶解性(水) 原薬の水に対する溶解性
代用品　※：一部適応等が異なる

クラシ

製品名（会社名）	規格単位	剤形・割線・Cap号数	可否	一般名
グラジナ錠50mg（MSD）	50mg	素錠 ◯（割線無）	― (△)	グラゾプレビル水和物
グラセプターカプセル0.5mg（アステラス）	0.5mg	徐放性硬カプセル 5号	× (△)	タクロリムス水和物
グラセプターカプセル1mg（アステラス）	1mg	徐放性硬カプセル 4号	× (△)	
グラセプターカプセル5mg（アステラス）	5mg	徐放性硬カプセル 0号	× (△)	

可否判定　○：可，△：条件つきで可，×：不可，―：企業判定回避，( )：著者判断

クラセ

理　由	代用品
湿気を避けるため，PTPシートのまま保存し，服用直前にPTPシートから取り出すこと 粉砕時の安定性データなし **著** 粉砕後データが不足しているが，防湿・遮光保存で可能と推定 **安定性**〔長期〕(25℃, 60%RH, 低密度ポリエチレン袋(二重)/高密度ポリエチレン製ドラム, 24カ月間)性状, 定量, 類縁物質, 水分に変化なし 〔加速〕(40℃, 75%RH, 低密度ポリエチレン袋(二重)/高密度ポリエチレン製ドラム, 6カ月間)性状, 定量, 類縁物質, 水分に変化なし 〔苛酷〕(150℃, 4.25時間)分解生成物が増加した 〔光〕(総照度120万lx・hr以上及び総近紫外放射エネルギーとして200W・hr/m²以上)分解生成物が認められ, 含量の低下が認められた **溶解性(水)** ほとんど溶けない	
徐放性製剤であり，粉砕により徐放性が壊れ，薬物動態が変わる可能性がある 本剤は，血中濃度のモニタリングが必要な薬剤であり，カプセル剤の粉砕により薬物動態が変動する可能性が否定できないことから，粉砕使用は不可 **著** 脱カプセルでは防湿保存 **安定性**〔長期〕(30℃, 暗所, 二重ポリ袋＋アイアンドラム(密封), 39カ月間)外観・性状：変化なし。残存率：ほとんど変化なし 〔苛酷〕(50℃, 暗所, 二重ポリ袋＋アイアンドラム(密栓), 3カ月間)外観・性状：変化なし。残存率(含量)：わずかな低下傾向を認めた (30℃, 75%RH, 暗所, シャーレ(開放), 3カ月間)外観・性状：変化なし。残存率：ほとんど変化なし 〔光〕(室温, 室内散光(1,000lx), シャーレ(開放), 50日間)外観・性状：変化なし。残存率：ほとんど変化なし **溶解性(水)** ほとんど溶けない	

ク

理由　**著** 著者コメント　**安定性** 原薬(一部製剤)の安定性　**溶解性(水)** 原薬の水に対する溶解性
代用品　※：一部適応等が異なる

クラヒ

製品名（会社名）	規格単位	剤形・割線・Cap号数	可否	一般名
クラビット錠250mg（第一三共）	250mg（レボフロキサシンとして）	Fコート錠（割線1本）	—（△）	レボフロキサシン水和物
クラビット錠500mg（第一三共）	500mg（レボフロキサシンとして）	Fコート錠（割線表裏各1本）	—（△）	
グラマリール錠25mg（アステラス）	25mg	Fコート錠（割線無）	—（○）	チアプリド塩酸塩
グラマリール錠50mg（アステラス）	50mg	Fコート錠（割線無）	—（○）	

可否判定 ○：可，△：条件つきで可，×：不可，—：企業判定回避，（ ）：著者判断

クラマ

理　由	代用品
著 遮光保存 **安定性**〔長期〕(室温, 褐色ガラス瓶(密栓), 36カ月間)変化なし 〔加速〕(40℃, 75％RH, ポリエチレン袋, 6カ月間)変化なし 〔温度〕(50℃, 無色透明ガラス瓶(密栓), 60日間)変化なし 〔湿度〕(25℃, 75％RH, シャーレ(開放), 30日間)変化なし (30℃, 92％RH, ポリエチレン袋, 60日間)変化なし 〔光〕(室温, 室内散光(500lx), 無色透明ガラス瓶(密栓), 6カ月間)表面が暗淡黄白色に着色 (室温, 日照灯(2,500lx), シャーレ(開放), 10日間)表面が暗淡黄白色に着色 **粉砕後**　[250mg錠] 〔温度・湿度〕(25℃, 75％RH, 遮光, 無包装(シャーレオープン), 3カ月間)外観変化なし, 含量99.2％, 乾燥減量3.8 〔光〕(D65ランプ, 無包装(シャーレオープン), 30万lx·hr)表面は黄色に変化, 混ぜると淡黄白色とフィルムの黄色の混合粉末, 含量98.2％, 乾燥減量3.1 [500mg錠] 〔温度・湿度〕(25℃, 75％RH, 遮光, 無包装(シャーレオープン), 3カ月間)外観変化なし, 含量97.1％, 乾燥減量4.1 〔光〕(D65ランプ, 無包装(シャーレオープン), 30万lx·hr)表面は黄色に変化, 混ぜると淡黄白色とフィルムのうすいだいだい色の混合粉末, 含量99.3％, 乾燥減量3.1 **溶解性(水)** やや溶けにくい	細10％ 先 AG 内用液2.5％ GE
有効成分に苦味あり。わずかににおいがある 有効成分の吸湿性：臨界湿度は約92％(25℃) **著** 防湿保存。苦味あり **安定性**〔長期〕(室温, 暗所, 無色透明ガラス瓶(密栓), 48カ月間)外観・性状：変化なし。残存率：ほとんど変化なし 〔苛酷〕(40℃, 暗所, 無色透明ガラス瓶(密栓), 6カ月間)外観・性状：変化なし。残存率：ほとんど変化なし (30℃, 82％RH, 暗所, 無色透明ガラス瓶(開放), 3カ月間)外観・性状：変化なし。残存率：ほとんど変化なし 〔光〕(室温, 室内散光, 無色透明ガラス瓶(密栓), 3カ月間)外観・性状：変化なし。残存率：ほとんど変化なし **溶解性(水)** 極めて溶けやすい	細10％ 先 GE

理由　**著** 著者コメント　**安定性** 原薬(一部製剤)の安定性　**溶解性(水)** 原薬の水に対する溶解性
代用品　※：一部適応等が異なる

クラリ

製品名（会社名）	規格単位	剤形・割線・Cap号数	可否	一般名
クラリシッド錠50mg小児用 （マイランEPD）	50mg	Fコート錠 ○（割線無）	— (△)	クラリスロマイシン
クラリシッド錠200mg （マイランEPD）	200mg	Fコート錠 ○（割線無）	— (△)	
クラリス錠50小児用 （大正製薬）	50mg	Fコート錠 ○（割線無）	— (△)	クラリスロマイシン
クラリス錠200 （大正製薬）	200mg	Fコート錠 ○（割線無）	— (△)	

可否判定 ○：可，△：条件つきで可，×：不可，—：企業判定回避，（ ）：著者判断

クラリ

理　　由	代用品
粉砕に関するデータなし 著 防湿保存。強い苦味あり (安定性)〔通常〕(25℃, 75%RH, 無色透明ガラス瓶(開栓), 24カ月間)変化なし 〔苛酷〕(40℃, 無色透明ガラス瓶(開栓), 6カ月間)変化なし (50℃, 無色透明ガラス瓶(開栓), 3カ月間)変化なし (40℃, 75%RH/90%RH, 無色透明ガラス瓶(開栓), 6カ月間)変化なし (1,000lx(蛍光灯), 無色透明ガラスシャーレ(開放), 3カ月間)変化なし (太陽光, 無色透明ガラスシャーレ(開放), 30日間)変化なし (溶解性(水))ほとんど溶けない	DS10%小児用 先 GE
粉砕品を加温, 加湿, 光照射, 4週間保存。外観変化なし。定量, 重量規格内 著 防湿保存。強い苦味あり (安定性)〔通常〕(25℃, 75%RH, 無色透明ガラス瓶(開栓), 24カ月間)変化なし 〔苛酷〕(40℃, 無色透明ガラス瓶(開栓), 6カ月間)変化なし (50℃, 無色透明ガラス瓶(開栓), 3カ月間)変化なし (40℃, 75%RH/90%RH, 無色透明ガラス瓶(開栓), 6カ月間)変化なし (1,000lx(蛍光灯), 無色透明ガラスシャーレ(開放), 3カ月間)変化なし (太陽光, 無色透明ガラスシャーレ(開放), 30日間)変化なし (溶解性(水))ほとんど溶けない	DS10%小児用 ※ 先 GE
苦味あり 著 防湿保存。強い苦味あり (安定性)〔長期〕(25℃, 75%RH, 無色透明ガラス瓶(開栓), 24カ月間)変化なし 〔苛酷〕(40℃, 無色透明ガラス瓶(開栓), 6カ月間)変化なし (50℃, 無色透明ガラス瓶(開栓), 3カ月間)変化なし (80℃, 褐色ガラス瓶(開栓), 30日間)変化なし (40℃, 75%RH/90%RH, 無色透明ガラス瓶(開栓), 6カ月間)変化なし (65℃, 75%RH, 褐色ガラス瓶(開栓), 30日間)変化なし (蛍光灯1,000lx, 無色透明ガラスシャーレ(開放), 3カ月間)変化なし (太陽光, 無色透明ガラスシャーレ(開放), 30日間)変化なし (25℃, キセノン光, 無色透明ガラスシャーレ(開放), 3日間)変化なし (溶解性(水))ほとんど溶けない	DS10%小児用 先 GE
苦味あり。25℃・75%RHで4週間, 総照射量60万lx·hrで安定 著 防湿保存。強い苦味あり (安定性)〔長期〕(25℃, 75%RH, 無色透明ガラス瓶(開栓), 24カ月間)変化なし 〔苛酷〕(40℃, 無色透明ガラス瓶(開栓), 6カ月間)変化なし (50℃, 無色透明ガラス瓶(開栓), 3カ月間)変化なし (80℃, 褐色ガラス瓶(開栓), 30日間)変化なし (40℃, 75%RH/90%RH, 無色透明ガラス瓶(開栓), 6カ月間)変化なし (65℃, 75%RH, 褐色ガラス瓶(開栓), 30日間)変化なし (蛍光灯1,000lx, 無色透明ガラスシャーレ(開放), 3カ月間)変化なし (太陽光, 無色透明ガラスシャーレ(開放), 30日間)変化なし (25℃, キセノン光, 無色透明ガラスシャーレ(開放), 3日間)変化なし (溶解性(水))ほとんど溶けない	DS10%小児用 ※ 先 GE

理由　著 著者コメント　(安定性)原薬(一部製剤)の安定性　(溶解性(水))原薬の水に対する溶解性
代用品　※：一部適応等が異なる

クラリ

製品名（会社名）	規格単位	剤形・割線・Cap号数	可否	一般名
クラリスロマイシン錠50mg小児用「CH」(長生堂＝日本ジェネリック)	50mg	Fコート錠 ○(割線無)	— (△)	クラリスロマイシン
クラリスロマイシン錠200mg「CH」(長生堂＝日本ジェネリック)	200mg	Fコート錠 ○(割線無)	— (△)	
クラリスロマイシン錠50mg小児用「EMEC」(メディサ＝エルメッド＝日医工)	50mg	Fコート錠 ○(割線無)	— (△)	クラリスロマイシン
クラリスロマイシン錠200mg「EMEC」(メディサ＝エルメッド＝日医工)	200mg	Fコート錠 ○(割線無)	— (△)	
クラリスロマイシン錠50小児用「MEEK」(小林化工＝MeijiSeika)	50mg	Fコート錠 ○(割線無)	△	クラリスロマイシン
クラリスロマイシン錠200「MEEK」(小林化工＝MeijiSeika)	200mg	Fコート錠 ○(割線無)	△	
クラリスロマイシン錠50mg小児用「NP」(ニプロ)	50mg	Fコート錠 ○(割線無)	— (△)	クラリスロマイシン
クラリスロマイシン錠200mg「NP」(ニプロ)	200mg	Fコート錠 ○(割線無)	— (△)	
クラリスロマイシン錠50mg小児用「NPI」(日本薬工＝ケミファ)	50mg	Fコート錠 ○(割線無)	— (△)	クラリスロマイシン
クラリスロマイシン錠200mg「NPI」(日本薬工＝ケミファ)	200mg	Fコート錠 ○(割線無)	— (△)	

可否判定　○：可，△：条件つきで可，×：不可，—：企業判定回避，( )：著者判断

クラリ

理　　由	代用品
(著) 防湿保存。強い苦味あり (安定性)**粉砕品** (40℃, 60%RH, 遮光・気密, 30日間)外観・含量：変化なし (25℃, 75%RH, 遮光・開放, 30日間)外観・含量：変化なし (120万lx·hr, 密閉(シャーレ+ラップ), 50日間)外観：変化なし, 含量：低下傾向 (溶解性(水))ほとんど溶けない	DS10%小児用 (先)(GE)
(著) 防湿保存。強い苦味あり (安定性)**粉砕品** (40℃, 60%RH, 遮光・気密, 30日間)外観・含量：変化なし (25℃, 75%RH, 遮光・開放, 30日間)外観・含量：変化なし (120万lx·hr, 密閉(シャーレ+ラップ), 50日間)外観・含量：変化なし (溶解性(水))ほとんど溶けない	DS10%小児用 ※ (先)(GE)
(著) 防湿保存。強い苦味あり (安定性)**粉砕後** 以下の保存条件下で粉砕30日後まで安定な製剤であることが確認された (室温, 透明瓶開放, 30日間)性状・含量に変化なし (室温, 透明瓶密栓, 30日間)性状・含量に変化なし (室温, 褐色瓶密栓, 30日間)性状・含量に変化なし (溶解性(水))ほとんど溶けない	DS10%小児用 (先)(GE) DS10%小児用 ※ (先)(GE)
主薬由来の苦味が出現する可能性がある (著) 防湿保存。強い苦味あり (安定性)**粉砕後** 〔通常〕(25℃, 75%RH, 遮光, 30日間)変化なし 〔光〕(室温, 1,000lx·hr(白色蛍光灯下), 50日間)変化なし (溶解性(水))ほとんど溶けない	DS10%小児用 (先)(GE)
主薬由来の苦味が出現する可能性がある (著) 防湿保存。強い苦味あり (安定性)**粉砕後** 〔通常〕(25℃, 75%RH, 遮光, 30日間)変化なし 〔苛酷〕(40℃, 遮光, 30日間)変化なし 〔光〕(室温, 1,000lx·hr(白色蛍光灯下), 50日間)変化なし (溶解性(水))ほとんど溶けない	DS10%小児用 (先)(GE)
原薬の味は苦い (著) 防湿保存。強い苦味あり (安定性)**粉砕後** 4週間のデータあり(粉砕時の体内動態データ等なし) (溶解性(水))ほとんど溶けない	DS10%小児用 (先)(GE) DS10%小児用 ※ (先)(GE)
室温保存 (著) 防湿保存。強い苦味あり (安定性)〔通常〕(成り行き温湿度, 室内散乱光下, シャーレ開放, 4週間)含量低下が認められたが, 規格の範囲内 (溶解性(水))ほとんど溶けない	DS10%小児用 (先)(GE)
室温保存 (著) 防湿保存。強い苦味あり (安定性)〔通常〕(成り行き温湿度, 室内散乱光下, シャーレ開放, 4週間)含量変化なし (溶解性(水))ほとんど溶けない	DS10%小児用 ※ (先)(GE)

理由　(著) 著者コメント　　(安定性) 原薬(一部製剤)の安定性　　(溶解性(水)) 原薬の水に対する溶解性
代用品　※：一部適応等が異なる

クラリ

製品名（会社名）	規格単位	剤形・割線・Cap号数	可否	一般名
クラリスロマイシン錠50小児用「TCK」（辰巳＝ニプロES）	50mg	Fコート錠 ○（割線無）	— （△）	クラリスロマイシン
クラリスロマイシン錠200「TCK」（辰巳）	200mg	Fコート錠 ○（割線無）	— （△）	
クラリスロマイシン錠小児用50mg「科研」（シオノ＝科研）	50mg	Fコート錠 ○（割線無）	— （△）	クラリスロマイシン
クラリスロマイシン錠200mg「科研」（シオノ＝科研）	200mg	Fコート錠 ○（割線無）	— （△）	
クラリスロマイシン錠50mg小児用「杏林」（キョーリンリメディオ＝杏林）	50mg	Fコート錠 ○（割線無）	— （△）	クラリスロマイシン
クラリスロマイシン錠200mg「杏林」（キョーリンリメディオ＝杏林）	200mg	Fコート錠 ○（割線無）	— （△）	
クラリスロマイシン錠50mg小児用「サワイ」（沢井）	50mg	Fコート錠 ○（割線無）	— （△）	クラリスロマイシン
クラリスロマイシン錠200mg「サワイ」（沢井）	200mg	Fコート錠 ○（割線無）	— （△）	
クラリスロマイシン錠200mg「サンド」（サンド）	200mg	Fコート錠 ○（割線無）	○ （△）	クラリスロマイシン
クラリスロマイシン錠50mg小児用「タイヨー」（武田テバファーマ＝武田）	50mg	Fコート錠 ○（割線無）	— （△）	クラリスロマイシン
クラリスロマイシン錠200mg「タイヨー」（武田テバファーマ＝武田）	200mg	Fコート錠 ○（割線無）	— （△）	
クラリスロマイシン錠小児用50mg「タカタ」（高田＝大原）	50mg	Fコート錠 ○（割線無）	— （△）	クラリスロマイシン
クラリスロマイシン錠200mg「タカタ」（高田＝大原）	200mg	Fコート錠 ○（割線無）	— （△）	

可否判定　○：可，△：条件つきで可，×：不可，—：企業判定回避，（　）：著者判断

理　由	代用品
室内散乱光，シャーレ開放条件で4週間保存した結果，含量の低下（規格内）を認めた (著)防湿保存。強い苦味あり (安定性)該当資料なし (溶解性(水))ほとんど溶けない	DS10%小児用 [先][GE]
室内散乱光，シャーレ開放条件で4週間保存した結果，含量に変化なし (著)防湿保存。強い苦味あり (安定性)該当資料なし (溶解性(水))ほとんど溶けない	DS10%小児用 ※ [先][GE]
(著)防湿保存。強い苦味あり (溶解性(水))ほとんど溶けない	DS10%小児用 [先][GE]
	DS10%小児用 ※ [先][GE]
苦味あり (著)防湿保存。強い苦味あり (溶解性(水))ほとんど溶けない	DS10%小児用 [先][GE]
(著)防湿保存。強い苦味あり (溶解性(水))ほとんど溶けない	DS10%小児用 ※ [先][GE]
においはなく，味は苦い (著)防湿保存。強い苦味あり (溶解性(水))ほとんど溶けない	DS10%小児用 [先][GE]
	DS10%小児用 ※ [先][GE]
(著)防湿保存。強い苦味あり (溶解性(水))ほとんど溶けない	DS10%小児用 [先][GE]
本製剤の原薬は苦味を有している (著)防湿保存。強い苦味あり (安定性)製剤 〔湿度〕(25℃, 75%RH, 4週間)性状，含量に変化なし (溶解性(水))ほとんど溶けない	DS10%小児用 ※ [先][GE]
苦味が強い (著)防湿保存。強い苦味あり (安定性)粉砕により75%RHで4〜5%の吸湿，60%RHで多少の吸湿が認められた。吸湿により劣化がみられるが，1カ月間は規格内であった 〔通常〕(75%RH)4〜5%吸湿 〔苛酷〕(60%RH)吸湿劣化 (溶解性(水))ほとんど溶けない	DS10%小児用 [先][GE]
苦味が強い (著)防湿保存。強い苦味あり (安定性)粉砕により75%RHで4〜5%の吸湿，60%RHで多少の吸湿が認められた。吸湿により劣化がみられるが，1カ月間は規格内であった 〔通常〕(75%RH)4〜5%吸湿 〔苛酷〕(60%RH)多少の吸湿あり (溶解性(水))ほとんど溶けない	DS10%小児用 ※ [先][GE]

理由　(著)著者コメント　(安定性)原薬(一部製剤)の安定性　(溶解性(水))原薬の水に対する溶解性
代用品　※：一部適応等が異なる

クラリ

製品名（会社名）	規格単位	剤形・割線・Cap号数	可否	一般名
クラリスロマイシン錠200mg「タナベ」(ニプロES)	200mg	Fコート錠 ◯(割線無)	― (△)	クラリスロマイシン
クラリスロマイシン錠小児用50mg「トーワ」(東和薬品)	50mg	Fコート錠 ◯(割線無)	― (△)	クラリスロマイシン
クラリスロマイシン錠200mg「トーワ」(東和薬品)	200mg	Fコート錠 ◯(割線無)	― (△)	
クラリスロマイシン錠50mg小児用「日医工」(日医工)	50mg	Fコート錠 ◯(割線無)	― (△)	クラリスロマイシン
クラリスロマイシン錠200mg「日医工」(日医工)	200mg	Fコート錠 ◯(割線無)	― (△)	
クラリチン錠10mg（バイエル＝塩野義）	10mg	素錠 ⊖(割線1本)	― (◯)	ロラタジン
クラリチンレディタブ錠10mg（バイエル＝塩野義）	10mg	口腔内速溶錠 ◯(割線無)	× (△)	ロラタジン
グランダキシン錠50（持田）	50mg	素錠 ◯(割線無)	◯	トフィソパム
クランポール錠200mg（大日本住友）	200mg	素錠 ⊖(割線1本)	― (◯)	アセチルフェネトライド

可否判定 ◯：可，△：条件つきで可，×：不可，―：企業判定回避，( )：著者判断

クラン

理　　由	代用品
原薬は苦い 著 防湿保存。強い苦味あり (安定性)粉砕品　(25℃，75%RH，褐色ガラス瓶(開栓)，1カ月間)性状・含量に変化なし (溶解性(水))ほとんど溶けない	DS10%小児用 ※ 先 GE
主成分の味は苦い 著 防湿保存。強い苦味あり (安定性)粉砕後　(室内散光下，3カ月間)外観・含量変化なし (溶解性(水))ほとんど溶けない	DS10%小児用 先 GE DS10%小児用 ※ 先 GE
成分の味は苦い 著 防湿保存。強い苦味あり (安定性)粉砕物　(25℃，75%RH，遮光・開放，3カ月間)外観，含量変化なし (溶解性(水))ほとんど溶けない	DS10%小児用 先 GE DS10%小児用 ※ 先 GE
著 防湿保存 (安定性)〔通常〕(25℃，60%RH，ポリエチレン袋+紙箱，36カ月間)変化なし 〔温度〕(60℃，ビーカー・開放，2カ月間)変化なし 〔湿度〕(25℃，90%RH，ビーカー・開放，6カ月間)変化なし 〔温湿度〕(40℃，85%RH，ビーカー・開放，6カ月間)変化なし 〔光〕(25℃，D65ランプ，120万lx·hr)変化なし (溶解性(水))ほとんど溶けない	DS1% 先 GE
極めて吸湿性が高いため粉砕不可 著 口腔内速溶錠のため粉砕不適。粉砕した場合，防湿・遮光保存 (安定性)〔通常〕(25℃，60%RH，ポリエチレン袋+紙箱，36カ月間)変化なし 〔温度〕(60℃，ビーカー・開放，2カ月間)変化なし 〔湿度〕(25℃，90%RH，ビーカー・開放，6カ月間)変化なし 〔温湿度〕(40℃，85%RH，ビーカー・開放，6カ月間)変化なし 〔光〕(25℃，D65ランプ，120万lx·hr)変化なし (溶解性(水))ほとんど溶けない	DS1% 先 GE
30日間安定 (安定性)〔通常〕(室温，5年間)安定 〔苛酷〕(50℃，6カ月間)安定 粉砕後　(室温，500lx，4週間)変化なし (溶解性(水))ほとんど溶けない	細10% 先 GE
原薬にわずかに特異なにおいとわずかな苦味がある。粉砕後の安定性データなし (安定性)〔加速〕(40℃，75%RH，ポリエチレン袋/ファイバードラム，6カ月間)変化なし (溶解性(水))極めて溶けにくい	末 先

理由　著 著者コメント　(安定性)原薬(一部製剤)の安定性　(溶解性(水))原薬の水に対する溶解性
代用品　※：一部適応等が異なる

クリア

製品名（会社名）	規格単位	剤形・割線・Cap号数	可否	一般名
クリアナール錠200mg （田辺三菱）	200mg	Fコート錠 ◯（割線無）	— (△)	フドステイン
クリアミン配合錠S0.5 （日医工）	配合剤	2層錠 ◯（割線無）	×	エルゴタミン酒石酸塩・無水カフェイン・イソプロピルアンチピリン
クリアミン配合錠A1.0 （日医工）	配合剤	2層錠 ◯（割線無）	×	
グリクラジド錠20mg「NP」 （ニプロ）	20mg	素錠 ⊖（割線1本）	— (◯)	グリクラジド
グリクラジド錠40mg「NP」 （ニプロ）	40mg	素錠 ⊖（割線1本）	— (◯)	
グリクラジド錠20mg「サワイ」 （メディサ＝沢井）	20mg	素錠 ⊖（割線1本）	— (◯)	グリクラジド
グリクラジド錠40mg「サワイ」 （メディサ＝沢井＝日本ジェネリック）	40mg	素錠 ⊖（割線1本）	— (◯)	
グリクラジド錠20mg「トーワ」 （東和薬品）	20mg	素錠 ⊖（割線1本）	— (◯)	グリクラジド
グリクラジド錠40mg「トーワ」 （東和薬品）	40mg	素錠 ⊖（割線1本）	— (◯)	
グリクラジド錠20mg「日新」 （日新製薬）	20mg	素錠 ◯（割線無）	— (◯)	グリクラジド
グリクラジド錠40mg「日新」 （日新製薬）	40mg	素錠 ⊖（割線1本）	— (◯)	
グリコラン錠250mg （日本新薬）	250mg	Fコート錠 ⊖（割線表裏各1本）	△ (◯)	メトホルミン塩酸塩

可否判定　◯：可，△：条件つきで可，×：不可，—：企業判定回避，（ ）：著者判断

理　　由	代用品
著 特異な味。30℃・75%RH(遮光)で3週間後吸湿率変動あり。6週間までのデータで含量，外観変化なし (安定性)[長期](25℃，60%RH，無色透明ガラス容器，3年6カ月間)変化なし (25℃，60%RH，ポリエチレン袋(二重)＋ファイバードラム，3年間)色差(b値)が若干大きくなったが，他の試験項目(性状，液性，確認試験，旋光度，純度試験，乾燥減量，溶状，光学異性体，含量)は変化なし [苛酷](60℃，ガラス容器(気密)，3カ月間)性状の変化(白色～微黄白色→微黄色)が認められたが，他の試験項目(分解物，含量)は変化なし (25℃，22%RH，ガラス容器(開栓)，3カ月間)変化なし (25℃，88%RH，ガラス容器(開栓)，3カ月間)変化なし (室温，蛍光灯(1,000lx)，無色透明ガラス容器(気密)，3カ月間)変化なし (溶解性(水))溶けやすい	内用液8%　先
有核錠のため粉砕不可 (溶解性(水))溶けにくい	
著 苦味あり (安定性)粉砕後　0.5カ月間の安定性データあり(粉砕時の体内動態データ等なし) (溶解性(水))ほとんど溶けない	
著 苦味あり (安定性)粉砕後　以下の保存条件下で安定性試験を行ったところ，安定な製剤であることが確認された [温度](40℃，3カ月間)性状・含量に変化なし [湿度](25℃，75%RH，3カ月間)性状・含量に変化なし [光](総照射量60万lx·hr)性状・含量に変化なし (溶解性(水))ほとんど溶けない	
著 苦味あり (安定性)粉砕後　以下の保存条件下で粉砕30日後までの安定性試験を行った (室温，透明瓶開放，30日間)性状に変化なし，含量4.1%低下 (室温，透明瓶密栓，30日間)性状・含量に変化なし (室温，褐色瓶密栓，30日間)性状・含量に変化なし (溶解性(水))ほとんど溶けない	
著 苦味あり (安定性)粉砕後　(室内散光下，3カ月間)外観・含量変化なし (溶解性(水))ほとんど溶けない	
(溶解性(水))ほとんど溶けない	
味はやや塩辛い。オルメサルタンメドキソミル製剤と高温高湿度条件下にて保存した場合，変色することがある (安定性)[通常](室温，褐色瓶，92カ月間)変化なし (溶解性(水))溶けやすい	

理由　著 著者コメント　(安定性)原薬(一部製剤)の安定性　(溶解性(水))原薬の水に対する溶解性
代用品　※：一部適応等が異なる

クリチ

製品名(会社名)	規格単位	剤形・割線・Cap号数	可否	一般名
グリチロン配合錠 (ミノファーゲン=EAファーマ)	配合剤	糖衣錠 ◯(割線無)	△	グリチルリチン酸一アンモニウム・グリシン・DL-メチオニン配合剤
クリノリル錠50 (日医工=杏林)	50mg	素錠 ⊖(割線1本)	— (◯)	スリンダク
クリノリル錠100 (日医工=杏林)	100mg	素錠 ⊖(割線1本)	— (◯)	
グリベック錠100mg (ノバルティス)	100mg	Fコート錠 ⊖(割線1本)	× (△)	イマチニブメシル酸塩
グリベンクラミド錠1.25mg「EMEC」(サンノーバ=エルメッド=日医工)	1.25mg	素錠 ⊖(割線表裏各1本)	— (△)	グリベンクラミド
グリベンクラミド錠2.5mg「EMEC」(サンノーバ=エルメッド=日医工)	2.5mg	素錠 ⊖(割線1本)	— (△)	
グリベンクラミド錠1.25mg「JG」(長生堂=日本ジェネリック)	1.25mg	素錠 ⊖(割線1本)	— (◯)	グリベンクラミド
グリベンクラミド錠2.5mg「JG」(長生堂=日本ジェネリック)	2.5mg	素錠 ⬚(割線1本)	— (◯)	

可否判定 ◯:可, △:条件つきで可, ×:不可, —:企業判定回避, ( ):著者判断

理　由	代用品
粉砕物をグラシンポリラミネート紙で分包し，25℃，75％RHで3カ月間保存。吸湿とメチオニン由来の特異臭が確認されたが，含量においては変化が認められなかった (安定性)〔長期〕グリチルリチン酸一アンモニウム：(室温，75％RH)6カ月後でわずかに褐色に変色。重量は約1％増加し，極めてわずかに含量が低下 グリシン：(25±2℃，60±5％RH)4年間安定 DL-メチオニン：3年間安定 (溶解性(水))グリチルリチン酸一アンモニウム：溶けにくい グリシン：溶けやすい DL-メチオニン：やや溶けやすい	
著　防湿・遮光保存 (安定性)粉砕物　(25℃，75％RH，遮光・開放，8週間)外観，含量変化なし (溶解性(水))ほとんど溶けない	
強い苦味あり。光によって変色する。本剤は抗悪性腫瘍薬であり，健常人が吸入した場合などの影響は不明である 著　抗悪性腫瘍剤のため粉砕せず懸濁する。やむを得ず粉砕する場合は，安全キャビネット内で行うなど調剤者の曝露に注意すること。防湿・遮光保存 (安定性)〔通常〕(25℃，60％RH，ポリエチレン袋，1,080日間)わずかな類縁物質増加以外変化なし (40℃，75％RH，ポリエチレン袋，180日間)わずかな類縁物質増加以外変化なし 〔苛酷〕(60℃，75％RH，無包装，30日間)わずかな類縁物質増加以外変化なし (120万lx(キセノンランプ)，無包装)わずかな類縁物質増加以外変化なし (溶解性(水))極めて溶けやすい (危険度)Ⅰ(日本病院薬剤師会：抗悪性腫瘍薬の院内取扱い指針)	
速崩性の錠剤であるため粉砕の必要なし。要防湿 (安定性)〔光〕固体状態で極めて安定 粉砕時　安定性データ，体内動態データなし (溶解性(水))ほとんど溶けない	
(安定性)粉砕品　(40℃，遮光・気密，4週間)外観・含量：変化なし (30℃，75％RH，遮光・開放，4週間)外観・含量：変化なし (120万lx·hr，気密，25日間)外観：変化なし，含量：低下傾向 (溶解性(水))ほとんど溶けない	
(安定性)粉砕品　(40℃，60％RH，遮光・気密，30日間)外観・含量：変化なし (25℃，75％RH，遮光・開放，30日間)外観・含量：変化なし (120万lx·hr，密閉(シャーレ+ラップ)，50日間)外観・含量：変化なし (溶解性(水))ほとんど溶けない	

理由　著　著者コメント　　(安定性)原薬(一部製剤)の安定性　　(溶解性(水))原薬の水に対する溶解性
代用品　※：一部適応等が異なる

クリヘ

製品名（会社名）	規格単位	剤形・割線・Cap号数	可/否	一般名
グリベンクラミド錠1.25mg「サワイ」（沢井）	1.25mg	素錠 ⊖（割線1本）	— （△）	グリベンクラミド
グリベンクラミド錠2.5mg「サワイ」（沢井）	2.5mg	素錠 ⊖（割線1本）	— （△）	
グリベンクラミド錠1.25mg「三和」（三和化学）	1.25mg	素錠 ⊖（割線1本）	— （△）	グリベンクラミド
グリベンクラミド錠2.5mg「三和」（三和化学）	2.5mg	素錠 ⊕（割線1本）	— （△）	
グリベンクラミド錠1.25mg「武田テバ」（武田テバ薬品＝武田テバファーマ＝武田）	1.25mg	素錠 ⊖（割線1本）	— （△）	グリベンクラミド
グリベンクラミド錠2.5mg「武田テバ」（武田テバ薬品＝武田テバファーマ＝武田）	2.5mg	素錠 ⊕（割線1本）	— （△）	
グリベンクラミド錠1.25mg「トーワ」（東和薬品）	1.25mg	素錠 ⊖（割線1本）	— （○）	グリベンクラミド
グリベンクラミド錠2.5mg「トーワ」（東和薬品）	2.5mg	素錠 ⊕（割線1本）	— （○）	
グリベンクラミド錠1.25mg「日医工」（日医工）	1.25mg	素錠 ⊖（割線1本）	— （○）	グリベンクラミド
グリベンクラミド錠2.5mg「日医工」（日医工）	2.5mg	素錠 ⊖（割線1本）	— （○）	

可否判定 ○：可，△：条件つきで可，×：不可，—：企業判定回避，（ ）：著者判断

理　由	代用品
データなし **著** 安定性データが不足しているが，粉砕後防湿・遮光保存で可能と推定 **溶解性(水)** ほとんど溶けない	
著 安定性データが不足しているが，粉砕後防湿・遮光保存で可能と推定 **溶解性(水)** ほとんど溶けない	
40℃で4週間安定。30℃・75%RHで4週間安定。総照射量120万lx·hr·25℃・60%RHで安定 **著** 安定性データが不足しているが，粉砕後防湿・遮光保存で可能と推定 **溶解性(水)** ほとんど溶けない	
著 安定性データが不足しているが，粉砕後防湿・遮光保存で可能と推定 **安定性** 製剤 〔温度〕(40℃, 4週間)外観, 含量に変化なし 〔湿度〕(25℃, 75%RH, 4週間)外観, 含量に変化なし 〔光〕(120万lx·hr, 25℃, 60%RH)外観, 含量に変化なし **溶解性(水)** ほとんど溶けない	
安定性 粉砕後　(室内散光下, 3カ月間)[1.25mg錠]外観・含量変化なし, [2.5mg錠]外観変化なし, 残存率95.3%(3カ月) (遮光・防湿条件下, 3カ月間)外観・含量変化なし **溶解性(水)** ほとんど溶けない	
安定性 粉砕物　(25℃, 75%RH, 遮光・開放, 8週間)外観, 含量変化なし **溶解性(水)** ほとんど溶けない	

クリミ

製品名（会社名）	規格単位	剤形・割線・Cap号数	可否	一般名
グリミクロンHA錠20mg （大日本住友）	20mg	素錠 ⊖(割線1本)	— (○)	グリクラジド
グリミクロン錠40mg （大日本住友）	40mg	素錠 ⊖(割線表裏各1本)	— (○)	
グリメピリド錠0.5mg「AA」 （あすか製薬＝武田）	0.5mg	素錠 ○(割線無)	— (○)	グリメピリド
グリメピリド錠1mg「AA」 （あすか製薬＝武田）	1mg	素錠 ⊖(割線1本)	○	
グリメピリド錠3mg「AA」 （あすか製薬＝武田）	3mg	素錠 ⊖(割線1本)	○	
グリメピリド錠1mg「AFP」 （大興＝アルフレッサファーマ）	1mg	素錠 ⊖(割線1本)	— (△)	グリメピリド
グリメピリド錠3mg「AFP」 （大興＝アルフレッサファーマ）	3mg	素錠 ⊖(割線1本)	— (△)	
グリメピリドOD錠0.5mg「AFP」 （大興＝アルフレッサファーマ）	0.5mg	口腔内崩壊錠 ○(割線無)	— (△)	グリメピリド
グリメピリドOD錠1mg「AFP」 （大興＝アルフレッサファーマ）	1mg	口腔内崩壊錠 ⊖(割線1本)	— (△)	
グリメピリドOD錠3mg「AFP」 （大興＝アルフレッサファーマ）	3mg	口腔内崩壊錠 ⊖(割線1本)	— (△)	

可否判定　○：可，△：条件つきで可，×：不可，—：企業判定回避，（　）：著者判断

理　由	代用品
安定性〔通常〕(室温，無色ガラス瓶(密栓)，3年6カ月間)変化なし 〔温度〕(40℃，無色ガラス瓶(密栓)，6カ月間)変化なし (50℃，無色ガラス瓶(密栓)，3カ月間)変化なし 〔湿度〕(30℃，90%RH，ガラス皿，3カ月間)変化なし 〔光〕(8,000lx(蛍光灯)，ガラス皿，1カ月間)変化なし **粉砕後**　[HA20mg錠] (25℃，75%RH，ラミネートグラシン紙，遮光，90日間)性状：変化なし，含量：100.4% (40℃，75%RH，ラミネートグラシン紙，遮光，90日間)性状：変化なし，含量：100.4% (室内散光下(約500lx)，ラミネートグラシン紙，90日間)性状：変化なし，含量：100.7% [40mg錠] (25℃，75%RH，ラミネートグラシン紙，遮光，90日間)性状：変化なし，含量：98.3% (40℃，75%RH，ラミネートグラシン紙，遮光，90日間)性状：変化なし，含量：98.2% (室内散光下(約500lx)，ラミネートグラシン紙，90日間)性状：変化なし，含量：97.6% **溶解性(水)** ほとんど溶けない	
著 安定性データが不足しているが，粉砕後防湿・遮光保存で可能と推定 **安定性** **粉砕後**　[1mg・3mg錠] (40℃，遮光，ガラス瓶(密栓)，4週間)性状，含量は変化なし (30℃，75%RH，遮光，ガラス瓶(開放)，4週間)性状，含量は変化なし (120万lx・hr，25℃，60%RH，透明ガラス瓶(密栓))性状，含量は変化なし **溶解性(水)** ほとんど溶けない	
著 防湿・遮光保存 **溶解性(水)** ほとんど溶けない	
著 口腔内崩壊錠のため粉砕不適。粉砕した場合，防湿・遮光保存 **溶解性(水)** ほとんど溶けない	

理由　**著** 著者コメント　**安定性** 原薬(一部製剤)の安定性　**溶解性(水)** 原薬の水に対する溶解性
代用品　※：一部適応等が異なる

クリメ

製品名（会社名）	規格単位	剤形・割線・Cap号数	可否	一般名
グリメピリド錠0.5mg「EMEC」 （エルメッド＝日医工）	0.5mg	素錠 ⊖（割線1本）	— (○)	グリメピリド
グリメピリド錠1mg「EMEC」 （エルメッド＝日医工）	1mg	素錠 ⊖（割線1本）	— (○)	
グリメピリド錠3mg「EMEC」 （エルメッド＝日医工）	3mg	素錠 ⊖（割線1本）	— (○)	
グリメピリドOD錠0.5mg「EMEC」 （エルメッド＝日医工）	0.5mg	口腔内崩壊錠 （割線1本）	— (△)	グリメピリド
グリメピリドOD錠1mg「EMEC」 （エルメッド＝日医工）	1mg	口腔内崩壊錠 ⊖（割線1本）	— (△)	
グリメピリドOD錠3mg「EMEC」 （エルメッド＝日医工）	3mg	口腔内崩壊錠 ⊖（割線1本）	— (△)	
グリメピリド錠0.5mg「JG」 （日本ジェネリック）	0.5mg	素錠 ○（割線無）	— (○)	グリメピリド
グリメピリド錠1mg「JG」 （日本ジェネリック）	1mg	素錠 ⊖（割線1本）	— (○)	
グリメピリド錠3mg「JG」 （日本ジェネリック）	3mg	素錠 ⊖（割線1本）	— (○)	
グリメピリド錠0.5mg「KN」 （小林化工）	0.5mg	素錠 ⊖（割線1本）	○	グリメピリド
グリメピリド錠1mg「KN」 （小林化工）	1mg	素錠 ⊖（割線1本）	○	
グリメピリド錠3mg「KN」 （小林化工）	3mg	素錠 ⊖（割線1本）	○	

可否判定　○：可，△：条件つきで可，×：不可，—：企業判定回避，（　）：著者判断

理　由	代用品
粉砕時の体内動態データなし (安定性)**製剤**　〔通常〕(25℃, 60%RH, 遮光, 密封, 36カ月間)規格内 〔長期〕[1mg・3mg錠](25℃, 60%RH, 3年間)規格内 〔苛酷〕(温度40℃, 湿度25℃75%RH, 光120万lx·hr, 1カ月間)規格内 **粉砕後**　(40℃, 30日間)規格内 (25℃, 75%, 30日間)規格内 (120万lx·hr)規格内 (溶解性(水))ほとんど溶けない	
粉砕時の安定性データ, 体内動態データなし。口腔内崩壊錠であるため粉砕の必要性なし **著**　口腔内崩壊錠のため粉砕不適。粉砕した場合, 防湿・遮光保存 (安定性)**製剤**　〔通常〕(25℃, 60%RH, 遮光, 密封, 36カ月間)規格内 〔苛酷〕(温度40℃, 湿度25℃75%RH, 光120万lx·hr, 3カ月間)規格内 (溶解性(水))ほとんど溶けない	
粉砕時の体内動態データなし 口腔内崩壊錠であるため粉砕の必要性なし **著**　口腔内崩壊錠のため粉砕不適。粉砕した場合, 防湿・遮光保存 (安定性)**製剤**　〔通常〕(25℃, 60%RH, 遮光, 密封, 36カ月間)規格内 〔苛酷〕(温度40℃, 湿度25℃75%RH, 光120万lx·hr, 3カ月間)規格内 **粉砕後**　(40℃, 30日間)規格内 (25℃, 75%, 30日間)規格内 (120万lx·hr)規格内 (溶解性(水))ほとんど溶けない	
(25℃, 60%RH, 120万lx·hr, 30日間)性状変化なし, 純度・含量規格内 (安定性)該当資料なし (溶解性(水))ほとんど溶けない	
(安定性)**粉砕後**　〔通常〕(25℃, 75%RH, 遮光, 30日間)変化なし 〔苛酷〕(40℃, 遮光, 30日間)変化なし 〔光〕(室温, 1,000lx·hr(白色蛍光灯下), 50日間)変化なし (溶解性(水))ほとんど溶けない	

理由　**著**　著者コメント　(安定性)原薬(一部製剤)の安定性　(溶解性(水))原薬の水に対する溶解性
代用品　※：一部適応等が異なる

クリメ

製品名（会社名）	規格単位	剤形・割線・Cap号数	可否	一般名
グリメピリドOD錠0.5mg「KN」 （小林化工）	0.5mg	口腔内崩壊錠 （割線1本）	○ (△)	グリメピリド
グリメピリドOD錠1mg「KN」 （小林化工）	1mg	口腔内崩壊錠 ⊖(割線1本)	○ (△)	
グリメピリドOD錠3mg「KN」 （小林化工）	3mg	口腔内崩壊錠 ⊖(割線1本)	○ (△)	
グリメピリド錠0.5mg「Me」 （Meファルマ）	0.5mg	素錠 ◯(割線無)	○	グリメピリド
グリメピリド錠1mg「Me」 （Meファルマ）	1mg	素錠 ⊖(割線1本)	○	
グリメピリド錠3mg「Me」 （Meファルマ）	3mg	素錠 ⊖(割線1本)	○	
グリメピリド錠0.5mg「NP」 （ニプロ）	0.5mg	素錠 ⊖(割線1本)	— (○)	グリメピリド
グリメピリド錠1mg「NP」 （ニプロ）	1mg	素錠 ⊖(割線1本)	— (○)	
グリメピリド錠3mg「NP」 （ニプロ）	3mg	素錠 ⊖(割線1本)	— (○)	
グリメピリド錠0.5mg「TCK」 （辰巳）	0.5mg	素錠 ◯(割線無)	— (○)	グリメピリド
グリメピリド錠1mg「TCK」 （辰巳）	1mg	素錠 ⊖(割線1本)	— (○)	
グリメピリド錠3mg「TCK」 （辰巳）	3mg	素錠 ⊖(割線1本)	— (○)	
グリメピリド錠0.5mg「TYK」 （武田テバ薬品＝武田テ バファーマ＝武田）	0.5mg	素錠 ◯(割線無)	— (○)	グリメピリド
グリメピリド錠1mg「TYK」 （武田テバ薬品＝武田テ バファーマ＝武田）	1mg	素錠 ⊖(割線1本)	— (○)	
グリメピリド錠3mg「TYK」 （武田テバ薬品＝武田テ バファーマ＝武田）	3mg	素錠 ⊖(割線1本)	— (○)	
グリメピリド錠0.5mg「YD」 （陽進堂）	0.5mg	素錠 ◯(割線無)	— (○)	グリメピリド
グリメピリド錠1mg「YD」 （陽進堂）	1mg	素錠 ⊖(割線1本)	— (○)	
グリメピリド錠3mg「YD」 （陽進堂）	3mg	素錠 ⊖(割線1本)	— (○)	

可否判定 ○：可，△：条件つきで可，×：不可，—：企業判定回避，（ ）：著者判断

理　由	代用品
著 口腔内崩壊錠のため粉砕不適。粉砕した場合, 防湿・遮光保存 安定性 **粉砕後** 〔通常〕(25℃, 75%RH, 遮光, 30日間)変化なし 〔苛酷〕(40℃, 遮光, 30日間)変化なし 〔光〕(室温, 1,000lx·hr(白色蛍光灯下), 50日間)変化なし 溶解性(水) ほとんど溶けない	
安定性 〔光〕(人工太陽光下, 96時間)変化なし 溶解性(水) ほとんど溶けない	
著 安定性データが不足しているが, 粉砕後防湿・遮光保存で可能と推定 安定性 **粉砕後** 3カ月間のデータあり(粉砕時の体内動態データ等なし) 溶解性(水) ほとんど溶けない	
25±1℃, 75±5%RH, 遮光・開放条件で4週間保存した結果, 含量に変化なし 著 粉砕後防湿・遮光保存で可能と推定 安定性 該当資料なし 溶解性(水) ほとんど溶けない	
著 安定性データが不足しているが, 粉砕後防湿・遮光保存で可能と推定 溶解性(水) ほとんど溶けない	
著 安定性データが不足しているが, 粉砕後防湿・遮光保存で可能と推定 安定性 **粉砕時** (25℃, 60%RH, 120万lx·hr, 30日間)性状変化なし, 純度・含量規格内 溶解性(水) ほとんど溶けない	

ク

理由　著 著者コメント　安定性 原薬(一部製剤)の安定性　溶解性(水) 原薬の水に対する溶解性
代用品　※：一部適応等が異なる

クリメ

ク

製品名（会社名）	規格単位	剤形・割線・Cap号数	可否	一般名
グリメピリド錠0.5mg「ZE」 （全星）	0.5mg	素錠 ◯(割線無)	◯	グリメピリド
グリメピリド錠1mg「ZE」 （全星）	1mg	素錠 ⊖(割線1本)	◯	
グリメピリド錠3mg「ZE」 （全星）	3mg	素錠 ⊖(割線1本)	◯	
グリメピリド錠0.5mg「アメル」 （共和薬品）	0.5mg	素錠 ◯(割線無)	◯	グリメピリド
グリメピリド錠1mg「アメル」 （共和薬品）	1mg	素錠 ⊖(割線1本)	◯	
グリメピリド錠3mg「アメル」 （共和薬品）	3mg	素錠 ⊖(割線1本)	◯	
グリメピリド錠0.5mg「オーハラ」 （大原＝第一三共エスファ）	0.5mg	素錠 ◯(割線無)	— (◯)	グリメピリド
グリメピリド錠1mg「オーハラ」 （大原＝第一三共エスファ）	1mg	素錠 ⊖(割線1本)	— (◯)	
グリメピリド錠3mg「オーハラ」 （大原＝第一三共エスファ）	3mg	素錠 ⊖(割線1本)	— (◯)	
グリメピリド錠0.5mg「科研」 （ダイト＝科研）	0.5mg	素錠 ◯(割線無)	— (◯)	グリメピリド
グリメピリド錠1mg「科研」 （ダイト＝科研）	1mg	素錠 ⊖(割線1本)	— (◯)	
グリメピリド錠3mg「科研」 （ダイト＝科研）	3mg	素錠 ⊖(割線1本)	— (◯)	

可否判定　◯：可，△：条件つきで可，×：不可，—：企業判定回避，（　）：著者判断

理　　由	代用品
25℃，75%RH（遮光・開放），3カ月で保存した結果，吸湿はするが，含量及び類縁物質には影響がなく安定であった (安定性)**製剤**　〔苛酷〕(40℃，褐色瓶(遮光・気密容器)，3カ月間)類縁物質：増加(規格内)。溶出性：遅延(規格内)。外観・平均質量・乾燥減量・硬度・定量：変化なし (25℃，75%RH，スチロールケース開放(遮光)，3カ月間)平均質量・乾燥減量：増加(規格内)。硬度：低下(規格内)。類縁物質：増加(規格内)。溶出性：遅延(規格内)。外観・定量：変化なし 〔光〕(25℃，60%RH，1,200lx，気密容器，合計120万lx・hrを照射)類縁物質：増加(規格内)。溶出性：遅延(規格内)。外観・平均質量・乾燥減量・硬度・定量：変化なし (溶解性(水))ほとんど溶けない	
25℃，75%RH（遮光・開放），3カ月で保存した結果，吸湿はするが，含量及び類縁物質には影響がなく安定であった (安定性)**製剤**　〔苛酷〕(40℃，褐色瓶(遮光・気密容器)，3カ月間)外観・平均質量・乾燥減量・硬度・類縁物質・定量・溶出性：変化なし (25℃，75%RH，スチロールケース開放(遮光)，3カ月間)平均質量・乾燥減量：増加(規格内)。硬度：低下(規格内)。外観・類縁物質・定量・溶出性：変化なし 〔光〕(25℃，60%RH，1,200lx，気密容器，合計120万lx・hrを照射)外観・平均質量・乾燥減量・硬度・類縁物質・定量・溶出性：変化なし (溶解性(水))ほとんど溶けない	
(安定性)粉砕後28日間安定 (溶解性(水))ほとんど溶けない	
(著)粉砕後防湿・遮光保存で可能と推定 (溶解性(水))ほとんど溶けない	
(著)粉砕後データより，安定と推定 (安定性)**粉砕後**　〔温度〕(40℃，75%RH，遮光・気密容器，30日間)性状・類縁物質・含量変化なし 〔湿度〕(25℃，75%RH，遮光・開放)14日・30日で含量低下(規格内) 〔光〕(2,500lx，25℃，45%RH，開放)120万lx・hrで変化なし (溶解性(水))ほとんど溶けない	

理由　(著)著者コメント　(安定性)原薬(一部製剤)の安定性　(溶解性(水))原薬の水に対する溶解性
代用品　※：一部適応等が異なる

クリメ

製品名（会社名）	規格単位	剤形・割線・Cap号数	可否	一般名
グリメピリド錠0.5mg「杏林」 （キョーリンリメディオ ＝杏林）	0.5mg	素錠 ◯(割線無)	― (◯)	グリメピリド
グリメピリド錠1mg「杏林」 （キョーリンリメディオ ＝杏林）	1mg	素錠 ⊖(割線1本)	― (◯)	
グリメピリド錠3mg「杏林」 （キョーリンリメディオ ＝杏林）	3mg	素錠 ⊖(割線1本)	― (◯)	
グリメピリド錠0.5mg「ケミファ」 （日本薬工＝ケミファ）	0.5mg	素錠 ◯(割線無)	― (◯)	グリメピリド
グリメピリド錠1mg「ケミファ」 （日本薬工＝ケミファ）	1mg	素錠 ⊖(割線1本)	― (◯)	
グリメピリド錠3mg「ケミファ」 （日本薬工＝ケミファ）	3mg	素錠 ⊖(割線1本)	― (◯)	
グリメピリドOD錠0.5mg「ケミファ」（シオノ＝ケミファ）	0.5mg	口腔内崩壊錠 ◯(割線無)	― (△)	グリメピリド
グリメピリドOD錠1mg「ケミファ」（シオノ＝ケミファ）	1mg	口腔内崩壊錠 ⊖(割線1本)	― (△)	
グリメピリドOD錠3mg「ケミファ」（シオノ＝ケミファ）	3mg	口腔内崩壊錠 ⊖(割線1本)	― (△)	
グリメピリド錠0.5mg「サワイ」 （沢井）	0.5mg	素錠 ◯(割線無)	― (△)	グリメピリド
グリメピリド錠1mg「サワイ」 （沢井）	1mg	素錠 ⊖(割線1本)	― (△)	
グリメピリド錠3mg「サワイ」 （沢井）	3mg	素錠 ⊖(割線1本)	― (△)	
グリメピリド錠0.5mg「サンド」 （サンド）	0.5mg	素錠 ◯(割線無)	― (◯)	グリメピリド
グリメピリド錠1mg「サンド」 （サンド）	1mg	素錠 ⊖(割線1本)	― (◯)	
グリメピリド錠3mg「サンド」 （サンド）	3mg	素錠 ⊖(割線1本)	― (◯)	
グリメピリド錠0.5mg「三和」 （三和化学）	0.5mg	素錠 ▯(割線表裏各1本)	― (◯)	グリメピリド
グリメピリド錠1mg「三和」 （三和化学）	1mg	素錠 ▯(割線表裏各1本)	― (◯)	
グリメピリド錠3mg「三和」 （三和化学）	3mg	素錠 ⊖(割線表裏各1本)	― (◯)	

可否判定 ◯：可，△：条件つきで可，×：不可，―：企業判定回避，( )：著者判断

理　由	代用品
著 粉砕後防湿・遮光保存で可能と推定 溶解性(水) ほとんど溶けない	
気密容器(室温保存) 著 粉砕後防湿・遮光保存で可能と推定 安定性 [1mg・3mg錠] 〔光〕(25℃, 60%RH, 1,667lx･hr, 無包装, 30日間(総照度約120万lx･hr))外観・性状：変化なし。純度：適合。含量：わずかな低下が認められたが，規格の範囲内 溶解性(水) ほとんど溶けない	
著 口腔内崩壊錠のため粉砕不適。粉砕した場合，防湿・遮光保存 溶解性(水) ほとんど溶けない	
著 防湿・遮光保存 溶解性(水) ほとんど溶けない	
著 粉砕後データより，安定と推定 安定性 粉砕後 〔温度〕(40℃, 遮光・気密容器, 3カ月間)外観(性状), 含量(%)変化なし 〔湿度〕(25℃, 75%RH, 遮光・開放, 3カ月間)外観(性状), 含量(%)変化なし 〔光〕(総照射量120万lx･hr(透明・気密容器))外観(性状), 含量(%)変化なし 溶解性(水) ほとんど溶けない	
著 粉砕後データより，安定と推定 安定性 粉砕後 〔湿度〕(25℃, 75%RH, 遮光・開放, 3カ月間)外観(性状), 含量(%)変化なし 溶解性(水) ほとんど溶けない	
40℃で3カ月間安定。25℃・75%RHで3カ月間安定。総照射量120万lx･hrで安定 溶解性(水) ほとんど溶けない	

理由　著 著者コメント　安定性 原薬(一部製剤)の安定性　溶解性(水) 原薬の水に対する溶解性
代用品　※：一部適応等が異なる

クリメ

製品名（会社名）	規格単位	剤形・割線・Cap号数	可否	一般名
グリメピリド錠0.5mg「タナベ」（ニプロES）	0.5mg	素錠 ◯(割線無)	—(◯)	グリメピリド
グリメピリド錠1mg「タナベ」（ニプロES）	1mg	素錠 ⊖(割線1本)	—(◯)	
グリメピリド錠3mg「タナベ」（ニプロES）	3mg	素錠 ⊖(割線1本)	—(◯)	
グリメピリドOD錠0.5mg「テバ」（武田テバファーマ=武田）	0.5mg	口腔内崩壊錠 ◯(割線無)	—(△)	グリメピリド
グリメピリドOD錠1mg「テバ」（武田テバファーマ=武田）	1mg	口腔内崩壊錠 ⊖(割線1本)	—(△)	
グリメピリドOD錠3mg「テバ」（武田テバファーマ=武田）	3mg	口腔内崩壊錠 ⊖(割線1本)	—(△)	
グリメピリド錠0.5mg「トーワ」（東和薬品）	0.5mg	素錠 ◯(割線無)	—(◯)	グリメピリド
グリメピリド錠1mg「トーワ」（東和薬品）	1mg	素錠 ⊖(割線1本)	—(◯)	
グリメピリド錠3mg「トーワ」（東和薬品）	3mg	素錠 ⊖(割線1本)	—(◯)	
グリメピリドOD錠0.5mg「トーワ」（東和薬品）	0.5mg	口腔内崩壊錠 ◯(割線無)	—(△)	グリメピリド
グリメピリドOD錠1mg「トーワ」（東和薬品）	1mg	口腔内崩壊錠 ⊖(割線1本)	—(△)	
グリメピリドOD錠3mg「トーワ」（東和薬品）	3mg	口腔内崩壊錠 ⊖(割線1本)	—(△)	
グリメピリド錠0.5mg「日医工」（日医工）	0.5mg	素錠 ◯(割線無)	—(◯)	グリメピリド
グリメピリド錠1mg「日医工」（日医工）	1mg	素錠 ⊖(割線1本)	—(◯)	
グリメピリド錠3mg「日医工」（日医工）	3mg	素錠 ⊖(割線1本)	—(◯)	
グリメピリドOD錠0.5mg「日医工」（日医工）	0.5mg	口腔内崩壊錠 ⊖(割線1本)	—(△)	グリメピリド
グリメピリドOD錠1mg「日医工」（日医工）	1mg	口腔内崩壊錠 ⊖(割線1本)	—(△)	
グリメピリドOD錠3mg「日医工」（日医工）	3mg	口腔内崩壊錠 ⊖(割線1本)	—(△)	

可否判定 ◯：可，△：条件つきで可，×：不可，—：企業判定回避，（ ）：著者判断

理　由	代用品
著 安定性データが不足しているが，粉砕後防湿・遮光保存で可能と推定 **安定性**〔長期〕(25℃，60％RH，ポリエチレン袋(二重)＋鉄缶，3年間)類縁物質がわずかに増加したが，他の試験項目は変化なし **粉砕品**　(25℃，75％RH，褐色ガラス瓶(開栓)，1カ月間)性状・含量に変化なし **溶解性(水)** ほとんど溶けない	
著 口腔内崩壊錠のため粉砕不適。粉砕した場合，遮光保存 **安定性**製剤　〔温度〕(40℃，4週間)外観，含量に変化なし 〔湿度〕(25℃，75％RH，4週間)外観，含量に変化なし([0.5mgOD錠]ただし凝集傾向があった) 〔光〕(60万lx･hr)外観，含量に変化なし **溶解性(水)** ほとんど溶けない	
著 粉砕後データより，安定と推定 **安定性**粉砕後　(室内散光下，3カ月間)外観・含量変化なし **溶解性(水)** ほとんど溶けない	
著 口腔内崩壊錠のため粉砕不適。粉砕した場合，遮光保存 **安定性**粉砕後　(室内散光下，3カ月間)外観変化なし，残存率：[0.5mgOD錠]94.9％(1カ月)，[1mgOD錠]95.6％(1カ月)，[3mgOD錠]96.6％(1カ月) (遮光条件下，3カ月間)外観・含量変化なし **溶解性(水)** ほとんど溶けない	
著 粉砕後データより，安定と推定 **安定性**粉砕物　(40℃，気密容器，3カ月間)(25℃，75％RH，開放，3カ月間)(曝光量120万lx･hr，気密)外観，類縁物質，含量変化なし **溶解性(水)** ほとんど溶けない	
著 粉砕後データより，安定と推定 **安定性**粉砕物　(25℃，75％RH，遮光・開放，3カ月間)2カ月後外観変化 **溶解性(水)** ほとんど溶けない	
著 粉砕後データより，安定と推定 **安定性**粉砕物　(25℃，75％RH，遮光・開放，3カ月間)外観，類縁物質，含量変化なし **溶解性(水)** ほとんど溶けない	
著 口腔内崩壊錠のため粉砕不適。粉砕した場合，遮光保存 **安定性**粉砕物　(25℃，75％RH，遮光・開放，3カ月間)外観，類縁物質，含量変化なし **溶解性(水)** ほとんど溶けない	

理由　**著** 著者コメント　**安定性** 原薬(一部製剤)の安定性　**溶解性(水)** 原薬の水に対する溶解性
代用品　※：一部適応等が異なる

クリメ

製品名（会社名）	規格単位	剤形・割線・Cap号数	可否	一般名
グリメピリド錠0.5mg「日新」 （日新製薬）	0.5mg	素錠 ○（割線無）	— (△)	グリメピリド
グリメピリド錠1mg「日新」 （日新製薬）	1mg	素錠 ⊖（割線1本）	— (△)	
グリメピリド錠3mg「日新」 （日新製薬）	3mg	素錠 ⊖（割線1本）	— (△)	
グリメピリド錠0.5mg「ファイザー」（ファイザー）	0.5mg	素錠 ○（割線無）	— (△)	グリメピリド
グリメピリド錠1mg「ファイザー」（ファイザー）	1mg	素錠 ⊖（割線1本）	— (△)	
グリメピリド錠3mg「ファイザー」（ファイザー）	3mg	素錠 ⊖（割線1本）	— (△)	
グリメピリド錠0.5mg「フェルゼン」（フェルゼン）	0.5mg	素錠 ○（割線無）	△	グリメピリド
グリメピリド錠1mg「フェルゼン」（フェルゼン）	1mg	素錠 ⊖（割線1本）	△	
グリメピリド錠3mg「フェルゼン」（フェルゼン）	3mg	素錠 ⊖（割線1本）	△	
グリメピリド錠0.5mg「モチダ」 （トーアエイヨー＝持田）	0.5mg	素錠 ○（割線無）	— (○)	グリメピリド
グリメピリド錠1mg「モチダ」 （トーアエイヨー＝持田）	1mg	素錠 ❘❘（割線表裏各1本）	— (○)	
グリメピリド錠3mg「モチダ」 （トーアエイヨー＝持田）	3mg	素錠 ⊖（割線表裏各1本）	— (○)	
グルコバイ錠50mg （バイエル）	50mg	素錠 ○（割線無）	— (×)	アカルボース
グルコバイ錠100mg （バイエル）	100mg	素錠 ❘❘（割線表裏各1本）	— (×)	

可否判定 ○：可，△：条件つきで可，×：不可，—：企業判定回避，（ ）：著者判断

クルコ

理　　由	代用品
湿気を避けて保存 **著** 安定性データが不足しているが，粉砕後防湿・遮光保存で可能と推定 (溶解性(水)) ほとんど溶けない	
(25℃，75%RH，透明瓶(開栓))含量低下 **著** 防湿・遮光保存 (溶解性(水)) ほとんど溶けない	
保存条件により，含量と類縁物質量の変化が推察される (安定性) **粉砕後** 温度(40℃)，湿度(75%RH)及び光の条件とも，外観の変化は認められなかった(他の項目は未検討だが，処方内容より1mg錠，3mg錠と同様と推察される) (溶解性(水)) ほとんど溶けない	
保存条件により，含量と類縁物質量に変化を認めた(規格内) (安定性) **粉砕後** 40℃・7日間，60万lx・hrで類縁物質の増加がみられた。また，75%RH・30日間も含めた各々の条件で若干の含量低下がみられた(いずれも規格内の変化) (溶解性(水)) ほとんど溶けない	
粉砕時のデータなし (安定性) 該当資料なし (溶解性(水)) ほとんど溶けない	
1週間以内に着色，固化するため粉砕不可。粉砕時の薬物動態のデータなし (安定性)〔長期〕(室温，無色透明ガラス製気密容器，42カ月間)42カ月目で，わずかな着色が認められたが，その他の項目では変化なし 〔苛酷〕(30℃，75%RH，無色透明ガラス製開放容器，3週間)1週間目で完全に潮解 (50℃，無色透明ガラス製気密容器，3カ月間)1カ月目で外観及び溶状にわずかな着色，分解物のわずかな増加が認められた。3カ月で定量値のわずかな減少が認められたが，その他の項目は変化なし (蛍光灯(1,000lx)，無色透明ガラス製気密容器，3カ月間)変化なし (溶解性(水)) 極めて溶けやすい	

理由　**著** 著者コメント　(安定性)原薬(一部製剤)の安定性　(溶解性(水))原薬の水に対する溶解性
代用品　※：一部適応等が異なる

クルコ

製品名（会社名）	規格単位	剤形・割線・Cap号数	可否	一般名
グルコバイOD錠50mg （バイエル）	50mg	口腔内崩壊錠 ◯(割線無)	— (×)	アカルボース
グルコバイOD錠100mg （バイエル）	100mg	口腔内崩壊錠 ◯(割線無)	— (×)	アカルボース
グルコンサンK錠2.5mEq （ポーラファルマ＝科研）	カリウム 2.5mEq	Fコート錠 ◯(割線無)	△	グルコン酸カリウム
グルコンサンK錠5mEq （ポーラファルマ＝科研）	カリウム 5mEq	Fコート錠 (割線表裏各1本)	△	グルコン酸カリウム
グルファスト錠5mg （キッセイ＝武田）	5mg	素錠 ◯(割線無)	— (◯)	ミチグリニドカルシウム水和物
グルファスト錠10mg （キッセイ＝武田）	10mg	素錠 (割線表裏各1本)	— (◯)	ミチグリニドカルシウム水和物
グルファストOD錠5mg （キッセイ）	5mg	素錠(口腔内崩壊錠) ◯(割線無)	— (△)	ミチグリニドカルシウム水和物
グルファストOD錠10mg （キッセイ）	10mg	素錠(口腔内崩壊錠) ⊖(割線1本)	— (△)	ミチグリニドカルシウム水和物
グルベス配合錠 （キッセイ）	配合剤	素錠 ◯(割線無)	— (△†)	ミチグリニドカルシウム水和物・ボグリボース

可否判定　◯：可，△：条件つきで可，×：不可，—：企業判定回避，（　）：著者判断

理　　由	代用品
粉砕時の安定性，薬物動態のデータなし。粉砕後1週間以内に着色，固化することが「グルコバイ錠」で確認されている (安定性)〔長期〕(室温，無色透明ガラス製気密容器，42カ月間)42カ月目で，わずかな着色が認められたが，その他の項目では変化なし 〔苛酷〕(30℃，75％RH，無色透明ガラス製開放容器，3週間)1週間目で完全に潮解 (50℃，無色透明ガラス製気密容器，3カ月間)1カ月目で外観及び溶状にわずかな着色，分解物のわずかな増加が認められた。3カ月で定量値のわずかな減少が認められたが，その他の項目は変化なし (蛍光灯(1,000lx)，無色透明ガラス製気密容器，3カ月間)変化なし (溶解性(水))極めて溶けやすい	
吸湿性増大。気密容器保存で可。苦味あり (安定性)〔長期〕(室温，気密容器，5年間)変化なし 〔苛酷〕(室温，開放栓容器，3カ月間)外観・性状：2カ月後わずかに吸湿，もろい塊状になる。残存率：変化なし (37℃，80％RH，気密容器，3年間)変化なし (37℃，80％RH，開放栓容器，3カ月間)外観・性状：1カ月後粒粗大となり吸湿，容器壁側は潮解。残存率：変化なし (溶解性(水))極めて溶けやすい	細 [先]
苦味あり (安定性)〔長期〕(25℃，60％RH，遮光，二重ポリエチレン袋/ファイバードラム，36カ月間)変化なし 〔苛酷〕(60℃，成り行きRH，遮光，シャーレ(開放)，3カ月間)変化なし (25℃，90％RH，遮光，シャーレ(開放)，3カ月間)変化なし 〔光〕(25℃，成り行きRH，D65蛍光ランプ4,000lx，シャーレアルミホイル遮光・開放，312時間，合計124.8万lx・hr照射)変化なし (溶解性(水))溶けにくい	
苦味あり 著 口腔内崩壊錠のため粉砕不適。粉砕した場合，防湿・遮光保存 (安定性)〔長期〕(25℃，60％RH，遮光，二重ポリエチレン袋/ファイバードラム，36カ月間)変化なし 〔苛酷〕(60℃，成り行きRH，遮光，シャーレ(開放)，3カ月間)変化なし (25℃，90％RH，遮光，シャーレ(開放)，3カ月間)変化なし 〔光〕(25℃，成り行きRH，D65蛍光ランプ4,000lx，シャーレアルミホイル遮光・開放，312時間，合計124.8万lx・hr照射)変化なし (溶解性(水))溶けにくい	
† 著 凡例5頁参照。防湿・遮光保存 (安定性)ミチグリニドカルシウム水和物 〔長期〕(25℃，60％RH，遮光，二重ポリエチレン袋/ファイバードラム，36カ月間)変化なし 〔苛酷〕(60℃，成り行きRH，遮光，シャーレ(開放)，3カ月間)変化なし (25℃，90％RH，遮光，シャーレ(開放)，3カ月間)変化なし 〔光〕(25℃，成り行きRH，D65蛍光ランプ4,000lx，シャーレアルミホイル遮光・開放，312時間，合計124.8万lx・hr照射)変化なし ボグリボース：該当資料なし (溶解性(水))ミチグリニドカルシウム水和物：溶けにくい ボグリボース：極めて溶けやすい	

理由　著 著者コメント　(安定性)原薬(一部製剤)の安定性　(溶解性(水))原薬の水に対する溶解性
代用品　※：一部適応等が異なる

クレス

製品名（会社名）	規格単位	剤形・割線・Cap号数	可否	一般名
クレストール錠2.5mg （アストラゼネカ＝塩野義）	2.5mg	Fコート錠 ◯(割線無)	× (△)	ロスバスタチンカルシウム
クレストール錠5mg （アストラゼネカ＝塩野義）	5mg	Fコート錠 ◯(割線無)	× (△)	
クレストールOD錠2.5mg （アストラゼネカ＝塩野義）	2.5mg	素錠（口腔内崩壊錠） ◯(割線無)	× (△)	ロスバスタチンカルシウム
クレストールOD錠5mg （アストラゼネカ＝塩野義）	5mg	素錠（口腔内崩壊錠） ◯(割線無)	× (△)	
グレースビット錠50mg （第一三共）	50mg	Fコート錠 ◯(割線無)	— (◯)	シタフロキサシン水和物
クレマスチン錠1mg「YD」 （陽進堂）	1mg	素錠 ⊖(割線模様)	— (◯)	クレマスチンフマル酸塩
クレマスチン錠1mg「日医工」 （日医工）	1mg	素錠 ⊖(割線1本)	— (△)	クレマスチンフマル酸塩

可否判定　◯：可，△：条件つきで可，×：不可，—：企業判定回避，（　）：著者判断

クレマ

理　由	代用品
吸湿性あり。原薬が不安定であり分解物増加。主薬含量低下がみられるため粉砕不可 (著)用時粉砕。防湿・遮光保存 (安定性)〔通常〕(5℃, ポリエチレン製袋＋ファイバードラム, 18カ月間)変化なし 〔苛酷〕(40℃, 75％RH, ポリエチレン製袋＋ファイバードラム, 6カ月間)有機不純物の増加が認められた (溶解性(水))溶けにくい	
吸湿性あり。原薬が不安定であり分解物増加。主薬含量低下がみられるため粉砕不可 (著)用時粉砕。防湿・遮光保存 (安定性)〔通常〕(5℃, ポリエチレン製袋＋ファイバードラム, 18カ月間)変化なし 〔苛酷〕(40℃, 75％RH, ポリエチレン製袋＋ファイバードラム, 6カ月間)有機不純物の増加が認められた (溶解性(水))溶けにくい	
(著)防湿・遮光保存 (安定性)〔長期〕(25℃, 60％RH, 内：ポリエチレン袋二重・外：プラスチック製ドラム, 36カ月間)変化なし 〔加速〕(40℃, 75％RH, 内：ポリエチレン袋二重・外：プラスチック製ドラム, 6カ月間)変化なし 〔温度〕(60℃, 褐色ガラス瓶, 密栓, 3カ月間)変化なし 〔湿度〕(25℃・30％RH, 25℃・90％RH, シャーレ開放, 3カ月間)変化なし 〔光〕(D65ランプ, シャーレ開放, 120万lx·hr)外観変化, 類縁物質増加, 含量低下, 旋光度の変化 **粉砕品**　(25℃, 75％RH, 開放, 1カ月間)外観変化なし, 含量100.1％, 吸湿増量3.8％ (D65ランプ, 開放, 10万lx·hr)白色のフィルムコーティング膜片を含む淡黄白色の粉末に変化, 含量99.3％, 吸湿増量0.1％ (溶解性(水))ほとんど溶けない	細10％ 先
(安定性)**粉砕時**　(25℃, 60％RH, 120万lx·hr, 30日間)曝光面に軽度の色あせあり, 含量規格内 (溶解性(水))ほとんど溶けない	散0.1％・1％ 先 シ0.01％ 先 GE DS0.1％ GE
(著)防湿・遮光保存 (溶解性(水))ほとんど溶けない	散0.1％・1％ 先 シ0.01％ 先 GE DS0.1％ GE

理由　(著)著者コメント　(安定性)原薬(一部製剤)の安定性　(溶解性(水))原薬の水に対する溶解性
代用品　※：一部適応等が異なる

クレミ

製品名（会社名）	規格単位	剤形・割線・Cap号数	可否	一般名
クレミン錠10mg （田辺三菱＝吉富薬品）	10mg	Fコート錠 ◯(割線無)	— (×)	モサプラミン塩酸塩
クレミン錠25mg （田辺三菱＝吉富薬品）	25mg	Fコート錠 ◯(割線無)	— (×)	
クレミン錠50mg （田辺三菱＝吉富薬品）	50mg	Fコート錠 ◯(割線無)	— (×)	
クレメジン速崩錠500mg （クレハ＝田辺三菱）	500mg	素錠 ◯(割線無)	×	球形吸着炭
クレメジンカプセル200mg （クレハ＝田辺三菱）	200mg	硬カプセル 1号	×	球形吸着炭

可否判定　◯：可，△：条件つきで可，×：不可，—：企業判定回避，( )：著者判断

理　　由	代用品
原薬は光により徐々に着色する [10mg・25mg錠]室内放置(約700lx, ポリエチレンラミネートグラシン紙)1週間後に変色, 脱水素体が増加(錠の規格外) [50mg錠]10mg・25mg錠参照 (安定性)〔長期〕(室温, 着色ガラス容器(気密), 3年6カ月間)変化なし (25℃, 60%RH, ポリエチレン袋(二重)＋ミニファイバードラム, 4年間)外観が3カ月目に白色から帯黄褐白色に, 18カ月目に微黄褐白色に変化したが, 保存期間を通し規格内であった 〔加速〕(40℃, 75%RH, ポリエチレン袋(二重)＋ミニファイバードラム, 6カ月間)外観が2カ月目に白色から帯黄褐白色に, 4カ月目に微黄褐白色に変化したが, 保存期間を通し規格内であった 〔苛酷〕(40℃, 着色ガラス容器(気密), 6カ月間)変化なし (60℃, 着色ガラス容器(気密), 30日間)変化なし (40℃, 75%RH, 着色ガラス容器(開放), 6カ月間)変化なし (40℃, 82%RH, 着色ガラス容器(開放), 6カ月間)変化なし (室内散光(約600lx), 透明ガラス容器(気密), 6カ月間)脱水素体がごくわずかに増加した (室内散光(約600lx), 着色ガラス容器(気密), 6カ月間)変化なし (白色蛍光灯(約2,500lx), ガラスシャーレ, 15日間)表面が着色(5日目から微黄白色に変化)し, 脱水素体も0.05%程度増加した (溶解性(水))やや溶けにくい	顆10% 先
吸湿性があり, 効力が落ちる可能性があるため粉砕不可。細粒剤についても粉砕不可。粉砕により, 球形が損なわれ流動性が低下することから, 粉砕不可。細粒剤についても同様の理由で粉砕は不可 (溶解性(水))ほとんど溶けない	細 先 GE
吸湿性があり, 効力が落ちる可能性があるため粉砕不可。細粒剤についても粉砕不可。粉砕により, 球形が損なわれ流動性が低下することから, 粉砕不可。細粒剤についても同様の理由で粉砕は不可 (安定性)〔長期〕(25℃, 60%RH, アルミラミネートポリエチレン袋, 36カ月間)変化なし 〔加速〕(40℃, 75%RH, アルミラミネートポリエチレン袋, 6カ月間)変化なし 〔苛酷〕(50℃, ガラス製シャーレ(密閉), 3カ月間)1カ月で吸着試験が規格外 (50℃, アルミラミネートポリエチレン袋, 3カ月間)変化なし (25℃, 60%RH, ガラス製シャーレ(開放, 遮光), 28日間)3日で乾燥減量及び吸着試験が規格外 (25℃, 60%RH, アルミラミネートポリエチレン袋, 28日間)変化なし (25℃, 75%RH, ガラス製シャーレ(開放, 遮光), 28日間)24時間で乾燥減量及び吸着試験が規格外 (25℃, 75%RH, アルミラミネートポリエチレン袋, 28日間)変化なし (120万lx・hr以上(200W・hr/m²以上), ガラス製シャーレ(開放, 遮光), 10日間)変化なし (溶解性(水))ほとんど溶けない	細 先 GE

理由　著 著者コメント　　(安定性)原薬(一部製剤)の安定性　　(溶解性(水))原薬の水に対する溶解性
代用品　※：一部適応等が異なる

クロサ

製品名(会社名)	規格単位	剤形・割線・Cap号数	可否	一般名
クロザリル錠25mg (ノバルティス)	25mg	素錠 ⊖(割線1本)	— (○)	クロザピン
クロザリル錠100mg (ノバルティス)	100mg	素錠 ○(割線無)	— (○)	
クロチアゼパム錠5mg「サワイ」 (沢井)	5mg	Fコート錠 ○(割線無)	— (○)	クロチアゼパム
クロチアゼパム錠10mg「サワイ」 (沢井)	10mg	Fコート錠 ○(割線無)	— (○)	
クロチアゼパム錠5mg「ツルハラ」 (鶴原)	5mg	Fコート錠 ○(割線無)	△	クロチアゼパム
クロチアゼパム錠10mg「ツルハラ」 (鶴原)	10mg	Fコート錠 ○(割線無)	△	
クロチアゼパム錠5mg「トーワ」 (東和薬品)	5mg	糖衣錠 ○(割線無)	— (△)	クロチアゼパム
クロチアゼパム錠10mg「トーワ」 (東和薬品)	10mg	Fコート錠 ○(割線無)	— (△)	
クロチアゼパム錠5mg「日医工」 (日医工)	5mg	Fコート錠 ○(割線無)	— (○)	クロチアゼパム
クロチアゼパム錠10mg「日医工」 (日医工)	10mg	Fコート錠 ○(割線無)	— (○)	
クロピドグレル錠25mg「AA」 (あすか製薬=武田)	25mg	Fコート錠 ○(割線無)	— (△)	クロピドグレル硫酸塩
クロピドグレル錠75mg「AA」 (あすか製薬=武田)	75mg	Fコート錠 ○(割線無)	— (△)	

可否判定 ○:可, △:条件つきで可, ×:不可, —:企業判定回避, ( ):著者判断

クロヒ

理　由	代用品
粉砕して服用した場合の薬物動態や有効性，安全性について検討していないため (安定性)〔通常〕(25℃，60%RH，暗所，ポリエチレン袋(二重)及びメタルドラム，60カ月間)安定 〔加速〕(40℃，75%RH，暗所，ポリエチレン袋(二重)及びメタルドラム，6カ月間)安定 〔光〕(120万lx･hr(キセノンランプ)，無包装)安定 (溶解性(水))ほとんど溶けない	
においはなく，味はわずかに苦い (著) 遮光保存 (安定性)光によって徐々に着色する (溶解性(水))ほとんど溶けない	顆10% [先]
光にやや不安定。苦味あり (著) 遮光保存 (安定性)該当資料なし (溶解性(水))ほとんど溶けない	顆10% [先]
主成分はにおいはなく，味はわずかに苦い。光によって徐々に着色する (著) 遮光保存 (安定性)**粉砕後**　(25℃，60%RH，1,000lx散光下，3カ月間)外観変化あり(1カ月)，残存率80.1%(1カ月) (25℃，60%RH，遮光条件下，3カ月間)[5mg錠]外観変化なし，残存率96.1%(1カ月)，[10mg錠]外観，含量変化なし (溶解性(水))ほとんど溶けない	顆10% [先]
(著) 遮光保存 (安定性)**粉砕物**　(25℃，75%RH，遮光・開放，3カ月間)外観，含量変化なし (溶解性(水))ほとんど溶けない (著) 遮光保存 (安定性)**粉砕物**　(25℃，75%RH，遮光・開放，8週間)外観，含量変化なし (溶解性(水))ほとんど溶けない	顆10% [先]
(著) 防湿・遮光保存。強い刺激性あり (安定性)**粉砕後**　(40℃，遮光，プラスチック製チューブ(密栓)，3カ月間)性状，含量は変化なし (25℃，75%RH，プラスチック製チューブ(開放)，3カ月間)性状，含量は変化なし (60万lx･hr，プラスチック製チューブ(密栓))性状，含量は変化なし (溶解性(水))溶けやすい	

ク

理由　(著)著者コメント　　(安定性)原薬(一部製剤)の安定性　　(溶解性(水))原薬の水に対する溶解性
代用品　※：一部適応等が異なる

クロヒ

製品名（会社名）	規格単位	剤形・割線・Cap号数	可否	一般名
クロピドグレル錠25mg「EE」 (エルメッド＝日医工)	25mg	Fコート錠 ◯(割線無)	— (△)	クロピドグレル硫酸塩
クロピドグレル錠50mg「EE」 (エルメッド＝日医工)	50mg	Fコート錠 ⊖(割線模様)	— (△)	
クロピドグレル錠75mg「EE」 (エルメッド＝日医工)	75mg	Fコート錠 ◯(割線無)	— (△)	
クロピドグレル錠25mg「JG」 (日本ジェネリック)	25mg	Fコート錠 ◯(割線無)	— (△)	クロピドグレル硫酸塩
クロピドグレル錠75mg「JG」 (日本ジェネリック)	75mg	Fコート錠 ◯(割線無)	— (△)	
クロピドグレル錠25mg「KN」 (小林化工)	25mg	Fコート錠 ◯(割線無)	△	クロピドグレル硫酸塩
クロピドグレル錠50mg「KN」 (小林化工)	50mg	Fコート錠 ⊖(割線模様)	△	
クロピドグレル錠75mg「KN」 (小林化工)	75mg	Fコート錠 ◯(割線無)	△	
クロピドグレル錠25mg「KO」 (寿)	25mg	Fコート錠 ◯(割線無)	△	クロピドグレル硫酸塩
クロピドグレル錠75mg「KO」 (寿)	75mg	Fコート錠 ◯(割線無)	△	
クロピドグレル錠25mg「SANIK」 (日医工サノフィ＝日医工)	25mg	Fコート錠 ◯(割線無)	— (△)	クロピドグレル硫酸塩
クロピドグレル錠75mg「SANIK」 (日医工サノフィ＝日医工)	75mg	Fコート錠 ◯(割線無)	— (△)	

可否判定 ◯：可，△：条件つきで可，×：不可，—：企業判定回避，( )：著者判断

理　　由	代用品
粉砕時の体内動態データなし 著 防湿・遮光保存。強い刺激性あり 安定性 製剤　〔通常〕(40℃, 75%RH, 6カ月間)変化なし 〔長期〕(25℃, 60%RH, 3年間)変化なし 〔苛酷〕(40℃または25℃, 75%RH, 3カ月間)変化なし 〔光〕(120万lx·hr)変化なし 粉砕後　(40℃, 3カ月間)規格内 (25℃, 75%, 3カ月間)規格内 (120万lx·hr)規格内 溶解性(水) 溶けやすい	
著 防湿・遮光保存。強い刺激性あり 安定性 原薬　光によって徐々に褐色となる 粉砕品　(40℃, 遮光・気密容器, 30日間)変化なし (25℃, 75%RH, 遮光・開放, 30日間)変化なし (25℃, 45%RH, 120万lx·hr, 開放)類縁物質の増加(規格外) 溶解性(水) 溶けやすい	
著 防湿・遮光保存。強い刺激性あり 安定性 原薬　光によって徐々に褐色となる 粉砕品　(40℃, 遮光・気密容器, 4週間)変化なし (25℃, 75%RH, 遮光・開放, 4週間)変化なし (25℃, 120万lx·hr, 開放)類縁物質の増加(規格外) 溶解性(水) 溶けやすい	
主薬由来の苦味が出現する可能性がある(苦味あり) 著 防湿・遮光保存。強い刺激性あり 安定性 粉砕後　〔通常〕(25℃, 75%RH, 遮光, 3カ月間)変化なし 〔苛酷〕(40℃, 遮光, 3カ月間)変化なし 〔光〕(室温, 1,000lx·hr(白色蛍光灯下), 50日間)変化なし 溶解性(水) 溶けやすい	
光で類縁物質が増加し, 規格を満たさなかった。また, 経時的に変色した 著 防湿・遮光保存。強い刺激性あり 溶解性(水) 溶けやすい	
著 防湿・遮光保存。強い刺激性あり 安定性 〔長期〕(25℃, 60%RH, 内：ポリエチレン袋二重, 外：ポリエチレン製ドラム, 36カ月間)安定 〔苛酷〕(80℃, 80%RH, シャーレ開放, 15日間)着色, 類縁物質増加, 含量低下 溶解性(水) 溶けやすい	

理由　著 著者コメント　　安定性 原薬(一部製剤)の安定性　　溶解性(水) 原薬の水に対する溶解性
代用品　※：一部適応等が異なる

クロヒ

製品名(会社名)	規格単位	剤形・割線・Cap号数	可否	一般名
クロピドグレル錠25mg「TCK」(辰巳)	25mg	Fコート錠 ○(割線無)	― (△)	クロピドグレル硫酸塩
クロピドグレル錠50mg「TCK」(辰巳)	50mg	Fコート錠 ○(割線無)	― (△)	
クロピドグレル錠75mg「TCK」(辰巳)	75mg	Fコート錠 ○(割線無)	― (△)	
クロピドグレル錠25mg「YD」(陽進堂)	25mg	Fコート錠 ○(割線無)	― (△)	クロピドグレル硫酸塩
クロピドグレル錠75mg「YD」(陽進堂)	75mg	Fコート錠 ○(割線無)	― (△)	
クロピドグレル錠25mg「ZE」(全星)	25mg	Fコート錠 ○(割線無)	○ (△)	クロピドグレル硫酸塩
クロピドグレル錠75mg「ZE」(全星)	75mg	Fコート錠 ○(割線無)	○ (△)	
クロピドグレル錠25mg「アメル」(共和薬品)	25mg	Fコート錠 ○(割線無)	― (△)	クロピドグレル硫酸塩
クロピドグレル錠75mg「アメル」(共和薬品)	75mg	Fコート錠 ○(割線無)	― (△)	

可否判定 ○:可, △:条件つきで可, ×:不可, ―:企業判定回避, ( ):著者判断

理　　由	代用品
$25\pm2℃$，$75\pm5\%$RH，遮光・開放条件で4週間保存し，外観，純度試験，含量を測定した結果，4週間の時点で純度が規格外となった 著 防湿・遮光保存。強い刺激性あり 安定性 該当資料なし 溶解性(水) 溶けやすい	
$25\pm2℃$，$75\pm5\%$RH，遮光・開放条件で4週間保存し，外観，純度試験，含量を測定した結果，外観について，2週間の時点でわずかに変化が認められたが，4週間の時点まで規格の範囲内であった。また含量については，2週間の時点で低下が認められたが，4週間の時点まで規格の範囲内であった。純度については変化は認められなかった 著 防湿・遮光保存。強い刺激性あり 安定性 該当資料なし 溶解性(水) 溶けやすい	
著 防湿・遮光保存。強い刺激性あり 安定性 粉砕時　($25\pm2℃$，$60\pm5\%$RH，光照射・シャーレ開放，120万lx・hr，約30日間)性状変化あり。純度規格外，含量やや変化あり(規格内) 溶解性(水) 溶けやすい	
著 防湿・遮光保存。強い刺激性あり 安定性 〔通常〕(25℃，60%RH，12カ月間)変化なし 参考(局方より)：本品は光によって徐々に褐色となる 製剤(粉砕後)　〔温度〕(40℃，ファルコンチューブ(密栓)，3カ月間)性状，定量，類縁物質：変化なし 〔湿度〕(25℃，75%RH，ファルコンチューブ(開栓)，3カ月間)性状，定量：変化なし，類縁物質：増加(規格内) 〔光〕(2,000lx，ファルコンチューブ(密栓)，合計60万lx・hrを照射)性状，定量，類縁物質：変化なし 溶解性(水) 溶けやすい	
著 防湿・遮光保存。強い刺激性あり 安定性 クロピドグレル硫酸塩：光によって徐々に褐色となる 粉砕品　〔湿度〕(25℃，75%RH，遮光，グラシンラミネート紙，60日間)30日目まで外観，含量，純度変化なし。60日目で純度規格外 〔光〕(25℃，120万lx・hr，グラシンラミネート紙)経時的な外観変化及び類縁物質の増加が認められた 溶解性(水) 溶けやすい	
著 防湿・遮光保存。強い刺激性あり 安定性 クロピドグレル硫酸塩：光によって徐々に褐色となる 粉砕品　〔湿度〕(25℃，75%RH，遮光，グラシンラミネート紙，90日間)60日目まで外観，含量，純度変化なし。90日目で外観変化，純度規格外 〔光〕(25℃，120万lx・hr，グラシンラミネート紙)経時的な外観変化及び類縁物質の増加が認められた 溶解性(水) 溶けやすい	

理由　著 著者コメント　　安定性 原薬(一部製剤)の安定性　　溶解性(水) 原薬の水に対する溶解性
代用品　※：一部適応等が異なる

クロヒ

製品名（会社名）	規格単位	剤形・割線・Cap号数	可否	一般名
クロピドグレル錠25mg「科研」 （ダイト＝科研）	25mg	Fコート錠 ○（割線無）	— (△)	クロピドグレル硫酸塩
クロピドグレル錠75mg「科研」 （ダイト＝科研）	75mg	Fコート錠 ○（割線無）	— (△)	
クロピドグレル錠25mg「杏林」 （キョーリンリメディオ ＝杏林）	25mg	Fコート錠 ○（割線無）	— (△)	クロピドグレル硫酸塩
クロピドグレル錠75mg「杏林」 （キョーリンリメディオ ＝杏林）	75mg	Fコート錠 ○（割線無）	— (△)	
クロピドグレル錠25mg「ケミファ」 （ケミファ＝日本薬工）	25mg	Fコート錠 ○（割線無）	— (△)	クロピドグレル硫酸塩
クロピドグレル錠75mg「ケミファ」 （ケミファ＝日本薬工）	75mg	Fコート錠 ○（割線無）	— (△)	
クロピドグレル錠25mg「サワイ」 （沢井）	25mg	Fコート錠 ○（割線無）	— (△)	クロピドグレル硫酸塩
クロピドグレル錠50mg「サワイ」 （沢井）	50mg	Fコート錠 ○（割線無）	— (△)	
クロピドグレル錠75mg「サワイ」 （沢井）	75mg	Fコート錠 ○（割線無）	— (△)	
クロピドグレル錠25mg「サンド」 （サンド）	25mg	Fコート錠 ○（割線無）	— (△)	クロピドグレル硫酸塩
クロピドグレル錠75mg「サンド」 （サンド）	75mg	Fコート錠 ○（割線無）	— (△)	

可否判定 ○：可，△：条件つきで可，×：不可，—：企業判定回避，( )：著者判断

クロヒ

理　　　由	代用品
著 防湿・遮光保存。強い刺激性あり **安定性** 粉砕後　〔温度〕(40℃, 75％RH, 遮光・気密容器, 30日間)性状・類縁物質・含量変化なし 〔湿度〕(25℃, 75％RH, 遮光・開放)30日で含量低下(規格内) 〔光〕(2,500lx, 25℃, 45％RH, 開放)60万lx・hrで色調変化(微黄白色), 〔25mg錠〕120万lx・hrで類縁物質増加(規格外), 〔75mg錠〕120万lx・hrで含量・類縁物質変化なし **溶解性(水)** 溶けやすい	
著 防湿・遮光保存。強い刺激性あり **安定性** 粉砕品は, 分包紙(グラシンポリラミネート紙), 温度及び湿度成り行き保存において12週, 性状及び定量法いずれも変化を認めなかった **溶解性(水)** 溶けやすい	
著 防湿・遮光保存。強い刺激性あり **安定性** 粉砕品　(40℃, 遮光, 気密容器, 5週間)問題となる変化なし (25℃, 75％RH, 遮光, 開放, 5週間)問題となる変化なし (25℃, 総照度60万lx・hr(1,000lx, 25日間), 開放)〔25mg錠〕問題となる変化なし, 〔75mg錠〕類縁物質増加(規格外) **溶解性(水)** 溶けやすい	
著 防湿・遮光保存。強い刺激性あり **安定性** 光によって徐々に褐色となる **溶解性(水)** 溶けやすい	
著 防湿・遮光保存。強い刺激性あり **安定性** 〔温度〕(40℃, 遮光・気密, 1カ月間)性状に変化は認められなかったが, 定量(％)は100.8→98.3に低下(規格内), 純度(％)はわずかに増加(規格内) 〔湿度〕(25℃, 75％RH, 開放, 1カ月間)性状に変化は認められなかったが, 定量(％)は100.8→97.8に低下(規格内), 純度(％)はわずかに増加(規格内) 〔光〕(総照射量120万lx・hr(開放))性状, 定量(％)に変化は認められなかったが, 純度(％)の相対保持時間が0.3及び0.5で規格外 **溶解性(水)** 溶けやすい	
著 防湿・遮光保存。強い刺激性あり **安定性** 〔温度〕(40℃, 遮光・気密, 1カ月間)性状, 定量(％)に変化は認められなかったが, 純度(％)はわずかに増加(規格内) 〔湿度〕(25℃, 75％RH, 開放, 1カ月間)性状に変化は認められなかったが, 定量(％)は101.0→97.78に低下(規格内), 純度(％)はわずかに増加(規格内) 〔光〕(総照射量120万lx・hr(開放))性状, 定量(％)に変化は認められなかったが, 純度(％)はわずかに増加(規格内) **溶解性(水)** 溶けやすい	

理由　**著** 著者コメント　　**安定性** 原薬(一部製剤)の安定性　　**溶解性(水)** 原薬の水に対する溶解性
代用品　※：一部適応等が異なる

クロヒ

製品名（会社名）	規格単位	剤形・割線・Cap号数	可否	一般名
クロピドグレル錠25mg「三和」 （日本薬工＝三和化学）	25mg	Fコート錠 ○(割線無)	— (△)	クロピドグレル硫酸塩
クロピドグレル錠75mg「三和」 （日本薬工＝三和化学）	75mg	Fコート錠 ○(割線無)	— (△)	クロピドグレル硫酸塩
クロピドグレル錠25mg「タナベ」 （ニプロES）	25mg	Fコート錠 ○(割線無)	— (△)	クロピドグレル硫酸塩
クロピドグレル錠50mg「タナベ」 （ニプロES）	50mg	Fコート錠 ○(割線無)	— (△)	
クロピドグレル錠75mg「タナベ」 （ニプロES）	75mg	Fコート錠 ○(割線無)	— (△)	
クロピドグレル錠25mg「ツルハラ」 （鶴原）	25mg	Fコート錠 ○(割線無)	○ (△)	クロピドグレル硫酸塩
クロピドグレル錠75mg「ツルハラ」 （鶴原）	75mg	Fコート錠 ○(割線無)	○ (△)	
クロピドグレル錠25mg「テバ」 （武田テバファーマ＝武田）	25mg	Fコート錠 ○(割線無)	— (△)	クロピドグレル硫酸塩
クロピドグレル錠75mg「テバ」 （武田テバファーマ＝武田）	75mg	Fコート錠 ○(割線無)	— (△)	

可否判定　○：可，△：条件つきで可，×：不可，—：企業判定回避，（　）：著者判断

クロヒ

理　　由	代用品
室温保存(開封後は湿気を避けて保存すること) **著** 防湿・遮光保存。強い刺激性あり (安定性)〔温度〕(40±2℃,成り行き湿度,褐色ガラス瓶(密栓),5週間)外観・性状：変化なし。純度試験,定量法：類縁物質のわずかな増加が認められたが,規格の範囲内 〔湿度〕(25±2℃,75±5%RH,褐色ガラス瓶(開放),5週間)外観・性状：変化なし。純度試験,定量法：類縁物質のわずかな増加が認められたが,規格の範囲内 〔光〕(25±5℃,成り行き湿度,1,000lx·hr,無色ガラス瓶＋ラップ,25日間(総照射量60万lx·hr))外観・性状：変化なし。純度試験,定量法：類縁物質のわずかな増加が認められたが,規格の範囲内 (溶解性(水))溶けやすい	
光によって徐々に褐色に着色する **著** 防湿・遮光保存。強い刺激性あり (安定性)**粉砕品**　(25±1℃,75±5%RH,褐色ガラス瓶(開放),0.5・1カ月間) [25mg錠]0.5・1カ月で規格内の着色,規格内のわずかな含量低下がみられた。また,1カ月では規格外の類縁物質の増加が認められた [50mg錠]0.5・1カ月で規格内の着色,規格内の含量低下がみられた。また,1カ月では規格外の類縁物質の増加が認められた [75mg錠]類縁物質に変化はないが,0.5・1カ月で規格内の着色,規格内の含量低下がみられた (溶解性(水))溶けやすい	
著 防湿・遮光保存。強い刺激性あり (安定性)該当資料なし (溶解性(水))溶けやすい	
粉砕品は酸味がある(苦味と感じる場合もある) **著** 防湿・遮光保存。強い刺激性あり (安定性)**製剤**　〔湿度〕(25℃,75%RH,4週間)外観に変化なし(ただし黄色味を帯びていた),含量に変化なし 〔光〕(60万lx·hr)外観に変化あり(白色から微黄白色の粉末となった),類縁物質の増加,含量に変化なし (溶解性(水))溶けやすい	

理由　**著** 著者コメント　(安定性)原薬(一部製剤)の安定性　(溶解性(水))原薬の水に対する溶解性
代用品　※：一部適応等が異なる

クロヒ

製品名（会社名）	規格単位	剤形・割線・Cap号数	可否	一般名
クロピドグレル錠25mg「トーワ」（東和薬品）	25mg	Fコート錠 ○(割線無)	―(△)	クロピドグレル硫酸塩
クロピドグレル錠75mg「トーワ」（東和薬品）	75mg	Fコート錠 ○(割線無)	―(△)	
クロピドグレル錠25mg「日新」（日新製薬）	25mg	Fコート錠 ○(割線無)	―(△)	クロピドグレル硫酸塩
クロピドグレル錠75mg「日新」（日新製薬）	75mg	Fコート錠 ○(割線無)	―(△)	
クロピドグレル錠25mg「ニプロ」（ニプロ）	25mg	Fコート錠 ○(割線無)	―(△)	クロピドグレル硫酸塩
クロピドグレル錠75mg「ニプロ」（ニプロ）	75mg	Fコート錠 ○(割線無)	―(△)	
クロピドグレル錠25mg「フェルゼン」（フェルゼン）	25mg	Fコート錠 ○(割線無)	△	クロピドグレル硫酸塩
クロピドグレル錠75mg「フェルゼン」（フェルゼン）	75mg	Fコート錠 ○(割線無)	△	
クロピドグレル錠25mg「明治」（高田=MeijiSeika）	25mg	Fコート錠 ○(割線無)	―(△)	クロピドグレル硫酸塩
クロピドグレル錠50mg「明治」（高田=MeijiSeika）	50mg	Fコート錠 ○(割線無)	―(△)	
クロピドグレル錠75mg「明治」（高田=MeijiSeika）	75mg	Fコート錠 ○(割線無)	―(△)	

可否判定　○：可，△：条件つきで可，×：不可，―：企業判定回避，（　）：著者判断

クロヒ

理　　由	代用品
主成分は，光によって徐々に褐色となる **著** 防湿・遮光保存。強い刺激性あり **(安定性)粉砕後** (25℃，60%RH，1,000lx散光下，3カ月間)外観変化あり(1カ月)，残存率95.2%(3カ月) (25℃，60%RH，遮光条件下，3カ月間)外観変化あり(1カ月)，残存率96.0%(3カ月) (25℃，遮光・防湿条件下，3カ月間)外観変化なし，残存率97.0%(3カ月) **(溶解性(水))** 溶けやすい	
主成分は，光によって徐々に褐色となる **著** 防湿・遮光保存。強い刺激性あり **(安定性)粉砕後** (25℃，60%RH，1,000lx散光下，3カ月間)外観変化あり(1カ月)，残存率97.0%(3カ月) (25℃，60%RH，遮光条件下，3カ月間)外観変化あり(3カ月)，残存率96.9%(3カ月) (25℃，遮光・防湿条件下，3カ月間)外観・含量変化なし **(溶解性(水))** 溶けやすい	
開封後は湿気を避けて保存 **著** 防湿・遮光保存。強い刺激性あり **(安定性)** 有効成分は光によって徐々に褐色となる **(溶解性(水))** 溶けやすい	
錠剤は湿気を避けて保存 **著** 防湿・遮光保存。強い刺激性あり **(安定性)粉砕後** 3カ月間のデータあり(粉砕時の体内動態データ等なし) **(溶解性(水))** 溶けやすい	
保存条件により，外観，含量および類縁物質量に変化を認めた ※製品：アルミピロー包装(防湿強化) **著** 防湿・遮光保存。強い刺激性あり **(安定性)粉砕後** 温格(40℃)及び湿度(75%RH)の条件で類縁物質の経時的な増加傾向がみられた(規格内)。また，光の条件で類縁物質の増加傾向がみられ(120万lx・hrで規格外)，60万lx・hrで着色も認められた **(溶解性(水))** 溶けやすい	
保存条件により，外観，含量および類縁物質量に変化を認めた ※製品：アルミピロー包装(防湿強化) **著** 防湿・遮光保存。強い刺激性あり **(安定性)粉砕後** 温度(40℃)，湿度(75%RH)及び光の条件で類縁物質の経時的な増加傾向がみられた(規格内)。また，光(60万lx・hr)により着色が認められた **(溶解性(水))** 溶けやすい	
著 防湿・遮光保存。強い刺激性あり **(安定性)粉砕物** ［25mg錠］ (25℃，75%RH，遮光，30日間)性状，類縁物質ほとんど変化なし，湿度の影響による含量低下 (40℃，遮光，40日間)性状，類縁物質，含量ほとんど変化なし (2,000lx，成り行き温湿度，合計120万lx)30万lxまでは性状，類縁物質，含量ほとんど変化なし。60万lx以降から性状(色調)が経時的に変化，類縁物質は増加，含量は低下した **(溶解性(水))** 溶けやすい	

理由　**著** 著者コメント　**(安定性)** 原薬(一部製剤)の安定性　**(溶解性(水))** 原薬の水に対する溶解性
代用品　※：一部適応等が異なる

クロヒ

製品名（会社名）	規格単位	剤形・割線・Cap号数	可否	一般名
クロピドグレル錠25mg「モチダ」 (持田販売＝持田)	25mg	Fコート錠 ◯(割線無)	— (◯)	クロピドグレル硫酸塩
クロピドグレル錠75mg「モチダ」 (持田販売＝持田)	75mg	Fコート錠 ◯(割線無)	— (◯)	クロピドグレル硫酸塩
クロフィブラートカプセル 250mg「ツルハラ」(鶴原)	250mg	軟カプセル ◯	×	クロフィブラート
クロフェクトン錠10mg (全星＝田辺三菱＝吉富薬品)	10mg	Fコート錠 ◯(割線無)	△	クロカプラミン塩酸塩水和物
クロフェクトン錠25mg (全星＝田辺三菱＝吉富薬品)	25mg	Fコート錠 ◯(割線無)	△	
クロフェクトン錠50mg (全星＝田辺三菱＝吉富薬品)	50mg	Fコート錠 ◯(割線無)	△	
クロフェドリンS配合錠 (キョーリンリメディオ＝杏林)	配合剤	素錠 ◯(割線無)	— (◯)	鎮咳配合剤
クロミッド錠50mg (富士製薬)	50mg	素錠 ⊖(割線模様)	△	クロミフェンクエン酸塩
クロルジアゼポキシド錠 5mg「ツルハラ」(鶴原)	5mg	糖衣錠 ◯(割線無)	△	クロルジアゼポキシド
クロルジアゼポキシド錠 10mg「ツルハラ」(鶴原)	10mg	糖衣錠 ◯(割線無)	△	
d-クロルフェニラミンマレイン酸塩2mg「武田テバ」(武田テバファーマ＝武田)	2mg	素錠 ⊖(割線1本)	— (◯)	クロルフェニラミンマレイン酸塩
d-クロルフェニラミンマレイン酸塩徐放錠6mg「武田テバ」(武田テバファーマ＝武田)	6mg	糖衣錠 ◯(割線無)	— (×)	クロルフェニラミンマレイン酸塩
クロルフェネシンカルバミン酸エステル錠125mg「NP」(ニプロ)	125mg	素錠 ◯(割線無)	— (◯)	クロルフェネシンカルバミン酸エステル
クロルフェネシンカルバミン酸エステル錠250mg「NP」(ニプロ)	250mg	素錠 ◯(割線無)	— (◯)	

可否判定　◯：可，△：条件つきで可，×：不可，—：企業判定回避，（　）：著者判断

クロル

理　由	代用品
著 防湿・遮光保存。強い刺激性あり (安定性)粉砕後　(40±2℃，ファルコンチューブ(密栓)，3カ月間)規格内 (25±2℃，75±5％RH，ファルコンチューブ(開栓)，3カ月間)規格内 (2,000lx，ファルコンチューブ(密栓)，60万lx・hr)規格内 (溶解性(水))溶けやすい	
内容物が油状のため粉砕不可 (安定性)該当資料なし (溶解性(水))ほとんど溶けない	
高湿度によりケーキング，一部変色(赤味) 著 遮光保存 (安定性)製剤　〔苛酷〕(40℃，瓶(遮光・気密容器)，3カ月間)外観・平均質量・乾燥減量・硬度・定量・溶出性：変化なし (25℃，75％RH，遮光・開放，3カ月間)平均質量・乾燥減量：増加(規格内)。硬度：低下(規格内)。外観・定量・溶出性：変化なし 〔光〕(25℃，60％RH，1,200lx，気密容器，合計120万lx・hrを照射)外観：[10mg・50mg錠]わずかに黄ばむ(規格内)，[25mg錠]わずかにくすむ(規格内)。平均質量・乾燥減量・硬度・定量・溶出性：変化なし (溶解性(水))やや溶けにくい	顆10％ [先]
(溶解性(水))溶けやすい	散 [GE] シ [先][GE]
光により着色する。遮光保存 (安定性)該当資料なし (溶解性(水))溶けにくい	
光により徐々に変色 (安定性)該当資料なし (溶解性(水))ほとんど溶けない	散1％・10％ [先]
(安定性)製剤　〔湿度〕(25℃，75％RH，4週間)性状，含量に変化なし (溶解性(水))極めて溶けやすい	末 [先] 散1％ [先] シ0.04％・0.05％ [先] [GE] DS0.2％ [先]
速崩部と徐放部からなる復効錠のため粉砕不可 (溶解性(水))極めて溶けやすい	末 [先] 散1％ [先] シ0.04％・0.05％ [先] [GE] DS0.2％ [先]
著 原薬は吸湿性を示さず，光にも安定。m.p.88～91℃ (安定性)粉砕後　データなし (溶解性(水))溶けにくい	

理由　著 著者コメント　　(安定性)原薬(一部製剤)の安定性　　(溶解性(水))原薬の水に対する溶解性
代用品　※：一部適応等が異なる

クロル

製品名（会社名）	規格単位	剤形・割線・Cap号数	可否	一般名
クロルフェネシンカルバミン酸エステル錠125mg「サワイ」（沢井）	125mg	素錠 ◯(割線無)	— (◯)	クロルフェネシンカルバミン酸エステル
クロルフェネシンカルバミン酸エステル錠250mg「サワイ」（沢井）	250mg	素錠 ◯(割線無)	— (◯)	
クロルフェネシンカルバミン酸エステル錠125mg「ツルハラ」（鶴原）	125mg	素錠 ◯(割線無)	◯	クロルフェネシンカルバミン酸エステル
クロルフェネシンカルバミン酸エステル錠250mg「ツルハラ」（鶴原）	250mg	素錠 ◯(割線無)	◯	
クロルプロパミド錠250mg「KN」（小林化工）	250mg	素錠 ⊖(割線1本)	◯	クロルプロパミド
クロルプロマジン塩酸塩錠25mg「ツルハラ」（鶴原）	25mg	糖衣錠 ◯(割線無)	× (△)	クロルプロマジン
クロルマジノン酢酸エステル錠25mg「KN」（小林化工＝ファイザー）	25mg	素錠 ◯(割線無)	◯	クロルマジノン酢酸エステル
クロルマジノン酢酸エステル錠25mg「YD」（陽進堂＝日本ジェネリック＝共創未来ファーマ）	25mg	素錠 ◯(割線無)	— (◯)	クロルマジノン酢酸エステル
クロルマジノン酢酸エステル錠25mg「タイヨー」（武田テバファーマ＝武田）	25mg	素錠 ◯(割線無)	— (△)	クロルマジノン酢酸エステル
クロルマジノン酢酸エステル錠25mg「日医工」（日医工）	25mg	素錠 ◯(割線無)	— (◯)	クロルマジノン酢酸エステル
クロルマジノン酢酸エステル徐放錠50mg「KN」（小林化工＝ファイザー）	50mg	Fコート錠 ◯(割線無)	×	クロルマジノン酢酸エステル
クロロマイセチン錠50（アルフレッサファーマ）	50mg	糖衣錠 ◯(割線無)	— (△)	クロラムフェニコール
クロロマイセチン錠250（アルフレッサファーマ）	250mg	糖衣錠 ◯(割線無)	— (△)	

可否判定　◯：可，△：条件つきで可，×：不可，—：企業判定回避，（　）：著者判断

クロロ

理　由	代用品
においはなく，味はわずかに苦い (溶解性(水))溶けにくい	
(安定性)該当資料なし (溶解性(水))溶けにくい	
(安定性)粉砕後　〔通常〕(25℃，75%RH，遮光，30日間)変化なし 〔苛酷〕(40℃，遮光，30日間)変化なし 〔光〕(室温，1,000lx·hr(白色蛍光灯下)，30日間)変化なし (溶解性(水))ほとんど溶けない	
苦味あり。光に不安定 著 他剤比較でも安定性が見込めないが，粉砕後防湿・遮光保存で可能と推定 (安定性)該当資料なし (溶解性(水))極めて溶けやすい	細10%　[先]
(安定性)粉砕後　〔通常〕(25℃，75%RH，遮光，30日間)変化なし 〔光〕(室温，1,000lx·hr(白色蛍光灯下)，50日間)変化なし (溶解性(水))ほとんど溶けない	
(安定性)粉砕時　(25℃，60%RH，120万lx·hr，30日間)性状変化なし，含量規格内 (溶解性(水))ほとんど溶けない	
著 安定性データが不足しているが，粉砕後防湿・遮光保存で可能と推定 (安定性)製剤　〔温度〕(40℃，4週間)性状，含量に変化なし 〔湿度〕(25℃，75%RH，4週間)性状，含量に変化なし 〔光〕(60万lx·hr)性状，含量に変化なし (溶解性(水))ほとんど溶けない	
(安定性)粉砕物　(25℃，75%RH，遮光・開放，3カ月間)外観，含量変化なし (溶解性(水))ほとんど溶けない	
本剤は徐放性製剤であることから，粉砕しないこと(粉砕に関するデータなし) 著 徐放化腸溶錠の機構が失われるため粉砕不可 (溶解性(水))ほとんど溶けない	
極めて強い苦味あり (安定性)結晶または結晶性粉末は，乾燥状態・室温で5年以上力価安定 **粉砕後**　〔250mg錠〕 〔光〕(D65蛍光灯照射，ガラス製シャーレ(曝露)，120万lx·hr)性状・吸湿量変化なし，含量98.6% 〔経時〕(25℃，75%RH，遮光，ガラス製シャーレ(曝露)，90日間)性状変化なし，吸湿量0.03%，含量97.3% (溶解性(水))溶けにくい	

理由　著 著者コメント　　(安定性)原薬(一部製剤)の安定性　　(溶解性(水))原薬の水に対する溶解性
代用品　※：一部適応等が異なる

ケアラ

製品名(会社名)	規格単位	剤形・割線・Cap号数	可否	一般名
ケアラム錠25mg (エーザイ)	25mg	Fコート錠 ○(割線無)	— (×)	イグラチモド
ケアロードLA錠60μg (東レ=アステラス)	60μg	徐放錠 ○(割線無)	×	ベラプロストナトリウム
ケイツーカプセル5mg (エーザイ)	5mg	硬カプセル 4号	— (△)	メナテトレノン
ケーサプライ錠600mg (佐藤薬品=アルフレッサファーマ)	600mg	Fコート錠 ○(割線無)	×	塩化カリウム
ケタスカプセル10mg (杏林)	10mg	硬カプセル 3号	× (△)	イブジラスト
ケトチフェンカプセル1mg「TCK」 (辰巳)	1mg	硬カプセル 4号	— (△)	ケトチフェンフマル酸塩
ケトチフェンカプセル1mg「YD」 (陽進堂)	1mg	硬カプセル 4号	— (○)	ケトチフェンフマル酸塩
ケトチフェンカプセル1mg「サワイ」(沢井)	1mg	硬カプセル 4号	— (△)	ケトチフェンフマル酸塩
ケトチフェンカプセル1mg「タイヨー」(武田テバファーマ=武田=三和化学)	1mg	硬カプセル 4号	— (△)	ケトチフェンフマル酸塩
ケトチフェンカプセル1mg「トーワ」(東和薬品)	1mg	硬カプセル 4号	— (△)	ケトチフェンフマル酸塩

可否判定 ○:可, △:条件つきで可, ×:不可, —:企業判定回避, ( ):著者判断

理　　由	代用品
(安定性)〔長期〕安定 〔加速〕安定 〔加湿〕25℃, 75%RHの条件下で7日間放置したときの質量増加率(N=3)は2.9%, 2.9%, 3%であることから, イグラチモドは吸湿性があると判断した (溶解性(水))ほとんど溶けない	
徐放性が失われ, 過量投与となるおそれがある。低含量製剤であるため粉砕不可。強い刺激性あり(目, 鼻, 皮膚, 粘膜に触れると危険) (安定性)〔長期〕(室温, 密閉, 室内光, 褐色ガラス瓶, 36カ月間)変化なし 〔苛酷〕(30℃, 75%RH, 遮光, 無色透明ガラス瓶, 3カ月間)3日後外観は白色粉末からペースト状になり, 3カ月後には微黄色となった。分解物は認められなかった (外気温, 密閉, 太陽光, 透明ガラス管, 100時間)わずかな分解物の生成 (溶解性(水))溶けやすい	
防湿・遮光保存 (安定性)温度及び湿度に対しては安定であるが, 光, アルカリに不安定で分解して着色が強くなる (溶解性(水))ほとんど溶けない	(適応が異なる) シ0.2%　先
徐放性製剤のため粉砕不可 (安定性)該当資料なし (溶解性(水))溶けやすい	(適応が異なる) 末　先 内用液10%　先
徐放性製剤のため粉砕不可 著　脱カプセル可 (安定性)〔長期〕(室温, 室内散光下, 36カ月間)変化なし 〔温度〕(40℃/50℃, 12カ月間)変化なし 〔温度・湿度〕(40℃, 75%RH, 12カ月間)(50℃, 65%RH, 6カ月間)変化なし 〔光〕(自然光下, 30日間)(5,000〜8,000lx(蛍光灯下), 90日間)変化なし (溶解性(水))極めて溶けにくい	
室内散乱光, シャーレ開放条件で4週間保存した結果, 含量に変化なし 著　安定性データが不足しているが, 粉砕後防湿・遮光保存で可能と推定 (安定性)該当資料なし (溶解性(水))溶けにくい	シ0.02%　先　GE DS0.1%　先　GE
著　遮光保存 (安定性)カプセル開封時　(25℃, 60%RH, 120万lx・hr, 30日間)曝光面にわずかな着色あり, 含量規格外 (溶解性(水))溶けにくい	シ0.02%　先　GE DS0.1%　先　GE
著　安定性データが不足しているが, 粉砕後防湿・遮光保存で可能と推定 (溶解性(水))溶けにくい	シ0.02%　先　GE DS0.1%　先　GE
著　安定性データが不足しているが, 粉砕後防湿・遮光保存で可能と推定 (安定性)脱カプセル時　湿度(25℃, 75%RH, 4週間)性状, 含量に変化なし (溶解性(水))溶けにくい	シ0.02%　先　GE DS0.1%　先　GE
著　安定性データが不足しているが, 粉砕後防湿・遮光保存で可能と推定 (安定性)脱カプセル後　(室内散光下, 3カ月間)外観変化なし, 残存率96.9%(1カ月) (溶解性(水))溶けにくい	シ0.02%　先　GE DS0.1%　先　GE

理由　著　著者コメント　　(安定性)原薬(一部製剤)の安定性　　(溶解性(水))原薬の水に対する溶解性
代用品　※：一部適応等が異なる

ケトチ

製品名（会社名）	規格単位	剤形・割線・Cap号数	可否	一般名
ケトチフェンカプセル1mg「日医工」(日医工ファーマ=日医工)	1mg	硬カプセル 4号	— (△)	ケトチフェンフマル酸塩
ゲファルナートカプセル50mg「ツルハラ」(鶴原)	50mg	硬カプセル 3号	×	ゲファルナート
ゲファルナートソフトカプセル100mg「ツルハラ」(鶴原)	100mg	軟カプセル ◯	×	ゲファルナート
ケフラールカプセル250mg（共和薬品）	250mg	硬カプセル 2号	△	セファクロル
ケフレックスカプセル250mg（共和薬品）	250mg	硬カプセル 2号	△	セファレキシン
ケルロング錠5mg（サノフィ）	5mg	Fコート錠 ⊖(割線1本)	— (△)	ベタキソロール塩酸塩
ケルロング錠10mg（サノフィ）	10mg	Fコート錠 ⊖(割線1本)	— (△)	
ケーワン錠5mg（エーザイ）	5mg	素錠 ⊖(割線模様)	— (△)	フィトナジオン
健胃配合錠「YD」（陽進堂）	配合剤	素錠 ◯(割線無)	— (△)	炭酸水素ナトリウム・苦味質剤

可否判定　◯：可，△：条件つきで可，×：不可，—：企業判定回避，( )：著者判断

理　由	代用品
著 脱カプセル可 安定性 製剤内容物　(25℃, 曝光量120万lx・hr, 開放)120万lx・hr後外観変化, 含量低下(規格外) 溶解性(水) 溶けにくい	シ0.02% 先 GE DS0.1% 先 GE
加水分解, 酸化を起こす 安定性 該当資料なし 溶解性(水) ほとんど溶けない	
内容物が油状のため粉砕不可 安定性 該当資料なし 溶解性(水) ほとんど溶けない	
苦味あり 安定性 〔通常〕(室温, 遮光, 密栓, 24カ月間)わずかに着色し, 約3%の力価低下が認められた (室温, 散光, 密栓, 24カ月間)着色し, 7%の力価低下が認められた 〔苛酷〕(45℃, 遮光, 密栓, 3カ月間)わずかに着色し, 力価等は変化なし (室温, 70%RH, 遮光, 24カ月間)着色し, わずかに湿潤した。約8%の力価低下が認められた (37℃, 50%RH, 遮光, 12カ月間)着色し, 約6%の力価低下が認められた (室温, 白色光50,000lx, 40時間)着色し, 約2%の力価低下が認められた 溶解性(水) 溶けにくい	細10%・20% 先 徐放顆375mg ※ 先
苦味あり 著 防湿・遮光保存 安定性 〔通常〕(20～27℃, 遮光, 密栓, 24カ月間)変化なし (5℃, 遮光, 密栓, 24カ月間)変化なし 〔苛酷〕(37℃, 遮光, 密栓, 24カ月間)変化なし (45℃, 遮光, 密栓, 6カ月間)わずかな着色, 含量低下が認められた (20～27℃, 90%RH, 遮光, 6カ月間)わずかな着色, 約14%の含量低下が認められた (37℃, 50%RH, 遮光, 6カ月間)わずかな着色, 約6%の含量低下が認められた (約34℃, 紫外線照射(Fadetester), 5時間)わずかな着色, 約4%の含量低下が認められた 溶解性(水) やや溶けにくい	徐放顆20%・50% ※ 先 DS10%・20%・50% ※ 先
苦味あり。一部凝集, 吸湿性あり 安定性 〔通常〕(室温, 無色ガラス瓶(気密), 3年3カ月間)変化なし 〔苛酷〕(40℃, 75%RH, 無色ガラス瓶(開放), 6カ月間)変化なし 溶解性(水) 極めて溶けやすい	
室温保存。遮光保存。防湿保存 安定性 温度及び湿度に対しては安定であるが, 光及びアルカリで分解する 溶解性(水) ほとんど溶けない	散1% 先
著 防湿・遮光保存。熱湿度で分解の可能性あり 安定性 粉砕時　(25℃, 60%RH, 120万lx・hr, 30日間)曝光面にわずかな色あせあり, 含量規格内	散 先 GE

理由　著 著者コメント　　安定性 原薬(一部製剤)の安定性　　溶解性(水) 原薬の水に対する溶解性
代用品　※：一部適応等が異なる

ケンホ

製品名（会社名）	規格単位	剤形・割線・Cap号数	可否	一般名
ゲンボイヤ配合錠 （日本たばこ＝鳥居）	配合剤	Fコート錠 ◯（割線無）	— (△†)	エルビテグラビル・コビシスタット・エムトリシタビン・テノホビル　アラフェナミドフマル酸塩
コスパノン錠40mg （エーザイ）	40mg	糖衣錠 ◯（割線無）	— (△)	フロプロピオン
コスパノン錠80mg （エーザイ）	80mg	糖衣錠 ◯（割線無）	— (△)	
コスパノンカプセル40mg （エーザイ）	40mg	硬カプセル 3号	— (△)	フロプロピオン
コディオ配合錠MD （ノバルティス）	配合剤	Fコート錠 ◯（割線無）	— (△†)	バルサルタン・ヒドロクロロチアジド
コディオ配合錠EX （ノバルティス）	配合剤	Fコート錠 ◯（割線無）	— (△†)	
コデインリン酸塩錠5mg「シオエ」 （シオエ＝日本新薬）	5mg	素錠 （割線1本）	— (△)	コデインリン酸塩水和物

可否判定　○：可，△：条件つきで可，×：不可，—：企業判定回避，（ ）：著者判断

コテイ

理　由	代用品
† 著 凡例5頁参照。防湿保存。苦味あり (安定性)エルビテグラビル 〔長期〕(25℃, 60%RH, 60カ月間)変化なし 〔苛酷〕(120万lx·hr)光による影響は認められなかった コビシスタット 〔長期〕(5℃, 24カ月間)6カ月まで経時的な水分量の増加が認められたが, 規格の範囲内であり, 6カ月以降, 変化は認められなかった。その他の品質特性については, 変化を示さなかった 〔苛酷〕(120万lx·hr)光による影響は認められなかった エムトリシタビン 〔長期〕(25℃, 60%RH, 24カ月間)変化なし 〔苛酷〕(180万lx·hr)光による影響は認められなかった テノホビル アラフェナミドフマル酸塩 〔長期〕(5℃, 24カ月間)分解物の増加が認められたが, 規格の範囲内であった 〔苛酷〕(120万lx·hr)光による影響は認められなかった (溶解性(水))エルビテグラビル：ほとんど溶けない コビシスタット：ほとんど溶けない エムトリシタビン：溶けやすい テノホビル アラフェナミドフマル酸塩：やや溶けにくい	
40mg錠は粉砕の安定性データなし 苦味あり。防湿・遮光保存 (安定性)光, 温度及び湿度に対し, 安定であるが, アルカリ条件下では不安定で主分解物としてフロログルシンを生成する (溶解性(水))ほとんど溶けない	
苦味あり。防湿・遮光保存 (安定性)光, 温度及び湿度に対し, 安定であるが, アルカリ条件下では不安定で主分解物としてフロログルシンを生成する (溶解性(水))ほとんど溶けない	
粉砕して服用した場合の薬物動態や有効性, 安全性について検討していないため。バルサルタンは味が苦い † 著 凡例5頁参照。防湿・遮光保存 (安定性)バルサルタン 〔通常〕(25℃, 無色透明ガラス瓶, 36カ月間)安定 〔加速〕(40℃, 75%RH, 無色透明ガラス瓶, 6カ月間)安定 〔苛酷〕(50℃, 無色透明ガラス瓶, 3カ月間)安定 (25℃, 90%RH, ポリエチレン袋, 3カ月間)水分増加以外変化なし (120万lx(白色蛍光灯))安定 ヒドロクロロチアジド：試験未実施 (溶解性(水))バルサルタン：ほとんど溶けない ヒドロクロロチアジド：極めて溶けにくい	
粉砕品のADMEを検討していない。散剤があるのでできれば剤形変更する 著 オピオイドであるため, できれば剤形変更する。防湿・遮光保存 (安定性)光によって変化する (溶解性(水))溶けやすい	末 先 散1%・10% 先

理由　著 著者コメント　(安定性)原薬(一部製剤)の安定性　(溶解性(水))原薬の水に対する溶解性
代用品　※：一部適応等が異なる

コテイ

製品名（会社名）	規格単位	剤形・割線・Cap号数	可否	一般名
コデインリン酸塩錠20mg「第一三共」（第一三共プロファーマ＝第一三共）	20mg	素錠 ○(割線無)	— (×)	コデインリン酸塩水和物
コデインリン酸塩錠20mg「タケダ」（武田）	20mg	素錠 ○(割線無)	— (×)	コデインリン酸塩水和物
コートリズム錠50mg（寿＝共和クリティケア）	50mg	素錠 ○(割線無)	○	シロスタゾール
コートリズム錠100mg（寿＝共和クリティケア）	100mg	素錠 ⊖(割線1本)	○	
コートリル錠10mg（ファイザー）	10mg	素錠 ⊖(割線1本)	— (△)	ヒドロコルチゾン
コートン錠25mg（日医工）	25mg	素錠 ⊖(割線模様)	— (△)	コルチゾン酢酸エステル
コナン錠5mg（田辺三菱）	5mg	Fコート錠 ⊖(割線1本)	— (△)	キナプリル塩酸塩
コナン錠10mg（田辺三菱）	10mg	Fコート錠 ⊖(割線1本)	— (△)	
コナン錠20mg（田辺三菱）	20mg	Fコート錠 ⊖(割線1本)	— (△)	

可否判定 ○：可，△：条件つきで可，×：不可，—：企業判定回避，（ ）：著者判断

コナン

理　　由	代用品
データなし。製剤は吸湿することがあるが，効力に変化はない(添付文書より) 著 医療用麻薬のため粉砕不可。できれば剤形変更する 安定性〔通常〕(室温，成り行きRH，5年間)性状，含量，類縁物質の承認規格を満足 溶解性(水)溶けやすい	末 先 散1%・10% 先
著 医療用麻薬のため粉砕不可。できれば剤形変更する 安定性 本品は光によって変化する 製剤 〔長期〕(室温，ガラス瓶＋紙箱，60カ月間)変化なし 〔苛酷〕データなし 溶解性(水)溶けやすい	末 先 散1%・10% 先
溶解性(水)ほとんど溶けない	散20% 先 内用ゼリー50mg・100mg GE
吸湿しやすい特性を有するため，防湿が必要 著 防湿保存 安定性 粉砕後 (15～25℃，遮光・開栓ガラス瓶，10日後)性状：変化なし，含量：98% (15～25℃，遮光・開栓ガラス瓶，20日後/30日後)性状：変化なし，含量：99% 溶解性(水)極めて溶けにくい	
著 安定性データが不足しているが，粉砕後防湿・遮光保存で可能と推定 溶解性(水)ほとんど溶けない	
高湿度(遮光，30℃・92%RH)では14日で分解物が錠の規格値を超えた 著 十分な防湿保存が必要 安定性〔長期〕(6～32℃，35～100%RH，昼間約500lx，褐色ガラス容器(気密)，3年間)分解物Ⅰ(キナプリラート)及びⅡ(ピラジノイソキノリンエステル体)が増加し，1年6カ月目で分解物Ⅱが規格値を超え，3年目には分解物Ⅰも規格値を超えた。その他の項目(外観，確認試験，旋光度，含量)は変化なし (15℃，褐色ガラス容器(気密)，3年間)分解物Ⅰ及びⅡが増加したが，3年目においても規格内であった。その他の項目(外観，確認試験，旋光度，含量)は変化なし 〔苛酷〕(40℃，ガラス容器(気密)，6カ月間)分解物Ⅰ及びⅡが増加し，4カ月目で分解物Ⅱが規格値を超えた (25℃，75%RH，ガラスシャーレ(開放)，3日間)1日目からわずかに湿潤し，3日目には微黄色の液体になった。分解物Ⅰ及びⅡが増加し，1日目で分解物Ⅱが規格値を超えた (60℃，ガラス容器(気密)，3週間)分解物Ⅰ及びⅡが増加し，1週間目で分解物Ⅱが規格値を超えた (40℃，75%RH，ガラスシャーレ(開放)，3日間)1日目から微黄色の液体になり，3日目には微赤紫色の液体となった。分解物Ⅰ及びⅡが増加し，1日目で分解物Ⅱが規格値を超え，2日目で分解物Ⅰが規格値を超えた。吸湿率は，1日目から規格値を超えた (25℃，白色蛍光灯(約1,600lx)，無色透明ガラス容器(気密)，32日間)変化なし (23℃，室内散光下(約500lx)，無色透明ガラス容器(気密)，3カ月間)変化なし 溶解性(水)溶けやすい	

理由　著 著者コメント　安定性 原薬(一部製剤)の安定性　溶解性(水) 原薬の水に対する溶解性
代用品　※：一部適応等が異なる

コニル

製品名（会社名）	規格単位	剤形・割線・Cap号数	可否	一般名
コニール錠2 （協和キリン）	2mg	Fコート錠 ○（割線無）	— （○）	ベニジピン塩酸塩
コニール錠4 （協和キリン）	4mg	Fコート錠 ⊖（割線1本）	— （○）	
コニール錠8 （協和キリン）	8mg	Fコート錠 ⊖（割線1本）	— （○）	
コバシル錠2mg （協和キリン）	2mg	素錠 ⊖（割線1本）	— （△）	ペリンドプリルエルブミン
コバシル錠4mg （協和キリン）	4mg	素錠 ⊖（割線1本）	— （△）	
コバマミド錠250μg「ツルハラ」 （鶴原）	0.25mg	糖衣錠 ○（割線無）	△	コバマミド
コバレノール錠25 （小林化工）	25mg	素錠 ○（割線無）	○	アリルエストレノール
コペガス錠200mg （中外）	200mg	Fコート錠 ◯（割線無）	— （×）	リバビリン
コムタン錠100mg （ノバルティス）	100mg	Fコート錠 ◯（割線無）	— （○）	エンタカポン

可否判定　○：可，△：条件つきで可，×：不可，—：企業判定回避，（　）：著者判断

理　由	代用品
通常の保存状態で1カ月間安定。ただし，曝光下で放置しておくと着色・分解する可能性がある **著** 遮光保存 (安定性)〔長期〕(室温，無色瓶(気密)，36カ月間)変化なし 〔苛酷〕(40℃，75%RH，無色瓶(開放)，6カ月間)6カ月目に薄層クロマトグラフィー(TLC)上に0.1%程度の分解物のスポットが認められた 〔光〕(1,000lx(蛍光灯)，無色瓶(気密)，60日間)変化なし (溶解性(水))ほとんど溶けない	
通常の保存状態で60日間安定。ただし，ガラス瓶開放・40℃にて若干の含量低下が認められた **著** 防湿・遮光保存 (安定性)〔長期〕(25℃，暗所，ガラス瓶(気密)，36カ月間)変化なし 〔苛酷〕(60℃，暗所，ガラス瓶(気密)，2カ月間)類縁物質の微量増加を認めた (25℃，93%RH，暗所，ガラス瓶蓋開放，14日間)部分的に固着が起き吸湿した。また赤外吸収スペクトルの結果から，α形から水和β形への結晶転移が確認された 〔光〕(25℃，1,000lx(白色蛍光灯)，ガラスシャーレ蓋開放，50日間)変化なし (溶解性(水))溶けやすい	
光に不安定，吸湿性あり **著** 用時粉砕，粉砕後は速やかに使用する。防湿・遮光保存 (安定性)該当資料なし (溶解性(水))やや溶けやすい	
(安定性)**粉砕後**　〔通常〕(25℃，75%RH，遮光，30日間)変化なし 〔苛酷〕(40℃，遮光，30日間)変化なし 〔光〕(室温，1,000lx・hr(白色蛍光灯下)，50日間)変化なし (溶解性(水))ほとんど溶けない	
催奇形性及び精巣・精子の形態変化。調剤時注意 **著** 防湿・遮光保存。苦味，調剤時曝露注意。強い刺激性ありとの情報あり，原則粉砕不可 (安定性)**製剤**　25℃・60%RH1カ月間で水分量増加，含量低下なし **著 粉砕後**　40℃，75%RHで7日間，結果として水分量の増加，外観及び含量に変化なし (溶解性(水))溶けやすい	
粉砕して服用した場合の薬物動態や有効性，安全性について検討していないため。原体の色が乳鉢等に着色する **著** 粉砕後データが不足しているが，安定性データより粉砕可能と推定 (安定性)〔通常〕(25℃，60%RH，暗所，ポリエチレン袋/ファイバードラム，60カ月間)安定 〔加速〕(40℃，75%RH，暗所，ポリエチレン袋/ファイバードラム，6カ月間)安定 〔光〕(505万lx・hr(白色ランプ))安定 (溶解性(水))ほとんど溶けない	

理由　**著** 著者コメント　(安定性)原薬(一部製剤)の安定性　(溶解性(水))原薬の水に対する溶解性
代用品　※：一部適応等が異なる

コムフ

製品名（会社名）	規格単位	剤形・割線・Cap号数	可否	一般名
コムプレラ配合錠 （ヤンセン）	配合剤	Fコート錠 ◯（割線無）	— (△†)	リルピビリン塩酸塩・エムトリシタビン・テノホビルジソプロキシルフマル酸塩
コメリアンコーワ錠50 （興和＝興和創薬）	50mg	Fコート錠 ◯（割線無）	— (△)	ジラゼプ塩酸塩水和物
コメリアンコーワ錠100 （興和＝興和創薬）	100mg	Fコート錠 ⊖（割線1本）	— (△)	ジラゼプ塩酸塩水和物
コリオパン錠10mg （エーザイ）	10mg	糖衣錠 ◯（割線無）	— (△)	ブトロピウム臭化物
コリオパンカプセル5mg （エーザイ）	5mg	硬カプセル 4号	— (△)	ブトロピウム臭化物
コルドリン錠12.5mg （日本新薬）	12.5mg	Fコート錠 ◯（割線無）	△	クロフェダノール塩酸塩

可否判定 ◯：可，△：条件つきで可，×：不可，—：企業判定回避，（ ）：著者判断

理　　由	代用品
データなし † 著 凡例5頁参照。防湿・遮光保存 安定性 リルピビリン塩酸塩 〔長期〕(25℃，60%RH，低密度ポリエチレン袋(二重)，36カ月間)変化なし 〔加速〕(40℃，75%RH，高密度ポリエチレン瓶，6カ月間)変化なし テノホビル　ジソプロキシルフマル酸塩 〔長期〕(5℃，ポリエチレン袋＋高密度ポリエチレン容器，36カ月間)変化なし 〔加速〕(25℃，60%RH，ポリエチレン袋＋高密度ポリエチレン容器，36カ月間)変化なし エムトリシタビン 〔長期〕(25℃，60%RH，ポリエチレン袋＋高密度ポリエチレン容器，36カ月間)変化なし 〔加速〕(40℃，75%RH，ポリエチレン袋＋高密度ポリエチレン容器，6カ月間)変化なし 溶解性(水) リルピビリン塩酸塩：0.01mg/mL テノホビル　ジソプロキシルフマル酸塩：13.4mg/mL エムトリシタビン：112mg/mL	
著しい苦味あり 錠剤が粉砕された状態での薬物動態解析，有効性試験，安全性試験は実施されていない 安定性 〔通常〕(室温，ガラス瓶，30カ月間)変化なし 〔苛酷〕(個体)(40℃・50℃・60℃，粉末アンプル，4カ月間)変化なし (25℃，90%RH，秤量瓶，4週間)変化なし (2.5kW，キセノンランプ照射，ペトリ皿，300時間)わずかに黄変 〔苛酷〕(5%水溶液)(室温，アンプル，14日間)変化なし (40℃，アンプル，7日間)変化なし 溶解性(水) やや溶けやすい	
苦味あり。防湿・遮光保存 安定性 (40℃/45℃，褐色ガラス瓶(密栓)，4.5カ月間)変化なし (37℃，75%RH/91%RH，シャーレ(開放)，3カ月間)変化なし 溶解性(水) 溶けにくい	顆2%　先
苦味あり。防湿・遮光保存 安定性 (40℃/45℃，褐色ガラス瓶(密栓)，4.5カ月間)変化なし (37℃，75%RH/91%RH，シャーレ(開放)，3カ月間)変化なし 溶解性(水) 溶けにくい	顆2%　先
苦味あり 安定性 〔通常〕(室温，無色ガラス瓶，12カ月間)ほとんど変化なし 〔加速〕(60℃，無色ガラス瓶，5カ月間)ほとんど変化なし (25℃，33〜84%RH，密閉容器，3日間)約43%RHに臨界湿度があり，75%RH以上で水和物となる 〔苛酷〕(白色蛍光灯(20W×4本)，3カ月間)変化なし (キセノンフェードメーター(2.5kW)，30時間)変化なし 溶解性(水) やや溶けにくい	顆4.17%　先

理由　著 著者コメント　　安定性 原薬(一部製剤)の安定性　　溶解性(水) 原薬の水に対する溶解性
代用品　※：一部適応等が異なる

コルヒ

製品名（会社名）	規格単位	剤形・割線・Cap号数	可否	一般名
コルヒチン錠0.5mg「タカタ」 （高田）	0.5mg	素錠 ⊖(割線模様)	— (△)	コルヒチン
コレアジン錠12.5mg （アルフレッサファーマ）	12.5mg	素錠 ○(割線無)	— (○)	テトラベナジン
コレキサミン錠200mg （杏林）	200mg	素錠 ○(割線無)	— (△)	ニコモール
コレバイン錠500mg （田辺三菱）	500mg	Fコート錠 ○(割線無)	× (△)	コレスチミド
コレミナール錠4mg （沢井＝田辺三菱）	4mg	Fコート錠 ○(割線無)	— (△)	フルタゾラム
コロネル錠500mg （アステラス）	500mg	Fコート錠 ○(割線無)	— (△)	ポリカルボフィルカルシウム

可否判定 ○：可，△：条件つきで可，×：不可，—：企業判定回避，( )：著者判断

理　　由	代用品
光により含量低下 著 安定性データが不足しているが，粉砕後防湿・遮光保存で可能と推定 安定性(25℃，遮光)30日間安定 溶解性(水)やや溶けにくい	
著 粉砕後データより可能と判断 安定性〔長期〕(25℃，60％RH，ポリエチレン袋(二重)，60カ月間)変化なし 〔加速〕(40℃，75％RH，ポリエチレン袋(二重)，18カ月間)変化なし 粉砕後 (室温，室内散光下，4週間)2週間で性状変化なし，4週間で性状変化あり：白色の粉末→ほとんど白色の粉末 溶解性(水)やや溶けにくい	
著 データなし。急激に血中濃度が上がり，顔面紅潮を起こすことがある 安定性〔長期〕(25～30℃，2年間)ほとんど経時変化を認めなかった 〔湿度〕(75％RH/82％RH/91％RH/96％RH/100％RH，19日間)分解はまったくみられなかった 〔光〕(直射日光下，7日間)分解物を認めなかった 溶解性(水)ほとんど溶けない	
吸湿性が高いため，服用時水によって膨潤し，服用が困難になる場合があるため不可 著 防湿保存を遵守 安定性〔長期〕(室温，ポリエチレン二重袋＋金属缶(シリカゲル入り)，3年間)乾燥減量がわずかに増加した(規格内)が，その他の試験項目(性状，確認試験，膨潤度，水溶性物質，含量)は変化なし 〔加速〕(40℃，75％RH，ポリエチレン二重袋＋金属缶(シリカゲル入り)，6カ月間)乾燥減量がわずかに増加した(規格内)が，その他の試験項目(性状，確認試験，膨潤度，水溶性物質，含量)は変化なし 〔苛酷〕(50℃，ポリエチレン二重袋＋金属缶(シリカゲル入り)，6カ月間)変化なし (25℃，ポリエチレン二重袋，28日間)変化なし 溶解性(水)ほとんど溶けない	顆83％ 先
においはなく，味はわずかに苦い 溶解性(水)ほとんど溶けない	細1％ 先
有効成分に吸湿性あり 防湿が必要(錠では防湿保存) 著 防湿保存 安定性〔長期〕(25℃，暗所，アルミ袋(密封)，36カ月間)外観・性状：変化なし。残存率：変化なし 〔苛酷〕(60℃，暗所，シャーレ(蓋付)，30日間)外観・性状：変化なし。乾燥により乾燥減量値に減少がみられた。残存率：ほとんど変化なし (25℃，91％RH，暗所，シャーレ(蓋開放)，30日間)外観・性状：変化なし。乾燥により乾燥減量値に減少がみられた。残存率：ほとんど変化なし 〔光〕(室温，近紫外線照射，シャーレ(ポリ塩化ビニリデン製フィルムで覆う)，2日間)外観・性状：変化なし。残存率：変化なし (室温，5,000lx(蛍光灯)照射，シャーレ(ポリ塩化ビニリデン製フィルムで覆う)，30日間)外観・性状：変化なし。残存率：変化なし 溶解性(水)ほとんど溶けない	細83.3％ 先 GE

理由　著 著者コメント　　安定性 原薬(一部製剤)の安定性　　溶解性(水) 原薬の水に対する溶解性
代用品　※：一部適応等が異なる

コンサ

製品名(会社名)	規格単位	剤形・割線・Cap号数	可否	一般名
コンサータ錠18mg (ヤンセン)	18mg	徐放錠 （割線無）	×	メチルフェニデート塩酸塩
コンサータ錠27mg (ヤンセン)	27mg	徐放錠 （割線無）	×	
コンサータ錠36mg (ヤンセン)	36mg	徐放錠 （割線無）	×	
コンスタン0.4mg錠 (武田テバ薬品=武田)	0.4mg	素錠 （割線無）	○	アルプラゾラム
コンスタン0.8mg錠 (武田テバ薬品=武田)	0.8mg	素錠 （割線無）	○	
コントミン糖衣錠12.5mg (田辺三菱=吉富薬品)	12.5mg	糖衣錠 （割線無）	— (△)	クロルプロマジン
コントミン糖衣錠25mg (田辺三菱=吉富薬品)	25mg	糖衣錠 （割線無）	— (△)	
コントミン糖衣錠50mg (田辺三菱=吉富薬品)	50mg	糖衣錠 （割線無）	— (△)	
コントミン糖衣錠100mg (田辺三菱=吉富薬品)	100mg	糖衣錠 （割線無）	— (△)	
5mgコントール錠 (武田テバ薬品=武田)	5mg	糖衣錠 （割線無）	△	クロルジアゼポキシド
10mgコントール錠 (武田テバ薬品=武田)	10mg	糖衣錠 （割線無）	△	

可否判定 ○:可, △:条件つきで可, ×:不可, —:企業判定回避, ( ):著者判断

理　由	代用品
徐放性製剤であるため (安定性)該当資料なし (溶解性(水))溶けやすい	
(安定性)〔長期〕(室温，24カ月間)変化なし 〔温度〕(40℃，12カ月間)(50℃，6カ月間)変化なし 〔湿度〕(室温，75%RH，12カ月間)(40℃，75%RH，6カ月間)変化なし 〔光〕(室内散乱光，12カ月間)(直射日光，4週間)変化なし **製剤**　〔長期〕(室温，PTP＋内袋＋紙箱，60カ月間)外観：変化なし，残存率： [0.4mg錠]97.3%，[0.8mg錠]99.3% 〔温度〕(50℃，3カ月間)外観：ほぼ白色の素錠，残存率：[0.4mg・0.8mg錠]98.6% 〔湿度〕(40℃，75%RH，3カ月間)外観：ほぼ白色の素錠，残存率：[0.4mg錠]100.5%，[0.8mg錠]99.3% 〔光〕(直射日光，4週間)外観：変化なし，残存率：[0.4mg錠]99.1%，[0.8mg錠]100.9% (溶解性(水))ほとんど溶けない	
[25mg錠]高湿度(遮光，30℃，92%RHで3日間保存)により湿潤する(アメ状) [12.5mg・50mg・100mg錠]25mg錠参照 著　防湿・遮光保存 (安定性)〔長期〕(室温，遮光，気密容器，3年6カ月間)액状の色調が無色から微黄色となった(規格内)。その他の試験項目(外観，におい，融点，pH，乾燥減量，含量)は変化なし (溶解性(水))極めて溶けやすい	細10%　先
強い苦味あり。光に不安定 (安定性)本品は光によって徐々に変化する 〔温度〕(60℃以下，1カ月間)変化なし 〔湿度〕(40℃，75%RH，1カ月間)変化なし **製剤**　[5mg錠] 〔長期〕(室温，瓶包装＋紙箱，60カ月間)外観：変化なし，残存率：100.6% (室温，PTP＋ポリエチレン袋＋紙箱，60カ月間)外観：変化なし，残存率：98.5% 〔苛酷〕データなし [10mg錠] 〔長期〕(室温，瓶包装＋紙箱，48カ月間)外観：変化なし，残存率：97.9% (室温，PTP＋ポリエチレン袋＋紙箱，60カ月間)外観：変化なし，残存率：98.5% 〔温度〕(40℃，6カ月間)外観：変化なし，残存率：99.6% 〔湿度〕(25℃，75%RH，6カ月間)外観：ほとんど変化なし，残存率：101.4% 〔光〕(100万lx・hr(キセノンランプ)，PTP)外観：ほとんど変化なし，残存率：99.8% (溶解性(水))ほとんど溶けない	散1%・10%　先

理由　著 著者コメント　　(安定性)原薬(一部製剤)の安定性　　(溶解性(水))原薬の水に対する溶解性
代用品　※：一部適応等が異なる

コンハ

製品名（会社名）	規格単位	剤形·割線·Cap号数	可否	一般名
コンバントリン錠100mg （佐藤製薬）	100mg	素錠 ⊖(割線模様)	— (○)	ピランテルパモ酸塩
コンビビル配合錠 （ヴィーブヘルスケア=GSK）	配合剤	Fコート錠 ⃝(割線無)	— (△[†])	ジドブジン・ラミブジン
コンプラビン配合錠 （サノフィ）	配合剤	Fコート錠 ⃝(割線無)	×	クロピドグレル硫酸塩・アスピリン

可否判定 ○：可，△：条件つきで可，×：不可，—：企業判定回避，( )：著者判断

理　　由	代用品
該当データなし (安定性)原薬　該当資料なし(原末は光により黄橙色となるが，力価の変化はない) **製剤**　〔長期〕(室温，遮光瓶，24カ月間)外観：変化なし，含量：ほとんど変化なし 〔苛酷〕(37℃，成り行きRH，遮光瓶，6カ月間)外観：変化なし，含量：ほとんど変化なし (50℃，成り行きRH，遮光瓶，3カ月間)外観：変化なし，含量：ほとんど変化なし (37℃，80%RH，遮光瓶，4カ月間)外観：変化なし，含量：ほとんど変化なし (溶解性(水))ほとんど溶けない	DS10% 先
ジドブジンの原薬光照射試験において，含量の低下及び類縁物質の増加あり † 著 凡例5頁参照 (安定性)ジドブジン 〔加速〕(40℃，75%RH，暗所，3カ月間)変化なし 〔苛酷〕(75℃，暗所，1カ月間)変化なし (約32,000lx，2カ月間)含量の低下及び類縁物質の増加 ラミブジン 〔通常〕(30℃，50%RH，暗所，36カ月間)変化なし 〔苛酷〕(40℃，75%RH，暗所，9カ月間)変化なし (23℃，規定なし，約16,000lx，1カ月間)変化なし (溶解性(水))ジドブジン：やや溶けにくい ラミブジン：やや溶けやすい	
該当資料なし 腸溶性の内核にアスピリンを含む (溶解性(水))クロピドグレル硫酸塩：溶けやすい アスピリン：溶けにくい	

理由　著 著者コメント　(安定性)原薬(一部製剤)の安定性　(溶解性(水))原薬の水に対する溶解性
代用品　※：一部適応等が異なる

サアミ

製品名(会社名)	規格単位	剤形・割線・Cap号数	可否	一般名
サアミオン錠5mg (田辺三菱)	5mg	Fコート錠 ○(割線無)	— (△)	ニセルゴリン
ザイアジェン錠300mg (ヴィーブヘルスケア=GSK)	300mg	Fコート錠 (割線無)	— (△)	アバカビル硫酸塩
サイクロセリンカプセル 250mg「明治」(MeijiSeika)	250mg	硬カプセル 1号	△	サイクロセリン

可否判定 ○:可, △:条件つきで可, ×:不可, —:企業判定回避, ( ):著者判断

理　由	代用品
原薬が光により徐々に着色(淡褐色)する 著 粉砕後, 苛酷条件(遮光, 35℃・75%RHの開放状態)下で1週間後, わずかに固化。防湿・遮光保存 (安定性)〔長期〕(室温, 無色瓶(密栓), 3年間)外観の変化(着色)及び溶状の色調変化がみられたが, その他の試験項目(確認試験, 比旋光度, 純度試験, 乾燥減量, 強熱残分, 類縁物質, 含量)は変化なし (室温, 無色瓶(開栓), 3年間)外観の変化(着色)及び溶状の色調変化がみられたが, その他の試験項目は変化なし (室温, 褐色瓶(密栓), 3年間)変化なし (室温, 褐色瓶(開栓), 3年間)外観の変化(着色)及び溶状のわずかな色調変化がみられたが, その他の試験項目は変化なし 〔加速〕(40℃, 75%RH, 褐色瓶(開栓), 1年間)外観がわずかに着色した 〔苛酷〕(40℃, 褐色瓶(密栓), 1年間)外観がわずかに着色した (60℃, 褐色瓶(密栓), 1年間)3カ月目以降外観がわずかに着色し, 溶状の色調変化(微黄色澄明→淡褐色澄明)がみられた (25℃, 75%RH, 褐色瓶(開栓), 3年間)外観がわずかに着色した (太陽光線, 無色瓶(密栓), 90日間)6日目以降外観が着色し, 溶状の色調変化(微黄色澄明→淡褐色澄明)がみられた (太陽光線, 褐色瓶(密栓), 90日間)外観がごくわずかに着色した (人工光線, 無色瓶(密栓), 90日間)6日目以降外観が着色し, 溶状の色調変化(微黄色澄明→淡褐色澄明)がみられた (人工光線, 褐色瓶(密栓), 90日間)外観がごくわずかに着色した (溶解性(水))ほとんど溶けない	散1% [先] 細1% [GE]
原薬安定性試験条件下にて安定 粉砕したものは苦い 著 粉砕後データが不足しているが, 防湿・遮光保存で可能と推定 (安定性)〔通常〕(30℃, 60%RH, 暗所, 18カ月間)変化なし 〔苛酷〕(50℃, 暗所, 3カ月間)変化なし (25℃, 曝光(120万lx・hr以上))変化なし (溶解性(水))やや溶けやすい	
吸湿性に注意して保管 (安定性)〔通常〕(室温, 密閉容器, 60カ月間)乾燥減量のわずかな上昇, 性状, pHにはほとんど経時変化なし, 力価は若干の低下 (溶解性(水))やや溶けやすい	

理由　著 著者コメント　(安定性)原薬(一部製剤)の安定性　(溶解性(水))原薬の水に対する溶解性
代用品　※：一部適応等が異なる

サイサ

製品名（会社名）	規格単位	剤形・割線・Cap号数	可否	一般名
ザイザル錠5mg （GSK）	5mg	Fコート錠 （割線表裏各1本）	— (○)	レボセチリジン塩酸塩
ザイティガ錠250mg （ヤンセン）	250mg	Fコート錠 （割線無）	— (△)	アビラテロン酢酸エステル

可否判定 ○：可，△：条件つきで可，×：不可，—：企業判定回避，（ ）：著者判断

理　　由	代用品
著 防湿・遮光保存 **安定性**〔長期〕(25℃, 60%RH, 暗所, 透明ポリエチレン袋+黒色ポリエチレン袋+段ボール箱, 60カ月間)変化なし (25℃, 60%RH, 暗所, ポリエチレン袋, 60カ月間)変化なし (25℃, 60%RH, 暗所, 二重プラスチック袋+段ボール箱, 36カ月間)変化なし 〔中間的条件〕(30℃, 65%RH, 暗所, 二重プラスチック袋+段ボール箱, 9カ月間)変化なし 〔加速〕(40℃, 75%RH, 暗所, 透明ポリエチレン袋+黒色ポリエチレン袋+段ボール箱, 6カ月間)変化なし (40℃, 75%RH, 暗所, ポリエチレン袋, 6カ月間)変化なし (40℃, 75%RH, 暗所, 二重プラスチック袋+段ボール箱, 6カ月間)変化なし 〔苛酷〕(70℃, 75%RH, 暗所, 無包装(開栓), 6週間)変化なし (70℃, 乾燥, 暗所, 無包装(開栓), 6週間)変化なし (20℃, 曝光(D65光源, 総照度120万lx・hr以上+総近紫外放射エネルギー200W・hr/m²), ガラスシャーレ(開栓), 6週間)変化なし **粉砕品**〔温度〕(40℃, 遮光, 褐色ガラス瓶(密栓), 1カ月後)性状(外観)・水分・残存率変化なし, 類縁物質0.2%に増加 〔湿度〕(30℃, 75%RH, 遮光, 褐色ガラス瓶(開栓), 1カ月後)性状(外観)は一部に凝集を認め, 水分・残存率変化なし, 類縁物質0.2%に増加 〔光〕(25℃, 成り行き湿度, 1,000lx, ガラスシャーレ(ポリ塩化ビニリデンフィルムで皮膜), 63万lx・hr)性状(外観)・水分変化なし, 類縁物質0.5%に増加, 残存率95.6%に減少 **溶解性(水)** 溶けやすい	シ/0.05% 先
著 抗悪性腫瘍剤のため粉砕せず懸濁する。やむを得ず粉砕する場合は, 安全キャビネット内で行うなど調剤者の曝露に注意すること。防湿・遮光保存 **安定性**〔長期〕(25℃, 60%RH, 二重の低密度ポリエチレン袋, 24カ月間)変化なし 〔加速〕(40℃, 75%RH, 二重の低密度ポリエチレン袋, 6カ月間)変化なし 〔光〕(曝光, 二重の低密度ポリエチレン袋, 8時間)変化なし **溶解性(水)** <0.01mg/mL **危険度** Ⅱ(日本病院薬剤師会:抗悪性腫瘍薬の院内取扱い指針)	

理由　**著** 著者コメント　**安定性** 原薬(一部製剤)の安定性　**溶解性(水)** 原薬の水に対する溶解性
代用品　※:一部適応等が異なる

サイト

製品名（会社名）	規格単位	剤形・割線・Cap号数	可否	一般名
サイトテック錠100 （ファイザー）	100μg	素錠 ◯(割線無)	— (×)	ミソプロストール
サイトテック錠200 （ファイザー）	200μg	素錠 ⊖(割線1本)	— (×)	
ザイボックス錠600mg （ファイザー）	600mg	Fコート錠 ⬭(割線無)	— (◯)	リネゾリド
サイレース錠1mg （エーザイ）	1mg	Fコート錠 ⊖(割線1本)	— (◯)	フルニトラゼパム
サイレース錠2mg （エーザイ）	2mg	Fコート錠 ⊖(割線1本)	— (◯)	
ザイロリック錠50 （GSK）	50mg	Fコート錠 ◯(割線無)	— (◯)	アロプリノール
ザイロリック錠100 （GSK）	100mg	Fコート錠 ⊖(割線1本)	— (◯)	
サインバルタカプセル20mg （塩野義＝リリー）	20mg	硬カプセル 4号	×	デュロキセチン塩酸塩
サインバルタカプセル30mg （塩野義＝リリー）	30mg	硬カプセル 3号	×	

可否判定 ◯：可，△：条件つきで可，×：不可，—：企業判定回避，（ ）：著者判断

理　　由	代用品
吸入による調剤者への悪影響のため粉砕不可（子宮収縮作用）。吸湿性が高い **著** 粉砕時，吸入曝露に留意する。原則，用時粉砕 (安定性)**製剤**　〔加速〕(40℃，75%RH，PTP包装，アルミ袋，シリカゲル入り，6カ月間)HPLCで類縁物質Ⅰ及びⅢのわずかな増加傾向が認められた。類縁物質Ⅱについては，6カ月の測定時点においては検出限界をわずかに上回った (溶解性(水))極めて溶けにくい	
(25℃，50%RH，12カ月間) 吸入による調剤者への悪影響のため粉砕不可（子宮収縮作用）。吸湿性が高い **著** 粉砕時，吸入曝露に留意する。原則，用時粉砕 (安定性)**製剤**　〔長期〕(室温，PTP包装，アルミ袋，シリカゲル入り，42カ月間)変化なし 〔加速〕(40℃，PTP包装，アルミ袋，シリカゲル入り，6カ月間)HPLCで類縁物質Ⅰがわずかに増加 (55℃，PTP包装，アルミ袋，シリカゲル入り，6カ月間)色が微褐色に着色し，HPLCで類縁物質Ⅰ，Ⅱ及びⅢが増加，ミソプロストール含量が低下 (25℃，50%RH，PTP包装，アルミ袋，シリカゲル入り，6カ月間)変化なし (25℃，75%RH，PTP包装，アルミ袋，シリカゲル入り，6カ月間)HPLCで類縁物質Ⅰ及びⅢが増加し，ミソプロストール含量がわずかに低下 (25℃，94%RH，PTP包装，アルミ袋，シリカゲル入り，6カ月間)色が微黄色化，HPLCで類縁物質Ⅰ，Ⅱ及びⅢが増加し，ミソプロストール含量が低下 (白色光，2,000lx，PTP包装，600時間)変化なし (溶解性(水))極めて溶けにくい	
(30℃，75%RH，室内散光下で透明開栓ガラス瓶または遮光密栓ガラス瓶，30日間)外観，含量変化なし。水分量が透明ガラス0.91%から2.70%，遮光ガラス0.91%から2.47%に上昇した (溶解性(水))溶けにくい	
防湿保存 (安定性)光，温度，湿度虐待及び室温長期保存により含量の低下を認めず，通常の保存状態では安定。無色ガラス瓶に入れ，直射日光下に放置すると黄色化を認めた。したがって直射日光を避けて保存すれば安定 (溶解性(水))ほとんど溶けない	
(安定性)温度，湿度，光に安定 **粉砕後**　〔100mg錠〕 (30℃，75%RH，遮光・開放，30日後)外観変化なし，水分2.4%，定量(対開始直後)101%，総類縁物質0.1%未満 (溶解性(水))極めて溶けにくい	
腸溶性コーティングを施した顆粒のため粉砕不可（原薬が酸に不安定であり，胃酸で失活することがある）。脱カプセル時は，顆粒を噛んだり粉砕したりせず服用する (安定性)〔長期〕(30℃，60%RH，36カ月間)変化なし 〔苛酷〕(40℃，75%RH，6カ月間)変化なし 〔光〕(曝光，120万lx・hr)わずかに変色を認めた (溶解性(水))やや溶けにくい	

理由　**著** 著者コメント　(安定性)原薬(一部製剤)の安定性　(溶解性(水))原薬の水に対する溶解性
代用品　※：一部適応等が異なる

サカロ

製品名（会社名）	規格単位	剤形・割線・Cap号数	可否	一般名
ザガーロカプセル0.1mg（GSK）	0.1mg	軟カプセル	―（×）	デュタステリド
ザガーロカプセル0.5mg（GSK）	0.5mg	軟カプセル	―（×）	
サクコルチン配合錠（日医工）	配合剤	素錠 ○(割線無)	―（△†）	ベタメタゾン・d-クロルフェニラミンマレイン酸塩
ザクラス配合錠LD（武田）	配合剤	Fコート錠 ○(割線無)	―（△†）	アジルサルタン・アムロジピンベシル酸塩
ザクラス配合錠HD（武田）	配合剤	Fコート錠 ○(割線無)	―（△†）	
ザーコリカプセル200mg（ファイザー）	200mg	硬カプセル 1号	―（△）	クリゾチニブ
ザーコリカプセル250mg（ファイザー）	250mg	硬カプセル 0号	―（△）	
ザジテンカプセル1mg（サンファーマ＝田辺三菱）	1mg	硬カプセル 4号	○	ケトチフェンフマル酸塩
サチュロ錠100mg（ヤンセン）	100mg	素錠 ○(割線無)	―（△）	ベダキリンフマル酸塩

可否判定　○：可，△：条件つきで可，×：不可，―：企業判定回避，（　）：著者判断

理　　由	代用品
著 軟カプセルのため粉砕不可。カプセルの内容物が口腔咽頭粘膜を刺激する場合があるため，カプセルは噛んだり開けたりせず服用すること。本剤は経皮吸収されることから，女性や小児はカプセルから漏れた薬剤に触れないこと 安定性 〔長期〕(30℃，60％RH，二重のポリエチレン袋＋プラスチックタイ/高密度ポリエチレンドラム(密栓)，60カ月間)変化なし 〔加速〕(40℃，75％RH，二重のポリエチレン袋＋プラスチックタイ/高密度ポリエチレンドラム(密栓)，6カ月間)変化なし 〔光〕(光照射，ペトリ皿(曝光)，総照射度120万lx・hr以上＋総近紫外放射エネルギー200W・hr/m²以上)変化なし 溶解性(水) ほとんど溶けない	
† 著 凡例5頁参照。苦味あり 溶解性(水) ベタメタゾン：ほとんど溶けない d-クロルフェニラミンマレイン酸塩：極めて溶けやすい	シ 先
† 著 凡例5頁参照。遮光保存 安定性 アジルサルタン：〔長期〕(25℃，60％RH，36カ月間)変化なし アムロジピンベシル酸塩：該当資料なし 製剤 〔長期〕(25℃，60％RH，PTP＋内袋＋紙箱及びポリエチレン瓶，24カ月間)変化なし 〔光〕(25℃，60％RH，120万lx・hr(D65光源))変化なし 溶解性(水) アジルサルタン：ほとんど溶けない アムロジピンベシル酸塩：溶けにくい	
著 抗悪性腫瘍剤のため粉砕せず懸濁する。やむを得ず粉砕する場合は，安全キャビネット内で行うなど調剤者の曝露に注意すること。防湿・遮光保存 安定性 〔長期〕(25℃，60％RH，ポリエチレン袋＋ドラム，12カ月間)性状(外観)，類縁物質，光学純度，含量，微生物限度は変化なし 〔苛酷〕(70℃・5％RH，70℃・75％RH，80℃・5％RH，80℃・40％RH，シャーレ(開放)，35日間)性状(外観)，類縁物質，光学純度，含量，微生物限度は変化なし 〔光〕(白色蛍光灯及び近紫外蛍光ランプ，シャーレ，120万lx・hr及び258W・hr/m²)性状(外観)，類縁物質，光学純度，含量，微生物限度は変化なし 溶解性(水) ほとんど溶けない 危険度 Ⅲ(日本病院薬剤師会：抗悪性腫瘍薬の院内取扱い指針)	
25℃，75％RH，500lxで4週間安定 安定性 〔通常〕(室温，遮光，密栓，810日間)安定 〔苛酷〕(50℃，75％RH，ガラス瓶，開栓，60日間)安定 (室内散光，ポリエチレン袋，90日間)安定 溶解性(水) 溶けにくい	シ0.02% 先 GE DS0.1% 先 GE
データなし 著 防湿保存 安定性 〔長期〕(25℃，60％RH，低密度ポリエチレン袋(二重)及びカードボードドラム，48カ月間)変化なし 〔加速〕(40℃，75％RH，低密度ポリエチレン袋(二重)及びカードボードドラム，6カ月間)わずかに増加 溶解性(水) 0.007(g/100mL)	

理由　著 著者コメント　　安定性 原薬(一部製剤)の安定性　　溶解性(水) 原薬の水に対する溶解性
代用品　※：一部適応等が異なる

サテイ

製品名（会社名）	規格単位	剤形・割線・Cap号数	可否	一般名
サーティカン錠0.25mg（ノバルティス）	0.25mg	素錠 ◯(割線無)	×(△)	エベロリムス
サーティカン錠0.5mg（ノバルティス）	0.5mg	素錠 ◯(割線無)	×(△)	
サーティカン錠0.75mg（ノバルティス）	0.75mg	素錠 ◯(割線無)	×(△)	
サデルガカプセル100mg（サノフィ）	100mg	硬カプセル 2号	—(△)	エリグルスタット酒石酸塩
ザファテック錠50mg（武田）	50mg	Fコート錠 ◯(割線無)	—(◯)	トレラグリプチンコハク酸塩
ザファテック錠100mg（武田）	100mg	Fコート錠 ◯(割線表裏各1本)	—(◯)	
サプレスタカプセル5mg（大鵬薬品）	5mg	硬カプセル 4号	△	アラニジピン
サプレスタカプセル10mg（大鵬薬品）	10mg	硬カプセル 3号	△	

可否判定　○：可，△：条件つきで可，×：不可，—：企業判定回避，（　）：著者判断

サフレ

理　　由	代用品
光に対して不安定及び吸湿性がある **著** 抗悪性腫瘍剤のため粉砕せず懸濁する。やむを得ず粉砕する場合は，安全キャビネット内で行うなど調剤者の曝露に注意すること。防湿・遮光保存 **安定性**〔通常〕(5℃，アルミニウム包装，1,800日間)安定 (30℃，70%RH，暗所，アルミニウム包装，90日間)安定 〔苛酷〕(40℃，75%RH，暗所，無包装，30日間)安定 (120万lx·hr(キセノンランプ)，無包装)光に不安定(性状変化，類縁物質増加) **溶解性**(水) ほとんど溶けない **危険度** Ⅱ (アフィニトール)(日本病院薬剤師会：抗悪性腫瘍薬の院内取扱い指針)	
判定回避。該当資料なし **著** 安定性データが不足しているが，粉砕後防湿・遮光保存で可能と推定 **安定性**〔長期〕(25±2℃，60±5%RH，ポリエチレン袋(二重密閉)+金属製ドラム，60カ月間)変化なし (30±2℃，75±5%RH，ポリエチレン袋(二重密閉)+金属製ドラム，60カ月間)変化なし 〔苛酷〕(70℃，褐色ガラス瓶(施栓)，6週間)変化なし (75%RH，褐色ガラス瓶(開放)，6週間)変化なし 〔光〕(総照度120万lx·hr及び総近紫外放射エネルギー200W·hr/m²，シャーレ，石英製の蓋，10サイクル)変化なし **溶解性**(水) 溶けやすい	
粉砕後，温度25℃，湿度75%，白色蛍光灯の条件下で観察した結果，100日後まで，外観，含量などについて特に問題となる変化はなし 有効成分は「苦味」がある **著** 安定性データより，粉砕可能と判断 **安定性**〔長期〕(25℃，60%RH，PTP+紙箱，36カ月間)変化なし 〔苛酷〕(40℃，75%RH，暗所，6カ月間)外観・含量・溶出性：変化なし，硬度：[50mg錠]103→81Nに低下，[100mg錠]147→107Nに低下 〔光〕(120万lx·hr(D65光源)，包装なし・シャーレ)外観・含量・溶出性：変化なし **溶解性**(水) 溶けやすい	
脱カプセルのみ可。ただし服用直前に脱カプセルすること。内容物(顆粒)は遮光コーティングを施していないので光に不安定。粉砕は溶出速度が変化するので不可 **著** 遮光保存 **安定性**〔長期〕(室温，褐色ガラス瓶(密栓)，3年間)変化なし 〔苛酷〕(40℃，褐色ガラス瓶(密栓)，6カ月間)変化なし (60℃，褐色ガラス瓶(密栓)，3カ月間)変化なし (40℃，75%RH，褐色ガラス瓶(開栓)，6カ月間)変化なし (40℃，93.6%RH，褐色ガラス瓶(開栓)，3カ月間)変化なし (1,000lx(蛍光灯)，秤量瓶に入れ，口はポリ塩化ビニリデンのフィルムで覆う，48時間)表面が黄褐色に変化し，含量の低下が認められた **溶解性**(水) ほとんど溶けない	顆2% 先

理由　**著** 著者コメント　　**安定性** 原薬(一部製剤)の安定性　　**溶解性**(水) 原薬の水に対する溶解性
代用品　※：一部適応等が異なる

サムス

製品名（会社名）	規格単位	剤形・割線・Cap号数	可否	一般名
サムスカ錠7.5mg（大塚製薬）	7.5mg	素錠（割線表裏各1本）	—（△）	トルバプタン
サムスカ錠15mg（大塚製薬）	15mg	素錠（割線表裏各1本）	—（○）	トルバプタン
サムスカ錠30mg（大塚製薬）	30mg	素錠（割線表裏各1本）	—（○）	トルバプタン
サラジェン錠5mg（キッセイ）	5mg	Fコート錠（割線無）	—（△）	ピロカルピン塩酸塩
サラゾスルファピリジン錠500mg「JG」(大興＝日本ジェネリック)	500mg	素錠（割線無）	×	サラゾスルファピリジン
サラゾスルファピリジン錠500mg「タイヨー」(武田テバファーマ＝武田)	500mg	素錠（割線無）	—（×）	サラゾスルファピリジン
サラゾスルファピリジン錠500mg「日医工」(日医工ファーマ＝日医工)	500mg	素錠（割線模様）	—（×）	サラゾスルファピリジン
サラゾスルファピリジン腸溶錠250mg「CH」(長生堂＝日本ジェネリック)	250mg	Fコート錠（腸溶性）（割線無）	×	サラゾスルファピリジン
サラゾスルファピリジン腸溶錠500mg「CH」(長生堂＝日本ジェネリック)	500mg	Fコート錠（腸溶性）（割線無）	×	
サラゾスルファピリジン腸溶錠250mg「SN」(シオノ＝江州)	250mg	腸溶性Fコート錠（割線無）	×	サラゾスルファピリジン
サラゾスルファピリジン腸溶錠500mg「SN」(シオノ＝武田テバファーマ＝武田＝江州)	500mg	腸溶性Fコート錠（割線無）	×	
サラゾスルファピリジン腸溶錠250mg「テバ」(武田テバファーマ＝武田)	250mg	Fコート錠（割線無）	—（×）	サラゾスルファピリジン
サラゾスルファピリジン腸溶錠500mg「テバ」(武田テバファーマ＝武田)	500mg	Fコート錠（割線無）	—（×）	

可否判定　○：可，△：条件つきで可，×：不可，—：企業判定回避，（　）：著者判断

サラソ

理　由	代用品
[7.5mg錠]粉砕後の安定性は検討していない [15mg・30mg錠](40℃，75％RH，シャーレ開放，3カ月間)外観及び含量：変化なし 本剤は「口渇を感じないまたは水分摂取が困難な患者」への投与は禁忌のため，粉砕して経管投与することは避ける 著 防湿・遮光保存 安定性〔長期〕(30℃，65％RH，二重ポリエチレン袋/ファイバードラム，60カ月間)変化なし 〔加速〕(40℃，75％RH，二重ポリエチレン袋/ファイバードラム，6カ月間)変化なし 〔温度〕(60℃，褐色ガラス瓶(気密)，3カ月間)変化なし 〔湿度〕(25℃，90％RH，ガラス容器(開放)，3カ月間)変化なし 〔温湿度〕(40℃，75％RH，ガラス容器(開放)，6カ月間)変化なし 〔光〕(白色蛍光ランプ/近紫外蛍光ランプ(3,000lx・50μW/cm²)，ガラスシャーレ(ポリ塩化ビニリデン製フィルム)，600時間)変化なし 溶解性(水)ほとんど溶けない	顆1%　先
わずかに苦味あり。温度，湿度に不安定 溶解性(水)溶けやすい	顆0.5%　先
腸溶性のため 溶解性(水)ほとんど溶けない	
安定性)製剤　〔湿度〕(25℃，75％RH，4週間)性状，含量に変化なし 溶解性(水)ほとんど溶けない	
味はわずかに苦い 安定性)粉砕物　(25℃，75％RH，遮光・開放，3カ月間)含量変化なし 溶解性(水)ほとんど溶けない	
腸溶性製剤のため粉砕不可 溶解性(水)ほとんど溶けない	
腸溶性のため 溶解性(水)ほとんど溶けない	
本製剤の粉砕は腸溶化の利点が失われる 安定性)製剤　〔温度〕[250mg錠](40℃，4週間)外観，含量に変化なし 〔湿度〕(25℃，75％RH，4週間)外観，含量に変化なし(ただし凝集傾向があった) 〔光〕(60万lx・hr)外観，含量に変化なし 溶解性(水)ほとんど溶けない	

理由　著 著者コメント　　安定性)原薬(一部製剤)の安定性　　溶解性(水)原薬の水に対する溶解性
代用品　※：一部適応等が異なる

サラソ

製品名（会社名）	規格単位	剤形・割線・Cap号数	可否	一般名
サラゾスルファピリジン腸溶錠250mg「日医工」（日医工ファーマ＝日医工）	250mg	Fコート錠 ○（割線無）	×	サラゾスルファピリジン
サラゾスルファピリジン腸溶錠500mg「日医工」（日医工ファーマ＝日医工）	500mg	Fコート錠 ○（割線無）	×	
サラゾピリン錠500mg（ファイザー）	500mg	素錠 （割線1本）	― (△)	サラゾスルファピリジン
サリグレンカプセル30mg（日本化薬）	30mg	硬カプセル 3号	△ (○)	セビメリン塩酸塩水和物
ザルティア錠2.5mg（リリー＝日本新薬）	2.5mg	Fコート錠 ○（割線無）	○	タダラフィル
ザルティア錠5mg（リリー＝日本新薬）	5mg	Fコート錠 ○（割線無）	○	
ザルトプロフェン錠80mg「YD」（陽進堂＝日本ジェネリック＝共創未来ファーマ）	80mg	Fコート錠 ○（割線無）	― (△)	ザルトプロフェン
ザルトプロフェン錠80mg「杏林」（キョーリンリメディオ＝杏林）	80mg	Fコート錠 ○（割線無）	― (△)	ザルトプロフェン
ザルトプロフェン錠80mg「サワイ」（沢井）	80mg	Fコート錠 ○（割線無）	― (△)	ザルトプロフェン
ザルトプロフェン錠80「タツミ」（辰巳）	80mg	Fコート錠 ○（割線無）	― (△)	ザルトプロフェン

可否判定　○：可，△：条件つきで可，×：不可，―：企業判定回避，（ ）：著者判断

サルト

理　　由	代用品
腸溶錠のため粉砕不可 (溶解性(水))ほとんど溶けない	
(30℃，75％RH，室内散光下で透明開栓ガラス瓶または遮光密栓ガラス瓶で保存)30日まで外観，含量変化なし 著 防湿・遮光保存 (溶解性(水))ほとんど溶けない	
苦味あり。脱カプセル後，無包装2週間で若干の凝集 著 防湿・遮光保存 (安定性)〔長期〕(25℃，60％RH，暗所，包装袋二重＋ファイバードラム，36カ月間)変化なし 〔苛酷〕(40℃，75％RH，暗所，包装袋二重＋ファイバードラム，6カ月間)変化なし (60℃または80℃，暗所，ガラス瓶(密栓)，3カ月間)いずれも変化なし (40℃，75％RH，暗所，ガラス瓶(開放)，6カ月間)変化なし (60℃，65％RH，暗所，ガラス瓶(開放)，6カ月間)変化なし 〔光〕(25℃，1,000lx・hr(D65ランプ)，無色ガラスシャーレ(ポリ塩化ビニリデン製フィルムで覆った)，50日間)変化なし (溶解性(水))極めて溶けやすい	
(安定性)〔通常〕(30℃，60％RH，ポリエチレン袋，暗所，50カ月間)ほとんど変化なし 〔加速〕(40℃，75％RH，ポリエチレン袋，暗所，6カ月間)ほとんど変化なし 〔苛酷〕(130万lx・hr，キセノンランプ，室温，ステンレス容器)ほとんど変化なし 粉砕品　(40℃，75％RH)28日間変化なし (溶解性(水))ほとんど溶けない	
著 刺激性あり (安定性)粉砕時　(25℃，60％RH，120万lx・hr，30日間)曝光面が白色から微黄色に変化，含量規格内 (溶解性(水))ほとんど溶けない	
著 刺激性あり (溶解性(水))ほとんど溶けない	
においはない 著 遮光保存。刺激性あり (安定性)光によって徐々に分解する (溶解性(水))ほとんど溶けない	
室内散乱光，シャーレ開放条件で4週間保存した結果，含量に変化なし 著 刺激性あり。安定性データが不足しているが，粉砕後防湿・遮光保存で可能と推定 (安定性)該当資料なし (溶解性(水))ほとんど溶けない	

理由　著 著者コメント　(安定性)原薬(一部製剤)の安定性　(溶解性(水))原薬の水に対する溶解性
代用品　※：一部適応等が異なる

サルト

製品名（会社名）	規格単位	剤形・割線・Cap号数	可否	一般名
ザルトプロフェン錠80mg「トーワ」（東和薬品）	80mg	Fコート錠 ○（割線無）	— (△)	ザルトプロフェン
ザルトプロフェン錠80mg「日医工」（日医工）	80mg	Fコート錠 ○（割線無）	— (△)	ザルトプロフェン
サルブタモール錠2mg「日医工」（日医工）	2mg	素錠 ⊖（割線模様）	— (△)	サルブタモール硫酸塩
サルポグレラート塩酸塩錠50mg「DK」（大興＝アルフレッサファーマ）	50mg	Fコート錠 ○（割線無）	— (△)	サルポグレラート塩酸塩
サルポグレラート塩酸塩錠100mg「DK」（大興＝アルフレッサファーマ）	100mg	Fコート錠 ○（割線無）	— (△)	
サルポグレラート塩酸塩錠50mg「F」（富士製薬）	50mg	Fコート錠 ○（割線無）	○	サルポグレラート塩酸塩
サルポグレラート塩酸塩錠100mg「F」（富士製薬）	100mg	Fコート錠 ○（割線無）	○	
サルポグレラート塩酸塩錠50mg「JG」（日本ジェネリック）	50mg	Fコート錠 ○（割線無）	— (○)	サルポグレラート塩酸塩
サルポグレラート塩酸塩錠100mg「JG」（日本ジェネリック）	100mg	Fコート錠 ⊖（割線1本）	— (○)	
サルポグレラート塩酸塩錠50mg「MEEK」（小林化工＝MeijiSeika）	50mg	Fコート錠 ○（割線無）	△ (○)	サルポグレラート塩酸塩
サルポグレラート塩酸塩錠100mg「MEEK」（小林化工＝MeijiSeika）	100mg	Fコート錠 ○（割線無）	△ (○)	
サルポグレラート塩酸塩錠50mg「NP」（ニプロ）	50mg	Fコート錠 ○（割線無）	— (△)	サルポグレラート塩酸塩
サルポグレラート塩酸塩錠100mg「NP」（ニプロ）	100mg	Fコート錠 ○（割線無）	— (△)	
サルポグレラート塩酸塩錠50mg「NS」（日新製薬）	50mg	Fコート錠 ○（割線無）	— (△)	サルポグレラート塩酸塩
サルポグレラート塩酸塩錠100mg「NS」（日新製薬）	100mg	Fコート錠 ○（割線無）	— (△)	

可否判定　○：可，△：条件つきで可，×：不可，—：企業判定回避，（ ）：著者判断

理　由	代用品
主成分は，無臭で，光によって徐々に分解する 著 遮光保存 安定性 **粉砕後** （室内散光下，3カ月間）外観変化あり(1カ月)，含量変化なし (遮光条件下，3カ月間)外観・含量変化なし 溶解性(水) ほとんど溶けない	
著 刺激性あり。遮光保存 安定性 **粉砕物** (25℃，75％RH，遮光・開放，3カ月間)外観，含量変化なし 溶解性(水) ほとんど溶けない	
著 素錠製剤。安定性データが不足しているが，粉砕後防湿・遮光保存で可能と推定 溶解性(水) 溶けやすい	(適応が異なる) シ0.04％ 先
著 安定性データが不足しているが，粉砕後防湿・遮光保存で可能と推定。苦味あり 溶解性(水) 溶けにくい	細10％ 先
苦味あり 安定性 (無包装状態，40℃，遮光，気密容器，3カ月間)変化なし (25℃，75％RH，遮光，開放，3カ月間)変化なし (温湿度成り行き，60万lx·hr)変化なし 溶解性(水) 溶けにくい	細10％ 先
(25℃，60％RH，遮光・開放，1カ月間)問題なし 著 苦味あり 安定性 該当資料なし 溶解性(水) 溶けにくい	細10％ 先
主薬由来の苦味が出現する可能性がある(苦味あり) 安定性 **粉砕後** 〔通常〕(25℃，75％RH，遮光，30日間)変化なし 〔苛酷〕(40℃，遮光，30日間)変化なし 〔光〕(室温，1,000lx·hr(白色蛍光灯下)，50日間)変化なし 溶解性(水) 溶けにくい	細10％ 先
著 苦味あり 安定性 **粉砕後** 3カ月間のデータあり(粉砕時の体内動態データ等なし) 溶解性(水) 溶けにくい	細10％ 先
光(25℃，60％RH，約120万lx·hr)で類縁物質増加 著 防湿・遮光保存。苦味あり 溶解性(水) 溶けにくい	細10％ 先
光により類縁物質の増加が認められる 著 防湿・遮光保存。苦味あり 溶解性(水) 溶けにくい	

理由　著 著者コメント　　安定性 原薬(一部製剤)の安定性　　溶解性(水) 原薬の水に対する溶解性
代用品　※：一部適応等が異なる

サルホ

製品名（会社名）	規格単位	剤形・割線・Cap号数	可否	一般名
サルポグレラート塩酸塩錠50mg「TCK」(辰巳)	50mg	Fコート錠 ◯(割線無)	— (◯)	サルポグレラート塩酸塩
サルポグレラート塩酸塩錠100mg「TCK」(辰巳)	100mg	Fコート錠 ◯(割線無)	— (◯)	
サルポグレラート塩酸塩錠50mg「TSU」(鶴原)	50mg	Fコート錠 ◯(割線無)	△	サルポグレラート塩酸塩
サルポグレラート塩酸塩錠100mg「TSU」(鶴原)	100mg	Fコート錠 ◯(割線無)	△	
サルポグレラート塩酸塩錠50mg「YD」(陽進堂＝第一三共エスファ)	50mg	Fコート錠 ◯(割線無)	— (△)	サルポグレラート塩酸塩
サルポグレラート塩酸塩錠100mg「YD」(陽進堂＝第一三共エスファ)	100mg	Fコート錠 ◯(割線無)	— (◯)	
サルポグレラート塩酸塩錠50mg「アメル」(共和薬品)	50mg	Fコート錠 ◯(割線無)	◯ (△)	サルポグレラート塩酸塩
サルポグレラート塩酸塩錠100mg「アメル」(共和薬品)	100mg	Fコート錠 ◯(割線無)	◯ (△)	
サルポグレラート塩酸塩錠50mg「オーハラ」(大原＝エッセンシャル)	50mg	Fコート錠 ◯(割線無)	— (◯)	サルポグレラート塩酸塩
サルポグレラート塩酸塩錠100mg「オーハラ」(大原＝エッセンシャル)	100mg	Fコート錠 ⊖(割線1本)	— (◯)	
サルポグレラート塩酸塩錠50mg「杏林」(キョーリンリメディオ＝杏林)	50mg	Fコート錠 ◯(割線無)	— (△)	サルポグレラート塩酸塩
サルポグレラート塩酸塩錠100mg「杏林」(キョーリンリメディオ＝杏林)	100mg	Fコート錠 ⊖(割線1本)	— (△)	
サルポグレラート塩酸塩錠50mg「ケミファ」(ケミファ＝日本薬工)	50mg	Fコート錠 ◯(割線無)	— (◯)	サルポグレラート塩酸塩
サルポグレラート塩酸塩錠100mg「ケミファ」(ケミファ＝日本薬工)	100mg	Fコート錠 ⊖(割線1本)	— (◯)	
サルポグレラート塩酸塩錠50mg「サワイ」(沢井)	50mg	Fコート錠 ◯(割線無)	— (△)	サルポグレラート塩酸塩
サルポグレラート塩酸塩錠100mg「サワイ」(沢井)	100mg	Fコート錠 ⊖(割線1本)	— (△)	

可否判定　◯：可，△：条件つきで可，×：不可，—：企業判定回避，( )：著者判断

理　　由	代用品
著 安定性データが不足しているが, 粉砕後防湿・遮光保存で可能と推定。苦味あり 安定性 [50mg錠]室内散乱光, シャーレ開放条件で4週間保存した結果, 含量に変化なし [100mg錠]室内散乱光, シャーレ開放条件で4週間保存した結果, 含量低下(規格内)を認めた 溶解性(水) 溶けにくい	細10%　先
苦味あり 著 安定性データが不足しているが, 粉砕後防湿・遮光保存で可能と推定。苦味あり 安定性 該当資料なし 溶解性(水) 溶けにくい	細10%　先
著 苦味あり。本剤試験結果は1カ月の安定性が保証できないが, 高温高湿度で安定性があるため, 遮光, 防湿保存 安定性 粉砕時 (25±2℃, 60±5%RH, 光照射・シャーレ開放, 120万lx·hr, 約30日間)性状変化なし, [50mg錠]純度規格外, 含量規格内, [100mg錠]純度・含量規格内 溶解性(水) 溶けにくい	細10%　先
著 苦味あり 安定性 粉砕後 (室内散乱光, 開放)28日間安定 溶解性(水) 溶けにくい	細10%　先
著 苦味あり 安定性 [加速](40℃, 75%RH, 6カ月間)性状, 純度試験, 定量, 乾燥減量など：いずれも変化なし 溶解性(水) 溶けにくい	細10%　先
著 安定性データが不足しているが, 粉砕後防湿・遮光保存で可能と推定。苦味あり 溶解性(水) 溶けにくい	細10%　先
著 苦味あり 安定性 粉砕品 (25℃, 75%RH, 遮光, 4週間)問題となる変化なし (60万lx·hr, 20℃, 気密)問題となる変化なし 溶解性(水) 溶けにくい	細10%　先
著 安定性データが不足しているが, 粉砕後防湿・遮光保存で可能と推定。苦味あり 溶解性(水) 溶けにくい	細10%　先

理由　著 著者コメント　　安定性 原薬(一部製剤)の安定性　　溶解性(水) 原薬の水に対する溶解性
代用品　※：一部適応等が異なる

サルホ

製品名（会社名）	規格単位	剤形・割線・Cap号数	可否	一般名
サルポグレラート塩酸塩錠50mg「サンド」(サンド)	50mg	Fコート錠 ◯(割線無)	— (△)	サルポグレラート塩酸塩
サルポグレラート塩酸塩錠100mg「サンド」(サンド)	100mg	Fコート錠 ◯(割線無)	— (△)	
サルポグレラート塩酸塩錠50mg「三和」(シオノ＝三和化学)	50mg	Fコート錠 ◯(割線無)	— (△)	サルポグレラート塩酸塩
サルポグレラート塩酸塩錠100mg「三和」(シオノ＝三和化学)	100mg	Fコート錠 ◯(割線無)	— (△)	
サルポグレラート塩酸塩錠50mg「タカタ」(高田)	50mg	Fコート錠 ◯(割線無)	— (◯)	サルポグレラート塩酸塩
サルポグレラート塩酸塩錠100mg「タカタ」(高田)	100mg	Fコート錠 ◯(割線無)	— (◯)	
サルポグレラート塩酸塩錠50mg「テバ」(武田テバファーマ＝武田)	50mg	Fコート錠 ◯(割線無)	— (△)	サルポグレラート塩酸塩
サルポグレラート塩酸塩錠100mg「テバ」(武田テバファーマ＝武田)	100mg	Fコート錠 ◯(割線無)	— (△)	
サルポグレラート塩酸塩錠50mg「トーワ」(東和薬品)	50mg	Fコート錠 ◯(割線無)	— (◯)	サルポグレラート塩酸塩
サルポグレラート塩酸塩錠100mg「トーワ」(東和薬品)	100mg	Fコート錠 ⊖(割線1本)	— (◯)	
サルポグレラート塩酸塩錠50mg「日医工」(日医工)	50mg	Fコート錠 ◯(割線無)	— (△)	サルポグレラート塩酸塩
サルポグレラート塩酸塩錠100mg「日医工」(日医工)	100mg	Fコート錠 ◯(割線無)	— (△)	
サルポグレラート塩酸塩錠50mg「ファイザー」(ファイザー)	50mg	Fコート錠 ◯(割線無)	— (△)	サルポグレラート塩酸塩
サルポグレラート塩酸塩錠100mg「ファイザー」(ファイザー)	100mg	Fコート錠 ◯(割線無)	— (△)	
サレドカプセル25（藤本）	25mg	硬カプセル 4号	× (△)	サリドマイド
サレドカプセル50（藤本）	50mg	硬カプセル 4号	× (△)	
サレドカプセル100（藤本）	100mg	硬カプセル 2号	× (△)	

可否判定　◯：可，△：条件つきで可，×：不可，—：企業判定回避，（　）：著者判断

サレト

理　由	代用品
著 苦味あり (溶解性(水)) 溶けにくい	細10% [先]
著 安定性データが不足しているが，粉砕後防湿・遮光保存で可能と推定。苦味あり (溶解性(水)) 溶けにくい	細10% [先]
苦味あり (安定性)(25℃，75%RH，暗所，開放，90日間)安定 (溶解性(水)) 溶けにくい	細10% [先]
著 苦味あり (安定性)製剤 〔湿度〕(25℃，75%RH，4週間)性状，含量に変化なし (溶解性(水)) 溶けにくい	細10% [先]
著 苦味あり (安定性)粉砕後 (室内散光下，3ヵ月間)外観・含量変化なし (溶解性(水)) 溶けにくい	細10% [先]
著 遮光保存。苦味あり (安定性)粉砕物 (25℃，75%RH，遮光・開放，3ヵ月間)2週間後外観変化 (溶解性(水)) 溶けにくい	細10% [先]
変化なし 著 安定性データが不足しているが，粉砕後防湿・遮光保存で可能と推定。苦味あり (溶解性(水)) 溶けにくい	細10% [先]
取扱者への暴露を防ぐため，粉砕・脱カプセル不可(やむを得ず必要な場合には安全キャビネット内で調製する) 著 抗悪性腫瘍剤のため粉砕せず懸濁する。やむを得ず粉砕する場合は，安全キャビネット内で行うなど調剤者の曝露に注意すること。防湿・遮光保存 (安定性)〔通常〕(25℃，60%RH，ポリエチレン袋(熱シール)，60ヵ月間)変化なし 〔苛酷〕(25℃，90%RH，褐色バイアル瓶(開栓)，6ヵ月間)変化なし (溶解性(水)) ほとんど溶けない (危険度)Ⅰ(日本病院薬剤師会：抗悪性腫瘍薬の院内取扱い指針)	

サ

理由 著 著者コメント　(安定性)原薬(一部製剤)の安定性　(溶解性(水))原薬の水に対する溶解性
代用品 ※：一部適応等が異なる

サロヘ

製品名（会社名）	規格単位	剤形・割線・Cap号数	可否	一般名
サロベール錠50mg （大日本住友）	50mg	素錠 ◯(割線無)	― (◯)	アロプリノール
サロベール錠100mg （大日本住友）	100mg	素錠 ⊖(割線1本)	― (◯)	
サワシリン錠250 （LTL）	250mg	素錠 ◯(割線無)	― (△)	アモキシシリン水和物
サワシリンカプセル125 （LTL）	125mg	硬カプセル 3号	― (△)	アモキシシリン水和物
サワシリンカプセル250 （LTL）	250mg	硬カプセル 2号	― (△)	
酸化マグネシウム錠250mg「TX」 （グラフィコ）	250mg	素錠 ◯(割線無)	△	酸化マグネシウム
酸化マグネシウム錠330mg「TX」 （グラフィコ）	330mg	素錠 ◯(割線無)	△	

可否判定 ◯：可，△：条件つきで可，×：不可，―：企業判定回避，( )：著者判断

サンカ

理　由	代用品
(安定性)[100mg錠] 〔長期〕(室温，無色ガラス瓶(密栓)，12カ月間)変化なし 〔湿度〕(40℃，90％RH，無色ガラス瓶(開栓)，1カ月間)変化なし 粉砕後　(室内散光下，無色透明ガラスシャーレ(開放)，30日間)性状：変化なし，含量：98.5％ (溶解性(水))極めて溶けにくい	
防湿が必要(錠・カプセルでは防湿保存) 有効成分の吸湿性は，37℃，91％RH以下，48時間では水分約13％でほとんど吸湿しないが，37℃，96％RH，48時間では水分約15％となり吸湿する 著　粉砕後防湿・遮光保存で可能と推定 (安定性)〔長期〕(室温，暗所，無色透明ガラス瓶(密栓)，24カ月間)外観・性状：変化なし。残存率：変化なし 〔苛酷〕(40℃，暗所，無色透明ガラス瓶(密栓)，6カ月間)外観・性状：変化なし。残存率：変化なし (30℃，82％RH，暗所，無色透明ガラス瓶(開栓)，3カ月間)外観・性状：変化なし。残存率：変化なし 〔光〕(室温，約900lx(室内散光)，無色透明ガラス瓶(密栓)，3カ月間)外観・性状：変化なし。残存率：変化なし (溶解性(水))溶けにくい	細10％ ※ 先 GE 細20％ ※ GE
防湿が必要(錠・カプセルでは防湿保存) 有効成分の吸湿性は，37℃，91％RH以下，48時間では水分約13％でほとんど吸湿しないが，37℃，96％RH，48時間では水分約15％となり吸湿する 著　粉砕後防湿・遮光保存で可能と推定 (安定性)〔長期〕(室温，暗所，無色透明ガラス瓶(密栓)，24カ月間)外観・性状：変化なし。残存率：変化なし 〔苛酷〕(40℃，暗所，無色透明ガラス瓶(密栓)，6カ月間)外観・性状：変化なし。残存率：変化なし (30℃，82％RH，暗所，無色透明ガラス瓶(開栓)，3カ月間)外観・性状：変化なし。残存率：変化なし 〔光〕(室温，約900lx(室内散光)，無色透明ガラス瓶(密栓)，3カ月間)外観・性状：変化なし。残存率：変化なし (溶解性(水))溶けにくい	細10％ ※ 先 GE 細20％ ※ GE
苦味あり。貯法として気密容器，室温保存としている (安定性)(40℃，75％RH，PTP包装状態，6カ月間)外観性状変化なし，定量結果99.1％ (25℃，60％RH，ポリボトル包装状態，36カ月間)外観性状変化なし，定量結果97.2％ (溶解性(水))ほとんど溶けない	末 先 細83％ GE

理由　著　著者コメント　　(安定性)原薬(一部製剤)の安定性　　(溶解性(水))原薬の水に対する溶解性
代用品　※：一部適応等が異なる

サンカ

製品名（会社名）	規格単位	剤形・割線・Cap号数	可否	一般名
酸化マグネシウム錠250mg「ケンエー」（健栄＝日本ジェネリック）	250mg	素錠 ◯（割線無）	◯	酸化マグネシウム
酸化マグネシウム錠330mg「ケンエー」（健栄＝日本ジェネリック）	330mg	素錠 ◯（割線無）	◯	
酸化マグネシウム錠500mg「ケンエー」（健栄＝日本ジェネリック）	500mg	素錠 ◯（割線無）	◯	
酸化マグネシウム錠250mg「モチダ」（持田販売＝持田）	250mg	素錠 ◯（割線無）	―（◯）	酸化マグネシウム
酸化マグネシウム錠330mg「モチダ」（持田販売＝持田）	330mg	素錠 ◯（割線無）	―（◯）	
酸化マグネシウム錠200mg「ヨシダ」（吉田製薬）	200mg	素錠 ◯（割線無）	◯	酸化マグネシウム
酸化マグネシウム錠250mg「ヨシダ」（吉田製薬＝共創未来ファーマ）	250mg	素錠 ◯（割線無）	◯	
酸化マグネシウム錠300mg「ヨシダ」（吉田製薬）	300mg	素錠 ◯（割線無）	◯	
酸化マグネシウム錠330mg「ヨシダ」（吉田製薬＝共創未来ファーマ）	330mg	素錠 ◯（割線無）	◯	
酸化マグネシウム錠400mg「ヨシダ」（吉田製薬）	400mg	素錠 ◯（割線無）	◯	
酸化マグネシウム錠500mg「ヨシダ」（吉田製薬＝共創未来ファーマ）	500mg	素錠 ◯（割線無）	◯	

可否判定　◯：可，△：条件つきで可，×：不可，―：企業判定回避，（　）：著者判断

サンカ

理　　由	代用品
(安定性)〔長期〕(25±2℃, 60±5%RH, ポリエチレン袋＋紙袋, 36カ月間)外観・性状：変化なし。含量：変化なし 〔加速〕(40±2℃, 75±5%RH, ポリエチレン袋＋紙袋, 6カ月間)外観・性状：変化なし。含量：変化なし (溶解性(水))ほとんど溶けない	末 [先] 細83% [GE]
データなし 著 湿気に注意 (安定性)〔通常〕(25℃, 75%RH, 6カ月間)安定 (溶解性(水))ほとんど溶けない	末 [先] 細83% [GE]
(安定性)**製剤**　〔温度〕(40±2℃, 遮光・気密容器)6カ月間安定 〔湿度〕(30±2℃, 75±5%RH, 遮光・無包装)3カ月間安定 〔光〕(120万lx·hr(無包装・25℃))安定 〔苛酷〕(40℃, 75%RH, PTP＋アルミピロー包装)6カ月間安定 **粉砕**　(25℃, 60%RH, 開放)1カ月間安定 (溶解性(水))ほとんど溶けない	末 [先] 細83% [GE]

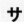

理由　著 著者コメント　(安定性)原薬(一部製剤)の安定性　(溶解性(水))原薬の水に対する溶解性
代用品　※：一部適応等が異なる

サンタ

製品名（会社名）	規格単位	剤形・割線・Cap号数	可否	一般名
ザンタック錠75 (GSK)	75mg	Fコート錠 ○(割線無)	— (△)	ラニチジン塩酸塩
ザンタック錠150 (GSK)	150mg	Fコート錠 ○(割線無)	— (△)	
サンリズムカプセル25mg (第一三共)	25mg	硬カプセル 4号	— (△)	ピルシカイニド塩酸塩水和物
サンリズムカプセル50mg (第一三共)	50mg	硬カプセル 4号	— (△)	
ジアイナミックスカプセル (鶴原)	配合剤	硬カプセル 3号	△	ビタミンB_1・B_6・B_{12}複合剤

シ

可否判定 ○：可，△：条件つきで可，×：不可，—：企業判定回避，（　）：著者判断

シアイ

理　由	代用品
苦味あり **著** 防湿・遮光保存。基本は用時調製 (安定性)〔長期〕(室温, 気密・遮光, 褐色ガラス瓶(密栓), 36カ月間)変化なし 〔苛酷〕(30℃, 気密・遮光, 褐色ガラス瓶(密栓), 24カ月間)変化なし (40℃, 気密・遮光, 褐色ガラス瓶(密栓), 12カ月間)変化なし (50℃, 気密・遮光, 褐色ガラス瓶(密栓), 6カ月間)変化なし (25℃, 75％RH, 気密・遮光, 褐色ガラス瓶(密栓), 24カ月間)変化なし (25℃, 75％RH, 遮光・開放, 褐色ガラス瓶(開栓), 3カ月間)淡黄褐色〜黄褐色に着色, 分解物及び含量の低下等はなし (室温, 気密・室内散光, 無色ガラス瓶(密栓), 12カ月間)約6カ月後から照射表面に着色, 12カ月間後で淡黄褐色 **粉砕後** ［150mg錠］ (室温(18〜26℃), 50〜60％RH, 遮光, グラシンポリエチレンラミネート紙で分包, 1カ月間)性状変化なし, 水分1.8％, 平衡相対湿度36％, ラニチジン含量98.9％, 類縁物質総量0.6％ (25℃, 75％RH, 遮光, グラシンポリエチレンラミネート紙で分包, 1カ月間)淡黄色に変化, 水分4％, 平衡相対湿度＞70％, ラニチジン含量96.5％, 類縁物質総量1％ (溶解性(水))極めて溶けやすい	
苦味あり。舌の麻痺(局所麻酔作用)。内服なら脱カプセル不可, 経管投与なら可 (安定性)〔長期〕(室温, ポリエチレン袋/ファイバー缶, 64カ月間)変化なし 〔温度〕(50℃, ポリエチレン袋/ファイバー缶, 12カ月間)(60℃, ポリエチレン袋/ファイバー缶, 6カ月間)変化なし 〔湿度〕(40℃, 75％RH, 無色透明ガラス瓶(開栓), 6カ月間)変化なし 〔光〕(室内散光(蛍光灯下500lx), 無色透明ガラスシャーレ, 12カ月間)変化なし (太陽光(直射日光のあたる南窓側に放置), 無色透明ガラスシャーレ, 6カ月間)変化なし **製剤** ［25mgカプセル］ 〔温度・湿度〕(25℃, 75％RH, シャーレ開放(アルミホイルにて遮光), 90日間)外観変化なし, 含量98.5％, 吸湿増量0.4％, 色差⊿E0.4 〔光〕(シャーレ開放, 120万lx·hr)外観変化なし, 含量99.7％, 吸湿増量0.0％, 色差⊿E0.9 ［50mgカプセル］ 〔温度・湿度〕(25℃, 75％RH, シャーレ開放(アルミホイルにて遮光), 90日間)外観変化なし, 含量99.3％, 吸湿増量0.3％, 色差⊿E0.5 〔光〕(シャーレ開放, 120万lx·hr)外観変化なし, 含量99.2％, 吸湿増量0.0％, 色差⊿E0.2 (溶解性(水))溶けやすい	
主原料中, 光に不安定な成分あり **著** 粉砕後1カプセル単位以下の分割分包不可。配合剤のため極力避ける。粉砕後防湿・遮光保存で可能と推定 (安定性)該当資料なし	散 [先]

理由　**著** 著者コメント　(安定性)原薬(一部製剤)の安定性　(溶解性(水))原薬の水に対する溶解性
代用品　※：一部適応等が異なる

シアセ

製品名（会社名）	規格単位	剤形・割線・Cap号数	可否	一般名
ジアゼパム錠2mg「アメル」（共和薬品＝日本ジェネリック）	2mg	素錠 ⊖(割線1本)	○	ジアゼパム
ジアゼパム錠5mg「アメル」（共和薬品＝日本ジェネリック）	5mg	素錠 ⊖(割線1本)	○	
ジアゼパム錠2「サワイ」（沢井）	2mg	素錠 ⊖(割線1本)	―（○）	ジアゼパム
ジアゼパム錠2mg「ツルハラ」（鶴原）	2mg	素錠 ⊖(割線1本)	○	ジアゼパム
ジアゼパム錠5mg「ツルハラ」（鶴原）	5mg	素錠 ⊖(割線1本)	○	
ジアゼパム錠10mg「ツルハラ」（鶴原）	10mg	素錠 ⊖(割線1本)	○	
ジアゼパム錠2「トーワ」（東和薬品）	2mg	素錠 ⊖(割線模様)	―（○）	ジアゼパム
ジアゼパム錠5「トーワ」（東和薬品）	5mg	素錠 ⊖(割線模様)	―（○）	
ジアゾキシドカプセル25mg「MSD」（MSD＝オーファンパシフィック）	25mg	硬カプセル (3号)	―（○）	ジアゾキシド
ジアノイナミン錠10mg（鶴原）	10mg	糖衣錠 ○(割線無)	△	チアミンジスルフィド
ジアパックス錠2mg（大鵬薬品）	2mg	素錠 ⊖(割線1本)	○	ジアゼパム
ジアパックス錠5mg（大鵬薬品）	5mg	素錠 ⊖(割線1本)	○	
シアリス錠5mg（リリー＝日本新薬）	5mg	Fコート錠 ○(割線無)	○	タダラフィル
シアリス錠10mg（リリー＝日本新薬）	10mg	Fコート錠 ○(割線無)	○	
シアリス錠20mg（リリー＝日本新薬）	20mg	Fコート錠 ○(割線無)	○	
ジェイゾロフト錠25mg（ファイザー）	25mg	Fコート錠 ○(割線無)	―（△）	塩酸セルトラリン
ジェイゾロフト錠50mg（ファイザー）	50mg	Fコート錠 ⊖(割線1本)	―（△）	
ジェイゾロフト錠100mg（ファイザー）	100mg	Fコート錠 ⊖(割線1本)	―（△）	

可否判定 ○：可，△：条件つきで可，×：不可，―：企業判定回避，( )：著者判断

理　　由	代用品
該当資料なし (溶解性(水))ほとんど溶けない	散1% 先 GE シ0.1% 先
においはなく，味はわずかに苦い (溶解性(水))ほとんど溶けない	散1% 先 GE シ0.1% 先
(安定性)該当資料なし (溶解性(水))ほとんど溶けない	散1% 先 GE シ0.1% 先
主成分はにおいはなく，わずかに苦い (安定性)**粉砕後**　(25℃，60%RH，1,000lx散光下，3カ月間)[2mg錠]外観変化あり(3カ月)，含量変化なし，[5mg錠]外観・含量変化なし (25℃，60%RH，遮光条件下，3カ月間)外観・含量変化なし (溶解性(水))ほとんど溶けない	散1% 先 GE シ0.1% 先
(安定性)〔通常〕(25±2℃，60±5%RH，二重のポリエチレン袋/ドラム，36カ月間)安定 〔加速〕(40±2℃，75±5%RH，二重のポリエチレン袋/ドラム，6カ月間)安定 (溶解性(水))ほとんど溶けない	
苦味あり (安定性)該当資料なし (溶解性(水))ほとんど溶けない	
グラシン紙分包品は，40℃・75%RHで30日間安定 (安定性)該当資料なし (溶解性(水))ほとんど溶けない	散1% 先 GE シ0.1% 先
(安定性)〔通常〕(30℃，60%RH，ポリエチレン袋，暗所，50カ月間)ほとんど変化なし 〔加速〕(40℃，75%RH，ポリエチレン袋，暗所，6カ月間)ほとんど変化なし 〔苛酷〕(130万lx·hr，キセノンランプ，室温，ステンレス容器)ほとんど変化なし **粉砕品**　(40℃，75%RH)28日間変化なし (溶解性(水))ほとんど溶けない	
著　防湿・遮光保存。吸湿性あり (安定性)(60℃，無色ガラスバイアル(密封)，3カ月間)変化なし (25℃，92%RH，無色ガラスバイアル(開封))変化なし (白色蛍光灯，近紫外蛍光ランプ，石英ガラスシャーレ)変化なし 試験項目：性状(外観)，確認試験，含量，乾燥減量，分解物 (溶解性(水))溶けにくい	

理由　著　著者コメント　　(安定性)原薬(一部製剤)の安定性　　(溶解性(水))原薬の水に対する溶解性
代用品　※：一部適応等が異なる

シエイ

製品名（会社名）	規格単位	剤形・割線・Cap号数	可否	一般名
ジェイゾロフトOD錠25mg（ファイザー）	25mg	口腔内崩壊錠 ○(割線無)	— (△)	塩酸セルトラリン
ジェイゾロフトOD錠50mg（ファイザー）	50mg	口腔内崩壊錠 ⊖(割線1本)	— (△)	
ジェイゾロフトOD錠100mg（ファイザー）	100mg	口腔内崩壊錠 ⊖(割線1本)	— (△)	
ジェニナック錠200mg（富士フイルム富山化学＝アステラス）	200mg	Fコート錠 ○(割線無)	— (△)	メシル酸ガレノキサシン水和物
ジエノゲスト錠1mg「F」（富士製薬）	1mg	Fコート錠 ○(割線無)	— (○)	ジエノゲスト
ジエノゲストOD錠1mg「F」（富士製薬）	1mg	Fコート錠（口腔内崩壊錠） ○(割線無)	— (△)	ジエノゲスト
ジエノゲスト錠1mg「JG」（日本ジェネリック）	1mg	Fコート錠 ○(割線無)	— (○)	ジエノゲスト
ジエノゲスト錠1mg「KN」（小林化工＝あすか製薬＝武田）	1mg	Fコート錠 ○(割線無)	— (○)	ジエノゲスト

可否判定 ○：可，△：条件つきで可，×：不可，—：企業判定回避，（ ）：著者判断

理　　由	代用品
[50mgOD錠]湿度75%RHで水分増加 **著** 口腔内崩壊錠のため粉砕不適。粉砕した場合，防湿・遮光保存。吸湿性あり **安定性**(60℃，無色ガラスバイアル(密閉)，3カ月間)変化なし (25℃，92%RH，無色ガラスバイアル(開封)，6カ月間)変化なし (白色蛍光灯，近紫外蛍光ランプ，石英ガラスシャーレ)変化なし 試験項目：性状(外観)，確認試験，含量，乾燥減量，分解物 **溶解性(水)** 溶けにくい	
有効成分に苦味あり **安定性**〔長期〕(25℃，60%RH，暗所・ポリエチレン袋(二重)/ファイバードラム，48カ月間)変化なし 〔加速〕(40℃，75%RH，暗所・ポリエチレン袋(二重)/ファイバードラム，6カ月間)変化なし 〔苛酷〕(50℃，暗所・ポリエチレン袋(二重)/ファイバードラム，3カ月間)水分が約1.5%減少したが，その他の測定項目は，変化を認めず安定であった (40℃，75%RH，暗所・ポリエチレン袋(開放)/ファイバードラム，6カ月間)変化なし 〔光〕(D65ランプ(2,000lx)，無色ガラスシャーレ(開放)，420万lx·hr)変化なし (D65ランプ(2,000lx)，無色ガラスシャーレ(遮光)，420万lx·hr)変化なし **溶解性(水)** やや溶けにくい	
苦味あり **著** 遮光保存 **安定性**〔加速〕(40℃，75%RH，6カ月間)変化なし (無包装状態，25℃，90%RH，3カ月間)変化なし (25℃，60%RH，60万lx·hr)変化なし **溶解性(水)** ほとんど溶けない	
苦味あり **著** 口腔内崩壊錠のため粉砕不適。粉砕した場合，遮光保存 **安定性**〔加速〕(40℃，75%RH，6カ月間)変化なし (無包装状態，25℃，90%RH，3カ月間)変化なし (25℃，60%RH，60万lx·hr)変化なし **溶解性(水)** ほとんど溶けない	
著 遮光保存 **安定性** 該当資料なし **溶解性(水)** ほとんど溶けない	
著 遮光保存 **安定性** **粉砕後** 〔通常〕(25℃，75%RH，遮光，3カ月間)変化なし 〔苛酷〕(40℃，遮光，3カ月間)変化なし 〔光〕(室温，1,000lx·hr(白色蛍光灯下))25日目において類縁物質増加(規格外)，含量低下傾向(規格内) **溶解性(水)** ほとんど溶けない	

理由　**著** 著者コメント　**安定性** 原薬(一部製剤)の安定性　**溶解性(水)** 原薬の水に対する溶解性
代用品　※：一部適応等が異なる

シエノ

製品名(会社名)	規格単位	剤形・割線・Cap号数	可否	一般名
ジエノゲストOD錠1mg「KN」 (小林化工＝あすか製薬 ＝武田)	1mg	口腔内崩壊錠 ○(割線無)	― (△)	ジエノゲスト
ジエノゲスト錠1mg「MYL」 (マイランEPD)	1mg	Fコート錠 ○(割線無)	― (○)	ジエノゲスト
ジエノゲスト錠1mg「キッセイ」 (ジェイドルフ＝キッセイ)	1mg	Fコート錠 ○(割線無)	― (○)	ジエノゲスト
ジエノゲストOD錠1mg「キッセイ」 (ジェイドルフ＝キッセイ)	1mg	口腔内崩壊錠 ○(割線無)	― (△)	ジエノゲスト
ジエノゲスト錠1mg「サワイ」 (沢井)	1mg	Fコート錠 ○(割線無)	― (○)	ジエノゲスト
ジエノゲスト錠1mg「トーワ」 (東和薬品)	1mg	Fコート錠 ○(割線無)	― (○)	ジエノゲスト
ジエノゲストOD錠1mg「トーワ」 (東和薬品)	1mg	口腔内崩壊錠 ○(割線無)	― (△)	ジエノゲスト
ジエノゲスト錠1mg「ニプロ」 (ニプロ)	1mg	Fコート錠 ○(割線無)	― (○)	ジエノゲスト

可否判定 ○:可, △:条件つきで可, ×:不可, ―:企業判定回避, ( ):著者判断

シエノ

理　由	代用品
著 口腔内崩壊錠のため粉砕不適。粉砕した場合，遮光保存 **安定性** **粉砕後** 〔通常〕(25℃，75%RH，遮光，3カ月間)変化なし 〔苛酷〕(40℃，遮光，3カ月間)変化なし 〔光〕(室温，1,000lx・hr(白色蛍光灯下))25日目において類縁物質増加(規格外)，含量低下傾向(規格内) **溶解性(水)** ほとんど溶けない	
錠剤は遮光保存 **安定性** **粉砕後** 3カ月間のデータあり(粉砕時の体内動態データ等なし) **溶解性(水)** ほとんど溶けない	
著 遮光保存 **安定性** **粉砕後** (室内散光下，3カ月間)外観変化あり(1カ月目)，残存率86.2%(1カ月目) (遮光条件下，3カ月間)外観・含量変化なし **溶解性(水)** ほとんど溶けない	
著 口腔内崩壊錠のため粉砕不適。粉砕した場合，遮光保存 **安定性** **粉砕後** (25℃，60%RH，室内散光下，3カ月間)外観変化なし，残存率95.8%(1カ月目) (25℃，60%RH，遮光条件下，3カ月間)外観・含量変化なし **溶解性(水)** ほとんど溶けない	
著 遮光保存 **安定性** 光によって徐々に着色する **溶解性(水)** ほとんど溶けない	
著 遮光保存 **安定性** **粉砕後** (室内散光下，3カ月間)外観変化あり(1カ月)，残存率86.2%(1カ月) (遮光条件下，3カ月間)外観・含量変化なし **溶解性(水)** ほとんど溶けない	
著 口腔内崩壊錠のため粉砕不適。粉砕した場合，遮光保存 **安定性** **粉砕後** (25℃，60%RH，1,000lx散光下，3カ月間)外観変化なし，残存率95.8%(1カ月) (25℃，60%RH，遮光条件下，3カ月間)外観・含量変化なし **溶解性(水)** ほとんど溶けない	
錠剤は遮光保存 **著** 遮光保存 **安定性** **粉砕後** 3カ月間のデータあり(粉砕時の体内動態データ等なし) **溶解性(水)** ほとんど溶けない	

理由　**著** 著者コメント　**安定性** 原薬(一部製剤)の安定性　**溶解性(水)** 原薬の水に対する溶解性
代用品　※：一部適応等が異なる

シエノ

製品名（会社名）	規格単位	剤形・割線・Cap号数	可否	一般名
ジエノゲスト錠1mg「モチダ」 （持田販売）	1mg	Fコート錠 ◯（割線無）	— （◯）	ジエノゲスト
ジエノゲストOD錠1mg「モチダ」 （持田販売）	1mg	口腔内崩壊錠 ◯（割線無）	— （△）	ジエノゲスト
シーエルセントリ錠150mg （ヴィーブヘルスケア＝GSK）	150mg	Fコート錠 ◯（割線無）	— （◯）	マラビロク

可否判定　◯：可，△：条件つきで可，×：不可，—：企業判定回避，（　）：著者判断

理　由	代用品
著 遮光保存 **安定性** 原薬 〔長期〕(25℃，60%RH，アルミラミネート/ポリエチレン袋，48カ月間)規格適合 〔加速〕(40℃，75%RH，アルミラミネート/ポリエチレン袋，6カ月間)規格適合 〔苛酷〕(50℃，褐色ガラス製の気密容器，3カ月間)ほとんど変化なし (60℃，褐色ガラス製の気密容器，3カ月間)性状(微黄白色)と類縁物質(増加)に変化が認められた (25℃，90%RH，褐色ガラス製の容器(開栓)，3カ月間)規格適合 (25℃，D65蛍光ランプ5,000lx，曝光，10日間)性状(わずかに褐色を帯びた淡黄白色)，溶状(濁り等)，類縁物質(増加)及び定量(低下)に変化が認められた (25℃，D65蛍光ランプ5,000lx，遮光，10日間)規格適合 **粉砕後** 〔成り行き温度・湿度，室内散乱光下(1,200lx)，開放，30日間〕外観：7日後乳白色，14日後微黄白色，21日後淡黄白色，30日後黄白色，類縁物質：14日後規格外，含量：14日後96.2%，21日後94.2%，30日後92.6% **溶解性(水)** ほとんど溶けない	
著 口腔内崩壊錠のため粉砕不適。粉砕した場合，遮光保存 **安定性** 原薬 〔長期〕(25℃，60%RH，アルミラミネート/ポリエチレン袋，48カ月間)規格適合 〔加速〕(40℃，75%RH，アルミラミネート/ポリエチレン袋，6カ月間)規格適合 〔苛酷〕(50℃，褐色ガラス製の気密容器，3カ月間)ほとんど変化なし (60℃，褐色ガラス製の気密容器，3カ月間)性状(微黄白色)と類縁物質(増加)に変化が認められた (25℃，90%RH，褐色ガラス製の容器(開栓)，3カ月間)規格適合 (25℃，D65蛍光ランプ5,000lx，曝光，10日間)性状(わずかに褐色を帯びた淡黄白色)，溶状(濁り等)，類縁物質(増加)及び定量(低下)に変化が認められた (25℃，D65蛍光ランプ5,000lx，遮光，10日間)規格適合 **粉砕後** 〔温度〕(40℃，遮光・気密容器(瓶)，3カ月間)性状変化なし，類縁物質(最大：0.07%，総量：0.24%)，含量98.2% 〔湿度〕(25℃，75%RH，遮光・開放，3カ月間)性状変化なし，類縁物質(最大：0.05%，総量0.18%)，含量98.0% 〔光〕(無包装(開放)，3カ月間(約60万lx・hr))14日後：性状微黄白色，21日後：類縁物質(最大：0.12%，総量：0.85%)，含量93.1% **溶解性(水)** ほとんど溶けない	
原薬安定性試験条件下にて安定 **安定性**〔通常〕(25℃，60%RH，36カ月間)変化なし 〔苛酷〕(25℃，80%RH，3カ月間)変化なし (120万lx・hr)変化なし **溶解性(水)** 極めて溶けにくい	

理由　**著** 著者コメント　**安定性** 原薬(一部製剤)の安定性　**溶解性(水)** 原薬の水に対する溶解性
代用品　※：一部適応等が異なる

シオト

製品名(会社名)	規格単位	剤形・割線・Cap号数	可否	一般名
ジオトリフ錠20mg (日本ベーリンガー)	20mg	Fコート錠 ◯(割線無)	× (△)	アファチニブマレイン酸塩
ジオトリフ錠30mg (日本ベーリンガー)	30mg	Fコート錠 ◯(割線無)	× (△)	
ジオトリフ錠40mg (日本ベーリンガー)	40mg	Fコート錠 ◯(割線無)	× (△)	
ジオトリフ錠50mg (日本ベーリンガー)	50mg	Fコート錠 ◯(割線無)	× (△)	
ジカディアカプセル150mg (ノバルティス)	150mg	硬カプセル 00号	— (◯)	セリチニブ
シグマート錠2.5mg (中外)	2.5mg	素錠 ◯(割線無)	— (△)	ニコランジル
シグマート錠5mg (中外)	5mg	素錠 ⊖(割線1本)	— (△)	

可否判定 ◯:可, △:条件つきで可, ×:不可, —:企業判定回避, ( ):著者判断

理　　由	代用品
本剤は抗がん剤であり，粉砕作業における曝露等の安全上のリスクが懸念されるため，本剤を粉砕して処方することを推奨しない 著 抗悪性腫瘍剤のため粉砕せず懸濁する。やむを得ず粉砕する場合は，安全キャビネット内で行うなど調剤者の曝露に注意すること。防湿・遮光保存 (安定性)〔長期〕(25℃，60％RH，低密度ポリエチレン製袋＋アルミニウムラミネート袋＋ファイバードラム，24カ月間)変化なし 〔苛酷〕(70℃，ガラス瓶(密栓)，2週間)分解が認められた (25℃，60％RH，ガラス瓶(開放)，10カ月間)分解が認められた (40℃，75％RH，ガラス瓶(開放)，10カ月間)分解が認められた 〔光〕(キセノンランプ照射(200～800nm)，5,000W・hr/m²，ガラス皿)分解が認められた (溶解性(水))溶けやすい (危険度)Ⅱ(日本病院薬剤師会：抗悪性腫瘍薬の院内取扱い指針)	
本剤は抗悪性腫瘍剤であり，健康成人が吸入した場合などの影響は不明 著 データが不足しているが，安定と推定 (安定性)〔通常〕(25℃，60％RH，ポリエチレン袋に入れたものをアルミラミネート袋に保存，24カ月間)安定 (40℃，75％RH，ポリエチレン袋に入れたものをアルミラミネート袋に保存，6カ月間)安定 〔苛酷〕(50℃，ポリエチレン袋に入れたものをアルミラミネート袋に保存，6カ月間)安定 (120万lx・hr，240万lx・hr，無包装)安定 (溶解性(水))極めて溶けにくい (危険度)Ⅲ(日本病院薬剤師会：抗悪性腫瘍薬の院内取扱い指針)	
30℃・75％RH・2カ月で含量90％以下 (貯法)開封後は湿気を避けて保存すること (適用上の注意)湿気を避けて涼しいところに保管するよう指導すること (溶解性(水))やや溶けにくい	
40℃・75％RH・4週間で含量90％以下。30℃・75％RH・3カ月で含量90％以下 (貯法)開封後は湿気を避けて保存すること (適用上の注意)湿気を避けて涼しいところに保管するよう指導すること (溶解性(水))やや溶けにくい	

理由　著 著者コメント　(安定性)原薬(一部製剤)の安定性　(溶解性(水))原薬の水に対する溶解性
代用品　※：一部適応等が異なる

シクマ

製品名(会社名)	規格単位	剤形・割線・Cap号数	可否	一般名
シグマビタン配合カプセルB25 (東和薬品)	配合剤	硬カプセル 3号	— (△)	ビタミンB_1・B_6・B_{12}複合剤
シクレスト舌下錠5mg (MeijiSeika)	5mg	素錠(舌下錠) ○(割線無)	×	アセナピンマレイン酸塩
シクレスト舌下錠10mg (MeijiSeika)	10mg	素錠(舌下錠) ○(割線無)	×	
シクロスポリンカプセル10mg 「TC」(東洋カプセル=沢井)	10mg	軟カプセル	×	シクロスポリン
シクロスポリンカプセル25mg 「TC」(東洋カプセル=沢井)	25mg	軟カプセル	×	
シクロスポリンカプセル50mg 「TC」(東洋カプセル=沢井)	50mg	軟カプセル	×	
シクロスポリンカプセル 10mg「トーワ」(東和薬品)	10mg	軟カプセル	×	シクロスポリン
シクロスポリンカプセル 25mg「トーワ」(東和薬品)	25mg	軟カプセル	×	
シクロスポリンカプセル 50mg「トーワ」(東和薬品)	50mg	軟カプセル	×	
シクロスポリンカプセル 10mg「日医工」(日医工)	10mg	軟カプセル	×	シクロスポリン
シクロスポリンカプセル 25mg「日医工」(日医工)	25mg	軟カプセル	×	
シクロスポリンカプセル 50mg「日医工」(日医工)	50mg	軟カプセル	×	
ジクロフェナクNa錠25mg「NP」 (ニプロ)	25mg	Fコート錠 ○(割線無)	— (△)	ジクロフェナクナトリウム

可否判定 ○:可, △:条件つきで可, ×:不可, —:企業判定回避, ( ):著者判断

シクロ

理　由	代用品
ベンフォチアミン：においはなく，味は苦い ピリドキシン塩酸塩：光によって徐々に変化する。味は苦く酸味がある シアノコバラミン：吸湿性である (著)粉砕後1カプセル単位以下の分割分包不可。配合剤のため極力避ける。粉砕後防湿・遮光保存で可能と推定 (安定性)脱カプセル後 (室内散光下，3カ月間)外観変化あり(1カ月)，シアノコバラミン：残存率82.1％(1カ月) (遮光・防湿条件下，3カ月間)外観・含量変化なし (溶解性(水))ベンフォチアミン：溶けにくい ピリドキシン塩酸塩：溶けやすい シアノコバラミン：やや溶けにくい	散 [先]
本剤は舌下錠であり，粉砕し飲み込んで投与することはできない(凍結乾燥製剤であり吸湿性が高い) (安定性)〔長期〕(25℃，60％RH，ポリエチレン二重袋，36カ月間)色，形状，類縁物質，含量，水分：変化なし 〔加速〕(40℃，75％RH，ポリエチレン二重袋，6カ月間)色，形状，類縁物質，含量，水分：変化なし 〔苛酷〕(近紫外光(240W・hr/m²)，ポリエチレン袋)色，形状，類縁物質，含量，水分：変化なし (近紫外光(240W・hr/m²)＋白色蛍光灯(125万lx・hr)，ポリエチレン袋)色，形状，類縁物質，含量，水分：変化なし (溶解性(水))溶けにくい	
内容物が油状の液体であるため粉砕不可 (安定性)(室温，36カ月間)変化なし (40℃，75％RH，6カ月間)変化なし (50℃，75％，2カ月間)変化なし (室内散光60万lx)変化なし (溶解性(水))ほとんど溶けない	細17％ [GE] 内用液10％ [先]
内容物が油状のため粉砕不可 (安定性)該当資料なし (溶解性(水))ほとんど溶けない	細17％ [GE] 内用液10％ [先]
液体充填の軟カプセル，内容物が液状のため粉砕不可 (溶解性(水))ほとんど溶けない	細17％ [GE] 内用液10％ [先]
錠剤は防湿保存。原薬は吸湿性 (安定性)粉砕後 データなし (溶解性(水))やや溶けにくい	

シ

理由　(著)著者コメント　　(安定性)原薬(一部製剤)の安定性　　(溶解性(水))原薬の水に対する溶解性
代用品　※：一部適応等が異なる

シクロ

製品名（会社名）	規格単位	剤形・割線・Cap号数	可否	一般名
ジクロフェナクNa錠25mg「TCK」（辰巳＝日本ジェネリック）	25mg	Fコート錠 ○(割線無)	— (△)	ジクロフェナクナトリウム
ジクロフェナクNa錠25mg「YD」（陽進堂）	25mg	Fコート錠 ○(割線無)	— (△)	ジクロフェナクナトリウム
ジクロフェナクNa錠25mg「サワイ」（沢井）	25mg	Fコート錠 ○(割線無)	— (△)	ジクロフェナクナトリウム
ジクロフェナクNa錠25mg「ツルハラ」（鶴原）	25mg	Fコート錠 ○(割線無)	△	ジクロフェナクナトリウム
ジクロフェナクNa錠25mg「トーワ」（東和薬品＝日医工）	25mg	Fコート錠 ○(割線無)	— (△)	ジクロフェナクナトリウム
ジクロフェナクNa徐放カプセル37.5mg「トーワ」（東和薬品）	37.5mg	硬カプセル ③号	× (△*)	ジクロフェナクナトリウム
ジクロフェナクNa徐放カプセル37.5mg「ZE」（全星）	37.5mg	硬カプセル ④号	△*	ジクロフェナクナトリウム
ジクロフェナクナトリウムSRカプセル37.5mg「オーハラ」（大原）	37.5mg	硬カプセル ④号	— (△*)	ジクロフェナクナトリウム
ジゴキシン錠0.125mg「AFP」（アルフレッサファーマ）	0.125mg	素錠 ⊖(割線1本)	— (△)	ジゴキシン
ジゴキシン錠0.25mg「AFP」（アルフレッサファーマ）	0.25mg	素錠 ⊖(割線1本)	— (○)	

可否判定 ○：可，△：条件つきで可，×：不可，—：企業判定回避，( )：著者判断

シコキ

理　　由	代用品
室内散乱光, シャーレ開放条件で4週間保存した結果, 含量に変化なし **著** 安定性データが不足しているが, 粉砕後防湿・遮光保存で可能と推定 (安定性)該当資料なし (溶解性(水))やや溶けにくい	
防湿保存 (安定性)**粉砕時**　(25℃, 60％RH, 120万lx・hr, 30日間)曝光面が褐色に変化, 含量規格内 (溶解性(水))やや溶けにくい	
吸湿性である (溶解性(水))やや溶けにくい	
吸湿性 **著** 防湿保存 (安定性)該当資料なし (溶解性(水))やや溶けにくい	
主成分は, 吸湿性である **著** 防湿保存 (安定性)**粉砕後**　(室内散光下, 3カ月間)外観・含量変化なし (溶解性(水))やや溶けにくい	
徐放性カプセル剤のため粉砕は不可。主成分は, 吸湿性である ＊ **著** (粉砕：×, 脱カプセル：○) (安定性)該当資料なし (溶解性(水))やや溶けにくい	
＊(粉砕：×, 脱カプセル：○) 速溶性顆粒及び徐放性顆粒を含有するため, 粉砕不可 (安定性)**製剤**　〔長期〕(25℃, 60％RH, 最終包装製品, 3年間)性状・溶出性・定量法：変化なし 〔苛酷〕(40℃, 褐色瓶(遮光・気密容器), 3カ月間)外観：内容物の変色(規格内)。平均質量・乾燥減量・定量・溶出性：変化なし (25℃, 75％RH, スチロールケース開放(遮光), 3カ月間)外観：内容物の変色(規格内)。平均質量・乾燥減量：増加(規格内)。定量・溶出性：変化なし 〔光〕(25℃, 60％RH, 1,200lx, 気密容器, 合計120万lx・hrを照射)溶出性：遅延(規格外)。外観・平均質量・乾燥減量・定量：変化なし **脱カプセル**　(25℃, 75％RH(遮光・開放), 3カ月間)吸湿はするが, 含量には影響がなく安定であった (溶解性(水))やや溶けにくい	
＊ **著** (粉砕：×, 脱カプセル：○) 1カプセル/包の開封なら可。粉砕は不可 (溶解性(水))やや溶けにくい	
著 粉砕後防湿・遮光保存で可能と推定 (安定性)**粉砕後**　[0.25mg錠] (25℃, 75％RH, 500lx, 4週間)外観変化なし (溶解性(水))ほとんど溶けない	散0.1%　[先] 内用液0.005%　[先]

理由　**著** 著者コメント　(安定性)原薬(一部製剤)の安定性　(溶解性(水))原薬の水に対する溶解性
代用品　※：一部適応等が異なる

シコキ

製品名（会社名）	規格単位	剤形・割線・Cap号数	可否	一般名
ジゴキシンKY錠0.25 (京都＝トーアエイヨー ＝アステラス)	0.25mg	素錠 (割線表裏各1本)	— (○)	ジゴキシン
ジゴキシン錠0.0625「KYO」 (京都＝トーアエイヨー ＝アステラス)	0.0625mg	素錠 ○(割線無)	△ (○)	ジゴキシン
ジゴキシン錠0.125mg「NP」 (ニプロ)	0.125mg	素錠 ⊖(割線1本)	— (△)	ジゴキシン
ジゴキシン錠0.25mg「NP」 (ニプロ)	0.25mg	素錠 ⊖(割線1本)	— (△)	
ジゴシン錠0.125mg (太陽ファルマ)	0.125mg	素錠 ⊖(割線1本)	— (○)	ジゴキシン
ジゴシン錠0.25mg (太陽ファルマ)	0.25mg	素錠 ⊖(割線1本)	— (○)	
ジスチグミン臭化物錠5mg「テバ」 (武田テバ薬品＝武田テ バファーマ＝武田)	5mg	素錠 ⊖(割線1本)	— (△)	ジスチグミン臭化物
ジスロマック錠250mg (ファイザー)	250mg	Fコート錠 ◯(割線無)	— (△)	アジスロマイシン水和物
ジスロマック錠600mg (ファイザー)	600mg	Fコート錠 ◯(割線無)	— (△)	
ジスロマックカプセル小児用100mg(ファイザー)	100mg	硬カプセル 3号	— (△)	アジスロマイシン水和物
ジセタミン錠25 (高田)	25mg	糖衣錠 ○(割線無)	— (△)	セトチアミン塩酸塩水和物
ジソピラミド徐放錠150mg「SW」 (沢井)	150mg	徐放性Fコート錠 ○(割線無)	×	ジソピラミドリン酸塩
ジソピラミド徐放錠150mg「テバ」 (武田テバ薬品＝武田テ バファーマ＝武田)	150mg	Fコート錠 ○(割線無)	×	ジソピラミドリン酸塩
ジソピラミド徐放錠150mg 「ファイザー」(ファイザー)	150mg	Fコート錠 ○(割線無)	— (×)	ジソピラミドリン酸塩
ジソピラミドカプセル50mg 「ファイザー」(ファイザー)	50mg	硬カプセル 4号	— (△)	ジソピラミド
ジソピラミドカプセル100mg 「ファイザー」(ファイザー)	100mg	硬カプセル 3号	— (△)	

可否判定　○：可，△：条件つきで可，×：不可，—：企業判定回避，( )：著者判断

シソヒ

理　由	代用品
著 30℃・75％RHで3カ月安定。気密・遮光保存必要 (溶解性(水))ほとんど溶けない	散0.1% [先] 内用液0.005% [先]
著 防湿・遮光保存 (安定性)**粉砕後**　(40℃, 遮光, 密栓, 3カ月間)変化なし (30℃, 75％RH, 遮光, 開放, 3カ月間)吸湿によるわずかな含量低下(規格内) (120万lx·hr)変化なし (溶解性(水))ほとんど溶けない	散0.1% [先] 内用液0.005% [先]
錠剤は遮光保存 著 防湿・遮光保存 (安定性)**粉砕後**　10日間のデータあり(粉砕時の体内動態データ等なし) (溶解性(水))ほとんど溶けない	散0.1% [先] 内用液0.005% [先]
(安定性)40℃・75％RH・4週間・光照射60万lx·hrでほぼ安定 (溶解性(水))ほとんど溶けない	散0.1% [先] 内用液0.005% [先]
著 防湿保存 (溶解性(水))極めて溶けやすい	
苦味あり (安定性)**粉砕後**　[250mg錠](室温, 湿度成り行き)30日間は含量, 重量, 水分量, 外観は変化なし [600mg錠]データなし (溶解性(水))ほとんど溶けない	成人用DS ※ [先]
苦味あり (安定性)**脱カプセル後**　(室温, 湿度成り行き, 30日間)含量, 重量, 水分量, 外観に問題となる変化なし (溶解性(水))ほとんど溶けない	小児用細10% [先][GE]
苦味あり データなし (溶解性(水))溶けやすい	
放出制御の特性が失われるため, 粉砕不可 (溶解性(水))溶けやすい	
徐放性が損なわれるため粉砕不可 (溶解性(水))溶けやすい	
ワックスマトリックス型拡散制御の徐放錠のため粉砕不可。味は非常に苦く刺激臭を有する (安定性)**粉砕後**　データなし (溶解性(水))溶けやすい	
著 苦味が強く, 刺激性があるため (安定性)**粉砕後**　データなし (溶解性(水))溶けにくい	

シ

理由　著 著者コメント　(安定性)原薬(一部製剤)の安定性　(溶解性(水))原薬の水に対する溶解性
代用品　※：一部適応等が異なる

シソヒ

製品名（会社名）	規格単位	剤形・割線・Cap号数	可否	一般名
ジソピラミドリン酸塩徐放錠150mg「トーワ」（東和薬品）	150mg	Fコート錠 ○（割線無）	×	ジソピラミドリン酸塩
ジソピラミドリン酸塩徐放錠150mg「日医工」（日医工ファーマ＝日医工）	150mg	Fコート錠 ○（割線無）	×	ジソピラミドリン酸塩
ジソピランカプセル50mg（鶴原）	50mg	硬カプセル 4号	△	ジソピラミド
ジソピランカプセル100mg（鶴原）	100mg	硬カプセル 3号	△	
ジソペイン錠75（ニプロES）	75mg	Fコート錠 ⊖（割線1本）	— （○）	モフェゾラク
シダキュアスギ花粉舌下錠2,000JAU（鳥居）	2,000JAU	舌下錠 ○（割線無）	×	アレルゲン治療エキススギ花粉
シダキュアスギ花粉舌下錠5,000JAU（鳥居）	5,000JAU	舌下錠 ○（割線無）	×	

可否判定 ○：可，△：条件つきで可，×：不可，—：企業判定回避，（ ）：著者判断

理　　由	代用品
徐放性製剤のため粉砕不可 (安定性)該当資料なし (溶解性(水))溶けやすい	
徐放錠のため粉砕不可 (溶解性(水))溶けやすい	
苦味が強い (安定性)該当資料なし (溶解性(水))溶けにくい	
原薬はにおいはないかまたはわずかに特異なにおいあり (著)粉砕後，25℃・75％RH，遮光，ポリエチレンラミネートグラシン紙条件下で6週間，吸湿率は1.6％増加したが，外観及び含量に変化なし (安定性)〔長期〕(25℃，60％RH，ポリエチレン袋(二重)＋ファイバードラム，3年間)変化なし 〔苛酷〕(40℃，気密容器，6カ月間)類縁物質が約0.5％(規格内)まで増加したが，その他の試験項目は変化なし (60℃，気密容器，3カ月間)類縁物質が約0.6％(規格内)まで増加したが，その他の試験項目は変化なし (40℃，75％RH，開封容器，6カ月間)類縁物質が約0.5％(規格内)まで増加したが，その他の試験項目は変化なし (40℃，91％RH，開封容器，3カ月間)類縁物質が約0.5％(規格内)まで増加したが，その他の試験項目は変化なし (室内散乱光約1,000lx(8h/日)，透明瓶，6カ月間)1カ月目から着色を認めたが，その他の試験項目は変化なし (室内散乱光約1,000lx(8h/日)，褐色瓶(遮光)，6カ月間)変化なし (直射日光，透明瓶，30日間)10日目から着色を認め，30日目にTLCのスポット数が増え，類縁物質が約0.7％(規格内)まで増加した。その他の試験項目は変化なし (溶解性(水))ほとんど溶けない	
速崩性の錠剤であり，舌下に1分間保持する薬剤であるため粉砕の必要なし (安定性)〔長期〕(5±3℃，暗所，ポリプロピレン製容器及びアルミラミネート袋，24カ月間)性状，水分，微生物限度，含量(Cryj1，Cryj2)等：変化なし 〔加速〕(25±2℃，60±5％RH，暗所，ポリプロピレン製容器及びアルミラミネート袋，6カ月間)性状，水分，微生物限度，含量(Cryj1，Cryj2)等：変化なし 〔苛酷〕(40±2℃，75±5％RH，暗所，ポリプロピレン製容器及びアルミラミネート袋，3カ月間)性状，水分，微生物限度，含量(Cryj1，Cryj2)等：変化なし (25±2℃，60±5％RH，暗所，ポリプロピレン製容器(開封)，3カ月間)性状，水分，微生物限度，含量(Cryj1，Cryj2)等：変化なし (5±3℃，総照度120万lx・hr以上及び総近紫外放射エネルギー200W・hr/m²以上，シャーレ(遮光または曝光)，13日間)性状，水分，微生物限度，含量(Cryj1，Cryj2)等：変化なし	

理由　(著)著者コメント　(安定性)原薬(一部製剤)の安定性　(溶解性(水))原薬の水に対する溶解性
代用品　※：一部適応等が異なる

シタフ

製品名（会社名）	規格単位	剤形・割線・Cap号数	可否	一般名
シタフロキサシン錠50mg「サワイ」 （沢井）	50mg	Fコート錠 ○（割線無）	— （○）	シタフロキサシン水和物
シナール配合錠 （塩野義）	配合剤	素錠 ○（割線無）	×	アスコルビン酸・パントテン酸カルシウム
シバスタン錠100mg （鶴原）	100mg	Fコート錠 ○（割線無）	△	シプロフロキサシン塩酸塩
シバスタン錠200mg （鶴原）	200mg	Fコート錠 ○（割線無）	△	
ジピリダモール錠12.5mg「JG」 （長生堂＝日本ジェネリック）	12.5mg	糖衣錠 ○（割線無）	— （△）	ジピリダモール
ジピリダモール錠25mg「JG」 （長生堂＝日本ジェネリック）	25mg	糖衣錠 ○（割線無）	— （△）	
ジピリダモール錠100mg「JG」 （長生堂＝日本ジェネリック）	100mg	Fコート錠 ○（割線無）	— （△）	
ジピリダモール錠12.5mg「ツルハラ」（鶴原）	12.5mg	糖衣錠 ○（割線無）	△	ジピリダモール
ジピリダモール錠25mg「ツルハラ」（鶴原）	25mg	糖衣錠 ○（割線無）	△	
ジピリダモール錠100mg「ツルハラ」（鶴原）	100mg	Fコート錠 ○（割線無）	△	
ジピリダモール錠25mg「トーワ」 （東和薬品）	25mg	糖衣錠 ○（割線無）	— （△）	ジピリダモール
ジピリダモール錠100mg「トーワ」 （東和薬品）	100mg	Fコート錠 ○（割線無）	— （△）	
ジピリダモール錠25mg「日医工」 （日医工）	25mg	糖衣錠 ○（割線無）	— （△）	ジピリダモール
ジピリダモール錠25mg「日新」 （日新製薬）	25mg	糖衣錠 ○（割線無）	— （△）	ジピリダモール

可否判定 ○：可，△：条件つきで可，×：不可，—：企業判定回避，（ ）：著者判断

理　　由	代用品
著 防湿・遮光保存 **(安定性)製剤**(無包装)　〔温度〕(40℃, 3カ月間)変化なし 〔湿度〕(25℃, 75%RH, 3カ月間)変化なし 〔光〕(120万lx・hr)変化なし **(溶解性(水))** ほとんど溶けない	細10%　[先]
酸性のアスコルビン酸とアルカリ性のパントテン酸カルシウムが接触して分解されてしまうため，粉砕不可 **(安定性)** アスコルビン酸 乾燥状態では空気や光に対しかなり安定であるが，湿気を吸収すると着色し酸化分解しやすくなる パントテン酸カルシウム 乾燥状態では安定であり，水溶液は熱に対して比較的安定であるが，酸またはアルカリが存在すると容易に加水分解を受けてpantoicacidまたはpantoactoneとβ-alanineとに分解する	顆　[先] [GE]
苦味があり，遮光保存 **(安定性)** 該当資料なし **(溶解性(水))** やや溶けにくい	
著 データより安定と推定 **(安定性)粉砕品**　(40℃, 60%RH, 遮光・気密, 30日間)外観・含量：変化なし (25℃, 75%RH, 遮光・開放, 30日間)外観・含量：変化なし (120万lx・hr, 密閉(シャーレ+ラップ), 50日間)外観・含量：変化なし **(溶解性(水))** ほとんど溶けない	散12.5%　[GE] 散12.5%※　[GE]
著 データより安定と推定 **(安定性)粉砕品**　(40℃, 遮光・気密褐色ガラス瓶, 4週間)外観・含量：変化なし (25℃, 75%RH, 遮光・薬包紙に分包, 4週間)外観・含量：変化なし (240万lx・hr(3,000lx), 開放)外観・含量：変化なし **(溶解性(水))** ほとんど溶けない	
遮光保存 **(安定性)** 該当資料なし **(溶解性(水))** ほとんど溶けない	散12.5%　[GE] 散12.5%※　[GE]
主成分は，においはなく，味はわずかに苦い **著** 防湿保存 **(安定性)粉砕後**　(室内散光下, 3カ月間)外観・含量変化なし **(溶解性(水))** ほとんど溶けない	散12.5%※　[GE]
著 データより安定と推定 **(安定性)粉砕物**　(25℃, 75%RH, 遮光・開放, 8週間)外観，含量変化なし **(溶解性(水))** ほとんど溶けない	
(溶解性(水)) ほとんど溶けない	散12.5%※　[GE]

理由　**著** 著者コメント　**(安定性)** 原薬(一部製剤)の安定性　**(溶解性(水))** 原薬の水に対する溶解性
代用品　※：一部適応等が異なる

シフエ

製品名（会社名）	規格単位	剤形・割線・Cap号数	可否	一般名
ジフェニドール塩酸塩錠25mg「CH」（長生堂＝日本ジェネリック）	25mg	糖衣錠 ○(割線無)	― (△)	ジフェニドール塩酸塩
ジフェニドール塩酸塩錠25mg「JG」（大興＝日本ジェネリック）	25mg	糖衣錠 ○(割線無)	― (△)	ジフェニドール塩酸塩
ジフェニドール塩酸塩錠25mg「TCK」（辰巳）	25mg	糖衣錠 ○(割線無)	― (△)	ジフェニドール塩酸塩
ジフェニドール塩酸塩錠25mg「タイヨー」（武田テバファーマ＝武田）	25mg	Fコート錠 ○(割線無)	― (△)	ジフェニドール塩酸塩
ジフェニドール塩酸塩錠25mg「トーワ」（東和薬品）	25mg	糖衣錠 ○(割線無)	― (△)	ジフェニドール塩酸塩
ジフェニドール塩酸塩錠25mg「日医工」（日医工）	25mg	糖衣錠 ○(割線無)	― (△)	ジフェニドール塩酸塩
ジフルカンカプセル50mg（ファイザー）	50mg	硬カプセル 4号	― (○)	フルコナゾール
ジフルカンカプセル100mg（ファイザー）	100mg	硬カプセル 3号	― (○)	フルコナゾール
ジプレキサ錠2.5mg（リリー）	2.5mg	Fコート錠 ○(割線無)	× (△)	オランザピン
ジプレキサ錠5mg（リリー）	5mg	Fコート錠 ○(割線無)	× (△)	
ジプレキサ錠10mg（リリー）	10mg	Fコート錠 ○(割線無)	× (△)	

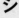

可否判定　○：可，△：条件つきで可，×：不可，―：企業判定回避，（　）：著者判断

シフレ

理　由	代用品
著 遮光保存。主成分の味は苦い (安定性)粉砕品　(40℃, 60%RH, 遮光・気密, 30日間)外観・含量：変化なし (25℃, 75%RH, 遮光・開放, 30日間)外観・含量：変化なし (120万lx・hr, 密閉(シャーレ＋ラップ), 50日間)外観・含量：変化なし (溶解性(水))やや溶けにくい	顆10% 先
著 遮光保存。主成分の味は苦い (溶解性(水))やや溶けにくい	顆10% 先
室内散乱光, シャーレ開放条件で4週間保存した結果, 含量に変化なし 著 遮光保存。主成分の味は苦い (安定性)該当資料なし (溶解性(水))やや溶けにくい	顆10% 先
粉砕品は苦味を有している 著 遮光保存。主成分の味は苦い (安定性)製剤　〔温度〕(40℃, 4週間)性状, 含量に変化なし 〔湿度〕(25℃, 75%RH, 4週間)性状, 含量に変化なし 〔光〕(60万lx・hr)性状, 含量に変化なし (溶解性(水))やや溶けにくい	顆10% 先
主成分の味は苦い 著 遮光保存。主成分の味は苦い (安定性)粉砕後　(室内散乱光下, 3カ月間)外観・含量変化なし (溶解性(水))やや溶けにくい	顆10% 先
著 遮光保存。主成分の味は苦い (安定性)粉砕物　(25℃, 75%RH, 遮光・開放, 3カ月間)外観, 含量変化なし (溶解性(水))やや溶けにくい	顆10% 先
苦味あり 著 防湿保存。苦味あり (安定性)脱カプセル後　(23～29.5℃, 23～45.5%RH, 30日間)含量に問題となる変化なし。吸湿しやすいため防湿に注意 (溶解性(水))溶けにくい	DS1%・4% ※ 先
粉砕時の有効性・安全性が確認されていない 著 防湿・遮光保存 (安定性)〔通常〕(25℃, 60%RH, 暗所, 36カ月間)変化なし 〔苛酷〕(60℃, 6カ月間)変化なし (40℃, 75%RH, 6カ月間)変化なし (25℃, 90%RH, 6カ月間)水分が顕著に増加したが化学的に安定 (120万lx・hr(白色蛍光灯))変化なし (溶解性(水))ほとんど溶けない	細1% 先 GE

シ

理由　著 著者コメント　　(安定性)原薬(一部製剤)の安定性　　(溶解性(水))原薬の水に対する溶解性
代用品　※：一部適応等が異なる

シフレ

製品名（会社名）	規格単位	剤形・割線・Cap号数	可否	一般名
ジプレキサザイディス錠2.5mg（リリー）	2.5mg	口腔内速溶錠 ○(割線無)	×	オランザピン
ジプレキサザイディス錠5mg（リリー）	5mg	口腔内速溶錠 ○(割線無)	— (×)	
ジプレキサザイディス錠10mg（リリー）	10mg	口腔内速溶錠 ○(割線無)	— (×)	
シプロキサン錠100mg（バイエル）	100mg	Fコート錠 ○(割線無)	— (△)	シプロフロキサシン塩酸塩
シプロキサン錠200mg（バイエル）	200mg	Fコート錠 ○(割線無)	— (△)	
シプロフロキサシン錠100mg「JG」（長生堂＝日本ジェネリック）	100mg	Fコート錠 ○(割線無)	— (△)	シプロフロキサシン塩酸塩
シプロフロキサシン錠200mg「JG」（長生堂＝日本ジェネリック）	200mg	Fコート錠 ○(割線無)	— (△)	
シプロフロキサシン錠100mg「SW」（沢井）	100mg	Fコート錠 ○(割線無)	— (△)	シプロフロキサシン塩酸塩
シプロフロキサシン錠200mg「SW」（沢井）	200mg	Fコート錠 ○(割線無)	— (△)	

可否判定　○：可，△：条件つきで可，×：不可，—：企業判定回避，（ ）：著者判断

シフロ

理　　由	代用品
粉砕時の有効性・安全性が確認されていない 速溶錠のため粉砕不可 **著** ただし、用時溶解等は問題なし (安定性)〔通常〕(25℃, 60%RH, 暗所, 36カ月間)変化なし 〔苛酷〕(60℃, 6カ月間)変化なし (40℃, 75%RH, 6カ月間)変化なし (25℃, 90%RH, 6カ月間)水分が顕著に増加したが化学的に安定 (120万lx·hr(白色蛍光灯))変化なし (溶解性(水))ほとんど溶けない	細1% [先][GE]
速溶錠のため粉砕不可 **著** ただし、用時溶解等は問題なし (安定性)〔通常〕(25℃, 60%RH, 暗所, 36カ月間)変化なし 〔苛酷〕(60℃, 6カ月間)変化なし (40℃, 75%RH, 6カ月間)変化なし (25℃, 90%RH, 6カ月間)水分が顕著に増加したが化学的に安定 (120万lx·hr(白色蛍光灯))変化なし (溶解性(水))ほとんど溶けない	
粉砕後、光により着色するが力価安定。苦味あり。ただし、薬物動態のデータなし **著** 遮光保存 (安定性)〔長期〕(25℃, 75%RH, 褐色ガラス製気密容器, 24カ月間)変化なし 〔苛酷〕(40℃, 75%RH, 褐色ガラス製開放容器, 6カ月間)乾燥減量の増加は認められたが、その他の項目については変化は認められなかった (50℃, 褐色ガラス製気密容器, 3カ月間)変化なし (太陽光(約10,000lx), 無色透明ガラス製気密容器, 10日間)6日目に外観に極めてわずかな着色が認められたが、その他の項目については、変化は認められなかった (溶解性(水))やや溶けにくい	
著 防湿・遮光保存 (安定性)光によって徐々にわずかに褐色を帯びた淡黄色となる **粉砕品** (40℃, 遮光・密閉, 2週間)外観・含量：変化なし (25℃, 75%RH, 遮光・開放, 2週間)外観・含量：変化なし (溶解性(水))やや溶けにくい	
著 防湿・遮光保存 (安定性)光によって徐々にわずかに褐色を帯びた淡黄色となる **粉砕品** (40℃, 60%RH, 遮光・気密, 30日間)外観・含量：変化なし (25℃, 75%RH, 遮光・開放, 30日間)外観・含量：変化なし (120万lx·hr, 密閉(シャーレ＋ラップ), 50日間)外観：変化あり(白色→微黄白色), 含量：変化なし (溶解性(水))やや溶けにくい	
データなし **著** 遮光保存 (安定性)光によって徐々にわずかに褐色を帯びた淡黄色となる (溶解性(水))やや溶けにくい	

理由　**著** 著者コメント　(安定性)原薬(一部製剤)の安定性　(溶解性(水))原薬の水に対する溶解性
代用品　※：一部適応等が異なる

シフロ

製品名（会社名）	規格単位	剤形・割線・Cap号数	可否	一般名
シプロフロキサシン錠100mg「トーワ」(東和薬品)	100mg	Fコート錠 ◯(割線無)	— (△)	シプロフロキサシン塩酸塩
シプロフロキサシン錠200mg「トーワ」(東和薬品)	200mg	Fコート錠 ◯(割線無)	— (△)	
シプロフロキサシン錠100mg「日医工」(日医工)	100mg	Fコート錠 ◯(割線無)	— (△)	シプロフロキサシン塩酸塩
シプロフロキサシン錠200mg「日医工」(日医工)	200mg	Fコート錠 ◯(割線無)	— (△)	
シベクトロ錠200mg (バイエル=MSD)	200mg	Fコート錠 ◯(割線無)	— (×)	テジゾリドリン酸エステル
ジベトス錠50mg (日医工)	50mg	Fコート錠 ⊖(割線1本)	— (△)	ブホルミン塩酸塩
ジベトンS腸溶錠50mg (寿)	50mg	Fコート錠 ◯(割線無)	×	ブホルミン塩酸塩
シベノール錠50mg (トーアエイヨー=アステラス)	50mg	Fコート錠 ◯(割線無)	— (◯)	シベンゾリンコハク酸塩
シベノール錠100mg (トーアエイヨー=アステラス)	100mg	Fコート錠 ◯(割線無)	— (◯)	
シベンゾリンコハク酸塩錠50mg「サワイ」(沢井)	50mg	Fコート錠 ◯(割線無)	— (◯)	シベンゾリンコハク酸塩
シベンゾリンコハク酸塩錠100mg「サワイ」(沢井)	100mg	Fコート錠 ◯(割線無)	— (◯)	

可否判定　◯：可，△：条件つきで可，×：不可，—：企業判定回避，( )：著者判断

理　　由	代用品
主成分は，光によって徐々にわずかに褐色を帯びた淡黄色となる 著 遮光保存 (安定性)粉砕後　(室内散光下，3カ月間)外観変化あり(1カ月)，含量変化なし (遮光条件下，3カ月間)外観・含量変化なし (溶解性(水))やや溶けにくい	
主成分は，光によって徐々にわずかに褐色を帯びた淡黄色となる 著 遮光保存 (安定性)粉砕後　(室内散光下，3カ月間)外観変化あり(1カ月)，残存率96.5％(3カ月) (遮光条件下，3カ月間)外観変化あり(3カ月)，含量変化なし (溶解性(水))やや溶けにくい	
成分の味は苦い 著 遮光保存 (安定性)粉砕物　[200mg錠] (室温，室内散光下，グラシンポリエチレンラミネート紙分包，30日間)外観，含量変化なし (25℃，90％RH，遮光，グラシンポリエチレンラミネート紙分包，30日間)外観，含量変化なし，重量増加傾向 (溶解性(水))やや溶けにくい	
粉砕後の安定性試験は実施していない 著 安定性データより可能と推定 (安定性)〔長期〕(25℃，60％RH，ポリエチレン袋＋高密度ポリエチレン容器，36カ月間)36カ月まで安定 〔加速〕(40℃，75％RH，ポリエチレン袋＋高密度ポリエチレン容器，6カ月間)6カ月まで安定 〔苛酷〕(昼光色蛍光ランプ，石英セル，120万lx・hr，63.5時間)安定 (溶解性(水))ほとんど溶けない	
著 防湿・遮光保存 (安定性)粉砕物　(25℃，75％RH，遮光・開放，8週間)外観，含量変化なし (溶解性(水))溶けやすい	
腸溶錠のため粉砕不可 (溶解性(水))溶けやすい	
有効成分の吸湿性：93％RH以下では，吸湿性を示さない (安定性)〔長期〕(室温，ガラス瓶(密栓)，60カ月間)ほとんど変化なし 〔苛酷〕(40℃，ガラス瓶(密栓)，6カ月間)ほとんど変化なし (30℃，82％RH，シャーレ(開放)，3カ月間)ほとんど変化なし 〔光〕(約500lx(室内散光)，シャーレ(開放)，3カ月間)ほとんど変化なし (溶解性(水))やや溶けにくい	
(溶解性(水))やや溶けにくい	

シ

理由　著 著者コメント　　(安定性)原薬(一部製剤)の安定性　　(溶解性(水))原薬の水に対する溶解性
代用品　※：一部適応等が異なる

シヘン

製品名（会社名）	規格単位	剤形・割線・Cap号数	可否	一般名
シベンゾリンコハク酸塩錠50mg「タナベ」(ニプロES)	50mg	Fコート錠 ○(割線無)	— (○)	シベンゾリンコハク酸塩
シベンゾリンコハク酸塩錠100mg「タナベ」(ニプロES)	100mg	Fコート錠 ○(割線無)	— (○)	
シベンゾリンコハク酸塩錠50mg「トーワ」(東和薬品)	50mg	Fコート錠 ○(割線無)	— (○)	シベンゾリンコハク酸塩
シベンゾリンコハク酸塩錠100mg「トーワ」(東和薬品)	100mg	Fコート錠 ○(割線無)	— (○)	
ジメチコン錠40mg「YD」(陽進堂＝日本ジェネリック)	40mg	素錠 ⊖(割線1本)	— (○)	ジメチコン
ジメチコン錠40mg「フソー」(扶桑)	40mg	素錠 ○(割線無)	— (○)	ジメチコン
シメチジン錠200mg「JG」(日本ジェネリック)	200mg	Fコート錠 ○(割線無)	— (△)	シメチジン
シメチジン錠400mg「JG」(日本ジェネリック)	400mg	Fコート錠 ○(割線無)	— (△)	
シメチジン錠200mg「NP」(ニプロ)	200mg	Fコート錠 ○(割線無)	— (△)	シメチジン
シメチジン錠400mg「NP」(ニプロ)	400mg	Fコート錠 ○(割線無)	— (△)	
シメチジン錠200mg「TCK」(辰巳)	200mg	Fコート錠 ○(割線無)	— (△)	シメチジン
シメチジン錠400mg「TCK」(辰巳)	400mg	Fコート錠 ○(割線無)	— (△)	

可否判定 ○：可，△：条件つきで可，×：不可，—：企業判定回避，( )：著者判断

理　　　由	代用品
(安定性)**粉砕品** (25℃, 75%RH, 褐色ガラス瓶(開栓), 1カ月間)性状・含量に変化なし (溶解性(水))やや溶けにくい	
主成分は, 無臭である (安定性)**粉砕後** (室内散光下, 3カ月間)外観・含量変化なし (溶解性(水))やや溶けにくい	
著 データが不足しているが, 粉砕後防湿・遮光保存で可能と推定 (安定性)**粉砕時** (25±2℃, 60±5%RH, 光照射・シャーレ開放, 120万lx・hr, 約30日間)性状変化なし, 含量規格内 (溶解性(水))ほとんど溶けない	散10% [先] シ2% [先][GE]
著 防湿・遮光保存 (安定性) **著** 錠剤の安定性試験では室温, 36カ月で重量1～2%増加傾向が認められている。40℃・85%RH, 裸品では1週で湿潤, 4週で膨潤したとのデータがある(ガスコン)ため, 粉砕後の保存に注意が必要と考えられる (溶解性(水))ほとんど溶けない	散10% [先] シ2% [先][GE]
(40℃, 遮光・開放容器, 4週間)含量低下 (25℃, 75%RH, 遮光・開放容器, 4週間)含量低下 (25℃, 60%RH, 120万lx・hr, 透明・開放容器)含量低下・黄色に着色 **著** 遮光保存。苦味あり (安定性)光によって徐々に着色する (溶解性(水))溶けにくい	細20%・40% [先][GE]
(25℃, 60%RH, 120万lx・hr, 30日間)曝光面が白色から微黄色に変化, 含量規格内 **著** 遮光保存。苦味あり (安定性)光によって徐々に着色する (溶解性(水))溶けにくい	
原薬の味は苦い **著** 遮光保存。苦味あり (安定性)**粉砕後** 3カ月間のデータあり(粉砕時の体内動態データ等なし) (溶解性(水))溶けにくい	細20%・40% [先][GE]
錠剤は遮光保存。原薬の味は苦い **著** 遮光保存。苦味あり (安定性)**粉砕後** 1カ月間のデータあり(粉砕時の体内動態データ等なし) (溶解性(水))溶けにくい	
室内散乱光, シャーレ開放条件で4週間保存した結果, 含量に変化なし **著** 遮光保存。苦味あり (安定性)該当資料なし (溶解性(水))溶けにくい	細20%・40% [先][GE]
著 安定性データが不足しているが, 粉砕後防湿・遮光保存で可能と推定 (安定性)**粉砕時** (25℃, 60%RH, 120万lx・hr, 30日間)曝光面が白色から微黄色に変化, 含量規格内 (溶解性(水))溶けにくい	

理由　**著** 著者コメント　(安定性)原薬(一部製剤)の安定性　(溶解性(水))原薬の水に対する溶解性
代用品　※：一部適応等が異なる

シメチ

製品名（会社名）	規格単位	剤形・割線・Cap号数	可否	一般名
シメチジン錠200mg「YD」 （陽進堂）	200mg	Fコート錠 ○（割線無）	― （△）	シメチジン
シメチジン錠400mg「YD」 （陽進堂）	400mg	Fコート錠 ○（割線無）	― （△）	
シメチジン錠200mg「クニヒロ」 （皇漢堂）	200mg	Fコート錠 ○（割線無）	○	シメチジン
シメチジン錠400mg「クニヒロ」 （皇漢堂）	400mg	Fコート錠 ○（割線無）	○	
シメチジン錠200mg「サワイ」 （沢井）	200mg	Fコート錠 ○（割線無）	― （△）	シメチジン
シメチジン錠400mg「サワイ」 （沢井）	400mg	Fコート錠 ○（割線無）	― （△）	
シメチジン錠200mg「日医工」 （日医工）	200mg	Fコート錠 ○（割線無）	― （△）	シメチジン
シメチジン錠400mg「日医工」 （日医工）	400mg	Fコート錠 ○（割線無）	― （△）	
ジメモルファンリン酸塩錠10mg「TCK」（辰巳）	10mg	糖衣錠 ○（割線無）	― （△）	ジメモルファンリン酸塩
ジメリン錠250mg （共和薬品）	250mg	素錠 （割線1本）	× （○）	アセトヘキサミド
ジャカビ錠5mg （ノバルティス）	5mg	素錠 ○（割線無）	×	ルキソリチニブリン酸塩
ジャカビ錠10mg （ノバルティス）	10mg	素錠 ○（割線無）	×	

可否判定　○：可，△：条件つきで可，×：不可，―：企業判定回避，（　）：著者判断

理　　由	代用品
著 安定性データが不足しているが，粉砕後防湿・遮光保存で可能と推定 安定性 粉砕時 (25℃，60%RH，120万lx·hr，30日間)白色の粉末が淡い褐色に変化，含量規格内 溶解性(水)溶けにくい	細20%・40% 先 GE
著 安定性データが不足しているが，粉砕後防湿・遮光保存で可能と推定 安定性 粉砕時 (25℃，60%RH，120万lx·hr，30日間)曝光面が白色から微黄色に変化，含量規格内 溶解性(水)溶けにくい	
安定性 25℃・75%RHで14日間保存した結果，変化はほとんどみられなかった。60万lx·hr照射時(25℃，湿度成り行き)にも変化はほとんどみられなかった 溶解性(水)溶けにくい	細20%・40% 先 GE
においはなく，味は苦い 著 遮光保存 安定性 光によって徐々に着色する 溶解性(水)溶けにくい	細20%・40% 先 GE
成分の味は苦い 著 遮光保存 安定性 粉砕物 (25℃，75%RH，遮光・開放，8週間)外観，含量変化なし 溶解性(水)溶けにくい	細20%・40% 先 GE
成分の味は苦い 著 遮光保存 安定性 粉砕物 (25℃，曝光量120万lx·hr，開放)120万lx·hr後外観変化 溶解性(水)溶けにくい	
著 粉砕後防湿・遮光保存で可能と推定 安定性 室内散乱光，シャーレ開放条件で4週間保存した結果，含量の低下(規格内)を認めた 溶解性(水)やや溶けにくい	散10% 先 GE シ0.25% ※ 先 GE DS2.5% ※ GE
原薬は光・熱・湿度の変化に対し安定であるが，製剤を粉砕したときの安定性や血中濃度を検討するデータなし 安定性 〔通常〕(室温，遮光，4年間)変化なし 溶解性(水)ほとんど溶けない	
苦味あり。本剤は抗悪性腫瘍剤であり，健康成人が吸入した場合などの影響は不明である 安定性 〔通常〕(25℃，60%RH，ポリエチレン袋に入れたものをHDPE(高密度ポリエチレン)容器に保存，24カ月間)安定 (40℃，75%RH，ポリエチレン袋に入れたものをHDPE容器に保存，6カ月間)安定 〔苛酷〕(50℃，<30%RH，無包装，1カ月間)安定 (50℃，75%RH，無包装，1カ月間)安定 (60℃，<30%RH，無包装，1カ月間)安定 (60℃，75%RH，無包装，1カ月間)安定 溶解性(水)やや溶けやすい 危険度 Ⅰ(日本病院薬剤師会：抗悪性腫瘍薬の院内取扱い指針)	

理由 著 著者コメント　安定性 原薬(一部製剤)の安定性　溶解性(水)原薬の水に対する溶解性
代用品 ※：一部適応等が異なる

シヤク

製品名(会社名)	規格単位	剤形・割線・Cap号数	可否	一般名
ジャクスタピッドカプセル5mg (レコルダティ)	5mg	硬カプセル 1号	×	ロミタピドメシル酸塩
ジャクスタピッドカプセル10mg (レコルダティ)	10mg	硬カプセル 1号	×	
ジャクスタピッドカプセル20mg (レコルダティ)	20mg	硬カプセル 1号	×	
ジャディアンス錠10mg (日本ベーリンガー)	10mg	Fコート錠 ○(割線無)	― (△)	エンパグリフロジン
ジャディアンス錠25mg (日本ベーリンガー)	25mg	Fコート錠 ○(割線無)	― (△)	
ジャヌビア錠12.5mg (MSD)	12.5mg	Fコート錠 ○(割線無)	― (○)	シタグリプチンリン酸塩水和物
ジャヌビア錠25mg (MSD)	25mg	Fコート錠 (割線表裏各1本)	― (○)	
ジャヌビア錠50mg (MSD)	50mg	Fコート錠 (割線表裏各1本)	― (○)	
ジャヌビア錠100mg (MSD)	100mg	Fコート錠 ○(割線無)	― (○)	

可否判定 ○:可, △:条件つきで可, ×:不可, ―:企業判定回避, ( ):著者判断

理　由	代用品
無包装状態での安定性を確認していないため (安定性)〔長期〕(25℃，60％RH，二重のLDPE袋＋ポリエステル/アルミニウムホイルラミネート袋＋HDPE製容器，12カ月間)いずれの条件でも性状(外観)，類縁物質，水分，結晶形及び含量に変化なし 〔加速〕(40℃，75％RH，二重のLDPE袋＋ポリエステル/アルミニウムホイルラミネート袋＋HDPE製容器，6カ月間)いずれの条件でも性状(外観)，類縁物質，水分，結晶形及び含量に変化なし 〔苛酷〕(曝光及び遮光：光安定性試験ガイドラインに従う(総照度として120万lx・hr以上，総近紫外放射エネルギーとして200W・hr/m²以上)，ペトリ皿，8日間)いずれの条件でも性状(外観)，類縁物質，水分及び含量に変化なし (溶解性(水))溶けにくい(pH2～5の水溶液)	
著 防湿・遮光保存 (安定性)〔長期〕(25℃，60％RH，二重ポリエチレン袋＋ファイバードラム，36カ月間)変化なし 〔加速〕(40℃，75％RH，二重ポリエチレン袋＋ファイバードラム，6カ月間)変化なし 〔苛酷〕(80℃，密閉，2週間)変化なし (40℃，75％RH，開放，2週間)変化なし 〔光〕(キセノンランプ照射，519W・hr/m²，密閉，120万lx・hr)変化なし (溶解性(水))極めて溶けにくい	
本剤を粉砕して投与することは，承認外の用法となる 粉砕して投与した際の薬物動態，有効性，安全性は検討していないため，すすめない (安定性)〔通常〕(25℃，60％RH，二重のポリエチレン袋/ファイバードラム，36カ月間)変化なし 〔加速〕(40℃，75％RH，二重のポリエチレン袋/ファイバードラム，6カ月間)変化なし 〔温度〕(140℃，5日間)うすい黄褐色となり，もろくなった。微量分解物が確認された 〔光〕(白色蛍光及び近紫外蛍光ランプ照射120万lx・hr以上及び総近紫外放射エネルギー200W・hr/m²以上，シャーレ)変化なし (溶解性(水))やや溶けやすい	

理由　著 著者コメント　(安定性)原薬(一部製剤)の安定性　(溶解性(水))原薬の水に対する溶解性
代用品　※：一部適応等が異なる

シュア

製品名（会社名）	規格単位	剤形・割線・Cap号数	可否	一般名
シュアポスト錠0.25mg （大日本住友）	0.25mg	素錠 （割線表裏各1本）	× (△)	レパグリニド
シュアポスト錠0.5mg （大日本住友）	0.5mg	素錠 ⊖（割線1本）	× (△)	レパグリニド
シュランダー錠25mg （鶴原）	25mg	糖衣錠 ○（割線無）	△	ジフェニドール塩酸塩
ジュリナ錠0.5mg （バイエル）	0.5mg	Fコート錠 ○（割線無）	— (○)	エストラジオール
硝酸イソソルビド徐放錠 20mg「サワイ」（沢井）	20mg	徐放錠 ○（割線無）	×	硝酸イソソルビド
硝酸イソソルビド徐放錠 20mg「ツルハラ」（鶴原）	20mg	素錠（徐放錠） ○（割線無）	×	硝酸イソソルビド
硝酸イソソルビド徐放錠 20mg「トーワ」（東和薬品）	20mg	徐放錠 ○（割線無）	×	硝酸イソソルビド

可否判定　○：可，△：条件つきで可，×：不可，—：企業判定回避，（　）：著者判断

シヨウ

理　由	代用品
分包紙への吸着が原因と考えられる含量低下が認められている (安定性)〔長期〕(25℃, 60%RH, ファイバードラム(内装：ポリエチレン袋), 5年間)安定 〔加速〕(40℃, 75%RH, ファイバードラム(内装：ポリエチレン袋), 6カ月間)安定 〔苛酷〕(60℃, ガラス容器(密栓), 12週間)12週で着色 (25℃, 75%RH, 開放容器, 12週間)安定 (キセノンランプ, ガラス容器(密栓), 17時間)安定 **粉砕後**　[0.25mg錠] (30℃, 75%RH, 遮光, 分包紙(ポリセロ), 3カ月間)性状：変化なし, 含量：97.7% (25℃, 湿度成り行き, 1,000lx(白色蛍光ランプ), 分包紙(ポリセロ), 2カ月間(総照度144万lx･hr))性状：変化なし, 含量：94.5% [0.5mg錠] (30℃, 75%RH, 遮光, 分包紙(ポリセロ), 3カ月間)性状：変化なし, 含量：98.8% (25℃, 湿度成り行き, 1,000lx(白色蛍光ランプ), 分包紙(ポリセロ), 2カ月間(総照度144万lx･hr))性状：変化なし, 含量93.6% (溶解性(水))ほとんど溶けない	
苦味あり 著　遮光保存 (安定性)該当資料なし (溶解性(水))やや溶けにくい	顆10%　先
長期保存試験(8週間)では経時的変化は認められなかった。中間条件(8週間まで)では類縁物質が規格範囲内でわずかに増加したが, その他の項目において経時変化は認められなかった。光安定性試験(4週間)では, 類縁物質が規格範囲内でわずかに増加したが, その他の項目において経時変化は認められなかった。ただし粉砕後の体内動態は検討していない (安定性)**製剤**〔長期〕(25℃, 60%RH, 暗所, PTP包装, 36カ月間)類縁物質の増加傾向が認められた(規格の範囲内) 〔苛酷〕(25℃, 60%RH, D65蛍光ランプ, シャーレ(フィルムでカバー), 約120万lx･hr及び約350W･hr/m²)類縁物質の増加傾向が認められた(規格の範囲内) (50℃, 暗所, ガラス容器/ポリプロピレンキャップ, 1カ月間)類縁物質の増加傾向が認められた(規格の範囲内) (30℃, 80%RH, 暗所, ペトリ皿(開栓), 1カ月間)類縁物質の増加及び溶出性のわずかな低下が認められた(規格の範囲内) (溶解性(水))ほとんど溶けない	
放出制御の特性が失われるため, 粉砕不可。においはないか, またはわずかに硝酸ようのにおいあり (溶解性(水))ほとんど溶けない	
徐放錠のため粉砕不可 (安定性)該当資料なし (溶解性(水))ほとんど溶けない	
徐放性素錠のため粉砕不可。主成分は, においはないか, またはわずかに硝酸ようのにおいがある (安定性)該当資料なし (溶解性(水))ほとんど溶けない	

理由　著　著者コメント　　(安定性)原薬(一部製剤)の安定性　　(溶解性(水))原薬の水に対する溶解性
代用品　※：一部適応等が異なる

シヨサ

製品名（会社名）	規格単位	剤形・割線・Cap号数	可否	一般名
ジョサマイシン錠50mg（LTL）	50mg	糖衣錠（割線無）	—（△）	ジョサマイシン
ジョサマイシン錠200mg（LTL）	200mg	糖衣錠（割線無）	—（△）	
シラザプリル錠0.25mg「サワイ」（沢井）	0.25mg	Fコート錠（割線無）	—（△）	シラザプリル水和物
シラザプリル錠0.5mg「サワイ」（沢井）	0.5mg	Fコート錠（割線1本）	—（△）	
シラザプリル錠1mg「サワイ」（沢井）	1mg	Fコート錠（割線2本）	—（△）	
シラザプリル錠0.25mg「トーワ」（東和薬品）	0.25mg	Fコート錠（割線無）	—（△）	シラザプリル水和物
シラザプリル錠0.5mg「トーワ」（東和薬品）	0.5mg	Fコート錠（割線1本）	—（△）	
シラザプリル錠1mg「トーワ」（東和薬品）	1mg	Fコート錠（割線2本）	—（△）	
ジラゼプ塩酸塩錠50mg「TCK」（辰巳＝日本ジェネリック）	50mg	Fコート錠（割線無）	—（△）	ジラゼプ塩酸塩水和物
ジラゼプ塩酸塩錠100mg「TCK」（辰巳）	100mg	Fコート錠（割線1本）	—（△）	

可否判定　○：可，△：条件つきで可，×：不可，—：企業判定回避，（　）：著者判断

理　由	代用品
有効成分に苦味あり 有効成分の吸湿性：吸湿性は認められない **著** 安定性データが不足しているが，粉砕後防湿・遮光保存で可能と推定 (安定性)〔長期〕(室温，暗所，気密容器(密栓))6カ月での力価の残存率は99%。24カ月での力価の残存率は97% 〔苛酷〕(37℃，74%RH，暗所)1カ月での力価の残存率は99%。6カ月での力価の残存率は92% (45℃，74%RH，暗所)1カ月での力価の残存率は95%。6カ月での力価の残存率は88% 〔光〕日光下で保存した場合,1カ月後の力価の残存率は99%，外観はわずかに退色。6カ月後の力価の残存率は86%，外観は退色 (溶解性(水))極めて溶けにくい	
データなし。においはない **著** 遮光保存 (安定性)光によって徐々に黄色となる (溶解性(水))溶けにくい	
においはない **著** 遮光保存 (安定性)光によって徐々に黄色となる (溶解性(水))溶けにくい	
主成分は，光によって徐々に黄色となる **著** 安定性データが不足しているが，粉砕後防湿・遮光保存で可能と推定 (安定性)**粉砕後** (室内散光下，3カ月間)外観・含量変化なし (遮光条件下，3カ月間)外観・含量変化なし (溶解性(水))溶けにくい	
室内散乱光，シャーレ開放条件で4週間保存した結果，含量に変化なし **著** 安定性データが不足しているが，粉砕後防湿・遮光保存で可能と推定。苦味がある (安定性)該当資料なし (溶解性(水))やや溶けやすい	
25±1℃，75±5%RH，遮光・開放条件で4週間保存した結果，含量に変化なし **著** 苦味あり。安定性データが不足しているが，粉砕後防湿・遮光保存で可能と推定 (安定性)該当資料なし (溶解性(水))やや溶けやすい	

理由　**著** 著者コメント　(安定性)原薬(一部製剤)の安定性　(溶解性(水))原薬の水に対する溶解性
代用品　※：一部適応等が異なる

シラセ

シ

製品名（会社名）	規格単位	剤形・割線・Cap号数	可否	一般名
ジラゼプ塩酸塩錠50mg「サワイ」（沢井）	50mg	Fコート錠 ◯（割線無）	―（△）	ジラゼプ塩酸塩水和物
ジラゼプ塩酸塩錠100mg「サワイ」（沢井）	100mg	Fコート錠 ⊖（割線1本）	―（△）	
ジラゼプ塩酸塩錠50mg「トーワ」（東和薬品）	50mg	Fコート錠 ◯（割線無）	―（△）	ジラゼプ塩酸塩水和物
ジラゼプ塩酸塩錠100mg「トーワ」（東和薬品）	100mg	Fコート錠 ⊖（割線1本）	―（△）	
ジラゼプ塩酸塩錠50mg「日医工」（日医工）	50mg	Fコート錠 ◯（割線無）	―（△）	ジラゼプ塩酸塩水和物
ジラゼプ塩酸塩錠100mg「日医工」（日医工）	100mg	Fコート錠 ⊖（割線模様）	―（△）	
ジラゼプ塩酸塩錠50mg「日新」（日新製薬）	50mg	Fコート錠 ◯（割線無）	―（△）	ジラゼプ塩酸塩水和物
ジラゼプ塩酸塩錠100mg「日新」（日新製薬）	100mg	Fコート錠 ⊖（割線模様）	―（△）	
ジルチアゼム塩酸塩錠30mg「CH」（長生堂＝日本ジェネリック）	30mg	徐放性素錠 ◯（割線無）	×	ジルチアゼム塩酸塩
ジルチアゼム塩酸塩錠60mg「CH」（長生堂＝日本ジェネリック）	60mg	徐放性素錠 ⊖（割線模様）	×	
ジルチアゼム塩酸塩錠30mg「サワイ」（沢井）	30mg	徐放錠 ◯（割線無）	×	ジルチアゼム塩酸塩
ジルチアゼム塩酸塩錠60mg「サワイ」（沢井）	60mg	徐放錠 ⊖（割線1本）	×	
ジルチアゼム塩酸塩錠30mg「トーワ」（東和薬品）	30mg	素錠 ◯（割線無）	×	ジルチアゼム塩酸塩
ジルチアゼム塩酸塩錠60mg「トーワ」（東和薬品）	60mg	素錠 ⊖（割線模様）	×	
ジルチアゼム塩酸塩錠30mg「日医工」（日医工）	30mg	素錠 ◯（割線無）	×	ジルチアゼム塩酸塩
ジルチアゼム塩酸塩錠60mg「日医工」（日医工）	60mg	素錠 ⊖（割線模様）	×	
ジルチアゼム塩酸塩Rカプセル100mg「サワイ」（沢井）	100mg	硬カプセル ④号	―（△）	ジルチアゼム塩酸塩
ジルチアゼム塩酸塩Rカプセル200mg「サワイ」（沢井）	200mg	硬カプセル ①号	―（△）	

可否判定 ◯：可，△：条件つきで可，×：不可，―：企業判定回避，（ ）：著者判断

理　由	代用品
においはない **著** 安定性データが不足しているが，粉砕後防湿・遮光保存で可能と推定。苦味あり (溶解性(水))やや溶けやすい	
データなし。においはない **著** 安定性データが不足しているが，粉砕後防湿・遮光保存で可能と推定。苦味あり (溶解性(水))やや溶けやすい	
主成分は，においはない **著** 苦味あり (安定性)**粉砕後** (室内散光下，3カ月間)外観・含量変化なし (溶解性(水))やや溶けやすい	
(安定性)**粉砕物** (25℃，75%RH，遮光・開放，8週間)外観，含量変化なし (溶解性(水))やや溶けやすい	
しびれ感，著しい苦味あり (溶解性(水))やや溶けやすい	
苦味あり **著** 安定性データが不足しているが，粉砕後防湿・遮光保存で可能と推定。苦味がある (溶解性(水))やや溶けやすい	
徐放性製剤のため粉砕不可 (溶解性(水))溶けやすい	
放出制御の特性が失われるため，粉砕不可。においはない (溶解性(水))溶けやすい	
徐放性製剤のため粉砕不可 (安定性)該当資料なし (溶解性(水))溶けやすい	
徐放性製剤のため粉砕不可 (溶解性(水))溶けやすい	
放出制御の特性が失われるため，カプセル内顆粒の粉砕は不可 また，速放性顆粒及び徐放性顆粒が一定の割合で含まれているため，脱カプセルの際は1カプセル分が1回投与分になるよう注意が必要。においはない **著** 1カプセル1包なら脱カプセル可 (溶解性(水))溶けやすい	

理由　**著** 著者コメント　(安定性)原薬(一部製剤)の安定性　(溶解性(水))原薬の水に対する溶解性
代用品　※：一部適応等が異なる

シルチ

製品名(会社名)	規格単位	剤形・割線・Cap号数	可否	一般名
ジルチアゼム塩酸塩徐放カプセル100mg「日医工」(日医工)	100mg	硬カプセル 4号	×(△)	ジルチアゼム塩酸塩
ジルチアゼム塩酸塩徐放カプセル200mg「日医工」(日医工)	200mg	硬カプセル 1号	×(△)	
ジルテック錠5 (UCB=GSK=第一三共)	5mg	Fコート錠 ○(割線無)	—(○)	セチリジン塩酸塩
ジルテック錠10 (UCB=GSK=第一三共)	10mg	Fコート錠 ○(割線無)	—(○)	
シルデナフィル錠25mgVI「DK」(大興=本草=江州)	25mg	Fコート錠 ○(割線無)	—(△)	シルデナフィルクエン酸塩
シルデナフィル錠50mgVI「DK」(大興=本草=江州)	50mg	Fコート錠 ○(割線無)	—(△)	
シルデナフィル錠25mgVI「FCI」(富士化学)	25mg	Fコート錠 ◇(割線無)	—(△)	シルデナフィルクエン酸塩
シルデナフィル錠50mgVI「FCI」(富士化学)	50mg	Fコート錠 ◇(割線無)	—(△)	
シルデナフィル錠25mgVI「SN」(シオノ=アルフレッサファーマ)	25mg	Fコート錠 ○(割線無)	—(△)	シルデナフィルクエン酸塩
シルデナフィル錠50mgVI「SN」(シオノ=アルフレッサファーマ)	50mg	Fコート錠 ○(割線無)	—(△)	
シルデナフィル錠50mgVI「YD」(陽進堂)	50mg	Fコート錠 ○|(割線1本)	—(△)	シルデナフィルクエン酸塩
シルデナフィル錠50mgVI「あすか」(あすか製薬=武田)	50mg	Fコート錠 ○|(割線1本)	—(△)	シルデナフィルクエン酸塩
シルデナフィル錠25mgVI「キッセイ」(キッセイ)	25mg	Fコート錠 ○(割線無)	—(△)	シルデナフィルクエン酸塩
シルデナフィル錠50mgVI「キッセイ」(キッセイ)	50mg	Fコート錠 ○(割線無)	—(△)	
シルデナフィル錠25mgVI「テバ」(武田テバファーマ=武田)	25mg	Fコート錠 ○(割線無)	—(△)	シルデナフィルクエン酸塩
シルデナフィル錠50mgVI「テバ」(武田テバファーマ=武田)	50mg	Fコート錠 ○(割線無)	—(△)	

可否判定 ○:可, △:条件つきで可, ×:不可, —:企業判定回避, ( ):著者判断

理　由	代用品
徐放性粒充填のカプセル製剤のため粉砕不可 **著** 1カプセル1包なら脱カプセル可 (溶解性(水))溶けやすい	
粉砕時の薬物動態，臨床データがなく推奨しない。わずかに苦い。粉砕後1カ月は含量に変化なし。粉末表面に固化(25℃・75%RH・ガラス瓶開栓)。光照射下で変色，含量低下(ガラスシャーレ) **著** 防湿・遮光保存 (安定性)〔長期〕(室温，暗所，褐色ガラス瓶(密栓)，36カ月間)変化なし 〔温度〕(50℃，暗所，褐色ガラス瓶(密栓)，3カ月間)変化なし 〔湿度〕(25℃，85%RH，暗所，褐色ガラス瓶(開栓)，3カ月間)変化なし (40℃，75%RH，暗所，褐色ガラス瓶(開栓)，3カ月間)変化なし 〔光〕(室温，蛍光灯1,000lx，無色ガラスシャーレ(密閉)，50日間)変化なし (溶解性(水))極めて溶けやすい	DS1.25% 先 GE
著 防湿・遮光保存。刺激性，苦味あり (溶解性(水))溶けにくい	
粉砕物のADME資料なし **著** 防湿・遮光保存。刺激性，苦味あり (安定性)該当資料なし (溶解性(水))溶けにくい	
著 防湿・遮光保存。刺激性，苦味あり (溶解性(水))溶けにくい	
著 防湿・遮光保存。刺激性，苦味あり (安定性)**粉砕時** (25℃，60%RH，120万lx・hr，30日間)性状変化なし，含量規格内 (溶解性(水))溶けにくい	
著 防湿・遮光保存。刺激性，苦味あり (安定性)**粉砕後** (25℃，60%RH，120万lx・hr，開放)性状，含量は変化なし (溶解性(水))溶けにくい	
著 防湿・遮光保存。刺激性，苦味あり (溶解性(水))溶けにくい	
刺激性の苦味あり **著** 防湿・遮光保存。刺激性，苦味あり (安定性)**製剤** 〔苛酷〕(40℃，3カ月間)外観，含量に変化なし (30℃，75%RH，6カ月間)外観，含量に変化なし (120万lx・hr，25℃)外観，含量に変化なし (溶解性(水))溶けにくい	

理由　**著** 著者コメント　(安定性)原薬(一部製剤)の安定性　(溶解性(水))原薬の水に対する溶解性
代用品　※：一部適応等が異なる

シルテ

製品名（会社名）	規格単位	剤形・割線・Cap号数	可否	一般名
シルデナフィルOD錠50mgVI「トーワ」（東和薬品）	50mg	口腔内崩壊錠 ⊖（割線1本）	—（△）	シルデナフィルクエン酸塩
シルニジピン錠5mg「AFP」（大興＝アルフレッサファーマ）	5mg	Fコート錠 ◯（割線無）	—（△）	シルニジピン
シルニジピン錠10mg「AFP」（大興＝アルフレッサファーマ）	10mg	Fコート錠 ◯（割線無）	—（△）	
シルニジピン錠20mg「AFP」（大興＝アルフレッサファーマ）	20mg	Fコート錠 ◯⫯（割線1本）	—（△）	
シルニジピン錠5mg「JG」（日本ジェネリック）	5mg	Fコート錠 ◯（割線無）	—（△）	シルニジピン
シルニジピン錠10mg「JG」（日本ジェネリック）	10mg	Fコート錠 ◯（割線無）	—（△）	
シルニジピン錠20mg「JG」（日本ジェネリック）	20mg	Fコート錠 ◯⫯（割線1本）	—（△）	
シルニジピン錠5mg「サワイ」（沢井）	5mg	Fコート錠 ◯（割線無）	—（△）	シルニジピン
シルニジピン錠10mg「サワイ」（沢井）	10mg	Fコート錠 ◯（割線無）	—（△）	
シルニジピン錠20mg「サワイ」（沢井）	20mg	Fコート錠 ◯⫯（割線表裏各1本）	—（△）	
シルニジピン錠5mg「タイヨー」（武田テバファーマ＝武田）	5mg	Fコート錠 ◯（割線無）	—（△）	シルニジピン
シルニジピン錠10mg「タイヨー」（武田テバファーマ＝武田）	10mg	Fコート錠 ◯（割線無）	—（△）	
シルニジピン錠20mg「テバ」（武田テバファーマ＝武田）	20mg	Fコート錠 ◯⫯（割線1本）	—（△）	シルニジピン
ジレニアカプセル0.5mg（ノバルティス）	0.5mg	硬カプセル ③号	×	フィンゴリモド塩酸塩

可否判定　○：可，△：条件つきで可，×：不可，—：企業判定回避，（　）：著者判断

理　　由	代用品
著 口腔内崩壊錠のため粉砕不適。粉砕した場合，遮光保存 (安定性)粉砕後　(室内散光下，3カ月間)外観・含量変化なし (溶解性(水))溶けにくい	
著 遮光保存 (溶解性(水))ほとんど溶けない	
著 遮光保存 (安定性)原薬　光により徐々に着色する 粉砕品　(25℃，75％RH，遮光，PE包装，4週間)問題なし [20mg錠](25℃，60万lx·hr，気密)含量の低下(規格外) (溶解性(水))ほとんど溶けない	
著 遮光保存 (安定性)光によって徐々に帯赤黄色となり，分解する (溶解性(水))ほとんど溶けない	
著 遮光保存 (安定性)製剤　〔湿度〕(25℃，75％RH，4週間)外観，含量変化なし 〔光〕(60万lx·hr)外観変化(微黄白色の粉末(粉砕直後)から黄白色の粉末となった)，含量低下(残存率：[5mg錠]57％，[10mg錠]71％) (溶解性(水))ほとんど溶けない	
著 遮光保存 (安定性)製剤　〔湿度〕(25℃，75％RH，4週間)外観，含量変化なし 〔光〕(60万lx·hr)外観変化(微黄色から淡黄色の粉末となった)，含量低下(残存率：67.1％) (溶解性(水))ほとんど溶けない	
フィンゴリモドは極めて活性の高い化合物であり，カプセル開封操作時に医療従事者が曝露される危険性がある。カプセル内の粉末量が非常に少なく，カプセルを開封して定量的に扱うことが困難である (安定性)〔通常〕(25℃，60％RH，アルミラミネート袋，60カ月間)安定 〔苛酷〕(60℃，<30％RH，アルミラミネート袋，1カ月間)安定 (溶解性(水))溶けやすい	

理由　著 著者コメント　(安定性)原薬(一部製剤)の安定性　(溶解性(水))原薬の水に対する溶解性
代用品　※：一部適応等が異なる

シロシ

製品名（会社名）	規格単位	剤形・割線・Cap号数	可否	一般名
シロシナミン錠50mg（サンド＝ニプロ）	50mg	素錠 ◯(割線無)	—（◯）	シロスタゾール
シロシナミン錠100mg（サンド＝ニプロ）	100mg	素錠 ◯(割線無)	—（◯）	
シロスタゾール錠50mg「JG」（日本ジェネリック）	50mg	素錠 ◯(割線無)	—（◯）	シロスタゾール
シロスタゾール錠100mg「JG」（日本ジェネリック）	100mg	素錠 ⊖(割線1本)	—（◯）	
シロスタゾールOD錠50mg「JG」（ダイト＝日本ジェネリック）	50mg	口腔内崩壊錠 ◯(割線無)	—（△）	シロスタゾール
シロスタゾールOD錠100mg「JG」（ダイト＝日本ジェネリック）	100mg	口腔内崩壊錠 ⊖(割線1本)	—（△）	
シロスタゾール錠50mg「KN」（小林化工）	50mg	素錠 ◯(割線無)	◯	シロスタゾール
シロスタゾール錠100mg「KN」（小林化工）	100mg	素錠 ⊖(割線1本)	◯	
シロスタゾールOD錠50mg「KO」（寿）	50mg	素錠(口腔内崩壊錠) ◯(割線無)	◯	シロスタゾール
シロスタゾールOD錠100mg「KO」（寿）	100mg	素錠(口腔内崩壊錠) ⊖(割線1本)	◯	
シロスタゾール錠50mg「SN」（シオノ＝アルフレッサファーマ）	50mg	素錠 ◯(割線無)	—（◯）	シロスタゾール
シロスタゾール錠100mg「SN」（シオノ＝アルフレッサファーマ）	100mg	素錠 ◯(割線無)	—（◯）	
シロスタゾール錠100mg「YD」（陽進堂＝第一三共エスファ）	100mg	素錠 ⊖(割線1本)	—（◯）	シロスタゾール
シロスタゾール錠50mg「オーハラ」（大原）	50mg	素錠 ◯(割線無)	—（◯）	シロスタゾール
シロスタゾール錠100mg「オーハラ」（大原）	100mg	素錠 ◯(割線無)	—（◯）	
シロスタゾール錠50mg「ケミファ」（日本薬工＝ケミファ）	50mg	素錠 ◯(割線無)	—（◯）	シロスタゾール
シロスタゾール錠100mg「ケミファ」（日本薬工＝ケミファ）	100mg	素錠 ◯(割線無)	—（◯）	

可否判定 ◯：可，△：条件つきで可，×：不可，—：企業判定回避，（ ）：著者判断

理　由	代用品
データなし **著** 原薬は40℃・75%RHで3カ月変化なし (溶解性(水))ほとんど溶けない	散20% [先] 内用ゼリー50mg・100mg [GE]
(40℃, 開放・シャーレ, 4週間)問題なし (25℃, 75%RH, 開放・シャーレ, 4週間)問題なし (120万lx·hr, 開放・シャーレ)問題なし (安定性)該当資料なし (溶解性(水))ほとんど溶けない	散20% [先] 内用ゼリー50mg・100mg [GE]
著 口腔内崩壊錠のため粉砕不適。粉砕した場合, 遮光保存 (安定性)**粉砕後** 〔温度〕(40℃, 75%RH, 遮光・気密容器, 30日間)性状・含量変化なし 〔湿度〕(25℃, 75%RH, 遮光・開放, 30日間)性状・含量変化なし 〔光〕(2,500lx, 25℃, 45%RH, 開放)120万lx·hrで性状・含量変化なし (溶解性(水))ほとんど溶けない	散20% [先] 内用ゼリー50mg・100mg [GE]
(安定性)**粉砕後** 〔通常〕(25℃, 75%RH, 遮光, 30日間)変化なし 〔苛酷〕(40℃, 遮光, 30日間)変化なし 〔光〕(室温, 1,000lx·hr(白色蛍光灯下), 50日間)変化なし (溶解性(水))ほとんど溶けない	散20% [先] 内用ゼリー50mg・100mg [GE]
(溶解性(水))ほとんど溶けない	散20% [先] 内用ゼリー50mg・100mg [GE]
著 安定性データが不足しているが, 粉砕後防湿・遮光保存で可能と推定 (溶解性(水))ほとんど溶けない	散20% [先] 内用ゼリー50mg・100mg [GE]
(安定性)**粉砕時** (25℃, 60%RH, 120万lx·hr, 30日間)曝光面が白色から微黄色に変化, 含量規格内 (溶解性(水))ほとんど溶けない	散20% [先] 内用ゼリー50mg・100mg [GE]
(安定性)〔長期〕(室温, 成り行きRH, 36カ月間)性状, 純度試験, 定量, 融点, 乾燥減量など：いずれも変化なし 〔加速〕(40℃, 75%RH, 6カ月間)性状, 純度試験, 定量, 融点, 乾燥減量など：いずれも変化なし (溶解性(水))ほとんど溶けない	散20% [先] 内用ゼリー50mg・100mg [GE]
室温保存 **著** 粉砕後データが不足しているが, 安定と推定 (安定性)〔湿度〕(25℃, 75%RH, シャーレ開放, 1カ月間)外観・性状：変化なし。含量：[50mg錠]変化なし, [100mg錠]ほとんど変化なし 〔光〕(20℃, 1,000lx, 24hr照射/日, 無包装(ガラスシャーレに試料を入れ, ラップで覆う), 25日間(総曝露量60万lx·hr))外観・性状：変化なし。含量：変化なし (溶解性(水))ほとんど溶けない	散20% [先] 内用ゼリー50mg・100mg [GE]

理由　**著** 著者コメント　(安定性)原薬(一部製剤)の安定性　(溶解性(水))原薬の水に対する溶解性
代用品　※：一部適応等が異なる

シロス

製品名（会社名）	規格単位	剤形・割線・Cap号数	可否	一般名
シロスタゾールOD錠50mg「ケミファ」(日本薬工=ケミファ)	50mg	素錠(口腔内崩壊錠) ○(割線無)	― (○)	シロスタゾール
シロスタゾールOD錠100mg「ケミファ」(日本薬工=ケミファ)	100mg	素錠(口腔内崩壊錠) ⊖(割線1本)	― (○)	
シロスタゾール錠50mg「サワイ」(沢井)	50mg	素錠 ○(割線無)	― (○)	シロスタゾール
シロスタゾール錠100mg「サワイ」(沢井)	100mg	素錠 ○(割線無)	― (○)	
シロスタゾールOD錠50mg「サワイ」(沢井)	50mg	口腔内崩壊錠 ○(割線無)	― (△)	シロスタゾール
シロスタゾールOD錠100mg「サワイ」(沢井)	100mg	口腔内崩壊錠 ⊖(割線1本)	― (△)	
シロスタゾール錠50mg「ダイト」(ダイト=全星)	50mg	素錠 ○(割線無)	― (○)	シロスタゾール
シロスタゾール錠100mg「ダイト」(ダイト=全星)	100mg	素錠 ○・割線無)	― (○)	
シロスタゾール錠50mg「タカタ」(高田)	50mg	素錠 ○(割線無)	― (○)	シロスタゾール
シロスタゾール錠100mg「タカタ」(高田)	100mg	素錠 ○(割線無)	― (○)	
シロスタゾールOD錠50mg「タカタ」(高田=日医工=三和化学)	50mg	口腔内崩壊錠 ○(割線無)	― (△)	シロスタゾール
シロスタゾールOD錠100mg「タカタ」(高田=日医工=三和化学)	100mg	口腔内崩壊錠 ⊖(割線1本)	― (△)	
シロスタゾールOD錠50mg「ツルハラ」(鶴原)	50mg	素錠(口腔内崩壊錠) ○(割線無)	○	シロスタゾール
シロスタゾールOD錠100mg「ツルハラ」(鶴原)	100mg	素錠(口腔内崩壊錠) ⊖(割線1本)	○	
シロスタゾール錠50mg「テバ」(武田テバファーマ=武田)	50mg	素錠 ○(割線無)	― (○)	シロスタゾール
シロスタゾール錠100mg「テバ」(武田テバファーマ=武田)	100mg	素錠 ○(割線無)	― (○)	

可否判定　○：可，△：条件つきで可，×：不可，―：企業判定回避，( )：著者判断

シ

シロス

理　　由	代用品
室温保存 PTP包装品：アルミピロー開封後は湿気を避けて保存すること プラスチックボトル包装品：湿度の影響を受けやすいので，使用の都度キャップをしっかり閉めること 安定性〔温度〕(40℃，遮光瓶(密栓)，5週間)外観・性状：変化なし．純度試験，含量：変化なし 〔湿度〕(25℃，75%RH，遮光瓶(開放)，5週間)外観・性状：変化なし．純度試験，含量：変化なし 〔光〕(20℃，1,000lx・hr，透明メスフラスコ(密栓)，50日間(総照射量120万lx・hr))外観・性状：変化なし．純度試験，含量：変化なし 溶解性(水)ほとんど溶けない	散20% 先 内用ゼリー50mg・100mg GE
著 粉砕後データが不足しているが，安定と推定 溶解性(水)ほとんど溶けない	散20% 先 内用ゼリー50mg・100mg GE
著 口腔内崩壊錠のため粉砕不適．粉砕した場合，遮光保存 溶解性(水)ほとんど溶けない	散20% 先 内用ゼリー50mg・100mg GE
著 粉砕後データより可能と推定 安定性粉砕後 〔温度〕(40℃，75%RH，遮光・気密容器，30日間)性状・含量変化なし 〔湿度〕(25℃，75%RH，遮光・開放，30日間)性状・含量変化なし 〔光〕(2,500lx，25℃，45%RH，開放)[50mg錠]120万lx・hrで性状・含量変化なし，[100mg錠]120万lx・hrで色調変化(微黄白色)，含量変化なし 溶解性(水)ほとんど溶けない	散20% 先 内用ゼリー50mg・100mg GE
データなし 著 安定性データが不足しているが，粉砕後防湿・遮光保存で可能と推定 溶解性(水)ほとんど溶けない	散20% 先 内用ゼリー50mg・100mg GE
著 口腔内崩壊錠のため粉砕不適．粉砕した場合，遮光保存 安定性[100mgOD錠] (25℃，75%RH，遮光・開放，30日間)安定 溶解性(水)ほとんど溶けない	散20% 先 内用ゼリー50mg・100mg GE
安定性該当資料なし 溶解性(水)ほとんど溶けない	散20% 先 内用ゼリー50mg・100mg GE
著 安定性データが不足しているが，粉砕後防湿・遮光保存で可能と推定 安定性製剤 〔湿度〕(25℃，75%RH，4週間)[50mg錠]性状，含量に変化なし，[100mg錠]含量低下(残存率：96.8%)，外観に変化なし 溶解性(水)ほとんど溶けない	散20% 先 内用ゼリー50mg・100mg GE

理由　著 著者コメント　　安定性原薬(一部製剤)の安定性　　溶解性(水)原薬の水に対する溶解性
代用品　※：一部適応等が異なる

シロス

製品名(会社名)	規格単位	剤形・割線・Cap号数	可否	一般名
シロスタゾール錠50mg「トーワ」(東和薬品)	50mg	素錠 ◯(割線無)	— (◯)	シロスタゾール
シロスタゾール錠100mg「トーワ」(東和薬品)	100mg	素錠 ◯(割線無)	— (◯)	
シロスタゾールOD錠50mg「トーワ」(東和薬品)	50mg	口腔内崩壊錠 ◯(割線無)	— (△)	シロスタゾール
シロスタゾールOD錠100mg「トーワ」(東和薬品)	100mg	口腔内崩壊錠 ⊖(割線1本)	— (△)	
シロスタゾール錠50mg「日医工」(日医工)	50mg	素錠 ◯(割線無)	— (◯)	シロスタゾール
シロスタゾール錠100mg「日医工」(日医工)	100mg	素錠 ◯(割線無)	— (◯)	
シロスタゾールOD錠50mg「日医工」(日医工)	50mg	口腔内崩壊錠 ◯(割線無)	— (△)	シロスタゾール
シロスタゾールOD錠100mg「日医工」(日医工)	100mg	口腔内崩壊錠 ⊖(割線1本)	— (△)	
シングレア錠5mg (MSD)	5mg	Fコート錠 ◯(割線無)	— (×)	モンテルカストナトリウム
シングレア錠10mg (MSD)	10mg	Fコート錠 ◯(割線無)	— (×)	
シングレアOD錠10mg (MSD)	10mg	口腔内崩壊錠 ◯(割線無)	— (×)	モンテルカストナトリウム
シングレアチュアブル錠5mg (MSD)	5mg	素錠 ◯(割線無)	— (×)	モンテルカストナトリウム

可否判定 ◯:可, △:条件つきで可, ×:不可, —:企業判定回避, ( ):著者判断

シンク

理　　由	代用品
主成分は，においはない **著** 原薬は30日間安定とのデータがある **(安定性)粉砕後** (室内散光下，3カ月間)外観・含量変化なし **(溶解性(水))** ほとんど溶けない	散20% 先 内用ゼリー50mg・100mg GE
主成分は，においはない **著** 口腔内崩壊錠のため粉砕不適。粉砕した場合，遮光保存 **(安定性)粉砕後** (25℃, 60%RH, 1,000lx散光下，3カ月間)外観・含量変化なし **(溶解性(水))** ほとんど溶けない	散20% 先 内用ゼリー50mg・100mg GE
著 粉砕後データより可能と推定 **(安定性)粉砕物** (25℃, 75%RH, 遮光・開放, 3カ月間)外観，含量変化なし **(溶解性(水))** ほとんど溶けない	散20% 先 内用ゼリー50mg・100mg GE
著 口腔内崩壊錠のため粉砕不適。粉砕した場合，遮光保存 **(安定性)粉砕物** (25℃, 75%RH, 遮光・開放, 3カ月間)外観，含量変化なし **(溶解性(水))** ほとんど溶けない	散20% 先 内用ゼリー50mg・100mg GE
著 データなし。湿度，光に対して不安定なため原則粉砕不可 **(安定性)** 〔通常〕(25℃, 60%RH, 密栓ステンレス容器(窒素封入), 36カ月間)変化なし 〔温度〕(60℃, 密栓褐色ガラス瓶, 12週間)外観及び溶液の色のわずかな変化 〔湿度〕(25℃, 90%RH, 開栓透明ガラス容器, 48時間)潮解による外観上の変化，水分含量増加(安定性影響なし)，光学純度，旋光度の変化及びIRスペクトル不適合 〔光〕(120万lx·hr(白色蛍光灯))照射された表面の黄色への着色，水分・溶液の色が増加 **(溶解性(水))** 溶けやすい	細4mg ※ 先 GE
著 データなし。湿度，光に対して不安定なため原則粉砕不可 **(安定性)製剤** 〔長期〕(25℃, 60%RH, ブリスター包装, 30カ月間)変化なし 〔加速〕(40℃, 75%RH, ブリスター包装, 6カ月間)変化なし 〔光〕(25℃, 環境湿度, 120万lx·hr以上(総照度)及び200W·hr/m²以上(総近紫外放射エネルギー)) 無包装：性状の変化(白色から黄色)，類縁物質の増加，含量の低下，溶出率の低下 ブリスター包装，アルミニウム箔で覆った無包装試料：変化なし **(溶解性(水))** 溶けやすい	細4mg ※ 先 GE
著 データなし。湿度，光に対して不安定なため原則粉砕不可 **(安定性)** 〔通常〕(25℃, 60%RH, 密栓ステンレス容器(窒素封入), 36カ月間)変化なし 〔温度〕(60℃, 密栓褐色ガラス瓶, 12週間)外観及び溶液の色のわずかな変化 〔湿度〕(25℃, 90%RH, 開栓透明ガラス容器, 48時間)潮解による外観上の変化，水分含量増加(安定性影響なし)，光学純度，旋光度の変化及びIRスペクトル不適合 〔光〕(120万lx·hr(白色蛍光灯))照射された表面の黄色への着色，水分・溶液の色が増加 **(溶解性(水))** 溶けやすい	細4mg 先 GE

理由 **著** 著者コメント　**(安定性)** 原薬(一部製剤)の安定性　**(溶解性(水))** 原薬の水に対する溶解性
代用品 ※：一部適応等が異なる

シンハ

製品名(会社名)	規格単位	剤形・割線・Cap号数	可否	一般名
シンバスタチン5mg「EMEC」 (サンノーバ=エルメッド=日医工)	5mg	素錠 ⊖(割線1本)	— (△)	シンバスタチン
シンバスタチン錠10mg「EMEC」 (サンノーバ=エルメッド=日医工)	10mg	素錠 ◯(割線無)	— (△)	
シンバスタチン錠20mg「EMEC」 (サンノーバ=エルメッド=日医工)	20mg	素錠 ◯(割線無)	— (△)	
シンバスタチン錠5mg「MED」 (沢井)	5mg	素錠 ⊖(割線1本)	— (△)	シンバスタチン
シンバスタチン錠10mg「MED」 (沢井)	10mg	素錠 ⊖(割線1本)	— (△)	
シンバスタチン錠20mg「MED」 (沢井)	20mg	素錠 ⬭(割線無)	— (△)	
シンバスタチン錠5「MEEK」 (小林化工)	5mg	素錠 ⊖(割線1本)	◯	シンバスタチン
シンバスタチン錠10「MEEK」 (小林化工)	10mg	素錠 ◯(割線無)	◯	
シンバスタチン錠20「MEEK」 (小林化工)	20mg	素錠 ◯(割線無)	◯	
シンバスタチン錠5mg「NikP」 (日医工ファーマ=日医工)	5mg	素錠 ⊖(割線模様)	— (◯)	シンバスタチン
シンバスタチン錠10mg「NikP」 (日医工ファーマ=日医工)	10mg	素錠 ◯(割線無)	— (◯)	
シンバスタチン錠20mg「NikP」 (日医工ファーマ=日医工)	20mg	素錠 ⬭(割線無)	— (◯)	
シンバスタチン錠5mg「SW」 (メディサ=沢井=旭化成ファーマ)	5mg	素錠 ⊖(割線1本)	— (◯)	シンバスタチン
シンバスタチン錠10mg「SW」 (メディサ=沢井=旭化成ファーマ)	10mg	素錠 ⊖(割線1本)	— (◯)	
シンバスタチン錠20mg「SW」 (メディサ=沢井)	20mg	素錠 ⬭(割線無)	— (◯)	

可否判定 ◯:可, △:条件つきで可, ×:不可, —:企業判定回避, ( ):著者判断

理　由	代用品
速崩性の錠剤であるため粉砕の必要なし。要防湿 (著) 防湿・遮光保存 (安定性) **粉砕時** 安定性データ，体内動態データなし (溶解性(水)) ほとんど溶けない (著) 防湿・遮光保存 (安定性) **粉砕時** 安定性データ，体内動態データなし (溶解性(水)) ほとんど溶けない	
(著) 防湿・遮光保存 (溶解性(水)) ほとんど溶けない	
(安定性) **粉砕後** 〔通常〕(25℃，75％RH，遮光，30日間)変化なし 〔苛酷〕(40℃，遮光，30日間)変化なし 〔光〕(室温，1,000lx·hr(白色蛍光灯下)，50日間)変化なし (溶解性(水)) ほとんど溶けない	
(著) 粉砕後データより可能と推定 (安定性) **粉砕物** (25℃，75％RH，遮光・開放，8週間)外観，含量変化なし (溶解性(水)) ほとんど溶けない (著) 粉砕後データより可能と推定 (安定性) **粉砕物** (25℃，75％RH，遮光・開放，3カ月間)外観，類縁物質，含量変化なし (溶解性(水)) ほとんど溶けない (著) 粉砕後データより可能と推定 (安定性) **粉砕物** (室温，散光・開放，1カ月間)(室温，散光・気密容器，1カ月間)(室温，遮光・気密容器，1カ月間)性状，含量変化なし (溶解性(水)) ほとんど溶けない	
(著) 粉砕後データより可能と推定 (安定性) **粉砕後** 以下の保存条件下で粉砕30日後まで安定な製剤であることが確認された (室温，透明瓶開放，30日間)性状・含量に変化なし (室温，透明瓶密栓，30日間)性状・含量に変化なし (室温，褐色瓶密栓，30日間)性状・含量に変化なし (溶解性(水)) ほとんど溶けない	

理由　(著) 著者コメント　(安定性) 原薬(一部製剤)の安定性　(溶解性(水)) 原薬の水に対する溶解性
代用品　※：一部適応等が異なる

シンハ

製品名（会社名）	規格単位	剤形・割線・Cap号数	可否	一般名
シンバスタチン錠5mg「YD」 (陽進堂＝ケミファ＝日本薬工)	5mg	素錠 ⊖(割線1本)	— (○)	シンバスタチン
シンバスタチン錠10mg「YD」 (陽進堂)	10mg	素錠 ○(割線無)	— (○)	
シンバスタチン錠20mg「YD」 (陽進堂)	20mg	素錠 ○(割線無)	— (○)	
シンバスタチン錠5mg「あすか」 (あすか製薬＝武田)	5mg	素錠 ⊖(割線1本)	— (○)	シンバスタチン
シンバスタチン錠10mg「あすか」 (あすか製薬＝武田)	10mg	素錠 ○(割線無)	— (○)	
シンバスタチン錠20mg「あすか」 (あすか製薬＝武田)	20mg	素錠 ○(割線無)	— (○)	
シンバスタチン錠5mg「アメル」 (共和薬品)	5mg	素錠 ⊖(割線1本)	○	シンバスタチン
シンバスタチン錠10mg「アメル」 (共和薬品)	10mg	素錠 ○(割線無)	○	
シンバスタチン錠20mg「アメル」 (共和薬品)	20mg	素錠 ○(割線無)	○	
シンバスタチン錠5mg「オーハラ」 (大原＝持田)	5mg	素錠 ⊖(割線1本)	— (○)	シンバスタチン
シンバスタチン錠10mg「オーハラ」 (大原＝持田)	10mg	素錠 ○(割線無)	— (○)	
シンバスタチン錠20mg「オーハラ」 (大原＝持田)	20mg	素錠 ○(割線無)	— (○)	
シンバスタチン錠5mg「杏林」 (キョーリンリメディオ＝杏林＝日本ジェネリック)	5mg	素錠 ⊖(割線1本)	— (△)	シンバスタチン
シンバスタチン錠10mg「杏林」 (キョーリンリメディオ＝杏林)	10mg	素錠 ○(割線無)	— (△)	
シンバスタチン錠5mg「武田テバ」 (武田テバファーマ＝武田)	5mg	素錠 ⊖(割線1本)	— (○)	シンバスタチン
シンバスタチン錠10mg「武田テバ」 (武田テバファーマ＝武田)	10mg	素錠 ○(割線無)	— (○)	
シンバスタチン錠20mg「武田テバ」 (武田テバファーマ＝武田)	20mg	素錠 ⊖(割線1本)	— (○)	

可否判定　○:可，△:条件つきで可，×:不可，—:企業判定回避，( ):著者判断

理　　由	代用品
著 遮光保存 安定性 **粉砕時** (25℃, 60%RH, 120万lx・hr, 30日間)[5mg錠]曝光面が白色から微黄色に変化, 純度規格外, 含量規格内, [10mg・20mg錠]曝光面が白色から微黄白色に変化, 純度・含量規格外 溶解性(水) ほとんど溶けない	
著 遮光保存 安定性 **粉砕後** [5mg錠] (25℃, 75%RH, 4週間)性状, 含量は変化なし (60万lx・hr)性状, 含量は変化なし 溶解性(水) ほとんど溶けない	
著 遮光保存 安定性 [加速](40±1℃, 75±5%RH, アルミユニパック, 6カ月間)変化なし **粉砕後** (25℃, 75%RH, 遮光, グラシン包装)90日間安定 溶解性(水) ほとんど溶けない	
著 遮光保存 安定性 [長期](室温, 成り行きRH, 36カ月間)性状, 純度試験, 定量, 旋光度, 乾燥減量など：いずれも変化なし [加速](40℃, 75%RH, 6カ月間)性状, 純度試験, 定量, 旋光度, 乾燥減量など：いずれも変化なし 溶解性(水) ほとんど溶けない	
著 防湿・遮光保存 溶解性(水) ほとんど溶けない	
著 安定性データが不足しているが, 粉砕後防湿・遮光保存で可能と推定 安定性 **製剤** [温度](40℃, 4週間)性状, 含量に変化なし [湿度](25℃, 75%RH, 4週間)性状, 含量に変化なし(ただし凝集傾向があった) [光](60万lx・hr)含量低下(残存率：[5mg錠]87.1%, [10mg錠]91.6%) 溶解性(水) ほとんど溶けない	
著 安定性データが不足しているが, 粉砕後防湿・遮光保存で可能と推定 安定性 **製剤** [温度](40℃, 4週間)外観, 含量に変化なし [湿度](30℃, 75%RH, 4週間)外観, 含量に変化なし [光](33.6万lx・hr)含量低下(残存率95.1%) 溶解性(水) ほとんど溶けない	

理由　著 著者コメント　　安定性 原薬(一部製剤)の安定性　　溶解性(水) 原薬の水に対する溶解性
代用品　※：一部適応等が異なる

シンハ

製品名（会社名）	規格単位	剤形・割線・Cap号数	可否	一般名
シンバスタチン錠5mg「トーワ」 （東和薬品）	5mg	素錠 ⊖(割線1本)	― (○)	シンバスタチン
シンバスタチン錠10mg「トーワ」 （東和薬品）	10mg	素錠 ○(割線無)	― (○)	
シンバスタチン錠20mg「トーワ」 （東和薬品）	20mg	素錠 ⬭(割線無)	― (○)	
シンバスタチン錠5mg「日医工」 （日医工）	5mg	素錠 ⊖(割線模様)	― (△)	シンバスタチン
シンバスタチン錠10mg「日医工」 （日医工）	10mg	素錠 ○(割線無)	― (△)	
シンバスタチン錠20mg「日医工」 （日医工）	20mg	素錠 ⬭(割線無)	― (○)	
シンフェーズT28錠 （科研）	(28日分) 1組	素錠 ○(割線無)	― (×)	ノルエチステロン・エチニルエストラジオール
シンメトレル錠50mg （サンファーマ＝田辺三菱）	50mg	Fコート錠 ○(割線無)	× (△)	アマンタジン塩酸塩
シンメトレル錠100mg （サンファーマ＝田辺三菱）	100mg	Fコート錠 ○(割線無)	× (△)	
シンレスタール錠250mg （アルフレッサファーマ）	250mg	Fコート錠 ○(割線無)	△	プロブコール
スイニー錠100mg （三和化学＝興和）	100mg	Fコート錠 ⊖(割線1本)	― (○)	アナグリプチン

可否判定　○：可，△：条件つきで可，×：不可，―：企業判定回避，( )：著者判断

理　由	代用品
著 粉砕後データより防湿・遮光保存で可能と推定 安定性 粉砕後　(室内散光下, 3カ月間)外観変化なし, 残存率96.5%(3カ月) (遮光条件下, 3カ月間)外観・含量変化なし 溶解性(水) ほとんど溶けない	
著 粉砕後データより防湿・遮光保存で可能と推定 安定性 粉砕後　(室内散光下, 3カ月間)外観変化なし, 残存率95.0%(3カ月) 溶解性(水) ほとんど溶けない	
著 遮光保存 安定性 粉砕物　(25℃, 75%RH, 遮光・開放, 3カ月間)外観, 類縁物質, 含量変化なし, [5mg錠]重量増加傾向 溶解性(水) ほとんど溶けない	
著 遮光保存 安定性 粉砕物　(室温, 散光・開放, 1カ月間)(室温, 散光・気密, 1カ月間)(室温, 遮光・気密容器, 1カ月間)外観, 含量変化なし 溶解性(水) ほとんど溶けない	
著 配合剤のため粉砕不可 溶解性(水) ノルエチステロン：極めて溶けにくい エチニルエストラジオール：ほとんど溶けない	
強い苦味がある 著 粉砕後データが不足しているが, 防湿・遮光保存で可能と推定 安定性〔通常〕(室温, ガラス瓶, 12カ月間)変化なし 〔苛酷〕(50℃, ガラス瓶密栓, 6カ月間)変化なし (35℃, 45%RH, ガラス瓶開栓, 3カ月間)変化なし (キセノン照射, ガラス瓶密栓, 20時間)変化なし 溶解性(水) 溶けやすい	細10%　先 GE
25℃・75%RH・遮光・90日の条件下で変化は認められなかった。60万lx・hrの時点で変化は認められず, 120万lx・hrの時点で表面の変色が認められた。そのため粉砕後は遮光して保存することが望ましい 安定性 (日照灯, 10日間)3日目より外観の変化, においの変化 〔長期〕(25℃, 60%RH, 3年間)変化なし 〔苛酷〕(60℃, 1カ月間)変化なし (40℃, 75%RH, 1カ月間)変化なし (白色灯下, 20日間)変化なし 溶解性(水) ほとんど溶けない	細50%　先
40℃で3カ月間安定。25℃・75%RHで3カ月間安定。総照射量120万lx・hrで安定 安定性〔長期〕(25℃, 60%RH, 内：ポリエチレン袋(二重), 外：パワードラム, 48カ月間)変化なし 〔苛酷〕(60℃, 褐色ガラス瓶, 3カ月間)変化なし (40℃, 75%RH, 褐色ガラス瓶(開放), 6カ月間)変化なし (60℃, 75%RH, 褐色ガラス瓶(開放), 3カ月間)性状, 旋光度, 類縁物質, 水分, 定量に変化あり (25℃, 2,000lx, D65光源, 石英シャーレ, 25日間)変化なし 溶解性(水) 極めて溶けやすい	

理由　著 著者コメント　　安定性 原薬(一部製剤)の安定性　　溶解性(水) 原薬の水に対する溶解性
代用品　※：一部適応等が異なる

スイン

製品名（会社名）	規格単位	剤形・割線・Cap号数	可否	一般名
スインプロイク錠0.2mg （塩野義）	0.2mg	Fコート錠 ○(割線無)	× (△)	ナルデメジントシル酸塩
スオード錠100 （MeijiSeika）	100mg （活性本体 として）	Fコート錠 ○(割線無)	△	プルリフロキサシン
スーグラ錠25mg （アステラス）	25mg	Fコート錠 ○(割線無)	— (△)	イプラグリフロジン L-プロリン
スーグラ錠50mg （アステラス）	50mg	Fコート錠 ○(割線無)	— (△)	イプラグリフロジン L-プロリン

可否判定　○：可，△：条件つきで可，×：不可，—：企業判定回避，( )：著者判断

理　　由	代用品
粉砕時の安定性試験(25℃, 60%RH, 遮光, 1カ月)において類縁物質の増加が認められるため 著 防湿・遮光保存 安定性〔通常〕(30℃, 65%RH, 遮光, ポリエチレン袋(二重), 36カ月間)変化なし (40℃, 75%RH, 遮光, ポリエチレン袋(二重), 6カ月間)変化なし 〔苛酷〕(50℃, 遮光, ガラス瓶・密栓, 6カ月間)変化なし (25℃, 85%RH, 遮光, シャーレ, 6カ月間)変化なし (40℃, 75%RH, 遮光, ガラス瓶・密栓, 6カ月間)変化なし (25℃, D65ランプ(4,000lx), シャーレ＋ポリ塩化ビニリデンフィルム, 120万lx・hr)変化なし 溶解性(水)溶けにくい	
安定性が変化することから, 用時調製(1週間でごくわずかな特異臭) 安定性〔長期〕(25℃, 60%RH, 乾燥剤入りポリ瓶(密栓), 暗所, 42カ月間)変化なし 〔温度〕(60℃, ガラス瓶(密封), 暗所, 3カ月間)変化なし (60℃, 開放シャーレ, 暗所, 3カ月間)微黄色から淡黄色に変化し, 3カ月目に含量低下 〔湿度〕(40℃, 50%RH/75%RH/90%RH, 開放シャーレ, 暗所, 3カ月間)高湿度ほど含量低下 〔光〕(室温, 800lx(白色蛍光灯), 開放シャーレ, 3カ月間)微黄色から淡黄色に変化し, 3カ月目に含量低下 溶解性(水)ほとんど溶けない	
有効成分には吸湿性は認められない 製剤(錠)では, 40℃・75%RH・暗所・6カ月間の無包装試験で吸湿による硬度の低下が認められた 有効成分は, 光の影響を受けにくい 安定性〔長期〕(25℃, 60%RH, 暗所, 二重のポリエチレン袋＋ファイバードラム(密封), 12カ月間)外観・性状：変化なし. 残存率：変化なし 〔苛酷〕(60℃, 暗所, 褐色ガラス瓶(開放), 3カ月間)外観・性状：ほとんど変化なし. 残存率：ほとんど変化なし (50℃, 暗所, 褐色ガラス瓶(開放), 3カ月間)外観・性状：ほとんど変化なし. 残存率：ほとんど変化なし (40℃, 75%RH, 暗所, 褐色ガラス瓶(開放), 3カ月間)外観・性状：ほとんど変化なし. 残存率：ほとんど変化なし 〔光〕(D65蛍光ランプ(1,000lx)照射, シャーレ, 2カ月間)外観・性状：ほとんど変化なし. 残存率：ほとんど変化なし 溶解性(水)ほとんど溶けない	

理由　著 著者コメント　　安定性 原薬(一部製剤)の安定性　　溶解性(水) 原薬の水に対する溶解性
代用品　※：一部適応等が異なる

スシヤ

製品名(会社名)	規格単位	剤形・割線・Cap号数	可否	一般名
スージャヌ配合錠 (MSD=アステラス)	配合剤	Fコート錠 ○(割線無)	— (△†)	シタグリプチンリン酸塩水和物・イプラグリフロジンL-プロリン
スターシス錠30mg (アステラス)	30mg	Fコート錠 ○(割線無)	— (○)	ナテグリニド
スターシス錠90mg (アステラス)	90mg	Fコート錠 ○(割線無)	— (○)	
スタラシドカプセル50 (日本化薬)	50mg	硬カプセル 3号	×	シタラビン オクホスファート水和物
スタラシドカプセル100 (日本化薬)	100mg	硬カプセル 2号	×	

可否判定 ○:可, △:条件つきで可, ×:不可, —:企業判定回避, ( ):著者判断

スタラ

理　由	代用品
本剤を粉砕して投与することは，承認外の用法となる 粉砕して投与した際の薬物動態，有効性，安全性は検討していないため，推奨しない † 著 凡例5頁参照。防湿・遮光保存 (安定性)〔長期〕(25℃，60％RH，乾燥剤入りアルミニウム袋及び乾燥剤入り高密度ポリエチレンボトル，18カ月間)変化なし(試験継続中) 〔加速〕(40℃，75％RH，乾燥剤入りアルミニウム袋及び乾燥剤入り高密度ポリエチレンボトル，6カ月間)変化なし 〔温度〕(50℃，シャーレ，3カ月間)変化なし 〔光〕(D65蛍光ランプ(1,000lx)，シャーレ，2カ月間)変化なし (溶解性(水))シタグリプチンリン酸塩水和物：やや溶けやすい イプラグリフロジン　L-プロリン：ほとんど溶けない	
有効成分に強い苦味あり セロポリ包装・25℃・75％RHの条件で4週間安定。防湿が必要(錠では気密保存) 著 安定性データが不足しているが，粉砕後防湿・遮光保存で可能と推定 (安定性)〔長期〕(25℃，60％RH，暗所，ポリエチレン袋(気密包装)，36カ月間)外観・性状：変化なし。残存率：変化なし 〔苛酷〕(60℃，成り行きRH，暗所，ガラス瓶(開放)，6カ月間)外観・性状：変化なし。残存率：変化なし (40℃，90％RH，暗所，ガラス瓶(開放)，6カ月間)外観・性状：変化なし。残存率：変化なし 〔光〕(室温，成り行きRH，約1,000lx(白色蛍光灯)，シャーレ(フィルムで覆う)，8週間)外観・性状：変化なし。残存率：変化なし (室温，成り行きRH，近紫外線蛍光灯(3.5W/m²)，シャーレ(フィルムで覆う)，72時間)外観・性状：変化なし。残存率：変化なし (溶解性(水))ほとんど溶けない	
抗がん剤のため脱カプセルは避ける 著 抗悪性腫瘍剤のため粉砕せず懸濁する (安定性)〔長期〕(室温，暗所，ガラス瓶(密栓)，42カ月間)変化なし，分解物認められず 〔苛酷〕(40℃，暗所，ガラス瓶(密栓)，3カ月間)変化なし，分解物認められず (50℃，暗所，ガラス瓶(密栓)，6カ月間)変化なし，分解物認められず (40℃，75％RH，暗所，ガラス瓶(開放)，6カ月間)変化なし，分解物認められず 〔光〕(自然直射光，3カ月間)変化なし，分解物認められず (1,000lx(白色蛍光灯)，900時間)変化なし，分解物認められず (近紫外線蛍光灯，36時間)変化なし，分解物認められず (溶解性(水))溶けやすい (危険度)Ⅱ(日本病院薬剤師会：抗悪性腫瘍薬の院内取扱い指針)	

理由　著 著者コメント　(安定性)原薬(一部製剤)の安定性　(溶解性(水))原薬の水に対する溶解性
代用品　※：一部適応等が異なる

スタリ

製品名（会社名）	規格単位	剤形・割線・Cap号数	可否	一般名
スタリビルド配合錠 （日本たばこ＝鳥居）	配合剤	Fコート錠 ◯（割線無）	— (△†)	エルビテグラビル・コビシスタット・エムトリシタビン・テノホビル ジソプロキシルフマル酸塩
スタレボ配合錠L50 （ノバルティス）	配合剤	Fコート錠 ◯（割線無）	— (△†)	レボドパ・カルビドパ水和物・エンタカポン
スタレボ配合錠L100 （ノバルティス）	配合剤	Fコート錠 ◯（割線無）	— (△†)	
スチバーガ錠40mg （バイエル）	40mg	Fコート錠 ◯（割線無）	×	レゴラフェニブ水和物

可否判定　○：可，△：条件つきで可，×：不可，—：企業判定回避，（ ）：著者判断

スチハ

理　由	代用品
苦味が強い。吸湿性あり † 著 凡例5頁参照。防湿保存。苦味あり 安定性 エルビテグラビル 〔長期〕(25℃, 60%RH, 60カ月間)変化なし 〔苛酷〕(120万lx·hr)光による影響は認められなかった コビシスタット 〔長期〕(5℃, 24カ月間)6カ月まで経時的な水分量の増加が認められたが, 規格の範囲内であり, 6カ月以降, 変化は認められなかった。その他の品質特性については, 変化を示さなかった 〔苛酷〕(120万lx·hr)光による影響は認められなかった エムトリシタビン 〔長期〕(25℃, 60%RH, 24カ月間)変化なし 〔苛酷〕(180万lx·hr)光による影響は認められなかった 溶解性(水) エルビテグラビル：ほとんど溶けない コビシスタット：ほとんど溶けない エムトリシタビン：溶けやすい その他, ビリアードの項参照	
粉砕後の均一性は確認されていない。原体(エンタカポン)の色が乳鉢等に着色する † 著 凡例5頁参照。防湿・遮光保存 安定性 エンタカポン 〔通常〕(25℃, 60%RH, ポリエチレン袋+ファイバードラム, 60カ月間)安定 (40℃, 75%RH, ポリエチレン袋+ファイバードラム, 60カ月間)安定 〔光〕(505万lx·hr(白色ランプ, 紫外ランプ), 無包装)安定 溶解性(水) レボドパ・カルビドパ水和物：溶けにくい エンタカポン：ほとんど溶けない	
オーストラリア分類においてDに, 日本病院薬剤師会監修の指針(抗悪性腫瘍薬の院内取扱い指針：抗がん薬調製マニュアル第4版)で危険度Ⅰに指定されていることから不可。なお, 粉砕後の安定性, 薬物動態のデータなし 著 抗悪性腫瘍剤のため粉砕せず懸濁する 安定性 〔長期〕(25℃, 60%RH, ポリプロピレン袋またはポリエチレン袋, 36カ月間)36カ月まで安定 〔加速〕(40℃, 75%RH, ポリプロピレン袋またはポリエチレン袋, 12カ月間)12カ月まで安定 〔苛酷(光)〕(積算照度430万lx·hr, 2,000W·hr/m²(キセノンランプ), 石英セル)変化なし 溶解性(水) ほとんど溶けない 危険度 Ⅰ(日本病院薬剤師会：抗悪性腫瘍薬の院内取扱い指針)	

理由　著 著者コメント　　安定性 原薬(一部製剤)の安定性　　溶解性(水) 原薬の水に対する溶解性
代用品　※：一部適応等が異なる

ステフ

製品名(会社名)	規格単位	剤形・割線・Cap号数	可否	一般名
ステーブラ錠0.1mg (小野)	0.1mg	Fコート錠 ○(割線無)	— (○)	イミダフェナシン
ステーブラOD錠0.1mg (小野)	0.1mg	口腔内崩壊錠 ○(割線無)	— (△)	イミダフェナシン
スーテントカプセル12.5mg (ファイザー)	12.5mg	硬カプセル 4号	— (△)	スニチニブリンゴ酸塩
ストックリン錠200mg (MSD)	200mg	Fコート錠 ○(割線無)	— (○)	エファビレンツ
ストックリン錠600mg (MSD)	600mg	Fコート錠 ⬭(割線無)	— (○)	エファビレンツ

可否判定 ○:可, △:条件つきで可, ×:不可, —:企業判定回避, ( ):著者判断

理　由	代用品
粉砕後(室温・室内散光下)30日間規格内であるが，分解物が経時的に増加する (安定性)〔長期〕(25℃，60%RH，遮光，ポリエチレン袋＋アルミ袋＋ファイバードラム，36カ月間)外観，定量：変化なし 〔苛酷〕(60℃，遮光，褐色ガラス瓶(密栓)，3カ月間)外観，定量：変化なし (60℃，90%RH，遮光，褐色ガラス瓶(開栓)，3カ月間)外観，定量：変化なし 〔光〕(25℃，1,000lx(D65ランプ)，シャーレ，50日間(120万lx·hr))外観，定量：変化なし **粉砕後**(室温，室内散光下)30日間規格内であるが，分解物が経時的に増加する (溶解性(水))ほとんど溶けない	
無包装状態(シャーレ)，裸錠において25℃，1,000lxの条件で50日間外観・定量値に変化はなかったが，類縁物質(分解物)が増加する傾向が認められた (著) 口腔内崩壊錠のため粉砕不適。粉砕した場合，防湿・遮光保存 (安定性)〔長期〕(25℃，60%RH，遮光，ポリエチレン袋＋アルミ袋＋ファイバードラム，36カ月間)外観，定量：変化なし 〔苛酷〕(60℃，遮光，褐色ガラス瓶(密栓)，3カ月間)外観，定量：変化なし (60℃，90%RH，遮光，褐色ガラス瓶(開栓)，3カ月間)外観，定量：変化なし 〔光〕(25℃，1,000lx(D65ランプ)，シャーレ，50日間(120万lx·hr))外観，定量：変化なし (溶解性(水))ほとんど溶けない	
(著) 抗悪性腫瘍剤のため粉砕せず懸濁する。やむを得ず粉砕する場合は，安全キャビネット内で行うなど調剤者の曝露に注意すること。防湿・遮光保存 (安定性)〔通常〕(25℃，60%RH，ポリエチレン袋，24カ月間)性状(外観)，類縁物質，含量，水分は変化なし 〔苛酷〕(50℃，成り行きRH，ポリエチレン袋，3カ月間)性状(外観)，類縁物質，含量，水分は変化なし (溶解性(水))溶けにくい (危険度)Ⅱ(日本病院薬剤師会：抗悪性腫瘍薬の院内取扱い指針)	
安定性データなし (著) 遮光保存 (安定性)〔通常〕(25℃，60%RH，暗所，二重ポリエチレン袋入りファイバードラム，3年間)変化は認められなかった 〔苛酷〕(120万lx(白色蛍光)及び200W·hr/m^2(近紫外線蛍光)，無包装，6日間)脱色が認められた (溶解性(水))ほとんど溶けない	

理由　(著) 著者コメント　(安定性)原薬(一部製剤)の安定性　(溶解性(水))原薬の水に対する溶解性
代用品　※：一部適応等が異なる

ストミ

製品名（会社名）	規格単位	剤形・割線・Cap号数	可否	一般名
ストミンA配合錠 （ゾンネボード）	配合剤	素錠 ○(割線無)	△	ニコチン酸アミド・パパベリン塩酸塩
ストラテラカプセル5mg （リリー）	5mg	硬カプセル 3号	× (△)	アトモキセチン塩酸塩
ストラテラカプセル10mg （リリー）	10mg	硬カプセル 3号	× (△)	
ストラテラカプセル25mg （リリー）	25mg	硬カプセル 3号	× (△)	
ストラテラカプセル40mg （リリー）	40mg	硬カプセル 3号	× (△)	
ストカイン錠5mg （サンノーバ＝エーザイ）	5mg	素錠 ○(割線無)	— (△)	オキセサゼイン
ストロメクトール錠3mg （MSD＝マルホ）	3mg	素錠 ○(割線無)	— (△)	イベルメクチン
スパカール錠40mg （大原）	40mg	素錠 ○(割線無)	— (○)	トレピブトン
スパトニン錠50mg （田辺三菱）	50mg	素錠 ○(割線無)	— (△)	ジエチルカルバマジンクエン酸塩

可否判定　○：可，△：条件つきで可，×：不可，—：企業判定回避，( )：著者判断

理　由	代用品
防湿・遮光が必要(遮光・気密・防湿保存) 着色：パパベリン塩酸塩は光により黄色に着色する 有効成分の吸湿性：(ニコチン酸アミド)少し吸湿性あり，(パパベリン塩酸塩)該当資料なし (安定性)ニコチン酸アミド 〔長期〕(30℃，65%，アルミラミネート袋＋段ボール箱，36カ月間)残存率：変化なし。類縁物質：ほとんど変化なし 〔苛酷〕(40℃，75%，アルミラミネート袋＋段ボール箱，6カ月間)残存率：変化なし。類縁物質：ほとんど変化なし パパベリン塩酸塩 〔長期〕(25℃，60%，ポリエチレン袋＋段ボール箱，60カ月間)外観・性状：変化なし。残存率：変化なし。類縁物質：ほとんど変化なし 〔苛酷〕(40℃，75%，ポリエチレン袋＋段ボール箱，6カ月間)外観・性状：変化なし。残存率：変化なし。類縁物質：ほとんど変化なし (溶解性(水))ニコチン酸アミド：溶けやすい パパベリン塩酸塩：やや溶けにくい	
粉砕時の有効性・安全性が確認されていない 著 安定性データが不足しているが，粉砕後防湿・遮光保存で可能と推定 (安定性)〔通常〕(30℃，60%RH，暗所，48カ月間)変化なし 〔苛酷〕(70℃，28日間)変化なし (70℃，75%RH，28日間)変化なし (120万lx・hr以上(キセノンランプ))変化なし (溶解性(水))やや溶けにくい	内用液0.4%　先 GE
服用時口内にしびれ感を残さないように，十分な水で速やかに服用する。粉砕後，高温・高湿下での保存で分包紙が黄変し，含量低下を認めるので防湿保存 (安定性)原薬　温度及び光に対しては安定であるが湿気により分解する (溶解性(水))ほとんど溶けない	顆5%　先
著 安定性データが不足しているが，粉砕後防湿・遮光保存で可能と推定 (安定性) 著 原薬は25℃・60%RH，18カ月安定とのデータがある。錠剤の60℃環境湿度下，暗所3カ月無包装での試験では，溶出率，含量，水分，硬度の低下傾向の他，酸化体及びその他の類縁物質の増加傾向が認められたとのデータがある (溶解性(水))ほとんど溶けない	
わずかに特異な味あり (溶解性(水))ほとんど溶けない	細10%　先
原薬は吸湿性で酸味・苦味あり 著 粉砕後，40℃・75%RH，開放状態下で，4週間，外観及び含量に変化なし (安定性)吸湿性である (溶解性(水))極めて溶けやすい	

理由　著 著者コメント　(安定性)原薬(一部製剤)の安定性　(溶解性(水))原薬の水に対する溶解性
代用品　※：一部適応等が異なる

スヒロ

製品名（会社名）	規格単位	剤形・割線・Cap号数	可否	一般名
スピロノラクトン錠25mg「CH」 (長生堂＝日本ジェネリック)	25mg	Fコート錠 ○(割線無)	— (○)	スピロノラクトン
スピロノラクトン錠50mg「CH」 (長生堂＝日本ジェネリック)	50mg	素錠 ○(割線無)	— (○)	
スピロノラクトン錠25mg「NP」 (ニプロ)	25mg	素錠 ⊖(割線1本)	— (○)	スピロノラクトン
スピロノラクトン錠25mg「TCK」 (辰巳＝三和化学)	25mg	素錠 ⊖(割線1本)	— (○)	スピロノラクトン
スピロノラクトン錠25mg「YD」 (陽進堂＝日本ジェネリック＝共創未来ファーマ)	25mg	素錠 ○(割線無)	— (○)	スピロノラクトン
スピロノラクトン錠50mg「YD」 (陽進堂＝日本ジェネリック＝共創未来ファーマ)	50mg	素錠 ○(割線無)	— (○)	
スピロノラクトン錠25mg「ツルハラ」(鶴原)	25mg	素錠 ⊖(割線1本)	△ (○)	スピロノラクトン
スピロノラクトン錠25mg「テバ」 (武田テバファーマ＝武田)	25mg	素錠 ⊖(割線1本)	— (○)	スピロノラクトン
スピロノラクトン錠25mg「トーワ」 (東和薬品)	25mg	素錠 ○(割線無)	— (○)	スピロノラクトン
スピロノラクトン錠25mg「日医工」 (日医工)	25mg	素錠 ⊖(割線模様)	— (○)	スピロノラクトン

可否判定　○：可，△：条件つきで可，×：不可，—：企業判定回避，（ ）：著者判断

理　由	代用品
著　粉砕後データより安定と推定。遮光保存 (安定性)粉砕品　(40℃, 60%RH, 遮光・気密, 30日間)外観・含量：変化なし (25℃, 75%RH, 遮光・開放, 30日間)外観・含量：変化なし (120万lx·hr, 密閉(シャーレ＋ラップ), 50日間)外観・含量：変化なし (溶解性(水))ほとんど溶けない	細10%　[先]
著　粉砕後データより安定と推定。遮光保存 (安定性)粉砕品　(120万lx·hr, 開放, 30日間)外観・含量：変化なし (溶解性(水))ほとんど溶けない	
著　遮光保存 (安定性)粉砕後　データなし (溶解性(水))ほとんど溶けない	細10%　[先]
著　遮光保存 (安定性)室内散乱光, シャーレ開放条件で4週間保存した結果, 含量の低下(規格内)を認めた (溶解性(水))ほとんど溶けない	細10%　[先]
(安定性)粉砕時　(25℃, 60%RH, 120万lx·hr, 30日間)性状変化なし, 含量規格内 (溶解性(水))ほとんど溶けない	細10%　[先]
苦味, 硫黄臭あり 著　遮光保存 (安定性)該当資料なし (溶解性(水))ほとんど溶けない	細10%　[先]
著　遮光保存 (安定性)製剤　[湿度](25℃, 75%RH, 4週間)性状, 含量に変化なし (溶解性(水))ほとんど溶けない	細10%　[先]
主成分は, 無臭またはわずかに特異なにおいがあり, 味はわずかに苦い (室内散光下, 3カ月)外観・含量変化なし (安定性)粉砕後　(室内散光下, 3カ月間)外観・含量変化なし (溶解性(水))ほとんど溶けない	細10%　[先]
わずかに特異なにおいがあり, 味はわずかに苦い (安定性)粉砕物　(25℃, 75%RH, 遮光・開放, 8週間)外観, 含量変化なし, 重量増加傾向 (溶解性(水))ほとんど溶けない	細10%　[先]

理由　著　著者コメント　　(安定性)原薬(一部製剤)の安定性　　(溶解性(水))原薬の水に対する溶解性
代用品　※：一部適応等が異なる

スヒロ

製品名（会社名）	規格単位	剤形・割線・Cap号数	可否	一般名
スピロピタン錠0.25mg （サンノーバ＝エーザイ）	0.25mg	糖衣錠 ◯(割線無)	― (△)	スピペロン
スピロピタン錠1mg （サンノーバ＝エーザイ）	1mg	糖衣錠 ◯(割線無)	― (△)	
スピロペント錠10μg （帝人ファーマ）	10μg	素錠 ⊖(割線1本)	◯	クレンブテロール塩酸塩
ズファジラン錠10mg （第一三共）	10mg	素錠 ⊖(割線1本)	― (◯)	イソクスプリン塩酸塩
スプラタストトシル酸塩カプセル50mg「JG」（長生堂＝日本ジェネリック）	50mg	硬カプセル 4号	― (△)	スプラタストトシル酸塩
スプラタストトシル酸塩カプセル100mg「JG」（長生堂＝日本ジェネリック）	100mg	硬カプセル 3号	― (△)	
スプラタストトシル酸塩カプセル50mg「サワイ」（沢井）	50mg	硬カプセル 4号	― (△)	スプラタストトシル酸塩
スプラタストトシル酸塩カプセル100mg「サワイ」（沢井）	100mg	硬カプセル 3号	― (△)	
スプラタストトシル酸塩カプセル50mg「トーワ」（東和薬品）	50mg	硬カプセル 4号	― (△)	スプラタストトシル酸塩
スプラタストトシル酸塩カプセル100mg「トーワ」（東和薬品）	100mg	硬カプセル 3号	― (△)	
スプリセル錠20mg （BMS）	20mg	Fコート錠 ◯(割線無)	× (△)	ダサチニブ水和物
スプリセル錠50mg （BMS）	50mg	Fコート錠 ◯(割線無)	× (△)	

可否判定　◯：可，△：条件つきで可，×：不可，―：企業判定回避，（ ）：著者判断

理　由	代用品
多少の苦味あり。[1mg錠]粉砕後，高温・高湿下での保存で外観変化(橙黄色がわずかに濃くなる)が確認されるため，高温を避け防湿保存 著 データが不足しているが安定と推定 (安定性)原薬　該当資料なし (溶解性(水))ほとんど溶けない	
(保管条件：30℃，無色透明ガラス瓶，密栓)粉砕4週間後で性状，残存量変化なし (安定性)[通常](25℃，75%RH，遮光，褐色ガラス瓶密栓，24カ月間)安定 〔温度・湿度〕(45℃，80%RH，遮光，無色ガラス瓶開栓，12カ月間)安定 〔光〕(室温，室内散光，無色ガラス瓶密栓，12カ月間)安定 (30℃，サンシャインカーボンアーク灯光(1日の照射が屋外水平面への平均日射量の約15日分に相当)，無色ガラス瓶密栓，6日間)性状：部分的な微黄色着色。含量：変化なし (溶解性(水))やや溶けやすい	
苦味あり 著 粉砕後データより，防湿・遮光保存で可能と判断 (安定性)粉砕後　〔温度・湿度〕(25℃，75%RH，シャーレ開放(アルミホイルにて遮光)，90日間)外観変化なし，含量98.6%，吸湿増量2.7%，色差⊿E0.3 〔光〕(シャーレ開放，120万lx・hr)外観変化なし，含量101.6%，吸湿増量0.9%，色差⊿E0.1 (溶解性(水))溶けにくい	
著 無包装状態における高温度下での変性があるため，用時粉砕，防湿遮光保存，温度管理に注意 (安定性)潮解性である (溶解性(水))極めて溶けやすい	DS5%＊ 先
においはないか，またはわずかに特異なにおいがある 著 無包装状態における高温度下での変性があるため，用時粉砕 (溶解性(水))極めて溶けやすい	DS5%＊ 先
内容物は，においはないか，またはわずかに特異なにおいがある 著 無包装状態における高温度下での変性があるため，用時粉砕 (安定性)脱カプセル後　(室内散光下，3カ月間)外観・含量変化なし (室内散光・防湿条件下，3カ月間)外観・含量変化なし (溶解性(水))極めて溶けやすい	DS5%＊ 先
粉砕後の安全性，体内動態のデータなし。変異原性あり 著 抗悪性腫瘍剤のため粉砕せず懸濁する。やむを得ず粉砕する場合は，安全キャビネット内で行うなど調剤者の曝露に注意すること。防湿・遮光保存 (安定性)[通常](25℃，60%RH，24カ月間)変化なし 〔苛酷〕(25℃，120万lx(蛍光灯/紫外線)，4日間)変化なし (溶解性(水))ほとんど溶けない (危険度)Ⅰ(日本病院薬剤師会：抗悪性腫瘍薬の院内取扱い指針)	

理由　著 著者コメント　　(安定性)原薬(一部製剤)の安定性　　(溶解性(水))原薬の水に対する溶解性
代用品　※：一部適応等が異なる

スフレ

製品名（会社名）	規格単位	剤形・割線・Cap号数	可否	一般名
スプレンジール錠2.5mg（アストラゼネカ）	2.5mg	Fコート錠 ◯(割線無)	×(△)	フェロジピン
スプレンジール錠5mg（アストラゼネカ）	5mg	Fコート錠 ◯(割線無)	×(△)	フェロジピン
スペリア錠200（久光）	200mg	Fコート錠 ◯(割線無)	△	フドステイン
スマトリプタン錠50mg「F」（富士製薬）	50mg	Fコート錠 ◯(割線無)	◯	スマトリプタンコハク酸塩
スマトリプタン錠50mg「JG」（日本ジェネリック）	50mg	Fコート錠 ◯(割線無)	—(◯)	スマトリプタンコハク酸塩
スマトリプタン錠50mg「TCK」（辰巳＝フェルゼン）	50mg	Fコート錠 ◯(割線無)	—(◯)	スマトリプタンコハク酸塩
スマトリプタン錠50mg「YD」（陽進堂）	50mg	Fコート錠 ◯(割線無)	—(◯)	スマトリプタンコハク酸塩
スマトリプタン錠50mg「アスペン」（アスペン）	50mg	Fコート錠 ◯(割線無)	—(◯)	スマトリプタンコハク酸塩
スマトリプタン錠50mg「アメル」（共和薬品）	50mg	Fコート錠 ◯(割線無)	◯	スマトリプタンコハク酸塩
スマトリプタン錠50mg「タカタ」（高田）	50mg	Fコート錠 ◯(割線無)	—(◯)	スマトリプタンコハク酸塩

可否判定 ◯：可，△：条件つきで可，×：不可，—：企業判定回避，( )：著者判断

スマト

理　由	代用品
粉砕時のデータ(薬物動態, 臨床効果, 安全性, 安定性)なし。苦味あり 著 遮光保存 安定性〔通常〕(室温, 27～85%RH, 無色ビニール製＋紙箱, 36カ月間)変化なし 〔苛酷〕(40℃, 90%RH, ガラスシャーレ(開放), 6カ月間)変化なし 溶解性(水)ほとんど溶けない	
無包装状態・40℃で外観及び成分含有量は6週間まで特に変化は認められない 安定性〔通常〕(25℃, 60%RH, 暗所, 42カ月間)変化は認められなかった 〔苛酷〕(60℃, 暗所, 3カ月間)白色～微黄白色から微黄色に変化したが, 定量値の変化及び分解物の生成は認められなかった(ただし試験条件により異なる) 溶解性(水)溶けやすい	内用液8% 先
著 防湿・遮光保存 安定性〔加速〕(40℃, 75%RH, 6カ月間)変化なし (無包装状態, 40℃, 遮光, 3カ月間)変化なし (25℃, 75%RH, 3カ月間)変化なし (光60万lx・hr)変化なし 粉砕後 (25℃, 75%RH, 遮光, 4週間)変化なし 溶解性(水)溶けやすい	内用液2.5% GE
(25℃, 75%RH, 遮光・開放容器, 4週間)含量低下傾向あり 著 防湿・遮光保存 安定性該当資料なし 溶解性(水)溶けやすい	内用液2.5% GE
25±1℃, 75±5%RH, 遮光・開放条件で4週間保存した結果, 含量の低下(規格内)を認めた 著 防湿・遮光保存 安定性該当資料なし 溶解性(水)溶けやすい	内用液2.5% GE
著 防湿・遮光保存 安定性粉砕時 (25℃, 75%RH, 遮光, 28日間)含量規格内 溶解性(水)溶けやすい	内用液2.5% GE
著 防湿・遮光保存 安定性〔長期〕(25℃, 75%RH, 暗所, 褐色ガラス瓶(密栓), 36カ月間)変化なし 〔加速〕(40℃, 75%RH, 暗所, 褐色ガラス瓶(密栓), 6カ月間)変化なし 〔苛酷〕(65℃, 成り行き湿度, 暗所, 褐色ガラス瓶(密栓), 3カ月間)変化なし (40℃, 75%RH, 暗所, 褐色ガラス瓶(開栓), 6カ月間)変化なし (25℃, 成り行き湿度, 白色蛍光ランプ(1,000lx), シャーレ, 2カ月間)含量が約1%低下した。その他は変化なし 溶解性(水)溶けやすい	内用液2.5% GE
著 防湿・遮光保存 安定性粉砕後 (25℃, 75%RH, 遮光, グラシン包装)90日間安定 溶解性(水)溶けやすい	内用液2.5% GE
湿度で含量低下 著 防湿・遮光保存 安定性(25℃, 60%RH, 遮光・開放, 30日間)安定 溶解性(水)溶けやすい	内用液2.5% GE

理由　著 著者コメント　　安定性 原薬(一部製剤)の安定性　　溶解性(水) 原薬の水に対する溶解性
代用品　※：一部適応等が異なる

スマト

製品名（会社名）	規格単位	剤形・割線・Cap号数	可否	一般名
スマトリプタン錠50mg「トーワ」（東和薬品）	50mg	Fコート錠 ○(割線無)	— (○)	スマトリプタンコハク酸塩
スマトリプタン錠50mg「日医工」（日医工）	50mg	Fコート錠 ○(割線無)	— (○)	スマトリプタンコハク酸塩
スルカイン錠100mg（日本新薬）	100mg	素錠 ○(割線無)	△	ピペリジノアセチルアミノ安息香酸エチル
スルガム錠100mg（サノフィ）	100mg	Fコート錠 ○(割線無)	— (△)	チアプロフェン酸
スルガム錠200mg（サノフィ）	200mg	Fコート錠 ○(割線無)	— (△)	
スルトプリド塩酸塩錠50mg「アメル」（共和薬品）	50mg	Fコート錠 ○(割線無)	○	スルトプリド塩酸塩
スルトプリド塩酸塩錠100mg「アメル」（共和薬品）	100mg	Fコート錠 ○(割線無)	○	
スルトプリド塩酸塩錠200mg「アメル」（共和薬品）	200mg	Fコート錠 ○(割線無)	○	
スルトプリド塩酸塩錠50mg「ヨシトミ」（全星＝田辺三菱＝吉富薬品）	50mg	Fコート錠 ○(割線無)	△ (○)	スルトプリド塩酸塩
スルトプリド塩酸塩錠100mg「ヨシトミ」（全星＝田辺三菱＝吉富薬品）	100mg	Fコート錠 ○(割線無)	△ (○)	
スルトプリド塩酸塩錠200mg「ヨシトミ」（全星＝田辺三菱＝吉富薬品）	200mg	Fコート錠 ○(割線無)	△ (○)	

可否判定 ○：可，△：条件つきで可，×：不可，—：企業判定回避，( )：著者判断

理　由	代用品
著 防湿・遮光保存 安定性 粉砕後　(25℃, 75%RH, 遮光条件下, 4週間)外観変化なし, 残存率96.7%(4週間) 溶解性(水) 溶けやすい	内用液2.5% [GE]
著 防湿・遮光保存 安定性 粉砕物　(25℃, 75%RH, 遮光・開放, 4週間)4週間後含量低下(規格内) 溶解性(水) 溶けやすい	内用液2.5% [GE]
苦味あり 安定性 製剤　〔加速〕(40℃, 遮光, 気密容器, 3カ月間)変化なし 溶解性(水) ほとんど溶けない	顆20% [GE]
該当資料なし 著 スルガム錠100mgでは，室内散光下で1カ月間，室内遮光で3カ月間変化を認めない 安定性〔通常〕(室温, 暗所, 気密容器, 36カ月間)変化なし 〔苛酷〕(40℃, 80%RH, 暗所, 3カ月間)変化なし 溶解性(水) ほとんど溶けない	
安定性 粉砕後　(25℃, 75%RH, 遮光, グラシン包装)90日間安定 溶解性(水) 溶けやすい	細50% [先][GE]
苦味あり 溶解性(水) 溶けやすい	
苦味あり 著 粉砕後データが不足しているが，安定と推定 安定性 製剤　〔苛酷〕(40℃, 透明ガラス瓶(遮光・密栓), 90日間)性状・溶出性・定量法(含量)・硬度・乾燥減量：変化なし (25℃, 75%RH, 透明ガラス瓶(遮光・開放), 90日間)性状・溶出性・定量法(含量)・硬度・乾燥減量：変化なし 〔光〕(25℃, 透明ガラス瓶(密栓), 合計60万lx・hrを照射)性状・溶出性・定量法(含量)・硬度・乾燥減量：変化なし 溶解性(水) 溶けやすい	細50% [先][GE]
苦味あり 著 粉砕後データが不足しているが，安定と推定 安定性 製剤　〔苛酷〕(40℃, 遮光・気密容器, 90日間)性状・溶出性・定量法(含量)・硬度・乾燥減量・吸湿水分量：変化なし (25℃, 75%RH, 遮光・開放, 90日間)性状・溶出性・定量法(含量)・硬度・乾燥減量・吸湿水分量：変化なし 〔光〕(25℃, 成り行きRH, 気密容器, 合計60万lx・hrを照射)性状・溶出性・定量法(含量)・硬度・乾燥減量・吸湿水分量：変化なし 溶解性(水) 溶けやすい	
苦味あり 著 粉砕後データが不足しているが，安定と推定 溶解性(水) 溶けやすい	

理由　著 著者コメント　　安定性 原薬(一部製剤)の安定性　　溶解性(水) 原薬の水に対する溶解性
代用品　※：一部適応等が異なる

スルヒ

製品名（会社名）	規格単位	剤形・割線・Cap号数	可否	一般名
スルピリド錠50mg「CH」 (長生堂＝日本ジェネリック)	50mg	Fコート錠 ○(割線無)	― (○)	スルピリド
スルピリド錠50mg「TCK」 (辰巳)	50mg	Fコート錠 ○(割線無)	― (○)	スルピリド
スルピリド錠50mg(TYK) (武田テバ薬品＝武田テバファーマ＝武田＝ファイザー＝ニプロ)	50mg	Fコート錠 ○(割線無)	― (○)	スルピリド
スルピリド錠100mg(TYK) (武田テバ薬品＝武田テバファーマ＝武田＝ファイザー)	100mg	Fコート錠 ○(割線無)	― (○)	
スルピリド錠200mg(TYK) (武田テバ薬品＝武田テバファーマ＝武田＝ファイザー)	200mg	Fコート錠 ○(割線無)	― (○)	
スルピリド錠50mg「アメル」 (共和薬品)	50mg	素錠 ○(割線無)	○	スルピリド
スルピリド錠100mg「アメル」 (共和薬品)	100mg	Fコート錠 ○(割線無)	○	
スルピリド錠200mg「アメル」 (共和薬品)	200mg	Fコート錠 ○(割線無)	○	
スルピリド錠50mg「サワイ」 (沢井)	50mg	Fコート錠 ○(割線無)	― (○)	スルピリド
スルピリド錠100mg「サワイ」 (沢井)	100mg	Fコート錠 ○(割線無)	― (○)	
スルピリド錠200mg「サワイ」 (沢井)	200mg	Fコート錠 ○(割線無)	― (○)	
スルピリド錠100mg「トーワ」 (東和薬品)	100mg	Fコート錠 ○(割線無)	― (○)	スルピリド
スルピリド錠200mg「トーワ」 (東和薬品)	200mg	Fコート錠 ○(割線無)	― (○)	
スルピリドカプセル50mg「トーワ」 (東和薬品)	50mg	硬カプセル 4号	― (○)	スルピリド
スルモンチール錠10mg (塩野義＝共和薬品)	10mg	糖衣錠 ○(割線無)	△	トリミプラミンマレイン酸塩
スルモンチール錠25mg (塩野義＝共和薬品)	25mg	糖衣錠 ○(割線無)	△	

可否判定　○：可，△：条件つきで可，×：不可，―：企業判定回避，（）：著者判断

スルモ

理　由	代用品
著 粉砕後の配合変化に注意する 安定性 粉砕品　(40℃, 60%RH, 遮光・気密, 30日間)外観・含量：変化なし (25℃, 75%RH, 遮光・開放, 30日間)外観・含量：変化なし (120万lx·hr, 密閉(シャーレ＋ラップ), 50日間)外観・含量：変化なし 溶解性(水) ほとんど溶けない	細10%・50%　先 GE
室内散乱光, シャーレ開放条件で4週間保存した結果, 含量に変化なし 著 データが不足しているが, 安定と推定 安定性 該当資料なし 溶解性(水) ほとんど溶けない	細10%・50%　先 GE
著 苦味あり。30日以内使用 溶解性(水) ほとんど溶けない	細10%・50%　先 GE
苦味あり 安定性 粉砕後　(25℃, 75%RH, グラシンラミネート紙分包品)30日間安定 溶解性(水) ほとんど溶けない	細10%・50%　先 GE
著 データが不足しているが, 安定と推定 溶解性(水) ほとんど溶けない	細10%・50%　先 GE
主成分は, 無臭である 安定性 粉砕後　(室内散光下, 3カ月間)外観・含量変化なし 溶解性(水) ほとんど溶けない	細10%・50%　先 GE
内容物は, 無臭, わずかに苦味を有する 著 データが不足しているが, 安定と推定 安定性 脱カプセル後　(室内散光下, 3カ月間)外観・含量変化なし 溶解性(水) ほとんど溶けない	細10%・50%　先 GE
光にやや弱く灰褐色に着色する。遮光保存 安定性 温度, 湿度には比較的安定である。光にやや弱く, 石英水銀灯20,000lx/1m/75hr照射で表面のみ灰褐色に変色する 溶解性(水) 溶けにくい	散10%　先

理由　著 著者コメント　　安定性 原薬(一部製剤)の安定性　　溶解性(水) 原薬の水に対する溶解性
代用品　※：一部適応等が異なる

スロケ

製品名（会社名）	規格単位	剤形・割線・Cap号数	可否	一般名
スローケー錠600mg （ノバルティス）	カリウム として 8mEq	糖衣錠（徐放錠） ◯（割線無）	×	塩化カリウム
スロービッドカプセル50mg （サンド）	50mg	硬カプセル 4号	— (△)	テオフィリン
スロービッドカプセル100mg （サンド＝日本ジェネリック）	100mg	硬カプセル 3号	× (△)	
スロービッドカプセル200mg （サンド＝日本ジェネリック）	200mg	硬カプセル 1号	× (△)	
スンベプラカプセル100mg （BMS）	100mg	軟カプセル	×	アスナプレビル
セイブル錠25mg （三和化学）	25mg	Fコート錠 （割線表裏各1本）	— (△)	ミグリトール
セイブル錠50mg （三和化学）	50mg	Fコート錠 （割線表裏各1本）	— (△)	
セイブル錠75mg （三和化学）	75mg	Fコート錠 （割線表裏各1本）	— (△)	
セイブルOD錠25mg （三和化学）	25mg	素錠(口腔内崩壊錠) ◯（割線無）	— (△)	ミグリトール
セイブルOD錠50mg （三和化学）	50mg	素錠(口腔内崩壊錠) ◯（割線無）	— (△)	
セイブルOD錠75mg （三和化学）	75mg	素錠(口腔内崩壊錠) ◯（割線無）	— (△)	

可否判定　◯：可，△：条件つきで可，×：不可，—：企業判定回避，（ ）：著者判断

セイフ

理　由	代用品
徐放性が損なわれる。塩化カリウムに潮解性あり。塩化カリウムの消化管刺激が強くなる (安定性)原薬の安定性について資料なし (溶解性(水))溶けやすい	(適応が異なる)末 [先] 内用液10% [先]
著 脱カプセルは可。すりつぶし不可 (安定性)脱カプセル後 〔温度〕(40℃，遮光・気密容器，1カ月間)性状(外観)，含量(%)，溶出率(%)変化なし 〔湿度〕(30℃，75%RH，遮光・開放，1カ月間)性状(外観)，含量(%)，溶出率(%)変化なし 〔光〕(総照射量60万lx·hr以上(開放))性状(外観)，溶出率(%)変化なし，102.2→97.9へ含量(%)の低下あり (溶解性(水))溶けにくい	徐放顆20% * [先] シ2% * [先] DS20% * [先][GE]
内容物の顆粒は，セルロースによるコーティングで徐放性となっているため粉砕不可。また脱カプセルによる顆粒のみでの服用は可能 著 脱カプセルは可。すりつぶし不可 (溶解性(水))溶けにくい	
粉砕物の安定性データなし。軟カプセルであるため不可 (安定性)〔通常〕(25℃，60%RH，二重のポリエチレン袋/高密度ポリエチレン円筒型容器，12カ月間)変化なし 〔苛酷〕(曝光/遮光，シャーレ，4日間)曝光条件で，光分解生成物を確認 (溶解性(水))ほとんど溶けない	
著 防湿保存 (安定性)〔長期〕(25℃，60%RH，ナイロン/ポリエチレン袋＋ファイバードラム，36カ月間)変化なし 〔苛酷〕(70℃，褐色ガラス瓶(気密容器)，3カ月間)変化なし (40℃，75%RH，褐色ガラス瓶(開放)，6カ月間)凝集及び色の変化がみられた(規格内) (15万lx，キセノンランプ，ガラス皿，24時間)変化なし **粉砕後** 〔25mg錠〕40℃で3カ月間安定。30℃・75%RH，25℃・75%RHで1カ月から一部が塊になる(容易に粉末にすることができる塊)。総照射量60万lx·hrで安定 〔50mg・75mg錠〕40℃で3カ月間安定。25℃・75%RHで安定。総照射量120万lx·hrで安定 (溶解性(水))溶けやすい	
著 口腔内崩壊錠のため粉砕不適。粉砕した場合，防湿・遮光保存 (安定性)〔長期〕(25℃，60%RH，ナイロン/ポリエチレン袋＋ファイバードラム，36カ月間)変化なし 〔苛酷〕(70℃，褐色ガラス瓶(気密容器)，3カ月間)変化なし (40℃，75%RH，褐色ガラス瓶(開放)，6カ月間)凝集及び色の変化がみられた(規格内) (15万lx，キセノンランプ，ガラス皿，24時間)変化なし **粉砕後** 40℃で3カ月間安定。25℃・75%RHで3カ月間安定。総照射量120万lx·hrで安定 (溶解性(水))溶けやすい	

理由　著 著者コメント　(安定性)原薬(一部製剤)の安定性　(溶解性(水))原薬の水に対する溶解性
代用品　※：一部適応等が異なる

セキソ

製品名（会社名）	規格単位	剤形・割線・Cap号数	可否	一般名
セキソビット錠100mg （あすか製薬＝武田）	100mg	素錠 ◯(割線無)	○	シクロフェニル
セスデンカプセル30mg （田辺三菱＝ニプロES）	30mg	硬カプセル 5号	— (△)	チメピジウム臭化物水和物
ゼストリル錠5 （アストラゼネカ）	5mg	素錠 ⊖(割線1本)	△ (○)	リシノプリル水和物
ゼストリル錠10 （アストラゼネカ）	10mg	素錠 ⊖(割線1本)	× (○)	
ゼストリル錠20 （アストラゼネカ）	20mg	素錠 ⊖(割線1本)	× (○)	

可否判定　○：可，△：条件つきで可，×：不可，—：企業判定回避，（ ）：著者判断

理　　由	代用品
(安定性)原薬　〔長期〕(室温，シャーレ，18カ月間)変化なし 〔苛酷〕(40℃，シャーレ，3カ月間)変化なし (100℃，シャーレ，3時間)変化なし (22℃，50%RH/90%RH，シャーレ，3カ月間)変化なし (37℃，50%RH/90%RH，シャーレ，3カ月間)変化なし 〔光〕(太陽光線下，シャーレ，10日間)変化なし (殺菌光照射下(300W下30cm)，シャーレ，5時間)変化なし (溶解性(水))ほとんど溶けない	
脱カプセル後，25℃，湿度成り行き，開放，蛍光灯下の条件で4週間，外観，含量に変化なし (参考)製剤の苛酷試験結果：30℃，75%RH，ガラス瓶(開栓)の条件では，3カ月後，吸湿により，カプセル内容物が一部塊形成を起こした (安定性)〔苛酷〕(40℃，褐色ガラス瓶，1年間)変化なし (40℃，75%RH，褐色ガラス瓶，1年間)変化なし (室温，太陽散光，白色ガラス瓶，3カ月間)1カ月目に薄層クロマトグラフィーの異種スポットを認め，2カ月目に外観がわずかに変色した (溶解性(水))やや溶けにくい	細6%　[先]
粉砕時のデータ(薬物動態，臨床効果，安全性)なし 小児高血圧症の場合のみ粉砕可 　著　原薬で40℃，75%RH，遮光，開放(シャーレ)状態において6カ月間変化なし (安定性)〔通常〕(室温，散光，36カ月間)変化なし 〔苛酷〕(40℃，75%RH，遮光，6カ月間)変化なし **粉砕品**　ゼストリル錠5mgの粉砕品および乳糖混合品(200倍添加)を25℃・60%RH・遮光で4カ月保存：外観，純度，水分及び含量に変化なし (溶解性(水))やや溶けやすい	
粉砕時のデータ(薬物動態，臨床効果，安全性，安定性)なし 　著　原薬で40℃，75%RH，遮光，開放(シャーレ)状態において6カ月間変化なし (安定性)〔通常〕(室温，散光，36カ月間)変化なし 〔苛酷〕(40℃，75%RH，遮光，6カ月間)変化なし (溶解性(水))やや溶けやすい	

理由　著　著者コメント　　(安定性)原薬(一部製剤)の安定性　　(溶解性(水))原薬の水に対する溶解性
代用品　※：一部適応等が異なる

セスラ

製品名（会社名）	規格単位	剤形・割線・Cap号数	可否	一般名
ゼスラン錠3mg (旭化成ファーマ)	3mg	素錠 ⊖(割線1本)	— (△)	メキタジン
ゼスン錠30mg (辰巳)	30mg	Fコート錠 ◯(割線無)	— (△)	チメピジウム臭化物水和物
セタプリル錠12.5mg (大日本住友)	12.5mg	素錠 ⊖(割線表裏各1本)	— (△)	アラセプリル
セタプリル錠25mg (大日本住友)	25mg	素錠 ⊖(割線1本)	— (△)	
セタプリル錠50mg (大日本住友)	50mg	素錠 ⊂⊃(割線表裏各1本)	— (△)	

可否判定 ○：可，△：条件つきで可，×：不可，—：企業判定回避，( )：著者判断

セタフ

理　由	代用品
光に不安定。着色の場合は使用中止 有効成分の吸湿性：40～92％RHの条件下，気密容器(デシケーター)，遮光下で30日間保存した結果，吸湿性を示さなかった (40℃，75％RH，遮光，ラミネート紙に分包，4週間)外観，含量，水分，類縁物質：変化なし (25℃，550lx，ラミネート紙に分包)保存1週後，外観：変色(ピンク，経時的に濃色変化)，分解物(類縁物質Ⅰ)増加 著 防湿・遮光保存 安定性 〔長期〕(室温，遮光下，開放，気密(褐色規格瓶)，36カ月間)変化なし 〔苛酷〕(45℃または65℃，遮光下，開放，気密(褐色規格瓶)，6カ月間)性状，紫外吸収スペクトル，定量，類縁物質他：変化なし (30℃，80％RHまたは90％RH，遮光下，気密(褐色規格瓶)，6カ月間)性状，紫外吸収スペクトル，定量，類縁物質他：変化なし 〔光〕(太陽光下，遮光下，密閉(無色透明シャーレ)，積算照度400ラングリー)性状，紫外吸収スペクトル，定量，類縁物質他：変化なし (太陽光下，非遮光下，密閉(無色透明シャーレ)，積算照度400ラングリー)性状：経時的に着色 (人工光線下，遮光下，密閉(無色透明シャーレ)，300時間)性状，紫外吸収スペクトル，定量，類縁物質他：変化なし (人工光線下，非遮光下，密閉(無色透明シャーレ)，300時間)性状：経時的に着色 (室内散光下，遮光下，密閉(無色透明シャーレ)，24カ月間)性状，紫外吸収スペクトル，定量，類縁物質他：変化なし (室内散光下，非遮光下，密閉(無色透明シャーレ)，12カ月間)性状，紫外吸収スペクトル，定量，類縁物質他：変化なし 溶解性(水) ほとんど溶けない	細0.6％ 先 シロ0.03％ 先 DS0.6％ GE
室内散乱光，シャーレ開放条件で4週間保存した結果，含量に変化なし 安定性 該当資料なし 溶解性(水) やや溶けにくい	細6％ 先
防湿・遮光保存 安定性 〔長期〕(室温，無色ガラス瓶(密栓)，3年間)変化なし 〔苛酷〕(40℃，無色ガラス瓶(密栓)，12カ月間)変化なし (50℃，無色ガラス瓶(密栓)，6カ月間)変化なし (30℃，90％RH，ガラス皿，6カ月間)変化なし (蛍光灯(8,000lx)，ガラス皿，580万lx・hr)変化なし 粉砕後　[12.5mg錠] (40℃，75％RH，瓶密栓，3カ月間)性状：変化なし，含量：100.4％ (25℃，75％RH，瓶開栓，3カ月間)性状：変化なし，含量：103.0％ (室内散光下，シャーレ，3カ月間)性状：変化なし，含量：98.3％ [25mg錠] (40℃，75％RH，瓶密栓，3カ月間)性状：変化なし，含量：101.5％ (25℃，75％RH，瓶開栓，3カ月間)性状：変化なし，含量：103.4％ (室内散光下，シャーレ，3カ月間)性状：変化なし，含量：100.6％ 溶解性(水) 溶けにくい	

理由　著 著者コメント　　安定性 原薬(一部製剤)の安定性　　溶解性(水) 原薬の水に対する溶解性
代用品　※：一部適応等が異なる

セチア

製品名（会社名）	規格単位	剤形・割線・Cap号数	可否	一般名
ゼチーア錠10mg （MSD＝バイエル）	10mg	素錠 （割線1本）	— (○)	エゼチミブ
セチプチリンマレイン酸塩錠1mg「サワイ」（沢井）	1mg	素錠 ○（割線無）	— (△)	セチプチリンマレイン酸塩
セチリジン塩酸塩錠5mg「CH」 （長生堂＝日本ジェネリック）	5mg	Fコート錠 ○（割線無）	— (○)	セチリジン塩酸塩
セチリジン塩酸塩錠10mg「CH」 （長生堂＝日本ジェネリック）	10mg	Fコート錠 ○（割線無）	— (○)	
セチリジン塩酸塩錠5mg「KTB」 （寿＝三和化学）	5mg	Fコート錠 ○（割線無）	○	セチリジン塩酸塩
セチリジン塩酸塩錠10mg「KTB」 （寿＝三和化学）	10mg	Fコート錠 ○（割線無）	○	
セチリジン塩酸塩錠5mg「MNP」 （日新製薬＝MeijiSeika）	5mg	Fコート錠 ○（割線無）	— (○)	セチリジン塩酸塩
セチリジン塩酸塩錠10mg「MNP」 （日新製薬＝MeijiSeika）	10mg	Fコート錠 ○（割線無）	— (○)	
セチリジン塩酸塩錠5mg「NP」 （ニプロ）	5mg	Fコート錠 ○（割線無）	— (○)	セチリジン塩酸塩
セチリジン塩酸塩錠10mg「NP」 （ニプロ）	10mg	Fコート錠 ○（割線無）	— (○)	
セチリジン塩酸塩錠5mg「NPI」 （日本薬工＝ケミファ）	5mg	Fコート錠 ○（割線無）	— (△)	セチリジン塩酸塩
セチリジン塩酸塩錠10mg「NPI」 （日本薬工＝ケミファ）	10mg	Fコート錠 ○（割線無）	— (△)	
セチリジン塩酸塩錠5mg「PH」 （キョーリンリメディオ＝杏林）	5mg	Fコート錠 ○（割線無）	— (○)	セチリジン塩酸塩
セチリジン塩酸塩錠10mg「PH」 （キョーリンリメディオ＝杏林）	10mg	Fコート錠 ○（割線無）	— (○)	
セチリジン塩酸塩錠5mg「TCK」 （辰巳）	5mg	Fコート錠 ○（割線無）	— (○)	セチリジン塩酸塩
セチリジン塩酸塩錠10mg「TCK」 （辰巳）	10mg	Fコート錠 ○（割線無）	— (○)	

可否判定　○：可，△：条件つきで可，×：不可，—：企業判定回避，（ ）：著者判断

セチリ

理　由	代用品
〔安定性〕〔通常〕(25℃, 60%RH, 暗所, 36カ月間)水分及び粒子径の増加が認められた 〔温度〕(50℃, 暗所, 3カ月間)粒子径の増加が認められた 〔湿度〕(25℃, 75%RH, 暗所, 3カ月間)水分及び粒子径の増加が認められた 〔光〕(120万lx·hr, 215W·hr/m²(白色蛍光, 近紫外蛍光))安定 〔著〕(40℃, 75%RH, 60万lx·hr)性状及び含量に変化なし 〔溶解性(水)〕ほとんど溶けない	
〔著〕防湿・遮光保存 〔溶解性(水)〕溶けにくい	
〔著〕防湿・遮光保存 〔安定性〕粉砕品　(40℃, 60%RH, 遮光・気密, 30日間)外観・含量：変化なし (25℃, 75%RH, 遮光・開放, 30日間)外観・含量：変化なし (120万lx·hr, 密閉(シャーレ＋ラップ), 50日間)外観：変化あり(白色→黄白色), 含量：変化あり(規格外) 〔溶解性(水)〕極めて溶けやすい	DS1.25% 先 GE
〔著〕防湿・遮光保存 〔溶解性(水)〕極めて溶けやすい	DS1.25% 先 GE
〔著〕安定性データが不足しているが, 粉砕後防湿・遮光保存で可能と推定 〔溶解性(水)〕極めて溶けやすい	DS1.25% 先 GE
〔著〕防湿・遮光保存 〔安定性〕粉砕後　4週間のデータあり(粉砕時の体内動態データ等なし) 〔溶解性(水)〕極めて溶けやすい	DS1.25% 先 GE
密閉容器(室温保存) 〔著〕防湿・遮光保存 〔安定性〕〔通常〕(成り行き温湿度, シャーレ開放, 室内散乱光下, 4週間)含量：[5mg錠]ほとんど変化なし, [10mg錠]若干の低下が認められたが, 規格の範囲内 〔溶解性(水)〕極めて溶けやすい	DS1.25% 先 GE
遮光かつ気密容器に保存で1カ月安定 〔著〕防湿・遮光保存 〔溶解性(水)〕極めて溶けやすい	DS1.25% 先 GE
室内散乱光, シャーレ開放条件で4週間保存した結果, 含量に変化なし 〔著〕安定性データが不足しているが, 粉砕後防湿・遮光保存で可能と推定 〔安定性〕該当資料なし 〔溶解性(水)〕極めて溶けやすい	DS1.25% 先 GE

理由　〔著〕著者コメント　〔安定性〕原薬(一部製剤)の安定性　〔溶解性(水)〕原薬の水に対する溶解性
代用品　※：一部適応等が異なる

セチリ

製品名（会社名）	規格単位	剤形・割線・Cap号数	可否	一般名
セチリジン塩酸塩錠5mg「TOA」 (東亜薬品＝日東メディック)	5mg	Fコート錠 ⊖(割線模様)	△ (○)	セチリジン塩酸塩
セチリジン塩酸塩錠10mg「TOA」 (東亜薬品＝日東メディック)	10mg	Fコート錠 ⊖(割線模様)	△ (○)	
セチリジン塩酸塩錠5mg「TYK」 (武田テバ薬品＝武田テバファーマ＝武田)	5mg	Fコート錠 ○(割線無)	― (○)	セチリジン塩酸塩
セチリジン塩酸塩錠10mg「TYK」 (武田テバ薬品＝武田テバファーマ＝武田)	10mg	Fコート錠 ○(割線無)	― (○)	
セチリジン塩酸塩錠5mg「YD」 (陽進堂)	5mg	Fコート錠 ○(割線無)	― (○)	セチリジン塩酸塩
セチリジン塩酸塩錠10mg「YD」 (陽進堂＝共創未来ファーマ)	10mg	Fコート錠 ○(割線無)	― (○)	
セチリジン塩酸塩錠5mg「アメル」 (共和薬品)	5mg	Fコート錠 ○(割線無)	○	セチリジン塩酸塩
セチリジン塩酸塩錠10mg「アメル」 (共和薬品)	10mg	Fコート錠 ○(割線無)	○	
セチリジン塩酸塩錠5「オーハラ」 (大原＝持田)	5mg	Fコート錠 ○(割線無)	― (○)	セチリジン塩酸塩
セチリジン塩酸塩錠10「オーハラ」 (大原＝持田)	10mg	Fコート錠 ○(割線無)	― (○)	
セチリジン塩酸塩錠5mg「科研」 (ダイト＝科研)	5mg	Fコート錠 ○(割線無)	― (○)	セチリジン塩酸塩
セチリジン塩酸塩錠10mg「科研」 (ダイト＝科研)	10mg	Fコート錠 ○(割線無)	― (○)	
セチリジン塩酸塩錠5mg「クニヒロ」(皇漢堂)	5mg	Fコート錠 ○(割線無)	○	セチリジン塩酸塩
セチリジン塩酸塩錠10mg「クニヒロ」(皇漢堂)	10mg	Fコート錠 ○(割線無)	○	
セチリジン塩酸塩錠5mg「サワイ」(沢井)	5mg	Fコート錠 ○(割線無)	― (○)	セチリジン塩酸塩
セチリジン塩酸塩錠10mg「サワイ」(沢井)	10mg	Fコート錠 ○(割線無)	― (○)	
セチリジン塩酸塩OD錠5mg「サワイ」(沢井)	5mg	口腔内崩壊錠 ○(割線無)	― (△)	セチリジン塩酸塩
セチリジン塩酸塩OD錠10mg「サワイ」(沢井)	10mg	口腔内崩壊錠 ○(割線無)	― (△)	

可否判定 ○：可, △：条件つきで可, ×：不可, ―：企業判定回避, (　)：著者判断

セチリ

理　由	代用品
著 防湿・遮光保存 (安定性)分割後　割線にて分割し，ガラス瓶開放条件にて加速試験(40℃，75％RH，6カ月間)を行い経時安定性を調べた。その結果，含量に変化はなかった (溶解性(水))極めて溶けやすい	DS1.25% 先 GE
著 防湿・遮光保存 (溶解性(水))極めて溶けやすい	DS1.25% 先 GE
著 防湿・遮光保存 (安定性)粉砕時　(成り行き室温・湿度，40万lx·hr，28日間)性状変化なし，純度・含量規格内 (溶解性(水))極めて溶けやすい 著 防湿・遮光保存 (安定性)粉砕時　(25℃，60％RH，120万lx·hr，30日間)白色の粉末が褐色に変化，含量規格外 (溶解性(水))極めて溶けやすい	DS1.25% 先 GE
著 防湿・遮光保存 (安定性)粉砕後　(25℃，75％RH，グラシン包装)90日間安定 (溶解性(水))極めて溶けやすい	DS1.25% 先 GE
著 防湿・遮光保存 (溶解性(水))極めて溶けやすい	DS1.25% 先 GE
著 防湿・遮光保存 (安定性)粉砕後　〔温度〕(40℃，遮光・気密容器，30日間)性状・含量変化なし 〔湿度〕(25℃，75％RH，遮光・開放，30日間)性状・含量変化なし 〔光〕(2,500lx，25℃，45％RH，開放)120万lx·hrで性状・含量変化なし (溶解性(水))極めて溶けやすい	DS1.25% 先 GE
25℃・75％RHで14日間保存した結果，変化はほとんどみられなかった。60万lx·hr照射時(25℃，湿度成り行き)にも変化はほとんどみられなかった (安定性)該当資料なし (溶解性(水))極めて溶けやすい	DS1.25% 先 GE
においはなく，味はわずかに苦い 著 防湿・遮光保存 (溶解性(水))極めて溶けやすい	DS1.25% 先 GE
においはなく，味はわずかに苦い 著 口腔内崩壊錠のため粉砕不適。粉砕した場合，防湿・遮光保存 (溶解性(水))極めて溶けやすい	DS1.25% 先 GE

理由　著 著者コメント　(安定性)原薬(一部製剤)の安定性　(溶解性(水))原薬の水に対する溶解性
代用品　※：一部適応等が異なる

セチリ

製品名（会社名）	規格単位	剤形・割線・Cap号数	可否	一般名
セチリジン塩酸塩錠5mg「タカタ」 (高田=マルホ)	5mg	Fコート錠 ◯(割線無)	― (◯)	セチリジン塩酸塩
セチリジン塩酸塩錠10mg「タカタ」 (高田=マルホ)	10mg	Fコート錠 ◯(割線無)	― (◯)	
セチリジン塩酸塩錠5mg「タナベ」 (ニプロES)	5mg	Fコート錠 ◯(割線無)	― (◯)	セチリジン塩酸塩
セチリジン塩酸塩錠10mg「タナベ」 (ニプロES)	10mg	Fコート錠 ◯(割線無)	― (◯)	
セチリジン塩酸塩錠5mg 「ツルハラ」(鶴原)	5mg	Fコート錠 ◯(割線無)	△ (◯)	セチリジン塩酸塩
セチリジン塩酸塩錠10mg 「ツルハラ」(鶴原)	10mg	Fコート錠 ◯(割線無)	△ (◯)	
セチリジン塩酸塩錠5mg「トーワ」 (東和薬品)	5mg	Fコート錠 ◯(割線無)	― (◯)	セチリジン塩酸塩
セチリジン塩酸塩錠10mg「トーワ」 (東和薬品)	10mg	Fコート錠 ⊖(割線1本)	― (◯)	
セチリジン塩酸塩錠5mg「日医工」 (日医工)	5mg	Fコート錠 ◯(割線無)	― (◯)	セチリジン塩酸塩
セチリジン塩酸塩錠10mg「日医工」 (日医工)	10mg	Fコート錠 ◯(割線無)	― (◯)	
セチロ配合錠 (ジェイドルフ=東和薬品)	配合剤	素錠 ◯(割線無)	△	ダイオウ・センナ配合剤
セディール錠5mg (大日本住友)	5mg	Fコート錠 ◯(割線無)	― (◯)	タンドスピロンクエン酸塩
セディール錠10mg (大日本住友)	10mg	Fコート錠 ◯(割線無)	― (◯)	
セディール錠20mg (大日本住友)	20mg	Fコート錠 ⊖(割線1本)	― (◯)	

可否判定　◯：可，△：条件つきで可，×：不可，―：企業判定回避，( )：著者判断

理　　由	代用品
著 防湿・遮光保存 安定性〔通常〕(25℃, 75%RH, シャーレ開放, 30日間)安定 〔苛酷〕(25℃, 45%RH, 2,500lx, シャーレ開放, 20日間)安定 溶解性(水)極めて溶けやすい	DS1.25%　先 GE
著 防湿・遮光保存 安定性粉砕品　(25℃, 75%RH, 褐色ガラス瓶(開栓), 1カ月間)性状・含量に変化なし 溶解性(水)極めて溶けやすい	DS1.25%　先 GE
遮光・気密容器保存 著 防湿・遮光保存 安定性該当資料なし 溶解性(水)極めて溶けやすい	DS1.25%　先 GE
主成分は, においはなく, 味はわずかに苦い 著 防湿・遮光保存 安定性粉砕後　(室内散光下, 3カ月間)外観変化あり(1カ月), 残存率96.8%(3カ月) 溶解性(水)極めて溶けやすい	DS1.25%　先 GE
著 防湿・遮光保存 安定性粉砕物　[10mg錠] (25℃, 75%RH, 遮光・開放, 3カ月間)外観, 含量変化なし, 重量増加傾向 溶解性(水)極めて溶けやすい	DS1.25%　先 GE
主成分は渋く, 極めて苦い。また特異なにおいがある。吸湿により固化する場合がある 安定性該当資料なし	
著 遮光保存 安定性〔長期〕(室温, 13～68%RH, 暗所, 褐色ガラス瓶(密栓), 36カ月間)変化なし 〔苛酷〕(40℃, 暗所, 褐色ガラス瓶(密栓), 6カ月間)変化なし (50℃, 暗所, 褐色ガラス瓶(密栓), 6カ月間)変化なし (40℃, 94%RH, 暗所, 褐色ガラス瓶(開栓), 12カ月間)1カ月目以降, 乾燥減量が増加し, それに対応する相対的な含量低下がみられた。これは水分の増加により一水和物になったことを示し, その後はそれ以上の吸湿は認められなかった (室温, 室内散光, 無色透明ガラス瓶(密栓), 6カ月間)変化なし (室温, 蛍光灯(1,000lx), 無色透明ガラス製ペトリ皿(密閉), 60日間)変化なし **粉砕後　[5mg錠]** (25℃, 60%RH, ガラス瓶(開栓), 1カ月間)性状：変化なし, 含量：97.9% (40℃, 75%RH, ガラス瓶(開栓), 1カ月間)性状：変化なし, 含量：96.9% (40℃, ガラス瓶(密栓), 1カ月間)性状：変化なし, 含量：98.7% (室温, 1,000lx, ガラスシャーレ, 1カ月間)性状：変化なし, 含量：97.7% [10mg錠] (25℃, 60%RH, ガラス瓶(開栓), 1カ月間)性状：変化なし, 含量：97.7% (40℃, 75%RH, ガラス瓶(開栓), 1カ月間)性状：変化なし, 含量：97.3% (40℃, ガラス瓶(密栓), 1カ月間)性状：変化なし, 含量：99.3% (室温, 1,000lx, ガラスシャーレ, 1カ月間)性状：変化なし, 含量：98.9% 溶解性(水)やや溶けにくい	

理由　著 著者コメント　　安定性原薬(一部製剤)の安定性　　溶解性(水)原薬の水に対する溶解性
代用品　※：一部適応等が異なる

セトリ

製品名(会社名)	規格単位	剤形・割線・Cap号数	可否	一般名
セドリーナ錠2mg (第一三共)	2mg	素錠 ⊖(割線1本)	— (○)	トリヘキシフェニジル塩酸塩
セニラン錠1mg (サンド)	1mg	素錠 ⊖(割線1本)	— (○)	ブロマゼパム
セニラン錠2mg (サンド=日本ジェネリック)	2mg	素錠 ⊖(割線1本)	○	
セニラン錠3mg (サンド)	3mg	素錠 ⊖(割線1本)	○	
セニラン錠5mg (サンド=日本ジェネリック)	5mg	素錠 ⊖(割線1本)	○	
セパゾン錠1 (第一三共)	1mg	素錠 ⊖(割線1本)	— (○)	クロキサゾラム
セパゾン錠2 (第一三共)	2mg	素錠 ⊖(割線1本)	— (○)	
セパミット-Rカプセル10 (日本ジェネリック)	10mg	硬カプセル 4号	× (△)	ニフェジピン
セパミット-Rカプセル20 (日本ジェネリック)	20mg	硬カプセル 2号	× (△)	
セファクロルカプセル250mg「JG」 (長生堂=日本ジェネリック)	250mg	硬カプセル 2号	— (△)	セファクロル

可否判定 ○:可, △:条件つきで可, ×:不可, —:企業判定回避, ( ):著者判断

セフア

理　由	代用品
データなし。苦味あり 安定性 該当資料なし 溶解性(水) 溶けにくい	散1% 先 GE
データなし 著 安定性データが不足しているが，粉砕後防湿・遮光保存で可能と推定 溶解性(水) ほとんど溶けない 溶解性(水) ほとんど溶けない	細1% 先 GE
遮光保存。吸湿すると微黄色〜淡黄色に変化するので，開封後は湿気を避け，乾燥した場所に保存すること 安定性 [室温](室温，曝気遮光，3〜32カ月間)外観，吸湿度，含量，紫外吸収スペクトル，薄層クロマトグラフ法いずれも試験開始時と比較してほとんど変化なし [温度・湿度](40℃，80%RH，密栓遮光，1〜4カ月間)ほとんど変化なし (40℃，31〜100%RH，曝気遮光，96時間)ほとんど変化なし [光](フェードメーター，1〜5時間光虐待)3〜5時間で結晶の表面がわずかに黄色，含量，その他ほとんど変化なし [2mg錠][経時](25℃，75%RH，ガラス製褐色瓶，4週間)性状変化なし，色差1.5，含量97% (室温経時，ガラス製褐色瓶，4週間)性状変化なし，色差0.5，含量96% (25℃，75%RH，遮光，ガラス製シャーレ，90日間)微黄白色の粉末に変化，においなし，含量94.9% (25℃，75%RH，遮光，褐色ガラス瓶，90日間)性状変化なし，含量95.6% [光](18〜24℃，34〜43%RH，蛍光灯1,000lx，ガラス製シャーレ(透明ポリ塩化ビニリデンフィルムで覆う)，60万lx・hr)性状変化なし，色差1.9，含量95% 溶解性(水) ほとんど溶けない	散1% 先
徐放性を損なうため粉砕不可 著 遮光保存(1,000lxで5時間安定)。服用直前のカプセル開封は可 安定性 製剤 [通常](室温，遮光，PTP，36カ月間)変化なし [温度](40℃，遮光，PTP，6カ月間)変化なし [湿度](40℃，75%RH，遮光，PTP＋アルミガゼット，6カ月間)変化なし [光](室温，室内散光，PTP)変化なし 溶解性(水) ほとんど溶けない	細1% GE 徐放細2% ※ 先
著 安定性データが不足しているが，粉砕後防湿・遮光保存で可能と推定。苦味あり 安定性 粉砕品 (40℃，60%RH，遮光・気密，30日間)外観・含量：変化なし (25℃，75%RH，遮光・開放，30日間)外観・含量：変化なし (120万lx・hr，密閉(シャーレ＋ラップ)，50日間)外観：変化あり(黄白色→黄色)，含量：変化あり(規格外) 溶解性(水) 溶けにくい	細10%・20% 先 徐放顆375mg ※ 先

理由　著 著者コメント　安定性 原薬(一部製剤)の安定性　溶解性(水) 原薬の水に対する溶解性
代用品　※：一部適応等が異なる

セフア

製品名（会社名）	規格単位	剤形・割線・Cap号数	可否	一般名
セファクロルカプセル250mg「SN」（シオノ＝あゆみ製薬＝江州）	250mg	硬カプセル 2号	—（△）	セファクロル
セファクロルカプセル250mg「TCK」（辰巳）	250mg	硬カプセル 2号	—（△）	セファクロル
セファクロルカプセル250mg「サワイ」（沢井）	250mg	硬カプセル 2号	—（△）	セファクロル
セファクロルカプセル250mg「トーワ」（東和薬品）	250mg	硬カプセル 2号	—（△）	セファクロル
セファクロルカプセル250mg「日医工」（日医工）	250mg	硬カプセル 2号	—	セファクロル
セファドール錠25mg（日本新薬）	25mg	Fコート錠 ○（割線無）	△	ジフェニドール塩酸塩
セファランチン錠1mg（メディサ＝化研生薬）	1mg	素錠 ○（割線無）	△	セファランチン
セファレキシン錠250「日医工」（日医工）	250mg	Fコート錠 ○（割線無）	—	セファレキシン
セファレキシンカプセル250mg「トーワ」（東和薬品）	250mg	硬カプセル 2号	—（△）	セファレキシン

可否判定　○：可，△：条件つきで可，×：不可，—：企業判定回避，（　）：著者判断

セフア

理　由	代用品
著 安定性データが不足しているが，粉砕後防湿・遮光保存で可能と推定。苦味あり (溶解性(水)) 溶けにくい	細10%・20% [先] 徐放顆375mg ※ [先]
室内散乱光，シャーレ開放条件で4週間保存した結果，含量に変化なし 著 安定性データが不足しているが，粉砕後防湿・遮光保存で可能と推定。苦味あり (安定性) 該当資料なし (溶解性(水)) 溶けにくい	細10%・20% [先] 徐放顆375mg ※ [先]
著 苦味あり (溶解性(水)) 溶けにくい	細10%・20% [先] 徐放顆375mg ※ [先]
(安定性) 脱カプセル後 (室内散光下，3カ月間)外観変化あり(3カ月)，含量変化なし (遮光・防湿条件下，3カ月間)外観・含量変化なし (溶解性(水)) 溶けにくい	細10%・20% [先] 徐放顆375mg ※ [先]
(溶解性(水)) 溶けにくい	細10%・20% [先] 徐放顆375mg ※ [先]
苦味あり 著 遮光保存 (安定性)〔温度〕(70℃，22日間)外観，定量値に変化を与えない 〔湿度〕ほとんど吸湿性を示さない 〔光〕(紫外線ランプ下で25時間，キセノンフェードメーター下で14時間後)結晶表面が淡黄色に着色するが，分解物は認められない (溶解性(水)) やや溶けにくい	顆10% [先]
光により徐々に着色(黄色)する。生成分の定量値には影響なし。40℃，75%RH，暗所で保存した場合，2カ月間は影響を受けず安定である (安定性)〔光〕(25℃，1,000lx·hr(蛍光ランプ)，50日間，合計120万lx·hr)光により15日以内に着色する。定量値は低下傾向であるが規格内である (溶解性(水)) ほとんど溶けない	末1% [先]
(溶解性(水)) やや溶けにくい	徐放顆20%・50% ※ [先] DS10%・20%・50% ※ [先]
主成分は，吸湿性である 著 防湿保存 (安定性) 脱カプセル後 (室内散光下，3カ月間)外観変化あり(1カ月)，含量変化なし (遮光・防湿条件下，3カ月間)外観・含量変化なし (溶解性(水)) やや溶けにくい	徐放顆20%・50% ※ [先] DS10%・20%・50% ※ [先]

理由　著 著者コメント　(安定性) 原薬(一部製剤)の安定性　(溶解性(水)) 原薬の水に対する溶解性
代用品　※：一部適応等が異なる

セフイ

製品名（会社名）	規格単位	剤形・割線・Cap号数	可否	一般名
ゼフィックス錠100 （GSK）	100mg	Fコート錠 ⬭（割線無）	— (○)	ラミブジン
セフカペンピボキシル塩酸塩錠75mg「CH」（長生堂＝日本ジェネリック）	75mg	Fコート錠 ○（割線無）	— (△)	セフカペン　ピボキシル塩酸塩水和物
セフカペンピボキシル塩酸塩錠100mg「CH」（長生堂＝日本ジェネリック）	100mg	Fコート錠 ○（割線無）	— (△)	
セフカペンピボキシル塩酸塩錠75mg「TCK」（辰巳）	75mg	Fコート錠 ○（割線無）	— (△)	セフカペン　ピボキシル塩酸塩水和物
セフカペンピボキシル塩酸塩錠100mg「TCK」（辰巳）	100mg	Fコート錠 ○（割線無）	— (△)	

可否判定　○：可，△：条件つきで可，×：不可，—：企業判定回避，（ ）：著者判断

セフカ

理　由	代用品
安定性〔長期〕(30℃, 60%RH, 暗所, 二重ポリエチレン袋(密閉), 36カ月間)変化なし 〔加速〕(40℃, 75%RH, 暗所, ポリエチレン袋(開放), 6カ月間)変化なし 〔温度〕(50℃, 暗所, 二重ポリエチレン袋(密閉), 3カ月間)変化なし (60℃, 暗所, 二重ポリエチレン袋(密閉), 1カ月間)変化なし 〔光〕(23℃, 白色蛍光灯(16,000lx), ポリエチレン袋(開放), 1カ月間(約1,150万lx・hr))変化なし (25℃, 白色蛍光灯(2,000lx)＋近紫外線ランプ(5W/m²), 二重ポリエチレン袋(密閉), 白色蛍光灯を25日間照射(120万lx・hr)後, 近紫外線ランプを40時間照射(200W・hr/m²))変化なし **粉砕後**　(40℃, 75%RH, グラシンポリエチレンラミネート紙で分包, 褐色ガラス瓶(開栓), 6カ月間)外観変化なし, 含量100.1%, 総類縁物質0.3%, 水分3.4% (白色蛍光灯＋近紫外線ランプ, グラシンポリエチレンラミネート紙で分包, 二重ポリエチレン袋(封入), 120万lx・hr＋200W・hr/m²)外観変化なし, 含量100%, 総類縁物質0.3%, 水分2.2% **溶解性(水)**やや溶けやすい	
著 防湿保存 **安定性** **粉砕品**　(30℃, 75%RH, 遮光・開放, 3カ月間)外観：変化あり(白色→肌色), 含量：変化あり(規格外) (120万lx・hr, 気密, 50日間)外観：変化あり(白色→微黄白色), 含量：低下傾向 **溶解性(水)**溶けにくい	小児用細10%※ **先** GE
著 防湿保存 **安定性** **粉砕品**　(30℃, 75%RH, 遮光・開放, 3カ月間)外観：変化あり(微黄白色→肌色), 含量：変化あり(規格外) (120万lx・hr, 気密, 50日間)外観：変化あり(微黄白色→淡黄白色), 含量：低下傾向 **溶解性(水)**溶けにくい	
粉砕時の薬物動態, 臨床効果に関するデータなし **著** 防湿保存 **安定性**(30℃, 75%RH, 開放, 遮光, 1カ月間)うすい肌色への外観変化及び規格外の含量低下を認めた (室温, 気密容器, 光照射(1,000lx・hr))120万lx・hrまで含量は規格内であったが, 90万lx・hr時点で微黄白色への外観変化を認めた **溶解性(水)**溶けにくい	小児用細10%※ **先** GE
粉砕時の薬物動態, 臨床効果に関するデータなし **著** 防湿保存 **安定性**(30℃, 75%RH, 開放, 遮光, 1カ月間)うすい肌色への外観変化及び規格外の含量低下を認めた (室温, 気密容器, 光照射(1,000lx・hr))120万lx・hrまで含量は規格内であったが, 90万lx・hr時点で淡黄白色への外観変化を認めた **溶解性(水)**溶けにくい	

理由　**著** 著者コメント　　**安定性** 原薬(一部製剤)の安定性　　**溶解性(水)** 原薬の水に対する溶解性
代用品　※：一部適応等が異なる

セフカ

製品名（会社名）	規格単位	剤形・割線・Cap号数	可否	一般名
セフカペンピボキシル塩酸塩錠75mg「YD」（陽進堂）	75mg	Fコート錠 ○(割線無)	―(△)	セフカペン ピボキシル塩酸塩水和物
セフカペンピボキシル塩酸塩錠100mg「YD」（陽進堂）	100mg	Fコート錠 ○(割線無)	―(△)	
セフカペンピボキシル塩酸塩錠75mg「サワイ」（沢井）	75mg	Fコート錠 ○(割線無)	―(△)	セフカペン ピボキシル塩酸塩水和物
セフカペンピボキシル塩酸塩錠100mg「サワイ」（沢井）	100mg	Fコート錠 ○(割線無)	―(△)	
セフカペンピボキシル塩酸塩錠75mg「トーワ」（CHO＝東和薬品）	75mg	Fコート錠 ○(割線無)	―(△)	セフカペン ピボキシル塩酸塩水和物
セフカペンピボキシル塩酸塩錠100mg「トーワ」（CHO＝東和薬品）	100mg	Fコート錠 ○(割線無)	―(△)	
セフカペンピボキシル塩酸塩錠75mg「日医工」（日医工ファーマ＝日医工）	75mg	Fコート錠 ○(割線無)	―(△)	セフカペン ピボキシル塩酸塩水和物
セフカペンピボキシル塩酸塩錠100mg「日医工」（日医工ファーマ＝日医工）	100mg	Fコート錠 ○(割線無)	―(△)	
セフジトレンピボキシル錠100mg「CH」（長生堂＝日本ジェネリック）	100mg	Fコート錠 ◯(割線無)	―(△)	セフジトレン ピボキシル
セフジトレンピボキシル錠100mg「OK」（大蔵＝MeijiSeika）	100mg	Fコート錠 ○(割線無)	○	セフジトレン ピボキシル
セフジトレンピボキシル錠100mg「サワイ」（沢井）	100mg	Fコート錠 ◯(割線無)	―(△)	セフジトレン ピボキシル

可否判定 ○：可，△：条件つきで可，×：不可，―：企業判定回避，（ ）：著者判断

理　　由	代用品
著 安定性データが不足しているが，粉砕後防湿・遮光保存で可能と推定 安定性 **粉砕時** (30℃，75%RH，60万lx·hr)白色の粉末が肌色の粉末に変化，含量規格外 溶解性(水) 溶けにくい -------- 著 遮光保存・気密容器 安定性 **粉砕時** (30℃，75%RH，60万lx·hr)微黄白色の粉末が肌色に変化，含量規格外 溶解性(水) 溶けにくい	小児用細10% * [先][GE]
わずかに特異なにおいがあり，味は苦い 溶解性(水) 溶けにくい	小児用細10% * [先][GE]
著 遮光保存・気密容器 安定性 **粉砕品** 室内散光下で，1カ月後外観変化，含量低下あり(1カ月で7.2%低下)。遮光・防湿保存で，含量低下(1カ月で2.9%，3カ月で4.5%低下)，3カ月後外観変化あり 溶解性(水) 溶けにくい	小児用細10% * [先][GE]
著 遮光保存・気密容器 安定性 **粉砕物** (30℃，75%RH，遮光・開放，3カ月間)1カ月後外観変化，含量低下(規格外) (室温，曝光量120万lx·hr，気密容器)30万lx·hr後含量低下(規格内)，90万lx·hr後外観変化 溶解性(水) 溶けにくい	小児用細10% * [先][GE]
安定性 **粉砕品** (40℃，60%RH，遮光・気密，30日間)外観・含量：変化なし (25℃，75%RH，遮光・開放，30日間)外観・含量：変化なし (120万lx·hr，密閉(シャーレ＋ラップ)，50日間)外観：変化あり(微黄白色→淡黄白色)，含量：低下傾向 溶解性(水) ほとんど溶けない	小児用細10% [先][AG][GE]
苦味を感じることがある 安定性 [加速](40℃，75%RH，気密容器，暗所，6カ月間)変化なし 〔苛酷〕(40℃，気密容器，暗所，6カ月間)安定(類縁物質増加傾向) (60℃，気密容器，暗所，3カ月間)安定(類縁物質増加傾向) (25℃/40℃，81%RH，開放容器，暗所，6カ月間)経時的な力価の低下はほとんど認められない(含湿度がわずかに増加) (25℃，60%RH，近紫外線蛍光灯，開放シャーレ(無包装)，24時間)安定 (直射日光，開放シャーレ(無包装)，6時間)わずかな着色傾向と類縁物質の増加以外に変化なし (25℃，40～50%RH，151万lx·hr(白色蛍光灯)，開放シャーレ(無包装)，14日間)わずかな着色傾向と類縁物質の増加以外に変化なし 溶解性(水) ほとんど溶けない	小児用細10% [先][AG][GE]
においはないか，またはわずかに特異なにおいがあり，味は苦い 溶解性(水) ほとんど溶けない	小児用細10% [先][AG][GE]

理由　著 著者コメント　安定性 原薬(一部製剤)の安定性　溶解性(水) 原薬の水に対する溶解性
代用品　※：一部適応等が異なる

セフシ

製品名(会社名)	規格単位	剤形・割線・Cap号数	可否	一般名
セフジトレンピボキシル錠100mg「トーワ」(東和薬品)	100mg	Fコート錠 (割線無)	— (△)	セフジトレン ピボキシル
セフジトレンピボキシル錠100mg「日医工」(日医工ファーマ=日医工)	100mg	Fコート錠 (割線無)	— (△)	セフジトレン ピボキシル
セフジニル錠50mg「サワイ」(沢井)	50mg	Fコート錠 (割線無)	— (△)	セフジニル
セフジニル錠100mg「サワイ」(沢井)	100mg	Fコート錠 (割線無)	— (△)	
セフジニルカプセル50mg「JG」(長生堂=日本ジェネリック)	50mg	硬カプセル 5号	— (△)	セフジニル
セフジニルカプセル100mg「JG」(長生堂=日本ジェネリック)	100mg	硬カプセル 4号	— (△)	
セフジニルカプセル100mg「TCK」(辰巳)	100mg	硬カプセル 4号	— (△)	セフジニル
セフジニルカプセル50mg「TYK」(武田テバ薬品=武田テバファーマ=武田)	50mg	硬カプセル 5号	— (△)	セフジニル
セフジニルカプセル100mg「TYK」(武田テバ薬品=武田テバファーマ=武田)	100mg	硬カプセル 4号	— (△)	
セフジニルカプセル50mg「YD」(陽進堂)	50mg	硬カプセル 5号	— (△)	セフジニル
セフジニルカプセル100mg「YD」(陽進堂)	100mg	硬カプセル 4号	— (△)	
セフジニルカプセル50mg「トーワ」(東和薬品)	50mg	硬カプセル 4号	— (△)	セフジニル
セフジニルカプセル100mg「トーワ」(東和薬品)	100mg	硬カプセル 4号	— (△)	

可否判定 ○:可, △:条件つきで可, ×:不可, —:企業判定回避, ( ):著者判断

セフシ

理　由	代用品
主成分は，無臭またはわずかに特異なにおいがあり，味は苦い 著 防湿・遮光保存 (安定性)粉砕後　(室内散光下，3カ月間)外観変化あり(1カ月)，残存率87.1%(1カ月) (室内散光・防湿条件下，3カ月間)外観変化あり(1カ月)，残存率95.7%(1カ月) (遮光・防湿条件下，3カ月間)外観・含量変化なし (溶解性(水))ほとんど溶けない	小児用細10% 先 AG GE
(安定性)粉砕物　(30℃，75%RH，遮光・開放，3カ月間)1カ月後外観変化 (溶解性(水))ほとんど溶けない	小児用細10% 先 AG GE
においはないか，またはわずかに特異なにおいがある (溶解性(水))ほとんど溶けない	小児用細10% ※ 先 GE
著 安定性データが不足しているが，粉砕後防湿・遮光保存で可能と推定 (安定性)粉砕品　(40℃，60%RH，遮光・気密，30日間)外観・含量：変化なし (25℃，75%RH，遮光・開放，30日間)外観・含量：変化なし (120万lx・hr，密閉(シャーレ＋ラップ)，50日間)外観：変化あり(微黄色→橙色)，含量：変化あり(規格外) (溶解性(水))ほとんど溶けない	小児用細10% ※ 先 GE
著 安定性データが不足しているが，粉砕後防湿・遮光保存で可能と推定 (安定性)該当資料なし (溶解性(水))ほとんど溶けない	小児用細10% ※ 先 GE
著 遮光保存 (溶解性(水))ほとんど溶けない	小児用細10% ※ 先 GE
著 安定性データが不足しているが，粉砕後防湿・遮光保存で可能と推定 (安定性)カプセル開封時　(25℃，60%RH，120万lx・hr，30日間)淡黄色の粉末が褐色に変化，含量規格内 (溶解性(水))ほとんど溶けない	小児用細10% ※ 先 GE
主成分は，無臭またはわずかに特異なにおいがある 著 安定性データが不足しているが，粉砕後防湿・遮光保存で可能と推定 (安定性)脱カプセル後　(室内散光下，3カ月間)外観変化あり(1カ月)，含量変化なし (遮光・防湿条件下，3カ月間)外観・含量変化なし (溶解性(水))ほとんど溶けない	小児用細10% ※ 先 GE

理由　著 著者コメント　　(安定性)原薬(一部製剤)の安定性　　(溶解性(水))原薬の水に対する溶解性
代用品　※：一部適応等が異なる

セフシ

製品名(会社名)	規格単位	剤形・割線・Cap号数	可否	一般名
セフジニルカプセル50mg「日医工」(日医工)	50mg	硬カプセル 5号	—(△)	セフジニル
セフジニルカプセル100mg「日医工」(日医工)	100mg	硬カプセル 4号	—(△)	
セフスパンカプセル50mg (長生堂=日本ジェネリック)	50mg	硬カプセル 5号	△	セフィキシム水和物
セフスパンカプセル100mg (長生堂=日本ジェネリック)	100mg	硬カプセル 4号	△	
セフゾンカプセル50mg (LTL)	50mg	硬カプセル 5号	—(△)	セフジニル
セフゾンカプセル100mg (LTL)	100mg	硬カプセル 4号	—(△)	

可否判定 ○:可,△:条件つきで可,×:不可,—:企業判定回避,( ):著者判断

セフソ

理　　由	代用品
(溶解性(水))ほとんど溶けない	小児用細10%※ [先][GE]
著 吸湿性はほとんど認められず，遮光保存 (安定性)〔長期〕(室温，暗所，無色透明ガラス瓶(密栓)，30カ月間)外観・性状：類縁物質のわずかな増加。残存率：ほとんど変化なし 〔苛酷〕(40℃，暗所，無色透明ガラス瓶(密栓)，6カ月間)外観・性状：経時的に着色，わずかな濁り(溶状)，類縁物質の増加がみられた。残存率：力価の低下がみられた (30℃，75％RH，暗所，無色透明ガラス瓶(開栓)，3カ月間)外観・性状：着色及び類縁物質のわずかな増加を認めた。残存率：ほとんど変化なし 〔光〕(室温，室内散光，無色透明ガラス瓶(密栓)，3カ月間)外観・性状：類縁物質のわずかな増加。残存率：ほとんど変化なし **粉砕品** (40℃，60％RH，遮光・気密，30日間)外観・含量：変化なし (25℃，75％RH，遮光・開放，30日間)外観・含量：変化なし (120万lx・hr，密閉(シャーレ＋ラップ)，50日間)外観：変化あり(微帯黄白色→橙黄色)，含量：低下傾向 (溶解性(水))ほとんど溶けない	細5% [先][GE] 細10% [GE]
有効成分の吸湿性：25℃・75％RHにおいてほとんど吸湿性は認められない 有効成分の光の影響：室温，成り行きRH(シャーレ開放)，30,000lx，4週間保存→外観・性状：褐色味を帯びた。類縁物質量の増加。残存率：力価のわずかな低下 **著** 粉砕後データが不足しているが，防湿・遮光保存で可能と推定 (安定性)〔長期〕(室温，暗所，ポリエチレン袋/スチール缶包装，27カ月間)外観・性状：類縁物質量のわずかな増加。分解物の確認。残存率：ほとんど変化なし 〔苛酷〕(40℃，暗所，ポリエチレン袋/スチール缶包装，6カ月間)外観・性状：わずかに黄色味が増加。類縁物質量のわずかな増加。残存率：ほとんど変化なし (30℃，暗所，ポリエチレン袋/スチール缶包装，12カ月間)外観・性状：変化なし。残存率：ほとんど変化なし (30℃，75％RH，暗所，ガラス瓶(開放)，3カ月間)外観・性状：わずかに黄色味が増加。水分量，類縁物質量のわずかな増加。残存率：ほとんど変化なし 〔光〕(室温，成り行きRH(シャーレ開放)，1,000lx，40日間)外観・性状：わずかに黄色味が増加。類縁物質量のわずかな増加。残存率：ほとんど変化なし (溶解性(水))ほとんど溶けない	小児用細10%※ [先][GE]

理由　**著** 著者コメント　(安定性)原薬(一部製剤)の安定性　(溶解性(水))原薬の水に対する溶解性
代用品　※：一部適応等が異なる

セフテ

製品名（会社名）	規格単位	剤形・割線・Cap号数	可否	一般名
セフテムカプセル100mg（塩野義）	100mg	硬カプセル 2号	△	セフチブテン水和物
セフテムカプセル200mg（塩野義）	200mg	硬カプセル 2号	△	
セフポドキシムプロキセチル錠100mg「JG」（長生堂＝日本ジェネリック）	100mg	Fコート錠 ◯（割線無）	―（△）	セフポドキシム プロキセチル
セフポドキシムプロキセチル錠100mg「サワイ」（沢井）	100mg	Fコート錠 ◯（割線無）	―（△）	セフポドキシム プロキセチル
セフポドキシムプロキセチル錠100mg「トーワ」（東和薬品）	100mg	Fコート錠 ◯（割線無）	―（△）	セフポドキシム プロキセチル
セララ錠25mg（ファイザー）	25mg	Fコート錠 ◯（割線無）	―（◯）	エプレレノン
セララ錠50mg（ファイザー）	50mg	Fコート錠 ◯（割線無）	―（◯）	
セララ錠100mg（ファイザー）	100mg	Fコート錠 ◯（割線無）	―（◯）	
セリース錠2.5mg（サンド）	2.5mg	素錠 ◯（割線無）	×（△）	エナラプリルマレイン酸塩
セリース錠5mg（サンド）	5mg	素錠 ⊖（割線1本）	×（△）	
セリース錠10mg（サンド）	10mg	素錠 ⊖（割線1本）	―（△）	
セリプロロール塩酸塩錠100mg「CH」（長生堂＝日本ジェネリック）	100mg	Fコート錠 ◯（割線無）	―（△）	セリプロロール塩酸塩
セリプロロール塩酸塩錠200mg「CH」（長生堂＝日本ジェネリック）	200mg	Fコート錠 ◯（割線無）	―（△）	

可否判定 ◯：可，△：条件つきで可，×：不可，―：企業判定回避，（ ）：著者判断

理　　由	代用品
吸湿性あり (安定性)〔通常〕(5℃, 遮光, 密栓, 27カ月間)力価残存率95%, 外観等にわずかな変化, 規格には適合 〔苛酷〕(40℃, 遮光, 密栓, 6カ月間)力価残存率89〜95%, 外観等に変化, 熱に対し不安定 (25℃, 75%RH, 遮光, 6カ月間)力価残存率88〜95%, 外観等に変化, 湿度に対し不安定 (40℃, 75%RH, 遮光, 6カ月間)力価残存率76〜81%, 外観等に大きな変化, 加温・加湿に対し不安定 (25℃, 白色光(10,000lx), 28日間)力価残存率94〜97%, 外観等にわずかな変化, 光に対し比較的不安定 (溶解性(水))ほとんど溶けない	
(著) 防湿・遮光保存 (安定性)粉砕品　(40℃, 60%RH, 遮光・気密, 30日間)外観・含量：変化なし (25℃, 75%RH, 遮光・開放, 30日間)外観・含量：変化なし (120万lx·hr, 密閉(シャーレ+ラップ), 50日間)外観：変化あり(微黄白色→黄褐色), 含量：低下傾向 (溶解性(水))極めて溶けにくい	DS5% ※ 先 GE
味は苦い (溶解性(水))極めて溶けにくい	DS5% ※ 先 GE
主成分は, 味は苦い (著) 防湿・遮光保存 (安定性)粉砕後　(室内散光下, 3カ月間)外観変化あり(1カ月), 残存率93.8%(3カ月) (遮光・防湿条件下, 3カ月間)外観・含量変化なし (溶解性(水))極めて溶けにくい	DS5% ※ 先 GE
原薬は苦味あり (安定性)〔長期〕(25℃, 60%RH, 暗所, ポリエチレン袋, 36カ月間)外観・類縁物質・水分・含量：変化なし 〔加速〕(40℃, 75%RH, 暗所, ポリエチレン袋, 6カ月間)外観・類縁物質・水分・含量：変化なし (溶解性(水))極めて溶けにくい	
(著) 防湿保存 (溶解性(水))やや溶けにくい	細1% GE
(著) 苦味あり。吸湿の可能性, 防湿・遮光保存 (安定性)粉砕品　(40℃, 60%RH, 遮光・気密, 30日間)外観・含量：変化なし (25℃, 75%RH, 遮光・開放, 30日間)外観・含量：変化なし (120万lx·hr, 密閉(シャーレ+ラップ), 50日間)外観：変化あり(白色→微帯褐白色), 含量：変化なし (溶解性(水))溶けやすい	

理由　(著) 著者コメント　(安定性)原薬(一部製剤)の安定性　(溶解性(水))原薬の水に対する溶解性
代用品　※：一部適応等が異なる

セリフ

製品名（会社名）	規格単位	剤形・割線・Cap号数	可否	一般名
セリプロロール塩酸塩錠100mg「JG」（大興＝日本ジェネリック）	100mg	Fコート錠 ○（割線無）	— (△)	セリプロロール塩酸塩
セリプロロール塩酸塩錠200mg「JG」（大興＝日本ジェネリック）	200mg	Fコート錠 ○（割線無）	— (△)	
セリプロロール塩酸塩錠100mg「テバ」（武田テバファーマ＝武田）	100mg	Fコート錠 ○（割線無）	— (△)	セリプロロール塩酸塩
セリプロロール塩酸塩錠200mg「テバ」（武田テバファーマ＝武田）	200mg	Fコート錠 ○（割線無）	— (△)	
セリプロロール塩酸塩錠100mg「トーワ」（東和薬品）	100mg	Fコート錠 ○（割線無）	— (○)	セリプロロール塩酸塩
セリプロロール塩酸塩錠200mg「トーワ」（東和薬品）	200mg	Fコート錠 ○（割線無）	— (○)	
セリプロロール塩酸塩錠100mg「日医工」（日医工）	100mg	Fコート錠 ○（割線無）	— (△)	セリプロロール塩酸塩
セリプロロール塩酸塩錠200mg「日医工」（日医工）	200mg	Fコート錠 ○（割線無）	— (△)	
2mgセルシン錠（武田テバ薬品＝武田）	2mg	素錠 ⊖（割線1本）	○	ジアゼパム
5mgセルシン錠（武田テバ薬品＝武田）	5mg	素錠 ⊖（割線1本）	○	
10mgセルシン錠（武田テバ薬品＝武田）	10mg	素錠 ⊖（割線1本）	○	

可否判定　○：可，△：条件つきで可，×：不可，―：企業判定回避，（　）：著者判断

理　由	代用品
著 吸湿性あり，防湿・遮光保存 溶解性(水) 溶けやすい	
粉砕品は強い苦味を有している 著 吸湿性あり，防湿・遮光保存 安定性 製剤　〔湿度〕(25℃，75%RH，4週間)性状，含量に変化なし 溶解性(水) 溶けやすい	
粉砕品は強い苦味を有している 著 吸湿性あり，防湿・遮光保存 安定性 製剤　〔温度〕(40℃，4週間)性状，含量に変化なし 〔湿度〕(25℃，75%RH，4週間)性状，含量に変化なし 〔光〕(60万lx・hr)性状変化(白色の粉末(粉砕直後)からわずかに微黄白色の粉末となった) 溶解性(水) 溶けやすい	
主成分は，においはなく，味はやや苦い 著 吸湿性あり，防湿・遮光保存 安定性 粉砕後　(室内散光下，3カ月間)外観変化あり(3カ月)，含量変化なし (室内散光・防湿条件下，3カ月間)外観変化あり(3カ月)，含量変化なし 溶解性(水) 溶けやすい	
著 吸湿性あり，防湿・遮光保存 溶解性(水) 溶けやすい	
安定性 〔熱〕(100℃，8時間)外観：変化なし，残存率：98.5% 〔湿度〕(40℃，90%RH，70日間)外観：変化なし，残存率：99.1% 〔光〕(室外直射散乱光，褐色ガラス瓶，70日間)外観：変化なし，残存率：98.6% (室外直射散乱光，無色ガラス瓶，30日間)外観：粉末表面やや着色，残存率：97.8% 製剤　[2mg錠] 〔長期〕(室温，PTP＋紙箱，66カ月間)外観：変化なし，残存率：97.5% 〔温度〕(40℃，6カ月間)外観：ほとんど変化なし，残存率：99.9% 〔湿度〕(25℃，75%RH，PTP，6カ月間)外観：ほとんど変化なし，残存率：101.1% 〔光〕(蛍光灯500lx，PTP，6カ月間)変化なし，残存率：99.0% [5mg錠] 〔長期〕(室温，PTP＋紙箱，66カ月間)外観：変化なし，残存率：99.2% 〔温度〕(40℃，6カ月間)外観：変化なし，残存率：100.8% 〔湿度〕(25℃，75%RH，PTP，6カ月間)外観：ほとんど変化なし，残存率：102.1% 〔光〕(蛍光灯500lx，PTP，6カ月間)わずかに黄味が淡くなる，残存率：98.9% [10mg錠] 〔長期〕(室温，PTP＋紙箱，66カ月間)外観：変化なし，残存率：99.9% 〔温度〕(40℃，6カ月間)外観：変化なし，残存率：100.8% 〔湿度〕(25℃，75%RH，PTP，6カ月間)外観：変化なし，残存率：98.6% 溶解性(水) ほとんど溶けない	散1% 先 GE シロ0.1% 先

理由　著 著者コメント　　安定性 原薬(一部製剤)の安定性　　溶解性(水) 原薬の水に対する溶解性
代用品　※：一部適応等が異なる

セルセ

製品名(会社名)	規格単位	剤形・割線・Cap号数	可否	一般名
セルセプトカプセル250 (中外)	250mg	硬カプセル 1号	— (△)	ミコフェノール酸 モフェチル
セルトラリン錠25mg「DSEP」 (第一三共エスファ)	25mg	Fコート錠 (割線無)	○	塩酸セルトラリン
セルトラリン錠50mg「DSEP」 (第一三共エスファ)	50mg	Fコート錠 (割線1本)	○	
セルトラリン錠100mg「DSEP」 (第一三共エスファ)	100mg	Fコート錠 (割線1本)	○	
セルトラリン錠25mg「JG」 (日本ジェネリック)	25mg	Fコート錠 (割線無)	— (△)	塩酸セルトラリン
セルトラリン錠50mg「JG」 (日本ジェネリック)	50mg	Fコート錠 (割線1本)	— (△)	
セルトラリン錠100mg「JG」 (日本ジェネリック)	100mg	Fコート錠 (割線無)	— (△)	
セルトラリン錠25mg「TCK」 (辰巳=フェルゼン)	25mg	Fコート錠 (割線無)	— (○)	塩酸セルトラリン
セルトラリン錠50mg「TCK」 (辰巳=フェルゼン)	50mg	Fコート錠 (割線無)	— (○)	
セルトラリン錠100mg「TCK」 (辰巳)	100mg	Fコート錠 (割線無)	— (○)	
セルトラリン錠25mg「YD」 (陽進堂)	25mg	Fコート錠 (割線無)	— (○)	塩酸セルトラリン
セルトラリン錠50mg「YD」 (陽進堂)	50mg	Fコート錠 (割線無)	— (○)	
セルトラリン錠100mg「YD」 (陽進堂)	100mg	Fコート錠 (割線無)	— (○)	
セルトラリン錠25mg「アメル」 (共和薬品)	25mg	Fコート錠 (割線無)	— (○)	塩酸セルトラリン
セルトラリン錠50mg「アメル」 (共和薬品)	50mg	Fコート錠 (割線1本)	— (○)	
セルトラリン錠100mg「アメル」 (共和薬品)	100mg	Fコート錠 (割線表裏各1本)	— (○)	
セルトラリンOD錠25mg「アメル」 (共和薬品)	25mg	口腔内崩壊錠 (割線無)	— (△)	塩酸セルトラリン
セルトラリンOD錠50mg「アメル」 (共和薬品)	50mg	口腔内崩壊錠 (割線1本)	— (△)	

可否判定 ○:可, △:条件つきで可, ×:不可, —:企業判定回避, ( ):著者判断

セルト

理　　由	代用品
原薬苦味あり 催奇形性あり。調剤時注意 (安定性)40℃・75%RHで水分の増加が認められるが，35日間でほぼ安定 (溶解性(水))ほとんど溶けない	散31.8% [先]
40℃・3カ月，25℃・75%RH・3カ月，120万lx·hrの条件下で変化は認められなかった (安定性)〔加速〕(40℃，75%RH，6カ月間)変化なし 〔苛酷〕(40℃，遮光，3カ月間)変化なし (25℃，75%RH，遮光，3カ月間)硬度やや低下，その他項目変化なし (2,000lx，120万lx·hr)変化なし (溶解性(水))溶けにくい	
著 遮光保存 (安定性)**粉砕品**　(40℃，遮光・気密容器，4週間)変化なし (25℃，75%RH，遮光・開放，4週間)変化なし (25℃，120万lx·hr，気密容器)[25mg錠]類縁物質の増加(規格外)，[50mg錠]変化なし (溶解性(水))溶けにくい	
著 遮光保存 (安定性)**粉砕品**　(40℃，遮光・気密容器，4週間)変化なし (25℃，75%RH，遮光・開放，4週間)変化なし (25℃，60万lx·hr，気密容器)類縁物質の増加(規格外) (溶解性(水))溶けにくい	
25±2℃，75±5%RH，遮光・開放条件で4週間保存した結果，外観，含量に変化はなかった (安定性)該当資料なし (溶解性(水))溶けにくい	
著 遮光保存 (安定性)**粉砕時**　(25±2℃，60±5%RH，光照射・シャーレ開放，120万lx·hr，約30日間)性状変化あり。含量規格内 (溶解性(水))溶けにくい	
著 遮光保存 (安定性)**粉砕品**　〔湿度〕(25℃，75%RH，遮光，グラシンラミネート紙，90日間)外観，含量：変化なし 〔光〕(25℃，120万lx·hr，グラシンラミネート紙)外観，含量：変化なし (溶解性(水))溶けにくい	
著 口腔内崩壊錠のため粉砕不適。粉砕した場合，防湿・遮光保存 (安定性)**粉砕品**　〔湿度〕(25℃，75%RH，遮光，グラシンラミネート紙，90日間)外観，含量：変化なし 〔光〕(25℃，120万lx·hr，グラシンラミネート紙)外観，含量：変化なし (溶解性(水))溶けにくい	

理由　著 著者コメント　　(安定性)原薬(一部製剤)の安定性　　(溶解性(水))原薬の水に対する溶解性
代用品　※：一部適応等が異なる

セルト

製品名（会社名）	規格単位	剤形・割線・Cap号数	可否	一般名
セルトラリン錠25mg「科研」 （ダイト＝科研）	25mg	Fコート錠 ◯（割線無）	— （◯）	塩酸セルトラリン
セルトラリン錠50mg「科研」 （ダイト＝科研）	50mg	Fコート錠 ⊖（割線1本）	— （◯）	
セルトラリン錠100mg「科研」 （ダイト＝科研）	100mg	Fコート錠 ⊖（割線1本）	— （◯）	
セルトラリン錠25mg「杏林」 （キョーリンリメディオ＝杏林）	25mg	Fコート錠 ◯（割線無）	— （◯）	塩酸セルトラリン
セルトラリン錠50mg「杏林」 （キョーリンリメディオ＝杏林）	50mg	Fコート錠 ●（割線無）	— （◯）	
セルトラリン錠100mg「杏林」 （キョーリンリメディオ＝杏林）	100mg	Fコート錠 ◯（割線無）	— （◯）	
セルトラリン錠25mg「ケミファ」 （ケミファ）	25mg	Fコート錠 ◯（割線無）	— （◯）	塩酸セルトラリン
セルトラリン錠50mg「ケミファ」 （ケミファ）	50mg	Fコート錠 ⊖（割線1本）	— （◯）	
セルトラリン錠100mg「ケミファ」 （ケミファ）	100mg	Fコート錠 ⊖（割線1本）	— （◯）	
セルトラリン錠25mg「サワイ」 （沢井）	25mg	Fコート錠 ◯（割線無）	— （△）	塩酸セルトラリン
セルトラリン錠50mg「サワイ」 （沢井）	50mg	Fコート錠 ⊖（割線1本）	— （△）	
セルトラリン錠100mg「サワイ」 （沢井）	100mg	Fコート錠 （割線1本）	— （△）	
セルトラリン錠25mg「サンド」 （サンド）	25mg	Fコート錠 ◯（割線無）	— （◯）	塩酸セルトラリン
セルトラリン錠50mg「サンド」 （サンド）	50mg	Fコート錠 ⊖（割線1本）	— （◯）	
セルトラリン錠100mg「サンド」 （サンド）	100mg	Fコート錠 ⊖（割線1本）	— （◯）	
セルトラリン錠25mg「三和」 （三和化学）	25mg	Fコート錠 ◯（割線無）	— （◯）	塩酸セルトラリン
セルトラリン錠50mg「三和」 （三和化学）	50mg	Fコート錠 ⊖（割線1本）	— （◯）	
セルトラリン錠100mg「三和」 （三和化学）	100mg	Fコート錠 ⊖（割線表裏各1本）	— （◯）	

可否判定　◯：可，△：条件つきで可，×：不可，—：企業判定回避，（　）：著者判断

セルト

理　由	代用品
著 粉砕後データより安定と推定 **安定性** **粉砕後** 〔温度〕(40℃, 75%RH, 遮光・気密容器, 30日間)性状・含量変化なし 〔湿度〕(25℃, 75%RH, 開放, 30日間)性状・含量変化なし 〔光〕(2,500lx, 25℃, 45%RH, 開放)120万lx·hrで性状・含量変化なし **溶解性(水)** 溶けにくい	
著 粉砕後データより安定と推定 **安定性** 粉砕品は, 分包紙(グラシンポリラミネート紙), 温度及び湿度成り行き保存において12週, 性状及び定量法いずれも変化を認めなかった **溶解性(水)** 溶けにくい	
著 粉砕後データより安定と推定 **安定性** 温度(40±2℃)・湿度(25±2℃, 75±5%RH)の条件において4週, 性状に変化を認めなかった。定量法は規格値内の変化であった。光(25±2℃, 2,000lx·hr)の条件において約25日, 性状に変化を認めなかった。定量法は規格値内の変化であった **溶解性(水)** 溶けにくい	
著 粉砕後データより安定と推定 **安定性** **粉砕品** (40±2℃, 75±5%RH, 遮光, 気密容器, 30日間)問題となる変化なし (25±2℃, 75±5%RH, 開放, 30日間)問題となる変化なし (25±2℃, 45±5%RH, 開放, 総照度120万lx·hr(2,500lx, 20日間))問題となる変化なし **溶解性(水)** 溶けにくい	
著 防湿・遮光保存 **溶解性(水)** 溶けにくい	
安定性 〔温度〕(40℃, 遮光・気密, 1カ月間)性状, 純度(%), 定量(%)に変化は認められなかった 〔湿度〕(25℃, 75%RH, 開放, 1カ月間)性状, 純度(%), 定量(%)に変化は認められなかった 〔光〕(総照射量120万lx·hr(開放))性状, 純度(%), 定量(%)に変化は認めれらなかった **溶解性(水)** 溶けにくい	
25℃・75%RHで3カ月間安定。総照射量120万lx·hrで安定 **溶解性(水)** 溶けにくい	

理由　**著** 著者コメント　**安定性** 原薬(一部製剤)の安定性　**溶解性(水)** 原薬の水に対する溶解性
代用品　※：一部適応等が異なる

セルト

製品名（会社名）	規格単位	剤形・割線・Cap号数	可否	一般名
セルトラリン錠25mg「タカタ」（高田）	25mg	Fコート錠 ◯（割線無）	— (△)	塩酸セルトラリン
セルトラリン錠50mg「タカタ」（高田）	50mg	Fコート錠 ⊖（割線1本）	— (△)	
セルトラリン錠100mg「タカタ」（高田）	100mg	Fコート錠 ⊖（割線表裏各1本）	— (△)	
セルトラリン錠25mg「タナベ」（ニプロES）	25mg	Fコート錠 ◯（割線無）	— (△)	塩酸セルトラリン
セルトラリン錠50mg「タナベ」（ニプロES）	50mg	Fコート錠 ⊖（割線1本）	— (△)	
セルトラリン錠100mg「タナベ」（ニプロES）	100mg	Fコート錠 ⊖（割線1本）	— (△)	
セルトラリン錠25mg「ツルハラ」（鶴原）	25mg	Fコート錠 ◯（割線無）	△	塩酸セルトラリン
セルトラリン錠50mg「ツルハラ」（鶴原）	50mg	Fコート錠 ⊖（割線1本）	△	
セルトラリン錠100mg「ツルハラ」（鶴原）	100mg	Fコート錠 ⊖（割線1本）	△	
セルトラリン錠25mg「トーワ」（東和薬品）	25mg	Fコート錠 ◯（割線無）	— (◯)	塩酸セルトラリン
セルトラリン錠50mg「トーワ」（東和薬品）	50mg	Fコート錠 ◯（割線無）	— (◯)	
セルトラリン錠100mg「トーワ」（東和薬品）	100mg	Fコート錠 ◯（割線無）	— (◯)	
セルトラリンOD錠25mg「トーワ」（東和薬品）	25mg	口腔内崩壊錠 ◯（割線無）	— (△)	塩酸セルトラリン
セルトラリンOD錠50mg「トーワ」（東和薬品）	50mg	口腔内崩壊錠 ◯（割線無）	— (△)	
セルトラリンOD錠100mg「トーワ」（東和薬品）	100mg	口腔内崩壊錠 ◯（割線無）	— (△)	
セルトラリン錠25mg「日医工」（日医工）	25mg	Fコート錠 ◯（割線無）	— (◯)	塩酸セルトラリン
セルトラリン錠50mg「日医工」（日医工）	50mg	Fコート錠 ◯（割線無）	— (◯)	
セルトラリン錠100mg「日医工」（日医工）	100mg	Fコート錠 ⊖（割線1本）	— (◯)	

可否判定 ◯：可，△：条件つきで可，×：不可，—：企業判定回避，（ ）：著者判断

理　　由	代用品
著 防湿・遮光保存 安定性 **粉砕物** (25℃, 75%RH, 遮光, 30日間)性状：変化なし。含量：水分増加によるわずかな低下 溶解性(水) 溶けにくい	
著 防湿・遮光保存 安定性 **粉砕物**(グラシンラミネート紙にて分包) (25℃, 75%RH, 遮光, 60日間)性状, 純度試験, 含量：変化なし (25℃, 1,000lx, 50日間, 合計120万lx)性状, 純度試験, 含量：変化なし 溶解性(水) 溶けにくい	
著 粉砕後データより安定と推定 安定性 **粉砕品** (25±2℃, 75±5%RH, 遮光・開放, 3カ月間)性状・純度・含量に変化なし 溶解性(水) 溶けにくい	
吸湿性。光にやや不安定 著 遮光保存 安定性 該当資料なし 溶解性(水) 溶けにくい	
著 粉砕後データより安定と推定 安定性 **粉砕後** (25℃, 60%RH, 1,000lx散光下, 3カ月間)外観・含量変化なし 溶解性(水) 溶けにくい	
著 口腔内崩壊錠のため粉砕不適。粉砕した場合, 防湿・遮光保存 安定性 **粉砕後** (25℃, 60%RH, 1,000lx散光下, 3カ月間)外観変化あり(3カ月), 含量変化なし 溶解性(水) 溶けにくい	
著 粉砕後データより安定と推定 安定性 **粉砕物** (25℃, 75%RH, 遮光・開放, 3カ月間)外観, 含量変化なし 溶解性(水) 溶けにくい	

理由　著 著者コメント　　安定性 原薬(一部製剤)の安定性　　溶解性(水) 原薬の水に対する溶解性
代用品　※：一部適応等が異なる

セルト

製品名（会社名）	規格単位	剤形・割線・Cap号数	可否	一般名
セルトラリン錠25mg「ニプロ」（ニプロ）	25mg	Fコート錠 ◯(割線無)	—(◯)	塩酸セルトラリン
セルトラリン錠50mg「ニプロ」（ニプロ）	50mg	Fコート錠 ⊖(割線1本)	—(◯)	
セルトラリン錠100mg「ニプロ」（ニプロ）	100mg	Fコート錠 ⊖(割線1本)	—(◯)	
セルトラリン錠25mg「明治」（MeijiSeika）	25mg	Fコート錠 ◯(割線無)	◯	塩酸セルトラリン
セルトラリン錠50mg「明治」（MeijiSeika）	50mg	Fコート錠 ⊖(割線表裏各1本)	◯	
セルトラリン錠100mg「明治」（MeijiSeika）	100mg	Fコート錠 ⊖(割線1本)	◯	
セルニルトン錠（東菱＝扶桑）	配合剤	素錠 ◯(割線無)	×(△)	セルニチンポーレンエキス
セルベックスカプセル50mg（エーザイ＝EAファーマ）	50mg	硬カプセル 4号	◯	テプレノン
ゼルボラフ錠240mg（中外）	240mg	Fコート錠 ◯(割線無)	—(△)	ベムラフェニブ

可否判定 ◯：可，△：条件つきで可，×：不可，—：企業判定回避，（ ）：著者判断

セルホ

理　由	代用品
著 粉砕後データより安定と推定 安定性 粉砕後　3カ月間のデータあり(粉砕時の体内動態データ等なし) 溶解性(水) 溶けにくい	
安定性 該当資料なし 溶解性(水) 溶けにくい	
吸湿により含量低下及び変色の可能性，及び元々ある特異臭が強くなる可能性があるため防湿に注意14日程度。投与直前の粉砕は可 著 防湿保存。吸湿性あり 溶解性(水) セルニチンT-60：溶けやすい セルニチンGBX：ほとんど溶けない	
光に注意(光により含量が低下傾向を示すため) 安定性 [長期](室温，ガラス瓶(密栓)，36カ月間)18カ月後よりTLC上分解物のスポットを認め，含量低下 (冷所，ガラス瓶(密栓)，36カ月間)変化なし [苛酷](45℃，ガラス瓶(密栓)，3カ月間)変化なし (45℃，ガラス瓶(開放)，3カ月間)色調増強，TLC上分解物のスポットを認め，含量低下 (40℃，90%RH，ガラス瓶(開放)，3カ月間)色調増強，TLC上分解物のスポットを認め，含量低下 (1,000lx(1日8時間照射)，石英容器(密栓)，3カ月間)変化なし 溶解性(水) ほとんど溶けない	細10%　先 GE
薬物動態・安全性の検討を行っていない 粉砕による飛散，吸引のおそれがある 著 抗悪性腫瘍剤のため粉砕せず懸濁する。やむを得ず粉砕する場合は，安全キャビネット内で行うなど調剤者の曝露に注意すること。防湿・遮光保存。危険度Ⅰ(日本病院薬剤師会：抗悪性腫瘍薬の院内取扱い指針)のため，粉砕時曝露に注意 安定性 (30℃，75%RH，ポリエチレン袋に入れ金属ドラムに保存，36カ月間)変化なし (40℃，75%RH，ポリエチレン袋に入れ金属ドラムに保存，6カ月間)変化なし [光](総照度120万lx・hr，総近紫外放射エネルギー200W・hr/m²)変化なし 溶解性(水) ほとんど溶けない 危険度 Ⅰ(日本病院薬剤師会：抗悪性腫瘍薬の院内取扱い指針)	

理由　著 著者コメント　　安定性 原薬(一部製剤)の安定性　　溶解性(水) 原薬の水に対する溶解性
代用品　※：一部適応等が異なる

セルヤ

製品名（会社名）	規格単位	剤形・割線・Cap号数	可否	一般名
ゼルヤンツ錠5mg （ファイザー）	5mg	Fコート錠 ◯(割線無)	— (△)	トファシチニブクエン酸塩
セレキノン錠100mg （田辺三菱）	100mg	Fコート錠 ◯(割線無)	— (△)	トリメブチンマレイン酸塩
セレギリン塩酸塩錠2.5mg 「アメル」（共和薬品）	2.5mg	素錠 ◯(割線無)	× (△)	セレギリン塩酸塩
セレギリン塩酸塩錠2.5mg「タイヨー」（武田テバファーマ）	2.5mg	素錠 ◯(割線無)	— (△)	セレギリン塩酸塩
セレクトール錠100mg （日本新薬）	100mg	Fコート錠 ◯(割線無)	△	セリプロロール塩酸塩
セレクトール錠200mg （日本新薬）	200mg	Fコート錠 ⊖(割線1本)	△	セリプロロール塩酸塩

可否判定 ◯：可，△：条件つきで可，×：不可，—：企業判定回避，( )：著者判断

理　　由	代用品
著 防湿保存 (安定性)〔長期〕(25℃, 60%RH, ポリエチレン袋/ポリエチレンドラム, 36カ月間)外観・性状：変化なし。含量：変化なし 〔加速〕(40℃, 75%RH, ポリエチレン袋/ポリエチレンドラム, 6カ月間)外観・性状：変化なし。含量：変化なし 〔光〕(白色蛍光ランプ及び近紫外蛍光ランプ, シャーレ(曝光), 合計120万lx・hr及び200W・hr/m^2を照射)外観・性状：変化なし。含量：変化なし **粉砕後**　(30℃, 75%RH, 室内散光下, 透明密栓ガラス瓶または透明開栓ガラス瓶)密栓ガラス瓶では14日まで外観に変化なし。開栓ガラス瓶では14日後の外観が白色粉末ではあるものの, 少し塊が認められるが軽く叩くと粉末化する。水分量は, 密栓ガラス瓶4.43%→4.10%, 開栓ガラス瓶4.43%→5.03%に上昇した (溶解性(水))溶けにくい	
原薬は口腔内刺激感がある (安定性)〔長期〕(0～5℃, 褐色瓶, 3年間)変化なし (10～30℃, 褐色瓶/褐色瓶(開放)/無色瓶/無色瓶(開放), 3年間)変化なし 〔苛酷〕(40℃, 褐色瓶, 1年間)変化なし (60℃, 褐色瓶(密栓), 1年間)6カ月目以降分解物の生成が認められた (25℃, 52%RH, 褐色瓶(開放), 1年間)変化なし (25℃, 79%RH, 褐色瓶(開放), 2年間)変化なし (40℃, 51%RH, 褐色瓶(開放), 1年間)変化なし (40℃, 79%RH, 褐色瓶(開放), 1年間)分解物の生成が認められた (太陽光, 褐色瓶, 1年間)変化なし (太陽光, 無色瓶, 1年間)外観の変化(白色→微褐色)が認められた (溶解性(水))溶けにくい	細20%　先 GE
著 防湿保存。吸湿性あり (安定性)**粉砕後**　(25℃, 75%RH, グラシン包装)15日目より含量低下 (溶解性(水))極めて溶けやすい	
著 防湿保存。吸湿性あり (安定性)**製剤**　〔湿度〕(25℃, 75%RH, 4週間)含量低下(残存率：96.1%), 性状に変化なし (溶解性(水))極めて溶けやすい	
やや苦味あり (安定性)〔通常〕(室温, 42カ月間)変化なし 〔加速〕(50℃, 3カ月間)変化なし (40℃, 75%RH, 3カ月間)変化なし 〔苛酷〕(1,200lx, 3週間)変化なし (溶解性(水))溶けやすい	

理由　著 著者コメント　　(安定性)原薬(一部製剤)の安定性　　(溶解性(水))原薬の水に対する溶解性
代用品　※：一部適応等が異なる

セレコ

製品名（会社名）	規格単位	剤形・割線・Cap号数	可否	一般名
セレコックス錠100mg （アステラス）	100mg	素錠 ⊖（割線1本）	— (○)	セレコキシブ
セレコックス錠200mg （アステラス）	200mg	素錠 ▯（割線1本）	— (○)	セレコキシブ
セレジスト錠5mg （田辺三菱）	5mg	素錠 ⊖（割線表裏各1本）	— (○)	タルチレリン水和物
セレジストOD錠5mg （田辺三菱）	5mg	口腔内崩壊錠 ⊖（割線1本）	— (△)	タルチレリン水和物
セレスターナ配合錠 （小林化工＝ファイザー）	配合剤	素錠 ○（割線無）	△[†]	ベタメタゾン・d-クロルフェニラミンマレイン酸塩

可否判定　○：可，△：条件つきで可，×：不可，—：企業判定回避，（　）：著者判断

セレス

理　　由	代用品
有効成分の吸湿性：吸湿性は認められない 有効成分の光の影響：白色蛍光灯(総照度120万lx·hr)，シャーレ(開放)，102時間保存で変化を認めなかった。有効成分を近紫外線蛍光灯(総近紫外放射エネルギー200W·hr/m²)，シャーレ(開放)，6時間保存で変化を認めなかった 安定性〔長期〕(25℃，60%RH，暗所，ポリエチレン袋，60カ月間)外観·性状：変化なし。残存率：変化なし 〔温度·湿度〕(40℃，75%RH，暗所，ポリエチレン袋，6カ月間)外観·性状：変化なし。残存率：変化なし 〔光〕(室温，成り行きRH，シャーレ開放，白色蛍光灯照射，102時間(総照度120万lx·hr))外観·性状：変化なし。残存率：変化なし (室温，成り行きRH，シャーレ開放，近紫外線蛍光灯照射，6時間(総近紫外放射エネルギー200W·hr/m²)外観·性状：変化なし。残存率：変化なし 溶解性(水)ほとんど溶けない	
4週間，通常条件では外観·含量変化なし。高温多湿(40℃·75%RH)条件下で吸湿による固化と若干の類縁物質(錠の規格内)が出現 安定性〔長期〕(室温，無色瓶(密栓)，3年間)変化なし 〔苛酷〕(40℃，無色瓶(密栓)，6カ月間)変化なし (60℃，無色瓶(密栓)，30日間)類縁物質が経時的に増加し，7日目以降は規格外となった (40℃，75%RH，無色瓶(開栓)，6カ月間)変化なし (太陽光，無色瓶(密栓)，6カ月間)変化なし 溶解性(水)溶けやすい	
著 口腔内崩壊錠のため粉砕不適。粉砕した場合，防湿·遮光保存。苦味あり 安定性〔長期〕(室温，無色瓶(密栓)，3年間)変化なし 〔苛酷〕(40℃，無色瓶(密栓)，6カ月間)変化なし (60℃，無色瓶(密栓)，30日間)類縁物質が経時的に増加し，7日目以降は規格外となった (40℃，75%RH，無色瓶(開栓)，6カ月間)変化なし (太陽光，無色瓶(密栓)，6カ月間)変化なし 溶解性(水)溶けやすい	
主薬由来の苦味が出現する可能性がある(苦味あり) † 著 凡例5頁参照 安定性粉砕後 〔通常〕(25℃，75%RH，遮光，30日間)変化なし 〔苛酷〕(40℃，遮光，30日間)変化なし 〔光〕(室温，1,000lx·hr(白色蛍光灯下)，50日間)変化なし 溶解性(水)ベタメタゾン：ほとんど溶けない d-クロルフェニラミンマレイン酸塩：極めて溶けやすい	シ 先

理由 著 著者コメント　安定性原薬(一部製剤)の安定性　溶解性(水)原薬の水に対する溶解性
代用品 ※：一部適応等が異なる

セレス

製品名（会社名）	規格単位	剤形・割線・Cap号数	可否	一般名
セレスタミン配合錠 （高田）	配合剤	素錠 ◯(割線無)	— (△†)	ベタメタゾン・d-クロルフェニラミンマレイン酸塩
セレナール錠5 （アルフレッサファーマ）	5mg	糖衣錠 ◯(割線無)	— (△)	オキサゾラム
セレナール錠10 （アルフレッサファーマ）	10mg	糖衣錠 ◯(割線無)	— (△)	
セレニカR錠200mg （興和＝興和創薬＝田辺三菱＝吉富薬品）	200mg	徐放性Fコート錠 ◯(割線無)	×	バルプロ酸ナトリウム
セレニカR錠400mg （興和＝興和創薬＝田辺三菱＝吉富薬品）	400mg	徐放性Fコート錠 ◯(割線無)	×	
セレネース錠0.75mg （大日本住友）	0.75mg	素錠 ⊖(割線1本)	— (◯)	ハロペリドール
セレネース錠1mg （大日本住友）	1mg	Fコート錠 ◯(割線無)	— (◯)	
セレネース錠1.5mg （大日本住友）	1.5mg	素錠 ⊖(割線1本)	— (◯)	
セレネース錠3mg （大日本住友）	3mg	Fコート錠 ◯(割線無)	— (◯)	

可否判定 ◯：可，△：条件つきで可，×：不可，—：企業判定回避，( )：著者判断

セレネ

理　由	代用品
原薬に苦味がある。体内動態が不明で薬効及び安全性が保証できない † 著 凡例5頁参照 安定性 製剤 〔通常〕(室温，PTP，24カ月間)外観，におい変化なし，ベタメタゾン94.6％，d-クロルフェニラミンマレイン酸塩98.9％ 〔光〕(1,800lx，70日間，無包装)外観変化なし (10,000lx，21日間，無包装)外観変化なし 溶解性(水) ベタメタゾン：ほとんど溶けない d-クロルフェニラミンマレイン酸塩：極めて溶けやすい	シ 先
有効成分は光によって徐々に着色する 著 防湿保存 安定性 (室温，12カ月間)変化なし (40℃，80％RH，曝気，遮光，8週間)小さなブロックができる (40℃，31％RH・62％RH・70％RH・80％RH・90％RH・100％RH，曝気，遮光，96時間)変化なし (フェードメーター，曝気，1時間)微黄色結晶性粉末 (フェードメーター，曝気，5時間)淡黄色結晶性粉末 **粉砕後** [10mg錠] 〔経時〕(25℃，75％RH，ガラス製褐色瓶，4週間)性状変化なし，色差0.8，含量97％ (室温経時，ガラス製褐色瓶，4週間)性状変化なし，色差0.5，含量97％ (25℃，75％RH，遮光，ガラス製シャーレ(曝露)，90日間)性状(外観)変化なし，含量94.5％，吸湿量0.90％ 〔光〕(18〜24℃，34〜43％RH，蛍光灯1,000lx，ガラス製シャーレ(透明ポリ塩化ビニリデンフィルムで覆う)，60万lx・hr)性状変化なし，色差1.0，含量97％ (D65蛍光灯照射，ガラス製シャーレ(曝光)，120万lx・hr)表面が淡黄色の粉末に変化，含量96.1％，吸湿量0.00％ 溶解性(水) ほとんど溶けない	散10％ 先
徐放性製剤のため粉砕により最高血中濃度が上昇し，副作用が現れやすくなるおそれあり。吸湿性である 安定性 該当資料なし 溶解性(水) 極めて溶けやすい	細20％・40％ 先 GE 徐放顆40％ 先 GE シ5％ 先 GE
主薬の含量が少ないため，賦形剤等で希釈した場合は，含量不均一に注意。粉砕後の安定性データなし 安定性 光により着色する 溶解性(水) ほとんど溶けない	細1％ 先 GE 内用液0.2％ 先

理由　著 著者コメント　　安定性 原薬(一部製剤)の安定性　　溶解性(水) 原薬の水に対する溶解性
代用品　※：一部適応等が異なる

セロク

製品名（会社名）	規格単位	剤形・割線・Cap号数	可否	一般名
セロクエル25mg錠 （アステラス）	25mg	Fコート錠 ◯（割線無）	― (◯)	クエチアピンフマル酸塩
セロクエル100mg錠 （アステラス）	100mg	Fコート錠 ◯（割線無）	― (◯)	
セロクエル200mg錠 （アステラス）	200mg	Fコート錠 ◯（割線無）	― (◯)	
セロクラール錠10mg （サノフィ＝日医工）	10mg	Fコート錠 ◯（割線無）	― (◯)	イフェンプロジル酒石酸塩
セロクラール錠20mg （サノフィ＝日医工）	20mg	Fコート錠 ◯（割線無）	― (◯)	
セロケン錠20mg （アストラゼネカ）	20mg	Fコート錠 ◯（割線無）	× (◯)	メトプロロール酒石酸塩
セロケンL錠120mg （アストラゼネカ）	120mg	Fコート錠 （割線表裏各1本）	× 	メトプロロール酒石酸塩
セロシオンカプセル10 （三和化学）	10mg	硬カプセル 4号	― (◯)	プロパゲルマニウム
ゼローダ錠300 （中外）	300mg	Fコート錠 ◯（割線無）	― (△)	カペシタビン

可否判定 ◯：可, △：条件つきで可, ×：不可, ―：企業判定回避, （　）：著者判断

セロタ

理　由	代用品
有効成分の吸湿性：加湿条件下(25℃・90％RH・10日間)で吸湿性を示さなかった (安定性)〔長期〕(25℃，60％RH，暗所，ポリエチレン袋(密封)，36カ月間)外観・性状：変化なし。残存率：変化なし 〔苛酷〕(60℃，成り行きRH，暗所，無色ガラス製バイアル(開栓)，6カ月間)外観・性状：変化なし。残存率：変化なし (25℃，90％RH，暗所，無色ガラス製バイアル(開栓)，6カ月間)外観・性状：変化なし。残存率：変化なし 〔光〕(25℃，白色蛍光ランプ(5,400lx)，無色ガラス製バイアル(閉栓)またはポリエチレン製袋(密封)，10日間(130万lx・hr))外観・性状：変化なし。残存率：変化なし (25℃，近紫外蛍光ランプ(4W/m²)，無色ガラス製バイアル(閉栓)またはポリエチレン製袋(密封)，10日間(960W・hr/m²))外観・性状：変化なし。残存率：変化なし (溶解性(水))溶けにくい	細10％ [GE] 細50％ [先][GE]
[10mg錠]メーカー判定回避。室温・室内散光下で1カ月間変化を認めない [20mg錠]該当資料なし (安定性)〔通常〕(室温，気密容器中，透明ガラス瓶，3年間)変化なし 〔苛酷〕(40℃，95％RH，透明シャーレ，6カ月間)変化なし (溶解性(水))溶けにくい	細4％ [先][GE]
粉砕時のデータ(薬物動態，臨床効果，安全性，安定性)なし (著) 原薬で，30℃，82％RH，遮光，ガラス容器，開栓状態で3カ月間変化なし。粉砕後防湿・遮光保存 (安定性)〔通常〕(室温，遮光，36カ月間)変化なし 〔苛酷〕(30℃，82％RH，遮光，3カ月間)変化なし (溶解性(水))極めて溶けやすい	
徐放性製剤のため粉砕不可 (安定性)〔通常〕(室温，遮光，36カ月間)変化なし 〔苛酷〕(30℃，82％RH，遮光，3カ月間)変化なし (溶解性(水))極めて溶けやすい	
5℃で30日間安定。25℃で30日間安定。40℃・75％RHで30日間安定 (安定性)〔長期〕(室温，透明ガラス瓶(密栓)，39カ月間)変化なし 〔苛酷〕原薬は苛酷な湿度下で分解する (38℃，100％RH，28日間)7日目より変化が認められ，その変化は28日間で完全に終了し，分解物の生成が認められた (溶解性(水))溶けにくい	
吸湿に注意だが，40℃・75％RH・チャック付ポリエチレン袋内で60日間安定 (著) 抗悪性腫瘍剤のため粉砕せず懸濁する (溶解性(水))やや溶けにくい (危険度)Ⅱ(日本病院薬剤師会：抗悪性腫瘍薬の院内取扱い指針)	

理由　(著)著者コメント　(安定性)原薬(一部製剤)の安定性　(溶解性(水))原薬の水に対する溶解性
代用品　※：一部適応等が異なる

センア

製品名（会社名）	規格単位	剤形・割線・Cap号数	可否	一般名
ゼンアスピリン錠100 （全星＝沢井）	100mg	Fコート腸溶錠 ○（割線無）	× (△)	アスピリン
ゼンタコートカプセル3mg （ゼリア）	3mg	硬カプセル 1号	×	ブデソニド
センノシド錠12mg「JD」 （ジェイドルフ）	12mg	糖衣錠 ○（割線無）	— (○)	センノシド
センノシド錠12mg「TCK」 （辰巳）	12mg	糖衣錠 ○（割線無）	— (△)	センノシド
センノシド錠12mg「YD」 （陽進堂＝日本ジェネリック＝共創未来ファーマ）	12mg	糖衣錠 ○（割線無）	— (○)	センノシド
センノシド錠12mg「クニヒロ」 （皇漢堂）	12mg	糖衣錠 ○（割線無）	○	センノシド
センノシド錠12mg「サワイ」 （沢井）	12mg	糖衣錠 ○（割線無）	— (○)	センノシド

可否判定　○：可，△：条件つきで可，×：不可，—：企業判定回避，（　）：著者判断

理　　由	代用品
腸溶性製剤のため粉砕は不可 著 吸湿し，分解の可能性あり。また，胃腸障害出現大，考慮必要 安定性 製剤　〔苛酷〕(40℃，褐色瓶(遮光・気密容器)，3カ月間)純度試験(類縁物質)：サリチル酸の増加(規格内)。外観・平均質量・厚み・硬度・定量・溶出性：変化なし (25℃，75％RH，スチロールケース開放(遮光)，3カ月間)純度試験(類縁物質)：サリチル酸の増加(規格内)。平均質量：増加(規格内)。硬度：低下(規格内)。外観・厚み・定量・溶出性：変化なし 〔光〕(25℃，60％RH，1,200lx，気密容器，合計120万lx・hrを照射)外観・平均質量・純度試験(類縁物質)・厚み・硬度・定量・溶出性：変化なし 溶解性(水) 溶けにくい	末＊ 先
腸溶性徐放顆粒を含むカプセル剤であり，粉砕投与は避けること 安定性 〔長期〕(室温，ガラス瓶・密栓，60カ月間)18カ月以降に外観がわずかに黄色味に変色。24カ月以降に類縁物質のわずかな増加 〔苛酷〕(40℃，ガラス瓶・密栓，6カ月間)6カ月保存品で外観がわずかに黄色味に変色し，類縁物質が増加傾向 (50℃，ガラス瓶・密栓，3カ月間)3カ月保存品で外観がわずかに黄色味に変色し，類縁物質が増加傾向 (30℃，75％RH，開放，3カ月間)類縁物質のわずかな増加 (室内散光(約500lx)，シャーレ開放，3カ月間)定量値のわずかな低下及び微量の分解物を認めた 溶解性(水) ほとんど溶けない	
安定性 該当資料なし 溶解性(水) 水に黄褐色に溶ける	顆8％ GE
粉砕時の安定性についての資料なし 著 データが不足しているが安定と推定 安定性 該当資料なし 溶解性(水) 溶けやすい	顆8％ GE
著 粉砕後データより安定と推定 安定性 粉砕時　(25℃，60％RH，120万lx・hr，30日間)性状変化なし，含量規格内 溶解性(水) 溶けやすい	顆8％ GE
25℃・60％RHで14日間保存した結果，変化はほとんどみられなかった。120万lx・hr照射時(25℃，湿度成り行き)にも変化はほとんどみられなかった 安定性 該当資料なし 溶解性(水) 溶けやすい	顆8％ GE
わずかに特異なにおいがあり，味はわずかに苦い 著 データが不足しているが安定と推定 溶解性(水) 溶けやすい	顆8％ GE

理由　著 著者コメント　　安定性 原薬(一部製剤)の安定性　　溶解性(水) 原薬の水に対する溶解性
代用品　※：一部適応等が異なる

センノ

製品名（会社名）	規格単位	剤形・割線・Cap号数	可否	一般名
センノシド錠12mg「セイコー」 (生晃＝カイゲンファーマ＝扶桑)	12mg	糖衣錠 ○(割線無)	△ (○)	センノシド
センノシド錠12mg「武田テバ」 (武田テバ薬品＝武田テバファーマ＝武田)	12mg	糖衣錠 ○(割線無)	△ (○)	センノシド
センノシド錠12mg「ツルハラ」 (鶴原＝日医工)	12mg	糖衣錠 ○(割線無)	○	センノシド
センノシド錠12mg「トーワ」 (東和薬品)	12mg	糖衣錠 ○(割線無)	— (○)	センノシド
センノシド錠12mg「ホリイ」 (堀井)	12mg	糖衣錠 ○(割線無)	△	センノシド

可否判定　○：可，△：条件つきで可，×：不可，—：企業判定回避，( )：著者判断

センノ

理　由	代用品
吸湿性あり **著** 粉砕後データより安定と推定 (安定性)**粉砕後** 下記条件において外観に著しい変化はみられず，含量においても規格範囲内であり，変化は特にみられなかった 保存条件：①蛍光灯800lx(1カ月間で60万lx)，ラップ防湿(成り行き室温) ②室内自然光，試験室ブラッテ上(成り行き室温) ③遮光，25℃，60%RH 試験期間：4週間 測定項目：外観，定量 (溶解性(水))溶けやすい	顆8% GE
吸湿性あり (溶解性(水))水に黄褐色に溶ける	顆8% GE
(安定性)該当資料なし (溶解性(水))溶けやすい	顆8% GE
主成分はわずかに特異なにおいがあり，味はわずかに苦い **著** 粉砕後データより安定と推定 (安定性)**粉砕後** (室内散光下，3カ月間)外観・含量変化なし (遮光条件下，3カ月間)外観・含量変化なし (溶解性(水))溶けやすい	顆8% GE
吸湿性あり (安定性)**粉砕後** 下記保存条件において外観に著しい変化はみられず，含量においても規格範囲内であり，変化は特にみられなかった ①蛍光灯800lx(1カ月間で60万lx)，ラップ防湿(成り行き室温) ②室内自然光，試験室ブラッテ上(成り行き室温) ③遮光，25℃，60%RH 試験期間：4週間，測定項目：外観，定量 (溶解性(水))溶けやすい	顆8% GE

理由　**著** 著者コメント　(安定性)原薬(一部製剤)の安定性　(溶解性(水))原薬の水に対する溶解性
代用品　※：一部適応等が異なる

ソスハ

製品名（会社名）	規格単位	剤形・割線・Cap号数	可否	一般名
ゾスパタ錠40mg （アステラス）	40mg	Fコート錠 ◯（割線無）	— (△)	ギルテリチニブフマル酸塩
ソセゴン錠25mg （丸石）	25mg	Fコート錠 ◯（割線無）	— (△)	塩酸ペンタゾシン
ソタコール錠40mg （BMS）	40mg	素錠 （割線1本）	— (◯)	ソタロール塩酸塩
ソタコール錠80mg （BMS）	80mg	素錠 （割線1本）	— (◯)	

可否判定　◯：可，△：条件つきで可，×：不可，—：企業判定回避，()：著者判断

理　　由	代用品
苦味あり。有効成分の吸湿性：吸湿性は認められない 有効成分の光の影響：D65ランプ1,000lxで2カ月間照射(120万lx・hr以上及び総近紫外放射エネルギーとして200W・h/m²以上)で類縁物質のわずかな増加を認めたが，規格の範囲内であった (著) 抗悪性腫瘍剤のため粉砕せず懸濁する。やむを得ず粉砕する場合は，安全キャビネット内で行うなど調剤者の曝露に注意すること。防湿・遮光保存 (安定性)〔長期〕(25℃，60％RH，暗所，低密度ポリエチレン二重袋＋ポリエチレンチューブ＋スチールドラム(密閉)，24カ月間)外観・性状・残存率：変化なし 〔苛酷〕(40℃，75％RH，暗所，褐色ガラス瓶(開放)，3カ月間)外観・性状・残存率：変化なし (60℃，成り行き湿度，暗所，褐色ガラス瓶(開放)，3カ月間)外観・性状・残存率：変化なし 〔光〕(成り行き温度・RH，D65ランプ(1,000lx)，シャーレ(ポリ塩化ビニリデン製被覆)，2カ月間(120万lx・hr以上及び総近紫外放射エネルギーとして200W・hr/m²以上の照射))外観・性状・残存率：変化なし。類縁物質のわずかな増加を認めたが，規格の範囲内 (溶解性(水)) やや溶けにくい (危険度) Ⅱ(日本病院薬剤師会：抗悪性腫瘍薬の院内取扱い指針)	
強い苦味がある。有効成分の吸湿性：塩酸ペンタゾシンを40℃・80％RH並びに50℃・80％RHの条件下で6カ月間放置した結果，80％RHの条件下の検体でごくわずかに吸湿がみられた以外は保存前と差がみられず，湿度に対して安定 メーカーとしては承認外の使用ということもあり，粉砕は推奨しない (著) 法的規制があるため慎重に実施 (安定性)〔長期〕(室温，ガラス瓶(密栓)，暗所，24カ月間)外観，性状，残存率：変化なし 〔苛酷〕(45℃，褐色ガラス瓶(密栓)，暗所，3カ月間)外観，性状，残存率：変化なし (56℃，暗所，褐色ガラス瓶(密栓)，5カ月間)外観・性状：変化なし。残存率：変化なし (37℃，74％RH，遮光，シャーレ(開放)，3カ月間)外観，性状，残存率：変化なし (45℃，85％RH，遮光，シャーレ(開放)，4カ月間)外観，性状，残存率：変化なし (50℃，80％RH，遮光，ガラス瓶(開栓)，4カ月間)外観，性状，残存率：変化なし (60℃，81％RH，遮光，ガラス瓶(開栓)，4カ月間)外観，性状，残存率：変化なし 〔光〕(室温，フェードメーター，ポリエチレン袋(密封)，3時間)外観・性状：微かに黄色を呈した。残存率：変化なし (室温，日光照射(10月～12月)，シャーレ(密閉)，3カ月間)外観・性状：黄色味を帯びた。残存率：変化なし (溶解性(水)) やや溶けにくい	
粉砕後の体内動態，有効性・安全性のデータなし 4週間まで変化なし。保存条件：室内散光下(22～27℃，25～57％RH，約600lx) (著) 粉砕後データより安定と推定 (安定性)〔通常〕(25℃，75％RH，気密容器，1年間)変化なし 〔苛酷〕(40℃，75％RH，気密容器，6カ月間)変化なし (溶解性(水)) 溶けやすい	

理由　(著)著者コメント　　(安定性)原薬(一部製剤)の安定性　　(溶解性(水))原薬の水に対する溶解性
代用品　※：一部適応等が異なる

ソテヒ

製品名（会社名）	規格単位	剤形・割線・Cap号数	可否	一般名
ゾテピン錠25mg「アメル」 (共和薬品)	25mg	糖衣錠 ○(割線無)	△ (○)	ゾテピン
ゾテピン錠50mg「アメル」 (共和薬品)	50mg	Fコート錠 ○(割線無)	△ (○)	
ゾテピン錠100mg「アメル」 (共和薬品)	100mg	Fコート錠 ○(割線無)	△ (○)	
ゾテピン錠25mg「タカタ」 (高田)	25mg	Fコート錠 ○(割線無)	— (○)	ゾテピン
ゾテピン錠50mg「タカタ」 (高田)	50mg	Fコート錠 ○(割線無)	— (○)	
ゾテピン錠100mg「タカタ」 (高田)	100mg	Fコート錠 ○(割線無)	— (○)	
ゾテピン錠25mg「ヨシトミ」 (長生堂＝田辺三菱＝吉富薬品)	25mg	糖衣錠 ○(割線無)	— (○)	ゾテピン
ゾテピン錠50mg「ヨシトミ」 (長生堂＝田辺三菱＝吉富薬品)	50mg	糖衣錠 ○(割線無)	— (○)	
ゾテピン錠100mg「ヨシトミ」 (長生堂＝田辺三菱＝吉富薬品)	100mg	Fコート錠 ○(割線無)	— (○)	
ソニアス配合錠LD (武田テバ薬品＝武田)	配合剤	素錠 ○(割線無)	— (△†)	ピオグリタゾン塩酸塩・グリメピリド
ソニアス配合錠HD (武田テバ薬品＝武田)	配合剤	素錠 ○(割線無)	— (△†)	
ゾニサミド錠100mg「アメル」 (共和薬品)	100mg	Fコート錠 ○(割線無)	○	ゾニサミド

可否判定 ○：可, △：条件つきで可, ×：不可, —：企業判定回避, ( )：著者判断

理　由	代用品
苦味あり (安定性)**粉砕後**　[100mg錠] (25℃，75%RH，遮光，開放)90日間安定 (溶解性(水))ほとんど溶けない	細10%・50% [先][GE]
苦味あり **著** 安定性データが不足しているが，粉砕後防湿・遮光保存で可能と推定 (安定性)[100mg錠] (25℃，75%RH，遮光・開放)3カ月間安定 (溶解性(水))ほとんど溶けない	細10%・50% [先][GE]
著 安定性データが不足しているが，粉砕後防湿・遮光保存で可能と推定 (安定性)**粉砕品**　[100mg錠] (25℃，60%RH，遮光・開放，3カ月間)外観・含量：変化なし (25℃，75%RH，遮光・開放，3カ月間)外観・含量：変化なし (溶解性(水))ほとんど溶けない	細10%・50% [先][GE]
† **著** 凡例5頁参照。粉砕後データが不足しているが，安定性データより可能と推定 (安定性)ピオグリタゾン塩酸塩 ［長期］(25℃，60%RH，暗所，36カ月間)変化なし ［温度］(40℃，暗所，6カ月間)変化なし (50℃または60℃，暗所，3カ月間)変化なし ［湿度］(25℃，75%RHまたは93%RH，暗所，6カ月間)変化なし ［光］(25℃，白色蛍光灯1,000lx，60日間)変化なし (25℃，キセノンランプ70,000lx，21時間)変化なし グリメピリド ［長期］(25±2℃，60±5%，暗所，36カ月間)変化なし **製剤**　［長期］(25℃，60%RH，PTP+乾燥剤+内袋+紙箱及びポリエチレン瓶+乾燥剤，36カ月間)変化なし ［光］(120万lx・hr(D65光源))変化なし (溶解性(水))ピオグリタゾン塩酸塩：ほとんど溶けない グリメピリド：ほとんど溶けない	
該当資料なし (溶解性(水))極めて溶けにくい	散20% [先][GE]

理由　**著** 著者コメント　(安定性)原薬(一部製剤)の安定性　(溶解性(水))原薬の水に対する溶解性
代用品　※：一部適応等が異なる

ソハル

製品名（会社名）	規格単位	剤形・割線・Cap号数	可否	一般名
ソバルディ錠400mg （ギリアド）	400mg	Fコート錠 ◯（割線無）	— (△)	ソホスブビル
ゾピクロン錠7.5mg「杏林」 （キョーリンリメディオ ＝杏林）	7.5mg	Fコート錠 ⊖（割線1本）	— (△)	ゾピクロン
ゾピクロン錠10mg「杏林」 （キョーリンリメディオ ＝杏林）	10mg	Fコート錠 ⊖（割線1本）	— (△)	
ゾピクロン錠7.5mg「サワイ」 （沢井）	7.5mg	Fコート錠 ◐（割線1本）	— (△)	ゾピクロン
ゾピクロン錠10mg「サワイ」 （沢井）	10mg	Fコート錠 ⊖（割線1本）	— (△)	
ゾピクロン錠7.5mg「トーワ」 （東和薬品）	7.5mg	Fコート錠 ◐（割線1本）	— (△)	ゾピクロン
ゾピクロン錠10mg「トーワ」 （東和薬品）	10mg	Fコート錠 ⊖（割線1本）	— (△)	
ゾビラックス錠200 （GSK）	200mg	素錠 ⊖（割線1本）	— (△)	アシクロビル
ゾビラックス錠400 （GSK）	400mg	素錠 ⊖（割線1本）	— (△)	

可否判定　○：可，△：条件つきで可，×：不可，—：企業判定回避，（ ）：著者判断

ソヒラ

理　由	代用品
粉砕による処方推奨データはなし **著** 防湿・遮光保存 (安定性)(試験項目：性状，融点，類縁物質，含量，水分) 〔長期〕(25℃，60%RH，二重ポリエチレン袋及び高密度ポリエチレン容器，48カ月間)変化なし (30℃，75%RH，二重ポリエチレン袋及び高密度ポリエチレン容器，36カ月間)変化なし 〔加速〕(40℃，75%RH，二重ポリエチレン袋及び高密度ポリエチレン容器，6カ月間)変化なし 〔苛酷〕(-20℃，5℃または50℃，成り行き湿度，二重ポリエチレン袋及び高密度ポリエチレン容器，4週間)いずれの条件下においても変化なし 〔光〕(総照度120万lx·hr以上及び総近紫外放射エネルギー200W·hr/m²以上照射，石英製の蓋をしたガラスシャーレ)変化なし	
著 遮光保存。強い苦味あり (溶解性(水))ほとんど溶けない	
著 防湿・遮光保存。苦味あり (安定性)光によって徐々に着色する (溶解性(水))ほとんど溶けない	
主成分はにおいはなく，味は苦い。光によって徐々に着色する **著** 苦味あり。光によって徐々に着色する。遮光保存 (安定性)**粉砕後**　(室内散光下，3カ月間)外観変化あり(1カ月)，残存率：[7.5mg錠]96.0%(1カ月)，[10mg錠]97.0%(1カ月) (遮光条件下，3カ月間)外観・含量変化なし (溶解性(水))ほとんど溶けない	
著 苦味あり。安定性試験データより可能 (安定性)〔温度〕(5℃・37℃・50℃，褐色ガラス瓶(密栓)，60カ月間)変化なし (25℃，無色透明プラスチック容器(密栓)，60カ月間)変化なし 〔湿度〕(25℃・80%RH，50℃・80%RH，ガラス瓶(開栓)，60カ月間)変化なし 〔光〕(室内散光，無色透明ガラス瓶(密栓)，60カ月間)変化なし **粉砕後**　〔温度〕(室温，遮光，気密容器，1週間)変化なし 〔温度・湿度〕(40℃，75%RH，開栓，1週間)外観・分解物・含量変化なし，重量0.2%増加 〔光〕(1,000lx，透明ガラス製秤量瓶，延べ40時間)外観・分解物・含量変化なし，重量1%減少 (溶解性(水))溶けにくい	顆40% 先 GE シ8% GE DS80% GE 内用ゼリー200mg GE 内用ゼリー800mg ※ GE

理由　**著** 著者コメント　(安定性)原薬(一部製剤)の安定性　(溶解性(水))原薬の水に対する溶解性
代用品　※：一部適応等が異なる

ソフル

製品名（会社名）	規格単位	剤形・割線・Cap号数	可否	一般名
ゾフルーザ錠10mg （塩野義）	10mg	素錠 （割線1本）	△	バロキサビル マルボキシル
ゾフルーザ錠20mg （塩野義）	20mg	素錠 （割線無）	△	
ゾーミッグ錠2.5mg （沢井）	2.5mg	Fコート錠 （割線無）	— (△)	ゾルミトリプタン
ゾーミッグRM錠2.5mg （沢井）	2.5mg	口腔内速溶錠 （割線無）	— (△)	ゾルミトリプタン
ソメリン錠5mg （アルフレッサファーマ）	5mg	素錠 （割線1本）	— (○)	ハロキサゾラム
ソメリン錠10mg （アルフレッサファーマ）	10mg	素錠 （割線1本）	— (○)	
ソラナックス0.4mg錠 （ファイザー）	0.4mg	素錠 （割線1本）	— (△)	アルプラゾラム
ソラナックス0.8mg錠 （ファイザー）	0.8mg	素錠 （割線1本）	— (△)	

可否判定 ○：可，△：条件つきで可，×：不可，—：企業判定回避，（ ）：著者判断

ソラナ

理　由	代用品
苦味あり **著** 遮光保存で可能と推定 **安定性**〔長期〕(30℃, 65％RH, 遮光, ポリエチレン袋(二重), 12カ月(60カ月まで継続予定))変化なし 〔加速〕(40℃, 75％RH, 遮光, ポリエチレン袋(二重), 6カ月間)変化なし 〔苛酷〕(60℃, 遮光, ガラス瓶・密栓, 3カ月間)変化なし (25℃, 85％RH, 遮光, シャーレ・開放, 3カ月間)変化なし (40℃, 75％RH, 遮光, シャーレ・開放, 3カ月間)変化なし (25℃, 60％RH, D65ランプ(4,000lx), シャーレ・ポリ塩化ビニリデンフィルム, 120万lx·hr(総近紫外放射エネルギーとして, 200W·hr/m^2))白色の粉末から微黄白色の粉末に変化 試験項目：性状, 類縁物質, 立体異性体, 水分, 含量 **溶解性(水)** ほとんど溶けない	
著 安定性データが不足しているが, 粉砕後防湿・遮光保存で可能と推定 **溶解性(水)** 極めて溶けにくい	
著 口腔内速溶錠のため粉砕不適。粉砕した場合, 防湿・遮光保存。苦味あり。水に溶解後, 服用可 **溶解性(水)** 極めて溶けにくい	
吸湿により変色。吸湿すると微黄～淡黄色に変化するので開封後は湿気を避け, 乾燥した場所に保存すること **安定性**〔経時〕(室温, 開放, 36カ月間)性状, 融点, 紫外吸収スペクトル, 吸光度, 薄層クロマトグラフィー, 含量, 分解物(EABF, BFBP)においてほとんど変化なし 〔温度・湿度〕(30℃, 75％RH, 開放, 8カ月間)(40℃, 75％RH, 開放, 4カ月間)(50℃, 75％RH, 開放, 3カ月間)ほとんど変化なし 〔光〕(フェードメーター照射(2時間・6時間・24時間), 室内散光(300lx)下(1カ月間・2カ月間・3カ月間))室内散光下で曝光条件に応じて外観変化(微黄色～淡黄色), フェードメーター照射24時間で分解物(EABF, BFBP)のわずかな増加, その他有意の変化なし **粉砕後**　〔10mg錠〕 〔経時〕(25℃, 75％RH, 遮光, ガラス製シャーレ(開放), 4週間)性状変化なし, 加水分解物(EABF)1.56％, (BEBP)検出せず, 含量96.3％ (25℃, 75％RH, 遮光, ガラス製シャーレ(曝露), 90日間)微黄白色に変化, 含量92.1％ (25℃, 75％RH, 遮光, 褐色ガラス瓶(密栓), 90日間)性状変化なし, 含量95.3％ 〔光〕(D65蛍光灯照射, ガラス製シャーレ(曝露), 120万lx·hr)性状変化なし, 含量93.4％ **溶解性(水)** ほとんど溶けない	細1％ 先
著 防湿・遮光保存 **溶解性(水)** ほとんど溶けない	

理由　**著** 著者コメント　**安定性** 原薬(一部製剤)の安定性　**溶解性(水)** 原薬の水に対する溶解性
代用品　※：一部適応等が異なる

ソラン

製品名(会社名)	規格単位	剤形・割線・Cap号数	可否	一般名
ソランタール錠50mg (LTL)	50mg	Fコート錠 ○(割線無)	— (△)	チアラミド塩酸塩
ソランタール錠100mg (LTL)	100mg	Fコート錠 ○(割線無)	— (△)	
ゾリンザカプセル100mg (MSD=大鵬薬品)	100mg	硬カプセル 3号	×	ボリノスタット
ゾルピデム酒石酸塩錠5mg「AA」 (あすか製薬=武田)	5mg	Fコート錠 ⊖(割線1本)	— (○)	ゾルピデム酒石酸塩
ゾルピデム酒石酸塩錠10mg「AA」 (あすか製薬=武田)	10mg	Fコート錠 ⊖(割線1本)	— (○)	
ゾルピデム酒石酸塩錠5mg「AFP」 (アルフレッサファーマ)	5mg	Fコート錠 ⊖(割線1本)	— (○)	ゾルピデム酒石酸塩
ゾルピデム酒石酸塩錠10mg「AFP」 (アルフレッサファーマ)	10mg	Fコート錠 ⊖(割線1本)	— (○)	
ゾルピデム酒石酸塩錠5mg「DK」 (大興=三和化学)	5mg	Fコート錠 ⊖(割線1本)	— (△)	ゾルピデム酒石酸塩
ゾルピデム酒石酸塩錠10mg「DK」 (大興=三和化学)	10mg	Fコート錠 ⊖(割線1本)	— (△)	

可否判定 ○:可, △:条件つきで可, ×:不可, —:企業判定回避, ( ):著者判断

理　由	代用品
有効成分に苦味あり 有効成分の吸湿性：37℃，82.3〜100%RHの条件で2日間保存した結果，吸湿性を示さなかった 著 苦味あり 安定性〔長期〕(室温，暗所，無色透明ガラス瓶(密栓)，24カ月間)外観・性状：変化なし。残存率：ほとんど変化なし 〔苛酷〕(45℃，暗所，無色透明ガラス瓶(密栓)，6カ月間)外観・性状：変化なし。残存率：ほとんど変化なし (35℃，75%RH，暗所，無色透明ガラス瓶(開栓)，6カ月間)外観・性状：変化なし。残存率：ほとんど変化なし 〔光〕(室温，成り行きRH，室内散光，無色透明ガラス瓶(密栓)，6カ月間)外観・性状：変化なし。残存率：ほとんど変化なし 溶解性(水)溶けやすい	
粉砕・脱カプセルに関するデータなし。適用上の注意に「カプセルを開けたり，つぶしたりしないこと」と記載があるため，脱カプセルして服用することは避ける 著 抗悪性腫瘍剤のため粉砕せず懸濁する 安定性(25℃，60%RH，二重ポリエチレン袋/ファイバーボードドラム，36カ月間)変化なし (40℃，75%RH，二重ポリエチレン袋/ファイバーボードドラム，6カ月間)変化なし 〔光〕(総照度120万lx・hr以上，総近紫外線照射エネルギー200W・hr/m²以上，無包装状態)変化なし 溶解性(水)極めて溶けにくい 危険度Ⅱ(日本病院薬剤師会：抗悪性腫瘍薬の院内取扱い指針)	
遮光が必要 著 遮光保存。苦味あり 安定性粉砕後 (40℃，遮光，気密容器，3カ月間)性状，含量は変化なし (25℃，75%RH，開放，3カ月間)性状，含量は変化なし (120万lx・hr，気密容器)30万lx・hrでわずかに着色，[5mg錠]120万lx・hrで含量低下 溶解性(水)やや溶けにくい	内用液0.5% GE
著 遮光保存。苦味あり 安定性光によって徐々に黄色となる **粉砕後** (40℃，4週間)性状(外観)変化なし (30℃，75%RH，4週間)性状(外観)変化なし (120万lx)性状(外観)変化なし 溶解性(水)やや溶けにくい	内用液0.5% GE
著 遮光保存。苦味あり 溶解性(水)やや溶けにくい	内用液0.5% GE

理由　著 著者コメント　　安定性 原薬(一部製剤)の安定性　　溶解性(水) 原薬の水に対する溶解性
代用品　※：一部適応等が異なる

ソルヒ

製品名（会社名）	規格単位	剤形・割線・Cap号数	可否	一般名
ゾルピデム酒石酸塩錠5mg「DSEP」(第一三共エスファ)	5mg	Fコート錠 ⊖(割線1本)	△ (○)	ゾルピデム酒石酸塩
ゾルピデム酒石酸塩錠10mg「DSEP」(第一三共エスファ)	10mg	Fコート錠 ⊖(割線1本)	△ (○)	ゾルピデム酒石酸塩
ゾルピデム酒石酸塩錠5mg「EE」(エルメッド＝日医工)	5mg	Fコート錠 ⊖(割線1本)	— (○)	ゾルピデム酒石酸塩
ゾルピデム酒石酸塩錠10mg「EE」(エルメッド＝日医工)	10mg	Fコート錠 ⊖(割線1本)	— (○)	ゾルピデム酒石酸塩
ゾルピデム酒石酸塩OD錠5mg「EE」(エルメッド＝日医工)	5mg	口腔内崩壊錠 ⊖(割線1本)	— (△)	ゾルピデム酒石酸塩
ゾルピデム酒石酸塩OD錠10mg「EE」(エルメッド＝日医工)	10mg	口腔内崩壊錠 ⊖(割線1本)	— (△)	ゾルピデム酒石酸塩
ゾルピデム酒石酸塩錠5mg「F」(富士製薬)	5mg	Fコート錠 ⊖(割線1本)	△ (○)	ゾルピデム酒石酸塩
ゾルピデム酒石酸塩錠10mg「F」(富士製薬)	10mg	Fコート錠 ⊖(割線1本)	△ (○)	ゾルピデム酒石酸塩
ゾルピデム酒石酸塩錠5mg「JG」(日本ジェネリック)	5mg	Fコート錠 ⊖(割線1本)	— (○)	ゾルピデム酒石酸塩
ゾルピデム酒石酸塩錠10mg「JG」(日本ジェネリック)	10mg	Fコート錠 ⊖(割線1本)	— (○)	ゾルピデム酒石酸塩

可否判定 ○：可，△：条件つきで可，×：不可，—：企業判定回避，()：著者判断

ソルヒ

理　　由	代用品
40℃・3カ月，25℃・75%RH・3カ月の条件下では変化は認められなかった。2,000lx・30万lx・hrの条件下でわずかな変色，類縁物質の増加，含量の低下傾向が認められた。そのため粉砕後は遮光して保存することが望ましい 著 遮光保存。苦味あり 安定性〔加速〕(40℃，75%RH，6カ月間)変化なし 〔苛酷〕(40℃，遮光，3カ月間)変化なし (25℃，75%RH，遮光，3カ月間)変化なし (120万lx·hr)変化なし 溶解性(水)やや溶けにくい	内用液0.5%　GE
粉砕時の体内動態データなし 原薬には苦味があり，光によって徐々に黄変する 著 遮光保存。苦味あり 安定性製剤　〔通常〕(25℃，60%RH，遮光，3年間)規格内 〔苛酷〕(40℃，75%RH，遮光，6カ月間)規格内 粉砕後　(40℃，30日間)規格内 (25℃，75%，30日間)規格内 (120万lx·hr)規格内 溶解性(水)やや溶けにくい	内用液0.5%　GE
粉砕時の体内動態データなし 口腔内崩壊錠であるため粉砕の必要性なし 原薬には苦味があり，光によって徐々に黄変する 著 遮光保存。苦味あり 安定性製剤　〔通常〕(25℃，60%RH，遮光，3年間)規格内 〔苛酷〕(40℃，75%RH，遮光，6カ月間)規格内 粉砕後　(40℃，30日間)規格内 (25℃，75%，30日間)規格内 (120万lx·hr)規格内 溶解性(水)やや溶けにくい	内用液0.5%　GE
苦味あり 著 遮光保存。苦味あり 安定性〔加速〕(40℃，75%RH，6カ月間)変化なし (40℃，無包装状態，3カ月間)変化なし (25℃，75%RH，3カ月間)変化なし (120万lx·hr)変化なし 粉砕後　(40℃，3カ月間)変化なし (25℃，75%RH，3カ月間)変化なし (120万lx·hr)変色及び含量の低下 溶解性(水)やや溶けにくい	内用液0.5%　GE
光によって徐々に黄色となる 著 遮光保存。苦味あり 安定性(40℃，遮光・気密容器，4週間)問題なし (25℃，75%RH，遮光・開放容器，4週間)問題なし (120万lx·hr，透明・気密容器)性状変化・含量低下傾向 溶解性(水)やや溶けにくい	内用液0.5%　GE

理由　著 著者コメント　　安定性原薬(一部製剤)の安定性　　溶解性(水)原薬の水に対する溶解性
代用品　※：一部適応等が異なる

ソルヒ

製品名(会社名)	規格単位	剤形・割線・Cap号数	可否	一般名
ゾルピデム酒石酸塩錠5mg「KN」(小林化工)	5mg	Fコート錠 ⊖(割線1本)	△ (○)	ゾルピデム酒石酸塩
ゾルピデム酒石酸塩錠10mg「KN」(小林化工)	10mg	Fコート錠 ⊖(割線1本)	△ (○)	
ゾルピデム酒石酸塩OD錠5mg「KN」(小林化工)	5mg	口腔内崩壊錠 ⊖(割線1本)	△	ゾルピデム酒石酸塩
ゾルピデム酒石酸塩OD錠10mg「KN」(小林化工)	10mg	口腔内崩壊錠 ⊖(割線1本)	△	
ゾルピデム酒石酸塩錠5mg「NP」(ニプロ=光)	5mg	Fコート錠 ⊖(割線1本)	— (○)	ゾルピデム酒石酸塩
ゾルピデム酒石酸塩錠10mg「NP」(ニプロ=光)	10mg	Fコート錠 ⊖(割線1本)	— (○)	
ゾルピデム酒石酸塩錠5mg「TCK」(辰巳)	5mg	Fコート錠 ⊖(割線1本)	— (○)	ゾルピデム酒石酸塩
ゾルピデム酒石酸塩錠10mg「TCK」(辰巳)	10mg	Fコート錠 ⊖(割線1本)	— (○)	
ゾルピデム酒石酸塩錠5mg「YD」(陽進堂)	5mg	Fコート錠 ⊖(割線1本)	— (○)	ゾルピデム酒石酸塩
ゾルピデム酒石酸塩錠10mg「YD」(陽進堂)	10mg	Fコート錠 ⊖(割線1本)	— (○)	

可否判定 ○:可,△:条件つきで可,×:不可,—:企業判定回避,():著者判断

ソルヒ

理　　由	代用品
主薬由来の苦味が出現する可能性がある(苦味あり) 著 遮光保存。苦味あり 安定性 粉砕後 〔通常〕(25℃, 75%RH, 遮光, 30日間)変化なし 〔苛酷〕(40℃, 遮光, 30日間)変化なし 〔光〕(室温, 1,000lx·hr(白色蛍光灯下), 50日間)変化なし 溶解性(水) やや溶けにくい	内用液0.5% GE
主薬由来の苦味が出現する可能性がある(苦味あり) 著 遮光保存。苦味あり 安定性 粉砕後 〔通常〕(25℃, 75%RH, 遮光, 30日間)変化なし 〔苛酷〕(40℃, 遮光, 30日間)変化なし 〔光〕(室温, 1,000lx·hr(白色蛍光灯下), 50日間)変化なし 溶解性(水) やや溶けにくい	内用液0.5% GE
錠剤分割後は遮光保存 著 遮光保存。苦味あり 安定性 粉砕後　3カ月間のデータあり(粉砕時の体内動態データ等なし) 溶解性(水) やや溶けにくい	内用液0.5% GE
25±1℃, 75±5%RH, 遮光・開放条件で4週間保存した結果, 含量に変化なし 著 遮光保存。苦味あり 安定性 該当資料なし 溶解性(水) やや溶けにくい	内用液0.5% GE
著 遮光保存。苦味あり 安定性 粉砕時　(温度成り行き, 気密容器, 120万lx·hr, 50日間)性状変化なし, 含量規格内 溶解性(水) やや溶けにくい ---- 著 遮光保存。苦味あり 安定性 粉砕時　(温度成り行き, 気密容器, 60万lx·hr, 25日間)白色の粉末が微黄白色に変化, 含量規格内 溶解性(水) やや溶けにくい	内用液0.5% GE

ソ

理由　著 著者コメント　　安定性 原薬(一部製剤)の安定性　　溶解性(水) 原薬の水に対する溶解性
代用品　※：一部適応等が異なる

ソルヒ

ソ

製品名（会社名）	規格単位	剤形・割線・Cap号数	可否	一般名
ゾルピデム酒石酸塩錠5mg「ZE」（全星）	5mg	Fコート錠 ⊖(割線1本)	△ (○)	ゾルピデム酒石酸塩
ゾルピデム酒石酸塩錠10mg「ZE」（全星）	10mg	Fコート錠 ⊖(割線1本)	△ (○)	
ゾルピデム酒石酸塩錠5mg「アメル」（共和薬品）	5mg	Fコート錠 ⊖(割線1本)	○	ゾルピデム酒石酸塩
ゾルピデム酒石酸塩錠10mg「アメル」（共和薬品）	10mg	Fコート錠 ⊖(割線1本)	○	
ゾルピデム酒石酸塩錠5mg「オーハラ」（大原＝エッセンシャル）	5mg	Fコート錠 ⊖(割線1本)	― (○)	ゾルピデム酒石酸塩
ゾルピデム酒石酸塩錠10mg「オーハラ」（大原＝エッセンシャル）	10mg	Fコート錠 ⊖(割線1本)	― (○)	
ゾルピデム酒石酸塩錠5mg「杏林」（キョーリンリメディオ＝杏林）	5mg	Fコート錠 ⊖(割線1本)	― (○)	ゾルピデム酒石酸塩
ゾルピデム酒石酸塩錠10mg「杏林」（キョーリンリメディオ＝杏林）	10mg	Fコート錠 ⊖(割線1本)	― (○)	
ゾルピデム酒石酸塩錠5mg「クニヒロ」（皇漢堂）	5mg	Fコート錠 ⊖(割線1本)	△ (○)	ゾルピデム酒石酸塩
ゾルピデム酒石酸塩錠10mg「クニヒロ」（皇漢堂）	10mg	Fコート錠 ⊖(割線1本)	△ (○)	

可否判定 ○：可，△：条件つきで可，×：不可，―：企業判定回避，（ ）：著者判断

ソルヒ

理　由	代用品
遮光保存 各条件(光：総曝光量120万lx·hr，温度：40℃で3カ月，湿度：25℃，75%RHで3カ月)で保存した結果，光条件にて，性状が黄色味を帯び，含量低下及び類縁物質の増加がみられ，規格外の判定であった 著 遮光保存。苦味あり 安定性製剤〔苛酷〕(40℃，褐色ガラス瓶(密栓)，3カ月間)性状・硬度・溶出性・定量法：変化なし (25℃，75%RH，褐色ガラス瓶(開栓)，3カ月間)性状・硬度・溶出性・定量法：変化なし 〔光〕(2,000lx，無色ガラス瓶(密栓)，合計120万lx·hrを照射)性状・硬度・溶出性・定量法：変化なし 溶解性(水)やや溶けにくい	内用液0.5% GE
遮光保存 各条件(光：総曝光量120万lx·hr，温度：40℃で3カ月，湿度：25℃，75%RHで3カ月)で保存した結果，光条件にて，性状が黄色味を帯び(規格外)，含量の低下傾向及び類縁物質の増加がみられた 著 遮光保存。苦味あり 安定性製剤〔苛酷〕(40℃，褐色ガラス瓶(密栓)，3カ月間)性状・硬度・溶出性・定量法：変化なし (25℃，75%RH，褐色ガラス瓶(開栓)，3カ月間)性状・硬度・溶出性・定量法：変化なし 〔光〕(2,000lx，無色ガラス瓶(密栓)，合計120万lx·hrを照射)性状・硬度・溶出性・定量法：変化なし 溶解性(水)やや溶けにくい	
著 遮光保存。苦味あり 安定性粉砕後 (25℃，75%RH，遮光，グラシン包装)90日間安定 溶解性(水)やや溶けにくい	内用液0.5% GE
著 遮光保存。苦味あり 溶解性(水)やや溶けにくい	内用液0.5% GE
著 遮光保存。苦味あり 安定性粉砕 (分包紙中(成り行き室温)，12週間)性状(外観)，溶出性(未粉砕品)及び定量値に変化を認めず，規格に適合した。よって，「変化なし」と判定した 溶解性(水)やや溶けにくい	内用液0.5% GE
遮光が必要。120万lx·hr照射時(25℃，湿度成り行き)に含量の低下がみられた。25℃・60%RHで14日間保存した結果，変化はほとんどみられなかった 安定性該当資料なし 溶解性(水)やや溶けにくい	内用液0.5% GE

理由　著 著者コメント　　安定性原薬(一部製剤)の安定性　　溶解性(水)原薬の水に対する溶解性
代用品　※：一部適応等が異なる

ソルヒ

製品名（会社名）	規格単位	剤形・割線・Cap号数	可否	一般名
ゾルピデム酒石酸塩錠5mg「ケミファ」(ケミファ=日本薬工)	5mg	Fコート錠 ⊖(割線1本)	— (○)	ゾルピデム酒石酸塩
ゾルピデム酒石酸塩錠10mg「ケミファ」(ケミファ=日本薬工)	10mg	Fコート錠 ⊖(割線1本)	— (○)	
ゾルピデム酒石酸塩錠5mg「サワイ」(沢井)	5mg	Fコート錠 ⊖(割線1本)	— (○)	ゾルピデム酒石酸塩
ゾルピデム酒石酸塩錠10mg「サワイ」(沢井)	10mg	Fコート錠 ⊖(割線1本)	— (○)	
ゾルピデム酒石酸塩OD錠5mg「サワイ」(沢井)	5mg	口腔内崩壊錠 ⊖(割線1本)	— (△)	ゾルピデム酒石酸塩
ゾルピデム酒石酸塩OD錠10mg「サワイ」(沢井)	10mg	口腔内崩壊錠 ⊖(割線1本)	— (△)	
ゾルピデム酒石酸塩錠5mg「サンド」(サンド)	5mg	Fコート錠 ⊖(割線1本)	— (○)	ゾルピデム酒石酸塩
ゾルピデム酒石酸塩錠10mg「サンド」(サンド)	10mg	Fコート錠 ⊖(割線1本)	— (○)	
ゾルピデム酒石酸塩錠5mg「タカタ」(高田)	5mg	Fコート錠 ⊖(割線1本)	— (○)	ゾルピデム酒石酸塩
ゾルピデム酒石酸塩錠10mg「タカタ」(高田)	10mg	Fコート錠 ⊖(割線1本)	— (○)	
ゾルピデム酒石酸塩錠5mg「テバ」(武田テバ薬品=武田テバファーマ=武田)	5mg	Fコート錠 ⊖(割線1本)	— (○)	ゾルピデム酒石酸塩
ゾルピデム酒石酸塩錠10mg「テバ」(武田テバ薬品=武田テバファーマ=武田)	10mg	Fコート錠 ⊖(割線1本)	— (○)	
ゾルピデム酒石酸塩錠5mg「トーワ」(東和薬品)	5mg	Fコート錠 ⊖(割線1本)	— (○)	ゾルピデム酒石酸塩
ゾルピデム酒石酸塩錠10mg「トーワ」(東和薬品)	10mg	Fコート錠 ⊖(割線1本)	— (○)	

可否判定　○：可，△：条件つきで可，×：不可，—：企業判定回避，（　）：著者判断

理　　由	代用品
著 遮光保存。苦味あり 安定性 粉砕品　(40℃，遮光，気密，3カ月間)問題となる変化なし (25℃，75%RH，遮光，3カ月間)問題となる変化なし (120万lx・hr，成り行き温度，気密)色調変化 溶解性(水) やや溶けにくい	内用液0.5% GE
著 遮光保存。苦味あり 安定性 光によって徐々に黄色となる 溶解性(水) やや溶けにくい	内用液0.5% GE
著 口腔内崩壊錠のため粉砕不適。粉砕した場合，防湿・遮光保存。苦味あり 安定性 光によって徐々に黄色となる 溶解性(水) やや溶けにくい	内用液0.5% GE
著 遮光保存。苦味あり 安定性 粉砕後　〔温度〕(40℃，遮光・気密容器，1カ月間)外観(性状)，含量(%)変化なし 〔湿度〕(25℃，75%RH，遮光・開放，1カ月間)外観(性状)変化なし，〔5mg錠〕97.0→95.0へ含量(%)の低下あり，〔10mg錠〕98.2→95.6へ含量(%)の低下あり 〔光〕(1,000lx・hr，総曝光量60万lx・hr，気密容器，25日間)外観(性状)，含量(%)変化なし 溶解性(水) やや溶けにくい	内用液0.5% GE
〔10mg錠〕苦味あり。光により着色，含量低下 著 遮光保存。苦味あり 安定性 (25℃，75%RH，遮光・開放，30日間)安定 溶解性(水) やや溶けにくい	内用液0.5% GE
粉砕品は苦味を有する 著 遮光保存。苦味あり 安定性 〔温度〕(40℃，4週間)外観，含量に変化なし 〔湿度〕(30℃，75%RH，4週間)外観に変化なし，含量低下(残存率：96.5%) 〔光〕(60万lx・hr)外観に変化なし，含量低下(残存率：96.6%) 溶解性(水) やや溶けにくい	内用液0.5% GE
粉砕品は苦味を有する 著 遮光保存。苦味あり 安定性 〔温度〕(40℃，4週間)外観，含量に変化なし 〔湿度〕(30℃，75%RH，1週間)外観に変化なし，含量低下(残存率：95.5%) 〔光〕(60万lx・hr)外観に変化なし，含量低下(残存率：96.9%) 溶解性(水) やや溶けにくい	
主成分は，光によって徐々に黄色となる 著 遮光保存。苦味あり 安定性 粉砕後　(室内散光下，3カ月間)外観変化あり(7日)，含量変化なし (遮光条件下，3カ月間)外観，含量変化なし 溶解性(水) やや溶けにくい	内用液0.5% GE

理由　著 著者コメント　　安定性 原薬(一部製剤)の安定性　　溶解性(水) 原薬の水に対する溶解性
代用品　※：一部適応等が異なる

ソルヒ

製品名(会社名)	規格単位	剤形・割線・Cap号数	可否	一般名
ゾルピデム酒石酸塩OD錠5mg「トーワ」(東和薬品)	5mg	口腔内崩壊錠 ⊖(割線1本)	— (△)	ゾルピデム酒石酸塩
ゾルピデム酒石酸塩OD錠10mg「トーワ」(東和薬品)	10mg	口腔内崩壊錠 ⊖(割線1本)	— (△)	
ゾルピデム酒石酸塩錠5mg「日医工」(日医工)	5mg	Fコート錠 ⊖(割線1本)	— (○)	ゾルピデム酒石酸塩
ゾルピデム酒石酸塩錠10mg「日医工」(日医工)	10mg	Fコート錠 ⊕(割線1本)	— (○)	
ゾルピデム酒石酸塩OD錠5mg「日医工」(日医工)	5mg	口腔内崩壊錠 ⊖(割線1本)	— (△)	ゾルピデム酒石酸塩
ゾルピデム酒石酸塩OD錠10mg「日医工」(日医工)	10mg	口腔内崩壊錠 ⊖(割線1本)	— (△)	
ゾルピデム酒石酸塩錠5mg「日新」(日新製薬=科研)	5mg	Fコート錠 ⊖(割線1本)	— (○)	ゾルピデム酒石酸塩
ゾルピデム酒石酸塩錠10mg「日新」(日新製薬=科研)	10mg	Fコート錠 ⊖(割線1本)	— (○)	
ゾルピデム酒石酸塩錠5mg「ファイザー」(ファイザー)	5mg	Fコート錠 ⊖(割線1本)	— (○)	ゾルピデム酒石酸塩
ゾルピデム酒石酸塩錠10mg「ファイザー」(ファイザー)	10mg	Fコート錠 ⊖(割線1本)	— (○)	
ゾルピデム酒石酸塩錠5mg「明治」(MeijiSeika)	5mg	Fコート錠 ⊖(割線1本)	△ (○)	ゾルピデム酒石酸塩
ゾルピデム酒石酸塩錠10mg「明治」(MeijiSeika)	10mg	Fコート錠 ⊖(割線1本)	△ (○)	
ゾルミトリプタンOD錠2.5mg「JG」(日本ジェネリック)	2.5mg	口腔内崩壊錠 ○(割線無)	— (△)	ゾルミトリプタン
ゾルミトリプタンOD錠2.5mg「アメル」(共和薬品)	2.5mg	素錠(口腔内崩壊錠) ○(割線無)	— (△)	ゾルミトリプタン

可否判定 ○:可,△:条件つきで可,×:不可,—:企業判定回避,( ):著者判断

ソルミ

理　由	代用品
主成分は，光によって徐々に黄色となる **著** 口腔内崩壊錠のため粉砕不適。粉砕した場合，防湿・遮光保存。苦味あり **安定性** 粉砕後　(25℃，60％RH，1,000lx散光下，3カ月間)外観，含量変化なし (25℃，60％RH，遮光条件下，3カ月間)外観，含量変化なし **溶解性(水)** やや溶けにくい	内用液0.5%　[GE]
著 遮光保存。苦味あり **安定性** 粉砕物　(25℃，75％RH，遮光・開放，3カ月間)外観，含量変化なし，[10mg錠]重量増加傾向 **溶解性(水)** やや溶けにくい	内用液0.5%　[GE]
著 口腔内崩壊錠のため粉砕不適。粉砕した場合，防湿・遮光保存。苦味あり **安定性** 粉砕物　(25℃，75％RH，遮光・開放，3カ月間)外観，含量変化なし **溶解性(水)** やや溶けにくい	内用液0.5%　[GE]
錠剤分割後は遮光保存 **著** 遮光保存。苦味あり **安定性** 有効成分は光によって徐々に黄色となる **溶解性(水)** やや溶けにくい	内用液0.5%　[GE]
著 遮光保存。苦味あり **安定性** (2,000lx，ファルコンチューブ(密栓))わずかに黄変，含量低下 **溶解性(水)** やや溶けにくい	内用液0.5%　[GE]
光でわずかに着色が認められるため，遮光での保存が必要 **著** 遮光保存。苦味あり **安定性** 〔長期〕(室温，ポリエチレン袋/スチール缶，48カ月間)水分がわずかに増加。その他ほとんど変化なし 〔苛酷〕(50℃，ポリエチレン袋/スチール缶，3カ月間)ほとんど変化なし (30℃，75％RH，開放容器(ガラス瓶)，3カ月間)水分がわずかに増加し赤外吸収スペクトルが変化した。その他ほとんど変化なし (40℃，75％RH，ポリエチレン袋/スチール缶，6カ月間)水分がわずかに増加し赤外吸収スペクトルが変化した。その他ほとんど変化なし (室内散光下(1,000lx)，開放容器(ガラスシャーレ)，40日間)水分がわずかに増加し外観がわずかに黄色味を帯びた。その他ほとんど変化なし **溶解性(水)** やや溶けにくい	内用液0.5%　[GE]
著 口腔内崩壊錠のため粉砕不適。粉砕した場合，防湿・遮光保存 **安定性** 粉砕品　(25℃，75％RH，グラシンラミネート紙・遮光，7日間)類縁物質の増加(規格外) (25℃，17万lx･hr，グラシンラミネート紙)類縁物質の増加(規格外) **溶解性(水)** 極めて溶けにくい	
著 口腔内崩壊錠のため粉砕不適。粉砕した場合，防湿・遮光保存 **安定性** 粉砕品　〔湿度〕(25℃，75％RH，遮光，グラシンラミネート紙，90日間)外観，含量：変化なし。純度：変化あり(30日間で規格外) 〔光〕(25℃，120万lx･hr，グラシンラミネート紙)外観，含量：変化なし。純度：変化あり(60万lx･hrで規格外) **溶解性(水)** 極めて溶けにくい	

理由　**著** 著者コメント　**安定性** 原薬(一部製剤)の安定性　**溶解性(水)** 原薬の水に対する溶解性
代用品　※：一部適応等が異なる

ソルミ

製品名（会社名）	規格単位	剤形・割線・Cap号数	可否	一般名
ゾルミトリプタンOD錠2.5mg「タカタ」(高田)	2.5mg	口腔内崩壊錠 ⊖(割線模様)	— (△)	ゾルミトリプタン
ゾルミトリプタンOD錠2.5mg「トーワ」(東和薬品)	2.5mg	口腔内崩壊錠 ◯(割線無)	— (△)	ゾルミトリプタン
ゾルミトリプタンOD錠2.5mg「日医工」(日医工)	2.5mg	口腔内崩壊錠 ◯(割線無)	— (△)	ゾルミトリプタン
ゾルミトリプタンOD錠2.5mg「日新」(日新製薬)	2.5mg	素錠(口腔内崩壊錠) ◯(割線無)	— (△)	ゾルミトリプタン
ソルミラン顆粒状カプセル600mg（森下仁丹＝帝人ファーマ）	600mg1包	軟カプセル	×	イコサペント酸エチル
ソルミラン顆粒状カプセル900mg（森下仁丹＝帝人ファーマ）	900mg1包	軟カプセル	×	
ソレトン錠80（ケミファ）	80mg	Fコート錠 ◯(割線無)	△	ザルトプロフェン
ソロン錠50（大正製薬）	50mg	素錠 ◯(割線無)	— (△)	ソファルコン

可否判定 ◯：可，△：条件つきで可，×：不可，—：企業判定回避，( )：著者判断

理　由	代用品
著 口腔内崩壊錠のため粉砕不適。粉砕した場合，防湿・遮光保存 (安定性)**粉砕物**　(25℃，75％RH，遮光，30日間)性状：変化なし。類縁物質：わずかに増加。含量：水分増加によるわずかな低下 (溶解性(水))極めて溶けにくい	
著 口腔内崩壊錠のため粉砕不適。粉砕した場合，防湿・遮光保存 (安定性)**粉砕後**　(25℃，60％RH，1,000lx散光下，3カ月間)外観変化なし，残存率96.2％(3カ月) (溶解性(水))極めて溶けにくい	
著 口腔内崩壊錠のため粉砕不適。粉砕した場合，防湿・遮光保存 (安定性)**粉砕物**　(30℃，75％RH，遮光・開放，1カ月間)2週間後外観変化 (室温，曝光量60万lx・hr，D65光源，開放)30万lx・hr後外観変化 (室温，室内散光下，開放，1カ月間)2週間後外観変化 (溶解性(水))極めて溶けにくい	
アルミピロー開封後は湿気を避けて保存 **著** 口腔内崩壊錠のため粉砕不適。粉砕した場合，防湿・遮光保存 (溶解性(水))極めて溶けにくい	
本剤は内容原薬がイコサペント酸エチルであり，破砕することで過酸化物価の上昇，分解物の生成と正確な服用ができなくなる。また，pH依存崩壊型の軟カプセル剤であり，その特性が失われるため粉砕不可 (安定性)〔長期〕(25℃，60％RH，窒素置換気密容器，36カ月間)ほとんど変化は認められず，安定 〔苛酷〕(30℃，開放容器，6日間)過酸化物価の上昇とともに分解物が生成 (溶解性(水))ほとんど溶けない	
特異な刺激性がある (安定性)(40℃，75％RH，遮光，6カ月間)問題となる変化なし (120万lx・hr)変色，分解物増加 (室内散乱光下，6カ月間(約72万lx・hr))問題となる変化なし **粉砕物**　(25℃，75％RH，遮光，4週間)問題となる変化なし (60万lx・hr)問題となる変化なし (溶解性(水))ほとんど溶けない	
遮光保存。25℃・75％RHで4週間安定 (安定性)〔長期〕(室温，褐色ガラス瓶，39カ月間)変化なし 〔苛酷〕(50℃，褐色ガラス瓶，6カ月間)変化なし (40℃，75％RH，褐色ガラス瓶(開栓)，6カ月間)変化なし (室内散光，無色透明ガラス製ペトリ皿，3カ月間)表面がわずかに類白色に変化する。TLCで光反応生成物に相当するスポットを認める (室内散光，褐色ガラス瓶，3カ月間)変化なし (蛍光灯1,000lx，無色透明ガラス製ペトリ皿，30日間)表面が類白色に変化する。TLCで光反応生成物に相当するスポットを認める (蛍光灯1,000lx，褐色ガラス瓶，30日間)変化なし (直射日光，無色透明ガラス製ペトリ皿，7日間)表面が類白色に変化する。TLCで光反応生成物に相当するスポットを認める (溶解性(水))ほとんど溶けない	細10％ GE 細20％ 先 GE

理由　**著** 著者コメント　　(安定性)原薬(一部製剤)の安定性　　(溶解性(水))原薬の水に対する溶解性
代用品　※：一部適応等が異なる

ソロン

製品名（会社名）	規格単位	剤形・割線・Cap号数	可否	一般名
ソロンカプセル100 （大正製薬）	100mg	硬カプセル 1号	— (△)	ソファルコン
ダイアート錠30mg （三和化学）	30mg	Fコート錠 （割線1本）	— (△)	アゾセミド
ダイアート錠60mg （三和化学）	60mg	Fコート錠 （割線1本）	— (△)	
ダイアモックス錠250mg （三和化学）	250mg	素錠 （割線2本）	— (○)	アセタゾラミド
タイケルブ錠250mg （ノバルティス）	250mg	Fコート錠 （割線無）	— (△)	ラパチニブトシル酸塩水和物
ダイドロネル錠200 （大日本住友）	200mg	素錠 （割線1本）	— (△)	エチドロン酸二ナトリウム

可否判定 ○：可，△：条件つきで可，×：不可，—：企業判定回避，（　）：著者判断

理　　由	代用品
遮光保存。脱カプセルに関するデータなし (安定性)〔長期〕(室温, 褐色ガラス瓶, 39カ月間)変化なし 〔苛酷〕(50℃, 褐色ガラス瓶, 6カ月間)変化なし (40℃, 75％RH, 褐色ガラス瓶(開栓), 6カ月間)変化なし (室内散光, 無色透明ガラス製ペトリ皿, 3カ月間)表面がわずかに類白色に変化する。TLCで光反応生成物に相当するスポットを認める (室内散光, 褐色ガラス瓶, 3カ月間)変化なし (蛍光灯1,000lx, 無色透明ガラス製ペトリ皿, 30日間)表面が類白色に変化する。TLCで光反応生成物に相当するスポットを認める (蛍光灯1,000lx, 褐色ガラス瓶, 30日間)変化なし (直射日光, 無色透明ガラス製ペトリ皿, 7日間)表面が類白色に変化する。TLCで光反応生成物に相当するスポットを認める (溶解性(水))ほとんど溶けない	細10％ GE 細20％ 先 GE
苦味あり。40℃・遮光で3カ月間安定。25℃・75％RH・遮光で3カ月間安定。総照射量120万lx・hrで外観変化あり (著)遮光保存 (安定性)〔長期〕(室温, 褐色ガラス瓶(密栓), 36カ月間)変化なし 〔苛酷〕(40℃, 75％RH, ビニール袋(遮光), 6カ月間)変化なし (室内散光, 無色透明シャーレ(密閉), 6カ月間)4.5カ月後に外観変化あり (溶解性(水))ほとんど溶けない	
わずかに苦味あり。40℃で3カ月間安定。25℃・75％RHで1カ月から一部が塊になる(容易に粉末にすることができる塊)。総照射量60万lx・hrで安定 (安定性)〔長期〕(約26℃, 約60％RH, 最終包装, 7年間)変化なし (溶解性(水))極めて溶けにくい	末※ 先
(著)抗悪性腫瘍剤のため粉砕せず懸濁する。遮光保存 (安定性)〔長期〕(30℃, 65％RH, ポリエチレン袋, 36カ月間)変化なし 〔加速〕(40℃, 75％RH, ポリエチレン袋, 6カ月間)変化なし 〔光〕(25℃(湿度調節せず), 白色蛍光ランプ総照度120～180万lx・hr＋近紫外蛍光ランプ総近紫外放射エネルギー200～300W・hr/m²の光を照射, ポリエチレン袋を金属またはプラスチックタイで密閉後, 金属, プラスチックまたは段ボール容器で遮光, 5日間)変化なし (25℃(湿度調節せず), 白色蛍光ランプ総照度120～180万lx・hr＋近紫外蛍光ランプ総近紫外放射エネルギー200～300W・hr/m²の光を照射, 曝光, 無包装, 5日間)類縁物質増加 (溶解性(水))(水：pH4.0)ほとんど溶けない (危険度)Ⅱ(日本病院薬剤師会：抗悪性腫瘍薬の院内取扱い指針)	
(著)わずかに塩味, 苦味あり。気密容器保存。原薬は吸湿性あり (安定性)〔長期〕(室温, ガラス瓶(密栓), 36カ月間)変化なし 〔苛酷〕(40℃, ガラス瓶(密栓), 6カ月間)変化なし (40℃, 75％RH, ガラス瓶(開栓), 6カ月間)乾燥減量の増加 (蛍光灯(1,000lx), ガラス製ペトリ皿(蓋付), 72万lx・hr)変化なし (溶解性(水))溶けやすい	

理由　(著)著者コメント　　(安定性)原薬(一部製剤)の安定性　　(溶解性(水))原薬の水に対する溶解性
代用品　※：一部適応等が異なる

タイヒ

製品名（会社名）	規格単位	剤形・割線・Cap号数	可否	一般名
ダイピン錠1mg （アルフレッサファーマ）	1mg	糖衣錠 ○(割線無)	— (△)	N-メチルスコポラミンメチル硫酸塩
ダイフェン配合錠 （鶴原）	配合剤	素錠 ⊖(割線1本)	△†	スルファメトキサゾール・トリメトプリム
ダイメジンスリービー配合カプセル25（日医工）	配合剤	硬カプセル 3号	— (△)	ビタミンB_1・B_6・B_{12}複合剤
ダオニール錠1.25mg （サノフィ）	1.25mg	素錠 ⊖(割線1本)	— (○)	グリベンクラミド
ダオニール錠2.5mg （サノフィ）	2.5mg	素錠 (割線1本)	— (○)	
タカベンス錠25mg （高田）	25mg	糖衣錠 ○(割線無)	— (×)	メリロートエキス
タガメット錠200mg （大日本住友）	200mg	Fコート錠 ○(割線無)	— (△)	シメチジン
タガメット錠400mg （大日本住友）	400mg	Fコート錠 ○(割線無)	— (△)	
ダクチラン錠50mg （杏林）	50mg	Fコート錠 ○(割線無)	× (△)	ピペリドレート塩酸塩

可否判定 ○：可，△：条件つきで可，×：不可，—：企業判定回避，（ ）：著者判断

タクチ

理　　由	代用品
苦味あり。主薬含量が1mgであるので粉砕した場合，均一性に乏しい (安定性)(25℃，気密，12カ月間)外観・含量・旋光度変化なし，乾燥減量0.8% (40℃，気密，6カ月間)外観・含量・旋光度変化なし，乾燥減量0.7% (25℃，84%RH，3カ月間)外観・含量・旋光度変化なし，乾燥減量1.3% (40℃，82%RH，1カ月間)外観・含量・旋光度変化なし，乾燥減量1.2% (室内散光，無色瓶，12カ月間)外観・含量・旋光度変化なし，乾燥減量0.7% (溶解性(水))極めて溶けやすい	
苦味あり † 著 凡例5頁参照 (安定性)該当資料なし (溶解性(水))トリメトプリム：極めて溶けにくい スルファメトキサゾール：極めて溶けにくい	顆 [先]
著 粉砕後1カプセル単位以下の分割分包不可。配合剤のため避ける。 粉砕後防湿・遮光保存で可能と推定 (安定性)製剤内容物　(25℃，75%RH，遮光・開放，8週間)外観，含量変化なし (溶解性(水))ベンフォチアミン：溶けにくい ピリドキシン塩酸塩：溶けやすい シアノコバラミン：やや溶けにくい	散 [先]
該当資料なし (安定性)(通常)(室温，室湿，自然光，13カ月間)変化なし 〔苛酷〕(60℃，75%RH，13カ月間)変化なし (溶解性(水))ほとんど溶けない	
吸湿性あり。主成分が昇華性のため，短期間に限る 著 原則粉砕回避とし用時粉砕とする (安定性)(通常)(25℃，75%RH，遮光・開放，3日間)含量が著しく低下(規格外) (溶解性(水))混濁して溶ける	
著 遮光保存。苦味あり (安定性)〔長期〕(室温，褐色ガラス瓶(密栓)，30カ月間)ほとんど変化なし 〔苛酷〕(50℃，褐色ガラス瓶(密栓)，3カ月間)ほとんど変化なし (30℃，90%RH，褐色ガラス瓶(開栓)，3カ月間)ほとんど変化なし (室内散光(500lx)，無色透明シャーレ(蓋付)，6カ月間)わずかに黄色味を示す (溶解性(水))溶けにくい	細20%・40% [先] [GE]
著 苦味が強いため粉砕不可。しびれ感あり (安定性)〔長期〕(室温，24カ月間)変化なし 〔温度〕(45℃，3カ月間)変化なし 〔湿度〕(30℃，90%RH，3カ月間)変化なし 〔光〕(直射日光下，3カ月間)1カ月後に外観変化がみられ，粉末の表面が淡黄色となり，時間の経過とともに着色が強くなった。溶状も外観の変化に伴って着色が認められた。pHは2～3カ月後に少し低下した。その他は変化が認められなかった (溶解性(水))やや溶けにくい	

理由　著 著者コメント　　(安定性)原薬(一部製剤)の安定性　　(溶解性(水))原薬の水に対する溶解性
代用品　※：一部適応等が異なる

タクチ

製品名（会社名）	規格単位	剤形・割線・Cap号数	可否	一般名
ダクチル錠50mg （キッセイ）	50mg	Fコート錠 ◯(割線無)	— (△)	ピペリドレート塩酸塩
タグリッソ錠40mg （アストラゼネカ）	40mg	Fコート錠 ◯(割線無)	× (△)	オシメルチニブメシル酸塩
タグリッソ錠80mg （アストラゼネカ）	80mg	Fコート錠 ⊖(割線無)	× (△)	
ダクルインザ錠60mg （BMS）	60mg	Fコート錠 ⬠(割線無)	×	ダクラタスビル塩酸塩
タクロリムス錠0.5mg「あゆみ」 （あゆみ製薬）	0.5mg	Fコート錠 ◯(割線無)	— (△)	タクロリムス水和物
タクロリムス錠1mg「あゆみ」 （あゆみ製薬）	1mg	Fコート錠 ◯(割線無)	— (△)	
タクロリムス錠1.5mg「あゆみ」 （あゆみ製薬）	1.5mg	Fコート錠 ◯(割線無)	— (△)	
タクロリムス錠2mg「あゆみ」 （あゆみ製薬）	2mg	Fコート錠 ◯(割線無)	— (△)	
タクロリムス錠3mg「あゆみ」 （あゆみ製薬）	3mg	Fコート錠 ⊖(割線1本)	— (△)	
タクロリムス錠5mg「あゆみ」 （あゆみ製薬）	5mg	Fコート錠 ◯(割線無)	— (△)	

可否判定 ◯：可，△：条件つきで可，×：不可，—：企業判定回避，（ ）：著者判断

タクロ

理　　由	代用品
光に対して不安定 著 遮光保存 (安定性)〔長期〕(室温，ガラスシャーレ蓋(開放)，24カ月間)変化なし 〔苛酷〕(30℃，90%RH，ガラスシャーレ蓋(開放)，3カ月間)変化なし (45℃，ガラスシャーレ蓋(開放)，3カ月間)変化なし 〔光〕(直射日光下，ガラスシャーレ蓋付，3カ月間)1カ月後より，外観，溶状に着色が認められた。2カ月後よりpHがやや低下した (溶解性(水))やや溶けにくい	
粉砕時のデータ(薬物動態，臨床効果，安全性，安定性)なし 著 抗悪性腫瘍剤のため粉砕せず懸濁する。やむを得ず粉砕する場合は，安全キャビネット内で行うなど調剤者の曝露に注意すること。防湿・遮光保存 (安定性)〔通常〕(25℃，60%RH，二重のポリエチレン袋/外部容器，36カ月間)変化なし 〔苛酷〕(50℃，二重のポリエチレン袋/外部容器，3カ月間)(無包装，総照度120万lx·hr以上，総近紫外放射エネルギー200W·hr/m²以上)いずれも変化なし (溶解性(水))溶けにくい (危険度)Ⅲ(日本病院薬剤師会：抗悪性腫瘍薬の院内取扱い指針)	
粉砕物の安定性データなし 著 粉砕後データが不足しているが，安定と推定 (安定性)〔通常〕(25℃，60%RH，二重のポリエチレン袋/ファイバードラム，12カ月間)変化なし 〔苛酷〕(40℃，75%RH，開放，6カ月間)変化なし (溶解性(水))溶けやすい	
著 血中濃度のモニタリングが必要な薬剤であり，粉砕により薬物動態が変動する可能性が否定できない (安定性)〔長期〕(25℃，60%RH，二重ポリエチレン袋＋乾燥剤入りアルミパウチ＋ファイバードラム，48カ月間)変化なし 〔熱〕(60℃，秤量瓶をフィルムで密閉，159時間)変化なし 〔光〕(25℃，秤量瓶をフィルムで密閉，合計120万lx·hr)含量低下 〔加速〕(40℃，75%RH，二重ポリエチレン袋＋乾燥剤入りアルミパウチ＋ファイバードラム，6カ月間)変化なし (溶解性(水))ほとんど溶けない	顆0.2mg·1mg ※ 先

タ

理由　著 著者コメント　　(安定性)原薬(一部製剤)の安定性　　(溶解性(水))原薬の水に対する溶解性
代用品　※：一部適応等が異なる

タクロ

製品名（会社名）	規格単位	剤形・割線・Cap号数	可否	一般名
タクロリムス錠0.5mg「トーワ」（東和薬品）	0.5mg	Fコート錠 ○(割線無)	—(△)	タクロリムス水和物
タクロリムス錠1mg「トーワ」（東和薬品）	1mg	Fコート錠 ○(割線無)	—(△)	
タクロリムス錠1.5mg「トーワ」（東和薬品）	1.5mg	Fコート錠 ○(割線無)	—(△)	
タクロリムス錠2mg「トーワ」（東和薬品）	2mg	Fコート錠 ○(割線無)	—(△)	
タクロリムス錠3mg「トーワ」（東和薬品）	3mg	Fコート錠 ⊖(割線1本)	—(△)	
タクロリムス錠5mg「トーワ」（東和薬品）	5mg	Fコート錠 ○(割線無)	—(△)	
タクロリムス錠0.5mg「日医工」（日医工）	0.5mg	Fコート錠 ○(割線無)	—(△)	タクロリムス水和物
タクロリムス錠1mg「日医工」（日医工）	1mg	Fコート錠 ○(割線無)	—(△)	
タクロリムス錠5mg「日医工」（日医工）	5mg	Fコート錠 ○(割線無)	—(△)	

可否判定 ○：可, △：条件つきで可, ×：不可, —：企業判定回避, (　)：著者判断

タクロ

理　由	代用品
主成分は，吸湿性を認めない 著 血中濃度のモニタリングが必要な薬剤であり，粉砕により薬物動態が変動する可能性が否定できない 安定性 **粉砕後**　(室内散光下，3週間)外観変化なし，残存率87.1%(1週間) (遮光条件下，2カ月間)外観・含量変化なし 溶解性(水) ほとんど溶けない	顆0.2mg・1mg ※ 先
主成分は，吸湿性を認めない 著 血中濃度のモニタリングが必要な薬剤であり，粉砕により薬物動態が変動する可能性が否定できない 安定性 **粉砕後**　(室内散光下，3週間)外観変化なし，残存率92.1%(1週間) (遮光条件下，2カ月間)外観・含量変化なし 溶解性(水) ほとんど溶けない	
主成分は，吸湿性を認めない 著 血中濃度のモニタリングが必要な薬剤であり，粉砕により薬物動態が変動する可能性が否定できない 安定性 **粉砕後**　(室内散光下，3週間)外観変化なし，残存率89.4%(1週間) (遮光条件下，2カ月間)外観変化なし，残存率95.8%(2カ月) 溶解性(水) ほとんど溶けない	
主成分は，吸湿性を認めない 著 血中濃度のモニタリングが必要な薬剤であり，粉砕により薬物動態が変動する可能性が否定できない 安定性 **粉砕後**　(室内散光下，2カ月間)外観変化なし，残存率92.1%(1週間) (遮光条件下，2カ月間)外観・含量変化なし 溶解性(水) ほとんど溶けない	
主成分は，吸湿性を認めない 著 血中濃度のモニタリングが必要な薬剤であり，粉砕により薬物動態が変動する可能性が否定できない 安定性 **粉砕後**　(室内散光下，3週間)外観変化なし，残存率95.9%(1週間) (遮光条件下，2カ月間)外観・含量変化なし 溶解性(水) ほとんど溶けない	
主成分は，吸湿性を認めない 著 血中濃度のモニタリングが必要な薬剤であり，粉砕により薬物動態が変動する可能性が否定できない 安定性 **粉砕後**　(室内散光下，3週間)外観変化なし，残存率94.8%(2週間) (遮光条件下，2カ月間)外観・含量変化なし 溶解性(水) ほとんど溶けない	
著 血中濃度のモニタリングが必要な薬剤であり，粉砕により薬物動態が変動する可能性が否定できない 安定性 **粉砕物**　(室温，散光下(約600lx)，シャーレをラップで覆う，3週間)1週間後含量低下(規格外) (室温，遮光，シャーレをラップ，アルミ箔で覆う，2カ月間)外観，含量変化なし 溶解性(水) ほとんど溶けない	顆0.2mg・1mg ※ 先

タ

理由　著 著者コメント　　安定性 原薬(一部製剤)の安定性　　溶解性(水) 原薬の水に対する溶解性
代用品　※：一部適応等が異なる

タクロ

製品名(会社名)	規格単位	剤形・割線・Cap号数	可否	一般名
タクロリムスカプセル0.5mg「JG」(日本ジェネリック)	0.5mg	硬カプセル ⑤号	— (△)	タクロリムス水和物
タクロリムスカプセル1mg「JG」(日本ジェネリック)	1mg	硬カプセル ⑤号	— (△)	
タクロリムスカプセル5mg「JG」(日本ジェネリック)	5mg	硬カプセル ④号	— (△)	
タクロリムスカプセル0.5mg「サンド」(ニプロファーマ=サンド)	0.5mg	硬カプセル ⑤号	— (△)	タクロリムス水和物
タクロリムスカプセル1mg「サンド」(ニプロファーマ=サンド)	1mg	硬カプセル ⑤号	— (△)	
タクロリムスカプセル5mg「サンド」(ニプロファーマ=サンド)	5mg	硬カプセル ④号	— (△)	
タクロリムスカプセル0.5mg「ニプロ」(ニプロ)	0.5mg	硬カプセル ⑤号	— (△)	タクロリムス水和物
タクロリムスカプセル1mg「ニプロ」(ニプロ)	1mg	硬カプセル ⑤号	— (△)	
タクロリムスカプセル5mg「ニプロ」(ニプロ)	5mg	硬カプセル ④号	— (△)	
タケキャブ錠10mg(武田)	10mg	Fコート錠 (割線無)	— (○)	ボノプラザンフマル酸塩
タケキャブ錠20mg(武田)	20mg	Fコート錠 (割線表裏各1本)	— (○)	

可否判定 ○:可, △:条件つきで可, ×:不可, —:企業判定回避, ( ):著者判断

理　由	代用品
著 血中濃度のモニタリングが必要な薬剤であり，カプセル剤の粉砕により薬物動態が変動する可能性が否定できないことから，粉砕不適。有効成分は吸湿性を認めない。防湿が必要，脱カプセルで防湿保存 (安定性)**脱カプセル品**　(40℃，遮光・気密容器，3カ月間)変化なし (25℃，75%RH，遮光・開放容器，3カ月間)変化なし (成り行き温湿度，60万lx·hr，遮光・開放)[0.5mgカプセル]類縁物質及び異性体の増加，含量の低下，[1mg·5mgカプセル]類縁物質の増加，含量の低下 (溶解性(水))ほとんど溶けない	顆0.2mg・1mg ※ [先]
カプセル剤は開封後湿気を避けて保存 **著** 血中濃度のモニタリングが必要な薬剤であり，カプセル剤の粉砕により薬物動態が変動する可能性が否定できないことから，粉砕不適。有効成分は吸湿性を認めない。防湿が必要，脱カプセルで防湿保存 (安定性)**脱カプセル後**　3カ月間のデータあり(脱カプセル時の体内動態データ等なし) (溶解性(水))ほとんど溶けない	顆0.2mg・1mg ※ [先]
カプセル剤は開封後湿気を避けて保存 **著** 血中濃度のモニタリングが必要な薬剤であり，カプセル剤の粉砕により薬物動態が変動する可能性が否定できないことから，粉砕不適。有効成分は吸湿性を認めない。防湿が必要，脱カプセルで防湿保存 (安定性)**脱カプセル後**　3カ月間のデータあり(脱カプセル時の体内動態データ等なし) (溶解性(水))ほとんど溶けない	顆0.2mg・1mg ※ [先]
主薬が光に不安定なため，遮光の目的でフィルムコーティング錠にしている。粉砕後，温度40℃，暗所の条件下で観察した結果，3カ月後まで，外観，含量について特に問題となる変化なし **著** 遮光保存。苦味あり (安定性)[長期](25℃，60%RH，36カ月間)変化なし [光](25℃，120万lx·hr(D65光源))類縁物質の増加が認められた **製剤**　[長期][10mg錠](25℃，60%RH，PTP＋紙箱，24カ月間)変化なし [20mg錠](25℃，60%RH，PTP＋紙箱，36カ月間)変化なし [光](25℃，120万lx·hr(D65光源))変化なし (溶解性(水))溶けにくい	

理由　**著** 著者コメント　　(安定性)原薬(一部製剤)の安定性　　(溶解性(水))原薬の水に対する溶解性
代用品　※：一部適応等が異なる

タケフ

製品名（会社名）	規格単位	剤形・割線・Cap号数	可否	一般名
タケプロンOD錠15 （武田テバ薬品＝武田）	15mg	口腔内崩壊錠 ○(割線無)	×	ランソプラゾール
タケプロンOD錠30 （武田テバ薬品＝武田）	30mg	口腔内崩壊錠 ○(割線無)	×	ランソプラゾール
タケプロンカプセル15 （武田テバ薬品＝武田）	15mg	硬カプセル 3号	× (△)	ランソプラゾール
タケプロンカプセル30 （武田テバ薬品＝武田）	30mg	硬カプセル 3号	× (△)	ランソプラゾール

可否判定　○：可，△：条件つきで可，×：不可，―：企業判定回避，（　）：著者判断

理　由	代用品
腸溶性細粒を含む口腔内崩壊錠のため不可 **著** すりつぶし不可 (安定性)**原薬(固体状態)**　〔長期〕(室温(4～33℃), 18～95%RH, 暗所)外観：帯褐白色の結晶性の粉末, 残存率：100.1% 〔温度〕(40℃, 暗所, 12カ月間)外観：ごくうすい褐色の結晶性の粉末, 残存率：100.0% (50℃, 暗所, 9カ月間)外観：うすい褐色～褐色の結晶性の粉末, 残存率：97.1% 〔湿度〕(25℃, 75%RH, 18カ月間)外観：うすい褐色の結晶性の粉末, 残存率：98.8% (40℃, 75%RH, 6カ月間)外観：黄褐色の結晶性の粉末, 残存率：88.9% 〔光〕(25℃, 白色蛍光灯(1,000lx), 8週間)外観：微黄白色の結晶性の粉末, 残存率：100.0% (25℃, フェードメータ(キセノンランプ80,000lx), 18.75時間)外観：微黄白色の結晶性の粉末, 残存率：99.7% **製剤**　〔長期〕(25℃, 60%RH, 暗所, PTP＋内袋＋紙箱, 36カ月間)外観：変化なし, 残存率：[15mgOD錠]99.3%, [30mgOD錠]100.1% 〔湿度〕(25℃, 60%RH, 暗所, 3カ月間)外観：変化なし, 残存率：[15mgOD錠]98.8%, [30mgOD錠]100.3% 〔光〕(25℃, 120万lx・hr(キセノンランプ))外観：変化なし, 残存率：[15mgOD錠]100.6%, [30mgOD錠]100.9% (溶解性(水))ほとんど溶けない	
腸溶性顆粒を含む硬カプセル剤のため不可。脱カプセルのみ可 **著** 顆粒のつぶしは胃酸で分解される。脱カプセルのみ可 (安定性)**原薬(固体状態)**　〔長期〕(室温(4～33℃), 18～95%RH, 暗所)外観：帯褐白色の結晶性の粉末, 残存率：100.1% 〔温度〕(40℃, 暗所, 12カ月間)外観：ごくうすい褐色の結晶性の粉末, 残存率：100.0% (50℃, 暗所, 9カ月間)外観：うすい褐色～褐色の結晶性の粉末, 残存率：97.1% 〔湿度〕(25℃, 75%RH, 18カ月間)外観：うすい褐色の結晶性の粉末, 残存率：98.8% (40℃, 75%RH, 6カ月間)外観：黄褐色の結晶性の粉末, 残存率：88.9% 〔光〕(25℃, 白色蛍光灯(1,000lx), 8週間)外観：微黄白色の結晶性の粉末, 残存率：100.0% (25℃, フェードメータ(キセノンランプ80,000lx), 18.75時間)外観：微黄白色の結晶性の粉末, 残存率：99.7% **製剤**　〔長期〕[15mgカプセル](室温, PTP＋内袋＋紙箱, 42カ月間)外観：変化なし, 残存率：100.3% [30mgカプセル](25℃, 60%RH, PTP＋内袋＋紙箱及びガラス瓶＋紙箱, 42カ月間)外観：変化なし, 残存率：100.0% 〔苛酷〕データなし (溶解性(水))ほとんど溶けない	

理由　**著** 著者コメント　　(安定性)原薬(一部製剤)の安定性　　(溶解性(水))原薬の水に対する溶解性
代用品　※：一部適応等が異なる

タケル

製品名(会社名)	規格単位	剤形・割線・Cap号数	可否	一般名
タケルダ配合錠 (武田テバ薬品=武田)	配合剤	素錠 ◯(割線無)	×	アスピリン・ランソプラゾール
タシグナカプセル50mg (ノバルティス)	50mg	硬カプセル 4号	× (△)	ニロチニブ塩酸塩水和物
タシグナカプセル150mg (ノバルティス)	150mg	硬カプセル 1号	× (△)	
タシグナカプセル200mg (ノバルティス)	200mg	硬カプセル 0号	× (△)	
タジン錠30 (あすか製薬=武田)	30mg	素錠 ◯(割線無)	◯ (△)	カルバゾクロムスルホン酸ナトリウム水和物

可否判定 ◯:可, △:条件つきで可, ×:不可, ―:企業判定回避, ( ):著者判断

タシン

理　　由	代用品
有核錠の外層に腸溶性の細粒を含み，内核も腸溶性であるため，粉砕不可 安定性 アスピリン 湿った空気中で徐々に加水分解してサリチル酸及び酢酸になる ランソプラゾール(固体状態) 〔長期〕(室温(4～33℃)，18～95％RH，暗所)外観：帯褐白色の結晶性の粉末，残存率：100.1％ 〔温度〕(40℃，暗所，12カ月間)外観：ごくうすい褐色の結晶性の粉末，残存率：100.0％ (50℃，暗所，9カ月間)外観：うすい褐色～褐色の結晶性の粉末，残存率：97.1％ 〔湿度〕(25℃，75％RH，18カ月間)外観：うすい褐色の結晶性の粉末，残存率：98.8％ (40℃，75％RH，6カ月間)外観：黄褐色の結晶性の粉末，残存率：88.9％ 〔光〕(25℃，白色蛍光灯(1,000lx)，8週間)外観：微黄白色の結晶性の粉末，残存率：100.0％ (25℃，フェードメータ(キセノンランプ80,000lx)，18.75時間)外観：微黄白色の結晶性の粉末，残存率：99.7％ **製剤**　〔長期〕(25℃，60％RH，暗所，PTP+内袋(乾燥剤入り)+紙箱，24カ月間)変化なし 〔湿度〕(25℃，60％RH，暗所，3カ月間)外観：変化なし，残存率：100.3％ 〔光〕(120万lx・hr(D65光源))変化なし 溶解性(水) アスピリン：溶けにくい ランソプラゾール：ほとんど溶けない	
本剤は抗悪性腫瘍剤であり，健康成人が吸入した場合などの影響は不明 著 抗悪性腫瘍剤のため粉砕せず懸濁する。やむを得ず粉砕する場合は，安全キャビネット内で行うなど調剤者の曝露に注意すること。防湿・遮光保存。危険度Ⅱ(日本病院薬剤師会：抗悪性腫瘍薬の院内取扱い指針)のため，粉砕時曝露に注意 安定性 〔通常〕(25℃，60％RH，アルミニウム包装，60カ月間)安定 (40℃，75％RH，アルミニウム包装，6カ月間)安定 〔苛酷〕(60℃，75％RH，無包装，1カ月間)安定 (120万lx・hr，無包装)安定 溶解性(水) 極めて溶けにくい 危険度 Ⅱ(日本病院薬剤師会：抗悪性腫瘍薬の院内取扱い指針)	
著 防湿・遮光保存 安定性 データなし 溶解性(水) やや溶けにくい	散10％ 先 GE 細10％ GE

理由　著 著者コメント　　安定性 原薬(一部製剤)の安定性　　溶解性(水) 原薬の水に対する溶解性
代用品　※：一部適応等が異なる

タチオ

製品名（会社名）	規格単位	剤形・割線・Cap号数	可否	一般名
タチオン錠50mg （長生堂＝日本ジェネリック）	50mg	糖衣錠 ○（割線無）	△	グルタチオン
タチオン錠100mg （長生堂＝日本ジェネリック）	100mg	糖衣錠 ○（割線無）	△	
タナトリル錠2.5 （田辺三菱）	2.5mg	素錠 ○（割線無）	— (○)	イミダプリル塩酸塩
タナトリル錠5 （田辺三菱）	5mg	素錠 ⊖（割線模様）	— (○)	
タナトリル錠10 （田辺三菱）	10mg	素錠 ⊖（割線模様）	— (○)	
タピゾールカプセル15 （武田テバファーマ＝武田＝科研）	15mg	硬カプセル 4号	— (△)	ランソプラゾール
タピゾールカプセル30 （武田テバファーマ＝武田＝科研）	30mg	硬カプセル 2号	— (△)	
タフィンラーカプセル50mg （ノバルティス）	50mg	硬カプセル 2号	— (×)	ダブラフェニブメシル酸塩
タフィンラーカプセル75mg （ノバルティス）	75mg	硬カプセル 1号	— (×)	

可否判定　○：可，△：条件つきで可，×：不可，—：企業判定回避，（　）：著者判断

理　　由	代用品
吸湿性あり。特異臭あり (安定性)該当資料なし(加速変化試験による主な生成物：①還元型グルタチオン(GSH)→酸化型グルタチオン(GS-SG)，②還元型グルタチオン(GSH)→構成アミノ酸に分解(グルタミン酸，システイン，グリシン)) **粉砕品**　(40℃，60％RH，遮光・気密，30日間)外観・含量：変化なし (25℃，75％RH，遮光・開放，30日間)外観・含量：変化なし (120万lx·hr，密閉(シャーレ＋ラップ)，50日間)外観・含量：変化なし (溶解性(水))溶けやすい	散20%　先
吸湿性あり。特異臭あり (安定性)**粉砕品**　(5℃，59％RH，遮光，30日間)外観・含量：変化なし (25℃，75％RH，遮光，30日間)外観・含量：変化なし (30℃，92％RH，遮光，30日間)外観：変化あり(白色→湿潤固化，淡黄色)，含量：変化あり(規格外) (72万lx·hr，30日間)外観・含量：変化なし (溶解性(水))溶けやすい	
(著) 防湿・遮光保存 (安定性)〔長期〕(室温，無色瓶(開栓)，3年間)3カ月目以降，特異なにおいがわずかに感じられたが，その他の試験項目(確認試験，旋光度，純度試験，乾燥減量，強熱残分，分解物，紫外吸収スペクトル，光学純度，含量)は変化なし 〔加速〕(40℃，75％RH，褐色瓶(開栓)，1年間)6カ月目以降，特異なにおいがわずかに感じられたが，その他の試験項目(確認試験，旋光度，純度試験，乾燥減量，強熱残分，分解物，紫外吸収スペクトル，光学純度，含量)は変化なし 〔苛酷〕(60℃，褐色瓶(密栓)，1年間)6カ月目以降，特異なにおいがわずかに感じられたが，その他の試験項目(確認試験，旋光度，純度試験，乾燥減量，強熱残分，分解物，紫外吸収スペクトル，光学純度，含量)は変化なし (太陽光，褐色瓶(密栓)，3カ月間)10日目以降，特異なにおいがわずかに感じられたが，他の試験項目(確認試験，旋光度，純度試験，乾燥減量，強熱残分，分解物，紫外吸収スペクトル，光学純度，含量)は変化なし (太陽光，無色瓶(密栓)，3カ月間)10日目以降，特異なにおいがわずかに感じられたが，その他の試験項目(確認試験，旋光度，純度試験，乾燥減量，強熱残分，分解物，紫外吸収スペクトル，光学純度，含量)は変化なし (溶解性(水))やや溶けやすい	
カプセル内容物は腸溶顆粒のため粉砕は不可 (著) 脱カプセルのみ可 (安定性)**脱カプセル時**　〔温度〕(40℃，4週間)性状変化(増色) 〔湿度〕(25℃，75％RH，4週間)性状変化(増色) 〔光〕(60万lx·hr)性状変化(退色) (溶解性(水))ほとんど溶けない	
本剤は抗悪性腫瘍剤であり，健康成人が吸入した場合などの影響は不明 (著) 抗悪性腫瘍剤のため粉砕せず懸濁する (安定性)〔長期〕(30℃，65％RH，ポリエチレン袋，48カ月間)変化なし 〔加速〕(40℃，75％RH，ポリエチレン袋，6カ月間)変化なし 〔苛酷〕(蛍光ランプ，無包装，120〜180万lx·hr，200〜300W·hr/m²)変化なし (溶解性(水))ほとんど溶けない (危険度)Ⅰ(日本病院薬剤師会：抗悪性腫瘍薬の院内取扱い指針)	

理由　(著) 著者コメント　　(安定性)原薬(一部製剤)の安定性　　(溶解性(水))原薬の水に対する溶解性
代用品　※：一部適応等が異なる

タフマ

製品名（会社名）	規格単位	剤形・割線・Cap号数	可否	一般名
タフマックE配合カプセル（小野）	配合剤	硬カプセル　0号	×	消化酵素複合剤
タベジール錠1mg（日新製薬）	1mg	素錠　⊖(割線1本)	－（○）	クレマスチンフマル酸塩
タペンタ錠25mg（ヤンセン＝ムンディファーマ）	25mg	Fコート錠　(割線無)	×	タペンタドール塩酸塩
タペンタ錠50mg（ヤンセン＝ムンディファーマ）	50mg	Fコート錠　(割線無)	×	
タペンタ錠100mg（ヤンセン＝ムンディファーマ）	100mg	Fコート錠　(割線無)	×	
タミフルカプセル75（中外）	75mg	硬カプセル　2号	－（○）	オセルタミビルリン酸塩
タムスロシン塩酸塩OD錠0.1mg「CH」（長生堂＝日本ジェネリック）	0.1mg	口腔内崩壊錠　○(割線無)	×（△）	タムスロシン塩酸塩
タムスロシン塩酸塩OD錠0.2mg「CH」（長生堂＝日本ジェネリック）	0.2mg	口腔内崩壊錠　○(割線無)	×（△）	
タムスロシン塩酸塩OD錠0.1mg「KN」（小林化工＝第一三共エスファ）	0.1mg	口腔内崩壊錠　○(割線無)	×（△）	タムスロシン塩酸塩
タムスロシン塩酸塩OD錠0.2mg「KN」（小林化工＝第一三共エスファ）	0.2mg	口腔内崩壊錠　○(割線無)	×（△）	
タムスロシン塩酸塩OD錠0.1mg「TYK」（武田テバ薬品＝武田テバファーマ＝武田）	0.1mg	口腔内崩壊錠　○(割線無)	×（△）	タムスロシン塩酸塩
タムスロシン塩酸塩OD錠0.2mg「TYK」（武田テバ薬品＝武田テバファーマ＝武田）	0.2mg	口腔内崩壊錠　○(割線無)	×（△）	
タムスロシン塩酸塩OD錠0.1mg「あすか」（あすか製薬＝武田）	0.1mg	口腔内崩壊錠　○(割線無)	－（△）	タムスロシン塩酸塩
タムスロシン塩酸塩OD錠0.2mg「あすか」（あすか製薬＝武田）	0.2mg	口腔内崩壊錠　○(割線無)	－（△）	

可否判定　○：可，△：条件つきで可，×：不可，―：企業判定回避，（　）：著者判断

タムス

理　由	代用品
腸溶性コーティングをしているため粉砕によりコーティングが外れ，酵素が胃内で失活すると考えられる。脱カプセルは可	顆 先 GE
著 安定性データが不足しているが，粉砕後防湿・遮光保存で可能と推定 安定性 温度，湿度及び光に対して安定 溶解性(水) ほとんど溶けない	散0.1%・1% 先 シ0.01% 先 GE DS0.1% GE
著 粉砕不可能なタンパ製剤であり，医療用麻薬のため粉砕不可 安定性 〔長期〕(25℃，60%RH，二重LDPE袋/HDPEドラム，48ヵ月間)変化なし 〔加速〕(40℃，75%RH，二重LDPE袋/HDPEドラム，6ヵ月間)変化なし 溶解性(水) 380mg/mL	
安定性 脱カプセル後　脱カプセルした内容物をチャック付ビニール袋に入れ密封し，①白色蛍光灯1,000lx・室温，②太陽光(南側窓際)・室温，③40℃・75%RHの条件で保存するとき，45日間でほぼ安定 溶解性(水) 溶けやすい	DS3% 先 GE
徐放性製剤のため粉砕不可 著 口腔内崩壊錠のため粉砕不適。水に溶解後用時調製。すりつぶし不可 溶解性(水) やや溶けにくい	
本剤は徐放性製剤であることから，粉砕しないこと(粉砕に関するデータなし) 著 水に溶解後用時調製。すりつぶし不可 溶解性(水) やや溶けにくい	
徐放性の特性が失われるため粉砕不可 著 水に溶解後用時調製。すりつぶし不可 溶解性(水) やや溶けにくい	
著 口腔内崩壊錠のため粉砕不適。水に溶解後用時調製。すりつぶし不可 安定性 原薬　〔光〕(pH1.2，37℃，白色蛍光灯，約1,000lx，2時間)約5%分解 溶解性(水) やや溶けにくい	

理由　著 著者コメント　　安定性 原薬(一部製剤)の安定性　　溶解性(水) 原薬の水に対する溶解性
代用品　※：一部適応等が異なる

タムス

製品名(会社名)	規格単位	剤形・割線・Cap号数	可否	一般名
タムスロシン塩酸塩OD錠0.1mg「アメル」(共和薬品)	0.1mg	口腔内崩壊錠 ○(割線無)	× (△)	タムスロシン塩酸塩
タムスロシン塩酸塩OD錠0.2mg「アメル」(共和薬品)	0.2mg	口腔内崩壊錠 ○(割線無)	× (△)	
タムスロシン塩酸塩OD錠0.1mg「ケミファ」(日本薬工=ケミファ)	0.1mg	素錠(口腔内崩壊錠) ○(割線無)	— (△)	タムスロシン塩酸塩
タムスロシン塩酸塩OD錠0.2mg「ケミファ」(日本薬工=ケミファ)	0.2mg	素錠(口腔内崩壊錠) ○(割線無)	— (△)	
タムスロシン塩酸塩OD錠0.1mg「サワイ」(沢井)	0.1mg	口腔内崩壊錠 ○(割線無)	× (△)	タムスロシン塩酸塩
タムスロシン塩酸塩OD錠0.2mg「サワイ」(沢井)	0.2mg	口腔内崩壊錠 ○(割線無)	× (△)	
タムスロシン塩酸塩OD錠0.1mg「トーワ」(東和薬品)	0.1mg	口腔内崩壊錠 ○(割線無)	— (△)	タムスロシン塩酸塩
タムスロシン塩酸塩OD錠0.2mg「トーワ」(東和薬品)	0.2mg	口腔内崩壊錠 ○(割線無)	— (△)	
タムスロシン塩酸塩OD錠0.1mg「日医工」(日医工)	0.1mg	口腔内崩壊錠 ○(割線無)	— (△)	タムスロシン塩酸塩
タムスロシン塩酸塩OD錠0.2mg「日医工」(日医工)	0.2mg	口腔内崩壊錠 ○(割線無)	— (△)	
タムスロシン塩酸塩OD錠0.1mg「日新」(日新製薬=日本ジェネリック)	0.1mg	口腔内崩壊錠 ○(割線無)	× (△)	タムスロシン塩酸塩
タムスロシン塩酸塩OD錠0.2mg「日新」(日新製薬=日本ジェネリック)	0.2mg	口腔内崩壊錠 ○(割線無)	× (△)	
タムスロシン塩酸塩OD錠0.1mg「ファイザー」(ファイザー)	0.1mg	口腔内崩壊錠 ○(割線無)	— (△)	タムスロシン塩酸塩
タムスロシン塩酸塩OD錠0.2mg「ファイザー」(ファイザー)	0.2mg	口腔内崩壊錠 ○(割線無)	— (△)	

可否判定 ○:可, △:条件つきで可, ×:不可, —:企業判定回避, ( ):著者判断

タムス

理　由	代用品
徐放性製剤のため粉砕不可 **著** 口腔内崩壊錠のため粉砕不適。水に溶解後用時調製。すりつぶし不可 (溶解性(水))やや溶けにくい	
気密容器，室温保存 開封後は湿気を避けて保存すること **著** 水に溶解後用時調製。すりつぶし不可 (溶解性(水))やや溶けにくい	
放出制御の特性が失われるため，粉砕不可 **著** 口腔内崩壊錠のため粉砕不適。水に溶解後用時調製。すりつぶし不可 (溶解性(水))やや溶けにくい	
腸溶性・徐放性機能を組み入れた製剤のため粉砕不可 **著** 口腔内崩壊錠のため粉砕不適。水に溶解後用時調製。すりつぶし不可 (安定性)該当資料なし (溶解性(水))やや溶けにくい	
徐放性粒子含有製剤のため粉砕不可 **著** 口腔内崩壊錠のため粉砕不適。水に溶解後用時調製。すりつぶし不可 (溶解性(水))やや溶けにくい	
徐放性の特性が失われるため粉砕不可 **著** 口腔内崩壊錠のため粉砕不適。水に溶解後用時調製。すりつぶし不可 (溶解性(水))やや溶けにくい	
徐放性顆粒含有の製剤であるため，徐放性機構が崩れる可能性が懸念される **著** 口腔内崩壊錠のため粉砕不適。水に溶解後用時調製。すりつぶし不可 (溶解性(水))やや溶けにくい	

理由　**著** 著者コメント　(安定性)原薬(一部製剤)の安定性　(溶解性(水))原薬の水に対する溶解性
代用品　※：一部適応等が異なる

タムス

製品名（会社名）	規格単位	剤形・割線・Cap号数	可否	一般名
タムスロシン塩酸塩OD錠0.1mg「明治」(MeijiSeika)	0.1mg	口腔内崩壊錠 ◯(割線無)	— (△)	タムスロシン塩酸塩
タムスロシン塩酸塩OD錠0.2mg「明治」(MeijiSeika)	0.2mg	口腔内崩壊錠 ◯(割線無)	— (△)	
タムスロシン塩酸塩カプセル0.1mg「MED」(メディサ=沢井)	0.1mg	硬カプセル 4号	— (△)	タムスロシン塩酸塩
タムスロシン塩酸塩カプセル0.2mg「MED」(メディサ=沢井)	0.2mg	硬カプセル 4号	— (△)	
タムスロシン塩酸塩カプセル0.1mg「TCK」(辰巳)	0.1mg	硬カプセル 4号	△	タムスロシン塩酸塩
タムスロシン塩酸塩カプセル0.2mg「TCK」(辰巳)	0.2mg	硬カプセル 4号	△	
タムスロシン塩酸塩カプセル0.1mg「オーハラ」(大原)	0.1mg	硬カプセル 4号	× (△)	タムスロシン塩酸塩
タムスロシン塩酸塩カプセル0.2mg「オーハラ」(大原)	0.2mg	硬カプセル 4号	× (△)	
タムスロシン塩酸塩カプセル0.1mg「ケミファ」(日本薬工=ケミファ)	0.1mg	硬カプセル 4号	— (△)	タムスロシン塩酸塩
タムスロシン塩酸塩カプセル0.2mg「ケミファ」(日本薬工=ケミファ)	0.2mg	硬カプセル 4号	— (△)	
タムスロシン塩酸塩カプセル0.1mg「サワイ」(沢井)	0.1mg	硬カプセル 4号	— (△)	タムスロシン塩酸塩
タムスロシン塩酸塩カプセル0.2mg「サワイ」(沢井)	0.2mg	硬カプセル 4号	— (△)	
タムスロシン塩酸塩カプセル0.1mg「日医工」(日医工)	0.1mg	硬カプセル 4号	× (△)	タムスロシン塩酸塩
タムスロシン塩酸塩カプセル0.2mg「日医工」(日医工)	0.2mg	硬カプセル 4号	× (△)	

可否判定　◯：可，△：条件つきで可，×：不可，—：企業判定回避，（　）：著者判断

理　由	代用品
徐放性の粒を含有するため粉砕不可 **著** 口腔内崩壊錠のため粉砕不適。水に溶解後用時調製。すりつぶし不可 (安定性)〔長期〕(室温, 室内光(ポリエチレン袋, 密閉), 36カ月間)ほとんど変化なし 〔苛酷〕(白色蛍光灯(約1,000lx)下, pH1.2, 37℃, 2時間)約5％分解 (40℃, 遮光(プラスチックボトル, 密栓), 6カ月間)変化なし (50℃, 遮光(プラスチックボトル, 密栓), 6カ月間)変化なし (40℃, 75％RH, 遮光(プラスチックボトル, 開放), 6カ月間)変化なし (40℃, 75％RH, 遮光(ポリエチレン袋, 密閉), 6カ月間)変化なし (室温, 室内光(ポリエチレン袋, 密閉), 18カ月間)変化なし (白色蛍光灯下(シャーレ), 6カ月間)ほとんど変化なし (近紫外線蛍光灯下(シャーレ), 3日間)ほとんど変化なし (溶解性(水))やや溶けにくい	
著 脱カプセルは可。すりつぶし不可 (安定性)脱カプセル後　以下の保存条件下で脱カプセル30日後まで安定な製剤であることが確認された (室温, 透明瓶開放/透明瓶密栓/褐色瓶密栓, 30日間)性状・含量に変化なし (溶解性(水))やや溶けにくい	
徐放性粒含有により粉砕不可 **著** 脱カプセルは可。すりつぶし不可 (安定性)該当資料なし (溶解性(水))やや溶けにくい	
徐放性のカプセル剤であるため **著** 脱カプセルは可。すりつぶし不可 (安定性)〔長期〕(室温, 成り行きRH, 36カ月間)性状, 純度試験, 定量, 旋光度, 乾燥減量など：いずれも変化なし 〔加速〕(40℃, 75％RH, 6カ月間)性状, 純度試験, 定量, 旋光度など：いずれも変化なし (溶解性(水))やや溶けにくい	
気密容器, 室温保存 **著** 脱カプセルは可。すりつぶし不可 (安定性)脱カプセル後　[0.2mgカプセル](40±2℃, 75±5％RH, 4週間)外観・性状：変化なし。定量法：変化なし (溶解性(水))やや溶けにくい	
著 脱カプセルは可。すりつぶし不可 (溶解性(水))やや溶けにくい	
徐放性粒充填のカプセル製剤のため粉砕不可 **著** 脱カプセルは可。すりつぶし不可 (安定性)製剤内容物　[0.2mgカプセル](25℃, 75％RH, 遮光・開放, 3カ月間)外観, 含量変化なし (溶解性(水))やや溶けにくい	

理由　**著** 著者コメント　(安定性)原薬(一部製剤)の安定性　(溶解性(水))原薬の水に対する溶解性
代用品　※：一部適応等が異なる

タモキ

製品名(会社名)	規格単位	剤形・割線・Cap号数	可否	一般名
タモキシフェン錠10mg「MYL」 (マイランEPD)	10mg	素錠 ○(割線無)	× (△)	タモキシフェンクエン酸塩
タモキシフェン錠20mg「MYL」 (マイランEPD)	20mg	素錠 ○(割線無)	× (△)	
タモキシフェン錠10mg「サワイ」 (沢井=日本ジェネリック)	10mg	素錠 ○(割線無)	— (△)	タモキシフェンクエン酸塩
タモキシフェン錠20mg「サワイ」 (沢井=日本ジェネリック)	20mg	Fコート錠 ○(割線無)	— (△)	
タモキシフェン錠10mg「日医工」 (日医工ファーマ=日医工)	10mg	素錠 ○(割線無)	× (△)	タモキシフェンクエン酸塩
タモキシフェン錠20mg「日医工」 (日医工ファーマ=日医工)	20mg	Fコート錠 ○(割線無)	× (△)	
タモキシフェン錠10mg「明治」 (メディサ=MeijiSeika)	10mg	素錠 ○(割線無)	— (△)	タモキシフェンクエン酸塩
タモキシフェン錠20mg「明治」 (メディサ=MeijiSeika)	20mg	Fコート錠 ○(割線無)	— (△)	
ダラシンカプセル75mg (ファイザー)	75mg	硬カプセル 3号	— (△)	クリンダマイシン
ダラシンカプセル150mg (ファイザー)	150mg	硬カプセル 1号	— (△)	
タリオン錠5mg (田辺三菱)	5mg	Fコート錠 ○(割線無)	— (○)	ベポタスチンベシル酸塩
タリオン錠10mg (田辺三菱)	10mg	Fコート錠 ⊖(割線表裏各1本)	— (○)	

可否判定 ○:可,△:条件つきで可,×:不可,—:企業判定回避,( ):著者判断

タリオ

理　　由	代用品
日本病院薬剤師会監修の「抗悪性腫瘍薬の院内取扱い指針：抗がん薬調製マニュアル第4版」において，危険度Ⅰに指定されていることから不可。なお，粉砕後の安定性，薬物動態のデータなし **著** 抗悪性腫瘍剤のため粉砕せず懸濁する。やむを得ず粉砕する場合は，安全キャビネット内で行うなど調剤者の曝露に注意すること。防湿・遮光保存 (安定性)(直射日光下，1カ月間)わずかに黄変 (溶解性(水))溶けにくい (危険度)Ⅰ(日本病院薬剤師会：抗悪性腫瘍薬の院内取扱い指針)	
著 抗悪性腫瘍剤のため粉砕せず懸濁する。やむを得ず粉砕する場合は，安全キャビネット内で行うなど調剤者の曝露に注意すること。防湿・遮光保存 (溶解性(水))溶けにくい (危険度)Ⅰ(日本病院薬剤師会：抗悪性腫瘍薬の院内取扱い指針)	
著 抗悪性腫瘍剤のため粉砕せず懸濁する。やむを得ず粉砕する場合は，安全キャビネット内で行うなど調剤者の曝露に注意すること。防湿・遮光保存 (安定性)**粉砕物**（室温，褐色瓶・密栓，30日間)(室温，透明瓶・密栓，30日間)(室温，透明瓶・開栓，30日間)外観，含量変化なし (溶解性(水))溶けにくい (危険度)Ⅰ(日本病院薬剤師会：抗悪性腫瘍薬の院内取扱い指針)	
著 抗悪性腫瘍剤のため粉砕せず懸濁する。やむを得ず粉砕する場合は，安全キャビネット内で行うなど調剤者の曝露に注意すること。防湿・遮光保存 (安定性)**粉砕後** 以下の保存条件下で粉砕30日後まで安定な製剤であることが確認された (室温，透明瓶開放/透明瓶密栓/褐色瓶密栓，30日間)性状・含量に変化なし (溶解性(水))溶けにくい (危険度)Ⅰ(日本病院薬剤師会：抗悪性腫瘍薬の院内取扱い指針)	
非常に強い苦味あり **著** 脱カプセルの試験データはない。苦味が強く服用しにくい。安定性データが不足しているが，粉砕後遮光，防湿保存で可能と推定 (安定性)**脱カプセル後** データなし (溶解性(水))溶けやすい	
原薬に苦味あり **著** 防湿保存。苦味あり (安定性)〔長期〕(25℃，60％RH，ガラス瓶(開栓)，3年間)変化なし 〔加速〕(40℃，75％RH，ガラス瓶(開栓)，6カ月間)変化なし 〔苛酷〕(50℃，ガラス瓶(開栓)，3カ月間)変化なし (25℃，90％RH，ガラス瓶(開栓)，3カ月間)変化なし (白色蛍光灯，シャーレ(ポリ塩化ビニリデンフィルムで覆う)，120万lx・hr)変化なし (近紫外蛍光灯，シャーレ(ポリ塩化ビニリデンフィルムで覆う)，150W・hr/m²)変化なし **粉砕後** 4週間通常条件では，外観・含量に変化なし。高温多湿(40℃・75％RH)の条件下で吸湿により固化 (溶解性(水))やや溶けにくい	

理由　**著** 著者コメント　(安定性)原薬(一部製剤)の安定性　(溶解性(水))原薬の水に対する溶解性
代用品　※：一部適応等が異なる

タリオ

製品名（会社名）	規格単位	剤形・割線・Cap号数	可否	一般名
タリオンOD錠5mg （田辺三菱）	5mg	口腔内崩壊錠 ○（割線無）	— (△)	ベポタスチンベシル酸塩
タリオンOD錠10mg （田辺三菱）	10mg	口腔内崩壊錠 ○（割線無）	— (△)	
タリビッド錠100mg （アルフレッサファーマ）	100mg	Fコート錠 ○（割線無）	— (△)	オフロキサシン
タルグレチンカプセル75mg （ミノファーゲン）	75mg	軟カプセル	×	ベキサロテン

可否判定 ○：可，△：条件つきで可，×：不可，—：企業判定回避，（ ）：著者判断

理　　　由	代用品
原薬に苦味あり **著** 口腔内崩壊錠のため粉砕不適。粉砕した場合，防湿・遮光保存。苦味あり **安定性**〔長期〕(25℃，60%RH，ガラス瓶(開栓)，3年間)変化なし 〔加速〕(40℃，75%RH，ガラス瓶(開栓)，6カ月間)変化なし 〔苛酷〕(50℃，ガラス瓶(開栓)，3カ月間)変化なし (25℃，90%RH，ガラス瓶(開栓)，3カ月間)変化なし (白色蛍光灯，シャーレ(ポリ塩化ビニリデンフィルムで覆う)，120万lx・hr)変化なし (近紫外蛍光灯，シャーレ(ポリ塩化ビニリデンフィルムで覆う)，150W・hr/m²)変化なし **溶解性(水)** やや溶けにくい	
苦味あり **著** 遮光保存(有効成分が光により変化するため) **安定性**〔長期〕(25℃，75%RH，無色透明ガラス瓶(密栓)，2年間)変化なし (室温，無色透明ガラス瓶(密栓)，3年間)変化なし 〔加速〕(40℃，75%RH，ポリエチレン袋，6カ月間)変化なし 〔苛酷〕(50℃，無色透明ガラス瓶(密栓)，2カ月間)変化なし (30℃，92%RH，ポリエチレン袋，2カ月間)変化なし (25℃，75%RH，シャーレ(開放)，30日間)変化なし (室温，室内散光(500lx)，無色透明瓶(密栓)，6カ月間)表面が帯赤色に着色 (室温，室内散光(500lx)，褐色瓶(密栓)，6カ月間)変化なし (室温，日照灯(2,500lx)，シャーレ(開放)，10日間)表面が帯赤色に着色 **粉砕後**〔温度・湿度〕(25℃，75%RH，シャーレ開放(アルミホイルにて遮光)，90日間)上層(微黄色)，下層(微黄白色)，含量103.9%，吸湿増量2.0%，色差⊿E1.4 〔光〕(シャーレ開放，30万lx・hr)表面(黄白色)，表面以外(微黄白色)，含量99.4%，吸湿増量1.3%，色差⊿E2.4 **溶解性(水)** 溶けにくい	
内容物は懸濁液のため，粉砕は不可 **安定性**〔長期〕(25℃，60%RH，ポリエチレン袋(二重)+金属ドラム(気密)，48カ月間)変化なし 〔苛酷〕(40℃，75%RH，ポリエチレン袋(二重)+金属ドラム(気密)，6カ月間)変化なし 〔光〕(総照度120万lx・hr，総近紫外放射エネルギー200W・hr/m²以上，透明ガラス容器，5日間)含量が3.2%低下 **溶解性(水)** ほとんど溶けない	

理由　**著** 著者コメント　**安定性** 原薬(一部製剤)の安定性　**溶解性(水)** 原薬の水に対する溶解性
代用品　※：一部適応等が異なる

タルセ

製品名（会社名）	規格単位	剤形・割線・Cap号数	可否	一般名
タルセバ錠25mg (中外)	25mg	Fコート錠 ◯(割線無)	— (△)	エルロチニブ塩酸塩
タルセバ錠100mg (中外)	100mg	Fコート錠 ◯(割線無)	— (△)	
タルセバ錠150mg (中外)	150mg	Fコート錠 ◯(割線無)	— (△)	
タルチレリン錠5mg「JG」 (日本ジェネリック)	5mg	素錠 ⊖(割線表裏各1本)	— (◯)	タルチレリン水和物
タルチレリンOD錠5mg「JG」 (日本ジェネリック)	5mg	素錠(口腔内崩壊錠) ⊖(割線1本)	— (△)	タルチレリン水和物
タルチレリン錠5mg「アメル」 (共和薬品)	5mg	素錠 ⊖(割線表裏各1本)	◯	タルチレリン水和物
タルチレリンOD錠5mg「アメル」 (共和薬品)	5mg	口腔内崩壊錠 ⊖(割線1本)	◯ (△)	タルチレリン水和物
タルチレリン錠5mg「サワイ」 (沢井)	5mg	素錠 ⊖(割線1本)	— (◯)	タルチレリン水和物
タルチレリンOD錠5mg「サワイ」 (沢井)	5mg	口腔内崩壊錠 ⊖(割線1本)	— (△)	タルチレリン水和物
タルチレリンOD錠5mg「日医工」 (日医工)	5mg	口腔内崩壊錠 ⊖(割線1本)	— (△)	タルチレリン水和物

可否判定　◯：可，△：条件つきで可，×：不可，—：企業判定回避，( )：著者判断

理　　由	代用品
データなし。原薬苦味あり **著** 抗悪性腫瘍剤のため粉砕せず懸濁する。やむを得ず粉砕する場合は，安全キャビネット内で行うなど調剤者の曝露に注意すること。防湿・遮光保存 **(安定性)**〔長期〕(25℃, 60%RH, ポリエチレン袋に詰めて金属容器に保存, 36カ月間)変化なし (30℃, 75%RH, ポリエチレン袋に詰めて金属容器に保存, 36カ月間)変化なし 〔加速〕(40℃, 75%RH, ポリエチレン袋に詰めて金属容器に保存, 6カ月間)変化なし 〔温度・湿度〕(100℃, 開封ガラスボトル, 24時間)温度による分解を受けなかった (60℃, 80%RH, 開封ガラスボトル/密閉ガラスボトル, 14日間)温度/湿度による分解を受けなかった (50℃/60℃, 75%RH, ポリエチレン袋に詰めて金属容器に保存, 3カ月間)温度/湿度による分解を受けなかった 〔光〕(120万lx・hr, 200W・hr/m^2, 開放)光による分解を受けなかった **(溶解性(水))** 極めて溶けにくい **(危険度)** II (日本病院薬剤師会：抗悪性腫瘍薬の院内取扱い指針)	
(25℃, 75%RH, 遮光・グラシンラミネート紙, 3カ月)変化なし **(安定性)** 該当資料なし **(溶解性(水))** 溶けやすい	
(25℃, 75%RH, 遮光・グラシンラミネート紙, 3カ月)変化なし **著** 口腔内崩壊錠のため粉砕不適。粉砕した場合，防湿・遮光保存。苦味あり **(安定性)** 該当資料なし **(溶解性(水))** 溶けやすい	
(安定性) 粉砕後 (25℃, 75%RH, 遮光, グラシン包装)90日間安定 **(溶解性(水))** 溶けやすい	
著 口腔内崩壊錠のため粉砕不適。粉砕した場合，防湿・遮光保存。苦味あり **(安定性)** 粉砕後 (25℃, 75%RH, 遮光, グラシン包装)90日間安定 **(溶解性(水))** 溶けやすい	
著 安定性データが不足しているが，粉砕後防湿・遮光保存で可能と推定 **(溶解性(水))** 溶けやすい	
著 口腔内崩壊錠のため粉砕不適。粉砕した場合，防湿・遮光保存。苦味あり **(溶解性(水))** 溶けやすい	
著 口腔内崩壊錠のため粉砕不適。粉砕した場合，防湿・遮光保存。苦味あり **(安定性)** 粉砕物 (25℃, 75%RH, 遮光・開放, 3カ月間)外観, 含量変化なし **(溶解性(水))** 溶けやすい	

理由　**著** 著者コメント　**(安定性)** 原薬(一部製剤)の安定性　**(溶解性(水))** 原薬の水に対する溶解性
代用品　※：一部適応等が異なる

タルメ

製品名（会社名）	規格単位	剤形・割線・Cap号数	可否	一般名
ダルメートカプセル15 （共和薬品）	15mg	硬カプセル （4 号）	△	フルラゼパム塩酸塩
炭カル錠500「KN」 （小林化工）	500mg	素錠 ○（割線無）	△	沈降炭酸カルシウム
炭カル錠500mg「旭化成」 （旭化成ファーマ）	500mg	素錠 ○（割線無）	△	沈降炭酸カルシウム
炭カル錠「ヨシダ」250mg （吉田製薬）	250mg	素錠 ○（割線無）	○	沈降炭酸カルシウム
炭カル錠「ヨシダ」500mg （吉田製薬）	500mg	素錠 ○（割線無）	○	
炭酸リチウム錠100mg「アメル」 （共和薬品）	100mg	Fコート錠 ○（割線無）	×	炭酸リチウム
炭酸リチウム錠200mg「アメル」 （共和薬品）	200mg	Fコート錠 ○（割線無）	×	
炭酸リチウム錠100mg「フジナガ」 （藤永＝第一三共）	100mg	Fコート錠 ○（割線無）	— （×）	炭酸リチウム
炭酸リチウム錠200mg「フジナガ」 （藤永＝第一三共）	200mg	Fコート錠 ○（割線無）	— （×）	

可否判定 ○：可，△：条件つきで可，×：不可，—：企業判定回避，（ ）：著者判断

理　　由	代用品
苦味あり (安定性)〔長期〕(室温, 遮光, 気密, 12カ月間)変化なし 〔温度〕(40℃, 遮光, 気密, 6カ月間)変化なし 〔温度・湿度〕(25℃/40℃, 50％RH, 遮光, 開放, 3カ月間)変化なし (40℃, 90％RH, 遮光, 開放, 3カ月間)0.5カ月後に著しい水分の増加。3カ月後に外観変化 〔光〕(室温, 室内散乱光, シャーレ(セロファンで覆う), 3カ月間)変化なし (溶解性(水))溶けやすい	
原薬は相対温度が高くなるほど強い吸湿性を示す (著) 防湿保存 (安定性)粉砕後　〔通常〕(25℃, 75％RH, 遮光, 30日間)変化なし 〔光〕(室温, 1,000lx・hr(白色蛍光灯下), 30日間)変化なし (溶解性(水))ほとんど溶けないが, 二酸化炭素が存在すると溶解性を増す	細83％ [先]
高湿度(90％RH)の条件下で水分が若干増加(約2％) 有効成分の吸湿性：該当資料なし (25℃, 60％RH, グラシンラミネート紙に分包, 4週間)外観, 含量, 制酸力, 水分：変化なし (25℃, 90％RH, グラシンラミネート紙に分包, 1週間)水分：増加 (著) 防湿保存 (安定性)製剤　〔長期〕(25℃, PTP包装後アルミ袋に封入, 36カ月間)性状, 確認試験, 乾燥減量, 定量等：変化なし 〔苛酷〕(40℃, 3カ月間)性状, 含量, 硬度, 崩壊時間：変化なし (30℃, 75％RH, 3カ月間)性状, 含量, 硬度, 崩壊時間：変化なし 〔光〕(1,000lx, 光総照射量60万lx・hr)性状, 含量, 硬度, 崩壊時間：変化なし (溶解性(水))ほとんど溶けないが, 二酸化炭素が存在すると溶解性を増す	細83％ [先]
(著) 防湿保存 (安定性)製剤　〔苛酷〕(40℃, 75％RH, PTP＋アルミピロー包装)6カ月間安定 粉砕　(20～26℃, 15～30％RH(室温・開放))1カ月間安定 (溶解性(水))ほとんど溶けないが, 二酸化炭素が存在すると溶解性を増す	細83％ [先]
原薬(強アルカリ物質)による刺激性のため胃腸障害の可能性あり。粉砕は不可 (安定性)該当資料なし (溶解性(水))やや溶けにくい	
原薬は刺激性を有し, 粉砕により副作用が発現しやすくなるため粉砕不可 (溶解性(水))やや溶けにくい	

理由　(著) 著者コメント　　(安定性)原薬(一部製剤)の安定性　　(溶解性(水))原薬の水に対する溶解性
代用品　※：一部適応等が異なる

タンサ

製品名（会社名）	規格単位	剤形・割線・Cap号数	可否	一般名
炭酸リチウム錠100「ヨシトミ」 （全星＝田辺三菱＝吉富薬品）	100mg	Fコート錠 ◯（割線無）	×	炭酸リチウム
炭酸リチウム錠200「ヨシトミ」 （全星＝田辺三菱＝吉富薬品）	200mg	Fコート錠 ◯（割線無）	×	
タンドスピロンクエン酸塩錠5mg「アメル」（共和薬品）	5mg	Fコート錠 ◯（割線無）	◯	タンドスピロンクエン酸塩
タンドスピロンクエン酸塩錠10mg「アメル」（共和薬品）	10mg	Fコート錠 ◯（割線無）	◯	
タンドスピロンクエン酸塩錠20mg「アメル」（共和薬品）	20mg	Fコート錠 ⊖（割線1本）	◯	
タンドスピロンクエン酸塩錠5mg「サワイ」（沢井）	5mg	Fコート錠 ◯（割線無）	— （◯）	タンドスピロンクエン酸塩
タンドスピロンクエン酸塩錠10mg「サワイ」（沢井）	10mg	Fコート錠 ◯（割線無）	— （◯）	
タンドスピロンクエン酸塩錠20mg「サワイ」（沢井）	20mg	Fコート錠 ⊖（割線1本）	— （◯）	
タンドスピロンクエン酸塩錠5mg「トーワ」（東和薬品）	5mg	Fコート錠 ◯（割線無）	— （◯）	タンドスピロンクエン酸塩
タンドスピロンクエン酸塩錠10mg「トーワ」（東和薬品）	10mg	Fコート錠 ⊖（割線1本）	— （◯）	
タンドスピロンクエン酸塩錠20mg「トーワ」（東和薬品）	20mg	Fコート錠 ⊖（割線1本）	— （◯）	
タンドスピロンクエン酸塩錠5mg「日医工」（日医工）	5mg	Fコート錠 ◯（割線無）	— （◯）	タンドスピロンクエン酸塩
タンドスピロンクエン酸塩錠10mg「日医工」（日医工）	10mg	Fコート錠 ◯（割線無）	— （◯）	
タンドスピロンクエン酸塩錠20mg「日医工」（日医工）	20mg	Fコート錠 ⊖（割線1本）	— （◯）	

可否判定　◯：可，△：条件つきで可，×：不可，—：企業判定回避，（　）：著者判断

タント

理　　由	代用品
粉砕品では原薬(強アルカリ物質)による刺激性のため胃腸障害の可能性あり (安定性)**製剤**　〔苛酷〕(40℃, 褐色瓶(密栓), 3カ月間)外観・硬度・平均質量・乾燥減量・定量・溶出性:変化なし (25℃, 75%RH, スチロールケース開放(遮光), 3カ月間)硬度:低下(規格内)。乾燥減量:増加(規格内)。溶出性:遅延(規格内)。外観・平均質量・定量:変化なし 〔光〕(25℃, 60%RH, 1,200lx, 気密容器, 合計120万lx·hrを照射)硬度:低下(規格内)。乾燥減量:増加(規格内)。外観・平均質量・定量・溶出性:変化なし (溶解性(水))やや溶けにくい	
粉砕品では原薬(強アルカリ物質)による刺激性のため胃腸障害の可能性あり (安定性)**製剤**　〔苛酷〕(40℃, 褐色ガラス瓶(遮光・気密容器), 3カ月間)溶出性:低下(規格内)。外観・硬度・厚み・平均質量・乾燥減量・定量:変化なし (25℃, 75%RH, スチロールケース開放(遮光), 3カ月間)平均質量・乾燥減量:増加(規格内)。溶出性:低下(規格内)。外観・硬度・厚み・定量:変化なし 〔光〕(25℃, 60%RH, 1,200lx, 気密容器, 合計120万lx·hrを照射)溶出性:低下(規格内)。外観・硬度・厚み・乾燥減量・平均質量・定量:変化なし (溶解性(水))やや溶けにくい	
(安定性)**粉砕後**　(25℃, 75%RH, 遮光, グラシン包装)90日間安定 (溶解性(水))やや溶けにくい	
(溶解性(水))やや溶けにくい	
主成分は, においはない (著)吸湿性あり (安定性)**粉砕後**　(室内散光下, 3カ月間)外観・含量変化なし (溶解性(水))やや溶けにくい	
(安定性)**粉砕物**　[5mg・10mg錠] (25℃, 75%RH, 遮光, グラシンラミネート紙, 3カ月間)外観, 含量変化なし (溶解性(水))やや溶けにくい	

理由　(著)著者コメント　　(安定性)原薬(一部製剤)の安定性　　(溶解性(水))原薬の水に対する溶解性
代用品　※:一部適応等が異なる

タント

製品名（会社名）	規格単位	剤形・割線・Cap号数	可否	一般名
ダントリウムカプセル25mg （オーファンパシフィック）	25mg	硬カプセル 3号	— (○)	ダントロレンナトリウム水和物
タンボコール錠50mg （エーザイ）	50mg	素錠 ○(割線無)	— (○)	フレカイニド酢酸塩
タンボコール錠100mg （エーザイ）	100mg	素錠 ○(割線無)	— (○)	
チアトンカプセル5mg （マイランEPD）	5mg	硬カプセル 5号	— (△)	チキジウム臭化物
チアトンカプセル10mg （マイランEPD）	10mg	硬カプセル 5号	— (△)	

可否判定 ○：可，△：条件つきで可，×：不可，—：企業判定回避，（ ）：著者判断

チアト

理　由	代用品
有効成分の無水物は吸湿性が強く，63％RHでは3.5モルの水分を吸湿する 有効成分の安定性試験では，50℃・遮光(密閉・開放)・6カ月間保存及び40℃・75％RH・遮光・6カ月間保存で吸湿による色調変化がみられた 製剤(カプセル剤)の安定性試験では，30℃・75％RH・遮光・PTP包装・6カ月間保存及び40℃・62％RH・遮光・PTP包装・6カ月間保存において色調変化がみられた (安定性)〔長期〕(室温，暗所，褐色ガラス瓶(気密)，30カ月間)外観・性状：変化なし。残存率：変化なし 〔苛酷〕(40℃，遮光，褐色ガラス瓶(気密または開栓)，6カ月間)いずれも外観・性状：ほとんど変化なし。残存率：ほとんど変化なし (50℃，遮光，褐色ガラス瓶(気密または開栓)，6カ月間)外観・性状は，気密保存では，6カ月で色調が変化(わずかにだいだい色が濃くなる)し，開栓では，2カ月で一部に，6カ月ですべてに色調変化(だいだい色が濃くなる)。残存率は，いずれもほとんど変化なし (40℃，75％RH，遮光，褐色ガラス瓶(開栓)，6カ月間)外観・性状：3カ月で一部に色調変化。6カ月で全すべてに吸湿による色調変化(だいだい色が濃くなる)。残存率：ほとんど変化なし 〔光〕(室温，室内散乱光，無色ガラスシャーレ(密閉)，6カ月間)外観・性状：変化なし。残存率：変化なし (室温，直射日光，無色ガラスシャーレ(密閉)，6カ月間)外観・性状：ほとんど変化なし。残存率：変化なし (溶解性(水))極めて溶けにくい	
50mg錠は粉砕の安定性データなし 苦味あり。防湿保存 (安定性)〔長期〕(室温，ガラス瓶(密栓)，36カ月間)変化なし 〔苛酷〕(45℃，ガラス瓶(密栓)，3カ月間)変化なし (40℃，75％RH，ガラス瓶(開放)，3カ月間)変化なし (1,000lx，石英管(密栓)，3カ月間)変化なし (溶解性(水))やや溶けにくい	細10％ [先]
粉砕に関するデータなし 著 内容物を室温60日保存。性状，含量に変化なし (安定性)〔通常〕(室温，無色瓶(密栓)，36カ月間)変化なし (室温，褐色瓶(密栓)，36カ月間)変化なし (室温，缶(低密度ポリエチレン製内袋)，36カ月間)変化なし 〔苛酷〕(直射日光，無色瓶(密栓)，6カ月間)1カ月目から着色する傾向にある。その他の項目では変化なし (直射日光，褐色瓶(密栓)，6カ月間)変化なし (50℃，30～40％RH，無色瓶(蓋開放)，6カ月間)変化なし (50℃，75％RH，シャーレ(蓋開放)，6カ月間)変化なし (30℃，91％RH，シャーレ(蓋開放)，6カ月間)変化なし (溶解性(水))溶けにくい	顆2％ [GE]

理由　著 著者コメント　(安定性)原薬(一部製剤)の安定性　(溶解性(水))原薬の水に対する溶解性
代用品　※：一部適応等が異なる

チアフ

製品名（会社名）	規格単位	剤形・割線・Cap号数	可否	一般名
チアプリド錠25mg「JG」 （長生堂＝日本ジェネリック）	25mg	Fコート錠 ○(割線無)	— (○)	チアプリド塩酸塩
チアプリド錠50mg「JG」 （長生堂＝日本ジェネリック）	50mg	Fコート錠 ○(割線無)	— (○)	
チアプリド錠25mg「サワイ」 （沢井）	25mg	Fコート錠 ○(割線無)	— (○)	チアプリド塩酸塩
チアプリド錠50mg「サワイ」 （沢井）	50mg	Fコート錠 ○(割線無)	— (○)	
チアプリド錠25mg「テバ」 （武田テバファーマ＝武田）	25mg	Fコート錠 ○(割線無)	— (○)	チアプリド塩酸塩
チアプリド錠50mg「テバ」 （武田テバファーマ＝武田）	50mg	Fコート錠 ○(割線無)	— (○)	
チアプリド錠25mg「日医工」 （日医工）	25mg	Fコート錠 ○(割線無)	— (△)	チアプリド塩酸塩
チアプリド錠50mg「日医工」 （日医工）	50mg	Fコート錠 ○(割線無)	— (△)	
チアプリド錠25mg「日新」 （日新製薬）	25mg	Fコート錠 ○(割線無)	— (○)	チアプリド塩酸塩
チアプリド錠50mg「日新」 （日新製薬）	50mg	Fコート錠 ○(割線無)	— (○)	
チアプリド塩酸塩錠25mg「アメル」 （共和薬品）	25mg	Fコート錠 ○(割線無)	△ (○)	チアプリド塩酸塩
チアプリド塩酸塩錠50mg「アメル」 （共和薬品）	50mg	Fコート錠 ○(割線無)	△ (○)	
チウラジール錠50mg （ニプロES）	50mg	Fコート錠 ○(割線無)	— (○)	プロピルチオウラシル
チオスター錠10 （全星）	10mg	素錠 ○(割線無)	○	ファモチジン
チオスター錠20 （全星）	20mg	素錠 ○(割線無)	○	

可否判定　○：可，△：条件つきで可，×：不可，—：企業判定回避，（　）：著者判断

理　　由	代用品
著 苦味あり。データより安定と推定 安定性 **粉砕品**　(40℃，60％RH，遮光・気密，30日間)外観・含量：変化なし (25℃，75％RH，遮光・開放，30日間)外観・含量：変化なし (120万lx・hr，密閉(シャーレ＋ラップ)，50日間)外観・含量：変化なし 溶解性(水) 極めて溶けやすい	細10%　先 GE
においはないか，またはわずかににおいがある 溶解性(水) 極めて溶けやすい	細10%　先 GE
粉砕品は苦味を有している 著 苦味あり 安定性 **製剤**　〔湿度〕(25℃，75％RH，4週間)性状，含量に変化なし 溶解性(水) 極めて溶けやすい	細10%　先 GE
著 遮光保存。苦味あり 安定性 **粉砕物**　(40℃，遮光・気密容器，30日間)(25℃，75％RH，遮光・開放，30日間)外観，含量変化なし (室温，曝光量120万lx・hr，開放)[25mg錠]120万lx・hr後外観変化，[50mg錠]外観，含量変化なし 溶解性(水) 極めて溶けやすい	細10%　先 GE
著 安定性データが不足しているが，粉砕後防湿・遮光保存で可能と推定。苦味あり 溶解性(水) 極めて溶けやすい	細10%　先 GE
苦味あり 著 原薬は安定 安定性 該当資料なし 溶解性(水) 極めて溶けやすい	細10%　先 GE
原薬は苦味あり 著 粉砕後，25℃・40〜60％RH，グラシンポリエチレン包装紙の条件下で1カ月間，わずかに湿潤，含量は変化なし 安定性 〔長期〕(25℃，60％RH，ポリエチレン袋(二重)＋ミニファイバードラム，3年間)変化なし 溶解性(水) 極めて溶けにくい	
25℃，75％RH(遮光・開放)，3カ月で保存した結果，吸湿はするが，含量には影響がなく安定であった 安定性 **製剤**　〔苛酷〕(40℃，褐色瓶(遮光・気密容器)，3カ月間)外観・平均質量・乾燥減量・硬度・定量・溶出性：変化なし (25℃，75％RH，スチロールケース開放(遮光)，3カ月間)平均質量・乾燥減量：増加(規格内)。硬度：低下(規格内)。外観・定量・溶出性：変化なし 〔光〕(25℃，60％RH，1,200lx，気密容器，合計120万lx・hrを照射)外観：変化(規格内)。乾燥減量：増加(規格内)。[10mg錠]平均質量・硬度・定量・溶出性：変化なし，[20mg錠]平均質量・硬度・含量・溶出性：変化なし 溶解性(水) 極めて溶けにくい	散2%・10%　先 GE

理由　著 著者コメント　　安定性 原薬(一部製剤)の安定性　　溶解性(水) 原薬の水に対する溶解性
代用品　※：一部適応等が異なる

チオテ

製品名(会社名)	規格単位	剤形・割線・Cap号数	可否	一般名
チオデロンカプセル5mg (日医工)	5mg	軟カプセル	×	メピチオスタン
チガソンカプセル10 (太陽ファルマ)	10mg	硬カプセル 4号	— (△)	エトレチナート
チガソンカプセル25 (太陽ファルマ)	25mg	硬カプセル 2号	— (△)	エトレチナート
チキジウム臭化物カプセル5mg「サワイ」(沢井)	5mg	硬カプセル 5号	— (△)	チキジウム臭化物
チキジウム臭化物カプセル10mg「サワイ」(沢井)	10mg	硬カプセル 5号	— (△)	チキジウム臭化物
チキジウム臭化物カプセル5mg「ツルハラ」(鶴原)	5mg	硬カプセル 4号	△	チキジウム臭化物
チキジウム臭化物カプセル10mg「ツルハラ」(鶴原)	10mg	硬カプセル 4号	△	チキジウム臭化物
チキジウム臭化物カプセル5mg「トーワ」(東和薬品)	5mg	硬カプセル 5号	— (△)	チキジウム臭化物
チキジウム臭化物カプセル10mg「トーワ」(東和薬品)	10mg	硬カプセル 5号	— (△)	チキジウム臭化物
チクロピジン塩酸塩錠100mg「KN」(小林化工)	100mg	Fコート錠 ○(割線無)	— (△)	チクロピジン塩酸塩
チクロピジン塩酸塩錠100mg「NP」(ニプロ)	100mg	Fコート錠 ○(割線無)	— (△)	チクロピジン塩酸塩
チクロピジン塩酸塩錠100mg「YD」(陽進堂=日本ジェネリック=共創未来ファーマ)	100mg	Fコート錠 ○(割線無)	— (△)	チクロピジン塩酸塩
チクロピジン塩酸塩錠100mg「杏林」(キョーリンリメディオ=杏林)	100mg	Fコート錠 ○(割線無)	— (△)	チクロピジン塩酸塩

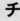

可否判定 ○:可, △:条件つきで可, ×:不可, —:企業判定回避, ( ):著者判断

チクロ

理　由	代用品
液体充填の軟カプセル，内容物が液状のため粉砕不可 (安定性)デシケータ中(乾燥剤：水酸化カリウム)で減圧または密封容器中(アルゴンガス置換)で遮光保存するとき，15℃以下においては30カ月間ほとんど変化が認められなかった 25℃では24カ月目付近から，37℃では15カ月目付近から変化を認めた。密栓保存した場合，遮光下においては3℃では6〜9カ月以降に，15℃では3カ月目に，さらに25℃及び37℃では1カ月目に変化が認められた。25℃，54％RH遮光下では1日目で大きく変化を認めた (溶解性(水))ほとんど溶けない (危険度)Ⅰ(日本病院薬剤師会：抗悪性腫瘍薬の院内取扱い指針)	
データなし。蓄積性，催奇形性及び精子形成能異常。調剤時注意。飛散性あり。原薬は光に不安定 (溶解性(水))ほとんど溶けない	
(著)苦味あり (溶解性(水))溶けにくい	顆2% GE
苦味あり (安定性)該当資料なし (溶解性(水))溶けにくい	顆2% GE
(著)苦味あり (安定性)**脱カプセル後**　(室内散光下，3カ月間)外観変化あり(3カ月)，残存率96.7％(1カ月) (遮光，防湿条件下，3カ月間)外観変化なし，残存率97.0％(3カ月) (溶解性(水))溶けにくい	顆2% GE
主薬由来の苦味が出現する可能性がある(苦味あり) (著)防湿・遮光保存。粉砕品は強い苦味と刺激性あり (安定性)**粉砕後**　〔通常〕(25℃，75％RH，遮光)30日目に表面が微黄白色に変化，含量に変化なし 〔苛酷〕(40℃，遮光)30日目に表面が微黄白色に変化，含量に変化なし 〔光〕(室温，1,000lx・hr(白色蛍光灯下))25日目に表面が淡黄白色に変化，50日間含量に変化なし (溶解性(水))やや溶けやすい	細10% 先 GE
(著)防湿・遮光保存。粉砕品は強い苦味と刺激性あり (安定性)**粉砕後**　データなし (溶解性(水))やや溶けやすい	細10% 先 GE
(著)防湿・遮光保存。粉砕品は強い苦味と刺激性あり (安定性)**粉砕時**　(25℃，60％RH，120万lx・hr，30日間)白色の粉末が微黄色に変化，含量規格内 (溶解性(水))やや溶けやすい	細10% 先 GE
(著)防湿・遮光保存。粉砕品は強い苦味と刺激性あり (溶解性(水))やや溶けやすい	細10% 先 GE

理由　(著)著者コメント　(安定性)原薬(一部製剤)の安定性　(溶解性(水))原薬の水に対する溶解性
代用品　※：一部適応等が異なる

チクロ

製品名（会社名）	規格単位	剤形・割線・Cap号数	可否	一般名
チクロピジン塩酸塩錠100mg「サワイ」（メディサ＝沢井）	100mg	Fコート錠 ○(割線無)	— (△)	チクロピジン塩酸塩
チクロピジン塩酸塩錠100mg「トーワ」（東和薬品）	100mg	Fコート錠 ○(割線無)	— (△)	チクロピジン塩酸塩
チクロピジン塩酸塩錠100mg「日医工」（日医工）	100mg	Fコート錠 ○(割線無)	— (△)	チクロピジン塩酸塩
チザニジン錠1mg「JG」（長生堂＝日本ジェネリック）	1mg	素錠 ⊖(割線1本)	— (○)	チザニジン塩酸塩
チザニジン錠1mg「アメル」（共和薬品）	1mg	素錠 ⊖(割線1本)	○	チザニジン塩酸塩
チザニジン錠1mg「杏林」（キョーリンリメディオ＝杏林＝旭化成ファーマ）	1mg	素錠 ⊖(割線1本)	○	チザニジン塩酸塩
チザニジン錠1mg「サワイ」（沢井）	1mg	素錠 ⊖(割線1本)	— (○)	チザニジン塩酸塩
チザニジン錠1mg「ツルハラ」（鶴原）	1mg	素錠 ⊖(割線1本)	○	チザニジン塩酸塩
チザニジン錠1mg「テバ」（武田テバファーマ＝武田）	1mg	素錠 ⊖(割線1本)	— (○)	チザニジン塩酸塩
チザニジン錠1mg「トーワ」（東和薬品）	1mg	素錠 ⊖(割線1本)	— (○)	チザニジン塩酸塩
チザニジン錠1mg「日医工」（日医工）	1mg	素錠 ⊖(割線模様)	— (○)	チザニジン塩酸塩

可否判定　○：可，△：条件つきで可，×：不可，—：企業判定回避，（　）：著者判断

チサニ

理　由	代用品
著 防湿・遮光保存。粉砕品は強い苦味と刺激性あり 安定性 粉砕後　以下の保存条件下で粉砕30日後までの安定性試験を行った (室温，透明瓶開放/透明瓶密栓，30日間)性状・含量に変化なし (室温，褐色瓶密栓，30日間)性状に変化なし，含量4.0%低下 溶解性(水) やや溶けやすい	細10%　先 GE
著 防湿・遮光保存。粉砕品は強い苦味と刺激性あり 安定性 粉砕後　(室内散光下，3ヵ月間)外観・含量変化なし 溶解性(水) やや溶けやすい	細10%　先 GE
著 防湿・遮光保存。粉砕品は強い苦味と刺激性あり 安定性 粉砕物　(25℃，75%RH，遮光・開放，3ヵ月間)外観，含量変化なし 溶解性(水) やや溶けやすい	細10%　先 GE
著 粉砕後データより可能と推定 安定性 粉砕品　(40℃，60%RH，遮光・気密，30日間)外観・含量：変化なし (25℃，75%RH，遮光・開放，30日間)外観・含量：変化なし (120万lx·hr，密閉(シャーレ＋ラップ)，50日間)外観：変化なし，含量：変化あり (規格外) 溶解性(水) やや溶けやすい	顆0.2%　先 GE
該当資料なし 溶解性(水) やや溶けやすい	顆0.2%　先 GE
溶解性(水) やや溶けやすい	顆0.2%　先 GE
著 安定性データが不足しているが，粉砕後防湿・遮光保存で可能と推定 溶解性(水) やや溶けやすい	顆0.2%　先 GE
安定性 該当資料なし 溶解性(水) やや溶けやすい	顆0.2%　先 GE
著 安定性データが不足しているが，粉砕後防湿・遮光保存で可能と推定 安定性 製剤〔湿度〕(25℃，75%RH，4週間)性状，含量に変化なし 溶解性(水) やや溶けやすい	顆0.2%　先 GE
著 粉砕後データより可能と推定 安定性 粉砕後　(室内散光下，3ヵ月間)外観・含量変化なし 溶解性(水) やや溶けやすい	顆0.2%　先 GE
著 粉砕後データより可能と推定 安定性 粉砕物　(25℃，75%RH，遮光・開放，3ヵ月間)外観，含量変化なし 溶解性(水) やや溶けやすい	顆0.2%　先 GE

チ

理由　著 著者コメント　　安定性 原薬(一部製剤)の安定性　　溶解性(水) 原薬の水に対する溶解性
代用品　※：一部適応等が異なる

チスタ

製品名（会社名）	規格単位	剤形・割線・Cap号数	可否	一般名
チスタニン糖衣錠100mg （ニプロES）	100mg	腸溶性糖衣錠 ○（割線無）	×	L-エチルシステイン塩酸塩
チニダゾール錠200mg「F」 （富士製薬）	200mg	Fコート錠 ○（割線無）	○	チニダゾール
チニダゾール錠500mg「F」 （富士製薬）	500mg	Fコート錠 ○（割線無）	○	
チノカプセル125 （藤本）	125mg	硬カプセル (3号)	△	ケノデオキシコール酸
チバセン錠2.5mg （サンファーマ＝田辺三菱）	2.5mg	素錠 ○（割線無）	△	ベナゼプリル塩酸塩
チバセン錠5mg （サンファーマ＝田辺三菱）	5mg	素錠 ⊖（割線1本）	△	
チバセン錠10mg （サンファーマ＝田辺三菱）	10mg	素錠 ○（割線無）	△	
チミペロン錠0.5mg「アメル」 （共和薬品）	0.5mg	素錠 ○（割線無）	○	チミペロン
チミペロン錠1mg「アメル」 （共和薬品）	1mg	素錠 ⊖（割線1本）	○	
チミペロン錠3mg「アメル」 （共和薬品）	3mg	素錠 ⊖（割線1本）	○	
チメピジウム臭化物錠30mg「サワイ」（沢井）	30mg	Fコート錠 ○（割線無）	— （△）	チメピジウム臭化物水和物
チャルドール錠2.5mg （武田テバファーマ＝武田）	2.5mg	Fコート錠 ○（割線無）	— （△）	ピコスルファートナトリウム水和物

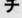

可否判定　○：可，△：条件つきで可，×：不可，—：企業判定回避，（　）：著者判断

チヤル

理　由	代用品
腸溶コーティングが施されているので粉砕不可。原薬は特異なにおいがあり，味ははじめ苦く，後に舌をやくようである 原薬は吸湿性である。臨界湿度：約70%RH 安定性〔長期〕(25℃，60%RH，ポリエチレン袋(二重)＋ミニファイバードラム，2年間)変化なし 〔加速〕(40℃，75%RH，ポリエチレン袋(二重)＋ミニファイバードラム，6カ月間)変化なし 〔苛酷〕(60℃，32%RH，開放容器，34日間)変化なし 溶解性(水)極めて溶けやすい	
黄色が強くなる傾向あり。苦味あり 安定性〔長期〕(室温，成り行き湿度)少なくとも36カ月間安定 (40℃，成り行き湿度，無包装状態，3カ月間)変化なし (30℃，70%RH，3カ月間)変化なし (60万lx·hr)変化なし 溶解性(水)極めて溶けにくい	
粉砕(脱カプセル)後の安定性データなし 著 苦味あり 安定性〔通常〕(室温，ビニール袋，25カ月間)安定 〔苛酷〕(40℃，90%RH，開放，6カ月間)安定 (直射日光，無色瓶詰，20カ月間)安定 溶解性(水)ほとんど溶けない	
防湿保存 著 防湿・遮光保存 安定性〔通常〕(室温，褐色ガラス瓶，1,800日間)安定 〔苛酷〕(50℃，褐色ガラス瓶，90日間)安定 (25℃，90%RH，シャーレ開放，90日間)わずかに水分増加以外変化なし (90万lx·hr(白色蛍光灯)，透明ガラス瓶)安定 溶解性(水)溶けやすい	
安定性粉砕後　[0.5mg錠] (25℃，75%RH，グラシン包装)90日間安定 溶解性(水)ほとんど溶けない	細1% 先 GE
溶解性(水)やや溶けにくい	細6% 先
ピコスルファートナトリウム水和物は光により徐々に着色する 著 遮光保存 安定性(24℃，55%RH，2週間)外観，含量に変化なし 溶解性(水)極めて溶けやすい	顆1% GE DS1% GE 内用液0.75% 先 GE

理由　著 著者コメント　　安定性 原薬(一部製剤)の安定性　　溶解性(水) 原薬の水に対する溶解性
代用品　※：一部適応等が異なる

チヤン

製品名（会社名）	規格単位	剤形・割線・Cap号数	可否	一般名
チャンピックス錠0.5mg （ファイザー）	0.5mg	Fコート錠 （割線無）	— (○)	バレニクリン酒石酸塩
チャンピックス錠1mg （ファイザー）	1mg	Fコート錠 （割線無）	— (○)	
チョコラA錠1万単位 （サンノーバ＝エーザイ）	10,000単位	糖衣錠 ○（割線無）	— (×)	ビタミンA
チラーヂンS錠12.5μg （あすか製薬＝武田）	12.5μg	素錠 ○（割線無）	— (○)	レボチロキシンナトリウム水和物
チラーヂンS錠25μg （あすか製薬＝武田）	25μg	素錠 ⊖（割線1本）	— (○)	
チラーヂンS錠50μg （あすか製薬＝武田）	50μg	素錠 ⊖（割線1本）	— (○)	
チラーヂンS錠75μg （あすか製薬＝武田）	75μg	素錠 ○（割線無）	— (○)	
チラーヂンS錠100μg （あすか製薬＝武田）	100μg	素錠 ○（割線無）	— (○)	
チルミメールカプセル50mg （鶴原）	50mg	硬カプセル 4号	△	メキシレチン塩酸塩
チルミメールカプセル100mg （鶴原）	100mg	硬カプセル 3号	△	
チルミン錠100 （鶴原）	100mg	徐放錠 ⊖（割線1本）	×	テオフィリン
チルミン錠200mg （鶴原）	200mg	徐放錠 ⊖（割線1本）	×	

可否判定　○：可，△：条件つきで可，×：不可，—：企業判定回避，（　）：著者判断

チルミ

理　由	代用品
[1mg錠] (30℃, 75%RH, 室内散光下, 透明開栓ガラス瓶または遮光密栓ガラス瓶)30日目で外観, 含量は変化ないが開栓下で水分量が3.5%→5.18%に上昇した **安定性**〔通常〕(30℃, 65%RH, ポリエチレン袋, 24カ月間)変化なし 〔苛酷〕(50℃, 20%RH, 褐色ガラス瓶開栓, 3カ月間)変化なし (25℃, 85%RH, 褐色ガラス瓶開栓, 3カ月間)変化なし **溶解性(水)** 溶けやすい	
防湿・遮光保存 **安定性** 原薬　空気または光によって分解する **粉砕後**　(室温, 室内散光, シャーレ開放状態, 1週間)含量87.9%に低下 **溶解性(水)** 該当資料なし	末 [先]
安定性 原薬　〔光〕(白色蛍光灯, 90万lx・hr, シャーレ(開放))変化なし (室内散光, 90万lx・hr, シャーレ(開放))変化なし (ケミカルランプ, シャーレ(開放), 120時間)わずかに着色したが, 含量は変化なし 光によって徐々に着色〔屋外光下48時間で微赤褐色になる〕(日局) **粉砕後**　(ポリセロラミネートに分包) [25μg錠] (25℃, 60%RH, 120日間)外観変化なし, 含量は経時的に徐々に低下するも120日で94.3% (40℃, 75%RH, 120日間)外観変化なし, 含量は経時的に徐々に低下するも120日で91.7% (蛍光灯下, 120万lx・hr)外観, 含量は変化なし [50μg錠] (25℃, 60%RH, 120日間)外観変化なし, 含量は経時的に徐々に低下するも120日で92.8% (40℃, 75%RH, 120日間)外観変化なし, 含量は経時的に徐々に低下するも120日で91.2% (蛍光灯下, 120万lx・hr)外観, 含量は変化なし [100μg錠] (25℃, 60%RH, 120日間)外観, 含量は変化なし (40℃, 75%RH, 120日間)外観, 含量は変化なし (蛍光灯下, 120万lx・hr)外観, 含量は変化なし **溶解性(水)** ほとんど溶けない	(適応が異なる) 散0.01% [先]
舌にしびれ感あり。経管なら可 **安定性** 該当資料なし **溶解性(水)** 溶けやすい	
徐放錠のため粉砕不可 **安定性** 該当資料なし **溶解性(水)** 溶けにくい	徐放顆20% ※ [先] シ2% ※ [先] DS20% ※ [先][GE]

チ

理由　**著** 著者コメント　　**安定性** 原薬(一部製剤)の安定性　　**溶解性(水)** 原薬の水に対する溶解性
代用品　※：一部適応等が異なる

チロナ

製品名（会社名）	規格単位	剤形・割線・Cap号数	可否	一般名
5mcgチロナミン錠（武田）	5μg	素錠 ◯(割線無)	◯	リオチロニンナトリウム
25mcgチロナミン錠（武田）	25μg	素錠 ⊖(割線1本)	◯	
沈降炭酸カルシウム錠250mg「三和」(三和化学)	250mg	素錠 ◯(割線無)	— (◯)	沈降炭酸カルシウム
沈降炭酸カルシウム錠500mg「三和」(三和化学)	500mg	素錠 ◯(割線無)	— (◯)	
沈降炭酸カルシウム錠250mg「武田テバ」(武田テバファーマ=武田)	250mg	素錠 ◯(割線無)	— (△)	沈降炭酸カルシウム
沈降炭酸カルシウム錠500mg「武田テバ」(武田テバファーマ=武田)	500mg	素錠 ◯(割線無)	— (△)	
ツベルミン錠100mg(MeijiSeika)	100mg	Fコート錠 ◯(割線無)	×(△)	エチオナミド
ツルバダ配合錠(日本たばこ=鳥居)	配合剤	Fコート錠 ◯(割線無)	— (△†)	エムトリシタビン・テノホビル ジソプロキシルフマル酸塩
ツロブテロール塩酸塩錠1mg「オーハラ」(大原)	1mg	素錠 ⊖(割線1本)	— (◯)	ツロブテロール塩酸塩
ツロブテロール塩酸塩錠1mg「トーワ」(東和薬品)	1mg	素錠 ⊖(割線1本)	— (◯)	ツロブテロール塩酸塩

可否判定 ◯：可，△：条件つきで可，×：不可，—：企業判定回避，( )：著者判断

理　由	代用品
(安定性)光に対する安定性：キセノンランプ(2,000カウント/時)照射，16時間で着色を認める **製剤**〔長期〕(25±2℃，60±5%RH，PTP+内袋+紙箱，42カ月間)外観：変化なし，残存率：96.7% 〔温度〕(40℃，24週間)外観：変化なし，残存率：100.0% 〔湿度〕(25℃，75%RH，遮光，6カ月間)外観：変化なし，残存率：99.1% 〔光〕(75%RH，室内散乱光，6カ月間)外観：変化なし，残存率：94.7% (溶解性(水))ほとんど溶けない	
(安定性)光に対する安定性：キセノンランプ(2,000カウント/時)照射，16時間で着色を認める **製剤**〔長期〕(25±2℃，60±5%RH，ガラス瓶+紙箱，42カ月間)外観：変化なし，残存率：97.7% 〔温度〕(40℃，24週間)外観：変化なし，残存率：96.2% 〔湿度〕(25℃，75%RH，遮光，6カ月間)外観：変化なし，残存率：99.6% 〔光〕(75%RH，室内散乱光，6カ月間)外観：変化なし，残存率：95.2% (溶解性(水))ほとんど溶けない	
40℃で3カ月間安定。25℃・75%RHで3カ月間安定。総照射量60万lx·hrで安定 (著)防湿保存 (溶解性(水))ほとんど溶けないが，二酸化炭素が存在すると溶解性を増す	細83% (先)
(著)防湿保存 (安定性)**製剤**〔湿度〕(25℃，75%RH，4週間)外観，含量に変化なし [250mg錠]〔光〕(60万lx·hr，25℃)外観，含量に変化なし (溶解性(水))ほとんど溶けないが，二酸化炭素が存在すると溶解性を増す	細83% (先)
腸溶性が失われ副作用(胃腸障害)が現れるおそれがあるため粉砕不可 (安定性)〔通常〕(冷所/常温，密栓遮光，3年間)変化なし 〔苛酷〕(45℃密栓/37℃，60～90%RH，遮光，1～3カ月間)変化なし (フェードテスター，1～7時間)変化なし (溶解性(水))ほとんど溶けない	
非常に苦味が強い。吸湿性あり † (著)凡例5頁参照。防湿保存 (安定性)エムトリバ，ビリアードの項参照	
(著)安定性データより可能と推定 (安定性)〔長期〕(室温，成り行きRH，36カ月間)性状，純度試験，定量，乾燥減量など：いずれも変化なし 〔加速〕(40℃，75%RH，6カ月間)性状，純度試験，定量，乾燥減量など：いずれも変化なし (溶解性(水))溶けやすい	DS0.1% (先)(GE)
(著)粉砕後データより可能と推定 (安定性)**粉砕後**(室内散光下，3カ月間)外観・含量変化なし (溶解性(水))溶けやすい	DS0.1% (先)(GE)

理由　(著)著者コメント　(安定性)原薬(一部製剤)の安定性　(溶解性(水))原薬の水に対する溶解性
代用品　※：一部適応等が異なる

テアメ

製品名（会社名）	規格単位	剤形・割線・Cap号数	可否	一般名
デアメリンS錠250mg（杏林）	250mg	素錠　①（割線模様）	—（○）	グリクロピラミド
ディアコミットカプセル250mg（MeijiSeika）	250mg	硬カプセル　2号	×（△）	スチリペントール
ティーエスワン配合OD錠T20（大鵬薬品）	20mg（テガフール相当量）	有核型口腔内崩壊錠　○（割線無）	×（△）	テガフール・ギメラシル・オテラシルカリウム
ティーエスワン配合OD錠T25（大鵬薬品）	25mg（テガフール相当量）	有核型口腔内崩壊錠　○（割線無）	×（△）	

テ

可否判定　○：可，△：条件つきで可，×：不可，—：企業判定回避，（　）：著者判断

理　　由	代用品
著 データなし。原薬は40℃，3カ月で変化なし (安定性)〔長期〕(自然経時，3年間)変化なし 〔苛酷〕(40℃，3カ月間)変化なし (溶解性(水))ほとんど溶けない	
脱カプセルして服用した際の有効性等のデータはないことから，脱カプセルしての投与は推奨できない。なお，ドライシロップ剤は，甘味料(アスパルテーム)及び香料を添加し原薬の苦味を抑えているが，カプセル剤にはこれらが添加されていないため，脱カプセルにより苦味を感じるおそれがある 著 データより安定と推定 (安定性)〔通常〕(25±2℃，60±5%RH，ポリエチレン袋，36カ月間)変化なし 〔苛酷〕(60℃，瓶(開放・気密)，4週間)変化なし (25℃，90%RH，瓶(開放・気密)，4週間)変化なし (40℃，75%RH，瓶(開放・気密)，4週間)変化なし (溶解性(水))ほとんど溶けない	DS250mg・500mg [先]
抗がん剤であり，粉砕時の曝露，飛散注意 粉砕により，保存時の類縁物質の増加傾向 著 抗悪性腫瘍剤のため粉砕せず懸濁する。やむを得ず粉砕する場合は，安全キャビネット内で行うなど調剤者の曝露に注意すること。防湿・遮光保存 (安定性)テガフール 〔長期〕(25℃，60%RH，ポリエチレン袋+ファイバードラム，36カ月間)変化なし 〔加速〕(40℃，75%RH，ポリエチレン袋+ファイバードラム，6カ月間)変化なし 〔苛酷〕(40℃，91%RH，無色ガラス瓶(開封)，3カ月間)変化なし (室内散乱光下，無色アンプル(密封)，3カ月間)変化なし ギメラシル 〔長期〕(25℃，60%RH，ポリエチレン袋+ファイバードラム，36カ月間)変化なし 〔加速〕(40℃，75%RH，ポリエチレン袋+ファイバードラム，6カ月間)変化なし 〔苛酷〕(40℃，75%RH，ガラス瓶(開放)，6カ月間)3カ月目で一部凝集 (25℃，約120万lx・hr(1,500lx・D65ランプ)，ガラスシャーレ，約33日間)変化なし オテラシルカリウム 〔長期〕(25℃，60%RH，多層フィルム袋+ファイバードラム，36カ月間)変化なし 〔加速〕(40℃，75%RH，多層フィルム袋+ファイバードラム，6カ月間)変化なし 〔苛酷〕(40℃，75%RH，ガラス瓶(開放)，6カ月間)変化なし (約120万lx・hr(1,500lx・D65ランプ)，ガラスシャーレ，約33日間)変化なし (溶解性(水))テガフール：やや溶けにくい ギメラシル：極めて溶けにくい オテラシルカリウム：溶けにくい (危険度)Ⅰ(日本病院薬剤師会：抗悪性腫瘍薬の院内取扱い指針)	顆20mg・25mg [先][GE]

理由　著 著者コメント　(安定性)原薬(一部製剤)の安定性　(溶解性(水))原薬の水に対する溶解性
代用品　※：一部適応等が異なる

テイエ

製品名（会社名）	規格単位	剤形・割線・Cap号数	可否	一般名
ティーエスワン配合カプセルT20 （大鵬薬品）	20mg （テガフール相当量）	硬カプセル 4号	△	テガフール・ギメラシル・オテラシルカリウム
ティーエスワン配合カプセルT25 （大鵬薬品）	25mg （テガフール相当量）	硬カプセル 4号	△	
ディオバン錠20mg （ノバルティス）	20mg	Fコート錠 ⊖（割線1本）	— (△)	バルサルタン
ディオバン錠40mg （ノバルティス）	40mg	Fコート錠 ⊖（割線1本）	— (△)	
ディオバン錠80mg （ノバルティス）	80mg	Fコート錠 ⊖（割線1本）	— (△)	
ディオバン錠160mg （ノバルティス）	160mg	Fコート錠 （割線表裏各1本）	— (△)	
ディオバンOD錠20mg （ノバルティス）	20mg	素錠（口腔内崩壊錠） ○（割線無）	— (△)	バルサルタン
ディオバンOD錠40mg （ノバルティス）	40mg	素錠（口腔内崩壊錠） ○（割線無）	— (△)	
ディオバンOD錠80mg （ノバルティス）	80mg	素錠（口腔内崩壊錠） ○（割線無）	— (△)	
ディオバンOD錠160mg （ノバルティス）	160mg	素錠（口腔内崩壊錠） （割線表裏各1本）	— (△)	

可否判定 ○：可，△：条件つきで可，×：不可，—：企業判定回避，（ ）：著者判断

テイオ

理　由	代用品
抗がん剤であり，粉砕，脱カプセル時の曝露，飛散注意 25℃・75％RHで14日保存条件下において，性状，重量及び含量に変化なし。ただし高温，高湿度とならぬよう十分注意 ■著■ 抗悪性腫瘍剤のため粉砕・脱カプセルせず懸濁する。やむを得ず粉砕する場合は，安全キャビネット内で行うなど調剤者の曝露に注意すること。防湿・遮光保存 (安定性)テガフール 〔長期〕(25℃，60％RH，ポリエチレン袋＋ファイバードラム，36カ月間)変化なし 〔加速〕(40℃，75％RH，ポリエチレン袋＋ファイバードラム，6カ月間)変化なし 〔苛酷〕(40℃，91％RH，無色ガラス瓶(開封)，3カ月間)変化なし (室内散乱光下，無色アンプル(密封)，3カ月間)変化なし ギメラシル 〔長期〕(25℃，60％RH，ポリエチレン袋＋ファイバードラム，36カ月間)変化なし 〔加速〕(40℃，75％RH，ポリエチレン袋＋ファイバードラム，6カ月間)変化なし 〔苛酷〕(40℃，75％RH，ガラス瓶(開放)，6カ月間)3カ月目で一部凝集 (25℃，約120万lx・hr(1,500lx・D65ランプ)，ガラスシャーレ，約33日間)変化なし オテラシルカリウム 〔長期〕(25℃，60％RH，多層フィルム袋＋ファイバードラム，36カ月間)変化なし 〔加速〕(40℃，75％RH，多層フィルム袋＋ファイバードラム，6カ月間)変化なし 〔苛酷〕(40℃，75％RH，ガラス瓶(開放)，6カ月間)変化なし (約120万lx・hr(1,500lx・D65ランプ)，ガラスシャーレ，約33日間)変化なし (溶解性(水))テガフール：やや溶けにくい ギメラシル：極めて溶けにくい オテラシルカリウム：溶けにくい (危険度)Ⅰ(日本病院薬剤師会：抗悪性腫瘍薬の院内取扱い指針)	顆20mg・25mg [先][GE]
粉砕して服用した場合の薬物動態や有効性，安全性について検討していないため。また，原薬に苦味がある ■著■ 防湿・遮光保存 (安定性)〔通常〕(25℃，暗所，36カ月間)無色透明ガラス瓶(密栓)では変化なし，ポリエチレン袋(密閉)ではわずかに水分増加以外は変化なし 〔苛酷〕(60℃，暗所，無色透明ガラス瓶(密栓)，3カ月間)わずかに酸臭を認め，分解物が増加 (25℃，90％RH，暗所，ポリエチレン袋(密閉)，3カ月間)水分増加以外は変化なし (120万lx(白色蛍光灯)，無色透明ガラス瓶(密栓))変化なし (溶解性(水))ほとんど溶けない	
吸湿性があり，粉砕して服用した場合の薬物動態や有効性，安全性について検討していないため。また，原薬に苦味がある ■著■ 口腔内崩壊錠のため粉砕不適。粉砕した場合，防湿・遮光保存 (安定性)〔通常〕(25℃，暗所，36カ月間)無色透明ガラス瓶(密栓)では変化なし，ポリエチレン袋(密閉)ではわずかに水分増加以外は変化なし 〔苛酷〕(60℃，暗所，無色透明ガラス瓶(密栓)，3カ月間)わずかに酸臭を認め，分解物が増加 (25℃，90％RH，暗所，ポリエチレン袋(密閉)，3カ月間)水分増加以外は変化なし (120万lx(白色蛍光灯)，無色透明ガラス瓶(密栓))変化なし (溶解性(水))ほとんど溶けない	

理由　■著■ 著者コメント　　(安定性)原薬(一部製剤)の安定性　　(溶解性(水))原薬の水に対する溶解性
代用品　※：一部適応等が異なる

テイナ

製品名(会社名)	規格単位	剤形・割線・Cap号数	可否	一般名
ディナゲスト錠1mg (持田)	1mg	Fコート錠 ◯(割線無)	— (◯)	ジエノゲスト
ディナゲストOD錠1mg (持田)	1mg	口腔内崩壊錠 ◯(割線無)	— (△)	ジエノゲスト
ディレグラ配合錠 (サノフィ)	配合剤	Fコート錠 (割線無)	×	フェキソフェナジン塩酸塩・塩酸プソイドエフェドリン
テオドール錠50mg (田辺三菱)	50mg	徐放錠 ◯(割線無)	×	テオフィリン
テオドール錠100mg (田辺三菱)	100mg	徐放錠 ⊖(割線1本)	×	
テオドール錠200mg (田辺三菱)	200mg	徐放錠 (割線1本)	×	

可否判定 ◯:可, △:条件つきで可, ×:不可, —:企業判定回避, ( ):著者判断

テオト

理　　由	代用品
著 遮光保存 (安定性)原薬 〔長期〕(25℃, 60%RH, アルミラミネート/ポリエチレン袋, 48カ月間)規格適合 〔加速〕(40℃, 75%RH, アルミラミネート/ポリエチレン袋, 6カ月間)規格適合 〔苛酷〕(50℃, 褐色ガラス製の気密容器, 3カ月間)ほとんど変化なし (60℃, 褐色ガラス製の気密容器, 3カ月間)性状(微黄白色)と類縁物質(増加)に変化が認められた (25℃, 90%RH, 褐色ガラス製の容器(開栓), 3カ月間)規格適合 (25℃, D65蛍光ランプ5,000lx, 曝光, 10日間)性状(わずかに褐色を帯びた淡黄白色), 溶状(濁り等), 類縁物質(増加)及び定量(低下)に変化が認められた (25℃, D65蛍光ランプ5,000lx, 遮光, 10日間)規格適合 (溶解性(水))ほとんど溶けない	
著 口腔内崩壊錠のため粉砕不適。粉砕した場合, 遮光保存 (安定性)原薬 〔長期〕(25℃, 60%RH, アルミラミネート/ポリエチレン袋, 48カ月間)規格適合 〔加速〕(40℃, 75%RH, アルミラミネート/ポリエチレン袋, 6カ月間)規格適合 〔苛酷〕(50℃, 褐色ガラス製の気密容器, 3カ月間)ほとんど変化なし (60℃, 褐色ガラス製の気密容器, 3カ月間)性状(微黄白色)と類縁物質(増加)に変化が認められた (25℃, 90%RH, 褐色ガラス製の容器(開栓), 3カ月間)規格適合 (25℃, D65蛍光ランプ5,000lx, 曝光, 10日間)性状(わずかに褐色を帯びた淡黄白色), 溶状(濁り等), 類縁物質(増加)及び定量(低下)に変化が認められた (25℃, D65蛍光ランプ5,000lx, 遮光, 10日間)規格適合 粉砕後 (40±2℃, 遮光, 気密容器(瓶), 3カ月間)外観, 定量ほとんど変化なし, 類縁物質はわずかに増加したが規格を満たした (25±2℃, 75±5%RH, 遮光, 開放, 3カ月間)外観, 定量, 類縁物質ほとんど変化なし (室内散乱光, 1,200lx, 開放, 総照度約60万lx·hr以上, 21日間)約20万lx·hrから外観の変化が認められ, 約40万lx·hrで微黄白色を示した。類縁物質では増加が認められたが, 約60万lx·hrにおいても規格を満たした。定量では約60万lx·hrで低下が認められ, 規格を下回った (溶解性(水))ほとんど溶けない	
該当資料なし。本剤は徐放層を含む錠剤であるため, 噛んだり, 砕いたりせず, 水と一緒にそのまま服用すること 著 粉砕すると放出制御の特性が失われるため, 粉砕不可 (溶解性(水))溶けにくい	
徐放性製剤なので, 粉砕によって徐放性が失われるため, 粉砕不可 (安定性)〔長期〕(室温, ポリエチレン袋(二重)+段ボール箱, 3年間)変化なし (25℃, 60%RH, ポリエチレン袋(二重)+ミニファイバードラム, 3年間)変化なし (溶解性(水))溶けにくい	徐放顆20% ※ 先 シ2% ※ 先 DS20% ※ 先 GE

理由　著 著者コメント　(安定性)原薬(一部製剤)の安定性　(溶解性(水))原薬の水に対する溶解性
代用品　※：一部適応等が異なる

テオフ

製品名（会社名）	規格単位	剤形・割線・Cap号数	可否	一般名
テオフィリン徐放錠50mg「サワイ」(沢井)	50mg	徐放錠 ○(割線無)	×	テオフィリン
テオフィリン徐放錠100mg「サワイ」(沢井)	100mg	徐放錠 ⊖(割線1本)	×	
テオフィリン徐放錠200mg「サワイ」(沢井)	200mg	徐放錠 ○(割線無)	×	
テオフィリン徐放錠50mg「ツルハラ」(鶴原)	50mg	徐放錠 ○(割線無)	×	テオフィリン
テオフィリン徐放U錠100mg「トーワ」(東和薬品)	100mg	素錠 ○(割線無)	×	テオフィリン
テオフィリン徐放U錠200mg「トーワ」(東和薬品)	200mg	素錠 ⊖(割線1本)	×	
テオフィリン徐放U錠400mg「トーワ」(東和薬品)	400mg	素錠 ⊖(割線1本)	×	
テオフィリン徐放錠50mg「日医工」(日医工)	50mg	素錠 ○(割線無)	×	テオフィリン
テオフィリン徐放錠100mg「日医工」(日医工)	100mg	徐放錠 ⊖(割線模様)	×	
テオフィリン徐放錠200mg「日医工」(日医工)	200mg	素錠 ○(割線無)	×	
テオロング錠50mg(エーザイ)	50mg	徐放錠 ○(割線無)	×	テオフィリン
テオロング錠100mg(エーザイ)	100mg	徐放錠 ○(割線無)	×	
テオロング錠200mg(エーザイ)	200mg	徐放錠 ○(割線無)	×	
デカドロン錠0.5mg(日医工)	0.5mg	素錠 ⌂(割線1本)	— (○)	デキサメタゾン
デカドロン錠4mg(日医工)	4mg	素錠 ⌂(割線1本)	— (○)	
デキストロメトルファン臭化水素酸塩錠15mg「NP」(ニプロ=日本ジェネリック)	15mg	素錠 ⊖(割線1本)	— (○)	デキストロメトルファン臭化水素酸塩水和物
デキストロメトルファン臭化水素酸塩錠15mg「トーワ」(東和薬品)	15mg	素錠 ○(割線無)	— (○)	デキストロメトルファン臭化水素酸塩水和物

可否判定　○：可，△：条件つきで可，×：不可，—：企業判定回避，( )：著者判断

理　　由	代用品
放出制御の特性が失われるため，粉砕不可 **著** 徐放性製剤のため粉砕不可 (溶解性(水))溶けにくい	徐放顆20% * 先 シ2% * 先 DS20% * 先 GE
徐放錠のため粉砕不可 (安定性)該当資料なし (溶解性(水))溶けにくい	徐放顆20% * 先 シ2% * 先 DS20% * 先 GE
徐放性製剤のため粉砕不可 (安定性)該当資料なし (溶解性(水))溶けにくい	徐放顆20% * 先 シ2% * 先 DS20% * 先 GE
徐放性製剤のため粉砕不可 (溶解性(水))溶けにくい	徐放顆20% * 先 シ2% * 先 DS20% * 先 GE
徐放性製剤のため粉砕不可 (安定性)無色ガラス瓶に入れ，温度(45℃，6カ月間)，湿度(40℃，75%RH，開放，6カ月間)及び日光下(3カ月間)に放置したところ，外観，TLC，含量に変化を認めず，温度，湿度及び光に対し安定 (溶解性(水))溶けにくい	徐放顆20% * 先 シ2% * 先 DS20% * 先 GE
著 安定性データが不足しているが，粉砕後防湿・遮光保存で可能と推定 (安定性)**粉砕物** (25℃，75%RH，遮光・開放，3カ月間)[0.5mg錠]外観，含量変化なし，[4mg錠]外観，類縁物質，含量変化なし (溶解性(水))ほとんど溶けない	内用液0.01% * 先 GE
著 粉砕後データより可能と推定 (安定性)**粉砕後** 3カ月間のデータあり(粉砕時の体内動態データ等なし) (溶解性(水))やや溶けにくい	散10% 先 GE 細10% GE
主成分は，においはなく，味は苦い **著** 粉砕後データより可能と推定 (安定性)**粉砕後** (室内散光下，3カ月間)外観・含量変化なし (溶解性(水))やや溶けにくい	散10% 先 GE 細10% GE

理由　**著** 著者コメント　(安定性)原薬(一部製剤)の安定性　(溶解性(水))原薬の水に対する溶解性
代用品　※：一部適応等が異なる

テクフ

製品名（会社名）	規格単位	剤形・割線・Cap号数	可否	一般名
テクフィデラカプセル120mg （バイオジェン）	120mg	硬カプセル (0号)	×	フマル酸ジメチル
テクフィデラカプセル240mg （バイオジェン）	240mg	硬カプセル (0号)	×	
テグレトール錠100mg （サンファーマ＝田辺三菱）	100mg	素錠 ⊖(割線1本)	○	カルバマゼピン
テグレトール錠200mg （サンファーマ＝田辺三菱）	200mg	素錠 ⊖(割線1本)	○	
デザレックス錠5mg （MSD＝杏林）	5mg	Fコート錠 ○(割線無)	— (△)	デスロラタジン
デシコビ配合錠LT （日本たばこ＝鳥居）	配合剤	Fコート錠 ◯(割線無)	— (△†)	エムトリシタビン・テノホビル　アラフェナミドフマル酸塩
デシコビ配合錠HT （日本たばこ＝鳥居）	配合剤	Fコート錠 ◯(割線無)	— (△†)	
テシプール錠1mg （持田）	1mg	素錠 ○(割線無)	△	セチプチリンマレイン酸塩
デジレル錠25 （ファイザー）	25mg	Fコート錠 ○(割線無)	— (△)	トラゾドン塩酸塩
デジレル錠50 （ファイザー）	50mg	Fコート錠 ○(割線無)	— (△)	
デソパン錠60mg （持田）	60mg	素錠 ⊖(割線模様)	○	トリロスタン

可否判定　○：可，△：条件つきで可，×：不可，—：企業判定回避，( )：著者判断

理　由	代用品
カプセル内の顆粒は腸溶性コーティングを施しているので粉砕不可。脱カプセル，簡易懸濁も不可 **著** 本剤は腸溶性コーティングが硬カプセルの内容物であるマイクロ錠に施されており，硬カプセルには腸溶性コーティングがない。カプセルから出された状態のマイクロ錠は想定外の物理的損傷を負う可能性がある。そのことで本来の腸溶性システムを発揮できないことが考えられるため，脱カプセルは推奨しない。飲みづらい場合などは多めの水とともに服用することを患者に説明する **安定性**〔長期〕(25℃，60%RH，二重LDPE袋，36カ月間)変化なし 〔加速〕(40℃，75%RH，二重LDPE袋，6カ月間)変化なし **溶解性(水)** 溶けにくい	
25℃，75%RH，遮光でわずかに吸湿が認められるが4週間安定 **安定性**〔通常〕(25℃，360日間)安定 〔苛酷〕(75℃，ガラス瓶，7日間)安定 (30℃，80%RH，シャーレ開放，21日間)安定 (キセノンランプ，3日間)3日後黄変 **溶解性(水)** 極めて溶けにくい	細50% 先 GE
著 防湿・遮光保存 **溶解性(水)** ほとんど溶けない	
† **著** 凡例5頁参照。防湿保存 **安定性** エムトリシタビン 〔長期〕(25℃，60%RH，24カ月間)変化なし 〔苛酷〕(180万lx·hr)光による影響は認められなかった テノホビル　アラフェナミドフマル酸塩 〔長期〕(5℃，24カ月間)分解物の増加が認められたが，規格の範囲内であった 〔苛酷〕(120万lx·hr)光による影響は認められなかった **溶解性(水)** エムトリシタビン：溶けやすい テノホビル　アラフェナミドフマル酸塩：やや溶けにくい	
苦味あり。吸湿しやすい。14日間まで投与可 **安定性**〔通常〕(室温，36カ月間)変化なし 〔苛酷〕(60℃，6カ月間)変化なし (40℃，75%RH，6カ月間)変化なし (室内散乱光，6カ月間)変化なし **溶解性(水)** 溶けにくい	
強い苦味あり **安定性**〔25mg錠〕 (30℃，75%RH，室内散光下，透明開栓ガラス瓶または遮光密栓ガラス瓶)30日目まで外観，含量，水分量とも変化なし **溶解性(水)** やや溶けやすい	
原末は3年間安定 **安定性**〔通常〕(25℃，75%RH，4週間)粉砕後残存率96.8% 〔苛酷〕(2,000lx，4週間)残存率103.1% **溶解性(水)** ほとんど溶けない	

理由　**著** 著者コメント　**安定性** 原薬(一部製剤)の安定性　**溶解性(水)** 原薬の水に対する溶解性
代用品　※：一部適応等が異なる

テ

テタン

製品名(会社名)	規格単位	剤形・割線・Cap号数	可否	一般名
デタントール錠0.5mg (エーザイ)	0.5mg	糖衣錠 ○(割線無)	― (△)	ブナゾシン塩酸塩
デタントール錠1mg (エーザイ)	1mg	糖衣錠 ○(割線無)	― (△)	
デタントールR錠3mg (エーザイ)	3mg	徐放性Fコート錠 ○(割線無)	×	ブナゾシン塩酸塩
デタントールR錠6mg (エーザイ)	6mg	徐放性Fコート錠 ○(割線無)	×	
テトラミド錠10mg (MSD=第一三共)	10mg	Fコート錠 ○(割線無)	― (○)	ミアンセリン塩酸塩
テトラミド錠30mg (MSD=第一三共)	30mg	Fコート錠 ①(割線1本)	― (○)	
デトルシトールカプセル2mg (ファイザー)	2mg	硬カプセル 4号	― (○)	酒石酸トルテロジン
デトルシトールカプセル4mg (ファイザー)	4mg	硬カプセル 3号	― (○)	

可否判定 ○:可, △:条件つきで可, ×:不可, ―:企業判定回避, ( ):著者判断

理　　由	代用品
1mg錠は粉砕の安定性データなし 遮光保存 (安定性)室温長期保存で含量低下を認めず安定。温度(45℃)，湿度(40℃，90%RH)，光(1,000lx・石英製容器，1,000lx・褐色ガラス瓶)の条件で3カ月間保存し，外観，含量，TLCの各項目について測定した結果，光照射(1,000lx・石英製容器)の試料の外観がごくわずかに淡紅色に変化した以外は，いずれの保存条件においても変化は認められなかった。したがって温度及び湿度に対し安定であるが，光に対しては外観変化(淡紅色化)を認めるので遮光保存が必要 (溶解性(水))溶けにくい	
徐放性製剤のため粉砕不可 (安定性)室温長期保存で含量低下を認めず安定。温度(45℃)，湿度(40℃，90%RH)，光(1,000lx・石英製容器，1,000lx・褐色ガラス瓶)の条件で3カ月間保存し，外観，含量，TLCの各項目について測定した結果，光照射(1,000lx・石英製容器)の試料の外観がごくわずかに淡紅色に変化した以外は，いずれの保存条件においても変化は認められなかった (溶解性(水))溶けにくい	
光により着色傾向(黄色)。25℃・75%RH・遮光保存で4週間安定。強い苦味としびれ感あり (安定性)〔通常〕(室温，ガラス瓶(開放)，36カ月間)変化なし 〔温湿度〕(40℃，75%RH，秤量瓶(開放)，4カ月間)変化なし (50℃，75%RH，秤量瓶(開放)，2カ月間)変化なし (60℃，75%RH，秤量瓶(開放)，1カ月間)変化なし 〔光〕(室内散光，1日8時間1,300lx，ポリエチレン袋，3カ月間)着色(白色→淡黄色) (フェードメーター照射，ポリエチレン袋，24時間)着色(白色→淡黄色) (溶解性(水))やや溶けにくい	
[4mgカプセル](30℃，75%RH，室内散光下，透明開栓ガラス瓶または遮光密栓ガラス瓶)30日目まで外観，含量，水分量とも変化なし (安定性)〔長期〕(25℃，60%RH，暗所，二重のポリエチレン袋＋ファイバードラム，24カ月間)外観，含量，類縁物質，乾燥減量の測定項目につき変化なし 〔加速〕(40℃，75%RH，暗所，二重のポリエチレン袋＋ファイバードラム，6カ月間)外観，含量，類縁物質，乾燥減量の測定項目につき変化なし 〔光〕(25℃，リン酸緩衝液中，白色蛍光灯，無包装，積算120万lx)含量はわずかに低下 〔温度・湿度〕(47℃もしくは70℃，成り行き湿度もしくは100%RH，暗所，二重のポリエチレン袋＋ファイバードラム，14日間)含量，類縁物質の測定項目につき変化なし (溶解性(水))やや溶けにくい	

理由　■著者コメント　(安定性)原薬(一部製剤)の安定性　(溶解性(水))原薬の水に対する溶解性
代用品　※：一部適応等が異なる

テナキ

製品名（会社名）	規格単位	剤形・割線・Cap号数	可否	一般名
テナキシル錠1mg （アルフレッサファーマ）	1mg	Fコート錠 ▯▯（割線表裏各1本）	― (△)	インダパミド
テナキシル錠2mg （アルフレッサファーマ）	2mg	糖衣錠 〇（割線無）	― (△)	
テネリア錠20mg （田辺三菱＝第一三共）	20mg	Fコート錠 〇（割線無）	― (〇)	テネリグリプチン臭化水素酸塩水和物
テノゼット錠300mg （GSK）	300mg	Fコート錠 △（割線無）	― (〇)	テノホビル ジソプロキシルフマル酸塩

可否判定　〇：可，△：条件つきで可，×：不可，―：企業判定回避，（　）：著者判断

理　　由	代用品
(安定性)〔長期〕(室温,褐色透明ガラス瓶(密栓),42カ月間)変化なし (25℃,75%RH,褐色透明ガラス瓶(密栓),24カ月間)変化なし 〔苛酷〕(40℃,褐色透明ガラス瓶(密栓),6カ月間)乾燥減量値が若干減少し,融点がやや変化した。その他は変化なし (40℃,80%RH,秤量瓶(開栓),6カ月間)変化なし (紫外線照射,石英製シャーレ(石英板で蓋をする),4週間)1週間目より結晶性粉末の表面が微黄色に変化,その他変化なし **粉砕後** データなし (溶解性(水))ほとんど溶けない	
著 防湿・遮光保存で30日間まで安定。苦味あり。光に不安定 (安定性)〔長期〕(室温,褐色透明ガラス瓶(密栓),42カ月間)変化なし (25℃,75%RH,褐色透明ガラス瓶(密栓),24カ月間)変化なし 〔苛酷〕(40℃,褐色透明ガラス瓶(密栓),6カ月間)乾燥減量値が若干減少し,融点がやや変化した。その他は変化なし (40℃,80%RH,秤量瓶(開栓),6カ月間)変化なし (紫外線照射,石英製シャーレ(石英板で蓋をする),4週間)1週間目より結晶性粉末の表面が微黄色に変化,その他変化なし **粉砕後** データなし (溶解性(水))ほとんど溶けない	
著 原薬は苦味あり。光,湿度に安定 (安定性)〔長期〕(25℃,60%RH,密閉容器,3年間)変化なし 〔加速〕(40℃,75%RH,密閉容器,6カ月間)変化なし 〔苛酷〕(60℃,ガラス容器(開放),30日間)変化なし (25℃,85%RH,ガラス容器(開放),3カ月間)変化なし (D65ランプ,シャーレ(開放),120万lx·hr(総近紫外放射エネルギー200W·hr/m^2))変化なし (溶解性(水))溶けやすい	
著 粉砕後データより可能と判断 (安定性)(5℃,36カ月間)規格範囲内 (25℃,60%RH,6カ月間)物理化学的特性の著しい変化なし **粉砕品** (30℃,70%RH,セロファン紙で分包,8週間)性状変化なし,総類縁物質量は増加したが規格内(個々の類縁物質量でも規格内),水分は2週間で増加し規格外となり,8週間まで経時的な増加はなし。定量値は低下したが規格内 (30℃,70%RH,グラシン紙で分包,8週間)性状変化なし,総類縁物質量は増加したが規格内(個々の類縁物質量でも規格内),水分は2週間で増加し規格外となり,8週間まで経時的な増加はなし。定量値は低下したが規格内 (溶解性(水))やや溶けにくい	

理由　**著** 著者コメント　(安定性)原薬(一部製剤)の安定性　(溶解性(水))原薬の水に対する溶解性
代用品　※：一部適応等が異なる

テノタ

製品名（会社名）	規格単位	剤形・割線・Cap号数	可否	一般名
デノタスチュアブル配合錠 (日東薬品＝第一三共)	配合剤	チュアブル錠 ○(割線無)	△	沈降炭酸カルシウム・コレカルシフェロール・炭酸マグネシウム
テノックス配合カプセルT20 (あすか製薬＝武田)	20mg (テガフール相当量)	硬カプセル 4号	― (△)	テガフール・ギメラシル・オテラシルカリウム
テノックス配合カプセルT25 (あすか製薬＝武田)	25mg (テガフール相当量)	硬カプセル 4号	― (△)	
デノパミール錠5 (日医工ファーマ＝東和薬品)	5mg	素錠 ○(割線無)	― (△)	デノパミン
デノパミール錠10 (日医工ファーマ＝東和薬品)	10mg	素錠 ⊖(割線模様)	― (△)	
デノパミン錠5mg「日医工」 (日医工)	5mg	素錠 ○(割線無)	― (△)	デノパミン
デノパミン錠10mg「日医工」 (日医工)	10mg	素錠 ⊖(割線模様)	― (△)	
テノーミン錠25 (アストラゼネカ)	25mg	Fコート錠 ○(割線無)	× (△)	アテノロール
テノーミン錠50 (アストラゼネカ)	50mg	Fコート錠 ○(割線無)	× (△)	
デパケン錠100mg (協和キリン)	100mg	Fコート錠 ○(割線無)	×	バルプロ酸ナトリウム
デパケン錠200mg (協和キリン)	200mg	Fコート錠 ○(割線無)	×	

可否判定 ○:可, △:条件つきで可, ×:不可, ―:企業判定回避, ( ):著者判断

理　　由	代用品
服用時の粉砕可能。ただし，吸湿及び光により品質低下が認められているため，粉砕品の保管は不可 (安定性)〔長期〕(室温，瓶包装(プラスチックボトル，乾燥剤入り)，36カ月間)性状・含量等：変化なし 〔加速〕(40℃，75%RH，瓶包装(プラスチックボトル，乾燥剤入り)またはアルミ分包(SP包装)，6カ月間)性状・含量等：変化なし 〔湿度〕(25℃，75%RH，シャーレ(開放)，7日間)性状・硬度・含量等：1日目以降，性状及び硬度の品質低下を認めた 〔光〕(D65ランプ(3,000lx，25℃)，シャーレ(開放)，60万lx・hrまたは120万lx・hr)性状・硬度・含量等：コレカルシフェロールの含量低下を認めた (溶解性(水))沈降炭酸カルシウム：ほとんど溶けないが，二酸化炭素が存在すると溶解性を増す コレカルシフェロール：ほとんど溶けない 炭酸マグネシウム：ほとんど溶けない	
(著)抗悪性腫瘍剤のため粉砕・脱カプセルせず懸濁する。やむを得ず粉砕する場合は，安全キャビネット内で行うなど調剤者の曝露に注意すること。防湿・遮光保存 (安定性)データなし (溶解性(水))テガフール：やや溶けにくい ギメラシル：極めて溶けにくい オテラシルカリウム：溶けにくい (危険度)Ⅰ(日本病院薬剤師会：抗悪性腫瘍薬の院内取扱い指針) 刺激性等は確認されていないが，内容物を取扱う場合は手袋等を着用することが望ましい	顆20mg・25mg 先 GE
主成分は，においはない (著)データより粉砕可能と判断 (安定性)**粉砕後**　[5mg錠] (室内散光下，3カ月間)外観変化なし，残存率95.2% (溶解性(水))ほとんど溶けない	細5% 先
(著)粉砕後データより可能と判断 (安定性)**粉砕物**　[5mg錠] (26.5～31.1℃・42.3～71.7%RH，成り行き室温・湿度，室内散光下・開放，30日間)30日後外観変化，含量低下(規格内) (25℃，90%RH，遮光・開放，30日間)7日後外観変化 (溶解性(水))ほとんど溶けない	細5% 先
粉砕時のデータ(薬物動態，臨床効果，安全性，安定性)なし (著)防湿・遮光保存 (安定性)〔通常〕(室温，遮光，42カ月間)変化なし。光に極めて安定 〔苛酷〕(40℃，82%RH，遮光，1カ月間)わずかに乾燥減量が増加 (溶解性(水))溶けにくい	
吸湿性が強く，潮解するため粉砕不可 (安定性)〔通常〕(25℃，遮光，密封，24カ月間)外観変化はなく，分解は認められなかった 〔苛酷〕(40℃，80%RH，開放，4日間)吸湿により潮解し液状を呈したが，分解は認められなかった (溶解性(水))極めて溶けやすい	細20%・40% 先 GE 徐放顆40% 先 GE シ5% 先 GE

理由　(著)著者コメント　(安定性)原薬(一部製剤)の安定性　(溶解性(水))原薬の水に対する溶解性
代用品　※：一部適応等が異なる

テハケ

製品名(会社名)	規格単位	剤形・割線・Cap号数	可否	一般名
デパケンR錠100mg (協和キリン)	100mg	糖衣錠 ○(割線無)	×	バルプロ酸ナトリウム
デパケンR錠200mg (協和キリン)	200mg	糖衣錠 ○(割線無)	×	
デパス錠0.25mg (田辺三菱=吉富薬品)	0.25mg	Fコート錠 ○(割線無)	— (○)	エチゾラム
デパス錠0.5mg (田辺三菱=吉富薬品)	0.5mg	Fコート錠 ○(割線無)	— (○)	
デパス錠1mg (田辺三菱=吉富薬品)	1mg	Fコート錠 ○(割線無)	— (○)	
テビケイ錠50mg (ヴィーブヘルスケア=GSK)	50mg	Fコート錠 ○(割線無)	— (○)	ドルテグラビルナトリウム
テプレノンカプセル50mg「YD」 (陽進堂=日本ジェネリック=ニプロ=共創未来ファーマ)	50mg	硬カプセル 4号	— (△)	テプレノン
テプレノンカプセル50mg「アメル」 (共和薬品)	50mg	硬カプセル 4号	○ (△)	テプレノン
テプレノンカプセル50mg「サワイ」 (沢井)	50mg	硬カプセル 4号	— (△)	テプレノン
テプレノンカプセル50mg「テバ」 (武田テバファーマ=武田)	50mg	硬カプセル 4号	— (△)	テプレノン
テプレノンカプセル50mg「トーワ」 (東和薬品)	50mg	硬カプセル 4号	— (△)	テプレノン
テプレノンカプセル50mg「日医工」 (日医工)	50mg	硬カプセル 4号	— (△)	テプレノン

可否判定 ○:可,△:条件つきで可,×:不可,—:企業判定回避,( ):著者判断

テフレ

理　　由	代用品
粉砕することにより徐放機能が失われてしまう。吸湿し潮解するため粉砕不可 安定性〔通常〕(25℃，遮光，密封，24カ月間)外観変化はなく，分解は認められなかった 〔苛酷〕(40℃，80％RH，開放，4日間)吸湿により潮解し液状を呈したが，分解は認められなかった 溶解性(水)極めて溶けやすい	細20％・40％ 先 GE 徐放顆40％ 先 GE シ5％ 先 GE
安定性〔長期〕(室温，褐色容器(気密)，3年6カ月間)変化なし 〔苛酷〕(40℃，無色透明容器(気密)，90日間)変化なし (60℃，無色透明容器(気密)，90日間)変化なし (40℃，60％RH/75％RH/82％RH，無色透明容器(開放)，90日間)変化なし (直射日光，無色透明容器(気密)，21日間)21日目に淡黄色に着色し，わずかな含量低下を認めた(TLC上に光分解物の1スポット) (直射日光，褐色容器(気密)，21日間)変化なし **粉砕後** 〔0.5mg・1mg錠〕 (30℃，75％RH，グラシン分包，遮光，6週間)外観及び含量に変化なし 溶解性(水)ほとんど溶けない	細1％ 先 GE
原薬安定性試験条件下にて安定 安定性〔長期〕(25℃・60％RH，30℃・65％RH，24カ月間)変化なし 〔加速〕(40℃，75％RH，6カ月間)変化なし 〔温度〕(50℃，6カ月間)変化なし 〔温度・湿度〕(40℃，75％RH，褐色ガラス瓶(開栓)，6カ月間)変化なし 〔光〕(120万lx・hr以上，200W・hr/m²以上，シャーレ(開放))表面に規格範囲内の着色，他変化なし 溶解性(水)溶けにくい	
著 データより，粉砕は勧められない 安定性**粉砕時**(25±2℃，60±5％RH，光照射・シャーレ開放，120万lx・hr，約30日間)性状変化あり。含量規格外 溶解性(水)ほとんど溶けない	細10％ 先 GE
該当資料なし 溶解性(水)ほとんど溶けない	細10％ 先 GE
わずかに特異なにおいがある 著 データより，粉砕は勧められない 安定性空気によって酸化され，徐々に黄色となる 溶解性(水)ほとんど溶けない	細10％ 先 GE
著 粉砕後，防湿・遮光保存で可能と推定 安定性**製剤**〔湿度〕(25℃，75％RH，4週間)性状，含量に変化なし 溶解性(水)ほとんど溶けない	細10％ 先 GE
主成分は，わずかに特異なにおいがある。空気によって酸化され，徐々に黄色となる。吸湿性はない 著 要遮光保存 安定性**脱カプセル後**(室内散光下，3カ月間)外観変化なし，残存率95.0％(3カ月) (遮光条件下，3カ月間)外観・含量変化なし 溶解性(水)ほとんど溶けない	細10％ 先 GE
溶解性(水)ほとんど溶けない	細10％ 先 GE

理由　著 著者コメント　　安定性 原薬(一部製剤)の安定性　　溶解性(水)原薬の水に対する溶解性
代用品　※：一部適応等が異なる

テフロ

製品名(会社名)	規格単位	剤形・割線・Cap号数	可否	一般名
デプロメール錠25 (MeijiSeika)	25mg	Fコート錠 〇(割線無)	― (△)	フルボキサミンマレイン酸塩
デプロメール錠50 (MeijiSeika)	50mg	Fコート錠 〇(割線無)	― (△)	
デプロメール錠75 (MeijiSeika)	75mg	Fコート錠 〇(割線無)	― (△)	
デベルザ錠20mg (興和)	20mg	Fコート錠 ⊖(割線1本)	― (△)	トホグリフロジン水和物
デムナロンカプセル50mg (鶴原)	50mg	硬カプセル 4号	△	テプレノン

可否判定 〇:可, △:条件つきで可, ×:不可, ―:企業判定回避, ( ):著者判断

テムナ

理　　由	代用品
刺激性があり，苦味，舌のしびれ感が現れるため，粉砕後の経口投与は不可 **著** 刺激性，苦味，舌のしびれに注意 (安定性)〔長期〕(25℃，密閉容器(ガラス瓶栓付)，36カ月間)変化なし 〔温度〕(60℃，開放容器(ガラス瓶)，3カ月間)微黄色に変化，他は変化なし 〔湿度〕(25℃，93%RH，開放容器(ガラス瓶)，6カ月間)変化なし 〔光〕(25℃，2,000lx(蛍光灯)，開放容器(ガラスシャーレ)，4週間)変化なし (溶解性(水))やや溶けにくい	
錠剤が粉砕された状態での薬物動態解析，有効性試験，安全性試験は実施されていない **著** 粉砕後防湿・遮光保存で可能と推定 (安定性)〔長期〕(25℃，60%RH，遮光，気密容器，36カ月間)変化なし(規格範囲内) 〔加速〕(40℃，75%RH，遮光，気密容器，6カ月間)変化なし(規格範囲内) 〔苛酷〕(50℃，遮光，気密容器，3カ月間)1カ月で塊あり (60℃，遮光，気密容器，3カ月間)1カ月で塊あり，2カ月で白色→うすい黄色に変色，水分低下 (50℃，75%RH，ガラスシャーレ，3カ月間)1カ月で塊あり (25℃，D65光源(348.8W・hr/m^2)，120万lx・hr，ガラスシャーレ)変化なし(規格範囲内) 〔50mg/100mL溶液〕(25℃，褐色ガラス瓶，遮光，3%過酸化水素水溶液，7日間)試験開始時より類縁物質増加，含量低下 (25℃，褐色ガラス瓶，遮光，溶出試験第1液(pH1.2)，14日間)試験開始時より類縁物質増加，含量低下 (25℃，褐色ガラス瓶，遮光，リン酸塩緩衝液(pH3.0)，14日間)試験開始時より類縁物質増加，含量低下 (25℃，褐色ガラス瓶，遮光，リン酸塩緩衝液(pH6.0)，14日間)7日で含量低下，14日で類縁物質増加 (25℃，褐色ガラス瓶，遮光，リン酸塩緩衝液(pH8.0)，14日間)7日で含量低下 (25℃，褐色ガラス瓶，遮光，リン酸塩緩衝液(pH12)，14日間)7日で含量低下 (溶解性(水))溶けにくい	
光により着色 **著** 要遮光保存 (安定性)該当資料なし (溶解性(水))ほとんど溶けない	細10% 先(GE)

理由　**著** 著者コメント　(安定性)原薬(一部製剤)の安定性　(溶解性(水))原薬の水に対する溶解性
代用品　※：一部適応等が異なる

テメラ

製品名(会社名)	規格単位	剤形・割線・Cap号数	可否	一般名
テメラール配合カプセルT20 (共和薬品)	20mg (テガフール相当量)	硬カプセル 4号	— (△)	テガフール・ギメラシル・オテラシルカリウム
テメラール配合カプセルT25 (共和薬品)	25mg (テガフール相当量)	硬カプセル 4号	— (△)	
テモカプリル塩酸塩錠1mg「JG」 (日本ジェネリック)	1mg	素錠 ⊖(割線1本)	— (○)	テモカプリル塩酸塩
テモカプリル塩酸塩錠2mg「JG」 (日本ジェネリック)	2mg	素錠 ⊖(割線1本)	— (○)	
テモカプリル塩酸塩錠4mg「JG」 (日本ジェネリック)	4mg	素錠 ⊖(割線1本)	— (○)	
テモカプリル塩酸塩錠1mg「NP」 (ニプロ)	1mg	素錠 ⊖(割線1本)	— (△)	テモカプリル塩酸塩
テモカプリル塩酸塩錠2mg「NP」 (ニプロ)	2mg	素錠 ⊖(割線1本)	— (△)	
テモカプリル塩酸塩錠4mg「NP」 (ニプロ)	4mg	素錠 ⊖(割線1本)	— (△)	
テモカプリル塩酸塩錠1mg「YD」 (陽進堂)	1mg	素錠 ⊖(割線1本)	— (△)	テモカプリル塩酸塩
テモカプリル塩酸塩錠2mg「YD」 (陽進堂)	2mg	素錠 ⊖(割線1本)	— (△)	
テモカプリル塩酸塩錠4mg「YD」 (陽進堂)	4mg	素錠 ⊖(割線1本)	— (△)	
テモカプリル塩酸塩錠1mg「サワイ」(沢井)	1mg	素錠 ⊖(割線1本)	— (△)	テモカプリル塩酸塩
テモカプリル塩酸塩錠2mg「サワイ」(沢井)	2mg	素錠 ⊖(割線1本)	— (△)	
テモカプリル塩酸塩錠4mg「サワイ」(沢井)	4mg	素錠 ⊖(割線1本)	— (△)	

可否判定 ○:可, △:条件つきで可, ×:不可, —:企業判定回避, ( ):著者判断

理　　由	代用品
著 抗悪性腫瘍剤のため粉砕・脱カプセルせず懸濁する。やむを得ず粉砕する場合は，安全キャビネット内で行うなど調剤者の曝露に注意すること。防湿・遮光保存 (溶解性(水))テガフール：やや溶けにくい ギメラシル：極めて溶けにくい オテラシルカリウム：溶けにくい (危険度) I（日本病院薬剤師会：抗悪性腫瘍薬の院内取扱い指針）	顆20mg・25mg [先][GE]
(25℃，60%RH，120万lx·hr，30日間)白色の粉末が微黄色に変化，純度・含量規格外 **著** 遮光保存 (安定性)該当資料なし (溶解性(水))極めて溶けにくい	
著 遮光保存 (安定性)**粉砕後**　3ヵ月間のデータあり（粉砕時の体内動態データ等なし） (溶解性(水))極めて溶けにくい	
著 遮光保存 (安定性)**粉砕時**　(25℃，60%RH，120万lx·hr，30日間)白色の粉末が微黄色に変化，純度・含量規格外 (溶解性(水))極めて溶けにくい	
著 遮光保存 (溶解性(水))極めて溶けにくい	

理由　**著** 著者コメント　(安定性)原薬（一部製剤）の安定性　(溶解性(水))原薬の水に対する溶解性
代用品　※：一部適応等が異なる

テモカ

製品名（会社名）	規格単位	剤形・割線・Cap号数	可否	一般名
テモカプリル塩酸塩錠1mg「タカタ」(ダイト＝高田)	1mg	素錠 ⊖(割線1本)	— (△)	テモカプリル塩酸塩
テモカプリル塩酸塩錠2mg「タカタ」(ダイト＝高田)	2mg	素錠 ⊖(割線1本)	— (△)	
テモカプリル塩酸塩錠4mg「タカタ」(ダイト＝高田)	4mg	素錠 ⊖(割線1本)	— (△)	
テモカプリル塩酸塩錠1mg「タナベ」(ニプロES)	1mg	素錠 ⊖(割線1本)	— (△)	テモカプリル塩酸塩
テモカプリル塩酸塩錠2mg「タナベ」(ニプロES)	2mg	素錠 ⊖(割線1本)	— (△)	
テモカプリル塩酸塩錠4mg「タナベ」(ニプロES)	4mg	素錠 ⊖(割線1本)	— (△)	
テモカプリル塩酸塩錠1mg「トーワ」(東和薬品)	1mg	素錠 ⊖(割線1本)	— (△)	テモカプリル塩酸塩
テモカプリル塩酸塩錠2mg「トーワ」(東和薬品)	2mg	素錠 ⊖(割線1本)	— (△)	
テモカプリル塩酸塩錠4mg「トーワ」(東和薬品)	4mg	素錠 ⊖(割線1本)	— (△)	
テモカプリル塩酸塩錠1mg「日医工」(日医工)	1mg	素錠 ○(割線無)	— (△)	テモカプリル塩酸塩
テモカプリル塩酸塩錠2mg「日医工」(日医工)	2mg	素錠 ⊖(割線1本)	— (△)	
テモカプリル塩酸塩錠4mg「日医工」(日医工)	4mg	素錠 ⊖(割線1本)	— (△)	
テモゾロミド錠20mg「NK」(日本化薬)	20mg	Fコート錠 ○(割線無)	×	テモゾロミド
テモゾロミド錠100mg「NK」(日本化薬)	100mg	Fコート錠 ○(割線無)	×	

可否判定 ○:可，△:条件つきで可，×:不可，—:企業判定回避，( ):著者判断

理　　由	代用品
著 遮光保存 **安定性 粉砕後** 〔温度〕(40℃，75％RH，遮光・気密容器，30日間)性状・類縁物質・含量変化なし 〔湿度〕(25℃，75％RH，遮光・開放，30日間)[1mg錠]性状・類縁物質・含量変化なし，[2mg・4mg錠]30日で含量低下(規格内) 〔光〕(2,500lx，25℃，45％RH，開放)[1mg錠]120万lx·hrで含量低下・類縁物質増加(規格外)，[2mg錠]120万lx·hrで含量低下(規格内)，[4mg錠]120万lx·hrで性状・類縁物質・含量変化なし **溶解性(水)** 極めて溶けにくい	
著 遮光保存 **安定性**〔長期〕(25℃，60％RH，ポリエチレン袋(二重)＋ファイバードラム，2年間)変化なし 〔加速〕(40℃，75％RH，ポリエチレン袋(二重)＋ファイバードラム，6カ月間)変化なし **粉砕品** (25℃，75％RH，褐色ガラス瓶(開栓)，1カ月間)[1mg・2mg錠] 性状・含量に変化なし。ただし，当試験と同じ保管条件下で実施した無包装状態での安定性試験において，3カ月以降の純度試験で規格値を超える類縁物質(テモカプリラート)が認められた(温湿度の管理要) [4mg錠] 性状・含量に変化なし。ただし，当試験と同じ保管条件下で実施した無包装状態での安定性試験において，6カ月の純度試験で規格値を超える類縁物質(テモカプリラート)が認められた(温湿度の管理要) **溶解性(水)** 極めて溶けにくい	
主成分は，吸湿性はない **著** 遮光保存 **安定性 粉砕後** (室内散光下，3カ月間)外観・含量変化なし (遮光条件下，3カ月間)外観・含量変化なし **溶解性(水)** 極めて溶けにくい	
著 遮光保存 **安定性 粉砕物** (25℃，75％RH，遮光・開放，3カ月間)外観，含量変化なし **溶解性(水)** 極めて溶けにくい	
有効成分が毒薬に分類されるため粉砕不可 **著** 本剤は毒薬。水溶液中では不安定。抗悪性腫瘍剤のため粉砕せず懸濁する **安定性** 該当資料なし **溶解性(水)** 溶けにくい **危険度** Ⅰ(日本病院薬剤師会：抗悪性腫瘍薬の院内取扱い指針)	

理由　**著** 著者コメント　**安定性** 原薬(一部製剤)の安定性　**溶解性(水)** 原薬の水に対する溶解性
代用品　※：一部適応等が異なる

テモタ

製品名（会社名）	規格単位	剤形・割線・Cap号数	可否	一般名
テモダールカプセル20mg （MSD）	20mg	硬カプセル 2号	×	テモゾロミド
テモダールカプセル100mg （MSD）	100mg	硬カプセル 1号	×	
デュファストン錠5mg （マイランEPD）	5mg	素錠 ⊖（割線1本）	— (△)	ジドロゲステロン
テラムロ配合錠AP「DSEP」 （第一三共エスファ）	配合剤	Fコート錠 ○（割線無）	× (△†)	テルミサルタン・アムロジピンベシル酸塩
テラムロ配合錠BP「DSEP」 （第一三共エスファ）	配合剤	Fコート錠 ○（割線無）	× (△†)	
テラムロ配合錠AP「EE」 （ニプロファーマ＝エルメッド＝日医工）	配合剤	Fコート錠 ○（割線無）	— (△†)	テルミサルタン・アムロジピンベシル酸塩
テラムロ配合錠BP「EE」 （ニプロファーマ＝エルメッド＝日医工）	配合剤	Fコート錠 ○（割線無）	— (△†)	
テラムロ配合錠AP「JG」 （日本ジェネリック）	配合剤	Fコート錠 ○（割線無）	— (△†)	テルミサルタン・アムロジピンベシル酸塩
テラムロ配合錠BP「JG」 （日本ジェネリック）	配合剤	Fコート錠 ○（割線無）	— (△†)	
テラムロ配合錠AP「サワイ」 （沢井）	配合剤	Fコート錠 ○（割線無）	— (△†)	テルミサルタン・アムロジピンベシル酸塩
テラムロ配合錠BP「サワイ」 （沢井）	配合剤	Fコート錠 ○（割線無）	— (△†)	

可否判定　○：可，△：条件つきで可，×：不可，—：企業判定回避，（　）：著者判断

理　　由	代用品
著 本剤は毒薬。水溶液中では不安定。抗悪性腫瘍剤のため粉砕せず懸濁する 安定性〔通常〕(25℃，60%RH，二重のLDPE袋/金属缶，36カ月間)変化なし 〔温度〕(50℃，二重のLDPE袋/金属缶，1カ月間)淡灰黄色または淡灰色に変化。他の項目に変化なし 〔湿度〕(40℃，75%RH，二重のLDPE袋/金属缶，6カ月間)3カ月で淡黄褐色または淡灰黄色に変化。他の項目に変化なし。6カ月で淡黄褐色から褐色に変化。含量低下，水分及び類縁物質増加(1ロット) 〔光〕(120万lx・hr及び215W・hr/m²(白色蛍光ランプ及び近紫外蛍光ランプ)) 溶解性(水)溶けにくい 危険度Ⅰ(日本病院薬剤師会：抗悪性腫瘍薬の院内取扱い指針)	
粉砕時の均一性に注意。ホルモン剤のため粉砕作業時の体内吸収に注意。湿度条件(25℃，75%RH，シャーレ開放，4週間)，光条件(10万lx・hr，シャーレ開放)に対する影響を検討した結果，外観，含量，吸湿増量において大きな変化なし 安定性該当資料なし 溶解性(水)ほとんど溶けない	
粉砕した場合，安定性が著しく損なわれる † 著 凡例5頁参照。防湿・遮光保存 安定性該当資料なし 溶解性(水)テルミサルタン：ほとんど溶けない アムロジピンベシル酸塩：溶けにくい	
† 著 凡例5頁参照。防湿・遮光保存 安定性**粉砕後**　3カ月間のデータあり(粉砕時の体内動態データ等なし) 溶解性(水)テルミサルタン：ほとんど溶けない アムロジピンベシル酸塩：溶けにくい	
† 著 凡例5頁参照。防湿・遮光保存 安定性**粉砕品**　(25℃，75%RH，遮光・開放，4週間)1週で性状変化(粉末→塊)(25℃，15万lx・hr，気密容器)15万lx・hrで性状変化(ごくうすい赤色の粉末→微黄白色の粉末)，アムロジピンベシル酸塩含量の低下傾向，類縁物質の増加 溶解性(水)テルミサルタン：ほとんど溶けない アムロジピンベシル酸塩：溶けにくい	
アムロジピンベシル酸塩：わずかに特異なにおいがあり，味はわずかに苦い † 著 凡例5頁参照。防湿・遮光保存 溶解性(水)テルミサルタン：ほとんど溶けない アムロジピンベシル酸塩：溶けにくい	

理由　著 著者コメント　安定性原薬(一部製剤)の安定性　溶解性(水)原薬の水に対する溶解性
代用品　※：一部適応等が異なる

テラム

製品名（会社名）	規格単位	剤形・割線・Cap号数	可否	一般名
テラムロ配合錠AP「武田テバ」 （武田テバファーマ＝武田）	配合剤	Fコート錠 ○（割線無）	— ($\triangle^\dagger$)	テルミサルタン・アムロジピンベシル酸塩
テラムロ配合錠BP「武田テバ」 （武田テバファーマ＝武田）	配合剤	Fコート錠 ○（割線無）	— ($\triangle^\dagger$)	
テラムロ配合錠AP「トーワ」 （東和薬品）	配合剤	Fコート錠 ○（割線無）	— ($\triangle^\dagger$)	テルミサルタン・アムロジピンベシル酸塩
テラムロ配合錠BP「トーワ」 （東和薬品）	配合剤	Fコート錠 ○（割線無）	— ($\triangle^\dagger$)	
テラムロ配合錠AP「日医工」 （日医工）	配合剤	Fコート錠 ○（割線無）	— ($\triangle^\dagger$)	テルミサルタン・アムロジピンベシル酸塩
テラムロ配合錠BP「日医工」 （日医工）	配合剤	Fコート錠 ○（割線無）	— ($\triangle^\dagger$)	
テラムロ配合錠AP「ニプロ」 （ニプロ）	配合剤	Fコート錠 ○（割線無）	— ($\triangle^\dagger$)	テルミサルタン・アムロジピンベシル酸塩
テラムロ配合錠BP「ニプロ」 （ニプロ）	配合剤	Fコート錠 ○（割線無）	— ($\triangle^\dagger$)	

可否判定　○：可，△：条件つきで可，×：不可，—：企業判定回避，（　）：著者判断

テラム

理　由	代用品
† **著** 凡例5頁参照。防湿・遮光保存 **安定性 製剤** 〔湿度〕(25℃, 75%RH, 4週間)外観変化あり(塊になった) 〔光〕(15万lx・hr)外観変化あり(ごくうすい赤色から微黄白色の粉末となった), 規格内の含量低下(含量：テルミサルタン101.2%, アムロジピン96.8%), 類縁物質増加 **溶解性(水)** テルミサルタン：ほとんど溶けない アムロジピン：溶けにくい	
† **著** 凡例5頁参照。防湿・遮光保存 **安定性 製剤** 〔湿度〕(25℃, 75%RH, 4週間)外観変化あり(塊になった) 〔光〕(15万lx・hr)外観変化あり(ごくうすい赤色から微黄白色の粉末となった), 規格内の含量低下(含量：テルミサルタン100.0%, アムロジピン95.8%), 類縁物質増加 **溶解性(水)** テルミサルタン：ほとんど溶けない アムロジピン：溶けにくい	
テルミサルタン：主成分は, 吸湿性は認められなかった アムロジピンベシル酸塩：主成分は, わずかに特異なにおいがあり, 味はわずかに苦い † **著** 凡例5頁参照。防湿・遮光保存 **安定性 粉砕後** (25℃, 60%RH, 1,000lx散光下, 3カ月間)外観変化なし, テルミサルタン：含量変化なし, アムロジピンベシル酸塩：残存率97.0%(1カ月) (25℃, 遮光・防湿条件下, 3カ月間)外観変化なし, テルミサルタン：含量変化なし, アムロジピンベシル酸塩：残存率96.7%(3カ月) **溶解性(水)** テルミサルタン：ほとんど溶けない アムロジピンベシル酸塩：溶けにくい	
テルミサルタン：主成分は, 吸湿性は認められなかった アムロジピンベシル酸塩：主成分は, わずかに特異なにおいがあり, 味はわずかに苦い † **著** 凡例5頁参照。防湿・遮光保存 **安定性 粉砕後** (25℃, 60%RH, 1,000lx散光下, 3カ月間)外観変化なし, テルミサルタン：含量変化なし, アムロジピンベシル酸塩：残存率95.5%(3カ月) (25℃, 遮光・防湿条件下, 3カ月間)外観変化なし, テルミサルタン：含量変化なし, アムロジピンベシル酸塩：含量変化なし **溶解性(水)** テルミサルタン：ほとんど溶けない アムロジピンベシル酸塩：溶けにくい	
† **著** 凡例5頁参照。防湿・遮光保存 **安定性 粉砕物** (25℃, 75%RH, 遮光・開放, 3カ月間)2カ月後外観変化, 含量低下(規格外), 重量増加傾向 **溶解性(水)** テルミサルタン：ほとんど溶けない アムロジピンベシル酸塩：溶けにくい	
† **著** 凡例5頁参照。防湿・遮光保存 **安定性 粉砕後** 3カ月間のデータあり(粉砕時の体内動態データ等なし) **溶解性(水)** テルミサルタン：ほとんど溶けない アムロジピンベシル酸塩：溶けにくい	

理由　**著** 著者コメント　**安定性** 原薬(一部製剤)の安定性　**溶解性(水)** 原薬の水に対する溶解性
代用品　※：一部適応等が異なる

テルキ

製品名（会社名）	規格単位	剤形・割線・Cap号数	可否	一般名
テルギンG錠1mg （高田＝マルホ）	1mg	素錠 ⊖（割線1本）	— (△)	クレマスチンフマル酸塩
テルグリド錠0.5「F」 （富士製薬）	0.5mg	素錠 ⊖（割線1本）	△	テルグリド
テルチア配合錠AP「DSEP」 （第一三共エスファ）	配合剤	2層錠 〇（割線無）	× (△†)	テルミサルタン・ヒドロクロロチアジド
テルチア配合錠BP「DSEP」 （第一三共エスファ）	配合剤	2層錠 〇（割線無）	× (△†)	
テルチア配合錠AP「サワイ」 （沢井）	配合剤	Fコート錠 〇（割線無）	— (△†)	テルミサルタン・ヒドロクロロチアジド
テルチア配合錠BP「サワイ」 （沢井）	配合剤	Fコート錠 〇（割線無）	— (△†)	
テルチア配合錠AP「武田テバ」 （武田テバファーマ＝武田）	配合剤	素錠 〇（割線無）	— (△†)	テルミサルタン・ヒドロクロロチアジド
テルチア配合錠BP「武田テバ」 （武田テバファーマ＝武田）	配合剤	素錠 〇（割線無）	— (△†)	

可否判定　〇：可，△：条件つきで可，×：不可，—：企業判定回避，（　）：著者判断

理　由	代用品
データなし 著 安定性データが不足しているが，粉砕後防湿・遮光保存で可能と推定 溶解性(水) ほとんど溶けない	散0.1%・1% 先 シロ0.01% 先 GE DS0.1% GE
光・湿気に不安定。湿気を避けて遮光保存 安定性〔長期〕(室温，成り行き湿度)少なくとも36カ月間安定 (成り行き温湿度，薬包紙，蛍光灯下)1週間以内に着色 溶解性(水) ほとんど溶けない	
粉砕した場合，安定性が著しく損なわれる † 著 凡例5頁参照。防湿・遮光保存 安定性 該当資料なし 溶解性(水) テルミサルタン：ほとんど溶けない ヒドロクロロチアジド：極めて溶けにくい	
ヒドロクロロチアジド：においはなく，味はわずかに苦い † 著 凡例5頁参照。防湿・遮光保存 溶解性(水) テルミサルタン：ほとんど溶けない ヒドロクロロチアジド：極めて溶けにくい	
積層錠であるため粉砕はなるべく避けること † 著 凡例5頁参照。防湿・遮光保存 安定性 製剤 〔湿度〕(25℃，75%RH，4週間)外観変化なし(凝集傾向が認められた)，規格内の含量低下(含量：テルミサルタン101.0%，ヒドロクロロチアジド96.8%)，類縁物質増加 〔光〕(60万lx·hr)外観，含量に変化なし 溶解性(水) テルミサルタン：ほとんど溶けない ヒドロクロロチアジド：極めて溶けにくい	
積層錠であるため粉砕はなるべく避けること † 著 凡例5頁参照。防湿・遮光保存 安定性 製剤 〔湿度〕(25℃，75%RH，4週間)外観変化なし(凝集傾向が認められた)，含量変化なし(残存率：テルミサルタン101.4%，ヒドロクロロチアジド96.9%)，類縁物質増加 〔光〕(60万lx·hr)外観，含量に変化なし 溶解性(水) テルミサルタン：ほとんど溶けない ヒドロクロロチアジド：極めて溶けにくい	

理由　著 著者コメント　　安定性 原薬(一部製剤)の安定性　　溶解性(水) 原薬の水に対する溶解性
代用品　※：一部適応等が異なる

テルチ

製品名（会社名）	規格単位	剤形・割線・Cap号数	可否	一般名
テルチア配合錠AP「トーワ」 （東和薬品＝ニプロ）	配合剤	Fコート錠 〇(割線無)	— (△†)	テルミサルタン・ヒドロクロロチアジド
テルチア配合錠BP「トーワ」 （東和薬品＝ニプロ）	配合剤	Fコート錠 〇(割線無)	— (△†)	
テルチア配合錠AP「日医工」 （日医工）	配合剤	Fコート錠 〇(割線無)	— (△†)	テルミサルタン・ヒドロクロロチアジド
テルチア配合錠BP「日医工」 （日医工）	配合剤	Fコート錠 〇(割線無)	— (△†)	
デルティバ錠50mg （大塚製薬）	50mg	Fコート錠 〇(割線無)	— (△)	デラマニド
テルネリン錠1mg （サンファーマ＝田辺三菱）	1mg	素錠 ⊖(割線1本)	〇	チザニジン塩酸塩

可否判定 〇：可，△：条件つきで可，×：不可，—：企業判定回避，（ ）：著者判断

理　　由	代用品
テルミサルタン：主成分は，吸湿性は認められなかった ヒドロクロロチアジド：主成分は，においはなく，味はわずかに苦い † **著** 凡例5頁参照。防湿・遮光保存 (安定性)**粉砕後**　(室内散光下，3カ月間)外観変化あり(3カ月)，テルミサルタン：含量変化なし，ヒドロクロロチアジド：残存率96.9%(3カ月) (遮光・防湿条件下，3カ月間)外観変化・含量変化なし (溶解性(水))テルミサルタン：ほとんど溶けない ヒドロクロロチアジド：極めて溶けにくい	
テルミサルタン：主成分は，吸湿性は認められなかった ヒドロクロロチアジド：主成分は，においはなく，味はわずかに苦い † **著** 凡例5頁参照。防湿・遮光保存 (安定性)**粉砕後**　(室内散光下，3カ月間)外観変化あり(3カ月)，含量変化なし (遮光・防湿条件下，3カ月間)外観・含量変化なし (溶解性(水))テルミサルタン：ほとんど溶けない ヒドロクロロチアジド：極めて溶けにくい	
† **著** 凡例5頁参照。防湿・遮光保存 (安定性)**粉砕物**　(25℃，75%RH，遮光・開放，3カ月間)2週間後外観変化，1カ月後含量低下(規格外) (溶解性(水))テルミサルタン：ほとんど溶けない ヒドロクロロチアジド：極めて溶けにくい	
(30℃，75%RH，シャーレ開放，6カ月間)外観及び含量において変化はなかったが，分解物は測定しておらず，錠剤の無包装条件下では分解物の増加が認められた(1カ月後規格内，3カ月後規格外) **著** 防湿・遮光保存 (安定性)〔長期〕(30℃，65%RH，二重ポリエチレン袋/ファイバードラム，48カ月間)変化なし 〔加速〕(40℃，75%RH，二重ポリエチレン袋/ファイバードラム，6カ月間)変化なし 〔温度〕(50℃，褐色ガラス瓶(気密)，3カ月間)変化なし 〔湿度〕(25℃，90%RH，ガラス容器(開放)，3カ月間)変化なし 〔温湿度〕(40℃，75%RH，ガラス容器(開放)，3カ月間)変化なし 〔光〕(白色・近紫外蛍光ランプ(3,000lx・50μW/cm²)，ガラスシャーレ(ポリ塩化ビニリデン製フィルム)，600時間)変化なし (溶解性(水))ほとんど溶けない	
25℃，75%RH，透明ガラス瓶，開栓で3カ月間安定 (安定性)〔通常〕(室温，ガラス瓶，1,080日間)安定 〔苛酷〕(50℃，75%RH，ガラス瓶，60日間)安定 (60万lx・hr(室内散光)，ガラス瓶，60日間)安定 (溶解性(水))やや溶けやすい	顆0.2%　先 GE

理由　**著** 著者コメント　(安定性)原薬(一部製剤)の安定性　(溶解性(水))原薬の水に対する溶解性
代用品　※：一部適応等が異なる

テルヒ

製品名（会社名）	規格単位	剤形・割線・Cap号数	可否	一般名
テルビー錠125mg （ダイト＝持田）	125mg	素錠 ⊖(割線1本)	― (△)	テルビナフィン塩酸塩
テルビナフィン錠125mg「CH」 （長生堂＝日本ジェネリック）	125mg	素錠 ⊖(割線1本)	― (△)	テルビナフィン塩酸塩
テルビナフィン錠125mg「F」 （富士製薬）	125mg	素錠 ⊖(割線1本)	△	テルビナフィン塩酸塩
テルビナフィン錠125「MEEK」 （小林化工）	125mg	素錠 ⊖(割線模様)	○	テルビナフィン塩酸塩
テルビナフィン錠125mg「NP」 （ニプロ）	125mg	素錠 ⊖(割線1本)	― (△)	テルビナフィン塩酸塩
テルビナフィン錠125「TCK」 （辰巳＝科研）	125mg	素錠 ⊖(割線1本)	― (○)	テルビナフィン塩酸塩
テルビナフィン錠125mg「YD」 （陽進堂）	125mg	素錠 ⊖(割線模様)	― (○)	テルビナフィン塩酸塩
テルビナフィン錠125mg「ケミファ」（日本薬工＝ケミファ）	125mg	素錠 ⊖(割線1本)	― (○)	テルビナフィン塩酸塩

可否判定　○：可，△：条件つきで可，×：不可，―：企業判定回避，（　）：著者判断

理　　由	代用品
著 安定性データが不足しているが，粉砕後防湿・遮光保存で可能と推定 **安定性 粉砕後** 〔温度〕(40℃，75％RH，遮光・気密容器，30日間)性状・類縁物質・含量変化なし 〔湿度〕(25℃，75％RH，遮光・開放)30日で含量低下(規格内) 〔光〕(2,500lx，25℃，45％RH，開放)30万lx･hrで色調変化(微黄白色)，120万lx･hrで含量・類縁物質変化なし **溶解性(水)** 溶けにくい	
著 安定性データが不足しているが，粉砕後防湿・遮光保存で可能と推定 **安定性 粉砕品** (40℃，60％RH，遮光・気密，30日間)外観・含量：変化なし (25℃，75％RH，遮光・開放，30日間)外観・含量：変化なし (120万lx･hr，密閉(シャーレ＋ラップ)，50日間)外観：変化あり(白色→微帯黄白色)，含量：低下傾向 **溶解性(水)** 溶けにくい	
光により分解するので要遮光 **著** 遮光保存 **安定性** 〔長期〕(室温，成り行き湿度)少なくとも36カ月間安定 (25℃，無包装状態，120万lx･hr)着色 (温湿度・光成り行き，3カ月間)1カ月目には着色 **溶解性(水)** 溶けにくい	
著 遮光保存 **安定性 粉砕後** 〔通常〕(25℃，75％RH，遮光，28日間)変化なし 〔光〕(室内散乱光下，28日間)変化なし (室温，1,000lx･hr(白色蛍光灯下)，28日間)変化なし **溶解性(水)** 溶けにくい	
錠剤は(開封後)遮光保存 **著** 遮光保存 **安定性 粉砕後**　3カ月間のデータあり(粉砕時の体内動態データ等なし) **溶解性(水)** 溶けにくい	
室内散乱光，シャーレ開放条件で4週間保存した結果，含量に変化なし **著** 主薬が光により分解する可能性がある。要遮光保存 **安定性** 該当資料なし **溶解性(水)** 溶けにくい	
著 遮光保存 **安定性 粉砕時** (25℃，60％RH，120万lx･hr，30日間)白色の粉末の曝光面が微黄色に変化，含量規格内 **溶解性(水)** 溶けにくい	
室温保存 開封後は光を避けて保存すること **著** 遮光保存 **安定性** 〔通常〕(25℃，60％RH，2カ月間)外観・性状：変化なし．含量：変化なし 〔苛酷〕(40℃，75％RH，8週間)外観・性状：変化なし．含量：変化なし 〔光〕(25℃，総照射：120万lx･hr(3,500lx･hr，2週間))外観・性状：照射面が黄色に着色．含量：わずかな低下(含量残存率：96.6％) **溶解性(水)** 溶けにくい	

理由　**著** 著者コメント　**安定性** 原薬(一部製剤)の安定性　**溶解性(水)** 原薬の水に対する溶解性
代用品　※：一部適応等が異なる

テルヒ

製品名（会社名）	規格単位	剤形・割線・Cap号数	可否	一般名
テルビナフィン錠125mg「サワイ」（沢井）	125mg	素錠 ⊖(割線1本)	— (○)	テルビナフィン塩酸塩
テルビナフィン錠125mg「サンド」（サンド＝第一三共エスファ）	125mg	素錠 ⊖(割線1本)	△	テルビナフィン塩酸塩
テルビナフィン錠125mg「タイヨー」（武田テバファーマ＝武田）	125mg	素錠 ⊖(割線1本)	— (△)	テルビナフィン塩酸塩
テルビナフィン錠125mg「タナベ」（ニプロES）	125mg	素錠 ⊖(割線1本)	— (○)	テルビナフィン塩酸塩
テルビナフィン錠125mg「トーワ」（東和薬品）	125mg	Fコート錠 ⊖(割線1本)	— (○)	テルビナフィン塩酸塩
テルビナフィン錠125mg「日医工」（日医工）	125mg	素錠 ⊖(割線1本)	— (○)	テルビナフィン塩酸塩
テルビナフィン錠125mg「ファイザー」（ファイザー）	125mg	素錠 ⊖(割線1本)	— (○)	テルビナフィン塩酸塩
テルビナフィン塩酸塩錠125mg「フェルゼン」（フェルゼン）	125mg	素錠 ⊖(割線1本)	△	テルビナフィン塩酸塩
テルブタリン硫酸塩錠2mg「TCK」（辰巳）	2mg	素錠 ⊖(割線1本)	— (△)	テルブタリン硫酸塩
テルペラン錠5（あすか製薬＝武田）	5mg	Fコート錠 ○(割線無)	△ (○)	メトクロプラミド
テルペラン錠10（あすか製薬＝武田）	10mg	Fコート錠 ○(割線無)	△ (○)	メトクロプラミド

可否判定　○：可，△：条件つきで可，×：不可，—：企業判定回避，（　）：著者判断

理　　由	代用品
著 遮光保存 溶解性(水) 溶けにくい	
光により分解の可能性がある 著 遮光保存 溶解性(水) 溶けにくい	
著 安定性データが不足しているが，粉砕後防湿・遮光保存で可能と推定 安定性 製剤　〔湿度〕(25℃，75%RH，4週間)性状，含量に変化なし 溶解性(水) 溶けにくい	
著 粉砕後データより可能と判断 安定性 粉砕品　(25℃，75%RH，褐色ガラス瓶(開栓)，1カ月間)性状・含量に変化なし 溶解性(水) 溶けにくい	
著 遮光保存 安定性 粉砕後　(室内散光下，3カ月間)外観変化あり(1カ月)，含量変化なし (遮光条件下，3カ月間)外観・含量変化なし 溶解性(水) 溶けにくい	
著 遮光保存 安定性 粉砕物　(25℃，75%RH，遮光・開放，3カ月間)外観，含量変化なし 溶解性(水) 溶けにくい	
(成り行き温湿度・室内散乱光)変化なし 著 遮光保存 溶解性(水) 溶けにくい	
保存条件により，外観，含量および類縁物質量に変化を認めた ※製品：アルミピロー包装(防湿強化) 著 遮光保存 安定性 粉砕後　湿度(75%RH)の条件で若干の含量低下がみられ，光の条件で類縁物質の経時的な増加傾向がみられた(規格内)。また，光(30万lx・hr)により着色が認められた 溶解性(水) 溶けにくい	
室内散乱光，シャーレ開放条件で4週間保存した結果，含量の低下(規格内)を認めた 著 防湿・遮光保存 安定性 該当資料なし 溶解性(水) 溶けやすい	細1% GE シ0.05% ※ 先
やや苦味あり 著 防湿・遮光保存。苦味あり 安定性 データなし 溶解性(水) ほとんど溶けない	細2% 先 GE シ0.1% 先 GE

理由　著 著者コメント　　安定性 原薬(一部製剤)の安定性　　溶解性(水) 原薬の水に対する溶解性
代用品　※：一部適応等が異なる

テルミ

製品名（会社名）	規格単位	剤形・割線・Cap号数	可否	一般名
テルミサルタン錠20mg「DSEP」 （第一三共エスファ）	20mg	素錠 ○（割線無）	― (△)	テルミサルタン
テルミサルタン錠40mg「DSEP」 （第一三共エスファ）	40mg	素錠 ⊖（割線1本）	― (△)	
テルミサルタン錠80mg「DSEP」 （第一三共エスファ）	80mg	Fコート錠 ⊖（割線1本）	― (△)	
テルミサルタン錠20mg「EE」 （エルメッド＝日医工）	20mg	Fコート錠 ○（割線無）	― (△)	テルミサルタン
テルミサルタン錠40mg「EE」 （エルメッド＝日医工）	40mg	Fコート錠 ⊖（割線1本）	― (△)	
テルミサルタン錠80mg「EE」 （エルメッド＝日医工）	80mg	Fコート錠 ⊖（割線1本）	― (△)	
テルミサルタン錠20mg「JG」 （日本ジェネリック）	20mg	素錠 ○（割線無）	― (△)	テルミサルタン
テルミサルタン錠40mg「JG」 （日本ジェネリック）	40mg	素錠 ⊖（割線1本）	― (△)	
テルミサルタン錠80mg「JG」 （日本ジェネリック）	80mg	Fコート錠 ○（割線無）	― (○)	
テルミサルタン錠20mg「KN」 （小林化工）	20mg	Fコート錠 ○（割線無）	○	テルミサルタン
テルミサルタン錠40mg「KN」 （小林化工）	40mg	Fコート錠 ⊖（割線1本）	○	
テルミサルタン錠80mg「KN」 （小林化工）	80mg	Fコート錠 ⊖（割線1本）	○	

可否判定 ○：可，△：条件つきで可，×：不可，―：企業判定回避，（ ）：著者判断

理　由	代用品
25℃・93%RH・1カ月で吸湿し潮解する。25℃・60%RH/70%RH，暗所保存下でわずかに黄変する。原薬は安定である （著）粉砕については問題がないが，防湿・遮光対策を十分行う必要あり （安定性）〔長期〕(25℃，60%RH，暗所，ポリエチレン袋＋ファイバードラム，60カ月間)変化なし 〔温度〕(50℃/60℃，暗所，褐色ガラス瓶(密栓)，3カ月間)変化なし 〔湿度〕(25℃，93%RH，暗所，褐色ガラス瓶(開栓)，3カ月間)変化なし (40℃，75%RH，暗所，褐色ガラス瓶(開栓)，3カ月間)変化なし 〔光〕(キセノンランプ照射，220万lx·hr，シャーレ(ポリ塩化ビニリデン性フィルムで覆った))性状がわずかに黄変した他は変化なし （溶解性(水)）ほとんど溶けない	
吸湿を避けることを主な目的にフィルムコート錠としている （著）防湿・遮光対策を十分行う必要あり （安定性）〔長期〕(25℃，60%RH，暗所，ポリエチレン袋＋ファイバードラム，60カ月間)変化なし 〔温度〕(50℃/60℃，暗所，褐色ガラス瓶(密栓)，3カ月間)変化なし 〔湿度〕(25℃，93%RH，暗所，褐色ガラス瓶(開栓)，3カ月間)変化なし (40℃，75%RH，暗所，褐色ガラス瓶(開栓)，3カ月間)変化なし 〔光〕(キセノンランプ照射，220万lx·hr，シャーレ(ポリ塩化ビニリデン性フィルムで覆った))性状がわずかに黄変した他は変化なし （溶解性(水)）ほとんど溶けない	
粉砕時の体内動態データなし （著）防湿・遮光保存 （安定性）製剤　〔通常〕(40℃，75%RH，6カ月間)変化なし 〔苛酷〕(40℃または25℃，75%RH，3カ月間)変化なし 〔光〕(120万lx·hr)変化なし 粉砕後　(40℃，3カ月間)規格内 (25℃，75%，3カ月間)強くタッピングすると崩れる程度のブロッキング (120万lx·hr)軽くタッピングすると崩れる程度のブロッキング （溶解性(水)）ほとんど溶けない	
（著）防湿・遮光保存 （安定性）粉砕品　(40℃，遮光・気密容器，4週間)変化なし (25℃，75%RH，遮光・開放，4週間)2週で白色の塊となった (25℃，60万lx·hr，気密容器)性状変化(白色→微黄色の粉末への変化) （溶解性(水)）ほとんど溶けない	
（著）防湿・遮光保存 （安定性）粉砕品　(室温(成り行き温湿度)，分包紙(グラシンポリラミネート)，12週間)変化なし （溶解性(水)）ほとんど溶けない	
（著）防湿・遮光保存 （安定性）粉砕後　〔通常〕(25℃，75%RH，遮光，3カ月間)変化なし 〔苛酷〕(40℃，遮光，3カ月間)変化なし 〔光〕(室温，1,000lx·hr(白色蛍光灯下)，50日間)変化なし （溶解性(水)）ほとんど溶けない	

理由　（著）著者コメント　（安定性）原薬(一部製剤)の安定性　（溶解性(水)）原薬の水に対する溶解性
代用品　※：一部適応等が異なる

テルミ

製品名（会社名）	規格単位	剤形・割線・Cap号数	可否	一般名
テルミサルタン錠20mg「NPI」 （日本薬工＝日新製薬）	20mg	Fコート錠 ○(割線無)	― (○)	テルミサルタン
テルミサルタン錠40mg「NPI」 （日本薬工＝日新製薬）	40mg	Fコート錠 ⊖(割線表裏各1本)	― (○)	
テルミサルタン錠80mg「NPI」 （日本薬工＝日新製薬）	80mg	Fコート錠 ⊖(割線表裏各1本)	― (○)	
テルミサルタン錠20mg「TCK」 （辰巳＝フェルゼン）	20mg	Fコート錠 ○(割線無)	― (○)	テルミサルタン
テルミサルタン錠40mg「TCK」 （辰巳＝フェルゼン）	40mg	Fコート錠 ⊖(割線1本)	― (○)	
テルミサルタン錠80mg「TCK」 （辰巳＝フェルゼン）	80mg	Fコート錠 ⊖(割線1本)	― (○)	
テルミサルタン錠20mg「YD」 （陽進堂）	20mg	素錠 ○(割線無)	― (○)	テルミサルタン
テルミサルタン錠40mg「YD」 （陽進堂）	40mg	素錠 ⊖(割線1本)	― (○)	
テルミサルタン錠80mg「YD」 （陽進堂）	80mg	素錠 ⊖(割線1本)	― (○)	
テルミサルタン錠20mg「オーハラ」 （大原）	20mg	素錠 ○(割線無)	― (○)	テルミサルタン
テルミサルタン錠40mg「オーハラ」 （大原）	40mg	素錠 ⊖(割線1本)	― (○)	
テルミサルタン錠80mg「オーハラ」 （大原）	80mg	Fコート錠 ○(割線無)	― (○)	
テルミサルタン錠20mg「杏林」 （キョーリンリメディオ ＝杏林）	20mg	素錠 ○(割線無)	― (○)	テルミサルタン
テルミサルタン錠40mg「杏林」 （キョーリンリメディオ ＝杏林）	40mg	素錠 ⊖(割線1本)	― (○)	
テルミサルタン錠80mg「杏林」 （キョーリンリメディオ ＝杏林）	80mg	Fコート錠 ○(割線無)	― (○)	
テルミサルタン錠20mg「ケミファ」 （ケミファ）	20mg	Fコート錠 ○(割線無)	― (○)	テルミサルタン
テルミサルタン錠40mg「ケミファ」 （ケミファ）	40mg	Fコート錠 ⊖(割線表裏各1本)	― (○)	
テルミサルタン錠80mg「ケミファ」 （ケミファ）	80mg	Fコート錠 ⊖(割線表裏各1本)	― (○)	

可否判定　○：可，△：条件つきで可，×：不可，―：企業判定回避，（）：著者判断

テルミ

理　　由	代用品
室温保存 **著** 防湿・遮光保存 (安定性)〔温度〕(40±2℃, 成り行き湿度, 褐色ガラス瓶, 密栓, 5週間)外観・性状：変化なし。純度試験, 定量法：ほとんど変化なし 〔湿度〕(25±2℃, 75±5%RH, 褐色ガラス瓶, 開放, 5週間)外観・性状：変化なし。純度試験, 定量法：ほとんど変化なし 〔光〕(25±5℃, 成り行き湿度, 総照射量120万lx・hr(2,000lx・hr), 無色透明ガラス瓶＋ラップ, 25日間)外観・性状：変化なし。純度試験, 定量法：ほとんど変化なし (溶解性(水))ほとんど溶けない	
(安定性)25±2℃, 75±5%RH, 遮光・開放条件で4週間保存した結果, 外観, 純度試験, 含量に変化はなかった (溶解性(水))ほとんど溶けない	
著 粉砕後データより可能と判断 (安定性)**粉砕時** (25±2℃, 60±5%RH, 光照射・シャーレ開放, 120万lx・hr, 約30日間)性状やや変化あり, 純度・含量規格内 (溶解性(水))ほとんど溶けない	
(溶解性(水))ほとんど溶けない	
著 粉砕後データより可能と判断 (安定性)粉砕品は, 分包紙(グラシンポリラミネート紙), 温度及び湿度成り行き保存において, 性状及び定量法いずれも変化を認めなかった (溶解性(水))ほとんど溶けない	
著 粉砕後データより可能と判断 (安定性)**粉砕品** (40±2℃, 遮光, 気密容器(褐色ガラス瓶), 5週間)問題となる変化なし (25±2℃, 75±5%RH, 遮光, 開放, 5週間)問題となる変化なし (25±2℃, 総照度120万lx・hr(2,000lx), 無色透明ガラス瓶＋ラップ, 25日間)問題となる変化なし (溶解性(水))ほとんど溶けない	

理由　**著** 著者コメント　(安定性)原薬(一部製剤)の安定性　(溶解性(水))原薬の水に対する溶解性
代用品　※：一部適応等が異なる

テルミ

製品名（会社名）	規格単位	剤形・割線・Cap号数	可否	一般名
テルミサルタン錠20mg「サワイ」（沢井）	20mg	Fコート錠 ○（割線無）	— （○）	テルミサルタン
テルミサルタン錠40mg「サワイ」（沢井）	40mg	Fコート錠 ⊖（割線1本）	— （○）	
テルミサルタン錠80mg「サワイ」（沢井）	80mg	Fコート錠 ⊖（割線1本）	— （○）	
テルミサルタンOD錠20mg「サワイ」（沢井）	20mg	口腔内崩壊錠 ○（割線無）	— （△）	テルミサルタン
テルミサルタンOD錠40mg「サワイ」（沢井）	40mg	口腔内崩壊錠 ⊖（割線1本）	— （△）	
テルミサルタン錠20mg「サンド」（サンド）	20mg	Fコート錠 ○（割線無）	— （△）	テルミサルタン
テルミサルタン錠40mg「サンド」（サンド）	40mg	Fコート錠 ⊖（割線1本）	— （△）	
テルミサルタン錠80mg「サンド」（サンド）	80mg	Fコート錠 ⊖（割線1本）	— （△）	
テルミサルタン錠20mg「三和」（三和化学）	20mg	素錠 ○（割線無）	— （○）	テルミサルタン
テルミサルタン錠40mg「三和」（三和化学）	40mg	素錠 ⊖（割線1本）	— （○）	
テルミサルタン錠80mg「三和」（三和化学）	80mg	素錠 ○（割線無）	— （○）	

可否判定 ○：可，△：条件つきで可，×：不可，—：企業判定回避，（ ）：著者判断

理　由	代用品
(溶解性(水))ほとんど溶けない	
(著)口腔内崩壊錠のため粉砕不適。粉砕した場合，防湿・遮光保存 (溶解性(水))ほとんど溶けない	
(著)防湿保存 (安定性)〔温度〕(40℃，遮光・気密，1カ月間)性状，純度(%)，定量(%)に変化は認められなかった 〔湿度〕(25℃，75%RH，開放，1カ月間)性状，純度(%)に変化は認められなかったが，定量(%)が98.4→94.6に低下 〔光〕(総照射量120万lx・hr(開放))性状，純度(%)，定量(%)に変化は認められなかった (溶解性(水))ほとんど溶けない	
(著)防湿保存 (安定性)〔温度〕(40℃，遮光・気密，1カ月間)性状，純度(%)，定量(%)に変化は認められなかった 〔湿度〕(25℃，75%RH，開放，1カ月間)性状，純度(%)に変化は認められなかったが，定量(%)が98.4→92.6に低下 〔光〕(総照射量120万lx・hr(開放))性状，純度(%)，定量(%)に変化は認められなかった (溶解性(水))ほとんど溶けない	
(著)防湿保存 (安定性)〔温度〕(40℃，遮光・気密，1カ月間)性状，純度(%)，定量(%)に変化は認められなかった 〔湿度〕(25℃，75%RH，開放，1カ月間)性状，純度(%)に変化は認められなかったが，定量(%)が99.1→95.8に低下 〔光〕(総照射量120万lx・hr(開放))性状，純度(%)，定量(%)に変化は認められなかった (溶解性(水))ほとんど溶けない	
温度及び湿度成り行き・グラシンポリラミネート紙で12週間安定 (著)粉砕後データが不足しているが，可能と推定 (溶解性(水))ほとんど溶けない	

理由　(著)著者コメント　(安定性)原薬(一部製剤)の安定性　(溶解性(水))原薬の水に対する溶解性
代用品　※：一部適応等が異なる

テルミ

製品名（会社名）	規格単位	剤形・割線・Cap号数	可否	一般名
テルミサルタン錠20mg「武田テバ」（武田テバ薬品＝武田テバファーマ＝武田）	20mg	Fコート錠 ○（割線無）	— （○）	テルミサルタン
テルミサルタン錠40mg「武田テバ」（武田テバ薬品＝武田テバファーマ＝武田）	40mg	Fコート錠 ⊖（割線1本）	— （○）	
テルミサルタン錠80mg「武田テバ」（武田テバ薬品＝武田テバファーマ＝武田）	80mg	Fコート錠 ⊖（割線1本）	— （○）	
テルミサルタン錠20mg「タナベ」（ニプロES）	20mg	Fコート錠 ○（割線無）	— （○）	テルミサルタン
テルミサルタン錠40mg「タナベ」（ニプロES）	40mg	Fコート錠 ⊖（割線1本）	— （○）	
テルミサルタン錠80mg「タナベ」（ニプロES）	80mg	Fコート錠 ⊖（割線1本）	— （○）	
テルミサルタン錠20mg「ツルハラ」（鶴原）	20mg	素錠 ○（割線無）	△	テルミサルタン
テルミサルタン錠40mg「ツルハラ」（鶴原）	40mg	素錠 ⊖（割線1本）	△	
テルミサルタン錠80mg「ツルハラ」（鶴原）	80mg	素錠 ⊖（割線1本）	△	
テルミサルタン錠20mg「トーワ」（東和薬品）	20mg	Fコート錠 ○（割線無）	— （△）	テルミサルタン
テルミサルタン錠40mg「トーワ」（東和薬品）	40mg	Fコート錠 ⊖（割線1本）	— （△）	
テルミサルタン錠80mg「トーワ」（東和薬品）	80mg	Fコート錠 ⊖（割線1本）	— （△）	
テルミサルタンOD錠20mg「トーワ」（東和薬品）	20mg	口腔内崩壊錠 ○（割線無）	— （△）	テルミサルタン
テルミサルタンOD錠40mg「トーワ」（東和薬品）	40mg	口腔内崩壊錠 ⊖（割線1本）	— （△）	
テルミサルタン錠20mg「日医工」（日医工）	20mg	Fコート錠 ○（割線無）	— （△）	テルミサルタン
テルミサルタン錠40mg「日医工」（日医工）	40mg	Fコート錠 ⊖（割線1本）	— （△）	
テルミサルタン錠80mg「日医工」（日医工）	80mg	Fコート錠 ⊖（割線1本）	— （△）	

可否判定　○：可，△：条件つきで可，×：不可，—：企業判定回避，（ ）：著者判断

理　　由	代用品
著 粉砕後データが不足しているが，可能と推定 安定性 製剤 〔湿度〕(25℃，75%RH，4週間)外観，含量に変化なし 溶解性(水) ほとんど溶けない	
著 粉砕後データより可能と判断 安定性 粉砕品 (25±2℃，75±5%RH，遮光・開放，1カ月間)性状・純度・含量に変化なし 溶解性(水) ほとんど溶けない	
吸湿性 著 防湿保存 安定性 該当資料なし 溶解性(水) ほとんど溶けない	
主成分は，吸湿性は認められなかった 著 防湿保存 安定性 粉砕後 (25℃，60%RH，1,000lx散光下，3カ月間)外観変化あり(1カ月)，含量変化なし (25℃，遮光・防湿条件下，3カ月間)外観・含量変化なし 溶解性(水) ほとんど溶けない	
主成分は，吸湿性は認められなかった 著 口腔内崩壊錠のため粉砕不適。粉砕した場合，防湿・遮光保存 安定性 粉砕後 (25℃，60%RH，1,000lx散光下，3カ月間)外観・含量変化なし (25℃，遮光・防湿条件下，3カ月間)外観・含量変化なし 溶解性(水) ほとんど溶けない	
著 防湿・遮光保存 安定性 粉砕物 (25℃，75%RH，遮光・開放，3カ月間)[20mg・40mg錠]外観，含量変化なし，重量増加傾向，[80mg錠]2週間後外観変化，重量増加傾向 溶解性(水) ほとんど溶けない	

理由　著 著者コメント　　安定性 原薬(一部製剤)の安定性　　溶解性(水) 原薬の水に対する溶解性
代用品　※：一部適応等が異なる

テルミ

製品名(会社名)	規格単位	剤形・割線・Cap号数	可否	一般名
テルミサルタン錠20mg「ニプロ」(ニプロ)	20mg	Fコート錠 ○(割線無)	—(△)	テルミサルタン
テルミサルタン錠40mg「ニプロ」(ニプロ)	40mg	Fコート錠 ⊖(割線1本)	—(△)	
テルミサルタン錠80mg「ニプロ」(ニプロ)	80mg	Fコート錠 ⊖(割線1本)	—(△)	
テルミサルタン錠20mg「ファイザー」(ダイト=ファイザー)	20mg	Fコート錠 ○(割線無)	—(△)	テルミサルタン
テルミサルタン錠40mg「ファイザー」(ダイト=ファイザー)	40mg	Fコート錠 ⊖(割線1本)	—(△)	
テルミサルタン錠80mg「ファイザー」(ダイト=ファイザー)	80mg	Fコート錠 ⊖(割線1本)	—(△)	
テルミサルタン錠20mg「フェルゼン」(フェルゼン)	20mg	Fコート錠 ○(割線無)	△	テルミサルタン
テルミサルタン錠40mg「フェルゼン」(フェルゼン)	40mg	Fコート錠 ⊖(割線1本)	△	
テルミサルタン錠80mg「フェルゼン」(フェルゼン)	80mg	Fコート錠 ⊖(割線1本)	△	
テルミサルタン錠20mg「明治」(MeijiSeika)	20mg	Fコート錠 ○(割線無)	△	テルミサルタン
テルミサルタン錠40mg「明治」(MeijiSeika)	40mg	Fコート錠 ⊖(割線1本)	△	
テルミサルタン錠80mg「明治」(MeijiSeika)	80mg	Fコート錠 ⊖(割線1本)	△	
テルロン錠0.5(バイエル)	0.5mg	素錠 ⊖(割線1本)	—(△)	テルグリド

可否判定 ○:可, △:条件つきで可, ×:不可, —:企業判定回避, ( ):著者判断

理　　由	代用品
著 防湿・遮光保存 **安定性** **粉砕後** 3カ月間のデータあり(粉砕時の体内動態データ等なし) **溶解性(水)** ほとんど溶けない	
著 防湿・遮光保存 **安定性** **粉砕後** 〔温度〕(40℃, 75％RH, 遮光・気密容器, 30日間)性状・類縁物質・含量変化なし 〔湿度〕(25℃, 75％RH, 開放)30日で含量低下([20mg錠]規格外94.6％, [40mg錠]規格外92.6％, [80mg錠]規格内) 〔光〕(2,500lx, 25℃, 45％RH, 開放)120万lx・hrで性状・類縁物質・含量変化なし **溶解性(水)** ほとんど溶けない	
保存条件(湿度)により, 含量低下(規格外)を認めた ※製品：アルミピロー包装(防湿強化) **著** 防湿・遮光保存 **安定性** **粉砕後** 湿度(75％RH)の条件で経時的な含量低下がみられ, 30日後において規格下限(95.0％)を下回った **溶解性(水)** ほとんど溶けない	
保存条件(湿度)により, 含量の低下を認めた ※製品：アルミピロー包装(防湿強化) **著** 防湿・遮光保存 **安定性** **粉砕後** 湿度(75％RH)の条件で経時的な含量低下がみられた **溶解性(水)** ほとんど溶けない	
防湿が必要。25℃, 75％RHで30日保存した結果, 有効成分の含量が低下した **著** 防湿・遮光保存 **安定性** 該当資料なし **溶解性(水)** ほとんど溶けない	
グラシンポリラミネート紙で保存した場合, 室温, 加温(40℃), 室内散乱光下で8週間安定。加湿(92％RH)では6週目, 加湿(75％RH)＋加温(40℃)では4週目に着色と含量低下がみられた。ただし粉砕後の体内動態のデータなし **著** 防湿・遮光保存 **安定性** 〔長期〕(25℃, 暗所, アルミニウム製袋包装, 48カ月間)変化なし 〔苛酷〕(40℃, 75％RH, 暗所, 褐色ガラス瓶開栓, 3カ月間)変化なし (50℃, 暗所, 褐色ガラス瓶開栓, 3カ月間)1カ月目より微褐黄白色に着色。ごくかすかな分解生成物の増加 (室温, 白色蛍光灯(約1,000lx), ガラスシャーレ, 120万lx・hr(50日間))30万lx・hrより微褐黄白色に着色。ごくかすかな分解生成物の増加 **溶解性(水)** ほとんど溶けない	

理由　**著** 著者コメント　**安定性** 原薬(一部製剤)の安定性　**溶解性(水)** 原薬の水に対する溶解性
代用品　※：一部適応等が異なる

トキサ

製品名（会社名）	規格単位	剤形・割線・Cap号数	可否	一般名
ドキサゾシン錠0.5mg「EMEC」 (サンノーバ＝エルメッド＝日医工)	0.5mg	素錠 ○(割線無)	— (○)	ドキサゾシンメシル酸塩
ドキサゾシン錠1mg「EMEC」 (サンノーバ＝エルメッド＝日医工)	1mg	素錠 ⊖(割線1本)	— (○)	
ドキサゾシン錠2mg「EMEC」 (サンノーバ＝エルメッド＝日医工)	2mg	素錠 ⊖(割線1本)	— (○)	
ドキサゾシン錠4mg「EMEC」 (サンノーバ＝エルメッド＝日医工)	4mg	素錠 ⊖(割線1本)	— (○)	
ドキサゾシン錠0.5mg「JG」 (長生堂＝日本ジェネリック)	0.5mg	素錠 ○(割線無)	— (○)	ドキサゾシンメシル酸塩
ドキサゾシン錠1mg「JG」 (長生堂＝日本ジェネリック)	1mg	素錠 ⊖(割線1本)	— (○)	
ドキサゾシン錠2mg「JG」 (長生堂＝日本ジェネリック)	2mg	素錠 ⊖(割線1本)	— (○)	
ドキサゾシン錠4mg「JG」 (長生堂＝日本ジェネリック)	4mg	素錠 ⊖(割線1本)	— (○)	
ドキサゾシン錠0.5mg「MED」 (メディサ＝沢井)	0.5mg	素錠 ○(割線無)	— (○)	ドキサゾシンメシル酸塩
ドキサゾシン錠1mg「MED」 (メディサ＝沢井)	1mg	素錠 ⊖(割線1本)	— (○)	
ドキサゾシン錠2mg「MED」 (メディサ＝沢井)	2mg	素錠 ⊖(割線1本)	— (○)	
ドキサゾシン錠4mg「MED」 (メディサ＝沢井)	4mg	素錠 ⊖(割線1本)	— (○)	

可否判定　○：可，△：条件つきで可，×：不可，—：企業判定回避，( )：著者判断

トキサ

理　由	代用品
粉砕時の体内動態データなし。要防湿，長期安定性の試験データなし (溶解性(水))溶けにくい	
要防湿 (溶解性(水))溶けにくい	
崩壊性の錠剤であるため粉砕の必要なし。要防湿 (安定性)粉砕時　安定性データ，体内動態データなし (溶解性(水))溶けにくい	
(著)安定性データが不足しているが，粉砕後防湿・遮光保存で可能と推定 (安定性)粉砕品　[0.5mg・4mg錠] (室内成り行き温湿度，室内散乱光，開放，4週間)含量：変化なし [1mg・2mg錠] (40℃，60%RH，遮光・気密，30日間)外観・含量：変化なし (25℃，75%RH，遮光・開放，30日間)外観・含量：変化なし (120万lx·hr，密閉(シャーレ＋ラップ)，50日間)外観・含量：変化なし (溶解性(水))溶けにくい	
(著)粉砕後データより安定と推定 (安定性)粉砕後　以下の保存条件下で粉砕4週間後まで安定な製剤であることが確認された (室温，散光，4週間)性状・含量に変化なし (溶解性(水))溶けにくい	
(著)粉砕後データより安定と推定 (安定性)粉砕後　以下の保存条件下で粉砕90日後まで安定な製剤であることが確認された (室温，透明瓶開放/透明瓶密栓/褐色瓶密栓，90日間)性状・含量に変化なし (溶解性(水))溶けにくい	
(著)粉砕後データより安定と推定 (安定性)粉砕後　以下の保存条件下で粉砕30日後まで安定な製剤であることが確認された (室温，透明瓶開放/透明瓶密栓/褐色瓶密栓，30日間)性状・含量に変化なし (溶解性(水))溶けにくい	
(著)粉砕後データより安定と推定 (安定性)粉砕後　以下の保存条件下で粉砕4週間後まで安定な製剤であることが確認された (室温，散光，4週間)性状・含量に変化なし (溶解性(水))溶けにくい	

理由　(著)著者コメント　(安定性)原薬(一部製剤)の安定性　(溶解性(水))原薬の水に対する溶解性
代用品　※：一部適応等が異なる

トキサ

製品名（会社名）	規格単位	剤形・割線・Cap号数	可否	一般名
ドキサゾシン錠0.5mg「NP」 (ニプロ＝日本ジェネリック)	0.5mg	素錠 ○(割線無)	— (○)	ドキサゾシンメシル酸塩
ドキサゾシン錠1mg「NP」 (ニプロ＝日本ジェネリック)	1mg	素錠 ⊖(割線1本)	— (○)	
ドキサゾシン錠2mg「NP」 (ニプロ＝日本ジェネリック)	2mg	素錠 ⊖(割線1本)	— (○)	
ドキサゾシン錠4mg「NP」 (ニプロ＝日本ジェネリック)	4mg	素錠 ⊖(割線1本)	— (○)	
ドキサゾシン錠0.5mg「NS」 (日新製薬＝第一三共エスファ)	0.5mg	素錠 ○(割線無)	— (○)	ドキサゾシンメシル酸塩
ドキサゾシン錠1mg「NS」 (日新製薬＝ケミファ＝第一三共エスファ)	1mg	素錠 ⊖(割線1本)	— (○)	
ドキサゾシン錠2mg「NS」 (日新製薬＝ケミファ＝第一三共エスファ)	2mg	素錠 ⊖(割線1本)	— (○)	
ドキサゾシン錠4mg「NS」 (日新製薬＝第一三共エスファ)	4mg	素錠 ⊖(割線1本)	— (○)	
ドキサゾシン錠0.5mg「TCK」 (辰巳)	0.5mg	素錠 ○(割線無)	— (○)	ドキサゾシンメシル酸塩
ドキサゾシン錠1mg「TCK」 (辰巳)	1mg	素錠 ⊖(割線1本)	— (○)	
ドキサゾシン錠2mg「TCK」 (辰巳)	2mg	素錠 ⊖(割線1本)	— (○)	
ドキサゾシン錠4mg「TCK」 (辰巳)	4mg	素錠 ⊖(割線1本)	— (○)	
ドキサゾシン錠0.5mg「YD」 (陽進堂)	0.5mg	素錠 ○(割線無)	— (○)	ドキサゾシンメシル酸塩
ドキサゾシン錠1mg「YD」 (陽進堂＝高田＝サンド)	1mg	素錠 ⊖(割線1本)	— (○)	
ドキサゾシン錠2mg「YD」 (陽進堂＝高田＝サンド)	2mg	素錠 ⊖(割線1本)	— (○)	
ドキサゾシン錠4mg「YD」 (陽進堂)	4mg	素錠 ⊖(割線1本)	— (○)	

可否判定　○：可，△：条件つきで可，×：不可，—：企業判定回避，( )：著者判断

理　　由	代用品
著 素錠製剤。原薬は温度，湿度，光に安定 安定性 **粉砕後**　4週間のデータあり（粉砕時の体内動態データ等なし） 溶解性(水) 溶けにくい	
著 素錠製剤。原薬は温度，湿度，光に安定 溶解性(水) 溶けにくい	
室内散乱光，シャーレ開放条件で4週間保存した結果，含量に変化なし 安定性 該当資料なし 溶解性(水) 溶けにくい	
安定性 **粉砕時**　（温度・湿度成り行き，室内散乱光下，28日間）含量規格内 溶解性(水) 溶けにくい 著 遮光保存が望ましい 安定性 **粉砕時**　（25℃，60%RH，120万lx·hr，30日間）白色の粉末の曝光面が微黄色に変化，含量規格内 溶解性(水) 溶けにくい 著 遮光保存が望ましい 安定性 **粉砕時**　（25℃，60%RH，120万lx·hr，30日間）性状変化なし，含量規格内 溶解性(水) 溶けにくい 安定性 **粉砕時**　（温度・湿度成り行き，室内散乱光下，28日間）含量規格内 溶解性(水) 溶けにくい	

理由　著 著者コメント　　安定性 原薬（一部製剤）の安定性　　溶解性(水) 原薬の水に対する溶解性
代用品　※：一部適応等が異なる

トキサ

製品名（会社名）	規格単位	剤形・割線・Cap号数	可否	一般名
ドキサゾシン錠0.5mg「アメル」 (共和薬品)	0.5mg	素錠 ○(割線無)	— (○)	ドキサゾシンメシル酸塩
ドキサゾシン錠1mg「アメル」 (共和薬品)	1mg	素錠 ⊖(割線1本)	— (○)	
ドキサゾシン錠2mg「アメル」 (共和薬品)	2mg	素錠 ⊖(割線1本)	— (○)	
ドキサゾシン錠4mg「アメル」 (共和薬品)	4mg	素錠 ⊖(割線1本)	— (○)	
ドキサゾシン錠0.5mg「サワイ」 (沢井)	0.5mg	素錠 ○(割線無)	— (○)	ドキサゾシンメシル酸塩
ドキサゾシン錠1mg「サワイ」 (沢井)	1mg	素錠 ⊖(割線1本)	— (○)	
ドキサゾシン錠2mg「サワイ」 (沢井)	2mg	素錠 ⊖(割線1本)	— (○)	
ドキサゾシン錠4mg「サワイ」 (沢井)	4mg	素錠 ⊖(割線1本)	— (○)	
ドキサゾシン錠0.5mg「タナベ」 (ニプロES)	0.5mg	素錠 ○(割線無)	— (○)	ドキサゾシンメシル酸塩
ドキサゾシン錠1mg「タナベ」 (ニプロES)	1mg	素錠 ⊖(割線1本)	— (○)	
ドキサゾシン錠2mg「タナベ」 (ニプロES)	2mg	素錠 ⊖(割線1本)	— (○)	
ドキサゾシン錠4mg「タナベ」 (ニプロES)	4mg	素錠 ⊖(割線1本)	— (○)	
ドキサゾシン錠0.5mg「テバ」 (武田テバファーマ＝武田)	0.5mg	素錠 ○(割線無)	— (○)	ドキサゾシンメシル酸塩
ドキサゾシン錠1mg「テバ」 (武田テバファーマ＝武田)	1mg	素錠 ⊖(割線1本)	— (○)	
ドキサゾシン錠2mg「テバ」 (武田テバファーマ＝武田)	2mg	素錠 ⊖(割線1本)	— (○)	
ドキサゾシン錠4mg「テバ」 (武田テバファーマ＝武田)	4mg	素錠 ⊖(割線1本)	— (○)	

可否判定　○：可，△：条件つきで可，×：不可，—：企業判定回避，（　）：著者判断

理　由	代用品
著 粉砕後防湿・遮光保存で可能と推定 **溶解性(水)** 溶けにくい	
溶解性(水) 溶けにくい	
安定性 粉砕品 （25℃, 75%RH, 褐色ガラス瓶(開栓), 1カ月間)性状・含量に変化なし **溶解性(水)** 溶けにくい	
著 粉砕後防湿・遮光保存で可能と推定 **安定性** 製剤 〔湿度〕(25℃, 75%RH, 4週間)含量低下(残存率：95.8%), 性状に変化なし **溶解性(水)** 溶けにくい	
著 粉砕後防湿・遮光保存で可能と推定 **安定性** 製剤 〔湿度〕(25℃, 75%RH, 4週間)性状, 含量に変化なし **溶解性(水)** 溶けにくい	
著 粉砕後防湿・遮光保存で可能と推定 **安定性** 製剤 〔湿度〕(25℃, 75%RH, 4週間)含量低下(残存率：95.9%), 性状に変化なし **溶解性(水)** 溶けにくい	
著 粉砕後防湿・遮光保存で可能と推定 **安定性** 製剤 〔湿度〕(25℃, 75%RH, 4週間)性状, 含量に変化なし **溶解性(水)** 溶けにくい	

理由　**著** 著者コメント　**安定性** 原薬(一部製剤)の安定性　**溶解性(水)** 原薬の水に対する溶解性
代用品　※：一部適応等が異なる

トキサ

製品名(会社名)	規格単位	剤形・割線・Cap号数	可否	一般名
ドキサゾシン錠0.5mg「トーワ」(東和薬品)	0.5mg	素錠 ○(割線無)	—(○)	ドキサゾシンメシル酸塩
ドキサゾシン錠1mg「トーワ」(東和薬品)	1mg	素錠 ⊖(割線1本)	—(○)	
ドキサゾシン錠2mg「トーワ」(東和薬品)	2mg	素錠 ⊖(割線1本)	—(○)	
ドキサゾシン錠4mg「トーワ」(東和薬品)	4mg	素錠 ⊖(割線1本)	—(○)	
ドキサゾシン錠0.5mg「日医工」(日医工)	0.5mg	素錠 ○(割線無)	—(○)	ドキサゾシンメシル酸塩
ドキサゾシン錠1mg「日医工」(日医工)	1mg	素錠 ⊕(割線1本)	—(○)	
ドキサゾシン錠2mg「日医工」(日医工)	2mg	素錠 ⊕(割線1本)	—(○)	
ドキサゾシン錠4mg「日医工」(日医工)	4mg	素錠 ⊖(割線1本)	—(○)	
ドグマチール錠50mg(アステラス)	50mg	Fコート錠 ○(割線無)	—(○)	スルピリド
ドグマチール錠100mg(アステラス)	100mg	Fコート錠 ○(割線無)	—(○)	
ドグマチール錠200mg(アステラス)	200mg	Fコート錠 ○(割線無)	—(○)	

可否判定 ○:可, △:条件つきで可, ×:不可, —:企業判定回避, ( ):著者判断

理　　由	代用品
著 粉砕後防湿・遮光保存で可能と推定 安定性)粉砕後　(室内散光下, 4週間)含量変化なし 溶解性(水))溶けにくい	
著 粉砕後防湿・遮光保存で可能と推定 安定性)粉砕後　(室内散光下, 3カ月間)外観変化あり(1カ月), 含量変化なし 溶解性(水))溶けにくい	
著 粉砕後防湿・遮光保存で可能と推定 安定性)粉砕後　(室内散光下, 3カ月間)外観・含量変化なし 溶解性(水))溶けにくい	
著 粉砕後防湿・遮光保存で可能と推定 安定性)粉砕後　(室内散光下, 4週間)含量変化なし 溶解性(水))溶けにくい	
安定性)粉砕物　(25℃, 75%RH, 遮光・開放, 3カ月間)[0.5mg錠]1カ月後含量低下(規格内), [1mg・2mg・4mg錠]外観, 含量変化なし 溶解性(水))溶けにくい	
有効成分に苦味あり 有効成分の吸湿性：37℃, 91%RHの条件下でも吸湿性を示さなかった 防湿が必要(カプセルでは防湿保存) 著 粉砕後データが不足しているが, 安定と推定 安定性)〔長期〕(室温, 暗所, 無色透明ガラス瓶(密栓), 24カ月間)外観・性状：変化なし。残存率：ほとんど変化なし 〔苛酷〕(50℃, 暗所, 無色透明ガラス瓶(密栓), 6カ月間)外観・性状：変化なし。残存率：ほとんど変化なし (35℃, 75%RH, 暗所, 無色透明ガラス瓶(開栓), 3カ月間)外観・性状：変化なし。残存率：ほとんど変化なし 〔光〕(室温, 成り行きRH, 室内散光, ガラス製シャーレ, 3カ月間)外観・性状：変化なし。残存率：ほとんど変化なし 粉砕物　該当するデータなし 溶解性(水))ほとんど溶けない	細10%・50% 先 GE

理由　著 著者コメント　　安定性)原薬(一部製剤)の安定性　　溶解性(水))原薬の水に対する溶解性
代用品　※：一部適応等が異なる

トクマ

製品名（会社名）	規格単位	剤形・割線・Cap号数	可否	一般名
ドグマチールカプセル50mg（アステラス）	50mg	硬カプセル 3号	—（○）	スルピリド
トコフェロール酢酸エステル錠50mg「トーワ」（東和薬品）	50mg	糖衣錠 ○（割線無）	—（△）	トコフェロール酢酸エステル
トコフェロール酢酸エステル錠50mg「ファイザー」（ファイザー）	50mg	糖衣錠 ○（割線無）	—（△）	トコフェロール酢酸エステル
トコフェロール酢酸エステルカプセル100mg「TC」（東洋カプセル）	100mg	軟カプセル ○	×	トコフェロール酢酸エステル
トコフェロールニコチン酸エステルカプセル100mg「NP」（ニプロ）	100mg	硬カプセル 3号	—（△）	トコフェロールニコチン酸エステル
トコフェロールニコチン酸エステルカプセル200mg「YD」（陽進堂）	200mg	硬カプセル 2号	—（×）	トコフェロールニコチン酸エステル
トコフェロールニコチン酸エステルカプセル200mg「サワイ」（沢井）	200mg	軟カプセル ○	×	トコフェロールニコチン酸エステル
トコフェロールニコチン酸エステルカプセル100mg「トーワ」（東和薬品）	100mg	硬カプセル 3号	—（△）	トコフェロールニコチン酸エステル
トコフェロールニコチン酸エステルカプセル200mg「日医工」（日医工ファーマ＝日医工）	200mg	軟カプセル ○	×	トコフェロールニコチン酸エステル

可否判定　○：可，△：条件つきで可，×：不可，—：企業判定回避，（　）：著者判断

トコフ

理　由	代用品
有効成分に苦味あり 有効成分の吸湿性：37℃，91%RHの条件下でも吸湿性を示さなかった 防湿が必要(カプセルでは防湿保存) 著 粉砕後データが不足しているが，安定と推定 (安定性)〔長期〕(室温，暗所，無色透明ガラス瓶(密栓)，24ヵ月間)外観・性状：変化なし。残存率：ほとんど変化なし 〔苛酷〕(50℃，暗所，無色透明ガラス瓶(密栓)，6ヵ月間)外観・性状：変化なし。残存率：ほとんど変化なし (35℃，75%RH，暗所，無色透明ガラス瓶(開栓)，3ヵ月間)外観・性状：変化なし。残存率：ほとんど変化なし 〔光〕(室温，成り行きRH，室内散光，ガラス製シャーレ，3ヵ月間)外観・性状：変化なし。残存率：ほとんど変化なし **粉砕物** 該当するデータなし (溶解性(水))ほとんど溶けない	細10%・50% [先][GE]
主成分はにおいはない。空気及び光によって変化する 著 防湿・遮光保存 (安定性)**粉砕後** (室内散光下，3ヵ月間)外観変化なし，残存率94.6%(1ヵ月) (遮光条件下，3ヵ月間)外観変化なし，残存率96.9%(3ヵ月) (溶解性(水))ほとんど溶けない	顆20% [先][GE]
該当資料なし 著 防湿・遮光保存 (溶解性(水))ほとんど溶けない	顆20% [先][GE]
内容物が油性液であるため粉砕不可 (安定性)空気及び光によって変化する 可視光線に比較的安定であるが，紫外線には不安定である (溶解性(水))ほとんど溶けない	顆20% [先][GE]
著 光により分解するおそれがある (安定性)**脱カプセル後** データなし (溶解性(水))ほとんど溶けない	細40% [先]
内容物が液状のため粉砕不可 (安定性)該当資料なし (溶解性(水))ほとんど溶けない	細40% [先]
内容物が油状のため粉砕不可。わずかに特異なにおいがある (安定性)光によって変化する (溶解性(水))ほとんど溶けない	細40% [先]
主成分は光によって変化する (安定性)**脱カプセル後** (室内散光下，3ヵ月間)外観・含量変化なし (溶解性(水))ほとんど溶けない	細40% [先]
液体充填の軟カプセル。内容物が液状のため粉砕不可 著 内容物が油状のため粉砕不可 (溶解性(水))ほとんど溶けない	細40% [先]

理由　著 著者コメント　(安定性)原薬(一部製剤)の安定性　(溶解性(水))原薬の水に対する溶解性
代用品　※：一部適応等が異なる

トスキ

製品名（会社名）	規格単位	剤形・割線・Cap号数	可否	一般名
トスキサシン錠75mg（マイランEPD）	75mg	Fコート錠 ○(割線無)	— (○)	トスフロキサシントシル酸塩水和物
トスキサシン錠150mg（マイランEPD）	150mg	Fコート錠 ○(割線無)	— (○)	
トスフロキサシントシル酸塩錠75mg「NP」（ニプロ）	75mg	Fコート錠 ○(割線無)	— (○)	トスフロキサシントシル酸塩水和物
トスフロキサシントシル酸塩錠150mg「NP」（ニプロ）	150mg	Fコート錠 ○(割線無)	— (○)	
トスフロキサシントシル酸塩錠75mg「TCK」（辰巳＝日本ジェネリック）	75mg	Fコート錠 ○(割線無)	— (○)	トスフロキサシントシル酸塩水和物
トスフロキサシントシル酸塩錠150mg「TCK」（辰巳＝日本ジェネリック）	150mg	Fコート錠 ○(割線無)	— (○)	
トスフロキサシントシル酸塩錠75mg「YD」（陽進堂）	75mg	Fコート錠 ○(割線無)	— (○)	トスフロキサシントシル酸塩水和物
トスフロキサシントシル酸塩錠150mg「YD」（陽進堂）	150mg	Fコート錠 ○(割線無)	— (○)	
トスフロキサシントシル酸塩錠75mg「サワイ」（沢井）	75mg	Fコート錠 ○(割線無)	— (○)	トスフロキサシントシル酸塩水和物
トスフロキサシントシル酸塩錠150mg「サワイ」（沢井）	150mg	Fコート錠 ○(割線無)	— (○)	
トスフロキサシントシル酸塩錠75mg「タイヨー」（武田テバファーマ＝武田）	75mg	Fコート錠 ○(割線無)	— (○)	トスフロキサシントシル酸塩水和物
トスフロキサシントシル酸塩錠150mg「タイヨー」（武田テバファーマ＝武田）	150mg	Fコート錠 ○(割線無)	— (○)	
トスフロキサシントシル酸塩錠75mg「タナベ」（ニプロES）	75mg	Fコート錠 ○(割線無)	— (○)	トスフロキサシントシル酸塩水和物
トスフロキサシントシル酸塩錠150mg「タナベ」（ニプロES）	150mg	Fコート錠 ○(割線無)	— (○)	

可否判定　○：可，△：条件つきで可，×：不可，—：企業判定回避，（　）：著者判断

トスフ

理　由	代用品
粉砕品を室内散光下(シャーレ)に56日間保存，外観は照射面のみ微黄褐色に変化，定量値に変化なし (安定性)〔通常〕(室温，無色透明瓶，39カ月間)変化なし 〔苛酷〕(50℃，無色透明瓶，6カ月間)変化なし (60℃，無色透明瓶，3カ月間)変化なし (80℃，無色透明瓶，30日間)変化なし (105℃，無色透明瓶，50日間)変化なし (室内散光，無色透明瓶，12カ月間)変化なし (10,000lx(陽光ランプ)，無色透明瓶，15日間)5日目より外観に微黄褐色が認められた (40℃，75％RH開栓，無色透明瓶(開栓)，6カ月間)変化なし (50℃，80％RH開栓，無色透明瓶(開栓)，6カ月間)変化なし **粉砕品**　[150mg錠] (室内散乱光下，56日間)含量変化なし。表面微黄色に着色 (溶解性(水))ほとんど溶けない	小児用細15％ ※ [先][GE]
(著) 防湿・遮光保存 (安定性)**粉砕後**　3カ月間のデータあり(粉砕時の体内動態データ等なし) (溶解性(水))ほとんど溶けない	小児用細15％ ※ [先][GE]
室内散乱光，シャーレ開放条件で4週間保存した結果，含量に変化なし (安定性)該当資料なし (溶解性(水))ほとんど溶けない	小児用細15％ ※ [先][GE]
(著) 防湿・遮光保存 (安定性)**粉砕時**　(25℃，60％RH，120万lx・hr，30日間)白色の粉末が微黄白色に変化，含量規格内 (溶解性(水))ほとんど溶けない	小児用細15％ ※ [先][GE]
におい及び味はない (著) 防湿・遮光保存 (溶解性(水))ほとんど溶けない	小児用細15％ ※ [先][GE]
(著) 防湿・遮光保存 (安定性)**製剤**　〔湿度〕(25℃，75％RH，4週間)性状，含量に変化なし (溶解性(水))ほとんど溶けない	小児用細15％ ※ [先][GE]
(著) 防湿・遮光保存 (安定性)**粉砕品**　(25℃，75％RH，褐色ガラス瓶(開栓)，1カ月間)性状・含量に変化なし (溶解性(水))ほとんど溶けない	小児用細15％ ※ [先][GE]

理由　(著) 著者コメント　　(安定性)原薬(一部製剤)の安定性　　(溶解性(水))原薬の水に対する溶解性
代用品　※：一部適応等が異なる

トスフ

製品名（会社名）	規格単位	剤形・割線・Cap号数	可否	一般名
トスフロキサシントシル酸塩錠75mg「日医工」（日医工）	75mg	Fコート錠 ○(割線無)	— (○)	トスフロキサシントシル酸塩水和物
トスフロキサシントシル酸塩錠150mg「日医工」（日医工）	150mg	Fコート錠 ○(割線無)	— (○)	
ドスペロピン錠5 （東和薬品）	5mg	Fコート錠 ○(割線無)	— (△)	ニトレンジピン
ドスペロピン錠10 （東和薬品）	10mg	Fコート錠 ○(割線無)	— (△)	
トニール錠10μg （原沢＝日本ジェネリック）	10μg	素錠 ⊖(割線1本)	— (○)	クレンブテロール塩酸塩
ドネペジル塩酸塩錠3mg「DSEP」 （第一三共エスファ）	3mg	Fコート錠 ○(割線無)	○	ドネペジル塩酸塩
ドネペジル塩酸塩錠5mg「DSEP」 （第一三共エスファ）	5mg	Fコート錠 ○(割線無)	○	
ドネペジル塩酸塩錠10mg「DSEP」 （第一三共エスファ）	10mg	Fコート錠 ○(割線無)	○	
ドネペジル塩酸塩OD錠3mg「DSEP」（第一三共エスファ）	3mg	素錠（口腔内崩壊錠） ○(割線無)	○ (△)	ドネペジル塩酸塩
ドネペジル塩酸塩OD錠5mg「DSEP」（第一三共エスファ）	5mg	素錠（口腔内崩壊錠） ○(割線無)	○ (△)	
ドネペジル塩酸塩OD錠10mg「DSEP」（第一三共エスファ）	10mg	素錠（口腔内崩壊錠） ○(割線無)	○ (△)	

可否判定 ○：可，△：条件つきで可，×：不可，—：企業判定回避，（ ）：著者判断

トネへ

理　　由	代用品
著 防湿・遮光保存 安定性 粉砕物　(25℃，75%RH，遮光・開放，3カ月間)外観，含量変化なし 溶解性(水) ほとんど溶けない	小児用細15%※　先 GE
主成分は光によって徐々に帯褐黄色となる 著 防湿・遮光保存 安定性 粉砕後　(室内散光下，3カ月間)外観変化あり(1カ月)，残存率90.6%(1カ月) (遮光条件下，3カ月間)外観・含量変化なし 溶解性(水) ほとんど溶けない	
安定性試験データなし 安定性 〔長期〕(25℃，60%RH，36カ月間)変化なし 溶解性(水) やや溶けやすい	
25℃・60%RH・1カ月の条件下で変化は認められなかった 安定性 〔長期〕(25℃，60%RH，3年間)変化なし 〔苛酷〕(40℃，遮光，3カ月間)変化なし (25℃，75%RH，遮光，3カ月間)硬度やや低下 (120万lx·hr)硬度やや低下 溶解性(水) やや溶けやすい	細0.5%　先 GE DS1%　先 内用液0.2%　GE 内用ゼリー3mg・5mg・10mg 先 GE
25℃・60%RH・1カ月の条件下で変化は認められなかった 安定性 〔加速〕(40℃，75%RH，6カ月間)変化なし 〔苛酷〕(40℃，遮光，3カ月間)変化なし (25℃，75%RH，遮光，3カ月間)硬度やや低下 (120万lx·hr)[5mg錠]硬度やや低下，[10mg錠]変化なし 溶解性(水) やや溶けやすい	
25℃・60%RH・遮光・1カ月の条件下で変化は認められなかった 著 口腔内崩壊錠のため粉砕不適．粉砕した場合，防湿・遮光保存 安定性 〔長期〕(25℃，60%RH，3年間)変化なし 〔苛酷〕(40℃，遮光，3カ月間)変化なし (25℃，75%RH，遮光，3カ月間)硬度やや低下 (120万lx·hr)変化なし 溶解性(水) やや溶けやすい	細0.5%　先 GE DS1%　先 内用液0.2%　GE 内用ゼリー3mg・5mg・10mg 先 GE
25℃・60%RH・遮光・1カ月の条件下で変化は認められなかった 著 口腔内崩壊錠のため粉砕不適．粉砕した場合，防湿・遮光保存 安定性 〔加速〕(40℃，75%RH，6カ月間)変化なし 〔苛酷〕(40℃，遮光，3カ月間)変化なし (25℃，75%RH，遮光，3カ月間)硬度やや低下 (120万lx·hr)変化なし 溶解性(水) やや溶けやすい	

理由　著 著者コメント　　安定性 原薬(一部製剤)の安定性　　溶解性(水) 原薬の水に対する溶解性
代用品　※：一部適応等が異なる

トネヘ

製品名（会社名）	規格単位	剤形・割線・Cap号数	可否	一般名
ドネペジル塩酸塩錠3mg「DSP」（大日本住友）	3mg	Fコート錠 ◯(割線無)	— (◯)	ドネペジル塩酸塩
ドネペジル塩酸塩錠5mg「DSP」（大日本住友）	5mg	Fコート錠 ◯(割線無)	— (◯)	
ドネペジル塩酸塩錠10mg「DSP」（大日本住友）	10mg	Fコート錠 ◯(割線無)	— (◯)	
ドネペジル塩酸塩OD錠3mg「DSP」（大日本住友）	3mg	口腔内崩壊錠 ◯(割線無)	— (△)	ドネペジル塩酸塩
ドネペジル塩酸塩OD錠5mg「DSP」（大日本住友）	5mg	口腔内崩壊錠 ◯(割線無)	— (△)	
ドネペジル塩酸塩OD錠10mg「DSP」（大日本住友）	10mg	口腔内崩壊錠 ◯(割線無)	— (△)	
ドネペジル塩酸塩錠3mg「JG」（日本ジェネリック）	3mg	Fコート錠 ◯(割線無)	— (◯)	ドネペジル塩酸塩
ドネペジル塩酸塩錠5mg「JG」（日本ジェネリック）	5mg	Fコート錠 ◯(割線無)	— (◯)	
ドネペジル塩酸塩錠10mg「JG」（日本ジェネリック）	10mg	Fコート錠 ⊖(割線1本)	— (◯)	
ドネペジル塩酸塩OD錠3mg「JG」（日本ジェネリック）	3mg	口腔内崩壊錠 ◯(割線無)	— (△)	ドネペジル塩酸塩
ドネペジル塩酸塩OD錠5mg「JG」（日本ジェネリック）	5mg	口腔内崩壊錠 ◯(割線無)	— (△)	
ドネペジル塩酸塩OD錠10mg「JG」（日本ジェネリック）	10mg	口腔内崩壊錠 ◯(割線無)	— (△)	
ドネペジル塩酸塩OD錠3mg「KO」（寿）	3mg	口腔内崩壊錠 ◯(割線無)	◯ (△)	ドネペジル塩酸塩
ドネペジル塩酸塩OD錠5mg「KO」（寿）	5mg	口腔内崩壊錠 ◯(割線無)	◯ (△)	
ドネペジル塩酸塩OD錠10mg「KO」（寿）	10mg	口腔内崩壊錠 ◯(割線無)	◯ (△)	

可否判定　◯：可，△：条件つきで可，×：不可，—：企業判定回避，（　）：著者判断

理　由	代用品
著 粉砕後データより可能と推定 安定性 **粉砕後** ［3mg錠］ (30℃，75%RH，シャーレ(開放)，1カ月間)性状：変化なし，含量：100.1% (1,000lx，シャーレ(開放)，1カ月間)性状：変化なし，含量：98.5% (温度・湿度成り行き，室内散乱光下，シャーレ(開放)，1カ月間)性状：変化なし， 含量：99.9% ［5mg錠］ (30℃，75%RH，シャーレ(開放)，1カ月間)性状：変化なし，含量：99.1% (1,000lx，シャーレ(開放)，1カ月間)性状：変化なし，含量：97.8% (温度・湿度成り行き，室内散乱光下，シャーレ(開放)，1カ月間)性状：変化なし， 含量：98.6% ［10mg錠］ (30℃，75%RH，シャーレ(開放)，1カ月間)性状：変化なし，含量：98.4% (1,000lx，シャーレ(開放)，1カ月間)性状：変化なし，含量：97.1% (温度・湿度成り行き，室内散乱光下，シャーレ(開放)，1カ月間)性状：変化なし， 含量：99.0% 溶解性(水) やや溶けやすい	細0.5% 先 GE DS1% 先 内用液0.2% GE 内用ゼリー3mg・5mg・10mg 先 GE
著 口腔内崩壊錠のため粉砕不適。粉砕した場合，防湿・遮光保存。 投与直前に粉砕服用可 安定性 **粉砕後** (温度・湿度成り行き，室内散乱光下，シャーレ(開放)，1カ月間) 性状：変化なし，含量：［3mgOD錠］102.2%，［5mgOD錠］102.1%，［10mgOD錠］ 100.6% 溶解性(水) やや溶けやすい	細0.5% 先 GE DS1% 先 内用液0.2% GE 内用ゼリー3mg・5mg・10mg 先 GE
著 安定性データより可能と推定。遮光保存 安定性 (25℃，60%RH，30万lx・hr)性状変化なし，純度規格内，含量規格内 (25℃，60%RH，60万lx・hr)曝光面の黄色が濃くなった，純度規格外，含量規格内 溶解性(水) やや溶けやすい 著 安定性データより可能と推定。遮光保存 安定性 (25℃，60%RH，120万lx・hr，30日間)性状変化なし，純度・含量規格内 溶解性(水) やや溶けやすい	細0.5% 先 GE DS1% 先 内用液0.2% GE 内用ゼリー3mg・5mg・10mg 先 GE
舌にピリピリした刺激あり 著 口腔内崩壊錠のため粉砕不適。粉砕した場合，防湿・遮光保存 安定性 (25℃，75%RH，遮光・開放容器，4週間)［3mg・5mgOD錠］凝集傾向あり， ［10mgOD錠］問題なし (60万lx・hr，透明・気密容器)問題なし 溶解性(水) やや溶けやすい	細0.5% 先 GE DS1% 先 内用液0.2% GE 内用ゼリー3mg・5mg・10mg 先 GE
著 口腔内崩壊錠のため粉砕不適。粉砕した場合，防湿・遮光保存 溶解性(水) やや溶けやすい	細0.5% 先 GE DS1% 先 内用液0.2% GE 内用ゼリー3mg・5mg・10mg 先 GE

理由　著 著者コメント　　安定性 原薬(一部製剤)の安定性　　溶解性(水) 原薬の水に対する溶解性
代用品　※：一部適応等が異なる

トネヘ

製品名(会社名)	規格単位	剤形・割線・Cap号数	可否	一般名
ドネペジル塩酸塩錠3mg「NP」(ニプロ)	3mg	Fコート錠 ○(割線無)	—(○)	ドネペジル塩酸塩
ドネペジル塩酸塩錠5mg「NP」(ニプロ)	5mg	Fコート錠 ○(割線無)	—(○)	
ドネペジル塩酸塩錠10mg「NP」(ニプロ)	10mg	Fコート錠 ○(割線無)	—(○)	
ドネペジル塩酸塩OD錠3mg「NP」(ニプロ)	3mg	口腔内崩壊錠 ○(割線無)	—(△)	ドネペジル塩酸塩
ドネペジル塩酸塩OD錠5mg「NP」(ニプロ)	5mg	口腔内崩壊錠 ○(割線無)	—(△)	
ドネペジル塩酸塩OD錠10mg「NP」(ニプロ)	10mg	口腔内崩壊錠 ○(割線無)	—(△)	
ドネペジル塩酸塩錠3mg「NPI」(日本薬工)	3mg	Fコート錠 ○(割線無)	—(○)	ドネペジル塩酸塩
ドネペジル塩酸塩錠5mg「NPI」(日本薬工)	5mg	Fコート錠 ○(割線無)	—(○)	
ドネペジル塩酸塩錠10mg「NPI」(日本薬工)	10mg	Fコート錠 ○(割線無)	—(○)	
ドネペジル塩酸塩OD錠3mg「NPI」(日本薬工)	3mg	素錠(口腔内崩壊錠) ○(割線無)	—(△)	ドネペジル塩酸塩
ドネペジル塩酸塩OD錠5mg「NPI」(日本薬工)	5mg	素錠(口腔内崩壊錠) ○(割線無)	—(△)	
ドネペジル塩酸塩OD錠10mg「NPI」(日本薬工)	10mg	素錠(口腔内崩壊錠) ○(割線無)	—(△)	
ドネペジル塩酸塩錠3mg「TCK」(辰巳)	3mg	Fコート錠 ○(割線無)	—(○)	ドネペジル塩酸塩
ドネペジル塩酸塩錠5mg「TCK」(辰巳)	5mg	Fコート錠 ○(割線無)	—(○)	
ドネペジル塩酸塩錠10mg「TCK」(辰巳)	10mg	Fコート錠 ○(割線無)	—(○)	

可否判定 ○:可, △:条件つきで可, ×:不可, —:企業判定回避, ( ):著者判断

トネへ

理　　由	代用品
著 防湿保存 安定性)粉砕後　3カ月間のデータあり(粉砕時の体内動態データ等なし) 溶解性(水)やや溶けやすい	細0.5% 先 GE DS1% 先 内用液0.2% GE 内用ゼリー3mg・5mg・10mg 先 GE
錠剤は開封後湿気を避けて保存 著 口腔内崩壊錠のため粉砕不適。粉砕した場合，防湿・遮光保存 安定性)粉砕後　1カ月間のデータあり(粉砕時の体内動態データ等なし) 溶解性(水)やや溶けやすい	細0.5% 先 GE DS1% 先 内用液0.2% GE 内用ゼリー3mg・5mg・10mg 先 GE
室温保存 著 安定性データより可能と推定。防湿・遮光保存 安定性)〔温度〕(40℃，遮光，気密，5週間)外観・性状：変化なし。含量：変化なし。純度試験(参考データ)：不純物総量のわずかな増加 〔湿度〕(25℃，75%RH，遮光，開放，5週間)外観・性状：変化なし。含量：変化なし。純度試験(参考データ)：ほとんど変化なし。 〔光〕(総照射量60万lx・hr(1,000lx×24h×25日間))外観・性状：変化なし。含量：若干の低下。純度試験(参考データ)：不純物総量の増加 溶解性(水)やや溶けやすい	細0.5% 先 GE DS1% 先 内用液0.2% GE 内用ゼリー3mg・5mg・10mg 先 GE
室温保存 著 安定性データより可能と推定。防湿・遮光保存 安定性)〔温度〕(40±2℃，褐色ガラス瓶，気密，5週間)外観・性状：変化なし。含量：変化なし。純度試験(参考データ)：不純物総量のわずかな増加 〔湿度〕(25±2℃，75±5%RH，褐色ガラス瓶，開放，5週間)外観・性状：変化なし。含量：変化なし。純度試験(参考データ)：不純物総量のわずかな増加 〔光〕(20℃，総照射量60万lx・hr(1,000lx×24h×25日間)，D65光源，透明ガラス瓶，気密)外観・性状：変化なし。含量：ほとんど変化なし。純度試験(参考データ)：不純物総量の増加 溶解性(水)やや溶けやすい	
室温保存 アルミピロー開封後は光を遮り，湿気を避けて保存すること 著 口腔内崩壊錠のため粉砕不適。粉砕した場合，防湿・遮光保存 安定性)〔通常〕(成り行き温度・湿度，室内散乱光下，シャーレ(開放)，1カ月間)外観・性状：変化なし。純度試験，定量法，乾燥減量：変化なし 溶解性(水)やや溶けやすい	細0.5% 先 GE DS1% 先 内用液0.2% GE 内用ゼリー3mg・5mg・10mg 先 GE
著 防湿保存 安定性)〔3mg錠〕25±1℃，75±5%RH，遮光・開放条件で4週間保存した結果，含量の低下(規格内)を認めた 〔5mg・10mg錠〕25±1℃，75±5%RH，遮光・開放条件で4週間保存した結果，含量に変化なし 溶解性(水)やや溶けやすい	細0.5% 先 GE DS1% 先 内用液0.2% GE 内用ゼリー3mg・5mg・10mg 先 GE

理由　著 著者コメント　　安定性)原薬(一部製剤)の安定性　　溶解性(水)原薬の水に対する溶解性
代用品　※：一部適応等が異なる

トネヘ

製品名（会社名）	規格単位	剤形・割線・Cap号数	可否	一般名
ドネペジル塩酸塩OD錠3mg「TCK」(辰巳)	3mg	口腔内崩壊錠 ○(割線無)	— (△)	ドネペジル塩酸塩
ドネペジル塩酸塩OD錠5mg「TCK」(辰巳)	5mg	口腔内崩壊錠 ○(割線無)	— (△)	
ドネペジル塩酸塩OD錠10mg「TCK」(辰巳)	10mg	口腔内崩壊錠 ○(割線無)	— (△)	
ドネペジル塩酸塩錠3mg「TSU」(鶴原)	3mg	Fコート錠 ○(割線無)	△	ドネペジル塩酸塩
ドネペジル塩酸塩錠5mg「TSU」(鶴原)	5mg	Fコート錠 ○(割線無)	△	
ドネペジル塩酸塩錠10mg「TSU」(鶴原)	10mg	Fコート錠 ○(割線無)	△	
ドネペジル塩酸塩錠3mg「TYK」(武田テバ薬品＝武田テバファーマ)	3mg	Fコート錠 ○(割線無)	— (○)	ドネペジル塩酸塩
ドネペジル塩酸塩錠5mg「TYK」(武田テバ薬品＝武田テバファーマ)	5mg	Fコート錠 ○(割線無)	— (○)	
ドネペジル塩酸塩錠10mg「TYK」(武田テバ薬品＝武田テバファーマ)	10mg	Fコート錠 ○(割線無)	— (○)	
ドネペジル塩酸塩OD錠3mg「TYK」(武田テバ薬品＝武田テバファーマ)	3mg	口腔内崩壊錠 ○(割線無)	— (△)	ドネペジル塩酸塩
ドネペジル塩酸塩OD錠5mg「TYK」(武田テバ薬品＝武田テバファーマ)	5mg	口腔内崩壊錠 ○(割線無)	— (△)	
ドネペジル塩酸塩OD錠10mg「TYK」(武田テバ薬品＝武田テバファーマ)	10mg	口腔内崩壊錠 ○(割線無)	— (△)	
ドネペジル塩酸塩錠3mg「YD」(陽進堂)	3mg	Fコート錠 ○(割線無)	— (○)	ドネペジル塩酸塩
ドネペジル塩酸塩錠5mg「YD」(陽進堂)	5mg	Fコート錠 ○(割線無)	— (○)	
ドネペジル塩酸塩錠10mg「YD」(陽進堂)	10mg	Fコート錠 ⊖(割線1本)	— (○)	
ドネペジル塩酸塩OD錠3mg「YD」(陽進堂＝第一三共エスファ)	3mg	素錠(口腔内崩壊錠) ○(割線無)	— (○)	ドネペジル塩酸塩
ドネペジル塩酸塩OD錠5mg「YD」(陽進堂＝第一三共エスファ)	5mg	素錠(口腔内崩壊錠) ○(割線無)	— (○)	
ドネペジル塩酸塩OD錠10mg「YD」(陽進堂＝第一三共エスファ)	10mg	素錠(口腔内崩壊錠) ○(割線無)	— (○)	

可否判定　○：可，△：条件つきで可，×：不可，—：企業判定回避，（　）：著者判断

理　由	代用品
著 口腔内崩壊錠のため粉砕不適。粉砕した場合，防湿・遮光保存 安定性 該当資料なし 溶解性(水) やや溶けやすい	細0.5% 先 GE DS1% 先 内用液0.2% GE 内用ゼリー3mg・5mg・10mg 先 GE
苦味あり 著 安定性データが不足しているが，粉砕後防湿・遮光保存で可能と推定 安定性 該当資料なし 溶解性(水) やや溶けやすい	細0.5% 先 GE DS1% 先 内用液0.2% GE 内用ゼリー3mg・5mg・10mg 先 GE
著 安定性データが不足しているが，粉砕後防湿・遮光保存で可能と推定 溶解性(水) やや溶けやすい	細0.5% 先 GE DS1% 先 内用液0.2% GE 内用ゼリー3mg・5mg・10mg 先 GE
著 口腔内崩壊錠のため粉砕不適。粉砕した場合，防湿・遮光保存 溶解性(水) やや溶けやすい	細0.5% 先 GE DS1% 先 内用液0.2% GE 内用ゼリー3mg・5mg・10mg 先 GE
安定性 粉砕時 （25℃，60%RH，120万lx・hr，30日間）[3mg錠]曝光面の黄色が濃くなった，純度規格外，含量規格内，[5mg・10mg錠]性状変化なし，純度・含量規格内 溶解性(水) やや溶けやすい	細0.5% 先 GE DS1% 先 内用液0.2% GE 内用ゼリー3mg・5mg・10mg 先 GE
著 口腔内崩壊錠のため粉砕不適。粉砕した場合，防湿・遮光保存 安定性 粉砕時 [3mg・5mgOD錠] （25℃，60%RH，120万lx・hr，25日間）性状変化なし，含量規格内 [10mgOD錠] （温度・湿度成り行き，60万lx・hr，13日間）性状変化なし，含量規格内 溶解性(水) やや溶けやすい	細0.5% 先 GE DS1% 先 内用液0.2% GE 内用ゼリー3mg・5mg・10mg 先 GE

理由　著 著者コメント　　安定性 原薬(一部製剤)の安定性　　溶解性(水) 原薬の水に対する溶解性
代用品　※：一部適応等が異なる

トネヘ

製品名(会社名)	規格単位	剤形・割線・Cap号数	可否	一般名
ドネペジル塩酸塩OD錠3mg「ZE」(全星)	3mg	口腔内崩壊錠 ◯(割線無)	◯ (△)	ドネペジル塩酸塩
ドネペジル塩酸塩OD錠5mg「ZE」(全星)	5mg	口腔内崩壊錠 ◯(割線無)	◯ (△)	
ドネペジル塩酸塩OD錠10mg「ZE」(全星)	10mg	口腔内崩壊錠 ◯(割線無)	◯ (△)	
ドネペジル塩酸塩錠3mg「アメル」(共和薬品)	3mg	Fコート錠 ◯(割線無)	◯	ドネペジル塩酸塩
ドネペジル塩酸塩錠5mg「アメル」(共和薬品)	5mg	Fコート錠 ◯(割線無)	◯	
ドネペジル塩酸塩錠10mg「アメル」(共和薬品)	10mg	Fコート錠 ◯(割線無)	◯	
ドネペジル塩酸塩OD錠3mg「アメル」(共和薬品)	3mg	口腔内崩壊錠 ⊖(割線1本)	◯ (△)	ドネペジル塩酸塩
ドネペジル塩酸塩OD錠5mg「アメル」(共和薬品)	5mg	口腔内崩壊錠 ⊖(割線1本)	◯ (△)	
ドネペジル塩酸塩OD錠10mg「アメル」(共和薬品)	10mg	口腔内崩壊錠 ◯(割線無)	◯ (△)	
ドネペジル塩酸塩錠3mg「オーハラ」(大原)	3mg	Fコート錠 ◯(割線無)	— (◯)	ドネペジル塩酸塩
ドネペジル塩酸塩錠5mg「オーハラ」(大原)	5mg	Fコート錠 ◯(割線無)	— (◯)	
ドネペジル塩酸塩錠10mg「オーハラ」(大原)	10mg	Fコート錠 ◯(割線無)	— (◯)	
ドネペジル塩酸塩OD錠3mg「オーハラ」(大原)	3mg	素錠(口腔内崩壊錠) ◯(割線無)	— (△)	ドネペジル塩酸塩
ドネペジル塩酸塩OD錠5mg「オーハラ」(大原)	5mg	素錠(口腔内崩壊錠) ◯(割線無)	— (△)	
ドネペジル塩酸塩OD錠10mg「オーハラ」(大原)	10mg	素錠(口腔内崩壊錠) ◯(割線無)	— (△)	
ドネペジル塩酸塩錠3mg「科研」(シオノ=科研)	3mg	Fコート錠 ◯(割線無)	— (◯)	ドネペジル塩酸塩
ドネペジル塩酸塩錠5mg「科研」(シオノ=科研)	5mg	Fコート錠 ◯(割線無)	— (◯)	
ドネペジル塩酸塩錠10mg「科研」(シオノ=科研)	10mg	Fコート錠 ◯(割線無)	— (◯)	

可否判定 ◯:可, △:条件つきで可, ×:不可, —:企業判定回避, ( ):著者判断

理　　由	代用品
苦味あり 各条件(光：総曝光量120万lx·hr，温度：40℃で1カ月，湿度：25℃，75％RHで1カ月)で保存した結果，規格の範囲内であった 著 口腔内崩壊錠のため粉砕不適。粉砕した場合，防湿・遮光保存 (安定性)製剤　〔苛酷〕(40℃，褐色ガラス瓶(密栓)，3カ月間)性状・硬度・崩壊性・溶出性・定量法：変化なし (25℃，75％RH，褐色ガラス瓶(開栓)，3カ月間)硬度：低下(規格内)。性状・崩壊性・溶出性・定量法：変化なし 〔光〕(2,000lx，無色ガラス瓶(密栓)，合計120万lx·hrを照射)性状・硬度・崩壊性・溶出性・定量法：変化なし (溶解性(水))やや溶けやすい	細0.5% 先 GE DS1% 先 内用液0.2% GE 内用ゼリー3mg・5mg・10mg 先 GE
(安定性)粉砕後　(25℃，75％RH，開放)35日間安定 (40℃，遮光，気密容器)35日間安定 (60万lx·hr，気密容器)安定 (溶解性(水))やや溶けやすい	細0.5% 先 GE DS1% 先 内用液0.2% GE 内用ゼリー3mg・5mg・10mg 先 GE
著 口腔内崩壊錠のため粉砕不適。粉砕した場合，防湿・遮光保存 (安定性)粉砕後　(25℃，75％RH，遮光，グラシン包装)90日間安定 (溶解性(水))やや溶けやすい	細0.5% 先 GE DS1% 先 内用液0.2% GE 内用ゼリー3mg・5mg・10mg 先 GE
著 安定性データが不足しているが，粉砕後防湿・遮光保存で可能と推定 (溶解性(水))やや溶けやすい	細0.5% 先 GE DS1% 先 内用液0.2% GE 内用ゼリー3mg・5mg・10mg 先 GE
著 口腔内崩壊錠のため粉砕不適。粉砕した場合，防湿・遮光保存 (溶解性(水))やや溶けやすい	細0.5% 先 GE DS1% 先 内用液0.2% GE 内用ゼリー3mg・5mg・10mg 先 GE
著 安定性データが不足しているが，粉砕後防湿・遮光保存で可能と推定 (溶解性(水))やや溶けやすい	細0.5% 先 GE DS1% 先 内用液0.2% GE 内用ゼリー3mg・5mg・10mg 先 GE

理由　著 著者コメント　(安定性)原薬(一部製剤)の安定性　(溶解性(水))原薬の水に対する溶解性
代用品　※：一部適応等が異なる

トネヘ

製品名（会社名）	規格単位	剤形・割線・Cap号数	可否	一般名
ドネペジル塩酸塩OD錠3mg「科研」（シオノ＝科研）	3mg	口腔内崩壊錠 ◯(割線無)	— (△)	ドネペジル塩酸塩
ドネペジル塩酸塩OD錠5mg「科研」（シオノ＝科研）	5mg	口腔内崩壊錠 ◯(割線無)	— (△)	
ドネペジル塩酸塩OD錠10mg「科研」（シオノ＝科研）	10mg	口腔内崩壊錠 ◯(割線無)	— (△)	
ドネペジル塩酸塩錠3mg「杏林」（キョーリンリメディオ＝杏林）	3mg	Fコート錠 ◯(割線無)	— (△)	ドネペジル塩酸塩
ドネペジル塩酸塩錠5mg「杏林」（キョーリンリメディオ＝杏林）	5mg	Fコート錠 ◯(割線無)	— (△)	
ドネペジル塩酸塩錠10mg「杏林」（キョーリンリメディオ＝杏林）	10mg	Fコート錠 ◯(割線無)	— (△)	
ドネペジル塩酸塩OD錠3mg「杏林」（キョーリンリメディオ＝杏林）	3mg	口腔内崩壊錠 ◯(割線無)	— (△)	ドネペジル塩酸塩
ドネペジル塩酸塩OD錠5mg「杏林」（キョーリンリメディオ＝杏林）	5mg	口腔内崩壊錠 ◯(割線無)	— (△)	
ドネペジル塩酸塩OD錠10mg「杏林」（キョーリンリメディオ＝杏林）	10mg	口腔内崩壊錠 ◯(割線無)	— (△)	
ドネペジル塩酸塩錠3mg「クニヒロ」（皇漢堂）	3mg	Fコート錠 ◯(割線無)	◯	ドネペジル塩酸塩
ドネペジル塩酸塩錠5mg「クニヒロ」（皇漢堂）	5mg	Fコート錠 ◯(割線無)	◯	
ドネペジル塩酸塩錠10mg「クニヒロ」（皇漢堂）	10mg	Fコート錠 ◯(割線無)	◯	
ドネペジル塩酸塩OD錠3mg「クニヒロ」（皇漢堂）	3mg	口腔内崩壊錠 ◯(割線無)	◯ (△)	ドネペジル塩酸塩
ドネペジル塩酸塩OD錠5mg「クニヒロ」（皇漢堂）	5mg	口腔内崩壊錠 ◯(割線無)	◯ (△)	
ドネペジル塩酸塩OD錠10mg「クニヒロ」（皇漢堂）	10mg	口腔内崩壊錠 ◯(割線無)	◯ (△)	

可否判定 ◯：可，△：条件つきで可，×：不可，—：企業判定回避，（ ）：著者判断

理　由	代用品
著 口腔内崩壊錠のため粉砕不適。粉砕した場合，防湿・遮光保存 溶解性(水) やや溶けやすい	細0.5% 先 GE DS1% 先 内用液0.2% GE 内用ゼリー3mg・5mg・10mg 先 GE
1錠を粉砕した状態で分包包装したとき，定量法の項において，分包直後からドネペジル塩酸塩が分包紙へ吸着し，含量が低下することが判明したため，室温2週間で粉砕品の測定を中止し，以後の評価は行わなかった 溶解性(水) やや溶けやすい	細0.5% 先 GE DS1% 先 内用液0.2% GE 内用ゼリー3mg・5mg・10mg 先 GE
口腔内で速やかに崩壊する製剤であり，粉砕について検討していない 著 口腔内崩壊錠のため粉砕不適。粉砕した場合，防湿・遮光保存 安定性 〔長期〕(25℃，60%RH，ポリエチレン袋二重＋ファイバードラム，36カ月間)変化なし 〔加速〕(40℃，75%RH，ポリエチレン袋二重＋ファイバードラム，6カ月間)変化なし 〔苛酷〕(60℃，ガラス瓶(密栓)，3カ月間)変化なし (40℃，90%RH，ガラス瓶(開放)，3カ月間)変化なし (25℃，1,000lx，石英管(密栓)，3カ月間)変化なし 溶解性(水) やや溶けやすい	細0.5% 先 GE DS1% 先 内用液0.2% GE 内用ゼリー3mg・5mg・10mg 先 GE
著 口腔内崩壊錠のため粉砕不適。粉砕した場合，防湿・遮光保存 安定性 **粉砕後** (40℃，1カ月間)性状及び定量法に変化を認めなかったため「変化なし」と評価した 溶解性(水) やや溶けやすい	
安定性 25℃・60%RHで14日間保存した結果，変化はほとんどみられなかった。120万lx・hr照射時(25℃，湿度成り行き)にも変化はほとんどみられなかった 溶解性(水) やや溶けやすい	細0.5% 先 GE DS1% 先 内用液0.2% GE 内用ゼリー3mg・5mg・10mg 先 GE
著 口腔内崩壊錠のため粉砕不適。粉砕した場合，防湿・遮光保存 安定性 25℃・60%RHで14日間保存した結果，変化はほとんどみられなかった。120万lx・hr照射時(25℃，湿度成り行き)にも変化はほとんどみられなかった 溶解性(水) やや溶けやすい	細0.5% 先 GE DS1% 先 内用液0.2% GE 内用ゼリー3mg・5mg・10mg 先 GE

理由　著 著者コメント　安定性 原薬(一部製剤)の安定性　溶解性(水) 原薬の水に対する溶解性
代用品　※：一部適応等が異なる

トネヘ

製品名（会社名）	規格単位	剤形・割線・Cap号数	可否	一般名
ドネペジル塩酸塩錠3mg「ケミファ」(ケミファ＝日本薬工)	3mg	Fコート錠 ○(割線無)	— (○)	ドネペジル塩酸塩
ドネペジル塩酸塩錠5mg「ケミファ」(ケミファ＝日本薬工)	5mg	Fコート錠 ○(割線無)	— (○)	
ドネペジル塩酸塩錠10mg「ケミファ」(ケミファ)	10mg	Fコート錠 ○(割線無)	— (○)	
ドネペジル塩酸塩OD錠3mg「ケミファ」(ケミファ＝日本薬工)	3mg	素錠(口腔内崩壊錠) ○(割線無)	— (○)	ドネペジル塩酸塩
ドネペジル塩酸塩OD錠5mg「ケミファ」(ケミファ＝日本薬工)	5mg	素錠(口腔内崩壊錠) ○(割線無)	— (○)	
ドネペジル塩酸塩OD錠10mg「ケミファ」(ケミファ＝日本薬工)	10mg	素錠(口腔内崩壊錠) ○(割線無)	— (○)	
ドネペジル塩酸塩錠3mg「サワイ」(沢井)	3mg	Fコート錠 ○(割線無)	— (○)	ドネペジル塩酸塩
ドネペジル塩酸塩錠5mg「サワイ」(沢井)	5mg	Fコート錠 ○(割線無)	— (○)	
ドネペジル塩酸塩錠10mg「サワイ」(沢井)	10mg	Fコート錠 ○(割線無)	— (○)	
ドネペジル塩酸塩OD錠3mg「サワイ」(沢井)	3mg	口腔内崩壊錠 ○(割線無)	— (△)	ドネペジル塩酸塩
ドネペジル塩酸塩OD錠5mg「サワイ」(沢井)	5mg	口腔内崩壊錠 ⊖(割線1本)	— (△)	
ドネペジル塩酸塩OD錠10mg「サワイ」(沢井)	10mg	口腔内崩壊錠 ⊖(割線1本)	— (△)	
ドネペジル塩酸塩錠3mg「サンド」(サンド)	3mg	Fコート錠 ○(割線無)	— (○)	ドネペジル塩酸塩
ドネペジル塩酸塩錠5mg「サンド」(サンド)	5mg	Fコート錠 ○(割線無)	— (○)	
ドネペジル塩酸塩OD錠3mg「サンド」(サンド)	3mg	口腔内崩壊錠 ○(割線無)	— (△)	ドネペジル塩酸塩
ドネペジル塩酸塩OD錠5mg「サンド」(サンド)	5mg	口腔内崩壊錠 ○(割線無)	— (△)	
ドネペジル塩酸塩OD錠10mg「サンド」(サンド)	10mg	口腔内崩壊錠 ○(割線無)	— (△)	
ドネペジル塩酸塩錠3mg「タカタ」(高田)	3mg	Fコート錠 ○(割線無)	— (○)	ドネペジル塩酸塩
ドネペジル塩酸塩錠5mg「タカタ」(高田)	5mg	Fコート錠 ○(割線無)	— (○)	
ドネペジル塩酸塩錠10mg「タカタ」(高田)	10mg	Fコート錠 ○(割線無)	— (○)	

可否判定　○：可，△：条件つきで可，×：不可，—：企業判定回避，（　）：著者判断

理　由	代用品
著 粉砕後データより，遮光保存で可能と判断 安定性 粉砕品　(40℃，遮光，気密，5週間)問題となる変化なし (25℃，75%RH，遮光，5週間)問題となる変化なし (60万lx·hr，気密)不純物増加 溶解性(水) やや溶けやすい	細0.5%　先 GE DS1%　先 内用液0.2%　GE 内用ゼリー3mg・5mg・10mg 先 GE
著 口腔内崩壊錠のため粉砕不適。粉砕した場合，防湿・遮光保存 安定性 粉砕品　(成り行き温度(21〜35℃)，成り行き湿度(32〜76%RH)，室内散乱光下，1カ月間)問題となる変化なし 溶解性(水) やや溶けやすい	細0.5%　先 GE DS1%　先 内用液0.2%　GE 内用ゼリー3mg・5mg・10mg 先 GE
溶解性(水) やや溶けやすい	細0.5%　先 GE DS1%　先 内用液0.2%　GE 内用ゼリー3mg・5mg・10mg 先 GE
著 口腔内崩壊錠のため粉砕不適。粉砕した場合，防湿・遮光保存 溶解性(水) やや溶けやすい	細0.5%　先 GE DS1%　先 内用液0.2%　GE 内用ゼリー3mg・5mg・10mg 先 GE
著 粉砕後データより可能と判断 安定性 粉砕後　〔温度〕(40℃，遮光・気密容器，1カ月間)外観(性状)，含量(%)変化なし 〔湿度〕(25℃，75%RH，遮光・開放，1カ月間)外観(性状)，含量(%)変化なし 〔光〕(2,000lx·hr，総照射量120万lx·hr(気密容器))外観(性状)，含量(%)変化なし 溶解性(水) やや溶けやすい	細0.5%　先 GE DS1%　先 内用液0.2%　GE 内用ゼリー3mg・5mg・10mg 先 GE
著 口腔内崩壊錠のため粉砕不適。粉砕した場合，防湿・遮光保存 安定性 粉砕後　〔温度〕(40℃，遮光・気密容器，1カ月間)外観(性状)，含量(%)変化なし 〔湿度〕(25℃，75%RH，遮光・開放，1カ月間)外観(性状)，含量(%)変化なし 〔光〕(1,000lx·hr，総照射量60万lx·hr(気密容器))外観(性状)，含量(%)変化なし 溶解性(水) やや溶けやすい	細0.5%　先 GE DS1%　先 内用液0.2%　GE 内用ゼリー3mg・5mg・10mg 先 GE
苦味あり (室温，成り行き，分包，2週間)分包直後から分包紙へ吸着し，経時的に吸着量が増加した 溶解性(水) やや溶けやすい	細0.5%　先 GE DS1%　先 内用液0.2%　GE 内用ゼリー3mg・5mg・10mg 先 GE

理由　著 著者コメント　　安定性 原薬(一部製剤)の安定性　　溶解性(水) 原薬の水に対する溶解性
代用品　※：一部適応等が異なる

トネヘ

製品名(会社名)	規格単位	剤形・割線・Cap号数	可否	一般名
ドネペジル塩酸塩OD錠3mg「タカタ」(高田)	3mg	口腔内崩壊錠 ⊖(割線1本)	— (△)	ドネペジル塩酸塩
ドネペジル塩酸塩OD錠5mg「タカタ」(高田)	5mg	口腔内崩壊錠 ⊖(割線1本)	— (△)	
ドネペジル塩酸塩OD錠10mg「タカタ」(高田)	10mg	口腔内崩壊錠 ○(割線無)	— (△)	
ドネペジル塩酸塩錠3mg「タナベ」(ニプロES=吉富薬品)	3mg	Fコート錠 ○(割線無)	— (○)	ドネペジル塩酸塩
ドネペジル塩酸塩錠5mg「タナベ」(ニプロES=吉富薬品)	5mg	Fコート錠 ○(割線無)	— (○)	
ドネペジル塩酸塩錠10mg「タナベ」(ニプロES=吉富薬品)	10mg	Fコート錠 ○(割線無)	— (○)	
ドネペジル塩酸塩OD錠3mg「タナベ」(ニプロES=吉富薬品)	3mg	素錠(口腔内崩壊錠) ○(割線無)	— (○)	ドネペジル塩酸塩
ドネペジル塩酸塩OD錠5mg「タナベ」(ニプロES=吉富薬品)	5mg	素錠(口腔内崩壊錠) ○(割線無)	— (○)	
ドネペジル塩酸塩OD錠10mg「タナベ」(ニプロES=吉富薬品)	10mg	素錠(口腔内崩壊錠) ○(割線無)	— (○)	
ドネペジル塩酸塩錠3mg「テバ」(武田テバファーマ)	3mg	Fコート錠 ○(割線無)	— (○)	ドネペジル塩酸塩
ドネペジル塩酸塩錠5mg「テバ」(武田テバファーマ)	5mg	Fコート錠 ○(割線無)	— (○)	
ドネペジル塩酸塩錠10mg「テバ」(武田テバファーマ)	10mg	Fコート錠 ○(割線無)	— (○)	
ドネペジル塩酸塩OD錠3mg「テバ」(武田テバファーマ)	3mg	口腔内崩壊錠 ○(割線無)	— (△)	ドネペジル塩酸塩
ドネペジル塩酸塩OD錠5mg「テバ」(武田テバファーマ)	5mg	口腔内崩壊錠 ○(割線無)	— (△)	
ドネペジル塩酸塩OD錠10mg「テバ」(武田テバファーマ)	10mg	口腔内崩壊錠 ○(割線無)	— (△)	
ドネペジル塩酸塩錠3mg「トーワ」(東和薬品)	3mg	Fコート錠 ○(割線無)	— (○)	ドネペジル塩酸塩
ドネペジル塩酸塩錠5mg「トーワ」(東和薬品)	5mg	Fコート錠 ○(割線無)	— (○)	
ドネペジル塩酸塩錠10mg「トーワ」(東和薬品)	10mg	Fコート錠 ⊖(割線1本)	— (○)	
ドネペジル塩酸塩OD錠3mg「トーワ」(東和薬品)	3mg	口腔内崩壊錠 ⊖(割線1本)	— (△)	ドネペジル塩酸塩
ドネペジル塩酸塩OD錠5mg「トーワ」(東和薬品)	5mg	口腔内崩壊錠 ⊖(割線1本)	— (△)	
ドネペジル塩酸塩OD錠10mg「トーワ」(東和薬品)	10mg	口腔内崩壊錠 ⊖(割線1本)	— (△)	

可否判定 ○:可,△:条件つきで可,×:不可,—:企業判定回避,( ):著者判断

トネへ

理　　由	代用品
苦味あり 著 口腔内崩壊錠のため粉砕不適。粉砕した場合，防湿・遮光保存。 苦味あり 安定性 (25℃，75%RH，遮光，グラシンラミネート紙，90日間)安定 溶解性(水) やや溶けやすい	細0.5% 先 GE DS1% 先 内用液0.2% GE 内用ゼリー3mg・5mg・10mg 先 GE
原薬は苦い 著 粉砕後データより可能と判断 安定性 粉砕品 (25℃，75%RH，褐色ガラス瓶(開栓)，1カ月間)性状・含量に変化なし 溶解性(水) やや溶けやすい	細0.5% 先 GE DS1% 先 内用液0.2% GE 内用ゼリー3mg・5mg・10mg 先 GE
原薬は苦い 著 口腔内崩壊錠のため粉砕不適。粉砕した場合，防湿・遮光保存 安定性 粉砕品 (25℃，75%RH，褐色ガラス瓶(開栓)，1カ月間)性状・含量に変化なし 溶解性(水) やや溶けやすい	細0.5% 先 GE DS1% 先 内用液0.2% GE 内用ゼリー3mg・5mg・10mg 先 GE
粉砕品は苦味とピリピリとした刺激がある 著 防湿・遮光保存 安定性 製剤 〔湿度〕(25℃，75%RH，4週間)外観，含量に変化なし(ただし凝集傾向があった) 〔光〕(30万lx・hr)外観変化(白色の粉末(粉砕直後)から微黄白色の粉末となった)，含量低下(残存率：[3mg錠]95%，[5mg錠]94%，[10mg錠]92%) 溶解性(水) やや溶けやすい	細0.5% 先 GE DS1% 先 内用液0.2% GE 内用ゼリー3mg・5mg・10mg 先 GE
著 口腔内崩壊錠のため粉砕不適。粉砕した場合，防湿・遮光保存 安定性 製剤 〔湿度〕(25℃，75%RH，4週間)外観，含量に変化なし 〔光〕(60万lx・hr)外観，含量に変化なし 溶解性(水) やや溶けやすい	細0.5% 先 GE DS1% 先 内用液0.2% GE 内用ゼリー3mg・5mg・10mg 先 GE
主成分は，吸湿性を有しない 著 粉砕後データより安定と推定 安定性 粉砕後 (室内散光下，3カ月間)外観・含量変化なし 溶解性(水) やや溶けやすい	細0.5% 先 GE DS1% 先 内用液0.2% GE 内用ゼリー3mg・5mg・10mg 先 GE
主成分は，吸湿性を有しない 著 口腔内崩壊錠のため粉砕不適。粉砕した場合，防湿・遮光保存 安定性 粉砕後 (室内散光下，3カ月間)外観・含量変化なし 溶解性(水) やや溶けやすい	細0.5% 先 GE DS1% 先 内用液0.2% GE 内用ゼリー3mg・5mg・10mg 先 GE

理由　著 著者コメント　　安定性 原薬(一部製剤)の安定性　　溶解性(水) 原薬の水に対する溶解性
代用品　※：一部適応等が異なる

トネヘ

製品名（会社名）	規格単位	剤形・割線・Cap号数	可否	一般名
ドネペジル塩酸塩錠3mg「日医工」（日医工）	3mg	Fコート錠 ○(割線無)	—(○)	ドネペジル塩酸塩
ドネペジル塩酸塩錠5mg「日医工」（日医工）	5mg	Fコート錠 ○(割線無)	—(○)	
ドネペジル塩酸塩錠10mg「日医工」（日医工）	10mg	Fコート錠 ○(割線無)	—(○)	
ドネペジル塩酸塩OD錠3mg「日医工」（日医工）	3mg	口腔内崩壊錠 ○(割線無)	—(△)	ドネペジル塩酸塩
ドネペジル塩酸塩OD錠5mg「日医工」（日医工）	5mg	口腔内崩壊錠 ○(割線無)	—(△)	
ドネペジル塩酸塩OD錠10mg「日医工」（日医工）	10mg	口腔内崩壊錠 ○(割線無)	—(△)	
ドネペジル塩酸塩錠3mg「日新」（日新製薬）	3mg	Fコート錠 ○(割線無)	—(○)	ドネペジル塩酸塩
ドネペジル塩酸塩錠5mg「日新」（日新製薬）	5mg	Fコート錠 ○(割線無)	—(○)	
ドネペジル塩酸塩錠10mg「日新」（日新製薬）	10mg	Fコート錠 ○(割線無)	—(○)	
ドネペジル塩酸塩OD錠3mg「日新」（日新製薬）	3mg	口腔内崩壊錠 ○(割線無)	—(△)	ドネペジル塩酸塩
ドネペジル塩酸塩OD錠5mg「日新」（日新製薬）	5mg	口腔内崩壊錠 ○(割線無)	—(△)	
ドネペジル塩酸塩OD錠10mg「日新」（日新製薬）	10mg	口腔内崩壊錠 ○(割線無)	—(△)	
ドネペジル塩酸塩錠3mg「明治」（MeijiSeika）	3mg	Fコート錠 ○(割線無)	△	ドネペジル塩酸塩
ドネペジル塩酸塩錠5mg「明治」（MeijiSeika）	5mg	Fコート錠 ○(割線無)	△	
ドネペジル塩酸塩錠10mg「明治」（MeijiSeika）	10mg	Fコート錠 ○(割線無)	△	
ドネペジル塩酸塩OD錠3mg「明治」（MeijiSeika）	3mg	口腔内崩壊錠 ○(割線無)	△	ドネペジル塩酸塩
ドネペジル塩酸塩OD錠5mg「明治」（MeijiSeika）	5mg	口腔内崩壊錠 ○(割線無)	△	
ドネペジル塩酸塩OD錠10mg「明治」（MeijiSeika）	10mg	口腔内崩壊錠 ○(割線無)	△	
ドネペジル塩酸塩OD錠3mg「モチダ」（ダイト＝持田）	3mg	素錠(口腔内崩壊錠) ○(割線無)	—(○)	ドネペジル塩酸塩
ドネペジル塩酸塩OD錠5mg「モチダ」（ダイト＝持田）	5mg	素錠(口腔内崩壊錠) ○(割線無)	—(○)	
ドネペジル塩酸塩OD錠10mg「モチダ」（ダイト＝持田）	10mg	素錠(口腔内崩壊錠) ○(割線無)	—(○)	

可否判定 ○：可，△：条件つきで可，×：不可，—：企業判定回避，（ ）：著者判断

理　由	代用品
(安定性)粉砕物　(40℃，遮光・気密容器，3カ月間)(25℃，75％RH，遮光・開放，3カ月間)外観，含量変化なし (室温，曝光量120万lx・hr，D65光源(2,000lx))[3mg・5mg錠]外観，含量変化なし，[10mg錠]60万lx・hr後含量低下(規格内) (溶解性(水))やや溶けやすい	細0.5%　先　GE DS1%　先 内用液0.2%　GE 内用ゼリー3mg・5mg・10mg 先　GE
著　口腔内崩壊錠のため粉砕不適。粉砕した場合，防湿・遮光保存 (安定性)粉砕物　(40℃，遮光・気密，1カ月後)(25℃，75％RH，遮光・開放，1カ月後)(室温，曝光量120万lx・hr，D65光源(2,000lx))外観，含量変化なし (溶解性(水))やや溶けやすい	細0.5%　先　GE DS1%　先 内用液0.2%　GE 内用ゼリー3mg・5mg・10mg 先　GE
著　安定性データが不足しているが，粉砕後防湿・遮光保存で可能と推定 (溶解性(水))やや溶けやすい	細0.5%　先　GE DS1%　先 内用液0.2%　GE 内用ゼリー3mg・5mg・10mg 先　GE
口腔内崩壊錠 アルミピロー開封後は光を遮り，湿気を避けて保存 著　口腔内崩壊錠のため粉砕不適。粉砕した場合，防湿・遮光保存 (溶解性(水))やや溶けやすい	細0.5%　先　GE DS1%　先 内用液0.2%　GE 内用ゼリー3mg・5mg・10mg 先　GE
光不安定なため，遮光が必要 著　防湿・遮光保存 (安定性)ドネペジル塩酸塩は酸性及び中性下では顕著な分解生成物を認めなかった塩基性下では，光照射下において2種類の主分解生成物を認めた (溶解性(水))やや溶けやすい	細0.5%　先　GE DS1%　先 内用液0.2%　GE 内用ゼリー3mg・5mg・10mg 先　GE
光不安定なため，遮光が必要 著　口腔内崩壊錠のため粉砕不適。粉砕した場合，防湿・遮光保存 (安定性)ドネペジル塩酸塩は酸性及び中性下では顕著な分解生成物を認めなかった塩基性下では，光照射下において2種類の主分解生成物を認めた (溶解性(水))やや溶けやすい	細0.5%　先　GE DS1%　先 内用液0.2%　GE 内用ゼリー3mg・5mg・10mg 先　GE
著　口腔内崩壊錠のため粉砕不適。粉砕した場合，防湿・遮光保存 (安定性)粉砕後　[3mg・5mgOD錠] (25℃，75％RH，遮光，90日間)性状・含量変化なし [10mgOD錠] [湿度](25℃，75％RH，遮光・開放，3カ月間)性状・含量変化なし [光](1,000lx，25℃，気密容器)120万lx・hrで性状・含量変化なし (溶解性(水))やや溶けやすい	細0.5%　先　GE DS1%　先 内用液0.2%　GE 内用ゼリー3mg・5mg・10mg 先　GE

理由　著　著者コメント　　(安定性)原薬(一部製剤)の安定性　　(溶解性(水))原薬の水に対する溶解性
代用品　※：一部適応等が異なる

トハコ

製品名（会社名）	規格単位	剤形・割線・Cap号数	可否	一般名
ドパコール配合錠L50 （ダイト＝扶桑＝日医工）	配合剤	素錠 ⊖（割線1本）	— (△†)	レボドパ・カルビドパ水和物
ドパコール配合錠L100 （ダイト＝扶桑＝日医工）	配合剤	素錠 （割線1本）	— (△†)	
ドパコール配合錠L250 （ダイト＝日医工）	配合剤	素錠 ⊖（割線1本）	— (△†)	
ドパストンカプセル250mg （大原）	250mg	硬カプセル 2号	— (○)	レボドパ
ドパゾール錠200mg （アルフレッサファーマ）	200mg	Fコート錠 ◯（割線無）	— (○)	レボドパ
トビエース錠4mg （ファイザー）	4mg	Fコート錠 ◯（割線無）	— (×)	フェソテロジンフマル酸塩
トビエース錠8mg （ファイザー）	8mg	Fコート錠 ◯（割線無）	— (×)	
トピナ錠25mg （協和キリン）	25mg	Fコート錠 ◯（割線無）	— (○)	トピラマート
トピナ錠50mg （協和キリン）	50mg	Fコート錠 ◯（割線無）	— (○)	
トピナ錠100mg （協和キリン）	100mg	Fコート錠 ◯（割線無）	— (○)	

可否判定 ○：可，△：条件つきで可，×：不可，—：企業判定回避，（ ）：著者判断

トヒナ

理　　由	代用品
† **著** 凡例5頁参照。防湿・遮光保存 **安定性** **粉砕後** 〔温度〕(40℃, 遮光・気密容器)14日・30日で含量低下(規格内) 〔湿度〕(25℃, 75%RH, 遮光・開放)7日で含量低下(規格内), 30日で含量低下(規格外) 〔光〕(2,500lx, 25℃, 45%RH, 開放)60万・120万lx·hrで含量低下(規格内), わずかな退色 **溶解性(水)** レボドパ・カルビドパ水和物：溶けにくい	
† **著** 凡例5頁参照。防湿・遮光保存 **安定性** **粉砕後** 〔温度〕(40℃, 遮光・気密容器, 30日間)性状・含量変化なし 〔湿度〕(25℃, 75%RH, 遮光・開放)[L100錠]14日で含量低下(規格外), [L250錠]30日で含量低下(規格内) 〔光〕(2,500lx, 25℃, 45%RH, 開放)120万lx·hrで性状・含量変化なし **溶解性(水)** レボドパ・カルビドパ水和物：溶けにくい	
25℃・75%RH・遮光保存で4週間安定 **著** 遮光保存 **溶解性(水)** 溶けにくい	散98.5% [先]
安定性 〔長期〕(室温, 気密容器, 24カ月間)変化なし 〔苛酷〕(40℃・50%RH/37℃・90%RH/室内散光/キセノンランプ, シャーレ開放, 3カ月間)変化なし **粉砕後** 〔温度・湿度〕(25℃, 75%RH, シャーレ開放, 90日間)外観変化なし, 色差⊿E0.9, 含量99.3%, 吸湿増量1.0% 〔光〕(シャーレ開放, 120万lx·hr)外観変化なし, 色差⊿E2.0, 含量98.9%, 吸湿増量-0.4% **溶解性(水)** 溶けにくい	散98.5% ※ [先]
本剤は徐放性製剤であるため, 割ったり, 砕いたり, すりつぶしたりして服用すると本剤の徐放性が失われ, 血中濃度が上昇するおそれがある **著** 徐放のシステムがマトリックス構造であり, 粉砕すると放出制御の特性が失われるため粉砕不可。経管投与も不適 **安定性** 〔長期〕(2～8℃, ポリエチレン袋＋ファイバードラム, 36カ月間)外観・性状, 類縁物質, 水分, 含量：変化なし 〔加速〕(25℃, 60%RH, ポリエチレン袋＋ファイバードラム, 6カ月間)外観・性状, 類縁物質, 水分, 含量：変化なし 〔苛酷〕(白色蛍光灯及び近紫外蛍光ランプ, 120万lx·hr及び200W·hr/m²)変化なし **粉砕時** データなし **溶解性(水)** 溶けやすい	
苦味あり **著** 遮光保存 **安定性** 〔長期〕(25℃, 60%RH, 二重ポリエチレン袋/ファイバードラム, 36カ月間)1ロットにつき, 36カ月で外観(色)の変化, 水分増加, 含量低下及び分解生成物の増加が認められた 〔苛酷〕(60℃, ガラス瓶(開栓), 30日間)外観(色)の変化, 含量低下, 分解生成物の増加が認められた (25℃, 90%RH, ガラス瓶(開栓), 3カ月間)安定 〔光〕(D65ランプ, ガラスシャーレ, 60日間)安定 **溶解性(水)** 溶けにくい	細10% [先]

理由　**著** 著者コメント　**安定性** 原薬(一部製剤)の安定性　**溶解性(水)** 原薬の水に対する溶解性
代用品　※：一部適応等が異なる

トヒラ

製品名（会社名）	規格単位	剤形・割線・Cap号数	可否	一般名
トピラマート錠25mg「アメル」 （共和薬品＝日本ジェネリック）	25mg	Fコート錠 ○（割線無）	— (○)	トピラマート
トピラマート錠50mg「アメル」 （共和薬品＝日本ジェネリック）	50mg	Fコート錠 ○（割線無）	— (○)	
トピラマート錠100mg「アメル」 （共和薬品＝日本ジェネリック）	100mg	Fコート錠 ○（割線無）	— (○)	
トピロリック錠20mg （富士薬品）	20mg	素錠 ○（割線無）	○	トピロキソスタット
トピロリック錠40mg （富士薬品）	40mg	素錠 ⊖（割線1本）	○	
トピロリック錠60mg （富士薬品）	60mg	素錠 ⊖（割線1本）	○	
トフィソパム錠50mg「サワイ」 （沢井）	50mg	素錠 ○（割線無）	— (○)	トフィソパム
トフィソパム錠50mg「トーワ」 （東和薬品）	50mg	素錠 ○（割線無）	— (○)	トフィソパム
トフィソパム錠50mg「日医工」 （日医工）	50mg	素錠 ○（割線無）	— (○)	トフィソパム
ドプスOD錠100mg （大日本住友）	100mg	口腔内崩壊錠 ○（割線無）	— (△)	ドロキシドパ
ドプスOD錠200mg （大日本住友）	200mg	口腔内崩壊錠 ⊖（割線1本）	— (△)	
トフラニール錠10mg （アルフレッサファーマ）	10mg	糖衣錠 △（割線無）	— (△)	イミプラミン塩酸塩
トフラニール錠25mg （アルフレッサファーマ）	25mg	糖衣錠 ○（割線無）	— (△)	

可否判定 ○：可，△：条件つきで可，×：不可，—：企業判定回避，（ ）：著者判断

トフラ

理　由	代用品
苦味あり **著** 遮光保存 **安定性** 粉砕品　〔湿度〕(25℃，75%RH，遮光，ポリセロ分包，90日間)外観，含量，純度：変化なし 〔光〕(25℃，120万lx・hr，ポリセロ分包)外観，含量：変化なし。純度：[25mg・100mg錠]60万lx・hrまで変化なし。120万lx・hrで変化あり(規格外)，[50mg錠]変化なし **溶解性(水)** 溶けにくい	細10%　[先]
安定性 〔長期〕(25℃，60%RH，ポリエチレン袋＋アルミ袋，36カ月間)変化なし 〔加速〕(40℃，75%RH，ポリエチレン袋＋アルミ袋，6カ月間)変化なし 〔温度〕(60℃，ガラスシャーレ(開放)，3カ月間)変化なし 〔湿度〕(40℃，75%RH，ガラスシャーレ(開放)，3カ月間)変化なし 〔光〕(25℃，D65光源，2,000lx(総照射量120万lx・hr)，ガラスシャーレ(開放・曝光))変化なし (25℃，D65光源，2,000lx(総照射量120万lx・hr)，ガラスシャーレ(アルミ箔・遮光))変化なし 粉砕品　〔温度〕(40℃，遮光，気密容器，3カ月間)安定 〔湿度〕(25℃，75%RH，開放，3カ月間)安定 〔光〕(D65光源，2,000lx(総照射量210万lx・hr)，気密容器)安定 **溶解性(水)** ほとんど溶けない	
溶解性(水) ほとんど溶けない	細10%　[先][GE]
主成分はにおい及び味はない **安定性** 粉砕後　(室内散光下，3カ月間)外観変化あり(3カ月)，含量変化なし **溶解性(水)** ほとんど溶けない	細10%　[先][GE]
溶解性(水) ほとんど溶けない	細10%　[先][GE]
著 口腔内崩壊錠のため粉砕不適。粉砕した場合，防湿・遮光保存 **安定性** 〔長期〕(室温，遮光，ガラス瓶(気密)，36カ月間)変化なし 〔苛酷〕(40℃，遮光，ガラス瓶(気密)，6カ月間)変化なし (50℃，遮光，ガラス瓶(気密)，3カ月間)変化なし (40℃，75%RH，遮光，ガラス瓶(開栓)，6カ月間)変化なし (室内散光，ガラス製ペトリ皿(密閉)，3カ月間)変化なし (蛍光灯1,000lx，ガラス製ペトリ皿(密閉)，30日間)変化なし 粉砕後　[100mgOD錠] (30℃，75%RH，遮光，褐色ガラス瓶(開栓)，3カ月間)性状：変化なし，含量：99.2% (25℃，2,500lx/日(D65ランプ)，ガラスシャーレ(開放)，120万lx・hr)性状：変化なし，含量：97.8% **溶解性(水)** 溶けにくい	細20%　[先][GE]
苦味あり。舌を麻痺させるため **著** 防湿・遮光保存。苦味あり。舌を麻痺させる **安定性** 粉砕後　[10mg錠] (25℃，75%RH，遮光，4週間)性状：時間とともに少しずつ赤味が増す **溶解性(水)** 溶けやすい	

理由　**著** 著者コメント　**安定性** 原薬(一部製剤)の安定性　**溶解性(水)** 原薬の水に対する溶解性
代用品　※：一部適応等が異なる

トミロ

製品名(会社名)	規格単位	剤形・割線・Cap号数	可否	一般名
トミロン錠50 (富士フイルム富山化学)	50mg	Fコート錠 ○(割線無)	— (△)	セフテラム ピボキシル
トミロン錠100 (富士フイルム富山化学 =昭和薬化)	100mg	Fコート錠 ○(割線無)	— (△)	
ドミン錠0.4 (日本ベーリンガー)	0.4mg	素錠 ⊖(割線1本)	— (○)	タリペキソール塩酸塩
ドメナン錠100mg (キッセイ)	100mg	Fコート錠 ○(割線無)	— (△)	オザグレル塩酸塩水和物
ドメナン錠200mg (キッセイ)	200mg	Fコート錠 ○(割線無)	— (△)	
トヨファロールカプセル0.25 (旭化成ファーマ)	$0.25\mu g$	軟カプセル ○	×	アルファカルシドール
トヨファロールカプセル0.5 (旭化成ファーマ)	$0.5\mu g$	軟カプセル ○	×	
トヨファロールカプセル1.0 (旭化成ファーマ)	$1\mu g$	軟カプセル ○	×	

可否判定 ○:可, △:条件つきで可, ×:不可, —:企業判定回避, ( ):著者判断

トヨフ

理　由	代用品
防湿保存 **著** 防湿・遮光保存 **安定性**〔長期〕(室温, 27カ月間)外観・溶状は変化なし。力価は88～90% (15℃, 27カ月間)外観・溶状は変化なし。力価は95～97% 〔苛酷〕(60℃, 30日間)外観・溶状は変化なし。力価は90～91% (50℃, 6カ月間)外観・溶状は変化なし。力価は89～90% (40℃, 12カ月間)外観・溶状は変化なし。力価は89～90% (40℃, 75%RH, 開放, 30日間)外観・溶状は変化なし。力価は87～89% (40℃, 75%RH, 密栓, 3カ月間)外観・溶状は変化なし。力価は91～92% 〔光〕(室内散光, 12カ月間)外観は淡褐黄色, 溶状は黄色澄明。力価は91～94% (直射日光, 60時間)外観は淡黄褐色, 溶状は黄褐色澄明。力価は97～98% **粉砕時**〔100mg錠〕 (25℃, 75%RH, 開放, 1週間)力価残存率の3～5%未満の変動及び重量増加率の5%以上の変動を認める **溶解性(水)** ほとんど溶けない	小児用細10%・20% 先
安定性〔長期〕(25℃, 60～75%RH, 暗所, 褐色瓶(密栓), 36カ月間)規格内 〔温度〕(60℃, 暗所, 瓶(密栓), 1カ月間)外観が褐色の塊に変化し, 溶状においても色が濃くなった 〔湿度〕(25℃, 93%, 暗所, 瓶(開栓), 1カ月間)外観が塊に変化し, 吸湿が認められた 〔光〕(40℃付近, キセノンフェードメータ, 120万lx·hr, 無色瓶(密栓))規格内 規格値＝(外観)白色～微黄色, (乾燥重量)1.0%以下, (含量)99.0%以上 **溶解性(水)** 溶けやすい	
光に対して不安定。酸味及び苦味あり **著** 遮光保存。酸味及び苦味あり **安定性**〔長期〕(25℃, 75%RH, ガラス瓶, 遮光, 密栓, 24カ月間)変化なし 〔苛酷〕(40℃, ガラス瓶, 遮光, 密栓, 3カ月間)変化なし (25℃・75%RH/40℃・75%RH/60℃・80%RH, ガラスシャーレ, 遮光, 蓋開放, 3カ月間)変化なし 〔光〕(1,800lx, ガラスシャーレ, 4週間)変化なし **溶解性(水)** やや溶けやすい	
内容物が液状で光と空気に不安定なため, 粉砕不可 有効成分の吸湿性：該当資料なし **安定性** 原薬　空気または光によって変化する (太陽光下(累積照度81Langley), 無色透明瓶(窒素置換)(密封), 15日間)外観(色)変化なし, TLC：変化あり, 含量(%)-5.3～-3.4 (太陽光下(累積照度81Langley), 無色透明瓶(開放), 15日間)外観(色)経時的に微黄色, TLC：変化あり, 含量(%)-18.4～-13.4 **製剤**〔長期〕(室温, 最終包装製品, 3年間)外観, 比重, 確認試験, 含量, 含量均一性試験, 崩壊試験：変化なし 〔苛酷〕(40℃, 1カ月後)性状：カプセル硬化 (30℃, 75%RH, 1カ月後)性状：カプセル軟化・付着 〔光〕(1,000lx, 総照射量60万lx·hr)性状, 含量, 崩壊時間：変化なし **溶解性(水)** ほとんど溶けない	散1μg 先 内用液0.5μg 先

理由　**著** 著者コメント　　**安定性** 原薬(一部製剤)の安定性　　**溶解性(水)** 原薬の水に対する溶解性
代用品　※：一部適応等が異なる

トライ

製品名(会社名)	規格単位	剤形・割線・Cap号数	可否	一般名
トライコア錠53.3mg (マイランEPD=帝人ファーマ)	53.3mg	素錠 ◯(割線無)	— (◯)	フェノフィブラート
トライコア錠80mg (マイランEPD=帝人ファーマ)	80mg	素錠 ◯(割線無)	— (◯)	
トラクリア錠62.5mg (アクテリオン)	62.5mg	Fコート錠 ◯(割線無)	— (◯)	ボセンタン水和物
トラクリア小児用分散錠32mg (アクテリオン)	32mg	分散錠(素錠) ⊕(割線2本)	— (△)	ボセンタン水和物
トラセミド錠4mg「KO」 (寿)	4mg	素錠 ⊖(割線1本)	◯	トラセミド
トラセミド錠8mg「KO」 (寿)	8mg	素錠 ⊖(割線1本)	◯	
トラセミドOD錠4mg「TE」 (トーアエイヨー=アステラス)	4mg	口腔内崩壊錠 ⊖(割線1本)	— (△)	トラセミド
トラセミドOD錠8mg「TE」 (トーアエイヨー=アステラス)	8mg	口腔内崩壊錠 ⊖(割線表裏各1本)	— (△)	

可否判定 ◯:可, △:条件つきで可, ×:不可, —:企業判定回避, ( ):著者判断

理　　由	代用品
著 遮光保存 (安定性)〔長期〕(25℃, 75%RH, 暗所, 39カ月間)変化なし 〔苛酷〕(50℃/60℃, 暗所, 6カ月間)変化なし (25℃, 75%RH, 暗所, 12カ月間)変化なし (40℃, 75%RH, 暗所, 6カ月間)変化なし (120万lx·hr)変化なし **粉砕後** (40℃, 1カ月間)性状, 純度, 溶出性, 定量値：変化なし (25℃, 75%RH, 1カ月間)性状, 純度, 溶出性, 定量値：変化なし (15万lx·hr)溶出性, 定量値：変化なし。性状(微黄白色), 純度(その他類縁物質が規格値よりわずかに上昇) (30万lx·hr)溶出性, 定量値：変化なし。性状(微黄色, 規格外), 純度(その他類縁物質が規格値よりわずかに上昇) (溶解性(水))ほとんど溶けない	
(安定性)〔長期〕(25℃, 60%RH, 暗所, 金属製ドラムに入れたPE袋, 60カ月間)変化なし 〔苛酷〕(100℃, 暗所, 無色ガラスバイアル(密栓), 48時間)変化なし (100℃, 暗所, 無色ガラスバイアル(開放), 48時間)融解, 分解物のわずかな生成 (60℃, 80%RH, 暗所, 無色ガラスバイアル(密栓/開放), 2週間)変化なし (キセノンランプ, 石英バイアル/石英バイアル(アルミ箔で遮光), 24時間)変化なし **粉砕品** 遮光, 温度30℃, 相対湿度65%で, 安定性の確認を6カ月まで行い, 安定。粉砕品を使用した場合の薬物動態, 有効性, 安全性のデータはない (溶解性(水))ほとんど溶けない	DS6.25% [GE]
本剤は分割を前提とした製剤を, 少量の水に溶いて服用する製剤のため, 粉砕を必要とするケースは想定されていない (安定性)〔長期〕(25℃, 60%RH, 暗所, 金属製ドラムに入れたPE袋, 60カ月間)変化なし 〔苛酷〕(100℃, 暗所, 無色ガラスバイアル(密栓), 48時間)変化なし (100℃, 暗所, 無色ガラスバイアル(開放), 48時間)融解, 分解物のわずかな生成 (60℃, 80%RH, 暗所, 無色ガラスバイアル(密栓/開放), 2週間)変化なし (キセノンランプ, 石英バイアル/石英バイアル(アルミ箔で遮光), 24時間)変化なし (溶解性(水))ほとんど溶けない	DS6.25% [GE]
(溶解性(水))ほとんど溶けない	
粉砕時の有効性, 安全性が確認されていない **著** 口腔内崩壊錠のため粉砕不適。粉砕した場合, 防湿・遮光保存 (安定性)該当資料なし (溶解性(水))ほとんど溶けない	

理由　**著** 著者コメント　(安定性)原薬(一部製剤)の安定性　(溶解性(水))原薬の水に対する溶解性
代用品　※：一部適応等が異なる

トラセ

製品名（会社名）	規格単位	剤形・割線・Cap号数	可否	一般名
トラゼンタ錠5mg （日本ベーリンガー）	5mg	Fコート錠 〇（割線無）	×	リナグリプチン
トラゾドン塩酸塩錠25mg「アメル」 （共和薬品＝日本ジェネリック）	25mg	Fコート錠 〇（割線無）	— (△)	トラゾドン塩酸塩
トラゾドン塩酸塩錠50mg「アメル」 （共和薬品＝日本ジェネリック）	50mg	Fコート錠 〇（割線無）	— (△)	
トラニラストカプセル100mg「CH」 （長生堂＝日本ジェネリック）	100mg	硬カプセル 4号	— (△)	トラニラスト
トラニラストカプセル100mg「タイヨー」（武田テバファーマ＝武田）	100mg	硬カプセル 3号	— (△)	トラニラスト
トラニラストカプセル100mg「トーワ」（東和薬品）	100mg	硬カプセル 3号	— (△)	トラニラスト
トラネキサム酸錠250mg「YD」 （陽進堂＝日医工）	250mg	素錠 〇（割線無）	— (△)	トラネキサム酸
トラネキサム酸錠500mg「YD」 （陽進堂）	500mg	素錠 〇（割線無）	— (△)	
トラネキサム酸カプセル250mg「トーワ」（東和薬品）	250mg	硬カプセル 2号	— (△)	トラネキサム酸
トラピジル錠50mg「サワイ」 （沢井）	50mg	Fコート錠 〇（割線無）	— (△)	トラピジル
トラピジル錠100mg「サワイ」 （沢井）	100mg	Fコート錠 〇（割線無）	— (△)	
トラピジル錠50mg「タカタ」 （高田）	50mg	Fコート錠 〇（割線無）	— (△)	トラピジル
トラピジル錠100mg「タカタ」 （高田）	100mg	Fコート錠 〇（割線無）	— (△)	

可否判定　〇：可，△：条件つきで可，×：不可，—：企業判定回避，（　）：著者判断

理　　由	代用品
データなし 安定性〔長期〕(25℃，60%RH，二重のポリエチレン袋＋ファイバードラム，36カ月間)性状がわずかに黄変した(規格内) 〔温度〕(70℃，ガラス容器(密栓)，4週間)性状がわずかに黄変した(規格内) 〔湿度〕(40℃，75%RH，無包装，3カ月間)変化なし (70℃，90%RH，無包装，3日間)変化なし 〔光〕(キセノンランプ照射，120万lx·hr，石英ガラス)性状がわずかに黄変した(規格内) 溶解性(水)極めて溶けにくい	
苦味あり 安定性該当資料なし 溶解性(水)やや溶けやすい	
著 遮光保存の必要あり 安定性光によって徐々に淡い黄褐色となる **粉砕品** (40℃，60%RH，遮光・気密，30日間)外観・含量：変化なし (25℃，75%RH，遮光・開放，30日間)外観・含量：変化なし (120万lx·hr，密閉(シャーレ＋ラップ)，50日間)外観：変化なし，含量：低下傾向 溶解性(水)ほとんど溶けない	細10% 先 GE DS5% 先 GE
安定性脱カプセル時 〔湿度〕(25℃，75%RH，4週間)性状，含量に変化なし 溶解性(水)ほとんど溶けない	細10% 先 GE DS5% 先 GE
主成分は，光によって徐々に淡い黄褐色となる，味及びにおいはない 著 室温で4週間安定(原薬) 安定性脱カプセル後 (室内散光下，3カ月間)外観変化あり(3カ月)，含量変化なし (遮光条件下，3カ月間)外観・含量変化なし 溶解性(水)ほとんど溶けない	細10% 先 GE DS5% 先 GE
著 粉砕後データより安定と推定 安定性粉砕時 (25℃，60%RH，120万lx·hr，30日間)性状変化なし，含量規格内 溶解性(水)溶けやすい	散50% 先 細50% GE シ5% 先 GE
主成分は無臭で，味は苦い 安定性脱カプセル後 (室内散光下，3カ月間)外観・含量に変化なし 溶解性(水)溶けやすい	散50% 先 細50% GE シ5% 先 GE
溶解性(水)極めて溶けやすい	細10% 先
データなし 溶解性(水)極めて溶けやすい	細10% 先

理由　著 著者コメント　　安定性原薬(一部製剤)の安定性　　溶解性(水)原薬の水に対する溶解性
代用品　※：一部適応等が異なる

トラヒ

製品名(会社名)	規格単位	剤形・割線・Cap号数	可否	一般名
トラピジル錠50mg「トーワ」 (東和薬品)	50mg	Fコート錠 ○(割線無)	— (△)	トラピジル
トラピジル錠100mg「トーワ」 (東和薬品)	100mg	Fコート錠 ○(割線無)	— (△)	
トラピジル錠50mg「日医工」 (日医工ファーマ=日医工)	50mg	Fコート錠 ○(割線無)	— (△)	トラピジル
トラピジル錠100mg「日医工」 (日医工ファーマ=日医工)	100mg	Fコート錠 ○(割線無)	— (△)	
トラベルミン配合錠 (サンノーバ=エーザイ)	配合剤	素錠 ○(割線無)	— (△†)	ジフェンヒドラミンサリチル酸塩・ジプロフィリン配合剤
ドラマミン錠50mg (陽進堂)	50mg	素錠 ⊖(割線1本)	— (○)	ジメンヒドリナート
トラマールOD錠25mg (日本新薬)	25mg	口腔内崩壊錠 ⊖(割線1本)	× (△)	トラマドール塩酸塩
トラマールOD錠50mg (日本新薬)	50mg	口腔内崩壊錠 ⊖(割線1本)	× (△)	
トラムセット配合錠 (ヤンセン=持田)	配合剤	Fコート錠 ◯(割線無)	— (△†)	トラマドール塩酸塩・アセトアミノフェン

可否判定 ○:可, △:条件つきで可, ×:不可, —:企業判定回避, ( ):著者判断

理　由	代用品
著 苦味・吸湿が予測される 安定性 粉砕後　(室内散光下，3カ月間)外観・含量変化なし 溶解性(水) 極めて溶けやすい	細10%　先
著 苦味・吸湿が予測される 溶解性(水) 極めて溶けやすい	細10%　先
二重錠で内核は強い苦味を有する。服用時口内にしびれ感を残さないように，十分な水で速やかに服用する 粉砕後，光によりジフェンヒドラミンサリチル酸塩の含量低下が確認されるため遮光保存 † 著 凡例5頁参照。防湿・遮光保存 安定性 ジフェンヒドラミンサリチル酸塩：本品は光によって徐々に変化する ジプロフィリン：本品は湿度，温度及び光に対して安定である 溶解性(水) ジフェンヒドラミンサリチル酸塩：溶けにくい ジプロフィリン：溶けやすい	
安定性 粉砕時　(25℃，60%RH，120万lx·hr，30日間)性状変化なし，含量規格外 溶解性(水) 溶けにくい	
口腔内崩壊錠のため粉砕不要 著 口腔内崩壊錠のため粉砕不適。粉砕した場合，防湿・遮光保存。固形錠剤を吐き出すなど嚥下困難な場合には，やむを得ず粉砕可 安定性 〔通常〕白色の結晶または結晶性の粉末である。結晶多形が認められる 日本薬局方外医薬品規格(局外規)適合品であるため，3年間の安定性が確認されている 溶解性(水) 極めて溶けやすい	
† 著 凡例5頁参照 安定性 トラマドール塩酸塩 25℃，60%RH及び30℃，70%RHの条件下で60カ月間，または40℃，75%RHの条件下で12カ月間保存した結果，トラマドール塩酸塩の性状に変化を認めず，融点及び水分の物理学的特性においても著しい変化を認めなかった。本品は非常に安定であり，いかなる分解物の生成も認めなかった アセトアミノフェン アセトアミノフェンの化学的及び物理学的試験を含む各試験項目について測定を行い，5年間の安定性を評価した。その結果，アセトアミノフェンは非常に安定であった 溶解性(水) トラマドール塩酸塩：溶けやすい アセトアミノフェン：やや溶けにくい	

理由　著 著者コメント　　安定性 原薬(一部製剤)の安定性　　溶解性(水) 原薬の水に対する溶解性
代用品　※：一部適応等が異なる

トラル

製品名（会社名）	規格単位	剤形・割線・Cap号数	可否	一般名
ドラール錠15 （久光）	15mg	素錠 ⊖(割線1本)	— (○)	クアゼパム
ドラール錠20 （久光）	20mg	素錠 ⊖(割線1本)	— (○)	
トランコロン錠7.5mg （アステラス）	7.5mg	Fコート錠 ○(割線無)	— (△)	メペンゾラート臭化物
トランコロンP配合錠 （アステラス）	配合剤	Fコート錠 ○(割線無)	× (△†)	メペンゾラート臭化物・フェノバルビタール

可否判定 ○：可，△：条件つきで可，×：不可，—：企業判定回避，（ ）：著者判断

理　　由	代用品
製剤の貯法：室温保存，開封後は湿気を避けて遮光保存 (安定性)〔長期〕(直射日光を避けた室内(室温)，褐色ガラス容器，3年6カ月間)変化なし 〔苛酷〕(40℃，褐色ガラス容器，6カ月間)変化なし (60℃，褐色ガラス容器，3カ月間)変化なし (40℃，75％RH，褐色ガラス容器(開放状態)，6カ月間)変化なし (60℃，75％RH，褐色ガラス容器(開放状態)，3カ月間)変化なし (1,000lx照射，無色透明ガラス容器，3カ月間)変化なし (直射日光照射，無色透明ガラスアンプル，3カ月間)1カ月後変色が認められたが，定量値に変化がなく，分解物も検出されなかった (溶解性(水))ほとんど溶けない	
有効成分に苦味あり 有効成分の吸湿性：26℃，50〜60％RHでは，ほとんど吸湿性を示さなかったが，26℃，79％RHで96時間保存したとき，約4％の吸湿性を示した (著) 防湿保存。苦味あり (安定性)〔苛酷〕(45℃，暗所，無色透明ガラス瓶(密栓)，6カ月間)外観・性状：変化なし。残存率：ほとんど変化なし (37℃，75％RH，暗所，無色透明ガラス瓶(開放)，6カ月間)外観・性状：変化なし。残存率：ほとんど変化なし (室温，暗所，無色透明ガラス瓶(密栓)，6カ月間)外観・性状：変化なし。残存率：ほとんど変化なし 〔光〕(室温，フェードテスター，無色透明ガラス瓶(密栓)，18時間)外観・性状：変化なし。残存率：ほとんど変化なし (溶解性(水))溶けにくい	
本剤は配合剤のため，複数剤を一度に粉砕し，分割(包)する場合，有効成分の含有比率の均一性が保たれない可能性がある メペンゾラート臭化物：苦味あり フェノバルビタール：苦味あり † (著) 凡例5頁参照 (安定性)メペンゾラート 〔苛酷〕(45℃，暗所，無色透明ガラス瓶(密栓)，6カ月間)外観・性状：変化なし。残存率：ほとんど変化なし (37℃，75％RH，暗所，無色透明ガラス瓶(開放)，6カ月間)外観・性状：変化なし。残存率：ほとんど変化なし (室温，暗所，無色透明ガラス瓶(密栓)，6カ月間)外観・性状：変化なし。残存率：ほとんど変化なし 〔光〕(室温，フェードテスター，無色透明ガラス瓶(密栓)，18時間)外観・性状：変化なし。残存率：ほとんど変化なし フェノバルビタール：該当資料なし (溶解性(水))メペンゾラート臭化物：溶けにくい フェノバルビタール：極めて溶けにくい	

トラン

製品名（会社名）	規格単位	剤形・割線・Cap号数	可否	一般名
トランサミン錠250mg（第一三共）	250mg	素錠 ○（割線無）	―（△）	トラネキサム酸
トランサミン錠500mg（第一三共）	500mg	Fコート錠 ◯（割線無）	―（△）	
トランサミンカプセル250mg（第一三共）	250mg	硬カプセル 2号	―（△）	トラネキサム酸
トランデート錠50mg（アスペン）	50mg	Fコート錠 ○（割線無）	―（○）	ラベタロール塩酸塩
トランデート錠100mg（アスペン）	100mg	Fコート錠 ○（割線無）	―（○）	
トランドラプリル錠0.5mg「オーハラ」（大原）	0.5mg	素錠 ⊖（割線1本）	―（○）	トランドラプリル
トランドラプリル錠1mg「オーハラ」（大原）	1mg	素錠 ⊖（割線1本）	―（○）	

可否判定　○：可，△：条件つきで可，×：不可，―：企業判定回避，（ ）：著者判断

トラン

理　　由	代用品
苦味あり **著** 粉砕後データより遮光保存で安定と推定 **安定性**〔長期〕(室温, 気密容器, 4年間)変化なし 〔苛酷〕(37℃, 臨界湿度)極めて吸湿性に乏しく, 湿度に対して安定 (室温, 室内散光(100v, 20w), 開放, 1カ月間)外観極めてわずかな変化, 含量変化なし (100℃, 密栓, 6時間)変化なし **粉砕後** ［250mg錠］ 〔温度・湿度〕(25℃, 75%RH, シャーレ開放(アルミホイルにて遮光), 90日間)外観変化なし, 含量100.1%, 吸湿増量1.0%, 色差⊿E0.6 〔光〕(シャーレ開放, 120万lx・hr)外観変化なし, 含量99.4%, 吸湿増量0.6%, 色差⊿E0.6 **溶解性(水)** 溶けやすい	散50% [先] 細50% [GE] シ5% [先][GE]
苦味あり **著** 粉砕後データより遮光保存で安定と推定 **安定性**〔長期〕(室温, 気密容器, 4年間)変化なし 〔苛酷〕(37℃, 臨界湿度)極めて吸湿性に乏しく, 湿度に対して安定 (室温, 室内散光(100v, 20w), 開放, 1カ月間)外観極めてわずかな変化, 含量変化なし (100℃, 密栓, 6時間)変化なし **粉砕後** 〔温度・湿度〕(25℃, 75%RH, シャーレ開放(アルミホイルにて遮光), 90日間)外観変化なし, 含量100.7%, 吸湿増量0.5%, 色差⊿E0.1 〔光〕(シャーレ開放, 120万lx・hr)外観変化なし, 含量100.3%, 吸湿増量0.3%, 色差⊿E0.9 **溶解性(水)** 溶けやすい	散50% [先] 細50% [GE] シ5% [先][GE]
苦味あり **安定性**〔長期〕(室温, 室内光/遮光, 密栓, 42カ月間)変化なし 〔苛酷〕(30℃, 遮光, 密栓, 24カ月間)(40℃, 遮光, 密栓, 12カ月間)(50℃, 遮光, 密栓, 6カ月間)変化なし (40℃, 60%RH, 遮光, 開放, 12カ月間)(40℃, 75%RH, 遮光, 開放, 6カ月間)(40℃, 90%RH, 遮光, 開放, 6カ月間)変化なし (太陽光, 密閉, 1カ月間)表面がわずかに黄色を帯びたが, 分解物は認められなかった (30℃, キセノンランプ, 密栓, 45時間)変化なし **粉砕後** (室温(11～30℃), グラシンポリエチレンラミネート紙で分包, 3カ月間)性状, 分解物は変化なし, 含量98.2% (25℃, 75%RH, グラシンポリエチレンラミネート紙で分包, 3カ月間)性状, 分解物は変化なし, 含量97.8% **溶解性(水)** やや溶けにくい	
著 防湿保存 **安定性**〔長期〕(室温, 成り行きRH, 36カ月間)性状, 純度試験, 定量, 旋光度, 水分など：いずれも変化なし **溶解性(水)** 極めて溶けにくい	

理由　**著** 著者コメント　**安定性** 原薬(一部製剤)の安定性　**溶解性(水)** 原薬の水に対する溶解性
代用品　※：一部適応等が異なる

トラン

製品名（会社名）	規格単位	剤形・割線・Cap号数	可否	一般名
トランドラプリル錠0.5mg「サワイ」（沢井）	0.5mg	素錠 ⊖（割線1本）	―（○）	トランドラプリル
トランドラプリル錠1mg「サワイ」（沢井）	1mg	素錠 ⊖（割線1本）	―（○）	
トランドラプリル錠0.5mg「トーワ」（東和薬品）	0.5mg	素錠 ⊖（割線1本）	―（○）	トランドラプリル
トランドラプリル錠1mg「トーワ」（東和薬品）	1mg	素錠 ⊖（割線1本）	―（○）	
トリアゾラム錠0.125mg「CH」（長生堂＝日本ジェネリック）	0.125mg	素錠 ◯（割線無）	―（○）	トリアゾラム
トリアゾラム錠0.25mg「CH」（長生堂＝日本ジェネリック）	0.25mg	素錠 （割線1本）	―（○）	
トリアゾラム錠0.125mg「EMEC」（サンノーバ＝エルメッド＝日医工）	0.125mg	素錠 ⊖（割線表裏各1本）	―（○）	トリアゾラム
トリアゾラム錠0.25mg「EMEC」（サンノーバ＝エルメッド＝日医工）	0.25mg	素錠 ⊖（割線1本）	―（○）	
トリアゾラム錠0.125mg「JG」（大興＝日本ジェネリック）	0.125mg	素錠 ◯（割線無）	―（○）	トリアゾラム
トリアゾラム錠0.25mg「JG」（大興＝日本ジェネリック）	0.25mg	素錠 ⊖（割線1本）	―（○）	
トリアゾラム錠0.125mg「KN」（小林化工）	0.125mg	素錠 ⊖（割線1本）	○	トリアゾラム
トリアゾラム錠0.25mg「KN」（小林化工）	0.25mg	素錠 ⊖（割線1本）	○	
トリアゾラム錠0.125mg「TCK」（辰巳）	0.125mg	素錠 ◯（割線無）	―（○）	トリアゾラム
トリアゾラム錠0.25mg「TCK」（辰巳）	0.25mg	素錠 （割線1本）	―（○）	
トリアゾラム錠0.125mg「テバ」（武田テバファーマ＝武田）	0.125mg	素錠 ◯（割線無）	―（○）	トリアゾラム
トリアゾラム錠0.25mg「テバ」（武田テバファーマ＝武田）	0.25mg	素錠 ⊖（割線1本）	―（○）	

可否判定　○：可，△：条件つきで可，×：不可，―：企業判定回避，（ ）：著者判断

トリア

理　由	代用品
データなし (溶解性(水))極めて溶けにくい (溶解性(水))極めて溶けにくい	
[1mg錠]無包装状態での安定性試験結果より，温度によって含量に規格内の変化が認められた **著** 防湿保存 (安定性)**粉砕後**　(室内散光下，3カ月間)外観・含量変化なし (溶解性(水))極めて溶けにくい	
(安定性)**粉砕品**　(25℃，75％RH，遮光・開放，4週間)含量：低下傾向 (溶解性(水))ほとんど溶けない	
(安定性)**粉砕品**　(40℃，60％RH，遮光・気密，30日間)外観・含量：変化なし (25℃，75％RH，遮光・開放，30日間)外観・含量：変化なし (120万lx·hr，密閉(シャーレ＋ラップ)，50日間)外観・含量：変化なし (溶解性(水))ほとんど溶けない	
速崩性の錠剤であるため粉砕の必要なし。要防湿 (安定性)**粉砕時**　安定性データ，体内動態データなし (溶解性(水))ほとんど溶けない	
速崩性の錠剤であるため粉砕の必要なし。要防湿。長期安定性の試験データなし(取得中) (安定性)**粉砕時**　安定性データ，体内動態データなし (溶解性(水))ほとんど溶けない	
著 防湿保存 (溶解性(水))ほとんど溶けない	
(安定性)**粉砕後**　〔通常〕(25℃，75％RH，遮光，30日間)変化なし 〔苛酷〕(40℃，遮光，30日間)変化なし 〔光〕(室温，1,000lx·hr(白色蛍光灯下)，50日間)変化なし (溶解性(水))ほとんど溶けない	
25±1℃，75±5％RH，遮光・開放条件で4週間保存した結果，含量の低下(規格内)を認めた (安定性)該当資料なし (溶解性(水))ほとんど溶けない	
室内散乱光，シャーレ開放条件で4週間保存した結果，含量に変化なし (安定性)該当資料なし (溶解性(水))ほとんど溶けない	
著 防湿保存 (安定性)**製剤**　〔湿度〕(25℃，75％RH，4週間)性状，含量に変化なし (溶解性(水))ほとんど溶けない	

理由　**著** 著者コメント　(安定性)原薬(一部製剤)の安定性　(溶解性(水))原薬の水に対する溶解性
代用品　※：一部適応等が異なる

トリア

製品名(会社名)	規格単位	剤形・割線・Cap号数	可否	一般名
トリアゾラム錠0.125mg「日医工」(日医工)	0.125mg	素錠 (割線無)	—(○)	トリアゾラム
トリアゾラム錠0.25mg「日医工」(日医工)	0.25mg	素錠 (割線1本)	—(○)	
トリアゾラム錠0.125mg「日新」(日新製薬)	0.125mg	素錠 (割線無)	—(○)	トリアゾラム
トリアゾラム錠0.25mg「日新」(日新製薬)	0.25mg	素錠 (割線1本)	—(○)	
トリキュラー錠21 (バイエル)	配合剤	糖衣錠 (割線無)	—(×)	エチニルエストラジオール・レボノルゲストレル
トリキュラー錠28 (バイエル)	配合剤	糖衣錠 (割線無)	—(×)	
トリクロルメチアジド錠2mg「JG」(日本ジェネリック)	2mg	素錠 (割線表1本裏2本)	—(○)	トリクロルメチアジド
トリクロルメチアジド錠1mg「NP」(ニプロ)	1mg	素錠 (割線無)	—(○)	トリクロルメチアジド
トリクロルメチアジド錠2mg「NP」(ニプロ)	2mg	素錠 (割線1本)	—(○)	
トリクロルメチアジド錠2mg「SN」(シオノ=ポーラファルマ)	2mg	素錠 (割線裏1本)	—(○)	トリクロルメチアジド
トリクロルメチアジド錠2mg「TCK」(辰巳)	2mg	素錠 (割線1本)	—(○)	トリクロルメチアジド
トリクロルメチアジド錠2mg「YD」(陽進堂)	2mg	素錠 (割線1本)	—(○)	トリクロルメチアジド
トリクロルメチアジド錠2mg「タイヨー」(武田テバファーマ=武田)	2mg	素錠 (割線1本)	—(○)	トリクロルメチアジド
トリクロルメチアジド錠2mg「ツルハラ」(鶴原)	2mg	素錠 (割線1本)	○	トリクロルメチアジド

可否判定 ○:可, △:条件つきで可, ×:不可, —:企業判定回避, ( ):著者判断

トリク

理　由	代用品
著 防湿保存 **安定性** **粉砕物**　(25℃, 75%RH, 遮光・開放, 8週間)外観, 含量変化なし **溶解性(水)** ほとんど溶けない	
著 防湿保存 **安定性** **粉砕物**　(25℃, 75%RH, 遮光・開放, 8週間)外観, 重量, 含量変化なし **溶解性(水)** ほとんど溶けない	
著 防湿保存 **溶解性(水)** ほとんど溶けない	
粉砕後の安定性試験は実施していない **著** 配合剤のため粉砕不可 **安定性** レボノルゲストレル 〔長期〕(25℃, 75%RH, 無色硬質ガラス瓶+紙箱包装, 24カ月間)変化なし 〔苛酷〕(40℃, 85%RH, 無色硬質ガラス瓶(開栓), 6カ月間)変化なし (室内散乱光, ガラスシャーレ(フィルム), 6カ月間)変化なし エチニルエストラジオール:局方収載品につき, 該当資料なし **溶解性(水)** レボノルゲストレル:ほとんど溶けない エチニルエストラジオール:ほとんど溶けない	
著 防湿保存 **安定性** **粉砕品**　(室温(成り行き温湿度), 室内散乱光, シャーレ開放, 4週間)含量低下傾向 **溶解性(水)** ほとんど溶けない	
著 防湿保存 **安定性** **粉砕後**　3カ月間のデータあり(粉砕時の体内動態データ等なし) **溶解性(水)** ほとんど溶けない	
溶解性(水) ほとんど溶けない	
室内散乱光, シャーレ開放条件で4週間保存した結果, 含量の低下(規格内)を認めた **安定性** 該当資料なし **溶解性(水)** ほとんど溶けない	
著 防湿保存 **安定性** **粉砕時**　(25℃, 60%RH, 120万lx·hr, 30日間)曝光面は淡赤色が退色, 含量規格外 **溶解性(水)** ほとんど溶けない	
著 防湿保存 **安定性** **製剤**　〔湿度〕(25℃, 75%RH, 4週間)性状, 含量に変化なし **溶解性(水)** ほとんど溶けない	
安定性 該当資料なし **溶解性(水)** ほとんど溶けない	

理由　**著** 著者コメント　**安定性** 原薬(一部製剤)の安定性　**溶解性(水)** 原薬の水に対する溶解性
代用品　※:一部適応等が異なる

トリク

製品名（会社名）	規格単位	剤形・割線・Cap号数	可否	一般名
トリクロルメチアジド錠1mg「トーワ」（東和薬品）	1mg	素錠 ⊖(割線模様)	— (○)	トリクロルメチアジド
トリクロルメチアジド錠2mg「トーワ」（東和薬品）	2mg	素錠 ⊕(割線模様)	— (○)	
トリクロルメチアジド錠2mg「日医工」（日医工）	2mg	素錠 ⊖(割線1本)	— (○)	トリクロルメチアジド
トリテレン・カプセル50mg（京都＝大日本住友）	50mg	硬カプセル 4号	— (○)	トリアムテレン
トリドセラン配合錠（シオノ＝武田テバファーマ＝武田）	配合剤	Fコート錠 ○(割線無)	— (△†)	ビタミンB_1・B_6・B_{12}複合剤
トリノシン腸溶錠20mg（トーアエイヨー＝アステラス）	20mg	Fコート錠 ○(割線無)	×	アデノシン三リン酸二ナトリウム水和物
トリノシン腸溶錠60mg（トーアエイヨー＝アステラス）	60mg	Fコート錠 ○(割線無)	×	
トリプタノール錠10（日医工）	10mg	Fコート錠 ○(割線無)	— (○)	アミトリプチリン塩酸塩
トリプタノール錠25（日医工）	25mg	Fコート錠 ○(割線無)	— (○)	
トリヘキシフェニジル塩酸塩錠2mg「CH」（長生堂＝日本ジェネリック）	2mg	素錠 ⊖(割線1本)	△ (○)	トリヘキシフェニジル塩酸塩
トリヘキシフェニジル塩酸塩錠2mg「アメル」（共和薬品）	2mg	素錠 ⊖(割線1本)	△ (○)	トリヘキシフェニジル塩酸塩
トリヘキシフェニジル塩酸塩錠2mg「タイヨー」（武田テバファーマ＝武田）	2mg	素錠 ⊖(割線1本)	— (○)	トリヘキシフェニジル塩酸塩
トリヘキシフェニジル塩酸塩錠2mg「タカタ」（高田）	2mg	素錠 ⊖(割線1本)	— (○)	トリヘキシフェニジル塩酸塩

可否判定　○：可，△：条件つきで可，×：不可，—：企業判定回避，（　）：著者判断

トリヘ

理　由	代用品
主成分は，無臭かまたはわずかに特異なにおいがある 著 防湿保存 安定性 粉砕後　(室内散光下，3カ月間)外観変化なし，残存率96.7%(3カ月) 溶解性(水) ほとんど溶けない	
主成分は，無臭かまたはわずかに特異なにおいがある 著 防湿保存 安定性 粉砕後　(室内散光下，3カ月間)外観変化あり(1カ月)，含量変化なし (遮光条件下，3カ月間)外観・含量変化なし 溶解性(水) ほとんど溶けない	
安定性 粉砕物　(25℃，75%RH，遮光・開放，3カ月間)3カ月後含量変化(規格内)，重量増加傾向 溶解性(水) ほとんど溶けない	
安定性 〔通常〕室温：変化なし 溶解性(水) ほとんど溶けない	
† 著 凡例5頁参照。粉砕後防湿・遮光保存で可能と推定 溶解性(水) チアミン硝化物：やや溶けにくい ピリドキシン塩酸塩：溶けやすい ヒドロキソコバラミン酢酸塩：溶けやすい	散 先
腸溶錠であり，粉砕により胃液で不活化される 安定性 〔通常〕該当資料なし 〔苛酷〕(37℃，2時間)pH1.2において約10%分解する 〔光〕該当資料なし 溶解性(水) 溶けやすい	顆10% 先
原薬の味は苦く，麻痺性である 安定性 粉砕物　(25℃，75%RH，遮光・開放，3カ月間)外観，含量変化なし 溶解性(水) 溶けやすい	
苦味あり 著 防湿保存 安定性 粉砕品　(5℃，59%RH，遮光，30日間)外観・含量：変化なし (25℃，75%RH，遮光，30日間)外観・含量：変化なし (30℃，92%RH，遮光，30日間)外観：変化あり(白色湿潤固化)，含量：変化なし 溶解性(水) 溶けにくい	散1% 先 GE
著 苦味あり 安定性 該当資料なし 溶解性(水) 溶けにくい	散1% 先 GE
著 苦味あり 安定性 製剤　〔湿度〕(25℃，75%RH，60日間)性状，含量に変化なし 溶解性(水) 溶けにくい	散1% 先 GE
苦味あり データなし 溶解性(水) 溶けにくい	散1% 先 GE

理由　著 著者コメント　　安定性 原薬(一部製剤)の安定性　　溶解性(水) 原薬の水に対する溶解性
代用品　※：一部適応等が異なる

トリメ

製品名（会社名）	規格単位	剤形・割線・Cap号数	可否	一般名
トリーメク配合錠 （ヴィーブヘルスケア＝GSK）	配合剤	Fコート錠 ◯（割線無）	— (△†)	ドルテグラビルナトリウム・アバカビル硫酸塩・ラミブジン
トリメブチンマレイン酸塩錠100mg「アメル」（共和薬品）	100mg	Fコート錠 ◯（割線無）	△	トリメブチンマレイン酸塩
トリメブチンマレイン酸塩錠100mg「オーハラ」（大原）	100mg	Fコート錠 ◯（割線無）	— (△)	トリメブチンマレイン酸塩
トリメブチンマレイン酸塩錠100mg「サワイ」（沢井）	100mg	Fコート錠 ◯（割線無）	— (△)	トリメブチンマレイン酸塩
トリメブチンマレイン酸塩錠100mg「ツルハラ」（鶴原）	100mg	Fコート錠 ◯（割線無）	△	トリメブチンマレイン酸塩
トリメブチンマレイン酸塩錠100mg「トーワ」（東和薬品）	100mg	Fコート錠 ◯（割線無）	— (△)	トリメブチンマレイン酸塩
トリメブチンマレイン酸塩錠100mg「日医工」（日医工）	100mg	Fコート錠 ◯（割線無）	— (△)	トリメブチンマレイン酸塩
トリモール錠2mg （長生堂＝日本ジェネリック）	2mg	Fコート錠 ◯（割線無）	— (△)	ピロヘプチン塩酸塩

可否判定　◯：可，△：条件つきで可，×：不可，—：企業判定回避，（　）：著者判断

トリモ

理　由	代用品
原薬は安定性試験条件下にて安定 † 著 凡例5頁参照。遮光保存 安定性 ドルテグラビルナトリウム 〔長期〕(25℃・60%RH, 30℃・65%RH, 24カ月間)変化なし 〔加速〕(40℃, 75%RH, 3カ月間)変化なし 〔温度〕(50℃, 6カ月間)変化なし 〔温度・湿度〕(40℃, 75%RH, 3カ月間)変化なし 〔光〕(120万lx·hr以上, 200W·hr/m²以上, シャーレ(開放))表面に規格範囲内の着色, 他変化なし アバカビル硫酸塩 〔長期〕(30℃, 60%RH, 暗所, 18カ月間)変化なし 〔加速〕(40℃, 75%RH, 暗所, 6カ月間)変化なし 〔温度〕(50℃, 暗所, 3カ月間)変化なし 〔光〕(25℃, 120万lx·hr以上, 200W·hr/m²以上, 封をしたポリエチレン袋)表面に規格範囲内の着色, 他変化なし ラミブジン 〔長期〕(30℃, 60%RH, 暗所, 18カ月間)変化なし 〔加速〕(40℃, 75%RH, 暗所, 6カ月間)変化なし 〔温度・湿度〕(40℃, 75%RH, 暗所, 9カ月間)変化なし 〔光〕(23℃, 約16,000lx, 封をした二重のプラスチック袋, 1カ月間)変化なし 溶解性(水) ドルテグラビルナトリウム：溶けにくい アバカビル硫酸塩：やや溶けやすい ラミブジン：やや溶けやすい	
著 主成分は苦味あり。口腔内刺激感あり 安定性 該当資料なし 溶解性(水) 溶けにくい	細20% 先 GE
著 主成分は苦味あり。口内刺激感が強いことが予測される 溶解性(水) 溶けにくい	細20% 先 GE
著 主成分は苦味あり。口内刺激感が強いことが予測される 溶解性(水) 溶けにくい	細20% 先 GE
口内刺激感 安定性 該当資料なし 溶解性(水) 溶けにくい	細20% 先 GE
著 主成分は苦味あり。口内刺激感が強いことが予測される 安定性 粉砕後 (室内散光下, 3カ月間)外観・含量変化なし 溶解性(水) 溶けにくい	細20% 先 GE
著 主成分は苦味あり。口内刺激感が強いことが予測される 安定性 粉砕物 (25℃, 75%RH, 遮光・開放, 8週間)外観, 含量変化なし 溶解性(水) 溶けにくい	細20% 先 GE
著 粉砕後データより, 遮光保存で可能と判断 安定性 光により徐々に着色する 粉砕品 (40℃, 60%RH, 遮光・気密, 30日間)外観・含量：変化なし (25℃, 75%RH, 遮光・開放, 30日間)外観・含量：変化なし (120万lx·hr, 密閉(シャーレ＋ラップ), 50日間)外観：変化あり(白色→微帯褐白色), 含量：変化あり(規格外) 溶解性(水) やや溶けにくい	細2% 先

理由　著 著者コメント　　安定性 原薬(一部製剤)の安定性　　溶解性(水) 原薬の水に対する溶解性
代用品　※：一部適応等が異なる

トリラ

製品名（会社名）	規格単位	剤形・割線・Cap号数	可否	一般名
トリラホン錠2mg（共和薬品）	2mg	糖衣錠（割線無）	○	ペルフェナジン
トリラホン錠4mg（共和薬品）	4mg	糖衣錠（割線無）	○	
トリラホン錠8mg（共和薬品）	8mg	糖衣錠（割線無）	○	
ドルコール錠250mg（日医工）	250mg	Fコート錠（割線無）	—（△）	ピペミド酸水和物
ドルナー錠20μg（東レ＝アステラス）	20μg	Fコート錠（割線無）	×（△）	ベラプロストナトリウム
トレドミン錠12.5mg（旭化成ファーマ＝ヤンセン）	12.5mg	Fコート錠（割線無）	—（○）	ミルナシプラン塩酸塩
トレドミン錠15mg（旭化成ファーマ＝ヤンセン）	15mg	Fコート錠（割線無）	—（○）	
トレドミン錠25mg（旭化成ファーマ＝ヤンセン）	25mg	Fコート錠（割線無）	—（○）	
トレドミン錠50mg（旭化成ファーマ＝ヤンセン）	50mg	Fコート錠（割線無）	—（○）	
トレミフェン錠40mg「サワイ」（メディサ＝沢井＝日本ジェネリック）	40mg	素錠（割線1本）	—（△）	トレミフェンクエン酸塩
トレミフェン錠60mg「サワイ」（メディサ＝沢井）	60mg	素錠（割線無）	—（△）	

可否判定 ○：可，△：条件つきで可，×：不可，—：企業判定回避，（ ）：著者判断

理　　由	代用品
苦味あり **安定性** 粉砕後　[2mg錠] (室温, 散光)14日間安定(グラシンラミネート紙分包品) **溶解性(水)** ほとんど溶けない	散1%　先
著 防湿・遮光保存。有効成分は光によって徐々に着色する(徐々に黄色を呈する) **溶解性(水)** 極めて溶けにくい	
体内吸収性が変化する可能性がある。低含量製剤であるため粉砕不可。強い刺激性あり(目, 鼻, 皮膚, 粘膜に触れると危険) **著** 防湿・遮光保存。強い刺激性がある。用時粉砕は可 **安定性** 〔長期〕(室温, 密閉, 室内光, 褐色ガラス瓶, 36カ月間)変化なし 〔苛酷〕(30℃, 75%RH, 遮光, 無色透明ガラス瓶, 3カ月間)3日後外観は白色粉末からペースト状になり, 3カ月後には微黄色となった。分解物は認められなかった (外気温, 密閉, 太陽光, 透明ガラス管, 100時間)わずかな分解物の生成 **溶解性(水)** 溶けやすい	
苦味あり 有効成分の吸湿性：ミルナシプラン塩酸塩約0.1gを精密に量り, 吸湿性を重量の増加率で測定した。25℃において, 32, 53%RHではほとんど吸湿性を示さなかったが, 75%RHでわずかに吸湿し, 84%RHでは吸湿により水溶液となった **著** 防湿・遮光保存 **安定性** 〔通常〕(17～37℃, 22～97%RH, 室内散乱光, 36カ月間)性状, 融点(分解), 溶状, 確認試験, 吸光度, 含量, 乾燥減量, 類縁物質：変化なし 〔苛酷〕(50℃, 暗所, 無色ガラス瓶, 密栓, 6カ月間)性状, 融点(分解), 溶状, 確認試験, 吸光度, 含量, 乾燥減量, 類縁物質：変化なし (25℃, 75%RH, 暗所, 無色ガラス瓶, 開放, 3カ月間)性状, 融点(分解), 溶状, 確認試験, 吸光度, 含量, 乾燥減量, 類縁物質：変化なし (25℃, 84%RH, 暗所, 無色ガラス瓶, 開放, 1カ月間)保存15日で吸湿により水溶液となり, 1カ月では約0.1%の類縁物質Iが認められた 〔光〕(25℃, 白色蛍光灯下(288万lx・hr), シャーレ+ポリ塩化ビニリデンラップ, 30日間)性状, 融点(分解), 溶状, 確認試験, 吸光度, 含量, 乾燥減量, 類縁物質：変化なし **溶解性(水)** 極めて溶けやすい(測定温度：20±5℃, 日局通則による肉眼観察)250(W/V%)	
著 抗悪性腫瘍剤のため粉砕せず懸濁する **安定性** 粉砕後　[40mg錠]以下の保存条件下で粉砕90日後まで安定な製剤であることが確認された (室温, 透明瓶開放/透明瓶密栓/褐色瓶密栓, 90日間)性状・含量に変化なし [60mg錠]以下の保存条件下で粉砕30日後まで安定な製剤であることが確認された (室温, 透明瓶開放/透明瓶密栓/褐色瓶密栓, 30日間)性状・含量に変化なし **溶解性(水)** 極めて溶けにくい **危険度** Ⅰ(日本病院薬剤師会：抗悪性腫瘍薬の院内取扱い指針)	

理由　**著** 著者コメント　　**安定性** 原薬(一部製剤)の安定性　　**溶解性(水)** 原薬の水に対する溶解性
代用品　※：一部適応等が異なる

トレリ

製品名(会社名)	規格単位	剤形・割線・Cap号数	可否	一般名
トレリーフ錠25mg (大日本住友)	25mg	Fコート錠 ○(割線無)	— (○)	ゾニサミド
トレリーフOD錠25mg (大日本住友)	25mg	素錠(口腔内崩壊錠) ○(割線無)	— (△)	ゾニサミド
トレリーフOD錠50mg (大日本住友)	50mg	素錠(口腔内崩壊錠) ⊖(割線表裏各1本)	— (△)	
ドロキシドパカプセル 100mg「アメル」(共和薬品)	100mg	硬カプセル 4号	○	ドロキシドパ
ドロキシドパカプセル 200mg「アメル」(共和薬品)	200mg	硬カプセル 2号	○	
ドロキシドパカプセル 100mg「日医工」(日医工 ファーマ=日医工)	100mg	硬カプセル 4号	— (○)	ドロキシドパ
ドロキシドパカプセル 200mg「日医工」(日医工 ファーマ=日医工)	200mg	硬カプセル 2号	— (○)	
トロキシピド錠100mg「オーハラ」 (大原=ファイザー=アルフ レッサファーマ=ニプロ)	100mg	Fコート錠 ○(割線無)	— (△)	トロキシピド
トロノーム配合錠 (大原)	配合剤	素錠 ⊖(割線1本)	— (△†)	クエン酸カリウム・クエン酸ナトリウム水和物

可否判定 ○:可, △:条件つきで可, ×:不可, —:企業判定回避, ( ):著者判断

理　　由	代用品
著 粉砕後データより安定と推定 (安定性)〔長期〕(25℃, 60%RH, ポリ袋二重袋(封緘)/ファイバードラム, 61カ月間)変化なし 〔加速〕(40℃, 75%RH, ポリ袋二重袋(封緘)/ファイバードラム, 6カ月間)変化なし 〔苛酷〕(40℃, ガラス瓶(密栓), 12カ月間)変化なし (50℃, ガラス瓶(密栓), 6カ月間)変化なし (30℃, 90%RH, ガラス瓶(開栓), 6カ月間)変化なし (蛍光灯(8,000lx), シャーレ上, 30日間光照射(580万lx·hr))変化なし **粉砕後** (25℃, 60%RH, 遮光, グラシン紙, 3カ月間)性状：変化なし, 含量：100.1% (40℃, 75%RH, 遮光, グラシン紙, 3カ月間)性状：変化なし, 含量：99.6% (25℃, 湿度成り行き, 3,000lx, 53μW·hr/cm²(D65ランプ, 無色透明ガラスシャーレ, 120万lx·hr))性状：変化なし, 含量：98.8% (溶解性(水))極めて溶けにくい	
著 口腔内崩壊錠のため粉砕不適。粉砕した場合, 防湿・遮光保存 (安定性)〔長期〕(25℃, 60%RH, ポリ袋二重袋(封緘)/ファイバードラム, 61カ月間)変化なし 〔加速〕(40℃, 75%RH, ポリ袋二重袋(封緘)/ファイバードラム, 6カ月間)変化なし 〔苛酷〕(40℃, ガラス瓶(密栓), 12カ月間)変化なし (50℃, ガラス瓶(密栓), 6カ月間)変化なし (30℃, 90%RH, ガラス瓶(開栓), 6カ月間)変化なし (蛍光灯(8,000lx), シャーレ上, 30日間光照射(580万lx·hr))変化なし **粉砕後** [25mgOD錠] (30℃, 75%RH, 1,000lx(D65ランプ), シャーレ(遮光及び曝光), 3カ月間)性状：変化なし, 含量：100.3% (溶解性(水))極めて溶けにくい	
(安定性)脱カプセル後　(25℃, 75%RH, グラシン包装)30日以降含量低下 (溶解性(水))溶けにくい	細20%　[先][GE]
(安定性)製剤内容物　[100mgカプセル] (25℃, 75%RH, 遮光・開放, 3カ月間)外観, 含量変化なし (溶解性(水))溶けにくい	細20%　[先][GE]
著 防湿保存 (溶解性(水))溶けにくい	細20%　[先][GE]
† **著** 凡例5頁参照。吸湿性あり。防湿・遮光保存 (溶解性(水))クエン酸カリウム：極めて溶けやすい クエン酸ナトリウム水和物：溶けやすい	散　[先][GE]

理由　**著** 著者コメント　　(安定性)原薬(一部製剤)の安定性　　(溶解性(水))原薬の水に対する溶解性
代用品　※：一部適応等が異なる

トロヘ

製品名(会社名)	規格単位	剤形・割線・Cap号数	可否	一般名
トロペロン錠0.5mg (アルフレッサファーマ =田辺三菱=吉富薬品)	0.5mg	素錠 ◯(割線無)	― (◯)	チミペロン
トロペロン錠1mg (アルフレッサファーマ =田辺三菱=吉富薬品)	1mg	素錠 ◯(割線無)	― (◯)	
トロペロン錠3mg (アルフレッサファーマ =田辺三菱=吉富薬品)	3mg	素錠 ⊖(割線1本)	― (◯)	
ドンペリドン錠5mg「EMEC」 (サンノーバ=エルメッド=日医工)	5mg	素錠 ◯(割線無)	― (◯)	ドンペリドン
ドンペリドン錠10mg「EMEC」 (サンノーバ=エルメッド=日医工)	10mg	素錠 ⊖(割線表裏各1本)	― (◯)	
ドンペリドン錠5mg「JG」 (長生堂=日本ジェネリック)	5mg	Fコート錠 ◯(割線無)	― (◯)	ドンペリドン
ドンペリドン錠10mg「JG」 (長生堂=日本ジェネリック)	10mg	Fコート錠 ◯(割線無)	― (◯)	
ドンペリドン錠5mg「YD」 (陽進堂)	5mg	Fコート錠 ◯(割線無)	― (◯)	ドンペリドン
ドンペリドン錠10mg「YD」 (陽進堂)	10mg	Fコート錠 ⊖(割線1本)	― (◯)	
ドンペリドン錠5mg「アメル」 (共和薬品)	5mg	Fコート錠 ◯(割線無)	◯	ドンペリドン
ドンペリドン錠10mg「アメル」 (共和薬品)	10mg	Fコート錠 ◯(割線無)	― (◯)	
ドンペリドン錠5mg「サワイ」 (沢井)	5mg	Fコート錠 ◯(割線無)	― (◯)	ドンペリドン
ドンペリドン錠10mg「サワイ」 (沢井)	10mg	Fコート錠 ◯(割線無)	― (◯)	

可否判定 ◯:可,△:条件つきで可,×:不可,―:企業判定回避,( ):著者判断

理　由	代用品
主薬が少量であり，粉砕時の均一性に注意 (著) 粉砕後データより可能と推定 (安定性)〔長期〕(室温，無色透明ガラス瓶密栓，36カ月間)変化なし 〔加速〕(40℃，75%RH，無色透明ガラス瓶密栓，3カ月間)変化なし 〔苛酷〕(25℃，75%RH，無色透明ガラス瓶開放，1カ月間)変化なし (室内散光，無色透明ガラス瓶密栓，3カ月間)変化なし (蛍光灯2,500lx，シャーレ開放，7日間)変化なし **粉砕後** 〔3mg錠〕 (25℃，75%RH，シャーレ開放，45週間)外観変化なし，色差3.2，含量100.5%，吸湿増量1.4% (2,500lx(D65灯)，シャーレ開放，10万lx・hr)外観変化なし，色差1.1，含量98.4%，吸湿増量-0.5% (溶解性(水))ほとんど溶けない	細1% [先][GE]
速崩性の錠剤であるため粉砕の必要なし (安定性)**粉砕時**　安定性データ，体内動態データなし (溶解性(水))ほとんど溶けない	細1% [先] DS1% ※ [先][GE]
(著) 粉砕後データより，可能と推定 (安定性)**粉砕品**　(40℃，60%RH，遮光・気密，30日間)外観・含量：変化なし (25℃，75%RH，遮光・開放，30日間)外観・含量：変化なし (120万lx・hr，密閉(シャーレ+ラップ)，50日間)外観：変化なし，含量：低下傾向 (溶解性(水))ほとんど溶けない	細1% [先] DS1% ※ [先][GE]
(著) 粉砕後データより，可能と推定 (安定性)**粉砕時**　(温度・湿度成り行き，室内散乱光下，28日間)含量規格内 (溶解性(水))ほとんど溶けない	細1% [先] DS1% ※ [先][GE]
(著) 粉砕後データより，可能と推定 (安定性)**粉砕時**　(25℃，60%RH，120万lx・hr，30日間)曝光面が白色から微黄色に変化，含量規格内 (溶解性(水))ほとんど溶けない	
(著) 粉砕後防湿・遮光保存で可能と推定 (安定性)**粉砕後**　〔5mg錠〕 (室内散乱光，開放)4週間安定 (溶解性(水))ほとんど溶けない	細1% [先] DS1% ※ [先][GE]
データなし。においはなく，味はわずかに苦い (溶解性(水))ほとんど溶けない	細1% [先] DS1% ※ [先][GE]
においはなく，味はわずかに苦い (溶解性(水))ほとんど溶けない	

理由　(著) 著者コメント　　(安定性) 原薬(一部製剤)の安定性　　(溶解性(水)) 原薬の水に対する溶解性
代用品　※：一部適応等が異なる

トンヘ

製品名（会社名）	規格単位	剤形・割線・Cap号数	可否	一般名
ドンペリドン錠5mg「タイヨー」 (武田テバファーマ=武田)	5mg	Fコート錠 ○(割線無)	— (○)	ドンペリドン
ドンペリドン錠10mg「タイヨー」 (武田テバファーマ=武田)	10mg	Fコート錠 ○(割線無)	— (○)	
ドンペリドン錠5mg「ツルハラ」 (鶴原)	5mg	Fコート錠 ○(割線無)	○	ドンペリドン
ドンペリドン錠10mg「ツルハラ」 (鶴原)	10mg	Fコート錠 ⊖(割線1本)	○	
ドンペリドン錠5mg「トーワ」 (東和薬品)	5mg	Fコート錠 ○(割線無)	— (○)	ドンペリドン
ドンペリドン錠10mg「トーワ」 (東和薬品)	10mg	Fコート錠 ○(割線無)	— (○)	
ドンペリドン錠5mg「日医工」 (日医工)	5mg	Fコート錠 ○(割線無)	— (○)	ドンペリドン
ドンペリドン錠10mg「日医工」 (日医工)	10mg	Fコート錠 ⊖(割線1本)	— (○)	
ドンペリドン錠5mg「日新」 (日新製薬)	5mg	Fコート錠 ○(割線無)	— (○)	ドンペリドン
ドンペリドン錠10mg「日新」 (日新製薬)	10mg	Fコート錠 ⊖(割線1本)	— (○)	
ナイキサン錠100mg (田辺三菱=ニプロES)	100mg	素錠 ○(割線無)	— (△)	ナプロキセン
ナウゼリン錠5 (協和キリン)	5mg	Fコート錠 ○(割線無)	— (○)	ドンペリドン
ナウゼリン錠10 (協和キリン)	10mg	Fコート錠 ○(割線無)	— (○)	
ナウゼリンOD錠5 (協和キリン)	5mg	素錠(口腔内崩壊錠) ○(割線無)	— (△)	ドンペリドン
ナウゼリンOD錠10 (協和キリン)	10mg	素錠(口腔内崩壊錠) ○(割線無)	— (△)	

可否判定　○：可，△：条件つきで可，×：不可，—：企業判定回避，( )：著者判断

理　　由	代用品
安定性 製剤 〔湿度〕(25℃, 75％RH, 4週間)性状, 含量に変化なし 〔光〕(60万lx·hr)性状, 含量に変化なし 溶解性(水) ほとんど溶けない 粉砕品はわずかに苦味やしびれを感じる 安定性 製剤 〔湿度〕(25℃, 75％RH, 4週間)外観, 含量に変化なし 〔光〕(60万lx·hr)外観, 含量に変化なし 溶解性(水) ほとんど溶けない	細1% 先 DS1% ※ 先 GE
安定性 該当資料なし 溶解性(水) ほとんど溶けない	細1% 先 DS1% ※ 先 GE
主成分は, においはなく, わずかに苦味を呈する 著 粉砕後データより, 可能と推定 安定性 粉砕後 (室内散光下, 3カ月間)外観変化あり(1カ月), 残存率97.0％(3カ月) 溶解性(水) ほとんど溶けない	細1% 先 DS1% ※ 先 GE
安定性 粉砕物 〔10mg錠〕 (25℃, 75％RH, 遮光·開放, 8週間)外観, 含量変化なし 溶解性(水) ほとんど溶けない	細1% 先 DS1% ※ 先 GE
溶解性(水) ほとんど溶けない	細1% 先 DS1% ※ 先 GE
著 遮光保存 安定性 〔苛酷〕(60℃, 褐色瓶, 1年間)変化なし (40℃, 80％RH, 褐色瓶(開栓), 1年間)変化なし (太陽光, 無色瓶, 3カ月間)20日目から外観がわずかに黄褐色に変化した。10日目にはTLCは異種スポットを認めた 粉砕後 25℃, 湿度成り行き, 開放, 蛍光灯下の条件で4週間, 外観, 含量に変化なし (参考)製剤の苛酷試験結果：室温, 日光, ガラス瓶, 3カ月保存の条件では, 1カ月目から外観が帯黄褐色に変化し, 特異臭をわずかに感じた 溶解性(水) ほとんど溶けない	
わずかに苦味あり 安定性 〔通常〕(室温, 褐色瓶(気密), 36カ月間)変化なし 〔苛酷〕(40℃, 80％RH, 褐色瓶(開放), 3カ月間)変化なし (約1,000lx, 無色瓶(気密), 3カ月間)変化なし 溶解性(水) ほとんど溶けない	細1% 先 DS1% ※ 先 GE
わずかに苦味あり 著 口腔内崩壊錠のため粉砕不適。粉砕した場合, 防湿・遮光保存 安定性 〔通常〕(室温, 褐色瓶(気密), 36カ月間)変化なし 〔苛酷〕(40℃, 80％RH, 褐色瓶(開放), 3カ月間)変化なし (約1,000lx, 無色瓶(気密), 3カ月間)変化なし 溶解性(水) ほとんど溶けない	細1% 先 DS1% ※ 先 GE

理由　著 著者コメント　　安定性 原薬(一部製剤)の安定性　　溶解性(水) 原薬の水に対する溶解性
代用品　※：一部適応等が異なる

ナセア

製品名(会社名)	規格単位	剤形・割線・Cap号数	可否	一般名
ナセアOD錠0.1mg (LTL)	0.1mg	口腔内崩壊錠 ◯(割線無)	― (△)	ラモセトロン塩酸塩
ナディック錠30mg (大日本住友)	30mg	素錠 ⊖(割線1本)	― (◯)	ナドロール
ナディック錠60mg (大日本住友)	60mg	素錠 ⊖(割線1本)	― (◯)	
ナテグリニド錠30mg「テバ」 (武田テバ薬品=武田テバファーマ=武田)	30mg	Fコート錠 ◯(割線無)	― (◯)	ナテグリニド
ナテグリニド錠90mg「テバ」 (武田テバ薬品=武田テバファーマ=武田)	90mg	Fコート錠 ◯(割線無)	― (◯)	
ナテグリニド錠30mg「日医工」 (日医工)	30mg	Fコート錠 ◯(割線無)	― (◯)	ナテグリニド
ナテグリニド錠90mg「日医工」 (日医工)	90mg	Fコート錠 ◯(割線無)	― (◯)	
ナトリックス錠1 (京都=大日本住友)	1mg	Fコート錠 (割線表裏各1本)	― (△)	インダパミド
ナトリックス錠2 (京都=大日本住友)	2mg	糖衣錠 ◯(割線無)	― (△)	
ナフトピジルOD錠25mg「DSEP」 (第一三共エスファ)	25mg	素錠(口腔内崩壊錠) ⊖(割線1本)	◯ (△)	ナフトピジル
ナフトピジルOD錠50mg「DSEP」 (第一三共エスファ)	50mg	素錠(口腔内崩壊錠) ⊖(割線1本)	◯ (△)	
ナフトピジルOD錠75mg「DSEP」 (第一三共エスファ)	75mg	素錠(口腔内崩壊錠) ⊖(割線1本)	◯ (△)	

可否判定 ◯:可, △:条件つきで可, ×:不可, ―:企業判定回避, ( ):著者判断

理　　由	代用品
口腔内崩壊錠である 有効成分の吸湿性：51％RHで約2％，75％RH以上で約6％相当の重量増加が認められ吸湿性を示した 防湿が必要(錠では防湿・気密保存)。遮光が必要(錠では遮光保存) 　著　口腔内崩壊錠のため粉砕不適。粉砕した場合，防湿・遮光保存 安定性〔長期〕(25℃，暗所，ポリエチレン袋(密閉)，36カ月間)問題となる変化はみられなかった 〔苛酷〕(50℃，暗所，プラボトル(開放)，6カ月間)問題となる変化はみられなかった (40℃，88％RH，暗所，プラボトル(開放)，6カ月間)問題となる変化はみられなかった (室温，1,000lx(白色蛍光灯)，シャーレ，8週間)表面の変色(淡褐色)，内部は変化なし (室温，近紫外線蛍光灯，シャーレ，72時間)表面の変色(淡褐色)，内部は変化なし 溶解性(水)溶けやすい	
安定性〔長期〕(25℃，75％RH，褐色ガラス瓶(密栓・遮光)，2年間)変化なし 〔苛酷〕(60℃，褐色ガラス瓶(密栓・遮光)，6カ月間)変化なし (40℃，80％RH，シャーレ(遮光)，6カ月間)変化なし (室温，蛍光灯，シャーレ，600時間(180万lx・hr))変化なし (外気温，太陽光線，シャーレ，2カ月間)着色変化 溶解性(水)溶けにくい	
粉砕品は苦味を有する 　著　安定性データが不足しているが，粉砕後防湿・遮光保存で可能と推定 安定性〔90mg錠〕 〔湿度〕(25℃，75％RH，4週間)外観，含量に変化なし 〔光〕(60万lx・hr)外観，含量に変化なし 溶解性(水)ほとんど溶けない	
安定性粉砕物　(25℃，75％RH，遮光・開放，3カ月間)外観，含量変化なし，重量増加傾向 溶解性(水)ほとんど溶けない	
[1mg錠]3カ月まで投与可 　著　防湿・遮光保存で7日間まで投与可。苦味あり。光に不安定 安定性〔通常〕(25℃，75％RH，褐色ガラス瓶(密栓)，24カ月間)変化なし 〔苛酷〕(40℃，80％RH，6カ月間)変化なし (紫外線(主波長254nm)，4週間)結晶性の粉末の表面が1週間目より微黄色に変化 溶解性(水)ほとんど溶けない	
温度湿度成り行き・分包紙(グラシンポリラミネート)を用いた分包・12週の条件下で変化は認められなかった 　著　口腔内崩壊錠のため粉砕不適。粉砕した場合，防湿・遮光保存 安定性〔加速〕(40℃，75％RH，6カ月間)変化なし 〔苛酷〕(40℃，遮光，3カ月間)変化なし (25℃，75％RH，遮光，3カ月間)硬度やや低下(1カ月) (1,000lx，120万lx・hr)性状：微黄白色に変色(60万lx・hr) 溶解性(水)ほとんど溶けない	

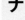

理由　著　著者コメント　　安定性原薬(一部製剤)の安定性　　溶解性(水)原薬の水に対する溶解性
代用品　※：一部適応等が異なる

ナフト

製品名（会社名）	規格単位	剤形・割線・Cap号数	可否	一般名
ナフトピジル錠25mg「EE」 （エルメッド＝日医工）	25mg	素錠 ⊖(割線1本)	— (△)	ナフトピジル
ナフトピジル錠50mg「EE」 （エルメッド＝日医工）	50mg	素錠 ⊖(割線1本)	— (△)	
ナフトピジル錠75mg「EE」 （エルメッド＝日医工）	75mg	素錠 ⊖(割線1本)	— (△)	
ナフトピジルOD錠25mg「EE」 （エルメッド＝日医工）	25mg	口腔内崩壊錠 ⊖(割線1本)	— (△)	ナフトピジル
ナフトピジルOD錠50mg「EE」 （エルメッド＝日医工）	50mg	口腔内崩壊錠 ⊖(割線1本)	— (△)	
ナフトピジルOD錠75mg「EE」 （エルメッド＝日医工）	75mg	口腔内崩壊錠 ⊖(割線1本)	— (△)	
ナフトピジル錠25mg「JG」 （長生堂＝日本ジェネリック）	25mg	素錠 ⊖(割線1本)	— (△)	ナフトピジル
ナフトピジル錠50mg「JG」 （長生堂＝日本ジェネリック）	50mg	素錠 ⊖(割線1本)	— (△)	
ナフトピジル錠75mg「JG」 （長生堂＝日本ジェネリック）	75mg	素錠 ⊖(割線1本)	— (△)	
ナフトピジルOD錠25mg「JG」 （日本ジェネリック）	25mg	口腔内崩壊錠 ⊖(割線1本)	— (△)	ナフトピジル
ナフトピジルOD錠50mg「JG」 （日本ジェネリック）	50mg	口腔内崩壊錠 ⊖(割線1本)	— (△)	
ナフトピジルOD錠75mg「JG」 （日本ジェネリック）	75mg	口腔内崩壊錠 ⊖(割線1本)	— (△)	
ナフトピジル錠25mg「KN」 （小林化工）	25mg	素錠 ⊖(割線1本)	○	ナフトピジル
ナフトピジル錠50mg「KN」 （小林化工）	50mg	素錠 ⊖(割線1本)	○	
ナフトピジル錠75mg「KN」 （小林化工）	75mg	素錠 ⊖(割線1本)	○	

可否判定　○：可，△：条件つきで可，×：不可，—：企業判定回避，（　）：著者判断

理　　由	代用品
粉砕時の体内動態データなし **著** 遮光保存 (安定性)**製剤** 〔通常〕(40℃, 75％RH, 6カ月間)変化なし 〔苛酷〕(40℃または25℃, 75％RH, 3カ月間)変化なし 〔光〕(120万lx・hr)曝光面がわずかに淡黄色に変化 **粉砕後** ［25mg・75mg錠］ (40℃, 3カ月間)規格内 (30℃, 75％, 3カ月間)規格内 (120万lx・hr)規格内 (溶解性(水))ほとんど溶けない	
粉砕時の体内動態データなし 口腔内崩壊錠のため粉砕不要 **著** 口腔内崩壊錠のため粉砕不適。粉砕した場合，防湿・遮光保存 (安定性)**製剤** 〔通常〕(40℃, 75％RH, 6カ月間)変化なし 〔苛酷〕(40℃または25℃, 75％RH, 3カ月間)変化なし 〔光〕(120万lx・hr)変化なし **粉砕後** ［25mg・75mgOD錠］ (40℃, 3カ月間)規格内 (30℃, 75％, 3カ月間)規格内 (120万lx・hr)規格内 (溶解性(水))ほとんど溶けない	
著 遮光保存 (安定性)光によって徐々に淡褐色となる **粉砕品** (40℃, 75％RH, 遮光・密閉, 4週間)外観・含量：変化なし (25℃, 75％RH, 遮光・開放, 4週間)外観・含量：変化なし (60万lx・hr, 密閉)外観・含量：変化なし (溶解性(水))ほとんど溶けない	
著 口腔内崩壊錠のため粉砕不適。粉砕した場合，防湿・遮光保存 (安定性)**粉砕品** (成り行き温湿度, グラシンポリラミネート紙, 12週間)変化なし (溶解性(水))ほとんど溶けない	
(安定性)**粉砕後** 〔通常〕(25℃, 75％RH, 遮光, 1カ月間)変化なし 〔苛酷〕(40℃, 遮光, 1カ月間)変化なし 〔光〕(室温, 1,000lx・hr(白色蛍光灯下), 50日間)変化なし (溶解性(水))ほとんど溶けない	

理由　**著** 著者コメント　(安定性)原薬(一部製剤)の安定性　(溶解性(水))原薬の水に対する溶解性
代用品　※：一部適応等が異なる

ナフト

製品名（会社名）	規格単位	剤形・割線・Cap号数	可否	一般名
ナフトピジルOD錠25mg「KN」 (小林化工)	25mg	口腔内崩壊錠 ⊖(割線1本)	○ (△)	ナフトピジル
ナフトピジルOD錠50mg「KN」 (小林化工)	50mg	口腔内崩壊錠 ⊖(割線1本)	○ (△)	
ナフトピジルOD錠75mg「KN」 (小林化工)	75mg	口腔内崩壊錠 ⊖(割線1本)	○ (△)	
ナフトピジル錠25mg「TCK」 (辰巳)	25mg	素錠 ⊖(割線1本)	― (○)	ナフトピジル
ナフトピジル錠50mg「TCK」 (辰巳)	50mg	素錠 (割線1本)	― 	
ナフトピジル錠75mg「TCK」 (辰巳)	75mg	素錠 ⊖(割線1本)	― (○)	
ナフトピジルOD錠25mg「TCK」 (辰巳)	25mg	口腔内崩壊錠 ⊖(割線1本)	― (△)	ナフトピジル
ナフトピジルOD錠50mg「TCK」 (辰巳)	50mg	口腔内崩壊錠 ⊖(割線1本)	― (△)	
ナフトピジルOD錠75mg「TCK」 (辰巳)	75mg	口腔内崩壊錠 ⊖(割線1本)	― (△)	
ナフトピジル錠25mg「YD」 (陽進堂)	25mg	素錠 ⊖(割線1本)	― (○)	ナフトピジル
ナフトピジル錠50mg「YD」 (陽進堂)	50mg	素錠 ⊖(割線1本)	― (○)	
ナフトピジル錠75mg「YD」 (陽進堂)	75mg	素錠 ⊖(割線1本)	― (○)	
ナフトピジルOD錠25mg「YD」 (陽進堂)	25mg	素錠(口腔内崩壊錠) ○(割線無)	― (△)	ナフトピジル
ナフトピジルOD錠50mg「YD」 (陽進堂)	50mg	素錠(口腔内崩壊錠) ○(割線無)	― (△)	
ナフトピジルOD錠75mg「YD」 (陽進堂)	75mg	素錠(口腔内崩壊錠) ○(割線無)	― (△)	
ナフトピジル錠25mg「あすか」 (あすか製薬＝武田)	25mg	素錠 ⊖(割線1本)	― (○)	ナフトピジル
ナフトピジル錠50mg「あすか」 (あすか製薬＝武田)	50mg	素錠 ⊖(割線1本)	― (○)	
ナフトピジル錠75mg「あすか」 (あすか製薬＝武田)	75mg	素錠 ⊖(割線1本)	― (○)	
ナフトピジルOD錠25mg「あすか」 (あすか製薬＝武田)	25mg	素錠(口腔内崩壊錠) ⊖(割線1本)	― (△)	ナフトピジル
ナフトピジルOD錠50mg「あすか」 (あすか製薬＝武田)	50mg	素錠(口腔内崩壊錠) ⊖(割線1本)	― (△)	
ナフトピジルOD錠75mg「あすか」 (あすか製薬＝武田)	75mg	素錠(口腔内崩壊錠) ⊖(割線1本)	― (△)	

可否判定　○：可，△：条件つきで可，×：不可，―：企業判定回避，（　）：著者判断

ナフト

理　由	代用品
著 口腔内崩壊錠のため粉砕不適。粉砕した場合，防湿・遮光保存 **安定性** **粉砕後**〔通常〕(25℃，75%RH，遮光，1カ月間)変化なし 〔苛酷〕(40℃，遮光，1カ月間)変化なし 〔光〕(室温，1,000lx・hr(白色蛍光灯下)，50日間)変化なし **溶解性(水)** ほとんど溶けない	
著 データより，安定と推定 **安定性** 室温，曝光量120万lx・hr(D65光源，約1,600lx)，ポリエチレン製気密袋で保存した結果，120万lx・hr時点で，外観及び含量に変化はなかった 25℃，75%RH，遮光・開放で3カ月間保存した結果，外観及び含量に変化はなかった **溶解性(水)** ほとんど溶けない	
著 口腔内崩壊錠のため粉砕不適。粉砕した場合，防湿・遮光保存 **安定性** 25±2℃，75±5%RH，遮光・開放条件で4週間保存した結果，外観及び含量に変化はなかった **溶解性(水)** ほとんど溶けない	
著 粉砕後データより，安定と推定 **安定性** **粉砕時**(25±2℃，60±5%RH，光照射・シャーレ開放，120万lx・hr，約30日間)[25mg・75mg錠]性状変化なし，含量規格内，[50mg錠]性状変化あり，含量規格内 **溶解性(水)** ほとんど溶けない	
著 口腔内崩壊錠のため粉砕不適。粉砕した場合，防湿・遮光保存 **安定性** **粉砕時**(25±2℃，60±5%RH，光照射・シャーレ開放，120万lx・hr，約30日間)性状変化あり，含量規格内 **溶解性(水)** ほとんど溶けない	
著 粉砕後データより，安定と推定 **安定性** 原薬　pH1.2, pH4.0, pH6.8及び水において，37℃，6時間は安定，光によって徐々に淡褐色となる **粉砕後**(40℃，遮光，PE製ボトル，1カ月間)性状，含量は変化なし (25℃，75%RH，遮光，開放，1カ月間)性状，含量は変化なし (120万lx・hr，シャーレ(開放))性状，含量は変化なし **溶解性(水)** ほとんど溶けない	
著 口腔内崩壊錠のため粉砕不適。粉砕した場合，防湿・遮光保存 **安定性** 原薬　pH1.2, pH4.0, pH6.8及び水において，37℃，6時間は安定，光によって徐々に淡褐色となる **粉砕後**(40℃，遮光，PE製ボトル，1カ月間)性状，含量は変化なし (25℃，75%RH，遮光，開放，1カ月間)性状，含量は変化なし (120万lx・hr，シャーレ(開放))性状，含量は変化なし **溶解性(水)** ほとんど溶けない	

理由　**著** 著者コメント　　**安定性** 原薬(一部製剤)の安定性　　**溶解性(水)** 原薬の水に対する溶解性
代用品　※：一部適応等が異なる

ナフト

製品名（会社名）	規格単位	剤形・割線・Cap号数	可否	一般名
ナフトピジル錠25mg「杏林」 （キョーリンリメディオ＝杏林）	25mg	素錠 ⊖(割線1本)	— (○)	ナフトピジル
ナフトピジル錠50mg「杏林」 （キョーリンリメディオ＝杏林）	50mg	素錠 ⊖(割線1本)	— (○)	
ナフトピジル錠75mg「杏林」 （キョーリンリメディオ＝杏林）	75mg	素錠 ⊖(割線1本)	— (○)	
ナフトピジルOD錠25mg「杏林」 （キョーリンリメディオ＝杏林）	25mg	口腔内崩壊錠 ⊖(割線1本)	— (△)	ナフトピジル
ナフトピジルOD錠50mg「杏林」 （キョーリンリメディオ＝杏林）	50mg	口腔内崩壊錠 ⊖(割線1本)	— (△)	
ナフトピジルOD錠75mg「杏林」 （キョーリンリメディオ＝杏林）	75mg	口腔内崩壊錠 ⊖(割線1本)	— (△)	
ナフトピジルOD錠25mg「ケミファ」（日本薬工＝ケミファ）	25mg	素錠(口腔内崩壊錠) ⊖(割線1本)	— (△)	ナフトピジル
ナフトピジルOD錠50mg「ケミファ」（日本薬工＝ケミファ）	50mg	素錠(口腔内崩壊錠) ⊖(割線1本)	— (△)	
ナフトピジルOD錠75mg「ケミファ」（日本薬工＝ケミファ）	75mg	素錠(口腔内崩壊錠) ⊖(割線1本)	— (△)	
ナフトピジルOD錠25mg「サワイ」（沢井）	25mg	口腔内崩壊錠 ⊖(割線1本)	— (△)	ナフトピジル
ナフトピジルOD錠50mg「サワイ」（沢井）	50mg	口腔内崩壊錠 ⊖(割線1本)	— (△)	
ナフトピジルOD錠75mg「サワイ」（沢井）	75mg	口腔内崩壊錠 ⊖(割線1本)	— (△)	
ナフトピジル錠25mg「タカタ」（高田）	25mg	素錠 ⊖(割線1本)	— (○)	ナフトピジル
ナフトピジル錠50mg「タカタ」（高田）	50mg	素錠 ⊖(割線1本)	— (○)	
ナフトピジル錠75mg「タカタ」（高田）	75mg	素錠 ⊖(割線1本)	— (○)	

可否判定 ○：可，△：条件つきで可，×：不可，—：企業判定回避，（ ）：著者判断

理　　由	代用品
著 粉砕後データより，安定と推定 安定性 粉砕品は，温度及び湿度成り行き，シャーレ(開放)保存において4週，性状及び定量法いずれも変化を認めなかった 溶解性(水) ほとんど溶けない	
著 口腔内崩壊錠のため粉砕不適。粉砕した場合，防湿・遮光保存 安定性 粉砕品は，分包紙(グラシンポリラミネート紙)，温度及び湿度成り行き保存において12週，性状及び定量法いずれも変化を認めなかった 溶解性(水) ほとんど溶けない	
遮光・室温保存 著 口腔内崩壊錠のため粉砕不適。粉砕した場合，防湿・遮光保存 安定性 〔温度〕(40℃，成り行き湿度，遮光瓶(密栓)，3カ月間)外観・性状：変化なし。定量法：ほとんど変化なし。純度試験：類縁物質のわずかな増加が認められたが，規格の範囲内 〔湿度〕(25℃，75％RH，遮光瓶(開放)，3カ月間)外観・性状：変化なし。定量法：ほとんど変化なし。純度試験：類縁物質のわずかな増加が認められたが，規格の範囲内 〔光〕(20℃，成り行き湿度，シャーレ(密栓)，総照射量120万lx・hr(1,000lx・hr，50日間))外観・性状：微黄白色の着色。定量法：ほとんど変化なし。純度試験：類縁物質の増加傾向が認められたが，規格の範囲内 溶解性(水) ほとんど溶けない	
著 口腔内崩壊錠のため粉砕不適。粉砕した場合，防湿・遮光保存 安定性 光によって徐々に淡褐色となる 溶解性(水) ほとんど溶けない	
著 粉砕後データより，安定と推定 安定性 **粉砕物**　[25mg・75mg錠] (30℃，75％RH，遮光，3カ月間)性状：変化なし。含量：ほとんど変化なし (40℃，遮光，3カ月間)性状：変化なし。含量：ほとんど変化なし (1,000lx，成り行き温湿度，合計120万lx)性状：変化なし。含量：ほとんど変化なし 溶解性(水) ほとんど溶けない	

理由　著 著者コメント　　安定性 原薬(一部製剤)の安定性　　溶解性(水) 原薬の水に対する溶解性
代用品　※：一部適応等が異なる

ナフト

製品名（会社名）	規格単位	剤形・割線・Cap号数	可否	一般名
ナフトピジルOD錠25mg「タカタ」（高田）	25mg	口腔内崩壊錠 ⊖(割線1本)	— (△)	ナフトピジル
ナフトピジルOD錠50mg「タカタ」（高田）	50mg	口腔内崩壊錠 ⊖(割線1本)	— (△)	
ナフトピジルOD錠75mg「タカタ」（高田）	75mg	口腔内崩壊錠 ⊖(割線1本)	— (△)	
ナフトピジルOD錠25mg「タナベ」（ニプロES）	25mg	素錠(口腔内崩壊錠) ⊖(割線1本)	— (△)	ナフトピジル
ナフトピジルOD錠50mg「タナベ」（ニプロES）	50mg	素錠(口腔内崩壊錠) ⊖(割線1本)	— (△)	
ナフトピジルOD錠75mg「タナベ」（ニプロES）	75mg	素錠(口腔内崩壊錠) ⊖(割線1本)	— (△)	
ナフトピジルOD錠25mg「テバ」（武田テバファーマ＝武田）	25mg	口腔内崩壊錠 ⊖(割線1本)	— (△)	ナフトピジル
ナフトピジルOD錠50mg「テバ」（武田テバファーマ＝武田）	50mg	口腔内崩壊錠 ⊖(割線1本)	— (△)	
ナフトピジルOD錠75mg「テバ」（武田テバファーマ＝武田）	75mg	口腔内崩壊錠 ⊖(割線1本)	— (△)	
ナフトピジル錠25mg「トーワ」（東和薬品）	25mg	素錠 ⊖(割線1本)	— (○)	ナフトピジル
ナフトピジル錠50mg「トーワ」（東和薬品）	50mg	素錠 ⊖(割線1本)	— (○)	
ナフトピジル錠75mg「トーワ」（東和薬品）	75mg	素錠 ⊖(割線1本)	— (○)	
ナフトピジルOD錠25mg「トーワ」（東和薬品）	25mg	口腔内崩壊錠 ⊖(割線1本)	— (△)	ナフトピジル
ナフトピジルOD錠50mg「トーワ」（東和薬品）	50mg	口腔内崩壊錠 ⊖(割線1本)	— (△)	
ナフトピジルOD錠75mg「トーワ」（東和薬品）	75mg	口腔内崩壊錠 ⊖(割線1本)	— (△)	
ナフトピジル錠25mg「日医工」（日医工）	25mg	素錠 ⊖(割線1本)	— (○)	ナフトピジル
ナフトピジル錠50mg「日医工」（日医工）	50mg	素錠 ⊖(割線1本)	— (○)	
ナフトピジル錠75mg「日医工」（日医工）	75mg	素錠 ⊖(割線1本)	— (○)	
ナフトピジルOD錠25mg「日医工」（日医工）	25mg	口腔内崩壊錠 ⊖(割線1本)	— (△)	ナフトピジル
ナフトピジルOD錠50mg「日医工」（日医工）	50mg	口腔内崩壊錠 ⊖(割線1本)	— (△)	
ナフトピジルOD錠75mg「日医工」（日医工）	75mg	口腔内崩壊錠 ⊖(割線1本)	— (△)	

可否判定　○：可，△：条件つきで可，×：不可，—：企業判定回避，（ ）：著者判断

理　　由	代用品
著 口腔内崩壊錠のため粉砕不適。粉砕した場合，防湿・遮光保存 (安定性)**粉砕物**　[25mg・75mgOD錠] (30℃，75%RH，遮光，3カ月間)性状：変化なし。含量：ほとんど変化なし (40℃，遮光，3カ月間)性状：変化なし。含量：ほとんど変化なし (1,000lx，成り行き温湿度，合計120万lx)性状：変化なし。含量：ほとんど変化なし (溶解性(水))ほとんど溶けない	
原薬は光によって淡褐色となる 著 口腔内崩壊錠のため粉砕不適。粉砕した場合，防湿・遮光保存 (安定性)**粉砕品**　(25±1℃，75±5%RH，褐色ガラス瓶(開放)，1カ月間)性状・含量に変化なし (溶解性(水))ほとんど溶けない	
著 口腔内崩壊錠のため粉砕不適。粉砕した場合，防湿・遮光保存 (安定性)**製剤**　(温度・湿度成り行き，遮光，分包(グラシンポリラミネート紙)，12週間)外観，含量変化なし (溶解性(水))ほとんど溶けない	
主成分は，光によって徐々に淡褐色となる 著 粉砕後データより，安定と推定 (安定性)**粉砕後**　(25℃，75%RH，遮光条件下，3カ月間)外観・含量変化なし (室内散光下，120万lx・hr)外観・含量変化なし (溶解性(水))ほとんど溶けない	
主成分は，光によって徐々に淡褐色となる 著 口腔内崩壊錠のため粉砕不適。粉砕した場合，防湿・遮光保存 (安定性)**粉砕後**　(室内散光下，3カ月間)外観・含量変化なし (遮光条件下，3カ月間)外観・含量変化なし (溶解性(水))ほとんど溶けない	
著 粉砕後データより，安定と推定 (安定性)**粉砕物**　(25℃，75%RH，遮光・開放，3カ月間)(室温，曝光120万lx・hr，D65光源(1,600lx)，気密容器)外観，含量変化なし (溶解性(水))ほとんど溶けない	
著 口腔内崩壊錠のため粉砕不適。粉砕した場合，防湿・遮光保存 (安定性)**粉砕物**　(25℃，75%RH，遮光・開放，3カ月間)(室温，曝光120万lx・hr，D65光源(1,600lx)，気密容器)外観，含量変化なし (溶解性(水))ほとんど溶けない	

理由　著 著者コメント　　(安定性)原薬(一部製剤)の安定性　　(溶解性(水))原薬の水に対する溶解性
代用品　※：一部適応等が異なる

ナフト

製品名(会社名)	規格単位	剤形・割線・Cap号数	可否	一般名
ナフトピジルOD錠25mg「日新」(日新製薬)	25mg	素錠(口腔内崩壊錠)⊖(割線1本)	―(△)	ナフトピジル
ナフトピジルOD錠50mg「日新」(日新製薬)	50mg	素錠(口腔内崩壊錠)⊖(割線1本)	―(△)	
ナフトピジルOD錠75mg「日新」(日新製薬)	75mg	素錠(口腔内崩壊錠)⊖(割線1本)	―(△)	
ナフトピジルOD錠25mg「フソー」(シオノ=扶桑)	25mg	口腔内崩壊錠⊖(割線1本)	―(△)	ナフトピジル
ナフトピジルOD錠50mg「フソー」(シオノ=扶桑)	50mg	口腔内崩壊錠⊖(割線1本)	―(△)	
ナフトピジルOD錠75mg「フソー」(シオノ=扶桑)	75mg	口腔内崩壊錠⊖(割線1本)	―(△)	
ナボールSRカプセル37.5(久光)	37.5mg	硬カプセル 3号	×(△*)	ジクロフェナクナトリウム
ナルサス錠2mg(第一三共プロファーマ=第一三共)	2mg	徐放性素錠〇(割線無)	×	ヒドロモルフォン塩酸塩
ナルサス錠6mg(第一三共プロファーマ=第一三共)	6mg	徐放性素錠〇(割線無)	×	
ナルサス錠12mg(第一三共プロファーマ=第一三共)	12mg	徐放性素錠〇(割線無)	×	
ナルサス錠24mg(第一三共プロファーマ=第一三共)	24mg	徐放性素錠〇(割線無)	×	
ナルフラフィン塩酸塩OD錠2.5μg「サワイ」(沢井)	2.5μg	口腔内崩壊錠〇(割線無)	―(△)	ナルフラフィン塩酸塩
ナルフラフィン塩酸塩OD錠2.5μg「フソー」(扶桑)	2.5μg	口腔内崩壊錠〇(割線無)	―(△)	ナルフラフィン塩酸塩
ナルフラフィン塩酸塩カプセル2.5μg「YD」(陽進堂)	2.5μg	軟カプセル	×	ナルフラフィン塩酸塩
ナルフラフィン塩酸塩カプセル2.5μg「あすか」(あすか製薬=武田)	2.5μg	軟カプセル	―(×)	ナルフラフィン塩酸塩
ナルフラフィン塩酸塩カプセル2.5μg「キッセイ」(キッセイ)	2.5μg	軟カプセル	―(×)	ナルフラフィン塩酸塩

可否判定 〇:可,△:条件つきで可,×:不可,―:企業判定回避,():著者判断

理　　由	代用品
口腔内崩壊錠 遮光保存 本剤は光により変色することがある。変色したものは使用しないこと (著) 口腔内崩壊錠のため粉砕不適。粉砕した場合，防湿・遮光保存 (安定性)有効成分は光によって徐々に淡褐色となる (溶解性(水))ほとんど溶けない	
(著) 口腔内崩壊錠のため粉砕不適。粉砕した場合，防湿・遮光保存 (溶解性(水))ほとんど溶けない	
開封可。顆粒の速溶部と徐放部の配合比率が変わるため分割不可。顆粒の徐放部の徐放性が失われるため粉砕不可 ＊(著)（粉砕：×，脱カプセル：○） (安定性)〔通常〕(室温，24カ月間)変化なし 〔苛酷〕(35℃，75％RH，6カ月間)吸湿性のため，乾燥減量が増加する傾向。赤外吸収スペクトルにも変化あり(ただし試験条件により異なる) (溶解性(水))やや溶けにくい	
本剤は徐放剤であることから，急激な血中濃度の上昇による重篤な副作用の発現を避けるため (安定性)〔長期〕(25℃，60％RH，ポリエチレン袋二重/金属缶，36カ月間)性状，類縁物質，含量等：変化なし 〔加速〕(40℃，75％RH，ポリエチレン袋二重/金属缶，6カ月間)性状，類縁物質，含量等：変化なし 〔苛酷〕(60℃，褐色ガラス瓶(密栓)，2カ月間)性状，類縁物質，含量等：変化なし (40℃，75％RH，シャーレ(開放)，3カ月間)性状，類縁物質，含量：変化なし 〔光〕(2,000lx(D65ランプ)，25℃，60％RH，シャーレ(開放)，合計120万lx・hr(200W・hr/m²以上))性状，類縁物質，溶出性，含量：変化なし (溶解性(水))溶けやすい	
(著) 口腔内崩壊錠のため粉砕不適。粉砕した場合，防湿・遮光保存 (溶解性(水))溶けやすい	
(著) 口腔内崩壊錠のため粉砕不適。粉砕した場合，防湿・遮光保存 (安定性)資料なし (溶解性(水))溶けやすい	
内容物が液状のため粉砕不可 (溶解性(水))溶けやすい	
(著) 内容物が液状のため粉砕不可 (溶解性(水))溶けやすい	
吸湿性があるため (著) 内容物が液状のため粉砕不可 (溶解性(水))溶けやすい	

理由　(著) 著者コメント　　(安定性)原薬(一部製剤)の安定性　　(溶解性(水))原薬の水に対する溶解性
代用品　※：一部適応等が異なる

ナルフ

製品名（会社名）	規格単位	剤形・割線・Cap号数	可否	一般名
ナルフラフィン塩酸塩カプセル2.5μg「ケミファ」（日本薬工＝ケミファ）	2.5μg	軟カプセル	— (×)	ナルフラフィン塩酸塩
ナルフラフィン塩酸塩カプセル2.5μg「トーワ」（CHO＝東和薬品）	2.5μg	軟カプセル	×	ナルフラフィン塩酸塩
ナルフラフィン塩酸塩カプセル2.5μg「日医工」（日医工）	2.5μg	軟カプセル	×	ナルフラフィン塩酸塩
ナルフラフィン塩酸塩カプセル2.5μg「ニプロ」（ニプロ）	2.5μg	軟カプセル	×	ナルフラフィン塩酸塩
ナルラピド錠1mg（第一三共プロファーマ＝第一三共）	1mg	素錠 (割線無)	— (×)	ヒドロモルフォン塩酸塩
ナルラピド錠2mg（第一三共プロファーマ＝第一三共）	2mg	素錠 (割線無)	— (×)	
ナルラピド錠4mg（第一三共プロファーマ＝第一三共）	4mg	素錠 (割線無)	— (×)	
ニカルジピン塩酸塩錠10mg「サワイ」（沢井）	10mg	糖衣錠 (割線無)	— (○)	ニカルジピン塩酸塩
ニカルジピン塩酸塩錠20mg「サワイ」（沢井）	20mg	糖衣錠 (割線無)	— (○)	
ニカルジピン塩酸塩錠10mg「ツルハラ」（鶴原）	10mg	Fコート錠 (割線無)	△ (○)	ニカルジピン塩酸塩
ニカルジピン塩酸塩錠20mg「ツルハラ」（鶴原）	20mg	Fコート錠 (割線1本)	△ (○)	
ニカルジピン塩酸塩錠10mg「トーワ」（東和薬品）	10mg	糖衣錠 (割線無)	— (○)	ニカルジピン塩酸塩
ニカルジピン塩酸塩錠20mg「トーワ」（東和薬品）	20mg	糖衣錠 (割線無)	— (○)	
ニカルジピン塩酸塩錠10mg「日医工」（日医工）	10mg	糖衣錠 (割線無)	— (○)	ニカルジピン塩酸塩
ニカルジピン塩酸塩錠20mg「日医工」（日医工）	20mg	糖衣錠 (割線無)	— (○)	

可否判定　○：可，△：条件つきで可，×：不可，—：企業判定回避，（　）：著者判断

理　　由	代用品
遮光，気密容器(室温保存) **著** 内容物が液状のため粉砕不可 (溶解性(水))溶けやすい	
内容物が液状のため粉砕不可 (溶解性(水))溶けやすい	
液体充填の軟カプセル，内容物が液状のため粉砕不可 (溶解性(水))溶けやすい	
内容物が液体のため粉砕不可 (溶解性(水))溶けやすい	
データなし **著** 医療用麻薬のため粉砕不可。できれば剤形変更する (安定性)〔長期〕(25℃，60％RH，ポリエチレン袋二重/金属缶，36カ月間)性状，類縁物質，含量等：変化なし 〔加速〕(40℃，75％RH，ポリエチレン袋二重/金属缶，6カ月間)性状，類縁物質，含量等：変化なし 〔苛酷〕(60℃，褐色ガラス瓶(密栓)，2カ月間)性状，類縁物質，含量等：変化なし (40℃，75％RH，シャーレ(開放)，3カ月間)性状，類縁物質，含量等：変化なし 〔光〕(2,000lx(D65ランプ)，25℃，60％RH，シャーレ(開放)，合計120万lx·hr(200W·hr/m²以上))性状，類縁物質，溶出性，含量：変化なし (溶解性(水))溶けやすい	
データなし **著** 防湿・遮光保存 (安定性)光によって徐々に変化する (溶解性(水))溶けにくい	散10% 先 GE
著 防湿・遮光保存 (安定性)光によって徐々に変化する (溶解性(水))溶けにくい	
光にやや不安定 **著** 防湿・遮光保存 (安定性)該当資料なし (溶解性(水))溶けにくい	散10% 先 GE
主成分は，光によって徐々に変化する **著** 防湿・遮光保存 (安定性)**粉砕後**　(室内散光下，3カ月間)外観変化あり(1カ月)，残存率90.6％(1カ月) (遮光条件下，3カ月間)[10mg錠]外観変化なし，残存率95.7％(1カ月)，[20mg錠]外観・含量変化なし (溶解性(水))溶けにくい	散10% 先 GE
著 防湿・遮光保存 (溶解性(水))溶けにくい	散10% 先 GE

理由　**著** 著者コメント　(安定性)原薬(一部製剤)の安定性　(溶解性(水))原薬の水に対する溶解性
代用品　※：一部適応等が異なる

ニカル

製品名（会社名）	規格単位	剤形・割線・Cap号数	可否	一般名
ニカルジピン塩酸塩錠10mg「日新」（日新製薬）	10mg	Fコート錠 ◯(割線無)	— (◯)	ニカルジピン塩酸塩
ニカルジピン塩酸塩錠20mg「日新」（日新製薬）	20mg	糖衣錠 ◯(割線無)	— (◯)	
ニカルジピン塩酸塩徐放カプセル20mg「日医工」（日医工）	20mg	硬カプセル ④号	×	ニカルジピン塩酸塩
ニカルジピン塩酸塩徐放カプセル40mg「日医工」（日医工）	40mg	硬カプセル ③号	×	
ニコ200ソフトカプセル（堀井＝ニプロ）	200mg	軟カプセル	×	トコフェロールニコチン酸エステル
ニコランジル錠2.5mg「サワイ」（メディサ＝沢井）	2.5mg	素錠 ◯(割線無)	— (△)	ニコランジル
ニコランジル錠5mg「サワイ」（メディサ＝沢井＝日本ジェネリック＝第一三共エスファ）	5mg	素錠 ⊖(割線1本)	— (△)	
ニコランジル錠2.5mg「トーワ」（東和薬品）	2.5mg	素錠 ◯(割線無)	— (△)	ニコランジル
ニコランジル錠5mg「トーワ」（東和薬品＝ニプロES）	5mg	素錠 ⊖(割線1本)	— (△)	
ニコランジル錠2.5mg「日医工」（日医工）	2.5mg	素錠 ◯(割線無)	— (△)	ニコランジル
ニコランジル錠5mg「日医工」（日医工）	5mg	素錠 ⊖(割線1本)	— (△)	
ニザチジン錠150mg「YD」（陽進堂）	150mg	Fコート錠 ⊖(割線模様)	— (◯)	ニザチジン
ニザチジンカプセル75mg「YD」（陽進堂）	75mg	硬カプセル ④号	— (◯)	ニザチジン
ニザチジンカプセル75mg「オーハラ」（大原＝アルフレッサファーマ）	75mg	硬カプセル ④号	— (◯)	ニザチジン
ニザチジンカプセル150mg「オーハラ」（大原＝アルフレッサファーマ）	150mg	硬カプセル ③号	— (◯)	

可否判定 ◯：可，△：条件つきで可，×：不可，—：企業判定回避，（ ）：著者判断

理　　由	代用品
著 防湿・遮光保存 安定性 有効成分は光によって徐々に変化する 溶解性(水) 溶けにくい	散10% 先 GE
徐放性製剤のため粉砕不可 溶解性(水) 溶けにくい	散10% 先 GE
内容物が半固体のため粉砕不可 安定性 データなし 溶解性(水) ほとんど溶けない	細40% 先
著 防湿・遮光保存 安定性 **粉砕後**　[2.5mg錠] 以下の保存条件下で粉砕1カ月後までの安定性試験を行った [湿度](25℃, 75％RH)不純物の増加が観察された [5mg錠] 以下の保存条件下で粉砕30日後まで安定な製剤であることが確認された (室温, 透明瓶開放/透明瓶密栓/褐色瓶密栓, 30日間)性状・含量に変化なし 溶解性(水) やや溶けにくい	
著 防湿・遮光保存 安定性 **粉砕後**　[2.5mg錠] (25℃, 75％RH, 遮光条件下, 3カ月間)外観変化なし, 残存率89.1％(2カ月) [5mg錠] (室内散光下, 3カ月間)外観変化なし, 残存率96.9％(1カ月) 溶解性(水) やや溶けにくい	
著 防湿・遮光保存 安定性 **粉砕物**　[2.5mg錠] (25℃, 75％RH, 遮光・開放, 3カ月間)2カ月後含量低下(規格内) [5mg錠] (25℃, 75％RH, 遮光・開放, 8週間)4週間後含量低下(規格内) 溶解性(水) やや溶けにくい	
著 粉砕後データより安定と推定 安定性 **粉砕時**　(25℃, 60％RH, 120万lx·hr, 30日間)性状変化なし, 純度・含量規格内 溶解性(水) やや溶けにくい	
著 脱カプセル後データより安定と推定。防湿・遮光保存 安定性 **カプセル開封時**　(25℃, 60％RH, 120万lx·hr, 30日間)曝光面が微黄白色からわずかに褐色に変化, 含量規格内 溶解性(水) やや溶けにくい	
著 苦味あり 溶解性(水) やや溶けにくい	

理由　著 著者コメント　　安定性 原薬(一部製剤)の安定性　　溶解性(水) 原薬の水に対する溶解性
代用品　※：一部適応等が異なる

ニサチ

製品名（会社名）	規格単位	剤形・割線・Cap号数	可否	一般名
ニザチジンカプセル75mg「サワイ」(沢井)	75mg	硬カプセル 4号	― (○)	ニザチジン
ニザチジンカプセル150mg「サワイ」(沢井)	150mg	硬カプセル 3号	― (○)	
ニザチジンカプセル75mg「タナベ」(ニプロES)	75mg	硬カプセル 4号	― (○)	ニザチジン
ニザチジンカプセル150mg「タナベ」(ニプロES)	150mg	硬カプセル 3号	― (○)	
ニザチジンカプセル75mg「トーワ」(東和薬品)	75mg	硬カプセル 4号	― (○)	ニザチジン
ニザチジンカプセル150mg「トーワ」(東和薬品)	150mg	硬カプセル 3号	― (○)	
ニセルゴリン錠5mg「NP」(ニプロ＝三和化学＝日本ジェネリック)	5mg	Fコート錠 ○(割線無)	― (△)	ニセルゴリン
ニセルゴリン錠5mg「TCK」(辰巳)	5mg	Fコート錠 ○(割線無)	― (△)	ニセルゴリン
ニセルゴリン錠5mg「アメル」(共和薬品)	5mg	Fコート錠 ○(割線無)	― (△)	ニセルゴリン
ニセルゴリン錠5mg「サワイ」(沢井)	5mg	Fコート錠 ○(割線無)	― (△)	ニセルゴリン
ニセルゴリン錠5mg「トーワ」(東和薬品)	5mg	Fコート錠 ○(割線無)	― (△)	ニセルゴリン
ニセルゴリン錠5mg「日医工」(日医工)	5mg	Fコート錠 ○(割線無)	― (△)	ニセルゴリン
ニセルゴリン錠5mg「日新」(日新製薬＝第一三共エスファ)	5mg	Fコート錠 ○(割線無)	― (△)	ニセルゴリン

可否判定 ○：可，△：条件つきで可，×：不可，―：企業判定回避，（ ）：著者判断

ニセル

理　由	代用品
特異なにおいがある (溶解性(水))やや溶けにくい	
原薬は特異なにおいがある (安定性)脱カプセル品　(25℃, 75%RH, 褐色ガラス瓶(開栓), 1カ月間)性状・含量に変化なし (溶解性(水))やや溶けにくい	
主成分は, 特異なにおいがある (安定性)脱カプセル後　(室内散光下, 3カ月間)外観・含量変化なし (溶解性(水))やや溶けにくい	
(著) 原薬は40℃・75%RH条件下でも安定(ただし粉砕後データではない)。安定性データが不足しているが, 粉砕後遮光, 防湿保存で可能と推定 (安定性)粉砕後　3カ月間のデータあり(粉砕時の体内動態データ等なし) (溶解性(水))ほとんど溶けない	散1% [先] 細1% [GE]
室内散乱光, シャーレ開放条件で4週間保存した結果, 含量に変化なし (著) 防湿・遮光保存 (安定性)該当資料なし (溶解性(水))ほとんど溶けない	散1% [先] 細1% [GE]
(著) 安定性データが不足しているが, 粉砕後防湿・遮光保存で可能と推定 (溶解性(水))ほとんど溶けない	散1% [先] 細1% [GE]
(著) 遮光保存 (安定性)光によって徐々に淡褐色となる (溶解性(水))ほとんど溶けない	散1% [先] 細1% [GE]
主成分は光によって徐々に淡褐色となる (著) 遮光保存 (安定性)粉砕後　(室内散光下, 3カ月間)外観変化あり(1カ月), 残存率88.1%(1カ月) (遮光条件下, 3カ月間)外観含量変化なし (溶解性(水))ほとんど溶けない	散1% [先] 細1% [GE]
(著) 遮光保存 (安定性)粉砕物　(25℃, 75%RH, 遮光・開放, 8週間)6週間後含量低下(規格外) (溶解性(水))ほとんど溶けない	散1% [先] 細1% [GE]
遮光保存 光(約72万lx·hr)で類縁物質増加 (安定性)有効成分は光によって徐々に淡褐色となる (溶解性(水))ほとんど溶けない	散1% [先] 細1% [GE]

理由　(著) 著者コメント　(安定性)原薬(一部製剤)の安定性　(溶解性(水))原薬の水に対する溶解性
代用品　※：一部適応等が異なる

ニソル

製品名（会社名）	規格単位	剤形・割線・Cap号数	可否	一般名
ニソルジピン錠5mg「JG」 (長生堂=日本ジェネリック)	5mg	Fコート錠 ◯(割線無)	― (△)	ニソルジピン
ニソルジピン錠10mg「JG」 (長生堂=日本ジェネリック)	10mg	Fコート錠 ◯(割線無)	― (△)	
ニソルジピン錠5mg「YD」 (陽進堂)	5mg	Fコート錠 ◯(割線無)	― (△)	ニソルジピン
ニソルジピン錠10mg「YD」 (陽進堂)	10mg	Fコート錠 ◯(割線無)	― (△)	
ニソルジピン錠5mg「トーワ」 (東和薬品)	5mg	Fコート錠 ◯(割線無)	― (△)	ニソルジピン
ニソルジピン錠10mg「トーワ」 (東和薬品)	10mg	Fコート錠 ◯(割線無)	― (△)	
ニチファーゲン配合錠 (日新製薬)	配合剤	糖衣錠 ◯(割線無)	― (△)	グリチルリチン酸一アンモニウム・グリシン・DL-メチオニン配合剤
ニトギス配合錠A81 (シオノ=江州)	配合剤	素錠 ◯(割線無)	×	アスピリン・ダイアルミネート
ニトラゼパム錠5mg「JG」 (日本ジェネリック)	5mg	素錠 ◐(割線1本)	― (◯)	ニトラゼパム
ニトラゼパム錠10mg「JG」 (日本ジェネリック)	10mg	素錠 ◐(割線1本)	― (◯)	
ニトラゼパム錠5mg「TCK」 (辰巳)	5mg	素錠 ◐(割線1本)	― (◯)	ニトラゼパム
ニトラゼパム錠10mg「TCK」 (辰巳)	10mg	素錠 ◐(割線1本)	― (◯)	
ニトラゼパム錠5mg「ツルハラ」 (鶴原)	5mg	素錠 ⊖(割線1本)	△	ニトラゼパム
ニトラゼパム錠10mg「ツルハラ」 (鶴原)	10mg	素錠 ⊖(割線1本)	△	
ニトラゼパム錠5mg「テバ」 (武田テバファーマ=武田)	5mg	素錠 ◯(割線無)	― (△)	ニトラゼパム

可否判定　◯：可，△：条件つきで可，×：不可，―：企業判定回避，( )：著者判断

理　　由	代用品
著 光分解が予測される。遮光保存 **安定性** 光によって徐々に着色する **粉砕品** (40℃, 60%RH, 遮光・気密, 30日間)外観・含量：変化なし (25℃, 75%RH, 遮光・開放, 30日間)外観・含量：変化なし (120万lx・hr, 密閉(シャーレ＋ラップ), 50日間)[5mg錠]外観：変化あり(淡黄白色→淡帯褐微黄白色), 含量：変化あり(規格外), [10mg錠]外観：変化あり(黄白色→黄褐色), 含量：変化あり(規格外) **溶解性(水)** ほとんど溶けない	
著 遮光保存 **安定性** 粉砕時 (25℃, 60%RH, 120万lx・hr, 30日間)[5mg錠]黄色と淡赤色の粉末の曝光面が濃黄色～やまぶき色に変化, 純度・含量規格外, [10mg錠]淡黄色の粉末が濃黄色に変化, 含量規格外 **溶解性(水)** ほとんど溶けない	
主成分は光によって徐々に着色する **著** 遮光保存 **安定性** 粉砕後 (室内散光下, 3カ月間)外観変化あり(1カ月), 残存率：[5mg錠]15.5%(1カ月), [10mg錠]31.4%(1カ月) (遮光条件下, 3カ月間)外観・含量変化なし **溶解性(水)** ほとんど溶けない	
防湿保存。残存性の甘味あり **溶解性(水)** グリチルリチン酸一アンモニウム：溶けにくい グリシン：溶けやすい DL-メチオニン：やや溶けやすい	
吸湿性が強いため **著** 本剤吸湿性あり。アルカリ加水分解の可能性。用時調製もやむを得ないときのみ **溶解性(水)** アスピリン：溶けにくい 炭酸マグネシウム・ジヒドロキシアルミニウムアミノアセテート：ほとんど溶けない	
(室内散乱光, 4週間(シャーレ開放))問題なし **安定性** 該当資料なし **溶解性(水)** ほとんど溶けない	散1% 先 細1% 先 GE
室内散乱光, シャーレ開放条件で4週間保存した結果, 含量に変化なし **著** 遮光保存 **安定性** 該当資料なし **溶解性(水)** ほとんど溶けない	散1% 先 細1% 先 GE
光にやや不安定 **著** 遮光保存 **安定性** 該当資料なし **溶解性(水)** ほとんど溶けない	散1% 先 細1% 先 GE
著 粉砕後防湿・遮光保存で可能と推定 **安定性** 製剤 〔湿度〕(25℃, 75%RH, 4週間)性状, 含量に変化なし **溶解性(水)** ほとんど溶けない	散1% 先 細1% 先 GE

理由　**著** 著者コメント　　**安定性** 原薬(一部製剤)の安定性　　**溶解性(水)** 原薬の水に対する溶解性
代用品　※：一部適応等が異なる

ニトラ

製品名(会社名)	規格単位	剤形・割線・Cap号数	可否	一般名
ニトラゼパム錠5mg「トーワ」 (東和薬品)	5mg	素錠 ⊖(割線1本)	— (△)	ニトラゼパム
ニトレンジピン錠5mg「NP」 (ニプロ)	5mg	Fコート錠 ◯(割線無)	— (△)	ニトレンジピン
ニトレンジピン錠10mg「NP」 (ニプロ)	10mg	Fコート錠 ◯(割線無)	— (△)	
ニトレンジピン錠5mg「ZE」 (全星)	5mg	Fコート錠 ◯(割線無)	× (△)	ニトレンジピン
ニトレンジピン錠10mg「ZE」 (全星)	10mg	Fコート錠 ◯(割線無)	× (△)	
ニトレンジピン錠5mg「オーハラ」 (大原)	5mg	Fコート錠 ◯(割線無)	— (△)	ニトレンジピン
ニトレンジピン錠10mg「オーハラ」 (大原)	10mg	Fコート錠 ◯(割線無)	— (△)	
ニトレンジピン錠5mg「サワイ」 (沢井)	5mg	Fコート錠 ◯(割線無)	— (△)	ニトレンジピン
ニトレンジピン錠10mg「サワイ」 (沢井)	10mg	Fコート錠 ◯(割線無)	— (△)	
ニトレンジピン錠5mg「日医工」 (日医工)	5mg	Fコート錠 ◯(割線無)	— (△)	ニトレンジピン
ニトレンジピン錠10mg「日医工」 (日医工)	10mg	Fコート錠 ◯(割線無)	— (△)	

可否判定 ◯:可, △:条件つきで可, ×:不可, —:企業判定回避, ( ):著者判断

理　由	代用品
主成分は，においはない **著** 遮光保存 **(安定性)粉砕後**　(室内散光下，3カ月間)外観変化あり(1カ月)，含量変化なし (遮光条件下，3カ月間)外観・含量変化なし **(溶解性(水))** ほとんど溶けない	散1% [先] 細1% [先][GE]
錠剤は遮光保存 **著** 光により不安定。防湿・遮光保存 **(安定性)粉砕後**　3カ月間のデータあり(粉砕時の体内動態データ等なし) **(溶解性(水))** ほとんど溶けない	
苦味あり 光に不安定 [5mg錠]25℃，75%RH(遮光・開放)，3カ月で保存した結果，吸湿による質量の増加はみられるが，含量には影響がなく安定であった [10mg錠]25℃，75%RH(遮光・開放)，3カ月で保存した結果，吸湿による質量の増加，含量のわずかな低下がみられるが，規格内の変動であり問題ないと判断した **著** 防湿・遮光保存 **(安定性)製剤**　〔苛酷〕(40℃，褐色瓶(遮光・気密容器)，3カ月間)外観・平均質量・乾燥減量・硬度・定量・溶出性：変化なし (25℃，75%RH，スチロールケース開放(遮光)，3カ月間)平均質量・乾燥減量：増加(規格内)。硬度：低下(規格内)。外観・定量・溶出性：変化なし 〔光〕(25℃，60%RH，1,200lx，気密容器，合計120万lx·hrを照射)外観・平均質量・乾燥減量・硬度・定量・溶出性：変化なし **(溶解性(水))** ほとんど溶けない	
著 光分解を起こしやすい。防湿・遮光保存 **(安定性)製剤**　〔長期〕(室温，成り行きRH，36カ月間)いずれも変化なし 〔加速〕(40℃，75%RH，6カ月間)いずれも変化なし **(溶解性(水))** ほとんど溶けない	
著 防湿・遮光保存 **(安定性)** 光によって徐々に帯黄褐色となる **(溶解性(水))** ほとんど溶けない	
著 防湿・遮光保存 **(安定性)粉砕物**　(室内放置(照度約500〜600lx)，7日間)2日後外観変化 (20℃，75%RH，遮光，3週間)3週間後外観変化 (30℃，92%RH，遮光，3週間)2週間後外観変化 **(溶解性(水))** ほとんど溶けない	
著 防湿・遮光保存 **(安定性)粉砕物**　(室内放置(照度約500〜600lx)，7日間)2日後含量低下(規格内)，外観変化 (20℃，75%RH，遮光，3週間)2週間後外観変化 (30℃，92%RH，遮光，3週間)1週間後外観変化 **(溶解性(水))** ほとんど溶けない	

理由　**著** 著者コメント　**(安定性)** 原薬(一部製剤)の安定性　**(溶解性(水))** 原薬の水に対する溶解性
代用品　※：一部適応等が異なる

ニトレ

製品名（会社名）	規格単位	剤形・割線・Cap号数	可否	一般名
ニトレンジピン錠5mg「日新」 （日新製薬）	5mg	Fコート錠 ◯(割線無)	— (△)	ニトレンジピン
ニトレンジピン錠10mg「日新」 （日新製薬）	10mg	Fコート錠 ⊖(割線1本)	— (△)	ニトレンジピン
ニトロペン舌下錠0.3mg （日本化薬）	0.3mg	素錠 ◯(割線無)	×	ニトログリセリン
ニトロール錠5mg （エーザイ）	5mg	素錠 ◯(割線無)	— (◯)	硝酸イソソルビド
ニトロールRカプセル20mg （エーザイ）	20mg	徐放性硬カプセル 4号	× (△*)	硝酸イソソルビド
ニバジール錠2mg （LTL）	2mg	Fコート錠 ◯(割線無)	— (◯)	ニルバジピン
ニバジール錠4mg （LTL）	4mg	Fコート錠 ◯(割線無)	— (◯)	ニルバジピン
ニフェジピン錠10mg「ツルハラ」 （鶴原）	10mg	Fコート錠 ◯(割線無)	△	ニフェジピン

可否判定　◯：可, △：条件つきで可, ×：不可, —：企業判定回避, （　）：著者判断

理　　由	代用品
遮光・気密容器に保存 ［5mg錠］温度(40℃，4週間)，光(約30万lx·hr)で含量低下 **著** 防湿・遮光保存 (安定性)有効成分は光によって徐々に帯褐黄色となる (溶解性(水))ほとんど溶けない	
力価が低下するため粉砕不可 (安定性)〔通常〕(室温，30カ月間)変化なし 〔苛酷〕(40℃，3カ月間)変化なし (50℃，21日間)変化なし 〔光〕(1,000lx(白色蛍光灯)，1カ月間)変化なし (自然直射光，1カ月間)10日保存で含量及び純度低下，30日保存で著しく含量及び純度低下 (5％ニトログリセリン無水エタノール液にて試験) (溶解性(水))極めて溶けにくい	
防湿・室温保存 (安定性)急速に熱するかまたは衝撃を与えると爆発する (溶解性(水))ほとんど溶けない	
内容物は有効成分を含む徐放性顆粒と有効成分を含まない賦形顆粒からなっており，数カプセル分まとめて開封，分割した場合，有効成分が偏ったり，顆粒が潰れて徐放性が失われる可能性があるため ＊ **著**（粉砕：×，脱カプセル：○） 徐放性顆粒のため，1カプセル/1包の開封のみ。粉砕は不可 (安定性)急速に熱するかまたは衝撃を与えると爆発する (参考)融解熱：28.6cal/g 分解熱：667.2cal/g 発火点：208〜209℃ (溶解性(水))ほとんど溶けない	
有効成分に吸湿性を認めない 粉砕物は湿気を避けることが望ましい 製剤(錠)の安定性：30℃・75％RH・PTP包装(アルミ包装なし)・3カ月間保存で水分の増加及び硬度の低下を認めた (安定性)〔長期〕(室温，暗所，無色透明ガラス瓶(密栓)，54カ月間)外観・性状：変化なし。残存率：変化なし 〔苛酷〕(40℃，暗所，無色透明ガラス瓶(密栓)，12カ月間)外観・性状：変化なし。残存率：変化なし (30℃，75％RH，暗所，シャーレ(開放)，3カ月間)外観・性状：変化なし。残存率：変化なし 〔光〕(室温，成り行きRH，約500lx(室内散光)，シャーレ(開放)，3カ月間)外観・性状：変化なし。残存率：変化なし (室温，成り行きRH，約30,000lx(人工気象装置)，シャーレ(開放)，21日間)微量の分解物を認める。外観：変化なし。残存率：ほとんど変化なし (溶解性(水))ほとんど溶けない	
光により変化する。アルミ袋などで遮光すれば可。変色分解する (安定性)該当資料なし (溶解性(水))ほとんど溶けない	細1％ GE 徐放細2％ ※ 先

理由　**著** 著者コメント　　(安定性)原薬(一部製剤)の安定性　　(溶解性(水))原薬の水に対する溶解性
代用品　※：一部適応等が異なる

ニフェ

製品名（会社名）	規格単位	剤形・割線・Cap号数	可否	一般名
ニフェジピンCR錠10mg「NP」（ニプロ）	10mg	Fコート錠 ◯(割線無)	×	ニフェジピン
ニフェジピンCR錠20mg「NP」（ニプロ）	20mg	Fコート錠 ◯(割線無)	×	
ニフェジピンCR錠40mg「NP」（ニプロ）	40mg	Fコート錠 ◯(割線無)	×	
ニフェジピンCR錠10mg「ZE」（全星）	10mg	Fコート錠 ◯(割線無)	×	ニフェジピン
ニフェジピンCR錠20mg「ZE」（全星）	20mg	Fコート錠 ◯(割線無)	×	
ニフェジピンCR錠40mg「ZE」（全星）	40mg	Fコート錠 ◯(割線無)	×	
ニフェジピンCR錠10mg「サワイ」（沢井）	10mg	徐放性Fコート錠 ◯(割線無)	×	ニフェジピン
ニフェジピンCR錠20mg「サワイ」（沢井）	20mg	徐放性Fコート錠 ◯(割線無)	×	
ニフェジピンCR錠40mg「サワイ」（沢井）	40mg	徐放性Fコート錠 ◯(割線無)	×	
ニフェジピンCR錠10mg「三和」（三和化学）	10mg	Fコート錠 ◯(割線無)	×	ニフェジピン
ニフェジピンCR錠20mg「三和」（三和化学）	20mg	Fコート錠 ◯(割線無)	×	
ニフェジピンCR錠40mg「三和」（三和化学）	40mg	Fコート錠 ◯(割線無)	×	
ニフェジピンCR錠10mg「トーワ」（東和薬品＝日本ジェネリック）	10mg	Fコート錠 ◯(割線無)	×	ニフェジピン
ニフェジピンCR錠20mg「トーワ」（東和薬品＝日本ジェネリック）	20mg	Fコート錠 ◯(割線無)	×	
ニフェジピンCR錠40mg「トーワ」（東和薬品＝日本ジェネリック）	40mg	Fコート錠 ◯(割線無)	×	
ニフェジピンCR錠10mg「日医工」（日医工）	10mg	Fコート錠 ◯(割線無)	×	ニフェジピン
ニフェジピンCR錠20mg「日医工」（日医工）	20mg	Fコート錠 ◯(割線無)	×	
ニフェジピンCR錠40mg「日医工」（日医工）	40mg	Fコート錠 ◯(割線無)	×	

可否判定　◯：可，△：条件つきで可，×：不可，－：企業判定回避，（ ）：著者判断

理　　由	代用品
徐放錠のため。錠剤は(開封後)遮光保存。原薬は光によって変化する 安定性**粉砕後** データなし 溶解性(水)ほとんど溶けない	細1% * GE 徐放細2% * 先
徐放性製剤のため，粉砕不可 安定性〔通常〕(成り行き温度，成り行き湿度，3年間)変化なし 溶解性(水)ほとんど溶けない	細1% * GE 徐放細2% * 先
徐放性の機構が損なわれるため，粉砕不可 安定性光によって変化する 溶解性(水)ほとんど溶けない	細1% * GE 徐放細2% * 先
徐放錠のため粉砕不可 安定性光によって変化する 溶解性(水)ほとんど溶けない	細1% * GE 徐放細2% * 先
徐放性製剤のため粉砕不可。主成分は，におい及び味はない。光によって変化する 安定性該当資料なし 溶解性(水)ほとんど溶けない	細1% * GE 徐放細2% * 先
徐放性製剤のため粉砕不可 溶解性(水)ほとんど溶けない	細1% * GE 徐放細2% * 先

理由　著 著者コメント　　安定性原薬(一部製剤)の安定性　　溶解性(水)原薬の水に対する溶解性
代用品　※：一部適応等が異なる

ニフエ

製品名(会社名)	規格単位	剤形・割線・Cap号数	可否	一般名
ニフェジピンL錠10mg「ZE」(全星)	10mg	Fコート錠 ◯(割線無)	×	ニフェジピン
ニフェジピンL錠20mg「ZE」(全星)	20mg	Fコート錠 ◯(割線無)	×	
ニフェジピンL錠10mg「アメル」(共和薬品)	10mg	Fコート錠 ◯(割線無)	×	ニフェジピン
ニフェジピンL錠20mg「アメル」(共和薬品)	20mg	Fコート錠 ◯(割線無)	×	
ニフェジピンL錠10mg「サワイ」(沢井=日本ジェネリック)	10mg	徐放性Fコート錠 ◯(割線無)	×	ニフェジピン
ニフェジピンL錠20mg「サワイ」(沢井=日本ジェネリック)	20mg	徐放性Fコート錠 ◯(割線無)	×	
ニフェジピンL錠10mg「三和」(三和化学)	10mg	Fコート錠 ◯(割線無)	×	ニフェジピン
ニフェジピンL錠20mg「三和」(三和化学)	20mg	Fコート錠 ◯(割線無)	×	
ニフェジピンL錠10mg「ツルハラ」(鶴原)	10mg	Fコート錠 ◯(割線無)	×	ニフェジピン
ニフェジピンL錠20mg「ツルハラ」(鶴原)	20mg	Fコート錠 ◯(割線無)	×	
ニフェジピンL錠10mg「トーワ」(東和薬品)	10mg	Fコート錠 ◯(割線無)	×	ニフェジピン
ニフェジピンL錠20mg「トーワ」(東和薬品)	20mg	Fコート錠 ◯(割線無)	×	
ニフェジピンL錠10mg「日医工」(日医工)	10mg	Fコート錠 ◯(割線無)	×	ニフェジピン
ニフェジピンL錠20mg「日医工」(日医工)	20mg	Fコート錠 ◯(割線無)	×	
ニフェジピンカプセル5mg「TC」(東洋カプセル)	5mg	軟カプセル	×	ニフェジピン
ニフェジピンカプセル10mg「TC」(東洋カプセル=沢井)	10mg	軟カプセル	×	

可否判定 ○:可, △:条件つきで可, ×:不可, ―:企業判定回避, ( ):著者判断

ニフエ

理　由	代用品
徐放性製剤のため，粉砕不可 (安定性)**製剤**〔長期〕(25℃，60％RH，最終包装製品，5年間)性状・溶出性・定量法：変化なし 〔苛酷〕(40℃，褐色瓶(遮光・気密容器)，3カ月間)乾燥減量：増加(規格内)。外観・平均質量・硬度・定量・溶出性：変化なし (25℃，75％RH，スチロールケース開放(遮光)，3カ月間)平均質量・乾燥減量：増加(規格内)。硬度：低下(規格内)。外観・定量・溶出性：変化なし 〔光〕(25℃，60％RH，1,200lx，気密容器，合計120万lx・hrを照射)乾燥減量：増加(規格内)。外観・平均質量・硬度・定量・溶出性：変化なし (溶解性(水))ほとんど溶けない	細1%〔GE〕 徐放細2%＊〔先〕
徐放性製剤のため粉砕不可 (安定性)該当資料なし (溶解性(水))ほとんど溶けない	細1%〔GE〕 徐放細2%＊〔先〕
粉砕すると放出制御の特性が失われるため，粉砕不可 (安定性)光によって変化する (溶解性(水))ほとんど溶けない	細1%〔GE〕 徐放細2%＊〔先〕
徐放錠のため粉砕不可 (安定性)光によって変化する (溶解性(水))ほとんど溶けない	細1%〔GE〕 徐放細2%＊〔先〕
徐放錠のため粉砕不可 (安定性)該当資料なし (溶解性(水))ほとんど溶けない	細1%〔GE〕 徐放細2%＊〔先〕
徐放性製剤につき，粉砕投与により溶出性が変化し，血中濃度が過度に上昇するため粉砕不可 (安定性)該当資料なし (溶解性(水))ほとんど溶けない	
徐放性製剤のため粉砕不可。主成分は，におい及び味はない。光によって変化する (安定性)該当資料なし (溶解性(水))ほとんど溶けない	細1%〔GE〕 徐放細2%＊〔先〕
徐放性製剤のため粉砕不可 (溶解性(水))ほとんど溶けない	細1%〔GE〕 徐放細2%＊〔先〕
有効成分であるニフェジピンが光に不安定であること及び本剤の内容物が液体であるため粉砕不可。また，カプセル粉砕後の投与により，過度の降圧や反射性頻脈を来すことがある (安定性)(60℃，3カ月間)安定 (30℃/40℃，80％RH，1〜3カ月間)安定 (直射日光下，4日間)外観変化・含量低下を認めたが，室内散乱光下，10日間では変化なし (溶解性(水))ほとんど溶けない	細1%〔GE〕 徐放細2%＊〔先〕

理由　著 著者コメント　(安定性)原薬(一部製剤)の安定性　(溶解性(水))原薬の水に対する溶解性
代用品　※：一部適応等が異なる

ニフエ

製品名（会社名）	規格単位	剤形・割線・Cap号数	可否	一般名
ニフェジピンカプセル5mg「サワイ」(沢井)	5mg	軟カプセル	×	ニフェジピン
ニフェジピンカプセル10mg「サワイ」(沢井)	10mg	軟カプセル	×	
ニフェジピンカプセル5mg「ツルハラ」(鶴原)	5mg	軟カプセル	×	ニフェジピン
ニフェジピンカプセル5mg「テバ」(武田テバ薬品＝武田テバファーマ＝武田)	5mg	軟カプセル	×	ニフェジピン
ニフェジピンカプセル10mg「テバ」(武田テバ薬品＝武田テバファーマ＝武田)	10mg	軟カプセル	×	ニフェジピン
ニフラン錠75mg (田辺三菱)	75mg	Fコート錠 ◯(割線無)	—(△)	プラノプロフェン
ニポラジン錠3mg (アルフレッサファーマ)	3mg	素錠 ⊖(割線1本)	—(△)	メキタジン

可否判定　○：可，△：条件つきで可，×：不可，—：企業判定回避，(　)：著者判断

理　　由	代用品
内容物は液状のため粉砕不可 (安定性)光によって変化する (溶解性(水))ほとんど溶けない	細1% [GE] 徐放細2% ※ [先]
軟カプセル 　著　内容物は液状のため粉砕不可 (安定性)該当資料なし (溶解性(水))ほとんど溶けない	細1% [GE] 徐放細2% ※ [先]
中身が液体のため粉砕不可 (溶解性(水))ほとんど溶けない	細1% [GE] 徐放細2% ※ [先]
光(室内散乱光)に不安定で変色する 　著　遮光保存 (安定性)[長期](25℃, 60％RH, ポリエチレン袋(二重)＋ミニファイバードラム, 4年間)9カ月目以降外観の変化(変色)がみられた(規格内)が, その他の試験項目(確認試験, 融点, 類縁物質, 乾燥減量, 含量)は変化なし [加速](40℃, 75％RH, ポリエチレン袋(二重)＋ミニファイバードラム, 6カ月間)変化なし [苛酷](40℃, 無色透明ガラス容器, 4カ月間)変化なし (60℃, 無色透明ガラス容器, 4カ月間)2カ月目以降プラノプロフェン酸化体のわずかな増加が認められた (40℃, 60％RH/82％RH, 無色透明ガラス容器(開放), 4カ月間)1カ月目以降プラノプロフェン酸化体のわずかな増加が認められた (直射日光, 無色透明ガラス容器, 7日間)1日目以降, 結晶表面が淡黄色に変色し, プラノプロフェン酸化体の増加により含量低下がみられ, プラノプロフェン脱炭酸体がわずかに認められた (直射日光, 褐色ガラス容器, 7日間)変化なし (室内散乱光(1,000lx), 無色透明ガラス容器, 3カ月間)30日目以降, 結晶表面が淡黄色に変色し, プラノプロフェン酸化体の増加により含量低下がみられ, プラノプロフェン脱炭酸体がわずかに認められた (室内散乱光(1,000lx), 褐色ガラス容器, 3カ月間)変化なし 　著　粉砕後, 30℃・92％RH, 遮光, グラシン包装条件下では35日間, 外観及び含量に変化なし (溶解性(水))ほとんど溶けない	内用液1.5％ [GE]
遮光保存 　著　防湿・遮光保存 (安定性)[通常](室温, 遮光下, 開放(気密), 36カ月間)変化なし [温度](45℃/65℃, 遮光下, 開放(気密), 6カ月間)変化なし [湿度](30℃, 80％RH/90％RH, 遮光下, 開放(気密), 6カ月間)変化なし **粉砕後**　(室内散光下, 30日間)7日で着色 (溶解性(水))ほとんど溶けない	細0.6% [先] シ0.03% [先] DS0.6% [GE]

理由　著 著者コメント　　(安定性)原薬(一部製剤)の安定性　　(溶解性(水))原薬の水に対する溶解性
代用品　※：一部適応等が異なる

ニユウ

製品名（会社名）	規格単位	剤形・割線・Cap号数	可否	一般名
乳石錠500mg「ファイザー」 （ファイザー）	500mg	素錠 ○（割線無）	— (○)	乳酸カルシウム水和物
ニューレプチル錠5mg （高田）	5mg	糖衣錠 ○（割線無）	— (△)	プロペリシアジン
ニューレプチル錠10mg （高田）	10mg	糖衣錠 ○（割線無）	— (△)	
ニューレプチル錠25mg （高田）	25mg	糖衣錠 ○（割線無）	— (△)	
ニューロタン錠25mg （MSD）	25mg	Fコート錠 ⊖（割線模様）	— (△)	ロサルタンカリウム
ニューロタン錠50mg （MSD）	50mg	Fコート錠 ⊖（割線1本）	— (△)	
ニューロタン錠100mg （MSD）	100mg	Fコート錠 ○（割線無）	— (△)	
ニルバジピン錠2mg「JG」 （日本ジェネリック）	2mg	Fコート錠 ○（割線無）	— (○)	ニルバジピン
ニルバジピン錠4mg「JG」 （日本ジェネリック）	4mg	Fコート錠 ○（割線無）	— (○)	
ニルバジピン錠2mg「サワイ」 （沢井）	2mg	Fコート錠 ○（割線無）	— (△)	ニルバジピン
ニルバジピン錠4mg「サワイ」 （沢井）	4mg	Fコート錠 ○（割線無）	— (△)	
ニルバジピン錠2mg「武田テバ」 （武田テバファーマ＝武田）	2mg	Fコート錠 ○（割線無）	— (○)	ニルバジピン
ニルバジピン錠4mg「武田テバ」 （武田テバファーマ＝武田）	4mg	Fコート錠 ○（割線無）	— (○)	
ニルバジピン錠2mg「トーワ」 （東和薬品）	2mg	Fコート錠 ○（割線無）	— (△)	ニルバジピン
ニルバジピン錠4mg「トーワ」 （東和薬品）	4mg	Fコート錠 ○（割線無）	— (△)	
ニルバジピン錠2mg「日医工」 （日医工）	2mg	Fコート錠 ○（割線無）	— (○)	ニルバジピン
ニルバジピン錠4mg「日医工」 （日医工）	4mg	Fコート錠 ⊕（割線模様）	— (○)	

可否判定　○：可，△：条件つきで可，×：不可，—：企業判定回避，（ ）：著者判断

理　　由	代用品
本品の粉砕品は，オープン状態において，性状(外観)及び含量は変化を認めなかったので，本品の粉砕品は，室温で4週間保存しても問題はないと考える (安定性)〔通常〕(30℃，75％RH，2,000lx，28日間)安定 (溶解性(水))1gは水20mLに徐々に溶ける	末 [先]
光により徐々に褐色を帯びる データなし (著)防湿・遮光保存 (安定性)該当資料なし (溶解性(水))ほとんど溶けない	細10% [先] 内用液1% [先]
(著)防湿・遮光保存。苦味あり (安定性)〔通常〕(25℃，40〜50％RH，ファイバードラム，36カ月間)変化なし 〔温度〕(80℃，密栓ガラス瓶，16週間)変化なし 〔湿度〕(25℃，75％RH，開栓ガラス瓶，4週間)変化なし 〔光〕(3,000lx，25日間)変化なし (溶解性(水))極めて溶けやすい	
(25℃，75％RH，遮光開放，4週間)問題なし (安定性)該当資料なし (溶解性(水))ほとんど溶けない	
(著)防湿・遮光保存 (溶解性(水))ほとんど溶けない	
(安定性)製剤 〔湿度〕(25℃，75％RH，4週間)含量低下(残存率：[2mg錠]96.6％，[4mg錠]95.6％) (溶解性(水))ほとんど溶けない	
(著)防湿・遮光保存 (安定性)粉砕後 (室内散光下，3カ月間)外観変化なし，残存率41.8％(1カ月) (遮光・防湿条件下，3カ月間)外観・含量変化なし (溶解性(水))ほとんど溶けない	
(安定性)粉砕物 [4mg錠] (室温，室内散光下，グラシンポリエチレンラミネート紙分包，30日間)外観，含量変化なし (25℃，90％RH，遮光，グラシンポリエチレンラミネート紙分包，30日間)外観，含量変化なし，重量増加傾向 (溶解性(水))ほとんど溶けない	

理由　(著)著者コメント　(安定性)原薬(一部製剤)の安定性　(溶解性(水))原薬の水に対する溶解性
代用品　※：一部適応等が異なる

ニンラ

製品名(会社名)	規格単位	剤形・割線・Cap号数	可否	一般名
ニンラーロカプセル2.3mg (武田)	2.3mg	硬カプセル 4号	×	イキサゾミブクエン酸エステル
ニンラーロカプセル3mg (武田)	3mg	硬カプセル 4号	×	
ニンラーロカプセル4mg (武田)	4mg	硬カプセル 3号	×	
ネイリンカプセル100mg (佐藤製薬)	100mg	硬カプセル 3号	×	ホスラブコナゾール L-リシンエタノール付加物
ネオイスコチン錠100mg (アルフレッサファーマ)	100mg	素錠 ⊖(割線1本)	― (○)	イソニアジドメタンスルホン酸ナトリウム水和物

可否判定 ○:可, △:条件つきで可, ×:不可, ―:企業判定回避, ( ):著者判断

ネオイ

理　　由	代用品
該当資料なし 安定性〔長期〕(25℃，60％RH，ブリスター包装，36カ月間)変化なし 〔光〕(25℃，60％RH，120万lx・hr，白色蛍光ランプ，包装なし：シャーレ)変化なし 危険度Ⅰ(日本病院薬剤師会：抗悪性腫瘍薬の院内取扱い指針)	
湿度に対する安定性(25℃・75％RH・遮光下，内容物をカプセルから開放した状態) 経時的に水分が増加し，性状が粉末状態から塊状となった。また2週間で含量の低下が認められた 光に対する安定性(光照射，内容物をカプセルから開放した状態) 光照射(120万lx・hr＋200W・hr/m²以上)によりうすい灰色に変色が認められた 以上より脱カプセルは不可と判断した 安定性原薬　(25℃，75％RH，1週間)吸湿性あり 〔長期〕(5℃，ポリエチレン袋(二重)＋アルミニウムラミネート袋，24カ月間)安定 〔加速〕(25℃，60％RH，ポリエチレン袋(二重)＋アルミニウムラミネート袋，6カ月間)安定 〔高温〕(60℃，ポリエチレン袋(二重)＋アルミニウムラミネート袋，4週間)分解生成物が増加 〔高湿〕(25℃，75％RH，開封した遮光ガラス瓶，1週間)固まった粉末となった。エタノール含量，水分及び含量に変化あり 〔光〕(キセノンランプ，25℃，60％RH，石英製容器，総照度120万lx・hr以上，総近紫外放射エネルギー200W・hr/m²以上)わずかに脱色あり 製剤　〔長期〕(25℃，60％RH，PTP，36カ月間)安定 〔加速〕(40℃，75％RH，PTP，6カ月間)安定 〔光〕(キセノンランプ，25℃，60％RH，シャーレ開放，総照度120万lx・hr以上，総近紫外放射エネルギー200W・hr/m²以上)安定 カプセル開封後　(PTPシート，6カ月間)水分の増加あり，その他に問題なし (シャーレ開放(PTPシートからカプセルを取り出した状態)，1カ月間)内容物の性状が粉末から塊状になり不適合 (シャーレ開放(PTPシートからカプセルを取り出した状態)，6カ月間)含量は規格値をわずかに下回った。類縁物質の増加，溶出の遅延，水分の増加あり 溶解性(水)溶けやすい	
溶解性(水)溶けやすい	末 先

理由　著 著者コメント　　安定性原薬(一部製剤)の安定性　　溶解性(水)原薬の水に対する溶解性
代用品　※：一部適応等が異なる

ネオト

製品名（会社名）	規格単位	剤形・割線・Cap号数	可否	一般名
ネオドパストン配合錠L100（第一三共）	配合剤	素錠 ⬭(割線1本)	—($\triangle^\dagger$)	レボドパ・カルビドパ水和物
ネオドパストン配合錠L250（第一三共）	配合剤	素錠 ⬭(割線1本)	—($\triangle^\dagger$)	レボドパ・カルビドパ水和物
ネオドパゾール配合錠（アルフレッサファーマ）	配合剤	素錠 ⊖(割線1本)	—($\triangle^\dagger$)	レボドパ・ベンセラジド塩酸塩

可否判定 ○：可，△：条件つきで可，×：不可，—：企業判定回避，（ ）：著者判断

ネオト

理　由	代用品
† **著** 凡例5頁参照。防湿・遮光保存 **安定性** レボドパ 一般に空気中で酸化されて着色(黒変)・分解(光,湿度により促進)とされているが,硬質ガラス褐色瓶あるいはポリエチレン袋に入れ密封または密栓保存で,室温36カ月及び40℃12週間経時で変化なし カルビドパ水和物 室温6〜9カ月以上,加温・加湿1カ月以上,光照射(フェードメーター)1〜5時間経時によりわずかに変色(スタート時白色が微帯黄白色に変化)した以外に有意の変化なし **粉砕後**　[L100錠] [経時](25℃,75%RH,遮光,ガラス製シャーレ(開放),4週間)性状変化なし,含量(レボドパ)96.7%,(カルビドパ)95.2% [光](18〜24℃,34〜43%RH,蛍光灯1,000lx,ガラス製シャーレ(透明なポリ塩化ビニリデンフィルムで覆う),60万lx・hr)性状変化なし,色差1.9,類縁物質0.05%,含量(レボドパ)100%,(カルビドパ)98% [L250錠] [経時](25℃,75%RH,遮光,ガラス製シャーレ(曝露),90日間)性状変化なし,含量(レボドパ)96.9%,(カルビドパ)96.1% [光](D65蛍光灯照射,ガラス製シャーレ(曝露),120万lx・hr)性状変化なし,含量(レボドパ)98.3%,(カルビドパ)98.1% **溶解性(水)** レボドパ・カルビドパ水和物:溶けにくい	
ベンセラジド塩酸塩が吸湿で経時的に分解し,光に不安定なため粉砕不可 † **著** 凡例5頁参照。防湿・遮光保存 **安定性** レボドパ [長期](室温,気密容器,24カ月間)変化なし [苛酷](40℃・50%RH/37℃・90%RH/室内散光/キセノンランプ,シャーレ開放,3カ月間)変化なし ベンセラジド塩酸塩 [長期](室温,褐色ガラス瓶,密栓,24カ月間)変化なし [苛酷](40℃,75%RH,褐色ガラス瓶,密栓,1カ月間)1カ月間安定,それ以上の期間で変色 (25℃,75%RH,シャーレ開放,14日間)わずかに吸湿増量 (室内散光,無色ガラス瓶,密栓,1カ月間)1カ月間安定,それ以上の期間で変色 (室内散光,褐色ガラス瓶,密栓,3カ月間)変化なし **粉砕後**　[温度・湿度](25℃,75%RH,シャーレ開放,90日間)外観:くすんだ淡赤色に変化しブロック化,色差⊿E14.4,含量(レボドパ)99.6%,(ベンセラジド塩酸塩)33.5%,吸湿増量4.9% [光](シャーレ開放,30万lx・hr)外観変化なし,色差⊿E2.0,含量(レボドパ)97.9%,(ベンセラジド塩酸塩)100.6%,吸湿増量0.8% **溶解性(水)** レボドパ:溶けにくい ベンセラジド塩酸塩:溶けやすい	

理由　**著** 著者コメント　　**安定性** 原薬(一部製剤)の安定性　　**溶解性(水)** 原薬の水に対する溶解性
代用品　※:一部適応等が異なる

ネオフ

製品名（会社名）	規格単位	剤形・割線・Cap号数	可否	一般名
ネオファーゲンC配合錠 （大鵬薬品）	配合剤	Fコート錠 ○(割線無)	△	グリチルリチン酸―アンモニウム・グリシン・DL-メチオニン配合剤
ネオフィリン錠100mg （サンノーバ＝エーザイ）	100mg	素錠 ⊖(割線1本)	— (△)	アミノフィリン水和物
ネオーラル10mgカプセル （ノバルティス）	10mg	軟カプセル	×	シクロスポリン
ネオーラル25mgカプセル （ノバルティス）	25mg	軟カプセル	×	
ネオーラル50mgカプセル （ノバルティス）	50mg	軟カプセル	×	
ネキシウムカプセル10mg （アストラゼネカ＝第一三共）	10mg	硬カプセル 5号	×	エソメプラゾールマグネシウム水和物
ネキシウムカプセル20mg （アストラゼネカ＝第一三共）	10mg	硬カプセル 5号	×	
ネクサバール錠200mg （バイエル）	200mg	Fコート錠 ○(割線無)	×	ソラフェニブトシル酸塩

可否判定　○：可，△：条件つきで可，×：不可，—：企業判定回避，（　）：著者判断

理　　由	代用品
グラシン紙分包品は，40℃・75％RHで28日間安定。ただし，高温，高湿度とならぬよう十分注意 (安定性)該当資料なし (溶解性(水))グリチルリチン酸一アンモニウム：溶けにくい グリシン：溶けやすい DL-メチオニン：やや溶けやすい	
光や湿気により黄変するため防湿・遮光保存。苦味を有する。糖類やアスコルビン酸，テルネリン錠との配合は変色(黄変～褐変)が早いため配合しないことが望ましい(ネオフィリン原末配合変化表より) 粉砕後，高温高湿下及び光照射により外観変化が確認されるため，高温を避け防湿遮光保存 (安定性)原薬　本品は光によって徐々に変化し，空気中に放置するとき，次第にエチレンジアミンを失う (溶解性(水))やや溶けやすい	末 [先]
内容物が油状であり，全量を取り出すことは困難である。また，カプセルから取り出すとエタノールが揮発し，シクロスポリンの結晶が析出する可能性がある (安定性)[長期](室温，金属キャップ付ガラス製薬品瓶，36カ月間)変化なし [苛酷](40℃，75％RH，金属キャップ付ガラス製薬品瓶，6カ月間)，(50℃，75％RH，金属キャップ付ガラス製薬品瓶，2カ月間)，(室内散光(60万lx)，金属キャップ付ガラス製薬品瓶)変化なし (溶解性(水))ほとんど溶けない	細17％ [GE] 内用液10％ [先]
胃酸で分解されるため，顆粒に腸溶コーティングが施されているため粉砕不可 (安定性)[長期](25℃，60％RH，二重のポリエチレン袋及びアルミニウムラミネート袋，36カ月間)類縁物質のわずかな増加が認められたが，規格に適合していた [苛酷](25℃，60％RH，高密度ポリエチレンボトル，開放，48カ月間)類縁物質のわずかな増加が認められたが，規格に適合していた (40℃，75％RH，高密度ポリエチレンボトル，開放，12カ月間)類縁物質及び確認試験溶状(吸光度)の増加が認められた (総照度として330万lx・hr及び総近紫外放射エネルギーとして250W・hr/m^{2}を照射，無包装)類縁物質の増加及び含量の低下が認められた (溶解性(水))溶けにくい	顆10mg・20mg ※ [先]
オーストラリア分類においてDに，日本病院薬剤師会監修の指針(抗悪性腫瘍薬の院内取扱い指針：抗がん薬調製マニュアル第4版)で危険度Ⅰに指定されていることから不可。なお，粉砕後の安定性，薬物動態のデータなし (著)抗悪性腫瘍剤のため粉砕せず懸濁する (安定性)[長期](25℃，60％RH，PP包装，24カ月間)24カ月まで安定 [苛酷](90℃，気密容器，1週間)1週間まで安定 (40℃，75％RH，開放容器，12カ月間)12カ月まで安定 [苛酷(光)](130万lx・hr(キセノンライト)，石英セル，開放容器)0.9％の類縁物質の増加が認められ，未知類縁物質の最大量が0.15％に増加し，規格値からの逸脱が認められた (溶解性(水))ほとんど溶けない (危険度)Ⅰ(日本病院薬剤師会：抗悪性腫瘍薬の院内取扱い指針)	

理由　(著)著者コメント　(安定性)原薬(一部製剤)の安定性　(溶解性(水))原薬の水に対する溶解性
代用品　※：一部適応等が異なる

ネシナ

製品名（会社名）	規格単位	剤形・割線・Cap号数	可否	一般名
ネシーナ錠6.25mg （武田）	6.25mg	Fコート錠 (割線表裏各1本)	― （○）	アログリプチン安息香酸塩
ネシーナ錠12.5mg （武田）	12.5mg	Fコート錠 (割線表裏各1本)	― （○）	
ネシーナ錠25mg （武田）	25mg	Fコート錠 (割線表裏各1本)	― （○）	
ネドリール錠125mg （高田＝マルホ）	125mg	Fコート錠 (割線1本)	― （○）	テルビナフィン塩酸塩
ネルボン錠5mg （アルフレッサファーマ）	5mg	素錠 (割線1本)	― （○）	ニトラゼパム
ネルボン錠10mg （アルフレッサファーマ）	10mg	素錠 (割線1本)	― （○）	
ノアルテン錠(5mg) （富士製薬）	5mg	素錠 (割線無)	○	ノルエチステロン
ノイエルカプセル200mg （アルフレッサファーマ）	200mg	硬カプセル 2号	○	セトラキサート塩酸塩

可否判定 ○：可，△：条件つきで可，×：不可，―：企業判定回避，（ ）：著者判断

理　　由	代用品
著 安定性データより，防湿・遮光保存で可能と推定 (安定性)〔長期〕(25℃，60％RH，60カ月間)変化なし 〔温度〕(50℃または60℃，3カ月間)変化なし 〔湿度〕(25℃，93％RH，3カ月間)変化なし 〔光〕(120万lx･hr(白色蛍光ランプ及び近紫外蛍光ランプ))変化なし **製剤**　〔長期〕(25℃，60％RH，PTP及びポリエチレン容器，36カ月間)変化なし 〔湿度〕(25℃，60％RH，3カ月間)変化なし 〔光〕(120万lx･hr(D65光源))変化なし (溶解性(水))やや溶けにくい	
苦味あり，吸湿性あり，光により類縁物質増加 **著** 遮光保存 (安定性)(25℃，75％RH，遮光・開放，20日間)安定 (溶解性(水))溶けにくい	
著 遮光保存 (安定性)粉末状態において，光，温度及び湿度に対して比較的安定，定量値，TLC像，UVスペクトルなどにほとんど変化を認めない。ただし，曝光したものは外観がやや黄褐色を帯びる **粉砕後**　〔10mg錠〕 〔経時〕(25℃，75％RH，遮光，ガラス製シャーレ(曝露)，90日間)性状変化なし，含量98.3％ (25℃，75％RH，遮光，褐色ガラス瓶(密栓)，90日間)性状変化なし，含量99.4％ 〔光〕(D65蛍光灯照射，ガラス製シャーレ(曝露)，120万lx･hr)わずかに微黄白色に変化，含量97.6％ (溶解性(水))ほとんど溶けない	散1％ [先] 細1％ [先] [GE]
(安定性)該当資料なし (溶解性(水))極めて溶けにくい	
25℃・75％RH・遮光・90日，120万lx･hrの条件下で変化は認められなかった (安定性)〔長期〕(25℃，60％RH，5年間)変化なし 〔苛酷〕(40℃，2カ月間)不適(カプセル退色) (25℃，75％RH，2カ月間)不適(カプセル退色) (60万lx･hr)不適(カプセル退色) (溶解性(水))やや溶けにくい	細40％ [先]

理由　**著** 著者コメント　　(安定性)原薬(一部製剤)の安定性　　(溶解性(水))原薬の水に対する溶解性
代用品　※：一部適応等が異なる

ノイキ

製品名（会社名）	規格単位	剤形・割線・Cap号数	可否	一般名
ノイキノン錠5mg （エーザイ）	5mg	素錠 ◯(割線無)	— (△)	ユビデカレノン
ノイキノン錠10mg （エーザイ）	10mg	素錠 ⊖(割線模様)	— (△)	
ノイキノン糖衣錠10mg （エーザイ）	10mg	糖衣錠 ◯(割線無)	— (△)	
ノイビタ錠「25」 （共和クリティケア）	25mg	糖衣錠 ◯(割線無)	△	オクトチアミン
ノイメチコール錠500μg （寿）	0.5mg	糖衣錠 ◯(割線無)	×	メコバラミン
ノイロトロピン錠4単位 （日本臓器）	4単位	Fコート錠 ◯(割線無)	△	ワクシニアウイルス接種家兎炎症皮膚抽出液

可否判定　◯：可，△：条件つきで可，×：不可，—：企業判定回避，（　）：著者判断

ノイロ

理　由	代用品
[10mg錠]室温保存(ユビデカレノンの融点(約48℃)以上になると変色を起こすことがある)。防湿・遮光保存 **著** 防湿・遮光保存 (安定性)〔長期〕(室温, 褐色瓶, 2年間)変化なし 〔苛酷〕(40℃, 褐色瓶, 2カ月間)変化なし (37℃, 75%RH, 褐色瓶, 2カ月間)変化なし (室内散光, 褐色瓶, 2カ月間)変化なし (直射日光, 褐色瓶, 20日間)含量若干低下 (溶解性(水))ほとんど溶けない	顆1% 先 GE
室温保存(ユビデカレノンの融点(約48℃)以上になると変色を起こすことがある)。防湿・遮光保存 **著** 防湿・遮光保存 (安定性)〔長期〕(室温, 褐色瓶, 2年間)変化なし 〔苛酷〕(40℃, 褐色瓶, 2カ月間)変化なし (37℃, 75%RH, 褐色瓶, 2カ月間)変化なし (室内散光, 褐色瓶, 2カ月間)変化なし (直射日光, 褐色瓶, 20日間)含量若干低下 (溶解性(水))ほとんど溶けない	
著 遮光保存。わずかに苦味あり (安定性)〔通常〕(室温, 褐色ガラス瓶密栓, 36カ月間)ほとんど変化を認めず安定 (溶解性(水))ほとんど溶けない	
糖衣錠であり，コーティングの膜が残ったりして均一に粉砕されないため。極めて吸湿性で，光により分解するため粉砕不可 **著** 用時粉砕を原則とする。遮光・防湿保存必須 (溶解性(水))やや溶けにくい	細0.1% GE
湿度依存的ににおいあり (40℃, 50～91%RH, 粉砕後薬包紙に包んで14日間保存)におい：5～6日目にわずかににおう，7～14日目にかけて少しにおう 吸湿性：湿度82%及び91%では6～7日目より14日目にかけて，わずかに吸湿 力価：いずれも変化なし	

理由　**著** 著者コメント　(安定性)原薬(一部製剤)の安定性　(溶解性(水))原薬の水に対する溶解性
代用品　※：一部適応等が異なる

ノイロ

製品名(会社名)	規格単位	剤形・割線・Cap号数	可否	一般名
ノイロビタン配合錠 (LTL)	配合剤	Fコート錠 ○(割線無)	— (△)	ビタミンB_1・B_6・B_{12}複合剤
ノウリアスト錠20mg (協和キリン)	20mg	Fコート錠 ○(割線無)	× (△)	イストラデフィリン
ノバミン錠5mg (共和薬品)	5mg	Fコート錠 ⊖(割線模様)	○	プロクロルペラジン

可否判定 ○:可, △:条件つきで可, ×:不可, —:企業判定回避, ( ):著者判断

ノハミ

理　由	代用品
本剤は配合剤のため，複数剤を一度に粉砕し，分割(包)する場合，有効成分の含有比率の均一性が保たれない可能性がある 一部の有効成分に苦味あり 一部の有効成分が光に不安定(→遮光が必要) 有効成分の外観・性状 オクトチアミン：白色～帯微黄白色の粉末で，においはなく，味はないかまたはわずかに苦味がある リボフラビン：黄色～だいだい黄色の結晶で，わずかににおいがある。飽和水溶液は中性。光によって分解する ピリドキシン塩酸塩：白色～微黄色の結晶性の粉末である。光によって徐々に変化する シアノコバラミン：暗赤色 著 粉砕後1錠単位以下の分割分包不可。配合剤のため避ける。粉砕後防湿・遮光保存で可能と推定 安定性 本剤はオクトチアミン，リボフラビン，ピリドキシン塩酸塩及びシアノコバラミンの配合剤である 個々の有効成分(原薬)の各種条件下での安定性情報は下記を除きIFに記載なし オクトチアミン 〔長期〕(室温，成り行きRH，暗所，褐色ガラス瓶(密栓)，36カ月間)外観・性状，残存率に変化を認めなかった **粉砕物**　該当データなし 溶解性(水) オクトチアミン：ほとんど溶けない リボフラビン：極めて溶けにくい ピリドキシン塩酸塩：溶けやすい シアノコバラミン：やや溶けにくい	散 先
本剤は光安定性の確保のためフィルムコーティングを施しているので，粉砕して使用しないこと 著 防湿・遮光保存 安定性〔長期〕(25℃，60％RH，暗所，ポリエチレン袋，60カ月間)変化なし 〔苛酷〕(70℃，暗所，ガラスシャーレ，2カ月間)変化なし (25℃，90％RH，暗所，ガラスシャーレ，2カ月間)変化なし 〔光〕(25℃，60％RH，1,000lx，ガラスシャーレ(曝光)，2カ月間)2カ月で類縁物質が増加 (25℃，60％RH，1,000lx，ガラスシャーレ(遮光)，2カ月間)変化なし 溶解性(水) ほとんど溶けない	
わずかに苦味あり。30日間安定。遮光保存 安定性 光によって徐々に赤色を帯びる 溶解性(水) 極めて溶けにくい	

理由　著 著者コメント　　安定性 原薬(一部製剤)の安定性　　溶解性(水) 原薬の水に対する溶解性
代用品　※：一部適応等が異なる

ノヒア

製品名(会社名)	規格単位	剤形・割線・Cap号数	可否	一般名
ノービア錠100mg (アッヴィ)	100mg	Fコート錠 ◯(割線無)	×	リトナビル
ノベルジン錠25mg (ノーベル)	25mg	Fコート錠 ◯(割線無)	— (△)	酢酸亜鉛水和物
ノベルジン錠50mg (ノーベル)	50mg	Fコート錠 ⊖(割線1本)	— (△)	

可否判定 ○:可, △:条件つきで可, ×:不可, —:企業判定回避, ( ):著者判断

ノヘル

理　由	代用品
粉砕して服用した場合，製剤設計上期待されるバイオアベイラビリティが得られない可能性がある 安定性〔通常〕(30℃，二重ポリエチレン袋に入れファイバードラムまたは蓋付プラスチック瓶，12カ月間)変化なし 〔苛酷〕(40℃，褐色バイアル，テフロン被覆したゴム栓，アルミシール，52週間)変化なし (50℃，褐色バイアル，テフロン被覆したゴム栓，アルミシール，26週間)変化なし (60℃，褐色バイアル，テフロン被覆したゴム栓，アルミシール，13週間)変化なし (80℃，褐色バイアル，テフロン被覆したゴム栓，アルミシール，13週間)4週以降わずかに分解 (105℃，褐色バイアル，テフロン被覆したゴム栓，アルミシール，6週間)6週で含量10%以下 (室温，自然光下，蓋付シャーレ上に散布，6週間)6週で規格値以下 (室温，10,760lx(蛍光灯下)，蓋付シャーレ上に散布，1週間)1週で規格値以下 (25℃，75%RH，開放バイアル，31週間)変化なし (25℃，60%RH，二重ポリエチレン袋に入れファイバードラムまたは蓋付プラスチック瓶，3カ月間)変化なし (5℃，二重ポリエチレン袋に入れファイバードラムまたは蓋付プラスチック瓶，12カ月間)変化なし 溶解性(水)ほとんど溶けない	
粉砕した場合の製剤の安定性データはあるが，有効性・安全性について評価しているものではない 著　粉砕後データが不足しているが，防湿・遮光保存で可能と推定 安定性〔長期〕(25±2℃，60±5%RH，PTP+アルミラミネート袋，24カ月間)変化なし 〔苛酷〕(高温条件(温度50±2℃)，PTP包装，3カ月間)性状・溶出性・含量ともに変化はなく，規格範囲内 (高温・高湿度条件(温度40±2℃・湿度75±5%RH)，シャーレ開放，3カ月間)性状変化なし，含量・溶出性が低下 〔光〕(シャーレ開放，総照射量120万lx・hr，200W・hr/m²以上)性状及び・含量に変化はなく，光に対して安定 〔簡易懸濁試験〕ノベルジン錠(25mg)1錠をそのまま注入器に入れ，55℃の温湯20mLを吸い取り5分間静置した結果，錠剤は崩壊した。その後，注入器を15往復横転し，8Fr.の経鼻経腸栄養チューブに注入した。注入後，注入器内に残渣がみられたが，フラッシングによりすべて注入することができた 溶解性(水)溶けやすい	

理由　著　著者コメント　　安定性　原薬(一部製剤)の安定性　　溶解性(水)　原薬の水に対する溶解性
代用品　※：一部適応等が異なる

ノリト

製品名(会社名)	規格単位	剤形・割線・Cap号数	可否	一般名
ノリトレン錠10mg (大日本住友)	10mg	糖衣錠 ○(割線無)	— (△)	ノルトリプチリン塩酸塩
ノリトレン錠25mg (大日本住友)	25mg	Fコート錠 ○(割線無)	— (△)	
ノルバスク錠2.5mg (ファイザー)	2.5mg	Fコート錠 ○(割線無)	— (△)	アムロジピンベシル酸塩
ノルバスク錠5mg (ファイザー)	5mg	Fコート錠 ⊖(割線1本)	— (△)	
ノルバスク錠10mg (ファイザー)	10mg	Fコート錠 ⊖(割線1本)	— (△)	
ノルバスクOD錠2.5mg (ファイザー)	2.5mg	口腔内崩壊錠 ○(割線無)	— (△)	アムロジピンベシル酸塩
ノルバスクOD錠5mg (ファイザー)	5mg	口腔内崩壊錠 ⊖(割線1本)	— (△)	
ノルバスクOD錠10mg (ファイザー)	10mg	口腔内崩壊錠 ⊖(割線1本)	— (△)	
ノルバデックス錠10mg (アストラゼネカ)	10mg	Fコート錠 ○(割線無)	× (△)	タモキシフェンクエン酸塩
ノルバデックス錠20mg (アストラゼネカ)	20mg	Fコート錠 ○(割線無)	× (△)	

可否判定 ○:可, △:条件つきで可, ×:不可, —:企業判定回避, ( ):著者判断

理　由	代用品
(安定性)〔長期〕(室温, 褐色ガラス瓶, 12カ月間)含量変化なし 〔苛酷〕(40℃, 褐色ガラス瓶, 12カ月間)含量変化なし (40℃, 90%RH, 秤量瓶(開栓), 2週間)性状・含量変化なし (室温, 室内散光下, 無色ガラス瓶, 12カ月間)軽度の着色変化 **粉砕後**　[10mg錠] (20℃・60%RH, 40℃・75%RH, グラシン紙分包, 3カ月間)変化なし (60万lx･hr照射, ガラスシャーレ保存)性状, 含量, 類縁物質いずれも変化なし (120万lx･hr照射, ガラスシャーレ保存)性状, 類縁物質いずれも変化なし, 含量若干低下(「錠剤・カプセル剤の無包装状態での安定性情報(改訂6版)」に記載された評価基準では, 変化なし) (60万/120万lx･hr照射, ガラスシャーレ保存)性状, 含量, 類縁物質いずれも変化なし [25mg錠] (20℃・60%RH, 40℃・75%RH, グラシン紙分包, 3カ月間)変化なし (溶解性(水))やや溶けにくい	
防湿・遮光が必要。わずかに特異なにおいあり。わずかに苦味あり **著**　防湿・遮光保存 (安定性)〔長期〕(室温, ポリエチレン袋, 36カ月間)外観, 含量ともに変化なし, 分解物なし 〔苛酷〕(40℃, 75%RH, 褐色ガラスバイアル開栓, 6カ月間)外観わずかに黄変化, 含量変化なし, 分解物なし **粉砕後**　[5mg錠] (19～24℃, 50～92%RH, 790～800lx, 内透明ガラス瓶, 30日間)外観変化, 開栓状態では淡黄色化し, 含湿度の増加が認められた (溶解性(水))溶けにくい	
普通錠のデータを参照 **著**　口腔内崩壊錠のため粉砕不適。粉砕した場合, 防湿・遮光保存 (安定性)〔長期〕(室温, ポリエチレン袋, 36カ月間)外観, 含量ともに変化なし, 分解物なし 〔苛酷〕(40℃, 75%RH, 褐色ガラスバイアル開栓, 6カ月間)外観わずかに黄変化, 含量変化なし, 分解物なし (溶解性(水))溶けにくい	
粉砕時のデータ(薬物動態, 臨床効果, 安全性, 安定性)なし。原薬の直射日光下の試験で, 色の変化などが認められる **著**　抗悪性腫瘍剤のため粉砕せず懸濁する。要遮光保存 (安定性)〔通常〕(室温, 褐色ガラス瓶密栓, 27カ月間)変化なし 〔苛酷〕(直射日光, 30日間)10日間で淡黄色から淡黄褐色に, 20日間で黄褐色に変化し, 類縁物質がごくわずかに増加する (溶解性(水))溶けにくい (危険度)Ⅰ(日本病院薬剤師会：抗悪性腫瘍薬の院内取扱い指針)	

理由　**著** 著者コメント　　(安定性)原薬(一部製剤)の安定性　　(溶解性(水))原薬の水に対する溶解性
代用品　※：一部適応等が異なる

ノルフ

製品名（会社名）	規格単位	剤形・割線・Cap号数	可否	一般名
ノルフロキサシン錠100mg 「EMEC」(エルメッド＝日医工)	100mg	Fコート錠 ○(割線無)	― (△)	ノルフロキサシン
ノルフロキサシン錠200mg 「EMEC」(エルメッド＝日医工)	200mg	Fコート錠 ⊖(割線1本)	― (△)	
ノルフロキサシン錠100mg「YD」 (陽進堂)	100mg	Fコート錠 ○(割線無)	― (○)	ノルフロキサシン
ノルフロキサシン錠200mg「YD」 (陽進堂)	200mg	Fコート錠 ⊖(割線1本)	― (○)	
ノルフロキサシン錠100mg「サワイ」(沢井)	100mg	Fコート錠 ○(割線無)	― (△)	ノルフロキサシン
ノルフロキサシン錠200mg「サワイ」(沢井)	200mg	Fコート錠 ○(割線無)	― (△)	
ノルフロキサシン錠100mg「ツルハラ」(鶴原)	100mg	Fコート錠 ○(割線無)	△	ノルフロキサシン
ノルフロキサシン錠200mg「ツルハラ」(鶴原)	200mg	Fコート錠 ○(割線無)	△	
ノルモナール錠15mg (エーザイ)	15mg	素錠 ⊖(割線1本)	― (○)	トリパミド
ノルレボ錠1.5mg (あすか製薬＝武田)	1.5mg	素錠 ○(割線無)	― (△)	レボノルゲストレル
バイアグラ錠25mg (ファイザー)	25mg	Fコート錠 ◇(割線無)	― (△)	シルデナフィルクエン酸塩
バイアグラ錠50mg (ファイザー)	50mg	Fコート錠 ◇(割線無)	― (△)	
バイアスピリン錠100mg (バイエル)	100mg	腸溶性Fコート錠 ○(割線無)	△	アスピリン

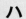

可否判定　○：可，△：条件つきで可，×：不可，―：企業判定回避，（　）：著者判断

理　由	代用品
粉砕時の体内動態データなし 著 粉砕後防湿・遮光保存で可能と推定 (安定性)製剤 〔通常〕(25℃, 60%RH, PTPシートをアルミピロー包装したもの, 36カ月間)規格内 粉砕後 (25℃, 60%RH, 120万lx·hr)光照射面が変色 (溶解性(水))ほとんど溶けない	
著 防湿・遮光保存 (安定性)粉砕時 (25℃, 60%RH, 120万lx·hr, 30日間)曝光面が白色から黄色に変化, 含量規格内 (溶解性(水))ほとんど溶けない	
著 防湿・遮光保存 (安定性)光によって徐々に着色する (溶解性(水))ほとんど溶けない	
光によって徐々に着色。苦味あり 著 防湿・遮光保存 (安定性)該当資料なし (溶解性(水))ほとんど溶けない	
(安定性)〔苛酷〕(45℃, ガラス瓶(密栓), 3カ月間)変化なし (40℃, 90%RH, ガラス瓶(開放), 3カ月間)変化なし (1,000lx, 石英管(密栓), 3カ月間)変化なし (溶解性(水))ほとんど溶けない	
著 粉砕後データが不足しているが, 防湿・遮光保存で可能と推定 (安定性)原薬 〔長期〕(25℃, 60%RH, 遮光, 気密, 60カ月間)変化なし 〔苛酷〕(40℃, 75%RH, 遮光, 気密, 6カ月間)変化なし (溶解性(水))ほとんど溶けない	
著 粉砕後データが不足しているが, 防湿・遮光保存で可能と推定 (安定性)〔長期〕(25℃, 60%RH, ポリエチレン袋, 36カ月間)外観, 含量, 分解物変化なし 〔苛酷〕(50℃, 20%RH, ガラスシャーレ, 3カ月間)外観, 含量, 分解物変化なし (25℃, 85%RH, ガラスシャーレ, 3カ月間)外観, 含量, 分解物変化なし (白色蛍光灯(総照度120万lx·hr以上), 近紫外蛍光ランプ(総近紫外放射エネルギー200W·hr/m²以上), 石英ガラスシャーレ(開放), 31日間(白色蛍光灯下に30日間, その後近紫外ランプ下に1日間))変化なし 粉砕後 データなし (溶解性(水))溶けにくい	
粉砕後(25℃, 75%RH, 1,000lx·hr(蛍光灯), 30日間), 水分, サリチル酸のわずかな増加が認められたが, 規格範囲内であった。外観及びアスピリン含量に変化はなかったが, 粉砕することにより速やかな効果発現が得られるが, 腸溶化の利点が失われるため, 胃腸障害に対する考慮が必要 (安定性)該当資料なし (溶解性(水))溶けにくい	末※ 先

理由　著 著者コメント　(安定性)原薬(一部製剤)の安定性　(溶解性(水))原薬の水に対する溶解性
代用品　※：一部適応等が異なる

ハイカ

製品名（会社名）	規格単位	剤形・割線・Cap号数	可否	一般名
バイカロン錠25mg （田辺三菱）	25mg	素錠 ⊖(割線1本)	— (△)	メフルシド
ハイコバールカプセル500μg （エーザイ）	0.5mg	硬カプセル 4号	— (△)	コバマミド
ハイゼット錠25mg （大塚製薬）	25mg	糖衣錠 ○(割線無)	— (△)	ガンマオリザノール
ハイゼット錠50mg （大塚製薬）	50mg	糖衣錠 ○(割線無)	— (△)	
ハイチオール錠40 （久光）	40mg	Fコート錠 ○(割線無)	△	L-システイン
ハイチオール錠80 （久光）	80mg	Fコート錠 ○(割線無)	△	
ハイトラシン錠0.25mg （マイランEPD）	0.25mg	素錠 ○(割線無)	— (○)	テラゾシン塩酸塩水和物
ハイトラシン錠0.5mg （マイランEPD）	0.5mg	素錠 ⊖(割線1本)	— (○)	
ハイトラシン錠1mg （マイランEPD）	1mg	素錠 ⊖(割線1本)	— (○)	
ハイトラシン錠2mg （マイランEPD）	2mg	素錠 ⊖(割線1本)	— (○)	
ハイドレアカプセル500mg （BMS）	500mg	硬カプセル 0号	× (△)	ヒドロキシカルバミド

可否判定 ○：可，△：条件つきで可，×：不可，—：企業判定回避，（ ）：著者判断

ハイト

理　由	代用品
(安定性)〔長期〕(室温，無色透明ガラス容器(気密)，2年間)変化なし 〔苛酷〕(30℃，無色透明ガラス容器(気密)，3カ月間)変化なし (60℃，無色透明ガラス容器(気密)，3カ月間)変化なし (40℃，82%RH，無色透明ガラス容器(開放)，3カ月間)変化なし (直射日光，無色透明ガラス容器(気密)，3カ月間)変化なし (室内散乱光，無色透明ガラス容器(気密)，3カ月間)変化なし (溶解性(水))ほとんど溶けない	
遮光保存 著 用時粉砕，粉砕後は速やかに使用する。防湿・遮光保存 (安定性)極めて吸湿性で光により分解する (溶解性(水))やや溶けやすい	
粉砕後の安定性は検討していない 著 防湿・遮光保存 (安定性)〔長期〕(室温，5年間)変化なし 〔苛酷〕(50℃，2年間)変化なし (37℃，75%RH，2年間)変化なし (日光照射下，6カ月間)変化なし (溶解性(水))ほとんど溶けない	細20%　先 GE
特異なにおいあり，味はえぐい (安定性)〔通常〕(室温，10カ月間)密封乾燥状態では安定な結晶(室温，10カ月保存で98%以上)である 〔苛酷〕資料なし (溶解性(水))溶けやすい	末32%　GE
粉砕に関するデータなし 著 粉砕後データが不足しているが，安定と推定 (安定性)〔通常〕(室温，白色ポリエチレン瓶，36カ月間)変化なし 〔苛酷〕(50℃，無色ガラス瓶(開放)，6カ月間)変化なし (40℃，無色ガラス瓶(開放)，6カ月間)変化なし (25℃，90%RH，ガラス製シャーレ(開放)，6カ月間)変化なし (室内散光，ガラス製シャーレ(開放)，6カ月間)わずかに分解物(PAD)が認められた (蛍光灯，ガラス製シャーレ(開放)，120万lx·hr)わずかに分解物(PAD)が認められた (溶解性(水))やや溶けにくい	
粉砕時の安全性，体内動態のデータがない。DNA障害性を有し，変異原性があるため安全性の保証がない 著 抗悪性腫瘍剤のため粉砕せず懸濁する。やむを得ず粉砕する場合は，安全キャビネット内で行うなど調剤者の曝露に注意すること。防湿・遮光保存。危険度Ⅰ(日本病院薬剤師会：抗悪性腫瘍薬の院内取扱い指針)のため，粉砕時曝露に注意 (安定性)〔苛酷〕(25℃，75%RH，1週間)変化なし (溶解性(水))溶けやすい (危険度)Ⅰ(日本病院薬剤師会：抗悪性腫瘍薬の院内取扱い指針)	

ハ

理由　著 著者コメント　　(安定性)原薬(一部製剤)の安定性　　(溶解性(水))原薬の水に対する溶解性
代用品　※：一部適応等が異なる

ハイナ

製品名（会社名）	規格単位	剤形・割線・Cap号数	可否	一般名
バイナス錠50mg （バイエル）	50mg	Fコート錠 ○（割線無）	× (△)	ラマトロバン
バイナス錠75mg （バイエル）	75mg	Fコート錠 ○（割線無）	× (△)	
バイニロード錠5mg （武田テバ薬品＝武田テバファーマ＝武田）	5mg	Fコート錠 ○（割線無）	— (△)	ニトレンジピン
バイニロード錠10mg （武田テバ薬品＝武田テバファーマ＝武田）	10mg	Fコート錠 ○（割線無）	— (△)	
ハイパジールコーワ錠3 （興和＝興和創薬）	3mg	Fコート錠 ○（割線無）	— (△)	ニプラジロール
ハイパジールコーワ錠6 （興和＝興和創薬）	6mg	素錠 ⊖（割線1本）	— (△)	
ハイペン錠100mg （日本新薬）	100mg	Fコート錠 ○（割線無）	△	エトドラク
ハイペン錠200mg （日本新薬）	200mg	Fコート錠 ○（割線無）	△	
ハイボン錠20mg （ニプロES）	20mg	素錠 ○（割線無）	— (○)	リボフラビン酪酸エステル
ハイボン錠40mg （ニプロES）	40mg	素錠 ⊖（割線1本）	— (○)	

可否判定　○：可，△：条件つきで可，×：不可，—：企業判定回避，（　）：著者判断

理　由	代用品
徐放性フィルムコーティング錠であるため，粉砕により著しく苦味を呈し，また作用持続性が失われるため不可 (安定性)〔長期〕(25℃，60％RH，褐色ガラス製気密容器，60カ月間)変化なし 〔苛酷〕(60℃，褐色ガラス製気密容器，3カ月間)変化なし (30℃，80％RH，褐色ガラス製開放容器，6カ月間)変化なし (白色蛍光燈(1,000lx)，シャーレ＋ポリビニリデンフィルム，1,200時間)変化なし (溶解性(水))ほとんど溶けない	
著 光に不安定(分解・変色)。吸湿による凝集のため防湿・遮光保存 (溶解性(水))ほとんど溶けない	
光に不安定，着色する 錠剤が粉砕された状態での薬物動態解析，有効性試験，安全性試験は実施されていない (安定性)〔長期〕(室温，遮光，気密容器，39カ月間)変化なし 〔苛酷〕(50℃，遮光，気密容器，6カ月間)変化なし (40℃，75％RH/93％RH，遮光，開放容器，6カ月間)変化なし (室内散光，気密容器，12カ月間)外観(色)に経時変化を認める (直射日光，開放容器，10時間)外観及び溶状(色)の経時的変化，吸光度の経時的増加，TLCのスポット増加，含量の経時的減少 (溶解性(水))極めて溶けにくい	
苦味及び喉，鼻に対する刺激性あり 著 苦味及び喉・鼻に対する刺激あり (安定性)〔通常〕(室温，褐色ガラス瓶遮光，40カ月間)変化なし 〔苛酷〕(50℃，ポリエチレン袋(無色透明)，3カ月間)変化なし (40℃，75％RH，シャーレ開放，3カ月間)変化なし (遮光，蛍光灯下，褐色ガラス瓶，3週間)変化なし (2,000lx蛍光灯下，シャーレ開放，3週間)表面のみ黄色化，他の変化なし (溶解性(水))ほとんど溶けない	
原薬はずかに特異なにおいがあり，味はわずかに苦く，光によって分解する (安定性)〔長期〕(室温，アルミニウムラミネート袋，3年間)変化なし 粉砕品　〔20mg錠〕 (25℃/35℃，ポリエチレンラミネートグラシン紙/透明ガラス瓶，30日間)性状・含量・TLCに変化なし (25℃，75％RH，ポリエチレンラミネートグラシン紙/透明ガラス瓶，30日間)性状・含量・TLCに変化なし (室内蛍光灯800lx·hr(8h/日)，ポリエチレンラミネートグラシン紙/透明ガラス瓶，30日間)性状・含量・TLCに変化なし (溶解性(水))ほとんど溶けない	細10％ 先 GE 細20％ 先

理由　著 著者コメント　(安定性)原薬(一部製剤)の安定性　(溶解性(水))原薬の水に対する溶解性
代用品　※：一部適応等が異なる

ハイミ

製品名（会社名）	規格単位	剤形・割線・Cap号数	可否	一般名
バイミカード錠5mg （バイエル）	5mg	Fコート錠 ○(割線無)	× (△)	ニソルジピン
バイミカード錠10mg （バイエル）	10mg	Fコート錠 ○(割線無)	× (△)	
バイロテンシン錠5mg （田辺三菱）	5mg	Fコート錠 ○(割線無)	— (△)	ニトレンジピン
バイロテンシン錠10mg （田辺三菱）	10mg	Fコート錠 ○(割線無)	— (△)	
パキシル錠5mg （GSK）	5mg	Fコート錠 ○(割線無)	— (○)	パロキセチン塩酸塩水和物
パキシル錠10mg （GSK）	10mg	Fコート錠 ○(割線無)	— (○)	
パキシル錠20mg （GSK）	20mg	Fコート錠 ○(割線無)	— (○)	
パキシルCR錠12.5mg （GSK）	12.5mg	腸溶性徐放錠 ○(割線無)	— (×)	パロキセチン塩酸塩水和物
パキシルCR錠25mg （GSK）	25mg	腸溶性徐放錠 ○(割線無)	— (×)	

可否判定　○：可，△：条件つきで可，×：不可，—：企業判定回避，（　）：著者判断

理　由	代用品
光によって分解するため酸化チタンを用いたフィルムコートで遮光処理。粉砕後の安全性については保証しかねる **著** 防湿・遮光保存 **安定性** 〔長期〕(25℃, 75%RH, 褐色ガラス製気密容器, 24カ月間)変化なし 〔苛酷〕(40℃, 75%RH, 褐色ガラス製開放容器, 8カ月間)変化なし (太陽光(約10,000lx), 無色透明ガラス製気密容器, 15時間)外観にわずかな着色, 融点の低下, 乾燥減量の増加, 分解物の増加及び定量値の減少が認められた **溶解性(水)** ほとんど溶けない	
光に不安定(変色・分解)。吸湿により凝集(遮光, 20℃, 75%RHで2週間目より/遮光, 30℃, 92%RHで1週間目より)する **著** 防湿・遮光保存 **安定性** 〔長期〕(室温, 褐色ガラス容器(気密), 3年3カ月間)変化なし 〔苛酷〕(40℃, 褐色ガラス容器(気密), 6カ月間)変化なし (60℃, 褐色ガラス容器(気密), 4週間)変化なし (40℃, 75%RH/82%RH, 褐色ガラス容器(開放), 6カ月間)変化なし (室内散光(約500lx), シャーレ(開放), 2カ月間)0.5カ月目に分解物[Ⅰ]及び[Ⅲ]を認め, 2カ月目には分解物[Ⅱ]も認められた。1カ月目に, 外観が黄色から微黄褐色に変化した (室内散光(約500lx), 褐色ガラス容器(気密), 6カ月間)ごく微量の分解物[Ⅰ]が認められたが, 他の試験項目(外観, 融点, TLC, 含量)は変化なし 分解物：インタビューフォーム参照 **溶解性(水)** ほとんど溶けない	
著 50日間は安定であると推定 **安定性** 〔長期〕(25±2℃, 褐色ガラス瓶(密栓), 36カ月間)変化なく安定 〔加速〕(40±1℃, 75±5%RH, 褐色ガラス瓶(密栓), 6カ月間)変化なく安定 〔温度〕(60℃, 褐色ガラス瓶(密栓), 3カ月間)変化なく安定 〔湿度〕(25℃, 90%RH, 褐色ガラス瓶(開栓), 3カ月間)変化なく安定 〔光〕(約25℃, 白色蛍光灯(約1,000lx), ガラス製シャーレ, 180万lx·hr)変化なく安定 **粉砕後** [10mg・20mg錠] 〔温度〕(30±2℃, 気密容器(遮光), 3カ月間)変化なく安定 〔湿度〕(30±2℃, 75±5%RH, シャーレ(開放・遮光), 3カ月間)変化なく安定 〔光〕(30±2℃, 75±5%RH, 1,000lx, 透明シャーレ(開放), 50日間)変化なく安定 **溶解性(水)** 溶けにくい	
著 徐放性のため粉砕不可 **安定性** 〔長期〕(25±2℃, 褐色ガラス瓶(密栓), 36カ月間)変化なし 〔加速〕(40±1℃, 75±5%RH, 褐色ガラス瓶(密栓), 6カ月間)変化なし 〔温度〕(60℃, 褐色ガラス瓶(密栓), 3カ月間)変化なし 〔湿度〕(20℃, 90%RH, 褐色ガラス瓶(開栓), 3カ月間)変化なし 〔光〕(約25℃, 白色蛍光灯(約1,000lx), 無色透明ガラス製シャーレ(無色透明の塩化ビニル樹脂製ラップで覆う), 積算照度180万lx·hr)変化なし **溶解性(水)** 溶けにくい	

理由　**著** 著者コメント　**安定性** 原薬(一部製剤)の安定性　**溶解性(水)** 原薬の水に対する溶解性
代用品　※：一部適応等が異なる

ハキス

製品名（会社名）	規格単位	剤形・割線・Cap号数	可否	一般名
パーキストン配合錠L100 （小林化工）	配合剤	素錠 （割線1本）	○ (△†)	レボドパ・カルビドパ水和物
パーキストン配合錠L250 （小林化工）	配合剤	素錠 （割線1本）	○ (△†)	レボドパ・カルビドパ水和物
バキソカプセル10 （富士フイルム富山化学）	10mg	硬カプセル 3号	— (△)	ピロキシカム
バキソカプセル20 （富士フイルム富山化学）	20mg	硬カプセル 2号	— (△)	ピロキシカム
パーキネス錠2 （東和薬品）	2mg	素錠 （割線模様）	— (○)	トリヘキシフェニジル塩酸塩
小児用バクシダール錠50mg （杏林）	50mg	Fコート錠 （割線無）	× (△)	ノルフロキサシン

可否判定 ○：可，△：条件つきで可，×：不可，—：企業判定回避，（ ）：著者判断

理　由	代用品
† 著 凡例5頁参照。防湿・遮光保存 安定性 粉砕後 〔通常〕(25℃, 75%RH, 遮光, 3カ月間)変化なし 〔苛酷〕(40℃, 遮光, 3カ月間)変化なし 〔光〕(室温, 1,000lx・hr(白色蛍光灯下), 50日間)変化なし 溶解性(水) レボドパ・カルビドパ水和物：溶けにくい	
わずかに苦味あり 著 粉砕後データが不足しているが、防湿・遮光保存で可能と推定 安定性 〔長期〕(室温, 褐色気密バイアル, 36カ月間)変化なし 〔苛酷〕(80℃, 褐色気密バイアル, 1カ月間)変化なし (60℃, 褐色気密バイアル, 4カ月間)変化なし (50℃, 褐色気密バイアル, 6カ月間)変化なし (40℃, 褐色気密バイアル, 12カ月間)変化なし (40℃, 75%RH, 褐色開栓バイアル, 6カ月間)変化なし (50℃, 80%RH, 褐色気密バイアル, 6カ月間)変化なし 〔光〕(3,000lx, 25℃, 60%RH, 透明気密バイアル, 3カ月間)変化なし (直射日光, 透明気密バイアル, 60時間)変化なし (室内散光, 透明気密バイアル, 12カ月間)変化なし 溶解性(水) ほとんど溶けない	
主成分はにおいはなく、味は苦い 安定性 粉砕後　(室内散光下, 3カ月間)外観・含量変化なし 溶解性(水) 溶けにくい	散1% 先 GE
残留性の苦味があり、光により徐々に着色する(遮光により安定) 著 防湿・遮光保存 安定性 〔長期〕(室温, 遮光, 36カ月間)変化なし 〔温度〕(40±1℃, 遮光, 24カ月間)変化なし (50±1℃, 遮光, 12カ月間)変化なし (60±1℃, 遮光, 12カ月間)変化なし 〔温度・湿度〕(40±1℃, 75%RH, 遮光, 24カ月間)吸湿が認められたがその他の項目は変化なし (40±1℃, 96%RH, 遮光, 12カ月間)吸湿が認められたがその他の項目は変化なし (50±1℃, 75%RH, 遮光, 12カ月間)吸湿が認められたがその他の項目は変化なし (60±1℃, 75%RH, 遮光, 12カ月間)吸湿が認められたがその他の項目は変化なし 〔光〕(直射日光下, 30日間(照射時間8h/日))30日後定量値が2〜3%低下し外観が褐色に変化したがその他の項目は変化なし (蛍光灯(40W)下, 4,000〜5,000lx, 30日間(照射時間8h/日))30日後外観が黄色に変化したがその他の項目は変化なし 溶解性(水) ほとんど溶けない	

理由　著 著者コメント　　安定性 原薬(一部製剤)の安定性　　溶解性(水) 原薬の水に対する溶解性
代用品　※：一部適応等が異なる

ハクシ

製品名(会社名)	規格単位	剤形・割線・Cap号数	可否	一般名
バクシダール錠100mg (杏林)	100mg	Fコート錠 ○(割線無)	— (△)	ノルフロキサシン
バクシダール錠200mg (杏林)	200mg	Fコート錠 ○(割線無)	— (△)	
バクタ配合錠 (シオノギファーマ=塩野義)	配合剤	素錠 ⊖(割線模様)	△†	スルファメトキサゾール・トリメトプリム
バクトラミン配合錠 (太陽ファルマ)	配合剤	素錠 ⊖(割線1本)	— (△†)	スルファメトキサゾール・トリメトプリム

可否判定 ○:可, △:条件つきで可, ×:不可, —:企業判定回避, ():著者判断

ハクト

理　由	代用品
著 残留性の苦味があり，光により徐々に着色する。防湿・遮光保存 安定性〔長期〕(室温，遮光，36カ月間)変化なし 〔温度〕(40±1℃，遮光，24カ月間)変化なし (50±1℃，遮光，12カ月間)変化なし (60±1℃，遮光，12カ月間)変化なし 〔温度・湿度〕(40±1℃，75%RH，遮光，24カ月間)吸湿が認められたがその他の項目は変化なし (40±1℃，96%RH，遮光，12カ月間)吸湿が認められたがその他の項目は変化なし (50±1℃，75%RH，遮光，12カ月間)吸湿が認められたがその他の項目は変化なし (60±1℃，75%RH，遮光，12カ月間)吸湿が認められたがその他の項目は変化なし 〔光〕(直射日光下，30日間(照射時間8h/日))30日後定量値が2～3%低下し外観が褐色に変化したがその他の項目は変化なし (蛍光灯(40W)下，4,000～5,000lx，30日間(照射時間8h/日))30日後外観が黄色に変化したがその他の項目は変化なし 溶解性(水)ほとんど溶けない	
苦味あり † 著 凡例5頁参照 安定性 スルファメトキサゾール 〔通常〕(30℃，遮光，ポリ袋+ファイバードラム缶，52カ月間)変化なし 〔苛酷〕(60℃，遮光，ガラス瓶密栓，3カ月間)変化なし (40℃，80%RH，遮光，シャーレ，開放，3カ月間)変化なし (25℃，5,000lx照射，シャーレ，開放，15日間)色調ごくわずかに変化。含量に変化を認めず トリメトプリム 〔通常〕(室温，遮光，密栓，24カ月間)変化なし 〔苛酷〕(40℃，遮光，密栓，20カ月間)変化なし (40℃，75%RH，遮光，20カ月間)変化なし (室温，密栓，太陽光線，6カ月間)わずかに黄色に着色 溶解性(水)トリメトプリム：極めて溶けにくい スルファメトキサゾール：極めて溶けにくい	顆 先
30℃，75%RH，遮光ないしは非遮光(1,000lx連続照射)で4週間(28日間)大きな変化なし 原薬苦味あり † 著 凡例5頁参照 溶解性(水)トリメトプリム：極めて溶けにくい スルファメトキサゾール：極めて溶けにくい	顆 先

ハ

理由　著 著者コメント　　安定性 原薬(一部製剤)の安定性　　溶解性(水)原薬の水に対する溶解性
代用品　※：一部適応等が異なる

ハシフ

製品名(会社名)	規格単位	剤形・割線・Cap号数	可否	一般名
パシーフカプセル30mg (武田)	30mg	硬カプセル 5号	×	モルヒネ塩酸塩水和物
パシーフカプセル60mg (武田)	60mg	硬カプセル 4号	×	
パシーフカプセル120mg (武田)	120mg	硬カプセル 2号	×	
バスタレルF錠3mg (京都=大日本住友)	3mg	Fコート錠 ○(割線無)	— (△)	トリメタジジン塩酸塩
バスティーン錠100mg (全星)	100mg	Fコート錠 ○(割線無)	△	ノルフロキサシン
バスティーン錠200mg (全星)	200mg	Fコート錠 ○(割線無)	△	

可否判定 ○:可, △:条件つきで可, ×:不可, —:企業判定回避, ( ):著者判断

ハステ

理　由	代用品
速放性粒及び徐放性粒からなるマルチプルユニットタイプの徐放性カプセルのため不可 著 医療用麻薬のため粉砕不可。できれば剤形変更する(速放性顆粒と徐放性顆粒を1:5の割合で含み, 脱カプセル後その均一性が保れないと製剤工夫の利点を活かせないだけでなく, すべて溶解した場合に内容量すべてが速放性になるおそれがある) 安定性(1)本品は光によって徐々に黄褐色を帯びる (2)水溶液として安定なpH域：酸性領域(pH2.5〜5.0)では比較的安定であるが, 中性及びアルカリ性領域では室温で急速に分解し, 沈殿の原因となる(The Pharmaceutical Codex, 12th, 1994, 966) 〔長期〕(25℃, 60％RH, 60カ月間)変化なし 製剤 〔長期〕(25℃, 60％RH, PTP＋乾燥剤＋脱酸素剤＋内袋＋紙箱, 36カ月間)変化なし 〔温度〕(50℃, 3カ月間)変化なし 〔湿度〕(25℃, 93％RH, 3カ月間)変化なし 〔光〕(120万lx・hr(D65ランプ))変化なし 溶解性(水)やや溶けやすい	内用液0.2%　先
安定性〔通常〕(室温, 白色ガラス瓶(密栓), 36カ月間)変化なし 〔苛酷〕(40℃, 75％RH, 白色ガラス瓶(密栓), 6カ月間)変化なし 溶解性(水)極めて溶けやすい	
残留性の苦味あり 各条件(光：総曝光量60万lx・hr, 温度：40℃で4週間, 湿度：25℃, 75％RHで4週間)で保存した結果, 光により徐々に着色した 安定性製剤 〔苛酷〕(40℃, 気密褐色ガラス瓶(密栓), 3カ月間)性状・硬度・溶出試験・定量試験：変化なし (25℃, 75％RH, シャーレ(開放・遮光), 3カ月間)溶出試験：変化あり(規格外)。性状・硬度・定量試験：変化なし 〔光〕(総照射量60万lx・hr, 気密透明ガラス瓶)性状・硬度・溶出試験・定量試験：変化なし 溶解性(水)ほとんど溶けない	
残留性の苦味あり, 光により徐々に着色 25℃, 75％RH(遮光・開放), 3カ月で保存した結果, 吸湿はするが, 含量には影響がなく安定であった 安定性製剤 〔苛酷〕(40℃, 遮光・気密容器, 3カ月間)定量：含量の低下(規格内)。外観・硬度・平均質量・乾燥減量・溶出性：変化なし (25℃, 75％RH, 遮光・開放, 3カ月間)定量：含量の低下(規格内)。溶出性：遅延(規格外)。外観・硬度・平均質量・乾燥減量：変化なし 〔光〕(25℃, 60％RH, 気密容器, 合計120万lx・hrを照射)外観：変色(規格外)。定量：含量の低下(規格内)。溶出性：遅延(規格外)。硬度・平均質量・乾燥減量：変化なし 溶解性(水)ほとんど溶けない	

理由　著 著者コメント　　安定性原薬(一部製剤)の安定性　　溶解性(水)原薬の水に対する溶解性
代用品　※：一部適応等が異なる

ハセト

製品名（会社名）	規格単位	剤形・割線・Cap号数	可否	一般名
パセトシン錠250 （アスペン）	250mg	Fコート錠 ○（割線無）	― (△)	アモキシシリン水和物
パセトシンカプセル125 （アスペン）	125mg	硬カプセル 3号	― (△)	アモキシシリン水和物
パセトシンカプセル250 （アスペン）	250mg	硬カプセル 2号	― (△)	
バソメット錠0.25mg （田辺三菱）	0.25mg	素錠 ○（割線無）	― (○)	テラゾシン塩酸塩水和物
バソメット錠0.5mg （田辺三菱）	0.5mg	素錠 ⊖（割線1本）	― (○)	
バソメット錠1mg （田辺三菱）	1mg	素錠 ⊖（割線1本）	― (○)	
バソメット錠2mg （田辺三菱）	2mg	素錠 ⊖（割線1本）	― (○)	
バッサミン配合錠A81 （武田テバファーマ＝武田）	81mg	素錠 ○（割線無）	― (×)	アスピリン・ダイアルミネート
バップフォー錠10 （大鵬薬品）	10mg	Fコート錠 ○（割線無）	△ (○)	プロピベリン塩酸塩
バップフォー錠20 （大鵬薬品）	20mg	Fコート錠 ○（割線無）	△ (○)	
ハドドリン錠「5」 （辰巳）	5mg	Fコート錠 ○（割線無）	― (○)	ドンペリドン

可否判定　○：可，△：条件つきで可，×：不可，―：企業判定回避，（　）：著者判断

ハトト

理　由	代用品
吸湿性，強いペニシリン臭あり 著 防湿・遮光保存 (安定性)〔長期〕(室温，遮光，ガラス瓶(気密)，24カ月間)変化なし 〔苛酷〕(60℃，遮光，無色ガラス瓶(気密)，30日間)経時的に着色した。また力価もやや低下した (30℃，82%RH，遮光，無色ガラス瓶(開放)，3カ月間)ほとんど変化なし 〔光〕(約1,000lx，透明ガラス瓶(気密)，3カ月間)変化なし (溶解性(水))溶けにくい	細10% ※ 先 GE 細20% ※ GE
吸湿性，強いペニシリン臭あり 著 防湿・遮光保存 (安定性)〔長期〕(室温，遮光，ガラス瓶(気密)，24カ月間)変化なし 〔苛酷〕(60℃，遮光，無色ガラス瓶(気密)，30日間)経時的に着色した。また力価もやや低下した (30℃，82%RH，遮光，無色ガラス瓶(開放)，3カ月間)ほとんど変化なし 〔光〕(約1,000lx，透明ガラス瓶(気密)，3カ月間)変化なし (溶解性(水))溶けにくい	細10% ※ 先 GE 細20% ※ GE
著 粉砕後データが不足しているが，安定と推定 (安定性)〔長期〕(室温，白色ポリエチレン瓶(密閉)，3年間)変化なし 〔苛酷〕(50℃，無色ガラス瓶(開放)，6カ月間)変化なし (40℃，無色ガラス瓶(開放)，6カ月間)変化なし (40℃，75%RH，無色ガラス瓶(開放)，6カ月間)変化なし (25℃，90%RH，ガラスシャーレ(開放)，6カ月間)変化なし (室内散光(1日平均800lx，7時間蛍光灯点灯)，ガラスシャーレ(開放)，6カ月間)わずかに分解物(PAD)が認められた (蛍光灯照射(白色蛍光灯の近接照射(6,000lx，庫内温度33～36℃))，ガラスシャーレ(開放)，120万lx・hr)わずかに分解物(PAD)が認められた (溶解性(水))やや溶けにくい	
吸湿により分解される 著 本剤吸湿性あり。アルカリ加水分解の可能性。用時調製もやむを得ないときのみ (溶解性(水))アスピリン：溶けにくい 炭酸マグネシウム・ジヒドロキシアルミニウムアミノアセテート：ほとんど溶けない	
粉砕品は極めて強い苦味を有する グラシン紙分包品は，25℃・60%RH及び40℃・75%RHで90日間安定 (安定性)〔長期〕(室温，気密容器，3年間)変化なし 〔苛酷〕(40℃，75%RH，気密容器，6カ月間)変化なし (60℃，気密容器，6カ月間)変化なし (40℃，91%RH，開封容器，6カ月間)1カ月後よりわずかに固まっていたが，他は変化なし (約110万lx・hr(室内散乱光下)，気密容器，6カ月間)変化なし (溶解性(水))やや溶けやすい	細2% 先
室内散乱光，シャーレ開放条件で4週間保存した結果，含量に変化なし (安定性)該当資料なし (溶解性(水))ほとんど溶けない	細1% 先 DS1% ※ 先 GE

理由　著 著者コメント　　(安定性)原薬(一部製剤)の安定性　　(溶解性(水))原薬の水に対する溶解性
代用品　※：一部適応等が異なる

ハトハ

製品名(会社名)	規格単位	剤形・割線・Cap号数	可否	一般名
パドパリン錠2.5mg (寿)	2.5mg	素錠 ⊖(割線1本)	△	ブロモクリプチンメシル酸塩
パナルジン錠100mg (サノフィ)	100mg	Fコート錠 ○(割線無)	× (△)	チクロピジン塩酸塩
バナン錠100mg (第一三共=GSK)	100mg	Fコート錠 ○(割線無)	— (△)	セフポドキシム プロキセチル

可否判定 ○:可, △:条件つきで可, ×:不可, —:企業判定回避, ( ):著者判断

理　　由	代用品
光により徐々に着色する。防湿保存 溶解性(水) ほとんど溶けない	
著 防湿・遮光保存。粉砕品は強い苦味と刺激性あり 安定性〔通常〕(室温, 無色透明ガラス瓶, 27カ月間)変化なし 〔苛酷〕(25℃, 75%RH, シャーレ開放, 1カ月間)変化なし 溶解性(水) やや溶けやすい	細10% 先 GE
著 防湿・遮光保存 安定性〔長期〕(室温, 遮光, ガラス製薬品瓶(開栓), 30カ月間)ほとんど変化なし 〔温度〕(40℃, 75%RH, 遮光, ガラス製薬品瓶(密栓), 気密容器, 6カ月間)ほとんど変化なし (50℃, 遮光, ガラス製薬品瓶(密栓), 気密容器, 12週間)経時的に着色し含量低下, 12週残存率88～93% 〔温度・湿度〕(40℃, 31%RH/53%RH/75%RH, ガラス製薬品瓶(開栓), 6カ月間)53%RH・6カ月で若干の含量低下, 類縁物質R807-16が2～3%増加, 75%RH・6カ月で4%の増加。経時的に黄色化 〔光〕(室内散光(白色蛍光灯), ポリプロピレン製の袋, 曝光, 60万lx·hr)(キセノンランプ照射, ポリプロピレン製の袋, 曝光, 24時間)外観の黄色化, その他ほとんど変化なし **粉砕後** 〔経時〕(25℃, 75%RH, 遮光, ガラス製シャーレ(開放), 4週間)性状変化なし, 含量97.1% 〔光〕(18～24℃, 34～43%RH, 蛍光灯1,000lx, ガラス製シャーレ(透明なポリ塩化ビニリデンフィルムで覆う), 60万lx·hr)外観黄色に変化, においなし, 色差18.6, 類縁物質4.4%, 含量98% 溶解性(水) 極めて溶けにくい	DS5% ※ 先 GE

理由　著 著者コメント　　安定性 原薬(一部製剤)の安定性　　溶解性(水) 原薬の水に対する溶解性
代用品　※：一部適応等が異なる

ハフア

製品名（会社名）	規格単位	剤形・割線・Cap号数	可否	一般名
バファリン配合錠A81 （ライオン＝エーザイ）	81mg	素錠 ○(割線無)	△ (×)	アスピリン・ダイアルミネート
バファリン配合錠A330 （ライオン＝エーザイ）	330mg	素錠 ○(割線無)	△ (×)	アスピリン・ダイアルミネート
ハーフジゴキシンKY錠0.125 （京都＝トーアエイヨー＝アステラス）	0.125mg	素錠 ⊖(割線1本)	— (○)	ジゴキシン

可否判定　○：可，△：条件つきで可，×：不可，—：企業判定回避，（　）：著者判断

理　由	代用品
二層錠を粉砕することにより，アスピリンとダイアルミネートの接触面が大きくなり，アスピリンの分解を加速する。また，約1～3週間で変色(褐色化)する。成分含有率が維持できなくなるため粉砕後の使用期限は2週間弱とすることが望ましい。また，吸湿により分解・変色するため，できるだけ湿気を避ける対策をとる (著) 本剤吸湿性あり。アルカリ加水分解の可能性あり。用時調製もやむを得ないときのみ (安定性)〔長期〕(室温(11～28℃，40～78％RH)，メタルSP包装，36カ月間)性状，サリチル酸量，アスピリン含量：いずれの試験項目にも変化なし 〔温度〕(40℃，ガラス瓶(密栓)，1カ月間)性状変化なし。サリチル酸量増加，1カ月後に1％(規格値内)。アスピリン含量1カ月後に2.7％低下(規格値内) 〔湿度〕(25℃，75％RH，シャーレ(開放)，1カ月間)1週間後に性状(外観)変化(濃い橙色の斑点あり)。サリチル酸量増加，1カ月後に1.4％(規格内)。アスピリン含量1カ月後に2.2％低下(規格値内) 〔光〕(キセノンランプ2万lx，シャーレ(開放)，60時間(総照度120万lx・hr，総近紫外放射エネルギー200W・hr/m²)60万lx・hrで橙色がうすくなる。サリチル酸量及びアスピリン含量には変化なし (溶解性(水))アスピリン：溶けにくい 炭酸マグネシウム・ジヒドロキシアルミニウムアミノアセテート：ほとんど溶けない	
二層錠を粉砕することにより，アスピリンとダイアルミネートの接触面が大きくなり，アスピリンの分解を加速する。また，約1～3週間で変色(褐色化)する。成分含有率が維持できなくなるため粉砕後の使用期限は2週間弱とすることが望ましい。また，吸湿により分解・変色するため，できるだけ湿気を避ける対策をとる (著) 本剤吸湿性あり。アルカリ加水分解の可能性あり。用時調製もやむを得ないときのみ (安定性)〔長期〕(室温(11～28℃，40～78％RH)，メタルSP包装，36カ月間)性状，サリチル酸量，アスピリン含量：いずれの試験項目にも変化なし 〔湿度〕(20℃，64％RH，シャーレ(開放)，1カ月間)2～3週間目から外観はわずかに変色(褐色化)を認めるとともに，吸湿により徐々にアスピリンが分解してサリチル酸量が増加。サリチル酸量増加，1カ月後に1％(規格値内) (溶解性(水))アスピリン：溶けにくい 炭酸マグネシウム・ジヒドロキシアルミニウムアミノアセテート：ほとんど溶けない	
(著) 30℃・75％RHで3カ月安定。気密・遮光保存必要 (溶解性(水))ほとんど溶けない	散0.1％ 先 内用液0.005％ 先

理由 (著)著者コメント　(安定性)原薬(一部製剤)の安定性　(溶解性(水))原薬の水に対する溶解性
代用品　※：一部適応等が異なる

ハホニ

製品名（会社名）	規格単位	剤形・割線・Cap号数	可否	一般名
ハーボニー配合錠 （ギリアド）	配合剤	Fコート錠 ◯（割線無）	— (△†)	レジパスビル　アセトン付加物・ソホスブビル
バラクルード錠0.5mg （BMS）	0.5mg	Fコート錠 △（割線無）	× (△)	エンテカビル水和物
バラシクロビル錠500mg「CEO」 （セオリア＝武田）	500mg	Fコート錠 ◯（割線無）	— (△)	バラシクロビル塩酸塩
バラシクロビル錠500mg「CHM」 （ケミックス）	500mg	Fコート錠 ◯（割線無）	△ (◯)	バラシクロビル塩酸塩

可否判定　◯：可，△：条件つきで可，×：不可，—：企業判定回避，（　）：著者判断

理　　由	代用品
粉砕による処方推奨データはなし † 著 凡例5頁参照。遮光保存 (安定性)レジパスビル　アセトン付加物(試験項目：性状，類縁物質，含量，水分，残留溶媒，アセトン(光安定性試験の試験項目は，性状，類縁物質及び含量)) 〔長期〕(25℃，60％RH，二重ポリエチレン袋及び高密度ポリエチレン容器，36カ月間)変化なし 〔加速〕(40℃，75％RH，二重ポリエチレン袋及び高密度ポリエチレン容器，6カ月間)変化なし 〔苛酷〕(-20℃，5℃または50℃，成り行き湿度，二重ポリエチレン袋及びポリエチレン容器，4週間)いずれの条件においても変化なし 〔光〕(総照度120万lx・hr以上及び総近紫外放射エネルギー200W・hr/m²以上照射，ガラスシャーレ)分解生成物の増加による性状の変化，含量低下及び類縁物質の増加がみられた ソホスブビル(試験項目：性状，融点，類縁物質，含量，水分) 〔長期〕(25℃，60％RH，二重ポリエチレン袋及び高密度ポリエチレン容器，48カ月間)変化なし (30℃，75％RH，二重ポリエチレン袋及び高密度ポリエチレン容器，36カ月間)変化なし 〔加速〕(40℃，75％RH，二重ポリエチレン袋及び高密度ポリエチレン容器，6カ月間)変化なし 〔苛酷〕(-20℃，5℃または50℃，成り行き湿度，二重ポリエチレン袋及び高密度ポリエチレン容器，4週間)いずれの条件下においても変化なし 〔光〕(総照度120万lx・hr以上及び総近紫外放射エネルギー200W・hr/m²以上照射，石英製の蓋をしたガラスシャーレ)変化なし	
粉砕物の安定性データなし 著 安定性データが不足しているが，粉砕後防湿・遮光保存で可能と推定 (安定性)〔通常〕(25℃，60％RH，暗所，気密，104週間)変化なし 〔苛酷〕(60℃，暗所，開放，9〜10日間)水分減少 (溶解性(水))溶けにくい	
データなし 著 安定性データが不足しているが，粉砕後防湿・遮光保存で可能と推定。苦味あり (溶解性(水))溶けやすい	顆50％ 先 AG GE
苦味あり。25±1℃，75±5％RH，褐色ガラス瓶(閉栓)で粉砕後30日まで含量，純度試験ともに規格範囲内であった 著 防湿・遮光保存 (安定性)〔長期〕(30±2℃，65±5％RH，ポリエチレン袋＋プラスチックドラム，36カ月間)外観・性状：変化なし，残存率：ほとんど変化なし 〔加速〕(40±2℃，75±5％RH，ポリエチレン袋＋プラスチックドラム，6カ月間)外観・性状：変化なし，残存率：ほとんど変化なし (溶解性(水))溶けやすい	顆50％ 先 AG GE

理由　著 著者コメント　(安定性)原薬(一部製剤)の安定性　(溶解性(水))原薬の水に対する溶解性
代用品　※：一部適応等が異なる

ハラシ

製品名（会社名）	規格単位	剤形・割線・Cap号数	可否	一般名
バラシクロビル錠500mg「DSEP」 （第一三共エスファ）	500mg	Fコート錠 （割線無）	○	バラシクロビル塩酸塩
バラシクロビル錠500mg「EE」 （エルメッド＝日医工）	500mg	Fコート錠 （割線表裏各1本）	— (○)	バラシクロビル塩酸塩
バラシクロビル錠500mg「F」 （富士製薬）	500mg	Fコート錠 （割線無）	× (○)	バラシクロビル塩酸塩
バラシクロビル錠500mg「JG」 （日本ジェネリック）	500mg	Fコート錠 （割線無）	— (○)	バラシクロビル塩酸塩
バラシクロビル錠500mg「MEEK」 （小林化工）	500mg	Fコート錠 （割線無）	△ (○)	バラシクロビル塩酸塩
バラシクロビル錠500mg「NP」 （ニプロ）	500mg	Fコート錠 （割線無）	— (○)	バラシクロビル塩酸塩
バラシクロビル錠500mg「NPI」 （日本薬工）	500mg	Fコート錠 （割線無）	— (○)	バラシクロビル塩酸塩

可否判定　○：可，△：条件つきで可，×：不可，—：企業判定回避，（　）：著者判断

理　由	代用品
室温・室内散光下・12週間の条件下で変化は認められなかった (安定性)〔加速〕(40℃, 75%RH, 6カ月間)変化なし 〔苛酷〕(40℃, 遮光, 3カ月間)変化なし (25℃, 75%RH, 遮光, 2カ月間)錠剤のふやけ, 溶出性不適, 硬度やや低下 (120万lx・hr)変化なし (溶解性(水))溶けやすい	顆50%　先 AG GE
粉砕時の体内動態データなし 　著 遮光保存。苦味あり (安定性)製剤　〔加速〕(40℃, 75%RH, PTPシートをアルミニウム・ポリエチレン・ポリエチレンテレフタレートラミネートフィルムでピロー包装したもの, 6カ月間)規格内 〔長期〕(25℃, 60%RH, 37カ月間)規格内 〔苛酷〕(40℃, 75%RH, 遮光, 4週間)白色から微黄白色の変化が認められたが, 規格内 (120万lx・hr(60時間))白色から微黄白色の変化が認められたが, 規格内 (25℃, 60%RH, 遮光, 4週間)規格内 粉砕後　(40℃, 75%RH, 遮光, 4週間)白色から微黄白色の変化が認められたが規格内 (120万lx・hr(60時間))規格内 (25℃, 60%RH, 遮光, 4週間)規格内 (溶解性(水))溶けやすい	顆50%　先 AG GE
主薬の苦味を防ぐため, コーティングを施しているので, 錠剤をつぶすことなく服用させること (安定性)〔加速〕(40℃, 75%RH)6カ月間変化なし (40℃, 成り行き湿度, 無包装状態, 3カ月間)変化なし (25℃, 75%RH, 3カ月間)変化なし (120万lx・hr)変化なし (溶解性(水))溶けやすい	顆50%　先 AG GE
(成り行き温湿度, 分包紙, 3カ月)含量の低下傾向あり (安定性)該当資料なし (溶解性(水))溶けやすい	顆50%　先 AG GE
主薬由来の苦味が出現する可能性がある(苦味あり) (安定性)粉砕後　〔通常〕(25℃, 75%RH, 遮光, 30日間)変化なし 〔苛酷〕(40℃, 遮光, 30日間)変化なし 〔光〕(室温, 1,000lx・hr(白色蛍光灯下), 50日間)変化なし (溶解性(水))溶けやすい	顆50%　先 AG GE
著 苦味あり (安定性)粉砕後　12週間のデータあり(粉砕時の体内動態データ等なし) (溶解性(水))溶けやすい	顆50%　先 AG GE
密閉容器, 室温保存 　著 防湿・遮光保存。苦味あり (安定性)〔通常〕(成り行き温度(室温)・湿度, 粉砕して分包, 12週間)外観・性状：変化なし。含量：わずかな低下が認められたが, 規格の範囲内 (溶解性(水))溶けやすい	顆50%　先 AG GE

理由　著 著者コメント　(安定性)原薬(一部製剤)の安定性　(溶解性(水))原薬の水に対する溶解性
代用品　※：一部適応等が異なる

ハラシ

製品名（会社名）	規格単位	剤形・割線・Cap号数	可否	一般名
バラシクロビル錠500mg「PP」（ポーラファルマ）	500mg	Fコート錠（割線無）	△（○）	バラシクロビル塩酸塩
バラシクロビル錠500mg「TCK」（辰巳）	500mg	Fコート錠（割線無）	―（○）	バラシクロビル塩酸塩
バラシクロビル錠500mg「YD」（陽進堂）	500mg	Fコート錠（割線表裏各1本）	―（○）	バラシクロビル塩酸塩
バラシクロビル錠500mg「アスペン」（アスペン）	500mg	Fコート錠（割線無）	―（○）	バラシクロビル塩酸塩
バラシクロビル錠500mg「アメル」（共和薬品）	500mg	Fコート錠（割線無）	○	バラシクロビル塩酸塩
バラシクロビル錠500mg「オーハラ」（大原）	500mg	Fコート錠（割線無）	―（△）	バラシクロビル塩酸塩
バラシクロビル錠500mg「科研」（シオノ＝科研）	500mg	Fコート錠（割線無）	―（△）	バラシクロビル塩酸塩
バラシクロビル錠500mg「杏林」（キョーリンリメディオ＝杏林）	500mg	Fコート錠（割線無）	―（○）	バラシクロビル塩酸塩

可否判定　○：可，△：条件つきで可，×：不可，―：企業判定回避，（ ）：著者判断

理　　由	代用品
苦味あり 粉砕物をグラシンポリラミネート紙に分包し，室温にて12週間保存した結果，外観変化は認められなかった。有効成分含量は規格内であったが，徐々に低下する傾向にあった (安定性)データなし (溶解性(水))溶けやすい	顆50%　先 AG GE
室温成り行き，分包状態で12週間保存した結果，外観に変化はなかったが，含量の低下(規格内)を認めた (安定性)該当資料なし (溶解性(水))溶けやすい	顆50%　先 AG GE
著 苦味あり (安定性)粉砕時　(25℃，60%RH，120万lx・hr，30日間)性状変化なし，純度・含量規格内 (溶解性(水))溶けやすい	顆50%　先 AG GE
著 防湿・遮光保存。苦味あり (安定性)〔長期〕(25℃，60%RH，暗所，二重のポリエチレン袋，密閉，36カ月間)溶状の変化(わずかに白濁または白濁)，その他変化なし 〔加速〕(40℃，75%RH，暗所，二重のポリエチレン袋，密閉，6カ月間)溶状の変化(わずかに白濁)，その他変化なし 〔温度〕(50℃，75%RH，暗所，無色ガラス瓶，密栓，6カ月間)類縁物質(主たる分解生成物はアシクロビル)のわずかな増加，溶状の変化(白濁)及び含量のわずかな低下，その他変化なし (60℃，75%RH，暗所，無色ガラス瓶，密栓，6カ月間)外観が微黄白色に変化，類縁物質(主たる分解生成物はアシクロビル)の増加，溶状の変化(白濁)及び含量の低下(約2.5%)，その他変化なし 〔温度・湿度〕(40℃，75%RH，暗所，褐色ガラス瓶，開栓，6カ月間)変化なし (50℃，75%RH，暗所，褐色ガラス瓶，開栓，6カ月間)類縁物質(主たる分解生成物はアシクロビル)のわずかな増加及び溶状の変化(白濁)，その他変化なし (60℃，75%RH，暗所，褐色ガラス瓶，開栓，6カ月間)類縁物質(主たる分解生成物はアシクロビル)の増加，溶状の変化(白濁)及び含量の低下(約1.2%)，その他変化なし 〔光〕(25℃，白色蛍光灯，1,000lx，ガラス製シャーレ(ポリ塩化ビニリデンフィルムで覆う)，120万lx・hr)変化なし (溶解性(水))溶けやすい	顆50%　先 AG GE
(安定性)粉砕後　(成り行き温湿度，グラシン包装)12週間安定 (溶解性(水))溶けやすい	顆50%　先 AG GE
著 苦味あり。粉砕後防湿・遮光保存で可能と推定 (溶解性(水))溶けやすい	顆50%　先 AG GE
著 苦味あり。粉砕後防湿・遮光保存で可能と推定 (溶解性(水))溶けやすい	顆50%　先 AG GE
粉砕品は，室温・湿度成り行き・分包紙(グラシンポリラミネート紙)保存において，性状は12週変化なし，含量が8週で3%以上低下したが規格値内の変化であり，「変化あり(規格内)」，総合評価「変化あり(規格内)」と評価した (溶解性(水))溶けやすい	顆50%　先 AG GE

理由　著 著者コメント　(安定性)原薬(一部製剤)の安定性　(溶解性(水))原薬の水に対する溶解性
代用品　※：一部適応等が異なる

ハラシ

製品名（会社名）	規格単位	剤形・割線・Cap号数	可否	一般名
バラシクロビル錠500mg「ケミファ」(ケミファ＝日本薬工)	500mg	Fコート錠（割線無）	— (○)	バラシクロビル塩酸塩
バラシクロビル錠500mg「サトウ」(佐藤製薬)	500mg	Fコート錠（割線無）	○	バラシクロビル塩酸塩
バラシクロビル錠500mg「サワイ」(沢井)	500mg	Fコート錠（割線1本）	— (○)	バラシクロビル塩酸塩
バラシクロビル錠500mg「三和」(三和化学)	500mg	Fコート錠（割線無）	— (○)	バラシクロビル塩酸塩
バラシクロビル錠500mg「ツルハラ」(鶴原)	500mg	Fコート錠（割線無）	△	バラシクロビル塩酸塩
バラシクロビル錠500mg「テバ」(武田テバファーマ＝武田)	500mg	Fコート錠（割線無）	— (○)	バラシクロビル塩酸塩
バラシクロビル錠500mg「トーワ」(東和薬品)	500mg	Fコート錠（割線模様）	— (○)	バラシクロビル塩酸塩
バラシクロビル錠500mg「日医工」(日医工)	500mg	Fコート錠（割線無）	— (○)	バラシクロビル塩酸塩
バラシクロビル錠500mg「日本臓器」(東洋カプセル＝日本臓器)	500mg	Fコート錠（割線無）	○	バラシクロビル塩酸塩
バラシクロビル錠500mg「ファイザー」(ファイザー)	500mg	Fコート錠（割線無）	— (○)	バラシクロビル塩酸塩
バラシクロビル錠500mg「明治」(MeijiSeika)	500mg	Fコート錠（割線無）	○	バラシクロビル塩酸塩
バラシクロビル粒状錠500mg「モチダ」(持田販売＝持田)	500mg1包	小型Fコート錠	— (○)	バラシクロビル塩酸塩

可否判定　○：可，△：条件つきで可，×：不可，—：企業判定回避，（　）：著者判断

理　　由	代用品
著 苦味あり 安定性 粉砕品　(成り行き温・湿度, 分包, 12週間)問題となる変化なし 溶解性(水) 溶けやすい	顆50%　先 AG GE
(室温成り行き, 12週間)性状：変化なし。含量：4週間以降, 規格内変化あり(規格内での含量3％以上の低下) 安定性 製剤　〔長期〕(40℃, 75％, 6カ月間)外観, 性状：変化なし, 含量：ほとんど変化なし 〔苛酷〕(40℃, 成り行きRH, 褐色ガラス瓶(密栓), 3カ月間)外観, 性状：変化なし, 含量：ほとんど変化なし (25℃, 75％RH, 褐色ガラス瓶(開放), 3カ月間)外観, 性状：変化なし, 含量：規格内変化あり(規格内での含量3％以上の低下) 〔光〕(25℃, 成り行きRH, 1,000lx(白色蛍光灯), 白色ガラス瓶(密栓), 60万lx・hrを照射)外観, 性状：変化なし, 含量：ほとんど変化なし (25℃, 成り行きRH, 1,000lx(白色蛍光灯), 白色ガラス瓶(密栓), 120万lx・hrを照射)外観, 性状：変化なし, 含量：ほとんど変化なし 溶解性(水) 溶けやすい	顆50%　先 AG GE
著 苦味あり 溶解性(水) 溶けやすい	顆50%　先 AG GE
温度及び湿度成り行き・グラシンポリラミネート紙で8週目に含量低下傾向 著 苦味あり 溶解性(水) 溶けやすい	顆50%　先 AG GE
苦味あり 安定性 該当資料なし 溶解性(水) 溶けやすい	顆50%　先 AG GE 
(室温, 遮光, 12週間)外観, 含量に変化なし 粉砕品は苦味がある 溶解性(水) 溶けやすい	顆50%　先 AG GE
安定性 粉砕後　(室内散光下, 3カ月間)外観変化あり(3カ月), 含量変化なし (室内散光・防湿条件下, 3カ月間)外観変化あり(3カ月), 含量変化なし 溶解性(水) 溶けやすい	顆50%　先 AG GE
安定性 粉砕物　(25℃, 75％RH, 遮光・開放, 3カ月間)2カ月後外観変化, 重量増加傾向 溶解性(水) 溶けやすい	顆50%　先 AG GE
安定性 粉砕品　(成り行き室温, 成り行き湿度, 分包紙, 12週間)性状に変化はなかったが, 含有量の低下(規格内)が認められた 溶解性(水) 溶けやすい	顆50%　先 AG GE
(室温・湿度成り行き)変化なし 溶解性(水) 溶けやすい	顆50%　先 AG GE
安定性 該当資料なし 溶解性(水) 溶けやすい	顆50%　先 AG GE
著 苦味あり 安定性 〔長期〕(25℃, 60％RH, 30カ月間)ほとんど変化なし 〔加速〕(40℃, 75％RH, 6カ月間)ほとんど変化なし 溶解性(水) 溶けやすい	顆50%　先 AG GE

理由　著 著者コメント　　安定性 原薬(一部製剤)の安定性　　溶解性(水) 原薬の水に対する溶解性
代用品　※：一部適応等が異なる

ハラシ

製品名（会社名）	規格単位	剤形・割線・Cap号数	可否	一般名
バラシクロビル錠500mg「わかもと」(わかもと＝ケミックス)	500mg	Fコート錠 ◯(割線無)	△ (◯)	バラシクロビル塩酸塩
パラプロスト配合カプセル (陽進堂)	配合剤	硬カプセル 1号	― (△†)	グルタミン酸・アラニン・グリシン配合剤
パラミヂンカプセル300mg (あすか製薬＝武田)	300mg	硬カプセル 1号	△	ブコローム
バランス錠5mg (丸石)	5mg	糖衣錠 ◯(割線無)	― (△)	クロルジアゼポキシド
バランス錠10mg (丸石)	10mg	糖衣錠 ◯(割線無)	― (△)	

可否判定 ◯：可，△：条件つきで可，×：不可，―：企業判定回避，（　）：著者判断

理　　由	代用品
製剤：25℃，75％RH，粉砕状態で褐色ガラス瓶(閉栓)保存の結果，粉砕後30日までは規格内 (安定性)**製剤**　〔加速〕(40℃，75％RH，PTP＋紙箱，6カ月間)規格内 (溶解性(水))溶けやすい	顆50% 先 AG GE
特異な味でわずかに甘味及び苦味を有する † 著 凡例5頁参照 (安定性)**カプセル開封時**　(25℃，60％RH，120万lx・hr，30日間)性状変化なし，含量規格内	
脱カプセルのみ可。苦味あり。主成分の融点が低い(81〜85℃)ため粉砕不可 (安定性)**原薬**　〔温度〕外観の黄変がみられるも，含量は変化なし 〔湿度〕変化なし 〔光〕変化なし **脱カプセル**　(成り行き条件，ガラス瓶(密栓)，1カ月間)外観，含量は変化なし (成り行き条件，薬包紙，1カ月間)外観，含量は変化なし (25℃，75％RH，ガラス瓶(密栓)，1カ月間)外観，含量は変化なし (25℃，75％RH，薬包紙，1カ月間)外観，含量は変化なし (溶解性(水))ほとんど溶けない	
強い苦味あり。光に不安定。有効成分の吸湿性：水分含量は0.1％程度で，吸湿性はない メーカーとしては承認外の使用ということもあり，粉砕は推奨しない (安定性)〔長期〕(25±2℃，60％RH，暗所，PTPまたはプラスチックボトル，36カ月間)類縁物質の増加を認めたが，規格の範囲内 〔苛酷〕(40℃，密栓，36カ月間)わずかな着色が認められた (50℃，密栓，36カ月間)わずかな着色と含量の低下が認められた (50℃，開放，36カ月間)わずかな着色と含量の低下が認められたが，含量の変化は規格の範囲内 (40℃，75％RH，開放，36カ月間)わずかな着色が認められた [10mg錠]〔無包装〕(40℃，密栓，遮光，3カ月間)外観，残存率：変化なし (25℃，75％RH，開放，遮光，3カ月間)外観，残存率：変化なし (25℃，1,000lx，50日間(120万lx・hr))外観，残存率：変化なし **粉砕後**　[10mg錠] (5℃，59％RH，遮光，30日間)外観，残存率：変化なし (25℃，75％RH，遮光，30日間)外観，残存率：変化なし (30℃，92％RH，遮光，30日間)外観，残存率：変化なし。凝集及び薬包紙への軽い付着 (25℃，1,000lx，30日間(72万lx・hr))外観：変化なし。残存率：下降傾向(0日：100％，7日：96.8％，14日：96.8％，30日：93.3％) (溶解性(水))ほとんど溶けない	散1%・10% 先

理由　著 著者コメント　(安定性)原薬(一部製剤)の安定性　(溶解性(水))原薬の水に対する溶解性
代用品　※：一部適応等が異なる

ハリエ

製品名(会社名)	規格単位	剤形・割線・Cap号数	可否	一般名
パリエット錠5mg (エーザイ=EAファーマ)	5mg	腸溶性Fコート錠 ◯(割線無)	×	ラベプラゾールナトリウム
パリエット錠10mg (エーザイ=EAファーマ)	10mg	腸溶性Fコート錠 ◯(割線無)	×	
パリエット錠20mg (エーザイ=EAファーマ)	20mg	腸溶性Fコート錠 ◯(割線無)	×	
バリキサ錠450mg (田辺三菱)	450mg	Fコート錠 ◯(割線無)	× (△)	バルガンシクロビル塩酸塩
ハリゾン錠100mg (富士製薬)	100mg	素錠 ◯(割線無)	◯	アムホテリシンB
バルサルタン錠20mg「DSEP」 (第一三共エスファ)	20mg	Fコート錠 ⊖(割線1本)	△ (◯)	バルサルタン
バルサルタン錠40mg「DSEP」 (第一三共エスファ)	40mg	Fコート錠 ⊖(割線1本)	△ (◯)	
バルサルタン錠80mg「DSEP」 (第一三共エスファ)	80mg	Fコート錠 ⊖(割線1本)	△ (◯)	
バルサルタン錠160mg「DSEP」 (第一三共エスファ)	160mg	Fコート錠 ▯(割線表裏各1本)	△ (◯)	

可否判定 ◯:可, △:条件つきで可, ×:不可, ―:企業判定回避, ( ):著者判断

ハルサ

理　　由	代用品
腸溶性の特性が失われるため粉砕不可 (安定性)〔長期〕(25℃, ポリエチレン袋+アルミ袋, 36カ月間)変化を認めず, 安定 〔加速〕(40℃, 75％RH, ポリエチレン袋+アルミ袋, 6カ月間)変化を認めず, 安定 〔苛酷〕(60℃に, ガラス瓶(密栓), 3カ月間)わずかに類縁物質の増加(0.1％)が認められたが, 含量等その他の測定項目に変化は認められなかった (25℃, 53％RH, ガラス瓶(開放), 6週間)分解が認められ, 外観も黒色に固化した (1,000lx, 石英管(密栓), 3カ月間)わずかに類縁物質の増加(0.1％)が認められたが, 含量等その他の測定項目に変化は認められなかった (溶解性(水))極めて溶けやすい	
有効成分には催奇形性及び発がん性のおそれがあるので, 錠剤を割らないこと。また粉砕しないこと (著) 粉砕時注意 (安定性)〔長期〕(25℃, 60％RH, ポリエチレン袋+ポリエチレン容器, 2年間)水分の増加(規格内)が認められたが, その他の試験項目(外観, 結晶形, 異性体化, 光学純度, 類縁物質, 含量)は変化なし 〔加速〕(40℃, 75％RH, ポリエチレン袋+ポリエチレン容器, 6カ月間)類縁物質のわずかな増加, 水分の増加及び含量のわずかな低下(いずれも規格内)が認められたが, その他の試験項目(外観, 結晶形, 異性体化, 光学純度)は変化なし 〔苛酷〕(60℃, ポリエチレン袋, 8週間)類縁物質のわずかな増加(規格内)及び水分の増加が認められた (81％RH, ポリエチレン袋, 8週間)類縁物質のわずかな増加(規格内)及び水分の増加が認められた (40℃, 75％RH, ポリエチレン袋(開封), 12週間)類縁物質の増加, 水分の増加及び含量の低下が認められた (6,000lx(白色蛍光ランプ), ポリエチレン袋, 8週間)類縁物質のわずかな増加(規格内)及び水分の増加が認められた ※本剤には催奇形性及び発がん性のおそれがあるので, 錠剤を割らないこと。また, 粉砕しないこと。やむを得ず割った場合及び粉砕した場合は, 皮膚や粘膜に直接触れないこと。もし, 触れた場合は石鹸と水で十分に洗浄し, 眼に入った場合も水で十分に洗浄すること (溶解性(水))溶けやすい	DS5％ [先]
(安定性)〔長期〕(室温, 成り行き湿度)少なくとも24カ月間安定 (40℃, 成り行き湿度, 無包装状態, 3カ月間)(30℃, 70％RH, 3カ月間)(60万lx・hr)変化なし (溶解性(水))ほとんど溶けない	シ10％ [先]
粉砕後は密閉容器及び遮光保存が望ましい (著) 防湿・遮光保存 (安定性)〔加速〕(40℃, 75％RH, 6カ月間)変化なし 〔苛酷〕(50℃, 遮光, 3カ月間)変化なし (25℃, 75％RH, 遮光, 3カ月間)変化なし (120万lx・hr)変化なし **粉砕後** 25℃・60％RH・遮光・1カ月の条件下, 25℃・60％RH・3,000lx・120万lx・hrの条件下で質量増加が認められた (溶解性(水))ほとんど溶けない	

理由　(著) 著者コメント　　(安定性)原薬(一部製剤)の安定性　　(溶解性(水))原薬の水に対する溶解性
代用品　※：一部適応等が異なる

ハルサ

製品名（会社名）	規格単位	剤形・割線・Cap号数	可否	一般名
バルサルタン錠20mg「EE」 (エルメッド＝日医工)	20mg	Fコート錠 ⊖(割線1本)	— (○)	バルサルタン
バルサルタン錠40mg「EE」 (エルメッド＝日医工)	40mg	Fコート錠 ⊖(割線1本)	— (○)	
バルサルタン錠80mg「EE」 (エルメッド＝日医工)	80mg	Fコート錠 ⊖(割線1本)	— (○)	
バルサルタン錠160mg「EE」 (エルメッド＝日医工)	160mg	Fコート錠 (割線表裏各1本)	— (○)	
バルサルタン錠20mg「JG」 (日本ジェネリック)	20mg	Fコート錠 ⊖(割線1本)	— (△)	バルサルタン
バルサルタン錠40mg「JG」 (日本ジェネリック)	40mg	Fコート錠 ⊖(割線1本)	— (△)	
バルサルタン錠80mg「JG」 (日本ジェネリック)	80mg	Fコート錠 ⊖(割線1本)	— (△)	
バルサルタン錠160mg「JG」 (日本ジェネリック)	160mg	Fコート錠 (割線表裏各1本)	— (△)	
バルサルタン錠20mg「KN」 (小林化工)	20mg	Fコート錠 ⊖(割線1本)	△ (○)	バルサルタン
バルサルタン錠40mg「KN」 (小林化工)	40mg	Fコート錠 ⊖(割線1本)	△ (○)	
バルサルタン錠80mg「KN」 (小林化工)	80mg	Fコート錠 ⊖(割線1本)	△ (○)	
バルサルタン錠160mg「KN」 (小林化工)	160mg	Fコート錠 (割線表裏各1本)	△ (○)	
バルサルタン錠20mg「Me」 (Meファルマ)	20mg	Fコート錠 ⊖(割線1本)	○ (△)	バルサルタン
バルサルタン錠40mg「Me」 (Meファルマ)	40mg	Fコート錠 ⊖(割線1本)	○ (△)	
バルサルタン錠80mg「Me」 (Meファルマ)	80mg	Fコート錠 ⊖(割線1本)	○ (△)	
バルサルタン錠160mg「Me」 (Meファルマ)	160mg	Fコート錠 (割線1本)	○ (△)	
バルサルタン錠20mg「TCK」 (辰巳)	20mg	Fコート錠 ⊖(割線1本)	— (○)	バルサルタン
バルサルタン錠40mg「TCK」 (辰巳)	40mg	Fコート錠 ⊖(割線1本)	— (○)	
バルサルタン錠80mg「TCK」 (辰巳)	80mg	Fコート錠 ⊖(割線1本)	— (○)	
バルサルタン錠160mg「TCK」 (辰巳)	160mg	Fコート錠 (割線表裏各1本)	— (△)	

可否判定　○：可，△：条件つきで可，×：不可，—：企業判定回避，（　）：著者判断

ハルサ

理　由	代用品
苦味あり。粉砕時の体内動態データなし (安定性)**製剤**　〔通常〕長期保存試験は実施中 〔苛酷〕(温度40℃, 湿度25%・75%RH, 光120万lx・hr, 3カ月間)規格内 **粉砕後**　(温度40℃, 30日間)(温度25℃, 湿度75%, 30日間)(光120万lx・hr)規格内 (溶解性(水))ほとんど溶けない	
著 防湿・遮光保存 (安定性)**粉砕品**　(室温(成り行き温湿度), 分包紙(グラシンポリラミネート紙), 2週間)分包紙に吸着が認められた (溶解性(水))ほとんど溶けない	
主薬由来の苦味が出現する可能性がある(苦味あり) (安定性)**粉砕後**　〔通常〕(25℃, 75%RH, 遮光, 30日間)変化なし 〔苛酷〕(40℃, 遮光, 30日間)変化なし 〔光〕(室温, 1,000lx・hr(白色蛍光灯下), 50日間)変化なし (溶解性(水))ほとんど溶けない	
著 防湿・遮光保存 (安定性)該当資料なし (溶解性(水))ほとんど溶けない	
著 防湿・遮光保存 (安定性)25±1℃, 75±5%RH, 遮光・開放条件で4週間保存した結果, 含量に変化なし (溶解性(水))ほとんど溶けない	
著 防湿・遮光保存 (安定性)該当資料なし (溶解性(水))ほとんど溶けない	

理由　著 著者コメント　(安定性)原薬(一部製剤)の安定性　(溶解性(水))原薬の水に対する溶解性
代用品　※：一部適応等が異なる

ハルサ

製品名（会社名）	規格単位	剤形・割線・Cap号数	可否	一般名
バルサルタンOD錠20mg「TCK」（辰巳）	20mg	口腔内崩壊錠 ○(割線無)	―（△）	バルサルタン
バルサルタンOD錠40mg「TCK」（辰巳）	40mg	口腔内崩壊錠 ○(割線無)	―（△）	
バルサルタンOD錠80mg「TCK」（辰巳）	80mg	口腔内崩壊錠 ○(割線無)	―（△）	
バルサルタンOD錠160mg「TCK」（辰巳）	160mg	口腔内崩壊錠 ◐(割線表裏各1本)	―（△）	
バルサルタン錠20mg「YD」（陽進堂）	20mg	Fコート錠 ⊖(割線1本)	―（△）	バルサルタン
バルサルタン錠40mg「YD」（陽進堂）	40mg	Fコート錠 ⊖(割線1本)	―（△）	
バルサルタン錠80mg「YD」（陽進堂）	80mg	Fコート錠 ⊖(割線1本)	―（△）	
バルサルタン錠160mg「YD」（陽進堂）	160mg	Fコート錠 ◐(割線表裏各1本)	―（△）	
バルサルタン錠20mg「ZE」（全星）	20mg	Fコート錠 ⊖(割線1本)	○	バルサルタン
バルサルタン錠40mg「ZE」（全星）	40mg	Fコート錠 ⊖(割線1本)	○	
バルサルタン錠80mg「ZE」（全星）	80mg	Fコート錠 ⊖(割線1本)	○	
バルサルタン錠160mg「ZE」（全星）	160mg	Fコート錠 ◐(割線表裏各1本)	○	
バルサルタン錠20mg「アメル」（共和薬品）	20mg	Fコート錠 ⊖(割線表裏各1本)	○（△）	バルサルタン
バルサルタン錠40mg「アメル」（共和薬品）	40mg	Fコート錠 ⊖(割線表裏各1本)	○（△）	
バルサルタン錠80mg「アメル」（共和薬品）	80mg	Fコート錠 ⊖(割線表裏各1本)	○（△）	
バルサルタン錠160mg「アメル」（共和薬品）	160mg	Fコート錠 ◐(割線表裏各1本)	○（△）	
バルサルタン錠20mg「オーハラ」（大原＝エッセンシャル）	20mg	Fコート錠 ⊖(割線1本)	―（△）	バルサルタン
バルサルタン錠40mg「オーハラ」（大原＝エッセンシャル）	40mg	Fコート錠 ⊖(割線1本)	―（△）	
バルサルタン錠80mg「オーハラ」（大原＝エッセンシャル）	80mg	Fコート錠 ⊖(割線1本)	―（△）	
バルサルタン錠160mg「オーハラ」（大原＝エッセンシャル）	160mg	Fコート錠 ◐(割線表裏各1本)	―（△）	

可否判定　○：可，△：条件つきで可，×：不可，―：企業判定回避，（　）：著者判断

理　　由	代用品
著 口腔内崩壊錠のため粉砕不適。粉砕した場合，防湿・遮光保存 **(安定性)** 温度(40±1℃，75±5%RH，遮光・気密容器，30日間)，湿度(25±2℃，75±5%RH，開放，30日間)，光(25±2℃，45±5%RH，2,500lx，120万lx·hrまで，開放)で保存し，性状，定量及び純度試験を検討した結果，温度条件において品質の低下は認められず安定であった。湿度条件では，吸湿による含量低下を認めた。光条件では類縁物質量の増加傾向が認められた **(溶解性(水))** ほとんど溶けない	
著 防湿・遮光保存 **(安定性)粉砕時** (25±2℃，60±5%RH，光照射・シャーレ開放，120万lx·hr，約30日間)性状変化なし，[20mg・40mg・80mg錠]含量規格内，[160mg錠]含量やや変化あり(規格内) **(溶解性(水))** ほとんど溶けない	
各条件(光：総曝光量120万lx·hr，温度：40℃で3カ月，湿度：25℃，75%RHで3カ月)で保存した結果，規格の範囲内であった **(安定性)製剤** 〔苛酷〕(40℃，褐色ガラス瓶(密栓)，3カ月間)性状・硬度・溶出性・定量法：変化なし (25℃，75%RH，褐色ガラス瓶(開栓)，3カ月間)性状・硬度・溶出性・定量法：変化なし 〔光〕(2,000lx，無色ガラス瓶(密栓)，合計120万lx·hrを照射)性状・硬度・溶出性・定量法：変化なし **(溶解性(水))** ほとんど溶けない	
著 防湿・遮光保存 **(安定性)粉砕後** (25℃，75%RH，遮光，グラシン包装)90日間安定 **(溶解性(水))** ほとんど溶けない	
著 防湿・遮光保存 **(溶解性(水))** ほとんど溶けない	

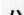

理由　**著** 著者コメント　**(安定性)** 原薬(一部製剤)の安定性　**(溶解性(水))** 原薬の水に対する溶解性
代用品　※：一部適応等が異なる

ハルサ

製品名（会社名）	規格単位	剤形・割線・Cap号数	可否	一般名
バルサルタン錠20mg「科研」 （ダイト＝科研）	20mg	Fコート錠 ⊖（割線1本）	— （△）	バルサルタン
バルサルタン錠40mg「科研」 （ダイト＝科研）	40mg	Fコート錠 ⊖（割線1本）	— （△）	
バルサルタン錠80mg「科研」 （ダイト＝科研）	80mg	Fコート錠 ⊖（割線1本）	— （△）	
バルサルタン錠160mg「科研」 （ダイト＝科研）	160mg	Fコート錠 （割線表裏各1本）	— （△）	
バルサルタンOD錠20mg「科研」 （ダイト＝科研）	20mg	口腔内崩壊錠 ○（割線無）	— （△）	バルサルタン
バルサルタンOD錠40mg「科研」 （ダイト＝科研）	40mg	口腔内崩壊錠 ○（割線無）	— （△）	
バルサルタンOD錠80mg「科研」 （ダイト＝科研）	80mg	口腔内崩壊錠 ○（割線無）	— （△）	
バルサルタンOD錠160mg「科研」 （ダイト＝科研）	160mg	口腔内崩壊錠 （割線表裏各1本）	— （△）	

可否判定　○：可，△：条件つきで可，×：不可，—：企業判定回避，（　）：著者判断

ハルサ

理　由	代用品
著 防湿・遮光保存 **安定性** **粉砕後** 〔温度〕(40℃, 75%RH, 遮光・気密容器)14日・30日で含量低下(規格内) 〔湿度〕(25℃, 75%RH, 開放)7日で含量低下(規格内), 14日で含量低下(規格外) 〔光〕(2,500lx, 25℃, 45%RH, 開放)60万lx・hrで含量低下(規格内), 120万lx・hrで類縁物質増加(規格外) **溶解性(水)** ほとんど溶けない	
著 防湿・遮光保存 **安定性** **粉砕後** 〔温度〕(40℃, 75%RH, 遮光・気密容器, 30日間)性状・類縁物質・含量変化なし 〔湿度〕(25℃, 75%RH, 開放)7日で含量低下(規格内), 14日で含量低下(規格外) 〔光〕(2,500lx, 25℃, 45%RH, 開放)60万lx・hrで類縁物質増加(規格外) **溶解性(水)** ほとんど溶けない	
著 防湿・遮光保存 **安定性** **粉砕後** 〔温度〕(40℃, 75%RH, 遮光・気密容器)14日で含量低下(規格外) 〔湿度〕(25℃, 75%RH, 開放)7日で含量低下(規格外) 〔光〕(2,500lx, 25℃, 45%RH, 開放)120万lx・hrで含量低下・類縁物質増加(規格外) **溶解性(水)** ほとんど溶けない	
著 防湿・遮光保存 **安定性** **粉砕後** 〔温度〕(40℃, 75%RH, 遮光・気密容器, 30日間)性状・類縁物質・含量変化なし 〔湿度〕(25℃, 75%RH, 開放)7日で含量低下(規格外) 〔光〕(2,500lx, 25℃, 45%RH, 開放)120万lx・hrで類縁物質増加(規格外) **溶解性(水)** ほとんど溶けない	
著 口腔内崩壊錠のため粉砕不適。粉砕した場合, 防湿・遮光保存 **安定性** **粉砕後** 〔温度〕(40℃, 75%RH, 遮光・気密容器, 30日間)性状・含量変化なし 〔湿度〕(25℃, 75%RH, 開放)14日で含量低下(規格外) 〔光〕(2,500lx, 25℃, 45%RH, 開放)120万lx・hrで性状・含量変化なし **溶解性(水)** ほとんど溶けない	

理由　**著** 著者コメント　　**安定性** 原薬(一部製剤)の安定性　　**溶解性(水)** 原薬の水に対する溶解性
代用品　※：一部適応等が異なる

ハルサ

製品名（会社名）	規格単位	剤形・割線・Cap号数	可否	一般名
バルサルタン錠20mg「杏林」 (キョーリンリメディオ＝杏林)	20mg	Fコート錠 ⊖(割線1本)	— (△)	バルサルタン
バルサルタン錠40mg「杏林」 (キョーリンリメディオ＝杏林)	40mg	Fコート錠 ⊖(割線1本)	— (△)	
バルサルタン錠80mg「杏林」 (キョーリンリメディオ＝杏林)	80mg	Fコート錠 ⊖(割線1本)	— (△)	
バルサルタン錠160mg「杏林」 (キョーリンリメディオ＝杏林)	160mg	Fコート錠 (割線表裏各1本)	— (△)	
バルサルタン錠20mg「ケミファ」 (ケミファ＝日本薬工)	20mg	Fコート錠 ⊖(割線1本)	— (○)	バルサルタン
バルサルタン錠40mg「ケミファ」 (ケミファ＝日本薬工)	40mg	Fコート錠 ⊖(割線1本)	— (○)	
バルサルタン錠80mg「ケミファ」 (ケミファ＝日本薬工)	80mg	Fコート錠 ⊖(割線1本)	— (○)	
バルサルタン錠160mg「ケミファ」 (ケミファ＝日本薬工)	160mg	Fコート錠 (割線表裏各1本)	— (○)	
バルサルタン錠20mg「サワイ」 (沢井)	20mg	Fコート錠 ⊖(割線1本)	— (△)	バルサルタン
バルサルタン錠40mg「サワイ」 (沢井)	40mg	Fコート錠 ⊖(割線1本)	— (△)	
バルサルタン錠80mg「サワイ」 (沢井)	80mg	Fコート錠 ⊖(割線1本)	— (△)	
バルサルタン錠160mg「サワイ」 (沢井)	160mg	Fコート錠 (割線表裏各1本)	— (△)	

可否判定　○：可，△：条件つきで可，×：不可，—：企業判定回避，（　）：著者判断

理　　由	代用品
粉砕品は，分包紙保存(室温・湿度成り行き)において，定量法の8週において規格値外となったため「変化あり(規格外)」と評価した(分包紙(グラシンポリラミネート紙)への吸着が認められた) **著** 防湿・遮光保存 (溶解性(水))ほとんど溶けない	
粉砕品は，分包紙保存(室温・湿度成り行き)において，定量法の2, 8及び12週において規格値外となったため「変化あり(規格外)」と評価した(分包紙(グラシンポリラミネート紙)への吸着が認められた) **著** 防湿・遮光保存 (溶解性(水))ほとんど溶けない	
粉砕品は，分包紙保存(室温・湿度成り行き)において，「変化なし」と評価した(分包紙(グラシンポリラミネート紙)への吸着が認められた) **著** 防湿・遮光保存 (溶解性(水))ほとんど溶けない	
(安定性)**粉砕品** (50℃，遮光，気密，5週間)問題となる変化なし (25℃，75%RH，遮光，5週間)問題となる変化なし (120万lx·hr，20℃)問題となる変化なし (溶解性(水))ほとんど溶けない	
著 防湿・遮光保存 (溶解性(水))ほとんど溶けない	

理由　**著** 著者コメント　(安定性)原薬(一部製剤)の安定性　(溶解性(水))原薬の水に対する溶解性
代用品　※：一部適応等が異なる

ハルサ

製品名(会社名)	規格単位	剤形・割線・Cap号数	可否	一般名
バルサルタン錠20mg「サンド」(サンド)	20mg	Fコート錠 ⊖(割線1本)	— (○)	バルサルタン
バルサルタン錠40mg「サンド」(サンド)	40mg	Fコート錠 ⊖(割線1本)	— (○)	
バルサルタン錠80mg「サンド」(サンド)	80mg	Fコート錠 ⊖(割線1本)	— (○)	
バルサルタン錠160mg「サンド」(サンド)	160mg	Fコート錠 ⦀(割線表裏各1本)	— (○)	
バルサルタン錠20mg「タカタ」(高田)	20mg	Fコート錠 ⊖(割線1本)	— (△)	バルサルタン
バルサルタン錠40mg「タカタ」(高田)	40mg	Fコート錠 ⊖(割線1本)	— (△)	
バルサルタン錠80mg「タカタ」(高田)	80mg	Fコート錠 ⊖(割線1本)	— (△)	
バルサルタン錠160mg「タカタ」(高田)	160mg	Fコート錠 ⦀(割線表裏各1本)	— (△)	
バルサルタン錠20mg「タナベ」(ニプロES)	20mg	Fコート錠 ⊖(割線1本)	— (△)	バルサルタン
バルサルタン錠40mg「タナベ」(ニプロES)	40mg	Fコート錠 ⊖(割線1本)	— (△)	
バルサルタン錠80mg「タナベ」(ニプロES)	80mg	Fコート錠 ⊖(割線1本)	— (△)	
バルサルタン錠160mg「タナベ」(ニプロES)	160mg	Fコート錠 ⦀(割線表裏各1本)	— (△)	

可否判定 ○:可,△:条件つきで可,×:不可,—:企業判定回避,( ):著者判断

理　　由	代用品
著 防湿・遮光保存 (安定性)**粉砕後**〔温度〕(40℃, 遮光・気密容器, 1カ月間)性状変化なし, 30日目で99.6→96.2へ定量(%)の低下(規格内)あり 〔湿度〕(25℃, 75%RH, 遮光・開放, 1カ月間)性状変化なし, 30日目で99.6→96.3へ定量(%)の低下(規格内)あり 〔光〕(2,500lx·hr, 総照射量120万lx·hr(気密容器))性状変化なし, 30日目で99.6→95.6へ定量(%)の低下(規格内)あり (溶解性(水))ほとんど溶けない	
著 防湿・遮光保存 (安定性)**粉砕後**〔温度〕(40℃, 遮光・気密容器, 1カ月間)性状, 定量(%)変化なし 〔湿度〕(25℃, 75%RH, 遮光・開放, 1カ月間)性状, 定量(%)変化なし 〔光〕(2,500lx·hr, 総照射量120万lx·hr(気密容器))性状, 定量(%)変化なし (溶解性(水))ほとんど溶けない	
著 防湿・遮光保存 (安定性)**粉砕後**〔温度〕(40℃, 遮光・気密容器, 1カ月間)性状, 定量(%)変化なし 〔湿度〕(25℃, 75%RH, 遮光・開放, 1カ月間)性状変化なし, 20日目で96.9→99.9へ定量(%)の増加(規格内)あり 〔光〕(2,500lx·hr, 総照射量120万lx·hr(気密容器))性状, 定量(%)変化なし (溶解性(水))ほとんど溶けない	
著 防湿・遮光保存 (安定性)**粉砕後**〔温度〕(40℃, 遮光・気密容器, 1カ月間)性状, 定量(%)変化なし 〔湿度〕(25℃, 75%RH, 遮光・開放, 1カ月間)性状, 定量(%)変化なし 〔光〕(2,500lx·hr, 総照射量120万lx·hr(気密容器))性状, 定量(%)変化なし (溶解性(水))ほとんど溶けない	
著 防湿・遮光保存 (安定性)[20mg・40mg・80mg錠]湿度で含量低下 (25℃, 75%RH, 遮光・開放, 30日間)水分増加, 含量低下 (溶解性(水))ほとんど溶けない	
著 防湿・遮光保存 (安定性)**粉砕品**(25℃, 75%RH, 褐色ガラス瓶(開栓), 1カ月間)性状・含量に変化なし (溶解性(水))ほとんど溶けない	

理由　**著** 著者コメント　　(安定性)原薬(一部製剤)の安定性　　(溶解性(水))原薬の水に対する溶解性
代用品　※：一部適応等が異なる

ハルサ

製品名（会社名）	規格単位	剤形・割線・Cap号数	可否	一般名
バルサルタン錠20mg「ツルハラ」（鶴原）	20mg	Fコート錠 ⊖(割線1本)	△	バルサルタン
バルサルタン錠40mg「ツルハラ」（鶴原）	40mg	Fコート錠 ⊖(割線1本)	△	
バルサルタン錠80mg「ツルハラ」（鶴原）	80mg	Fコート錠 ⊖(割線1本)	△	
バルサルタン錠160mg「ツルハラ」（鶴原）	160mg	Fコート錠 ⊖(割線1本)	△	
バルサルタン錠20mg「テバ」（武田テバファーマ＝武田）	20mg	Fコート錠 ⊖(割線1本)	— (△)	バルサルタン
バルサルタン錠40mg「テバ」（武田テバファーマ＝武田）	40mg	Fコート錠 ⊖(割線1本)	— (△)	
バルサルタン錠80mg「テバ」（武田テバファーマ＝武田）	80mg	Fコート錠 ⊖(割線1本)	— (△)	
バルサルタン錠160mg「テバ」（武田テバファーマ＝武田）	160mg	Fコート錠 ◫(割線1本)	— (△)	
バルサルタン錠20mg「トーワ」（東和薬品）	20mg	Fコート錠 ⊖(割線1本)	— (○)	バルサルタン
バルサルタン錠40mg「トーワ」（東和薬品）	40mg	Fコート錠 ⊖(割線1本)	— (○)	
バルサルタン錠80mg「トーワ」（東和薬品）	80mg	Fコート錠 ⊖(割線1本)	— (○)	
バルサルタン錠160mg「トーワ」（東和薬品）	160mg	Fコート錠 ◫(割線1本)	— (○)	
バルサルタンOD錠20mg「トーワ」（東和薬品）	20mg	口腔内崩壊錠 ⊖(割線1本)	— (△)	バルサルタン
バルサルタンOD錠40mg「トーワ」（東和薬品）	40mg	口腔内崩壊錠 ⊖(割線1本)	— (△)	
バルサルタンOD錠80mg「トーワ」（東和薬品）	80mg	口腔内崩壊錠 ⊖(割線1本)	— (△)	
バルサルタンOD錠160mg「トーワ」（東和薬品）	160mg	口腔内崩壊錠 ⊖(割線1本)	— (△)	
バルサルタン錠20mg「日医工」（日医工）	20mg	Fコート錠 ⊖(割線1本)	— (△)	バルサルタン
バルサルタン錠40mg「日医工」（日医工）	40mg	Fコート錠 ⊖(割線1本)	— (△)	
バルサルタン錠80mg「日医工」（日医工）	80mg	Fコート錠 ⊖(割線1本)	— (△)	
バルサルタン錠160mg「日医工」（日医工）	160mg	Fコート錠 ◫(割線1本)	— (△)	

可否判定　○：可，△：条件つきで可，×：不可，—：企業判定回避，（　）：著者判断

ハルサ

理　　由	代用品
苦味あり **著** 防湿・遮光保存 (安定性)該当資料なし (溶解性(水))ほとんど溶けない	
主薬には苦味がある **著** 防湿・遮光保存 (安定性)**製剤**〔湿度〕(25℃, 75%RH, 4週間)外観, 含量に変化なし 〔光〕(60万lx・hr)外観変化なし, 規格外の含量低下(残存率:[20mg錠]94.1%, [40mg錠]93.9%, [80mg錠]94.4%) (溶解性(水))ほとんど溶けない 主薬には苦味がある **著** 防湿・遮光保存 (安定性)**製剤**〔湿度〕(25℃, 75%RH, 4週間)外観, 含量に変化なし 〔光〕(60万lx・hr)外観変化なし, 規格内の含量低下(残存率:95.1%) (溶解性(水))ほとんど溶けない	
(安定性)粉砕後 (25℃, 60%RH, 1,000lx散光下, 3カ月間)外観・含量変化なし [20mg錠](25℃, 60%RH, 遮光条件下, 3カ月間)外観・含量変化なし (溶解性(水))ほとんど溶けない	
著 口腔内崩壊錠のため粉砕不適。粉砕した場合, 防湿・遮光保存 (安定性)**粉砕後** (25℃, 60%RH, 1,000lx散光下, 3カ月間)外観変化あり(3カ月), 含量変化なし (25℃, 60%RH, 遮光条件下, 3カ月間)外観・含量変化なし (25℃, 室内散光・防湿条件下, 3カ月間)外観・含量変化なし (溶解性(水))ほとんど溶けない	
著 防湿・遮光保存 (安定性)**粉砕物** (25℃, 75%RH, 遮光・開放, 3カ月間)外観, 含量変化なし, 重量増加傾向 (溶解性(水))ほとんど溶けない	

ハ

理由　**著** 著者コメント　(安定性)原薬(一部製剤)の安定性　(溶解性(水))原薬の水に対する溶解性
代用品　※:一部適応等が異なる

ハルサ

製品名（会社名）	規格単位	剤形・割線・Cap号数	可否	一般名
バルサルタンOD錠20mg「日医工」（日医工）	20mg	口腔内崩壊錠 ○(割線無)	―(△)	バルサルタン
バルサルタンOD錠40mg「日医工」（日医工）	40mg	口腔内崩壊錠 ○(割線無)	―(△)	
バルサルタンOD錠80mg「日医工」（日医工）	80mg	口腔内崩壊錠 ○(割線無)	―(△)	
バルサルタンOD錠160mg「日医工」（日医工）	160mg	口腔内崩壊錠 (割線1本)	―(△)	
バルサルタン錠20mg「日新」（日新製薬）	20mg	Fコート錠 ⊖(割線1本)	―(△)	バルサルタン
バルサルタン錠40mg「日新」（日新製薬）	40mg	Fコート錠 ⊖(割線1本)	―(△)	
バルサルタン錠80mg「日新」（日新製薬）	80mg	Fコート錠 ⊖(割線1本)	―(△)	
バルサルタン錠160mg「日新」（日新製薬）	160mg	Fコート錠 (割線表裏各1本)	―(△)	
バルサルタン錠20mg「ニプロ」（ニプロ）	20mg	Fコート錠 ⊖(割線1本)	―(△)	バルサルタン
バルサルタン錠40mg「ニプロ」（ニプロ）	40mg	Fコート錠 ⊖(割線1本)	―(△)	
バルサルタン錠80mg「ニプロ」（ニプロ）	80mg	Fコート錠 ⊖(割線1本)	―(△)	
バルサルタン錠160mg「ニプロ」（ニプロ）	160mg	Fコート錠 (割線表裏各1本)	―(△)	
バルサルタン錠20mg「ファイザー」（ファイザー）	20mg	Fコート錠 ⊖(割線1本)	―(△)	バルサルタン
バルサルタン錠40mg「ファイザー」（ファイザー）	40mg	Fコート錠 ⊖(割線1本)	―(△)	
バルサルタン錠80mg「ファイザー」（ファイザー）	80mg	Fコート錠 ⊖(割線1本)	―(△)	
バルサルタン錠160mg「ファイザー」（ファイザー）	160mg	Fコート錠 (割線表裏各1本)	―(△)	
バルサルタン錠20mg「モチダ」（持田販売＝持田）	20mg	Fコート錠 ⊖(割線1本)	―(△)	バルサルタン
バルサルタン錠40mg「モチダ」（持田販売＝持田）	40mg	Fコート錠 ⊖(割線1本)	―(△)	
バルサルタン錠80mg「モチダ」（持田販売＝持田）	80mg	Fコート錠 ⊖(割線1本)	―(△)	
バルサルタン錠160mg「モチダ」（持田販売＝持田）	160mg	Fコート錠 (割線表裏各1本)	―(△)	

可否判定　○：可，△：条件つきで可，×：不可，―：企業判定回避，（　）：著者判断

理　由	代用品
著 口腔内崩壊錠のため粉砕不適。粉砕した場合，防湿・遮光保存 安定性 **粉砕物**　[80mgOD錠] (40℃，遮光，気密容器，30日間)(25℃，45%RH，曝光量120万lx・hr，D65光源 (2,500lx)，開放)外観，含量変化なし (25℃，75%RH，遮光・開放，30日間)14日後含量低下(規格外) 溶解性(水) ほとんど溶けない	
湿度(30℃，75%RH，0.5カ月間)で含量低下 著 防湿・遮光保存 溶解性(水) ほとんど溶けない	
湿度(30℃，75%RH，1カ月間)で含量低下 著 防湿・遮光保存 溶解性(水) ほとんど溶けない	
著 防湿・遮光保存 溶解性(水) ほとんど溶けない	
著 防湿・遮光保存 安定性 **粉砕後**　3カ月間のデータあり(粉砕時の体内動態データ等なし) 溶解性(水) ほとんど溶けない	
(30℃，75%RH，遮光，ガラスカップ開放)吸湿性あり 著 防湿・遮光保存 溶解性(水) ほとんど溶けない	
著 防湿・遮光保存 溶解性(水) ほとんど溶けない	

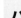

理由　著 著者コメント　　安定性 原薬(一部製剤)の安定性　　溶解性(水) 原薬の水に対する溶解性
代用品　※：一部適応等が異なる

ハルシ

製品名（会社名）	規格単位	剤形・割線・Cap号数	可否	一般名
ハルシオン0.125mg錠 （ファイザー）	0.125mg	素錠 （割線無）	— (○)	トリアゾラム
ハルシオン0.25mg錠 （ファイザー）	0.25mg	素錠 （割線1本）	— (○)	
バルタンM錠0.125mg （持田）	0.125mg	糖衣錠 （割線無）	○ (△)	メチルエルゴメトリンマレイン酸塩
バルトックス錠30mg （鶴原）	30mg	Fコート錠 （割線無）	△	パンテチン
バルトックス錠60mg （鶴原）	60mg	Fコート錠 （割線無）	△	
バルトレックス錠500 （GSK）	500mg	Fコート錠 （割線無）	— (△)	バラシクロビル塩酸塩
ハルナックカプセル0.1mg （武田テバファーマ＝武田＝科研）	0.1mg	硬カプセル 4号	— (△)	タムスロシン塩酸塩
ハルナックカプセル0.2mg （武田テバファーマ＝武田＝科研）	0.2mg	硬カプセル 4号	— (△)	

可否判定　○：可，△：条件つきで可，×：不可，—：企業判定回避，（　）：著者判断

ハルナ

理　　由	代用品
著 防湿保存 (安定性)**粉砕後**　[0.25mg錠] (40℃・75％RHまたは50℃, 30日間)乾燥減量がわずかに増加, または減少。外観, 含量は変化なし (溶解性(水))ほとんど溶けない	
遮光・室温保存 (安定性)〔通常〕(25℃, 60％RH, 3年間)外観変化なし。残存率89.2％ 〔苛酷〕(2,000lx曝光下, 4週間)残存率96.1％, 類縁物質が4週間後に19.8％増加 (溶解性(水))溶けにくい	
吸湿性。光により分解する 著 防湿・遮光保存 (安定性)該当資料なし (溶解性(水))水と混和する	散20％ 先 GE 細20％ GE 細50％ 先 GE
著 苦味あり (安定性)〔長期〕(25℃, 60％RH, 暗所, 二重のポリエチレン袋, 密閉, 36カ月間)溶状の変化(わずかに白濁または白濁), その他変化なし 〔加速〕(40℃, 75％RH, 暗所, 二重のポリエチレン袋, 密閉, 6カ月間)溶状の変化(わずかに白濁または白濁), その他変化なし 〔温度〕(50℃, 75％RH, 暗所, ガラス瓶, 密栓, 6カ月間)類縁物質(主たる分解生成物はアシクロビル)のわずかな増加, 溶状の変化(白濁)及び含量のわずかな低下, その他変化なし (60℃, 75％RH, 暗所, ガラス瓶, 密栓, 6カ月間)外観が微黄白色に変化, 類縁物質(主たる分解生成物はアシクロビル)の増加, 溶状の変化(白濁)及び含量の低下(約2.5％), その他変化なし 〔温度・湿度〕(40℃, 75％RH, 暗所, ガラス瓶, 開栓, 6カ月間)変化なし (50℃, 75％RH, 暗所, ガラス瓶, 開栓, 6カ月間)類縁物質(主たる分解生成物はアシクロビル)のわずかな増加及び溶状の変化(白濁), その他変化なし (60℃, 75％RH, 暗所, ガラス瓶, 開栓, 6カ月間)類縁物質(主たる分解生成物はアシクロビル)の増加, 溶状の変化(白濁)及び含量の低下(約1.2％), その他変化なし 〔光〕(25℃, 白色蛍光灯, 1,000lx, ガラスシャーレ(ポリ塩化ビニリデンフィルムで覆う), 120万lx・hr)変化なし (溶解性(水))溶けやすい	顆50％ 先 AG GE
著 徐放性機能が失われる。脱カプセルは可 (溶解性(水))やや溶けにくい	

理由　著 著者コメント　　(安定性)原薬(一部製剤)の安定性　　(溶解性(水))原薬の水に対する溶解性
代用品　※：一部適応等が異なる

ハルナ

製品名（会社名）	規格単位	剤形・割線・Cap号数	可否	一般名
ハルナールD錠0.1mg（アステラス）	0.1mg	口腔内崩壊錠 ○(割線無)	—（△）	タムスロシン塩酸塩
ハルナールD錠0.2mg（アステラス）	0.2mg	口腔内崩壊錠 ○(割線無)	×（△）	
バルネチール錠50（共和薬品）	50mg	Fコート錠 ○(割線無)	—（△）	スルトプリド塩酸塩
バルネチール錠100（共和薬品）	100mg	Fコート錠 ○(割線無)	—（△）	
バルネチール錠200（共和薬品）	200mg	Fコート錠 ○(割線無)	—（△）	
バルヒディオ配合錠MD「JG」（日本ジェネリック）	配合剤	Fコート錠 ○(割線無)	—（△†）	バルサルタン・ヒドロクロロチアジド
バルヒディオ配合錠EX「JG」（日本ジェネリック）	配合剤	Fコート錠 ○(割線無)	—（△†）	
バルヒディオ配合錠MD「TCK」（辰巳）	配合剤	Fコート錠 ○(割線無)	—（△†）	バルサルタン・ヒドロクロロチアジド
バルヒディオ配合錠EX「TCK」（辰巳）	配合剤	Fコート錠 ○(割線無)	—（△†）	
バルヒディオ配合錠MD「サワイ」（沢井）	配合剤	Fコート錠 ○(割線無)	—（△†）	バルサルタン・ヒドロクロロチアジド
バルヒディオ配合錠EX「サワイ」（沢井）	配合剤	Fコート錠 ○(割線無)	—（△†）	
バルヒディオ配合錠MD「サンド」（サンド）	配合剤	Fコート錠 ○(割線無)	—（△†）	バルサルタン・ヒドロクロロチアジド
バルヒディオ配合錠EX「サンド」（サンド）	配合剤	Fコート錠 ○(割線無)	—（△†）	

可否判定 ○：可，△：条件つきで可，×：不可，—：企業判定回避，（ ）：著者判断

理　　由	代用品
徐放性顆粒を含有する徐放性製剤であり，粉砕により徐放性粒が壊れ，薬物動態が変わる可能性がある 防湿が必要(防湿・気密保存) 有効成分の吸湿性：本品を25℃・84%RH及び93%RHの条件下に保存した結果，7日後の重量変化率はそれぞれ0.05%及び0.04%であり，吸湿性を示さない 著 口腔内崩壊錠のため粉砕不適。水に溶解後用時調製。すりつぶし不可 安定性〔長期〕(室温，室内散乱光，ポリエチレン袋(密閉)，36カ月間)外観・性状：変化なし。残存率：ほとんど変化なし 〔苛酷〕(40℃または50℃，遮光，プラスチックボトル(密栓)，6カ月間)外観・性状：変化なし。残存率：変化なし (40℃，75%RH，遮光，プラスチックボトル(開放)，6カ月間)外観・性状：変化なし。残存率：変化なし 〔光〕(室温，白色蛍光灯下，シャーレ，6カ月間)外観・性状：変化なし。残存率：ほとんど変化なし (室温，近紫外線蛍光灯下，シャーレ，3日間)外観・性状：変化なし。残存率：ほとんど変化なし 溶解性(水)やや溶けにくい	
粉砕後の安定性試験は実施していない。粉砕後の配合変化は不明。味は苦い 著 粉砕後データが不足しているが，安定と推定 安定性〔長期〕(室温，散乱光，開放/密栓，36カ月間)変化なし 〔苛酷〕(フェードメーター(紫外線照射)，開放(石英セル)，1日間)変化なし (60℃，密栓，3カ月間)変化なし (40℃，75%RH，遮光，開放，6カ月間)変化なし 溶解性(水)溶けやすい	細50% 先 GE
† 著 凡例5頁参照。防湿・遮光保存 安定性粉砕品 (25℃，75%RH，遮光・開放，4週間)変化なし 溶解性(水)バルサルタン：ほとんど溶けない ヒドロクロロチアジド：極めて溶けにくい	
25±2℃，75±5%RH，遮光・開放条件で4週間保存した結果，外観，含量に変化はなかった † 著 凡例5頁参照。防湿・遮光保存 安定性該当資料なし 溶解性(水)バルサルタン：ほとんど溶けない ヒドロクロロチアジド：極めて溶けにくい	
ヒドロクロロチアジド：においはなく，味はわずかに苦い † 著 凡例5頁参照。防湿・遮光保存 溶解性(水)バルサルタン：ほとんど溶けない ヒドロクロロチアジド：極めて溶けにくい	
† 著 凡例5頁参照。防湿・遮光保存 溶解性(水)バルサルタン：ほとんど溶けない ヒドロクロロチアジド：極めて溶けにくい	

理由　著 著者コメント　　安定性原薬(一部製剤)の安定性　　溶解性(水)原薬の水に対する溶解性
代用品　※：一部適応等が異なる

ハルヒ

製品名（会社名）	規格単位	剤形・割線・Cap号数	可否	一般名
バルヒディオ配合錠MD「タナベ」(ニプロES)	配合剤	Fコート錠 ◯(割線無)	— ($\triangle^\dagger$)	バルサルタン・ヒドロクロロチアジド
バルヒディオ配合錠EX「タナベ」(ニプロES)	配合剤	Fコート錠 ◯(割線無)	— ($\triangle^\dagger$)	
バルヒディオ配合錠MD「ツルハラ」(鶴原)	配合剤	Fコート錠 ◯(割線無)	$\triangle^\dagger$	バルサルタン・ヒドロクロロチアジド
バルヒディオ配合錠EX「ツルハラ」(鶴原)	配合剤	Fコート錠 ◯(割線無)	$\triangle^\dagger$	
バルヒディオ配合錠MD「テバ」(武田テバファーマ=武田)	配合剤	Fコート錠 ◯(割線無)	— ($\triangle^\dagger$)	バルサルタン・ヒドロクロロチアジド
バルヒディオ配合錠EX「テバ」(武田テバファーマ=武田)	配合剤	Fコート錠 ◯(割線無)	— ($\triangle^\dagger$)	
バルヒディオ配合錠MD「トーワ」(東和薬品)	配合剤	Fコート錠 ◯(割線無)	— ($\triangle^\dagger$)	バルサルタン・ヒドロクロロチアジド
バルヒディオ配合錠EX「トーワ」(東和薬品)	配合剤	Fコート錠 ◯(割線無)	— ($\triangle^\dagger$)	
バルヒディオ配合錠MD「日医工」(日医工)	配合剤	Fコート錠 ◯(割線無)	— ($\triangle^\dagger$)	バルサルタン・ヒドロクロロチアジド
バルヒディオ配合錠EX「日医工」(日医工)	配合剤	Fコート錠 ◯(割線無)	— ($\triangle^\dagger$)	
バルプロ酸Na錠100mg「TCK」(辰巳)	100mg	Fコート錠 ◯(割線無)	×	バルプロ酸ナトリウム
バルプロ酸Na錠200mg「TCK」(辰巳=日本ジェネリック)	200mg	Fコート錠 ◯(割線無)	×	
バルプロ酸Na錠100mg「フジナガ」(藤永=第一三共)	100mg	Fコート錠 ◯(割線無)	— (×)	バルプロ酸ナトリウム
バルプロ酸Na錠200mg「フジナガ」(藤永=第一三共)	200mg	Fコート錠 ◯(割線無)	— (×)	

可否判定 ◯：可, △：条件つきで可, ×：不可, —：企業判定回避, ( )：著者判断

理　由	代用品
ヒドロクロロチアジド：原薬はわずかに苦い † 著 凡例5頁参照。防湿・遮光保存 (安定性)粉砕品　(25℃，75％RH，遮光・開放，1カ月間)性状・含量・純度に変化なし (溶解性(水))バルサルタン：ほとんど溶けない ヒドロクロロチアジド：極めて溶けにくい	
苦味あり † 著 凡例5頁参照。防湿・遮光保存 (安定性)該当資料なし (溶解性(水))バルサルタン：ほとんど溶けない ヒドロクロロチアジド：極めて溶けにくい	
粉砕品は苦味がある † 著 凡例5頁参照。防湿・遮光保存 (安定性)製剤　〔湿度〕(25℃，75％RH，4週間)外観変化なし，規格外の含量低下(含量：バルサルタン94.7％，ヒドロクロロチアジド96.1％) 〔光〕(60万lx·hr)外観，含量に変化なし (溶解性(水))バルサルタン：ほとんど溶けない ヒドロクロロチアジド：極めて溶けにくい	
粉砕品は苦味がある † 著 凡例5頁参照。防湿・遮光保存 (安定性)製剤　〔湿度〕(25℃，75％RH，4週間)外観変化なし，規格外の含量低下(含量：バルサルタン94.8％，ヒドロクロロチアジド95.9％) 〔光〕(60万lx·hr)外観，含量に変化なし (溶解性(水))バルサルタン：ほとんど溶けない ヒドロクロロチアジド：極めて溶けにくい	
ヒドロクロロチアジド：においはなく，味はわずかに苦い † 著 凡例5頁参照。防湿・遮光保存 (安定性)粉砕後　(室内散光下，3カ月間)外観・含量変化なし (室内散光・防湿条件下，3カ月間)外観・含量変化なし (溶解性(水))バルサルタン：ほとんど溶けない ヒドロクロロチアジド：極めて溶けにくい	
† 著 凡例5頁参照。防湿・遮光保存 (安定性)粉砕物　(25℃，75％RH，遮光・開放，30日間)外観，含量変化なし，重量増加傾向 (溶解性(水))バルサルタン：ほとんど溶けない ヒドロクロロチアジド：極めて溶けにくい	
潮解性があるため粉砕不可 (安定性)該当資料なし (溶解性(水))極めて溶けやすい	細20％・40％ [先][GE] 徐放顆40％ [先][GE] シ5％ [先][GE]
吸湿性が強いため粉砕不可 (溶解性(水))極めて溶けやすい	細20％・40％ [先][GE] 徐放顆40％ [先][GE] シ5％ [先][GE]

理由　著 著者コメント　(安定性)原薬(一部製剤)の安定性　(溶解性(水))原薬の水に対する溶解性
代用品　※：一部適応等が異なる

ハルフ

製品名（会社名）	規格単位	剤形・割線・Cap号数	可否	一般名
バルプロ酸Na徐放B錠100mg「トーワ」（東和薬品）	100mg	糖衣錠 ◯(割線無)	×	バルプロ酸ナトリウム
バルプロ酸Na徐放B錠200mg「トーワ」（東和薬品）	200mg	糖衣錠 ◯(割線無)	×	
バルプロ酸ナトリウム錠100mg「アメル」（共和薬品）	100mg	Fコート錠 ◯(割線無)	×	バルプロ酸ナトリウム
バルプロ酸ナトリウム錠200mg「アメル」（共和薬品）	200mg	Fコート錠 ◯(割線無)	×	
バルプロ酸ナトリウムSR錠100mg「アメル」（共和薬品）	100mg	糖衣錠 ◯(割線無)	×	バルプロ酸ナトリウム
バルプロ酸ナトリウムSR錠200mg「アメル」（共和薬品）	200mg	糖衣錠 ◯(割線無)	×	
パルモディア錠0.1mg（興和）	0.1mg	Fコート錠 ⊖(割線1本)	— (△)	ペマフィブラート
ハルラック錠0.125mg（富士薬品＝共和薬品）	0.125mg	素錠 ◯(割線無)	— (◯)	トリアゾラム
ハルラック錠0.25mg（富士薬品＝共和薬品）	0.25mg	素錠 ◐(割線1本)	— (◯)	
バレオン錠200mg（マイランEPD）	200mg	Fコート錠 ⊖(割線1本)	— (◯)	塩酸ロメフロキサシン
バレオンカプセル100mg（マイランEPD）	100mg	硬カプセル 3号	— (◯)	塩酸ロメフロキサシン

可否判定　◯：可，△：条件つきで可，×：不可，—：企業判定回避，（　）：著者判断

ハレオ

理　由	代用品
徐放性製剤のため粉砕不可 主成分は吸湿性である。主成分は特異なにおいがあり，味はわずかに苦い 安定性 該当資料なし 溶解性(水) 極めて溶けやすい	細20%・40% 先 GE 徐放顆40% 先 GE シ5% 先 GE
吸湿性が強いため粉砕不可 安定性 該当資料なし 溶解性(水) 極めて溶けやすい	細20%・40% 先 GE 徐放顆40% 先 GE シ5% 先 GE
粉砕することにより徐放機能が失われてしまう。吸湿性が強いため粉砕不可 安定性 該当資料なし 溶解性(水) 極めて溶けやすい	細20%・40% 先 GE 徐放顆40% 先 GE シ5% 先 GE
錠剤が粉砕された状態での薬物動態解析，有効性試験，安全性試験は実施されていない 著 粉砕後データが不足しているが，防湿・遮光保存で可能と推定 安定性〔長期〕(25℃，60%RH，ポリエチレン袋，36カ月間)変化なし 〔加速〕(40℃，75%RH，ポリエチレン袋，6カ月間)変化なし 〔温度〕(50℃，ポリエチレン袋，3カ月間)変化なし (60℃，ポリエチレン袋，3カ月間)変化なし 〔湿度〕(25℃，83%RH，シャーレ(開放)，3カ月間)変化なし 〔光〕(25℃，D65ランプ，2,500lx，60万/120万lx・hr，シャーレ(開放))変化なし 溶解性(水) ほとんど溶けない	
粉砕時データ等，該当資料なし 安定性〔通常〕(25℃，60%RH)性状及び含量について3年間以上安定 〔苛酷〕データなし 溶解性(水) ほとんど溶けない	
粉砕品を室温(シャーレ，ポリ容器)で3カ月保存したところ，性状，定量値に変化なし 苦味あり 著 遮光保存 安定性〔通常〕(室温，ブリキ製缶(低密度ポリエチレン製内袋)，3年間)変化なし 〔苛酷〕(5,000lx(蛍光灯下，終日照射)，褐色ガラス瓶(密栓)，50日間)変化なし (50℃，無色ガラス瓶(密栓)，6カ月間)変化なし (40℃，75%RH，ガラスシャーレ(蓋開放)，6カ月間)変化なし 粉砕品 (室温，3カ月間)性状，含量に変化なし 溶解性(水) 溶けにくい	
粉砕に関するデータなし 著 遮光保存 安定性〔通常〕(室温，ブリキ製缶(低密度ポリエチレン製内袋)，3年間)変化なし 〔苛酷〕(5,000lx(蛍光灯下，終日照射)，褐色ガラス瓶(密栓)，50日間)変化なし (50℃，無色ガラス瓶(密栓)，6カ月間)変化なし (40℃，75%RH，ガラスシャーレ(蓋開放)，6カ月間)変化なし 溶解性(水) 溶けにくい	

理由　著 著者コメント　安定性 原薬(一部製剤)の安定性　溶解性(水) 原薬の水に対する溶解性
代用品　※：一部適応等が異なる

ハレリ

製品名（会社名）	規格単位	剤形・割線・Cap号数	可否	一般名
バレリン錠100mg （大日本住友）	100mg	糖衣錠 ◯(割線無)	×	バルプロ酸ナトリウム
バレリン錠200mg （大日本住友）	200mg	糖衣錠 ◯(割線無)	×	
パロキセチン錠5mg「AA」 （あすか製薬＝武田）	5mg	Fコート錠 ◯(割線無)	— (◯)	パロキセチン塩酸塩水和物
パロキセチン錠10mg「AA」 （あすか製薬＝武田）	10mg	Fコート錠 ◯(割線無)	— (◯)	
パロキセチン錠20mg「AA」 （あすか製薬＝武田）	20mg	Fコート錠 ◯(割線無)	— (◯)	
パロキセチン錠5mg「DK」 （大興＝三和化学）	5mg	Fコート錠 ⊖(割線1本)	— (◯)	パロキセチン塩酸塩水和物
パロキセチン錠10mg「DK」 （大興＝三和化学）	10mg	Fコート錠 ◯(割線無)	— (◯)	
パロキセチン錠20mg「DK」 （大興＝三和化学）	20mg	Fコート錠 ◯(割線無)	— (◯)	
パロキセチン錠5mg「DSEP」 （第一三共エスファ）	5mg	Fコート錠 ◯(割線無)	◯	パロキセチン塩酸塩水和物
パロキセチン錠10mg「DSEP」 （第一三共エスファ）	10mg	Fコート錠 ◯(割線無)	◯	
パロキセチン錠20mg「DSEP」 （第一三共エスファ）	20mg	Fコート錠 ◯(割線無)	◯	
パロキセチン錠5mg「EE」 （エルメッド＝日医工）	5mg	Fコート錠 ◯(割線無)	— (◯)	パロキセチン塩酸塩水和物
パロキセチン錠10mg「EE」 （エルメッド＝日医工）	10mg	Fコート錠 ◯(割線無)	— (◯)	
パロキセチン錠20mg「EE」 （エルメッド＝日医工）	20mg	Fコート錠 ◯(割線無)	— (◯)	
パロキセチン錠5mg「JG」 （日本ジェネリック）	5mg	Fコート錠 ◯(割線無)	— (◯)	パロキセチン塩酸塩水和物
パロキセチン錠10mg「JG」 （日本ジェネリック）	10mg	Fコート錠 ◯(割線無)	— (◯)	
パロキセチン錠20mg「JG」 （日本ジェネリック）	20mg	Fコート錠 ◯(割線無)	— (◯)	

可否判定 ◯：可，△：条件つきで可，×：不可，—：企業判定回避，( )：著者判断

理　由	代用品
極めて吸湿性が高く，湿潤液化するため粉砕不可。原薬は40％RH以上の条件で潮解する (安定性)[温度](40℃，ガラス瓶(密栓)，6カ月間)変化なし (50℃，ガラス瓶(密栓)，3カ月間)変化なし [光](キセノンランプ，シャーレ，21時間)変化なし (溶解性(水))極めて溶けやすい	細20%・40% 先 GE 徐放顆40% 先 GE シ5% 先 GE
著 苦味防止の目的でFコートとしている。光，湿度に安定 (安定性)粉砕後　(30℃，75％RH，シャーレ(開放)，1カ月間)外観，含量は変化なし (D65ランプ，1,000lx，シャーレ(開放)，1カ月間)外観，含量は変化なし (成り行き条件，シャーレ(開放)，1カ月間)外観，含量は変化なし (溶解性(水))溶けにくい	
(溶解性(水))溶けにくい	
40℃・3カ月，25℃・75％RH・3カ月，2,000lx・120万lx·hrの条件下で変化は認められなかった (安定性)[加速](40℃，75％RH，6カ月間)変化なし [苛酷](40℃，遮光，3カ月間)変化なし (25℃，75％RH，遮光，3カ月間)硬度やや低下 (120万lx·hr)変化なし (溶解性(水))溶けにくい	
粉砕時の安定性及び体内動態データなし (安定性)製剤　[通常](25℃，60％RH，遮光，3年間)規格内 [長期](25℃，60％RH，密閉・遮光，36カ月間)規格内 [苛酷](40℃，75％RH，遮光，6カ月間)規格内 (溶解性(水))溶けにくい	
粉砕時の体内動態データなし (安定性)製剤　[通常](25℃，60％RH，遮光，3年間)規格内 [長期](25℃，60％RH，密閉・遮光，36カ月間)規格内 [苛酷](40℃，75％RH，遮光，6カ月間)規格内 **粉砕後**　(40℃，30日間)規格内 (25℃，75％，30日間)規格内 (120万lx·hr)規格内 (溶解性(水))溶けにくい	
(40℃，遮光・気密容器，4週間)問題なし (25℃，75％RH，遮光・開放容器，4週間)問題なし (25℃，60％RH，120万lx·hr，透明・気密容器)問題なし (安定性)該当資料なし (溶解性(水))溶けにくい	

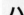

理由　著 著者コメント　　(安定性)原薬(一部製剤)の安定性　　(溶解性(水))原薬の水に対する溶解性
代用品　※：一部適応等が異なる

ハロキ

製品名（会社名）	規格単位	剤形・割線・Cap号数	可否	一般名
パロキセチン錠5mg「KN」（小林化工）	5mg	Fコート錠 ◯(割線無)	◯	パロキセチン塩酸塩水和物
パロキセチン錠10mg「KN」（小林化工）	10mg	Fコート錠 ◯(割線無)	◯	
パロキセチン錠20mg「KN」（小林化工）	20mg	Fコート錠 ◯(割線無)	◯	
パロキセチン錠5mg「NP」（ニプロ=光）	5mg	Fコート錠 ◯(割線無)	—(◯)	パロキセチン塩酸塩水和物
パロキセチン錠10mg「NP」（ニプロ=光）	10mg	Fコート錠 ◯(割線無)	—(◯)	
パロキセチン錠20mg「NP」（ニプロ=光）	20mg	Fコート錠 ◯(割線無)	—(◯)	
パロキセチン錠5mg「TCK」（辰巳）	5mg	Fコート錠 ⊖(割線1本)	—(◯)	パロキセチン塩酸塩水和物
パロキセチン錠10mg「TCK」（辰巳）	10mg	Fコート錠 ◯(割線無)	—(◯)	
パロキセチン錠20mg「TCK」（辰巳）	20mg	Fコート錠 ◯(割線無)	—(◯)	
パロキセチン錠5mg「TSU」（鶴原）	5mg	Fコート錠 ◯(割線無)	◯	パロキセチン塩酸塩水和物
パロキセチン錠10mg「TSU」（鶴原）	10mg	Fコート錠 ◯(割線無)	◯	
パロキセチン錠20mg「TSU」（鶴原）	20mg	Fコート錠 ◯(割線無)	◯	
パロキセチン錠5mg「YD」（陽進堂）	5mg	Fコート錠 ◯(割線無)	—(◯)	パロキセチン塩酸塩水和物
パロキセチン錠10mg「YD」（陽進堂）	10mg	Fコート錠 ◯(割線無)	—(◯)	
パロキセチン錠20mg「YD」（陽進堂）	20mg	Fコート錠 ◯(割線無)	—(◯)	
パロキセチン錠5mg「アスペン」（アスペン）	5mg	Fコート錠 ◯(割線無)	—(◯)	パロキセチン塩酸塩水和物
パロキセチン錠10mg「アスペン」（アスペン）	10mg	Fコート錠 ◯(割線無)	—(◯)	
パロキセチン錠20mg「アスペン」（アスペン）	20mg	Fコート錠 ◯(割線無)	—(◯)	

可否判定　◯：可，△：条件つきで可，×：不可，—：企業判定回避，( )：著者判断

理　由	代用品
(安定性)**粉砕後**　〔通常〕(25℃, 75%RH, 遮光, 30日間)変化なし 〔苛酷〕(40℃, 遮光, 30日間)変化なし 〔光〕(室温, 1,000lx·hr(白色蛍光灯下), 50日間)変化なし (溶解性(水))溶けにくい	
(安定性)**粉砕後**　3カ月間のデータあり(粉砕時の体内動態データ等なし) (溶解性(水))溶けにくい	
25±1℃, 75±5%RH, 遮光・開放条件で4週間保存した結果, 含量に変化なし (安定性)該当資料なし (溶解性(水))溶けにくい	
(安定性)該当資料なし (溶解性(水))溶けにくい	
(安定性)**粉砕時**　(温度・湿度成り行き, 室内散乱光下, 1カ月間)性状変化なし, 含量規格内 (溶解性(水))溶けにくい	
(著)粉砕後データが不足しているが, 防湿・遮光保存で可能と推定 (安定性)〔長期〕(25±2℃, 褐色ガラス瓶(密栓), 36カ月間)変化なく安定 〔加速〕(40±1℃, 75±5%RH, 褐色ガラス瓶(密栓), 6カ月間)変化なく安定 〔温度〕(60℃, 褐色ガラス瓶(密栓), 3カ月間)変化なく安定 〔湿度〕(25℃, 90%RH, 褐色ガラス瓶(開栓), 3カ月間)変化なく安定 〔光〕(約25℃, 白色蛍光灯(約1,000lx), ガラス製シャーレ, 180万lx·hr)変化なく安定 (溶解性(水))溶けにくい	

理由　(著)著者コメント　(安定性)原薬(一部製剤)の安定性　(溶解性(水))原薬の水に対する溶解性
代用品　※：一部適応等が異なる

ハロキ

製品名（会社名）	規格単位	剤形・割線・Cap号数	可否	一般名
パロキセチン錠5mg「アメル」（共和薬品）	5mg	Fコート錠 ⊖(割線表裏各1本)	○	パロキセチン塩酸塩水和物
パロキセチン錠10mg「アメル」（共和薬品）	10mg	Fコート錠 ○(割線無)	○	
パロキセチン錠20mg「アメル」（共和薬品）	20mg	Fコート錠 ○(割線無)	○	
パロキセチン錠5mg「オーハラ」（大原）	5mg	Fコート錠 ○(割線無)	— (○)	パロキセチン塩酸塩水和物
パロキセチン錠10mg「オーハラ」（大原＝エッセンシャル）	10mg	Fコート錠 ○(割線無)	— (○)	
パロキセチン錠20mg「オーハラ」（大原＝エッセンシャル）	20mg	Fコート錠 ○(割線無)	— (○)	
パロキセチン錠5mg「科研」（ダイト＝科研）	5mg	Fコート錠 ○(割線無)	— (○)	パロキセチン塩酸塩水和物
パロキセチン錠10mg「科研」（ダイト＝科研）	10mg	Fコート錠 ○(割線無)	— (○)	
パロキセチン錠20mg「科研」（ダイト＝科研）	20mg	Fコート錠 ○(割線無)	— (○)	
パロキセチン錠5mg「ケミファ」（ケミファ＝日本薬工）	5mg	Fコート錠 ○(割線無)	— (○)	パロキセチン塩酸塩水和物
パロキセチン錠10mg「ケミファ」（ケミファ＝日本薬工）	10mg	Fコート錠 ○(割線無)	— (○)	
パロキセチン錠20mg「ケミファ」（ケミファ＝日本薬工）	20mg	Fコート錠 ○(割線無)	— (○)	
パロキセチン錠5mg「サワイ」（沢井）	5mg	Fコート錠 ○(割線無)	— (○)	パロキセチン塩酸塩水和物
パロキセチン錠10mg「サワイ」（沢井）	10mg	Fコート錠 ○(割線無)	— (○)	
パロキセチン錠20mg「サワイ」（沢井）	20mg	Fコート錠 ○(割線無)	— (○)	
パロキセチン錠5mg「サンド」（サンド）	5mg	Fコート錠 ○(割線無)	— (○)	パロキセチン塩酸塩水和物
パロキセチン錠10mg「サンド」（サンド）	10mg	Fコート錠 ○(割線無)	— (○)	
パロキセチン錠20mg「サンド」（サンド）	20mg	Fコート錠 ○(割線無)	— (○)	

可否判定　○：可，△：条件つきで可，×：不可，—：企業判定回避，（ ）：著者判断

理　由	代用品
(安定性)**粉砕後**　(25℃，75%RH，遮光，グラシン包装)90日間安定 (溶解性(水))溶けにくい	
(著)　粉砕後防湿・遮光保存で可能と推定 (溶解性(水))溶けにくい	
(著)　粉砕後データより安定と推定 (安定性)**粉砕後**　〔温度〕(40℃，75%RH，遮光・気密容器，30日間)性状・含量変化なし 〔湿度〕(25℃，75%RH，開放，30日間)性状・含量変化なし 〔光〕(2,500lx，25℃，45%RH，開放)120万lx・hrで性状・含量変化なし (溶解性(水))溶けにくい	
(著)　粉砕後データより安定と推定 (安定性)**粉砕品**　(30℃，75%RH，1カ月間)問題となる変化なし (72万lx・hr)問題となる変化なし (溶解性(水))溶けにくい	
(著)　粉砕後データより安定と推定 (安定性)**粉砕品**　(40℃，遮光，気密，5週間)問題となる変化なし (25℃，75%RH，遮光，5週間)問題となる変化なし (60万lx・hr，20℃，気密)問題となる変化なし (溶解性(水))溶けにくい	
(溶解性(水))溶けにくい	
(著)　粉砕後データより安定と推定 (安定性)**粉砕後**　(40℃，遮光，3カ月間)(25℃，75%RH，遮光・開放，3カ月間)(120万lx・hr)すべての条件において，性状，定量に大きな変化なし (溶解性(水))溶けにくい	

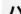

理由　(著)著者コメント　(安定性)原薬(一部製剤)の安定性　(溶解性(水))原薬の水に対する溶解性
代用品　※：一部適応等が異なる

ハロキ

製品名（会社名）	規格単位	剤形・割線・Cap号数	可否	一般名
パロキセチン錠5mg「タカタ」（高田）	5mg	Fコート錠 ○(割線無)	— (○)	パロキセチン塩酸塩水和物
パロキセチン錠10mg「タカタ」（高田）	10mg	Fコート錠 ○(割線無)	— (○)	
パロキセチン錠20mg「タカタ」（高田）	20mg	Fコート錠 ○(割線無)	— (○)	
パロキセチン錠5mg「タナベ」（ニプロES）	5mg	Fコート錠 ⊖(割線1本)	— (○)	パロキセチン塩酸塩水和物
パロキセチン錠10mg「タナベ」（ニプロES）	10mg	Fコート錠 ○(割線無)	— (○)	
パロキセチン錠20mg「タナベ」（ニプロES）	20mg	Fコート錠 ○(割線無)	— (○)	
パロキセチン錠5mg「テバ」（武田テバファーマ＝武田）	5mg	Fコート錠 ○(割線無)	— (○)	パロキセチン塩酸塩水和物
パロキセチン錠10mg「テバ」（武田テバファーマ＝武田）	10mg	Fコート錠 ○(割線無)	— (○)	
パロキセチン錠20mg「テバ」（武田テバファーマ＝武田）	20mg	Fコート錠 ○(割線無)	— (○)	
パロキセチン錠5mg「トーワ」（東和薬品）	5mg	Fコート錠 ○(割線無)	— (○)	パロキセチン塩酸塩水和物
パロキセチン錠10mg「トーワ」（東和薬品）	10mg	Fコート錠 ○(割線無)	— (○)	
パロキセチン錠20mg「トーワ」（東和薬品）	20mg	Fコート錠 ○(割線無)	— (○)	
パロキセチンOD錠5mg「トーワ」（東和薬品）	5mg	口腔内崩壊錠 ○(割線無)	— (△)	パロキセチン塩酸塩水和物
パロキセチンOD錠10mg「トーワ」（東和薬品）	10mg	口腔内崩壊錠 ⊖(割線1本)	— (△)	
パロキセチンOD錠20mg「トーワ」（東和薬品）	20mg	口腔内崩壊錠 ⊖(割線1本)	— (△)	
パロキセチン錠5mg「日医工」（日医工）	5mg	Fコート錠 ○(割線無)	— (○)	パロキセチン塩酸塩水和物
パロキセチン錠10mg「日医工」（日医工）	10mg	Fコート錠 ○(割線無)	— (○)	
パロキセチン錠20mg「日医工」（日医工）	20mg	Fコート錠 ○(割線無)	— (○)	

可否判定　○：可，△：条件つきで可，×：不可，—：企業判定回避，（　）：著者判断

理　由	代用品
(安定性)[20mg錠] (25℃, 75%RH, 遮光・開放, 30日間)安定 (溶解性(水))溶けにくい	
(著)粉砕後データより安定と推定 (安定性)**粉砕品**　(25℃, 75%RH, 褐色ガラス瓶(開栓), 1カ月間)性状・含量に変化なし (溶解性(水))溶けにくい	
本製剤は曝光により類縁物質の増加が認められる 粉砕品はわずかに苦味があり，わずかに舌を刺激する (著)防湿・遮光保存 (安定性)**製剤**　〔湿度〕(25℃, 75%RH, 4週間)外観, 含量に変化なし([10mg・20mg錠]ただし凝集傾向があった) 〔光〕[5mg錠](30万lx·hr)外観, 含量に変化なし [10mg・20mg錠](60万lx·hr)外観, 含量に変化なし (溶解性(水))溶けにくい	
(著)粉砕後データより安定と推定 (安定性)**粉砕後**　(40℃, 3カ月間)外観・含量変化なし (25℃, 75%RH, 3カ月間)外観・含量変化なし (120万lx·hr)外観・含量変化なし (溶解性(水))溶けにくい	
(著)粉砕後データより安定と推定 (安定性)**粉砕後**　(室内散光下, 3カ月間)外観・含量変化なし (溶解性(水))溶けにくい	
(著)口腔内崩壊錠のため粉砕不適。粉砕した場合，防湿・遮光保存 (安定性)**粉砕後**　(室内散光下, 3カ月間)外観・含量変化なし (溶解性(水))溶けにくい	
(著)粉砕後データより安定と推定 (安定性)**粉砕物**　(40℃, 遮光・気密容器, 3カ月間)(25℃, 75%RH, 遮光・開放, 3カ月間)(曝光量120万lx·hr, 気密容器)外観, 含量変化なし (溶解性(水))溶けにくい	
(著)粉砕後データより安定と推定 (安定性)**粉砕物**　(25℃, 75%RH, 遮光・開放, 3カ月間)外観, 含量変化なし (溶解性(水))溶けにくい	

理由　(著)著者コメント　(安定性)原薬(一部製剤)の安定性　(溶解性(水))原薬の水に対する溶解性
代用品　※：一部適応等が異なる

ハロキ

製品名（会社名）	規格単位	剤形・割線・Cap号数	可否	一般名
パロキセチン錠5mg「日新」(日新製薬)	5mg	Fコート錠 ○(割線無)	—(○)	パロキセチン塩酸塩水和物
パロキセチン錠10mg「日新」(日新製薬)	10mg	Fコート錠 ○(割線無)	—(○)	
パロキセチン錠20mg「日新」(日新製薬)	20mg	Fコート錠 ○(割線無)	—(○)	
パロキセチン錠5mg「ファイザー」(ファイザー)	5mg	Fコート錠 ⊖(割線1本)	—(○)	パロキセチン塩酸塩水和物
パロキセチン錠10mg「ファイザー」(ファイザー)	10mg	Fコート錠 ○(割線無)	—(○)	
パロキセチン錠20mg「ファイザー」(ファイザー)	20mg	Fコート錠 ○(割線無)	—(○)	
パロキセチン錠5mg「明治」(MeijiSeika)	5mg	Fコート錠 ⊖(割線表1本裏2本)	○	パロキセチン塩酸塩水和物
パロキセチン錠10mg「明治」(MeijiSeika)	10mg	Fコート錠 ⊖(割線表1本裏2本)	○	
パロキセチン錠20mg「明治」(MeijiSeika)	20mg	Fコート錠 ○(割線無)	○	
パーロデル錠2.5mg (サンファーマ=田辺三菱)	2.5mg	素錠 ⊖(割線1本)	△	ブロモクリプチンメシル酸塩
ハロペリドール錠0.75mg「JG」(長生堂=日本ジェネリック)	0.75mg	素錠 ⊖(割線1本)	—(○)	ハロペリドール
ハロペリドール錠1mg「JG」(長生堂=日本ジェネリック)	1mg	糖衣錠 ○(割線無)	—(○)	
ハロペリドール錠1.5mg「JG」(長生堂=日本ジェネリック)	1.5mg	素錠 ⊖(割線1本)	—(○)	
ハロペリドール錠3mg「JG」(長生堂=日本ジェネリック)	3mg	糖衣錠 ○(割線無)	—(○)	

可否判定 ○：可，△：条件つきで可，×：不可，—：企業判定回避，( )：著者判断

理　由	代用品
著 粉砕後防湿・遮光保存で可能と推定 (溶解性(水))溶けにくい	
(25±1℃, 75±5%RH)変化なし **著** 粉砕後防湿・遮光保存で可能と推定 (溶解性(水))溶けにくい	
(安定性)該当資料なし (溶解性(水))溶けにくい	
光により徐々に着色する。含量の低下傾向。防湿・遮光保存 25℃, 75%RH, 1,000lxで1週間後より外観変化あり 25℃, 75%RH, 遮光で4週間安定 (安定性)光及び熱に不安定である ブロモクリプチンメシル酸塩は室温経時において安定であるが, 50℃で加温経時したときに外観に変化がみられる。また, キセノンランプ照射により外観に変化がみられ, 室内散光によっても若干の着色がみられた (溶解性(水))ほとんど溶けない	
著 粉砕後データより安定と推定。遮光保存 (安定性)**粉砕品** (40℃, 60%RH, 遮光・気密, 30日間)外観・含量：変化なし (25℃, 75%RH, 遮光・開放, 30日間)外観・含量：変化なし (120万lx・hr, 密閉(シャーレ＋ラップ), 50日間)外観：変化なし, 含量：[0.75mg・1.5mg錠]変化あり(規格外), [1mg錠]低下傾向, [3mg錠]変化なし (溶解性(水))ほとんど溶けない	細1% 先 GE 内用液0.2% 先

理由　**著** 著者コメント　(安定性)原薬(一部製剤)の安定性　(溶解性(水))原薬の水に対する溶解性
代用品　※：一部適応等が異なる

ハロヘ

製品名（会社名）	規格単位	剤形・割線・Cap号数	可否	一般名
ハロペリドール錠0.75mg「アメル」(共和薬品)	0.75mg	素錠 ◯(割線無)	○	ハロペリドール
ハロペリドール錠1mg「アメル」(共和薬品)	1mg	Fコート錠 ◯(割線無)	○	
ハロペリドール錠1.5mg「アメル」(共和薬品)	1.5mg	素錠 ⊖(割線1本)	○	
ハロペリドール錠2mg「アメル」(共和薬品)	2mg	素錠 ⊖(割線1本)	○	
ハロペリドール錠3mg「アメル」(共和薬品)	3mg	Fコート錠 ◯(割線無)	○	
ハロペリドール錠1mg「タカタ」(高田)	1mg	素錠 ◯(割線無)	— (○)	ハロペリドール
ハロペリドール錠2mg「タカタ」(高田)	2mg	素錠 ◯(割線無)	— (○)	
ハロペリドール錠1.5mg「ツルハラ」(鶴原)	1.5mg	素錠 ⊖(割線1本)	○	ハロペリドール
ハロペリドール錠0.75mg「ヨシトミ」(田辺三菱=吉富薬品)	0.75mg	素錠 ⊖(割線1本)	— (○)	ハロペリドール
ハロペリドール錠1.5mg「ヨシトミ」(田辺三菱=吉富薬品)	1.5mg	素錠 ⊖(割線1本)	— (○)	
ハロペリドール錠2mg「ヨシトミ」(田辺三菱=吉富薬品)	2mg	素錠 ⊖(割線1本)	— (○)	
ハロペリドール錠3mg「ヨシトミ」(田辺三菱=吉富薬品)	3mg	素錠 ⊖(割線1本)	— (○)	
パンテチン錠100mg「YD」(陽進堂=日医工=日本ジェネリック)	100mg	Fコート錠 ◯(割線無)	— (△)	パンテチン
パンテチン錠シオエ100 (シオエ=日本新薬)	100mg	Fコート錠 ◯(割線無)	— (△)	パンテチン

可否判定 ○：可，△：条件つきで可，×：不可，—：企業判定回避，( )：著者判断

理　由	代用品
該当資料なし (溶解性(水))ほとんど溶けない	細1% 先 GE 内用液0.2% 先
データなし (安定性)〔通常〕極めて安定 (溶解性(水))ほとんど溶けない	細1% 先 GE 内用液0.2% 先
(安定性)該当資料なし (溶解性(水))ほとんど溶けない	細1% 先 GE 内用液0.2% 先
著 遮光保存 (安定性)〔長期〕(室温, 褐色ガラス容器(気密), 3年6カ月間)変化なし 光により着色する (溶解性(水))ほとんど溶けない	細1% 先 GE 内用液0.2% 先
著 防湿・遮光保存 (安定性)粉砕時　(25℃, 60%RH, 120万lx·hr, 30日間)曝光面の黄色が濃く変化, 含量規格内 (溶解性(水))水と混和する	散20% 先 GE 細20% GE 細50% 先 GE
粉砕品のADMEを検討していない。光による変化や吸湿性があるので, 防湿・遮光保存が必要と考える 著 防湿・遮光保存 (安定性)光によって分解する (溶解性(水))水と混和する	散20% 先 GE 細20% GE 細50% 先 GE

理由　著 著者コメント　　(安定性)原薬(一部製剤)の安定性　　(溶解性(水))原薬の水に対する溶解性
代用品　※：一部適応等が異なる

ハント

製品名（会社名）	規格単位	剤形・割線・Cap号数	可否	一般名
パントシン錠30 （アルフレッサファーマ）	30mg	Fコート錠 ◯(割線無)	△	パンテチン
パントシン錠60 （アルフレッサファーマ）	60mg	Fコート錠 ◯(割線無)	△	
パントシン錠100 （アルフレッサファーマ）	100mg	Fコート錠 ◯(割線無)	△	
パントシン錠200 （アルフレッサファーマ）	200mg	Fコート錠 ◯(割線無)	△	
ピーエイ配合錠 （全星＝沢井＝ニプロ）	配合剤	素錠 ◯(割線無)	△	非ピリン系感冒剤
ピオグリタゾン錠15mg「DSEP」 （第一三共エスファ）	15mg	素錠 ⊖(割線1本)	◯	ピオグリタゾン塩酸塩
ピオグリタゾン錠30mg「DSEP」 （第一三共エスファ）	30mg	素錠 ⊖(割線1本)	◯	

可否判定 ◯：可, △：条件つきで可, ×：不可, ―：企業判定回避, （）：著者判断

理　　由	代用品
[30mg錠]25℃・75%RH・3カ月の条件下で変化は認められなかった。60万lx·hrで含量低下傾向が認められた。そのため粉砕後は遮光して保存することが望ましい [60mg・200mg錠]25℃・75%RH・3カ月の条件下で変化は認められなかった。120万lx·hrで含量低下傾向が認められた。そのため粉砕後は遮光して保存することが望ましい [100mg錠]25℃・75%RH・90日の条件下で吸湿増量が認められた。120万lx·hrで含量低下傾向が認められた。そのため粉砕後は遮光して保存することが望ましい 著 防湿・遮光保存 (安定性)原薬(パンテチン)は局方に収載されている パンテチン80%を含む水溶液である 性状は、無色〜微黄色澄明の粘性を有する 10℃以下で遮光して気密容器に保存する(25℃では不安定) [長期][30mg錠](25℃, 60%RH, 4年間)変化なし [60mg錠](25℃, 60%RH, 5年間)変化なし [100mg・200mg錠](25℃, 60%RH, 3年間)変化なし [苛酷][100mg錠](25℃, 75%RH, 6カ月間)変化なし (室内散光下, 10日間)変化なし (溶解性)(水)水と混和する	散20% 先 GE 細20% GE 細50% 先 GE
苦味あり。光により着色するが、遮光保存で可 25℃, 75%RH(遮光・開放), 3カ月で保存した結果, 吸湿はするが, 含量に影響はなく安定であった (安定性)製剤 [長期](25℃, 75%RH, 最終包装製品, 5年間)性状・溶出性・定量法・変化なし [苛酷](40℃, 遮光・気密容器, 3カ月間)外観：針状結晶が析出した。硬度・平均質量・乾燥減量・定量・溶出性：変化なし (25℃, 75%RH, 遮光・開放, 3カ月間)外観・硬度・平均質量・乾燥減量・定量・溶出性：変化なし [光](25℃, 60%RH, 合計120万lx·hrを照射)外観：着色(規格外)。定量：低下(規格内)。硬度・平均質量・乾燥減量・溶出性：変化なし (溶解性)(水)サリチルアミド：溶けにくい アセトアミノフェン：やや溶けにくい 無水カフェイン：やや溶けにくい プロメタジンメチレンジサリチル酸塩：ほとんど溶けない	顆 先 GE
30℃・75%RH・開放・1カ月の条件下及び1,000lx・1カ月の条件下で変化は認められなかった (安定性)[長期](25℃, 60%RH, 3年間)変化なし [苛酷](60℃, 遮光, 3カ月間)変化なし (30℃, 75%RH, 3カ月間)硬度やや低下 (120万lx·hr)変化なし (溶解性)(水)ほとんど溶けない	

理由　著 著者コメント　(安定性)原薬(一部製剤)の安定性　(溶解性)(水)原薬の水に対する溶解性
代用品　※：一部適応等が異なる

ヒオク

製品名(会社名)	規格単位	剤形・割線・Cap号数	可否	一般名
ピオグリタゾンOD錠15mg「DSEP」(第一三共エスファ)	15mg	素錠(口腔内崩壊錠) ⊖(割線1本)	○ (△)	ピオグリタゾン塩酸塩
ピオグリタゾンOD錠30mg「DSEP」(第一三共エスファ)	30mg	素錠(口腔内崩壊錠) ⊖(割線1本)	○ (△)	
ピオグリタゾン錠15mg「EE」(エルメッド=日医工)	15mg	素錠 ⊖(割線表1本裏2本)	— (○)	ピオグリタゾン塩酸塩
ピオグリタゾン錠30mg「EE」(エルメッド=日医工)	30mg	素錠 ⊖(割線表裏各1本)	— (○)	
ピオグリタゾン錠15mg「JG」(日本ジェネリック)	15mg	素錠 ⊖(割線表1本裏2本)	— (○)	ピオグリタゾン塩酸塩
ピオグリタゾン錠30mg「JG」(日本ジェネリック)	30mg	素錠 ⊖(割線表裏各1本)	— (○)	
ピオグリタゾン錠15mg「MEEK」(小林化工)	15mg	素錠 ⊖(割線1本)	○	ピオグリタゾン塩酸塩
ピオグリタゾン錠30mg「MEEK」(小林化工)	30mg	素錠 ⊖(割線1本)	○	
ピオグリタゾンOD錠15mg「MEEK」(小林化工)	15mg	口腔内崩壊錠 ⊖(割線1本)	○ (△)	ピオグリタゾン塩酸塩
ピオグリタゾンOD錠30mg「MEEK」(小林化工)	30mg	口腔内崩壊錠 ⊖(割線1本)	○ (△)	
ピオグリタゾン錠15mg「NP」(ニプロ)	15mg	素錠 ⊖(割線表1本裏2本)	— (○)	ピオグリタゾン塩酸塩
ピオグリタゾン錠30mg「NP」(ニプロ)	30mg	素錠 ⊖(割線表裏各1本)	— (○)	
ピオグリタゾン錠15mg「NPI」(日本薬工)	15mg	素錠 ⊖(割線表1本裏2本)	— (○)	ピオグリタゾン塩酸塩
ピオグリタゾン錠30mg「NPI」(日本薬工)	30mg	素錠 ⊖(割線表裏各1本)	— (○)	

可否判定 ○:可, △:条件つきで可, ×:不可, —:企業判定回避, ( ):著者判断

理　由	代用品
温度・湿度成り行き・室内散光下・シャーレ開放・1カ月の条件下で変化は認められなかった **著** 口腔内崩壊錠のため粉砕不適。粉砕した場合，防湿・遮光保存 (安定性)〔長期〕(25℃，60%RH，3年間)変化なし 〔苛酷〕(60℃，遮光，3カ月間)変化なし (30℃，75%RH，3カ月間)硬度低下 (120万lx·hr)変化なし (溶解性(水))ほとんど溶けない	
粉砕時の体内動態データなし。粉砕後,次の2条件で規格内(25℃·75%RH，25℃·60%RH，90日間) (安定性)**製剤**　〔通常〕(25℃，60%RH，遮光，密封，PTP24カ月間，バラ12カ月間)規格内 〔苛酷〕(温度40℃，湿度25℃·75%RH，光120万lx·hr，3カ月間)温度，光の条件下では規格値内。湿度の条件下では硬度低下が認められた **粉砕後**　(25℃·75%RH，25℃·60%RH，90日間)規格内 (溶解性(水))ほとんど溶けない	
(25℃，75%RH，遮光・開放容器，4週間)含量の低下傾向あり **著** 防湿・遮光保存 (安定性)該当資料なし (溶解性(水))ほとんど溶けない	
著 粉砕後データより安定と推定 (安定性)**粉砕後**　〔通常〕(25℃，75%RH，遮光，30日間)変化なし 〔苛酷〕(40℃，遮光，30日間)変化なし 〔光〕(室温，1,000lx·hr(白色蛍光灯下)，50日間)変化なし (溶解性(水))ほとんど溶けない	
著 口腔内崩壊錠のため粉砕不適。粉砕した場合，防湿・遮光保存 (安定性)**粉砕後**　〔通常〕(25℃，75%RH，遮光，30日間)変化なし 〔苛酷〕(40℃，遮光，30日間)変化なし 〔光〕(室温，1,000lx·hr(白色蛍光灯下)，50日間)変化なし (溶解性(水))ほとんど溶けない	
著 粉砕後データより安定と推定 (安定性)**粉砕後**　3カ月間のデータあり(粉砕時の体内動態データ等なし) (溶解性(水))ほとんど溶けない	
室温保存 **著** 防湿保存 (安定性)〔温度〕(40℃，褐色ガラス容器(密栓)，5週間)外観・性状：変化なし。定量試験：変化なし 〔湿度〕(25℃，75%RH，褐色ガラス容器(開放)，5週間)外観・性状：変化なし。定量試験：変化なし 〔光〕(20℃，シャーレ，総照射量60万lx·hr(1,000lx·hr，25日間))外観・性状：変化なし。定量試験：変化なし (溶解性(水))ほとんど溶けない	

理由　**著** 著者コメント　　(安定性)原薬(一部製剤)の安定性　　(溶解性(水))原薬の水に対する溶解性
代用品　※：一部適応等が異なる

ヒオク

製品名(会社名)	規格単位	剤形・割線・Cap号数	可否	一般名
ピオグリタゾンOD錠15mg「NPI」(日本薬工)	15mg	素錠(口腔内崩壊錠)⊖(割線1本)	―(△)	ピオグリタゾン塩酸塩
ピオグリタゾンOD錠30mg「NPI」(日本薬工)	30mg	素錠(口腔内崩壊錠)⊖(割線1本)	―(△)	
ピオグリタゾン錠15mg「NS」(日新製薬=科研)	15mg	素錠 ⊖(割線1本)	―(○)	ピオグリタゾン塩酸塩
ピオグリタゾン錠30mg「NS」(日新製薬=科研)	30mg	素錠 ⊖(割線1本)	―(○)	
ピオグリタゾンOD錠15mg「NS」(日新製薬=科研)	15mg	口腔内崩壊錠 ⊖(割線1本)	―(△)	
ピオグリタゾンOD錠30mg「NS」(日新製薬=科研)	30mg	口腔内崩壊錠 ⊖(割線1本)	―(△)	
ピオグリタゾン錠15mg「TCK」(辰巳)	15mg	素錠 ⊖(割線表1本裏2本)	―(○)	ピオグリタゾン塩酸塩
ピオグリタゾン錠30mg「TCK」(辰巳)	30mg	素錠 ⊖(割線表裏各1本)	―(○)	
ピオグリタゾンOD錠15mg「TCK」(辰巳)	15mg	口腔内崩壊錠 ⊖(割線1本)	―(△)	
ピオグリタゾンOD錠30mg「TCK」(辰巳)	30mg	口腔内崩壊錠 ⊖(割線1本)	―(△)	
ピオグリタゾン錠15mg「TSU」(鶴原)	15mg	素錠 ⊖(割線1本)	○	ピオグリタゾン塩酸塩
ピオグリタゾン錠30mg「TSU」(鶴原)	30mg	素錠 ⊖(割線1本)	○	
ピオグリタゾン錠15mg「ZE」(全星)	15mg	素錠 ⊖(割線表1本裏2本)	○	ピオグリタゾン塩酸塩
ピオグリタゾン錠30mg「ZE」(全星)	30mg	素錠 ⊖(割線表裏各1本)	○	
ピオグリタゾン錠15mg「アメル」(共和薬品)	15mg	素錠 ⊖(割線表1本裏2本)	○	ピオグリタゾン塩酸塩
ピオグリタゾン錠30mg「アメル」(共和薬品)	30mg	素錠 ⊖(割線表裏各1本)	○	

可否判定 ○:可, △:条件つきで可, ×:不可, ―:企業判定回避, ( ):著者判断

ヒオク

理　由	代用品
室温保存 開封後は湿気を避けて保存すること 　著　口腔内崩壊錠のため粉砕不適。粉砕した場合，防湿・遮光保存 (安定性)〔通常〕(温度12～29℃(平均：23℃)，湿度27～44％RH(平均：33％RH)，室内散乱光下，シャーレ(開放)，1カ月間)外観・性状：変化なし。純度試験：規格内。定量試験：ほとんど変化なし (溶解性(水))ほとんど溶けない	
開封後は湿気を避けて保存 (溶解性(水))ほとんど溶けない	
口腔内崩壊錠 本剤は吸湿性が強いので，アルミピロー開封後は湿気を避けて保存し，服用直前までPTPシートから取り出さないこと(一包化調剤は避けること) 　著　口腔内崩壊錠のため粉砕不適。粉砕した場合，防湿・遮光保存 (溶解性(水))ほとんど溶けない	
25±1℃，75±5％RH，遮光・開放条件で4週間保存した結果，含量の低下(規格内)を認めた 　著　吸湿性に注意 (安定性)該当資料なし (溶解性(水))ほとんど溶けない	
著　口腔内崩壊錠のため粉砕不適。粉砕した場合，防湿・遮光保存 (安定性)該当資料なし (溶解性(水))ほとんど溶けない	
(安定性)該当資料なし (溶解性(水))ほとんど溶けない	
25℃，75％RH(遮光・開放)，3カ月で保存した結果，吸湿はするが，含量には影響がなく安定であった (安定性)製剤　〔苛酷〕(40℃，褐色瓶(遮光・気密容器)，3カ月間)[15mg錠]乾燥減量：低下(規格内)。外観・平均質量・硬度・定量・溶出性：変化なし，[30mg錠]外観・平均質量・乾燥減量・硬度・定量・溶出性：変化なし (25℃，75％RH，スチロールケース開放(遮光)，3カ月間)平均質量・乾燥減量：増加(規格内)。硬度：低下(規格内)。外観・定量・溶出性：変化なし 〔光〕(25℃，60％RH，1,200lx，気密容器，合計120万lx・hrを照射)乾燥減量：増加(規格内)。外観・平均質量・硬度・定量・溶出性：変化なし (溶解性(水))ほとんど溶けない	
(安定性)粉砕後　(25℃，75％RH，遮光，グラシン包装)90日間安定 (溶解性(水))ほとんど溶けない	

理由　著　著者コメント　　(安定性)原薬(一部製剤)の安定性　　(溶解性(水))原薬の水に対する溶解性
代用品　※：一部適応等が異なる

ヒオク

製品名(会社名)	規格単位	剤形・割線・Cap号数	可否	一般名
ピオグリタゾン錠15mg「オーハラ」(大原)	15mg	素錠 ⊕(割線2本)	— (○)	ピオグリタゾン塩酸塩
ピオグリタゾン錠30mg「オーハラ」(大原)	30mg	素錠 ⊖(割線表裏各1本)	— (○)	
ピオグリタゾン錠15mg「杏林」(キョーリンリメディオ=杏林)	15mg	素錠 ⊖(割線1本)	— (○)	ピオグリタゾン塩酸塩
ピオグリタゾン錠30mg「杏林」(キョーリンリメディオ=杏林)	30mg	素錠 ⊖(割線1本)	— (○)	
ピオグリタゾンOD15mg「杏林」(キョーリンリメディオ=杏林)	15mg	口腔内崩壊錠 ⊖(割線1本)	— (△)	ピオグリタゾン塩酸塩
ピオグリタゾンOD錠30mg「杏林」(キョーリンリメディオ=杏林)	30mg	口腔内崩壊錠 ⊖(割線1本)	— (△)	
ピオグリタゾン錠15mg「ケミファ」(ケミファ=日本薬工)	15mg	素錠 ⊖(割線表1本裏2本)	— (○)	ピオグリタゾン塩酸塩
ピオグリタゾン錠30mg「ケミファ」(ケミファ=日本薬工)	30mg	素錠 ⊖(割線表裏各1本)	— (○)	
ピオグリタゾンOD錠15mg「ケミファ」(ケミファ)	15mg	素錠(口腔内崩壊錠) ⊖(割線1本)	— (△)	ピオグリタゾン塩酸塩
ピオグリタゾンOD錠30mg「ケミファ」(ケミファ)	30mg	素錠(口腔内崩壊錠) ⊖(割線1本)	— (△)	
ピオグリタゾン錠15mg「サワイ」(沢井)	15mg	素錠 ⊖(割線表1本裏2本)	— (△)	ピオグリタゾン塩酸塩
ピオグリタゾン錠30mg「サワイ」(沢井)	30mg	素錠 ⊖(割線表裏各1本)	— (△)	
ピオグリタゾン錠15mg「サンド」(サンド)	15mg	素錠 ⊖(割線表裏各1本)	— (○)	ピオグリタゾン塩酸塩
ピオグリタゾン錠30mg「サンド」(サンド)	30mg	素錠 ⊖(割線表裏各1本)	— (○)	
ピオグリタゾン錠15mg「タイヨー」(武田テバファーマ=武田)	15mg	素錠 ⊖(割線1本)	— (○)	ピオグリタゾン塩酸塩
ピオグリタゾン錠30mg「タイヨー」(武田テバファーマ=武田)	30mg	素錠 ⊖(割線1本)	— (○)	
ピオグリタゾン錠15mg「タカタ」(高田)	15mg	素錠 ⊖(割線表1本裏2本)	— (○)	ピオグリタゾン塩酸塩
ピオグリタゾン錠30mg「タカタ」(高田)	30mg	素錠 ⊖(割線表裏各1本)	— (○)	

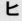

可否判定　○:可,　△:条件つきで可,　×:不可,　—:企業判定回避,　( ):著者判断

理　　由	代用品
著 粉砕後防湿・遮光保存で可能と推定 **溶解性(水)** ほとんど溶けない	
著 吸湿性に注意 **安定性** 粉砕し，半折分包紙70Wで分包保管した場合，性状(色調)，含量は12週間の保存で変化を認めなかった **溶解性(水)** ほとんど溶けない	
著 口腔内崩壊錠のため粉砕不適。粉砕した場合，防湿・遮光保存 **安定性** 粉砕品は，1カ月間は規格に適合し，安定であることが検証された **溶解性(水)** ほとんど溶けない	
著 吸湿性に注意 **安定性** 粉砕品（40℃，遮光，気密，5週間）問題となる変化なし (25℃，75%RH，遮光，5週間)問題となる変化なし (60万lx・hr)問題となる変化なし **溶解性(水)** ほとんど溶けない	
著 口腔内崩壊錠のため粉砕不適。粉砕した場合，防湿・遮光保存 **安定性** 粉砕品（成り行き温度(12〜29℃)，成り行き湿度(27〜44%RH)，室内散乱光下，1カ月間)問題となる変化なし **溶解性(水)** ほとんど溶けない	
著 防湿保存 **溶解性(水)** ほとんど溶けない	
著 吸湿性に注意 **安定性** 粉砕後（25℃，75%RH，散光下・開放，4週間)性状，含量(%)変化なし (25℃，75%RH，遮光・開放，4週間)性状，含量(%)変化なし **溶解性(水)** ほとんど溶けない	
著 吸湿性に注意 **安定性** 製剤〔湿度〕(25℃，75%RH，4週間)性状，含量に変化なし(ただし凝集傾向があった) **溶解性(水)** ほとんど溶けない	
著 吸湿性に注意 **安定性** (25℃，75%RH，遮光・開放，90日間)安定 **溶解性(水)** ほとんど溶けない	

理由　**著** 著者コメント　**安定性** 原薬(一部製剤)の安定性　**溶解性(水)** 原薬の水に対する溶解性
代用品　※：一部適応等が異なる

ヒオク

製品名（会社名）	規格単位	剤形・割線・Cap号数	可否	一般名
ピオグリタゾンOD錠15mg「タカタ」(高田)	15mg	口腔内崩壊錠 ⊖(割線表裏各1本)	— (△)	ピオグリタゾン塩酸塩
ピオグリタゾンOD錠30mg「タカタ」(高田)	30mg	口腔内崩壊錠 ⊖(割線表裏各1本)	— (△)	
ピオグリタゾン錠15mg「タナベ」(ニプロES)	15mg	素錠 ⊖(割線表1本裏2本)	— (○)	ピオグリタゾン塩酸塩
ピオグリタゾン錠30mg「タナベ」(ニプロES)	30mg	素錠 ⊖(割線表裏各1本)	— (○)	
ピオグリタゾン錠15mg「トーワ」(東和薬品)	15mg	素錠 ⊕(割線2本)	— (○)	ピオグリタゾン塩酸塩
ピオグリタゾン錠30mg「トーワ」(東和薬品)	30mg	素錠 ⊖(割線1本)	— (○)	
ピオグリタゾンOD錠15mg「トーワ」(東和薬品)	15mg	口腔内崩壊錠 ⊖(割線1本)	— (△)	ピオグリタゾン塩酸塩
ピオグリタゾンOD錠30mg「トーワ」(東和薬品)	30mg	口腔内崩壊錠 ⊖(割線1本)	— (△)	
ピオグリタゾン錠15mg「日医工」(日医工)	15mg	素錠 ⊖(割線1本)	— (○)	ピオグリタゾン塩酸塩
ピオグリタゾン錠30mg「日医工」(日医工)	30mg	素錠 ⊖(割線1本)	— (○)	
ピオグリタゾンOD錠15mg「日医工」(日医工)	15mg	素錠(口腔内崩壊錠) ⊖(割線1本)	— (○)	ピオグリタゾン塩酸塩
ピオグリタゾンOD錠30mg「日医工」(日医工)	30mg	素錠(口腔内崩壊錠) ⊖(割線1本)	— (○)	
ピオグリタゾン錠15mg「ファイザー」(ファイザー)	15mg	素錠 ⊖(割線1本)	— (○)	ピオグリタゾン塩酸塩
ピオグリタゾン錠30mg「ファイザー」(ファイザー)	30mg	素錠 ⊖(割線1本)	— (○)	
ピオグリタゾンOD錠15mg「ファイザー」(ファイザー)	15mg	口腔内崩壊錠 ⊖(割線1本)	— (△)	ピオグリタゾン塩酸塩
ピオグリタゾンOD錠30mg「ファイザー」(ファイザー)	30mg	口腔内崩壊錠 ⊖(割線1本)	— (△)	
ピオグリタゾン錠15mg「モチダ」(持田販売＝持田)	15mg	素錠 ⊖(割線表1本裏2本)	— (○)	ピオグリタゾン塩酸塩
ピオグリタゾン錠30mg「モチダ」(持田販売＝持田)	30mg	素錠 ⊖(割線表裏各1本)	— (○)	
ビオフェルミン錠剤(ビオフェルミン＝武田)	12mg	素錠 ○(割線無)	△	ビフィズス菌製剤

可否判定 ○：可，△：条件つきで可，×：不可，—：企業判定回避，( )：著者判断

理　由	代用品
湿度により含量低下 著 口腔内崩壊錠のため粉砕不適。粉砕した場合，防湿・遮光保存 安定性(25℃，60%RH，遮光・開放，90日間)安定 溶解性(水)ほとんど溶けない	
著 防湿保存 安定性 粉砕品　(25℃，75%RH，褐色ガラス瓶(開栓)，1カ月間)性状・含量に変化なし 溶解性(水)ほとんど溶けない	
著 防湿保存 安定性 粉砕後　(室内散光下，3カ月間)外観・含量変化なし 溶解性(水)ほとんど溶けない	
著 口腔内崩壊錠のため粉砕不適。粉砕した場合，防湿・遮光保存 安定性 粉砕後　(室内散光下，3カ月間)外観・含量変化なし 溶解性(水)ほとんど溶けない	
安定性 粉砕物　(25℃，75%RH，遮光・開放，3カ月間)外観，含量変化なし 溶解性(水)ほとんど溶けない	
安定性 粉砕物　(室温，室内散光下，シャーレをラップで覆う，1カ月間)外観，類縁物質，含量変化なし 溶解性(水)ほとんど溶けない	
(25±1℃，75±5%RH)変化なし 著 防湿保存 溶解性(水)ほとんど溶けない	
(温湿度成り行き，室内散乱光下)変化なし 著 口腔内崩壊錠のため粉砕不適。粉砕した場合，防湿・遮光保存 溶解性(水)ほとんど溶けない	
著 粉砕後防湿・遮光保存で可能と推定 安定性〔長期〕(25℃，60%RH，42カ月間)ほとんど変化なし 〔加速〕(40℃，75%RH，6カ月間)ほとんど変化なし 溶解性(水)ほとんど溶けない	
粉砕時間を短くすることが望ましい(長時間粉砕すると，菌数の低下を起こすことがあるため) 安定性(40℃，75%RH，PTP包装＋アルミニウムピロー包装，3カ月間)生菌数は規格内	散 先 GE

理由　著 著者コメント　　安定性 原薬(一部製剤)の安定性　　溶解性(水) 原薬の水に対する溶解性
代用品　※：一部適応等が異なる

ヒオフ

製品名(会社名)	規格単位	剤形・割線・Cap号数	可否	一般名
ビオフェルミンR錠 (ビオフェルミン＝武田)	6.0mg	素錠 ○(割線無)	△	耐性乳酸菌製剤
ビカルタミド錠80mg「F」 (富士製薬＝共創未来ファーマ)	80mg	Fコート錠 ○(割線無)	△	ビカルタミド
ビカルタミド錠80mg「JG」 (日本ジェネリック)	80mg	Fコート錠 ○(割線無)	— (△)	ビカルタミド
ビカルタミド錠80mg「KN」 (小林化工)	80mg	Fコート錠 ○(割線無)	× (△)	ビカルタミド

可否判定 ○：可，△：条件つきで可，×：不可，—：企業判定回避，( )：著者判断

理　由	代用品
粉砕時間を短くすることが望ましい(長時間粉砕すると，菌数の低下を起こすことがあるため) 安定性(40℃，75%RH，PTP包装＋アルミニウムピロー包装，3カ月間)生菌数は規格内 (25℃，60%RH，グラシン紙分包，2カ月間)生菌数は規格内，性状は2週目より黄変 (成り行き温湿度，グラシン紙分包，3カ月間)生菌数は規格内，性状は2カ月目より黄変	散 先 GE 散10% GE
シャーレ開放，室内散乱光下，4週間で変化なし。ただし抗悪性腫瘍剤のため粉砕不可 著 抗悪性腫瘍剤のため粉砕せず懸濁する。やむを得ず粉砕する場合は，安全キャビネット内で行うなど調剤者の曝露に注意すること。防湿・遮光保存。危険度Ⅰ(日本病院薬剤師会：抗悪性腫瘍薬の院内取扱い指針)のため，粉砕時曝露に注意 安定性〔長期〕(成り行き湿度)少なくとも51カ月間安定 (40℃，無包装状態，遮光，気密容器，3カ月間)変化なし (25℃，75%RH，遮光，3カ月間)変化なし (60万lx·hr)変化なし 溶解性(水)ほとんど溶けない 危険度Ⅰ(日本病院薬剤師会：抗悪性腫瘍薬の院内取扱い指針)	
(25℃，60%RH，褐色ガラス瓶(開栓)，1カ月)問題なし 著 抗悪性腫瘍剤のため粉砕せず懸濁する。やむを得ず粉砕する場合は，安全キャビネット内で行うなど調剤者の曝露に注意すること。防湿・遮光保存。危険度Ⅰ(日本病院薬剤師会：抗悪性腫瘍薬の院内取扱い指針)のため，粉砕時曝露に注意 溶解性(水)ほとんど溶けない 危険度Ⅰ(日本病院薬剤師会：抗悪性腫瘍薬の院内取扱い指針)	
抗悪性腫瘍剤のため調剤者の健康被害を考慮し，原則粉砕はしないこと 著 抗悪性腫瘍剤のため粉砕せず懸濁する。やむを得ず粉砕する場合は，安全キャビネット内で行うなど調剤者の曝露に注意すること。防湿・遮光保存。危険度Ⅰ(日本病院薬剤師会：抗悪性腫瘍薬の院内取扱い指針)のため，粉砕時曝露に注意 安定性粉砕後〔通常〕(25℃，75%RH，遮光，30日間)変化なし 〔苛酷〕(40℃，遮光，30日間)変化なし 〔光〕(室温，1,000lx·hr(白色蛍光灯下)，50日間)変化なし 溶解性(水)ほとんど溶けない 危険度Ⅰ(日本病院薬剤師会：抗悪性腫瘍薬の院内取扱い指針)	

理由　著 著者コメント　　安定性原薬(一部製剤)の安定性　　溶解性(水)原薬の水に対する溶解性
代用品　※：一部適応等が異なる

ヒカル

製品名(会社名)	規格単位	剤形・割線・Cap号数	可否	一般名
ビカルタミドOD錠80mg「KN」 (小林化工)	80mg	口腔内崩壊錠 ○(割線無)	× (△)	ビカルタミド
ビカルタミド錠80mg「NK」 (日本化薬)	80mg	Fコート錠 ○(割線無)	× (△)	ビカルタミド
ビカルタミドOD錠80mg「NK」 (日本化薬)	80mg	素錠(口腔内崩壊錠) ○(割線無)	× (△)	ビカルタミド
ビカルタミド錠80mg「NP」 (ニプロ)	80mg	Fコート錠 ○(割線無)	— (△)	ビカルタミド
ビカルタミド錠80mg「SN」 (シオノ=科研)	80mg	Fコート錠 ○(割線無)	— (△)	ビカルタミド

可否判定 ○:可, △:条件つきで可, ×:不可, —:企業判定回避, ():著者判断

理　　由	代用品
抗悪性腫瘍剤のため調剤者の健康被害を考慮し，原則粉砕はしないこと **著** 抗悪性腫瘍剤のため粉砕せず懸濁する。やむを得ず粉砕する場合は，安全キャビネット内で行うなど調剤者の曝露に注意すること。防湿・遮光保存。危険度Ⅰ(日本病院薬剤師会：抗悪性腫瘍薬の院内取扱い指針)のため，粉砕時曝露に注意 (安定性)**粉砕後**〔通常〕(25℃，75%RH，遮光，3カ月間)変化なし 〔苛酷〕(40℃，遮光，3カ月間)変化なし 〔光〕(室温，1,000lx·hr(白色蛍光灯下)，50日間)変化なし (溶解性(水))ほとんど溶けない (危険度)Ⅰ(日本病院薬剤師会：抗悪性腫瘍薬の院内取扱い指針)	
抗がん剤のため粉砕は避ける **著** 抗悪性腫瘍剤のため粉砕せず懸濁する。やむを得ず粉砕する場合は，安全キャビネット内で行うなど調剤者の曝露に注意すること。防湿・遮光保存。危険度Ⅰ(日本病院薬剤師会：抗悪性腫瘍薬の院内取扱い指針)のため，粉砕時曝露に注意 (安定性)該当資料なし (溶解性(水))ほとんど溶けない (危険度)Ⅰ(日本病院薬剤師会：抗悪性腫瘍薬の院内取扱い指針)	
抗がん剤のため粉砕は避ける **著** 抗悪性腫瘍剤のため粉砕せず懸濁する。やむを得ず粉砕する場合は，安全キャビネット内で行うなど調剤者の曝露に注意すること。防湿・遮光保存。危険度Ⅰ(日本病院薬剤師会：抗悪性腫瘍薬の院内取扱い指針)のため，粉砕時曝露に注意 (安定性)該当資料なし (溶解性(水))ほとんど溶けない (危険度)Ⅰ(日本病院薬剤師会：抗悪性腫瘍薬の院内取扱い指針)	
著 抗悪性腫瘍剤のため粉砕せず懸濁する。やむを得ず粉砕する場合は，安全キャビネット内で行うなど調剤者の曝露に注意すること。防湿・遮光保存。危険度Ⅰ(日本病院薬剤師会：抗悪性腫瘍薬の院内取扱い指針)のため，粉砕時曝露に注意 (安定性)**粉砕後** 3カ月間のデータあり(粉砕時の体内動態データ等なし) (溶解性(水))ほとんど溶けない (危険度)Ⅰ(日本病院薬剤師会：抗悪性腫瘍薬の院内取扱い指針)	
著 抗悪性腫瘍剤のため粉砕せず懸濁する。やむを得ず粉砕する場合は，安全キャビネット内で行うなど調剤者の曝露に注意すること。防湿・遮光保存。危険度Ⅰ(日本病院薬剤師会：抗悪性腫瘍薬の院内取扱い指針)のため，粉砕時曝露に注意 (溶解性(水))ほとんど溶けない (危険度)Ⅰ(日本病院薬剤師会：抗悪性腫瘍薬の院内取扱い指針)	

理由　**著** 著者コメント　　(安定性)原薬(一部製剤)の安定性　　(溶解性(水))原薬の水に対する溶解性
代用品　※：一部適応等が異なる

ヒカル

製品名(会社名)	規格単位	剤形・割線・Cap号数	可否	一般名
ビカルタミド錠80mg「TCK」 (辰巳=フェルゼン)	80mg	Fコート錠 ○(割線無)	― (△)	ビカルタミド
ビカルタミド錠80mg「あすか」 (あすか製薬=武田)	80mg	Fコート錠 ○(割線無)	○ (△)	ビカルタミド
ビカルタミドOD錠80mg「あすか」 (あすか製薬=武田)	80mg	素錠(口腔内崩壊錠) ○(割線無)	― (△)	ビカルタミド
ビカルタミド錠80mg「アメル」 (共和薬品)	80mg	Fコート錠 ○(割線無)	○ (△)	ビカルタミド
ビカルタミド錠80mg「オーハラ」 (大原=エッセンシャル)	80mg	Fコート錠 ○(割線無)	― (△)	ビカルタミド
ビカルタミド錠80mg「ケミファ」 (大興=ケミファ)	80mg	Fコート錠 ○(割線無)	― (△)	ビカルタミド

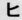

可否判定 ○:可, △:条件つきで可, ×:不可, ―:企業判定回避, ( ):著者判断

理　由	代用品
室内散乱光，シャーレ開放条件で4週間保存した結果，含量に変化なし 著 抗悪性腫瘍剤のため粉砕せず懸濁する。やむを得ず粉砕する場合は，安全キャビネット内で行うなど調剤者の曝露に注意すること。防湿・遮光保存。危険度Ⅰ(日本病院薬剤師会：抗悪性腫瘍薬の院内取扱い指針)のため，粉砕時曝露に注意 安定性 該当資料なし 溶解性(水) ほとんど溶けない 危険度 Ⅰ(日本病院薬剤師会：抗悪性腫瘍薬の院内取扱い指針)	
著 抗悪性腫瘍剤のため粉砕せず懸濁する。やむを得ず粉砕する場合は，安全キャビネット内で行うなど調剤者の曝露に注意すること。防湿・遮光保存。危険度Ⅰ(日本病院薬剤師会：抗悪性腫瘍薬の院内取扱い指針)のため，粉砕時曝露に注意 安定性 **粉砕後**　(40℃，ポリ瓶(開栓)，30日間)性状，含量は変化なし (25℃，75%RH，ポリ瓶(開栓)，30日間)性状，含量は変化なし (120万lx·hr，シャーレ(開放))性状，含量は変化なし 溶解性(水) ほとんど溶けない 危険度 Ⅰ(日本病院薬剤師会：抗悪性腫瘍薬の院内取扱い指針)	
著 抗悪性腫瘍剤のため粉砕せず懸濁する。やむを得ず粉砕する場合は，安全キャビネット内で行うなど調剤者の曝露に注意すること。防湿・遮光保存。危険度Ⅰ(日本病院薬剤師会：抗悪性腫瘍薬の院内取扱い指針)のため，粉砕時曝露に注意 安定性 **粉砕後**　(40℃，ポリ瓶(開栓)，30日間)性状，含量は変化なし (25℃，75%RH，ポリ瓶(開栓)，30日間)性状，含量は変化なし (120万lx·hr，シャーレ(開放))性状，含量は変化なし 溶解性(水) ほとんど溶けない 危険度 Ⅰ(日本病院薬剤師会：抗悪性腫瘍薬の院内取扱い指針)	
著 抗悪性腫瘍剤のため粉砕せず懸濁する。やむを得ず粉砕する場合は，安全キャビネット内で行うなど調剤者の曝露に注意すること。防湿・遮光保存。危険度Ⅰ(日本病院薬剤師会：抗悪性腫瘍薬の院内取扱い指針)のため，粉砕時曝露に注意 安定性 **粉砕後**　(室内散乱光，開放)28日間安定 溶解性(水) ほとんど溶けない 危険度 Ⅰ(日本病院薬剤師会：抗悪性腫瘍薬の院内取扱い指針)	
著 抗悪性腫瘍剤のため粉砕せず懸濁する。やむを得ず粉砕する場合は，安全キャビネット内で行うなど調剤者の曝露に注意すること。防湿・遮光保存。危険度Ⅰ(日本病院薬剤師会：抗悪性腫瘍薬の院内取扱い指針)のため，粉砕時曝露に注意 溶解性(水) ほとんど溶けない 危険度 Ⅰ(日本病院薬剤師会：抗悪性腫瘍薬の院内取扱い指針)	
著 抗悪性腫瘍剤のため粉砕せず懸濁する。やむを得ず粉砕する場合は，安全キャビネット内で行うなど調剤者の曝露に注意すること。防湿・遮光保存。危険度Ⅰ(日本病院薬剤師会：抗悪性腫瘍薬の院内取扱い指針)のため，粉砕時曝露に注意 溶解性(水) ほとんど溶けない 危険度 Ⅰ(日本病院薬剤師会：抗悪性腫瘍薬の院内取扱い指針)	

理由　著 著者コメント　　安定性 原薬(一部製剤)の安定性　　溶解性(水) 原薬の水に対する溶解性
代用品　※：一部適応等が異なる

ヒカル

製品名(会社名)	規格単位	剤形・割線・Cap号数	可否	一般名
ビカルタミドOD錠80mg「ケミファ」(富士化学=ケミファ)	80mg	口腔内崩壊錠 ○(割線無)	— (△)	ビカルタミド
ビカルタミド錠80mg「サワイ」(沢井)	80mg	Fコート錠 ○(割線無)	— (△)	ビカルタミド
ビカルタミドOD錠80mg「サワイ」(沢井)	80mg	口腔内崩壊錠 ○(割線無)	— (△)	ビカルタミド
ビカルタミド錠80mg「サンド」(サンド)	80mg	Fコート錠 ○(割線無)	— (△)	ビカルタミド
ビカルタミド錠80mg「テバ」(武田テバファーマ=武田)	80mg	Fコート錠 ○(割線無)	— (△)	ビカルタミド
ビカルタミド錠80mg「トーワ」(東和薬品)	80mg	Fコート錠 ○(割線無)	— (△)	ビカルタミド

可否判定 ○:可, △:条件つきで可, ×:不可, —:企業判定回避, ( ):著者判断

理　由	代用品
粉砕物のADME資料なし **著** 抗悪性腫瘍剤のため粉砕せず懸濁する。やむを得ず粉砕する場合は，安全キャビネット内で行うなど調剤者の曝露に注意すること。防湿・遮光保存。危険度Ⅰ(日本病院薬剤師会：抗悪性腫瘍薬の院内取扱い指針)のため，粉砕時曝露に注意 (安定性)該当資料なし (溶解性(水))ほとんど溶けない (危険度)Ⅰ(日本病院薬剤師会：抗悪性腫瘍薬の院内取扱い指針)	
著 抗悪性腫瘍剤のため粉砕せず懸濁する。やむを得ず粉砕する場合は，安全キャビネット内で行うなど調剤者の曝露に注意すること。防湿・遮光保存。危険度Ⅰ(日本病院薬剤師会：抗悪性腫瘍薬の院内取扱い指針)のため，粉砕時曝露に注意 (溶解性(水))ほとんど溶けない (危険度)Ⅰ(日本病院薬剤師会：抗悪性腫瘍薬の院内取扱い指針)	
著 抗悪性腫瘍剤のため粉砕せず懸濁する。やむを得ず粉砕する場合は，安全キャビネット内で行うなど調剤者の曝露に注意すること。防湿・遮光保存。危険度Ⅰ(日本病院薬剤師会：抗悪性腫瘍薬の院内取扱い指針)のため，粉砕時曝露に注意 (溶解性(水))ほとんど溶けない (危険度)Ⅰ(日本病院薬剤師会：抗悪性腫瘍薬の院内取扱い指針)	
著 抗悪性腫瘍剤のため粉砕せず懸濁する。やむを得ず粉砕する場合は，安全キャビネット内で行うなど調剤者の曝露に注意すること。防湿・遮光保存。危険度Ⅰ(日本病院薬剤師会：抗悪性腫瘍薬の院内取扱い指針)のため，粉砕時曝露に注意 (溶解性(水))ほとんど溶けない (危険度)Ⅰ(日本病院薬剤師会：抗悪性腫瘍薬の院内取扱い指針)	
抗がん剤のため粉砕不適 **著** 抗悪性腫瘍剤のため粉砕せず懸濁する。やむを得ず粉砕する場合は，安全キャビネット内で行うなど調剤者の曝露に注意すること。防湿・遮光保存。危険度Ⅰ(日本病院薬剤師会：抗悪性腫瘍薬の院内取扱い指針)のため，粉砕時曝露に注意 (溶解性(水))ほとんど溶けない (危険度)Ⅰ(日本病院薬剤師会：抗悪性腫瘍薬の院内取扱い指針)	
著 抗悪性腫瘍剤のため粉砕せず懸濁する。やむを得ず粉砕する場合は，安全キャビネット内で行うなど調剤者の曝露に注意すること。防湿・遮光保存。危険度Ⅰ(日本病院薬剤師会：抗悪性腫瘍薬の院内取扱い指針)のため，粉砕時曝露に注意 (安定性)**粉砕後** (室内散光下，3カ月間)外観・含量変化なし (溶解性(水))ほとんど溶けない (危険度)Ⅰ(日本病院薬剤師会：抗悪性腫瘍薬の院内取扱い指針)	

理由　**著** 著者コメント　(安定性)原薬(一部製剤)の安定性　(溶解性(水))原薬の水に対する溶解性
代用品　※：一部適応等が異なる

ヒカル

製品名(会社名)	規格単位	剤形・割線・Cap号数	可否	一般名
ビカルタミドOD錠80mg「トーワ」 (東和薬品)	80mg	口腔内崩壊錠 ○(割線無)	— (△)	ビカルタミド
ビカルタミド錠80mg「日医工」 (日医工)	80mg	Fコート錠 ○(割線無)	× (△)	ビカルタミド
ビカルタミドOD錠80mg「日医工」 (日医工)	80mg	口腔内崩壊錠 ○(割線無)	× (△)	ビカルタミド
ビカルタミドOD錠80mg「ニプロ」 (ニプロ)	80mg	口腔内崩壊錠 ○(割線無)	— (△)	ビカルタミド
ビカルタミド錠80mg「ファイザー」 (ファイザー)	80mg	Fコート錠 ○(割線無)	— (△)	ビカルタミド
ビカルタミド錠80mg「明治」 (MeijiSeika)	80mg	Fコート錠 ○(割線無)	△	ビカルタミド

可否判定 ○:可, △:条件つきで可, ×:不可, —:企業判定回避, ( ):著者判断

理　由	代用品
著 抗悪性腫瘍剤のため粉砕せず懸濁する。やむを得ず粉砕する場合は，安全キャビネット内で行うなど調剤者の曝露に注意すること。防湿・遮光保存。危険度Ⅰ(日本病院薬剤師会：抗悪性腫瘍薬の院内取扱い指針)のため，粉砕時曝露に注意 **(安定性)** 粉砕後　(室内散光下，3カ月間)外観・含量変化なし **(溶解性(水))** ほとんど溶けない **(危険度)** Ⅰ(日本病院薬剤師会：抗悪性腫瘍薬の院内取扱い指針)	
著 抗悪性腫瘍剤のため粉砕せず懸濁する。やむを得ず粉砕する場合は，安全キャビネット内で行うなど調剤者の曝露に注意すること。防湿・遮光保存。危険度Ⅰ(日本病院薬剤師会：抗悪性腫瘍薬の院内取扱い指針)のため，粉砕時曝露に注意 **(安定性)** 粉砕物　(25℃，75%RH，遮光・開放，3カ月間)外観，含量変化なし **(溶解性(水))** ほとんど溶けない **(危険度)** Ⅰ(日本病院薬剤師会：抗悪性腫瘍薬の院内取扱い指針)	
著 抗悪性腫瘍剤のため粉砕せず懸濁する。やむを得ず粉砕する場合は，安全キャビネット内で行うなど調剤者の曝露に注意すること。防湿・遮光保存。危険度Ⅰ(日本病院薬剤師会：抗悪性腫瘍薬の院内取扱い指針)のため，粉砕時曝露に注意 **(安定性)** 粉砕物　(25℃，75%RH，遮光・開放，3カ月間)外観，含量変化なし (室温，曝光量120万lx・hr，D65光源(1,000lx))外観，含量変化なし **(溶解性(水))** ほとんど溶けない **(危険度)** Ⅰ(日本病院薬剤師会：抗悪性腫瘍薬の院内取扱い指針)	
著 抗悪性腫瘍剤のため粉砕せず懸濁する。やむを得ず粉砕する場合は，安全キャビネット内で行うなど調剤者の曝露に注意すること。防湿・遮光保存。危険度Ⅰ(日本病院薬剤師会：抗悪性腫瘍薬の院内取扱い指針)のため，粉砕時曝露に注意 **(安定性)** 粉砕後　3カ月間のデータあり(粉砕時の体内動態データ等なし) **(溶解性(水))** ほとんど溶けない **(危険度)** Ⅰ(日本病院薬剤師会：抗悪性腫瘍薬の院内取扱い指針)	
著 抗悪性腫瘍剤のため粉砕せず懸濁する。やむを得ず粉砕する場合は，安全キャビネット内で行うなど調剤者の曝露に注意すること。防湿・遮光保存。危険度Ⅰ(日本病院薬剤師会：抗悪性腫瘍薬の院内取扱い指針)のため，粉砕時曝露に注意 **(安定性)** (室内散乱光)変化なし **(溶解性(水))** ほとんど溶けない **(危険度)** Ⅰ(日本病院薬剤師会：抗悪性腫瘍薬の院内取扱い指針)	
著 抗悪性腫瘍剤のため粉砕せず懸濁する。やむを得ず粉砕する場合は，安全キャビネット内で行うなど調剤者の曝露に注意すること。防湿・遮光保存。危険度Ⅰ(日本病院薬剤師会：抗悪性腫瘍薬の院内取扱い指針)のため，粉砕時曝露に注意 **(安定性)** (25℃，75%RH，遮光，3カ月まで)若干重量増加 **(溶解性(水))** ほとんど溶けない **(危険度)** Ⅰ(日本病院薬剤師会：抗悪性腫瘍薬の院内取扱い指針)	

理由　**著** 著者コメント　**(安定性)** 原薬(一部製剤)の安定性　**(溶解性(水))** 原薬の水に対する溶解性
代用品　※：一部適応等が異なる

ヒカル

製品名(会社名)	規格単位	剤形・割線・Cap号数	可否	一般名
ビカルタミドOD錠80mg「明治」(MeijiSeika)	80mg	口腔内崩壊錠 ○(割線無)	△	ビカルタミド
ビクシリンS配合錠 (MeijiSeika)	配合剤	Fコート錠 (割線模様)	△	アンピシリン水和物・クロキサシリンナトリウム水和物
ビクシリンカプセル250mg (MeijiSeika)	250mg	硬カプセル 2号	△	アンピシリン水和物
ビクロックス錠200 (小林化工=MeijiSeika)	200mg	素錠 ⊖(割線1本)	△	アシクロビル
ビクロックス錠400 (小林化工=MeijiSeika)	400mg	素錠 ⊖(割線1本)	△	
ピコスルファートNa錠2.5mg「サワイ」(沢井)	2.5mg	素錠 ⊖(割線1本)	―(△)	ピコスルファートナトリウム水和物
ピコスルファートナトリウム錠2.5mg「ツルハラ」(鶴原)	2.5mg	Fコート錠 ○(割線無)	△	ピコスルファートナトリウム水和物
ピコスルファートナトリウム錠2.5mg「日医工」(日医工)	2.5mg	Fコート錠 ○(割線無)	―(△)	ピコスルファートナトリウム水和物
ピコスルファートナトリウムカプセル2.5mg「TC」(東洋カプセル)	2.5mg	軟カプセル ○	×	ピコスルファートナトリウム水和物
ビジクリア配合錠 (ゼリア)	配合剤	素錠 ○(割線無)	×(△)	リン酸二水素ナトリウム一水和物・無水リン酸水素二ナトリウム

可否判定 ○:可, △:条件つきで可, ×:不可, ―:企業判定回避, ( ):著者判断

理　由	代用品
著 抗悪性腫瘍剤のため粉砕せず懸濁する。やむを得ず粉砕する場合は，安全キャビネット内で行うなど調剤者の曝露に注意すること。防湿・遮光保存。危険度Ⅰ(日本病院薬剤師会：抗悪性腫瘍薬の院内取扱い指針)のため，粉砕時曝露に注意 (安定性)(25℃，75%RH，遮光，3カ月まで)若干重量増加 (溶解性(水))ほとんど溶けない (危険度)Ⅰ(日本病院薬剤師会：抗悪性腫瘍薬の院内取扱い指針)	
わずかなペニシリン臭あり。非常に苦いため飲みにくい (溶解性(水))アンピシリン水和物：やや溶けにくい クロキサシリンナトリウム水和物：溶けやすい	
わずかなペニシリン臭あり。非常に苦いため飲みにくい (安定性)該当資料なし (溶解性(水))やや溶けにくい	DS10% ※ 先
主薬由来の苦味が出現する可能性がある(苦味あり) 著 苦味あり (安定性)粉砕後　〔通常〕(25℃，75%RH，遮光，30日間)変化なし 〔光〕(室温，1,000lx·hr(白色蛍光灯下)，30日間)変化なし (溶解性(水))溶けにくい	顆40% 先 GE シ8% GE DS80% GE 内用ゼリー200mg GE 内用ゼリー800mg ※ GE
著 遮光保存 (安定性)光により徐々に着色する (溶解性(水))極めて溶けやすい	顆1% GE DS1% GE 内用液0.75% 先 GE
光により着色 著 遮光保存 (安定性)該当資料なし (溶解性(水))極めて溶けやすい	顆1% GE DS1% GE 内用液0.75% 先 GE
著 遮光保存 (安定性)粉砕物　(25℃，75%RH，遮光・開放，3カ月間)外観，重量，含量変化なし (室温，曝光量60万lx·hr)外観，含量変化なし (溶解性(水))極めて溶けやすい	顆1% GE DS1% GE 内用液0.75% 先 GE
内容物が液体であるため粉砕不可 (安定性)(室温，気密容器，36カ月間)ほとんど変化は認められなかった (40℃，気密容器，12カ月間)ほとんど変化は認められなかった (25℃，85%RH，開放保存)水分含有量が15〜16%に増加した (45℃，85%RH，開放保存)水分含有量が20%以上に増加した (室内散光，12カ月間)ほとんど変化が認められないが，サンシャインカーボンアーク灯照射では短期間に変色することが認められた (溶解性(水))極めて溶けやすい	顆1% GE DS1% GE 内用液0.75% 先 GE
崩壊時間の長い錠剤のため，粉砕すると血清リン濃度が高くなる可能性やTmaxが早まる可能性が考えられ，これにより安全性や有効性への影響が懸念される (安定性)〔通常〕(25℃，60%RH，暗所，36カ月間)2成分ともに安定 〔苛酷〕(60℃，暗所，密栓，3カ月間)2成分ともに安定 (溶解性(水))リン酸二水素ナトリウム一水和物・無水リン酸水素二ナトリウム：溶けやすい	

理由　著 著者コメント　　(安定性)原薬(一部製剤)の安定性　　(溶解性(水))原薬の水に対する溶解性
代用品　※：一部適応等が異なる

ヒシフ

製品名(会社名)	規格単位	剤形・割線・Cap号数	可否	一般名
ビ・シフロール錠0.125mg (日本ベーリンガー)	0.125mg	素錠 〇(割線無)	― (△)	プラミペキソール塩酸塩水和物
ビ・シフロール錠0.5mg (日本ベーリンガー)	0.5mg	素錠 (割線表裏各1本)	― (△)	
ヒスタブロック配合錠 (共和薬品)	配合剤	素錠 〇(割線無)	△†	ベタメタゾン・d-クロルフェニラミンマレイン酸塩
ヒスタリジン錠10mg (東和薬品)	10mg	素錠 ⊖(割線1本)	― (△)	ホモクロルシクリジン塩酸塩
ヒスロン錠5 (協和キリン)	5mg	素錠 ⊖(割線1本)	― (〇)	メドロキシプロゲステロン酢酸エステル
ヒスロンH錠200mg (協和キリン)	200mg	素錠 ⊖(割線1本)	― (△)	メドロキシプロゲステロン酢酸エステル
ピーゼットシー糖衣錠2mg (田辺三菱=吉富薬品)	2mg	糖衣錠 〇(割線無)	― (△)	ペルフェナジン
ピーゼットシー糖衣錠4mg (田辺三菱=吉富薬品)	4mg	糖衣錠 〇(割線無)	― (△)	
ピーゼットシー糖衣錠8mg (田辺三菱=吉富薬品)	8mg	糖衣錠 〇(割線無)	― (△)	

可否判定 〇:可, △:条件つきで可, ×:不可, ―:企業判定回避, ( ):著者判断

理　　由	代用品
水分含量が増加する可能性があり．脱PTPでも光や温度に対して不安定であったとの結果がある **著** 防湿・遮光保存 **安定性**〔長期〕(25℃，60%RH，ポリエチレン袋＋ファイバードラム，暗所，36カ月間)変化なし 〔温度〕(50℃，褐色ガラス瓶(密栓)，暗所，1カ月間)変化なし 〔湿度〕(25℃，93%RH，褐色ガラス瓶(開栓)，暗所，1カ月間)水分が約4%増加し，潮解傾向が認められた．その他は変化なし 〔光〕(キセノンフェードメーター，蓋をしたシャーレ，120万lx・hr)変化なし 測定項目＝外観，確認試験(IR，UV)，吸光度，旋光度，溶状，pH，類縁物質，光学異性体，水分，含量 **溶解性(水)** 極めて溶けやすい	
† **著** 凡例5頁参照．苦味あり **安定性** 該当資料なし **溶解性(水)** ベタメタゾン：ほとんど溶けない d-クロルフェニラミンマレイン酸塩：極めて溶けやすい	シ [先]
主成分は吸湿性である．光によってわずかに着色する **著** 防湿・遮光保存．苦味あり **安定性** **粉砕後** (室内散光下，3カ月間)外観変化あり(1カ月)，残存率89.8%(1カ月) (遮光・防湿条件下，3カ月間)外観・含量変化なし **溶解性(水)** 極めて溶けやすい	
粉砕品は温度・湿度・光に対して若干の重量増加がみられるが安定 **安定性** 該当資料なし **溶解性(水)** ほとんど溶けない	
粉砕品は湿度・光に安定 **著** 抗悪性腫瘍剤のため粉砕せず懸濁する **安定性** 該当資料なし **溶解性(水)** ほとんど溶けない **危険度** Ⅰ (日本病院薬剤師会：抗悪性腫瘍薬の院内取扱い指針)	
原薬は光により徐々に着色する **著** [8mg錠]高湿度(30℃・92%RH・遮光)により7日後に変色及び凝集がみられた．室温，室内散乱光，グラシン紙条件下で35日間，外観及び含量に変化なし [2mg・4mg錠]8mg錠参照 **安定性**〔長期〕(室温，遮光，気密容器，3年11カ月間)変化なし 〔苛酷〕(白色蛍光灯(1,000lx)，ガラスシャーレ(ポリ塩化ビニリデンフィルムで覆う)，60万lx・hr)外観が10万lx・hrからわずかに橙色を帯び，淡黄橙色に着色した．また，30万lx・hrから光分解物が認められた **溶解性(水)** 溶けにくい	散1% [先]

〔取り扱い上の注意〕散剤を多量ないし恒常的に取り扱う際には，ときに蕁麻疹様の過敏症状を呈することがあるので，この場合はゴム手袋を使用するか，しばしば手や顔等を洗浄するなど露出皮膚面に対する一般的保護手段を講じること

理由 **著** 著者コメント　**安定性** 原薬(一部製剤)の安定性　**溶解性(水)** 原薬の水に対する溶解性
代用品 ※：一部適応等が異なる

ヒソフ

製品名(会社名)	規格単位	剤形・割線・Cap号数	可否	一般名
ビソプロロールフマル酸塩錠0.625mg「JG」(日本ジェネリック)	0.625mg	素錠 ⊖(割線1本)	— (○)	ビソプロロールフマル酸塩
ビソプロロールフマル酸塩錠2.5mg「JG」(日本ジェネリック)	2.5mg	素錠 ⊖(割線1本)	— (○)	
ビソプロロールフマル酸塩錠5mg「JG」(日本ジェネリック)	5mg	素錠 ⊖(割線1本)	— (○)	
ビソプロロールフマル酸塩錠0.625mg「ZE」(全星)	0.625mg	素錠 ⊖(割線1本)	△ (○)	ビソプロロールフマル酸塩
ビソプロロールフマル酸塩錠2.5mg「ZE」(全星)	2.5mg	素錠 ○(割線無)	△ (○)	
ビソプロロールフマル酸塩錠5mg「ZE」(全星)	5mg	素錠 ⊖(割線1本)	△ (○)	
ビソプロロールフマル酸塩錠0.625mg「サワイ」(沢井)	0.625mg	素錠 ⊖(割線1本)	— (○)	ビソプロロールフマル酸塩
ビソプロロールフマル酸塩錠2.5mg「サワイ」(沢井)	2.5mg	素錠 ○(割線無)	— (○)	
ビソプロロールフマル酸塩錠5mg「サワイ」(沢井)	5mg	素錠 ⊖(割線1本)	— (○)	

可否判定 ○:可, △:条件つきで可, ×:不可, —:企業判定回避, ( ):著者判断

理　由	代用品
著 粉砕後データより安定と推定 (安定性)**粉砕品**　(40℃, 遮光・気密容器, 4週間)変化なし (25℃, 75%RH, 遮光・開栓, 4週間)変化なし (25℃, 60万lx・hr, 気密容器)変化なし (溶解性(水))極めて溶けやすい	
各条件(光1,000lxで1カ月, 成り行き温度湿度で1カ月, 湿度75%RHで1カ月)で保存した結果, いずれも類縁物質の増加, 含量の低下及び乾燥減量の増加がみられた。特に光条件下において類縁物質の増加が著しく, 1カ月で規格の逸脱が認められたので, 粉砕後は速やかに使用することが望ましいと判断される (安定性)**製剤**　〔苛酷〕(50℃, 褐色ガラス瓶(遮光・開栓), 3カ月)定量：含量の低下(規格内)。純度試験：類縁物質が2カ月で増加(規格外)。性状・溶出性・平均質量・錠径・錠厚・硬度・乾燥減量・色差・外観：変化なし (30℃, 75%RH, 褐色ガラス瓶(遮光・開放), 3カ月)硬度：低下(規格内)。純度試験：類縁物質が3カ月間で増加(規格外)。性状・溶出性・定量・平均質量・錠径・錠厚・乾燥減量・色差・外観：変化なし 〔光〕(成り行き温・湿度, 1,000lx, 合計120万lx・hrを照射)純度試験：類縁物質が120万lx・hrで増加(規格外)。性状・溶出性・定量・平均質量・錠径・錠厚・乾燥減量・色差・外観：変化なし (溶解性(水))極めて溶けやすい	
25℃, 75%RH(遮光・開放), 3カ月で保存した結果, 3カ月において吸湿はするが, 定量には影響がなく安定であった (安定性)**製剤**　〔長期〕(成り行き室温, 最終包装製品, 3年間)性状・確認試験・製剤均一性・溶出性・定量法：変化なし 〔苛酷〕(40℃, 褐色瓶(遮光・気密容器), 3カ月間)外観・平均質量・乾燥減量・硬度・定量・溶出性：変化なし (25℃, 60%RH, スチロールケース開放(遮光), 3カ月間)硬度：低下(規格内)。外観・平均質量・乾燥減量・定量・溶出性：変化なし 〔光〕(25℃, 75%RH, 1,200lx, 気密容器, 合計120万lx・hrを照射)外観・平均質量・乾燥減量・硬度・定量・溶出性：変化なし (溶解性(水))極めて溶けやすい	
著 安定性データが不足しているが, 粉砕後防湿・遮光保存で可能と推定 (溶解性(水))極めて溶けやすい	

理由　**著** 著者コメント　(安定性)原薬(一部製剤)の安定性　(溶解性(水))原薬の水に対する溶解性
代用品　※：一部適応等が異なる

ヒソフ

製品名（会社名）	規格単位	剤形・割線・Cap号数	可否	一般名
ビソプロロールフマル酸塩錠0.625mg「テバ」（武田テバファーマ＝武田）	0.625mg	素錠 ⊖（割線1本）	― （○）	ビソプロロールフマル酸塩
ビソプロロールフマル酸塩錠2.5mg「テバ」（武田テバファーマ＝武田）	2.5mg	素錠 ○（割線無）	― （○）	
ビソプロロールフマル酸塩錠5mg「テバ」（武田テバファーマ＝武田）	5mg	素錠 ⊖（割線1本）	― （○）	
ビソプロロールフマル酸塩錠0.625mg「トーワ」（東和薬品）	0.625mg	素錠 （割線1本）	― （○）	ビソプロロールフマル酸塩
ビソプロロールフマル酸塩錠2.5mg「トーワ」（東和薬品）	2.5mg	素錠 ⊖（割線1本）	― （○）	
ビソプロロールフマル酸塩錠5mg「トーワ」（東和薬品）	5mg	素錠 ⊖（割線1本）	― （○）	
ビソプロロールフマル酸塩錠0.625mg「日医工」（日医工）	0.625mg	素錠 ⊖（割線1本）	― （○）	ビソプロロールフマル酸塩
ビソプロロールフマル酸塩錠2.5mg「日医工」（日医工）	2.5mg	素錠 ○（割線無）	× （○）	
ビソプロロールフマル酸塩錠5mg「日医工」（日医工）	5mg	素錠 ⊖（割線模様）	― （○）	
ビソプロロールフマル酸塩錠0.625mg「日新」（日新製薬）	0.625mg	素錠 ⊖（割線1本）	― （○）	ビソプロロールフマル酸塩
ビソプロロールフマル酸塩錠2.5mg「日新」（日新製薬）	2.5mg	素錠 ○（割線無）	― （○）	
ビソプロロールフマル酸塩錠5mg「日新」（日新製薬）	5mg	素錠 ⊖（割線1本）	― （○）	
ビソルボン錠4mg（サノフィ）	4mg	素錠 ○（割線無）	― （△）	ブロムヘキシン塩酸塩

可否判定　○：可，△：条件つきで可，×：不可，―：企業判定回避，（　）：著者判断

ヒソル

理　由	代用品
著 安定性データが不足しているが，粉砕後防湿・遮光保存で可能と推定 (安定性)製剤　〔湿度〕(25℃，75%RH，4週間)外観，含量に変化なし(ただし凝集傾向があった) 〔光〕(60万lx・hr)外観，含量に変化なし([2.5mg錠]ただし凝集傾向があった) (溶解性(水))極めて溶けやすい	
著 粉砕後データより安定と推定 (安定性)粉砕後　(室内散光下，3カ月間)外観・含量変化なし (溶解性(水))極めて溶けやすい	
著 粉砕後データより安定と推定 (安定性)粉砕後　(室内散光下，3カ月間)外観変化なし，残存率96.9%(3カ月) (室内散光・防湿条件下，3カ月間)外観・含量変化なし (溶解性(水))極めて溶けやすい	
著 粉砕後データより安定と推定 (安定性)粉砕物　(30℃，75%RH，遮光・開放，1カ月間)外観，類縁物質，含量変化なし (室温，曝光，D65光源(約1,000lx)，開放，1カ月間)1カ月後類縁物質増加 (室温，室内散光下，約500lx，開放，1カ月間)外観，類縁物質，含量変化なし (溶解性(水))極めて溶けやすい	
著 粉砕後データより安定と推定 (安定性)粉砕物　(25℃，75%RH，遮光・開放，3カ月間)外観，含量変化なし (溶解性(水))極めて溶けやすい	
著 粉砕後データより安定と推定 (安定性)粉砕物　(25℃，75%RH，遮光・開放，8週間)外観，含量変化なし (溶解性(水))極めて溶けやすい	
[0.625mg錠]光(約72万lx・hr)で類縁物質増加 (溶解性(水))極めて溶けやすい	
著 防湿・遮光保存 (安定性)本品は吸湿性がなく，また光に対して安定であるが，水溶液を曝光すると分解物を生じる (溶解性(水))溶けにくい	細2% 先 シ0.08% GE

ヒ

理由　著 著者コメント　(安定性)原薬(一部製剤)の安定性　(溶解性(水))原薬の水に対する溶解性
代用品　※：一部適応等が異なる

ヒタタ

製品名（会社名）	規格単位	剤形・割線・Cap号数	可否	一般名
ビタダン配合錠 （メディサ＝沢井）	配合剤	Fコート錠 ○(割線無)	— (×)	ビタミンB_1・B_6・B_{12}複合剤

可否判定　○：可，△：条件つきで可，×：不可，—：企業判定回避，（）：著者判断

理　由	代用品
粉砕すると放出制御の特性が失われるため，粉砕不可である **著** 外層（胃溶部）と内核（腸溶部）の二層構造からなる放出制御製剤のため粉砕不可 (安定性) ピリドキサールリン酸エステル水和物：光によって変化する リボフラビン：光によって分解する ヒドロキソコバラミン酢酸塩：吸湿性である (溶解性(水)) ピリドキサールリン酸エステル水和物：溶けにくい フルスルチアミン塩酸塩：溶けやすい リボフラビン：極めて溶けにくい ヒドロキソコバラミン酢酸塩：溶けやすい	散 [先]

理由　**著** 著者コメント　(安定性) 原薬（一部製剤）の安定性　(溶解性(水)) 原薬の水に対する溶解性
代用品　※：一部適応等が異なる

ヒタノ

製品名（会社名）	規格単位	剤形・割線・Cap号数	可否	一般名
ビタノイリンカプセル25 （武田テバ薬品＝武田）	配合剤	硬カプセル 3号	× (△)	ビタミンB_1・B_6・B_{12}複合剤
ビタノイリンカプセル50 （武田テバ薬品＝武田）	配合剤	硬カプセル 1号	× (△)	

可否判定 ○：可，△：条件つきで可，×：不可，―：企業判定回避，（ ）：著者判断

理　由	代用品
粉砕は顆粒に徐放性のコーティングを施しているため不可。脱カプセルのみ可 **著** 粉砕後1カプセル単位以下の分割分包不可。配合剤のため避ける。粉砕後防湿・遮光保存で可能と推定 **安定性** フルスルチアミン塩酸塩 〔温度・湿度〕(60℃, 75%RH, 7日後)外観：変化なし, 残存率：99.86% ピリドキサールリン酸エステル水和物 光によって変化する ヒドロキソコバラミン酢酸塩 温度を変えてそれぞれ減圧で4時間加熱した場合, 約60℃から分解が始まり, 100℃では約10%分解して着色不純物が約4%増加し, 黄色～褐黄色の物質の生成が認められる リボフラビン 酸及びアルカリの影響：本品は中性または酸性溶液中では安定であって, 濃塩酸と煮沸してもほとんど分解しないが, アルカリ性溶液中では極めて不安定であり, 速やかに分解する 酸化剤の影響：酸化剤に対しては大体安定であって, 過酸化水素, 硝酸, 亜硝酸, 臭素, 過マンガン酸カリウムなどによって酸化を受けないが, クロム酸では酸化を受けて分解する。アルカリ性溶液または鉄イオンが共存する場合には酸化されることが多い。また過ヨウ素酸ではribityl基が酸化を受ける 光の影響：光に対しては敏感であり, 特にアルカリ性溶液中では速やかに分解される 波長は短波長ほど分解が速く, 共存物質の影響が大きく, 光分解を促進するものに糖類, 抑制するものにチオ尿素, アスコルビン酸, フェノール類などがある。分解生成物は溶液のpHに左右され必ずしも一定でないが, 中性, 酸性ではルミクロム, アルカリ性ではルミフラビンを生じる **製剤** 〔カプセル25〕 〔長期〕(室温, PTP＋内袋＋紙箱, 42カ月間)外観：変化なし, 含量98.2%(フルスルチアミン), 97.3%(ピリドキサールリン酸エステル水和物), 90.8%(ヒドロキソコバラミン), 101.4%(リボフラビン) 〔苛酷〕データなし 〔カプセル50〕 〔長期〕(室温, PTP＋内袋＋紙箱, 42カ月間)外観：変化なし, 含量97.6%(フルスルチアミン), 99.5%(ピリドキサールリン酸エステル水和物), 91.7%(ヒドロキソコバラミン), 102.4%(リボフラビン) 〔温度〕(40℃, 6カ月間)外観：変化なし, 残存率97.2%(フルスルチアミン), 98.6%(ピリドキサールリン酸エステル水和物), 96.1%(ヒドロキソコバラミン), 100.2%(リボフラビン) 〔湿度〕(25℃, 75%RH, PTP, 6カ月間)外観：変化なし, 残存率95.0%(フルスルチアミン), 101.7%(ピリドキサールリン酸エステル水和物), 94.4%(ヒドロキソコバラミン), 96.2%(リボフラビン) 〔光〕(60万lx・hr(蛍光灯), PTP)外観：変化なし, 残存率97.9%(フルスルチアミン), 101.0%(ピリドキサールリン酸エステル水和物), 91.0%(ヒドロキソコバラミン), 96.4%(リボフラビン) **溶解性(水)** フルスルチアミン塩酸塩：溶けやすい ピリドキサールリン酸エステル水和物：溶けにくい ヒドロキソコバラミン酢酸塩：溶けやすい リボフラビン：極めて溶けにくい	散 [先]

理由　**著** 著者コメント　　**安定性** 原薬(一部製剤)の安定性　　**溶解性(水)** 原薬の水に対する溶解性
代用品　※：一部適応等が異なる

ヒタハ

製品名(会社名)	規格単位	剤形・割線・Cap号数	可否	一般名
ピタバスタチンCa錠1mg「DK」(大興=江州)	1mg	Fコート錠 ○(割線無)	— (△)	ピタバスタチンカルシウム水和物
ピタバスタチンCa錠2mg「DK」(大興=江州)	2mg	Fコート錠 ⊖(割線1本)	— (△)	
ピタバスタチンCa錠4mg「DK」(大興=江州)	4mg	Fコート錠 ⊖(割線1本)	— (△)	
ピタバスタチンCa錠1mg「EE」(エルメッド=日医工)	1mg	Fコート錠 ○(割線無)	— (△)	ピタバスタチンカルシウム水和物
ピタバスタチンCa錠2mg「EE」(エルメッド=日医工)	2mg	Fコート錠 ⊖(割線1本)	— (△)	
ピタバスタチンCa錠4mg「EE」(エルメッド=日医工)	4mg	Fコート錠 ⊖(割線1本)	— (△)	
ピタバスタチンCa錠1mg「JG」(日本ジェネリック)	1mg	Fコート錠 ○(割線無)	— (△)	ピタバスタチンカルシウム水和物
ピタバスタチンCa錠2mg「JG」(日本ジェネリック)	2mg	Fコート錠 ⊖(割線1本)	— (△)	
ピタバスタチンCa錠4mg「JG」(日本ジェネリック)	4mg	Fコート錠 ⊖(割線1本)	— (△)	
ピタバスタチンCa・OD錠1mg「JG」(ダイト=日本ジェネリック)	1mg	口腔内崩壊錠 ○(割線無)	— (△)	ピタバスタチンカルシウム水和物
ピタバスタチンCa・OD錠2mg「JG」(ダイト=日本ジェネリック)	2mg	口腔内崩壊錠 ⊖(割線1本)	— (△)	
ピタバスタチンCa・OD錠4mg「JG」(ダイト=日本ジェネリック)	4mg	口腔内崩壊錠 ⊖(割線1本)	— (△)	

可否判定 ○:可, △:条件つきで可, ×:不可, —:企業判定回避, ( ):著者判断

理　　由	代用品
著 防湿・遮光保存 溶解性(水) 極めて溶けにくい	
粉砕時の体内動態データなし。粉砕後，次の3条件実施(温度：60℃，3カ月間。温度：25℃，75％，2カ月間。光：60万lx・hr)熱の条件で類縁物質の増加，光の条件で類縁物質の増加と含量低下が認められた 著 防湿・遮光保存 安定性 製剤 〔通常〕(25℃，60％RH，遮光，密封，PTP24カ月間，バラ12カ月間)規格内 〔苛酷〕(温度60℃，1カ月間)(湿度25℃・60％RH・6カ月間，25℃・83％RH・4カ月間)(光120万lx・hr)[1mg錠]熱の条件下では類縁物質の増加が認められた。25℃・83％RHの湿度の条件下ではやや硬度低下が認められた。[2mg錠]熱，光の条件下では類縁物質の増加が認められた。光，湿度の条件下ではやや硬度低下が認められた 溶解性(水) 極めて溶けにくい	
粉砕時の安定性データ，体内動態データなし 著 防湿・遮光保存 安定性 製剤 〔通常〕(25℃，60％RH，遮光，密封，PTP24カ月間，バラ12カ月間)規格内 〔苛酷〕(温度60℃，1カ月間)(湿度25℃・60％RH・6カ月間，25℃・83％RH・4カ月間)(光120万lx・hr)25℃・83％RHの湿度の条件下ではやや硬度低下が認められた 溶解性(水) 極めて溶けにくい	
著 防湿・遮光保存 安定性 粉砕品 (40℃，75％RH，遮光・密閉容器，4週間)変化なし (25℃，75％RH，遮光・開放容器，2カ月間)変化なし (25℃，60％RH，60万lx・hr，気密容器)含量の低下，類縁物質の増加 溶解性(水) 極めて溶けにくい	
著 口腔内崩壊錠のため粉砕不適。粉砕した場合，防湿・遮光保存 安定性 粉砕後 〔温度〕(40℃，75％RH，遮光・気密容器，30日間)性状・類縁物質・含量変化なし 〔湿度〕(25℃，75％RH，開放，30日間)性状・類縁物質・含量変化なし 〔光〕(2,500lx，25℃，45％RH，開放)30万lx・hrで類縁物質増加(規格外) 溶解性(水) 極めて溶けにくい	

理由　著 著者コメント　　安定性 原薬(一部製剤)の安定性　　溶解性(水) 原薬の水に対する溶解性
代用品　※：一部適応等が異なる

ヒタハ

製品名（会社名）	規格単位	剤形・割線・Cap号数	可否	一般名
ピタバスタチンCa錠1mg「MEEK」 (小林化工)	1mg	Fコート錠 ◯(割線無)	— (△)	ピタバスタチンカルシウム水和物
ピタバスタチンCa錠2mg「MEEK」 (小林化工)	2mg	Fコート錠 ⊖(割線1本)	— (△)	
ピタバスタチンCa錠4mg「MEEK」 (小林化工)	4mg	Fコート錠 ⊖(割線1本)	— (△)	
ピタバスタチンCa・OD錠1mg「MEEK」(小林化工)	1mg	口腔内崩壊錠 ◯(割線無)	— (△)	ピタバスタチンカルシウム水和物
ピタバスタチンCa・OD錠2mg「MEEK」(小林化工)	2mg	口腔内崩壊錠 ⊖(割線1本)	— (△)	
ピタバスタチンCa錠1mg「NP」 (ニプロ)	1mg	Fコート錠 ◯(割線無)	— (△)	ピタバスタチンカルシウム水和物
ピタバスタチンCa錠2mg「NP」 (ニプロ)	2mg	Fコート錠 ⊖(割線1本)	— (△)	
ピタバスタチンCa錠4mg「NP」 (ニプロ)	4mg	Fコート錠 ⊖(割線1本)	— (△)	
ピタバスタチンCa錠1mg「TCK」 (辰巳)	1mg	Fコート錠 ◯(割線無)	— (△)	ピタバスタチンカルシウム水和物
ピタバスタチンCa錠2mg「TCK」 (辰巳)	2mg	Fコート錠 ⊖(割線1本)	— (△)	
ピタバスタチンCa錠4mg「TCK」 (辰巳)	4mg	Fコート錠 ⊖(割線1本)	— (△)	
ピタバスタチンCa錠1mg「YD」 (陽進堂＝共創未来ファーマ)	1mg	Fコート錠 ◯(割線無)	— (△)	ピタバスタチンカルシウム水和物
ピタバスタチンCa錠2mg「YD」 (陽進堂＝共創未来ファーマ)	2mg	Fコート錠 ◯(割線無)	— (△)	
ピタバスタチンCa錠4mg「YD」 (陽進堂＝共創未来ファーマ)	4mg	Fコート錠 ◯(割線無)	— (△)	
ピタバスタチンCa錠1mg「アメル」 (共和薬品)	1mg	Fコート錠 ◯(割線無)	◯	ピタバスタチンカルシウム水和物
ピタバスタチンCa錠2mg「アメル」 (共和薬品)	2mg	Fコート錠 ⊖(割線表裏各1本)	◯	
ピタバスタチンCa錠4mg「アメル」 (共和薬品)	4mg	Fコート錠 ⊖(割線表裏各1本)	◯	
ピタバスタチンCa錠1mg「科研」 (ダイト＝科研)	1mg	Fコート錠 ◯(割線無)	— (△)	ピタバスタチンカルシウム水和物
ピタバスタチンCa錠2mg「科研」 (ダイト＝科研)	2mg	Fコート錠 ⊖(割線1本)	— (△)	
ピタバスタチンCa錠4mg「科研」 (ダイト＝科研)	4mg	Fコート錠 ⊖(割線1本)	— (△)	

可否判定 ◯：可，△：条件つきで可，×：不可，—：企業判定回避，( )：著者判断

ヒタハ

理　由	代用品
主薬由来の苦味が出現する可能性がある(苦味あり) **著** 防湿・遮光保存 **安定性** **粉砕後** 〔通常〕(25℃，75％RH，遮光，30日間)変化なし 〔苛酷〕(40℃，遮光，30日間)変化なし 〔光〕(室温，1,000lx・hr(白色蛍光灯下))［1mg・2mg錠］10日目に性状に変化なし，含量低下(規格外)，［4mg錠］15日目に性状に変化なし，含量低下(規格外) **溶解性(水)** 極めて溶けにくい	
主薬由来の苦味が出現する可能性がある(苦味あり) **著** 口腔内崩壊錠のため粉砕不適。粉砕した場合，防湿・遮光保存 **安定性** **粉砕後** 〔通常〕(25℃，75％RH，遮光，30日間)変化なし 〔苛酷〕(40℃，遮光，30日間)変化なし 〔光〕(室温，1,000lx・hr(白色蛍光灯下))［1mgOD錠］10日目に性状に変化なし，含量低下(規格外)，［2mgOD錠］30日目に性状に変化なし，含量低下(規格外) **溶解性(水)** 極めて溶けにくい	
錠剤は遮光保存 **著** 防湿・遮光保存 **安定性** **粉砕後** 3カ月間のデータあり(粉砕時の体内動態データ等なし) **溶解性(水)** 極めて溶けにくい	
25±1℃，75±5％RH，遮光・開放条件で4週間保存した結果，含量に変化なし **著** 防湿・遮光保存 **安定性** 該当資料なし **溶解性(水)** 極めて溶けにくい	
著 防湿・遮光保存 **安定性** **粉砕時** (25±2℃，60±5％RH，光照射・シャーレ開放，120万lx・hr，約30日間)［1mg・2mg錠］性状変化なし，純度・含量規格外，［4mg錠］性状変化あり，純度・含量規格外 **溶解性(水)** 極めて溶けにくい	
著 防湿・遮光保存 **安定性** **粉砕後** (25℃，75％RH，遮光，グラシン包装)90日間安定 **溶解性(水)** 極めて溶けにくい	
著 防湿・遮光保存 **安定性** **粉砕後** 〔温度〕(40℃，75％RH，遮光・気密容器，30日間)性状・類縁物質・含量変化なし 〔湿度〕(25℃，75％RH，開放，30日間)性状・類縁物質・含量変化なし 〔光〕(2,500lx，25℃，45％RH，開放)30万lx・hrで含量低下・類縁物質増加(規格外) **溶解性(水)** 極めて溶けにくい	

理由　**著** 著者コメント　**安定性** 原薬(一部製剤)の安定性　**溶解性(水)** 原薬の水に対する溶解性
代用品　※：一部適応等が異なる

ヒタハ

製品名（会社名）	規格単位	剤形・割線・Cap号数	可否	一般名
ピタバスタチンCa錠1mg「杏林」（キョーリンリメディオ＝杏林）	1mg	Fコート錠 ○(割線無)	— (△)	ピタバスタチンカルシウム水和物
ピタバスタチンCa錠2mg「杏林」（キョーリンリメディオ＝杏林）	2mg	Fコート錠 ⊖(割線1本)	— (△)	
ピタバスタチンCa錠4mg「杏林」（キョーリンリメディオ＝杏林）	4mg	Fコート錠 ⊖(割線1本)	— (△)	
ピタバスタチンCa・OD錠1mg「杏林」（キョーリンリメディオ＝杏林）	1mg	口腔内崩壊錠 ○(割線無)	— (△)	ピタバスタチンカルシウム水和物
ピタバスタチンCa・OD錠2mg「杏林」（キョーリンリメディオ＝杏林）	2mg	口腔内崩壊錠 ⊖(割線1本)	— (△)	
ピタバスタチンCa・OD錠4mg「杏林」（キョーリンリメディオ＝杏林）	4mg	口腔内崩壊錠 ⊖(割線1本)	— (△)	
ピタバスタチンCa錠1mg「ケミファ」（ケミファ）	1mg	Fコート錠 ○(割線無)	— (△)	ピタバスタチンカルシウム水和物
ピタバスタチンCa錠2mg「ケミファ」（ケミファ）	2mg	Fコート錠 ○(割線無)	— (△)	
ピタバスタチンCa錠4mg「ケミファ」（ケミファ）	4mg	Fコート錠 ○(割線無)	— (△)	
ピタバスタチンCa錠1mg「サワイ」（沢井）	1mg	Fコート錠 ○(割線無)	— (△)	ピタバスタチンカルシウム水和物
ピタバスタチンCa錠2mg「サワイ」（沢井）	2mg	Fコート錠 ⊖(割線1本)	— (△)	
ピタバスタチンCa錠4mg「サワイ」（沢井）	4mg	Fコート錠 ⊖(割線1本)	— (△)	
ピタバスタチンCa・OD錠1mg「サワイ」（沢井）	1mg	口腔内崩壊錠 ○(割線無)	— (△)	ピタバスタチンカルシウム水和物
ピタバスタチンCa・OD錠2mg「サワイ」（沢井）	2mg	口腔内崩壊錠 ⊖(割線1本)	— (△)	
ピタバスタチンCa・OD錠4mg「サワイ」（沢井）	4mg	口腔内崩壊錠 ⊖(割線1本)	— (△)	

可否判定　○：可，△：条件つきで可，×：不可，—：企業判定回避，（　）：著者判断

理　　由	代用品
粉砕品は，分包紙(グラシンポリラミネート紙)，温度・湿度成り行き，遮光保存において，12週間安定であり「変化なし」と評価した (著) 防湿・遮光保存 (溶解性(水)) 極めて溶けにくい	
(著) 口腔内崩壊錠のため粉砕不適。粉砕した場合，防湿・遮光保存 (安定性) 粉砕品は，温度(40±2℃)，湿度(25±2℃，75±5%RH)に対して30日，性状，定量法，純度試験に変化は認めなかった。光に対して，30万lx・hr照射以降で純度試験の規格を逸脱した (溶解性(水)) 極めて溶けにくい	
(著) 防湿・遮光保存 (安定性) **粉砕品**　[1mg・2mg錠] (25℃，60%RH，120万lx・hr，)含量低下，純度低下 [4mg錠] (25℃，60%RH，シャーレ，総照度約120万lx・hr(約1,667lx，30日間))性状，含量，純度試験において規格外の変化あり (溶解性(水)) 極めて溶けにくい	
(著) 防湿・遮光保存 (溶解性(水)) 極めて溶けにくい	
(著) 口腔内崩壊錠のため粉砕不適。粉砕した場合，防湿・遮光保存 (溶解性(水)) 極めて溶けにくい	

理由　(著) 著者コメント　(安定性) 原薬(一部製剤)の安定性　(溶解性(水)) 原薬の水に対する溶解性
代用品　※：一部適応等が異なる

ヒタハ

製品名（会社名）	規格単位	剤形・割線・Cap号数	可否	一般名
ピタバスタチンCa錠1mg「サンド」（サンド）	1mg	Fコート錠 ○(割線無)	―（△）	ピタバスタチンカルシウム水和物
ピタバスタチンCa錠2mg「サンド」（サンド）	2mg	Fコート錠 ⊖(割線1本)	―（△）	
ピタバスタチンCa錠4mg「サンド」（サンド）	4mg	Fコート錠 ⊖(割線1本)	―（△）	
ピタバスタチンCa錠1mg「三和」（三和化学）	1mg	Fコート錠 ○(割線無)	―（△）	ピタバスタチンカルシウム水和物
ピタバスタチンCa錠2mg「三和」（三和化学）	2mg	Fコート錠 ⊖(割線1本)	―（△）	
ピタバスタチンCa錠4mg「三和」（三和化学）	4mg	Fコート錠 ⊖(割線1本)	―（△）	
ピタバスタチンCa錠1mg「タカタ」（高田）	1mg	Fコート錠 ⊖(割線模様)	―（△）	ピタバスタチンカルシウム水和物
ピタバスタチンCa錠2mg「タカタ」（高田）	2mg	Fコート錠 ⊖(割線1本)	―（△）	
ピタバスタチンCa錠4mg「タカタ」（高田）	4mg	Fコート錠 ⊖(割線1本)	―（△）	
ピタバスタチンCa錠1mg「ツルハラ」（鶴原）	1mg	Fコート錠 ○(割線無)	△	ピタバスタチンカルシウム水和物
ピタバスタチンCa錠2mg「ツルハラ」（鶴原）	2mg	Fコート錠 ⊖(割線1本)	△	
ピタバスタチンCa錠4mg「ツルハラ」（鶴原）	4mg	Fコート錠 ⊖(割線1本)	△	
ピタバスタチンCa錠1mg「トーワ」（東和薬品）	1mg	Fコート錠 ⊖(割線1本)	―（△）	ピタバスタチンカルシウム水和物
ピタバスタチンCa錠2mg「トーワ」（東和薬品）	2mg	Fコート錠 ⊖(割線1本)	―（△）	
ピタバスタチンCa錠4mg「トーワ」（東和薬品）	4mg	Fコート錠 ⊖(割線1本)	―（△）	
ピタバスタチンCa・OD錠1mg「トーワ」（東和薬品）	1mg	口腔内崩壊錠 ○(割線無)	―（△）	ピタバスタチンカルシウム水和物
ピタバスタチンCa・OD錠2mg「トーワ」（東和薬品）	2mg	口腔内崩壊錠 ⊖(割線1本)	―（△）	
ピタバスタチンCa・OD錠4mg「トーワ」（東和薬品）	4mg	口腔内崩壊錠 ⊖(割線1本)	―（△）	

可否判定　○：可，△：条件つきで可，×：不可，―：企業判定回避，（　）：著者判断

理　　由	代用品
著 防湿・遮光保存 **安定性** **粉砕後** ［1mg・2mg錠］ 〔温度〕(40℃, 遮光・気密容器, 1カ月間)性状(外観), 定量(%)変化なし 〔湿度〕(25℃, 75%RH, 遮光・開放, 1カ月間)性状(外観)変化なし, 定量99.7→96.2(%)まで低下した 〔光〕(1,000lx, 総照射量60万lx・hr(気密容器))性状(外観)は表層が淡黄色のフィルムコート片及び錠剤粉末に変化し, 定量99.7→87.6(%)まで低下した **溶解性(水)** ほとんど溶けない	
温度及び湿度成り行き・グラシンポリラミネート紙で12週間安定 **著** 防湿・遮光保存 **溶解性(水)** 極めて溶けにくい	
［1mg・2mg錠］光により含量低下, 類縁物質増加。遮光保存 **著** 防湿・遮光保存 **安定性** ［1mg・2mg錠］ (25℃, 75%RH, 遮光・開放, 2カ月間)安定 (60℃, 遮光・気密, 3カ月間)安定 **溶解性(水)** 極めて溶けにくい	
光に不安定, 苦味あり **著** 防湿・遮光保存 **安定性** 該当資料なし **溶解性(水)** 極めて溶けにくい	
著 防湿・遮光保存 **安定性** **粉砕後** (25℃, 60%RH, 1,000lx散光下, 3カ月間)［1mg錠］外観変化あり(1カ月), 残存率79.1%(1カ月), ［2mg・4mg錠］外観変化なし, 残存率95.5%(1カ月) (25℃, 60%RH, 遮光条件下, 3カ月間)外観・含量変化なし **溶解性(水)** 極めて溶けにくい	
著 口腔内崩壊錠のため粉砕不適。粉砕した場合, 防湿・遮光保存 **安定性** **粉砕後** (25℃, 60%RH, 1,000lx散光下, 3カ月間)外観変化なし, 残存率95.9%(1カ月) (25℃, 60%RH, 遮光条件下, 3カ月間)外観・含量変化なし **溶解性(水)** 極めて溶けにくい	
著 口腔内崩壊錠のため粉砕不適。粉砕した場合, 防湿・遮光保存 **安定性** **粉砕後** (40℃, 75%RH, 遮光条件下, 30日間)外観・含量変化なし (25℃, 75%RH, 遮光条件下, 30日間)外観・含量変化なし (120万lx・hr)外観変化なし, 残存率95.8%(30万lx・hr) **溶解性(水)** 極めて溶けにくい	

理由　**著** 著者コメント　**安定性** 原薬(一部製剤)の安定性　**溶解性(水)** 原薬の水に対する溶解性
代用品　※：一部適応等が異なる

ヒタハ

製品名(会社名)	規格単位	剤形・割線・Cap号数	可否	一般名
ピタバスタチンCa錠1mg「日新」(日新製薬)	1mg	Fコート錠 ○(割線無)	— (△)	ピタバスタチンカルシウム水和物
ピタバスタチンCa錠2mg「日新」(日新製薬)	2mg	Fコート錠 ○(割線無)	— (△)	
ピタバスタチンCa錠4mg「日新」(日新製薬)	4mg	Fコート錠 ○(割線無)	— (△)	
ピタバスタチンCa錠1mg「ファイザー」(ファイザー)	1mg	Fコート錠 ○(割線無)	— (△)	ピタバスタチンカルシウム水和物
ピタバスタチンCa錠2mg「ファイザー」(ファイザー)	2mg	Fコート錠 ⊖(割線1本)	— (△)	
ピタバスタチンCa錠4mg「ファイザー」(ファイザー)	4mg	Fコート錠 ⊖(割線1本)	— (△)	
ピタバスタチンCa錠1mg「明治」(MeijiSeika)	1mg	Fコート錠 ○(割線無)	○ (△)	ピタバスタチンカルシウム水和物
ピタバスタチンCa錠2mg「明治」(MeijiSeika)	2mg	Fコート錠 ⊖(割線1本)	○ (△)	
ピタバスタチンCa錠4mg「明治」(MeijiSeika)	4mg	Fコート錠 ⊖(割線1本)	○ (△)	
ピタバスタチンCa・OD錠1mg「明治」(MeijiSeika)	1mg	口腔内崩壊錠 ○(割線無)	△	ピタバスタチンカルシウム水和物
ピタバスタチンCa・OD錠2mg「明治」(MeijiSeika)	2mg	口腔内崩壊錠 ⊖(割線1本)	△	
ピタバスタチンCa・OD錠4mg「明治」(MeijiSeika)	4mg	口腔内崩壊錠 ⊖(割線1本)	△	
ピタバスタチンカルシウム錠1mg「KO」(寿)	1mg	Fコート錠 ○(割線無)	○ (△)	ピタバスタチンカルシウム水和物
ピタバスタチンカルシウム錠2mg「KO」(寿)	2mg	Fコート錠 ⊖(割線1本)	○ (△)	
ピタバスタチンカルシウム錠4mg「KO」(寿)	4mg	Fコート錠 ⊖(割線1本)	○ (△)	

可否判定 ○:可, △:条件つきで可, ×:不可, —:企業判定回避, ( ):著者判断

理　由	代用品
遮光保存 光(約120万lx·hr)で含量低下，類縁物質増加 開封後は光を避けて保存 著 防湿・遮光保存 溶解性(水) 極めて溶けにくい	
(曝光量5万，7.5万lx·hr(透明スチロールケース))純度試験不適合 著 防湿・遮光保存 溶解性(水) 極めて溶けにくい	
著 防湿・遮光保存 安定性 該当資料なし 溶解性(水) 極めて溶けにくい	
光に不安定なため，遮光が必要 蛍光灯(1,000lx)，50日で，含量が低下した 著 口腔内崩壊錠のため粉砕不適。粉砕した場合，遮光保存 安定性 該当資料なし 溶解性(水) 極めて溶けにくい	
著 防湿・遮光保存 溶解性(水) 極めて溶けにくい	

理由 著 著者コメント　安定性 原薬(一部製剤)の安定性　溶解性(水) 原薬の水に対する溶解性
代用品 ※：一部適応等が異なる

ヒタハ

製品名(会社名)	規格単位	剤形・割線・Cap号数	可否	一般名
ピタバスタチンカルシウム錠1mg「KOG」(テイカ製薬)	1mg	Fコート錠 ○(割線無)	— (△)	ピタバスタチンカルシウム水和物
ピタバスタチンカルシウム錠2mg「KOG」(テイカ製薬)	2mg	Fコート錠 ⊖(割線1本)	— (△)	
ピタバスタチンカルシウム錠4mg「KOG」(テイカ製薬)	4mg	Fコート錠 ⊖(割線1本)	— (△)	
ピタバスタチンカルシウム錠1mg「ZE」(全星)	1mg	Fコート錠 ○(割線無)	△	ピタバスタチンカルシウム水和物
ピタバスタチンカルシウム錠2mg「ZE」(全星)	2mg	Fコート錠 ⊖(割線1本)	△	
ピタバスタチンカルシウム錠4mg「ZE」(全星)	4mg	Fコート錠 ⊖(割線1本)	△	

可否判定 ○:可, △:条件つきで可, ×:不可, —:企業判定回避, ( ):著者判断

理　由	代用品
光に不安定。苦味あり 錠剤が粉砕された状態での薬物動態解析，有効性試験，安全性試験は実施されていない **著** 防湿・遮光保存 (安定性)〔長期〕(25℃，60%RH，ポリエチレン製アルミラミネート袋，36カ月間)変化なし 〔苛酷〕(40℃・50℃，褐色ガラス瓶(密栓)，90日間)変化なし (60℃，褐色ガラス瓶(密栓)，90日間)類縁物質増加 (40℃・50℃・60℃，ガラスシャーレ(上開放)，90日間)含量低下，類縁物質増加，わずかな変色(黄変)，比旋光度低下，水分減少，重量減少，結晶性低下 (25℃，60%RH，ガラスシャーレ(上開放)，90日間)水分増加，重量増加 (25℃，90%RH，ガラスシャーレ(上開放)，90日間)水分増加，重量増加 (60℃，90%RH，ガラスシャーレ(上開放)，90日間)水分増加，重量増加 (60℃，30%RH，ガラスシャーレ(上開放)，90日間)水分減少，重量減少，結晶性低下，含量低下，類縁物質増加 (室温，24,000lx・hr/日(白色蛍光ランプ)，ガラスシャーレ(ポリ塩化ビリニデン製フィルムでカバー)，50日間)含量低下，類縁物質増加 (室温，84W・hr/m²/日(近紫外蛍光ランプ)，ガラスシャーレ(ポリ塩化ビリニデン製フィルムでカバー)，3日間)含量低下，類縁物質増加，わずかな変色(黄変) ((室温，24,000lx・hr/日(白色蛍光ランプ)，50日間)+(室温，84W・hr/m²/日(近紫外蛍光ランプ)，3日間)，ガラスシャーレ(ポリ塩化ビリニデン製フィルムでカバー))含量低下，類縁物質増加，わずかな変色(黄変)，比旋光度低下，溶状の変化(着色及び濁り) 〔加速〕(40℃，75%RH，ポリエチレン製アルミラミネート袋，6カ月間)変化なし (溶解性(水))極めて溶けにくい	
苦味あり 各条件(光：総曝光量7.5万lx・hr，温度：40℃で3カ月，湿度：25℃，75%RHで3カ月)で保存した結果，温度・湿度条件の3カ月において安定であり，光においては曝光量5万lx・hr以上では不安定であった **著** 防湿・遮光保存 (安定性)製剤 〔苛酷〕(40℃，褐色瓶(遮光・気密容器)，3カ月間)硬度：[1mg錠]上昇(規格内)，[2mg・4mg錠]変化なし。乾燥減量：増減(規格内)。純度試験(類縁物質)：増加(規格内)。外観：[1mg錠]変化なし，[2mg・4mg錠]色差の増加(規格内)。厚み・平均質量・定量・溶出性：変化なし (25℃，75%RH，スチロールケース開放(遮光)，3カ月間)外観：色差の増加(規格内)。硬度：低下(規格内)。厚み・平均質量：増加(規格内)。乾燥減量：[1mg・4mg錠]増減(規格内)，[2mg錠]変化なし。純度試験・定量・溶出性：変化なし 〔光〕[1mg錠](25℃，60%RH，1,000lx，気密容器，合計30万lx・hrを照射)外観：色差の増加(規格内)。硬度：低下(規格内)。厚み：増加(規格内)。乾燥減量：減少(規格内)。定量：含量の低下(規格内)。純度試験(類縁物質)：増加(規格外)。平均質量・溶出性：変化なし [2mg・4mg錠](25℃，60%RH，1,000lx，気密容器，合計120万lx・hrを照射)外観：色差の増加(規格内)。硬度：低下(規格内)。乾燥減量：減少(規格内)。純度試験(類縁物質)：増加(規格外)。厚み・平均質量・定量・溶出性：変化なし (溶解性(水))極めて溶けにくい	

理由　**著** 著者コメント　(安定性)原薬(一部製剤)の安定性　(溶解性(水))原薬の水に対する溶解性
代用品　※：一部適応等が異なる

ヒタハ

製品名(会社名)	規格単位	剤形・割線・Cap号数	可否	一般名
ピタバスタチンカルシウム錠1mg「テバ」(武田テバファーマ=武田)	1mg	Fコート錠 ○(割線無)	― (△)	ピタバスタチンカルシウム水和物
ピタバスタチンカルシウム錠2mg「テバ」(武田テバファーマ=武田)	2mg	Fコート錠 ⊖(割線1本)	― (△)	
ピタバスタチンカルシウム錠4mg「テバ」(武田テバファーマ=武田)	4mg	Fコート錠 ⊖(割線1本)	― (△)	
ピタバスタチンカルシウム錠1mg「日医工」(日医工)	1mg	Fコート錠 ○(割線無)	― (△)	ピタバスタチンカルシウム水和物
ピタバスタチンカルシウム錠2mg「日医工」(日医工)	2mg	Fコート錠 ○(割線無)	― (△)	
ピタバスタチンカルシウム錠4mg「日医工」(日医工)	4mg	Fコート錠 ○(割線無)	― (△)	
ピタバスタチンカルシウムOD錠1mg「日医工」(日医工)	1mg	口腔内崩壊錠 ○(割線無)	― (△)	ピタバスタチンカルシウム水和物
ピタバスタチンカルシウムOD錠2mg「日医工」(日医工)	2mg	口腔内崩壊錠 ⊖(割線1本)	― (△)	
ピタバスタチンカルシウムOD錠4mg「日医工」(日医工)	4mg	口腔内崩壊錠 ⊖(割線1本)	― (△)	
ピタバスタチンカルシウム錠1mg「モチダ」(持田販売=持田)	1mg	Fコート錠 ○(割線無)	― (△)	ピタバスタチンカルシウム水和物
ピタバスタチンカルシウム錠2mg「モチダ」(持田販売=持田)	2mg	Fコート錠 ⊖(割線1本)	― (△)	
ピタバスタチンカルシウム錠4mg「モチダ」(持田販売=持田)	4mg	Fコート錠 ⊖(割線1本)	― (△)	
ビタミンB_6錠30mg「F」(富士製薬)	30mg	素錠 ⊖(割線1本)	△	ピリドキシン塩酸塩
ビタミンE錠50mg「NP」(ニプロ=三和化学=日本ジェネリック)	50mg	Fコート錠 ○(割線無)	― (×)	トコフェロール酢酸エステル

可否判定 ○:可, △:条件つきで可, ×:不可, ―:企業判定回避, ( ):著者判断

理　由	代用品
粉砕品はわずかに苦味がある 著 防湿・遮光保存 (安定性)製剤　〔湿度〕(25℃, 75%RH, 4週間)外観, 含量に変化なし 〔光〕(30万lx・hr)外観変化(淡赤白色の粉末(粉砕直後)からわずかに黄色を帯びた淡赤白色の粉末となった), 含量低下(残存率:52%) (溶解性(水))極めて溶けにくい	
粉砕品は苦味がある 著 防湿・遮光保存 (安定性)製剤　〔湿度〕(25℃, 75%RH, 4週間)外観, 含量に変化なし 〔光〕(30万lx・hr)含量低下(残存率:69%) (溶解性(水))極めて溶けにくい	
粉砕品はわずかに苦味がある 著 防湿・遮光保存 (安定性)製剤　〔湿度〕(25℃, 75%RH, 4週間)外観, 含量に変化なし 〔光〕(30万lx・hr)外観変化なし, 含量低下(含量:71.7%) (溶解性(水))極めて溶けにくい	
著 防湿・遮光保存 (安定性)粉砕物　(25℃, 75%RH, 遮光・開放, 3カ月間)[1mg錠]3カ月後外観変化, [2mg・4mg錠]外観, 類縁物質, 含量変化なし (溶解性(水))極めて溶けにくい	
著 口腔内崩壊錠のため粉砕不適。粉砕した場合, 防湿・遮光保存 (安定性)粉砕物　(25℃, 75%RH, 遮光・開放, 3カ月間)外観, 類縁物質, 含量変化なし (溶解性(水))極めて溶けにくい	
著 防湿・遮光保存 (溶解性(水))極めて溶けにくい	
要遮光 (安定性)〔長期〕(室温, 成り行き湿度)少なくとも48カ月間安定 (40℃, 成り行き湿度, 無包装状態, 3カ月間)変化なし (30℃, 70%RH, 3カ月間)変化なし (60万lx・hr)変化なし (溶解性(水))溶けやすい	末 先 散10% 先
原薬は空気及び光によって変化する 著 防湿・遮光保存 (安定性)粉砕後　データなし (溶解性(水))ほとんど溶けない	顆20% 先 GE

理由　著 著者コメント　　(安定性)原薬(一部製剤)の安定性　　(溶解性(水))原薬の水に対する溶解性
代用品　※:一部適応等が異なる

ヒタミ

製品名（会社名）	規格単位	剤形・割線・Cap号数	可否	一般名
ビタミンK₁錠5mg「ツルハラ」 (鶴原)	5mg	糖衣錠 ○(割線無)	△	フィトナジオン
ビタメジン配合カプセルB25 (第一三共)	配合剤	硬カプセル 3号	— (△)	ビタミンB₁・B₆・B₁₂複合剤
ビタメジン配合カプセルB50 (第一三共)	配合剤	硬カプセル 2号	— (△)	
ヒダントール錠25mg (藤永＝第一三共)	25mg	素錠 ○(割線無)	— (○)	フェニトイン
ヒダントール錠100mg (藤永＝第一三共)	100mg	素錠 ⊖(割線模様)	— (○)	
ヒダントールD配合錠 (藤永＝第一三共)	配合剤	素錠 ○(割線無)	— (△†)	フェニトイン・フェノバルビタール・安息香酸ナトリウムカフェイン

可否判定 ○：可，△：条件つきで可，×：不可，—：企業判定回避，( )：著者判断

ヒタン

理　　由	代用品
光によって徐々に分解する **著** 遮光保存 (安定性)該当資料なし (溶解性(水))ほとんど溶けない	散1% [先]
光により紅色が退化する。有効成分は吸湿性で苦味を有する。開封後は湿気を避けて保存すること。遮光保存 **著** 粉砕後1カプセル単位以下の分割分包不可。配合剤のため避ける。粉砕後防湿・遮光保存で可能と推定 (安定性)ベンフォチアミン (直射日光に曝光，23日間)ほとんど着色を認めず，熱に対して安定 ピリドキシン塩酸塩 乾燥状態ではかなり安定，直射日光または紫外線により徐々に分解。酸化剤にも不安定。熱に比較的強く，中性溶液では120℃に熱すると重合を起こすが，酸性またはアルカリ性溶液では重合を起こさず，かなり安定 シアノコバラミン 弱い多酸性塩基で，湿気をさえぎれば空気中でも安定，強い光に長時間さらすと分解，210〜220℃に加熱すると黒変 (溶解性(水))ベンフォチアミン：溶けにくい ピリドキシン塩酸塩：溶けやすい シアノコバラミン：やや溶けにくい	散 [先]
著 粉砕後データにより可能と判断 (安定性)**粉砕後** 〔経時〕(25℃，75%RH，遮光保存，ガラス製シャーレ(曝露)，90日間)性状変化なし，含量[25mg錠]100.3%，[100mg錠]100.5% 〔光〕(蛍光灯照射，ガラス製シャーレ(曝露)，120万lx·hr)性状変化なし，含量[25mg錠]100.8%，[100mg錠]101.1% 〔光〕(蛍光灯照射，ガラス製シャーレ(曝露)，120万lx·hr遮光対照)性状変化なし，含量[25mg錠]100.1%，[100mg錠]101.2% (溶解性(水))ほとんど溶けない	散10% [先]
苦味あり † **著** 凡例5頁参照。苦味あり (安定性)**粉砕後** 〔経時〕(25℃，75%RH，遮光保存，ガラス製シャーレ(曝露)，90日間)性状変化なし，含量：フェノバルビタール100.5%，フェニトイン100.2%，カフェイン48.9%，安息香酸ナトリウム50.6% 〔光〕(蛍光灯照射，ガラス製シャーレ(曝露)，120万lx·hr)性状変化なし，含量：フェノバルビタール100.4%，フェニトイン100.5%，カフェイン48.5%，安息香酸ナトリウム50.0% 〔光〕(蛍光灯照射，ガラス製シャーレ(曝露)，120万lx·hr遮光対照)性状変化なし，含量：フェノバルビタール100.4%，フェニトイン100.7%，カフェイン48.7%，安息香酸ナトリウム50.9% (溶解性(水))フェニトイン：ほとんど溶けない フェノバルビタール：極めて溶けにくい 安息香酸ナトリウムカフェイン：溶けやすい	

理由　**著** 著者コメント　(安定性)原薬(一部製剤)の安定性　(溶解性(水))原薬の水に対する溶解性
代用品　※：一部適応等が異なる

ヒタン

製品名（会社名）	規格単位	剤形・割線・Cap号数	可否	一般名
ヒダントールE配合錠 （藤永=第一三共）	配合剤	素錠 ◯（割線無）	— (△†)	フェニトイン・フェノバルビタール・安息香酸ナトリウムカフェイン
ヒダントールF配合錠 （藤永=第一三共）	配合剤	素錠 ◯（割線無）	— (△†)	フェニトイン・フェノバルビタール・安息香酸ナトリウムカフェイン
ピドキサール錠10mg （太陽ファルマ）	10mg	糖衣錠 ◯（割線無）	— (×)	ピリドキサールリン酸エステル水和物
ピドキサール錠20mg （太陽ファルマ）	20mg	糖衣錠 ◯（割線無）	— (×)	
ピドキサール錠30mg （太陽ファルマ）	30mg	糖衣錠 ◯（割線無）	— (×)	
ピートルチュアブル錠250mg （キッセイ）	250mg	チュアブル錠 ◉（割線無）	× (△)	スクロオキシ水酸化鉄
ピートルチュアブル錠500mg （キッセイ）	500mg	チュアブル錠 ◉（割線無）	× (△)	
ヒドロキシジンパモ酸塩錠25mg「日新」（日新製薬）	25mg	糖衣錠 ◯（割線無）	— (△)	ヒドロキシジンパモ酸塩

可否判定　◯：可，△：条件つきで可，×：不可，—：企業判定回避，（　）：著者判断

理　　由	代用品
苦味あり † (著) 凡例5頁参照。苦味あり (安定性)**粉砕後**〔経時〕(25℃, 75%RH, 遮光保存, ガラス製シャーレ(曝露), 90日間)性状変化なし, 含量：フェノバルビタール102.1%, フェニトイン101.0%, カフェイン49.2%, 安息香酸ナトリウム51.0% 〔光〕(蛍光灯照射, ガラス製シャーレ(曝露), 120万lx・hr)性状変化なし, 含量：フェノバルビタール102.0%, フェニトイン101.6%, カフェイン49.3%, 安息香酸ナトリウム51.1% 〔光〕(蛍光灯照射, ガラス製シャーレ(曝露), 120万lx・hr遮光対照)性状変化なし, 含量：フェノバルビタール100.9%, フェニトイン100.3%, カフェイン48.9%, 安息香酸ナトリウム51.0% (溶解性(水))フェニトイン：ほとんど溶けない フェノバルビタール：極めて溶けにくい 安息香酸ナトリウムカフェイン：溶けやすい	
苦味あり † (著) 凡例5頁参照。苦味あり (安定性)**粉砕後**〔経時〕(25℃, 75%RH, 遮光保存, ガラス製シャーレ(曝露), 90日間)性状変化なし, 含量：フェノバルビタール101.5%, フェニトイン100.9%, カフェイン49.0%, 安息香酸ナトリウム51.5% 〔光〕(蛍光灯照射, ガラス製シャーレ(曝露), 120万lx・hr)性状変化なし, 含量：フェノバルビタール101.6%, フェニトイン101.3%, カフェイン48.8%, 安息香酸ナトリウム51.3% 〔光〕(蛍光灯照射, ガラス製シャーレ(曝露), 120万lx・hr遮光対照)性状変化なし, 含量：フェノバルビタール101.8%, フェニトイン101.8%, カフェイン49.0%, 安息香酸ナトリウム51.6% (溶解性(水))フェニトイン：ほとんど溶けない フェノバルビタール：極めて溶けにくい 安息香酸ナトリウムカフェイン：溶けやすい	
原薬は光で変化。40℃・75%RH・4週間, 光照射60万lx・hrでほぼ安定。 腸溶錠 (著) 腸溶性製剤であることから, 粉砕しないこと (溶解性(水))溶けにくい	
吸湿性があるため (著) 粉砕後データが不足しているが, 防湿保存で可能と推定 (安定性)〔長期〕(25℃, 60%RH, 二重ポリエチレン袋(乾燥剤入り)/金属製ドラム, 48カ月間(継続中))48カ月間までの結果は変化なし (30℃, 75%RH, 二重ポリエチレン袋(乾燥剤入り)/金属製ドラム, 48カ月間(継続中))48カ月間までの結果は変化なし 〔苛酷〕〔光〕(120万lx・hr, 石英容器(密閉))変化なし (溶解性(水))ほとんど溶けない	顆250mg・500mg 先
(著) 苦味あり。粉砕後防湿・遮光保存で可能と推定 (溶解性(水))ほとんど溶けない	散10% 先 シ0.5% 先 DS2.5% 先

理由　(著) 著者コメント　(安定性) 原薬(一部製剤)の安定性　(溶解性(水)) 原薬の水に対する溶解性
代用品　※：一部適応等が異なる

ヒトロ

製品名（会社名）	規格単位	剤形・割線・Cap号数	可否	一般名
ヒドロクロロチアジド錠12.5mg「トーワ」（東和薬品）	12.5mg	素錠 ⊖（割線模様）	— (○)	ヒドロクロロチアジド
ヒドロクロロチアジド錠25mg「トーワ」（東和薬品）	25mg	素錠 ⊕（割線模様）	— (○)	
ヒドロクロロチアジドOD錠12.5mg「トーワ」（東和薬品）	12.5mg	口腔内崩壊錠 ⊖（割線1本）	— (△)	ヒドロクロロチアジド
ビビアント錠20mg（ファイザー）	20mg	Fコート錠 ◯（割線無）	— (×)	バゼドキシフェン酢酸塩
ビブラマイシン錠50mg（ファイザー）	50mg	Fコート錠 ◯（割線無）	— (○)	ドキシサイクリン塩酸塩水和物
ビブラマイシン錠100mg（ファイザー）	100mg	Fコート錠 ◯（割線無）	— (○)	
ビプレッソ徐放錠50mg（アステラス＝共和薬品）	50mg	Fコート錠 ◯（割線無）	×	クエチアピンフマル酸塩
ビプレッソ徐放錠150mg（アステラス＝共和薬品）	150mg	Fコート錠 ◯（割線無）	×	
ビフロキシン配合錠（ゾンネボード）	配合剤	素錠 ◯（割線無）	△	リボフラビン・ピリドキシン塩酸塩
ピペミド酸錠250mg「YD」（陽進堂）	250mg	Fコート錠 ◯│（割線1本）	— (△)	ピペミド酸水和物

可否判定 ○：可，△：条件つきで可，×：不可，—：企業判定回避，（ ）：著者判断

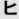

理　　由	代用品
主成分はにおいはなく，味はわずかに苦い 安定性 粉砕後　(室内散光下，3カ月間)外観変化あり(3カ月)，残存率96.5%(3カ月) (遮光条件下，3カ月間)外観・含量変化なし 溶解性(水) 極めて溶けにくい	
主成分はにおいはなく，味はわずかに苦い 著 口腔内崩壊錠のため粉砕不適。粉砕した場合，防湿・遮光保存 安定性 粉砕後　(室内散光下，3カ月間)外観・含量変化なし 溶解性(水) 極めて溶けにくい	
著 粉砕不可。用時，水に溶解して服用 安定性〔長期〕(5℃，二重ポリエチレン袋＋ファイバー製容器，24カ月間)性状，含量，水分量，分解物変化なし 〔苛酷〕(40℃，75%RH，二重ポリエチレン袋，6カ月間)性状，含量，水分量，分解物変化なし 溶解性(水) 極めて溶けにくい	
苦味あり 安定性 粉砕後　(25～28℃，62～73%，7日間)外観に変化はなく，含量変化はほとんどなかった 溶解性(水) 溶けやすい	
徐放性製剤のため 安定性〔長期〕(25℃，60%RH，暗所，ポリエチレン製袋，36カ月間)変化なし 〔加速〕(40℃，75%RH，暗所，ポリエチレン製袋，6カ月間)変化なし 〔苛酷〕(60℃，暗所，無色ガラス製バイアル(開栓)，6カ月間)変化なし (25℃，90%RH，暗所，無色ガラス製バイアル(開栓)，6カ月間)変化なし (25℃，白色蛍光ランプ(5,400lx)及び近紫外蛍光ランプ(4W/m^2)，無色ガラス製バイアル(閉栓)/ポリエチレン製袋，130万lx・hr及び960W・hr/m^2)変化なし 溶解性(水) 溶けにくい	
防湿・遮光が必要(遮光・気密・防湿保存)。有効成分は光により分解，退色する。有効成分の吸湿性なし 安定性 リボフラビン 〔長期〕(25℃，60%，アルミラミネート袋＋段ボール箱，48カ月間)外観・性状：変化なし。残存率：変化なし。類縁物質：ほとんど変化なし 〔苛酷〕(40℃，75%，アルミラミネート袋，12カ月間)外観・性状：変化なし。残存率：変化なし ピリドキシン塩酸塩 〔長期〕(25℃，60%，ポリエチレン袋＋段ボール箱，48カ月間)外観・性状：変化なし。残存率：変化なし。類縁物質：ほとんど変化なし 〔苛酷〕(40℃，75%，ポリエチレン袋＋段ボール箱，6カ月間)外観・性状：変化なし。残存率：変化なし 溶解性(水) リボフラビン：極めて溶けにくい ピリドキシン塩酸塩：溶けやすい	
著 防湿・遮光保存。有効成分は光によって徐々に着色する(徐々に黄色を呈する) 安定性 粉砕時　(25℃，60%RH，120万lx・hr，30日間)曝光面が白色から黄色に変化，含量規格内 溶解性(水) 極めて溶けにくい	

理由　著 著者コメント　　安定性 原薬(一部製剤)の安定性　　溶解性(水) 原薬の水に対する溶解性
代用品　※：一部適応等が異なる

ヒヘリ

製品名（会社名）	規格単位	剤形・割線・Cap号数	可否	一般名
ピペリジノアセチルアミノ安息香酸エチル錠100mg「日医工」(日医工ファーマ=日医工)	100mg	素錠 ⊖(割線模様)	— (△)	ピペリジノアセチルアミノ安息香酸エチル
ビペリデン塩酸塩錠1mg「アメル」(共和薬品)	1mg	素錠 ⊖(割線1本)	○	ビペリデン塩酸塩
ビペリデン塩酸塩錠2mg「サワイ」(沢井)	2mg	素錠 ⊖(割線1本)	— (○)	ビペリデン塩酸塩
ビペリデン塩酸塩錠1mg「ヨシトミ」(田辺三菱=吉富薬品)	1mg	素錠 ⊖(割線1本)	— (○)	ビペリデン塩酸塩
ヒベルナ糖衣錠5mg (田辺三菱=吉富薬品)	5mg	糖衣錠 ○(割線無)	— (△)	プロメタジン塩酸塩
ヒベルナ糖衣錠25mg (田辺三菱=吉富薬品)	25mg	糖衣錠 ○(割線無)	— (△)	プロメタジン塩酸塩
ヒポカ5mgカプセル (LTL)	5mg	徐放性硬カプセル 5号	×	バルニジピン塩酸塩
ヒポカ10mgカプセル (LTL)	10mg	徐放性硬カプセル 4号	×	バルニジピン塩酸塩
ヒポカ15mgカプセル (LTL)	15mg	徐放性硬カプセル 3号	×	バルニジピン塩酸塩
ビーマス配合錠 (日本臓器)	配合剤	糖衣錠 ○(割線無)	×	ジオクチルソジウムスルホサクシネート・カサンスラノール

可否判定 ○：可，△：条件つきで可，×：不可，—：企業判定回避，(　)：著者判断

理　由	代用品
成分の味は苦い **著** 遮光保存で可能と推定。苦味あり (安定性)粉砕物　(25℃, 75%RH, 遮光・開放, 3カ月間)外観, 含量変化なし (溶解性(水))ほとんど溶けない	顆20%　GE
該当資料なし (溶解性(水))溶けにくい	散1%　GE 細1%　先 GE
(溶解性(水))溶けにくい	散1%　GE 細1%　先 GE
著 粉砕後データより, 室温保存で可能と推定 (安定性)粉砕後　(30℃, 92%RH, 遮光, ポリエチレンラミネートグラシン紙, 35日間)外観変化なし, 吸湿率7.9%, 含量99.0% (20℃, 75%RH, 遮光, ポリエチレンラミネートグラシン紙, 35日間)外観変化なし, 吸湿率3.6%, 含量98.3% (13～27℃, 32～65%RH, 室内散乱光下, ポリエチレンラミネートグラシン紙, 35日間)外観変化なし, 吸湿率1.1%, 含量98.9% (溶解性(水))溶けにくい	散1%　GE 細1%　先 GE
原薬は光により徐々に着色する **著** 防湿・遮光保存 (安定性)〔長期〕(室温, 遮光, 気密容器, 3年間)変化なし 〔苛酷〕(約30℃, (0.5g/0.01mol/LHCl液100mL), 暗室, 30日間)空気が存在しても分解せず(紫外吸収スペクトルで検討) (0.5g/0.01mol/LHCl液100mL, 光)400nm以下の紫外部の光で, 窒素ガス中でも分解して着色する (溶解性(水))極めて溶けやすい	散10%　先 細10%　先
速放粒と徐放粒を含む徐放性製剤であり, 粉砕により徐放性が壊れ, 薬物動態が変化する 複数剤を一度に脱カプセルし, 分割(包)する場合, 速放粒と徐放粒の均一性が保たれないため, 脱カプセルも不可 有効成分の吸湿性：本品を105℃で2時間乾燥後, 33～95%RHの雰囲気中に14日間保存し, その重量変化を調べた結果, 75%RH以上では0.99～1.14%の重量増加を示し, わずかに吸湿性がみられた (安定性)〔長期〕(室温, 遮光, ポリエチレン袋＋紙箱(密閉), 36カ月間)外観・性状：変化なし。残存率：変化なし 〔苛酷〕(50℃, 遮光, ガラス瓶(密栓), 6カ月間)外観・性状：変化なし。残存率：変化なし (40℃, 84%RH, 遮光, ガラス瓶(開栓), 6カ月間)外観・性状：変化なし。残存率：変化なし 〔光〕(室温, 1,000lx(白色蛍光灯), シャーレ, 1カ月間)外観・性状：1週間後より黄色味を増し, 時間の経過とともに濃くなった。分解物が認められた, 残存率：ほとんど変化なし (溶解性(水))溶けにくい	
成分であるジオクチルスルホサクシネートが吸湿性あり。粉砕後の安定性成績なし (溶解性(水))カサンスラノール：ほとんど溶けない ジオクチルソジウムスルホサクシネート：やや溶けにくい	

理由　**著** 著者コメント　(安定性)原薬(一部製剤)の安定性　(溶解性(水))原薬の水に対する溶解性
代用品　※：一部適応等が異なる

ヒムハ

製品名(会社名)	規格単位	剤形・割線・Cap号数	可否	一般名
ビムパット錠50mg (UCB=第一三共)	50mg	Fコート錠 ◯(割線無)	— (◯)	ラコサミド
ビムパット錠100mg (UCB=第一三共)	100mg	Fコート錠 ◯(割線無)	— (◯)	
ピメノールカプセル50mg (ファイザー)	50mg	硬カプセル 4号	— (△)	ピルメノール塩酸塩水和物
ピメノールカプセル100mg (ファイザー)	100mg	硬カプセル 3号	— (△)	
ピモベンダン錠0.625mg「TE」 (トーアエイヨー=アステラス)	0.625mg	Fコート錠 ◯(割線無)	— (◯)	ピモベンダン
ピモベンダン錠1.25mg「TE」 (トーアエイヨー=アステラス)	1.25mg	Fコート錠 ⊖(割線表裏各1本)	— (◯)	
ピモベンダン錠2.5mg「TE」 (トーアエイヨー=アステラス)	2.5mg	Fコート錠 ⊖(割線表裏各1本)	— (◯)	
ビラセプト錠250mg (日本たばこ=鳥居)	250mg	Fコート錠 ◯(割線無)	— (△)	ネルフィナビルメシル酸塩

可否判定 ◯:可, △:条件つきで可, ×:不可, —:企業判定回避, ( ):著者判断

ヒラセ

理　由	代用品
著 粉砕後データが不足しているが，遮光保存で可能と推定 安定性〔長期〕(25℃，60％RH，二重ポリエチレン袋/ファイバードラム，60カ月間)変化なし 〔加速〕(40℃，75％RH，二重ポリエチレン袋/ファイバードラム，6カ月間)変化なし 〔温度〕(120℃，ガラス容器(開栓)71日目で類縁物質に規格外の値 〔湿度〕(40℃，75％RH，ガラス容器(開栓)，12週間)変化なし (40℃，75％RH，ガラス容器(施栓)，12週間)変化なし 〔光〕(25℃，ID65ランプ，120万lx・hr，ガラスフラスコ，水晶フラスコ)変化なし 溶解性(水)やや溶けにくい	DS10% 先
苦味あり。吸湿性は認められない(相対湿度6.5～100.0％，14日間) 著 粉砕後データが不足しているが，防湿・遮光保存で可能と推定 安定性〔長期〕(室温，褐色ガラス瓶(開栓・遮光)，3年6カ月間)性状，含量，類縁物質，確認試験，溶状，pH，水分に変化なし 〔苛酷〕(40℃もしくは50℃もしくは60℃，褐色ガラス瓶(密栓・遮光)，6カ月間)性状，含量，類縁物質，確認試験，溶状，pH，水分に変化なし (40℃，75％RHもしくは85％RH，褐色ガラス瓶(開栓・遮光)，6カ月間)性状，含量，類縁物質，確認試験，溶状，pH，水分に変化なし (50℃もしくは60℃，85％RH，褐色ガラス瓶(開栓・遮光)，6カ月間)性状，含量，類縁物質，確認試験，溶状，pH，水分に変化なし (白色蛍光灯(3,000lx)もしくは蛍光ケミカルランプ(0.35mW/cm^2)，240万lx・hr，シャーレ(開放)，120時間)性状，含量，類縁物質，確認試験，溶状，pH，水分に変化なし 溶解性(水)やや溶けやすい	
粉砕時の有効性，安全性が確認されていない 安定性〔通常〕(25℃，60％RH，36カ月間)変化なし 〔苛酷〕該当資料なし 溶解性(水)ほとんど溶けない	
吸湿性あり 著 粉砕後データが不足しているが，防湿・遮光保存で可能と推定 安定性〔長期〕(25℃/30℃，60％RH，36カ月間)水分の増加，残留溶媒(エタノール)の減少及び分解物(主にAG-1361)がわずかに増加したが規格値の範囲内であった 〔加速〕(40℃，75％RH，6カ月間)水分の増加，残留溶媒(エタノール)の減少及び分解物(主にAG-1361)がわずかに増加したが規格値の範囲内であった 溶解性(水)極めて溶けにくい	

理由　著 著者コメント　　安定性 原薬(一部製剤)の安定性　　溶解性(水) 原薬の水に対する溶解性
代用品　※：一部適応等が異なる

ヒラノ

製品名（会社名）	規格単位	剤形・割線・Cap号数	可否	一般名
ビラノア錠20mg （大鵬薬品＝MeijiSeika）	20mg	素錠 ◯（割線無）	△	ビラスチン
ビラミューン錠200 （日本ベーリンガー）	200mg	素錠 （割線表裏各1本）	— (△)	ネビラピン
ビリアード錠300mg （日本たばこ＝鳥居）	300mg	Fコート錠 ◯（割線無）	— (◯)	テノホビル　ジソプロキシルフマル酸塩
ピルシカイニド塩酸塩カプセル25mg「CH」（長生堂＝日本ジェネリック＝ファイザー）	25mg	硬カプセル 4号	— (△)	ピルシカイニド塩酸塩水和物
ピルシカイニド塩酸塩カプセル50mg「CH」（長生堂＝日本ジェネリック＝ファイザー）	50mg	硬カプセル 4号	— (△)	
ピルシカイニド塩酸塩カプセル25mg「TCK」（辰巳）	25mg	硬カプセル 4号	— (△)	ピルシカイニド塩酸塩水和物
ピルシカイニド塩酸塩カプセル50mg「TCK」（辰巳）	50mg	硬カプセル 4号	— (△)	
ピルシカイニド塩酸塩カプセル25mg「サワイ」（沢井）	25mg	硬カプセル 4号	— (△)	ピルシカイニド塩酸塩水和物
ピルシカイニド塩酸塩カプセル50mg「サワイ」（沢井）	50mg	硬カプセル 4号	— (△)	

可否判定　◯：可，△：条件つきで可，×：不可，—：企業判定回避，（ ）：著者判断

理　　由	代用品
完全には粉砕しない。粉砕に用いる器具へ薬剤付着が発生し含量低下 粗粒状への粉砕で付着を少なくすることは可能であり，4分割での付着はほとんどないことを確認 (安定性)〔長期〕(25℃・60％RH/30℃・65％RH/30℃・75％RH，二重のポリエチレン製袋に入れた後，ボール紙製のドラムに入れて包装，60カ月間)変化なし 〔加速〕(40℃，75％RH，二重のポリエチレン製袋に入れた後，ボール紙製のドラムに入れて包装，12カ月間)変化なし 〔苛酷〕〔温度〕(50℃/60℃，ベークライト製のスクリューキャップを備えたガラス瓶，12カ月間)変化なし 〔湿度〕(25℃，80～90％RH，ベークライト製のスクリューキャップを備えたガラス瓶，3カ月間)変化なし (25℃，80～90％RH，プラスチック製のスクリューキャップを備えたポリエチレン製瓶，3カ月間)変化なし (25℃，80～90％RH，ポリエチレン製瓶(蓋なし)，3カ月間)変化なし 〔光〕(12,000lx，透明なガラス瓶/褐色ガラス瓶，30日間)変化なし (12,000lx，ペトリ皿(蓋なし)，30日間)ごくわずかに分解物が認められた(品質に影響を及ぼすような経時的変化ではない) (溶解性(水))ほとんど溶けない	
原薬は60℃，75％RH，暗所，ガラス瓶密栓で6カ月安定。安定性試験データがないため判定回避 (安定性)〔長期〕(25℃，60％RH，暗所，ポリエチレン袋＋ファイバー容器，36カ月間)変化なし 〔苛酷〕(60℃，75％RH，暗所，無色ガラス瓶(密栓)，6カ月間)変化なし (室温，成り行き湿度，550-700foot-candles，無色ガラス瓶(密栓))変化なし (溶解性(水))ほとんど溶けない	
苦味を有する。吸湿性あり 著　防湿保存 (安定性)〔長期〕(5℃，36カ月間)ごくわずかに分解物の増加及び含量低下が認められた 〔苛酷〕(120万lx·hr)光による影響は認められなかった (溶解性(水))やや溶けにくい	
著　強い苦味あり (安定性)**粉砕品**　(40℃，60％RH，遮光・気密，30日間)外観・含量：変化なし (25℃，75％RH，遮光・開放，30日間)外観・含量：変化なし (120万lx·hr，密閉(シャーレ＋ラップ)，50日間)外観・含量：変化なし (溶解性(水))溶けやすい	
室内散乱光，シャーレ開放条件で4週間保存した結果，含量に変化なし 著　安定性データが不足しているが，粉砕後防湿・遮光保存で可能と推定。強い苦味あり (安定性)該当資料なし (溶解性(水))溶けやすい	
著　強い苦味あり (溶解性(水))溶けやすい	

理由　著　著者コメント　　(安定性)原薬(一部製剤)の安定性　　(溶解性(水))原薬の水に対する溶解性
代用品　※：一部適応等が異なる

ヒルシ

製品名（会社名）	規格単位	剤形・割線・Cap号数	可否	一般名
ピルシカイニド塩酸塩カプセル25mg「タナベ」(ニプロES)	25mg	硬カプセル ④号	— (△)	ピルシカイニド塩酸塩水和物
ピルシカイニド塩酸塩カプセル50mg「タナベ」(ニプロES)	50mg	硬カプセル ④号	— (△)	
ピルシカイニド塩酸塩カプセル25mg「テバ」(武田テバファーマ＝武田)	25mg	硬カプセル ④号	— (△)	ピルシカイニド塩酸塩水和物
ピルシカイニド塩酸塩カプセル50mg「テバ」(武田テバファーマ＝武田)	50mg	硬カプセル ④号	— (△)	
ピルシカイニド塩酸塩カプセル25mg「トーワ」(東和薬品)	25mg	硬カプセル ⑤号	— (△)	ピルシカイニド塩酸塩水和物
ピルシカイニド塩酸塩カプセル50mg「トーワ」(東和薬品)	50mg	硬カプセル ④号	— (△)	
ピルシカイニド塩酸塩カプセル25mg「日医工」(日医工)	25mg	硬カプセル ④号	— (△)	ピルシカイニド塩酸塩水和物
ピルシカイニド塩酸塩カプセル50mg「日医工」(日医工)	50mg	硬カプセル ④号	— (△)	
ビルトリシド錠600mg (バイエル)	600mg	Fコート錠 (割線表裏各3本)	×	プラジカンテル
ヒルナミン錠(5mg) (共和薬品)	5mg	糖衣錠 ○(割線無)	△	レボメプロマジンマレイン酸塩
ヒルナミン錠(25mg) (共和薬品)	25mg	糖衣錠 ○(割線無)	△	
ヒルナミン錠(50mg) (共和薬品)	50mg	糖衣錠 ○(割線無)	△	
ピレスパ錠200mg (塩野義)	200mg	Fコート錠 ○(割線無)	× (△)	ピルフェニドン

可否判定　○：可，△：条件つきで可，×：不可，—：企業判定回避，（ ）：著者判断

理　由	代用品
著 脱カプセルデータより，防湿・遮光保存で可能と推定。強い苦味あり 安定性 脱カプセル品　(25℃, 75%RH, 褐色ガラス瓶(開栓), 1カ月間)性状・含量に変化なし 溶解性(水) 溶けやすい	
カプセル内容物には強い苦味がある 著 脱カプセルデータより，防湿・遮光保存で可能と推定。強い苦味あり 安定性 脱カプセル時　〔湿度〕(25℃, 75%RH, 4週間)性状，含量に変化なし 溶解性(水) 溶けやすい	
著 同一成分で，舌の麻痺(局所作用)がある。脱カプセルデータより，防湿・遮光保存で可能と推定 安定性 脱カプセル後　(室内散光下, 3カ月間)外観・含量変化なし 溶解性(水) 溶けやすい	
成分の味は苦い 著 脱カプセルデータより，防湿・遮光保存で可能と推定。強い苦味あり 安定性 製剤内容物　[50mgカプセル](25℃, 75%RH, 遮光・開放, 3カ月間)外観，含量変化なし 溶解性(水) 溶けやすい	
粉砕後の安定性試験は実施していない。粉砕後の薬物体内動態データはない。原薬の水に対する溶解性が低いため，溶出性が高くなるように製剤化している。粉砕により，溶出性が変化し，血中濃度に影響を及ぼすことが考えられる 安定性 該当資料なし 溶解性(水) 極めて溶けにくい	
光に不安定。分解する可能性がある。遮光保存 安定性 通常の保管条件では安定であるが，微量の金属，過量の水分及び光によって淡黄色〜淡黄褐色に着色する 溶解性(水) 極めて溶けにくい	散10%・50% 先 細10% 先 顆10% 先
強い苦味あり 著 遮光保存 安定性〔通常〕(25℃, 60%RH, 遮光, 二重ポリエチレン袋+ファイバードラム, 60カ月間)変化なし 〔苛酷〕(60℃, 遮光, ガラス瓶, 密栓, 3カ月間)2カ月後から，わずかに特異なにおいを認めた (25℃, 80%RH, 遮光, ガラス瓶, 開栓, 3カ月間)変化なし (25℃, D65ランプ, シャーレ+ラップ, 120万lx·hr)変化なし (25℃, 75%RH, D65ランプ, シャーレ, 開放, 120万lx·hr)曝光面がやや黄色味を帯びた。総類縁物質量が約0.03%増加した 溶解性(水) やや溶けにくい	

理由　著 著者コメント　　安定性 原薬(一部製剤)の安定性　　溶解性(水) 原薬の水に対する溶解性
代用品　※：一部適応等が異なる

ヒレチ

製品名（会社名）	規格単位	剤形・割線・Cap号数	可否	一般名
ピレチア錠(5mg) (高田)	5mg	糖衣錠 ○(割線無)	— (△)	プロメタジン塩酸塩
ピレチア錠(25mg) (高田)	25mg	糖衣錠 ○(割線無)	— (△)	プロメタジン塩酸塩
ピレンゼピン塩酸塩錠25mg「TCK」(辰巳)	25mg	素錠 ⊖(割線1本)	— (△)	ピレンゼピン塩酸塩水和物
ピレンゼピン塩酸塩錠25mg「サワイ」(沢井)	25mg	素錠 ⊖(割線1本)	— (△)	ピレンゼピン塩酸塩水和物
ピレンゼピン塩酸塩錠25mg「日医工」(日医工)	25mg	素錠 ⊖(割線模様)	— (△)	ピレンゼピン塩酸塩水和物
ピロキシカムカプセル10mg「ツルハラ」(鶴原)	10mg	硬カプセル 4号	△	ピロキシカム
ピロキシカムカプセル20mg「ツルハラ」(鶴原)	20mg	硬カプセル 3号	△	ピロキシカム
ピロニック錠100mg (大日本住友)	100mg	素錠 ○(割線無)	×	尿素(^{13}C)
ヒロポン錠 (大日本住友)	1mg	素錠 ○(割線無)	— (△)	メタンフェタミン塩酸塩
ビンダケルカプセル20mg (ファイザー)	20mg	軟カプセル ◯	— (×)	タファミジスメグルミン
ピンドロール錠5mg「ツルハラ」(鶴原)	5mg	素錠 ⊖(割線1本)	△	ピンドロール
ピンドロール錠5mg「トーワ」(東和薬品)	5mg	素錠 ⊖(割線1本)	— (△)	ピンドロール
ピンドロール錠5mg「日医工」(日医工)	5mg	素錠 ⊖(割線模様)	— (△)	ピンドロール

可否判定 ○：可，△：条件つきで可，×：不可，—：企業判定回避，（ ）：著者判断

ヒント

理　由	代用品
光に不安定。分解する可能性がある。遮光保存 データなし 著 防湿・遮光保存 安定性 露光により徐々に分解着色する 溶解性(水) 極めて溶けやすい	散10% 先 細10% 先
室内散乱光，シャーレ開放条件で4週間保存した結果，4週間の時点で，含量が規格値外となった 安定性 該当資料なし 溶解性(水) 溶けやすい	
著 防湿・遮光保存。苦味あり 安定性 光によって徐々に着色する 溶解性(水) 溶けやすい	
安定性 粉砕物 (室内散光下，開放，4週間)4週間後含量低下(規格外) 溶解性(水) 溶けやすい	
苦味あり 安定性 該当資料なし 溶解性(水) ほとんど溶けない	
「錠剤をつぶしたり，口腔内で噛み砕いたり，水に溶解したりせず，そのまま速やかに服用する」と添付文書に記載あり。ヘリコバクター・ピロリ感染診断用剤である 溶解性(水) 極めて溶けやすい	
室温・5年間で，性状，含量，乾燥減量に変化なし 著 覚せい剤規制対象医薬品のため粉砕物の取扱いについて相応の留意が必要。原則粉砕しない。遮光保存。原薬は苦味あり 溶解性(水) 溶けやすい	
本剤は軟カプセルの内部に縣濁液が充填されている製剤であり，患者が有効成分であるタファミジスメグルミン20mgを確実に服用するため，本剤は噛まずに服用することとしている 安定性 粉砕または脱カプセル後　データなし 溶解性(水) 溶けにくい	
光に不安定 著 粉砕後データが不足しているが，防湿・遮光保存で可能と推定 安定性 該当資料なし 溶解性(水) ほとんど溶けない	
著 防湿・遮光保存 安定性 粉砕後 (室内散光下，3カ月間)外観変化あり(3カ月)，含量変化なし (遮光条件下，3カ月間)外観・含量変化なし 溶解性(水) ほとんど溶けない	
粉砕後の安定性データなし 著 防湿・遮光保存 溶解性(水) ほとんど溶けない	

理由　著 著者コメント　　安定性 原薬(一部製剤)の安定性　　溶解性(水) 原薬の水に対する溶解性
代用品　※：一部適応等が異なる

フアイ

製品名(会社名)	規格単位	剤形・割線・Cap号数	可否	一般名
5-FU錠50協和 (協和キリン)	50mg	Fコート錠 ○(割線無)	— (△)	フルオロウラシル
5-FU錠100協和 (協和キリン)	100mg	Fコート錠 ○(割線無)	— (△)	
ファスティック錠30 (EAファーマ=持田)	30mg	Fコート錠 ○(割線無)	△ (○)	ナテグリニド
ファスティック錠90 (EAファーマ=持田)	90mg	Fコート錠 ○(割線無)	△ (○)	
ファースルー錠2.5mg (伏見)	2.5mg	Fコート錠 ○(割線無)	— (△)	ピコスルファートナトリウム水和物
ファボワール錠21 (富士製薬)	(21日分) 1組	Fコート錠 ○(割線無)	×	デソゲストレル・エチニルエストラジオール
ファボワール錠28 (富士製薬)	(28日分) 1組	Fコート錠 ○(割線無)	×	
ファムシクロビル錠250mg「DSEP」(第一三共エスファ)	250mg	Fコート錠 ○(割線無)	○	ファムシクロビル
ファムシクロビル錠500mg「DSEP」(第一三共エスファ)	500mg	Fコート錠 ◐(割線表裏各1本)	○	

可否判定 ○:可, △:条件つきで可, ×:不可, —:企業判定回避, ( ):著者判断

フアム

理　由	代用品
著 抗悪性腫瘍剤のため粉砕せず懸濁する (安定性)〔通常〕(室温,散光,無色ガラス瓶(気密),24カ月間)外観変化なし,残存率ほとんど変化なし 〔苛酷〕(40℃,90%RH,遮光,無色ガラス瓶(開放),2カ月間)外観変化なし,残存率ほとんど変化なし 〔光〕(室温,1,000lx(蛍光灯),シャーレ(セロファン覆い),3カ月間)外観変化なし,残存率ほとんど変化なし (溶解性(水))やや溶けにくい (危険度)Ⅰ(日本病院薬剤師会:抗悪性腫瘍薬の院内取扱い指針)	
苦味あり(25℃・75%RH・セロポリ袋において4週間外観,含量,溶出性変化なし) (安定性)〔通常〕(25℃,60%RH,ポリエチレン袋(気密),36カ月間)変化なし 〔苛酷〕(60℃,成り行きRH,ガラス瓶(開放),6カ月間)変化なし (40℃,90%RH,ガラス瓶(開放),6カ月間)変化なし (25℃,成り行きRH,1,000lx(白色蛍光灯),シャーレ(ポリ塩化ビニリデン製フィルムで覆った),8週間)変化なし (溶解性(水))ほとんど溶けない	
粉砕後の安定性に関する試験を実施していないため **著** 防湿・遮光保存 (安定性)〔熱〕(室温,気密容器,36カ月間)安定である (45℃,気密容器,12カ月間)安定である 〔温度,湿度〕(25℃,85%RH,開放)水分含有量:15～16%増加 (45℃,85%RH,開放)水分含有量:20%以上増加 〔光〕(室内散光,12カ月間)ほとんど影響はない。強い紫外線下で変色する (溶解性(水))極めて溶けやすい	顆1% GE DS1% GE 内用液0.75% 先 GE
配合剤のため粉砕不可 (安定性)〔長期〕(25℃,60%RH)少なくとも20カ月安定 〔温度〕(40℃,75%RH,無包装状態,6カ月間)残存率変化なし。溶出率低下(規格内)。硬度上昇 〔湿度〕(30℃,75%RH,無包装状態,6カ月間)残存率変化なし。溶出率低下(規格内)。硬度上昇 〔光〕(120万lx・hr,無包装状態)残存率変化なし。溶出率低下。硬度上昇 (溶解性(水))デソゲストレル:ほとんど溶けない エチニルエストラジオール:ほとんど溶けない	
40℃・3カ月,25℃・75%RH・3カ月,2,000lx・120万lx・hrの条件下で変化は認められなかった (安定性)〔長期〕[500mg錠](25℃,60%RH,1年間)変化なし 〔加速〕[250mg錠](40℃,75%RH,6カ月間)変化なし 〔苛酷〕(40℃,3カ月)変化なし (25℃,75%RH,3カ月)変化なし (120万lx・hr)変化なし (溶解性(水))やや溶けにくい	

フ

理由　**著** 著者コメント　(安定性)原薬(一部製剤)の安定性　(溶解性(水))原薬の水に対する溶解性
代用品　※:一部適応等が異なる

フアム

製品名（会社名）	規格単位	剤形・割線・Cap号数	可否	一般名
ファムシクロビル錠250mg「JG」 (ダイト＝日本ジェネリック)	250mg	Fコート錠 ○(割線無)	— (○)	ファムシクロビル
ファムシクロビル錠250mg「KN」 (小林化工)	250mg	Fコート錠 ○(割線無)	△	ファムシクロビル
ファムシクロビル錠500mg「KN」 (小林化工)	500mg	Fコート錠 ⬭(割線表裏各1本)	△	
ファムシクロビル錠250mg「共創未来」(共創未来ファーマ)	250mg	Fコート錠 ○(割線無)	— (△)	ファムシクロビル
ファムシクロビル錠250mg「サワイ」(沢井)	250mg	Fコート錠 ○(割線無)	— (△)	ファムシクロビル
ファムシクロビル錠250mg「タカタ」(高田)	250mg	Fコート錠 ○(割線無)	— (△)	ファムシクロビル
ファムシクロビル錠250mg「トーワ」(東和薬品)	250mg	Fコート錠 ○(割線無)	— (△)	ファムシクロビル
ファムシクロビル錠250mg「日医工」(日医工)	250mg	Fコート錠 ○(割線無)	— (△)	ファムシクロビル

可否判定　○：可，△：条件つきで可，×：不可，—：企業判定回避，（　）：著者判断

理　由	代用品
著 防湿・遮光保存 安定性 粉砕後 〔温度〕(40℃，75％RH，遮光・気密容器，30日間)性状・類縁物質・含量変化なし 〔湿度〕(25℃，75％RH，遮光・開放，30日間)性状・類縁物質・含量変化なし 〔光〕(2,500lx，25℃，45％RH，開放)120万lx・hrで性状・類縁物質・含量変化なし 溶解性(水) やや溶けにくい	
主薬由来の苦味が出現する可能性がある(苦味あり) 安定性 粉砕後 〔通常〕(25℃，75％RH，遮光，3カ月間)変化なし 〔苛酷〕(40℃，遮光，3カ月間)変化なし 〔光〕(室温，1,000lx・hr(白色蛍光灯下)，50日間)変化なし 溶解性(水) やや溶けにくい	
苦味あり 著 防湿・遮光保存 安定性 粉砕後　粉砕後の安定性試験において下記保存条件下で保存した検体について性状，定量，水分について評価した結果，湿度条件下ではいずれの項目もほとんど変化は認められず，14日間まで安定であった。また，光条件下もいずれの項目もほとんど変化は認められず，30万lx・hrまで安定であった 〔湿度〕(25±2℃，75±5％RH，遮光開放，14日間) 〔光〕(1,000lx，開放，保存期間(測定時期)：試験開始時，15万lx・hr，30万lx・hr) 溶解性(水) やや溶けにくい	
著 防湿・遮光保存 溶解性(水) やや溶けにくい	
添付文書に以下の記載があるので注意すること 適応上の注意：本剤は主薬の苦味を防ぐため，コーティングを施しているので，錠剤をつぶすことなく服用させること 取扱い上の注意：外箱開封後，光を避けて保存すること。本剤は光により変色することがある。変色したものは使用しないこと 著 防湿・遮光保存 安定性 粉砕物　(25℃，75％RH，遮光，14日間)性状：変化なし。含量：ほとんど変化なし (1,000lx，成り行き温湿度，合計30万lx)性状：変化なし。含量：ほとんど変化なし 溶解性(水) やや溶けにくい	
著 防湿・遮光保存 安定性 粉砕後 (25℃，60％RH，1,000lx散光下，3カ月間)外観・含量変化なし 溶解性(水) やや溶けにくい	
著 防湿・遮光保存 安定性 粉砕物 (40℃，遮光・気密容器，30日間)(25℃，75％RH，遮光・開放，30日間)(25℃，120万lx・hr，開放)外観，類縁物質，含量変化なし 溶解性(水) やや溶けにくい	

理由　著 著者コメント　　安定性 原薬(一部製剤)の安定性　　溶解性(水) 原薬の水に対する溶解性
代用品　※：一部適応等が異なる

フアム

製品名(会社名)	規格単位	剤形・割線・Cap号数	可否	一般名
ファムシクロビル錠250mg「ファイザー」(ファイザー)	250mg	Fコート錠 ○(割線無)	— (△)	ファムシクロビル
ファムビル錠250mg (旭化成ファーマ=マルホ)	250mg	Fコート錠 ○(割線無)	— (△)	ファムシクロビル
ファモター配合錠A81 (鶴原)	81mg	素錠 ○(割線無)	×	アスピリン・ダイアルミネート
ファモチジンD錠10mg「EMEC」 (サンノーバ=エルメッド=日医工)	10mg	口腔内崩壊錠 ⊖(割線1本)	— (△)	ファモチジン
ファモチジンD錠20mg「EMEC」 (サンノーバ=エルメッド=日医工)	20mg	口腔内崩壊錠 ⊖(割線1本)	— (△)	
ファモチジン錠10mg「JG」 (長生堂=日本ジェネリック)	10mg	糖衣錠 ○(割線無)	— (○)	ファモチジン
ファモチジン錠20mg「JG」 (長生堂=日本ジェネリック)	20mg	糖衣錠 ○(割線無)	— (○)	
ファモチジンOD錠10mg「JG」 (日本ジェネリック)	10mg	口腔内崩壊錠 ○(割線無)	— (△)	ファモチジン
ファモチジンOD錠20mg「JG」 (日本ジェネリック)	20mg	口腔内崩壊錠 ○(割線無)	— (△)	
ファモチジンOD錠10mg「Me」 (MeijiSeika=Meファルマ)	10mg	口腔内崩壊錠 ○(割線無)	○ (△)	ファモチジン
ファモチジンOD錠20mg「Me」 (MeijiSeika=Meファルマ)	20mg	口腔内崩壊錠 ⊖(割線1本)	○ (△)	

可否判定 ○:可, △:条件つきで可, ×:不可, —:企業判定回避, ( ):著者判断

フアモ

理　由	代用品
著 粉砕後データが不足しているが，防湿・遮光保存で可能と推定 安定性(50℃，遮光瓶・密閉)2週間で外観変化あり(白色の粉末→白色の粉末の一部が凝集。凝集は押すと容易に粉末となった) (40℃，遮光瓶・密閉)変化なし (30℃，75%RH，遮光・シャーレ開放)2週間で外観変化あり(白色の粉末→白色の粉末の一部が凝集。凝集は押すと容易に粉末となった) (2,000lx(総照射量134万lx・hr以上，総近紫外放射エネルギー200W・hr/m²以上，シャーレ，口に防湿フィルム))変化なし 溶解性(水)やや溶けにくい	
苦味あり。25℃・75%RHで30日間保存した結果，水分量が若干増加 有効成分の吸湿性：25℃・90%RHで1カ月保存した結果，吸湿性は認められなかった 安定性〔通常〕(25℃，6カ月間)変化なし 〔苛酷〕(25℃，90%RH，3カ月間)わずかな水分の上昇が認められた 〔光〕(白色蛍光灯下(180万lx・hr)，シャーレ)変化なし 溶解性(水)やや溶けにくい	
二層錠。アスピリンが分解するため粉砕不可 著 本剤吸湿性あり。アルカリ加水分解の可能性あり。用時調製もやむを得ないときのみ 安定性該当資料なし 溶解性(水)アスピリン：溶けにくい 炭酸マグネシウム・ジヒドロキシアルミニウムアミノアセテート：ほとんど溶けない	
速崩性の錠剤であるため粉砕の必要なし 著 口腔内崩壊錠のため粉砕不適。粉砕した場合，防湿・遮光保存 安定性/原薬 本品は光によって徐々に着色する 粉砕時 安定性データ，体内動態データなし 溶解性(水)極めて溶けにくい	散2%・10% 先 GE
著 防湿・遮光保存 安定性光によって徐々に着色する 粉砕品 (40℃，60%RH，遮光・気密，30日間)外観・含量：変化なし (25℃，75%RH，遮光・開放，30日間)外観・含量：変化なし (120万lx・hr，密閉(シャーレ+ラップ)，50日間)外観：変化あり(白色→帯褐白色)，含量：[10mg錠]低下傾向，[20mg錠]変化なし 溶解性(水)極めて溶けにくい	散2%・10% 先 GE
著 口腔内崩壊錠のため粉砕不適。粉砕した場合，防湿・遮光保存 安定性/原薬 光によって徐々に着色する 粉砕品 (25℃，75%RH，遮光・開放，4週間)問題なし 溶解性(水)極めて溶けにくい	散2%・10% 先 GE
著 口腔内崩壊錠のため粉砕不適。粉砕した場合，防湿・遮光保存 安定性〔光〕徐々に着色する 溶解性(水)極めて溶けにくい	散2%・10% 先 GE

フ

理由　著 著者コメント　　安定性原薬(一部製剤)の安定性　　溶解性(水)原薬の水に対する溶解性
代用品　※：一部適応等が異なる

フアモ

製品名（会社名）	規格単位	剤形・割線・Cap号数	可否	一般名
ファモチジン錠10mg「MED」 (メディサ＝沢井)	10mg	素錠 ○(割線無)	— (○)	ファモチジン
ファモチジン錠20mg「MED」 (メディサ＝沢井)	20mg	素錠 ⊖(割線1本)	— (○)	
ファモチジン錠10mg「NP」 (ニプロ)	10mg	Fコート錠 ○(割線無)	— (△)	ファモチジン
ファモチジン錠20mg「NP」 (ニプロ)	20mg	Fコート錠 ○(割線無)	— (△)	
ファモチジン錠10mg「TBP」 (東菱＝扶桑)	10mg	Fコート錠 ○(割線無)	× (△)	ファモチジン
ファモチジン錠20mg「TBP」 (東菱＝扶桑)	20mg	Fコート錠 ○(割線無)	× (△)	
ファモチジンOD錠10mg「TBP」 (東菱＝扶桑)	10mg	口腔内崩壊錠 ⊖(割線模様)	— (△)	ファモチジン
ファモチジンOD錠20mg「TBP」 (東菱＝扶桑)	20mg	口腔内崩壊錠 ⊖(割線模様)	— (△)	
ファモチジン錠10mg「TCK」 (辰巳)	10mg	糖衣錠 ○(割線無)	— (△)	ファモチジン
ファモチジン錠20mg「TCK」 (辰巳)	20mg	糖衣錠 ○(割線無)	— (△)	
ファモチジン錠10mg「YD」 (陽進堂＝第一三共エスファ)	10mg	Fコート錠 ○(割線無)	— (△)	ファモチジン
ファモチジン錠20mg「YD」 (陽進堂＝第一三共エスファ)	20mg	Fコート錠 ○(割線無)	— (△)	
ファモチジンOD錠10mg「YD」 (陽進堂＝第一三共エスファ)	10mg	素錠(口腔内崩壊錠) ○(割線無)	— (△)	ファモチジン
ファモチジンOD錠20mg「YD」 (陽進堂＝第一三共エスファ＝ニプロ)	20mg	素錠(口腔内崩壊錠) ⊖(割線1本)	— (△)	
ファモチジン錠20mg「アメル」 (共和薬品)	20mg	糖衣錠 ○(割線無)	△	ファモチジン

可否判定　○：可，△：条件つきで可，×：不可，—：企業判定回避，（　）：著者判断

理　　由	代用品
著 粉砕後データより，遮光保存で可能と判断 (安定性)光によって徐々に着色する **粉砕後** 以下の保存条件下で粉砕30日後まで安定な製剤であることが確認された (室温，透明瓶開放/透明瓶密栓/褐色瓶密栓，30日間)性状・含量に変化なし (溶解性(水))極めて溶けにくい	散2%・10% 先 GE
著 防湿・遮光保存 (安定性)**粉砕後** データなし (溶解性(水))極めて溶けにくい	散2%・10% 先 GE
フィルムが均一に粉砕できない 著 防湿・遮光保存 (溶解性(水))極めて溶けにくい	散2%・10% 先 GE
著 口腔内崩壊錠のため粉砕不適。粉砕した場合，防湿・遮光保存 (溶解性(水))極めて溶けにくい	散2%・10% 先 GE
室内散乱光，シャーレ開放条件で4週間保存した結果，含量に変化なし (安定性)該当資料なし (溶解性(水))極めて溶けにくい	散2%・10% 先 GE
室内散乱光，シャーレ開放条件で4週間保存した結果，2週間の時点で含量の低下(規格外)を認めた 著 防湿・遮光保存 (安定性)該当資料なし (溶解性(水))極めて溶けにくい	
著 防湿・遮光保存 (安定性)**粉砕時** (25℃，60%RH，120万lx·hr，30日間)曝光面が白色から微黄色に変化，純度規格外，含量規格内 (溶解性(水))極めて溶けにくい	散2%・10% 先 GE
著 口腔内崩壊錠のため粉砕不適。粉砕した場合，防湿・遮光保存 (安定性)**粉砕時** (温度・湿度成り行き，室内散乱光下，7日間)性状変化なし，含量規格内 (溶解性(水))極めて溶けにくい	散2%・10% 先 GE
著 口腔内崩壊錠のため粉砕不適。粉砕した場合，防湿・遮光保存 (安定性)**粉砕時** (25℃，60%RH，120万lx·hr，30日間)性状変化なし，含量規格内 (溶解性(水))極めて溶けにくい	
著 防湿・遮光保存 (安定性)光によって徐々に着色する (溶解性(水))極めて溶けにくい	散2%・10% 先 GE

理由 著 著者コメント　(安定性)原薬(一部製剤)の安定性　(溶解性(水))原薬の水に対する溶解性
代用品 ※：一部適応等が異なる

フアモ

製品名(会社名)	規格単位	剤形・割線・Cap号数	可否	一般名
ファモチジン錠10mg「オーハラ」(大原=サンド)	10mg	Fコート錠 ○(割線無)	— (△)	ファモチジン
ファモチジン錠20mg「オーハラ」(大原=サンド)	20mg	Fコート錠 ○(割線無)	— (△)	
ファモチジンOD錠10mg「オーハラ」(大原=サンド)	10mg	口腔内崩壊錠 ○(割線無)	— (△)	ファモチジン
ファモチジンOD錠20mg「オーハラ」(大原=サンド)	20mg	口腔内崩壊錠 ○(割線無)	— (△)	
ファモチジン錠10mg「杏林」(キョーリンリメディオ=杏林)	10mg	糖衣錠 ○(割線無)	— (△)	ファモチジン
ファモチジン錠20mg「杏林」(キョーリンリメディオ=杏林)	20mg	糖衣錠 ○(割線無)	— (△)	
ファモチジン錠10mg「クニヒロ」(皇漢堂)	10mg	Fコート錠 ○(割線無)	○	ファモチジン
ファモチジン錠20mg「クニヒロ」(皇漢堂)	20mg	Fコート錠 ○(割線無)	○	
ファモチジン錠10mg「ケミファ」(シオノ=ケミファ=日本薬工)	10mg	Fコート錠 ○(割線無)	— (△)	ファモチジン
ファモチジン錠20mg「ケミファ」(シオノ=ケミファ=日本薬工)	20mg	Fコート錠 ○(割線無)	— (△)	
ファモチジンOD錠10mg「ケミファ」(シオノ=ケミファ)	10mg	口腔内崩壊錠 ○(割線無)	— (△)	ファモチジン
ファモチジンOD錠20mg「ケミファ」(シオノ=ケミファ)	20mg	口腔内崩壊錠 ○(割線無)	— (△)	
ファモチジン錠10「サワイ」(沢井)	10mg	素錠 ○(割線無)	— (△)	ファモチジン
ファモチジン錠20「サワイ」(沢井)	20mg	素錠 ⊖(割線1本)	— (△)	

可否判定 ○:可, △:条件つきで可, ×:不可, —:企業判定回避, ( ):著者判断

理　　　由	代用品
著 安定性データが不足しているが，粉砕後防湿・遮光保存で可能と推定 安定性 〔長期〕(25℃，60％RH，37ヵ月間)性状，融点，確認試験(IRスペクトル)，純度試験，乾燥減量，定量など：いずれも変化なし 溶解性(水) 極めて溶けにくい	散2%・10%　先 GE
著 安定性データが不足しているが，粉砕後防湿・遮光保存で可能と推定 安定性 〔長期〕(室温，成り行きRH，36ヵ月間)性状，純度試験，定量，融点，乾燥減量など：いずれも変化なし 〔加速〕(40℃，75％RH，6ヵ月間)性状，確認試験，純度試験，定量，融点，乾燥減量など：いずれも変化なし 溶解性(水) 極めて溶けにくい	
粉砕後，25℃・60％RH・2週間保存 著 口腔内崩壊錠のため粉砕不適。粉砕した場合，防湿・遮光保存 安定性 〔長期〕(室温，成り行きRH，36ヵ月間)性状，純度試験，定量，融点，乾燥減量など：いずれも変化なし 〔加速〕(40℃，75％RH，6ヵ月間)性状，確認試験，純度試験，定量，融点，乾燥減量など：いずれも変化なし 溶解性(水) 極めて溶けにくい	散2%・10%　先 GE
著 安定性データが不足しているが，粉砕後防湿・遮光保存で可能と推定 溶解性(水) 極めて溶けにくい	散2%・10%　先 GE
25℃・75％RHで14日間保存した結果，変化はほとんどみられなかった。60万lx・hr照射時(25℃・湿度成り行き)にも変化はほとんどみられなかった 安定性 該当資料なし 溶解性(水) 極めて溶けにくい	散2%・10%　先 GE
著 安定性データが不足しているが，粉砕後防湿・遮光保存で可能と推定 溶解性(水) 極めて溶けにくい	散2%・10%　先 GE
著 口腔内崩壊錠のため粉砕不適。粉砕した場合，防湿・遮光保存 溶解性(水) 極めて溶けにくい	散2%・10%　先 GE
著 防湿・遮光保存 安定性 光によって徐々に着色する 溶解性(水) 極めて溶けにくい	散2%・10%　先 GE

理由　著 著者コメント　安定性 原薬(一部製剤)の安定性　溶解性(水) 原薬の水に対する溶解性
代用品　※：一部適応等が異なる

フアモ

製品名（会社名）	規格単位	剤形・割線・Cap号数	可否	一般名
ファモチジンD錠10mg「サワイ」（沢井）	10mg	口腔内崩壊錠 ○(割線無)	— (△)	ファモチジン
ファモチジンD錠20mg「サワイ」（沢井）	20mg	口腔内崩壊錠 ○(割線無)	— (△)	
ファモチジン錠10mg「ツルハラ」（鶴原）	10mg	Fコート錠 ○(割線無)	△	ファモチジン
ファモチジン錠20mg「ツルハラ」（鶴原）	20mg	Fコート錠 ○(割線無)	△	
ファモチジン錠10mg「テバ」（武田テバファーマ＝武田）	10mg	Fコート錠 ○(割線無)	— (△)	ファモチジン
ファモチジン錠20mg「テバ」（武田テバファーマ＝武田）	20mg	Fコート錠 ○(割線無)	— (△)	
ファモチジンOD錠10mg「テバ」（武田テバファーマ＝武田）	10mg	口腔内崩壊錠 ○(割線無)	— (△)	ファモチジン
ファモチジンOD錠20mg「テバ」（武田テバファーマ＝武田）	20mg	口腔内崩壊錠 ○(割線無)	— (△)	
ファモチジン錠10mg「トーワ」（東和薬品）	10mg	糖衣錠 ○(割線無)	— (△)	ファモチジン
ファモチジン錠20mg「トーワ」（東和薬品）	20mg	糖衣錠 ○(割線無)	— (△)	
ファモチジンOD錠10mg「トーワ」（東和薬品）	10mg	口腔内崩壊錠 ○(割線無)	— (△)	ファモチジン
ファモチジンOD錠20mg「トーワ」（東和薬品）	20mg	口腔内崩壊錠 ○(割線無)	— (△)	
ファモチジン錠10mg「日医工」（日医工）	10mg	Fコート錠 ○(割線無)	— (△)	ファモチジン
ファモチジン錠20mg「日医工」（日医工）	20mg	Fコート錠 ○(割線無)	— (△)	
ファモチジンD錠10mg「日医工」（日医工）	10mg	素錠(口腔内崩壊錠) ○(割線無)	— (△)	ファモチジン
ファモチジンD錠20mg「日医工」（日医工）	20mg	素錠(口腔内崩壊錠) ⊖(割線1本)	— (△)	
ファモチジン錠10mg「日新」（日新製薬）	10mg	糖衣錠 ○(割線無)	— (○)	ファモチジン
ファモチジン錠20mg「日新」（日新製薬）	20mg	糖衣錠 ○(割線無)	— (○)	
ファモチジンOD錠10mg「日新」（日新製薬＝沢井）	10mg	口腔内崩壊錠 ○(割線無)	— (△)	ファモチジン
ファモチジンOD錠20mg「日新」（日新製薬＝沢井）	20mg	口腔内崩壊錠 ⊖(割線1本)	— (△)	

可否判定　○：可，△：条件つきで可，×：不可，—：企業判定回避，（　）：著者判断

理　由	代用品
著 口腔内崩壊錠のため粉砕不適。粉砕した場合，防湿・遮光保存 (安定性)光によって徐々に着色する (溶解性(水))極めて溶けにくい	散2%・10% 先 GE
光により徐々に着色，吸湿性あり 著 防湿・遮光保存 (安定性)該当資料なし (溶解性(水))極めて溶けにくい	散2%・10% 先 GE
著 粉砕後防湿・遮光保存で可能と推定 (安定性)製剤 〔湿度〕(25℃，75%RH，4週間)含量低下(残存率：[10mg錠]96.3%，[20mg錠]96.5%)，外観に変化なし (溶解性(水))極めて溶けにくい	散2%・10% 先 GE
著 口腔内崩壊錠のため粉砕不適。粉砕した場合，防湿・遮光保存 (安定性)製剤 〔湿度〕(25℃，75%RH，4週間)性状，含量に変化なし (溶解性(水))極めて溶けにくい	散2%・10% 先 GE
主成分は光によって徐々に着色する 著 防湿・遮光保存 (安定性)粉砕後 (室内散光下，3カ月間)外観変化なし，残存率：[10mg錠]96.1%(3カ月)，[20mg錠]96.2%(3カ月) (溶解性(水))極めて溶けにくい	散2%・10% 先 GE
主成分は光によって徐々に着色する 著 口腔内崩壊錠のため粉砕不適。粉砕した場合，防湿・遮光保存 (安定性)粉砕後 (室内散光下，3カ月間)外観・含量変化なし (溶解性(水))極めて溶けにくい	散2%・10% 先 GE
著 粉砕後データより，防湿・遮光保存で可能と判断 (安定性)粉砕物 (25℃，60%RH，曝光量120万lx・hr，開放)約120万lx・hr後外観変化，類縁物質増加(規格外)，含量低下(規格内) (溶解性(水))極めて溶けにくい	散2%・10% 先 GE
著 口腔内崩壊錠のため粉砕不適。粉砕した場合，防湿・遮光保存 (安定性)粉砕物 (25℃，75%RH，遮光・開放，8週間)[10mgD錠]6週間後外観変化，重量増加傾向，[20mgD錠]2週間後外観変化，重量増加傾向 (溶解性(水))極めて溶けにくい	散2%・10% 先 GE
著 防湿・遮光保存 (安定性)有効成分は光によって徐々に着色する (溶解性(水))極めて溶けにくい	散2%・10% 先 GE
口腔内崩壊錠。気密容器に保存 本剤は吸湿性が強いので，アルミピロー開封後は湿気を避けて保存し，服用直前までPTPシートから取り出さないこと(一包化調剤は避けること) 著 口腔内崩壊錠のため粉砕不適。粉砕した場合，防湿・遮光保存 (安定性)有効成分は光によって徐々に着色する (溶解性(水))極めて溶けにくい	散2%・10% 先 GE

理由　著 著者コメント　(安定性)原薬(一部製剤)の安定性　(溶解性(水))原薬の水に対する溶解性
代用品　※：一部適応等が異なる

フアリ

製品名（会社名）	規格単位	剤形・割線・Cap号数	可否	一般名
ファリーダックカプセル10mg（ノバルティス）	10mg	硬カプセル 3号	×	パノビノスタット乳酸塩
ファリーダックカプセル15mg（ノバルティス）	15mg	硬カプセル 1号	×	
ファロム錠150mg（マルホ）	150mg	Fコート錠 ○(割線無)	×(△)	ファロペネムナトリウム水和物
ファロム錠200mg（マルホ）	200mg	Fコート錠 ○(割線無)	×(△)	
フィコンパ錠2mg（エーザイ）	2mg	Fコート錠 ○(割線無)	—(△)	ペランパネル水和物
フィコンパ錠4mg（エーザイ）	4mg	Fコート錠 ○(割線無)	—(△)	
フィズリン錠30mg（大塚製薬）	30mg	Fコート錠 ○(割線無)	—(△)	モザバプタン塩酸塩
フィナステリド錠0.2mg「FCI」（富士化学）	0.2mg	Fコート錠 ○(割線無)	×	フィナステリド
フィナステリド錠1mg「FCI」（富士化学）	1mg	Fコート錠 ○(割線無)	×	

可否判定 ○：可，△：条件つきで可，×：不可，—：企業判定回避，（ ）：著者判断

フイナ

理　　由	代用品
本剤は抗悪性腫瘍剤であり，健康成人が吸入した場合などの影響は不明である 安定性〔通常〕(25℃，60%RH，アルミニウム包装，24カ月間)安定 (30℃，75%RH，アルミニウム包装，24カ月間)安定 (120万及び240万lx·hr，無包装)規格外の類縁物質の増加がみられた 溶解性(水)溶けにくい 危険度Ⅱ(日本病院薬剤師会：抗悪性腫瘍薬の院内取扱い指針)	
粉砕後の安定性データなし。原薬は，わずかに特異なにおいがあり，わずかな苦味あり。熱に不安定 著 粉砕は投与直前が望ましい 安定性〔長期〕(25℃，検体をポリエチレン袋に入れたステンレス製缶，36カ月間)明確な品質の変化なし 〔熱〕(50℃，シャーレ(開放)，4カ月間)旋光度は低下し，力価の残存率は82.4～87.1%を示し不安定 〔湿度〕(25℃，1,000lx(蛍光灯)，シャーレ(開放)，2カ月間)明確な品質の変化なし 溶解性(水)溶けやすい	DS10%※ 先
遮光保存 著 防湿·遮光保存 安定性〔長期〕(5℃，ポリエチレン袋＋アルミ袋，48カ月間)変化を認めず，安定 (30℃，65%RH，ポリエチレン袋＋アルミ袋，48カ月間)変化を認めず，安定 〔加速〕(40℃，75%RH，ポリエチレン袋＋アルミ袋，6カ月間)変化を認めず，安定 〔苛酷〕(60℃，ガラス瓶(密栓)，3カ月間)変化を認めず，安定 (30℃，75%RH，ガラス瓶(開栓/密栓)，3カ月間)変化を認めず，安定 (2万lx，30℃，ガラス製ペトリ皿，蓋石英)総照度120万lx·hr以上及び総近紫外放射エネルギー200W·hr/m^{2}以上曝露させた結果，変化を認めず，安定 溶解性(水)ほとんど溶けない	
粉砕後の安定性は検討していない 安定性〔長期〕(25℃，60%RH，二重ポリエチレン袋/ファイバードラム，60カ月間)変化なし 〔加速〕(40℃，75%RH，二重ポリエチレン袋/ファイバードラム，6カ月間)変化なし 〔温度〕(60℃，二重ポリエチレン袋/ファイバードラム，3カ月間)変化なし 〔湿度〕(25℃，91%RH，ガラス容器(開放)，3カ月間)変化なし 〔温湿度〕(40℃，75%RH，ガラス容器(開放)，3カ月間)変化なし 〔光〕(白色蛍光ランプ/近紫外蛍光ランプ(3,000lx·50μW/cm^2)，ガラスシャーレ(ポリ塩化ビニリデン製フィルム)，600時間)変化なし 溶解性(水)やや溶けにくい	
本剤を分割，粉砕しないこと(添付文書参照) 著 分割·粉砕した本剤に妊娠中の女性が接触すると，有効成分が吸収され，男子胎児の生殖器官等の正常発育に影響を及ぼすおそれがある 安定性該当資料なし 溶解性(水)ほとんど溶けない	

理由　著 著者コメント　安定性 原薬(一部製剤)の安定性　溶解性(水) 原薬の水に対する溶解性
代用品　※：一部適応等が異なる

フィナ

製品名（会社名）	規格単位	剤形・割線・Cap号数	可否	一般名
フィナステリド錠0.2mg「RTO」 （リョートーファイン＝江州）	0.2mg	Fコート錠 ◯(割線無)	×	フィナステリド
フィナステリド錠1mg「RTO」 （リョートーファイン＝江州）	1mg	Fコート錠 ◯(割線無)	×	
フィナステリド錠0.2mg「SN」 （シオノ＝あすか製薬＝武田）	0.2mg	Fコート錠 ◯(割線無)	×	フィナステリド
フィナステリド錠1mg「SN」 （シオノ＝あすか製薬＝武田）	1mg	Fコート錠 ◯(割線無)	×	
フィナステリド0.2mg「TCK」 （辰巳＝岩城）	0.2mg	Fコート錠 ◯(割線無)	— (×)	フィナステリド
フィナステリド錠1mg「TCK」 （辰巳＝岩城）	1mg	Fコート錠 ◯(割線無)	— (×)	
フィナステリド錠0.2mg「クラシエ」（大興＝クラシエ）	0.2mg	Fコート錠 ◯(割線無)	×	フィナステリド
フィナステリド錠1mg「クラシエ」（大興＝クラシエ）	1mg	Fコート錠 ◯(割線無)	×	
フィナステリド錠0.2mg「サワイ」（沢井）	0.2mg	Fコート錠 ◯(割線無)	×	フィナステリド
フィナステリド錠1mg「サワイ」（沢井）	1mg	Fコート錠 ◯(割線無)	×	
フィナステリド錠0.2mg「武田テバ」（武田テバファーマ＝武田）	0.2mg	Fコート錠 ◯(割線無)	×	フィナステリド
フィナステリド錠1mg「武田テバ」（武田テバファーマ＝武田）	1mg	Fコート錠 ◯(割線無)	×	
フィナステリド錠0.2mg「トーワ」（東和薬品）	0.2mg	Fコート錠 ◯(割線無)	×	フィナステリド
フィナステリド錠1mg「トーワ」（東和薬品）	1mg	Fコート錠 ◯(割線無)	×	
フィナステリド錠0.2mg「ファイザー」（ファイザー）	0.2mg	Fコート錠 ◯(割線無)	— (×)	フィナステリド
フィナステリド錠1mg「ファイザー」（ファイザー）	1mg	Fコート錠 ◯(割線無)	— (×)	
ブイフェンド錠50mg（ファイザー）	50mg	Fコート錠 ◯(割線無)	— (◯)	ボリコナゾール
ブイフェンド錠200mg（ファイザー）	200mg	Fコート錠 ◯(割線無)	— (◯)	

可否判定 ◯：可，△：条件つきで可，×：不可，—：企業判定回避，（ ）：著者判断

理　　由	代用品
添付文書に「本剤を分割・粉砕しないこと」の記載あり。分割・粉砕した本剤に妊娠中の女性が接触すると，有効成分が吸収され，男子胎児の生殖器官等の正常発育に影響を及ぼすおそれがある (溶解性(水))ほとんど溶けない	
添付文書に「本剤を分割・粉砕しないこと」の記載あり。分割・粉砕した本剤に妊娠中の女性が接触すると，有効成分が吸収され，男子胎児の生殖器官等の正常発育に影響を及ぼすおそれがある (溶解性(水))ほとんど溶けない	
粉砕時の安定性についての資料なし (安定性)該当資料なし (溶解性(水))ほとんど溶けない	
添付文書に「本剤を分割・粉砕しないこと」の記載あり。分割・粉砕した本剤に妊娠中の女性が接触すると，有効成分が吸収され，男子胎児の生殖器官等の正常発育に影響を及ぼすおそれがある (溶解性(水))ほとんど溶けない	
添付文書に「本剤を分割・粉砕しないこと」の記載があるため，粉砕不可 (溶解性(水))ほとんど溶けない	
添付文書に「調剤及び服用時：本剤を分割・粉砕しないこと。本剤が粉砕・破損した場合，妊婦または妊娠している可能性のある婦人及び授乳中の婦人は取扱わないこと」の記載あり (安定性)製剤〔無包装〕(40℃, 3ヵ月間)外観, 含量に変化なし (25℃, 75%RH, 3ヵ月間)外観, 含量に変化なし (120万lx·hr)外観, 含量に変化なし (溶解性(水))ほとんど溶けない	
妊婦，産婦，授乳婦等への安全上の配慮から粉砕不可 (安定性)該当資料なし (溶解性(水))ほとんど溶けない	
重要な基本的注意に次の記載あり 本剤を分割・粉砕しないこと 本剤が粉砕・破損した場合，妊婦または妊娠している可能性のある婦人及び授乳中の婦人は取扱わないこと。本剤はコーティングされているので，割れたり砕けたりしない限り，通常の取扱いにおいて有効成分に接触することはない (溶解性(水))ほとんど溶けない	
(著) 防湿保存 (安定性)[50mg錠] (30℃, 75%RH, 室内散光下で透明開栓ガラス瓶または遮光密栓ガラス瓶)30日目で外観, 含量は変化なし。水分量が透明で4.08%→6.05%, 遮光で4.08%→6.00%に上昇した (溶解性(水))極めて溶けにくい	DS4% [先]

理由　(著)著者コメント　(安定性)原薬(一部製剤)の安定性　(溶解性(水))原薬の水に対する溶解性
代用品　※：一部適応等が異なる

フエア

製品名（会社名）	規格単位	剤形・割線・Cap号数	可否	一般名
フェアストン錠40（日本化薬）	40mg	素錠 ◯(割線無)	×(△)	トレミフェンクエン酸塩
フェアストン錠60（日本化薬）	60mg	素錠 ◯(割線無)	×(△)	
フェキソフェナジン塩酸塩錠30mg「CEO」(セオリア＝武田)	30mg	Fコート錠 ◯(割線無)	—(◯)	フェキソフェナジン塩酸塩
フェキソフェナジン塩酸塩錠60mg「CEO」(セオリア＝武田)	60mg	Fコート錠 ◯(割線無)	—(◯)	
フェキソフェナジン塩酸塩OD錠30mg「CEO」(セオリア＝武田)	30mg	口腔内崩壊錠 ⊖(割線1本)	—(△)	フェキソフェナジン塩酸塩
フェキソフェナジン塩酸塩OD錠60mg「CEO」(セオリア＝武田)	60mg	口腔内崩壊錠 ⊖(割線1本)	—(△)	
フェキソフェナジン塩酸塩錠30mg「EE」(エルメッド＝日医工)	30mg	Fコート錠 ◯(割線無)	—(△)	フェキソフェナジン塩酸塩
フェキソフェナジン塩酸塩錠60mg「EE」(エルメッド＝日医工)	60mg	Fコート錠 ◯(割線無)	—(△)	

可否判定　◯：可，△：条件つきで可，×：不可，—：企業判定回避，（　）：著者判断

フエキ

理　由	代用品
抗がん剤のため粉砕は避ける **著** 抗悪性腫瘍剤のため粉砕せず懸濁する (安定性)〔通常〕(室温, 成り行きRH, 暗所, ポリエチレン袋+ファイバードラム, 60カ月間)変化なし 〔苛酷〕(35℃, 成り行きRH, 暗所, ポリエチレン袋+ファイバードラム, 60カ月間)変化なし (37℃, 75%RH, 暗所, ポリエチレン袋+ファイバードラム, 4カ月間)変化なし (45℃または55℃, 暗所, ポリエチレン袋+ファイバードラム, 6カ月間)ともに変化なし (25℃, 93%RH, 暗所, 開放, 30日間)変化なし 〔光〕(25℃, 成り行きRH, 1,000lx(白色蛍光灯), シャーレ(ポリ塩化ビニリデンフィルムで覆った), 合計120万lx・hrを照射)変化なし (25℃, 成り行きRH, 近紫外線蛍光灯下(約30cm), シャーレ(ポリ塩化ビニリデンフィルムで覆った), 48時間)変化なし (溶解性(水))極めて溶けにくい (危険度)Ⅰ(日本病院薬剤師会:抗悪性腫瘍薬の院内取扱い指針)	
(安定性)**粉砕後** 〔温度〕(40±2℃, 3カ月間)外観及び定量規格内 〔湿度〕(25±2℃, 75±5%RH, 3カ月間)外観及び定量規格内 〔光〕(120万lx・hr)外観及び定量規格内 体内動態のデータなし (溶解性(水))溶けにくい	DS5% 先 GE DS6% GE
データなし **著** 口腔内崩壊錠のため粉砕不適。粉砕した場合, 防湿・遮光保存 (溶解性(水))溶けにくい	DS5% 先 GE DS6% GE
粉砕時の体内動態データなし **著** 防湿・遮光保存 (安定性)**製剤** 〔長期〕(25℃, 60%RH, PTPシートをポリエチレン袋に入れ, 紙箱に入れた状態, 24カ月間)規格内 〔苛酷〕(40℃, 遮光, 3カ月間)規格内 (25℃, 75%RH, 遮光, 3カ月間)規格内 (120万lx・hr(50日間))規格内 **粉砕後** (40℃, 3カ月間)(50℃/60℃, 1カ月間)規格内 (25℃, 75%RH, 3カ月間)含量の低下が認められた (120万lx・hr(50日間))含量の低下並びに類縁物質の増加が認められた (溶解性(水))溶けにくい	DS5% 先 GE DS6% GE

理由　**著** 著者コメント　(安定性)原薬(一部製剤)の安定性　(溶解性(水))原薬の水に対する溶解性
代用品　※:一部適応等が異なる

フエキ

製品名（会社名）	規格単位	剤形・割線・Cap号数	可否	一般名
フェキソフェナジン塩酸塩OD錠30mg「EE」（エルメッド＝日医工）	30mg	素錠(口腔内崩壊錠) ⊖(割線模様)	— (△)	フェキソフェナジン塩酸塩
フェキソフェナジン塩酸塩OD錠60mg「EE」（エルメッド＝日医工）	60mg	素錠(口腔内崩壊錠) ⊖(割線1本)	— (△)	
フェキソフェナジン塩酸塩錠30mg「JG」（日本ジェネリック）	30mg	Fコート錠 ◯(割線無)	— (◯)	フェキソフェナジン塩酸塩
フェキソフェナジン塩酸塩錠60mg「JG」（日本ジェネリック）	60mg	Fコート錠 ⬭(割線無)	— (◯)	
フェキソフェナジン塩酸塩錠30mg「KN」（小林化工）	30mg	Fコート錠 ◯(割線無)	△ (◯)	フェキソフェナジン塩酸塩
フェキソフェナジン塩酸塩錠60mg「KN」（小林化工）	60mg	Fコート錠 ⬭(割線無)	△ (◯)	
フェキソフェナジン塩酸塩OD錠30mg「KN」（小林化工）	30mg	口腔内崩壊錠 ⊖(割線模様)	△ (◯)	フェキソフェナジン塩酸塩
フェキソフェナジン塩酸塩OD錠60mg「KN」（小林化工）	60mg	口腔内崩壊錠 ⊖(割線1本)	△ (◯)	

可否判定　◯：可，△：条件つきで可，×：不可，—：企業判定回避，（　）：著者判断

理　　由	代用品
粉砕時の体内動態データなし **著** 口腔内崩壊錠のため粉砕不適。粉砕した場合，防湿・遮光保存 **安定性** **製剤** 〔長期〕(25℃，60%RH，PTPシートをポリエチレン袋に入れ，紙箱に入れた状態，12カ月間)規格内 〔苛酷〕(40℃，3カ月間)(60℃，1カ月間)(120万lx・hr，50日間)純度試験において増加がみられた (25℃，75%RH，3カ月間)規格内 (25℃，90%RH，2週間)溶出率の低下がみられたが規格の範囲内 **粉砕後** (40℃，30日間)規格内 (25℃，75%RH，30日間)規格内 (120万lx・hr，50日間)規格内 **溶解性(水)** 溶けにくい	DS5% 先 GE DS6% GE
粉砕時の体内動態データなし **著** 口腔内崩壊錠のため粉砕不適。粉砕した場合，防湿・遮光保存 **安定性** **製剤** 〔長期〕(25℃，60%RH，PTPシートをポリエチレン袋に入れ，紙箱に入れた状態，12カ月間)規格内 〔苛酷〕(40℃，3カ月間)(60℃，1カ月間)(120万lx・hr，50日間)(25℃，75%RH，3カ月間)(25℃，90%RH，1カ月間)(40℃，1カ月間)すべての条件で純度試験において増加傾向がみられたが，不純物ガイドラインの報告の必要な閾値0.1%を超えるものはなかった (25℃，90%RH，1カ月間)崩壊時間の若干の遅延がみられた **粉砕後** (40℃，1カ月間)(1,000lx)(25℃，75%RH，1カ月間)すべての条件で純度試験において増加傾向がみられたが，不純物ガイドラインの報告の必要な閾値0.1%を超えるものはなかった **溶解性(水)** 溶けにくい	
著 防湿・遮光保存 **安定性** (40℃，遮光・気密容器，4週間)問題なし (25℃，75%RH，遮光・開放容器，4週間)問題なし (120万lx・hr，透明・気密容器)[30mg錠]含量低下傾向あり，[60mg錠]問題なし **溶解性(水)** 溶けにくい	DS5% 先 GE DS6% GE
主薬由来の苦味が出現する可能性がある(苦味あり) **著** 防湿・遮光保存 **安定性** **粉砕後** 〔通常〕(25℃，75%RH，遮光，3カ月間)変化なし 〔苛酷〕(40℃，遮光，3カ月間)変化なし (50℃/60℃，遮光，1カ月間)変化なし 〔光〕(室温，1,000lx・hr(白色蛍光灯下)，50日間)変化なし **溶解性(水)** 溶けにくい	DS5% 先 GE DS6% GE
主薬由来の苦味が出現する可能性がある(苦味あり) **著** 口腔内崩壊錠のため粉砕不適。粉砕した場合，防湿・遮光保存 **安定性** **粉砕後** 〔通常〕(25℃，75%RH，遮光，30日間)変化なし 〔苛酷〕(40℃，遮光，30日間)変化なし 〔光〕(室温，1,000lx・hr(白色蛍光灯下)，50日間)変化なし **溶解性(水)** 溶けにくい	DS5% 先 GE DS6% GE

理由　**著** 著者コメント　**安定性** 原薬(一部製剤)の安定性　**溶解性(水)** 原薬の水に対する溶解性
代用品　※：一部適応等が異なる

フエキ

製品名(会社名)	規格単位	剤形・割線・Cap号数	可否	一般名
フェキソフェナジン塩酸塩錠30mg「NP」(ニプロ)	30mg	Fコート錠 ○(割線無)	― (○)	フェキソフェナジン塩酸塩
フェキソフェナジン塩酸塩錠60mg「NP」(ニプロ)	60mg	Fコート錠 ○(割線無)	― (○)	
フェキソフェナジン塩酸塩OD錠30mg「NP」(ニプロ)	30mg	口腔内崩壊錠 ⊖(割線模様)	― (△)	フェキソフェナジン塩酸塩
フェキソフェナジン塩酸塩OD錠60mg「NP」(ニプロ)	60mg	口腔内崩壊錠 ⊖(割線1本)	― (△)	
フェキソフェナジン塩酸塩錠30mg「SANIK」(日医工サノフィ=日医工)	30mg	Fコート錠 ○(割線無)	― (○)	フェキソフェナジン塩酸塩
フェキソフェナジン塩酸塩錠60mg「SANIK」(日医工サノフィ=日医工)	60mg	Fコート錠 ◯(割線無)	― (○)	
フェキソフェナジン塩酸塩錠30mg「TCK」(辰巳)	30mg	Fコート錠 ○(割線無)	― (△)	フェキソフェナジン塩酸塩
フェキソフェナジン塩酸塩錠60mg「TCK」(辰巳)	60mg	Fコート錠 ◯(割線無)	― (○)	
フェキソフェナジン塩酸塩錠30mg「TOA」(東亜薬品=日東メディック)	30mg	Fコート錠 ○(割線無)	× (△)	フェキソフェナジン塩酸塩
フェキソフェナジン塩酸塩錠60mg「TOA」(東亜薬品=日東メディック)	60mg	Fコート錠 ◯(割線無)	× (△)	
フェキソフェナジン塩酸塩錠30mg「YD」(陽進堂)	30mg	Fコート錠 ○(割線無)	― (○)	フェキソフェナジン塩酸塩
フェキソフェナジン塩酸塩錠60mg「YD」(陽進堂)	60mg	Fコート錠 ◯(割線無)	― (○)	
フェキソフェナジン塩酸塩OD錠60mg「YD」(陽進堂=日本ジェネリック)	60mg	素錠(口腔内崩壊錠) ○(割線無)	― (○)	フェキソフェナジン塩酸塩

可否判定 ○:可, △:条件つきで可, ×:不可, ―:企業判定回避, ( ):著者判断

フエキ

理　　由	代用品
(安定性)**粉砕後** 3カ月間のデータあり(粉砕時の体内動態データ等なし) (溶解性(水))溶けにくい	DS5% 先 GE DS6% GE
錠剤は吸湿性を有する 著 口腔内崩壊錠のため粉砕不適。粉砕した場合，防湿・遮光保存 (安定性)**粉砕後** データなし (溶解性(水))溶けにくい	DS5% 先 GE DS6% GE
著 粉砕後データが不足しているが，防湿保存で可能と推定 (安定性)〔長期〕(25℃，60%RH，ポリエチレン(密閉)，36カ月間)変化なし 〔苛酷〕(30℃，90%RH，ポリエチレン(密閉)，ガラスシャーレ(開放)，1カ月間)含量に若干の低下がみられたが規格範囲内であった (溶解性(水))溶けにくい	DS5% 先 GE DS6% GE
室温成り行き，分包状態で12週間保存した結果，外観に変化はなかったが，含量は2週間の時点で低下(規格外)を認めた (安定性)該当資料なし (溶解性(水))溶けにくい	DS5% 先 GE DS6% GE
室温成り行き，分包状態で12週間保存した結果，外観・含量に変化なし (安定性)該当資料なし (溶解性(水))溶けにくい	
粉砕後分包紙保存で2週間経過時点において含量が規格に適合せず，「変化あり」と判定した。また，粉砕品を分包紙に入れた時点(試験開始時)での含量が低く，これは分包紙に有効成分が吸着したことが原因であることが検討の試験で確認された。以上より，両製剤とも粉砕した状態での分包紙での保存には適していないと判断した (溶解性(水))溶けにくい	DS5% 先 GE DS6% GE
粉砕後分包紙保存で12週間安定であり，「変化なし」と判定した。しかしながら，粉砕品を分包紙に入れた時点(試験開始時)での含量が低く，これは分包紙に有効成分が吸着したことが原因であることが検討の試験で確認された。以上より，両製剤とも粉砕した状態での分包紙での保存には適していないと判断した (溶解性(水))溶けにくい	
著 粉砕後防湿・遮光保存で可能と推定 (安定性)**粉砕時** (25±2℃，60±5%RH，光照射・シャーレ開放，120万lx·hr，約30日間)性状変化なし，含量：[30mg錠]やや変化あり(規格内)，[60mg錠]規格内 (溶解性(水))溶けにくい	DS5% 先 GE DS6% GE
著 粉砕後防湿・遮光保存で可能と推定 (安定性)**粉砕時** (25±2℃，60±5%RH，光照射・シャーレ開放，120万lx·hr，約30日間)性状変化なし，含量規格内 (溶解性(水))溶けにくい	DS5% 先 GE DS6% GE

理由　著 著者コメント　(安定性)原薬(一部製剤)の安定性　(溶解性(水))原薬の水に対する溶解性
代用品　※：一部適応等が異なる

フエキ

製品名（会社名）	規格単位	剤形・割線・Cap号数	可否	一般名
フェキソフェナジン塩酸塩錠30mg「ZE」（全星）	30mg	Fコート錠 ◯（割線無）	◯	フェキソフェナジン塩酸塩
フェキソフェナジン塩酸塩錠60mg「ZE」（全星）	60mg	Fコート錠 ◯（割線無）	◯	
フェキソフェナジン塩酸塩錠30mg「アメル」（共和薬品）	30mg	Fコート錠 ◯（割線無）	◯	フェキソフェナジン塩酸塩
フェキソフェナジン塩酸塩錠60mg「アメル」（共和薬品）	60mg	Fコート錠 ◯（割線無）	◯	
フェキソフェナジン塩酸塩錠30mg「杏林」（キョーリンリメディオ＝杏林）	30mg	Fコート錠 ◯（割線無）	— (△)	フェキソフェナジン塩酸塩
フェキソフェナジン塩酸塩錠60mg「杏林」（キョーリンリメディオ＝杏林）	60mg	Fコート錠 ◯（割線無）	— (△)	
フェキソフェナジン塩酸塩錠30mg「ケミファ」（ケミファ＝日本薬工）	30mg	Fコート錠 ◯（割線無）	— (◯)	フェキソフェナジン塩酸塩
フェキソフェナジン塩酸塩錠60mg「ケミファ」（ケミファ＝日本薬工）	60mg	Fコート錠 ◯（割線無）	— (◯)	
フェキソフェナジン塩酸塩錠30mg「サワイ」（沢井）	30mg	Fコート錠 ◯（割線無）	— (△)	フェキソフェナジン塩酸塩
フェキソフェナジン塩酸塩錠60mg「サワイ」（沢井）	60mg	Fコート錠 ◯（割線1本）	— (△)	
フェキソフェナジン塩酸塩OD錠30mg「サワイ」（沢井）	30mg	口腔内崩壊錠 ◯（割線無）	— (△)	フェキソフェナジン塩酸塩
フェキソフェナジン塩酸塩OD錠60mg「サワイ」（沢井）	60mg	口腔内崩壊錠 ◯（割線1本）	— (△)	

可否判定 ◯：可，△：条件つきで可，×：不可，—：企業判定回避，（ ）：著者判断

フエキ

理　由	代用品
各条件（光：総曝光量120万lx・hr，温度：40℃で3カ月，湿度：75％RHで3カ月）で保存した結果，安定であった (安定性)製剤　〔苛酷〕(40℃，褐色ガラス瓶(密栓)，3カ月間)性状・硬度・溶出性・定量法：変化なし (25℃，75％RH，褐色ガラス瓶(開栓)，3カ月間)性状・硬度・溶出性・定量法：変化なし 〔光〕(2,000lx，無色ガラス瓶(密栓)，合計120万lx・hrを照射)性状・硬度・溶出性・定量法：変化なし (溶解性(水))溶けにくい	DS5% 先 GE DS6% GE
(安定性)粉砕後　(25℃，75％RH，遮光，開放)90日間安定 (40℃，遮光，気密容器)90日間安定 (120万lx・hr，気密容器)安定 (溶解性(水))溶けにくい	DS5% 先 GE DS6% GE
粉砕品は，分包紙保存状態において2週経過した時点で含量が規格を逸脱したため「変化あり（規格外）」と評価した 著 安定性データが不足しているが，粉砕後防湿・遮光保存で可能と推定 (溶解性(水))溶けにくい	DS5% 先 GE DS6% GE
粉砕品は，分包紙保存状態において12週経過した時点でも変化を認めないため「変化なし」と評価した 著 安定性データが不足しているが，粉砕後防湿・遮光保存で可能と推定 (溶解性(水))溶けにくい	
著 遮光保存 (安定性)粉砕品　(40℃，75％RH，遮光，5週間)問題となる変化なし (60万lx・hr，20℃，気密)問題となる変化なし (溶解性(水))溶けにくい	DS5% 先 GE DS6% GE
著 防湿・遮光保存 (溶解性(水))溶けにくい	DS5% 先 GE DS6% GE
著 口腔内崩壊錠のため粉砕不適。粉砕した場合，防湿・遮光保存 (溶解性(水))溶けにくい	DS5% 先 GE DS6% GE

理由　著 著者コメント　　(安定性)原薬(一部製剤)の安定性　　(溶解性(水))原薬の水に対する溶解性
代用品　※：一部適応等が異なる

フエキ

製品名（会社名）	規格単位	剤形・割線・Cap号数	可否	一般名
フェキソフェナジン塩酸塩錠30mg「三和」（日本薬工＝三和化学）	30mg	Fコート錠 ○（割線無）	— (△)	フェキソフェナジン塩酸塩
フェキソフェナジン塩酸塩錠60mg「三和」（日本薬工＝三和化学）	60mg	Fコート錠 ⬭（割線無）	— (△)	
フェキソフェナジン塩酸塩錠30mg「ダイト」（ダイト＝科研＝フェルゼン）	30mg	Fコート錠 ○（割線無）	— (△)	フェキソフェナジン塩酸塩
フェキソフェナジン塩酸塩錠60mg「ダイト」（ダイト＝科研＝フェルゼン）	60mg	Fコート錠 ⬭（割線無）	— (△)	
フェキソフェナジン塩酸塩錠30mg「タカタ」（高田）	30mg	Fコート錠 ○（割線無）	— (○)	フェキソフェナジン塩酸塩
フェキソフェナジン塩酸塩錠60mg「タカタ」（高田）	60mg	Fコート錠 ⬭（割線無）	— (○)	
フェキソフェナジン塩酸塩錠30mg「ツルハラ」（鶴原）	30mg	Fコート錠 ○（割線無）	○ (△)	フェキソフェナジン塩酸塩
フェキソフェナジン塩酸塩錠60mg「ツルハラ」（鶴原）	60mg	Fコート錠 ○（割線無）	○ (△)	
フェキソフェナジン塩酸塩錠30mg「トーワ」（東和薬品）	30mg	Fコート錠 ○（割線無）	— (△)	フェキソフェナジン塩酸塩
フェキソフェナジン塩酸塩錠60mg「トーワ」（東和薬品）	60mg	Fコート錠 ⊖（割線1本）	— (△)	
フェキソフェナジン塩酸塩OD錠30mg「トーワ」（東和薬品）	30mg	口腔内崩壊錠 ○（割線無）	— (△)	フェキソフェナジン塩酸塩
フェキソフェナジン塩酸塩OD錠60mg「トーワ」（東和薬品）	60mg	口腔内崩壊錠 ⊖（割線1本）	— (△)	
フェキソフェナジン塩酸塩錠30mg「日新」（日新製薬）	30mg	Fコート錠 ○（割線無）	— (△)	フェキソフェナジン塩酸塩
フェキソフェナジン塩酸塩錠60mg「日新」（日新製薬）	60mg	Fコート錠 ○（割線無）	— (△)	
フェキソフェナジン塩酸塩錠30mg「ファイザー」（ファイザー）	30mg	Fコート錠 ○（割線無）	— (△)	フェキソフェナジン塩酸塩
フェキソフェナジン塩酸塩錠60mg「ファイザー」（ファイザー）	60mg	Fコート錠 ○（割線無）	— (△)	

可否判定 ○：可，△：条件つきで可，×：不可，—：企業判定回避，( )：著者判断

フエキ

理　由	代用品
室温保存 **著** 遮光保存 (安定性)〔温度〕(40±2℃, 75±5%RH, 遮光・開放, 5週間)外観・性状：変化なし。含量：ほとんど変化なし 〔湿度〕(25±2℃, 75±5%RH, 遮光・開放, 5週間)外観・性状：変化なし。含量：ほとんど変化なし 〔光〕(20℃, 蛍光灯(D65), 総照度60万lx・hr(1,000lx・hr), 気密容器, 25日間)外観・性状：変化なし。含量：[30mg錠]ほとんど変化なし, [60mg錠]わずかな低下が認められたが, 規格の範囲内 (溶解性(水))溶けにくい	DS5% 先 GE DS6% GE
著 防湿・遮光保存 (安定性)**粉砕後** 〔温度〕(40℃, 75%RH, 遮光・気密容器, 30日間)性状・含量変化なし 〔湿度〕(25℃, 75%RH, 遮光・開放)7日で含量低下(規格外) 〔光〕(2,500lx, 25℃, 45%RH, 開放)[30mg錠]120万lx・hrで性状・含量変化なし, [60mg錠]30万lx・hrで含量低下(規格外) (溶解性(水))溶けにくい	DS5% 先 GE DS6% GE
[60mg錠]苦味あり **著** 遮光保存 (安定性)[60mg錠] (25℃, 75%RH, 遮光・開放, 30日間)安定 (溶解性(水))溶けにくい	DS5% 先 GE DS6% GE
著 防湿・遮光保存 (安定性)該当資料なし (溶解性(水))溶けにくい	DS5% 先 GE DS6% GE
著 防湿・遮光保存 (安定性)**粉砕後** (25℃, 60%RH, 1,000lx散光下, 3カ月間)外観・含量変化なし (25℃, 遮光・防湿条件下, 3カ月間)外観・含量変化なし (溶解性(水))溶けにくい	DS5% 先 GE DS6% GE
著 口腔内崩壊錠のため粉砕不適。粉砕した場合, 防湿・遮光保存 (安定性)**粉砕後** (室内散光下, 3カ月間)外観・含量変化なし (溶解性(水))溶けにくい	DS5% 先 GE DS6% GE
著 防湿・遮光保存 (安定性)[60mg錠] 〔湿度〕(30℃, 75%RH, 0.5カ月間)含量低下 (溶解性(水))溶けにくい	DS5% 先 GE DS6% GE
著 防湿・遮光保存 (溶解性(水))溶けにくい	DS5% 先 GE DS6% GE

理由　**著** 著者コメント　(安定性)原薬(一部製剤)の安定性　(溶解性(水))原薬の水に対する溶解性
代用品　※：一部適応等が異なる

フエキ

製品名（会社名）	規格単位	剤形・割線・Cap号数	可否	一般名
フェキソフェナジン塩酸塩OD錠30mg「ファイザー」(ファイザー)	30mg	口腔内崩壊錠 ⊖(割線模様)	— (△)	フェキソフェナジン塩酸塩
フェキソフェナジン塩酸塩OD錠60mg「ファイザー」(ファイザー)	60mg	口腔内崩壊錠 ⊖(割線1本)	— (△)	
フェキソフェナジン塩酸塩錠30mg「明治」(MeijiSeika)	30mg	Fコート錠 ○(割線無)	○ (△)	フェキソフェナジン塩酸塩
フェキソフェナジン塩酸塩錠60mg「明治」(MeijiSeika)	60mg	Fコート錠 ○(割線無)	○ (△)	
フェキソフェナジン塩酸塩錠30mg「モチダ」(ニプロファーマ＝持田)	30mg	Fコート錠 ○(割線無)	— (△)	フェキソフェナジン塩酸塩
フェキソフェナジン塩酸塩錠60mg「モチダ」(ニプロファーマ＝持田)	60mg	Fコート錠 ○(割線無)	— (△)	
フェネルミン錠50mg（小林化工＝富士製薬）	50mg	Fコート錠 ○(割線無)	— (△)	クエン酸第一鉄ナトリウム
フェノバール錠30mg（藤永＝第一三共）	30mg	素錠 ⊖(割線模様)	— (△)	フェノバルビタール
フェノフィブラート錠53.3mg「武田テバ」(武田テバファーマ＝武田)	53.3mg	素錠 ○(割線無)	— (○)	フェノフィブラート
フェノフィブラート錠80mg「武田テバ」(武田テバファーマ＝武田)	80mg	素錠 ○(割線無)	— (○)	
フェノフィブラートカプセル67mg「KTB」(寿)	67mg	硬カプセル 4号	○	フェノフィブラート
フェノフィブラートカプセル100mg「KTB」(寿)	100mg	硬カプセル 2号	○	

可否判定　○：可，△：条件つきで可，×：不可，—：企業判定回避，（　）：著者判断

理　由	代用品
データなし 著 口腔内崩壊錠のため粉砕不適。粉砕した場合，防湿・遮光保存 溶解性(水) 溶けにくい	DS5% 先 GE DS6% GE
著 防湿・遮光保存 安定性〔長期〕(25℃，60％RH，36カ月間)変化なし 〔加速〕(40℃，75％RH，6カ月間)変化なし 〔温度〕(40℃/50℃，6カ月間)変化なし 〔湿度〕(30℃，90％RH，1カ月間)含量に若干の低下(規格値内) 〔光〕(120万lx・hr，200W・hr/m²，12日間)含量に若干の低下(規格値内) 溶解性(水) 溶けにくい	DS5% 先 GE DS6% GE
著 防湿・遮光保存 安定性 粉砕後　3カ月間のデータあり(粉砕時の体内動態データ等なし) 溶解性(水) 溶けにくい	DS5% 先 GE DS6% GE
著 遮光保存 安定性 粉砕後　〔通常〕(25℃，75％RH，遮光，30日間)変化なし 〔光〕(室温，1,000lx・hr(白色蛍光灯下))7日目に表面が淡褐色，30日間含量に変化なし 溶解性(水) 溶けにくい	顆8.3% 先 GE
苦味あり 著 苦味あり 安定性 粉砕後　〔経時〕(25℃，75％RH，遮光保存，ガラス製シャーレ(曝露)，90日間)性状変化なし，含量：99.1％ 〔光〕(蛍光灯照射，ガラス製シャーレ(曝露)，120万lx・hr)性状変化なし，含量：100.8％ 〔光〕(蛍光灯照射，ガラス製シャーレ(曝露)，120万lx・hr遮光対照)性状変化なし，含量：101.3％ 溶解性(水) 極めて溶けにくい	末 先 散10% 先 内用液0.4% 先
粉砕後は吸湿しやすいため，体積増加による見かけの含量低下を生じることがある。したがって，粉砕後は速やかに必要量を採取する必要がある 著 防湿・遮光保存 安定性 製剤　〔湿度〕(25℃，75％RH，4週間)外観，含量に変化なし(凝集傾向があった。吸湿しやすいため，体積増加による見かけの含量低下を生じることがある) 〔光〕(60万lx・hr)外観，含量に変化なし(ただし，光で着色する傾向がある) 溶解性(水) ほとんど溶けない	
溶解性(水) ほとんど溶けない	

理由　著 著者コメント　　安定性 原薬(一部製剤)の安定性　　溶解性(水) 原薬の水に対する溶解性
代用品　※：一部適応等が異なる

フエフ

製品名（会社名）	規格単位	剤形・割線・Cap号数	可否	一般名
フェブリク錠10mg（帝人ファーマ）	10mg	Fコート錠 ○(割線無)	×(△)	フェブキソスタット
フェブリク錠20mg（帝人ファーマ）	20mg	Fコート錠 ⊖(割線1本)	×(△)	
フェブリク錠40mg（帝人ファーマ）	40mg	Fコート錠 ⊖(割線1本)	×(△)	
フェマーラ錠2.5mg（ノバルティス）	2.5mg	Fコート錠 ○(割線無)	—(△)	レトロゾール
フェルターゼ配合カプセル（佐藤薬品＝ジェイドルフ）	配合剤	硬カプセル 1号	×	消化酵素複合剤
フェルムカプセル100mg（日医工）	305mg	硬カプセル 1号	×(△)	フマル酸第一鉄
フェロ・グラデュメット錠105mg（マイランEPD）	鉄として105mg	Fコート錠 ○(割線無)	×	硫酸鉄水和物
フェロジピン錠2.5mg「武田テバ」（武田テバファーマ＝武田）	2.5mg	Fコート錠 ○(割線無)	—(△)	フェロジピン
フェロジピン錠5mg「武田テバ」（武田テバファーマ＝武田）	5mg	Fコート錠 ○(割線無)	—(△)	

可否判定　○：可，△：条件つきで可，×：不可，—：企業判定回避，（　）：著者判断

フエロ

理　由	代用品
錠剤が粉砕された状態での薬物動態解析，有効性試験，安全性試験は実施されておらず，その有効性・安全性を評価する情報は存在しない。以上の理由により，本剤の粉砕投与は推奨されない 著 遮光保存 安定性〔通常〕(25℃，60％RH，暗所，ポリエチレン袋/ドラム，60カ月間)安定 〔温度〕(70℃，暗所，ポリエチレン袋/ドラム，3カ月間)安定 〔光〕(25℃，D65蛍光ランプ5,000lx，シャーレ(開放)，10日間(総照度120万lx・hr以上))安定 溶解性(水)ほとんど溶けない	
本剤は抗悪性腫瘍剤であり，健康成人が吸入した場合などの影響は不明 著 抗悪性腫瘍剤のため粉砕せず懸濁する。やむを得ず粉砕する場合は，安全キャビネット内で行うなど調剤者の曝露に注意すること。防湿・遮光保存。危険度Ⅰ(日本病院薬剤師会：抗悪性腫瘍薬の院内取扱い指針)のため，粉砕時曝露に注意 安定性〔通常〕(25℃，ポリエチレン袋/スチール缶，36カ月間)安定 (40℃，75％RH，ポリエチレン袋/スチール缶，6カ月間)安定 〔苛酷〕(60℃，無色透明ガラス瓶，3カ月間)安定 (25℃，90％RH，無包装，3カ月間)安定 (120万lx・hr(白色蛍光灯)，無色透明ガラス瓶)安定 溶解性(水)ほとんど溶けない 危険度Ⅰ(日本病院薬剤師会：抗悪性腫瘍薬の院内取扱い指針)	
カプセル内容物に腸溶性顆粒を含むので粉砕不可 安定性 該当資料なし	顆 先 GE
徐放性顆粒充填のカプセル製剤のため粉砕不適 著 脱カプセルは可 安定性 製剤内容物　(40℃，遮光・気密容器，3カ月間)(25℃，75％RH，遮光・開放，3カ月間)(室温，曝光量120万lx・hr，D65光源，気密容器)外観，溶出性，含量変化なし 溶解性(水)ほとんど溶けない	
制御放出の特性が失われるため粉砕不可。胃粘膜への刺激性を少なくするため，徐放型としている 安定性 該当資料なし 溶解性(水)新たに煮沸し冷却した水にゆっくり，しかしほぼ完全に溶ける	
著 粉砕後データが不足しているが，遮光保存で可能と推定 安定性 製剤　〔温度〕(40℃，4週間)外観，含量に変化なし 〔湿度〕(25℃，75％RH，4週間)外観，含量に変化なし 〔光〕(60万lx・hr)外観変化なし，含量低下(残存率：[2.5mg錠]80.7％，[5mg錠]87.0％) 溶解性(水)ほとんど溶けない	

理由　著 著者コメント　　安定性 原薬(一部製剤)の安定性　　溶解性(水)原薬の水に対する溶解性
代用品　※：一部適応等が異なる

フエロ

製品名（会社名）	規格単位	剤形・割線・Cap号数	可否	一般名
フェロベリン配合錠 （日本ジェネリック）	配合剤	Fコート錠 ○（割線無）	— (△)	ベルベリン塩化物水和物・ ゲンノショウコエキス
フェロミア錠50mg （サンノーバ＝エーザイ）	鉄50mg	Fコート錠 ○（割線無）	— (△)	クエン酸第一鉄ナトリウム
フェンラーゼ配合カプセル （日医工ファーマ＝日医工）	配合剤	硬カプセル 3号	×	消化酵素複合剤
フオイパン錠100mg （小野）	100mg	Fコート錠 ○（割線無）	△	カモスタットメシル酸塩
フォサマック錠5 （MSD）	5mg	素錠 ○（割線無）	— (△)	アレンドロン酸ナトリウム 水和物
フォサマック錠35mg （MSD）	35mg	素錠 ○（割線無）	— (△)	

可否判定　○：可，△：条件つきで可，×：不可，—：企業判定回避，（　）：著者判断

フオサ

理　由	代用品
味は極めて苦い。防湿保存 (安定性)**製剤**　(25℃，75%RH，PTP，3カ月間)変化なし (40℃，75%RH，PTP，3カ月間)変化なし (25℃，75%RH，暗所，瓶開放，30日間)変化なし (40℃，75%RH，暗所，瓶開放，7日間)変化なし (溶解性(水))ベルベリン塩化物水和物：極めて溶けにくい ゲンノショウコエキス：濁って溶ける	
防湿保存。粉砕品は鉄味(酸味)を有する 粉砕後，高温下と光照射により外観変化が確認されるため，高温を避け遮光保存 **著**　遮光保存 (安定性)**原薬**　本品は室温長期保存(3年間)において品質的変化を認めず安定であった 光，温度及び湿度虐待(3カ月間)においては，本品を褐色ガラス瓶に入れ密栓して保存した場合では品質的変化を認めず安定であった しかし，石英製容器に入れ直射日光下に2週間保存したもの及び開放下で湿度虐待(40℃，75%RH，1カ月間)したものは外観変化(黄色化傾向)を認めた したがって，本品は遮光した気密容器に保存することが必要である **溶液中での安定性(第二鉄の生成)**　クエン酸第一鉄ナトリウムの各種pH溶液(1%，pH1.1～8.1)を調製して，褐色ガラス瓶に充填し37℃で10時間放置したところ，第二鉄への酸化は酸性側ではほとんど認められないが，液性が弱酸性，中性，塩基性に傾くにつれて酸化されやすいことが確認された (溶解性(水))溶けにくい	顆8.3%　先 GE
胃溶性及び腸溶性顆粒充填のカプセル製剤のため粉砕不可 (溶解性(水))ビオヂアスターゼ1000，ニューラーゼ，セルラーゼAP3，プロザイム6，リパーゼAP6：溶ける 膵臓性消化酵素TA：大部分溶ける	顆　先 GE
強い苦味あり。有効成分は安定 **著**　防湿・遮光保存。苦味あり (安定性)〔長期〕(室温，密栓，透明瓶，42カ月間)外観，定量：変化なし 〔苛酷〕(50℃，93%RH，遮光，6カ月間)外観，定量：変化なし 〔光〕(直射日光(4月～10月)または陽光ランプ1,800lx，6カ月間)外観，定量：変化なし (溶解性(水))やや溶けにくい	
著　刺激等が懸念されるため経管投与またはコップ一杯(約180mL)の多めの水，ゼリー被覆などで補助し立位または座位の状態で，食道に付着しないように胃に流し込む (安定性)〔通常〕(25℃，密閉，36カ月間)変化なし 〔温度〕(80℃，透明ガラス試験管(閉栓)，12週間)4週後に乾燥減量が1%以下に減少 〔湿度〕(25℃，85%RH，褐色ガラス瓶(開栓)，4週間)変化なし (25℃，11%RH，褐色ガラス瓶(開栓)，4週間)変化なし 〔光〕(室温，2,000lx(白色蛍光灯)，透明ガラス瓶(開栓)，600時間)変化なし (溶解性(水))やや溶けにくい	内用ゼリー35mg　先 (用法が異なる) 内用ゼリー35mg　先

理由　**著**　著者コメント　　(安定性)原薬(一部製剤)の安定性　　(溶解性(水))原薬の水に対する溶解性
代用品　※：一部適応等が異なる

フォシ

製品名（会社名）	規格単位	剤形・割線・Cap号数	可否	一般名
フォシーガ錠5mg （アストラゼネカ＝小野）	5mg	Fコート錠 ◯(割線無)	× (△)	ダパグリフロジンプロピレングリコール水和物
フォシーガ錠10mg （アストラゼネカ＝小野）	10mg	Fコート錠 ◯(割線無)	× (△)	
フォスブロック錠250mg （協和キリン）	250mg	Fコート錠 ◯(割線無)	×	セベラマー塩酸塩
フォリアミン錠 （日本製薬＝武田）	5mg	素錠 ◯(割線無)	— (△)	葉酸
ブシラミン錠50mg「KN」 （小林化工＝科研）	50mg	糖衣錠 ◯(割線無)	◯	ブシラミン
ブシラミン錠100mg「KN」 （小林化工＝科研＝全星）	100mg	糖衣錠 ◯(割線無)	◯	
ブシラミン錠50mg「トーワ」 （東和薬品）	50mg	糖衣錠 ◯(割線無)	— (△)	ブシラミン
ブシラミン錠100mg「トーワ」 （東和薬品）	100mg	糖衣錠 ◯(割線無)	— (△)	
ブシラミン錠50mg「日医工」 （日医工）	50mg	糖衣錠 ◯(割線無)	— (△)	ブシラミン
ブシラミン錠100mg「日医工」 （日医工）	100mg	糖衣錠 ◯(割線無)	— (△)	

可否判定　◯：可，△：条件つきで可，×：不可，—：企業判定回避，（　）：著者判断

理　由	代用品
粉砕時のデータ(薬物動態，臨床効果，安全性，安定性)なし 有効成分の吸湿性：なし **著** 粉砕後防湿・遮光保存で可能と推定 **(安定性)**〔長期〕(5℃，二重のLDPE袋/HDPE容器，24カ月間)変化なし (25℃，60％RH，二重のLDPE袋/HDPE容器，36カ月間)変化なし (30℃，二重のLDPE袋/HDPE容器，36カ月間)変化なし 〔温度・湿度〕(40℃，75％RH，開放，二重のLDPE袋/HDPE容器，6カ月間)変化なし (-20℃，二重のLDPE袋/HDPE容器，3カ月間)変化なし 〔光〕(25℃，曝光(総照度120万lx・hr，総近紫外放射エネルギー200W・hr/m²以上，無包装))変化なし **(溶解性(水))** ほとんど溶けない	
本剤は吸湿性が高く，水分を吸収して膨潤する性質を有している。膨潤することを避けるためフィルムコーティング錠にしている **(安定性)**〔長期〕(25℃，60％RH，ビニール袋二重/プラスチック容器，36カ月間)変化なし 〔苛酷〕(50℃，90％RH，ビニール袋二重/プラスチック容器，3カ月間)1カ月後よりやや黄変し，部分的に塊となった 〔光〕(25℃，シャーレ(開放)，120万lx・hr以上)乾燥減量の増加が認められた(加速装置内の湿度の影響による) **(溶解性(水))** ほとんど溶けない	
室内光により徐々に，直射日光または紫外線などの強い光により容易に分解するため，遮光保存が望ましい **著** 防湿・遮光保存 **(安定性)** 本品は温度，湿度には安定で，60℃，75％RH，40日間保存における含量の低下は1％程度である。しかし光には不安定で，室内光などの弱い光で徐々に，直射日光または紫外線により容易に-CH₂-NH-結合が切れて分解する **(溶解性(水))** ほとんど溶けない	散10％ [先]
主薬由来のにおい(硫黄臭)が出現する可能性がある **著** データより室温にて安定と推定 **(安定性)粉砕後** 〔通常〕(25℃，75％RH，遮光，30日間)変化なし 〔苛酷〕(40℃，遮光，30日間)変化なし 〔光〕(室温，1,000lx・hr(白色蛍光灯下)，50日間)変化なし **(溶解性(水))** 溶けにくい	
粉砕操作により特異な刺激臭(メルカプタン臭)が充満することから，ドラフト内での操作等が勧められる **(安定性)粉砕後** (室内散光下，3カ月間)外観・含量変化なし [100mg錠](室内散光・防湿条件下，3カ月間)外観・含量変化なし **(溶解性(水))** 溶けにくい	
原薬はわずかに特異なにおいがあり，やや酸味のある味を有する **著** 防湿・遮光保存 **(安定性)粉砕物** (25℃，75％RH，遮光・開放，8週間)4週間後含量低下(規格外) **(溶解性(水))** 溶けにくい	

理由　**著** 著者コメント　**(安定性)** 原薬(一部製剤)の安定性　**(溶解性(水))** 原薬の水に対する溶解性
代用品　※：一部適応等が異なる

フスコ

製品名（会社名）	規格単位	剤形・割線・Cap号数	可否	一般名
フスコデ配合錠 （マイランEPD）	配合剤	素錠 ⊖(割線1本)	— (○)	鎮咳配合剤
ブスコパン錠10mg （サノフィ）	10mg	糖衣錠 ○(割線無)	× (△)	ブチルスコポラミン臭化物
フスタゾール錠小児用2.5mg （ニプロES）	2.5mg	素錠 ○(割線無)	— (○)	クロペラスチンフェンジゾ酸塩
フスタゾール糖衣錠10mg （ニプロES）	10mg	糖衣錠 ○(割線無)	— (△)	クロペラスチン塩酸塩
ブチルスコポラミン臭化物錠10mg 「ツルハラ」（鶴原＝日医工）	10mg	糖衣錠 ○(割線無)	△	ブチルスコポラミン臭化物

可否判定 ○：可，△：条件つきで可，×：不可，—：企業判定回避，()：著者判断

フチル

理　由	代用品
粉砕品は室温条件下で30日間安定。ただし高湿度下では少し吸湿するため密栓して保存する等の注意が必要 著 遮光保存 (安定性)ジヒドロコデインリン酸塩 光によって変化する dl-メチルエフェドリン塩酸塩 長時間光にさらすと微黄色に変色するが，熱，湿度に対しては比較的安定である クロルフェニラミンマレイン酸塩 露光により着色することがある (溶解性(水))ジヒドロコデインリン酸塩：溶けやすい dl-メチルエフェドリン塩酸塩：溶けやすい クロルフェニラミンマレイン酸塩：溶けやすい	散 GE シ 先 GE
強い苦味あり。粉砕すると「ベトつき」がみられ調剤には不適と考えられる (安定性)〔長期〕(室温，褐色気密容器，4年間)変化なし 〔苛酷〕(45℃，褐色気密容器，4カ月間)変化なし (45℃，80%RH，褐色気密容器，4カ月間)変化なし (溶解性(水))極めて溶けやすい	
著 粉砕後，室内放置(18〜30℃，40〜91%RH，室内散乱光下，ポリエチレンラミネートグラシン紙)条件下で35日間，外観及び含量に変化なし (安定性)〔長期〕(25℃，60%RH，ポリエチレン袋(二重)＋ミニファイバードラム，3年6カ月間)変化なし 〔加速〕(40℃，75%RH，ポリエチレン袋(二重)＋ミニファイバードラム，6カ月間)変化なし 〔苛酷〕(60℃，4カ月間)変化なし (60℃，75%RH，4カ月間)変化なし (溶解性(水))ほとんど溶けない	散10% 先
原薬は吸湿性であり，味は苦い (安定性)〔長期〕(25℃，60%RH，ポリエチレン袋(二重)＋ミニファイバードラム，2年間)変化なし 〔加速〕(40℃，75%RH，ポリエチレン袋(二重)＋ミニファイバードラム，6カ月間)変化なし 〔苛酷〕(60℃，75%RH，4カ月間)約30%の分解がみられた (白色蛍光灯(1,000lx)，60万lx・hr)変化なし (溶解性(水))極めて溶けやすい	
強い苦味あり (安定性)該当資料なし (溶解性(水))極めて溶けやすい	

理由　著 著者コメント　(安定性)原薬(一部製剤)の安定性　(溶解性(水))原薬の水に対する溶解性
代用品　※：一部適応等が異なる

フトラ

製品名（会社名）	規格単位	剤形・割線・Cap号数	可否	一般名
フトラフールカプセル200mg（大鵬薬品）	200mg	硬カプセル 3号	△	テガフール
ブフェニール錠500mg（オーファンパシフィック）	500mg	素錠（割線無）	—（△）	フェニル酪酸ナトリウム
ブライアン錠500mg（日新製薬）	500mg	腸溶性Fコート錠（割線無）	×	エデト酸カルシウム二ナトリウム水和物
プラケニル錠200mg（サノフィ）	200mg	Fコート錠（割線無）	—（△）	ヒドロキシクロロキン硫酸塩
プラザキサカプセル75mg（日本ベーリンガー）	75mg	硬カプセル 2号	×	ダビガトランエテキシラートメタンスルホン酸塩
プラザキサカプセル110mg（日本ベーリンガー）	110mg	硬カプセル 1号	×	
フラジール内服錠250mg（シオノギファーマ＝塩野義）	250mg	糖衣錠（割線無）	△	メトロニダゾール

可否判定 ○：可，△：条件つきで可，×：不可，—：企業判定回避，（ ）：著者判断

フラシ

理　由	代用品
抗がん剤であり，粉砕，脱カプセル時の曝露，飛散注意 グラシン紙分包品は，室温・遮光及び白色蛍光灯下・45℃・75％RHで30日間安定 著 抗悪性腫瘍剤のため粉砕・脱カプセルせず懸濁する。やむを得ず粉砕する場合は，安全キャビネット内で行うなど調剤者の曝露に注意すること。防湿・遮光保存 安定性〔長期〕(25℃，60％RH，ポリエチレン袋＋ファイバードラム，36カ月間)変化なし 〔加速〕(40℃，75％RH，ポリエチレン袋＋ファイバードラム，6カ月間)変化なし 〔苛酷〕(40℃，91％RH，無色ガラス瓶(開封)，3カ月間)変化なし (室内散乱光下，無色アンプル(密封)，3カ月間)変化なし 溶解性(水)やや溶けにくい 危険度 Ⅰ(日本病院薬剤師会：抗悪性腫瘍薬の院内取扱い指針)	顆50％ 先
防湿が必要(気密・防湿保存)。錠剤の吸湿性：無包装で25℃，8日間保存，75％RHで38.4％，84％RHで51.9％の吸湿増量を認めた 著 防湿保存 安定性〔長期〕(25℃，60％RH，アルミラミネート袋(不活性ガス置換)，24カ月間)変化なし 〔苛酷〕(40℃，75％RH，アルミラミネート袋(不活性ガス置換)，6カ月間)変化なし 溶解性(水)溶けやすい	顆94％ 先
腸溶性の特性が失われるため粉砕不可 溶解性(水)溶けやすい	
メーカー判定回避 著 防湿・遮光保存。苦味あり 安定性〔長期〕(25±2℃，60±5％RH，二重のポリエチレン袋に入れ，さらにファイバードラムに入れた状態で保存，60カ月間)安定 〔苛酷〕(80℃，ガラス瓶(開放)，30日間)安定 (80℃，80％RH，ガラス瓶(開放)，30日間)安定 (765W・hr/m^2，ガラスまたはプラスチックの皿に透明カバー，7日間)安定 粉砕後 30℃・75％RHの保存条件で，ガラスシャーレにて3カ月間保存したところ，開始時と比較して含量・性状・類縁物質に著しい変化は確認されなかった 溶解性(水)溶けやすい	
本剤の内容物をカプセルから出して服用した場合，カプセルのまま服用した場合と比べて血中濃度が上昇するおそれがある。また，本剤は吸湿性があるので，無包装状態では安定性が著しく低下する 安定性〔長期〕(25℃，60％RH，ポリエチレン袋＋アルミニウムラミネート袋＋ファイバードラム，36カ月間)分解生成物が増加したが規格内であった 〔温度〕(60℃，ねじ蓋付ガラス製容器，1週間)規格内であった 〔湿度〕(60℃，100％RH，開放ガラス製容器，1週間)分解生成物が増加した(＞5％) 〔光〕(フィルターA(200～800nm)/フィルターG(320～800nm)，石英ガラス製ペトリ皿)規格内であった 溶解性(水)ほとんど溶けない	
苦味あり。光により変化する 安定性〔通常〕(20～26℃，25～50％RH，約1,000lx(白色蛍光灯)，オープンシャーレ)徐々にうすい黄白色からうすい緑色を帯びた黄色へ変化。含量に変化なし 溶解性(水)溶けにくい	

理由　著 著者コメント　　安定性 原薬(一部製剤)の安定性　　溶解性(水) 原薬の水に対する溶解性
代用品　※：一部適応等が異なる

フラタ

製品名（会社名）	規格単位	剤形・割線・Cap号数	可否	一般名
ブラダロン錠200mg （日本新薬）	200mg	Fコート錠 ◯（割線無）	× (△)	フラボキサート塩酸塩
ブラデスミン配合錠 （武田テバファーマ＝武田）	配合剤	素錠 ◯（割線無）	— (△†)	ベタメタゾン・d-クロルフェニラミンマレイン酸塩
ブラノバール配合錠 （あすか製薬＝武田）	配合剤	糖衣錠 ◯（割線無）	×	ノルゲストレル・エチニルエストラジオール
プラノプロフェンカプセル75mg「日医工」（日医工ファーマ＝日医工）	75mg	硬カプセル 4号	— (△)	プラノプロフェン
プラバスタチンNa錠5mg「CMX」 （ケミックス）	5mg	素錠 ◯（割線無）	— (◯)	プラバスタチンナトリウム
プラバスタチンNa錠10mg「CMX」 （ケミックス）	10mg	素錠 ⊖（割線1本）	— (◯)	
プラバスタチンNa錠5mg「EE」 （サンノーバ＝エルメッド＝日医工）	5mg	素錠 ◯（割線無）	— (◯)	プラバスタチンナトリウム
プラバスタチンNa錠10mg「EE」 （サンノーバ＝エルメッド＝日医工）	10mg	素錠 ⊖（割線1本）	— (◯)	
プラバスタチンNa錠5「KN」 （小林化工）	5mg	素錠 ◯（割線無）	◯	プラバスタチンナトリウム
プラバスタチンNa錠10「KN」 （小林化工）	10mg	素錠 ⊖（割線1本）	◯	
プラバスタチンNa錠5mg「Me」 （MeijiSeika＝Meファルマ）	5mg	素錠 ◯（割線無）	— (◯)	プラバスタチンナトリウム
プラバスタチンNa錠10mg「Me」 （MeijiSeika＝Meファルマ）	10mg	素錠 ⊖（割線1本）	— (◯)	

可否判定 ◯：可，△：条件つきで可，×：不可，—：企業判定回避，（ ）：著者判断

理　　由	代用品
喉，鼻に対する刺激性及び残留性の強い苦味を有する 　著 刺激性が強く，苦味を有する (安定性)〔通常〕(室温，24カ月間)変化なし 〔加速〕(60℃，3カ月間)変化なし (25℃，84%RH，7日間)変化なし 〔苛酷〕(蛍光灯下，4週間)変化なし (溶解性(水))溶けにくい	顆20%〔先〕
† 著 凡例5頁参照。苦味あり (安定性)**製剤**〔湿度〕(25℃，75%RH，4週間)性状に変化なし，含量低下(ベタメタゾン残存率：96.7%) (溶解性(水))ベタメタゾン：ほとんど溶けない d-クロルフェニラミンマレイン酸塩：極めて溶けやすい	シ〔先〕
原薬が少量で，ロスが懸念されるため粉砕不可 　著 配合剤のため粉砕不可 (安定性)原薬　ノルゲストレル 室温において24カ月間，加湿，加温及び直射日光下において6カ月間変化なし エチニルエストラジオール：データなし **粉砕後**　(室温，常湿，散光，開放)外観，含量は変化なし (室温，常湿，遮光，開放)外観，含量は変化なし (30℃，75%RH，遮光，開放)外観，含量は変化なし (溶解性(水))ノルゲストレル：ほとんど溶けない エチニルエストラジオール：ほとんど溶けない	
著 光に不安定で着色する。遮光保存 (溶解性(水))ほとんど溶けない	内用液1.5%〔GE〕
資料なし 　著 防湿・遮光保存 (安定性)〔長期〕(25±2℃，60±5%RH，二重ポリエチレン袋+三重アルミラミネート+高密度ポリエチレンドラム，36カ月間)外観・性状：変化なし。残存率：ほとんど変化なし (溶解性(水))溶けやすい	細0.5%・1%〔先〕
速崩性の錠剤であるため粉砕の必要なし。要防湿 (安定性)**粉砕時**　安定性データ，体内動態データなし (溶解性(水))溶けやすい	細0.5%・1%〔先〕
(安定性)**粉砕後**〔通常〕(25℃，75%RH，遮光，30日間)変化なし 〔光〕(室温，1,000lx・hr(白色蛍光灯下)，30日間)変化なし (溶解性(水))溶けやすい	細0.5%・1%〔先〕
試験未実施 　著 防湿・遮光保存 (安定性)該当資料なし (溶解性(水))溶けやすい	細0.5%・1%〔先〕

理由　著 著者コメント　(安定性)原薬(一部製剤)の安定性　(溶解性(水))原薬の水に対する溶解性
代用品　※：一部適応等が異なる

フラハ

製品名(会社名)	規格単位	剤形・割線・Cap号数	可否	一般名
プラバスタチンNa錠5mg「MED」(メディサ=沢井)	5mg	素錠 ○(割線無)	—(○)	プラバスタチンナトリウム
プラバスタチンNa錠10mg「MED」(メディサ=沢井)	10mg	素錠 ⊖(割線1本)	—(○)	
プラバスタチンNa錠5mg「NS」(日新製薬=科研)	5mg	素錠 ○(割線無)	—(○)	プラバスタチンナトリウム
プラバスタチンNa錠10mg「NS」(日新製薬=科研)	10mg	素錠 ⊖(割線1本)	—(○)	
プラバスタチンNa錠5mg「TCK」(辰巳)	5mg	素錠 ○(割線無)	—(○)	プラバスタチンナトリウム
プラバスタチンNa錠10mg「TCK」(辰巳)	10mg	素錠 ⊖(割線1本)	—(○)	
プラバスタチンNa錠5mg「アメル」(共和薬品)	5mg	素錠 ○(割線無)	○	プラバスタチンナトリウム
プラバスタチンNa錠10mg「アメル」(共和薬品)	10mg	素錠 ⊖(割線1本)	○	
プラバスタチンNa錠5mg「オーハラ」(大原)	5mg	素錠 ○(割線無)	—(○)	プラバスタチンナトリウム
プラバスタチンNa錠10mg「オーハラ」(大原)	10mg	素錠 ⊖(割線1本)	—(○)	
プラバスタチンNa錠5mg「杏林」(キョーリンリメディオ=杏林)	5mg	素錠 ○(割線無)	—(○)	プラバスタチンナトリウム
プラバスタチンNa錠10mg「杏林」(キョーリンリメディオ=杏林)	10mg	素錠 ⊖(割線1本)	—(○)	
プラバスタチンNa錠5mg「ケミファ」(日本薬工=ケミファ)	5mg	素錠 ○(割線無)	—(○)	プラバスタチンナトリウム
プラバスタチンNa錠10mg「ケミファ」(日本薬工=ケミファ)	10mg	素錠 ⊖(割線1本)	—(○)	
プラバスタチンNa錠5mg「サワイ」(沢井)	5mg	素錠 ○(割線無)	—(○)	プラバスタチンナトリウム
プラバスタチンNa錠10mg「サワイ」(沢井)	10mg	素錠 ⊖(割線1本)	—(○)	

可否判定 ○:可, △:条件つきで可, ×:不可, —:企業判定回避, ( ):著者判断

フラハ

理　由	代用品
著 防湿・遮光保存 (安定性)吸湿性である **粉砕後** 以下の保存条件下で粉砕30日後まで安定な製剤であることが確認された (室温，透明瓶開放/透明瓶密栓/褐色瓶密栓，30日間)性状・含量に変化なし (溶解性(水))溶けやすい	細0.5%・1% 先
著 防湿・遮光保存 (溶解性(水))溶けやすい	細0.5%・1% 先
室内散乱光，シャーレ開放条件で4週間保存した結果，2週間の時点で含量の低下(規格外)を認めた 著 防湿・遮光保存 (安定性)該当資料なし (溶解性(水))溶けやすい	細0.5%・1% 先
室内散乱光，シャーレ開放条件で4週間保存した結果，4週間の時点で含量の低下(規格外)を認めた 著 防湿・遮光保存 (安定性)該当資料なし (溶解性(水))溶けやすい	
(安定性)粉砕後 (25℃，75%RH，グラシンラミネート紙分包品)90日間安定 (溶解性(水))溶けやすい	細0.5%・1% 先
著 防湿・遮光保存 (溶解性(水))溶けやすい	細0.5%・1% 先
著 防湿・遮光保存。苦味あり (溶解性(水))溶けやすい	細0.5%・1% 先
密閉容器(室温保存) 著 防湿・遮光保存。苦味あり (安定性)〔湿度〕(25℃，75%RH，1カ月間)外観・性状：変化なし。純度試験：類縁物質のわずかな増加が認められたが，規格の範囲内。含量：わずかな低下が認められたが，規格の範囲内 (溶解性(水))溶けやすい	細0.5%・1% 先
においはなく，味は苦い 著 防湿・遮光保存 (安定性)吸湿性である (溶解性(水))溶けやすい	細0.5%・1% 先

理由　著 著者コメント　(安定性)原薬(一部製剤)の安定性　(溶解性(水))原薬の水に対する溶解性
代用品　※：一部適応等が異なる

フラハ

製品名（会社名）	規格単位	剤形・割線・Cap号数	可否	一般名
プラバスタチンNa錠5mg「チョーセイ」(長生堂=日本ジェネリック)	5mg	素錠 ○(割線無)	― (○)	プラバスタチンナトリウム
プラバスタチンNa錠10mg「チョーセイ」(長生堂=日本ジェネリック)	10mg	素錠 ⊖(割線1本)	― (○)	
プラバスタチンNa錠5mg「テバ」(武田テバファーマ=武田)	5mg	素錠 ○(割線無)	― (○)	プラバスタチンナトリウム
プラバスタチンNa錠10mg「テバ」(武田テバファーマ=武田)	10mg	素錠 ⊖(割線1本)	― (○)	
プラバスタチンNa錠5mg「トーワ」(東和薬品)	5mg	素錠 ○(割線無)	― (○)	プラバスタチンナトリウム
プラバスタチンNa錠10mg「トーワ」(東和薬品)	10mg	素錠 ⊖(割線1本)	― (○)	
プラバスタチンNa錠5mg「フソー」(扶桑)	5mg	素錠 ○(割線無)	― (○)	プラバスタチンナトリウム
プラバスタチンNa錠10mg「フソー」(扶桑)	10mg	素錠 ⊖(割線1本)	― (○)	
プラバスタチンNa塩錠5mg「タナベ」(ニプロES)	5mg	素錠 ○(割線無)	― (○)	プラバスタチンナトリウム
プラバスタチンNa塩錠10mg「タナベ」(ニプロES)	10mg	素錠 ⊖(割線1本)	― (○)	
プラバスタチンナトリウム錠5mg「NikP」(日医工ファーマ=日医工)	5mg	素錠 ○(割線無)	― (○)	プラバスタチンナトリウム
プラバスタチンナトリウム錠10mg「NikP」(日医工ファーマ=日医工)	10mg	素錠 ⊖(割線1本)	― (○)	
プラバスタチンナトリウム錠5mg「NP」(ニプロ)	5mg	素錠 ○(割線無)	― (○)	プラバスタチンナトリウム
プラバスタチンナトリウム錠10mg「NP」(ニプロ)	10mg	素錠 ⊖(割線1本)	― (○)	

可否判定 ○：可，△：条件つきで可，×：不可，―：企業判定回避，( )：著者判断

フラハ

理　　由	代用品
著 防湿・遮光保存。苦味あり 安定性 吸湿性である **粉砕品** (40℃, 60%RH, 遮光・気密, 30日間)外観・含量：変化なし (25℃, 75%RH, 遮光・開放, 30日間)外観・含量：変化なし (120万lx·hr, 密閉(シャーレ＋ラップ), 50日間)外観：変化なし, 含量：変化あり (規格外) 溶解性(水) 溶けやすい	細0.5%・1% 先
著 防湿・遮光保存 安定性 **製剤** 〔温度〕(40℃, 4週間)性状, 含量に変化なし 〔湿度〕(25℃, 75%RH, 4週間)性状, 含量に変化なし 〔光〕(60万lx·hr)含量低下(残存率：[5mg錠]94.5%, [10mg錠]95.9%) 溶解性(水) 溶けやすい	細0.5%・1% 先
主成分は吸湿性である 著 防湿・遮光保存 安定性 **粉砕後** (室内散光下, 3カ月間)外観変化なし, 残存率97.0%(1カ月) (遮光条件下, 3カ月間)外観・含量変化なし 溶解性(水) 溶けやすい	細0.5%・1% 先
主成分は吸湿性である 著 防湿・遮光保存 安定性 **粉砕後** (室内散光下, 3カ月間)外観・含量変化なし 溶解性(水) 溶けやすい	
著 防湿・遮光保存 安定性 著 プラバスタチンの原薬苛酷試験で40℃・31%RH～75%RH, 6カ月曝気した場合, 含量が10%程度低下し類縁物質及び分解生成物が2～5%増加したとのデータがある(参考) 溶解性(水) 溶けやすい	細0.5%・1% 先
原薬は吸湿性である 著 防湿・遮光保存 安定性 **粉砕品** (25℃, 75%RH, 褐色ガラス瓶(開栓), 1カ月間)性状・含量に変化なし 溶解性(水) 溶けやすい	細0.5%・1% 先
著 防湿・遮光保存 安定性 **粉砕物** (25℃, 75%RH, 遮光・開放, 8週間)[5mg錠]2週間後含量低下(規格内), [10mg錠]類縁物質, 含量変化なし 溶解性(水) 溶けやすい	細0.5%・1% 先
原薬は吸湿性 著 防湿・遮光保存 安定性 **粉砕後** [10mg錠] 3カ月間のデータあり(粉砕時の体内動態データ等なし) 溶解性(水) 溶けやすい	細0.5%・1% 先

理由　著 著者コメント　安定性 原薬(一部製剤)の安定性　溶解性(水) 原薬の水に対する溶解性
代用品　※：一部適応等が異なる

フラハ

製品名（会社名）	規格単位	剤形・割線・Cap号数	可否	一般名
プラバスタチンナトリウム錠5mg「ツルハラ」(鶴原)	5mg	素錠 ○(割線無)	○	プラバスタチンナトリウム
プラバスタチンナトリウム錠10mg「ツルハラ」(鶴原)	10mg	素錠 ⊖(割線1本)	○	
プラバスタチンナトリウム錠5mg「日医工」(日医工)	5mg	素錠 ○(割線無)	— (○)	プラバスタチンナトリウム
プラバスタチンナトリウム錠10mg「日医工」(日医工)	10mg	素錠 ⊖(割線1本)	— (○)	
プラバスタチンナトリウム錠「陽進」5mg(陽進堂)	5mg	素錠 ○(割線無)	— (○)	プラバスタチンナトリウム
プラバスタチンナトリウム錠「陽進」10mg(陽進堂)	10mg	素錠 ⊖(割線1本)	— (○)	
フラビタン錠5mg(トーアエイヨー＝アステラス)	5mg	Fコート錠 ○(割線無)	×	フラビンアデニンジヌクレオチド
フラビタン錠10mg(トーアエイヨー＝アステラス)	10mg	Fコート錠 ○(割線無)	×	
プラビックス錠25mg(サノフィ)	25mg	Fコート錠 ○(割線無)	— (△)	クロピドグレル硫酸塩
プラビックス錠75mg(サノフィ)	75mg	Fコート錠 ○(割線無)	— (△)	
フラベリック錠20mg(ファイザー)	20mg	Fコート錠 ○(割線無)	— (△)	ベンプロペリンリン酸塩
フラボキサート塩酸塩錠200mg「YD」(陽進堂)	200mg	Fコート錠 ○(割線無)	— (△)	フラボキサート塩酸塩
フラボキサート塩酸塩錠200mg「サワイ」(沢井)	200mg	Fコート錠 ○(割線無)	— (△)	フラボキサート塩酸塩

可否判定　○：可，△：条件つきで可，×：不可，—：企業判定回避，（ ）：著者判断

フラホ

理　　由	代用品
安定性 該当資料なし 溶解性(水) 溶けやすい	細0.5%・1% 先
著 防湿・遮光保存 安定性 粉砕物 (25℃，75％RH，遮光・開放，8週間)2週間後含量低下(規格内) 溶解性(水) 溶けやすい 著 防湿・遮光保存 安定性 粉砕物 (25℃，75％RH，遮光・開放，3カ月間)類縁物質，含量変化なし，重量増加傾向 溶解性(水) 溶けやすい	細0.5%・1% 先
著 遮光保存が望ましい 安定性 粉砕時 (25℃，60％RH，120万lx・hr，30日間)[5mg錠]曝光面が白色からうすい灰色に変化，純度・含量規格外，[10mg錠]性状変化なし，純度・含量規格内 溶解性(水) 溶けやすい	細0.5%・1% 先
腸溶性製剤であり，粉砕投与により胃酸で分解する 安定性〔通常〕〔苛酷〕該当資料なし 〔光〕光によって分解する 溶解性(水) 溶けやすい	シ0.3% 先 GE
メーカー判定回避。30℃，75％RH，遮光，シャーレ開放で2カ月間保存した結果，性状，外観に変化はなく，含量もほとんど低下しなかった。2カ月後に類縁物質の一つが，プラビックス錠25mgでは規格を超え，プラビックス錠75mgでは規格の上限付近であったが，1カ月間は著しい変化を認めなかった。曝光(D65ランプ)，1,000lx，シャーレ開放，25℃で120万lx・hrまで保存したとき，規格の範囲内であった 著 防湿・遮光保存。強い刺激性あり 安定性〔通常〕(25℃，60％RH，内：ポリエチレン袋二重，外：ポリエチレン製ドラム，36カ月間)安定 〔苛酷〕(80℃，80％RH，シャーレ開放，15日間)着色，類縁物質増加，含量低下 溶解性(水) 溶けやすい	
口腔内にしびれ感がくるのでフィルムコート錠としている 安定性〔長期〕(30℃，PTPもしくはポリエチレン瓶，60カ月間)外観，含量に変化なし **粉砕後** データなし 溶解性(水) やや溶けやすい	
著 粉末は刺激性が強く，苦味を有する 安定性 粉砕時 (25℃，60％RH，120万lx・hr，30日間)外観変化はないがわずかに異臭，含量規格内 溶解性(水) 溶けにくい	顆20% 先
著 粉末は刺激性が強く，苦味を有する 溶解性(水) 溶けにくい	顆20% 先

理由　著 著者コメント　安定性 原薬(一部製剤)の安定性　溶解性(水) 原薬の水に対する溶解性
代用品　※：一部適応等が異なる

フラホ

製品名(会社名)	規格単位	剤形・割線・Cap号数	可否	一般名
フラボキサート塩酸塩錠200mg「トーワ」(東和薬品)	200mg	Fコート錠 ◯(割線無)	— (△)	フラボキサート塩酸塩
フラボキサート塩酸塩錠200mg「日医工」(日医工)	200mg	Fコート錠 ◯(割線無)	— (△)	フラボキサート塩酸塩
フラボキサート塩酸塩錠200mg「フソー」(ダイト=扶桑)	200mg	Fコート錠 ◯(割線無)	— (△)	フラボキサート塩酸塩
プラミペキソール塩酸塩錠0.125mg「AA」(あすか製薬=武田)	0.125mg	素錠 ◯(割線無)	— (△)	プラミペキソール塩酸塩水和物
プラミペキソール塩酸塩錠0.5mg「AA」(あすか製薬=武田)	0.5mg	素錠 ⊖(割線1本)	— (△)	
プラミペキソール塩酸塩錠0.125mg「DSEP」(第一三共エスファ)	0.125mg	素錠 ◯(割線無)	△ (◯)	プラミペキソール塩酸塩水和物
プラミペキソール塩酸塩錠0.5mg「DSEP」(第一三共エスファ)	0.5mg	素錠 ⊖(割線1本)	△ (◯)	
プラミペキソール塩酸塩錠0.125mg「EE」(エルメッド=日医工)	0.125mg	素錠 ◯(割線無)	— (◯)	プラミペキソール塩酸塩水和物
プラミペキソール塩酸塩錠0.5mg「EE」(エルメッド=日医工)	0.5mg	素錠 ⊖(割線1本)	— (◯)	
プラミペキソール塩酸塩錠0.125mg「JG」(日本ジェネリック)	0.125mg	素錠 ◯(割線無)	— (◯)	プラミペキソール塩酸塩水和物
プラミペキソール塩酸塩錠0.5mg「JG」(日本ジェネリック)	0.5mg	素錠 (割線表裏各1本)	— (◯)	

可否判定 ◯:可, △:条件つきで可, ×:不可, —:企業判定回避, ():著者判断

フラミ

理　由	代用品
著 粉末は刺激性が強く，苦味を有する (安定性)粉砕後　(室内散光下，3カ月間)外観・含量変化なし (溶解性(水))溶けにくい	顆20% [先]
著 粉末は刺激性が強く，苦味を有する (溶解性(水))溶けにくい	顆20% [先]
著 粉末は刺激性が強く，苦味を有する (安定性)**粉砕後**〔温度〕(40℃，遮光・気密容器，30日間)性状・含量変化なし 〔湿度〕(25℃，75％RH，遮光・開放，30日間)性状・含量変化なし 〔光〕(1,000lx，25℃，気密容器)120万lx·hrで性状・含量変化なし (溶解性(水))溶けにくい	顆20% [先]
遮光が必要 **著** 遮光保存 (安定性)**粉砕後**　(30℃，75％RH，シャーレ(開放)，1カ月間)外観，含量，溶出性は変化なし (成り行き条件，シャーレ(開放)，1カ月間)外観，含量，溶出性は変化なし (1,000lx·hr，シャーレ(開放)，1カ月間)外観，溶出性は変化なし，含量は低下 (溶解性(水))極めて溶けやすい	
温度・湿度成り行き・1カ月，30℃・75％RH・1カ月，1,000lx·1カ月の条件下でいずれも経時的に溶出性の低下傾向，含量の低下傾向が認められるため，粉砕後は速やかに使用することが望ましい **著** 遮光保存 (安定性)〔長期〕(25℃，60％RH，3年間)変化なし 〔苛酷〕(60℃，遮光，3カ月間)[0.125mg錠]溶出性やや低下(規格内)，[0.5mg錠]変化なし (30℃，75％RH，遮光，3カ月間)水分やや上昇(規格内) (120万lx·hr)変化なし (溶解性(水))極めて溶けやすい	
粉砕時の体内動態データなし。粉砕後，要遮光 **著** 遮光保存 (安定性)**製剤**〔加速〕(40℃，75％RH，遮光，6カ月間)規格内 〔長期〕(25℃，60％RH，密閉・遮光，36カ月間)規格内 〔苛酷〕(40℃，3カ月間)規格内 (25℃，75％RH，遮光，3カ月間)規格内 (120万lx·hr(50日間))規格内 **粉砕後**(25℃，75％，30日間)規格内 (溶解性(水))極めて溶けやすい	
著 遮光保存 (安定性)(40℃，遮光・気密容器，4週間)問題なし (25℃，75％RH，遮光・開放容器，4週間)含量低下傾向 (120万lx·hr，透明・気密容器)含量低下 (溶解性(水))極めて溶けやすい	

理由　**著** 著者コメント　(安定性)原薬(一部製剤)の安定性　(溶解性(水))原薬の水に対する溶解性
代用品　※：一部適応等が異なる

フラミ

製品名(会社名)	規格単位	剤形・割線・Cap号数	可否	一般名
プラミペキソール塩酸塩錠0.125mg「MEEK」(小林化工)	0.125mg	素錠 ○(割線無)	— (○)	プラミペキソール塩酸塩水和物
プラミペキソール塩酸塩錠0.5mg「MEEK」(小林化工)	0.5mg	素錠 (割線表裏各1本)	— (○)	
プラミペキソール塩酸塩錠0.125mg「TCK」(辰巳)	0.125mg	素錠 ○(割線無)	— (○)	プラミペキソール塩酸塩水和物
プラミペキソール塩酸塩錠0.5mg「TCK」(辰巳)	0.5mg	素錠 (割線表裏各1本)	— (○)	
プラミペキソール塩酸塩錠0.125mg「YD」(陽進堂)	0.125mg	素錠 ○(割線無)	— (○)	プラミペキソール塩酸塩水和物
プラミペキソール塩酸塩錠0.5mg「YD」(陽進堂)	0.5mg	素錠 ⊖(割線1本)	— (○)	
プラミペキソール塩酸塩錠0.125mg「アメル」(共和薬品)	0.125mg	素錠 ○(割線無)	○	プラミペキソール塩酸塩水和物
プラミペキソール塩酸塩錠0.5mg「アメル」(共和薬品)	0.5mg	素錠 (割線表裏各1本)	○	
プラミペキソール塩酸塩錠0.125mg「サワイ」(沢井)	0.125mg	素錠 ○(割線無)	— (○)	プラミペキソール塩酸塩水和物
プラミペキソール塩酸塩錠0.5mg「サワイ」(沢井)	0.5mg	素錠 (割線1本)	— (○)	
プラミペキソール塩酸塩錠0.125mg「タカタ」(高田)	0.125mg	素錠 ○(割線無)	— (○)	プラミペキソール塩酸塩水和物
プラミペキソール塩酸塩錠0.5mg「タカタ」(高田)	0.5mg	素錠 ⊖(割線1本)	— (○)	
プラミペキソール塩酸塩OD錠0.125mg「トーワ」(東和薬品)	0.125mg	口腔内崩壊錠 ○(割線無)	— (△)	プラミペキソール塩酸塩水和物
プラミペキソール塩酸塩OD錠0.5mg「トーワ」(東和薬品)	0.5mg	口腔内崩壊錠 ⊖(割線1本)	— (△)	
プラミペキソール塩酸塩錠0.125mg「日医工」(日医工)	0.125mg	素錠 ○(割線無)	— (○)	プラミペキソール塩酸塩水和物
プラミペキソール塩酸塩錠0.5mg「日医工」(日医工)	0.5mg	素錠 (割線1本)	— (○)	

可否判定 ○:可, △:条件つきで可, ×:不可, —:企業判定回避, ( ):著者判断

フラミ

理　由	代用品
著 遮光保存 安定性 粉砕後 〔通常〕(25℃, 75%RH, 遮光, 30日間)変化なし 〔苛酷〕(40℃, 遮光, 30日間)変化なし 〔光〕(室温, 1,000lx・hr(白色蛍光灯下))[0.125mg錠]25日目において性状に変化なし, 含量低下(規格外), [0.5mg錠]50日目において性状に変化なし, 含量低下(規格外) 溶解性(水) 極めて溶けやすい	
著 遮光保存 安定性 (40℃, 遮光・気密容器, 4週間)問題なし (25℃, 75%RH, 遮光・開放容器, 4週間)問題なし (120万lx・hr, 透明・気密容器)含量低下傾向あり 溶解性(水) 極めて溶けやすい	
著 遮光保存 安定性 粉砕時 (温度・湿度成り行き, 室内散乱光下, 1カ月間)性状変化なし, 溶出試験・含量規格内 溶解性(水) 極めて溶けやすい	
著 遮光保存 安定性 粉砕後 (25℃, 75%RH, 遮光, グラシン包装)90日間安定 溶解性(水) 極めて溶けやすい	
著 防湿・遮光保存 溶解性(水) 極めて溶けやすい	
湿度により類縁物質増加傾向。遮光保存 著 防湿・遮光保存 安定性 (25℃, 75%RH, 遮光・開放, 30日間)安定 溶解性(水) 極めて溶けやすい	
著 口腔内崩壊錠のため粉砕不適。粉砕した場合, 防湿・遮光保存 安定性 粉砕後 (25℃, 60%RH, 1,000lx散光下, 3カ月間)外観変化なし, 残存率：[0.125mgOD錠]91.0%(1カ月), [0.5mgOD錠]95.9%(1カ月) (25℃, 遮光・防湿条件下, 3カ月間)外観変化なし, 残存率：[0.125mgOD錠]96.8%(3カ月), [0.5mgOD錠]96.7%(3カ月) 溶解性(水) 極めて溶けやすい	
著 粉砕後データより, 防湿・遮光保存で可能と推定 安定性 粉砕物 (25℃, 75%RH, 遮光・開放, 3カ月間)外観, 類縁物質, 含量変化なし, 重量増加傾向 溶解性(水) 極めて溶けやすい	

理由　著 著者コメント　　安定性 原薬(一部製剤)の安定性　　溶解性(水) 原薬の水に対する溶解性
代用品　※：一部適応等が異なる

フラミ

製品名（会社名）	規格単位	剤形・割線・Cap号数	可否	一般名
プラミペキソール塩酸塩錠0.125mg「日新」（日新製薬）	0.125mg	素錠 ○（割線無）	— (○)	プラミペキソール塩酸塩水和物
プラミペキソール塩酸塩錠0.5mg「日新」（日新製薬）	0.5mg	素錠 ⊖（割線1本）	— (○)	
プラミペキソール塩酸塩錠0.125mg「明治」（MeijiSeika）	0.125mg	素錠 ○（割線無）	○	プラミペキソール塩酸塩水和物
プラミペキソール塩酸塩錠0.5mg「明治」（MeijiSeika）	0.5mg	素錠 （割線表裏各1本）	○	
プラミペキソール塩酸塩LA錠0.375mgMI「DSEP」（第一三共エスファ）	0.375mg	徐放性Fコート錠 ○（割線無）	×	プラミペキソール塩酸塩水和物
プラミペキソール塩酸塩LA錠1.5mgMI「DSEP」（第一三共エスファ）	1.5mg	徐放性Fコート錠 （割線無）	×	
プラミペキソール塩酸塩LA錠0.375mgMI「JG」（日本ジェネリック）	0.375mg	徐放性Fコート錠 ○（割線無）	— (×)	プラミペキソール塩酸塩水和物
プラミペキソール塩酸塩LA錠1.5mgMI「JG」（日本ジェネリック）	1.5mg	徐放性Fコート錠 （割線無）	— (×)	
プラミペキソール塩酸塩LA錠0.375mgMI「アメル」（共和薬品）	0.375mg	徐放性素錠 ○（割線無）	×	プラミペキソール塩酸塩水和物
プラミペキソール塩酸塩LA錠1.5mgMI「アメル」（共和薬品）	1.5mg	徐放性素錠 （割線無）	×	
プラミペキソール塩酸塩LA錠0.375mgMI「オーハラ」（大原＝共創未来ファーマ）	0.375mg	徐放性Fコート錠 ○（割線無）	— (×)	プラミペキソール塩酸塩水和物
プラミペキソール塩酸塩LA錠1.5mgMI「オーハラ」（大原＝共創未来ファーマ）	1.5mg	徐放性Fコート錠 （割線無）	— (×)	
プラミペキソール塩酸塩LA錠0.375mgMI「サワイ」（沢井）	0.375mg	徐放性素錠 ○（割線無）	×	プラミペキソール塩酸塩水和物
プラミペキソール塩酸塩LA錠1.5mgMI「サワイ」（沢井）	1.5mg	徐放性素錠 （割線無）	×	

可否判定　○：可，△：条件つきで可，×：不可，—：企業判定回避，（ ）：著者判断

フラミ

理　由	代用品
気密容器，遮光保存 光(約72万lx·hr)で含量低下 アルミピロー開封後は湿気を避け，遮光して保存 　著　防湿・遮光保存 (溶解性(水))極めて溶けやすい	
気密容器，遮光保存 光(約16.8万lx·hr)で含量低下 アルミピロー開封後は湿気を避け，遮光して保存 　著　防湿・遮光保存 (溶解性(水))極めて溶けやすい	
(安定性)該当資料なし (溶解性(水))極めて溶けやすい	
製剤学的に徐放機能を持たせており，粉砕不可 (安定性)〔加速〕(40℃，75%RH，6カ月間)変化なし 〔苛酷〕(40℃，遮光，3カ月間)変化なし (25℃，75%RH，遮光，3カ月間)[0.375mgLA錠]硬度やや低下(規格内)，[1.5mgLA錠]1カ月後，錠剤のひび割れ(規格内) (30万lx·hr)[0.375mgLA錠]含量低下(規格外)，[1.5mgLA錠]変化なし (120万lx·hr)含量低下(規格外) (溶解性(水))溶けやすい	
著　粉砕すると放出制御の特性が失われるため，粉砕不可 (安定性)該当資料なし (溶解性(水))溶けやすい	
徐放性製剤のため粉砕不可(本剤の徐放性が失われ，過量投与となるおそれがある) 　著　粉砕すると放出制御の特性が失われるため，粉砕不可 (溶解性(水))極めて溶けやすい	
著　粉砕すると放出制御の特性が失われるため，粉砕不可 (溶解性(水))溶けやすい	
粉砕すると放出制御の特性が失われるため，粉砕不可 (溶解性(水))極めて溶けやすい	

理由　著　著者コメント　　(安定性)原薬(一部製剤)の安定性　　(溶解性(水))原薬の水に対する溶解性
代用品　※：一部適応等が異なる

フラミ

製品名（会社名）	規格単位	剤形・割線・Cap号数	可否	一般名
プラミペキソール塩酸塩LA錠0.375mgMI「トーワ」(東和薬品)	0.375mg	徐放性Fコート錠 ◯(割線無)	×	プラミペキソール塩酸塩水和物
プラミペキソール塩酸塩LA錠1.5mgMI「トーワ」(東和薬品)	1.5mg	徐放性Fコート錠 ◯(割線無)	×	
プラミール錠5mg (ナガセ＝ファイザー)	5mg	Fコート錠 ◯(割線無)	△ (◯)	メトクロプラミド
フランドル錠20mg (トーアエイヨー＝アステラス)	20mg	徐放錠 ◯(割線無)	×	硝酸イソソルビド
プランルカスト錠112.5mg「AFP」(アルフレッサファーマ)	112.5mg	素錠 ◯(割線無)	— (◯)	プランルカスト水和物
プランルカスト錠225mg「AFP」(アルフレッサファーマ)	225mg	素錠 ⊖(割線1本)	— (◯)	
プランルカスト錠112.5mg「CEO」(セオリア＝武田)	112.5mg	素錠 ◯(割線無)	— (◯)	プランルカスト水和物
プランルカスト錠225mg「CEO」(セオリア＝武田)	225mg	素錠 ⊖(割線1本)	— (◯)	
プランルカスト錠112.5「EK」(小林化工＝エルメッド＝日医工)	112.5mg	素錠 ◯(割線無)	◯	プランルカスト水和物
プランルカスト錠225「EK」(小林化工＝エルメッド＝日医工)	225mg	素錠 ⊖(割線1本)	◯	
プランルカスト錠112.5mg「TYK」(武田テバ薬品＝武田テバファーマ＝武田)	112.5mg	素錠 ◯(割線無)	— (◯)	プランルカスト水和物
プランルカスト錠225mg「TYK」(武田テバ薬品＝武田テバファーマ＝武田)	225mg	素錠 ⊖(割線1本)	— (◯)	
プランルカスト錠112.5mg「日医工」(ヤクハン＝日医工)	112.5mg	素錠 ◯(割線無)	— (◯)	プランルカスト水和物
プランルカスト錠225mg「日医工」(ヤクハン＝日医工)	225mg	素錠 ⊖(割線1本)	— (◯)	

可否判定　◯：可，△：条件つきで可，×：不可，—：企業判定回避，( )：著者判断

フラン

理　　由	代用品
徐放性製剤のため粉砕不可 (安定性)該当資料なし (溶解性(水))溶けやすい	
やや苦味あり 著 防湿・遮光保存。苦味あり (溶解性(水))ほとんど溶けない	細2% 先GE シ0.1% 先GE
徐放性製剤であり，放出制御の特性が失われるため粉砕不可 (安定性)〔通常〕(室温，60カ月間)安定 〔苛酷〕(45℃，12カ月間)安定 〔光〕該当資料なし (溶解性(水))ほとんど溶けない	
(安定性)粉砕後　(40℃，4週間)性状変化なし (30℃，75%RH，4週間)性状変化なし (120万lx)性状変化なし (溶解性(水))ほとんど溶けない	DS10% 先GE
著 防湿・遮光保存 (安定性)粉砕後〔温度〕(40±2℃，褐色ガラス瓶・密栓，4週間)外観及び定量規格内 〔湿度〕(30±2℃，75±5%RH，褐色ガラス瓶・開栓，4週間)外観及び定量規格内 〔光〕(120万lx・hr(白色ガラス瓶，密栓))外観及び定量規格内 体内動態のデータなし (溶解性(水))ほとんど溶けない	DS10% 先GE
著 防湿・遮光保存 (安定性)粉砕後　〔温度〕(40±2℃，遮光ガラス瓶・気密容器，4週間)外観及び定量規格内 〔湿度〕(30±2℃，75±5%RH，遮光ガラス瓶・開栓，4週間)外観及び定量規格内 〔光〕(120万lx・hr(透明ガラス瓶，気密容器))外観及び定量規格内 体内動態のデータなし (溶解性(水))ほとんど溶けない	
(安定性)粉砕後　〔通常〕(25℃，75%RH，遮光，30日間)変化なし 〔光〕(室温，1,000lx・hr(白色蛍光灯下)，50日間)変化なし (溶解性(水))ほとんど溶けない	DS10% 先GE
著 防湿・遮光保存 (溶解性(水))ほとんど溶けない	DS10% 先GE
著 防湿・遮光保存 (溶解性(水))ほとんど溶けない	DS10% 先GE

フ

理由　著 著者コメント　(安定性)原薬(一部製剤)の安定性　(溶解性(水))原薬の水に対する溶解性
代用品　※：一部適応等が異なる

フラン

製品名（会社名）	規格単位	剤形・割線・Cap号数	可否	一般名
プランルカストカプセル112.5mg「DK」（大興＝三和化学）	112.5mg	硬カプセル ③号	— (○)	プランルカスト水和物
プランルカストカプセル112.5mg「科研」（シオノ＝科研）	112.5mg	硬カプセル ③号	— (○)	プランルカスト水和物
プランルカストカプセル112.5mg「サワイ」（沢井）	112.5mg	硬カプセル ③号	— (○)	プランルカスト水和物
プランルカストカプセル112.5mg「タイヨー」（武田テバファーマ＝武田）	112.5mg	硬カプセル ③号	— (○)	プランルカスト水和物
プランルカストカプセル112.5mg「トーワ」（東和薬品）	112.5mg	硬カプセル ④号	— (○)	プランルカスト水和物
プランルカストカプセル112.5mg「日医工」（日医工）	112.5mg	硬カプセル ④号	— (○)	プランルカスト水和物
プランルカストカプセル225mg「日医工」（日医工）	225mg	硬カプセル ②号	— (○)	
フリウェル配合錠LD「モチダ」（持田販売＝持田）	配合剤	素錠 ○(割線無)	— (×)	ノルエチステロン・エチニルエストラジオール
ブリカニール錠2mg（アストラゼネカ）	2mg	素錠 ⊖(割線1本)	× (△)	テルブタリン硫酸塩
プリジスタ錠600mg（ヤンセン）	600mg	Fコート錠 ○(割線無)	— (○)	ダルナビル エタノール付加物

可否判定 ○：可，△：条件つきで可，×：不可，—：企業判定回避，（ ）：著者判断

フリシ

理　　由	代用品
著 防湿・遮光保存 (溶解性(水))ほとんど溶けない	DS10% 先 GE
著 防湿・遮光保存 (溶解性(水))ほとんど溶けない	DS10% 先 GE
著 防湿・遮光保存 (溶解性(水))ほとんど溶けない	DS10% 先 GE
著 防湿・遮光保存 (安定性)脱カプセル時　湿度(25℃, 75%RH, 4週間)性状, 含量に変化なし (溶解性(水))ほとんど溶けない	DS10% 先 GE
著 防湿・遮光保存 (安定性)脱カプセル後　(25℃, 75%RH, 遮光条件下, 3カ月間)外観・含量変化なし (溶解性(水))ほとんど溶けない	DS10% 先 GE
著 防湿・遮光保存 (安定性)製剤内容物　(25℃, 75%RH, 遮光・開放, 3カ月間)外観, 重量, 含量変化なし (溶解性(水))ほとんど溶けない	DS10% 先 GE
著 配合剤のため粉砕不可 (安定性)粉砕後　(40±2℃, 遮光, 気密容器(瓶), 3カ月間)外観, 含量ほとんど変化なし (25±2℃, 75±5%RH, 遮光, 開放, 3カ月間)外観, 含量ほとんど変化なし (溶解性(水))ノルエチステロン：極めて溶けにくい エチニルエストラジオール：ほとんど溶けない	
粉砕時のデータ(薬物動態, 臨床効果, 安全性, 安定性)なし 著 防湿・遮光保存 (安定性)〔通常〕(室温, 褐色ガラスアンプル, 9カ月間)変化なし 〔苛酷〕(30℃, 75%RH, 無包装, 3カ月間)変化なし 著 室内散光, 室温, 35℃・75%RH条件にて3カ月後にわずかに褐色を帯びる以外は変化を認めない。ほとんど吸湿性を示さない (溶解性(水))溶けやすい	細1% GE シ০.05%※ 先
著 粉砕後防湿・遮光保存で可能と推定 (安定性)〔長期〕(25℃, 60%RH, 二重LDPE袋+アルミニウムポリエチレンラミネート袋, 36カ月間)変化なし (30℃, 65%RH, 二重LDPE袋+アルミニウムポリエチレンラミネート袋, 36カ月間)変化なし 〔加速〕(40℃, 75%RH, 二重LDPE袋+アルミニウムポリエチレンラミネート袋, 6カ月間)変化なし 〔苛酷〕(50℃, 二重LDPE袋+アルミニウムポリエチレンラミネート袋, 3カ月間)変化なし 〔光〕(曝光(700W/m^2), ガラスシャーレ(透明), 8時間)エタノール含量の低下, 水分の増加が認められた (溶解性(水))極めて溶けにくい	

理由　著 著者コメント　(安定性)原薬(一部製剤)の安定性　(溶解性(水))原薬の水に対する溶解性
代用品　※：一部適応等が異なる

フリシ

製品名（会社名）	規格単位	剤形・割線・Cap号数	可否	一般名
プリジスタナイーブ錠800mg （ヤンセン）	800mg	Fコート錠 ⬭（割線無）	— (○)	ダルナビル エタノール付加物
フリバス錠25mg （旭化成ファーマ）	25mg	素錠 ⊖（割線1本）	— (△)	ナフトピジル
フリバス錠50mg （旭化成ファーマ）	50mg	素錠 ⊖（割線1本）	— (△)	
フリバス錠75mg （旭化成ファーマ）	75mg	素錠 ⊖（割線1本）	— (△)	
フリバスOD錠25mg （旭化成ファーマ）	25mg	口腔内崩壊錠 ○（割線無）	— (△)	ナフトピジル
フリバスOD錠50mg （旭化成ファーマ）	50mg	口腔内崩壊錠 ○（割線無）	— (△)	
フリバスOD錠75mg （旭化成ファーマ）	75mg	口腔内崩壊錠 ○（割線無）	— (△)	

可否判定 ○：可，△：条件つきで可，×：不可，—：企業判定回避，（ ）：著者判断

理　　由	代用品
著 粉砕後防湿・遮光保存で可能と推定 **安定性**〔長期〕(25℃, 60％RH, 二重LDPE袋＋アルミニウムポリエチレンラミネート袋, 36カ月間)変化なし (30℃, 65％RH, 二重LDPE袋＋アルミニウムポリエチレンラミネート袋, 36カ月間)変化なし 〔加速〕(40℃, 75％RH, 二重LDPE袋＋アルミニウムポリエチレンラミネート袋, 6カ月間)変化なし 〔苛酷〕(50℃, 二重LDPE袋＋アルミニウムポリエチレンラミネート袋, 3カ月間)変化なし 〔光〕(曝光(700W/m²), ガラスシャーレ(透明), 8時間)エタノール含量の低下, 水分の増加が認められた **溶解性(水)** 極めて溶けにくい	
有効成分の吸湿性：25℃, 53〜93％RH, 14日間の条件下で保存した結果, ほとんど重量変化を示さず吸湿性は認められなかった **著** 遮光保存 **安定性**〔通常〕(室温, 室内散乱光, 透明ガラス瓶(密栓), 36カ月間)性状, 紫外吸収スペクトル, 定量, 類縁物：変化なし 〔苛酷〕(45℃, 暗所・褐色ガラス瓶(密栓), 6カ月間)性状, 紫外吸収スペクトル, 定量, 類縁物：変化なし (65℃, 暗所・褐色ガラス瓶(密栓), 3カ月間)性状, 紫外吸収スペクトル, 定量, 類縁物：変化なし (25℃または40℃, 75％RH, 暗所, シャーレ(開放), 6カ月間)性状, 紫外吸収スペクトル, 定量, 類縁物：変化なし 〔光〕(25℃, 白色蛍光灯下(300万lx・hr), シャーレ(開放))性状：90万lx・hrからわずかに外観の着色変化が認められ, 300万lx・hrで淡褐色を呈した **粉砕後** (室温散光下, グラシン紙に分包, 6週間)外観, 含量, 水分：変化なし (40℃, 75％RH, グラシン紙に分包, 6週間)外観, 含量, 水分：変化なし **溶解性(水)** ほとんど溶けない	
有効成分の吸湿性：25℃, 53〜93％RH, 14日間の条件下で保存した結果, ほとんど重量変化を示さず吸湿性は認められなかった **著** 口腔内崩壊錠のため粉砕不適。粉砕した場合, 防湿・遮光保存 **安定性**〔通常〕(室温, 室内散乱光, 透明ガラス瓶(密栓), 36カ月間)性状, 紫外吸収スペクトル, 定量, 類縁物：変化なし 〔苛酷〕(45℃, 暗所・褐色ガラス瓶(密栓), 6カ月間)性状, 紫外吸収スペクトル, 定量, 類縁物：変化なし (65℃, 暗所・褐色ガラス瓶(密栓), 3カ月間)性状, 紫外吸収スペクトル, 定量, 類縁物：変化なし (25℃または40℃, 75％RH, 暗所, シャーレ(開放), 6カ月間)性状, 紫外吸収スペクトル, 定量, 類縁物：変化なし 〔光〕(25℃, 白色蛍光灯下(300万lx・hr), シャーレ(開放))性状：90万lx・hrからわずかに外観の着色変化が認められ, 300万lx・hrで淡褐色を呈した **粉砕後** 40℃, 75％RH, 1カ月間保存した結果, わずかに粉末の塊が出現 **溶解性(水)** ほとんど溶けない	

理由　**著** 著者コメント　　**安定性** 原薬(一部製剤)の安定性　　**溶解性(水)** 原薬の水に対する溶解性
代用品　※：一部適応等が異なる

フリマ

製品名(会社名)	規格単位	剤形・割線・Cap号数	可否	一般名
プリマキン錠15mg「サノフィ」 (サノフィ)	15mg	Fコート錠 ◯(割線無)	◯	プリマキンリン酸塩
プリミドン錠250mg「日医工」 (日医工)	250mg	素錠 ⊖(割線1本)	― (△)	プリミドン
プリモボラン錠5mg (バイエル)	5mg	素錠 ⊖(割線模様)	― (◯)	メテノロン
ブリリンタ錠60mg (アストラゼネカ)	60mg	Fコート錠 ◯(割線無)	× (△)	チカグレロル
ブリリンタ錠90mg (アストラゼネカ)	90mg	Fコート錠 ◯(割線無)	× (△)	
プリンペラン錠5 (アステラス)	5mg	Fコート錠 ◯(割線無)	― (◯)	メトクロプラミド

可否判定 ◯:可, △:条件つきで可, ×:不可, ―:企業判定回避, ( ):著者判断

理　　由	代用品
錠剤を服用できない小児に対しては，錠剤を粉砕して投与 粉砕調剤時の注意：本剤を粉砕調剤する場合はマスクを着用すること が望ましい 1) 試料(錠剤粉砕品)を30±2℃，75±5%RH，開放容器(遮光)の条件で2週間保存した結果，性状のわずかな変化が確認された．類縁物質，含量は暫定規格に適合した 2) 試料(錠剤粉砕品)を成り行き室温(温度(21.7〜24.5℃，平均23.4℃)，湿度(39.0〜78.6%RH，平均63.6%RH))，開放容器(曝光/室内散光)の条件で2週間保存した結果，性状の変化はみられなかった．類縁物質，含量は暫定規格に適合した (安定性)〔長期〕(25±2℃，60±5%RH，二重のポリエチレン袋+ファイバードラム) 60カ月後まで規格に適合 〔加速〕(40±2℃，75±5%RH，二重のポリエチレン袋+ファイバードラム)6カ月後まで規格に適合 〔光〕(総照度120万lx·hr以上，総近紫外放射エネルギー200W·hr/m²以上，石英皿，開放系(対照試料はアルミ箔でカバー))対照試料との差はなく，規格に適合 (溶解性(水))やや溶けやすい	
味はわずかに苦い (著)安定性データが不足しているが，粉砕後防湿・遮光保存で可能と推定 (溶解性(水))極めて溶けにくい	細99.5% 先
(安定性)粉砕後 室温(23℃)，加温(40℃)，加湿(23℃，92%RH)，加湿加温(40℃，92%RH)，光条件(23℃，室内散乱光)において，8週間は安定．粉砕後の体内動態データなし (溶解性(水))ほとんど溶けない	
粉砕後の安定性データなし (著)粉砕後データが不足しているが，防湿・遮光保存で可能と推定 (安定性)〔通常〕(25℃，60%RH，二重のLDPE袋/HDPE製容器，60カ月間)変化なし 〔苛酷〕(50℃，二重のLDPE袋/HDPE製容器，6カ月間)変化なし (無包装，総照度120万lx·hr以上，総近紫外放射エネルギー200W·hr/m²以上)有機不純物量の若干の増加が認められた (溶解性(水))ほとんど溶けない	
有効成分に苦味あり 有効成分の吸湿性：ほとんど吸湿性を示さない (著)防湿・遮光保存．苦味あり (安定性)〔長期〕(室温，暗所，褐色ガラス瓶(密栓)，36カ月間)外観・性状：変化なし．残存率：ほとんど変化なし 〔苛酷〕(50℃，暗所，褐色ガラス瓶(密栓)，3カ月間)外観・性状：変化なし．残存率：ほとんど変化なし (30℃，82%RH，暗所，褐色ガラス瓶(開栓)，3カ月間)外観・性状：変化なし．残存率：ほとんど変化なし 〔光〕(室温，成り行きRH，約20,000lx(人工気象装置)，白色ガラス瓶(密栓)，9日間)外観・性状：変化なし．残存率：ほとんど変化なし (溶解性(水))ほとんど溶けない	細2% 先 GE シ0.1% 先 GE

理由　(著)著者コメント　(安定性)原薬(一部製剤)の安定性　(溶解性(水))原薬の水に対する溶解性
代用品　※：一部適応等が異なる

フルイ

製品名（会社名）	規格単位	剤形・割線・Cap号数	可否	一般名
フルイトラン錠1mg （塩野義）	1mg	素錠 ⊕(割線模様)	○	トリクロルメチアジド
フルイトラン錠2mg （塩野義）	2mg	素錠 ⊕(割線模様)	○	
フルカムカプセル13.5mg （ファイザー）	13.5mg	硬カプセル 4号	— (△)	アンピロキシカム
フルカムカプセル27mg （ファイザー）	27mg	硬カプセル 2号	— (△)	
フルコナゾールカプセル50mg「F」 （富士製薬）	50mg	硬カプセル 4号	△ (○)	フルコナゾール
フルコナゾールカプセル100mg「F」 （富士製薬）	100mg	硬カプセル 3号	△ (○)	
フルコナゾールカプセル50mg 「JG」(日本ジェネリック)	50mg	硬カプセル 4号	— (△)	フルコナゾール
フルコナゾールカプセル100mg 「JG」(日本ジェネリック)	100mg	硬カプセル 3号	— (△)	
フルコナゾールカプセル 50mg「アメル」(共和薬品)	50mg	硬カプセル 4号	△	フルコナゾール
フルコナゾールカプセル 100mg「アメル」(共和薬品)	100mg	硬カプセル 3号	△	
フルコナゾールカプセル 50mg「サワイ」(沢井)	50mg	硬カプセル 4号	— (○)	フルコナゾール
フルコナゾールカプセル 100mg「サワイ」(沢井)	100mg	硬カプセル 3号	— (○)	
フルコナゾールカプセル 50mg「サンド」(サンド)	50mg	硬カプセル 4号	— (○)	フルコナゾール
フルコナゾールカプセル 100mg「サンド」(サンド)	100mg	硬カプセル 3号	— (△)	

可否判定 ○：可，△：条件つきで可，×：不可，—：企業判定回避，( )：著者判断

フルコ

理　由	代用品
著 防湿保存 **(安定性)**〔苛酷〕(45℃, 遮光, 密栓, 6カ月間)ほとんど変化なし (37℃, 90%RH, 遮光, 6カ月間)ほとんど変化なし (25℃, 室内光, 密栓, 6カ月間)ほとんど変化なし **粉砕品** [1mg錠] 〔苛酷〕(25℃/40℃, 75%RH, 遮光, 3カ月間)性状, 乾燥減量, 含量に変化なし (室温, D65ランプ(60万lx・hr))性状, 乾燥減量, 含量に変化なし [2mg錠] 〔苛酷〕(40℃, 75%RH, 遮光, 3カ月間)性状, 純度試験, 含量に変化なし **(溶解性(水))**ほとんど溶けない	
著 遮光保存 **(溶解性(水))**ほとんど溶けない	
苦味あり **著** 粉砕後防湿・遮光保存で可能と推定 **(安定性)**〔長期〕(25℃, 成り行き湿度)少なくとも36カ月間安定 (30℃, 75%RH, 6,700lx・hr)3カ月間変化なし (60万lx・hr)変化なし **(溶解性(水))**溶けにくい	DS1%・4%※ 先
粉砕後防湿・遮光保存で可能と推定 **(安定性)**脱カプセル品　(25℃, 60%RH, 開放・シャーレ, 30日間)[50mgカプセル]変化なし, [100mgカプセル]含量の低下 (25℃, 60%RH, 密閉・遮光・気密容器, 30日間)変化なし **(溶解性(水))**溶けにくい	DS1%・4%※ 先
著 苦味あり **(安定性)**該当資料なし **(溶解性(水))**溶けにくい	DS1%・4%※ 先
わずかに特異なにおいがあり, 味は苦い **著** 粉砕後防湿・遮光保存で可能と推定 **(溶解性(水))**溶けにくい	DS1%・4%※ 先
[100mgカプセル]データなし **著** 粉砕後防湿・遮光保存で可能と推定 **(安定性)**脱カプセル後　[50mgカプセル] 〔温度〕(40℃, 4週間(恒温器中))性状(外観)に変化は認めず溶出率(%)は規定内であった。定量：4週間後の残存率は97.3%であった 〔湿度〕(30℃, 75%RH, 4週間(恒温恒湿器中))性状(外観)に変化は認めず, 溶出率(%)は規定内であった。定量：4週間後の残存率は96.1%であった 〔光〕(2,000lx・hr, 総照射量134万lx・hr(光試験器中))性状(外観)に変化は認めず, 溶出率(%)は規定内であった。定量：4週間後の残存率は95.7%であった **(溶解性(水))**溶けにくい	DS1%・4%※ 先

理由　**著** 著者コメント　**(安定性)** 原薬(一部製剤)の安定性　**(溶解性(水))** 原薬の水に対する溶解性
代用品　※：一部適応等が異なる

フルコ

製品名（会社名）	規格単位	剤形・割線・Cap号数	可否	一般名
フルコナゾールカプセル50mg「タカタ」（高田＝塩野義）	50mg	硬カプセル ④号	—（△）	フルコナゾール
フルコナゾールカプセル100mg「タカタ」（高田＝塩野義）	100mg	硬カプセル ③号	—（△）	
フルコナゾールカプセル50mg「日医工」（日医工）	50mg	硬カプセル ④号	—（△）	フルコナゾール
フルコナゾールカプセル100mg「日医工」（日医工）	100mg	硬カプセル ③号	—（△）	
フルスタン錠0.15（大日本住友＝キッセイ）	$0.15\mu g$	素錠 ○（割線無）	—（△）	ファレカルシトリオール
フルスタン錠0.3（大日本住友＝キッセイ）	$0.3\mu g$	素錠 ⊖（割線1本）	—（△）	
フルスルチアミン錠25mg「トーワ」（東和薬品）	25mg	糖衣錠 ○（割線無）	—（○）	フルスルチアミン
プルゼニド錠12mg（サンファーマ＝田辺三菱）	12mg	糖衣錠 ○（割線無）	○	センノシド
フルタミド錠125「KN」（小林化工＝ヤクルト）	125mg	素錠 ○（割線無）	×（△）	フルタミド

可否判定 ○：可，△：条件つきで可，×：不可，—：企業判定回避，（ ）：著者判断

フルタ

理　　由	代用品
苦味あり。吸湿及び固化に注意 (40℃・遮光・気密・3カ月, 25℃・75%RH・遮光・開放・3カ月, 光(気密)120万lx・hr)安定 著 防湿保存。苦味あり 安定性〔通常〕(25℃, 60%RH, 36カ月間)変化なし 〔苛酷〕(40℃, 75%RH, 6カ月間)変化なし 溶解性(水)溶けにくい	DS1%・4% ※ 先
著 防湿保存。苦味あり 安定性 製剤内容物 [100mgカプセル] (25℃, 75%RH, 遮光・開放, 3カ月間)外観, 重量, 含量変化なし 溶解性(水)溶けにくい	DS1%・4% ※ 先
光及び湿度に不安定 著 遮光保存 安定性(30℃, 褐色ガラス瓶(密栓), 6カ月間)未知分解物が生成 (5℃, 90%RH, 褐色ガラス瓶(開栓), 6カ月間)変化なし (5℃, 蛍光灯1,000lx, 透明ガラス瓶(密栓), 50日間)白色から微黄白色へ変色, 2種の未知分解物が生成, 副生成物が増加 (-20℃, 褐色ガラス瓶(密栓), 36カ月間)変化なし 溶解性(水)ほとんど溶けない	
主成分は, においはないか, またはわずかに特異なにおいがあり, 味は苦い 著 粉砕後データより安定と推定 安定性 粉砕後 (室内散光下, 3カ月間)外観変化なし, 残存率95.5%(1カ月) 溶解性(水)溶けやすい	顆10% GE
25℃, 75%RH, 500lxで4週間安定 安定性〔苛酷〕データなし 溶解性(水)センノシドA及びBカルシウム塩：溶けやすい	顆8% GE
抗悪性腫瘍剤のため調剤者の健康被害を考慮し, 原則粉砕はしないこと 著 抗悪性腫瘍剤のため粉砕せず懸濁する 安定性 粉砕後 〔通常〕(25℃, 75%RH, 遮光, 30日間)変化なし 〔光〕(室温, 1,000lx・hr(白色蛍光灯下))30日間において表面が黄色に変化, 含量に変化なし 溶解性(水)ほとんど溶けない 危険度 Ⅲ (日本病院薬剤師会：抗悪性腫瘍薬の院内取扱い指針)	

理由　著 著者コメント　安定性 原薬(一部製剤)の安定性　溶解性(水) 原薬の水に対する溶解性
代用品　※：一部適応等が異なる

フルタ

製品名（会社名）	規格単位	剤形・割線・Cap号数	可否	一般名
フルダラ錠10mg （サノフィ）	10mg	Fコート錠 （割線無）	× (△)	フルダラビンリン酸エステル
フルツロンカプセル100 （太陽ファルマ）	100mg	硬カプセル 4号	— (△)	ドキシフルリジン
フルツロンカプセル200 （太陽ファルマ）	200mg	硬カプセル 2号	— (△)	
フルニトラゼパム錠1mg「JG」 （日本ジェネリック）	1mg	素錠 (割線1本)	— (○)	フルニトラゼパム
フルニトラゼパム錠2mg「JG」 （日本ジェネリック）	2mg	素錠 (割線1本)	— (○)	
フルニトラゼパム錠1mg「TCK」 （辰巳）	1mg	Fコート錠 (割線1本)	— (○)	フルニトラゼパム
フルニトラゼパム錠2mg「TCK」 （辰巳）	2mg	Fコート錠 (割線1本)	— (○)	
フルニトラゼパム錠1mg「アメル」 （共和薬品）	1mg	Fコート錠 (割線1本)	— (○)	フルニトラゼパム
フルニトラゼパム錠2mg「アメル」 （共和薬品）	2mg	Fコート錠 (割線1本)	— (○)	
フルバスタチン錠10mg「JG」 （大興＝日本ジェネリック）	10mg	Fコート錠 ○(割線無)	— (△)	フルバスタチンナトリウム
フルバスタチン錠20mg「JG」 （大興＝日本ジェネリック）	20mg	Fコート錠 ○(割線無)	— (△)	
フルバスタチン錠30mg「JG」 （大興＝日本ジェネリック）	30mg	Fコート錠 ○(割線無)	— (△)	

可否判定　○：可，△：条件つきで可，×：不可，—：企業判定回避，（ ）：著者判断

理　由	代用品
FDAのプレグナンシー・カテゴリーにおいてDに指定。薬剤への曝露の危険性を鑑み不可。また，粉砕した条件下で検討がなされていないため （著）抗悪性腫瘍剤のため粉砕せず懸濁する （安定性）〔長期〕(6℃，暗所，ガラス瓶(閉栓)＋アルミニウム製袋，36カ月間)変化しない 〔苛酷〕(40℃，75%RH，暗所，ガラス瓶(閉栓)＋アルミニウム製袋，6カ月間)6カ月目に外観の変化(微黄色)が認められ，基準外の分解生成物の増加及び含量の低下も認められた (50℃/60℃，75%RH，暗所，無色ガラスバイアル(開栓)，30日間)外観の変化(濁色)及び分解生成物の増加が認められた 〔光〕(室温，水銀ランプ(20,000lx)，128万lx・hr，無色ガラスシャーレ)変化しない （溶解性(水)）溶けにくい （危険度）Ⅰ(日本病院薬剤師会：抗悪性腫瘍薬の院内取扱い指針)	
データなし。原薬は，室温(瓶気密)の条件で36カ月変化なし。原薬苦味あり （著）抗悪性腫瘍剤のため粉砕せず懸濁する （溶解性(水)）やや溶けやすい （危険度）Ⅰ(日本病院薬剤師会：抗悪性腫瘍薬の院内取扱い指針)	
（安定性）(25℃，75%RH，遮光・開放，4週間)問題なし （溶解性(水)）ほとんど溶けない	
25±2℃，75±5%RH，遮光・開放条件で4週間保存した結果，外観及び含量に変化はなかった （安定性）該当資料なし （溶解性(水)）ほとんど溶けない	
室内散乱光，シャーレ開放条件で4週間保存した結果，含量に変化なし （安定性）該当資料なし （溶解性(水)）ほとんど溶けない	
粉砕で青色となる （著）防湿保存 （安定性）**粉砕後**　(25℃，75%RH，遮光，開放，28日間)外観，含量：変化なし （溶解性(水)）ほとんど溶けない	
（著）防湿・遮光保存 （溶解性(水)）やや溶けやすい	

理由　（著）著者コメント　（安定性）原薬(一部製剤)の安定性　（溶解性(水)）原薬の水に対する溶解性
代用品　※：一部適応等が異なる

フルハ

製品名（会社名）	規格単位	剤形・割線・Cap号数	可否	一般名
フルバスタチン錠10mg「サワイ」（沢井）	10mg	Fコート錠 ○(割線無)	—(△)	フルバスタチンナトリウム
フルバスタチン錠20mg「サワイ」（沢井）	20mg	Fコート錠 ○(割線無)	—(△)	
フルバスタチン錠30mg「サワイ」（沢井）	30mg	Fコート錠 ○(割線無)	—(△)	
フルバスタチン錠10mg「三和」（シオノ＝三和化学）	10mg	Fコート錠 ○(割線無)	—(△)	フルバスタチンナトリウム
フルバスタチン錠20mg「三和」（シオノ＝三和化学）	20mg	Fコート錠 ○(割線無)	—(△)	
フルバスタチン錠30mg「三和」（シオノ＝三和化学）	30mg	Fコート錠 ○(割線無)	—(△)	
フルバスタチン錠10mg「タイヨー」（武田テバファーマ＝武田）	10mg	Fコート錠 ○(割線無)	—(△)	フルバスタチンナトリウム
フルバスタチン錠20mg「タイヨー」（武田テバファーマ＝武田）	20mg	Fコート錠 ○(割線無)	—(△)	
フルバスタチン錠30mg「タイヨー」（武田テバファーマ＝武田）	30mg	Fコート錠 ○(割線無)	—(△)	
ブルフェン錠100（科研）	100mg	糖衣錠 ○(割線無)	△	イブプロフェン
ブルフェン錠200（科研）	200mg	糖衣錠 ○(割線無)	△	
フルボキサミンマレイン酸塩錠25mg「CH」（長生堂＝日本ジェネリック）	25mg	Fコート錠 ○(割線無)	—(△)	フルボキサミンマレイン酸塩
フルボキサミンマレイン酸塩錠50mg「CH」（長生堂＝日本ジェネリック）	50mg	Fコート錠 ○(割線無)	—(△)	
フルボキサミンマレイン酸塩錠75mg「CH」（長生堂＝日本ジェネリック）	75mg	Fコート錠 ○(割線無)	—(△)	
フルボキサミンマレイン酸塩錠25mg「EMEC」（エルメッド＝日医工）	25mg	Fコート錠 ○(割線無)	—(△)	フルボキサミンマレイン酸塩
フルボキサミンマレイン酸塩錠50mg「EMEC」（エルメッド＝日医工）	50mg	Fコート錠 ○(割線無)	—(△)	
フルボキサミンマレイン酸塩錠75mg「EMEC」（エルメッド＝日医工）	75mg	Fコート錠 ○(割線無)	—(△)	

可否判定　○：可，△：条件つきで可，×：不可，—：企業判定回避，（　）：著者判断

フルホ

理　　由	代用品
著 防湿・遮光保存 安定性 光によって徐々に黄色となる。吸湿性である 溶解性(水) やや溶けやすい	
著 安定性データが不足しているが，粉砕後防湿・遮光保存で可能と推定 溶解性(水) やや溶けやすい	
粉砕品には強い苦味がある 著 苦味あり。粉砕後防湿・遮光保存で可能と推定 安定性 製剤 〔湿度〕(25℃，75％RH，2週間)性状変化(微黄白色の粉末(粉砕直後)から微黄色の粉末となった。また凝集傾向があった) 溶解性(水) やや溶けやすい	
苦味あり 安定性 〔通常〕(室温，18カ月間)変化なし 〔苛酷〕(40℃，80％RH，25日間)変化なし 溶解性(水) ほとんど溶けない	顆20％ 先 GE
粉砕すると苦味があり，舌のしびれ感が現れることがある 安定性 粉砕品 (40℃，60％RH，遮光・気密，30日間)外観・含量：変化なし (25℃，75％RH，遮光・開放，30日間)外観・含量：変化なし (120万lx·hr，密閉(シャーレ＋ラップ)，50日間)〔25mg・75mg錠〕外観・含量：変化なし，〔50mg錠〕外観：変化なし，含量：変化あり 溶解性(水) やや溶けにくい	
粉砕時の体内動態データなし。〔25mg錠〕粉砕後，温度：40℃，3カ月で総類縁物質が規格外。次の2条件で規格内(温度：25℃，湿度：75％，3カ月間。120万lx·hr)。粉砕後，要遮光 〔50mg・75mg錠〕粉砕後，次の3条件で規格内(温度：40℃，3カ月。温度：25℃，湿度：75％，3カ月間。120万lx·hr)。粉砕後，要遮光 安定性 製剤 〔通常〕(25℃，60％RH，遮光，1.5年)規格内 〔長期〕(25℃，60％RH，密閉・遮光，36カ月間)規格内 〔苛酷〕(60℃，遮光，10日間)規格内 (25℃，90％RH，遮光，10日間)規格内 (120万lx·hr(UV))総類縁物質が規格外 溶解性(水) やや溶けにくい	

理由　著 著者コメント　安定性 原薬(一部製剤)の安定性　溶解性(水) 原薬の水に対する溶解性
代用品　※：一部適応等が異なる

フルホ

製品名（会社名）	規格単位	剤形・割線・Cap号数	可否	一般名
フルボキサミンマレイン酸塩錠25mg「JG」（大興＝日本ジェネリック）	25mg	Fコート錠 ○(割線無)	— (△)	フルボキサミンマレイン酸塩
フルボキサミンマレイン酸塩錠50mg「JG」（大興＝日本ジェネリック）	50mg	Fコート錠 ○(割線無)	— (△)	
フルボキサミンマレイン酸塩錠75mg「JG」（大興＝日本ジェネリック）	75mg	Fコート錠 ○(割線無)	— (△)	
フルボキサミンマレイン酸塩錠25mg「NP」（ニプロ）	25mg	Fコート錠 ○(割線無)	— (△)	フルボキサミンマレイン酸塩
フルボキサミンマレイン酸塩錠50mg「NP」（ニプロ）	50mg	Fコート錠 ○(割線無)	— (△)	
フルボキサミンマレイン酸塩錠75mg「NP」（ニプロ）	75mg	Fコート錠 ○(割線無)	— (△)	
フルボキサミンマレイン酸塩錠25mg「TYK」（武田テバ薬品＝武田テバファーマ＝武田）	25mg	Fコート錠 ○(割線無)	× (△)	フルボキサミンマレイン酸塩
フルボキサミンマレイン酸塩錠50mg「TYK」（武田テバ薬品＝武田テバファーマ＝武田）	50mg	Fコート錠 ○(割線無)	× (△)	
フルボキサミンマレイン酸塩錠75mg「TYK」（武田テバ薬品＝武田テバファーマ＝武田）	75mg	Fコート錠 ○(割線無)	× (△)	
フルボキサミンマレイン酸塩錠25mg「YD」（陽進堂）	25mg	Fコート錠 ○(割線無)	— (△)	フルボキサミンマレイン酸塩
フルボキサミンマレイン酸塩錠50mg「YD」（陽進堂）	50mg	Fコート錠 ○(割線無)	— (△)	
フルボキサミンマレイン酸塩錠75mg「YD」（陽進堂）	75mg	Fコート錠 ○(割線無)	— (△)	
フルボキサミンマレイン酸塩錠25mg「アメル」（共和薬品）	25mg	Fコート錠 ○(割線無)	△	フルボキサミンマレイン酸塩
フルボキサミンマレイン酸塩錠50mg「アメル」（共和薬品）	50mg	Fコート錠 ○(割線無)	△	
フルボキサミンマレイン酸塩錠75mg「アメル」（共和薬品）	75mg	Fコート錠 ○(割線無)	△	

可否判定 ○：可，△：条件つきで可，×：不可，—：企業判定回避，（ ）：著者判断

フルホ

理　　由	代用品
著 苦味，舌のしびれ感が発現するおそれあり。安定性データが不足しているが，粉砕後防湿・遮光保存で可能と推定 溶解性(水) やや溶けにくい	
噛み砕くと苦味あり，舌のしびれ感が現れることがある 安定性 粉砕後 3カ月間のデータあり(粉砕時の体内動態データ等なし) 溶解性(水) やや溶けにくい	
粉砕すると苦味があり，舌のしびれ感が現れることがある(添付文書に記載) 溶解性(水) やや溶けにくい	
著 苦味，舌のしびれ感が発現するおそれあり 安定性 粉砕時 (25℃，60%RH，120万lx·hr，30日間)性状変化なし，含量規格内 溶解性(水) やや溶けにくい	
苦味，舌のしびれが現れるため粉砕後の経口投与は不可。経管投与は可 安定性 粉砕後 (25℃，75%RH，遮光，グラシン包装)90日間安定 溶解性(水) やや溶けにくい	

理由　著 著者コメント　　安定性 原薬(一部製剤)の安定性　　溶解性(水) 原薬の水に対する溶解性
代用品　※：一部適応等が異なる

フルホ

製品名（会社名）	規格単位	剤形・割線・Cap号数	可否	一般名
フルボキサミンマレイン酸塩錠25mg「杏林」（キョーリンリメディオ＝杏林）	25mg	Fコート錠 ○(割線無)	— (△)	フルボキサミンマレイン酸塩
フルボキサミンマレイン酸塩錠50mg「杏林」（キョーリンリメディオ＝杏林）	50mg	Fコート錠 ○(割線無)	— (△)	
フルボキサミンマレイン酸塩錠75mg「杏林」（キョーリンリメディオ＝杏林）	75mg	Fコート錠 ○(割線無)	— (△)	
フルボキサミンマレイン酸塩錠25mg「サワイ」（沢井）	25mg	Fコート錠 ○(割線無)	— (△)	フルボキサミンマレイン酸塩
フルボキサミンマレイン酸塩錠50mg「サワイ」（沢井）	50mg	Fコート錠 ○(割線無)	— (△)	
フルボキサミンマレイン酸塩錠75mg「サワイ」（沢井）	75mg	Fコート錠 ○(割線無)	— (△)	
フルボキサミンマレイン酸塩錠25mg「タカタ」（高田）	25mg	Fコート錠 ○(割線無)	— (△)	フルボキサミンマレイン酸塩
フルボキサミンマレイン酸塩錠50mg「タカタ」（高田）	50mg	Fコート錠 ○(割線無)	— (△)	
フルボキサミンマレイン酸塩錠75mg「タカタ」（高田）	75mg	Fコート錠 ○(割線無)	— (△)	
フルボキサミンマレイン酸塩錠25mg「トーワ」（東和薬品）	25mg	Fコート錠 ○(割線無)	× (△)	フルボキサミンマレイン酸塩
フルボキサミンマレイン酸塩錠50mg「トーワ」（東和薬品）	50mg	Fコート錠 ○(割線無)	× (△)	
フルボキサミンマレイン酸塩錠75mg「トーワ」（東和薬品）	75mg	Fコート錠 ○(割線無)	× (△)	
フルボキサミンマレイン酸塩錠25mg「日医工」（日医工）	25mg	Fコート錠 ○(割線無)	— (△)	フルボキサミンマレイン酸塩
フルボキサミンマレイン酸塩錠50mg「日医工」（日医工）	50mg	Fコート錠 ○(割線無)	— (△)	
フルボキサミンマレイン酸塩錠75mg「日医工」（日医工）	75mg	Fコート錠 ○(割線無)	— (△)	
フルボキサミンマレイン酸塩錠25mg「ファイザー」（ファイザー）	25mg	Fコート錠 ○(割線無)	— (△)	フルボキサミンマレイン酸塩
フルボキサミンマレイン酸塩錠50mg「ファイザー」（ファイザー）	50mg	Fコート錠 ○(割線無)	— (△)	
フルボキサミンマレイン酸塩錠75mg「ファイザー」（ファイザー）	75mg	Fコート錠 ○(割線無)	— (△)	

可否判定　○：可，△：条件つきで可，×：不可，—：企業判定回避，（ ）：著者判断

フルホ

理　由	代用品
刺激性があり，苦味，舌のしびれ感が現れるため，粉砕後の経口投与は不可 (溶解性(水))やや溶けにくい	
(著) 苦味，舌のしびれ感が発現するおそれあり (溶解性(水))やや溶けにくい	
苦味あり (著) 苦味，舌のしびれ感が発現するおそれあり (安定性)(25℃，75%RH，遮光・分包，90日間)安定 (溶解性(水))やや溶けにくい	
主成分は，苦味があり，舌のしびれ感が現れることがあるので粉砕は行わないこと (著) 苦味，舌のしびれ感が発現するおそれあり (安定性)該当資料なし (溶解性(水))やや溶けにくい	
(著) 苦味，舌のしびれ感が発現するおそれあり (安定性)粉砕物　(25℃，75%RH，遮光・開放，3カ月間)[25mg錠]3カ月後含量変化(規格内)，[50mg・75mg錠]外観，重量，含量変化なし (溶解性(水))やや溶けにくい	
本品を粉砕すると，苦味，舌のしびれ感が現れるため，粉砕後の経口投与は不可とされている (著) 苦味，舌のしびれ感が発現するおそれあり。安定性データが不足しているが，粉砕後防湿・遮光保存で可能と推定 (溶解性(水))やや溶けにくい	

理由　(著)著者コメント　(安定性)原薬(一部製剤)の安定性　(溶解性(水))原薬の水に対する溶解性
代用品　※：一部適応等が異なる

フルメ

製品名（会社名）	規格単位	剤形・割線・Cap号数	可否	一般名
フルメジン糖衣錠(0.25) (田辺三菱＝吉富薬品)	0.25mg	糖衣錠 ○(割線無)	— (△)	フルフェナジン
フルメジン糖衣錠(0.5) (田辺三菱＝吉富薬品)	0.5mg	糖衣錠 ○(割線無)	— (△)	
フルメジン糖衣錠(1) (田辺三菱＝吉富薬品)	1mg	糖衣錠 ○(割線無)	— (△)	
フレカイニド酢酸塩錠50mg「KO」 (寿)	50mg	素錠 ○(割線無)	○	フレカイニド酢酸塩
フレカイニド酢酸塩錠100mg「KO」 (寿)	100mg	素錠 ○(割線無)	○	
フレカイニド酢酸塩錠50mg 「ファイザー」(ファイザー)	50mg	素錠 ○(割線無)	— (○)	フレカイニド酢酸塩
フレカイニド酢酸塩錠100mg 「ファイザー」(ファイザー)	100mg	素錠 ○(割線無)	— (○)	
ブレーザベスカプセル100mg (アクテリオン)	100mg	硬カプセル 4号	— (○)	ミグルスタット

可否判定　○：可，△：条件つきで可，×：不可，—：企業判定回避，（ ）：著者判断

理　由	代用品
原薬は光に不安定 [0.25mg錠]高湿度(30℃・92%RH・遮光)により固化・湿潤・カビ発生 [0.5mg・1mg錠]0.25mg錠参照 著 室温，室内放置，薬包紙の条件で，21日間，外観に変化なく，含量は規格内，散のみ遮光保存 安定性〔長期〕(室温，褐色ガラス容器(気密)，3年10カ月間)変化なし 溶解性(水)溶けにくい 〔取扱い上の注意〕散剤を多量ないし恒常的に取扱う際には，ときに蕁麻疹ようの過敏症状を呈することがあるので，この場合はゴム手袋を使用するか，しばしば手や顔等を洗浄するなど露出皮膚面に対する一般的保護手段を講じること	散0.2% 先
溶解性(水)やや溶けにくい	細10% 先
著 粉砕後データが不足しているが，防湿保存で可能と推定 安定性(40℃/50℃，遮光瓶・密閉)変化なし (30℃，75%RH，遮光・シャーレ開放)外観変化あり(4週間以降：白色の粉末→白色の粉末の一部が凝集。凝集は押すことで容易に粉末となった) (2,000lx(総照射量134万lx・hr以上，総近紫外放射エネルギー200W・hr/m²以上，シャーレ，口に防湿フィルム))変化なし 溶解性(水)やや溶けにくい	細10% 先
カプセルの内容物とD-マンニトールの1対1混合物を，温度30℃，相対湿度65%の条件で安定性の確認を8週間行った結果，主成分の未変化体に有意な減少はみられなかった。脱カプセル品ないし内容物の粉砕品を使用した場合の薬物動態，有効性，安全性のデータはない 安定性〔長期〕(25℃，60%RH，二重のポリエチレン袋/ファイバードラム，36カ月間)変化なし 〔光〕(無包装，120万lx・hr及び総近紫外放射エネルギー200W・hr/m²)変化なし 溶解性(水)溶けやすい	

理由　著 著者コメント　　安定性 原薬(一部製剤)の安定性　　溶解性(水) 原薬の水に対する溶解性
代用品　※：一部適応等が異なる

フレシ

製品名（会社名）	規格単位	剤形・割線・Cap号数	可否	一般名
プレジコビックス配合錠 （ヤンセン）	配合剤	Fコート錠 ◯(割線無)	— (△†)	ダルナビル エタノール付加物・コビシスタット
プレタールOD錠50mg （大塚製薬）	50mg	口腔内崩壊錠 ◯(割線無)	— (△)	シロスタゾール
プレタールOD錠100mg （大塚製薬）	100mg	口腔内崩壊錠 ⊖(割線1本)	— (△)	

可否判定 ○：可，△：条件つきで可，×：不可，—：企業判定回避，（ ）：著者判断

理　由	代用品
データなし † **著** 凡例5頁参照。防湿・遮光保存 **安定性** ダルナビル 〔長期〕(25℃, 60%RH, 二重LDPE袋＋アルミニウムポリエチレンラミネート袋, 36カ月間)変化なし (30℃, 65%RH, 二重LDPE袋＋アルミニウムポリエチレンラミネート袋, 36カ月間)変化なし 〔加速〕(40℃, 75%RH, 二重LDPE袋＋アルミニウムポリエチレンラミネート袋, 6カ月間)変化なし 〔苛酷〕(50℃, 二重LDPE袋＋アルミニウムポリエチレンラミネート袋, 3カ月間)変化なし 〔光〕(曝光(700W/m²), ガラスシャーレ(透明), 8時間)エタノール含量の低下, 水分の増加が認められた コビシスタット 〔長期〕(5℃, 二重ポリエチレン袋＋高密度ポリエチレン製ドラム, 60カ月間)変化なし 〔加速〕(25℃, 60%RH, 二重ポリエチレン袋＋高密度ポリエチレン製ドラム, 48カ月間)変化なし 〔光〕(曝光, ガラス製ペトリ皿, 石英製の蓋)変化なし **溶解性(水)** ダルナビル：極めて溶けにくい コビシスタット：ほとんど溶けない	
(25℃, 75%RH, シャーレ開放, 3カ月間)外観及び含量：変化なし 湿気を避けて保存 **著** 口腔内崩壊錠のため粉砕不適。粉砕した場合, 遮光保存 **安定性**〔長期〕(室温, ガラス容器(気密), 40カ月間)変化なし 〔加速〕(40℃, 75%RH, ガラス容器(気密/開放), 12カ月間)変化なし 〔温度〕(50℃, ガラス容器(気密), 6カ月間)変化なし 〔湿度〕(25℃, 75%RH, ガラス容器(開放), 12カ月間)変化なし 〔光〕(室内散光下, 600〜1,200lx, ガラスシャーレ(開放), 12カ月間)変化なし (キセノン光照射下, 約12,000ラングレー, ガラス容器(気密), 400時間)変化なし (日光照射下, 約9,200ラングレー, ガラスシャーレ(開放), 4週間)変化なし **溶解性(水)** ほとんど溶けない	散20% 先 内用ゼリー50mg・100mg GE

理由 **著** 著者コメント　**安定性** 原薬(一部製剤)の安定性　**溶解性(水)** 原薬の水に対する溶解性
代用品 ※：一部適応等が異なる

フレテ

製品名（会社名）	規格単位	剤形・割線・Cap号数	可否	一般名
ブレディニン錠25 (旭化成ファーマ)	25mg	Fコート錠 ○(割線無)	— (△)	ミゾリビン
ブレディニン錠50 (旭化成ファーマ)	50mg	Fコート錠 ⊖(割線1本)	— (△)	
ブレディニンOD錠25 (旭化成ファーマ)	25mg	素錠(口腔内崩壊錠) ○(割線無)	△	ミゾリビン
ブレディニンOD錠50 (旭化成ファーマ)	50mg	素錠(口腔内崩壊錠) ⊖(割線1本)	△	

可否判定 ○：可，△：条件つきで可，×：不可，—：企業判定回避，（ ）：著者判断

理　由	代用品
有効成分の吸湿性：40～86％RHの条件下では吸湿を認めなかったが，92％ではやや吸湿を認め，約20日で恒量となった **著** 防湿・遮光保存 **安定性** 〔通常〕(室温，無色透明規格瓶(気密)，39カ月間)外観，含量，紫外部吸収スペクトル，旋光度，含水率，pH，溶状，薄層クロマトグラフィーの経時的変化：変化なし 〔苛酷〕(45±1℃，無色透明規格瓶(気密)，6カ月間)外観，含量，紫外部吸収スペクトル，旋光度，含水率，pH，溶状，薄層クロマトグラフィーの経時的変化：変化なし (30℃，70％RH，無色透明規格瓶(開放)，6カ月間)外観，含量，紫外部吸収スペクトル，旋光度，含水率，pH，溶状，薄層クロマトグラフィーの経時的変化：変化なし (30℃，90％RH，無色透明規格瓶(開放)，5カ月間)1カ月後より含水率が増加し，外観がやや緑色を帯び，4カ月後には緑色を呈し，力価低下を認めた 〔光〕(太陽光下(累積照度1,826ラングリー)，無色透明規格瓶(気密)，3カ月間)外観，含量，紫外部吸収スペクトル，旋光度，含水率，pH，溶状，薄層クロマトグラフィーの経時的変化：変化なし **粉砕後** 室温散光下，6週間保存：変化なし 40℃，75％RH，4週間保存後，微緑色に変色。含量は4週目に規格外に低下 **溶解性(水)** 溶けやすい	
著 口腔内崩壊錠のため粉砕不適。粉砕した場合，防湿・遮光保存 **安定性** 〔通常〕(室温，無色透明規格瓶(気密)，39カ月間)外観，含量，紫外部吸収スペクトル，旋光度，含水率，pH，溶状，薄層クロマトグラフィーの経時的変化：変化なし 〔苛酷〕(45±1℃，無色透明規格瓶(気密)，6カ月間)外観，含量，紫外部吸収スペクトル，pH，溶状，薄層クロマトグラフィーの経時的変化：変化なし (30℃，70％RH，無色透明規格瓶(開放)，6カ月間)外観，含量，紫外部吸収スペクトル，旋光度，含水率，pH，溶状，薄層クロマトグラフィーの経時的変化：変化なし (30℃，90％RH，無色透明規格瓶(開放)，5カ月間)1カ月後より含水率が増加し，外観がやや緑色を帯び，4カ月後には緑色を呈し，力価低下を認めた 〔光〕(太陽光下(累積照度1,826ラングリー)，無色透明規格瓶(気密)，3カ月間)外観，含量，紫外部吸収スペクトル，旋光度，含水率，pH，溶状，薄層クロマトグラフィーの経時的変化：変化なし **粉砕後** 性状は，室温散光下と40℃・75％RHともに6週間保存で変化が認められなかった。色差および乾燥減量は，室温散光下と40℃・75％RHともに6週間保存でわずかに増加する傾向が認められた。含量は，室温散光下と40℃・75％RHともに6週間保存で含量規格の範囲内であったが低下し，40℃・75％RHで6週間保存では，約3％の含量低下が認められた **溶解性(水)** 溶けやすい	

理由　**著** 著者コメント　**安定性** 原薬(一部製剤)の安定性　**溶解性(水)** 原薬の水に対する溶解性
代用品　※：一部適応等が異なる

フレト

製品名(会社名)	規格単位	剤形・割線・Cap号数	可否	一般名
プレドニゾロン錠2.5mg「NP」 (ニプロ)	2.5mg	素錠 ⊖(割線1本)	— (○)	プレドニゾロン
プレドニゾロン錠5mg「NP」 (ニプロ)	5mg	素錠 ⊖(割線1本)	— (○)	
プレドニゾロン錠5mg「YD」 (陽進堂)	5mg	素錠 ⊖(割線1本)	— (○)	プレドニゾロン
プレドニゾロン錠1mg(旭化成) (旭化成ファーマ)	1mg	素錠 ⊖(割線1本)	— (○)	プレドニゾロン
プレドニゾロン錠5mg(旭化成) (旭化成ファーマ)	5mg	素錠 ⊖(割線1本)	— (○)	
プレドニゾロン錠「タケダ」5mg (武田テバ薬品=武田)	5mg	素錠 ⊖(割線1本)	○	プレドニゾロン
プレドニゾロン錠5mg「トーワ」 (東和薬品)	5mg	素錠 (割線模様)	— (○)	プレドニゾロン
プレドニゾロン錠5mg「ミタ」 (キョーリンリメディオ =杏林=コーアイセイ= 日本ジェネリック)	5mg	素錠 ⊖(割線1本)	— (○)	プレドニゾロン

可否判定 ○:可, △:条件つきで可, ×:不可, —:企業判定回避, ( ):著者判断

フレト

理　　由	代用品
苦味あり (安定性)**粉砕後**　4週間のデータあり(粉砕時の体内動態データ等なし) (溶解性(水))極めて溶けにくい (危険度)Ⅱ(日本病院薬剤師会：抗悪性腫瘍薬の院内取扱い指針)	散1%　[先]
苦味あり (安定性)**粉砕後**　10日間のデータあり(粉砕時の体内動態データ等なし) (溶解性(水))極めて溶けにくい (危険度)Ⅱ(日本病院薬剤師会：抗悪性腫瘍薬の院内取扱い指針)	
(安定性)**粉砕時**　(温度・湿度成り行き，室内散乱光下，1カ月間)性状変化なし，含量規格内 (溶解性(水))極めて溶けにくい (危険度)Ⅱ(日本病院薬剤師会：抗悪性腫瘍薬の院内取扱い指針)	散1%　[先]
室温散光下(16〜25℃，湿度35〜70%)，グラシン紙分包，3カ月保存：変化なし 高温高湿度(40℃・75%RH)，グラシン紙分包，1カ月後：変色(微黄色) 有効成分の吸湿性：該当資料なし (安定性)**製剤**　〔長期〕(室温，PTP-ピロー，3年間)外観検査，確認試験，含量，溶出：変化なし 〔苛酷〕(40℃，3カ月間)性状，含量，硬度，崩壊時間：変化なし (30℃，75%RH，6カ月間)性状，含量，硬度，崩壊時間：変化なし 〔光〕(1,000lx，総照射量60万lx·hr)性状，含量，硬度，崩壊時間：変化なし (溶解性(水))極めて溶けにくい (危険度)Ⅱ(日本病院薬剤師会：抗悪性腫瘍薬の院内取扱い指針)	散1%　[先]
粉砕に関する安定性試験のデータがない 有効成分の吸湿性：該当資料なし (安定性)**製剤**　〔長期〕(室温，PTP-ピロー，5年間)外観検査，確認試験，含量，溶出：変化なし 〔苛酷〕(40℃，3カ月間)性状，含量，硬度，崩壊時間：変化なし (30℃，75%RH，6カ月後)性状：変色(白色→微褐色) 〔光〕(1,000lx，総照射量60万lx·hr)性状，含量，硬度，崩壊時間：変化なし (溶解性(水))極めて溶けにくい (危険度)Ⅱ(日本病院薬剤師会：抗悪性腫瘍薬の院内取扱い指針)	
(安定性)**製剤**　〔長期〕(室温，PTP包装品，60カ月間)外観：変化なし，残存率：98.7% 〔温度〕(40℃，6カ月間)外観：変化なし，残存率：99.2% 〔光〕(蛍光灯500lx，6カ月間)外観：変化なし，残存率：97.4% (溶解性(水))極めて溶けにくい (危険度)Ⅱ(日本病院薬剤師会：抗悪性腫瘍薬の院内取扱い指針)	散1%　[先]
(安定性)**粉砕後**　(室内散光下，3カ月間)外観変化なし，残存率96.2%(1カ月) (溶解性(水))極めて溶けにくい (危険度)Ⅱ(日本病院薬剤師会：抗悪性腫瘍薬の院内取扱い指針)	散1%　[先]
(溶解性(水))極めて溶けにくい (危険度)Ⅱ(日本病院薬剤師会：抗悪性腫瘍薬の院内取扱い指針)	散1%　[先]

理由　[著] 著者コメント　(安定性)原薬(一部製剤)の安定性　(溶解性(水))原薬の水に対する溶解性
代用品　※：一部適応等が異なる

フレト

製品名(会社名)	規格単位	剤形・割線・Cap号数	可否	一般名
プレドニン錠5mg (塩野義)	5mg	素錠 ⊖(割線模様)	○	プレドニゾロン
プレトモール錠50 (旭化成ファーマ)	50mg	素錠 ○(割線無)	— (○)	シロスタゾール
プレトモール錠100 (旭化成ファーマ)	100mg	素錠 ⊖(割線1本)	— (○)	
プレバイミス錠240mg (MSD)	240mg	Fコート錠 ○(割線無)	— (△)	レテルモビル
プレマリン錠0.625mg (ファイザー)	0.625mg	糖衣錠 ○(割線無)	— (△)	結合型エストロゲン
プレミネント配合錠LD (MSD)	配合剤	Fコート錠 ○(割線無)	— (△†)	ロサルタンカリウム・ヒドロクロロチアジド
プレミネント配合錠HD (MSD)	配合剤	Fコート錠 ○(割線無)	— (△†)	
プロカテロール塩酸塩錠25μg「サワイ」(沢井)	25μg	素錠 ⊖(割線1本)	— (△)	プロカテロール塩酸塩水和物
プロカテロール塩酸塩錠50μg「サワイ」(沢井)	50μg	素錠 ⊖(割線1本)	— (△)	

可否判定 ○:可, △:条件つきで可, ×:不可, —:企業判定回避, ( ):著者判断

フロカ

理　由	代用品
苦味あり 安定性 該当資料なし 溶解性(水) 極めて溶けにくい 危険性 Ⅱ(日本病院薬剤師会：抗悪性腫瘍薬の院内取扱い指針)	散1% [先]
粉砕に関する安定性試験のデータがない 有効成分の吸湿性：該当資料なし 著 安定性データが不足しているが，粉砕後防湿・遮光保存で可能と推定 溶解性(水) ほとんど溶けない	散20% [先] 内用ゼリー50mg・100mg [GE]
(室温散光下，6週間)外観，含量，水分：変化なし (30℃，75%RH，6週間)外観，含量，水分：変化なし 有効成分の吸湿性：該当資料なし 著 安定性データが不足しているが，粉砕後防湿・遮光保存で可能と推定 安定性 製剤〔苛酷〕(40℃，遮光気密容器，3カ月間)性状，含量，硬度，溶出：変化なし (30℃，75%RH，遮光，開放，3カ月間)性状，含量，硬度，溶出：変化なし 〔光〕(1,000lx，総照射量60万lx·hr)性状，含量，硬度，溶出：変化なし (1,000lx，総照射量120万lx·hr，気密容器)性状，含量，硬度，溶出：変化なし 溶解性(水) ほとんど溶けない	
錠剤が粉砕された状態での薬物動態試験，有効性試験，安全性試験は実施されておらず，その有効性・安全性を評価する情報は存在しない 著 遮光保存 安定性〔長期〕(25±2℃，60±5%RH，低密度ポリエチレン袋(二重)/高密度ポリエチレンドラム，24カ月間)変化なし 〔加速〕(40±2℃，75±5%RH，低密度ポリエチレン袋(二重)/高密度ポリエチレンドラム，6カ月間)変化なし 〔光〕(総照度1,200万lx·hr及び総近紫外放射エネルギー200W·hr/m²)分解が認められた 測定項目：性状，定量，類縁物質，水分 溶解性(水) 極めて溶けにくい	
著 防湿保存 安定性〔長期〕(室温/30℃/37℃/45℃，80%RH，無色瓶，密栓，90日間)残存率に変化なし	
粉砕された状態の有効性・安全性を評価する情報は存在しない † 著 凡例5頁参照。防湿・遮光保存。苦味あり 安定性 製剤〔通常〕(25℃，60%RH，36カ月間)安定 〔温度〕(60℃，暗所，非包装，6カ月間)ほとんど変化なし 〔湿度〕(25℃，85%RH，暗所，非包装，6カ月間)ほとんど変化なし 〔光〕(25℃，120万lx·hr＋200W·hr/m²(D65ランプ)，非包装)ほとんど変化なし 溶解性(水) ロサルタンカリウム：極めて溶けやすい ヒドロクロロチアジド：極めて溶けにくい	
データなし 著 防湿・遮光保存 安定性 光によって徐々に着色する 溶解性(水) やや溶けやすい	顆0.01% [先] シ0.0005% [先][GE] DS0.005% [先] DS0.01% [GE]

理由　著 著者コメント　安定性 原薬(一部製剤)の安定性　溶解性(水) 原薬の水に対する溶解性
代用品　※：一部適応等が異なる

フロカ

製品名（会社名）	規格単位	剤形・割線・Cap号数	可否	一般名
プロカテロール塩酸塩錠25μg「トーワ」（東和薬品）	0.025mg	素錠 ⊖(割線1本)	— (△)	プロカテロール塩酸塩水和物
プロカテロール塩酸塩錠50μg「トーワ」（東和薬品）	0.05mg	素錠 ⊖(割線1本)	— (△)	
プロカテロール塩酸塩錠25μg「日医工」（日医工）	0.025mg	素錠 ⊖(割線1本)	— (△)	プロカテロール塩酸塩水和物
プロカテロール塩酸塩錠50μg「日医工」（日医工）	0.05mg	素錠 ⊖(割線1本)	— (△)	
プログラフカプセル0.5mg（アステラス）	0.5mg	硬カプセル 5号	× (△)	タクロリムス水和物
プログラフカプセル1mg（アステラス）	1mg	硬カプセル 5号	× (△)	
プログラフカプセル5mg（アステラス）	5mg	硬カプセル 4号	× (△)	
プロクリン-Lカプセル5mg（高田）	5mg	硬カプセル 2号	— (△)	ピンドロール
プロクリン-Lカプセル15mg（高田）	15mg	硬カプセル 1号	— (△)	
プロサイリン錠20（科研）	20μg	Fコート錠 ◯(割線無)	× (△)	ベラプロストナトリウム
プロスターM錠10（サンノーバ＝エルメッド＝日医工）	10mg	素錠 ⊖(割線1本)	— (△)	ファモチジン
プロスターM錠20（サンノーバ＝エルメッド＝日医工）	20mg	素錠 ⊖(割線1本)	— (△)	

可否判定　○：可，△：条件つきで可，×：不可，—：企業判定回避，（ ）：著者判断

理　由	代用品
主成分は光によって徐々に着色する **著** 温度・吸湿・光によって含量低下が予測される。防湿・遮光保存 (安定性)**粉砕後** (室内散光下, 3カ月間)外観変化あり(3カ月), 残存率93.3%(1カ月) (遮光・防湿条件下, 3カ月間)外観・含量変化なし (溶解性(水))やや溶けやすい	顆0.01% [先] シ0.0005% [先][GE] DS0.005% [先] DS0.01% [GE]
著 粉砕後防湿・遮光保存で可能と推定 (溶解性(水))やや溶けやすい	顆0.01% [先] シ0.0005% [先][GE] DS0.005% [先] DS0.01% [GE]
血中濃度のモニタリングが必要な薬剤であり，カプセル剤の粉砕により薬物動態が変動する可能性が否定できないことから，粉砕使用は不可 有効成分の吸湿性：吸湿性を認めない。防湿が必要 **著** 脱カプセルで防湿保存 (安定性)〔長期〕(30℃, 暗所, 二重ポリ袋＋アイアンドラム(密閉), 39カ月間)外観・性状：変化なし。残存率：ほとんど変化なし 〔苛酷〕(50℃, 暗所, 二重ポリ袋＋アイアンドラム(密閉), 3カ月間)外観：変化なし。含量のわずかな低下(傾向)を認めた。TLCにわずかな変化(分解物)を認めた。これ以外の項目はほとんど変化なし (30℃, 75%RH, 暗所, シャーレ(開放), 3カ月間)外観・性状：変化なし。残存率：ほとんど変化なし 〔光〕(室温, 成り行きRH, 室内散光(1,000lx), シャーレ(開放), 50日間)外観・性状：変化なし。残存率：ほとんど変化なし (溶解性(水))ほとんど溶けない	顆0.2mg・1mg ※ [先]
開封は可。徐放性顆粒を含むため粉砕不可 **著** 防湿・遮光保存 (溶解性(水))ほとんど溶けない	
吸湿性が強いため粉砕不可 **著** 防湿・遮光保存。強い刺激性がある。用時粉砕は可 (安定性)〔通常〕(室温, 室内光下, 36カ月間)変化なし 〔苛酷〕(40℃, 遮光, 無色透明ガラス瓶(密閉), 6カ月間)変化なし (50℃, 遮光, 無色透明ガラス瓶(密閉), 3カ月間)変化なし (30℃, 75%RH/84%RH, 遮光, 無色透明ガラス瓶(開放), 3カ月間)3日後外観はペースト状に変化。3カ月後に微黄色に変化 (室温, 室内光, 透明ガラス管(密閉), 3カ月間)変化なし (外気温, 太陽光, 透明ガラス管(密閉), 100時間)わずかな分解物の生成 (溶解性(水))溶けやすい	
速崩性の錠剤であるため粉砕の必要なし **著** 防湿・遮光保存 (安定性)**原薬** 本品は光によって徐々に着色する。pH1.2, 24時間で86%分解する **粉砕時** 安定性データ，体内動態データなし (溶解性(水))極めて溶けにくい	散2%・10% [先][GE]

理由　**著** 著者コメント　(安定性)原薬(一部製剤)の安定性　(溶解性(水))原薬の水に対する溶解性
代用品　※：一部適応等が異なる

フロス

製品名（会社名）	規格単位	剤形・割線・Cap号数	可否	一般名
プロスタグランジンE2錠0.5mg「科研」（科研＝富士製薬）	0.5mg	Fコート錠 ○（割線無）	× (△)	ジノプロストン
プロスタット錠25mg（日本新薬）	25mg	素錠 ○（割線無）	○	クロルマジノン酢酸エステル
プロスタール錠25（あすか製薬＝武田）	25mg	素錠 ○（割線無）	○	クロルマジノン酢酸エステル
プロスタールL錠50mg（あすか製薬＝武田）	50mg	Fコート錠 ○（割線無）	×	クロルマジノン酢酸エステル
プロセキソール錠0.5mg（あすか製薬＝武田）	0.5mg	Fコート錠 ○（割線無）	×	エチニルエストラジオール
フロセミド錠20mg「JG」（日本ジェネリック）	20mg	Fコート錠 ⊖（割線1本）	— (△)	フロセミド
フロセミド錠40mg「JG」（日本ジェネリック）	40mg	素錠 ⊖（割線1本）	— (△)	
フロセミド錠10mg「NP」（ニプロ）	10mg	素錠 ⊖（割線1本）	— (△)	フロセミド
フロセミド錠20mg「NP」（ニプロ）	20mg	素錠 ⊖（割線1本）	— (△)	
フロセミド錠40mg「NP」（ニプロ）	40mg	素錠 ⊖（割線1本）	— (△)	

可否判定　○：可，△：条件つきで可，×：不可，—：企業判定回避，（　）：著者判断

フロセ

理　由	代用品
強い苦味あり (安定性)該当資料なし (溶解性(水))極めて溶けにくい	
(安定性)該当資料なし (溶解性(水))ほとんど溶けない	
(安定性)原薬　〔苛酷〕(60℃，シャーレ(開放)，30日間)変化なし (40℃，75%RH，シャーレ(開放)，6カ月間)変化なし (キセノン光下，シャーレ(開放)，24時間)やや着色，分解物・含量は変化なし (溶解性(水))ほとんど溶けない	
徐放性製剤のため粉砕不可(徐放性の消失) 著 徐放化腸溶錠の機構が失われるため粉砕不可 (安定性)原薬　〔苛酷〕(60℃，シャーレ(開放)，30日間)変化なし (40℃，75%RH，シャーレ(開放)，6カ月間)変化なし (キセノン光下，シャーレ(開放)，24時間)やや着色，分解物・含量は変化なし (溶解性(水))ほとんど溶けない	
腸溶性製剤。胃腸障害が増す可能性があるため粉砕不可 (安定性)原薬　〔苛酷〕(40℃，75%RH，シャーレ(開放)，無包装，6カ月間)変化なし (100℃，シャーレ(開放)，無包装，30時間)変化なし (蛍光灯下，120万lx·hr，シャーレ(開放)，無包装)ごくわずか着色，その他変化なし (キセノン光下，シャーレ(開放)，無包装，72時間)着色，その他変化なし (溶解性(水))ほとんど溶けない	
(40℃，4週間)問題なし (25℃，75%RH，4週間)問題なし (60万lx·hr)性状変化 著 粉砕後防湿・遮光保存で可能と推定 (安定性)原薬　光によって徐々に着色する (溶解性(水))ほとんど溶けない	細4% 先 GE
(40℃，遮光・気密容器，4週間)問題なし (25℃，75%RH，遮光・開放容器，4週間)性状変化 (120万lx·hr，透明・気密容器)性状変化 著 粉砕後防湿・遮光保存で可能と推定 (安定性)原薬　光によって徐々に着色する (溶解性(水))ほとんど溶けない	
錠剤は遮光保存(光によって徐々に着色) (安定性)粉砕後　3カ月間のデータあり(粉砕時の体内動態データ等なし) (溶解性(水))ほとんど溶けない	細4% 先 GE

理由　著 著者コメント　　(安定性)原薬(一部製剤)の安定性　　(溶解性(水))原薬の水に対する溶解性
代用品　※：一部適応等が異なる

フロセ

製品名（会社名）	規格単位	剤形・割線・Cap号数	可否	一般名
フロセミド錠10mg「SN」 (シオノ＝江州)	10mg	Fコート錠 ⊖(割線1本)	― (△)	フロセミド
フロセミド錠20mg「SN」 (シオノ＝江州)	20mg	Fコート錠 ⊖(割線1本)	― (△)	
フロセミド錠40mg「SN」 (シオノ＝江州)	40mg	Fコート錠 ⊖(割線1本)	― (△)	
フロセミド錠10mg「武田テバ」 (武田テバファーマ＝武田)	10mg	Fコート錠 ⊖(割線1本)	― (△)	フロセミド
フロセミド錠20mg「武田テバ」 (武田テバファーマ＝武田)	20mg	Fコート錠 ⊖(割線1本)	― (△)	
フロセミド錠40mg「武田テバ」 (武田テバファーマ＝武田)	40mg	Fコート錠 ⊖(割線1本)	― (△)	
フロセミド錠40mg「トーワ」 (東和薬品)	40mg	素錠 ⊖(割線1本)	― (△)	フロセミド
プロタノールS錠15mg (興和＝興和創薬)	15mg	徐放性Fコート錠 ○(割線無)	×	イソプレナリン塩酸塩
プロチアデン錠25 (科研＝日医工)	25mg	糖衣錠 ○(割線無)	△ (○)	ドスレピン塩酸塩
ブロチゾラム錠0.25mg「AFP」 (アルフレッサファーマ)	0.25mg	素錠 ⊖(割線1本)	― (○)	ブロチゾラム
ブロチゾラム錠0.25mg「CH」 (長生堂＝日本ジェネリック)	0.25mg	素錠 ⊖(割線1本)	― (○)	ブロチゾラム
ブロチゾラムM錠0.25「EMEC」 (サンノーバ＝エルメッド＝日医工)	0.25mg	素錠 ⊖(割線表裏各1本)	― (○)	ブロチゾラム
ブロチゾラム錠0.25mg「JG」 (大興＝日本ジェネリック)	0.25mg	素錠 ⊖(割線1本)	― (○)	ブロチゾラム

可否判定　○：可，△：条件つきで可，×：不可，―：企業判定回避，（　）：著者判断

フロチ

理　　由	代用品
(溶解性(水))ほとんど溶けない	細4% 先 GE
(安定性)製剤 〔湿度〕(25℃, 75%RH, 4週間)外観, 含量に変化なし 〔光〕[10mg錠](60万lx・hr)外観変化あり(白色から黄色の粉末となった), 規格外の含量低下(残存率:94.7%), 類縁物質増加 [20mg・40mg錠](60万lx・hr)外観変化あり(白色から黄色の粉末となった), 含量変化なし, 類縁物質増加 (溶解性(水))ほとんど溶けない	細4% 先 GE
主成分は, 光によって徐々に着色する 著 粉砕後防湿・遮光保存で可能と推定 (安定性)粉砕後 (室内散光下, 3カ月間)外観変化あり(1カ月), 含量変化なし (遮光条件下, 3カ月間)外観・含量変化なし (溶解性(水))ほとんど溶けない	細4% 先 GE
徐放性製剤のため粉砕により最高血中濃度が上昇し, 副作用が現れやすくなるおそれあり (安定性)空気または光によって徐々に着色する (溶解性(水))溶けやすい	
遮光保存。収斂性の苦味あり (安定性)〔通常〕(室温, シャーレ(開放)または褐色ガラス瓶(密封), 36カ月間)変化なし 〔苛酷〕(40℃, 70%RH, シャーレ(開放), 3カ月間)15日目より固化し微黄褐色に変化 (50℃, 50%RH, シャーレ(開放), 3カ月間)変化なし (溶解性(水))極めて溶けやすい	
(安定性)粉砕後　データなし (溶解性(水))ほとんど溶けない	
(安定性)粉砕品 (40℃, 60%RH, 遮光・気密, 30日間)外観・含量:変化なし (25℃, 75%RH, 遮光・開放, 30日間)外観・含量:変化なし (120万lx・hr, 密閉(シャーレ+ラップ), 50日間)外観:変化なし, 含量:変化あり(規格外) (溶解性(水))ほとんど溶けない	
速崩性の錠剤であるため粉砕の必要なし。要遮光 著 粉砕品は遮光保存 (安定性)原薬 〔水〕(室温, 24時間)安定である 〔液性(pH)〕pH1.2ではジアゼピン環のケトイミン型結合が直ちに開裂する pH4.0及びpH6.8において, 室温で24時間は安定である 粉砕時　安定性データ, 体内動態データなし (溶解性(水))ほとんど溶けない	
著 安定性データが不足しているが, 粉砕後遮光保存で可能と推定 (溶解性(水))ほとんど溶けない	

理由　著 著者コメント　(安定性)原薬(一部製剤)の安定性　(溶解性(水))原薬の水に対する溶解性
代用品　※:一部適応等が異なる

フロチ

製品名（会社名）	規格単位	剤形・割線・Cap号数	可否	一般名
ブロチゾラムOD錠0.25mg「JG」（大興＝日本ジェネリック）	0.25mg	口腔内崩壊錠 ○(割線無)	— (△)	ブロチゾラム
ブロチゾラム錠0.125mg「NP」（ニプロ）	0.125mg	素錠 ○(割線無)	— (○)	ブロチゾラム
ブロチゾラム錠0.25mg「NP」（ニプロ）	0.25mg	素錠 ⊖(割線1本)	— (○)	
ブロチゾラム錠0.25mg「TCK」（辰巳）	0.25mg	素錠 ⊖(割線1本)	— (○)	ブロチゾラム
ブロチゾラム錠0.25mg「YD」（陽進堂）	0.25mg	素錠 ⊖(割線模様)	— (○)	ブロチゾラム
ブロチゾラム錠0.25mg「アメル」（共和薬品）	0.25mg	素錠 ⊖(割線1本)	○	ブロチゾラム
ブロチゾラムOD錠0.25mg「アメル」（共和薬品）	0.25mg	口腔内崩壊錠 ⊖(割線1本)	○ (△)	ブロチゾラム
ブロチゾラム錠0.25mg「オーハラ」（大原）	0.25mg	素錠 ⊖(割線1本)	— (○)	ブロチゾラム
ブロチゾラム錠0.25mg「サワイ」（メディサ＝沢井）	0.25mg	素錠 ⊖(割線1本)	— (○)	ブロチゾラム
ブロチゾラムOD錠0.25mg「サワイ」（メディサ＝沢井）	0.25mg	口腔内崩壊錠 ⊖(割線1本)	— (△)	ブロチゾラム
ブロチゾラム錠0.25mg「テバ」（武田テバファーマ＝武田）	0.25mg	素錠 ⊖(割線1本)	— (○)	ブロチゾラム

可否判定　○：可，△：条件つきで可，×：不可，—：企業判定回避，（　）：著者判断

理　　由	代用品
著 口腔内崩壊錠のため粉砕不適。粉砕した場合，防湿・遮光保存 (溶解性(水))ほとんど溶けない	
錠剤は遮光保存 (安定性)**粉砕後**　3カ月間のデータあり(粉砕時の体内動態データ等なし) (溶解性(水))ほとんど溶けない	
錠剤は遮光保存 **著** 素錠のため，特別な問題はないと考えられる (安定性)**粉砕後**　データなし (溶解性(水))ほとんど溶けない	
室内散乱光，シャーレ開放条件で4週間保存した結果，含量に変化なし (安定性)該当資料なし (溶解性(水))ほとんど溶けない	
著 錠剤は遮光保存 (安定性)**粉砕時**　(温度・湿度成り行き，120万lx·hr，50日間)性状変化なし，純度・含量規格内 (溶解性(水))ほとんど溶けない	
該当資料なし (安定性)〔加速〕(40±1℃，PTP包装，6カ月間)変化なし (75±5%RH，バラ包装，6カ月間)変化なし (溶解性(水))ほとんど溶けない	
著 口腔内崩壊錠のため粉砕不適。粉砕した場合，防湿・遮光保存 (安定性)**粉砕後**　(25℃，75%RH，遮光，グラシン包装)90日間安定 (溶解性(水))ほとんど溶けない	
著 錠剤は遮光保存 (安定性)〔長期〕(室温，成り行きRH，36カ月間)性状，純度試験，定量，融点，乾燥減量など：いずれも変化なし 〔加速〕(40℃，75%RH，6カ月間)性状，純度試験，定量，融点，乾燥減量など：いずれも変化なし (溶解性(水))ほとんど溶けない	
著 錠剤は遮光保存 (安定性)**粉砕後**　以下の保存条件下で粉砕30日後まで安定な製剤であることが確認された (室温，透明瓶開放/透明瓶密栓/褐色瓶密栓，30日間)性状・含量に変化なし (溶解性(水))ほとんど溶けない	
著 口腔内崩壊錠のため粉砕不適。粉砕した場合，防湿・遮光保存 (安定性)**粉砕後**　以下の保存条件下で粉砕30日後まで安定な製剤であることが確認された (室温，透明瓶開放/透明瓶密栓/褐色瓶密栓，30日間)性状・含量に変化なし (溶解性(水))ほとんど溶けない	
著 錠剤は遮光保存 (安定性)**製剤**　〔湿度〕(25℃，75%RH，4週間)外観，含量に変化なし(ただし凝集傾向があった) 〔光〕(60万lx·hr)外観に変化なし，含量低下(残存率：96.8%) (溶解性(水))ほとんど溶けない	

理由　**著** 著者コメント　　(安定性)原薬(一部製剤)の安定性　　(溶解性(水))原薬の水に対する溶解性
代用品　※：一部適応等が異なる

フロチ

製品名（会社名）	規格単位	剤形・割線・Cap号数	可否	一般名
ブロチゾラムOD錠0.25mg「テバ」 （武田テバファーマ＝武田）	0.25mg	口腔内崩壊錠 ⊖(割線1本)	— (△)	ブロチゾラム
ブロチゾラム錠0.25mg「トーワ」 （東和薬品）	0.25mg	素錠 ⊖(割線1本)	— (○)	ブロチゾラム
ブロチゾラム錠0.25mg「日医工」 （日医工）	0.25mg	素錠 ⊖(割線模様)	— (○)	ブロチゾラム
ブロチゾラム錠0.25mg「日新」 （日新製薬＝第一三共エスファ）	0.25mg	素錠 (割線1本)	— (○)	ブロチゾラム
ブロチゾラム錠0.25mg「ヨシトミ」 （田辺三菱＝吉富薬品）	0.25mg	素錠 ⊖(割線1本)	— (○)	ブロチゾラム
プロテカジン錠5 （大鵬薬品）	5mg	Fコート錠 ○(割線無)	△ (○)	ラフチジン
プロテカジン錠10 （大鵬薬品）	10mg	Fコート錠 ○(割線無)	△ (○)	ラフチジン
プロテカジンOD錠5 （大鵬薬品）	5mg	口腔内崩壊錠 ○(割線無)	× (△)	ラフチジン
プロテカジンOD錠10 （大鵬薬品）	10mg	口腔内崩壊錠 ○(割線無)	× (△)	ラフチジン

可否判定　○：可，△：条件つきで可，×：不可，—：企業判定回避，（　）：著者判断

理　　由	代用品
著 口腔内崩壊錠のため粉砕不適。粉砕した場合，防湿・遮光保存 **(安定性)製剤**〔温度〕(40℃，4週間)性状，含量に変化なし 〔湿度〕(25℃，75%RH，4週間)性状，含量に変化なし 〔光〕(60万lx・hr)含量低下(残存率：96.2%) **(溶解性(水))** ほとんど溶けない	
著 錠剤は遮光保存 **(安定性)粉砕後**　(25℃，60%RH，1,000lx散光下，3カ月間)外観変化なし，残存率96.3%(3カ月) (25℃，60%RH，遮光条件下，3カ月間)外観変化なし，残存率96.8%(1カ月) **(溶解性(水))** ほとんど溶けない	
(安定性)粉砕物(25℃，75%RH，遮光・開放，8週間)外観，重量，含量変化なし **(溶解性(水))** ほとんど溶けない	
遮光保存，気密容器 **(溶解性(水))** ほとんど溶けない	
著 遮光保存。原薬は安定 **(安定性)**〔長期〕(室温，(ポリエチレン袋+アルミニウム袋+ファイバードラム)，3年6カ月間)変化なし **(溶解性(水))** ほとんど溶けない	
粉砕品は苦味を有する 25℃・60%RH・暗所保存にて，28日間外観に変化なし 30℃・75%RH・白色蛍光灯(500lx)・8時間照射及び16時間遮光の繰り返し保存条件下において，わずかに着色することが認められたため，開封後の保存に注意すること **(安定性)**〔長期〕(25℃，60%RH，暗所，アルミラミネート袋(内袋：ポリエチレン)，36カ月間)変化なし 〔加速〕(40℃，75%RH，暗所，アルミラミネート袋(内袋：ポリエチレン)，6カ月間)変化なし 〔苛酷〕(40℃，暗所，ガラス瓶(気密)，6カ月間)変化なし (60℃，暗所，ガラス瓶(気密)，2カ月間)変化なし (40℃，90%RH，暗所，シャーレ(開放)/アルミラミネート袋(内袋：ポリエチレン)，6カ月間)変化なし **(溶解性(水))** ほとんど溶けない	
粉砕品は苦味を有する 粉砕により，保存時の類縁物質の増加傾向 **著** 口腔内崩壊錠のため粉砕不適。粉砕した場合，防湿・遮光保存 **(安定性)**〔長期〕(25℃，60%RH，暗所，アルミラミネート袋(内袋：ポリエチレン)，36カ月間)変化なし 〔加速〕(40℃，75%RH，暗所，アルミラミネート袋(内袋：ポリエチレン)，6カ月間)変化なし 〔苛酷〕(40℃，暗所，ガラス瓶(気密)，6カ月間)変化なし (60℃，暗所，ガラス瓶(気密)，2カ月間)変化なし (40℃，90%RH，暗所，シャーレ(開放)/アルミラミネート袋(内袋：ポリエチレン)，6カ月間)変化なし **(溶解性(水))** ほとんど溶けない	

理由　**著** 著者コメント　**(安定性)** 原薬(一部製剤)の安定性　**(溶解性(水))** 原薬の水に対する溶解性
代用品　※：一部適応等が異なる

フロト

製品名（会社名）	規格単位	剤形・割線・Cap号数	可否	一般名
プロトポルト錠20mg （寿）	20mg	糖衣錠 ○（割線無）	× (△)	プロトポルフィリンニナトリウム
プロニカ錠40 （武田テバ薬品＝武田）	40mg	素錠 ○（割線無）	△	セラトロダスト
プロニカ錠80 （武田テバ薬品＝武田）	80mg	素錠 ⊖（割線表裏各1本）	△	
プロノン錠100mg （トーアエイヨー＝アステラス）	100mg	Fコート錠 ○（割線無）	△	プロパフェノン塩酸塩
プロノン錠150mg （トーアエイヨー＝アステラス）	150mg	Fコート錠 ○（割線無）	△	
プロパジール錠50mg （あすか製薬＝武田）	50mg	Fコート錠 ⊖（割線1本）	— (○)	プロピルチオウラシル
プロパフェノン塩酸塩錠100mg「オーハラ」（大原）	100mg	Fコート錠 ○（割線無）	— (○)	プロパフェノン塩酸塩
プロパフェノン塩酸塩錠150mg「オーハラ」（大原）	150mg	Fコート錠 ○（割線無）	— (○)	
プロ・バンサイン錠15mg （ファイザー）	15mg	糖衣錠 ○（割線無）	— (×)	プロパンテリン臭化物

可否判定　○：可，△：条件つきで可，×：不可，—：企業判定回避，（　）：著者判断

フロハ

理　由	代用品
糖衣錠であるため，コーティングの膜が残ったりして均一に粉砕されないため **著** 安定性データが不足しているが，粉砕後防湿・遮光保存で可能と推定 **溶解性(水)** 極めて溶けやすい	
粉砕品を薬包紙に包装。25℃・75%RHの条件下で8週後部分的な凝集ができる **安定性**〔長期〕(25℃, 29〜73%RH, 暗所, 36カ月間)変化なし 〔温度〕(40℃, 暗所, 6カ月間)変化なし (50℃/60℃, 暗所, 3カ月間)変化なし 〔湿度〕(25℃, 75%RH, 暗所, 6カ月間)変化なし (25℃, 93%RH, 暗所, 3カ月間)変化なし 〔光〕(25℃, 白色蛍光灯1,000lx, 2カ月間)変化なし (25℃, キセノンランプ80,000lx, 18時間)変化なし **製剤**〔長期〕(室温, PTP+内袋+紙箱, 36カ月間)外観：変化なし, 残存率：99.9% [80mg錠] 〔温度〕(40℃, 6カ月間)外観：変化なし, 残存率：99.6% 〔湿度〕(25℃, 75%RH, 6カ月間)外観：変化なし, 残存率：100.1% 〔光〕(25℃, 蛍光灯1,000lx, 50日間)外観：変化なし, 残存率：98.9% **溶解性(水)** ほとんど溶けない	顆10% [先]
苦味あり。収斂性あり。光による変色を認める。有効成分の吸湿性：吸湿性を示さない **安定性**〔長期〕(室温, 室内散光下, 透明ガラス瓶(密閉), 36カ月間)光分解物をわずかに認めた 〔苛酷〕(40℃または50℃または60℃, 遮光, 白色プラスチック瓶(気密), 6カ月間)変化なし (30℃, 84%RH, 遮光, 白色プラスチック瓶(開放), 6カ月間)変化なし (40℃, 75%RH, 遮光, 白色プラスチック瓶(開放), 6カ月間)変化なし 〔光〕(直射日光, 透明ガラス瓶(密閉), 4週間)微黄白色に変色。光分解物をわずかに認めた **溶解性(水)** 溶けにくい	
40℃, 75%RH, 光照射60万lx・hr, 120日間でほぼ安定。原薬苦味あり **安定性** データなし **溶解性(水)** 極めて溶けにくい	
著 苦味, 収斂性あり **溶解性(水)** 溶けにくい	
データなし。原薬に極めて強い苦味, 吸湿性があるため粉砕不可 **著** 吸湿率が極めて高いので，用時服用直前なら可 **安定性** 製剤〔長期〕(5±3℃, SP(両面アルミニウム箔), 24カ月間)性状, 確認試験, 純度試験, 溶出性, 含量に変化なし **溶解性(水)** 極めて溶けやすい	

理由　**著** 著者コメント　**安定性** 原薬(一部製剤)の安定性　**溶解性(水)** 原薬の水に対する溶解性
代用品　※：一部適応等が異なる

フ

フロヒ

製品名（会社名）	規格単位	剤形・割線・Cap号数	可否	一般名
プロピタン錠50mg （サンノーバ＝エーザイ）	50mg	Fコート錠 ○（割線無）	— （△）	ピパンペロン塩酸塩
プロピベリン塩酸塩錠10mg「F」 （富士製薬）	10mg	Fコート錠 ○（割線無）	△ （○）	プロピベリン塩酸塩
プロピベリン塩酸塩錠20mg「F」 （富士製薬）	20mg	Fコート錠 ○（割線無）	△ （○）	
プロピベリン塩酸塩錠10mg「JG」 （長生堂＝日本ジェネリック）	10mg	Fコート錠 ○（割線無）	— （○）	プロピベリン塩酸塩
プロピベリン塩酸塩錠20mg「JG」 （長生堂＝日本ジェネリック）	20mg	Fコート錠 ○（割線無）	— （○）	
プロピベリン塩酸塩錠10mg「MED」（メディサ＝沢井＝旭化成ファーマ）	10mg	Fコート錠 ○（割線無）	— （○）	プロピベリン塩酸塩
プロピベリン塩酸塩錠20mg「MED」（メディサ＝沢井＝旭化成ファーマ）	20mg	Fコート錠 ○（割線無）	— （○）	
プロピベリン塩酸塩錠10mg「NS」 （日新製薬＝ケミファ）	10mg	Fコート錠 ○（割線無）	— （○）	プロピベリン塩酸塩
プロピベリン塩酸塩錠20mg「NS」 （日新製薬＝ケミファ）	20mg	Fコート錠 ○（割線無）	— （○）	
プロピベリン塩酸塩錠10mg「YD」 （陽進堂＝第一三共エスファ）	10mg	Fコート錠 ○（割線無）	— （○）	プロピベリン塩酸塩
プロピベリン塩酸塩錠20mg「YD」 （陽進堂＝第一三共エスファ）	20mg	Fコート錠 ○（割線無）	— （○）	
プロピベリン塩酸塩錠10mg「あすか」（あすか製薬＝武田）	10mg	Fコート錠 ○（割線無）	— （○）	プロピベリン塩酸塩
プロピベリン塩酸塩錠20mg「あすか」（あすか製薬＝武田）	20mg	Fコート錠 ○（割線無）	— （○）	

可否判定　○：可，△：条件つきで可，×：不可，—：企業判定回避，（　）：著者判断

理　　由	代用品
苦味，酸味を有する。粉砕後，高温・高湿及び光照射において吸湿による固結を認めるため，防湿・遮光保存 著 防湿・遮光保存 安定性 原薬　本品は光により変色する 溶解性(水) 溶けやすい	散10% [先]
強い苦味あり 著 防湿・遮光保存 安定性[長期](室温，成り行き湿度)少なくとも36カ月間安定 溶解性(水) やや溶けやすい	細2% [先]
著 防湿・遮光保存 安定性 粉砕品　(40℃，60%RH，遮光・気密，30日間)外観・含量：変化なし (25℃，75%RH，遮光・開放，30日間)外観・含量：変化なし (120万lx·hr，密閉(シャーレ＋ラップ)，50日間)外観・含量：変化なし 溶解性(水) やや溶けやすい	細2% [先]
著 防湿・遮光保存 安定性(室内成り行き温湿度，室内散乱光，開放，4週間)含量：変化なし 溶解性(水) やや溶けやすい	
味は苦い 著 防湿・遮光保存 安定性 粉砕後　以下の保存条件下で粉砕30日後まで安定な製剤であることが確認された (室温，透明瓶開放/透明瓶密栓/褐色瓶密栓，30日間)性状・含量に変化なし 溶解性(水) やや溶けやすい	細2% [先]
苦味あり 著 防湿・遮光保存 溶解性(水) やや溶けやすい	細2% [先]
著 苦味あり。湿度，光に注意 安定性 粉砕時　[10mg錠] (25±2℃，60±5%RH，光照射・シャーレ開放，120万lx·hr，約30日間)曝光面が微黄色に変化，含量規格内 [20mg錠] (温度・湿度成り行き，室内散乱光下・シャーレ開放，4週間)性状変化なし，含量規格内 溶解性(水) やや溶けやすい	細2% [先]
著 防湿・遮光保存 安定性 粉砕後　(30℃，75%RH，6カ月間)性状，含量は変化なし (40℃，3カ月間)性状，含量は変化なし (120万lx·hr)性状，含量は変化なし 溶解性(水) やや溶けやすい	細2% [先]

理由　著 著者コメント　　安定性 原薬(一部製剤)の安定性　　溶解性(水) 原薬の水に対する溶解性
代用品　※：一部適応等が異なる

フロヒ

製品名（会社名）	規格単位	剤形・割線・Cap号数	可否	一般名
プロピベリン塩酸塩錠10mg「杏林」（キョーリンリメディオ＝杏林）	10mg	Fコート錠 ○(割線無)	— (○)	プロピベリン塩酸塩
プロピベリン塩酸塩錠20mg「杏林」（キョーリンリメディオ＝杏林）	20mg	Fコート錠 ○(割線無)	— (○)	
プロピベリン塩酸塩錠10mg「タカタ」（高田）	10mg	Fコート錠 ○(割線無)	— (○)	プロピベリン塩酸塩
プロピベリン塩酸塩錠20mg「タカタ」（高田）	20mg	Fコート錠 ○(割線無)	— (○)	
プロピベリン塩酸塩錠10mg「武田テバ」（武田テバ薬品＝武田テバファーマ＝武田＝アルフレッサファーマ）	10mg	Fコート錠 ○(割線無)	— (○)	プロピベリン塩酸塩
プロピベリン塩酸塩錠20mg「武田テバ」（武田テバ薬品＝武田テバファーマ＝武田＝アルフレッサファーマ）	20mg	Fコート錠 ○(割線無)	— (○)	
プロピベリン塩酸塩錠10mg「タナベ」（ニプロES）	10mg	Fコート錠 ○(割線無)	— (○)	プロピベリン塩酸塩
プロピベリン塩酸塩錠20mg「タナベ」（ニプロES）	20mg	Fコート錠 ○(割線無)	— (○)	
プロピベリン塩酸塩錠10mg「トーワ」（東和薬品）	10mg	Fコート錠 ○(割線無)	— (○)	プロピベリン塩酸塩
プロピベリン塩酸塩錠20mg「トーワ」（東和薬品）	20mg	Fコート錠 ○(割線無)	— (○)	
プロピベリン塩酸塩錠10mg「日医工」（日医工）	10mg	Fコート錠 ○(割線無)	— (○)	プロピベリン塩酸塩
プロピベリン塩酸塩錠20mg「日医工」（日医工）	20mg	Fコート錠 ○(割線無)	— (○)	
プロブコール錠250mg「YD」（陽進堂）	250mg	Fコート錠 ○(割線無)	— (△)	プロブコール
プロブコール錠250mg「サワイ」（沢井）	250mg	Fコート錠 ○(割線無)	— (△)	プロブコール
プロブコール錠250mg「ツルハラ」（鶴原）	250mg	Fコート錠 ○(割線無)	△	プロブコール

可否判定　○：可，△：条件つきで可，×：不可，—：企業判定回避，（　）：著者判断

理　由	代用品
強い苦味あり **著** 防湿・遮光保存 (溶解性(水)) やや溶けやすい	細2% [先]
苦味あり，湿度，光に注意 **著** 安定性データが不足しているが，粉砕後防湿・遮光保存で可能と推定 (安定性)(25℃，75%RH(分包)，30日間)安定 (溶解性(水)) やや溶けやすい	細2% [先]
苦味あり **著** 防湿・遮光保存 (溶解性(水)) やや溶けやすい	細2% [先]
原薬は苦い **著** 苦味あり。湿度，光に注意 (安定性)**粉砕品**　(25℃，75%RH，褐色ガラス瓶(開栓)，1ヵ月間)性状・含量に変化なし (溶解性(水)) やや溶けやすい	細2% [先]
著 防湿・遮光保存 (安定性)**粉砕後**　(室内散光下，3ヵ月間)外観・含量変化なし (溶解性(水)) やや溶けやすい	細2% [先]
著 防湿・遮光保存 (安定性)**粉砕物**　[10mg錠] (25℃，75%RH，遮光・開放，3ヵ月間)外観，含量変化なし，重量増加傾向 (溶解性(水)) やや溶けやすい	細2% [先]
著 遮光保存 (安定性)**粉砕時**　(25℃，60%RH，120万lx・hr，30日間)曝光面が白色から微黄色に変化，含量規格内 (溶解性(水)) ほとんど溶けない	細50% [先]
著 遮光保存 (安定性)光によって徐々に淡黄色となる (溶解性(水)) ほとんど溶けない	細50% [先]
遮光保存 (安定性)該当資料なし (溶解性(水)) ほとんど溶けない	細50% [先]

理由　**著** 著者コメント　(安定性) 原薬(一部製剤)の安定性　(溶解性(水)) 原薬の水に対する溶解性
代用品　※：一部適応等が異なる

フロフ

製品名(会社名)	規格単位	剤形・割線・Cap号数	可否	一般名
プロブコール錠250mg「トーワ」(東和薬品)	250mg	Fコート錠 ○(割線無)	—(△)	プロブコール
プロブコール錠250mg「日医工」(日医工ファーマ=日医工)	250mg	Fコート錠 ○(割線無)	—(△)	プロブコール
プロプラノロール塩酸錠10mg「ツルハラ」(鶴原)	10mg	素錠 ⊖(割線1本)	△	プロプラノロール塩酸塩
プロプラノロール塩酸塩錠10mg「トーワ」(東和薬品)	10mg	素錠 ⊖(割線1本)	—(△)	プロプラノロール塩酸塩
プロプラノロール塩酸塩錠10mg「日医工」(日医工)	10mg	素錠 ⊖(割線模様)	—(△)	プロプラノロール塩酸塩
プロプラノロール塩酸塩徐放カプセル60mg「サワイ」(沢井)	60mg	硬カプセル ④号	×(△)	プロプラノロール塩酸塩
プロプレス錠2 (武田テバ薬品=武田)	2mg	素錠 ○(割線無)	○	カンデサルタン シレキセチル
プロプレス錠4 (武田テバ薬品=武田)	4mg	素錠 ⊖(割線表裏各1本)	○	
プロプレス錠8 (武田テバ薬品=武田)	8mg	素錠 ⊖(割線表裏各1本)	○	
プロプレス錠12 (武田テバ薬品=武田)	12mg	素錠 ⊖(割線表裏各1本)	○	

可否判定 ○:可, △:条件つきで可, ×:不可, —:企業判定回避, ( ):著者判断

理　由	代用品
主成分は，光によって徐々に淡黄色となる 著 遮光保存 (安定性)粉砕後　(室内散光下，3カ月間)外観変化あり(1カ月)，含量変化なし (遮光条件下，3カ月間)外観・含量変化なし (溶解性(水))ほとんど溶けない	細50% 先
著 遮光保存 (安定性)粉砕物　(25℃，75%RH，遮光・開放，8週間)外観，含量変化なし (溶解性(水))ほとんど溶けない	細50% 先
苦味あり，光により着色 (安定性)該当資料なし (溶解性(水))やや溶けやすい	
主成分は，光によって徐々に帯黄白色〜淡褐色になる (安定性)粉砕後　(室内散光下，3カ月間)外観変化あり(1カ月)，含量変化なし (遮光・防湿条件下，3カ月間)外観・含量変化なし (溶解性(水))やや溶けやすい	
著 遮光保存 (安定性)粉砕物　(25℃，75%RH，遮光・開放，8週間)外観，重量，含量変化なし (溶解性(水))やや溶けやすい	
徐放性機構が損なわれるため，粉砕不可 著 脱カプセル可 (安定性)光によって徐々に帯黄白色〜淡褐色になる (溶解性(水))	
[プロプレス8]の粉砕品を薬包紙に包装。室内蛍光灯下，25℃・75%RH条件下で5週後の残存率98.3%，外観変化なし (安定性)[長期](25℃，60%RH，36カ月間)変化なし [温度](60℃，2カ月間)変化なし [湿度](25℃，93%RH，6カ月間)変化なし [光](25℃，白色蛍光灯1,000lx，50日間)変化なし 製剤　[長期](25℃，60%RH，ガラス容器＋紙箱，36カ月間)外観：変化なし，残存率：[2mg錠]99.2%，[4mg錠]99.4%，[8mg錠]100.0%，[12mg錠]99.7% [温度](50℃，3カ月間)外観：変化なし，残存率：[2mg錠]99.1%，[4mg錠]99.3%，[8mg錠]98.2%，[12mg錠]99.4% [湿度](25℃，93%RH，6カ月間)外観：変化なし，残存率：[2mg錠]101.7%，[4mg錠]101.4%，[8mg錠]101.5%，[12mg錠]100.9% [光](25℃，蛍光灯1,000lx，50日間)外観：変化なし，残存率：[2mg錠]101.5%，[4mg錠]101.8%，[8mg錠]101.3%，[12mg錠]100.8% (溶解性(水))ほとんど溶けない	

理由　著 著者コメント　(安定性)原薬(一部製剤)の安定性　(溶解性(水))原薬の水に対する溶解性
代用品　※：一部適応等が異なる

フロヘ

製品名（会社名）	規格単位	剤形・割線・Cap号数	可否	一般名
プロペシア錠0.2mg (MSD)	0.2mg	Fコート錠 ◯(割線無)	×	フィナステリド
プロペシア錠1mg (MSD)	1mg	Fコート錠 ◯(割線無)	×	
プロベラ錠2.5mg (ファイザー)	2.5mg	素錠 ⊖(割線1本)	— (△)	メドロキシプロゲステロン酢酸エステル
フロベン錠40 (科研)	40mg	糖衣錠 ◯(割線無)	△	フルルビプロフェン
プロマックD錠75 (ゼリア)	75mg	口腔内崩壊錠 ◯(割線無)	◯ (△)	ポラプレジンク
ブロムヘキシン塩酸塩錠4mg「クニヒロ」(皇漢堂)	4mg	素錠 ◯(割線無)	◯	ブロムヘキシン塩酸塩
ブロムヘキシン塩酸塩錠4mg「サワイ」(沢井)	4mg	素錠 ◯(割線無)	— (△)	ブロムヘキシン塩酸塩
ブロムヘキシン塩酸塩錠4mg「トーワ」(東和薬品)	4mg	素錠 ◯(割線無)	— (△)	ブロムヘキシン塩酸塩
ブロムヘキシン塩酸塩錠4mg「日医工」(日医工)	4mg	素錠 ◯(割線無)	— (△)	ブロムヘキシン塩酸塩

可否判定　◯：可，△：条件つきで可，×：不可，—：企業判定回避，（　）：著者判断

理　由	代用品
添付文書に「本剤を分割・粉砕しないこと」の記載あり。妊娠中の婦人が服用したり，破損により有効成分が吸収されたりすると男子胎児の生殖器官等の正常発育に影響を及ぼすおそれがある。粉砕してヒトに投与した場合のデータはなく，投与した場合の安全性・有効性は確認されていない (安定性)〔通常〕(25℃，プラボトル開放，暗所，36カ月間)変化なし 〔温度〕(60℃，暗所，プラボトル開放，6カ月間)変化なし 〔湿度〕(25℃，90%RH，暗所，プラボトル開放，6カ月間)変化なし 〔光〕(室温，白色蛍光灯・近紫外線蛍光灯，シャーレ，2カ月・72時間)変化なし (溶解性(水))ほとんど溶けない	
(溶解性(水))ほとんど溶けない	
苦味あり (安定性)〔通常〕(室温，27カ月間)変化なし 〔苛酷〕(20℃，70%RH，27カ月間)変化なし (溶解性(水))ほとんど溶けない	顆8% [先]
〔温度〕(40℃，遮光，気密容器(瓶)，3カ月)変化なし 〔湿度〕(30℃，75%RH，遮光，開放，3カ月)一部凝集物を認めるものの容易に解砕可能で「白色の粉末」の範囲であった。5~6%の質量増加を認めたが，含量の変化を認めなかった 〔光〕(D65光源(照度1,000lx)，気密容器，総照射量120万lx・hr)変化なし プロマック顆粒15%も製品として存在 [著] 口腔内崩壊錠のため粉砕不適。粉砕した場合，防湿・遮光保存 (安定性)〔通常〕(室温，39カ月間)変化なし 〔苛酷〕(40℃，75%RH，2カ月間)規格の変動あり(吸湿により水分が約1%増加) (溶解性(水))ほとんど溶けない	顆15% [先][GE]
25℃・75%RHで14日間保存した結果，変化はほとんどみられなかった。60万lx・hr照射時(25℃，湿度成り行き)にも変化はほとんどみられなかった (安定性)該当資料なし (溶解性(水))溶けにくい	細2% [先] シロ0.08% [GE]
[著] 防湿・遮光保存 (溶解性(水))溶けにくい	細2% [先] シロ0.08% [GE]
[著] 防湿・遮光保存 (安定性)粉砕後　(室内散光下，3カ月間)外観変化なし，残存率96.2%(3カ月) (遮光条件下，3カ月間)外観・含量変化なし (溶解性(水))溶けにくい	細2% [先] シロ0.08% [GE]
[著] 防湿・遮光保存 (溶解性(水))溶けにくい	細2% [先] シロ0.08% [GE]

理由　[著] 著者コメント　(安定性)原薬(一部製剤)の安定性　(溶解性(水))原薬の水に対する溶解性
代用品　※：一部適応等が異なる

フロム

製品名(会社名)	規格単位	剤形・割線・Cap号数	可否	一般名
ブロムペリドール錠1mg「アメル」(共和薬品)	1mg	素錠 ◯(割線無)	△	ブロムペリドール
ブロムペリドール錠3mg「アメル」(共和薬品)	3mg	素錠 ◯(割線無)	△	
ブロムペリドール錠6mg「アメル」(共和薬品)	6mg	素錠 ◯(割線無)	△	
ブロムペリドール錠1mg「サワイ」(沢井)	1mg	素錠 ◯(割線無)	— (△)	ブロムペリドール
ブロムペリドール錠3mg「サワイ」(沢井)	3mg	素錠 ◯(割線無)	— (△)	
ブロムペリドール錠6mg「サワイ」(沢井)	6mg	素錠 ◯(割線無)	— (△)	
ブロモクリプチン錠2.5mg「F」(富士製薬)	2.5mg	素錠 ⊖(割線1本)	× (△)	ブロモクリプチンメシル酸塩
ブロモクリプチン錠2.5mg「TCK」(辰巳=日本ジェネリック=日医工)	2.5mg	素錠 ⊖(割線1本)	— (△)	ブロモクリプチンメシル酸塩
ブロモクリプチン錠2.5mg「タカタ」(高田)	2.5mg	Fコート錠 ⦆(割線1本)	— (△)	ブロモクリプチンメシル酸塩
ブロモクリプチン錠2.5mg「トーワ」(東和薬品)	2.5mg	素錠 ⊖(割線1本)	— (△)	ブロモクリプチンメシル酸塩
ブロモクリプチン錠2.5mg「フソー」(ダイト=扶桑)	2.5mg	素錠 ⊖(割線1本)	— (△)	ブロモクリプチンメシル酸塩

可否判定 ◯:可, △:条件つきで可, ×:不可, —:企業判定回避, ( ):著者判断

理　　由	代用品
著 防湿・遮光保存 安定性 該当資料なし 溶解性(水) ほとんど溶けない	細1% 先 GE
においはないか，またはわずかに特異なにおいがある 著 防湿・遮光保存 溶解性(水) ほとんど溶けない	細1% 先 GE
光による分解や着色のため粉砕不可 著 防湿・遮光保存 安定性〔長期〕(室温, 成り行き湿度)少なくとも36カ月間安定 (無包装状態, 蛍光灯下)2日後に褐色に着色．7日後には褐色に着色, 含量低下 溶解性(水) ほとんど溶けない	
室内散乱光，シャーレ開放条件で4週間保存した結果，2週間の時点で含量の低下(規格外)を認めた 著 防湿・遮光保存 安定性 該当資料なし 溶解性(水) ほとんど溶けない	
光によって徐々に着色，含量低下 著 防湿・遮光保存 安定性〔通常〕(25℃, 75%RH, 遮光・開放, 90日間)安定 溶解性(水) ほとんど溶けない	
主成分は，においはないか，またはわずかに特異なにおいがある。光によって徐々に着色する 著 防湿・遮光保存 安定性 **粉砕後** (遮光条件下, 3カ月間)外観・含量変化なし 溶解性(水) ほとんど溶けない	
著 防湿・遮光保存 安定性 **粉砕後** 〔温度〕(40℃, 遮光・気密容器)7日・14日・30日で含量低下(規格内) 〔湿度〕(25℃, 75%RH, 遮光・開放)30日で含量低下(規格内) 〔光〕(2,500lx, 25℃, 45%RH, 開放)30万lx·hrで照射面に変色(褐色), 含量低下(規格内), 60万lx·hrで含量低下(規格外) 溶解性(水) ほとんど溶けない	

理由　著 著者コメント　　安定性 原薬(一部製剤)の安定性　　溶解性(水) 原薬の水に対する溶解性
代用品　※：一部適応等が異なる

フロモ

製品名（会社名）	規格単位	剤形・割線・Cap号数	可否	一般名
フロモックス錠75mg （塩野義）	75mg	Fコート錠 ○（割線無）	△	セフカペン ピボキシル塩酸塩水和物
フロモックス錠100mg （塩野義）	100mg	Fコート錠 ○（割線無）	△	
フロリネフ錠0.1mg （アスペン）	0.1mg	素錠 ⊖（割線模様）	— （○）	フルドロコルチゾン酢酸エステル
プロレナール錠5μg （大日本住友）	5μg	素錠 ○（割線無）	— （×）	リマプロスト アルファデクス

可否判定 ○：可，△：条件つきで可，×：不可，—：企業判定回避，（ ）：著者判断

フロレ

理　由	代用品
光に不安定。苦味，吸湿性あり **安定性**〔長期〕(5℃，遮光，密栓，39カ月間)変化なし(試験項目：外観，におい，吸光度，旋光度，類縁物質，水分，力価，赤外吸収スペクトル) 〔苛酷〕(25℃，75%RH，遮光，開栓，6カ月間)外観が淡赤白色に変化。特異臭。残存力価99.2% (40℃，75%RH，遮光，開栓，6カ月間)外観が淡赤色に変化。特異臭。残存力価96.5% (25℃，白色光(5,000lx)，開栓，30日間)外観が曝光面のみ淡黄褐色に変化。特異臭。残存力価96.0% (40℃，75%RH，遮光，密栓，6カ月間)外観が淡赤白色に変化。特異臭。残存力価99.1% (60℃，75%RH，遮光，密栓，6カ月間)外観が淡橙赤白色に変化。特異臭。残存力価97.7% **溶解性(水)** 溶けにくい	小児用細10%※ 先 GE
著 粉砕後データより，遮光保存で可能と判断 **安定性**粉砕後　本品粉砕後，乳糖による1万倍散とし，安定性を検討 (25℃，75%RH，遮光)含量：93.8%(2カ月)，90.7%(3カ月) (60万lx·hr)含量：80.2% **溶解性(水)** ほとんど溶けない	
吸湿性が強いため原則粉砕不可。主薬の含量が少ないため，調剤時の含量不均一に注意 **著** 調剤時の不均一性に留意する他，用時粉砕することが望ましい **安定性**(40℃，シリカゲル，6カ月間)外観：変化なし，定量値：96.3% (25℃，シリカゲル，24カ月間)外観：変化なし，定量値：98.3% (23℃，75%RH，4週間)外観：変化なし，定量値：97.7% (23℃，54%RH，4週間)外観：変化なし，定量値：98.8% (1,800lx，シリカゲル，2カ月間)外観：変化なし，定量値：99.8% (5℃，シリカゲル，36カ月間)外観：変化なし，定量値：99.3% (-10℃，シリカゲル，42カ月間)外観：変化なし，定量値：100.8% **粉砕後**　(35℃，75%RH，分包包装(セロファン，ポリエチレン)，13週間)性状：変化なし，含量：93.0%，分解物：4.6% **溶解性(水)** 溶けやすい	

理由　**著** 著者コメント　**安定性** 原薬(一部製剤)の安定性　**溶解性(水)** 原薬の水に対する溶解性
代用品　※：一部適応等が異なる

ヘイス

製品名(会社名)	規格単位	剤形・割線・Cap号数	可否	一般名
ベイスン錠0.2 (武田テバ薬品=武田)	0.2mg	素錠 ⊖(割線1本)	○	ボグリボース
ベイスン錠0.3 (武田テバ薬品=武田)	0.3mg	素錠 ○(割線無)	○	

可否判定 ○:可, △:条件つきで可, ×:不可, ―:企業判定回避, ( ):著者判断

理　由	代用品
安定性〔長期〕(室温, 暗所, 39カ月間)外観:変化なし, 水分:変化なし, 含量:変化なし 〔温度〕(40℃, 暗所, 12カ月間)外観:変化なし, 水分:変化なし, 含量:変化なし (50℃, 暗所, 9カ月間)外観:変化なし, 水分:変化なし, 含量:変化なし (60℃, 暗所, 6カ月間)外観:白色〜帯黄色, 水分:変化なし, 含量:変化なし 〔湿度〕(25℃, 75%RH, 暗所, 12カ月間)外観:白色〜帯黄白色, 水分:変化なし, 含量:変化なし (40℃, 75%RH, 暗所, 6カ月間)外観:白色〜帯黄白色, 水分:変化なし, 含量:変化なし 〔光〕(白色蛍光灯1,000lx, 40日間)外観:変化なし, 水分:変化なし, 含量:変化なし (キセノンランプ25,000lx, 200時間)外観:変化なし, 水分:変化なし, 含量:変化なし **製剤**　[0.2mg錠] 〔長期〕(25±2℃, 60±5%RH, PTP+内袋+紙箱, 36カ月間)外観:変化なし, 崩壊時間:12〜13分, 残存率:98.1% 〔温度〕(50℃, 3カ月間)外観:変化なし, 崩壊時間:9.1分, 残存率:99.1% 〔湿度〕(40℃, 75%RH, 6カ月間)帯黄白色の錠剤, 崩壊時間:8.8分, 残存率:99.4% 〔光〕(白色蛍光灯1,000lx, 40日間)外観:変化なし, 崩壊時間:8.4分, 残存率:100.4% [0.3mg錠] 〔長期〕(25±2℃, 60±5%RH, PTP+内袋+紙箱, 36カ月間)外観:変化なし, 崩壊時間:15〜17分, 残存率:101.0% 〔苛酷〕データなし **溶解性(水)**極めて溶けやすい	

理由　**著**著者コメント　**安定性**原薬(一部製剤)の安定性　**溶解性(水)**原薬の水に対する溶解性
代用品　※:一部適応等が異なる

ヘイス

製品名(会社名)	規格単位	剤形・割線・Cap号数	可否	一般名
ベイスンOD錠0.2 (武田テバ薬品=武田)	0.2mg	口腔内崩壊錠 ⊖(割線1本)	— (△)	ボグリボース
ベイスンOD錠0.3 (武田テバ薬品=武田)	0.3mg	口腔内崩壊錠 ◯(割線無)	— (△)	
ペオン錠80 (ゼリア)	80mg	Fコート錠 ◯(割線無)	△	ザルトプロフェン
ヘキサトロンカプセル250mg (日本新薬)	250mg	硬カプセル 2号	△	トラネキサム酸
ベクタイト錠50mg (キッセイ)	50mg	腸溶性Fコート錠 ◯(割線無)	×	L-メチルシステイン塩酸塩
ベクタイト錠100mg (キッセイ)	100mg	腸溶性Fコート錠 ◯(割線無)	×	
ベザトールSR錠100mg (キッセイ)	100mg	Fコート錠 ◯(割線無)	×	ベザフィブラート
ベザトールSR錠200mg (キッセイ)	200mg	Fコート錠 ◯(割線無)	×	
ベサノイドカプセル10mg (富士製薬)	10mg	軟カプセル	×	トレチノイン

可否判定 ◯:可, △:条件つきで可, ×:不可, —:企業判定回避, ( ):著者判断

理　由	代用品
著 口腔内崩壊錠のため粉砕不適。粉砕した場合，防湿・遮光保存 (安定性)〔長期〕(室温，暗所，39カ月間)外観：変化なし，水分：変化なし，含量：変化なし 〔温度〕(40℃，暗所，12カ月間)外観：変化なし，水分：変化なし，含量：変化なし (50℃，暗所，9カ月間)外観：変化なし，水分：変化なし，含量：変化なし (60℃，暗所，6カ月間)外観：白色～帯黄白色，水分：変化なし，含量：変化なし 〔湿度〕(25℃，75%RH，暗所，12カ月間)外観：白色～帯黄白色，水分：変化なし，含量：変化なし (40℃，75%RH，暗所，6カ月間)外観：白色～帯黄白色，水分：変化なし，含量：変化なし 〔光〕(白色蛍光灯1,000lx，40日間)外観：変化なし，水分：変化なし，含量：変化なし (キセノンランプ25,000lx，200時間)外観：変化なし，水分：変化なし，含量：変化なし **製剤**　〔長期〕(25±2℃，60±5%RH，PTP+内袋+紙箱，36カ月間)外観：変化なし，溶出試験：適合，残存率：[0.2mgOD錠]98.7%，[0.3mgOD錠]102.4% 〔温度〕(50℃，3カ月間)外観：変化なし，溶出試験：適合，残存率：[0.2mgOD錠]97.8%，[0.3mgOD錠]98.3% 〔湿度〕(25℃，93%RH，1カ月間)溶出遅延，硬度低下及び乾燥減量の増加が認められた 〔光〕(120万lx・hr(D65ランプ))外観：変化なし，溶出試験：適合，残存率：[0.2mgOD錠]100.4%，[0.3mgOD錠]101.0% (溶解性(水))極めて溶けやすい	
喉に刺激がある。経管なら可。遮光目的でFコート錠としている。室温にて4週間安定 (安定性)〔通常〕(室温，39カ月間)変化なし 〔苛酷〕(40℃，75%RH，6カ月間)変化なし (溶解性(水))ほとんど溶けない	
苦味あり (安定性)該当資料なし (溶解性(水))溶けやすい	散50%　[先] 細50%　[GE] シ5%　[先][GE]
腸溶性製剤のため粉砕不可 (溶解性(水))極めて溶けやすい	
徐放性製剤のため粉砕不可 (安定性)〔長期〕(室温，ビニル袋・金属缶，39カ月間)変化なし 〔苛酷〕(60℃，80%RH，無色ガラスシャーレ，3カ月間)変化なし 〔光〕(直射日光下，無色ガラスシャーレ，3カ月間)変化なし (溶解性(水))ほとんど溶けない	
データなし。内容物が油状のため粉砕不可 **著** 抗悪性腫瘍剤のため粉砕せず懸濁する (溶解性(水))ほとんど溶けない (危険度)Ⅱ(日本病院薬剤師会：抗悪性腫瘍薬の院内取扱い指針)	

理由　**著** 著者コメント　(安定性)原薬(一部製剤)の安定性　(溶解性(水))原薬の水に対する溶解性
代用品　※：一部適応等が異なる

ヘサフ

製品名（会社名）	規格単位	剤形・割線・Cap号数	可否	一般名
ベザフィブラート徐放錠100mg「JG」（長生堂＝日本ジェネリック）	100mg	Fコート錠 ○(割線無)	×	ベザフィブラート
ベザフィブラート徐放錠200mg「JG」（長生堂＝日本ジェネリック）	200mg	Fコート錠 ○(割線無)	×	
ベザフィブラート徐放錠100mg「ZE」（全星）	100mg	Fコート錠 ○(割線無)	×	ベザフィブラート
ベザフィブラート徐放錠200mg「ZE」（全星）	200mg	Fコート錠 ○(割線無)	×	
ベザフィブラートSR錠100mg「サワイ」（沢井）	100mg	徐放性Fコート錠 ○(割線無)	×	ベザフィブラート
ベザフィブラートSR錠200mg「サワイ」（沢井＝扶桑）	200mg	徐放性Fコート錠 ○(割線無)	×	
ベザフィブラート徐放錠100mg「トーワ」（東和薬品）	100mg	Fコート錠 ○(割線無)	×	ベザフィブラート
ベザフィブラート徐放錠200mg「トーワ」（東和薬品）	200mg	Fコート錠 ○(割線無)	×	
ベザフィブラートSR錠100mg「日医工」（日医工）	100mg	Fコート錠 ○(割線無)	×	ベザフィブラート
ベザフィブラートSR錠200mg「日医工」（日医工）	200mg	Fコート錠 ○(割線無)	×	

可否判定　○：可，△：条件つきで可，×：不可，―：企業判定回避，（ ）：著者判断

理　　由	代用品
徐放性製剤のため粉砕不可 溶解性(水) ほとんど溶けない	
徐放性製剤のため粉砕不可 安定性 製剤　[100mg錠] 〔長期〕(成り行き室温, PTPシートをアルミピロー包装, 3年間)性状・溶出性・定量法・製剤均一性：変化なし。色調・硬度(参考)変化なし 〔苛酷〕(40℃, 3カ月間)性状・硬度・溶出試験・定量試験：変化なし (25℃, 75％RH, 3カ月間)性状・硬度・溶出試験・定量試験：変化なし 〔光〕(合計60万lx·hrを照射)性状・硬度・溶出試験・定量試験：変化なし [200mg錠] 〔長期〕(25℃, 60％RH, 最終包装製品, 3年間)性状・溶出性・定量法：変化なし 〔苛酷〕(40℃, 褐色瓶(遮光・気密容器), 3カ月間)溶出性：規格外。外観・平均質量・乾燥減量・硬度・定量：変化なし (25℃, 75％RH, スチロールケース開放(遮光), 3カ月間)硬度：低下(規格内)。外観・平均質量・乾燥減量・定量・溶出性：変化なし 〔光〕(25℃, 60％RH, 1,200lx, 気密容器, 合計120万lx·hrを照射)溶出性：規格外。外観・平均質量・乾燥減量・定量：変化なし 溶解性(水) ほとんど溶けない	
放出制御の特性が失われるため，粉砕不可。においはなく，味ははじめ苦く後に甘い 溶解性(水) ほとんど溶けない	
徐放性製剤のため粉砕不可 主成分は，においはなく，味ははじめ苦く後に甘い 安定性 該当資料なし 溶解性(水) ほとんど溶けない	
徐放性製剤のため粉砕不可 溶解性(水) ほとんど溶けない	

理由　著 著者コメント　安定性 原薬(一部製剤)の安定性　溶解性(水) 原薬の水に対する溶解性
代用品　※：一部適応等が異なる

ヘシケ

製品名(会社名)	規格単位	剤形・割線・Cap号数	可否	一般名
ベシケア錠2.5mg (アステラス)	2.5mg	Fコート錠 ○(割線無)	× (△)	コハク酸ソリフェナシン
ベシケア錠5mg (アステラス)	5mg	Fコート錠 ○(割線無)	× (△)	
ベシケアOD錠2.5mg (アステラス)	2.5mg	口腔内崩壊錠 ○(割線無)	× (△)	コハク酸ソリフェナシン
ベシケアOD錠5mg (アステラス)	5mg	口腔内崩壊錠 ○(割線無)	× (△)	
ベスタチンカプセル10mg (日本化薬)	10mg	硬カプセル 3号	×	ウベニメクス
ベスタチンカプセル30mg (日本化薬)	30mg	硬カプセル 3号	×	
ベスタリットL錠100 (武田テバファーマ=武田)	100mg	Fコート錠 ○(割線無)	— (×)	ベザフィブラート
ベスタリットL錠200 (武田テバファーマ=武田)	200mg	Fコート錠 ○(割線無)	— (×)	

可否判定 ○:可, △:条件つきで可, ×:不可, —:企業判定回避, ( ):著者判断

理　　由	代用品
有効成分に強い局所刺激性がある(粉砕時に目，鼻，皮膚，粘膜に触れると炎症を起こすので危険である) 有効成分に収斂性がある 防湿が必要(錠で気密保存，OD錠で気密・防湿保存) ■著 粉砕後データが不足しているが，防湿・遮光保存で可能と推定。調剤者の防護に注意。用時，水に溶かして服用 (安定性)〔長期〕(25℃，60%RH，暗所，ポリエチレン袋二重(密閉)＋スチール缶，48カ月間)外観・性状：変化なし。残存率：ほとんど変化なし 〔加速〕(40℃，75%RH，暗所，ポリエチレン袋二重(密閉)＋スチール缶，6カ月間)外観・性状：変化なし。残存率：ほとんど変化なし 〔苛酷〕温度，温・湿度，光に対する苛酷試験では，外観・性状，残存率等において，ほとんど変化を認めなかった (溶解性(水))溶けやすい	
有効成分に強い局所刺激性がある(粉砕時に目，鼻，皮膚，粘膜に触れると炎症を起こすので危険である) 有効成分に収斂性がある 防湿が必要(錠で気密保存，OD錠で気密・防湿保存) ■著 口腔内崩壊錠のため粉砕不適。粉砕した場合，防湿・遮光保存。調剤者の防護に注意。用時，水に溶かして服用 (安定性)〔長期〕(25℃，60%RH，暗所，ポリエチレン袋二重(密閉)＋スチール缶，48カ月間)外観・性状：変化なし。残存率：ほとんど変化なし 〔加速〕(40℃，75%RH，暗所，ポリエチレン袋二重(密閉)＋スチール缶，6カ月間)外観・性状：変化なし。残存率：ほとんど変化なし 〔苛酷〕温度，温・湿度，光に対する苛酷試験では，外観・性状，残存率等において，ほとんど変化を認めなかった (溶解性(水))溶けやすい	
抗がん剤のため粉砕は避ける (安定性)〔苛酷〕(40℃，暗所，ガラス瓶(密栓)，6カ月間)変化なし (50℃，暗所，ガラス瓶(密栓)，3カ月間)変化なし (80℃，暗所，ガラス瓶(密栓)，2日間)変化なし (40℃，75%RH，暗所，ガラス瓶(開放)，6カ月間)変化なし (50℃，74%RH，暗所，ガラス瓶(開放)，3カ月間)変化なし 〔光〕(1,000lx(白色蛍光灯)，ガラス瓶(密栓)，30日間)変化なし (自然直射光，ガラス瓶(密栓)，30日間)変化なし (溶解性(水))溶けにくい (危険度)Ⅱ(日本病院薬剤師会：抗悪性腫瘍薬の院内取扱い指針)	
徐放性製剤のため粉砕不可 (溶解性(水))ほとんど溶けない	

理由　■著 著者コメント　(安定性)原薬(一部製剤)の安定性　(溶解性(水))原薬の水に対する溶解性
代用品　※：一部適応等が異なる

ヘスト

製品名(会社名)	規格単位	剤形・割線・Cap号数	可否	一般名
ベストン糖衣錠(25mg) (ニプロES)	25mg	糖衣錠 ○(割線無)	— (△)	ビスベンチアミン
ベタキソロール塩酸塩錠5mg「サワイ」(沢井=日本ジェネリック)	5mg	Fコート錠 ⊖(割線1本)	— (△)	ベタキソロール塩酸塩
ベタキソロール塩酸塩錠10mg「サワイ」(沢井=日本ジェネリック)	10mg	Fコート錠 ⊖(割線1本)	— (△)	
ベタキソロール塩酸塩錠5mg「テバ」(武田テバファーマ=武田)	5mg	素錠 ⊖(割線1本)	— (△)	ベタキソロール塩酸塩
ベタキソロール塩酸塩錠10mg「テバ」(武田テバファーマ=武田)	10mg	素錠 ⊖(割線1本)	— (△)	
ベタキソロール塩酸塩錠5mg「トーワ」(東和薬品)	5mg	Fコート錠 ⊖(割線1本)	— (△)	ベタキソロール塩酸塩
ベタキソロール塩酸塩錠10mg「トーワ」(東和薬品)	10mg	Fコート錠 ⊖(割線1本)	— (△)	
ベタセレミン配合錠 (東和薬品)	配合剤	素錠 ○(割線無)	— (△†)	ベタメタゾン・d-クロルフェニラミンマレイン酸塩
ベタナミン錠10mg (三和化学)	10mg	素錠 ⊖(割線1本)	— (△)	ペモリン
ベタナミン錠25mg (三和化学)	25mg	素錠 ⊖(割線1本)	— (△)	
ベタナミン錠50mg (三和化学)	50mg	素錠 ⊖(割線1本)	— (△)	

可否判定 ○:可,△:条件つきで可,×:不可,—:企業判定回避,():著者判断

理　　由	代用品
原薬はやや苦い (安定性)〔長期〕(25℃, 60%RH, ポリエチレン袋+ファイバードラム, 4年間)変化なし **粉砕品** (成り行き温度(15～25℃), 成り行き湿度(22～51%RH), 蛍光灯約1,000lx(8h/日, 5日/週), 無色透明ガラス瓶, 4週間)外観・吸湿量・含量に変化なし (溶解性(水))ほとんど溶けない	
著 吸湿性, 苦味あり (溶解性(水))極めて溶けやすい	
粉砕品は苦味及び酸味を有している (安定性)**製剤**〔温度〕(40℃, 4週間)性状, 含量に変化なし 〔湿度〕(25℃, 75%RH, 4週間)性状, 含量に変化なし(ただし凝集傾向があった) 〔光〕(60万lx·hr)性状, 含量に変化なし (溶解性(水))極めて溶けやすい	
(安定性)**粉砕後** (室内散光下, 3カ月間)外観・含量変化なし (遮光条件下, 3カ月間)外観・含量変化なし (溶解性(水))極めて溶けやすい	
著 一部凝集する可能性がある (安定性)**粉砕後** (室内散光下, 3カ月間)外観・含量変化なし (遮光条件下, 3カ月間)外観・含量変化なし (溶解性(水))極めて溶けやすい	
ベタメタゾン：主成分は, 無臭である d-クロルフェニラミンマレイン酸塩：主成分は, においはなく, 味は苦い † **著** 凡例5頁参照 (安定性)**粉砕後** (室内散光下, 3カ月間)外観変化なし, ベタメタゾン：残存率93.4%(1カ月), d-クロルフェニラミンマレイン酸塩：含量変化なし (室内散光・防湿条件下, 3カ月間)外観変化なし, ベタメタゾン：残存率96.9%(1カ月), d-クロルフェニラミンマレイン酸塩：含量変化なし (溶解性(水))ベタメタゾン：ほとんど溶けない d-クロルフェニラミンマレイン酸塩：極めて溶けやすい	シ 先
著 法的規制があるため慎重に実施 (安定性)40℃で3カ月間安定。25℃・75%RHで3カ月間安定。総照射量60万lx·hrで安定 (溶解性(水))ほとんど溶けない	

理由　**著** 著者コメント　(安定性)原薬(一部製剤)の安定性　(溶解性(水))原薬の水に対する溶解性
代用品　※：一部適応等が異なる

ヘタニ

製品名（会社名）	規格単位	剤形・割線・Cap号数	可否	一般名
ベタニス錠25mg（アステラス）	25mg	徐放性Fコート錠（割線無）	×	ミラベグロン
ベタニス錠50mg（アステラス）	50mg	徐放性Fコート錠（割線無）	×	
ベタヒスチンメシル酸塩錠6mg「CEO」（セオリア＝武田）	6mg	素錠（割線1本）	—（△）	ベタヒスチンメシル酸塩
ベタヒスチンメシル酸塩錠12mg「CEO」（セオリア＝武田）	12mg	素錠（割線1本）	—（△）	
ベタヒスチンメシル酸塩錠6mg「JD」（ジェイドルフ＝東和薬品）	6mg	素錠（割線1本）	—（△）	ベタヒスチンメシル酸塩
ベタヒスチンメシル酸塩錠12mg「JD」（ジェイドルフ＝東和薬品）	12mg	素錠（割線1本）	—（△）	
ベタヒスチンメシル酸塩錠6mg「TCK」（辰巳）	6mg	素錠（割線1本）	—（△）	ベタヒスチンメシル酸塩
ベタヒスチンメシル酸塩錠12mg「TCK」（辰巳）	12mg	素錠（割線1本）	—（△）	
ベタヒスチンメシル酸塩錠6mg「TSU」（鶴原＝日本ジェネリック）	6mg	Fコート錠（割線無）	△	ベタヒスチンメシル酸塩
ベタヒスチンメシル酸塩錠12mg「TSU」（鶴原）	12mg	素錠（割線1本）	△	
ベタヒスチンメシル酸塩錠6mg「テバ」（武田テバ薬品＝武田テバファーマ＝武田）	6mg	素錠（割線1本）	△	ベタヒスチンメシル酸塩
ベタヒスチンメシル酸塩錠12mg「テバ」（武田テバ薬品＝武田テバファーマ＝武田）	12mg	素錠（割線1本）	△	

可否判定　○：可，△：条件つきで可，×：不可，—：企業判定回避，（　）：著者判断

理　由	代用品
本剤は，徐放性製剤であるので，粉砕すると徐放性が壊れ，意図した体内動態が得られず，効果・安全性に影響を及ぼす可能性が高いことから，粉砕使用は「不可」 有効成分の吸湿性：吸湿性は認められない (安定性)〔長期〕(25℃, 60%RH, ポリエチレン袋二重(密閉)＋ファイバードラム, 暗所, 24カ月間)外観・性状：変化なし。残存率：ほとんど変化なし 〔加速〕(40℃, 75%RH, ポリエチレン袋二重(密閉)＋ファイバードラム, 暗所, 6カ月間)外観・性状：変化なし。残存率：ほとんど変化なし 〔苛酷〕(40℃, 75%RH, ガラス瓶(開放), 3カ月間)外観・性状：変化なし。残存率：ほとんど変化なし (60℃, ガラス瓶(開放), 3カ月間)外観・性状：変化なし。残存率：ほとんど変化なし 〔光〕(室温, 成り行き湿度, D65蛍光ランプ(1,000lx), シャーレ, 2カ月間)一部の試験でわずかに変化を認めたが，その他の試験で変化なし (溶解性(水))ほとんど溶けない	
著 防湿保存 (安定性)**粉砕後**　〔温度〕(40±2℃, 4週間)外観及び定量規格内 〔湿度〕(30±2℃, 75±5%RH, 4週間)外観及び定量規格内 〔光〕(120万lx·hr)外観及び定量規格内 体内動態のデータなし (溶解性(水))極めて溶けやすい	
主成分は，吸湿性である 著 防湿保存 (安定性)**粉砕後**　(室内散光下, 3カ月間)外観・含量変化なし (溶解性(水))極めて溶けやすい	
吸湿性あり 著 防湿保存 (安定性)該当資料なし (溶解性(水))極めて溶けやすい	
吸湿性あり 著 防湿保存 (安定性)該当資料なし (溶解性(水))極めて溶けやすい	
吸湿性あり 著 防湿保存 (溶解性(水))極めて溶けやすい	

理由　著 著者コメント　　(安定性)原薬(一部製剤)の安定性　　(溶解性(水))原薬の水に対する溶解性
代用品　※：一部適応等が異なる

ヘタヒ

製品名（会社名）	規格単位	剤形・割線・Cap号数	可否	一般名
ベタヒスチンメシル酸塩錠6mg「日医工」（日医工）	6mg	素錠 ○(割線無)	— (△)	ベタヒスチンメシル酸塩
ベタヒスチンメシル酸塩錠12mg「日医工」（日医工）	12mg	素錠 ⊖(割線1本)	— (△)	
ベタメタゾン錠0.5mg「サワイ」（沢井）	0.5mg	素錠 ⊖(割線1本)	— (○)	ベタメタゾン
ベックカプセル5mg（日医工）	5mg	硬カプセル 4号	— (△)	アラニジピン
ベックカプセル10mg（日医工）	10mg	硬カプセル 3号	— (△)	
ベナゼプリル塩酸塩錠2.5mg「TCK」（辰巳）	2.5mg	素錠 ○(割線無)	— (△)	ベナゼプリル塩酸塩
ベナゼプリル塩酸塩錠5mg「TCK」（辰巳）	5mg	素錠 ⊖(割線1本)	— (△)	
ベナゼプリル塩酸塩錠10mg「TCK」（辰巳）	10mg	素錠 ○(割線無)	— (△)	
ベナゼプリル塩酸塩錠2.5mg「サワイ」（沢井）	2.5mg	素錠 ○(割線無)	— (○)	ベナゼプリル塩酸塩
ベナゼプリル塩酸塩錠5mg「サワイ」（沢井）	5mg	素錠 ⊖(割線1本)	— (○)	
ベナゼプリル塩酸塩錠10mg「サワイ」（沢井）	10mg	素錠 ○(割線無)	— (○)	
ベニジピン塩酸塩錠2mg「CH」（長生堂＝日本ジェネリック）	2mg	Fコート錠 ○(割線無)	— (○)	ベニジピン塩酸塩
ベニジピン塩酸塩錠4mg「CH」（長生堂＝日本ジェネリック）	4mg	Fコート錠 ⊖(割線1本)	— (○)	
ベニジピン塩酸塩錠8mg「CH」（長生堂＝日本ジェネリック）	8mg	Fコート錠 ⊖(割線1本)	— (○)	
ベニジピン塩酸塩錠2mg「MED」（沢井）	2mg	Fコート錠 ○(割線無)	— (○)	ベニジピン塩酸塩
ベニジピン塩酸塩錠4mg「MED」（沢井）	4mg	Fコート錠 ⊖(割線1本)	— (○)	
ベニジピン塩酸塩錠8mg「MED」（沢井）	8mg	Fコート錠 ⊖(割線1本)	— (○)	

可否判定　○：可，△：条件つきで可，×：不可，—：企業判定回避，（　）：著者判断

理　由	代用品
著 防湿保存 安定性 粉砕物 [12mg錠] (40℃, 遮光, 4週間)外観, 類縁物質, 含量変化なし (30℃, 75%RH, 遮光, 4週間)1週間後含量低下(規格内) (室温, 曝光量120万lx·hr)外観, 類縁物質, 含量変化なし 溶解性(水) 極めて溶けやすい	
においはない 著 苦味あり 溶解性(水) ほとんど溶けない	散0.1% 先 GE シ0.01% 先
著 遮光保存 溶解性(水) ほとんど溶けない	顆2% 先
室内散乱光, シャーレ開放条件で4週間保存した結果, 4週間の時点で含量の低下(規格外)を認めた 著 防湿・遮光保存。用時粉砕 安定性 該当資料なし 溶解性(水) 溶けやすい	
室内散乱光, シャーレ開放条件で4週間保存した結果, 含量に変化なし 著 防湿・遮光保存。用時粉砕 安定性 該当資料なし 溶解性(水) 溶けやすい	
においはない 溶解性(水) 溶けやすい	
著 遮光保存 安定性 吸湿性である **粉砕品** [2mg・8mg錠] (25℃, 75%RH, 遮光・開放, 4週間)外観・含量：変化なし, 純度：規格内 [4mg錠] (40℃, 60%RH, 遮光・気密, 30日間)外観・含量：変化なし (25℃, 75%RH, 遮光・開放, 30日間)外観・含量：変化なし (120万lx·hr, 密閉(シャーレ＋ラップ), 50日間)外観：変化なし, 含量：変化あり(規格外) 溶解性(水) ほとんど溶けない	
著 遮光保存 溶解性(水) ほとんど溶けない	

理由 著 著者コメント　安定性 原薬(一部製剤)の安定性　溶解性(水) 原薬の水に対する溶解性
代用品 ※：一部適応等が異なる

ヘニシ

製品名（会社名）	規格単位	剤形・割線・Cap号数	可否	一般名
ベニジピン塩酸塩錠2mg「NPI」 （日本薬工＝ケミファ）	2mg	Fコート錠 ◯(割線無)	― (◯)	ベニジピン塩酸塩
ベニジピン塩酸塩錠4mg「NPI」 （日本薬工＝ケミファ）	4mg	Fコート錠 ⊖(割線1本)	― (◯)	
ベニジピン塩酸塩錠8mg「NPI」 （日本薬工＝ケミファ）	8mg	Fコート錠 ⊖(割線1本)	― (◯)	
ベニジピン塩酸塩錠2mg「NS」 （日新製薬＝科研）	2mg	Fコート錠 ◯(割線無)	― (◯)	ベニジピン塩酸塩
ベニジピン塩酸塩錠4mg「NS」 （日新製薬＝科研）	4mg	Fコート錠 ⊖(割線1本)	― (◯)	
ベニジピン塩酸塩錠8mg「NS」 （日新製薬＝科研）	8mg	Fコート錠 ⊖(割線1本)	― (◯)	
ベニジピン塩酸塩錠2mg「OME」 （大原＝エルメッド＝日医工）	2mg	Fコート錠 ◯(割線無)	△ (◯)	ベニジピン塩酸塩
ベニジピン塩酸塩錠4mg「OME」 （大原＝エルメッド＝日医工）	4mg	Fコート錠 ⊖(割線1本)	△ (◯)	
ベニジピン塩酸塩錠8mg「OME」 （大原＝エルメッド＝日医工）	8mg	Fコート錠 ⊖(割線1本)	― (◯)	
ベニジピン塩酸塩錠2「TCK」 （辰巳）	2mg	Fコート錠 ◯(割線無)	― (◯)	ベニジピン塩酸塩
ベニジピン塩酸塩錠4「TCK」 （辰巳）	4mg	Fコート錠 ⊖(割線1本)	― (◯)	
ベニジピン塩酸塩錠8「TCK」 （辰巳）	8mg	Fコート錠 ⊖(割線1本)	― (◯)	
ベニジピン塩酸塩錠2mg「YD」 （陽進堂＝第一三共エスファ＝共創未来ファーマ）	2mg	Fコート錠 ◯(割線無)	― (◯)	ベニジピン塩酸塩
ベニジピン塩酸塩錠4mg「YD」 （陽進堂＝第一三共エスファ＝共創未来ファーマ）	4mg	Fコート錠 ⊖(割線1本)	― (◯)	
ベニジピン塩酸塩錠8mg「YD」 （陽進堂＝第一三共エスファ＝共創未来ファーマ）	8mg	Fコート錠 ⊖(割線1本)	― (◯)	
ベニジピン塩酸塩錠2mg「杏林」 （キョーリンリメディオ＝杏林）	2mg	Fコート錠 ◯(割線無)	― (△)	ベニジピン塩酸塩
ベニジピン塩酸塩錠4mg「杏林」 （キョーリンリメディオ＝杏林）	4mg	Fコート錠 ⊖(割線1本)	― (△)	
ベニジピン塩酸塩錠8mg「杏林」 （キョーリンリメディオ＝杏林）	8mg	Fコート錠 ⊖(割線1本)	― (△)	

可否判定 ◯：可，△：条件つきで可，×：不可，―：企業判定回避，（ ）：著者判断

理　由	代用品
室温保存 **著** 遮光保存 (安定性)[4mg錠] 〔湿度〕(25℃, 75%RH, 1カ月間)外観・性状：変化なし。純度試験：酸化体は検出されず。含量：わずかな低下が認められた(開始時定量値：100.8%, 1カ月後定量値：98.4%) (溶解性(水))ほとんど溶けない	
著 遮光保存 (安定性)[4mg錠] 〔光〕(約72万lx・hr)で類縁物質増加 [2mg・8mg錠] データなし，4mg錠に準ずる (溶解性(水))ほとんど溶けない	
著 遮光保存 (安定性)〔長期〕(室温, 成り行きRH, 36カ月間)性状, 純度試験, 定量, 乾燥減量など：いずれも変化なし **粉砕後** [2mg・4mg錠] 25℃・60%RH・2週間保存。コーティング層が残りやすい。主成分は光により着色するため，粉砕後は遮光下で保存 (溶解性(水))ほとんど溶けない	
著 遮光保存 (安定性)室内散乱光，シャーレ開放条件で4週間保存した結果, 含量に変化なし (溶解性(水))ほとんど溶けない	
著 遮光保存 (安定性)**粉砕時** (25℃, 60%RH, 120万lx・hr, 30日間)[2mg錠]曝光面の黄色がわずかに濃くなった，純度・含量規格外，[4mg・8mg錠]曝光面の黄色が濃い黄色に変化，純度・含量規格外 (溶解性(水))ほとんど溶けない	
曝光下で放置すると分解する可能性あり **著** 遮光保存 (溶解性(水))ほとんど溶けない	

理由　**著** 著者コメント　(安定性)原薬(一部製剤)の安定性　(溶解性(水))原薬の水に対する溶解性
代用品　※：一部適応等が異なる

ヘニシ

製品名(会社名)	規格単位	剤形・割線・Cap号数	可否	一般名
ベニジピン塩酸塩錠2mg「サワイ」(メディサ=沢井)	2mg	Fコート錠 ○(割線無)	—(○)	ベニジピン塩酸塩
ベニジピン塩酸塩錠4mg「サワイ」(メディサ=沢井)	4mg	Fコート錠 ⊖(割線1本)	—(○)	
ベニジピン塩酸塩錠8mg「サワイ」(メディサ=沢井)	8mg	Fコート錠 ⊖(割線1本)	—(○)	
ベニジピン塩酸塩錠2mg「タナベ」(ニプロES)	2mg	Fコート錠 ○(割線無)	—(○)	ベニジピン塩酸塩
ベニジピン塩酸塩錠4mg「タナベ」(ニプロES)	4mg	Fコート錠 ⊖(割線1本)	—(○)	
ベニジピン塩酸塩錠8mg「タナベ」(ニプロES)	8mg	Fコート錠 ⊖(割線1本)	—(○)	
ベニジピン塩酸塩錠2mg「ツルハラ」(鶴原)	2mg	Fコート錠 ○(割線無)	○	ベニジピン塩酸塩
ベニジピン塩酸塩錠4mg「ツルハラ」(鶴原)	4mg	Fコート錠 ⊖(割線1本)	○	
ベニジピン塩酸塩錠8mg「ツルハラ」(鶴原)	8mg	Fコート錠 ⊖(割線1本)	○	
ベニジピン塩酸塩錠2mg「テバ」(武田テバファーマ=武田)	2mg	Fコート錠 ○(割線無)	—(○)	ベニジピン塩酸塩
ベニジピン塩酸塩錠4mg「テバ」(武田テバファーマ=武田)	4mg	Fコート錠 ⊖(割線1本)	—(○)	
ベニジピン塩酸塩錠8mg「テバ」(武田テバファーマ=武田)	8mg	Fコート錠 ⊖(割線1本)	—(○)	
ベニジピン塩酸塩錠2mg「トーワ」(東和薬品)	2mg	Fコート錠 ○(割線無)	—(○)	ベニジピン塩酸塩
ベニジピン塩酸塩錠4mg「トーワ」(東和薬品)	4mg	Fコート錠 ⊖(割線1本)	—(○)	
ベニジピン塩酸塩錠8mg「トーワ」(東和薬品)	8mg	Fコート錠 ⊖(割線1本)	—(○)	
ベニジピン塩酸塩錠2mg「日医工」(日医工)	2mg	Fコート錠 ○(割線無)	—(○)	ベニジピン塩酸塩
ベニジピン塩酸塩錠4mg「日医工」(日医工)	4mg	Fコート錠 ⊕(割線1本)	—(○)	
ベニジピン塩酸塩錠8mg「日医工」(日医工)	8mg	Fコート錠 ⊖(割線1本)	—(○)	
ベネシッド錠250mg(科研)	250mg	Fコート錠 ○(割線無)	△	プロベネシド

可否判定 ○:可, △:条件つきで可, ×:不可, —:企業判定回避, ( ):著者判断

理　　由	代用品
著 遮光保存 安定性 粉砕後　以下の保存条件下で粉砕30日後まで安定な製剤であることが確認された (室温，透明瓶開放/透明瓶密栓/褐色瓶密栓，30日間)性状・含量に変化なし 溶解性(水) ほとんど溶けない	
著 遮光保存 安定性 粉砕品　(25℃，75%RH，褐色ガラス瓶(開栓)，1カ月間)性状・含量に変化なし 溶解性(水) ほとんど溶けない	
著 遮光保存 安定性 該当資料なし 溶解性(水) ほとんど溶けない	
著 遮光保存 安定性 製剤〔湿度〕(25℃，75%RH，4週間)性状，含量に変化なし 溶解性(水) ほとんど溶けない	
曝光下では分解することがある 著 遮光保存 安定性 (室温，室内散乱光下，シャーレ開放，4週間)性状，含量に変化なし 溶解性(水) ほとんど溶けない	
著 遮光保存 安定性 粉砕後　(室内散光下，3カ月間)外観変化なし，残存率92.8%(1カ月) (遮光条件下，3カ月間)外観・含量変化なし 溶解性(水) ほとんど溶けない	
著 遮光保存 安定性 粉砕物　[4mg錠] (25℃，75%RH，遮光・開放，3カ月間)外観，類縁物質，含量変化なし [8mg錠] (室温，室内散光下，シャーレ開放，4週間)含量低下(規格内) 溶解性(水) ほとんど溶けない	
苦味あり 安定性 該当資料なし 溶解性(水) ほとんど溶けない	

理由　著 著者コメント　　安定性 原薬(一部製剤)の安定性　　溶解性(水) 原薬の水に対する溶解性
代用品　※：一部適応等が異なる

へネツ

製品名(会社名)	規格単位	剤形・割線・Cap号数	可否	一般名
ベネット錠2.5mg (武田)	2.5mg	Fコート錠 ◯(割線無)	×	リセドロン酸ナトリウム水和物
ベネット錠17.5mg (武田)	17.5mg	Fコート錠 ◯(割線無)	×	
ベネット錠75mg (武田)	75mg	Fコート錠 ◯(割線無)	×	
ベネトリン錠2mg (GSK)	2mg	素錠 ⊖(割線1本)	— (△)	サルブタモール硫酸塩
ベハイド錠4mg (杏林)	4mg	素錠 ⊖(割線模様)	— (◯)	ベンチルヒドロクロロチアジド

可否判定 ◯:可, △:条件つきで可, ×:不可, —:企業判定回避, ( ):著者判断

理　由	代用品
口腔咽頭刺激の可能性がある **著** 添付文書の用法及び用量に関連する注意に「口腔咽頭刺激の可能性があるので噛まずに，なめずに服用する」の記載あり。口腔咽頭刺激の可能性があると考えられるので，粉砕等は原則不可。刺激等が懸念されるため経管投与またはコップ一杯(約180mL)の多めの水，ゼリー被覆などで補助し立位または座位の状態で，食道に付着しないように胃に流し込む **(安定性)**〔長期〕(25℃，60%RH，暗所，36カ月間)変化なし 〔温度〕(60℃，暗所，3カ月間)変化なし 〔湿度〕(25℃，93%RH，暗所，6カ月間)変化なし 〔光〕(25℃，キセノンランプ80,000lx，15時間)変化なし **製剤** [2.5mg錠] 〔長期〕(25℃，60%RH，暗所，PTP+紙箱及びガラス容器，36カ月間)変化なし 〔温度〕(60℃，暗所，3カ月間)変化なし 〔湿度〕(25℃，93%RH，暗所，6カ月間)変化なし 〔光〕(25℃，キセノンランプ80,000lx，15時間)変化なし [17.5mg錠] 〔長期〕(25℃，60%RH，PTP+紙箱，36カ月間)変化なし，残存率：99.8% 〔温度〕(60℃，3カ月間)変化なし 〔湿度〕(25℃，93%RH，6カ月間)変化なし 〔光〕(25℃，キセノンランプ50,000lx，24時間)変化なし [75mg錠] 〔長期〕(25℃，60%RH，PTP+紙箱，36カ月間)変化なし，残存率：99.8% 〔温度〕(60℃，3カ月間)変化なし 〔光〕(120万lx·hr(D65光源))変化なし **(溶解性(水))** やや溶けやすい	
著 粉砕後データが不足しているが，防湿・遮光保存で可能と推定 **(安定性)**〔長期〕(25℃，遮光，気密，24カ月間)変化なし 〔温度〕(4℃，遮光，気密，24カ月間)変化なし (50℃，遮光，気密，12カ月間)変化なし 〔湿度〕(40℃，80%RH，開放，6カ月間)変化なし (40℃，100%RH，開放，6カ月間)吸湿し，液状となる 〔光〕(室温，散光，気密，6カ月間)変化なし (室温，UV，気密，6カ月間)変化なし **(溶解性(水))** 溶けやすい	(適応が異なる) シ0.04% [先]
著 データなし。原薬は加温，加湿(40℃，80%RH)，12カ月及び曝光(8,000lx)，720時間で変化なし **(安定性)**〔長期〕該当資料なし 〔温度・湿度〕(40℃，80%RH，12カ月間)変化なし 〔光〕(8,000lx，720時間)変化なし **(溶解性(水))** ほとんど溶けない	

理由　**著** 著者コメント　**(安定性)** 原薬(一部製剤)の安定性　**(溶解性(水))** 原薬の水に対する溶解性
代用品　※：一部適応等が異なる

ヘハイ

製品名（会社名）	規格単位	剤形・割線・Cap号数	可否	一般名
ベハイドRA配合錠 （杏林）	配合剤	素錠 ⊖（割線模様）	— (△)	ベンチルヒドロクロロチアジド・レセルピン配合剤
ベプシドカプセル25mg （BMS）	25mg	硬カプセル 4号	×	エトポシド
ベプシドカプセル50mg （BMS）	50mg	硬カプセル 2号	×	
ヘプセラ錠10 （GSK）	10mg	素錠 ○（割線無）	— (△)	アデホビル ピボキシル
ベプリコール錠50mg （MSD＝第一三共）	50mg	Fコート錠 ○（割線無）	△	ベプリジル塩酸塩水和物
ベプリコール錠100mg （MSD＝第一三共）	100mg	Fコート錠 ○（割線無）	△	
ヘプロニカート錠100mg「CH」 （長生堂＝日本ジェネリック）	100mg	素錠 ○（割線無）	— (△)	ヘプロニカート

可否判定 ○：可, △：条件つきで可, ×：不可, —：企業判定回避, （ ）：著者判断

理　　由	代用品
著 防湿・遮光保存。配合剤のため粉砕後の配合比が変化しないよう留意。成分のレセルピンが光により変化する **安定性**〔長期〕該当資料なし ベンチルヒドロクロロチアジド 〔温度・湿度〕(40℃, 80%RH, 12カ月間)変化なし 〔光〕(8,000lx, 720時間)変化なし レセルピン：光に不安定で黄色を呈する カルバゾクロム：該当資料なし **溶解性(水)** ベンチルヒドロクロロチアジド：ほとんど溶けない レセルピン：ほとんど溶けない カルバゾクロム：極めて溶けにくい	
粉砕時の安全性, 体内動態のデータがない。変異原性あり。DNA障害性を有し, 安全性の保証がない。内容物が液体のため粉砕不可 **安定性**〔通常〕(1〜30℃, 42カ月間)変化なし 〔苛酷〕(20,000lx, 14日間)含量低下 **溶解性(水)** 極めて溶けにくい **危険度** Ⅱ(日本病院薬剤師会：抗悪性腫瘍薬の院内取扱い指針)	
著 防湿・遮光保存。粉砕後, セロポリフィルム分包にて含量低下, 類縁物質増加。粉砕物は高吸湿性がある。期間限定の必要あり **安定性**〔長期〕(5℃, ポリエチレン袋+プラスチックタイ/高密度ポリエチレンドラム+ポリエチレン製蓋(密栓), 36カ月間)含量わずかに低下, 類縁物質総量わずかに増加 〔加速〕(25℃, 60%RH, ポリエチレン袋+プラスチックタイ/高密度ポリエチレンドラム+ポリエチレン製蓋(密栓), 6カ月間)含量低下, 類縁物質増加 〔温度〕(30℃, 60%RH, ポリエチレン袋+プラスチックタイ/高密度ポリエチレンドラム+ポリエチレン製蓋(密栓), 6カ月間)塊状に変化, 含量低下, 類縁物質増加 〔湿度〕(25℃・60%RH, 30℃・60%RH, ポリエチレン袋+プラスチックタイ/高密度ポリエチレンドラム+ポリエチレン製蓋(開封), 6カ月間)含量低下, 類縁物質増加 〔光〕(白色蛍光ランプ, PE袋(曝光), 6カ月間(総照度120万lx・hr以上))変化なし (昼光色蛍光ランプ, ペトリ皿(曝光/密), 3週間(総照度120万lx・hr以上, 総近紫外放射エネルギー200W・hr/m²以上))変化なし **粉砕後**　(4℃, セロポリフィルム及びPETセロポリフィルムに分包, 12週間)含量低下, 類縁物質の増加 (30℃・65%RH, 40℃・75%RH, セロポリフィルム及びPETセロポリフィルムに分包, 12週間)含量低下, 類縁物質の増加 〔包材〕セロポリフィルムよりPETセロポリフィルムで含量低下, 類縁物質の増加 **溶解性(水)**(脱イオン水：pH7.2)極めて溶けにくい	
苦味あり **溶解性(水)** 溶けにくい	
安定性 **粉砕品**　(40℃, 60%RH, 遮光・気密, 30日間)外観・含量：変化なし (25℃, 75%RH, 遮光・開放, 30日間)外観・含量：変化なし (120万lx・hr, 密閉(シャーレ+ラップ), 50日間)外観・含量：変化なし **溶解性(水)** ほとんど溶けない	

理由　**著** 著者コメント　　**安定性** 原薬(一部製剤)の安定性　　**溶解性(水)** 原薬の水に対する溶解性
代用品　※：一部適応等が異なる

ヘホタ

製品名（会社名）	規格単位	剤形・割線・Cap号数	可否	一般名
ベポタスチンベシル酸塩錠5mg「DK」（大興＝江州）	5mg	Fコート錠 ○（割線無）	― (○)	ベポタスチンベシル酸塩
ベポタスチンベシル酸塩錠10mg「DK」（大興＝江州）	10mg	Fコート錠 ○（割線無）	― (○)	
ベポタスチンベシル酸塩錠5mg「JG」（日本ジェネリック）	5mg	Fコート錠 ○（割線無）	― (○)	ベポタスチンベシル酸塩
ベポタスチンベシル酸塩錠10mg「JG」（日本ジェネリック）	10mg	Fコート錠 ○（割線無）	― (○)	
ベポタスチンベシル酸塩錠5mg「KN」（小林化工）	5mg	Fコート錠 ○（割線無）	△	ベポタスチンベシル酸塩
ベポタスチンベシル酸塩錠10mg「KN」（小林化工）	10mg	Fコート錠 ⊖（割線1本）	△	
ベポタスチンベシル酸塩OD錠5mg「KN」（小林化工）	5mg	口腔内崩壊錠 ○（割線無）	△	ベポタスチンベシル酸塩
ベポタスチンベシル酸塩OD錠10mg「KN」（小林化工）	10mg	口腔内崩壊錠 ⊖（割線1本）	△	
ベポタスチンベシル酸塩錠5mg「SN」（シオノ＝サンド）	5mg	Fコート錠 ○（割線無）	― (○)	ベポタスチンベシル酸塩
ベポタスチンベシル酸塩錠10mg「SN」（シオノ＝サンド）	10mg	Fコート錠 ○（割線無）	― (○)	
ベポタスチンベシル酸塩錠5mg「サワイ」（沢井）	5mg	Fコート錠 ○（割線無）	― (○)	ベポタスチンベシル酸塩
ベポタスチンベシル酸塩錠10mg「サワイ」（沢井）	10mg	Fコート錠 ⊖（割線表裏各1本）	― (○)	
ベポタスチンベシル酸塩OD錠5mg「サワイ」（沢井）	5mg	口腔内崩壊錠 ○（割線無）	― (△)	ベポタスチンベシル酸塩
ベポタスチンベシル酸塩OD錠10mg「サワイ」（沢井）	10mg	口腔内崩壊錠 ⊖（割線1本）	― (△)	

可否判定 ○：可，△：条件つきで可，×：不可，―：企業判定回避，（ ）：著者判断

理　　由	代用品
著 防湿保存。苦味あり **溶解性(水)** やや溶けにくい	
著 防湿保存。苦味あり **安定性** **粉砕品** (40℃, 遮光・気密容器, 1カ月間)1カ月で性状変化(白色の粉末→白色の塊を含む粉末) (25℃, 75%RH, 遮光・開放, 1カ月間)0.5カ月で性状変化(白色の粉末→白色の塊を含む) (60万lx・hr, 気密容器)変化なし **溶解性(水)** やや溶けにくい	
主薬由来の苦味が出現する可能性がある(苦味あり) **著** 防湿保存。苦味あり **安定性** **粉砕後** 〔通常〕(25℃, 75%RH, 遮光, 3カ月間)変化なし 〔苛酷〕(40℃, 遮光, 3カ月間)変化なし 〔光〕(室温, 1,000lx・hr(白色蛍光灯下), 50日間)変化なし **溶解性(水)** やや溶けにくい	
主薬由来の苦味が出現する可能性がある(苦味あり) **著** 口腔内崩壊錠のため粉砕不適。粉砕した場合, 防湿・遮光保存。苦味あり **安定性** **粉砕後** 〔通常〕(25℃, 75%RH, 遮光, 3カ月間)変化なし 〔苛酷〕(40℃, 遮光, 3カ月間)変化なし 〔光〕(室温, 1,000lx・hr(白色蛍光灯下), 50日間)変化なし **溶解性(水)** やや溶けにくい	
著 防湿保存。苦味あり **溶解性(水)** やや溶けにくい	
著 防湿保存。苦味あり **溶解性(水)** やや溶けにくい	
著 口腔内崩壊錠のため粉砕不適。粉砕した場合, 防湿・遮光保存。苦味あり **溶解性(水)** やや溶けにくい	

理由　**著** 著者コメント　**安定性** 原薬(一部製剤)の安定性　**溶解性(水)** 原薬の水に対する溶解性
代用品　※：一部適応等が異なる

ヘホタ

製品名（会社名）	規格単位	剤形・割線・Cap号数	可否	一般名
ベポタスチンベシル酸塩錠5mg「タナベ」(ニプロES＝ニプロ)	5mg	Fコート錠 ◯(割線無)	― (◯)	ベポタスチンベシル酸塩
ベポタスチンベシル酸塩錠10mg「タナベ」(ニプロES＝ニプロ)	10mg	Fコート錠 ⊖(割線表裏各1本)	― (◯)	
ベポタスチンベシル酸塩OD錠5mg「タナベ」(ニプロES＝ニプロ)	5mg	素錠(口腔内崩壊錠) ◯(割線無)	― (△)	ベポタスチンベシル酸塩
ベポタスチンベシル酸塩OD錠10mg「タナベ」(ニプロES＝ニプロ)	10mg	素錠(口腔内崩壊錠) ◯(割線無)	― (△)	
ベポタスチンベシル酸塩錠5mg「トーワ」(東和薬品)	5mg	Fコート錠 ◯(割線無)	― (◯)	ベポタスチンベシル酸塩
ベポタスチンベシル酸塩錠10mg「トーワ」(東和薬品)	10mg	Fコート錠 ⊖(割線1本)	― (◯)	
ベポタスチンベシル酸塩OD錠5mg「トーワ」(東和薬品)	5mg	口腔内崩壊錠 ◯(割線無)	― (△)	ベポタスチンベシル酸塩
ベポタスチンベシル酸塩OD錠10mg「トーワ」(東和薬品)	10mg	口腔内崩壊錠 ⊖(割線1本)	― (△)	

可否判定　◯：可，△：条件つきで可，×：不可，―：企業判定回避，( )：著者判断

理　由	代用品
原薬は苦い **著** 防湿保存。苦味あり **安定性**〔長期〕(25℃, 60%RH, ガラス瓶(開栓), 3年間)変化なし 〔加速〕(40℃, 75%RH, ガラス瓶(開栓), 6カ月間)変化なし 〔苛酷〕(50℃, ガラス瓶(開栓), 3カ月間)変化なし (25℃, 90%RH, ガラス瓶(開栓), 3カ月間)変化なし (白色蛍光灯, シャーレ(ポリ塩化ビニリデンフィルムで覆う), 120万lx·hr)変化なし (近紫外蛍光灯, シャーレ(ポリ塩化ビニリデンフィルムで覆う), 150W·hr/m²)変化なし **粉砕品** (室温(26.0〜30.8℃, 33.0〜56.7%RH), 透明ガラス瓶(密栓/開栓), 4週間)外観・含量に変化なし (40℃, 75%RH, 透明ガラス瓶(開栓), 4週間)外観・含量に変化はないが, 固化が認められた **溶解性(水)** やや溶けにくい	
原薬は苦い **著** 口腔内崩壊錠のため粉砕不適。粉砕した場合, 防湿・遮光保存。苦味あり **安定性**〔長期〕(25℃, 60%RH, ガラス瓶(開栓), 3年間)変化なし 〔加速〕(40℃, 75%RH, ガラス瓶(開栓), 6カ月間)変化なし 〔苛酷〕(50℃, ガラス瓶(開栓), 3カ月間)変化なし (25℃, 90%RH, ガラス瓶(開栓), 3カ月間)変化なし (白色蛍光灯, シャーレ(ポリ塩化ビニリデンフィルムで覆う), 120万lx·hr)変化なし (近紫外蛍光灯, シャーレ(ポリ塩化ビニリデンフィルムで覆う), 150W·hr/m²)変化なし **粉砕品** (40±2℃, 成り行き湿度, 褐色ガラス瓶(密栓・暗所), 3カ月間)製剤の規格範囲内で類縁物質のわずかな増加及び水分の減少(規格なし)が認められた (30±2℃, 75±5%RH, 褐色ガラス瓶(開栓・暗所), 3カ月間)芳香が消失し, 製剤の規格範囲内で類縁物質のわずかな増加及び水分の増加(規格なし)が認められた (白色蛍光灯2,000lx, 25℃, 成り行き湿度, ガラスシャーレ(開放), 曝光量60万lx·hr/120万lx·hr)芳香が消失し, 製剤の規格範囲内で類縁物質のわずかな増加が認められた **溶解性(水)** やや溶けにくい	
著 防湿保存。苦味あり **安定性** 粉砕後 (室内散光下, 3カ月間)外観・含量変化なし (室内散光・防湿条件下, 3カ月間)外観・含量変化なし **溶解性(水)** やや溶けにくい	
著 口腔内崩壊錠のため粉砕不適。粉砕した場合, 防湿・遮光保存。苦味あり **安定性** 粉砕後 (室内散光下, 3カ月間)外観・含量変化なし (室内散光・防湿条件下, 3カ月間)外観・含量変化なし **溶解性(水)** やや溶けにくい	

理由　**著** 著者コメント　**安定性** 原薬(一部製剤)の安定性　**溶解性(水)** 原薬の水に対する溶解性
代用品　※：一部適応等が異なる

ヘホタ

製品名（会社名）	規格単位	剤形・割線・Cap号数	可否	一般名
ベポタスチンベシル酸塩錠5mg「日医工」（日医工）	5mg	Fコート錠 ○（割線無）	― （○）	ベポタスチンベシル酸塩
ベポタスチンベシル酸塩錠10mg「日医工」（日医工）	10mg	Fコート錠 ⊖（割線1本）	― （○）	
ベポタスチンベシル酸塩OD錠5mg「日医工」（日医工）	5mg	素錠（口腔内崩壊錠） ○（割線無）	― （△）	ベポタスチンベシル酸塩
ベポタスチンベシル酸塩OD錠10mg「日医工」（日医工）	10mg	素錠（口腔内崩壊錠） ⊖（割線1本）	― （△）	
ヘマレキート錠30mg（鶴原）	30mg	徐放錠 ○（割線無）	×	ジルチアゼム塩酸塩
ヘマレキート錠60mg（鶴原）	60mg	徐放錠 ⊖（割線1本）	×	
ペミラストン錠5mg（アルフレッサファーマ）	5mg	素錠 ⊖（割線1本）	― （△）	ペミロラストカリウム
ペミラストン錠10mg（アルフレッサファーマ）	10mg	素錠 ⊖（割線1本）	― （△）	
ペミロラストK錠5mg「TCK」（辰巳）	5mg	素錠 ⊖（割線1本）	― （△）	ペミロラストカリウム
ペミロラストK錠10mg「TCK」（辰巳）	10mg	素錠 ⊖（割線1本）	― （△）	
ペミロラストK錠5mg「武田テバ」（武田テバファーマ＝武田）	5mg	素錠 ⊖（割線1本）	― （△）	ペミロラストカリウム
ペミロラストK錠10mg「武田テバ」（武田テバファーマ＝武田）	10mg	素錠 ⊖（割線1本）	― （△）	
ペミロラストK錠5mg「トーワ」（東和薬品）	5mg	素錠 ⊖（割線1本）	― （△）	ペミロラストカリウム
ペミロラストK錠10mg「トーワ」（東和薬品）	10mg	素錠 ⊖（割線1本）	― （△）	

可否判定 ○：可，△：条件つきで可，×：不可，―：企業判定回避，（ ）：著者判断

ヘミロ

理　由	代用品
著 防湿保存。苦味あり (安定性)粉砕物 (25℃, 75%RH, 遮光・開放, 3カ月間)外観, 含量変化なし (溶解性(水))やや溶けにくい	
著 口腔内崩壊錠のため粉砕不適。粉砕した場合, 防湿・遮光保存。苦味あり (安定性)粉砕物 (25℃, 75%RH, 遮光・開放, 3カ月間)外観, 含量変化なし (溶解性(水))やや溶けにくい	
徐放錠のため粉砕不可 (安定性)該当資料なし (溶解性(水))溶けやすい	
吸湿性及び光により変化する 著 防湿・遮光保存 (安定性)[長期](室温, 遮光, 気密, 36カ月間)変化なし [苛酷](40℃, 遮光, 気密, 6カ月間)変化なし (60℃, 遮光, 気密, 3カ月間)変化なし (40℃, 53%RH, 遮光, 6カ月間)変化なし (40℃, 75%RH, 遮光, 6カ月間)3カ月目以降, 約34%の吸湿を示し, 外観上黄白色に変化した (人工光, 気密, 4週間)4週目の溶状において白濁が認められた (室内散乱光, 気密, 12カ月間)6カ月目以降の溶状において白濁が認められた 粉砕後 [5mg錠] (25℃, 60%RH, グラシン分包, 8週間)性状変化なし (室内散光下, グラシン分包, 8週間)4週間後から性状(色)の変化あり [10mg錠] (25℃, 60%RH, グラシン分包, 8週間)2週間後より性状(色)の変化あり (室内散光下, グラシン分包, 8週間)2週間後から性状(色)の変化あり (溶解性(水))溶けやすい	DS0.5% 先 GE
著 防湿・遮光保存 (安定性)室内散乱光, シャーレ開放条件で4週間保存した結果, 含量に変化なし (溶解性(水))溶けやすい	DS0.5% 先 GE
(安定性)製剤 [湿度](25℃, 75%RH, 4週間)[5mg錠]性状, 含量に変化なし, [10mg錠]性状に変化なし, 含量低下(残存率:96.8%) (溶解性(水))溶けやすい	DS0.5% 先 GE
著 防湿・遮光保存 (安定性)粉砕後 (室内散光下, 3カ月間)外観変化なし, 残存率97.0%(1カ月) (遮光条件下, 3カ月間)外観・含量変化なし (溶解性(水))溶けやすい	DS0.5% 先 GE

理由 著 著者コメント　(安定性)原薬(一部製剤)の安定性　(溶解性(水))原薬の水に対する溶解性
代用品 ※:一部適応等が異なる

ヘムリ

製品名(会社名)	規格単位	剤形・割線・Cap号数	可否	一般名
ベムリディ錠25mg (ギリアド)	25mg	Fコート錠 ○(割線無)	— (△)	テノホビル アラフェナミドフマル酸塩
ヘモクロンカプセル200mg (天藤=武田)	200mg	軟カプセル	×	トリベノシド
ヘモナーゼ配合錠 (ジェイドルフ=堀井)	配合剤	糖衣錠 ○(割線無)	×	ブロメライン・トコフェロール酢酸エステル
ヘモリンガル舌下錠0.18mg (東菱=扶桑)	配合剤	素錠 ○(割線無)	×	静脈血管叢エキス
ベラサスLA錠60μg (科研)	60μg	素錠 ○(割線無)	×	ベラプロストナトリウム
ベラチン錠1mg (ニプロES)	1mg	素錠 ⊖(割線1本)	— (○)	ツロブテロール塩酸塩
ベラパミル塩酸塩錠40mg「JG」 (大興=日本ジェネリック)	40mg	糖衣錠 ○(割線無)	— (△)	ベラパミル塩酸塩

可否判定 ○:可, △:条件つきで可, ×:不可, —:企業判定回避, ( ):著者判断

理　　由	代用品
粉砕による処方推奨データはなし 著 防湿・遮光保存 (安定性)(試験項目：性状，類縁物質，水分，定量法，粉末X線回析測定，融点(光安定性試験の試験項目は，性状，類縁物質，水分，定量法)) 〔長期〕(5℃，二重ポリエチレン袋及び高密度ポリエチレン容器，36カ月間)変化なし 〔加速〕(25℃，60%RH，二重ポリエチレン袋及び高密度ポリエチレン容器，6カ月間)変化なし 〔光〕(総照度120万lx・hr以上及び総近紫外放射エネルギー200W・hr/m²以上照射，ガラスシャーレ(無包装/アルミニウム包装))変化なし (溶解性(水))やや溶けにくい	
内容物が油状のため粉砕不可 (安定性)〔長期〕(成り行き室温，成り行きRH，褐色試薬瓶，2年間)残存率：97.8% 〔加速〕(40℃，75%RH，デシケータ，6カ月間)残存率：30.3% 〔苛酷〕(60℃，75%RH，デシケータ，2カ月間)残存率：13.2% (溶解性(水))ほとんど溶けない	
腸溶性コーティングを施しており粉砕不可。粉砕により主成分は胃酸で失活する (安定性)該当資料なし (溶解性(水))ブロメライン：大部分溶ける トコフェロール酢酸エステル：ほとんど溶けない	
舌下錠のため粉砕不可 (溶解性(水))溶けやすい	
徐放性が失われ過量投与となるおそれがあるため (安定性)〔通常〕(室温，室内光下，36カ月間)変化なし 〔苛酷〕(40℃，遮光，無色透明ガラス瓶(密閉)，6カ月間)変化なし (50℃，遮光，無色透明ガラス瓶(密閉)，3カ月間)変化なし (30℃，75%RH/84%RH，遮光，無色透明ガラス瓶(開放)，3カ月間)3日後外観はペースト状に変化。3カ月後に微黄色に変化 (室温，室内光，透明ガラス管(密閉)，3カ月間)変化なし (外気温，太陽光，透明ガラス管(密閉)，100時間)わずかな分解物の生成 (溶解性(水))溶けやすい	
吸湿性：30℃における臨界相対湿度(C.R.H.)は82%に存在する 著 安定性データより可能と推定 (安定性)〔長期〕(25℃，60%RH，ポリエチレン二重袋＋ミニファイバードラム，3年間)変化なし (室温，褐色瓶，2年間)変化なし (室温，シャーレ(開放)，2年間)変化なし 〔苛酷〕(45℃，シャーレ(開放)，6カ月間)変化なし (30℃，75%RH，シャーレ(開放)，6カ月間)変化なし (30℃，84%RH，シャーレ(開放)，6カ月間)1カ月頃から乾燥減量が増加した (直射日光，石英シャーレ/褐色シャーレ，6カ月間)変化なし (溶解性(水))溶けやすい	DS0.1% 先 GE
(溶解性(水))やや溶けにくい	

理由　著 著者コメント　(安定性)原薬(一部製剤)の安定性　(溶解性(水))原薬の水に対する溶解性
代用品　※：一部適応等が異なる

ヘラハ

製品名（会社名）	規格単位	剤形・割線・Cap号数	可否	一般名
ベラパミル塩酸塩錠40mg「タイヨー」（武田テバファーマ＝武田）	40mg	糖衣錠 ○（割線無）	— (△)	ベラパミル塩酸塩
ベラパミル塩酸塩錠40mg「ツルハラ」（鶴原）	40mg	糖衣錠 ○（割線無）	△	ベラパミル塩酸塩
ベラプロストNa錠20μg「AFP」（シオノ＝アルフレッサファーマ）	20μg	Fコート錠 ○（割線無）	— (△)	ベラプロストナトリウム
ベラプロストNa錠20μg「YD」（陽進堂＝日本ジェネリック＝第一三共エスファ＝共創未来ファーマ）	20μg	Fコート錠 ○（割線無）	— (△)	ベラプロストナトリウム
ベラプロストNa錠40μg「YD」（陽進堂＝第一三共エスファ＝共創未来ファーマ）	40μg	Fコート錠 ○（割線無）	— (△)	
ベラプロストNa錠20μg「アメル」（共和薬品）	20μg	Fコート錠 ○（割線無）	× (△)	ベラプロストナトリウム
ベラプロストNa錠20μg「オーハラ」（大原）	20μg	Fコート錠 ○（割線無）	— (△)	ベラプロストナトリウム
ベラプロストNa錠20μg「サワイ」（沢井）	20μg	Fコート錠 ○（割線無）	— (△)	ベラプロストナトリウム
ベラプロストNa錠20μg「テバ」（武田テバファーマ＝武田）	20μg	Fコート錠 ○（割線無）	— (△)	ベラプロストナトリウム
ベラプロストNa錠40μg「テバ」（武田テバファーマ＝武田）	40μg	Fコート錠 ○（割線無）	— (△)	
ベラプロストNa錠20μg「トーワ」（東和薬品）	20μg	Fコート錠 ○（割線無）	— (△)	ベラプロストナトリウム
ベラプロストNa錠40μg「トーワ」（東和薬品）	40μg	Fコート錠 ○（割線無）	— (△)	

可否判定　○：可，△：条件つきで可，×：不可，—：企業判定回避，（　）：著者判断

理　　由	代用品
粉砕品は強い苦味を有している **著** 安定性データが不足しているが，粉砕後防湿・遮光保存で可能と推定 (安定性)**製剤** 〔湿度〕(25℃，75％RH，4週間)性状，含量に変化なし(ただし凝集傾向があった) (溶解性(水))やや溶けにくい	
強い苦味あり (安定性)該当資料なし (溶解性(水))やや溶けにくい	
著 防湿・遮光保存。強い刺激性がある。吸湿率が極めて高いため，用時服用直前なら可 (溶解性(水))溶けやすい	
著 防湿・遮光保存。強い刺激性がある。吸湿率が極めて高いため，用時服用直前なら可 (安定性)**粉砕時** (25℃，60％RH，120万lx・hr，30日間)性状変化なし，含量規格外 (溶解性(水))溶けやすい	
吸湿性，刺激性が強いため粉砕不可 **著** 防湿・遮光保存。強い刺激性がある (安定性)該当資料なし (溶解性(水))溶けやすい	
著 防湿・遮光保存。強い刺激性がある (溶解性(水))溶けやすい	
著 防湿・遮光保存。強い刺激性がある (安定性)吸湿性がある (溶解性(水))溶けやすい	
ベラプロストナトリウムは強い刺激性があるため粉砕は避けるべきである **著** 防湿・遮光保存。強い刺激性がある (安定性)**製剤** 〔湿度〕(25℃，75％RH，4週間)性状，含量に変化なし (溶解性(水))溶けやすい	
主成分は吸湿性である **著** 防湿・遮光保存。強い刺激性がある (安定性)**粉砕後** (室内散光下，3カ月間)外観変化なし，残存率94.6％(3カ月) (遮光・防湿条件下，3カ月間)外観・含量変化なし (溶解性(水))溶けやすい	
主成分は吸湿性である **著** 防湿・遮光保存。強い刺激性がある (安定性)**粉砕後** (室内散光下，3カ月間)外観変化なし，残存率80.3％(1カ月) (遮光・防湿条件下，3カ月間)外観変化なし，残存率96.7％(3カ月) (溶解性(水))溶けやすい	

理由　**著** 著者コメント　(安定性)原薬(一部製剤)の安定性　(溶解性(水))原薬の水に対する溶解性
代用品　※：一部適応等が異なる

ヘラフ

製品名（会社名）	規格単位	剤形・割線・Cap号数	可否	一般名
ベラプロストNa錠20μg「ファイザー」(ファイザー)	20μg	Fコート錠 ○(割線無)	— (△)	ベラプロストナトリウム
ベラプロストナトリウム錠20μg「JG」(長生堂＝日本ジェネリック)	20μg	Fコート錠 ○(割線無)	— (△)	ベラプロストナトリウム
ベラプロストナトリウム錠20μg「日医工」(日医工)	20μg	Fコート錠 ○(割線無)	— (△)	ベラプロストナトリウム
ベラプロストナトリウム錠40μg「日医工」(日医工)	40μg	Fコート錠 ○(割線無)	— (△)	
ペリアクチン錠4mg (日医工)	4mg	素錠 ⊖(割線1本)	—	シプロヘプタジン塩酸塩水和物
ペリアス錠25mg (日本新薬)	25mg	素錠 ○(割線無)	○	アリルエストレノール
ペリシット錠125mg (三和化学)	125mg	Fコート錠 ▯(割線1本)	— (△)	ニセリトロール
ペリシット錠250mg (三和化学)	250mg	Fコート錠 ▯(割線1本)	— (△)	
ペリンドプリル錠2mg「日医工」 (日医工)	2mg	素錠 ⊖(割線1本)	— (△)	ペリンドプリルエルブミン
ペリンドプリル錠4mg「日医工」 (日医工)	4mg	素錠 ⊖(割線1本)	— (△)	
ペリンドプリルエルブミン錠2mg「サワイ」(沢井＝日本ジェネリック)	2mg	素錠 ⊖(割線1本)	— (○)	ペリンドプリルエルブミン
ペリンドプリルエルブミン錠4mg「サワイ」(沢井＝日本ジェネリック)	4mg	素錠 ⊖(割線1本)	— (○)	
ペリンドプリルエルブミン錠2mg「トーワ」(東和薬品)	2mg	素錠 ⊖(割線1本)	— (○)	ペリンドプリルエルブミン
ペリンドプリルエルブミン錠4mg「トーワ」(東和薬品)	4mg	素錠 ⊖(割線1本)	— (○)	

可否判定　○：可，△：条件つきで可，×：不可，—：企業判定回避，（　）：著者判断

理　　由	代用品
(25℃, 60%RH, シャーレ開放(光照射))含量低下 **著** 防湿・遮光保存。強い刺激性がある (溶解性(水))溶けやすい	
著 防湿・遮光保存。強い刺激性がある (安定性)吸湿性である (溶解性(水))溶けやすい	
著 防湿・遮光保存。強い刺激性がある (安定性)**粉砕物** (室温, 室内散光下・グラシンポリエチレンラミネート紙分包品, 30日間)30日後含量低下(規格内) (25℃, 90%RH, 遮光・グラシンポリエチレンラミネート紙分包品, 30日間)外観, 含量変化なし (溶解性(水))溶けやすい	
著 防湿・遮光保存。強い刺激性がある (安定性)**粉砕物** (25℃, 75%RH, 遮光・開放, 3カ月間)外観, 含量変化なし (溶解性(水))溶けやすい	
(安定性)**粉砕物** (25℃, 75%RH, 遮光・開放, 3カ月間)外観, 含量変化なし (溶解性(水))溶けにくい	散1% [先] シ0.04% [先][GE]
(安定性)該当資料なし (溶解性(水))ほとんど溶けない	
粉砕により吸収率が高まり, フラッシングの発生が増加する可能性がある。40℃・75%RHで30日間安定。室内散乱光で30日間安定 **著** データより安定と判断 (安定性)〔長期〕(室温, ガラス瓶(密栓), 3年間)変化なし 〔苛酷〕(40℃, 80%RH, シャーレ, 180日間)変化なし (溶解性(水))ほとんど溶けない	
著 防湿・遮光保存 (安定性)**粉砕物** (25℃, 75%RH, 遮光・開放, 8週間)2週間後外観変化, 6週間後含量低下(規格内) (溶解性(水))溶けやすい	
著 防湿・遮光保存 (安定性)**粉砕物** (25℃, 75%RH, 遮光・開放, 8週間)6週間後含量低下(規格外) (溶解性(水))溶けやすい	
においはない (溶解性(水))溶けやすい	
主成分は, 味はわずかに苦い (安定性)**粉砕後** (室内散光下, 3カ月間)外観・含量変化なし (溶解性(水))溶けやすい	

理由　**著** 著者コメント　(安定性)原薬(一部製剤)の安定性　(溶解性(水))原薬の水に対する溶解性
代用品　※：一部適応等が異なる

ヘルコ

製品名(会社名)	規格単位	剤形・割線・Cap号数	可否	一般名
ペルゴリド錠50μg「サワイ」(沢井)	50μg	素錠 (割線1本)	― (△)	ペルゴリドメシル酸塩
ペルゴリド錠250μg「サワイ」(沢井)	250μg	素錠 (割線1本)	― (△)	
ペルサンチン錠12.5mg (日本ベーリンガー)	12.5mg	糖衣錠 (割線無)	× (△)	ジピリダモール
ペルサンチン錠25mg (日本ベーリンガー)	25mg	糖衣錠 (割線無)	× (△)	
ペルサンチン錠100mg (日本ベーリンガー)	100mg	糖衣錠 (割線無)	× (△)	
ペルサンチン-Lカプセル150mg (日本ベーリンガー)	150mg	硬カプセル 1号	×	ジピリダモール
ペルジピン錠10mg (LTL)	10mg	糖衣錠 (割線無)	― (△)	ニカルジピン塩酸塩
ペルジピン錠20mg (LTL)	20mg	糖衣錠 (割線無)	― (△)	

可否判定 ○:可, △:条件つきで可, ×:不可, ―:企業判定回避, ( ):著者判断

理　　由	代用品
著 刺激性に注意 (溶解性(水)) 溶けにくい	顆0.025% [GE]
防湿保存。ジピリダモールの錠剤を粉砕して投与した場合，錠剤のままで投与した場合と比べて「最高血中濃度到達時間が短くなり，また最高血中濃度も高くなる」とする研究報告(文献)がある。また，粉砕時に粉砕器具等に着色することが考えられる (安定性) [長期] (室温，密栓，60ヵ月間) 変化なし 〔苛酷〕(20℃, 80%RH, 開栓) 変化なし (溶解性(水)) ほとんど溶けない	散12.5% [GE] 散12.5% ※ [GE]
徐放性が損なわれ溶出パターンが狂うので粉砕不可。温度・湿度に対して不安定 **著** 脱カプセル可 (安定性) [長期] (室温，密栓，60ヵ月間) 変化なし 〔苛酷〕(20℃, 80%RH, 開栓) 変化なし (溶解性(水)) ほとんど溶けない	
有効成分に苦味あり 有効成分は光分解を起こしやすいので遮光が必要 有効成分の吸湿性：高湿度条件を除き，吸湿性は認められない **著** 防湿・遮光保存 (安定性) [長期] (室温，成り行きRH，遮光(密閉)，30ヵ月間) 外観・性状：変化なし。残存率：変化なし 〔苛酷〕(40℃または50℃または60℃，成り行きRH，遮光(密閉)，6ヵ月間) 外観・性状：変化なし。残存率：変化なし (30℃, 84%RH, 遮光(開放)，6ヵ月間) 外観・性状：変化なし。残存率：変化なし (40℃, 82%RH, 遮光(開放)，6ヵ月間) 外観・性状：変化なし。残存率：変化なし (50℃, 81%RH, 遮光(開放)，6ヵ月間) 外観・性状：変化なし。残存率：変化なし 〔光〕(室温，成り行きRH，直室内散乱光(密閉)，3週間) 外観・性状：2週目以降に色調変化(黄色味が増す)。残存率：わずかに低下 (室温，成り行きRH，直射日光(密閉)，30日間) 外観・性状：12日目以降に色調変化(黄色味が増す)。30日で表面が黄褐色に変色し，特異臭あり。残存率：わずかに低下 (溶解性(水)) 溶けにくい	散10% [先][GE]

理由　**著** 著者コメント　(安定性) 原薬(一部製剤)の安定性　(溶解性(水)) 原薬の水に対する溶解性
代用品　※：一部適応等が異なる

ヘルシ

製品名（会社名）	規格単位	剤形・割線・Cap号数	可否	一般名
ベルジピンLAカプセル20mg （LTL）	20mg	徐放性硬カプセル 4号	×	ニカルジピン塩酸塩
ベルジピンLAカプセル40mg （LTL）	40mg	徐放性硬カプセル 3号	×	
ベルソムラ錠10mg （MSD）	10mg	Fコート錠 ◯（割線無）	× (△)	スボレキサント
ベルソムラ錠15mg （MSD）	15mg	Fコート錠 ◯（割線無）	× (△)	
ベルソムラ錠20mg （MSD）	20mg	Fコート錠 ◯（割線無）	× (△)	

可否判定　◯：可，△：条件つきで可，×：不可，—：企業判定回避，（ ）：著者判断

理　　由	代用品
「胃溶性粒」と「腸溶性粒」が1対3の割合で入っている徐放性カプセルである。粉砕により徐放性粒が壊れ，薬物動態が変動するため，粉砕使用は不可。複数剤を一度に脱カプセルし，分割(包)する場合，「胃溶性粒」と「腸溶性粒」の含有比率の均一性が保たれないため，脱カプセル使用も不可 脱カプセル使用については，複数剤の脱カプセル後の分割は，「胃溶性粒」と「腸溶性粒」の含有比率の均一性が保てないため不可 有効成分に苦味あり 有効成分が光分解を起こしやすいので遮光が必要 有効成分の吸湿性：高湿度条件を除き，吸湿性は認められない (安定性)〔長期〕(室温，成り行きRH，遮光(密閉)，30カ月間)外観・性状：変化なし。残存率：変化なし 〔苛酷〕(40℃または50℃または60℃，成り行きRH，遮光(密閉)，6カ月間)外観・性状：変化なし。残存率：変化なし (30℃，84%RH，遮光(開放)，6カ月間)外観・性状：変化なし。残存率：変化なし (40℃，82%RH，遮光(開放)，6カ月間)外観・性状：変化なし。残存率：変化なし (50℃，81%RH，遮光(開放)，6カ月間)外観・性状：変化なし。残存率：変化なし 〔光〕(室温，成り行きRH，直室内散乱光(密閉)，3週間)外観・性状：2週目以降に色調変化(黄色味が増す)。残存率：わずかに低下 (室温，成り行きRH，直射日光(密閉)，30日間)外観・性状：12日目以降に色調変化(黄色味が増す)。30日で表面が黄褐色に変色し，特異臭あり。残存率：わずかに低下 (溶解性(水))溶けにくい	散10% 先 GE
錠剤が粉砕された状態での薬物動態解析，有効性試験，安全性試験は実施されておらず，その有効性・安全性を評価する情報は存在しない。加えて，ベルソムラは，光，湿度の影響を受けるので，服用直前にPTPから取り出す必要がある 著 防湿・遮光保存 (安定性)〔10mg・15mg錠〕 〔長期〕(25℃・60%RH/40℃・75%RH，ブリスター包装，24カ月間)性状，定量/類縁物質，溶出，硬度，厚み，崩壊：いずれも変化なし 〔苛酷〕(40℃，75%RH，ブリスター包装，6カ月間)性状，定量/類縁物質，溶出，硬度，厚み，崩壊：いずれも変化なし 〔光〕(30℃，75%RH，120万lx·hr以上の可視光及び200W/m²以上の紫外光，無包装，1カ月間)溶出速度の増加，崩壊時間の短縮，及び硬度の低下が認められた。性状，定量(成分量)，錠剤の厚みに変化は認められなかった。[10mg錠]退色が認められた 〔湿度〕(30℃，75%RH，無包装，1カ月間)1日後よりコーティング層のひび割れが認められた。保存期間が増加するにつれ溶出速度の低下が認められた。定量(成分量)に変化は認められず 20mg錠の成分組成比は，15mg錠と同一であり，20mg錠のフィルムコーティングの成分は15mg錠と同一である。これらに加え，種々の安定性試験結果を踏まえ，ICHガイドラインに準じて20mg錠の安定性試験を省略した (溶解性(水))ほとんど溶けない	

理由　著 著者コメント　　(安定性)原薬(一部製剤)の安定性　　(溶解性(水))原薬の水に対する溶解性
代用品　※：一部適応等が異なる

ヘルタ

製品名(会社名)	規格単位	剤形・割線・Cap号数	可否	一般名
ペルタゾン錠25 (あすか製薬=日本化薬)	25mg	Fコート錠 ◯(割線無)	— (△)	塩酸ペンタゾシン
ヘルベッサー錠30 (田辺三菱)	30mg	徐放性素錠 ◯(割線無)	×	ジルチアゼム塩酸塩
ヘルベッサー錠60 (田辺三菱)	60mg	徐放性素錠 ◯(割線無)	×	
ヘルベッサーRカプセル100mg (田辺三菱)	100mg	硬カプセル 4号	×	ジルチアゼム塩酸塩
ヘルベッサーRカプセル200mg (田辺三菱)	200mg	硬カプセル 2号	×	
ペルマックス錠50μg (協和キリン)	50μg	素錠 (割線1本)	× (△)	ペルゴリドメシル酸塩
ペルマックス錠250μg (協和キリン)	250μg	素錠 (割線1本)	× (△)	
ヘルラートL錠10 (京都=アルフレッサファーマ)	10mg	Fコート錠 ◯(割線無)	×	ニフェジピン
ヘルラートL錠20 (京都=アルフレッサファーマ)	20mg	Fコート錠 ◯(割線無)	×	
ペロスピロン塩酸塩錠4mg「アメル」(共和薬品)	4mg	Fコート錠 ◯(割線無)	◯	ペロスピロン塩酸塩水和物
ペロスピロン塩酸塩錠8mg「アメル」(共和薬品)	8mg	Fコート錠 ⊖(割線1本)	◯	
ペロスピロン塩酸塩錠16mg「アメル」(共和薬品)	16mg	Fコート錠 (割線1本)	◯	

可否判定 ◯:可, △:条件つきで可, ×:不可, —:企業判定回避, ( ):著者判断

理　　由	代用品
苦味あり(粉砕後安定性試験結果) **著** 法的規制があるため慎重に実施 (安定性)〔通常〕(室温,密栓,24カ月間)変化なし 〔苛酷〕(45℃,85%RH,4カ月間)変化なし (日光照射,3カ月間(10～12月間))黄色味を帯びる (溶解性(水))やや溶けにくい	
粉砕すると徐放性が損なわれるので粉砕不可 (安定性)〔長期〕(室温,褐色瓶,2年間)変化なし 〔苛酷〕(40℃/60℃,褐色瓶,1年間)変化なし (25℃,75%RH,褐色瓶(開封),1年間)分解物の生成が認められた(TLC) (40℃,75%RH,褐色瓶(開封),1年間)6カ月目から分解物の生成が認められた(TLC) (太陽光,ペトリシャーレ,3カ月間)2カ月目から外観の変化(わずかに着色)がみられた (溶解性(水))溶けやすい	
カプセルを開けず,また噛まずに服用する。徐放性が損なわれるので粉砕不可 (安定性)〔長期〕(室温,褐色瓶,2年間)変化なし 〔苛酷〕(40℃/60℃,褐色瓶,1年間)変化なし (25℃,75%RH,褐色瓶(開封),1年間)分解物の生成が認められた(TLC) (40℃,75%RH,褐色瓶(開封),1年間)6カ月目から分解物の生成が認められた(TLC) (太陽光,ペトリシャーレ,3カ月間)2カ月目から外観の変化(わずかに着色)がみられた (溶解性(水))溶けやすい	
本薬の動物試験で眼刺激性及び吸入毒性が認められており,また,本剤の粉砕時に眼刺激,異臭,頭重感等が認められたとの報告がある **著** 安定性データが不足しているが,粉砕後遮光,防湿保存で可能と推定。25℃,室内散光,透明ラップシャーレ使用の錠剤の安定性は,3カ月で50μg錠で69%まで含量が低下する (安定性)〔長期〕(室温,24～69%RH,暗所,褐色ガラス瓶(密封),39カ月間)変化なし 〔苛酷〕(40℃,75%RH,暗所,褐色ガラス瓶(開放),3カ月間)変化なし 〔光〕(360万lx·hr,シャーレ(ラップ覆い))わずかな変色を認めた (溶解性(水))溶けにくい	顆0.025% [GE]
光に不安定なため遮光保存。徐放性製剤のため粉砕不可 (溶解性(水))ほとんど溶けない	細1% [GE] 徐放細2% ※ [先]
(安定性)粉砕後　(25℃,75%RH,遮光,グラシン包装)90日間安定 (溶解性(水))溶けにくい	

理由　**著** 著者コメント　(安定性)原薬(一部製剤)の安定性　(溶解性(水))原薬の水に対する溶解性
代用品　※：一部適応等が異なる

ヘンク

製品名（会社名）	規格単位	剤形・割線・Cap号数	可否	一般名
ペングッド錠250mg （日医工）	250mg	Fコート錠 （割線無）	—	バカンピシリン塩酸塩
ベンコール配合錠 （日医工ファーマ＝日医工）	配合剤	糖衣錠 （割線無）	×	ジオクチルソジウムスルホサクシネート・カサンスラノール
ベンザリン錠2 （塩野義＝共和薬品）	2mg	Fコート錠 （割線1本）	○	ニトラゼパム
ベンザリン錠5 （塩野義＝共和薬品）	5mg	素錠 （割線1本）	○	
ベンザリン錠10 （塩野義＝共和薬品）	10mg	素錠 （割線1本）	○	
ベンズブロマロン錠25mg「杏林」 （キョーリンリメディオ＝杏林＝日本ジェネリック）	25mg	素錠 （割線1本）	— (△)	ベンズブロマロン
ベンズブロマロン錠50mg「杏林」 （キョーリンリメディオ＝杏林＝日本ジェネリック＝共創未来ファーマ）	50mg	素錠 （割線1本）	— (△)	
ベンズブロマロン錠25mg「テバ」 （武田テバファーマ＝武田）	25mg	素錠 （割線1本）	— (△)	ベンズブロマロン
ベンズブロマロン錠50mg「テバ」 （武田テバファーマ＝武田）	50mg	素錠 （割線1本）	— (△)	
ベンズブロマロン錠25mg「トーワ」 （東和薬品）	25mg	素錠 （割線1本）	— (△)	ベンズブロマロン
ベンズブロマロン錠50mg「トーワ」 （東和薬品）	50mg	素錠 （割線1本）	— (△)	
ベンズブロマロン錠25mg「日医工」 （日医工）	25mg	素錠 （割線1本）	— (△)	ベンズブロマロン
ベンズブロマロン錠50mg「日医工」 （日医工）	50mg	素錠 （割線1本）	— (△)	
ペンタサ錠250mg （杏林）	250mg	素錠 （割線1本）	×	メサラジン
ペンタサ錠500mg （杏林）	500mg	素錠 （割線表裏各1本）	×	

可否判定　○：可，△：条件つきで可，×：不可，—：企業判定回避，（　）：著者判断

理　由	代用品
成分は加湿条件下で加水分解し，ABPCが増加する。成分は特異なにおいがある(味は苦い) (安定性)**粉砕物**　(25℃，75%RH，遮光・開放，8週間)2週間後外観変化，4週間後含量低下(規格外) (溶解性(水))やや溶けやすい	
腸溶錠のため粉砕不可 (溶解性(水))カサンスラノール：ほとんど溶けない ジオクチルソジウムスルホサクシネート：やや溶けにくい	
著 遮光保存 (安定性)温度，湿度には安定であるが，光によってわずかに変色する (溶解性(水))ほとんど溶けない	散1%　先 細1%　先 GE
光に不安定。遮光保存 **著** 粉砕後防湿・遮光保存で可能と推定 (溶解性(水))ほとんど溶けない	細10%　GE
著 粉砕後防湿・遮光保存で可能と推定 (溶解性(水))ほとんど溶けない	
著 粉砕後防湿・遮光保存で可能と推定 (安定性)**製剤**　〔湿度〕(25℃，75%RH，4週間)外観，含量に変化なし 〔光〕(60万lx・hr)外観変化(白色の粉末(粉砕直後)から微黄白色の粉末となった)，[50mg錠]含量低下(残存率96.3%) (溶解性(水))ほとんど溶けない	細10%　GE
著 粉砕後防湿・遮光保存で可能と推定 (安定性)**粉砕後**　(室内散光下，3ヵ月間)外観・含量変化なし (遮光条件下，3ヵ月間)外観・含量変化なし (溶解性(水))ほとんど溶けない	細10%　GE
著 粉砕後防湿・遮光保存で可能と推定 (溶解性(水))ほとんど溶けない	細10%　GE
放出制御製剤のため(粉砕により放出特性が失われる) (安定性)〔長期〕(25℃，36ヵ月間)変化なし 〔温度〕(37℃/45℃/55℃，3ヵ月間)類縁物質の増加が認められたが，その他の試験項目では変化なし 〔湿度〕(37℃，80%RH，3ヵ月間)類縁物質の増加が認められたが，その他の試験項目では変化なし 〔光〕(UV光($80\mu W/cm^2$)，7日間)灰褐色を帯びたが，その他の試験項目では変化なし (白色蛍光灯(1,000フートキャンドル：1フートキャンドル=10.764lx)，30日間)変化なし(外観においてわずかに着色(規格内)) (溶解性(水))溶けにくい	顆50%　GE 顆94%　先

理由　**著** 著者コメント　(安定性)原薬(一部製剤)の安定性　(溶解性(水))原薬の水に対する溶解性
代用品　※：一部適応等が異なる

ヘント

製品名（会社名）	規格単位	剤形・割線・Cap号数	可否	一般名
ペントキシベリンクエン酸塩錠15mg「ツルハラ」(鶴原)	15mg	糖衣錠 ◯(割線無)	◯	ペントキシベリンクエン酸塩
ペントナ錠4mg (田辺三菱＝吉富薬品)	4mg	Fコート錠 ◯(割線無)	— (△)	マザチコール塩酸塩水和物
ベンフォチアミン錠25mg「トーワ」 (東和薬品)	25mg	糖衣錠 ◯(割線無)	— (△)	ベンフォチアミン
ホクナリン錠1mg (マイランEPD)	1mg	素錠 ⊖(割線1本)	— (◯)	ツロブテロール塩酸塩
ボグリボース錠0.2mg「JG」 (長生堂＝日本ジェネリック)	0.2mg	素錠 ⊖(割線1本)	— (◯)	ボグリボース
ボグリボース錠0.3mg「JG」 (長生堂＝日本ジェネリック)	0.3mg	素錠 ◯(割線無)	— (◯)	
ボグリボースOD錠0.2mg「MED」 (メディサ＝日本ジェネリック)	0.2mg	口腔内崩壊錠 ⊖(割線1本)	— (△)	ボグリボース
ボグリボースOD錠0.3mg「MED」 (メディサ＝日本ジェネリック)	0.3mg	口腔内崩壊錠 ◯(割線無)	— (△)	
ボグリボース錠0.2mg「MEEK」 (小林化工)	0.2mg	素錠 ⊖(割線1本)	◯	ボグリボース
ボグリボース錠0.3mg「MEEK」 (小林化工)	0.3mg	素錠 ◯(割線無)	◯	
ボグリボースOD錠0.2mg「MEEK」 (小林化工)	0.2mg	口腔内崩壊錠 ⊖(割線1本)	◯ (△)	ボグリボース
ボグリボースOD錠0.3mg「MEEK」 (小林化工)	0.3mg	口腔内崩壊錠 ◯(割線無)	◯ (△)	
ボグリボース錠0.2mg「NP」 (ニプロ)	0.2mg	素錠 ⊖(割線1本)	— (◯)	ボグリボース
ボグリボース錠0.3mg「NP」 (ニプロ)	0.3mg	素錠 ◯(割線無)	— (◯)	

可否判定　◯：可，△：条件つきで可，×：不可，—：企業判定回避，（ ）：著者判断

理　　由	代用品
(安定性)該当資料なし (溶解性(水))溶けやすい	
原薬は苦味あり 著 25℃，蛍光灯下(約1,000lx，8h/日，5日/週)，開放状態で4週間，外観及び含量に変化なし (安定性)〔長期〕(室温，気密容器，1年6ヵ月間)変化なし 〔加速〕(40℃，75％RH，6ヵ月間)変化なし 〔苛酷〕(40℃，気密容器，1年間)変化なし 〔その他〕(室温，褐色瓶，3ヵ月間)変化なし (溶解性(水))やや溶けにくい	散1%　先
主成分は，においはなく，味は苦い (安定性)粉砕後　(室内散光下，3ヵ月間)外観・含量変化なし (溶解性(水))溶けにくい	
粉砕に関するデータなし 著 安定性データより可能と推定 (安定性)〔通常〕(室温，シャーレ(開放)/褐色瓶，30ヵ月間)変化なし 〔苛酷〕(直射日光下，石英シャーレ/褐色シャーレ，6ヵ月間)変化なし (45℃，シャーレ(開放)，6ヵ月間)変化なし (30℃，75％RH，シャーレ(開放)，6ヵ月間)変化なし (30℃，84％RH，シャーレ(開放)，6ヵ月間)乾燥減量の増加が認められたが定量値等は変化なし (溶解性(水))溶けやすい	DS0.1%　先 GE
(安定性)粉砕品　(40℃，60％RH，遮光・気密，30日間)外観・含量：変化なし (25℃，75％RH，遮光・開放，30日間)外観・含量：変化なし (120万lx·hr，密閉(シャーレ＋ラップ)，50日間)外観・含量：変化なし (溶解性(水))極めて溶けやすい	
著 口腔内崩壊錠のため粉砕不適。粉砕した場合，防湿・遮光保存 (安定性)粉砕後　以下の保存条件下で粉砕30日後まで安定な製剤であることが確認された (室温，透明瓶開放/透明瓶密栓/褐色瓶密栓，30日間)性状・含量に変化なし (溶解性(水))極めて溶けやすい	
(安定性)粉砕後　〔通常〕(25℃，75％RH，遮光，30日間)変化なし 〔苛酷〕(40℃，遮光，30日間)変化なし 〔光〕(室温，1,000lx·hr(白色蛍光灯下)，30日間)変化なし (溶解性(水))極めて溶けやすい	
著 口腔内崩壊錠のため粉砕不適。粉砕した場合，防湿・遮光保存 (安定性)粉砕後　〔通常〕(25℃，75％RH，遮光，3ヵ月間)変化なし 〔苛酷〕(40℃，遮光，30日間)変化なし 〔光〕(室温，1,000lx·hr(白色蛍光灯下)，50日間)変化なし (溶解性(水))極めて溶けやすい	
錠剤は湿気を避けて保存 (安定性)粉砕後　光(120万lx·hr)のデータあり(粉砕時の体内動態データ等なし) (溶解性(水))極めて溶けやすい	

理由　著 著者コメント　　(安定性)原薬(一部製剤)の安定性　　(溶解性(水))原薬の水に対する溶解性
代用品　※：一部適応等が異なる

ホクリ

製品名（会社名）	規格単位	剤形・割線・Cap号数	可否	一般名
ボグリボース錠0.2mg「NS」 (日新製薬＝科研)	0.2mg	素錠 ⊖(割線1本)	— (○)	ボグリボース
ボグリボース錠0.3mg「NS」 (日新製薬＝科研)	0.3mg	素錠 ○(割線無)	— (○)	
ボグリボース錠0.2「OME」 (大原＝エルメッド＝日医工)	0.2mg	素錠 ⊖(割線1本)	— (○)	ボグリボース
ボグリボース錠0.3「OME」 (大原＝エルメッド＝日医工)	0.3mg	素錠 ○(割線無)	— (○)	
ボグリボース錠0.2mg「YD」 (陽進堂＝第一三共エスファ＝共創未来ファーマ)	0.2mg	素錠 ⊖(割線1本)	— (○)	ボグリボース
ボグリボース錠0.3mg「YD」 (陽進堂＝第一三共エスファ＝共創未来ファーマ)	0.3mg	素錠 ○(割線無)	— (○)	
ボグリボース錠0.2mg「杏林」 (キョーリンリメディオ＝杏林)	0.2mg	素錠 ⊖(割線1本)	— (○)	ボグリボース
ボグリボース錠0.3mg「杏林」 (キョーリンリメディオ＝杏林)	0.3mg	素錠 ○(割線無)	— (○)	
ボグリボース錠0.2mg「ケミファ」 (日本薬工＝ケミファ)	0.2mg	素錠 ⊖(割線1本)	— (○)	ボグリボース
ボグリボース錠0.3mg「ケミファ」 (日本薬工＝ケミファ)	0.3mg	素錠 ○(割線無)	— (○)	
ボグリボースOD錠0.2mg「ケミファ」(シオノ＝ケミファ)	0.2mg	口腔内崩壊錠 ⊖(割線1本)	— (△)	ボグリボース
ボグリボースOD錠0.3mg「ケミファ」(シオノ＝ケミファ)	0.3mg	口腔内崩壊錠 ○(割線無)	— (△)	
ボグリボース錠0.2mg「サワイ」 (沢井)	0.2mg	素錠 ⊖(割線1本)	— (○)	ボグリボース
ボグリボース錠0.3mg「サワイ」 (沢井)	0.3mg	素錠 ○(割線無)	— (○)	
ボグリボースOD錠0.2mg「サワイ」 (沢井)	0.2mg	口腔内崩壊錠 ⊖(割線1本)	— (△)	ボグリボース
ボグリボースOD錠0.3mg「サワイ」 (沢井)	0.3mg	口腔内崩壊錠 ○(割線無)	— (△)	
ボグリボース錠0.2mg「タイヨー」 (武田テバファーマ＝武田)	0.2mg	素錠 ⊖(割線1本)	— (○)	ボグリボース
ボグリボース錠0.3mg「タイヨー」 (武田テバファーマ＝武田)	0.3mg	素錠 ○(割線無)	— (○)	

可否判定　○：可，△：条件つきで可，×：不可，—：企業判定回避，( )：著者判断

理　　由	代用品
(溶解性(水))極めて溶けやすい	
粉砕後，25℃・60%RH・2週間保存 (溶解性(水))極めて溶けやすい	
(安定性)**粉砕時**　(25℃，60%RH，120万lx·hr，30日間)性状変化なし，含量規格内 (溶解性(水))極めて溶けやすい	
(溶解性(水))極めて溶けやすい	
気密容器(室温保存) **著** 粉砕後データが不足しているが，遮光保存で可能と推定 (安定性)〔湿度〕(25℃，75%RH，シャーレ(開放)，1カ月間)外観・性状：変化なし。含量：14日で含量規格を下回った 〔光〕(20℃，総照度72万lx·hr(1,000lx·hr，1カ月間)，シャーレ(ラップで覆う))外観・性状：変化なし。含量：[0.2mg錠]1カ月で含量規格を下回った。[0.3mg錠]7日で含量規格を下回った (溶解性(水))極めて溶けやすい	
著 口腔内崩壊錠のため粉砕不適。粉砕した場合，防湿・遮光保存 (溶解性(水))極めて溶けやすい	
(溶解性(水))極めて溶けやすい	
著 口腔内崩壊錠のため粉砕不適。粉砕した場合，防湿・遮光保存 (溶解性(水))極めて溶けやすい	
(安定性)**製剤**〔湿度〕(25℃，75%RH，4週間)性状，含量に変化なし (溶解性(水))極めて溶けやすい	

理由　**著** 著者コメント　　(安定性)原薬(一部製剤)の安定性　　(溶解性(水))原薬の水に対する溶解性
代用品　※：一部適応等が異なる

ホクリ

製品名（会社名）	規格単位	剤形・割線・Cap号数	可否	一般名
ボグリボースOD錠0.2mg「タイヨー」（武田テバファーマ＝武田）	0.2mg	口腔内崩壊錠 ⊖(割線1本)	— (△)	ボグリボース
ボグリボースOD錠0.3mg「タイヨー」（武田テバファーマ＝武田）	0.3mg	口腔内崩壊錠 ◯(割線無)	— (△)	
ボグリボース錠0.2mg「タカタ」（高田）	0.2mg	素錠 ⊖(割線1本)	— (◯)	ボグリボース
ボグリボース錠0.3mg「タカタ」（高田）	0.3mg	素錠 ◯(割線無)	— (◯)	
ボグリボースOD錠0.2mg「タカタ」（高田）	0.2mg	口腔内崩壊錠 ⊖(割線1本)	— (△)	ボグリボース
ボグリボースOD錠0.3mg「タカタ」（高田）	0.3mg	口腔内崩壊錠 ◯(割線無)	— (△)	
ボグリボース錠0.2「タツミ」（辰巳）	0.2mg	素錠 ⊖(割線1本)	— (△)	ボグリボース
ボグリボース錠0.3「タツミ」（辰巳）	0.3mg	素錠 ◯(割線無)	— (△)	
ボグリボース錠0.2mg「トーワ」（東和薬品）	0.2mg	素錠 ⊖(割線1本)	— (◯)	ボグリボース
ボグリボース錠0.3mg「トーワ」（東和薬品）	0.3mg	素錠 ◯(割線無)	— (◯)	
ボグリボースOD錠0.2mg「トーワ」（東和薬品）	0.2mg	口腔内崩壊錠 ⊖(割線1本)	— (△)	ボグリボース
ボグリボースOD錠0.3mg「トーワ」（東和薬品）	0.3mg	口腔内崩壊錠 ◯(割線無)	— (△)	
ボグリボース錠0.2mg「日医工」（日医工）	0.2mg	素錠 ⊖(割線1本)	— (△)	ボグリボース
ボグリボース錠0.3mg「日医工」（日医工）	0.3mg	素錠 ◯(割線無)	— (△)	
ボグリボースOD錠0.2mg「日医工」（日医工）	0.2mg	素錠(口腔内崩壊錠) ⊖(割線1本)	— (△)	ボグリボース
ボグリボースOD錠0.3mg「日医工」（日医工）	0.3mg	素錠(口腔内崩壊錠) ◯(割線無)	— (△)	
ボグリボース錠0.2mg「ファイザー」（ファイザー）	0.2mg	素錠 ⊖(割線1本)	— (△)	ボグリボース
ボグリボース錠0.3mg「ファイザー」（ファイザー）	0.3mg	素錠 ◯(割線無)	— (△)	

可否判定　◯：可，△：条件つきで可，×：不可，—：企業判定回避，（ ）：著者判断

理　由	代用品
著 口腔内崩壊錠のため粉砕不適。粉砕した場合，防湿・遮光保存 安定性 製剤　〔湿度〕(25℃，75％RH，4週間)性状，含量に変化なし 溶解性(水) 極めて溶けやすい	
吸湿注意 安定性 (25℃，75％RH，暗所・開放，30日間)わずかに含量低下(規格内)。容器及び分包に主薬の付着が認められた 溶解性(水) 極めて溶けやすい	
湿度に注意 著 口腔内崩壊錠のため粉砕不適。粉砕した場合，防湿・遮光保存 安定性 (室温，透明瓶開放，30日まで)変化なし 溶解性(水) 極めて溶けやすい	
著 防湿・遮光保存 安定性 室内散乱光，シャーレ開放条件で4週間保存した結果，4週間の時点で含量の低下(規格外)を認めた 溶解性(水) 極めて溶けやすい	
著 防湿・遮光保存 安定性 室内散乱光，シャーレ開放条件で4週間保存した結果，2週間の時点で含量の低下(規格外)を認めた 溶解性(水) 極めて溶けやすい	
著 防湿・遮光保存 安定性 粉砕後　(室内散光下，3ヵ月間)外観・含量変化なし 溶解性(水) 極めて溶けやすい	
著 口腔内崩壊錠のため粉砕不適。粉砕した場合，防湿・遮光保存 安定性 粉砕後　(室内散光下，3ヵ月間)外観・含量変化なし 溶解性(水) 極めて溶けやすい	
著 光に不安定。遮光保存 安定性 粉砕物　[0.2mg錠] (25℃，75％RH，遮光・開放，3ヵ月間)外観，含量変化なし 溶解性(水) 極めて溶けやすい	
著 光に不安定。口腔内崩壊錠のため粉砕不適。粉砕した場合，防湿・遮光保存 安定性 粉砕物　(25℃，75％RH，遮光・開放，3ヵ月間)外観，含量変化なし，重量増加傾向 溶解性(水) 極めて溶けやすい	
著 防湿・遮光保存 安定性 (30℃，75％RH，室内散光(透明開栓ガラス瓶))水分量上昇 溶解性(水) 極めて溶けやすい	

理由　著 著者コメント　　安定性 原薬(一部製剤)の安定性　　溶解性(水) 原薬の水に対する溶解性
代用品　※：一部適応等が異なる

ホシユ

製品名（会社名）	規格単位	剤形・割線・Cap号数	可否	一般名
ボシュリフ錠100mg （ファイザー）	100mg	Fコート錠 ◯（割線無）	— (△)	ボスチニブ水和物
ホスホマイシンカルシウムカプセル250mg「日医工」（日医工）	250mg	硬カプセル 2号	— (◯)	ホスホマイシン
ホスホマイシンカルシウムカプセル500mg「日医工」（日医工）	500mg	硬カプセル 0号	— (◯)	
ホスミシン錠250 （MeijiSeika）	250mg	素錠 （割線模様）	◯	ホスホマイシン
ホスミシン錠500 （MeijiSeika）	500mg	素錠 （割線模様）	◯	
ホスレノールOD錠250mg （バイエル）	250mg	口腔内崩壊錠 ◯（割線無）	— (△)	炭酸ランタン水和物
ホスレノールOD錠500mg （バイエル）	500mg	口腔内崩壊錠 ◯（割線無）	— (△)	
ホスレノールチュアブル錠250mg （バイエル）	250mg	チュアブル錠 ◯（割線無）	◯	炭酸ランタン水和物
ホスレノールチュアブル錠500mg （バイエル）	500mg	チュアブル錠 ◯（割線無）	◯	

可否判定　◯：可，△：条件つきで可，×：不可，—：企業判定回避，（　）：著者判断

理　　由	代用品
著 抗悪性腫瘍剤のため粉砕せず懸濁する。やむを得ず粉砕する場合は，安全キャビネット内で行うなど調剤者の曝露に注意すること。防湿・遮光保存。危険度Ⅱ(日本病院薬剤師会：抗悪性腫瘍薬の院内取扱い指針)のため，粉砕時曝露に注意 **安定性**〔長期〕(25℃，60%RH，ポリエチレン袋+ドラム，48カ月間)性状(外観)，類縁物質，水分，含量，結晶形：変化なし 〔加速〕(40℃，75%RH，ポリエチレン袋+ドラム，6カ月間)性状(外観)，類縁物質，水分，含量，結晶形：変化なし 〔苛酷〕(白色蛍光灯及び近紫外蛍光ランプ，総照度120万lx·hr及び総近紫外放射エネルギー200W·hr/m²，曝光及び遮光)性状(外観)，類縁物質，水分，含量，結晶形：変化なし **溶解性(水)** ほとんど溶けない **危険度** Ⅱ(日本病院薬剤師会：抗悪性腫瘍薬の院内取扱い指針)	
溶解性(水) 溶けにくい	DS20%・40% 先
安定性〔通常〕(室温，39カ月間)安定 〔苛酷〕(40℃，6カ月間)安定 (60℃，14日間)安定 (直射日光，6時間)安定 (4,500lx(蛍光灯)，14日間)安定 **溶解性(水)** 溶けにくい	DS20%・40% 先
粉砕後の安定性試験は実施していない **著** 口腔内崩壊錠のため粉砕不適。粉砕した場合，防湿・遮光保存 **安定性**〔通常〕(25℃，60%RH，ポリエチレン袋+高密度ポリエチレンドラム，24カ月間)安定 〔苛酷〕(120万lx·hr，シャーレ)安定 **溶解性(水)** ほとんど溶けない	顆250mg・500mg 先 GE
粉砕後3カ月までの安定性は確認されているが，粉砕投与時の有効性・安全性については確認していない **安定性**〔通常〕(25℃，60%RH，ポリエチレン袋+高密度ポリエチレンドラム，24カ月間)安定 〔苛酷〕(120万lx·hr，シャーレ)安定 **粉砕時** (30℃，75%RH，グラシン紙に分包，3カ月間)性状，含量ともに変化はなかった (810lx，ガラスシャーレ開放，3カ月間)性状，含量ともに変化はなかった **溶解性(水)** ほとんど溶けない	顆250mg・500mg 先 GE

理由　**著** 著者コメント　**安定性** 原薬(一部製剤)の安定性　**溶解性(水)** 原薬の水に対する溶解性
代用品　※：一部適応等が異なる

ホセン

製品名（会社名）	規格単位	剤形・割線・Cap号数	可否	一般名
ボセンタン錠62.5mg「DSEP」 （第一三共エスファ）	62.5mg	素錠 ⊖（割線1本）	△	ボセンタン水和物
ボセンタン錠62.5mg「JG」 （長生堂＝日本ジェネリック）	62.5mg	Fコート錠 ○（割線無）	— （○）	ボセンタン水和物
ボセンタン錠62.5mg「KN」 （小林化工）	62.5mg	Fコート錠 ○（割線無）	○	ボセンタン水和物
ボセンタン錠62.5mg「サワイ」 （沢井）	62.5mg	Fコート錠 ○（割線無）	— （○）	ボセンタン水和物
ボセンタン錠62.5mg「タナベ」 （ニプロES）	62.5mg	Fコート錠 ○（割線無）	— （○）	ボセンタン水和物
ボセンタン錠62.5mg「ファイザー」 （ファイザー）	62.5mg	Fコート錠 ○（割線無）	— （○）	ボセンタン水和物
ボセンタン錠62.5mg「モチダ」 （持田販売＝持田）	62.5mg	素錠 ⊖（割線1本）	— （○）	ボセンタン水和物

ホ

可否判定　○：可，△：条件つきで可，×：不可，—：企業判定回避，（　）：著者判断

理　　由	代用品
40℃・遮光・3カ月の条件下で性状が白色から微黄色に変化したが含量の低下は認められなかった。25℃・75%RH・遮光・3カ月，2,000lx・120万lx・hrの条件下で変化は認められなかった (安定性)〔加速〕(40℃，75%RH，6カ月間)変化なし 〔苛酷〕(40℃，遮光，3カ月間)変化なし (25℃，75%RH，遮光，3カ月間)1カ月後から溶出不適，硬度やや低下 (25℃，60%RH，遮光，3カ月間)硬度やや低下 (120万lx・hr)変化なし (溶解性(水))ほとんど溶けない	DS6.25% (GE)
(著)粉砕後データより，室温保存で安定と判断 (安定性)**粉砕品**　(40℃，遮光・気密，4週間)外観・含量：変化なし (25℃，75%RH，遮光・開放，4週間)外観・含量：変化なし (120万lx・hr(2,000lx)，密閉)外観・含量：変化なし (溶解性(水))ほとんど溶けない	DS6.25% (GE)
(安定性)**粉砕後**　〔通常〕(25℃，75%RH，遮光，3カ月間)変化なし 〔苛酷〕(40℃，遮光，3カ月間)変化なし 〔光〕(室温，1,000lx・hr(白色蛍光灯下)，50日間)変化なし (溶解性(水))ほとんど溶けない	DS6.25% (GE)
(著)粉砕後データが不足しているが，粉砕可能と推定 (溶解性(水))ほとんど溶けない	DS6.25% (GE)
(著)粉砕後データより，室温保存で安定と判断 (安定性)**粉砕品**　(40℃，遮光・気密容器，3カ月間)性状・含量・純度に変化なし (25℃，75%RH，遮光・開放，3カ月間)性状・含量・純度に変化なし (白色蛍光灯1,000lx，25℃，45%RH，開放，曝光量60万lx・hr(25日間)/120万lx・hr(50日間))性状・含量・純度に変化なし (溶解性(水))ほとんど溶けない	DS6.25% (GE)
(著)粉砕後データが不足しているが，粉砕可能と推定 (安定性)(50℃，遮光瓶・密閉容器)(40℃，遮光瓶・密閉容器)(30℃，75%RH，遮光・ガラスカップ開放)(2,000lx，総照射量134万lx・hr，ガラスカップ開放)いずれも外観，含量(%)の変化はほとんどみられなかった (溶解性(水))記載なし	DS6.25% (GE)
(著)粉砕後データより，高温を避け室温保存で安定と判断 (安定性)**粉砕後**　〔温度〕(40℃，遮光，気密容器，3カ月間)性状変化あり(微黄色の粉末：規格外) 〔湿度〕(25℃，75%RH，遮光，開放状態，3カ月間)変化なし 〔光〕(総照度として120万lx・hr以上，気密容器，25日間)変化なし (30℃，65%RH，遮光，週1回10分間開栓，6カ月間)変化なし (乳糖と1：1混合，30℃，65%RH，遮光，週1回10分間開栓，6カ月間)変化なし (溶解性(水))ほとんど溶けない	DS6.25% (GE)

理由　(著)著者コメント　(安定性)原薬(一部製剤)の安定性　(溶解性(水))原薬の水に対する溶解性
代用品　※：一部適応等が異なる

ホトレ

製品名（会社名）	規格単位	剤形・割線・Cap号数	可否	一般名
ポトレンド配合錠 （東和薬品）	配合剤	素錠 ⊖（割線1本）	— (△†)	クエン酸カリウム・クエン酸ナトリウム水和物
ボナロン錠5mg （帝人ファーマ）	5mg	素錠 ◯（割線無）	× (△)	アレンドロン酸ナトリウム水和物
ボナロン錠35mg （帝人ファーマ）	35mg	素錠 ◯（割線無）	× (△)	
ホーネル錠0.15 （大正製薬）	0.15μg	素錠 ◯（割線無）	— (△)	ファレカルシトリオール
ホーネル錠0.3 （大正製薬）	0.3μg	素錠 ⊖（割線1本）	— (△)	

可否判定　◯：可，△：条件つきで可，×：不可，—：企業判定回避，（　）：著者判断

ホネル

理　由	代用品
主成分であるクエン酸カリウムは，においはなく塩味があり，クエン酸ナトリウム水和物は，においはなく清涼な塩味がある。また，吸湿性がある 無包装状態での安定性試験の結果より湿度によって液状化が予測される(外観変化(1カ月)，含量(1カ月)) †　著 凡例5頁参照。吸湿性あり。防湿・遮光保存 安定性 該当資料なし 溶解性(水) クエン酸カリウム：極めて溶けやすい クエン酸ナトリウム水和物：溶けやすい	散 先 GE
粘膜障害作用が否定できないため粉砕不可 著 刺激等が懸念されるため経管投与またはコップ一杯(約180mL)の多めの水，ゼリー被覆などで補助し立位または座位の状態で，食道に付着しないように胃に流し込む 安定性 〔通常〕(25℃，二重ポリエチレン袋入りファイバードラム(密閉)，36カ月間)安定 〔温度〕(80℃，共栓付透明ガラス試験管(閉栓)，12週間)4週間後に乾燥減量が1%以下に減少 〔湿度〕(25℃，85%RH，褐色ガラス瓶(開栓)，4週間)安定 〔光〕(室温，白色蛍光灯(2,000lx)，透明ガラス瓶(開栓)，600時間)安定 溶解性(水) やや溶けにくい	内用ゼリー35mg 先 (用法が異なる) ------------------ 内用ゼリー35mg 先
遮光保存 著 粉砕後データが不足しているが，遮光保存で可能と推定 安定性 〔長期〕公開データなし 〔苛酷〕(30℃，褐色ガラス瓶(密栓)，6カ月間)未知分解物が生成 (5℃，90%RH，褐色ガラス瓶(開栓)，6カ月間)変化なし (5℃，蛍光灯1,000lx，透明ガラス瓶(密栓)，50日間)白色から微黄白色へ変色。2種類の未知分解物が生成。副生成物が増加 溶解性(水) ほとんど溶けない	

理由　著 著者コメント　　安定性 原薬(一部製剤)の安定性　　溶解性(水) 原薬の水に対する溶解性
代用品　※：一部適応等が異なる

ホノサ

製品名(会社名)	規格単位	剤形・割線・Cap号数	可否	一般名
ボノサップパック400 (武田)	1シート		— (△)	ボノプラザンフマル酸塩・アモキシシリン水和物・クラリスロマイシン
ボノサップパック800 (武田)	1シート		— (△)	
ボノテオ錠1mg (アステラス)	1mg	Fコート錠 ○(割線無)	— (×)	ミノドロン酸水和物
ボノテオ錠50mg (アステラス)	50mg	Fコート錠 ○(割線無)	— (×)	

ホ

可否判定 ○:可,△:条件つきで可,×:不可,—:企業判定回避,( ):著者判断

理　由	代用品
タケキャブ：主薬が光に不安定なため，遮光の目的でフィルムコーティング錠にしている。粉砕後，温度40℃，暗所の条件下で観察した結果，3カ月後まで，外観，含量について特に問題となる変化なし 著 セット剤であるため，粉砕は使用時に限る 安定性 タケキャブ 〔長期〕(25℃，60%RH，36カ月間)変化なし 〔光〕(25℃，120万lx・hr(D65光源))類縁物質の増加が認められた アモキシシリン水和物 〔温度〕(60～75℃，30日間)経日とともにわずかに黄色を増し，ヨウ素吸収物，紫外部吸収，薄層クロマトグラフィーにわずかな変化をみるが，力価はほとんど低下しない 〔湿度〕(40℃・50%RH及び35℃・75%RH，3カ月間)変化なし 〔光〕(室内散乱光下・3カ月間，直射日光下・3日間)ほとんど変化なし クラリスロマイシン (25℃，75%RH，24カ月間)変化なし (40℃，90%RH，6カ月間)変化なし (50℃，3カ月間)変化なし (蛍光灯1,000lx，3カ月間)変化なし (太陽光，30日間)変化なし 溶解性(水) タケキャブ：溶けにくい アモキシシリン水和物：溶けにくい クラリスロマイシン：ほとんど溶けない	
有効成分に吸湿性は認められない 有効成分の局所刺激性：本剤は粘膜に対して刺激性がある 著 刺激等が懸念されるため経管投与またはコップ一杯(約180mL)の多めの水，ゼリー被覆などで補助し立位または座位の状態で，食道に付着しないように胃に流し込む。遮光保存 安定性〔長期〕(25℃，60%RH，暗所，二重ポリエチレン袋＋ファイバードラム(密閉)，60カ月間)外観・性状：変化なし。残存率：変化なし 〔苛酷〕(50℃または60℃，成り行きRH，暗所，プラスチックボトル(開放)，6カ月間)外観・性状：変化なし。残存率：変化なし (40℃，75%RH，暗所，プラスチックボトル(開放)，6カ月間)外観・性状：変化なし。残存率：変化なし 〔光〕(25℃，60%RH，1,000lx(D65ランプ)，シャーレ(開放)，2カ月間)外観・性状：変化なし。残存率：変化なし **粉砕後**　〔1mg錠〕 ①5℃・59%RH(湿度)，25℃・75%RHまたは30℃・92%RHの温度・湿度条件下において，30日後まで外観及び含量に変化を認めなかった ②光照射(25℃・1,000lx)では，30日後で外観に変化を認めなかったが，30日後に含量の低下傾向(30日後の残存率：94.1%)が認められた 溶解性(水) 極めて溶けにくい	

理由　著 著者コメント　　安定性 原薬(一部製剤)の安定性　　溶解性(水) 原薬の水に対する溶解性
代用品　※：一部適応等が異なる

ホノヒ

製品名（会社名）	規格単位	剤形・割線・Cap号数	可否	一般名
ボノピオンパック （武田）	1シート		— (△)	ボノプラザンフマル酸塩・アモキシシリン水和物・メトロニダゾール
ボノフェン錠15mg （セオリア＝武田）	15mg	素錠 ⊖(割線1本)	— (△)	アンブロキソール塩酸塩
ボノフェンSRカプセル45 （セオリア＝武田）	45mg	硬カプセル 3号	×	アンブロキソール塩酸塩
ポマリストカプセル1mg （セルジーン）	1mg	硬カプセル 4号	×	ポマリドミド
ポマリストカプセル2mg （セルジーン）	2mg	硬カプセル 2号	×	
ポマリストカプセル3mg （セルジーン）	3mg	硬カプセル 2号	×	
ポマリストカプセル4mg （セルジーン）	4mg	硬カプセル 2号	×	

可否判定　○：可，△：条件つきで可，×：不可，—：企業判定回避，（　）：著者判断

ホマリ

理　　由	代用品
タケキャブ：主薬が光に不安定なため，遮光の目的でフィルムコーティング錠にしている。粉砕後，温度40℃，暗所の条件下で観察した結果，3カ月後まで，外観，含量について特に問題となる変化なし (著) セット剤であるため，粉砕は使用時に限る (安定性) タケキャブ 〔長期〕(25℃，60％RH，36カ月間)変化なし 〔光〕(25℃，120万lx・hr(D65光源))類縁物質の増加が認められた アモキシシリン水和物 〔温度〕(60〜75℃，30日間)経日とともにわずかに黄色を増し，ヨウ素吸収物，紫外部吸収，薄層クロマトグラフィーにわずかな変化をみるが，力価はほとんど低下しない 〔湿度〕(40℃・50％RH及び35℃・75％RH，3カ月間)変化なし 〔光〕(室内散乱光下・3カ月間，直射日光下・3日間)ほとんど変化なし メトロニダゾール (25℃，75％RH，24カ月間)変化なし (40℃，90％RH，6カ月間)変化なし (50℃，3カ月間)変化なし (蛍光灯1,000lx，3カ月間)変化なし 〔室内温湿度〕(20〜26℃，25〜50％RH，白色蛍光灯下約1,000lx)外観：時間の経過とともに徐々に，うすい黄白色からうすい緑色を帯びた黄色へ変化した。残存率：99.2％(90日間) (溶解性(水)) タケキャブ：溶けにくい アモキシシリン水和物：溶けにくい メトロニダゾール：溶けにくい	
データなし (著) 遮光保存 (溶解性(水)) やや溶けにくい	シ0.3％ ※ 先 GE DS1.5％・3％ ※ 先 GE 内用液0.3％ GE 内用液0.75％ 先 GE
徐放性製剤のため粉砕不可(徐放性の消失) (溶解性(水)) やや溶けにくい	シ0.3％ ※ 先 GE DS1.5％・3％ ※ 先 GE 内用液0.3％ GE 内用液0.75％ 先 GE
脱カプセルは不可：本剤はヒトにおいて催奇形性を有する可能性があることから，患者以外への曝露を避けるため (著) 抗悪性腫瘍剤のため粉砕・脱カプセルせず懸濁する (安定性)〔長期〕(25℃，60％RH，二重低密度ポリエチレンバッグ＋高密度ポリエチレン容器，48カ月間)変化なし 〔加速〕(40℃，75％RH，二重低密度ポリエチレンバッグ＋高密度ポリエチレン容器，6カ月間)変化なし 〔光〕(総照度240万lx・hr(白色蛍光灯)，最近紫外放射エネルギー420W・hr/m²(近紫外蛍光ランプ)，ガラス皿(透明，開放))変化なし (溶解性(水)) ほとんど溶けない (危険度) I (日本病院薬剤師会：抗悪性腫瘍薬の院内取扱い指針)	

理由　(著) 著者コメント　(安定性) 原薬(一部製剤)の安定性　(溶解性(水)) 原薬の水に対する溶解性
代用品　※：一部適応等が異なる

ホモク

製品名（会社名）	規格単位	剤形・割線・Cap号数	可否	一般名
ホモクロルシクリジン塩酸塩錠10mg「ツルハラ」（鶴原）	10mg	糖衣錠 ○（割線無）	△ (○)	ホモクロルシクリジン塩酸塩
ポラキス錠1 （サノフィ）	1mg	素錠 ○（割線無）	— (△)	オキシブチニン塩酸塩
ポラキス錠2 （サノフィ）	2mg	素錠 ⊖（割線1本）	— (△)	
ポラキス錠3 （サノフィ）	3mg	素錠 ⊖（割線1本）	— (△)	
ポラプレジンクOD錠75mg「JG」 （長生堂＝日本ジェネリック）	75mg	素錠（口腔内崩壊錠） ○（割線無）	— (○)	ポラプレジンク
ポラプレジンクOD錠75mg「サワイ」（沢井）	75mg	口腔内崩壊錠 ○（割線無）	— (△)	ポラプレジンク
ポララミン錠2mg （高田）	2mg	素錠 （割線1本）	— (○)	クロルフェニラミンマレイン酸塩
ボリコナゾール錠50mg「DSEP」 （第一三共エスファ）	50mg	Fコート錠 ○（割線無）	○	ボリコナゾール
ボリコナゾール錠200mg「DSEP」 （第一三共エスファ）	200mg	Fコート錠 ○（割線無）	○	
ボリコナゾール錠50mg「JG」 （日本ジェネリック）	50mg	Fコート錠 ○（割線無）	— (○)	ボリコナゾール
ボリコナゾール錠100mg「JG」 （日本ジェネリック）	100mg	Fコート錠 ⊖（割線1本）	— (○)	
ボリコナゾール錠200mg「JG」 （日本ジェネリック）	200mg	Fコート錠 （割線表裏各1本）	— (○)	
ボリコナゾール錠50mg「アメル」 （共和薬品）	50mg	Fコート錠 ○（割線無）	— (○)	ボリコナゾール
ボリコナゾール錠100mg「アメル」 （共和薬品）	100mg	Fコート錠 ⊖（割線1本）	— (○)	
ボリコナゾール錠200mg「アメル」 （共和薬品）	200mg	Fコート錠 （割線表裏各1本）	— (○)	

可否判定　○：可，△：条件つきで可，×：不可，—：企業判定回避，（ ）：著者判断

理　　由	代用品
吸湿性，光によって徐々に着色 **著** 防湿・遮光保存。苦味あり **安定性** 該当資料なし **溶解性(水)** 極めて溶けやすい	
メーカー判定回避 **著** 室温にて14日間保存したとき，外観変化，含量低下は認められない。遮光保存 **安定性**〔通常〕(25℃，75%RH，褐色ガラス瓶，36カ月間)安定 〔苛酷〕(40℃，80%RH，3カ月間)安定 **溶解性(水)** 溶けやすい	
著 口腔内崩壊錠のため粉砕不適。粉砕した場合，防湿・遮光保存 **安定性 粉砕品**　(40℃，遮光・気密，4週間)外観・含量：変化なし (25℃，75%RH，遮光・開放，4週間)外観・含量：変化なし (120万lx·hr(2,000lx)，気密)外観・含量：変化なし **溶解性(水)** ほとんど溶けない	顆15% 先 GE
においはない **著** 口腔内崩壊錠のため粉砕不適。粉砕した場合，防湿・遮光保存 **溶解性(水)** ほとんど溶けない	顆15% 先 GE
著 原薬に苦味がある。14日間外観・含量に変化なし **安定性 製剤**　〔通常〕(室温，散光，4カ月間)変化なし (室温，遮光，4カ月間)変化なし 〔温湿度〕(35℃，80%RH，遮光，4カ月間)変化なし 〔光〕(室温，10,000〜11,000lx，32時間)変化なし **溶解性(水)** 極めて溶けやすい	末 先 散1% 先 シ0.04%・0.05% 先 GE DS0.2% 先
30℃・75%RH・遮光・1カ月の条件下で変化は認められなかった **著** 防湿保存 **安定性**〔加速〕(40℃，75%RH，6カ月間)変化なし 〔苛酷〕(50℃，遮光，3カ月間)変化なし (25℃，85%RH，遮光，3カ月間)硬度やや低下，水分やや上昇 (120万lx·hr)変化なし **溶解性(水)** 極めて溶けにくい	DS4% 先
著 防湿保存 **安定性 粉砕品**　(25℃，75%RH，遮光，セロポリ分包，60日間)含量の低下傾向 (25℃，60%RH，60万lx·hr，セロポリ分包)含量の低下傾向 **溶解性(水)** 極めて溶けにくい - **著** 防湿保存 **安定性 粉砕品**　(25℃，75%RH，遮光，セロポリ分包，90日間)変化なし (25℃，60%RH，60万lx·hr，セロポリ分包)変化なし **溶解性(水)** 極めて溶けにくい	DS4% 先
著 防湿保存 **安定性 粉砕品**　〔湿度〕(25℃，75%RH，遮光，ポリセロ分包，90日間)外観，含量：変化なし 〔光〕(25℃，60%RH，120万lx·hr，ポリセロ分包)外観：変化なし。含量：[50mg錠]変化あり(規格内)，[100mg・200mg錠]変化なし **溶解性(水)** 極めて溶けにくい	DS4% 先

理由　**著** 著者コメント　**安定性** 原薬(一部製剤)の安定性　**溶解性(水)** 原薬の水に対する溶解性
代用品　※：一部適応等が異なる

ホリコ

製品名(会社名)	規格単位	剤形・割線・Cap号数	可否	一般名
ボリコナゾール錠50mg「タカタ」(高田)	50mg	Fコート錠 ◯(割線無)	—(◯)	ボリコナゾール
ボリコナゾール錠200mg「タカタ」(高田)	200mg	Fコート錠 ◯(割線無)	—(◯)	
ボリコナゾール錠50mg「武田テバ」(武田テバファーマ=武田)	50mg	Fコート錠 ◯(割線無)	—(◯)	ボリコナゾール
ボリコナゾール錠200mg「武田テバ」(武田テバファーマ=武田)	200mg	Fコート錠 ◯(割線無)	—(◯)	
ボリコナゾール錠50mg「トーワ」(東和薬品)	50mg	Fコート錠 ⊖(割線1本)	—(◯)	ボリコナゾール
ボリコナゾール錠200mg「トーワ」(東和薬品)	200mg	Fコート錠 ◖|(割線1本)	—(◯)	
ボリコナゾール錠50mg「日医工」(日医工)	50mg	Fコート錠 ◯(割線無)	—(◯)	ボリコナゾール
ボリコナゾール錠200mg「日医工」(日医工)	200mg	Fコート錠 ◖|(割線1本)	—(◯)	
ポリシロ錠40mg (堀井)	40mg	素錠 ◯(割線無)	—(△)	ジメチコン
ポリシロ錠80mg (堀井)	80mg	素錠 ◯(割線無)	—(△)	
ホリゾン錠2mg (丸石)	2mg	素錠 ⊖(割線1本)	—(◯)	ジアゼパム
ホリゾン錠5mg (丸石)	5mg	素錠 ⊖(割線1本)	—(◯)	

可否判定 ◯:可, △:条件つきで可, ×:不可, —:企業判定回避, ( ):著者判断

理　　由	代用品
著 防湿保存 安定性 **粉砕物**　(30℃, 75%RH, 遮光, 30日間)性状：変化なし。含量：ほとんど変化なし 溶解性(水) 極めて溶けにくい	DS4%　先
著 防湿保存 安定性 **製剤**　〔湿度〕(25℃, 75%RH, 4週間)外観, 含量に変化なし 〔光〕(60万lx・hr)外観, 含量に変化なし 溶解性(水) 極めて溶けにくい	DS4%　先
著 防湿保存 安定性 **粉砕後**　(室内散光下, 3カ月間)外観・含量変化なし 溶解性(水) 極めて溶けにくい	DS4%　先
著 防湿保存 安定性 **粉砕物**　(25℃, 75%RH, 遮光・ポリセロファン紙, 90日間)60日後含量低下(規格内) (25℃, 60%RH, 曝光量120万lx・hr, ポリセロファン紙)60万lx・hr後含量低下(規格内) 溶解性(水) 極めて溶けにくい	DS4%　先
著 安定性データが不足しているが, 粉砕後防湿・遮光保存で可能と推定 安定性 データなし 溶解性(水) ほとんど溶けない	散10%　先 シ2%　先 GE
苦味あり。有効成分に吸湿性はほとんどない。有効成分は直射日光により表面が変色 メーカーとしては承認外の使用ということもあり, 粉砕は推奨しない 著 遮光保存 安定性〔熱〕(100℃, 密閉, 遮光)外観・性状・物理学的検討(融点, 赤外吸収, 核磁気共鳴吸収, X線粉末回析スペクトル, 薄層クロマトグラフィー)：変化なし 〔湿度〕(40℃, 50～90%RH, 暗所, 開放, 70日間)吸湿量, 含量：変化なし 〔光〕(室温, 室内散乱光, 無色または褐色アンプル(密封), 70日間)外観, 性状, 残存率：変化なし (室外, 無色または褐色アンプル(密封), 直射日光(3月～5月), 70日間)外観：表面がやや黄色に変色。残存率：変化なし [2mg錠]〔無包装〕(40℃, 遮光・密栓, 3カ月間)外観, 性状, 残存率：変化なし (25℃, 75%RH, 遮光・開放, 3カ月間)外観, 性状, 残存率：変化なし (1,000lx, 50日間(120万lx・hr))外観, 残存率：変化なし **粉砕物**　[2mg錠] 5℃・59%RH・遮光, 25℃・75%RH・遮光, 30℃・92%RH・遮光, 25℃・1,000lxの30日保存で, いずれも外観・定量値(残存率)に変化を認めなかった 溶解性(水) ほとんど溶けない	散1%　先 GE シ0.1%　先

理由　著 著者コメント　安定性 原薬(一部製剤)の安定性　溶解性(水) 原薬の水に対する溶解性
代用品　※：一部適応等が異なる

ホリツ

製品名（会社名）	規格単位	剤形・割線・Cap号数	可否	一般名
ホーリット錠20mg （アルフレッサファーマ）	20mg	糖衣錠 〇（割線無）	— （△）	オキシペルチン
ホーリット錠40mg （アルフレッサファーマ）	40mg	糖衣錠 〇（割線無）	— （△）	オキシペルチン
ホリナート錠25mg「DSEP」 （第一三共エスファ）	25mg	Fコート錠 〇（割線無）	△	ホリナートカルシウム
ホリナート錠25mg「JG」 （日本ジェネリック）	25mg	素錠 〇（割線無）	— （△）	ホリナートカルシウム
ホリナート錠25mg「KCC」 （共和クリティケア）	25mg	素錠 〇（割線無）	△	ホリナートカルシウム
ホリナート錠25mg「NK」 （高田＝日本化薬）	25mg	素錠 〇（割線無）	— （△）	ホリナートカルシウム
ホリナート錠25mg「オーハラ」 （大原）	25mg	Fコート錠 〇（割線無）	— （△）	ホリナートカルシウム
ホリナート錠25mg「サワイ」 （沢井）	25mg	素錠 〇（割線無）	— （△）	ホリナートカルシウム
ホリナート錠25mg「タイホウ」 （岡山大鵬）	25mg	素錠 〇（割線無）	— （△）	ホリナートカルシウム

可否判定　〇：可，△：条件つきで可，×：不可，—：企業判定回避，（　）：著者判断

理　由	代用品
糖衣錠の粉砕は均一性を欠くおそれがある 著 遮光保存 安定性〔長期〕(室温，遮光下，ガラス瓶・密栓，2年間)変化なし 光に対してはやや不安定 **粉砕後** [20mg錠] (25℃，75%RH，シャーレ開放，4週間)外観変化なし，色差1.2，含量92.3%，吸湿増量0.1% (2,500lx(D65灯)，シャーレ開放，10万lx·hr)外観淡黄白色に変化，色差6.6，含量95.4%，吸湿増量-0.7% 溶解性(水)ほとんど溶けない	散10% 先
25℃・60%RH・遮光・3カ月の条件下において変化は認められなかった。性状(白色)が3,000lx・60万lx·hrで淡黄白色，120万lx·hrで黄白色の変化が認められたが，含量の低下は認められなかった。そのため粉砕後は遮光して保存することが望ましい 著 防湿保存 安定性〔加速〕(40℃，75%RH，6カ月間)変化なし 〔苛酷〕(40℃，遮光，3カ月間)変化なし (25℃，75%RH，遮光，3カ月間)変化なし (120万lx·hr)変化なし 溶解性(水)やや溶けにくい	
著 防湿保存 安定性**粉砕品**　(40℃，遮光・気密容器，4週間)変化なし (25℃，75%RH，遮光・開放，4週間)変化なし (25℃，60万lx·hr，気密容器)性状変化(淡黄白色の粉末→黄白色の粉末) 溶解性(水)やや溶けにくい	
粉砕後安定性試験の光安定性試験において性状の変化が認められ，30万lx·hrでは判定基準を満たしたが，60万lx·hr以上の条件で判定基準を満たさなかった 著 防湿保存 安定性該当資料なし 溶解性(水)やや溶けにくい	
著 防湿保存　(25℃，75%RH，遮光，30日間)性状，類縁物質はほとんど変化なし，水分の増加を認めたが含量は規格内であった 安定性**粉砕物** 溶解性(水)やや溶けにくい	
著 防湿保存 溶解性(水)やや溶けにくい	
著 防湿保存 溶解性(水)やや溶けにくい	
データなし 著 防湿保存 溶解性(水)やや溶けにくい	

理由　著 著者コメント　安定性 原薬(一部製剤)の安定性　溶解性(水) 原薬の水に対する溶解性
代用品　※：一部適応等が異なる

ホリナ

製品名(会社名)	規格単位	剤形・割線・Cap号数	可否	一般名
ホリナート錠25mg「武田テバ」 (武田テバファーマ=武田)	25mg	素錠 ◯(割線無)	— (△)	ホリナートカルシウム
ホリナート錠25mg「トーワ」 (東和薬品)	25mg	素錠 ◯(割線無)	— (△)	ホリナートカルシウム
ポリフル錠500mg (マイランEPD)	500mg	Fコート錠 ◯(割線無)	— (△)	ポリカルボフィルカルシウム
ホーリン錠1mg (あすか製薬=武田)	1mg	素錠 ⊖(割線1本)	◯	エストリオール
ホルダゾール錠50 (武田テバ薬品=武田テバ ファーマ=武田=三和化学)	50mg	素錠 ◯(割線無)	— (◯)	シロスタゾール
ホルダゾール錠100 (武田テバ薬品=武田テバ ファーマ=武田=三和化学)	100mg	素錠 ◯(割線無)	— (◯)	シロスタゾール
ボルタレン錠25mg (ノバルティス)	25mg	Fコート錠 ◯(割線無)	— (△)	ジクロフェナクナトリウム

可否判定 ◯:可,△:条件つきで可,×:不可,—:企業判定回避,( ):著者判断

理　　由	代用品
著 防湿保存 **安定性** **製剤**　〔温度〕(40℃, 75%RH, 4週間)外観変化なし(わずかに黄色味が増した), 含量に変化なし 〔湿度〕(25℃, 75%RH, 4週間)外観, 含量に変化なし 〔光〕(60万lx・hr)わずかに黄色味が増した, 含量低下傾向(残存率：97%), 類縁物質増加 **溶解性(水)** やや溶けにくい	
著 防湿保存 **安定性** **粉砕後**　(室内散光下, 3カ月間)外観・含量変化なし **溶解性(水)** やや溶けにくい	
粉砕品を室温・35日保存にて重量は約4%増加, 温度30℃・湿度75%・35日保存にて重量は約9%増加。いずれの保存条件においても, 外観に変化はなく, 吸水能, カルシウム含量は規格内 **著** 防湿保存 **安定性** 〔通常〕(25℃, 75%RH, アルミ袋, 36カ月間)変化なし 〔苛酷〕(60℃, シャーレ(蓋付), 30日間)乾燥により乾燥減量値に減少が認められたが, 他の測定項目に変化は認められなかった (25℃, 91%RH, シャーレ(蓋開放), 30日間)吸湿により乾燥減量値に増加が認められたが, 他の測定項目に変化は認められなかった (40℃, 75%RH, シャーレ(蓋開放), 30日間)吸湿により乾燥減量値に増加が認められたが, 他の測定項目に変化は認められなかった (近紫外線, シャーレ(ポリ塩化ビニリデン製フィルムで覆う), 2日間)変化なし (5,000lx(蛍光灯), シャーレ(ポリ塩化ビニリデン製フィルムで覆う), 30日間)変化なし **粉砕品**　(室温, 35日間)外観, 吸水能試験, Ca含量に変化なし **溶解性(水)** ほとんど溶けない	細83.3%　先 GE
安定性 データなし **溶解性(水)** ほとんど溶けない	
溶解性(水) ほとんど溶けない	散20%　先 内用ゼリー50mg・100mg GE
粉砕して服用した場合の薬物動態や有効性, 安全性について検討していないため **安定性** 〔長期〕(室温, 無色透明ガラス瓶密栓, 24カ月間)(35℃, 無色透明ガラス瓶密栓, 12カ月間)変化なし 〔苛酷〕(45℃, 無色透明ガラス瓶密栓, 12カ月間)(55℃, 無色透明ガラス瓶密栓, 6カ月間)(100℃, 無色透明ガラス瓶密栓, 10時間)変化なし (35℃, 75%RH, 無色透明ガラス瓶, 開栓, 6カ月間)吸湿性のため, 乾燥減量が増加する傾向。赤外吸収スペクトルにも変化あり (室内散光, 無色透明ガラス瓶密栓, 3カ月間)(キセノンアーク灯, 無色透明ガラス瓶密栓, 96時間)変化なし **溶解性(水)** 水にやや溶けにくい	

理由　**著** 著者コメント　　**安定性** 原薬(一部製剤)の安定性　　**溶解性(水)** 原薬の水に対する溶解性
代用品　※：一部適応等が異なる

ホルタ

製品名（会社名）	規格単位	剤形・割線・Cap号数	可否	一般名
ボルタレンSRカプセル37.5mg （同仁＝ノバルティス）	37.5mg	硬カプセル 3号	× (△*)	ジクロフェナクナトリウム
ボルトミー配合錠 （全星）	配合剤	Fコート錠 ○（割線無）	×	消化酵素複合剤
ボンゾール錠100mg （田辺三菱）	100mg	Fコート錠 ○（割線無）	— (△)	ダナゾール
ボンゾール錠200mg （田辺三菱）	200mg	Fコート錠 ○（割線無）	— (△)	
ボンタールカプセル250mg （第一三共）	250mg	硬カプセル 1号	— (○)	メフェナム酸
ボンビバ錠100mg （中外＝大正製薬）	100mg	Fコート錠 ○（割線無）	×	イバンドロン酸ナトリウム水和物

可否判定 ○：可，△：条件つきで可，×：不可，—：企業判定回避，（ ）：著者判断

ホンヒ

理　　由	代用品
コーティング顆粒のため粉砕は不可。徐放性のため，1カプセル/包の開封のみ可 ＊著（粉砕：×，脱カプセル：○） 安定性〔通常〕(室温，24カ月間)安定 〔苛酷〕(35℃，82％RH，6カ月間)吸湿性のため，乾燥重量が増加する傾向あり 溶解性(水)やや溶けにくい	
酵素製剤のため，胃で失活するおそれがある 安定性製剤　〔長期〕(成り行き室温，PTP包装及びバラ包装，3年間)外観・定量・崩壊試験・乾燥減量：変化なし 〔苛酷〕(40℃，褐色瓶(遮光・気密容器)，3カ月間)崩壊性：腸溶性コーティングに変化が生じ　1液で崩壊した。定量：力価の低下(規格内)。外観・平均質量・乾燥減量・硬度・崩壊性：変化なし (25℃，75％RH，スチロールケース開放(遮光)，3カ月間)定量：力価の低下(規格内)。外観・平均質量・乾燥減量・硬度・崩壊性：変化なし 〔光〕(25℃，60％RH，1,200lx，気密容器，合計120万lx・hrを照射)定量：力価の低下(規格内)。外観・平均質量・乾燥減量・硬度・崩壊性：変化なし	顆　先 GE
著 室温　白色蛍光灯，グラシン紙条件下で16日後よりわずかに変色し微黄白色になる 安定性〔長期〕(室温，密閉，2年6カ月間)変化なし 〔苛酷〕(60℃，密閉，6カ月間)変化なし (40℃，75％RH，開放，6カ月間)変化なし (60℃，80％RH，開放，6カ月間)変化なし (室内散乱光，遮光，密閉，6カ月間)変化なし (室内散乱光(曝光，密閉)，6カ月間)3カ月目より外観がわずかに着色(淡黄色)しTLC原点部のスポット濃度がわずかに増したが，6カ月目の含量は約99％と規格内であった (人工光(波長320nm，距離50cm)，遮光，密閉，4週間)変化なし (人工光(波長320nm，距離50cm)，曝光，開放，4週間)1日目より曝光部分にわずかな着色(淡黄色)がみられ，TLC原点部のスポット濃度も経時的に増した。4週目には，旋光度と融点がわずかに低下し含量は約98％と規格下限であった 溶解性(水)ほとんど溶けない	
有効成分は味ははじめないが，後にわずかに苦い 著 遮光保存 安定性温度，湿度に対して安定。光(60万lx・hr)でわずかに着色 脱カプセル　〔経時〕(25℃，75％RH，褐色瓶，4週間)外観変化なし，色差0.3，含量100％ (18～24℃，34～43％RH，4週間)外観変化なし，色差0.5，含量100％ 〔光〕(18～24℃，34～43％RH，蛍光灯1,000lx，ガラス製シャーレ(透明なポリ塩化ビニリデンフィルムで覆う)，60万lx・hr)微黄褐色の粒を含む粉末に変化，色差6.5，含量102％ 著 30万.x・hr(2週間弱)でわずかに褐色を帯びる。25℃・75％RH・遮光保存で4週間安定 溶解性(水)ほとんど溶けない	散50％ 先 細98.5％ 先 シ3.25％ 先
口腔咽頭部に潰瘍を生じる可能性があるため，噛んだり，口中で溶かしたりしないこと 溶解性(水)溶けやすい	

理由　著 著者コメント　　安定性原薬(一部製剤)の安定性　　溶解性(水)原薬の水に対する溶解性
代用品　※：一部適応等が異なる

マイス

製品名（会社名）	規格単位	剤形・割線・Cap号数	可否	一般名
マイスタン錠5mg （大日本住友＝アルフレッサファーマ）	5mg	素錠 ⊖（割線表裏各1本）	— （○）	クロバザム
マイスタン錠10mg （大日本住友＝アルフレッサファーマ）	10mg	素錠 ⊖（割線表裏各1本）	— （○）	
マイスリー錠5mg （アステラス）	5mg	Fコート錠 ⊖（割線1本）	— （○）	ゾルピデム酒石酸塩
マイスリー錠10mg （アステラス）	10mg	Fコート錠 ⊖（割線1本）	— （○）	
マイテラーゼ錠10mg （アルフレッサファーマ）	10mg	Fコート錠 ⊖（割線1本）	— （○）	アンベノニウム塩化物
マイトジン錠100mg （鶴原）	100mg	Fコート錠 ○（割線無）	△	チクロピジン塩酸塩

可否判定 ○：可，△：条件つきで可，×：不可，—：企業判定回避，（ ）：著者判断

理　　由	代用品
(安定性)〔長期〕(室温，無色ガラス瓶，密栓，36カ月間)変化なし 〔苛酷〕(50℃，50％RH，無色ガラス瓶，開栓，3カ月間)変化なし (80℃，無色ガラス瓶，密栓，14日間)変化なし (30℃，50％RH/90％RH，無色ガラス瓶，開栓，24カ月間)変化なし (40℃，50％RH/90％RH，無色ガラス瓶，開栓，12カ月間)変化なし (室内散光(約800lx)，無色ガラス瓶，密栓，12カ月間)変化なし (直射散光(約8万lx)，無色ガラス瓶，密栓，14日間)変化なし **粉砕後**　〔5mg錠〕 (40℃，75％RH，遮光，グラシン紙分包，14日間)外観，含量：変化なし (25℃，75％RH，遮光，グラシン紙分包，90日間)外観：変化なし，含量：100.9％ (17〜29℃，16〜81％RH，約500lx(室内散光下(蛍光灯)，1日平均照射時間：約10時間)，グラシン紙分包，90日間)外観：変化なし，含量：101.2％ 〔10mg錠〕 (40℃，75％RH，遮光，グラシン紙分包，14日間)外観：変化なし，含量：100.8％ (25℃，75％RH，遮光，グラシン紙分包，90日間)外観：変化なし，含量：100.5％ (17〜29℃，16〜81％RH，約500lx(室内散光下(蛍光灯)，1日平均照射時間：約10時間)，グラシン紙分包，90日間)外観：変化なし，含量：101.9％ (溶解性(水))ほとんど溶けない	細1％　先
有効成分・苦味あり。有効成分は，光により徐々に着色する(→遮光保存) 有効成分の吸湿性：各相対湿度に応じて水分量の増加を認め，臨界湿度は約90％であった 著　遮光保存。苦味あり (安定性)〔長期〕(室温，暗所，ポリエチレン袋＋スチール缶(密閉)，48カ月間)外観・性状：変化なし。水分がわずかに増加。残存率：変化なし 〔苛酷〕(50℃，暗所，ポリエチレン袋＋スチール缶(密閉)，3カ月間)外観・性状：変化なし。残存率：ほとんど変化なし (30℃，75％RH，暗所，ガラス瓶(開放)，3カ月間)外観・性状：変化なし。水分がわずかに増加。赤外吸収スペクトルが変化。残存率：ほとんど変化なし 〔光〕(室温，成り行きRH，1,000lx(室内散光下)，ガラスシャーレ(開放)，40日間)外観：わずかに黄白味を帯びた。水分がわずかに増加。残存率：ほとんど変化なし (溶解性(水))やや溶けにくい	内用液0.5％　GE
苦味あり。防湿保存 (安定性)〔通常〕(室温，遮光，気密)変化なし **粉砕後**　(室温，室内散光下400lx，6カ月間)性状・外観変化なし (溶解性(水))やや溶けにくい	
刺激性，特異臭 著　防湿・遮光保存。粉砕品は強い苦味と刺激性あり (安定性)該当資料なし (溶解性(水))やや溶けやすい	細10％　先 GE

マ

理由　著 著者コメント　　(安定性)原薬(一部製剤)の安定性　　(溶解性(水))原薬の水に対する溶解性
代用品　※：一部適応等が異なる

マイン

製品名（会社名）	規格単位	剤形・割線・Cap号数	可否	一般名
マインベース錠50小児用 （セオリア＝武田）	50mg	Fコート錠 ◯(割線無)	— (△)	クラリスロマイシン
マインベース錠200 （セオリア＝武田）	200mg	Fコート錠 ◯(割線無)	— (△)	
マヴィレット配合錠 （アッヴィ）	配合剤	Fコート錠 ◯(割線無)	×	グレカプレビル水和物・ピブレンタスビル
マクサルト錠10mg （杏林＝エーザイ）	10mg	素錠 ◯(割線無)	× (△)	リザトリプタン安息香酸塩
マクサルトRPD錠10mg （杏林＝エーザイ）	10mg	口腔内崩壊錠 ◯(割線無)	— (△)	リザトリプタン安息香酸塩

可否判定　◯：可，△：条件つきで可，×：不可，—：企業判定回避，(　)：著者判断

理　由	代用品
著 防湿保存。強い苦味あり **安定性** 粉砕後　〔温度〕(40℃, 遮光・気密容器, 4週間)外観及び定量規格内 〔湿度〕(30℃, 75%RH, 遮光, 4週間)外観及び定量規格内 〔光〕(120万lx·hr(気密容器))外観及び定量規格内 体内動態のデータなし **溶解性(水)** ほとんど溶けない	DS10%小児用 [先][GE] DS10%小児用※ [先][GE]
粉砕して服用した場合, 製剤設計上期待されるバイオアベイラビリティが得られない可能性がある **安定性** グレカプレビル水和物 〔通常〕(30℃, 75%RH, 二重ポリエチレン袋, 18カ月間)変化なし 〔苛酷〕(40℃, 75%RH, 二重ポリエチレン袋, 6カ月間)変化なし (50℃, 75%RH, 二重ポリエチレン袋, 0.1カ月間)変化なし (総照度120万lx·hr以上, 総近紫外放射エネルギー200W·hr/m²以上, ガラスシャーレ(蓋付))不純物の増加が認められた (総照度120万lx·hr以上, 総近紫外放射エネルギー200W·hr/m²以上, 二重ポリエチレン袋)変化なし ピブレンタスビル 〔通常〕(30℃, 75%RH, 二重ポリエチレン袋, 18カ月間)変化なし 〔苛酷〕(40℃, 75%RH, 二重ポリエチレン袋, 6カ月間)変化なし (50℃, 75%RH, 二重ポリエチレン袋, 0.1カ月間)変化なし (総照度120万lx·hr以上, 総近紫外放射エネルギー200W·hr/m²以上, ガラスシャーレ(蓋付))不純物の増加が認められた (総照度120万lx·hr以上, 総近紫外放射エネルギー200W·hr/m²以上, 二重ポリエチレン袋)変化なし **溶解性(水)** グレカプレビル水和物：ほとんど溶けない ピブレンタスビル：ほとんど溶けない	
著 防湿・遮光保存。水に溶かして服用可 **安定性** 〔長期〕(25℃, 60%RH, 36カ月間)変化なし 〔温度〕(80℃, 12週間)脱メチル体が微量検出された(規格値以下)。他は変化なし 〔湿度〕(25℃, 90%RH, 4週間)変化なし 〔光〕(白色蛍光灯, UV灯(254nm), 180万lx·hr)N-オキシド体が微量検出された(規格値以下)。他は変化なし **溶解性(水)** やや溶けやすい	
著 口腔内崩壊錠のため粉砕不適。粉砕した場合, 防湿・遮光保存 **安定性** 〔長期〕(25℃, 60%RH, 36カ月間)変化なし 〔温度〕(80℃, 12週間)脱メチル体が微量検出された(規格値以下)。他は変化なし 〔湿度〕(25℃, 90%RH, 4週間)変化なし 〔光〕(白色蛍光灯, UV灯(254nm), 180万lx·hr)N-オキシド体が微量検出された(規格値以下)。他は変化なし **溶解性(水)** やや溶けやすい	

理由　**著** 著者コメント　**安定性** 原薬(一部製剤)の安定性　**溶解性(水)** 原薬の水に対する溶解性
代用品　※：一部適応等が異なる

マクミ

製品名（会社名）	規格単位	剤形・割線・Cap号数	可否	一般名
マグミット錠200mg （協和化学＝シオエ）	200mg	素錠 ◯（割線無）	◯	酸化マグネシウム
マグミット錠250mg （協和化学＝シオエ＝丸石＝日医工）	250mg	素錠 ◯（割線無）	◯	
マグミット錠330mg （協和化学＝シオエ＝丸石＝日医工）	330mg	素錠 ◯（割線無）	◯	
マグミット錠500mg （協和化学＝シオエ＝丸石＝日医工）	500mg	素錠 ◯（割線無）	◯	
マゴチフェンカプセル1mg （鶴原）	1mg	硬カプセル ④号	◯	ケトチフェンフマル酸塩
マーズレン配合錠0.375ES （寿＝EAファーマ）	配合剤	素錠 ⊖（割線模様）	◯	アズレンスルホン酸ナトリウム水和物・L-グルタミン
マーズレン配合錠0.5ES （寿＝EAファーマ）	配合剤	素錠 ⊖（割線模様）	◯	
マーズレン配合錠1.0ES （寿＝EAファーマ）	配合剤	素錠 ◯（割線無）	◯	
マックターゼ配合錠 （沢井）	配合剤	Fコート錠 ◯（割線無）	×	消化酵素複合剤
マドパー配合錠 （太陽ファルマ）	配合剤	素錠 ⊖（割線1本）	× (△†)	レボドパ・ベンセラジド塩酸塩

マ

可否判定　◯：可，△：条件つきで可，×：不可，―：企業判定回避，（　）：著者判断

理　由	代用品
有効成分は空気中の湿気を吸収する。有効成分に吸湿性があるため，粉砕物の保管を避ける。気密容器保存。錠剤は水で速やかに崩壊する 著 湿気に注意 安定性〔長期〕(25℃，60％RH，暗所，ポリエチレン袋＋クラフト紙袋，36カ月間)外観・性状：変化なし。定量：変化なし。強熱・減量：経時的に増加する 〔苛酷〕(120万lx・hr(時間1,000lx×50日間)，シャーレ(開放))外観・性状：変化なし。定量：変化なし。 (60℃，80％RH，暗所，シャーレ(開放)，6カ月間)外観・性状：変化なし。定量：変化なし 溶解性(水) ほとんど溶けない	末 先 細83％ GE
安定性 該当資料なし 溶解性(水) 溶けにくい	シ0.02％ 先 GE DS0.1％ 先 GE
溶解性(水) アズレンスルホン酸ナトリウム水和物：やや溶けにくい L-グルタミン：やや溶けやすい	細 GE 顆 先 GE
放出制御の特性が失われるため，粉砕不可	顆 先 GE
吸湿のため粉砕調剤不可 † 著 凡例5頁参照。防湿・遮光保存 安定性 **粉砕時(グラシン紙分包)**　(40℃，75％RH，遮光，1週間)レボドパ残存率98.1％，ベンゼラジド残存率41.0％ (30℃，75％RH，遮光，4週間)レボドパ残存率96.8％，ベンゼラジド残存率89.4％ (25℃，60％RH，遮光，12週間)レボドパ残存率99.3％，ベンゼラジド残存率93.8％ 溶解性(水) レボドパ：溶けにくい ベンゼラジド塩酸塩：溶けやすい	

理由　著 著者コメント　　安定性 原薬(一部製剤)の安定性　　溶解性(水) 原薬の水に対する溶解性
代用品　※：一部適応等が異なる

マニシ

製品名（会社名）	規格単位	剤形・割線・Cap号数	可否	一般名
マニジピン塩酸塩錠5mg「JG」 （長生堂＝日本ジェネリック）	5mg	素錠 ⊖(割線1本)	― (○)	マニジピン塩酸塩
マニジピン塩酸塩錠10mg「JG」 （長生堂＝日本ジェネリック）	10mg	素錠 ⊖(割線1本)	― (○)	
マニジピン塩酸塩錠20mg「JG」 （長生堂＝日本ジェネリック）	20mg	素錠 ⊖(割線1本)	― (○)	
マニジピン塩酸塩錠5mg「YD」 （陽進堂）	5mg	素錠 ⊖(割線1本)	― (○)	マニジピン塩酸塩
マニジピン塩酸塩錠10mg「YD」 （陽進堂＝共創未来ファーマ）	10mg	素錠 ⊖(割線1本)	― (○)	
マニジピン塩酸塩錠20mg「YD」 （陽進堂＝共創未来ファーマ）	20mg	素錠 ⊖(割線1本)	― (○)	
マニジピン塩酸塩錠5mg「サワイ」 （沢井）	5mg	素錠 ⊖(割線1本)	― (○)	マニジピン塩酸塩
マニジピン塩酸塩錠10mg「サワイ」 （沢井）	10mg	素錠 ⊖(割線表裏各1本)	― (○)	
マニジピン塩酸塩錠20mg「サワイ」 （沢井）	20mg	素錠 ⊖(割線表裏各1本)	― (○)	
マニジピン塩酸塩錠5mg「タイヨー」（武田テバファーマ＝武田）	5mg	素錠 ⊖(割線1本)	― (○)	マニジピン塩酸塩
マニジピン塩酸塩錠10mg「タイヨー」（武田テバファーマ＝武田）	10mg	素錠 ⊖(割線1本)	― (○)	
マニジピン塩酸塩錠20mg「タイヨー」（武田テバファーマ＝武田）	20mg	素錠 ⊖(割線1本)	― (○)	

可否判定　○：可，△：条件つきで可，×：不可，―：企業判定回避，（　）：著者判断

理　由	代用品
著 遮光保存 **安定性** 光によりわずかに帯褐黄白色になる **粉砕品**　(40℃, 褐色ガラス瓶密栓, 4週間)外観・含量：変化なし (30℃, 75%RH, 褐色ガラス瓶開放, 4週間)外観・含量：変化なし (60万lx·hr, 白色ガラス瓶密栓, 12.5日)外観：変化なし, 含量：低下傾向 **溶解性(水)** ほとんど溶けない	
著 遮光保存 **安定性** 光によりわずかに帯褐黄白色になる **粉砕品**　(40℃, 60%RH, 遮光・気密, 30日間)外観・含量：変化なし (25℃, 75%RH, 遮光・開放, 30日間)外観・含量：変化なし (120万lx·hr, 密閉(シャーレ+ラップ), 50日間)外観：変化あり(淡黄色→淡黄褐色), 含量：変化あり(規格外) **溶解性(水)** ほとんど溶けない	
著 遮光保存 **安定性** 光によりわずかに帯褐黄白色になる **粉砕品**　(40℃, 60%RH, 遮光・気密, 30日間)外観・含量：変化なし (25℃, 75%RH, 遮光・開放, 30日間)外観・含量：変化なし (120万lx·hr 密閉(シャーレ+ラップ), 50日間)外観：変化あり(うすい橙黄色→黄褐色), 含量：変化あり(規格外) **溶解性(水)** ほとんど溶けない	
著 遮光保存 **安定性** **粉砕時**　[5mg錠] (温度・湿度成り行き, 60万lx·hr)性状変化なし, 含量規格内 [10mg・20mg錠] (25℃, 60%RH, 120万lx·hr, 30日間)曝光面の黄色が濃く変化, 含量規格内 **溶解性(水)** ほとんど溶けない	
著 遮光保存 **安定性** 光によりわずかに帯褐黄白色になる **溶解性(水)** ほとんど溶けない	
著 遮光保存 **安定性** **製剤**　[5mg錠] 〔温度〕(40℃, 4週間)性状, 含量に変化なし 〔湿度〕(30℃, 75%RH, 4週間)性状, 含量に変化なし 〔光〕(60万lx·hr)性状, 含量に変化なし [10mg・20mg錠] 〔湿度〕(25℃, 75%RH, 4週間)性状, 含量に変化なし **溶解性(水)** ほとんど溶けない	

理由　**著** 著者コメント　　**安定性** 原薬(一部製剤)の安定性　　**溶解性(水)** 原薬の水に対する溶解性
代用品　※：一部適応等が異なる

マニシ

製品名（会社名）	規格単位	剤形・割線・Cap号数	可否	一般名
マニジピン塩酸塩錠5mg「トーワ」（東和薬品）	5mg	素錠 ⊖(割線1本)	— (○)	マニジピン塩酸塩
マニジピン塩酸塩錠10mg「トーワ」（東和薬品）	10mg	素錠 ⊖(割線1本)	— (○)	
マニジピン塩酸塩錠20mg「トーワ」（東和薬品）	20mg	素錠 ⊖(割線1本)	— (○)	
マニジピン塩酸塩錠5mg「日医工」（日医工）	5mg	素錠 ⊖(割線1本)	— (○)	マニジピン塩酸塩
マニジピン塩酸塩錠10mg「日医工」（日医工）	10mg	素錠 ⊖(割線1本)	— (○)	
マニジピン塩酸塩錠20mg「日医工」（日医工）	20mg	素錠 ⊖(割線1本)	— (○)	
マニジピン塩酸塩錠5mg「日新」（日新製薬）	5mg	素錠 ⊖(割線1本)	— (○)	マニジピン塩酸塩
マニジピン塩酸塩錠10mg「日新」（日新製薬）	10mg	素錠 ⊖(割線1本)	— (○)	
マニジピン塩酸塩錠20mg「日新」（日新製薬）	20mg	素錠 ⊖(割線1本)	— (○)	
マプロチリン塩酸塩錠10mg「アメル」（共和薬品）	10mg	Fコート錠 ○(割線無)	— (△)	マプロチリン塩酸塩
マプロチリン塩酸塩錠25mg「アメル」（共和薬品）	25mg	Fコート錠 ○(割線無)	— (△)	
マプロチリン塩酸塩錠10mg「タカタ」（高田）	10mg	Fコート錠 ○(割線無)	— (△)	マプロチリン塩酸塩
マプロチリン塩酸塩錠25mg「タカタ」（高田）	25mg	Fコート錠 ○(割線無)	— (△)	
マプロチリン塩酸塩錠50mg「タカタ」（高田）	50mg	Fコート錠 ○(割線無)	— (△)	
マーベロン21（MSD）	(21日分) 1組	Fコート錠 ○(割線無)	×	デソゲストレル・エチニルエストラジオール

可否判定　○：可，△：条件つきで可，×：不可，—：企業判定回避，（　）：著者判断

理　由	代用品
主成分は、光によりわずかに帯褐黄白色になる 著 遮光保存 (安定性)粉砕後　(室内散光下、3カ月間)[5mg錠]外観変化あり(3カ月)、残存率97.0%(1カ月)、[10mg・20mg錠]外観変化なし、残存率95.2%(3カ月) (遮光条件下、3カ月間)外観・含量変化なし (溶解性(水))ほとんど溶けない	
著 遮光保存 (安定性)粉砕物　(40℃、遮光・気密容器、2カ月間)(30℃、75%RH、遮光・開放、2カ月間)(曝光量60万lx·hr、気密容器)外観、含量変化なし (溶解性(水))ほとんど溶けない	
著 遮光保存 (安定性)粉砕物　(25℃、75%RH、遮光・開放、3カ月間)外観、含量変化なし (溶解性(水))ほとんど溶けない	
著 遮光保存 (安定性)粉砕物　(25℃、75%RH、遮光・開放、8週間)2週間後外観変化 (溶解性(水))ほとんど溶けない	
遮光保存 (安定性)有効成分は光によりわずかに帯褐黄白色になる (溶解性(水))ほとんど溶けない	
著 防湿・遮光保存。強い苦味と舌の麻痺に注意 (溶解性(水))溶けにくい	
苦味が強く、舌を麻痺させる データなし 著 防湿・遮光保存。強い苦味と舌の麻痺に注意 (溶解性(水))溶けにくい	
著 配合剤のため粉砕不可 (安定性)デソゲストレル 〔通常〕(室温、気密褐色ガラス瓶、18カ月間)ほとんど変化なし 〔温湿度〕(40℃、11・53・75%RH、曝気褐色ガラス瓶、6カ月間)ほとんど変化なし (50℃、11・53・75%RH、曝気褐色ガラス瓶、6カ月間)ほとんど変化なし (60℃、11・75%RH、曝気褐色ガラス瓶、3カ月間)ほとんど変化なし 〔光〕(フェードメーター照射、室内散光、24時間、60万lx·hr)ポリプロピレン袋：ほとんど変化なし エチニルエストラジオール：該当資料なし (溶解性(水))デソゲストレル：ほとんど溶けない エチニルエストラジオール：ほとんど溶けない	

理由　著 著者コメント　(安定性)原薬(一部製剤)の安定性　(溶解性(水))原薬の水に対する溶解性
代用品　※：一部適応等が異なる

マヘロ

製品名（会社名）	規格単位	剤形・割線・Cap号数	可否	一般名
マーベロン28 (MSD)	(28日分) 1組	Fコート錠 ◯(割線無)	×	デソゲストレル・エチニルエストラジオール
マラロン小児用配合錠 (GSK)	配合剤	Fコート錠 ◯(割線無)	— (△†)	アトバコン・プログアニル塩酸塩

可否判定　◯：可，△：条件つきで可，×：不可，—：企業判定回避，（ ）：著者判断

理　由	代用品
著 配合剤のため粉砕不可 安定性 デソゲストレル 〔通常〕(室温, 気密褐色ガラス瓶, 18カ月間)ほとんど変化なし 〔温湿度〕(40℃, 11・53・75%RH, 曝気褐色ガラス瓶, 6カ月間)ほとんど変化なし (50℃, 11・53・75%RH, 曝気褐色ガラス瓶, 6カ月間)ほとんど変化なし (60℃, 11・75%RH, 曝気褐色ガラス瓶, 3カ月間)ほとんど変化なし 〔光〕(フェードメーター照射, 室内散光, 24時間, 60万lx·hr)ポリプロピレン袋：ほとんど変化なし エチニルエストラジオール：該当資料なし 溶解性(水) デソゲストレル：ほとんど溶けない エチニルエストラジオール：ほとんど溶けない	
† 著 凡例5頁参照。通常, 30日間で安定と推定 安定性 アトバコン 〔長期〕(25℃, 60%RH, ポリエチレン袋＋ファイバードラム, 60カ月間)変化なし (30℃, 65%RH, ポリエチレン袋＋プラスチック容器, 60カ月間)変化なし 〔加速〕(40℃, 75%RH, ポリエチレン袋＋ファイバードラム, 6カ月間)変化なし (40℃, 75%RH, ポリエチレン袋＋プラスチック容器, 6カ月間)変化なし 〔温度〕(50℃, 成り行き湿度, 褐色ガラス容器(密栓), 12カ月間)変化なし 〔温度・湿度〕(40℃, 75%RH, 褐色ガラス容器(開栓), 12カ月間)変化なし 〔光〕(ライトキャビネット(曝光量, 可視光約1,770万lx·hr, 紫外放射約2,160W·hr/m^2), 透明ガラス容器(密栓)(対照5℃保存), 12カ月間)性状の変化(粉末の表面が黄色からだいだい色へ変色)も認められた プログアニル塩酸塩 〔長期〕(30℃, 65%RH, ポリエチレン袋/高密度ポリエチレン製容器, 60カ月間)変化なし 〔加速〕(40℃, 75%RH, ポリエチレン袋/高密度ポリエチレン製容器, 6カ月間)変化なし 〔光〕(約25℃, 曝光(白色蛍光ランプ, 総照度120万lx·hr以上及び近紫外ランプ, 総放射エネルギー200W·hr/m^{2}以上), 無包装(ペトリ皿上), 曝光後)変化なし 溶解性(水) アトバコン：ほとんど溶けない プログアニル塩酸塩：極めて溶けにくい	

理由　著 著者コメント　　安定性 原薬(一部製剤)の安定性　　溶解性(水) 原薬の水に対する溶解性
代用品　※：一部適応等が異なる

マラロ

製品名（会社名）	規格単位	剤形・割線・Cap号数	可否	一般名
マラロン配合錠 （GSK）	配合剤	Fコート錠 ◯（割線無）	— (△†)	アトバコン・プログアニル塩酸塩
マリゼブ錠12.5mg （MSD）	12.5mg	Fコート錠 ◯（割線無）	— (△)	オマリグリプチン
マリゼブ錠25mg （MSD）	25mg	Fコート錠 ◯（割線無）	— (△)	
マルスチン錠1mg （東和薬品）	1mg	素錠 ⊖（割線模様）	— (◯)	クレマスチンフマル酸塩
ミオナベース錠50mg （寿）	50mg	Fコート錠 ◯（割線無）	△	エペリゾン塩酸塩
ミオナール錠50mg （エーザイ）	50mg	糖衣錠 ◯（割線無）	— (△)	エペリゾン塩酸塩

可否判定　◯：可，△：条件つきで可，×：不可，—：企業判定回避，（　）：著者判断

ミオナ

理　由	代用品
† 著 凡例5頁参照。通常，30日間で安定と推定 安定性 アトバコン 〔長期〕(25℃，60％RH，ポリエチレン袋＋ファイバードラム，60カ月間)変化なし (30℃，65％RH，ポリエチレン袋＋プラスチック容器，60カ月間)変化なし 〔加速〕(40℃，75％RH，ポリエチレン袋＋ファイバードラム，6カ月間)変化なし (40℃，75％RH，ポリエチレン袋＋プラスチック容器，6カ月間)変化なし 〔温度〕(50℃，成り行き湿度，褐色ガラス容器(密栓)，12カ月間)変化なし 〔温度・湿度〕(40℃，75％RH，褐色ガラス容器(開栓)，12カ月間)変化なし 〔光〕(ライトキャビネット(曝光量，可視光約1,770万lx･hr，紫外放射約2,160W･hr/m²)，透明ガラス容器(密栓)(対照5℃保存)，12カ月間)性状の変化(粉末の表面が黄色からだいだい色へ変色)も認められた プログアニル塩酸塩 〔長期〕(30℃，65％RH，ポリエチレン袋/高密度ポリエチレン製容器，60カ月間)変化なし 〔加速〕(40℃，75％RH，ポリエチレン袋/高密度ポリエチレン製容器，6カ月間)変化なし 〔光〕(約25℃，曝光(白光蛍光ランプ，総照度120万lx･hr以上及び近紫外ランプ，総放射エネルギー200W･hr/m²以上)，無包装(ペトリ皿上)，曝光後)変化なし 溶解性(水) アトバコン：ほとんど溶けない プログアニル塩酸塩：極めて溶けにくい	
本剤を粉砕して投与することは，承認外の用法となる 粉砕して投与した際の薬物動態，有効性，安全性は検討していないため，すすめない 著 粉砕後データが不足しているが，防湿・遮光保存で可能と推定 安定性 〔長期〕(25℃，60％RH，二重の低密度ポリエチレン袋/ファイバードラム，18カ月間)変化なし 〔加速〕(40℃，75％RH，二重の低密度ポリエチレン袋/ファイバードラム，6カ月間)変化なし 〔光〕(120万lx･hr以上及び総近紫外放射エネルギーとして200W･hr/m²以上)分解物の増加が認められた 溶解性(水) 溶けにくい	
主成分は，においはない 安定性 粉砕後 (室内散光下，3カ月間)外観・含量変化なし 溶解性(水) ほとんど溶けない	散0.1%・1% 先 シ0.01% 先 GE DS0.1% GE
苦味，特異臭あり。防湿保存 著 防湿保存・遮光保存。苦味，特異臭あり 溶解性(水) 溶けやすい	顆10% 先
苦味あり。室温・防湿・遮光保存 著 防湿・遮光保存 安定性 〔苛酷〕(45℃，ガラス瓶(密栓)，3カ月間)変化なし (40℃，90％RH，ガラス瓶(開放)，3カ月間)変化なし (蛍光灯下1,000lx，石英管(密栓)，3カ月間)変化なし 溶解性(水) 溶けやすい	顆10% 先

理由 著 著者コメント　安定性 原薬(一部製剤)の安定性　溶解性(水) 原薬の水に対する溶解性
代用品　※：一部適応等が異なる

ミオリ

製品名（会社名）	規格単位	剤形・割線・Cap号数	可否	一般名
ミオリラーク錠50mg （共和薬品）	50mg	糖衣錠 〇(割線無)	△	エペリゾン塩酸塩
ミカトリオ配合錠 （日本ベーリンガー＝アステラス）	配合剤	Fコート錠 〇(割線無)	× (△†)	テルミサルタン・アムロジピンベシル酸塩・ヒドロクロロチアジド
ミカムロ配合錠AP （日本ベーリンガー＝アステラス）	配合剤	Fコート錠 〇(割線無)	× (△†)	テルミサルタン・アムロジピンベシル酸塩
ミカムロ配合錠BP （日本ベーリンガー＝アステラス）	配合剤	Fコート錠 〇(割線無)	× (△†)	
ミカルディス錠20mg （日本ベーリンガー＝アステラス）	20mg	素錠 〇(割線無)	— (△)	テルミサルタン
ミカルディス錠40mg （日本ベーリンガー＝アステラス）	40mg	素錠 ⊖(割線1本)	— (△)	
ミカルディス錠80mg （日本ベーリンガー＝アステラス）	80mg	Fコート錠 ⊖(割線1本)	— (△)	
ミグシス錠5mg （ファイザー）	5mg	素錠 ⊖(割線1本)	— (〇)	塩酸ロメリジン

可否判定 〇：可，△：条件つきで可，×：不可，—：企業判定回避，（ ）：著者判断

理　由	代用品
苦味，特異臭あり。舌への刺激感がある (安定性)**粉砕後**　(25℃，75％RH，遮光，グラシン包装，90日間)安定 (溶解性(水))溶けやすい	顆10％ [先]
粉砕した場合，安定性が著しく損なわれる † **著** 凡例5頁参照 (安定性)該当資料なし (溶解性(水))テルミサルタン：ほとんど溶けない アムロジピンベシル酸塩：溶けにくい ヒドロクロロチアジド：極めて溶けにくい	
粉砕した場合，安定性が著しく損なわれる † **著** 凡例5頁参照。防湿・遮光保存 (安定性)該当資料なし (溶解性(水))テルミサルタン：ほとんど溶けない アムロジピンベシル酸塩：溶けにくい	
25℃・93％RH・1カ月で吸湿し潮解する。25℃・60％RH/70％RH・暗所保存下でわずかに黄変する。原薬は安定である **著** 粉砕については問題ないが，防湿・遮光対策を十分行う必要あり (安定性)〔長期〕(25℃，60％RH，暗所，ポリエチレン袋＋ファイバードラム，60カ月間)変化なし 〔温度〕(50℃/60℃，暗所，褐色ガラス瓶(密栓)，3カ月間)変化なし 〔湿度〕(25℃，93％RH，暗所，褐色ガラス瓶(開栓)，3カ月間)変化なし (40℃，75％RH，暗所，褐色ガラス瓶(開栓)，3カ月間)変化なし 〔光〕(キセノンランプ照射，220万lx·hr，シャーレ(ポリ塩化ビニリデン性フィルムで覆った))性状がわずかに黄変した他は変化なし (溶解性(水))ほとんど溶けない	
吸湿を避けることを主な目的にフィルムコート錠としている **著** 防湿・遮光対策を十分行う必要あり (安定性)〔長期〕(25℃，60％RH，暗所，ポリエチレン袋＋ファイバードラム，60カ月間)変化なし 〔温度〕(50℃/60℃，暗所，褐色ガラス瓶(密栓)，3カ月間)変化なし 〔湿度〕(25℃，93％RH，暗所，褐色ガラス瓶(開栓)，3カ月間)変化なし (40℃，75％RH，暗所，褐色ガラス瓶(開栓)，3カ月間)変化なし 〔光〕(キセノンランプ照射，220万lx·hr，シャーレ(ポリ塩化ビニリデン性フィルムで覆った))性状がわずかに黄変した他は変化なし (溶解性(水))ほとんど溶けない	
著 光，湿度に安定 (安定性)**粉砕後**　(40℃，75％RH，無包装下，6週間及び白色蛍光灯下，120万lx·hrの2条件下)外観及び含量はともに変化なく，水分は40℃，75％RHで若干の増加が認められた (溶解性(水))溶けにくい	

理由　**著** 著者コメント　(安定性)原薬(一部製剤)の安定性　(溶解性(水))原薬の水に対する溶解性
代用品　※：一部適応等が異なる

ミクリ

製品名(会社名)	規格単位	剤形・割線・Cap号数	可否	一般名
ミグリステン錠20 (塩野義=共和薬品)	20mg	糖衣錠 ◯(割線無)	× (△)	ジメトチアジンメシル酸塩
ミグリトールOD錠25mg「サワイ」 (沢井)	25mg	口腔内崩壊錠 ⊖(割線1本)	— (△)	ミグリトール
ミグリトールOD錠50mg「サワイ」 (沢井)	50mg	口腔内崩壊錠 ⊖(割線1本)	— (△)	
ミグリトールOD錠75mg「サワイ」 (沢井)	75mg	口腔内崩壊錠 ⊖(割線1本)	— (△)	
ミグリトール錠25mg「トーワ」 (東和薬品)	25mg	素錠 (割線1本)	— (△)	ミグリトール
ミグリトール錠50mg「トーワ」 (東和薬品)	50mg	素錠 (割線1本)	— (△)	
ミグリトール錠75mg「トーワ」 (東和薬品)	75mg	素錠 ⊖(割線1本)	— (△)	
ミグリトールOD錠25mg「トーワ」 (東和薬品)	25mg	口腔内崩壊錠 ⊖(割線1本)	— (△)	ミグリトール
ミグリトールOD錠50mg「トーワ」 (東和薬品)	50mg	口腔内崩壊錠 ⊖(割線1本)	— (△)	
ミグリトールOD錠75mg「トーワ」 (東和薬品)	75mg	口腔内崩壊錠 ⊖(割線1本)	— (△)	
ミケラン錠5mg (大塚製薬)	5mg	素錠 ◯(割線無)	— (△)	カルテオロール塩酸塩

可否判定 ◯:可, △:条件つきで可, ×:不可, —:企業判定回避, ( ):著者判断

理　　由	代用品
高湿により分解するので粉砕不可。極めて強い苦味あり **著** 極めて強い苦味がある。保存温度に要注意。粉砕後は防湿・遮光保存 **安定性**〔通常〕(25℃, 遮光, 密栓, 2年間)変化なし 〔苛酷〕(37℃, 70％RH及び80％RH, 遮光, 3カ月間)変化なし (37℃, 90％RH, 遮光, 3カ月間)1～2日で潮解し始め, 3～4日で褐色液化 (25℃, 60％RH, 室内光(蛍光灯700lx, 1日12時間照射), 3カ月間)表面が淡灰褐色化。含量97.5％ (40～50℃, フェードテスター, 5時間)表面が淡灰褐色化。含量98.7％ **溶解性(水)** 極めて溶けやすい	
著 口腔内崩壊錠のため粉砕不適。粉砕した場合, 防湿・遮光保存 **溶解性(水)** 溶けやすい	
著 防湿保存 **安定性 粉砕後** (25℃, 60％RH, 1,000lx散光下, 3カ月間)外観・含量変化なし **溶解性(水)** 溶けやすい	
著 口腔内崩壊錠のため粉砕不適。粉砕した場合, 防湿・遮光保存 **安定性 粉砕後** (25℃, 60％RH, 1,000lx散光下, 3カ月間)外観・含量変化なし (25℃, 室内散光・防湿条件下, 3カ月間)外観・含量変化なし **溶解性(水)** 溶けやすい	
(室内散光, 3カ月間, 分包)外観及び含量：変化なし 苦味あり **著** 防湿・遮光保存。苦味あり **安定性**〔長期〕(室温, 密閉/開放, 30カ月間)変化なし 〔加速〕(40℃, 密閉, 30カ月間)変化なし 〔温度〕(50℃, 密閉, 30カ月間)変化なし 〔湿度〕(37℃, 75％RH/91％RH, 開放, 30カ月間)変化なし 〔光〕(直射日光下, 開放, 6カ月間)わずかに着色したが分解物は認められなかった (キセノンランプ照射, 開放, 300時間)変化なし **溶解性(水)** やや溶けやすい	細1％ ※ 先

理由　**著** 著者コメント　**安定性** 原薬(一部製剤)の安定性　**溶解性(水)** 原薬の水に対する溶解性
代用品　※：一部適応等が異なる

ミケラ

製品名（会社名）	規格単位	剤形・割線・Cap号数	可否	一般名
ミケランLAカプセル15mg（大塚製薬）	15mg	徐放性硬カプセル ④号	×（△）	カルテオロール塩酸塩
ミコフェノール酸モフェチルカプセル250mg「テバ」（武田テバファーマ＝武田）	250mg	硬カプセル ①号	—（△）	ミコフェノール酸 モフェチル
ミコブティンカプセル150mg（ファイザー）	150mg	硬カプセル ⓪号	—（○）	リファブチン
ミコンビ配合錠AP（日本ベーリンガー＝アステラス）	配合剤	2層錠 ○（割線無）	×（△†）	テルミサルタン・ヒドロクロロチアジド
ミコンビ配合錠BP（日本ベーリンガー＝アステラス）	配合剤	2層錠 ○（割線無）	×（△†）	
ミゾリビン錠25mg「サワイ」（沢井）	25mg	素錠 ○（割線無）	—（△）	ミゾリビン
ミゾリビン錠50mg「サワイ」（沢井）	50mg	素錠 ⊖（割線1本）	—（△）	
ミチグリニドCa・OD錠5mg「FFP」（シオノ＝江州）	5mg	口腔内崩壊錠 ○（割線無）	—（△）	ミチグリニドカルシウム水和物
ミチグリニドCa・OD錠10mg「FFP」（シオノ＝江州）	10mg	口腔内崩壊錠 ○（割線無）	—（△）	
ミチグリニドCa・OD錠5mg「JG」（日本ジェネリック）	5mg	口腔内崩壊錠 ○（割線無）	—（△）	ミチグリニドカルシウム水和物
ミチグリニドCa・OD錠10mg「JG」（日本ジェネリック）	10mg	口腔内崩壊錠 ○（割線無）	—（△）	

可否判定　○：可，△：条件つきで可，×：不可，—：企業判定回避，（　）：著者判断

理　　由	代用品
粉砕後の安定性は検討していない 徐放性が破壊されるため粉砕不可 著 脱カプセルのみ可 安定性〔長期〕(室温，密閉/開放，30カ月間)変化なし 〔加速〕(40℃，密閉，30カ月間)変化なし 〔温度〕(50℃，密閉，30カ月間)変化なし 〔湿度〕(37℃，75%RH/91%RH，開放，30カ月間)変化なし 〔光〕(直射日光下，開放，6カ月間)わずかに着色したが分解物は認められなかった (キセノンランプ照射，開放，300時間)変化なし 溶解性(水) やや溶けやすい	細1%※ 先
著 催奇形性あり。調剤時注意 安定性 脱カプセル時 〔湿度〕(25℃，75%RH，4週間)外観，含量に変化なし 〔光〕(60万lx・hr)外観，含量に変化なし 溶解性(水) ほとんど溶けない	散31.8% 先
脱カプセル後：データなし 安定性〔通常〕(25℃，60%RH，二重ポリエチレン袋＋ファイバードラム，36カ月間)変化なし 〔苛酷〕(60℃，15日間)類縁物質の増加もしくは含量低下，水分量増加を認めた (40℃，75%RH，30日間)類縁物質の増加もしくは含量低下，水分量増加を認めた (500フットカンデラ，30日間)類縁物質の増加もしくは含量低下，水分量増加を認めた 溶解性(水) 溶けにくい	
粉砕した場合，安定性が著しく損なわれる † 著 凡例5頁参照。防湿・遮光保存 安定性 該当資料なし 溶解性(水) テルミサルタン：ほとんど溶けない ヒドロクロロチアジド：極めて溶けにくい	
においはない 著 防湿・遮光保存 溶解性(水) 溶けやすい	
著 口腔内崩壊錠のため粉砕不適。粉砕した場合，防湿・遮光保存 溶解性(水) 溶けにくい	
著 口腔内崩壊錠のため粉砕不適。粉砕した場合，防湿・遮光保存 安定性 粉砕品 (40℃，遮光・気密容器，3カ月間)変化なし (25℃，75%RH，遮光・開放，3カ月間)変化なし (120万lx・hr，気密容器)変化なし 溶解性(水) 溶けにくい	

理由　著 著者コメント　　安定性 原薬(一部製剤)の安定性　　溶解性(水) 原薬の水に対する溶解性
代用品　※：一部適応等が異なる

ミチク

製品名（会社名）	規格単位	剤形・割線・Cap号数	可否	一般名
ミチグリニドCa・OD錠5mg「TCK」(辰巳)	5mg	口腔内崩壊錠 ◯(割線無)	―(△)	ミチグリニドカルシウム水和物
ミチグリニドCa・OD錠10mg「TCK」(辰巳)	10mg	口腔内崩壊錠 ◯(割線無)	―(△)	
ミチグリニドCa・OD錠5mg「三和」(大興＝三和化学)	5mg	口腔内崩壊錠 ◯(割線無)	―(△)	ミチグリニドカルシウム水和物
ミチグリニドCa・OD錠10mg「三和」(大興＝三和化学)	10mg	口腔内崩壊錠 ◯(割線無)	―(△)	
ミチグリニドCa・OD錠5mg「フソー」(リョートーファイン＝扶桑)	5mg	口腔内崩壊錠 ◯(割線無)	―(△)	ミチグリニドカルシウム水和物
ミチグリニドCa・OD錠10mg「フソー」(リョートーファイン＝扶桑)	10mg	口腔内崩壊錠 ◯(割線無)	―(△)	
ミティキュアダニ舌下錠3,300JAU(鳥居)	3,300JAU	舌下錠 ◯(割線無)	×	アレルゲンエキス
ミティキュアダニ舌下錠10,000JAU(鳥居)	10,000JAU	舌下錠 ◯(割線無)	×	
ミデナールL錠200(シオノ)	200mg	Fコート錠 ◯(割線無)	×	ベザフィブラート
ミドドリン塩酸塩錠2mg「JG」(大興＝日本ジェネリック)	2mg	素錠 ⊖(割線1本)	―(△)	ミドドリン塩酸塩
ミドドリン塩酸塩錠2mg「オーハラ」(大原＝ニプロES)	2mg	素錠 ⊖(割線1本)	―(△)	ミドドリン塩酸塩
ミドドリン塩酸塩錠2mg「サワイ」(沢井)	2mg	素錠 ◯(割線無)	―(△)	ミドドリン塩酸塩
ミドドリン塩酸塩錠2mg「テバ」(武田テバファーマ＝武田)	2mg	素錠 ⊖(割線1本)	―(△)	
ミドドリン塩酸塩錠2mg「トーワ」(東和薬品)	2mg	素錠 ⊖(割線1本)	―(△)	ミドドリン塩酸塩
ミニプレス錠0.5mg(ファイザー)	0.5mg	素錠 ⊖(割線1本)	―(◯)	プラゾシン塩酸塩
ミニプレス錠1mg(ファイザー)	1mg	素錠 ⊖(割線1本)	―(◯)	

可否判定 ◯：可，△：条件つきで可，×：不可，―：企業判定回避，（ ）：著者判断

理　由	代用品
温度：40±1℃，遮光・気密容器(瓶)，保存期間：3ヵ月間 湿度：25±1℃，75±5%RH，遮光・開放，保存期間：3ヵ月間 光：曝光量120万lx·hr，気密容器，保存期間：1,000lx，50日で保存し，性状，定量試験を検討した結果，外観及び定量試験に変化はなかった (著)口腔内崩壊錠のため粉砕不適。粉砕した場合，防湿・遮光保存 (安定性)該当資料なし (溶解性(水))溶けにくい	
(著)口腔内崩壊錠のため粉砕不適。粉砕した場合，防湿・遮光保存 (溶解性(水))溶けにくい	
(著)口腔内崩壊錠のため粉砕不適。粉砕した場合，防湿・遮光保存 (溶解性(水))溶けにくい	
速崩性の錠剤であり，舌下に1分間保持する薬剤であるため粉砕の必要なし (安定性)コナヒョウヒダニ抽出エキス及びヤケヒョウヒダニ抽出エキス 〔長期〕(-20±5℃，36ヵ月間)性状，微生物限度，主要アレルゲン含量，総アレルゲン活性等：変化なし	
徐放錠のため (溶解性(水))ほとんど溶けない	
(著)防湿・遮光保存 (溶解性(水))やや溶けやすい	
(著)防湿・遮光保存 (安定性)〔長期〕(室温，成り行きRH，36ヵ月間)性状，純度試験，定量，吸光度，融点，乾燥減量など：いずれも変化なし (溶解性(水))やや溶けやすい	
(著)防湿・遮光保存 (溶解性(水))やや溶けやすい	
(著)吸湿によって変色が予測されるため防湿・遮光保存 (安定性)**製剤**〔湿度〕(25℃，75%RH，2週間)含量低下(残存率：93.8%) (溶解性(水))やや溶けやすい	
(著)防湿・遮光保存 (安定性)**粉砕後**(室内散光下，3ヵ月間)外観・含量変化なし (溶解性(水))やや溶けやすい	
(安定性)〔長期〕(室温，ガラス瓶，27ヵ月間)外観変化なし 〔苛酷〕(100℃，遮光アンプル，48時間)外観変化なし (25℃，82%RH，開栓秤量瓶，6ヵ月間)変化なし (溶解性(水))ほとんど溶けない	

理由　(著)著者コメント　(安定性)原薬(一部製剤)の安定性　(溶解性(水))原薬の水に対する溶解性
代用品　※：一部適応等が異なる

ミニリ

製品名（会社名）	規格単位	剤形・割線・Cap号数	可否	一般名
ミニリンメルトOD錠60μg（フェリング＝協和キリン）	60μg	口腔内崩壊錠 ◯（割線無）	×（△）	デスモプレシン酢酸塩水和物
ミニリンメルトOD錠120μg（フェリング＝協和キリン）	120μg	口腔内崩壊錠 ◯（割線無）	×（△）	
ミニリンメルトOD錠240μg（フェリング＝協和キリン）	240μg	口腔内崩壊錠 ◯（割線無）	×（△）	
ミノサイクリン塩酸塩錠50mg「サワイ」（沢井）	50mg	Fコート錠 ◯（割線無）	—（△）	ミノサイクリン塩酸塩
ミノサイクリン塩酸塩錠100mg「サワイ」（沢井）	100mg	Fコート錠 ◯（割線無）	—（△）	
ミノサイクリン塩酸塩錠50mg「トーワ」（東和薬品）	50mg	Fコート錠 ◯（割線無）	—（△）	ミノサイクリン塩酸塩
ミノサイクリン塩酸塩錠100mg「トーワ」（東和薬品）	100mg	Fコート錠 ◯（割線無）	—（△）	
ミノサイクリン塩酸塩錠50mg「日医工」（日医工ファーマ＝日医工）	50mg	Fコート錠 ◯（割線無）	—（△）	ミノサイクリン塩酸塩
ミノサイクリン塩酸塩カプセル100mg「日医工」（日医工ファーマ＝日医工）	100mg	硬カプセル 2号	—（△）	ミノサイクリン塩酸塩

可否判定　◯：可，△：条件つきで可，×：不可，—：企業判定回避，（　）：著者判断

理　　由	代用品
水分と光に不安定なため，使用直前にブリスターシートから取り出すこと(添付文書より) 無包装データ：120万lx･hrにて，一部の分解物の量が規格外となった(分解生成物総量は規格内であり，その他の項目(性状，崩壊試験，デスモプレシン含有量)は変化がなかった) 本剤は口の中で速やかに崩壊するため，粉砕の必要性は低い (参考)本剤は口腔内粘膜から一部吸収されることが想定されており，水なしでの服用を推奨している 著 防湿・遮光保存 安定性〔長期〕(5℃，高密度ポリエチレン瓶に入れ，アルミラミネート袋で密封，36カ月間)外観・性状：変化なし。残存率：変化なし 〔加速〕(25℃，60％RH，高密度ポリエチレン瓶に入れ，アルミラミネート袋で密封，24カ月間)外観・性状：変化なし。残存率：変化なし 〔光〕(120万lx･hr(200W･hr/m²)，高密度ポリエチレン瓶に入れ，アルミラミネート袋で密封)外観・性状：分解物増加。残存率：低下 〔温度〕(60℃，高密度ポリエチレン瓶に入れ，アルミラミネート袋で密封，12週間)外観・性状：変化なし。残存率：変化なし 〔湿度〕(40℃，75％RH，開封，12週間)外観・性状：1週より粘着性の透明な塊。残存率：3週目まで規格内，4週目より規格外 溶解性(水)やや溶けやすい	
においはなく，味は苦い 著 防湿・遮光保存 溶解性(水)やや溶けにくい	顆2％ * 先
主成分は，においはなく，味は苦い 著 防湿・遮光保存 安定性 粉砕後　(室内散光下，3カ月間)外観変化あり(1カ月)，残存率96.8％(1カ月) (遮光条件下，3カ月間)外観変化なし，残存率97.0％(1カ月) 溶解性(水)やや溶けにくい 主成分は，においはなく，味は苦い 著 防湿・遮光保存 安定性 粉砕後　(室内散光下，3カ月間)外観変化あり(1カ月)，含量変化なし (遮光条件下，3カ月間)外観・含量変化なし 溶解性(水)やや溶けにくい	顆2％ * 先
著 防湿・遮光保存 安定性 粉砕物　(25℃，75％RH，遮光・開放，3カ月間)1カ月後外観変化 溶解性(水)やや溶けにくい	顆2％ * 先
著 防湿・遮光保存 安定性 製剤内容物　(25℃，75％RH，遮光・開放，3カ月間)1カ月後外観変化 溶解性(水)やや溶けにくい	顆2％ * 先

理由　著 著者コメント　　安定性 原薬(一部製剤)の安定性　　溶解性(水)原薬の水に対する溶解性
代用品　※：一部適応等が異なる

ミノト

製品名（会社名）	規格単位	剤形・割線・Cap号数	可否	一般名
ミノドロン酸錠1mg「JG」 （日本ジェネリック）	1mg	Fコート錠 ○(割線無)	— (×)	ミノドロン酸水和物
ミノドロン酸錠50mg「JG」 （日本ジェネリック）	50mg	Fコート錠 ◯(割線無)	— (×)	
ミノドロン酸錠1mg「YD」 （陽進堂）	1mg	Fコート錠 ○(割線無)	×	ミノドロン酸水和物
ミノドロン酸錠50mg「YD」 （陽進堂＝ケミファ）	50mg	Fコート錠 ◯(割線無)	×	
ミノドロン酸錠1mg「あゆみ」 （あゆみ製薬）	1mg	Fコート錠 ○(割線無)	— (×)	ミノドロン酸水和物
ミノドロン酸錠50mg「あゆみ」 （あゆみ製薬）	50mg	Fコート錠 ◯(割線無)	— (×)	
ミノドロン酸錠1mg「サワイ」 （沢井）	1mg	Fコート錠 ○(割線無)	— (×)	ミノドロン酸水和物
ミノドロン酸錠50mg「サワイ」 （沢井）	50mg	Fコート錠 ◯(割線無)	— (×)	
ミノドロン酸錠1mg「武田テバ」 （武田テバファーマ）	1mg	Fコート錠 ○(割線無)	— (×)	ミノドロン酸水和物
ミノドロン酸錠50mg「武田テバ」 （武田テバファーマ）	50mg	Fコート錠 ◯(割線無)	— (×)	
ミノドロン酸錠1mg「トーワ」 （東和薬品）	1mg	Fコート錠 ○(割線無)	×	ミノドロン酸水和物
ミノドロン酸錠50mg「トーワ」 （東和薬品）	50mg	Fコート錠 ◯(割線無)	×	

可否判定　○：可，△：条件つきで可，×：不可，—：企業判定回避，( )：著者判断

理　由	代用品
著 刺激等が懸念されるため経管投与またはコップ一杯(約180mL)の多めの水,ゼリー被覆などで補助し立位または座位の状態で,食道に付着しないように胃に流し込む。遮光保存 安定性 **粉砕品** (40℃,遮光・気密容器,4週間)変化なし (25℃,75％RH,遮光・開放,4週間)変化なし (25℃,60万lx・hr,気密容器)[1mg錠]含量の低下,[50mg錠]変化なし 溶解性(水) 極めて溶けにくい	
口腔咽頭刺激の可能性があるため粉砕不可 著 刺激等が懸念されるため経管投与またはコップ一杯(約180mL)の多めの水,ゼリー被覆などで補助し立位または座位の状態で,食道に付着しないように胃に流し込む。遮光保存 安定性 **粉砕時** (40±2℃,遮光・気密容器(ガラス瓶),4週間)性状・含量規格内 (25±2℃,75±5％RH,遮光・開放(ガラス瓶),4週間)性状・含量規格内 (25℃,光照射・ガラスシャーレ+ラップ,60万lx・hr,12.5日)[1mg錠]性状変化なし,含量やや変化あり,[50mg錠]性状・含量規格内 溶解性(水) 極めて溶けにくい	
有効成分の局所刺激性:粘膜に対して刺激性がある 著 刺激等が懸念されるため経管投与またはコップ一杯(約180mL)の多めの水,ゼリー被覆などで補助し立位または座位の状態で,食道に付着しないように胃に流し込む。遮光保存 安定性 [長期](25℃,60％RH,二重ポリエチレンの袋+ファイバードラム,60カ月間)変化なし [加速](40℃,75％RH,二重ポリエチレンの袋+ファイバードラム,6カ月間)変化なし 溶解性(水) 極めて溶けにくい	
口腔咽頭部に潰瘍を生じる可能性があるため粉砕不適 著 刺激等が懸念されるため経管投与またはコップ一杯(約180mL)の多めの水,ゼリー被覆などで補助し立位または座位の状態で,食道に付着しないように胃に流し込む。遮光保存 溶解性(水) 極めて溶けにくい	
粘膜刺激性を有するため,投与時に口腔咽頭部や食道に滞留しないよう注意する必要がある 著 刺激等が懸念されるため経管投与またはコップ一杯(約180mL)の多めの水,ゼリー被覆などで補助し立位または座位の状態で,食道に付着しないように胃に流し込む。遮光保存 安定性 **製剤** [温度](40℃,3カ月間)外観,含量に変化なし [湿度](25℃,75％RH,3カ月間)外観,含量に変化なし [光](120万lx・hr)外観,含量に変化なし 溶解性(水) 極めて溶けにくい	
口腔咽頭刺激の可能性があるため粉砕不可 著 刺激等が懸念されるため経管投与またはコップ一杯(約180mL)の多めの水,ゼリー被覆などで補助し立位または座位の状態で,食道に付着しないように胃に流し込む。遮光保存 安定性 該当資料なし 溶解性(水) ほとんど溶けない	

理由　著 著者コメント　安定性 原薬(一部製剤)の安定性　溶解性(水) 原薬の水に対する溶解性
代用品　※:一部適応等が異なる

ミノト

製品名(会社名)	規格単位	剤形・割線・Cap号数	可否	一般名
ミノドロン酸錠1mg「日医工」(日医工)	1mg	Fコート錠 ◯(割線無)	×	ミノドロン酸水和物
ミノドロン酸錠50mg「日医工」(日医工)	50mg	Fコート錠 ⬯(割線無)	×	
ミノドロン酸錠1mg「ニプロ」(ニプロ)	1mg	Fコート錠 ◯(割線無)	― (×)	ミノドロン酸水和物
ミノドロン酸錠50mg「ニプロ」(ニプロ)	50mg	Fコート錠 ⬯(割線無)	― (×)	
ミノマイシン錠50mg(ファイザー)	50mg	Fコート錠 ◯(割線無)	― (△)	ミノサイクリン塩酸塩
ミノマイシンカプセル50mg(ファイザー)	50mg	硬カプセル 4号	― (△)	ミノサイクリン塩酸塩
ミノマイシンカプセル100mg(ファイザー)	100mg	硬カプセル 2号	― (△)	
ミヤBM錠(ミヤリサン)	配合剤	素錠 ◯(割線無)	◯	酪酸菌製剤
ミラペックスLA錠0.375mg(日本ベーリンガー)	0.375mg	徐放性素錠 ◯(割線無)	×	プラミペキソール塩酸塩水和物
ミラペックスLA錠1.5mg(日本ベーリンガー)	1.5mg	徐放性素錠 ⬯(割線無)	×	

可否判定 ◯:可, △:条件つきで可, ×:不可, ―:企業判定回避, ( ):著者判断

理　　由	代用品
口腔咽頭刺激 **著** 刺激等が懸念されるため経管投与またはコップ一杯(約180mL)の多めの水，ゼリー被覆などで補助し立位または座位の状態で，食道に付着しないように胃に流し込む。遮光保存 (溶解性(水))ほとんど溶けない	
口腔咽頭刺激の可能性がある **著** 刺激等が懸念されるため経管投与またはコップ一杯(約180mL)の多めの水，ゼリー被覆などで補助し立位または座位の状態で，食道に付着しないように胃に流し込む。遮光保存 (安定性)**粉砕後** 3カ月間のデータあり(粉砕時の体内動態データ等なし) (溶解性(水))極めて溶けにくい	
吸湿性，苦味あり。光に不安定 貯法は遮光保存であり，光により色調変化が起こる可能性がある **著** 防湿・遮光保存。苦味あり (安定性)(室温空調下ただし土日は無空調，湿度90%RH，室内蛍光下，開放，30日間)外観変化なし。水分(%)6.2→11.9，定量値(%)100→97.3 (溶解性(水))やや溶けにくい	顆2% * 先
吸湿性，苦味あり。光に不安定 貯法は遮光保存であり，光により色調変化が起こる可能性がある **著** 防湿・遮光保存。苦味あり (安定性)(室温空調下ただし土日は無空調，湿度90%RH，室内蛍光下，開放，30日間)外観やや退色。水分(%)8.3→13.6，定量値(%)100→88.2 (溶解性(水))やや溶けにくい	顆2% * 先
裸錠であり，40℃，成り行きRHで3カ月保存した結果，吸湿性を認めなかった (安定性)〔通常〕(20℃以下，成り行きRH，1年間)規格値内	細 先
本剤はそのまま服用することにより，効果が持続するように製剤設計されているが，割ったり，砕いたりすることで，通常の服用よりも放出が速くなり，急激な吸収や一過性の血中濃度上昇をもたらし，過量時の副作用発現と持続性の消失による治療への悪影響の可能性がある **著** 徐放性製剤のため粉砕不可 (安定性)〔長期〕(25℃，60%RH，ポリエチレン袋+ファイバードラム，暗所，36カ月間)変化なし 〔温度〕(50℃，褐色ガラス瓶(密栓)，暗所，1カ月間)変化なし 〔湿度〕(25℃，93%RH，褐色ガラス瓶(開栓)，暗所，1カ月間)水分が約4%増加し，潮解傾向が認められた。その他の測定項目は変化なし 〔光〕(キセノンフェードメーター，蓋をしたシャーレ，120万lx・hr)変化なし 測定項目=外観，確認試験(IR，UV)，吸光度，旋光度，溶状，pH，類縁物質，光学異性体，水分，含量 (溶解性(水))極めて溶けやすい	

理由　**著** 著者コメント　(安定性)原薬(一部製剤)の安定性　(溶解性(水))原薬の水に対する溶解性
代用品　※：一部適応等が異なる

ミリタ

製品名（会社名）	規格単位	剤形・割線・Cap号数	可否	一般名
ミリダシン錠90mg （大鵬薬品）	90mg	Fコート錠 〇（割線無）	△	プログルメタシンマレイン酸塩
ミルナシプラン塩酸塩錠12.5mg 「AFP」（アルフレッサファーマ）	12.5mg	Fコート錠 〇（割線無）	— （〇）	ミルナシプラン塩酸塩
ミルナシプラン塩酸塩錠15mg 「AFP」（アルフレッサファーマ）	15mg	Fコート錠 〇（割線無）	— （〇）	
ミルナシプラン塩酸塩錠25mg 「AFP」（アルフレッサファーマ）	25mg	Fコート錠 〇（割線無）	— （〇）	
ミルナシプラン塩酸塩錠50mg 「AFP」（アルフレッサファーマ）	50mg	Fコート錠 ⊖（割線1本）	— （〇）	
ミルナシプラン塩酸塩錠12.5mg 「JG」（日本ジェネリック）	12.5mg	Fコート錠 〇（割線無）	— （〇）	ミルナシプラン塩酸塩
ミルナシプラン塩酸塩錠15mg 「JG」（日本ジェネリック）	15mg	Fコート錠 〇（割線無）	— （〇）	
ミルナシプラン塩酸塩錠25mg 「JG」（日本ジェネリック）	25mg	Fコート錠 〇（割線無）	— （〇）	
ミルナシプラン塩酸塩錠50mg 「JG」（日本ジェネリック）	50mg	Fコート錠 〇（割線無）	— （〇）	
ミルナシプラン塩酸塩錠 12.5mg「NP」（ニプロ）	12.5mg	Fコート錠 〇（割線無）	— （〇）	ミルナシプラン塩酸塩
ミルナシプラン塩酸塩錠 15mg「NP」（ニプロ）	15mg	Fコート錠 〇（割線無）	— （〇）	
ミルナシプラン塩酸塩錠 25mg「NP」（ニプロ）	25mg	Fコート錠 〇（割線無）	— （〇）	
ミルナシプラン塩酸塩錠 50mg「NP」（ニプロ）	50mg	Fコート錠 〇（割線無）	— （〇）	

可否判定　〇：可，△：条件つきで可，×：不可，—：企業判定回避，（　）：著者判断

ミルナ

理　由	代用品
グラシン紙分包で25℃で28日間安定。40℃・75%RHでは7日後に吸湿のため固化し，若干の着色，含量のやや低下が認められたため，吸湿に注意 安定性〔長期〕(25℃，75%RH，気密容器，2年間)変化なし 〔苛酷〕(40℃，気密容器，6カ月間)変化なし (60℃，気密容器，6カ月間)2～4%の含量低下 (40℃，75%RH，開放容器，6カ月間)色調変化，3～5%の含量低下 (直射日光下，気密容器(透明ガラス瓶)，6カ月間)着色変化 溶解性(水)ほとんど溶けない	
著 防湿・遮光保存 安定性 粉砕後 (40℃，4週間)性状(外観)変化なし (30℃，75%RH，4週間)[12.5mg・50mg錠]性状(外観)変化なし，[15mg錠]1週間後から性状(外観)変化あり：白色→うすい黄色，[25mg錠]1週間後から性状(外観)変化あり：白色→微黄白色 (120万lx)性状(外観)変化なし 溶解性(水)極めて溶けやすい	
著 防湿・遮光保存 安定性[12.5mg・50mg錠](25℃，75%RH，遮光・PE容器，4週間)一部，塊あり (60万lx・hr，PE容器)変化なし [15mg・25mg錠](25℃，75%RH，遮光・開放，4週間)一部，塊あり，苦味あり 溶解性(水)溶けやすい	
錠剤はアルミピロー開封後湿気を避けて保存 著 防湿・遮光保存 安定性 粉砕後 3カ月間のデータあり(粉砕時の体内動態データ等なし) 溶解性(水)溶けやすい	

理由 著 著者コメント　　安定性 原薬(一部製剤)の安定性　　溶解性(水) 原薬の水に対する溶解性
代用品 ※：一部適応等が異なる

ミルナ

製品名（会社名）	規格単位	剤形・割線・Cap号数	可否	一般名
ミルナシプラン塩酸塩錠12.5mg「TYK」(武田テバ薬品＝武田テバファーマ＝武田)	12.5mg	Fコート錠 ○(割線無)	— (○)	ミルナシプラン塩酸塩
ミルナシプラン塩酸塩錠15mg「TYK」(武田テバ薬品＝武田テバファーマ＝武田)	15mg	Fコート錠 ○(割線無)	— (○)	
ミルナシプラン塩酸塩錠25mg「TYK」(武田テバ薬品＝武田テバファーマ＝武田)	25mg	Fコート錠 ○(割線無)	— (○)	
ミルナシプラン塩酸塩錠50mg「TYK」(武田テバ薬品＝武田テバファーマ＝武田)	50mg	Fコート錠 ⊖(割線1本)	— (○)	
ミルナシプラン塩酸塩錠12.5mg「アメル」(共和薬品)	12.5mg	Fコート錠 ○(割線無)	○	ミルナシプラン塩酸塩
ミルナシプラン塩酸塩錠15mg「アメル」(共和薬品)	15mg	Fコート錠 ○(割線無)	○	
ミルナシプラン塩酸塩錠25mg「アメル」(共和薬品)	25mg	Fコート錠 ⊖(割線1本)	○	
ミルナシプラン塩酸塩錠50mg「アメル」(共和薬品)	50mg	Fコート錠 ○(割線無)	○	
ミルナシプラン塩酸塩錠12.5mg「サワイ」(沢井)	12.5mg	Fコート錠 ○(割線無)	— (○)	ミルナシプラン塩酸塩
ミルナシプラン塩酸塩錠15mg「サワイ」(沢井)	15mg	Fコート錠 ○(割線無)	— (○)	
ミルナシプラン塩酸塩錠25mg「サワイ」(沢井)	25mg	Fコート錠 ○(割線無)	— (○)	
ミルナシプラン塩酸塩錠50mg「サワイ」(沢井)	50mg	Fコート錠 ⊖(割線1本)	— (○)	
ミルナシプラン塩酸塩錠12.5mg「トーワ」(東和薬品)	12.5mg	Fコート錠 ○(割線無)	— (○)	ミルナシプラン塩酸塩
ミルナシプラン塩酸塩錠15mg「トーワ」(東和薬品)	15mg	Fコート錠 ○(割線無)	— (○)	
ミルナシプラン塩酸塩錠25mg「トーワ」(東和薬品)	25mg	Fコート錠 ○(割線無)	— (○)	
ミルナシプラン塩酸塩錠50mg「トーワ」(東和薬品)	50mg	Fコート錠 ○(割線無)	— (○)	

可否判定　○：可，△：条件つきで可，×：不可，—：企業判定回避，( )：著者判断

ミルナ

理　由	代用品
著 防湿・遮光保存 溶解性(水) 極めて溶けやすい	
著 防湿・遮光保存 安定性 粉砕後　(25℃, 75%RH, 遮光, グラシン包装, 90日間)安定 溶解性(水) 溶けやすい	
においはないか，またはわずかに芳香があり，味は苦い 著 防湿・遮光保存 溶解性(水) 溶けやすい	
主成分は，においはないか，またはわずかに芳香があり，味は苦い 著 防湿・遮光保存 安定性 粉砕後　(室内散光下, 3カ月間)外観・含量変化なし (遮光・防湿条件下, 3カ月間)外観・含量変化なし 溶解性(水) 溶けやすい	

理由　著 著者コメント　　安定性 原薬(一部製剤)の安定性　　溶解性(水) 原薬の水に対する溶解性
代用品　※：一部適応等が異なる

ミルナ

製品名(会社名)	規格単位	剤形・割線・Cap号数	可否	一般名
ミルナシプラン塩酸塩錠12.5mg「日医工」(日医工)	12.5mg	Fコート錠 ○(割線無)	— (○)	ミルナシプラン塩酸塩
ミルナシプラン塩酸塩錠15mg「日医工」(日医工)	15mg	Fコート錠 ○(割線無)	— (○)	
ミルナシプラン塩酸塩錠25mg「日医工」(日医工)	25mg	Fコート錠 ⊖(割線1本)	— (○)	
ミルナシプラン塩酸塩錠50mg「日医工」(日医工)	50mg	Fコート錠 ○(割線無)	— (○)	
ミルマグ錠350mg(エムジー=共和薬品=高田)	350mg	素錠 ○(割線無)	○	水酸化マグネシウム
ムコサール錠15mg(サノフィ)	15mg	素錠 ⊖(割線1本)	— (△)	アンブロキソール塩酸塩
ムコサール-Lカプセル45mg(サノフィ)	45mg	徐放性硬カプセル 2号	× (△*)	アンブロキソール塩酸塩

可否判定 ○:可, △:条件つきで可, ×:不可, —:企業判定回避, ( ):著者判断

理　　由	代用品
著 防湿・遮光保存 安定性 **粉砕物**　(25℃, 75%RH, 遮光・グラシンラミネート紙, 3カ月間)1カ月後含量低下(規格内) 溶解性(水) 溶けやすい	
著 防湿・遮光保存 安定性 **粉砕物**　(25℃, 75%RH, 遮光・グラシンラミネート紙, 3カ月間)2カ月後含量低下(規格内) 溶解性(水) 溶けやすい	
著 防湿・遮光保存 安定性 **粉砕物**　(25℃, 75%RH, 遮光・ガラス瓶をアルミ箔で覆う, 3カ月間)外観, 含量変化なし 溶解性(水) 溶けやすい	
著 防湿・遮光保存 安定性 **粉砕物**　(25℃, 75%RH, 遮光・グラシンラミネート紙, 3カ月間)外観, 含量変化なし 溶解性(水) 溶けやすい	
溶解性(水) ほとんど溶けない	内用液7.2%　先
苦味と舌にしびれ感あり 安定性 〔長期〕(室温, 室内散光, 褐色ガラス瓶(密栓), 36カ月間)安定 〔温度〕(45℃, 遮光, 褐色ガラス瓶(密栓), 12カ月間)安定 〔温度・湿度〕(27℃, 80%RH, 褐色ガラス瓶(開栓), 12カ月間)安定 (45℃, 80%RH, 遮光, 褐色ガラス瓶(開栓), 12カ月間)安定 〔光〕(室温, 室内散光, 無色ガラス瓶(密栓), 12カ月間)6カ月以後, 部分的な着色が認められ, 溶液は3カ月以後, 透過率の減少が認められたが, 他の試験項目は12カ月間変化なく, 分解物も検出されていない (30℃, サンシャインカーボンアーク灯, 無色ガラス瓶(密栓), 6日間)3日以後, 部分的な着色が認められ, 溶液は1日以後, 透過率の減少が認められたが, 他の試験項目は6日間変化なく, 分解物も検出されていない 溶解性(水) やや溶けにくい	シ0.3%　※ 先 GE DS1.5%・3%　※ 先 GE 内用液0.3%　GE 内用液0.75%　先 GE
徐放粒と速放粉が充填されているので, 脱カプセル後調剤することは不可 * 著 (粉砕：×, 脱カプセル：○)。1カプセルをそのまま1回分として服用するようにする。苦味と舌にしびれ感あり 安定性 〔長期〕(室温, 室内散光, 褐色ガラス瓶(密栓), 36カ月間)安定 〔温度〕(45℃, 遮光, 褐色ガラス瓶(密栓), 12カ月間)安定 〔温度・湿度〕(27℃, 80%RH, 褐色ガラス瓶(開栓), 12カ月間)安定 (45℃, 80%RH, 遮光, 褐色ガラス瓶(開栓), 12カ月間)安定 〔光〕(室温, 室内散光, 無色ガラス瓶(密栓), 12カ月間)6カ月以後, 部分的な着色が認められ, 溶液は3カ月以後, 透過率の減少が認められたが, 他の試験項目は12カ月間変化なく, 分解物も検出されていない (30℃, サンシャインカーボンアーク灯, 無色ガラス瓶(密栓), 6日間)3日以後, 部分的な着色が認められ, 溶液は1日以後, 透過率の減少が認められたが, 他の試験項目は6日間変化なく, 分解物も検出されていない 溶解性(水) やや溶けにくい	シ0.3%　※ 先 GE DS1.5%・3%　※ 先 GE 内用液0.3%　GE 内用液0.75%　先 GE

理由　著 著者コメント　　安定性 原薬(一部製剤)の安定性　　溶解性(水) 原薬の水に対する溶解性
代用品　※：一部適応等が異なる

ムコス

製品名(会社名)	規格単位	剤形・割線・Cap号数	可否	一般名
ムコスタ錠100mg (大塚製薬)	100mg	Fコート錠 ○(割線無)	— (○)	レバミピド
ムコソルバン錠15mg (帝人ファーマ)	15mg	素錠 ⊖(割線1本)	○	アンブロキソール塩酸塩
ムコソルバンL錠45mg (帝人ファーマ)	45mg	Fコート錠 ○(割線無)	×	アンブロキソール塩酸塩
ムコソレートLカプセル45 (武田テバ薬品=武田テバファーマ=武田=三和化学=アルフレッサファーマ)	45mg	硬カプセル 3号	× (△*)	アンブロキソール塩酸塩
ムコダイン錠250mg (杏林)	250mg	Fコート錠 ○(割線無)	— (○)	L-カルボシステイン
ムコダイン錠500mg (杏林)	500mg	Fコート錠 ▯(割線模様)	— (○)	L-カルボシステイン
ムコブリン錠15mg (龍角散=エルメッド=日医工)	15mg	素錠 ⊖(割線1本)	○	アンブロキソール塩酸塩

可否判定 ○:可,△:条件つきで可,×:不可,—:企業判定回避,( ):著者判断

理　由	代用品
苦味あり 25℃，シャーレ開放にて性状及び含量に2カ月変化なし 著 粉砕後データが不足しているが，防湿・遮光保存で可能と推定 安定性〔長期〕(30℃，65%RH，二重ポリエチレン袋/段ボール箱，48カ月間)変化なし 〔加速〕(40℃，75%RH，二重ポリエチレン袋/段ボール箱，6カ月間)変化なし 〔苛酷〕(50℃，ガラス容器(気密)，6カ月間)変化なし (25℃，75%RH，ガラス容器(開放)，6カ月間)変化なし (40℃，75%RH，ガラス容器(気密)，12カ月間)変化なし (40℃，75%RH，ガラス容器(開放)，4週間)変化なし (室内散光(740～880lx)，ガラスシャーレ(開放)，6カ月間)溶状の変化(微黄色の着色を認めた) 溶解性(水)ほとんど溶けない	顆20% 先 GE
(保管条件：25±2℃，透明ガラス瓶密栓)粉砕6カ月後に性状，含量変化なし 安定性〔通常〕(室温，室内散光，褐色ガラス瓶密栓，36カ月間)安定 〔温度・湿度〕(45℃，80%RH，遮光，褐色ガラス瓶開栓，12カ月間)安定 〔光〕(室温，室内散光，無色ガラス瓶密栓，12カ月間)性状：6カ月以後，部分的な着色。含量：変化なし 溶解性(水)やや溶けにくい	シ0.3% ※ 先 GE DS1.5%・3% ※ 先 GE 内用液0.3% GE 内用液0.75% 先 GE
粉砕することで徐放性が失われるため粉砕不可 安定性〔通常〕(室温，室内散光，褐色ガラス瓶密栓，36カ月間)安定 〔温度・湿度〕(45℃，80%RH，遮光，褐色ガラス瓶開栓，12カ月間)安定 〔光〕(室温，室内散光，無色ガラス瓶密栓，12カ月間)性状：6カ月以後，部分的な着色。含量：変化なし 溶解性(水)やや溶けにくい	シ0.3% ※ 先 GE DS1.5%・3% ※ 先 GE 内用液0.3% GE 内用液0.75% 先 GE
徐放性製剤のため粉砕不可 ＊著 (粉砕：×，脱カプセル：○) 溶解性(水)やや溶けにくい	シ0.3% ※ 先 GE DS1.5%・3% ※ 先 GE 内用液0.3% GE 内用液0.75% 先 GE
わずかに酸味あり 安定性〔長期〕(室温(4～30℃，35～90%RH)，24カ月間)変化なし 〔温度〕(40℃，6カ月間)変化なし 〔温度・湿度〕(40℃，80%RH，6カ月間)変化なし 〔光〕(5,000lx，6カ月間)変化なし 溶解性(水)極めて溶けにくい	細50% GE シ5% 先 GE シ10% GE DS33.3% GE DS50% 先 GE
溶解性(水)やや溶けにくい	シ0.3% ※ 先 GE DS1.5%・3% ※ 先 GE 内用液0.3% GE 内用液0.75% 先 GE

理由　著 著者コメント　　安定性 原薬(一部製剤)の安定性　　溶解性(水) 原薬の水に対する溶解性
代用品　※：一部適応等が異なる

ムルフ

製品名(会社名)	規格単位	剤形・割線・Cap号数	可否	一般名
ムルプレタ錠3mg (塩野義)	3mg	Fコート錠 ○(割線無)	×	ルストロンボパグ
ムンデシンカプセル100mg (ムンディファーマ)	100mg	硬カプセル 1号	×	フォロデシン塩酸塩
メイアクトMS錠100mg (MeijiSeika)	100mg	Fコート錠 ○(割線無)	○ (△)	セフジトレン ピボキシル
メイエストン錠25 (東和薬品)	25mg	素錠 ○(割線無)	— (○)	アリルエストレノール

可否判定 ○:可, △:条件つきで可, ×:不可, —:企業判定回避, ( ):著者判断

メイエ

理　由	代用品
有効成分の速やかな吸収向上を図るために製剤を工夫している。光安定性を保つFコーティング化を行っている 著 粉砕後データが不足しているが，遮光保存で可能と推定 安定性〔通常〕(30℃，65％RH，遮光，二重ポリエチレン袋＋結束バンド，18カ月間)変化なし (40℃，75％RH，遮光，二重ポリエチレン袋＋結束バンド，6カ月間)変化なし 〔苛酷〕(60℃，遮光，褐色ガラス瓶・密栓，3カ月間)変化なし (25℃，85％RH，遮光，シャーレ・開放，3カ月間)変化なし (40℃，75％RH，遮光，シャーレ・開放，3カ月間)変化なし (25℃，60％RH，D65ランプ(4,000lx)，シャーレ＋ポリ塩化ビニリデンフィルム，120万lx・hr)類縁物質の増加を認めた 溶解性(水)やや溶けにくい	
(脱カプセル)カプセルから内容物を取り出した際の投与は検討データがない 安定性〔長期〕(25℃，60％RH，低密度ポリエチレン製袋及び高密度ポリエチレン製容器，60カ月間)変化なし 〔中間的〕(30℃，65％RH，低密度ポリエチレン製袋及び高密度ポリエチレン製容器，48カ月間)変化なし 〔加速〕(40℃，75％RH，低密度ポリエチレン製袋及び高密度ポリエチレン製容器，6カ月間)変化なし 〔苛酷〕(40℃，75％RH，無包装，21日間)変化なし (120℃，ガラスバイアル(密栓)，7日間)変化なし 〔光〕(D65ランプにて総照度120万lx・hr以上及び総近紫外放射エネルギー200W・hr/m²以上照射，ガラスシャーレ＋ラップ(曝光品)/ガラスシャーレ＋ラップをアルミニウム箔で覆う(遮光品)，照射完了まで)変化なし 試験項目：性状，確認試験，純度試験(類縁物質)，水分，エンドトキシン，微生物限度，含量。苛酷試験では純度試験のみ，光安定性試験では性状，純度試験，含量のみ実施 溶解性(水)やや溶けやすい 危険度Ⅰ(日本病院薬剤師会：抗悪性腫瘍薬の院内取扱い指針)	メ
苦味を感じることがある 安定性〔加速〕(40℃，75％RH，気密容器，暗所，6カ月間)変化なし 〔温度〕(40℃，気密容器，暗所，6カ月間)安定(類縁物質増加傾向) (60℃，気密容器，暗所，3カ月間)安定(類縁物質増加傾向) 〔湿度〕(25℃，81％RH，開放容器，暗所，6カ月間)経時的な力価の低下はほとんどなし(含湿度がわずかに増加) (40℃，81％RH，開放容器，暗所，6カ月間)経時的な力価の低下はほとんどなし(含湿度がわずかに増加) 〔光〕(25℃，60％RH，近紫外線蛍光灯，開放シャーレ(無包装)，24時間)安定 (直射日光，開放シャーレ(無包装)，6時間)変化なし(わずかな着色傾向，類縁物質増加傾向) (25℃，40〜50％RH，151万lx・hr(白色蛍光灯)，開放シャーレ(無包装)，14日間)変化なし(わずかな着色傾向，類縁物質増加傾向) 溶解性(水)ほとんど溶けない	小児用細10％ 先 AG GE
主成分は，においはない 安定性 粉砕後 (室内散光下，3カ月間)外観・含量変化なし 溶解性(水)ほとんど溶けない	

理由　著 著者コメント　　安定性 原薬(一部製剤)の安定性　　溶解性(水) 原薬の水に対する溶解性
代用品　※：一部適応等が異なる

メイラ

製品名（会社名）	規格単位	剤形・割線・Cap号数	可否	一般名
メイラックス錠1mg (MeijiSeika)	1mg	素錠 ⊖(割線模様)	○	ロフラゼプ酸エチル
メイラックス錠2mg (MeijiSeika)	2mg	素錠 ⊖(割線模様)	○	
メインテート錠0.625mg (田辺三菱)	0.625mg	素錠 (割線表裏各1本)	— (○)	ビソプロロールフマル酸塩
メインテート錠2.5mg (田辺三菱)	2.5mg	素錠 ⊖(割線1本)	— (○)	
メインテート錠5mg (田辺三菱)	5mg	素錠 ⊖(割線1本)	— (○)	
メキシチールカプセル50mg (日本ベーリンガー)	50mg	硬カプセル 4号	× (△)	メキシレチン塩酸塩
メキシチールカプセル100mg (日本ベーリンガー)	100mg	硬カプセル 3号	× (△)	
メキシレチン塩酸塩錠 50mg「KCC」(共和クリティケア=三和化学)	50mg	Fコート錠 ○(割線無)	△	メキシレチン塩酸塩
メキシレチン塩酸塩錠 100mg「KCC」(共和クリティケア=三和化学)	100mg	Fコート錠 ○(割線無)	△	

可否判定　○：可，△：条件つきで可，×：不可，—：企業判定回避，（ ）：著者判断

理　　由	代用品
(安定性)〔長期〕(25℃, 75%RH, 気密容器, 24カ月間)安定 〔温度〕(40℃, 気密容器, 12カ月間)安定 (60℃, 気密容器, 3カ月間)安定 〔湿度〕(40℃, 75%RH, 開放容器, 6カ月間)安定 (40℃, 81%RH, 開放容器, 6カ月間)安定 〔光〕(直射日光, 開放容器, 6時間)安定 (150万lx·hr(蛍光灯), 開放容器, 14日間)安定 (溶解性(水))ほとんど溶けない	細1% 先
著 粉砕後データが不足しているが，安定と推定 (安定性)〔長期〕(0〜3℃, 褐色瓶(密栓), 3年間)変化なし (室温, 褐色瓶(密栓/開栓), 3年間)変化なし (室温, 無色瓶(開栓), 3年間)変化なし 〔苛酷〕(60℃, 褐色瓶(密栓), 1年間)変化なし (40℃, 51%RH, 褐色瓶(開栓), 1年間)変化なし (40℃, 75%RH, 褐色瓶(開栓), 1年間)吸湿により乾燥減量が増加したが，分解は認められなかった (太陽光, 室温, 褐色瓶(密栓), 3カ月間)変化なし (太陽光, 室温, 無色瓶(密栓), 3カ月間)溶状試験(純度試験)が微黄色澄明になったが，その他の試験項目(性状, 確認試験, pH, 融点, 乾燥減量, 強熱残分, 薄層クロマトグラフィー(TLC), 含量)は変化なし (キセノンランプ(10,000lx), 25℃, 褐色瓶(密栓)/無色瓶(密栓), 3カ月間)変化なし (溶解性(水))極めて溶けやすい	
経管用は可。舌にしびれ感あり (安定性)〔長期〕(室内散光下, 褐色瓶(密栓), 36カ月間)変化なし 〔苛酷〕(40℃, 暗所, 無色瓶(密栓), 12カ月間)9カ月以上保存した試料の溶状試験(10%水溶液)では，微褐色澄明に変化した。しかし，分解物は検出されなかった (60℃, 暗所, 無色瓶(密栓), 6カ月間)3カ月以上保存した試料の溶状試験(10%水溶液)では，微褐色澄明に変化した。6カ月保存した試料の外観はごくわずかに褐色に着色し，特異なにおいが認められた。しかし，分解物は検出されなかった (25℃, 75%RH, 無色瓶(開栓), 12カ月間)変化なし (40℃, 75%RH, 無色瓶(開栓), 6カ月間)変化なし 〔光〕(キセノンランプ光照射, 無色瓶(密栓), 屋外曝光4週間相当)試料の表面はごくわずかに褐色に着色した (溶解性(水))溶けやすい	
舌にしびれ感あり。経管用は可 (安定性)該当資料なし (溶解性(水))溶けやすい	

理由　著 著者コメント　(安定性)原薬(一部製剤)の安定性　(溶解性(水))原薬の水に対する溶解性
代用品　※：一部適応等が異なる

メキシ

製品名（会社名）	規格単位	剤形・割線・Cap号数	可否	一般名
メキシレチン塩酸塩錠50mg「杏林」（キョーリンリメディオ＝杏林）	50mg	Fコート錠 〇（割線無）	△	メキシレチン塩酸塩
メキシレチン塩酸塩錠100mg「杏林」（キョーリンリメディオ＝杏林）	100mg	Fコート錠 〇（割線無）	△	
メキシレチン塩酸塩カプセル50mg「JG」（長生堂＝日本ジェネリック）	50mg	硬カプセル 4号	― (△)	メキシレチン塩酸塩
メキシレチン塩酸塩カプセル100mg「JG」（長生堂＝日本ジェネリック）	100mg	硬カプセル 2号	― (△)	
メキシレチン塩酸塩カプセル50mg「YD」（陽進堂）	50mg	硬カプセル 4号	― (△)	メキシレチン塩酸塩
メキシレチン塩酸塩カプセル100mg「YD」（陽進堂）	100mg	硬カプセル 3号	― (△)	
メキシレチン塩酸塩カプセル50mg「サワイ」（沢井）	50mg	硬カプセル 4号	― (△)	メキシレチン塩酸塩
メキシレチン塩酸塩カプセル100mg「サワイ」（沢井）	100mg	硬カプセル 3号	― (△)	
メキシレチン塩酸塩カプセル50mg「トーワ」（東和薬品）	50mg	硬カプセル 4号	― (△)	メキシレチン塩酸塩
メキシレチン塩酸塩カプセル100mg「トーワ」（東和薬品）	100mg	硬カプセル 2号	― (△)	
メキシレチン塩酸塩カプセル50mg「日医工」（日医工）	50mg	硬カプセル 4号	― (△)	メキシレチン塩酸塩
メキシレチン塩酸塩カプセル100mg「日医工」（日医工）	100mg	硬カプセル 2号	― (△)	
メキタジン3mg「TCK」（辰巳）	3mg	素錠 ⊖（割線1本）	― (△)	メキタジン
メキタジン錠3mg「サワイ」（沢井）	3mg	素錠 ⊖（割線1本）	― (△)	メキタジン

可否判定 〇：可，△：条件つきで可，×：不可，―：企業判定回避，（ ）：著者判断

メキタ

理　由	代用品
経管用の粉砕は可。舌にしびれ感あり (溶解性(水))溶けやすい	
(著)舌にしびれ感あり。経管なら可 (安定性)粉砕品　(40℃, 60％RH, 遮光・気密, 30日間)外観・含量：変化なし (25℃, 75％RH, 遮光・開放, 30日間)外観・含量：変化なし (120万lx·hr, 密閉(シャーレ+ラップ), 50日間)外観・含量：変化なし (溶解性(水))溶けやすい	
(著)舌にしびれ感あり。経管なら可 (安定性)カプセル開封時　(温度・湿度成り行き, 室内散乱光下, 28日間)含量規格内 (溶解性(水))溶けやすい	
(著)舌にしびれ感あり。経管なら可 (安定性)カプセル開封時　(25℃, 60％RH, 120万lx·hr, 30日間)性状変化なし, 含量規格内 (溶解性(水))溶けやすい	
においはなく，味は苦い (著)舌にしびれ感あり。経管なら可 (溶解性(水))溶けやすい	
主成分は，においはなく，味は苦い (著)舌にしびれ感あり。経管なら可 (安定性)脱カプセル後　(室内散光下, 3カ月間)外観・含量変化なし (溶解性(水))溶けやすい	
主成分は，においはなく，味は苦い 無包装状態での安定性試験結果より光によって外観に規格内の変化が認められた (著)舌にしびれ感あり。経管なら可 (安定性)脱カプセル後　(室内散光下, 3カ月間)外観・含量変化なし (溶解性(水))溶けやすい	
(著)舌にしびれ感あり。経管なら可 (安定性)粉砕物　(25℃, 75％RH, 遮光・開放, 8週間)外観, 含量変化なし (溶解性(水))溶けやすい	
室内散乱光, シャーレ開放条件で4週間保存した結果, 含量に変化なし (著)防湿・遮光保存 (安定性)該当資料なし (溶解性(水))ほとんど溶けない	細0.6%　[先] シ0.03%　[先] DS0.6%　[GE]
においはない (著)防湿・遮光保存 (安定性)光によって徐々に着色する (溶解性(水))ほとんど溶けない	細0.6%　[先] シ0.03%　[先] DS0.6%　[GE]

理由　(著)著者コメント　(安定性)原薬(一部製剤)の安定性　(溶解性(水))原薬の水に対する溶解性
代用品　※：一部適応等が異なる

メキタ

製品名(会社名)	規格単位	剤形・割線・Cap号数	可否	一般名
メキタジン錠3mg「タイヨー」 (武田テバファーマ=武田)	3mg	素錠 ⊖(割線1本)	— (△)	メキタジン
メキタジン錠3mg「ツルハラ」 (鶴原)	3mg	素錠 ⊖(割線1本)	△	メキタジン
メキタジン錠3mg「トーワ」 (東和薬品)	3mg	素錠 ⊖(割線1本)	— (△)	メキタジン
メキタジン錠3mg「日医工」 (日医工)	3mg	素錠 ⊖(割線模様)	— (△)	メキタジン
メキタジン錠3mg「わかもと」 (ダイト=わかもと)	3mg	素錠 ⊖(割線1本)	— (△)	メキタジン
メキニスト錠0.5mg (ノバルティス)	0.5mg	Fコート錠 ◯(割線無)	×	トラメチニブジメチルスルホキシド付加物
メキニスト錠2mg (ノバルティス)	2mg	Fコート錠 ◯(割線無)	×	

可否判定 ○:可, △:条件つきで可, ×:不可, —:企業判定回避, ( ):著者判断

メキニ

理　由	代用品
著 防湿・遮光保存 安定性 製剤 〔温度〕(40℃, 4週間)性状, 含量に変化なし 〔湿度〕(25℃, 75%RH, 4週間)性状, 含量に変化なし 〔光〕(60万lx·hr)性状変化(白色の粉末(粉砕直後)から淡紫白色の粉末となった) 溶解性(水) ほとんど溶けない	細0.6% 先 シ0.03% 先 DS0.6% GE
光によって徐々に着色する 著 防湿・遮光保存 安定性 該当資料なし 溶解性(水) ほとんど溶けない	細0.6% 先 シ0.03% 先 DS0.6% GE
主成分は光によって徐々に着色する 著 防湿・遮光保存 安定性 粉砕後 (室内散光下, 3カ月間)外観変化あり(3カ月), 含量変化なし (遮光条件下, 3カ月間)外観・含量変化なし 溶解性(水) ほとんど溶けない	細0.6% 先 シ0.03% 先 DS0.6% GE
著 防湿・遮光保存 溶解性(水) ほとんど溶けない	細0.6% 先 シ0.03% 先 DS0.6% GE
遮光保存 著 防湿・遮光保存 安定性 粉砕後 〔温度〕(40℃, 遮光・気密容器, 30日間)性状・含量変化なし 〔湿度〕(25℃, 75%RH, 遮光・開放, 30日間)性状・含量変化なし 〔光〕(2,500lx, 25℃, 45%RH, 開放)15万lx·hrで変色(黄色), 60万lx·hrで含量変化なし 溶解性(水) ほとんど溶けない	細0.6% 先 シ0.03% 先 DS0.6% GE
本剤は抗悪性腫瘍剤であり, 健康成人が吸入した場合などの影響は不明 薬剤取扱い上の注意点として, 1. 光及び湿気を避けるため, 乾燥剤を同封した元の容器で保管すること 2. 使用の都度密栓すること 著 抗悪性腫瘍剤のため粉砕せず懸濁する 安定性〔長期〕(30℃, 65%RH, ポリエチレン袋に入れ乾燥剤とともにアルミニウム袋で覆った包装形態, 48カ月間)変化なし 〔加速〕(40℃, 75%RH, ポリエチレン袋に入れ乾燥剤とともにアルミニウム袋で覆った包装形態, 6カ月間)変化なし 〔苛酷〕(蛍光ランプ, ポリエチレン袋に入れ乾燥剤とともにアルミニウム袋で覆った包装形態, 120万lx·hr以上, 200W·hr/m²)変化なし (50℃, ポリエチレン袋に入れ乾燥剤とともにアルミニウム袋で覆った包装形態, 3カ月間)変化なし 溶解性(水) 極めて溶けにくい 危険度 Ⅱ(日本病院薬剤師会：抗悪性腫瘍薬の院内取扱い指針)	

理由 著 著者コメント　安定性 原薬(一部製剤)の安定性　溶解性(水) 原薬の水に対する溶解性
代用品 ※：一部適応等が異なる

メコハ

製品名（会社名）	規格単位	剤形・割線・Cap号数	可否	一般名
メコバラミン錠250μg「JG」 （日本ジェネリック＝共創未来ファーマ）	0.25mg	Fコート錠 ○(割線無)	― (×)	メコバラミン
メコバラミン錠500μg「JG」 （日本ジェネリック＝共創未来ファーマ）	0.5mg	Fコート錠 ○(割線無)	― (×)	
メコバラミン錠500μg「NP」 （ニプロ）	0.5mg	糖衣錠 ○(割線無)	― (×)	メコバラミン
メコバラミン錠500μg「SW」 （沢井＝ケミファ）	500μg	糖衣錠 ○(割線無)	― (×)	メコバラミン
メコバラミン錠500μg「TCK」 （辰巳）	0.5mg	Fコート錠 ○(割線無)	― (×)	メコバラミン
メコバラミン錠250μg「YD」 （陽進堂）	0.25mg	Fコート錠 ○(割線無)	― (×)	メコバラミン
メコバラミン錠500μg「YD」 （陽進堂）	0.5mg	Fコート錠 ○(割線無)	― (×)	
メコバラミン錠500(ツルハラ) （鶴原）	0.5mg	糖衣錠 ○(割線無)	×	メコバラミン
メコバラミン錠500「トーワ」 （東和薬品）	0.5mg	糖衣錠 ○(割線無)	― (×)	メコバラミン
メサペイン錠5mg （帝國製薬＝テルモ＝塩野義）	5mg	素錠 (割線模様)	×	メサドン塩酸塩
メサペイン錠10mg （帝國製薬＝テルモ＝塩野義）	10mg	素錠 (割線模様)	×	

可否判定 ○：可，△：条件つきで可，×：不可，―：企業判定回避，（ ）：著者判断

理　由	代用品
光によって分解する 著 用時粉砕を原則とする。遮光・防湿保存必須 (安定性)(40℃，遮光・密閉容器，2週間)類縁物質の増加 (25℃，75%RH，遮光・開放容器，4週間)問題なし (60万lx·hr，透明・密閉容器)含量の低下，類縁物質の増加 (溶解性(水))やや溶けにくい	細0.1% GE
光によって分解する 著 用時粉砕を原則とする。遮光・防湿保存必須 (安定性)(40℃，遮光・密閉容器，4週間)類縁物質の増加 (25℃，75%RH，遮光・開放容器，4週間)問題なし (60万lx·hr，透明・密閉容器)含量の低下，類縁物質の増加 (溶解性(水))やや溶けにくい	
錠剤は遮光保存(開封後は湿気を避けて保存)。原薬は光によって分解する 著 用時粉砕を原則とする。遮光・防湿保存必須 (安定性)**粉砕後** データなし (溶解性(水))やや溶けにくい	細0.1% GE
著 用時粉砕を原則とする。遮光・防湿保存必須 (安定性)光によって分解する (溶解性(水))やや溶けにくい	細0.1% GE
著 用時粉砕を原則とする。遮光・防湿保存必須 (安定性)室内散乱光，シャーレ開放条件で4週間保存した結果，4週間の時点で含量の低下(規格外)を認めた (溶解性(水))やや溶けにくい	細0.1% GE
著 用時粉砕を原則とする。遮光・防湿保存必須。光によって分解 (安定性)**粉砕時**　(25℃，60%RH，120万lx·hr，30日間)性状変化なし，純度・含量規格外 (溶解性(水))やや溶けにくい	細0.1% GE
光に極めて不安定なため粉砕不可 著 用時粉砕を原則とする。遮光・防湿保存必須 (安定性)該当資料なし (溶解性(水))やや溶けにくい	細0.1% GE
主成分は，無味無臭であり，光によって変化する 著 用時粉砕を原則とする。遮光・防湿保存必須 (安定性)**粉砕後**　(25℃，60%RH，1,000lx散光下，1カ月間)外観変化あり(1カ月)，残存率89.8%(1時間) (25℃，60%RH，遮光条件下，3カ月間)外観変化なし，残存率94.9%(3カ月) (25℃，60%RH，遮光・防湿条件下，3カ月間)外観・含量変化なし (溶解性(水))やや溶けにくい	細0.1% GE
粉砕による安定性の確認が取れていないため 著 麻薬規制対象医薬品のため原則粉砕しない (安定性)〔長期〕(25±2℃，60±5%RH，ポリエチレン袋＋ポリエチレン製容器，60カ月間)変化なし 〔加速〕(40±2℃，75±5%RH，ポリエチレン袋＋ポリエチレン製容器，6カ月間)変化なし (溶解性(水))やや溶けやすい	

理由　著 著者コメント　(安定性)原薬(一部製剤)の安定性　(溶解性(水))原薬の水に対する溶解性
代用品　※：一部適応等が異なる

メサラ

製品名（会社名）	規格単位	剤形・割線・Cap号数	可否	一般名
メサラジン錠250mg「AKP」 （小林化工＝あすか製薬＝武田）	250mg	素錠 ⊖(割線1本)	×	メサラジン
メサラジン錠500mg「AKP」 （小林化工＝あすか製薬＝武田）	500mg	素錠 ⊙(割線表裏各1本)	×	
メサラジン錠250mg「F」 （富士製薬＝ミヤリサン）	250mg	素錠 ⊖(割線1本)	×	メサラジン
メサラジン錠500mg「F」 （富士製薬＝ミヤリサン）	500mg	素錠 ⊙(割線表裏各1本)	×	
メサラジン錠250mg「JG」 （日本ジェネリック）	250mg	Fコート錠 ⊖(割線1本)	— (×)	メサラジン
メサラジン錠500mg「JG」 （日本ジェネリック）	500mg	Fコート錠 ⊙(割線表裏各1本)	— (×)	
メサラジン錠250mg「NP」 （ニプロ）	250mg	素錠 ⊖(割線1本)	×	メサラジン
メサラジン錠500mg「NP」 （ニプロ）	500mg	素錠 ⊙(割線表裏各1本)	×	
メサラジン錠250mg「ケミファ」 （ケミファ＝共創未来ファーマ）	250mg	素錠 ⊖(割線1本)	×	メサラジン
メサラジン錠500mg「ケミファ」 （ケミファ＝共創未来ファーマ）	500mg	素錠 ⊙(割線表裏各1本)	×	
メサラジン錠250mg「サワイ」 （日本薬工＝沢井）	250mg	素錠 ⊖(割線1本)	×	メサラジン
メサラジン錠500mg「サワイ」 （日本薬工＝沢井）	500mg	素錠 ⊙(割線表裏各1本)	×	
メサラジン錠250mg「タイヨー」 （武田テバファーマ＝武田）	250mg	Fコート錠 ⊖(割線1本)	— (×)	メサラジン
メサラジン錠500mg「タイヨー」 （武田テバファーマ＝武田）	500mg	Fコート錠 ⊙(割線表裏各1本)	— (×)	
メサラジン錠250mg「トーワ」 （東和薬品）	250mg	素錠 ⊖(割線1本)	×	メサラジン
メサラジン錠500mg「トーワ」 （東和薬品）	500mg	素錠 ⊙(割線表裏各1本)	×	
メサラジン錠250mg「日医工」 （日医工）	250mg	素錠 ⊖(割線1本)	×	メサラジン
メサラジン錠500mg「日医工」 （日医工）	500mg	素錠 ⊙(割線1本)	×	

可否判定　○：可，△：条件つきで可，×：不可，—：企業判定回避，（ ）：著者判断

メサラ

理　由	代用品
放出調整剤であることから，粉砕しないこと (安定性)**粉砕後** 〔通常〕(25℃，75%RH，遮光，30日間)変化なし 〔苛酷〕(40℃，遮光，30日間)変化なし 〔光〕(室温，1,000lx・hr(白色蛍光灯下)，50日間)変化なし (溶解性(水))極めて溶けにくい	顆50% [GE] 顆94% [先]
腸溶コーティング顆粒含有のため (安定性)(25℃，75%RH，無包装状態，3カ月間)変化なし (40℃，70%RH，3カ月間)変化なし (蛍光灯下1,000lx，成り行き温湿度)50日で変化なし (溶解性(水))極めて溶けにくい	顆50% [GE] 顆94% [先]
放出調整剤のため粉砕不可 (安定性)該当資料なし (溶解性(水))極めて溶けにくい	顆50% [GE] 顆94% [先]
放出調整剤のため粉砕不可。錠剤は遮光保存 (安定性)**粉砕後** [250mg錠] 3カ月間のデータあり(粉砕時の体内動態データ等なし) (溶解性(水))極めて溶けにくい	顆50% [GE] 顆94% [先]
放出調整剤のため粉砕不可 (溶解性(水))極めて溶けにくい	顆50% [GE] 顆94% [先]
放出調整剤のため 遮光した密閉容器，室温保存 (溶解性(水))極めて溶けにくい	顆50% [GE] 顆94% [先]
放出調整剤のため粉砕不可 (溶解性(水))極めて溶けにくい	顆50% [GE] 顆94% [先]
放出調節機構が損なわれる可能性があるため，粉砕不可 (安定性)該当資料なし (溶解性(水))極めて溶けにくい	顆50% [GE] 顆94% [先]
放出調節製剤のため粉砕不可 (溶解性(水))極めて溶けにくい	顆50% [GE] 顆94% [先]

理由　**著** 著者コメント　(安定性)原薬(一部製剤)の安定性　(溶解性(水))原薬の水に対する溶解性
代用品　※：一部適応等が異なる

メサラ

製品名（会社名）	規格単位	剤形・割線・Cap号数	可否	一般名
メサラジン腸溶錠400mg「F」（富士製薬）	400mg	Fコート錠（割線無）	×	メサラジン
メサラジン腸溶錠400mg「KN」（小林化工=堀井）	400mg	Fコート錠（割線無）	×	メサラジン
メサラジン腸溶錠400mg「あすか」（あすか製薬=武田）	400mg	Fコート錠（割線無）	×	メサラジン
メサラジン腸溶錠400mg「サワイ」（沢井）	400mg	Fコート錠（割線無）	×	メサラジン
メジコン錠15mg（塩野義）	15mg	Fコート錠（割線無）	○	デキストロメトルファン臭化水素酸塩水和物
メシル酸ドキサゾシン錠0.5「MEEK」（小林化工）	0.5mg	素錠（割線無）	△（○）	ドキサゾシンメシル酸塩
メシル酸ドキサゾシン錠1「MEEK」（小林化工）	1mg	素錠（割線1本）	△（○）	
メシル酸ドキサゾシン錠2「MEEK」（小林化工）	2mg	素錠（割線1本）	△（○）	
メシル酸ドキサゾシン錠4「MEEK」（小林化工）	4mg	素錠（割線1本）	△（○）	
メシル酸ペルゴリド錠50μg「アメル」（共和薬品）	50μg	素錠（割線1本）	×（△）	ペルゴリドメシル酸塩
メシル酸ペルゴリド錠250μg「アメル」（共和薬品）	250μg	素錠（割線1本）	×（△）	
メスチノン錠60mg（共和薬品）	60mg	糖衣錠（割線無）	△	ピリドスチグミン臭化物
メソトレキセート錠2.5mg（ファイザー）	2.5mg	素錠（割線1本）	—（△）	メトトレキサート

可否判定　○：可，△：条件つきで可，×：不可，—：企業判定回避，（　）：著者判断

メソト

理　　由	代用品
本剤は，pH7以上となる回腸末端から大腸全域にメサラジンを放出するように設計された放出調節剤であることにより，噛まずに服用すること。また，粉砕は避けること 安定性〔加速〕(40℃, 75%RH, 6カ月間)変化なし (25℃, 75%RH, 無包装状態, 2カ月間)変化なし (120万lx・hr)変化なし 溶解性(水)極めて溶けにくい	顆50% [GE] 顆94% [先]
腸溶性製剤であることから，粉砕しないこと (粉砕に関するデータなし) 溶解性(水)溶けにくい	顆50% [GE] 顆94% [先]
放出調節製剤のため 安定性データなし 溶解性(水)極めて溶けにくい	顆50% [GE] 顆94% [先]
放出制御の特性が失われるため粉砕不可 溶解性(水)極めて溶けにくい	顆50% [GE] 顆94% [先]
苦味あり 安定性該当資料なし 溶解性(水)やや溶けにくい	散10% [先][GE] 細10% [GE]
主薬由来の苦味が出現する可能性がある(苦味あり) 安定性粉砕後　〔通常〕(25℃, 75%RH, 遮光, 30日間)変化なし 〔苛酷〕(40℃, 遮光, 30日間)変化なし 〔光〕(室温, 1,000lx・hr(白色蛍光灯下), 50日間)変化なし 溶解性(水)溶けにくい	
動物実験で眼刺激性及び吸入毒性が認められており，また，本剤の粉砕時に異臭，頭重感等が認められたとの報告がある 著 安定性データが不足しているが，粉砕後遮光，防湿保存で可能と推定 安定性該当資料なし 溶解性(水)溶けにくい	顆0.025% [GE]
湿気により潮解するため，防湿保存 安定性極めて吸湿性，温度，湿度，直射日光に対して比較的安定 粉砕後　(25℃, 75%RH)90日間安定(グラシンラミネート紙分包品) 溶解性(水)極めて溶けやすい	
遮光保存 著 抗悪性腫瘍剤のため粉砕せず懸濁する。やむを得ず粉砕する場合は，安全キャビネット内で行うなど調剤者の曝露に注意すること。防湿・遮光保存。危険度Ⅰ(日本病院薬剤師会：抗悪性腫瘍薬の院内取扱い指針)のため，粉砕時曝露に注意 溶解性(水)ほとんど溶けない 危険度Ⅰ(日本病院薬剤師会：抗悪性腫瘍薬の院内取扱い指針)	

理由　著 著者コメント　　安定性原薬(一部製剤)の安定性　　溶解性(水)原薬の水に対する溶解性
代用品　※：一部適応等が異なる

メタク

製品名（会社名）	規格単位	剤形・割線・Cap号数	可否	一般名
メタクト配合錠LD （武田テバ薬品＝武田）	配合剤	Fコート錠 （割線模様）	— (△†)	ピオグリタゾン塩酸塩・メトホルミン塩酸塩
メタクト配合錠HD （武田テバ薬品＝武田）	配合剤	Fコート錠 （割線無）	— (△†)	
メタコリマイシンカプセル300万単位（ポーラファルマ）	300万単位	硬カプセル 1号	△	コリスチンメタンスルホン酸ナトリウム
メダゼパム錠2(ツルハラ) （鶴原）	2mg	糖衣錠 （割線無）	△	メダゼパム
メダゼパム錠5(ツルハラ) （鶴原）	5mg	糖衣錠 （割線無）	△	
メタライト250カプセル （ツムラ）	250mg	硬カプセル 1号	△	トリエンチン塩酸塩
メタルカプターゼカプセル50mg （大正製薬）	50mg	硬カプセル 3号	— (△)	ペニシラミン
メタルカプターゼカプセル100mg （大正製薬）	100mg	硬カプセル 2号	— (△)	
メタルカプターゼカプセル200mg （大正製薬）	200mg	硬カプセル 1号	— (△)	

可否判定　○：可，△：条件つきで可，×：不可，—：企業判定回避，（ ）：著者判断

メタル

理　由	代用品
† **著** 凡例5頁参照。粉砕後データが不足しているが，安定性データより可能と推定 **安定性** ピオグリタゾン塩酸塩 〔長期〕(25℃，60%RH，暗所，36カ月間)変化なし 〔温度〕(40℃，暗所，6カ月間)変化なし (50℃または60℃，暗所，3カ月間)変化なし 〔湿度〕(25℃，75%RHまたは93%RH，暗所，6カ月間)変化なし 〔光〕(25℃，白色蛍光灯1,000lx，60日間)変化なし (25℃，キセノンランプ70,000lx，21時間)変化なし メトホルミン塩酸塩：該当資料なし **製剤** 〔長期〕(25℃，60%RH，PTP＋内袋＋乾燥剤＋紙箱及びポリエチレン瓶＋乾燥剤＋紙箱，36カ月間)変化なし 〔温度〕(60℃，2カ月間)類縁物質の増加 〔湿度〕(25℃，93%RH，3カ月間)硬度の低下 〔光〕(120万lx・hr(D65光源))変化なし **溶解性(水)** ピオグリタゾン塩酸塩：ほとんど溶けない メトホルミン塩酸塩：溶けやすい	
吸湿性あり **安定性** データなし **溶解性(水)** 溶けやすい	散 **先** 顆 **先**
光に不安定 **著** 遮光保存 **安定性** 該当資料なし **溶解性(水)** ほとんど溶けない	
吸湿性著しい，6時間開放(25℃，58%RH)で約2%量が増加，服用直前の開封に限る **安定性** 〔長期〕(8℃，遮光ガラス瓶・アルゴンガス置換，3年間)変化なし 〔通常〕(20℃，75%RH，遮光ガラス瓶・アルゴンガス置換，6カ月間)変化なし 〔苛酷〕(25℃，60%RH，開放，2週間)約15%水分上昇。微黄白色に着色 (25℃，60%RH，遮光ガラス瓶，8週間)わずかに分解生成物が認められた (5℃，白色蛍光灯，50日間(無色透明シャーレ))変化なし (5℃，近紫外線蛍光灯，5日間(無色透明シャーレ))変化なし **溶解性(水)** 溶けやすい	
特異臭あり。味ははじめやや甘く，後に不快な味がある [100mgカプセル]25℃・75%RH・1,000lxで4週間安定 **安定性** 〔長期〕(室温，瓶(閉栓)，36カ月間)変化なし (室温，瓶(開栓)，24カ月間)変化なし 〔苛酷〕(40℃，瓶(閉栓)，6カ月間)変化なし (50℃，瓶(閉栓)，3カ月間)変化なし (40℃，80%RH，瓶(開栓)，6カ月間)外観上黄変を認め，10～20%定量値低下 (太陽光，シャーレ/蓋付，3カ月間)変化なし (室内光，シャーレ/蓋付，12カ月間)変化なし **溶解性(水)** 溶けやすい	

理由 **著** 著者コメント　**安定性** 原薬(一部製剤)の安定性　**溶解性(水)** 原薬の水に対する溶解性
代用品 ※：一部適応等が異なる

メチコ

製品名(会社名)	規格単位	剤形・割線・Cap号数	可否	一般名
メチコバイド錠500μg (ダイト=扶桑)	0.5mg	糖衣錠 ○(割線無)	— (×)	メコバラミン
メチコバール錠250μg (エーザイ)	0.25mg	糖衣錠 ○(割線無)	×	メコバラミン
メチコバール錠500μg (エーザイ)	0.5mg	糖衣錠 ○(割線無)	×	
メチルエルゴメトリン錠0.125mg「あすか」(あすか製薬=武田)	0.125mg	Fコート錠 ○(割線無)	— (△)	メチルエルゴメトリンマレイン酸塩
メチルエルゴメトリンマレイン酸塩錠0.125mg「F」(富士製薬)	0.125mg	Fコート錠 ○(割線無)	△	メチルエルゴメトリンマレイン酸塩
メチルジゴキシン錠0.05mg「タイヨー」(武田テバファーマ=武田)	0.05mg	素錠 ⊖(割線1本)	— (○)	メチルジゴキシン
メチルジゴキシン錠0.1mg「タイヨー」(武田テバファーマ=武田)	0.1mg	素錠 ⊖(割線1本)	— (○)	
メチルドパ錠(ツルハラ)125 (鶴原)	125mg	Fコート錠 ○(割線無)	△	メチルドパ水和物
メチルドパ錠(ツルハラ)250 (鶴原)	250mg	Fコート錠 ○(割線無)	△	
メテバニール錠2mg (第一三共プロファーマ=第一三共)	2mg	素錠 ⊖(割線1本)	— (△)	オキシメテバノール
メトグルコ錠250mg (大日本住友)	250mg	Fコート錠 ⊖(割線1本)	— (○)	メトホルミン塩酸塩
メトグルコ錠500mg (大日本住友)	500mg	Fコート錠 □(割線1本)	— (○)	
メトクロプラミド錠5mg「タカタ」(高田)	5mg	Fコート錠 ○(割線無)	— (○)	メトクロプラミド

可否判定 ○:可,△:条件つきで可,×:不可,—:企業判定回避,():著者判断

理　由	代用品
著 用時粉砕を原則とする。遮光・防湿保存必須 **安定性** 粉砕後　〔温度〕(40℃，75%RH，遮光・密容器)7日で含量低下(規格外) 〔湿度〕(25℃，75%RH，遮光・開放)7日で含量低下(規格外) 〔光〕(2,500lx，25℃，45%RH，開放)30万lx・hrで変色(灰色)，含量低下(規格外) **溶解性(水)** やや溶けにくい	細0.1%　GE
光により含量が低下するため粉砕不可 **著** 用時粉砕を原則とする。遮光・防湿保存必須 **安定性** 吸湿性はあるが，湿度虐待により含量低下を認めず，湿度に対して安定。また，熱には安定であるが，光により分解を受ける **溶解性(水)** やや溶けにくい	細0.1%　GE
著 遮光保存 **安定性** 原薬　〔長期〕(室温，遮光，3年6カ月間)性状，含量は変化なし 光によって徐々に黄色となる **溶解性(水)** 溶けにくい	
光に不安定 **著** 遮光保存 **安定性** (40℃，成り行き湿度，無包装状態，3カ月間)変化なし (30℃，70%RH，3カ月間)変化なし (60万lx・hr)変化なし **溶解性(水)** 溶けにくい	
著 安定性データが不足しているが，粉砕後防湿・遮光保存で可能と推定 **安定性** 製剤　〔湿度〕(25℃，75%RH，4週間)性状，含量に変化なし **溶解性(水)** 極めて溶けにくい	
吸湿により着色 **著** 防湿保存。吸湿性があるためできれば用時粉砕調製が望ましい **安定性** 該当資料なし **溶解性(水)** 溶けにくい	
データなし。製剤は光によりわずかに着色(微黄色程度)することがあるが，効力に変化はない(添付文書より) **安定性** 〔光〕紫外線照射(開放，24時間)により着色(白色→微黄色→黄色) **溶解性(水)** 極めて溶けにくい	
安定性 〔通常〕(25℃，60%RH(気密容器)，36カ月間)変化なし **粉砕後** [500mg錠] (25℃，60%RH，ガラス瓶，3カ月間)変化なし (25℃，60%RH，無包装(グラシン紙)，3カ月間)変化なし (25℃，成り行き湿度，1,000lx，シャーレ(開放))変化なし **溶解性(水)** 溶けやすい	
製剤の粉砕データなし **著** 防湿・遮光保存。苦味あり **安定性** 該当資料なし **溶解性(水)** ほとんど溶けない	細2%　先 GE シ0.1%　先 GE

理由　**著** 著者コメント　**安定性** 原薬(一部製剤)の安定性　**溶解性(水)** 原薬の水に対する溶解性
代用品　※：一部適応等が異なる

メトク

製品名（会社名）	規格単位	剤形・割線・Cap号数	可否	一般名
メトクロプラミド錠5mg「ツルハラ」（鶴原＝日本ジェネリック）	5mg	Fコート錠 ○（割線無）	○ (△)	メトクロプラミド
メトクロプラミド錠5mg「テバ」（武田テバファーマ＝武田）	5mg	Fコート錠 ○（割線無）	— (○)	メトクロプラミド
メトクロプラミド錠5mg「トーワ」（東和薬品）	5mg	Fコート錠 ○（割線無）	— (○)	メトクロプラミド
メトトレキサート錠2mg「ダイト」（ダイト＝日本ジェネリック）	2mg	素錠 （割線1本）	— (△)	メトトレキサート
メトトレキサート錠2mg「タナベ」（田辺三菱）	2mg	素錠 （割線1本）	— (△)	メトトレキサート
メトトレキサート錠2mg「トーワ」（東和薬品）	2mg	Fコート錠 ○（割線無）	— (△)	メトトレキサート

可否判定　○：可，△：条件つきで可，×：不可，—：企業判定回避，（ ）：著者判断

理　　由	代用品
やや苦味あり 著 防湿・遮光保存。苦味あり (安定性)該当資料なし (溶解性(水))ほとんど溶けない	細2%　先 GE シ0.1%　先 GE
粉砕品は苦味を有している 著 防湿・遮光保存。苦味あり (安定性)製剤　〔湿度〕(25℃, 75%RH, 4週間)性状, 含量に変化なし (溶解性(水))ほとんど溶けない	細2%　先 GE シ0.1%　先 GE
主成分はにおいはない 著 防湿・遮光保存。苦味あり (安定性)粉砕後　(室内散光下, 3カ月間)外観変化なし, 残存率96.2%(3カ月) (溶解性(水))ほとんど溶けない	細2%　先 GE シ0.1%　先 GE
著 抗悪性腫瘍剤のため粉砕せず懸濁する。やむを得ず粉砕する場合は, 安全キャビネット内で行うなど調剤者の曝露に注意すること。防湿・遮光保存。危険度Ⅰ(日本病院薬剤師会：抗悪性腫瘍薬の院内取扱い指針)のため, 粉砕時曝露に注意 (安定性)粉砕後　〔温度〕(40℃, 75%RH, 遮光・気密容器, 30日間)性状・類縁物質・含量変化なし 〔湿度〕(25℃, 75%RH, 遮光・開放, 30日間)性状・類縁物質・含量変化なし 〔光〕(2,500lx, 25℃, 45%RH, 開放)30万lx・hrで含量低下・類縁物質増加(規格外) (溶解性(水))ほとんど溶けない (危険度)Ⅰ(日本病院薬剤師会：抗悪性腫瘍薬の院内取扱い指針)	
原薬は光によって徐々に変化する 著 抗悪性腫瘍剤のため粉砕せず懸濁する。やむを得ず粉砕する場合は, 安全キャビネット内で行うなど調剤者の曝露に注意すること。防湿・遮光保存。危険度Ⅰ(日本病院薬剤師会：抗悪性腫瘍薬の院内取扱い指針)のため, 粉砕時曝露に注意 (安定性)〔長期〕(25℃, 60%RH, ポリエチレン袋＋小型ドラム, 5年間)変化なし (25℃, 60%RH, 二重プラスチック袋(外側黒)＋小型ドラム, 5年間)変化なし (溶解性(水))ほとんど溶けない (危険度)Ⅰ(日本病院薬剤師会：抗悪性腫瘍薬の院内取扱い指針)	
主成分は光によって徐々に変化する 著 抗悪性腫瘍剤のため粉砕せず懸濁する。やむを得ず粉砕する場合は, 安全キャビネット内で行うなど調剤者の曝露に注意すること。防湿・遮光保存。危険度Ⅰ(日本病院薬剤師会：抗悪性腫瘍薬の院内取扱い指針)のため, 粉砕時曝露に注意 (安定性)粉砕後　(25℃, 60%RH, 1,000lx散光下, 3カ月間)外観変化なし, 残存率94.0%(1カ月) (25℃, 60%RH, 遮光条件下, 3カ月間)外観・含量変化なし (溶解性(水))ほとんど溶けない (危険度)Ⅰ(日本病院薬剤師会：抗悪性腫瘍薬の院内取扱い指針)	

理由　著 著者コメント　　(安定性)原薬(一部製剤)の安定性　　(溶解性(水))原薬の水に対する溶解性
代用品　※：一部適応等が異なる

メト

製品名(会社名)	規格単位	剤形・割線・Cap号数	可否	一般名
メトトレキサート錠2mg「日医工」(日医工)	2mg	素錠 (割線1本)	― (△)	メトトレキサート
メトトレキサートカプセル2mg「DK」(大興=江州)	2mg	硬カプセル 4号	― (△)	メトトレキサート
メトトレキサートカプセル2mg「SN」(シオノ=武田テバファーマ=武田)	2mg	硬カプセル 4号	― (△)	メトトレキサート
メトトレキサートカプセル2mg「サワイ」(沢井)	2mg	硬カプセル 4号	― (△)	メトトレキサート
メトトレキサートカプセル2mg「サンド」(サンド)	2mg	硬カプセル 4号	― (△)	メトトレキサート
メトトレキサートカプセル2mg「トーワ」(東和薬品)	2mg	硬カプセル 4号	― (△)	メトトレキサート

可否判定 ○:可,△:条件つきで可,×:不可,―:企業判定回避,():著者判断

理　　由	代用品
著 抗悪性腫瘍剤のため粉砕せず懸濁する。やむを得ず粉砕する場合は、安全キャビネット内で行うなど調剤者の曝露に注意すること。防湿・遮光保存。危険度Ⅰ（日本病院薬剤師会：抗悪性腫瘍薬の院内取扱い指針）のため、粉砕時曝露に注意 安定性 粉砕物　（40℃、遮光・気密容器、30日間）(25℃、75％RH、遮光・開放、30日間）外観、類縁物質、含量変化なし （室温、曝光量2,500lx、D65光源、総曝光量120万lx・hr）30万lx・hr後類縁物質増加（規格外）、含量低下（規格外） 溶解性(水) ほとんど溶けない 危険度 Ⅰ（日本病院薬剤師会：抗悪性腫瘍薬の院内取扱い指針）	
著 抗悪性腫瘍剤のため粉砕せず懸濁する。やむを得ず粉砕する場合は、安全キャビネット内で行うなど調剤者の曝露に注意すること。防湿・遮光保存。危険度Ⅰ（日本病院薬剤師会：抗悪性腫瘍薬の院内取扱い指針）のため、粉砕時曝露に注意 溶解性(水) ほとんど溶けない 危険度 Ⅰ（日本病院薬剤師会：抗悪性腫瘍薬の院内取扱い指針）	
著 抗悪性腫瘍剤のため粉砕せず懸濁する。やむを得ず粉砕する場合は、安全キャビネット内で行うなど調剤者の曝露に注意すること。防湿・遮光保存。危険度Ⅰ（日本病院薬剤師会：抗悪性腫瘍薬の院内取扱い指針）のため、粉砕時曝露に注意 溶解性(水) ほとんど溶けない 危険度 Ⅰ（日本病院薬剤師会：抗悪性腫瘍薬の院内取扱い指針）	
著 抗悪性腫瘍剤のため粉砕せず懸濁する。やむを得ず粉砕する場合は、安全キャビネット内で行うなど調剤者の曝露に注意すること。防湿・遮光保存。危険度Ⅰ（日本病院薬剤師会：抗悪性腫瘍薬の院内取扱い指針）のため、粉砕時曝露に注意 安定性 光によって徐々に変化する 溶解性(水) ほとんど溶けない 危険度 Ⅰ（日本病院薬剤師会：抗悪性腫瘍薬の院内取扱い指針）	
データなし 著 抗悪性腫瘍剤のため粉砕せず懸濁する。やむを得ず粉砕する場合は、安全キャビネット内で行うなど調剤者の曝露に注意すること。防湿・遮光保存。危険度Ⅰ（日本病院薬剤師会：抗悪性腫瘍薬の院内取扱い指針）のため、粉砕時曝露に注意 溶解性(水) ほとんど溶けない 危険度 Ⅰ（日本病院薬剤師会：抗悪性腫瘍薬の院内取扱い指針）	
主成分は、光によって徐々に変化する 著 抗悪性腫瘍剤のため粉砕せず懸濁する。やむを得ず粉砕する場合は、安全キャビネット内で行うなど調剤者の曝露に注意すること。防湿・遮光保存。危険度Ⅰ（日本病院薬剤師会：抗悪性腫瘍薬の院内取扱い指針）のため、粉砕時曝露に注意 安定性 脱カプセル後　（室内散光下、3カ月間）外観変化なし、残存率82.8％(1カ月)（遮光条件下、3カ月間）外観・含量変化なし 溶解性(水) ほとんど溶けない 危険度 Ⅰ（日本病院薬剤師会：抗悪性腫瘍薬の院内取扱い指針）	

理由　著 著者コメント　　安定性 原薬（一部製剤）の安定性　　溶解性(水) 原薬の水に対する溶解性
代用品　※：一部適応等が異なる

メトヒ

製品名（会社名）	規格単位	剤形・割線・Cap号数	可否	一般名
メトピロンカプセル250mg （セオリア＝武田）	250mg	軟カプセル ◯	×	メチラポン
メトプロロール酒石酸塩錠20mg「JG」（長生堂＝日本ジェネリック）	20mg	Fコート錠 ◯（割線無）	― （◯）	メトプロロール酒石酸塩
メトプロロール酒石酸塩錠40mg「JG」（長生堂＝日本ジェネリック）	40mg	Fコート錠 ◯（割線無）	― （◯）	
メトプロロール酒石酸塩錠20mg「TCK」（辰巳）	20mg	Fコート錠 ◯（割線無）	― （◯）	メトプロロール酒石酸塩
メトプロロール酒石酸塩錠40mg「TCK」（辰巳）	40mg	Fコート錠 ◯（割線無）	― （◯）	
メトプロロール酒石酸塩錠20mg「YD」（陽進堂）	20mg	Fコート錠 ◯（割線無）	― （◯）	メトプロロール酒石酸塩
メトプロロール酒石酸塩錠40mg「YD」（陽進堂）	40mg	Fコート錠 ◯（割線無）	― （◯）	
メトプロロール酒石酸塩錠20mg「サワイ」（沢井）	20mg	Fコート錠 ◯（割線無）	― （◯）	メトプロロール酒石酸塩
メトプロロール酒石酸塩錠40mg「サワイ」（沢井）	40mg	Fコート錠 ◯（割線無）	― （◯）	
メトプロロール酒石酸塩錠20mg「テバ」（武田テバファーマ＝武田）	20mg	Fコート錠 ◯（割線無）	― （◯）	メトプロロール酒石酸塩
メトプロロール酒石酸塩錠40mg「テバ」（武田テバファーマ＝武田）	40mg	Fコート錠 ◯（割線無）	― （◯）	
メトプロロール酒石酸塩錠20mg「トーワ」（東和薬品）	20mg	Fコート錠 ◯（割線無）	― （◯）	メトプロロール酒石酸塩
メトプロロール酒石酸塩錠40mg「トーワ」（東和薬品）	40mg	Fコート錠 ◯（割線無）	― （◯）	
メトホルミン塩酸塩錠250mgMT「DSEP」（第一三共エスファ）	250mg	Fコート錠 ⊖（割線1本）	◯	メトホルミン塩酸塩
メトホルミン塩酸塩錠500mgMT「DSEP」（第一三共エスファ）	500mg	Fコート錠 （割線表裏各1本）	◯	
メトホルミン塩酸塩錠250mgMT「JG」（日本ジェネリック）	250mg	Fコート錠 ⊖（割線1本）	― （◯）	メトホルミン塩酸塩
メトホルミン塩酸塩錠500mgMT「JG」（日本ジェネリック）	500mg	Fコート錠 （割線表裏各1本）	― （◯）	

可否判定　◯：可，△：条件つきで可，×：不可，―：企業判定回避，（　）：著者判断

メトホ

理　　由	代用品
データなし 内容物が液状 (溶解性(水))やや溶けにくい	
(安定性)**粉砕品**　(40℃, 60%RH, 遮光・気密, 30日間)外観・含量：変化なし (25℃, 75%RH, 遮光・開放, 30日間)外観・含量：変化なし (120万lx·hr, 密閉(シャーレ＋ラップ), 50日間)外観・含量：変化なし (溶解性(水))極めて溶けやすい	
[20mg錠]室内散乱光, シャーレ開放条件で4週間保存した結果, 含量の低下(規格内)を認めた (安定性)**粉砕時**　[40mg錠] (25℃, 60%RH, 120万lx·hr, 30日間)性状変化なし, 含量規格内 (溶解性(水))極めて溶けやすい	
著　粉砕後防湿・遮光保存 (安定性)**粉砕時**　(25℃, 60%RH, 120万lx·hr, 30日間)性状変化なし, 含量規格内 (溶解性(水))極めて溶けやすい	
においはない **著**　粉砕後防湿・遮光保存 (溶解性(水))極めて溶けやすい	
著　粉砕後防湿・遮光保存 (安定性)**製剤**　〔湿度〕(25℃, 75%RH, 2週間)含量低下(残存率：93.5%) (溶解性(水))極めて溶けやすい	
著　粉砕後防湿・遮光保存 (安定性)**製剤**　〔湿度〕(25℃, 75%RH, 4週間)性状, 含量に変化なし (溶解性(水))極めて溶けやすい	
主成分は, 無臭である **著**　粉砕後防湿・遮光保存。苦味あり (安定性)**粉砕後**　(室内散乱光下, 3カ月間)外観・含量変化なし (室内散光・防湿条件下, 3カ月間)外観・含量変化なし (溶解性(水))極めて溶けやすい	
40℃・3カ月, 25℃・75%RH・3カ月, 2,000lx・120万lx·hrの条件下で変化は認められなかった (安定性)〔加速〕(40℃, 75%RH, 6カ月間)変化なし 〔苛酷〕(40℃, 遮光, 3カ月間)特異的なにおい, その他項目変化なし (25℃, 75%RH, 遮光, 3カ月間)規格内の溶出低下, その他項目変化なし (120万lx·hr)変化なし (溶解性(水))溶けやすい	
著　粉砕後データより安定と判断 (安定性)**粉砕品**　(40℃, 遮光・気密容器, 4週間)変化なし (25℃, 75%RH, 遮光, 4週間)変化なし (60万lx·hr, 気密容器)変化なし (溶解性(水))溶けやすい	

理由　**著**　著者コメント　(安定性)原薬(一部製剤)の安定性　(溶解性(水))原薬の水に対する溶解性
代用品　※：一部適応等が異なる

メトホ

製品名(会社名)	規格単位	剤形・割線・Cap号数	可否	一般名
メトホルミン塩酸塩錠250mg「SN」(シオノ＝ケミファ＝武田テバファーマ＝武田)	250mg	Fコート錠 ○(割線無)	— (○)	メトホルミン塩酸塩
メトホルミン塩酸塩錠250mgMT「TCK」(辰巳)	250mg	Fコート錠 ⊖(割線1本)	— (○)	メトホルミン塩酸塩
メトホルミン塩酸塩錠500mgMT「TCK」(辰巳)	500mg	Fコート錠 (割線表裏各1本)	— (○)	
メトホルミン塩酸塩錠250mgMT「TE」(トーアエイヨー＝アステラス)	250mg	Fコート錠 ⊖(割線1本)	— (○)	メトホルミン塩酸塩
メトホルミン塩酸塩錠500mgMT「TE」(トーアエイヨー＝アステラス)	500mg	Fコート錠 (割線表裏各1本)	— (○)	
メトホルミン塩酸塩錠250mgMT「三和」(三和化学)	250mg	Fコート錠 ⊖(割線1本)	— (○)	メトホルミン塩酸塩
メトホルミン塩酸塩錠500mgMT「三和」(三和化学)	500mg	Fコート錠 (割線1本)	— (○)	
メトホルミン塩酸塩錠250mg「トーワ」(東和薬品)	250mg	Fコート錠 ⊖(割線1本)	— (○)	メトホルミン塩酸塩
メトホルミン塩酸塩錠250mgMT「トーワ」(東和薬品)	250mg	Fコート錠 ⊖(割線1本)	— (○)	
メトホルミン塩酸塩錠500mgMT「トーワ」(東和薬品)	500mg	Fコート錠 (割線1本)	— (○)	
メトホルミン塩酸塩錠250mgMT「日医工」(日医工)	250mg	Fコート錠 ⊖(割線1本)	— (○)	メトホルミン塩酸塩
メトホルミン塩酸塩錠500mgMT「日医工」(日医工)	500mg	Fコート錠 (割線1本)	— (○)	
メトホルミン塩酸塩錠250mgMT「ニプロ」(ニプロ)	250mg	Fコート錠 ⊖(割線1本)	— (○)	メトホルミン塩酸塩
メトホルミン塩酸塩錠500mgMT「ニプロ」(ニプロ)	500mg	Fコート錠 (割線表裏各1本)	— (○)	
メトホルミン塩酸塩錠250mgMT「ファイザー」(ファイザー)	250mg	Fコート錠 ⊖(割線1本)	— (○)	メトホルミン塩酸塩
メトホルミン塩酸塩錠500mgMT「ファイザー」(ファイザー)	500mg	Fコート錠 ⊖(割線1本)	— (○)	

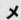

可否判定 ○：可，△：条件つきで可，×：不可，—：企業判定回避，( )：著者判断

理　由	代用品
著 安定性データが不足しているが，粉砕後防湿・遮光保存で可能と推定 **溶解性(水)** 溶けやすい	
著 安定性データが不足しているが，粉砕後防湿・遮光保存で可能と推定 **安定性** 温度(40℃, 4週間(遮光・気密容器))，湿度(25℃, 75%RH, 4週間(遮光))，光(60万lx・hr(気密容器))で保存した結果，性状，定量に変化はなかった **溶解性(水)** 溶けやすい	
粉砕時の有効性，安全性が確認されていない。粉砕するとフィルムコートが破壊される。塩辛い味が強くなる **著** 粉砕するとフィルムコートが破壊されるが，粉砕後28日間において特に変化は認められず安定 **安定性** 該当資料なし **溶解性(水)** 溶けやすい	
味はやや塩辛い **安定性** 40℃で3カ月間安定。30℃・75%RHで3カ月間安定。総照射量120万lx・hrで安定 **溶解性(水)** 溶けやすい	
著 粉砕後データより安定と判断 **安定性** **粉砕後** (室内散光下，3カ月間)外観・含量変化なし **溶解性(水)** 溶けやすい	
著 粉砕後データより安定と判断 **安定性** **粉砕物** [250mg錠] (室温，室内散光下，約600lx・シャーレをラップで覆う，3カ月間)外観，含量変化なし **溶解性(水)** 溶けやすい	
著 粉砕後データより安定と判断 **安定性** **粉砕後** 3カ月間のデータあり(粉砕時の体内動態データ等なし) **溶解性(水)** 溶けやすい	
著 安定性データより可能と判断 **安定性** (40℃/60℃，遮光瓶・密閉容器)外観，含量(%)の変化はほとんどみられなかった (30℃, 75%RH, 遮光・ガラスカップ開放)2週間で外観が白色の粉末から白色の塊となった。塊は軽く押すことで容易に粉末となった (2,000lx, 総照射量134万lx・hr, ガラスカップ開放)外観，含量(%)の変化はほとんどみられなかった **溶解性(水)** 溶けやすい	

理由　**著** 著者コメント　　**安定性** 原薬(一部製剤)の安定性　　**溶解性(水)** 原薬の水に対する溶解性
代用品　※：一部適応等が異なる

メトリ

製品名(会社名)	規格単位	剤形・割線・Cap号数	可否	一般名
メトリジン錠2mg (大正製薬)	2mg	素錠 ⊖(割線1本)	— (△)	ミドドリン塩酸塩
メトリジンD錠2mg (大正製薬)	2mg	口腔内崩壊錠 ⊖(割線1本)	— (△)	ミドドリン塩酸塩
メトレート錠2mg (あゆみ製薬)	2mg	素錠 (割線1本)	— (△)	メトトレキサート
メドロキシプロゲステロン酢酸エステル錠2.5mg「トーワ」(東和薬品)	2.5mg	素錠 ⊖(割線1本)	— (△)	メドロキシプロゲステロン酢酸エステル
メドロール錠2mg (ファイザー)	2mg	素錠 ⊕(割線2本)	— (○)	メチルプレドニゾロン
メドロール錠4mg (ファイザー)	4mg	素錠 (割線1本)	— (○)	メチルプレドニゾロン
メナテトレノンカプセル15mg「CH」(長生堂=日本ジェネリック)	15mg	軟カプセル	×	メナテトレノン

可否判定 ○:可, △:条件つきで可, ×:不可, —:企業判定回避, ( ):著者判断

理　　由	代用品
25℃・60%RH・1,000lxで4週間安定 著 防湿・遮光保存 安定性〔長期〕(室温，無色透明ガラス瓶(密栓)，39カ月間)変化なし 〔苛酷〕(40℃，褐色ガラス瓶(密栓)，6カ月間)変化なし (50℃，褐色ガラス瓶(密栓)，3カ月間)変化なし (40℃，60%RH/75%RH/90%RH，褐色ガラス瓶(開栓)，6カ月間)変化なし (室内散光，無色ガラスシャーレ，3カ月間)変化なし (蛍光灯1,000lx，無色ガラスシャーレ，60日間)変化なし (直射日光，無色ガラスシャーレ，7日間)変化なし 溶解性(水)やや溶けやすい	
遮光保存。本剤は口腔内崩壊錠である 著 口腔内崩壊錠のため粉砕不適。粉砕した場合，防湿・遮光保存 安定性〔長期〕(室温，無色透明ガラス瓶(密栓)，39カ月間)変化なし 〔苛酷〕(40℃，褐色ガラス瓶(密栓)，6カ月間)変化なし (50℃，褐色ガラス瓶(密栓)，3カ月間)変化なし (40℃，60%RH/75%RH/90%RH，褐色ガラス瓶(開栓)，6カ月間)変化なし (室内散光，無色ガラスシャーレ，3カ月間)変化なし (蛍光灯1,000lx，無色ガラスシャーレ，60日間)変化なし (直射日光，無色ガラスシャーレ，7日間)変化なし 溶解性(水)やや溶けやすい	
著 抗悪性腫瘍剤のため粉砕せず懸濁する。やむを得ず粉砕する場合は，安全キャビネット内で行うなど調剤者の曝露に注意すること。防湿・遮光保存。危険度Ⅰ(日本病院薬剤師会：抗悪性腫瘍薬の院内取扱い指針)のため，粉砕時曝露に注意 安定性〔長期〕(25℃，60%RH，ポリエチレン袋+プラスチック紐+小型ドラム，5年間)変化なし (25℃，60%RH，二重プラスチック袋(外側黒)+プラスチック紐+小型ドラム，5年間)変化なし 溶解性(水)ほとんど溶けない 危険度Ⅰ(日本病院薬剤師会：抗悪性腫瘍薬の院内取扱い指針)	
著 吸湿の面を考慮し，防湿保存。早めの使用が望ましい 安定性 粉砕後　(室内散光下，3カ月間)外観・含量変化なし (室内散光・防湿条件下，3カ月間)外観・含量変化なし 溶解性(水)ほとんど溶けない	
著 粉砕後防湿・遮光保存 安定性(40℃，75%RH，無色瓶・開栓，2カ月間)変化なし 溶解性(水)ほとんど溶けない	
本剤は軟カプセル剤であり，カプセル内容物は粘稠な液または半固形物であるため粉砕不可 著 有効成分であるメナテトレノンが光に不安定であること及び本剤の内容物が液体または半固形物であるため粉砕不可 溶解性(水)ほとんど溶けない	(適応が異なる) シ0.2% 先

理由　著 著者コメント　　安定性 原薬(一部製剤)の安定性　　溶解性(水) 原薬の水に対する溶解性
代用品　※：一部適応等が異なる

メナテ

製品名（会社名）	規格単位	剤形・割線・Cap号数	可否	一般名
メナテトレノンカプセル15mg「F」（富士製薬＝ケミファ）	15mg	軟カプセル	×	メナテトレノン
メナテトレノンカプセル15mg「TC」（東洋カプセル）	15mg	軟カプセル	×	メナテトレノン
メナテトレノンカプセル15mg「TCK」（辰巳）	15mg	軟カプセル	×	メナテトレノン
メナテトレノンカプセル15mg「TYK」（武田テバ薬品＝武田テバファーマ＝武田）	15mg	軟カプセル	×	メナテトレノン
メナテトレノンカプセル15mg「YD」（陽進堂＝沢井）	15mg	軟カプセル	×	メナテトレノン
メナテトレノンカプセル15mg「科研」（大興＝科研）	15mg	軟カプセル	×	メナテトレノン
メナテトレノンカプセル15mg「トーワ」（東和薬品）	15mg	軟カプセル	×	メナテトレノン
メナテトレノンカプセル15mg「日医工」（日医工）	15mg	軟カプセル	×	メナテトレノン
メナテトレノンカプセル15mg「日本臓器」（東海カプセル＝日本臓器）	15mg	軟カプセル	×	メナテトレノン

可否判定　○：可，△：条件つきで可，×：不可，―：企業判定回避，（　）：著者判断

理　　由	代用品
内容物が液状，光に不安定 著 有効成分であるメナテトレノンが光に不安定であること及び本剤の内容物が液体または半固形物であるため粉砕不可 安定性 (25℃，75％RH，無包装状態，3カ月間)変化なし (成り行き温湿度，室内光下，3カ月間)変化なし 溶解性(水) ほとんど溶けない	(適応が異なる) シ0.2% 先
有効成分であるメナテトレノンが光に不安定であること及び本剤の内容物が液体または半固形物であるため粉砕不可 安定性 光によって分解し，着色が強くなる 溶解性(水) ほとんど溶けない	(適応が異なる) シ0.2% 先
内容物は粘稠な液または半固形物のため粉砕不可 著 有効成分であるメナテトレノンが光に不安定であること及び本剤の内容物が液体または半固形物であるため粉砕不可 安定性 該当資料なし 溶解性(水) ほとんど溶けない	(適応が異なる) シ0.2% 先
内容物が液状または半固形のため粉砕不可 著 有効成分であるメナテトレノンが光に不安定であること及び本剤の内容物が液体または半固形物であるため粉砕不可 溶解性(水) ほとんど溶けない	(適応が異なる) シ0.2% 先
内容物が液状のため粉砕不可 著 有効成分であるメナテトレノンが光に不安定であること及び本剤の内容物が液体または半固形物であるため粉砕不可 安定性 該当資料なし 溶解性(水) ほとんど溶けない	(適応が異なる) シ0.2% 先
内容物が液体のため 著 有効成分であるメナテトレノンが光に不安定であること及び本剤の内容物が液体または半固形物であるため粉砕不可 溶解性(水) ほとんど溶けない	(適応が異なる) シ0.2% 先
内容物が液状，または半固形のため粉砕不可。主成分は，光によって分解し，着色が強くなる 著 有効成分であるメナテトレノンが光に不安定であること及び本剤の内容物が液体または半固形物であるため粉砕不可 安定性 該当資料なし 溶解性(水) ほとんど溶けない	(適応が異なる) シ0.2% 先
液体充填の軟カプセル，内容物が液状のため粉砕不可 著 有効成分であるメナテトレノンが光に不安定であること及び本剤の内容物が液体または半固形物であるため粉砕不可 溶解性(水) ほとんど溶けない	(適応が異なる) シ0.2% 先
内容物が淡黄色の粘稠な液または半固形物であるため，粉砕不可 著 有効成分であるメナテトレノンが光に不安定であること及び本剤の内容物が液体または半固形物であるため粉砕不可 安定性〔加速〕(40℃，75％RH，6カ月間)変化なし 溶解性(水) ほとんど溶けない	(適応が異なる) シ0.2% 先

理由　著 著者コメント　　安定性 原薬(一部製剤)の安定性　　溶解性(水) 原薬の水に対する溶解性
代用品　※：一部適応等が異なる

メネシ

製品名(会社名)	規格単位	剤形・割線・Cap号数	可否	一般名
メネシット配合錠100 (MSD)	配合剤	素錠 ◐(割線1本)	— (△†)	レボドパ・カルビドパ水和物
メネシット配合錠250 (MSD)	配合剤	素錠 ◐(割線1本)	— (△†)	
メバレクト錠5mg (東菱=サンド)	5mg	素錠 ◯(割線無)	△ (◯)	プラバスタチンナトリウム
メバレクト錠10mg (東菱=サンド)	10mg	素錠 ⊖(割線1本)	△ (◯)	
メバロチン錠5 (第一三共)	5mg	素錠 ◯(割線無)	— (◯)	プラバスタチンナトリウム
メバロチン錠10 (第一三共)	10mg	素錠 ⊖(割線1本)	— (◯)	
メファキン「ヒサミツ」錠275 (久光)	275mg	Fコート錠 ⊕(割線2本)	× (△)	メフロキン塩酸塩

可否判定 ◯:可, △:条件つきで可, ×:不可, —:企業判定回避, ( ):著者判断

理　由	代用品
† (著) 凡例5頁参照。防湿・遮光保存。金属との接触を避ける(キレート形成の可能性あり)。鉄剤(硫酸鉄)との併用時にレボドパ，カルビドパのAUCが30％及び75％以上低下したとの報告あり (安定性)製剤　〔通常〕(室温，両面セロニウムシート包装，遮光，36カ月間)変化なし 〔温湿度〕(40℃，80％RH，両面セロニウムシート包装，4カ月間)変化なし (50℃/60℃，80％RH，両面セロニウムシート包装，4カ月間)退色または変色が認められた 〔光〕(フェードメーター，膜厚0.04mmのポリエチレン製袋，5時間)3時間安定であったがそれ以上の期間でわずかに光沢の減少や退色が認められた (溶解性)(水)レボドパ・カルビドパ水和物：溶けにくい	
吸湿による含量低下が認められるため，防湿が必要 (著) 防湿保存 (溶解性)(水)溶けやすい	細0.5％・1％ [先]
(安定性)〔長期〕(室温，褐色ガラス瓶，18カ月間)変化なし 〔温度・湿度〕(40℃，75％RH，褐色ガラス瓶(密栓)，6カ月間)外観，溶状のわずかな微黄白色化。数種類の極微量の分解生成物(総量0.2％以下) (40℃・31％RH/40℃・53％RH/40℃・75％RH，褐色ガラス瓶(開放)，6カ月間)外観，溶状の微黄白色化。75％RHでわずかに特異なにおい，いずれの湿度でも吸湿により水分量が増加。数種類の極微量の分解生成物(総量0.5％以下) 〔温度〕(50℃，褐色ガラス瓶(密栓)，12週間)(60℃，褐色ガラス瓶(密栓)，6週間)外観，溶状の微黄白色化。数種類の分解生成物(総量0.5％以下)。薄層クロマトグラフィーで帯状テーリング部分のわずかな増加 〔光〕(室内散光，ポリプロピレン袋，20万lx・40万lx・60万lx)(フェードメーター，ポリプロピレン袋，24時間)外観，溶状のわずかな微黄白色化。数種類の微量の分解生成物(総量0.5％以下) **粉砕後**　〔5mg錠〕 〔経時〕(25℃，75％RH，ガラス製褐色瓶，4週間)性状変化なし，色差0.7，類縁物質0.66％，含量100.2％ (室温経時，ガラス製褐色瓶，4週間)性状変化なし，色差0.2，類縁物質0.65％，含量100.8％ 〔光〕(19～24℃，46～76％RH，ガラス製シャーレ(透明なポリ塩化ビニリデンフィルムで覆う)，60万lx·hr)性状変化なし，色差1.0，類縁物質0.87％，含量99.0％ 〔10mg錠〕 〔経時〕(25℃，75％RH，遮光，ガラス製シャーレ(開放)，4週間)性状変化なし，含量100.8％ (25℃，75％RH，遮光，ガラス製シャーレ(曝露)，90日間)性状変化なし，含量98.9％ 〔光〕(D65蛍光灯照射，ガラス製シャーレ(曝露)，120万lx·hr)性状変化なし，含量95.6％ (溶解性)(水)溶けやすい	細0.5％・1％ [先]
(著) 安定性データが不足しているが，分割服用もできるため，粉砕後は防湿・遮光保存で可能と推定 (安定性)〔通常〕(25℃，暗所，42カ月間)大きな変化はみられず安定であった 〔苛酷〕(60℃，暗所，3カ月間)大きな変化はみられず安定であった(ただし試験条件により異なる) (溶解性)(水)溶けにくい	

理由　(著) 著者コメント　　(安定性)原薬(一部製剤)の安定性　　(溶解性)(水)原薬の水に対する溶解性
代用品　※：一部適応等が異なる

メフチ

製品名（会社名）	規格単位	剤形・割線・Cap号数	可否	一般名
メプチンミニ錠25μg （大塚製薬）	0.025mg	素錠 ⊖（割線1本）	— （△）	プロカテロール塩酸塩水和物
メプチン錠50μg （大塚製薬）	0.05mg	素錠 ⊖（割線1本）	— （△）	プロカテロール塩酸塩水和物
メフルシド錠25mg「日医工」 （日医工）	25mg	素錠 ○（割線無）	— （△）	メフルシド
メペンゾラート臭化物錠7.5mg「ツルハラ」（鶴原）	7.5mg	糖衣錠 ○（割線無）	△	メペンゾラート臭化物
メベンダゾール錠100 （ヤンセン）	100mg	素錠 ⊖（割線1本）	— （△）	メベンダゾール

可否判定 ○：可，△：条件つきで可，×：不可，—：企業判定回避，（ ）：著者判断

メヘン

理　　由	代用品
(室内遮光，1カ月間，ガラス瓶)含量低下(約2％程度) 吸湿及び光を避けて保存 著 防湿・遮光保存 安定性〔長期〕(室温，ポリエチレン袋二重包装，缶入り，60カ月間)変化なし 〔加速〕(40℃，褐色ガラス瓶(密閉)，6カ月間)変化なし 〔温度〕(50℃，褐色ガラス瓶(密閉)，3カ月間)変化なし 〔湿度〕(30℃，75％RH，褐色ガラス瓶(開放)，6カ月間)変化なし (30℃，91％RH，褐色ガラス瓶(開放)，3カ月間)変化なし 〔光〕(室内散光，プラスチックシャーレ，6カ月間)外観的に微黄色〜微褐色に着色 (直射日光下，プラスチックシャーレ，2カ月間)外観的に微黄色〜微褐色に着色 (キセノンランプ照射，プラスチックシャーレ，200時間)外観的に微黄色〜微褐色に着色 溶解性(水)やや溶けやすい	顆0.01％ 先 シロ0.0005％ 先 GE DS0.005％ 先 DS0.01％ GE
(室内遮光，1カ月間，ガラス瓶)含量低下(約4％程度) 吸湿及び光を避けて保存 著 防湿・遮光保存 安定性〔長期〕(室温，ポリエチレン袋二重包装，缶入り，60カ月間)変化なし 〔加速〕(40℃，褐色ガラス瓶(密閉)，6カ月間)変化なし 〔温度〕(50℃，褐色ガラス瓶(密閉)，3カ月間)変化なし 〔湿度〕(30℃，75％RH，褐色ガラス瓶(開放)，6カ月間)変化なし (30℃，91％RH，褐色ガラス瓶(開放)，3カ月間)変化なし 〔光〕(室内散光，プラスチックシャーレ，6カ月間)外観的に微黄色〜微褐色に着色 (直射日光下，プラスチックシャーレ，2カ月間)外観的に微黄色〜微褐色に着色 (キセノンランプ照射，プラスチックシャーレ，200時間)外観的に微黄色〜微褐色に着色 溶解性(水)やや溶けやすい	顆0.01％ 先 シロ0.0005％ 先 GE DS0.005％ 先 DS0.01％ GE
著 粉砕した場合，防湿・遮光保存 溶解性(水)ほとんど溶けない	
苦味あり 著 防湿保存。苦味あり 安定性 該当資料なし 溶解性(水)溶けにくい	
著 防湿保存 安定性〔長期〕(室温，気密・ポリエチレン袋，60カ月間)変化なし 〔苛酷〕(50℃，気密・ポリエチレン袋，6カ月間)変化なし (40℃，80％RH，気密・ポリエチレン袋)1カ月間変化なし，3カ月で水分による重量増加 (曝光(太陽光)，気密・スライドグラス)3カ月間変化なし，6カ月で外観がわずかに変色 溶解性(水)ほとんど溶けない	

理由　著 著者コメント　　安定性 原薬(一部製剤)の安定性　　溶解性(水)原薬の水に対する溶解性
代用品　※：一部適応等が異なる

メマリ

製品名（会社名）	規格単位	剤形・割線・Cap号数	可否	一般名
メマリー錠5mg (第一三共)	5mg	Fコート錠 ◯(割線無)	— (◯)	メマンチン塩酸塩
メマリー錠10mg (第一三共)	10mg	Fコート錠 ◯(割線無)	— (◯)	
メマリー錠20mg (第一三共)	20mg	Fコート錠 ◐(割線1本)	— (◯)	
メマリーOD錠5mg (第一三共)	5mg	口腔内崩壊錠 ◯(割線無)	— (△)	メマンチン塩酸塩
メマリーOD錠10mg (第一三共)	10mg	口腔内崩壊錠 ◯(割線無)	— (△)	
メマリーOD錠20mg (第一三共)	20mg	口腔内崩壊錠 ⊖(割線1本)	— (△)	

可否判定 ◯：可，△：条件つきで可，×：不可，—：企業判定回避，（ ）：著者判断

メマリ

理　由	代用品
安定性〔長期〕(25℃, 60%RH, ポリエチレン袋+ファイバードラム, 60カ月間)変化なし 〔加速〕(40℃, 75%RH, ポリエチレン袋+ファイバードラム, 6カ月間)変化なし 〔温度〕(60℃, シャーレ, 6カ月間)変化なし 〔湿度〕(25℃・90%RH, 40℃・75%RH, ガラス瓶開放, 6カ月間)変化なし 〔光〕(25℃, 60%RH, D65ランプ, シャーレ開放, ≧120万lx·hr(≧200W·hr/m²))変化なし **粉砕後** [5mg錠] 〔湿度〕(25℃, 75%RH, シャーレ開放, 3カ月間)外観変化なし, 類縁物質適合, 含量96.5% 〔光〕(25℃, D65ランプ, シャーレ開放, 30万lx·hr)外観変化なし, 類縁物質適合, 含量96.9% [10mg錠] 〔湿度〕(25℃, 75%RH, シャーレ開放, 3カ月間)外観変化なし, 類縁物質適合, 含量96.2% 〔光〕(25℃, D65ランプ, シャーレ開放, 30万lx·hr)外観変化なし, 類縁物質適合, 含量96.4% [20mg錠] 〔湿度〕(25℃, 75%RH, シャーレ開放, 3カ月間)外観変化なし, 類縁物質適合, 含量99.5% 〔光〕(25℃, D65ランプ, シャーレ開放, 30万lx·hr)外観変化なし, 類縁物質適合, 含量99.6% **溶解性(水)** やや溶けやすい	DS2% 先
著 口腔内崩壊錠のため粉砕不適。粉砕した場合, 防湿・遮光保存 **安定性**〔長期〕(25℃, 60%RH, ポリエチレン袋+ファイバードラム, 60カ月間)変化なし 〔加速〕(40℃, 75%RH, ポリエチレン袋+ファイバードラム, 6カ月間)変化なし 〔温度〕(60℃, シャーレ, 6カ月間)変化なし 〔湿度〕(25℃・90%RH, 40℃・75%RH, ガラス瓶開放, 6カ月間)変化なし 〔光〕(25℃, 60%RH, D65ランプ, シャーレ開放, ≧120万lx·hr(≧200W·hr/m²))変化なし **粉砕後** [5mgOD錠] 〔湿度〕(25℃, 75%RH, シャーレ開放, 3カ月間)外観・類縁物質変化なし, 含量101.5% 〔光〕(2,000lx(D65ランプ), シャーレ開放+ラップ, 30万lx·hr)外観・類縁物質変化なし, 含量101.4% [10mgOD錠] 〔湿度〕(25℃, 75%RH, シャーレ開放, 3カ月間)外観・類縁物質変化なし, 含量102.3% 〔光〕(2,000lx(D65ランプ), シャーレ開放+ラップ, 30万lx·hr)外観・類縁物質変化なし, 含量99.8% [20mgOD錠] 〔湿度〕(25℃, 75%RH, シャーレ開放, 3カ月間)外観・類縁物質変化なし, 含量101.4% 〔光〕(2,000lx(D65ランプ), シャーレ開放+ラップ, 30万lx·hr)外観・類縁物質変化なし, 含量99.8% **溶解性(水)** やや溶けやすい	DS2% 先

理由　**著** 著者コメント　**安定性** 原薬(一部製剤)の安定性　**溶解性(水)** 原薬の水に対する溶解性
代用品　※：一部適応等が異なる

メリス

製品名（会社名）	規格単位	剤形・割線・Cap号数	可否	一般名
メリスロン錠6mg （エーザイ）	6mg	素錠 ◯(割線無)	— (△)	ベタヒスチンメシル酸塩
メリスロン錠12mg （エーザイ）	12mg	素錠 ⊖(割線1本)	— (△)	ベタヒスチンメシル酸塩
メルカゾール錠5mg （あすか製薬＝武田）	5mg	糖衣錠 ◯(割線無)	— (◯)	チアマゾール
メルブラール粒状カプセル300mg （キョーリンリメディオ ＝杏林）	300mg1包	軟カプセル	×	イコサペント酸エチル
メルブラール粒状カプセル600mg （キョーリンリメディオ ＝杏林）	600mg1包	軟カプセル	×	イコサペント酸エチル
メルブラール粒状カプセル900mg （キョーリンリメディオ ＝杏林）	900mg1包	軟カプセル	×	イコサペント酸エチル

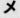

可否判定　◯：可，△：条件つきで可，×：不可，—：企業判定回避，（ ）：著者判断

メルフ

理　由	代用品
12mg錠は粉砕の安定性データなし 著 防湿保存 安定性 温度及び光に対しては安定であるが，吸湿性がある 溶解性(水) 極めて溶けやすい	
分包下，高温・多湿・光に注意 25℃，60%RH，遮光，3カ月でほぼ安定(グラシン紙分包) 高温・多湿下で含量低下，外観変化 (30℃，75%RH，遮光，3カ月，残存率75.4%(グラシン紙分包)) 原薬苦味あり 著 防湿・遮光保存 安定性 粉砕後　(25℃，60%RH，遮光，グラシン紙分包，3カ月間)外観，含量は変化なし (25℃，60%RH，1,000lx連続照射，グラシン紙分包，3カ月間)1カ月では外観，含量は変化なし，3カ月では白色から黄白色，含量78.5%に変化 (30℃，60%RH，遮光，グラシン紙分包，3カ月間)1カ月では外観，含量は変化なし，3カ月では白色からごくわずかに黄色を帯びた白色，含量78.8%に変化 (30℃，60%RH，1,000lx連続照射，グラシン紙分包，3カ月間)1カ月で白色からごくわずかに黄色を帯びた白色，含量85.5%に変化，3カ月では白色から黄白色，含量50.0%に変化 溶解性(水) 溶けやすい	
内容物が液状のため粉砕不可，特異臭あり 溶解性(水) ほとんど溶けない	

由　著 著者コメント　　安定性 原薬(一部製剤)の安定性　　溶解性(水) 原薬の水に対する溶解性
用品　※：一部適応等が異なる

メレツ

製品名（会社名）	規格単位	剤形・割線・Cap号数	可否	一般名
メレックス錠0.5mg （第一三共）	0.5mg	素錠 ○（割線無）	— （○）	メキサゾラム
メレックス錠1mg （第一三共）	1mg	素錠 ⊖（割線1本）	— （○）	
メロキシカム錠5mg「EMEC」 （ダイト＝エルメッド＝ 日医工）	5mg	素錠 ○（割線無）	— （△）	メロキシカム
メロキシカム錠10mg「EMEC」 （ダイト＝エルメッド＝ 日医工）	10mg	素錠 ⊖（割線1本）	— （△）	
メロキシカム錠5mg「JG」 （日本ジェネリック）	5mg	素錠 ○（割線無）	— （△）	メロキシカム
メロキシカム錠10mg「JG」 （日本ジェネリック）	10mg	素錠 ⊖（割線1本）	— （△）	
メロキシカム錠5mg「NP」 （ニプロ）	5mg	素錠 ○（割線無）	— （△）	メロキシカム
メロキシカム錠10mg「NP」 （ニプロ）	10mg	素錠 ⊖（割線1本）	— （△）	
メロキシカム錠5mg「NPI」 （日本薬工＝ファイザー）	5mg	素錠 ○（割線無）	— （△）	メロキシカム
メロキシカム錠10mg「NPI」 （日本薬工＝ファイザー）	10mg	素錠 ⊖（割線1本）	— （△）	

可否判定　○：可，△：条件つきで可，×：不可，—：企業判定回避，（　）：著者判断

理　由	代用品
著 防湿・遮光保存 **安定性**〔経時〕(室温, 開放, 暗所(検体を紙箱等に入れて整理保存), 27カ月間)性状, 紫外吸収スペクトル, 吸光度, 薄層クロマトグラフ, 含量にほとんど変化なし 〔温度・湿度〕(40℃, 75％RH, 開放, 暗所(検体を紙箱等に入れて整理保存), 4カ月間)(50℃, 75％RH, 開放, 暗所(検体を紙箱等に入れて整理保存), 3カ月間)(60℃, 75％RH, 開放, 暗所(検体を紙箱等に入れて整理保存), 2カ月間)ほとんど変化なし 〔光〕(フェードメーター照射(2・6・24時間))外観がその照射時間に応じて微黄色〜黄色に変化, 薄層クロマトグラフにおいても原点にわずかに分解物のスポットが検出, その他ほとんど変化なし (室内散光(20万・40万・60万lx・hr))ほとんど変化はなし **粉砕後**　〔0.5mg錠〕 〔経時〕(27〜32℃, 45〜85％RH, 遮光, ガラス製秤量瓶, 4週間)性状変化なし, 黄色度(YI)1.7, 含量96.3％ (室温経時, 遮光, ガラス製秤量瓶, 4週間)性状変化なし, 黄色度(YI)1.8, 含量96.5％ (25℃, 75％RH, 遮光, ガラス製シャーレ(曝露), 90日間)性状(外観)変化なし, 類縁物質(EACC)3.8％, (DCBP)1.0％, 含量92.3％, 吸湿量3.23％ 〔光〕(25〜35℃, 40〜87％RH, 蛍光灯1,000lx, プラスチックシャーレ(透明なポリ塩化ビニリデンフィルムで覆う), 60万lx・hr)外観微黄白色の粉末に変化, においなし, 黄色度(YI)5.6, 含量90.1％ **溶解性(水)** ほとんど溶けない	細0.1％ 〔先〕
著 粉砕後防湿・遮光保存で可能と推定 **安定性** **粉砕後**　〔温度〕(40℃, 遮光・気密容器)[5mg錠]30日で含量低下(規格内), [10mg錠]7日・14日・30日で含量低下(規格内) 〔湿度〕(25℃, 75％RH, 遮光・開放)7日で含量低下(規格外) 〔光〕(2,500lx, 25℃, 45％RH, 開放)30万lx・hrで含量低下(規格内), 60万lx・hrで含量低下(規格外) **溶解性(水)** ほとんど溶けない	
著 防湿・遮光保存 **安定性**(25℃, 75％RH, 遮光開放, 4週間)一部, 塊があった **溶解性(水)** ほとんど溶けない	
錠剤は開封後吸湿注意 **著** 安定性データが不足しているが, 粉砕後防湿・遮光保存で可能と推定 **安定性** **粉砕後**　3カ月間のデータあり(粉砕時の体内動態データ等なし) **溶解性(水)** ほとんど溶けない	
室温保存 **著** 安定性データが不足しているが, 粉砕後防湿・遮光保存で可能と推定 **安定性**〔湿度〕(25℃, 75％RH, 1カ月間)外観・性状：変化なし。純度(参考値)：類縁物質のわずかな増加。含量：低下が認められたが, 規格の範囲内 〔光〕(総照度60万lx・hr)外観・性状：変化なし。純度(参考値)：類縁物質のわずかな増加。含量：低下が認められたが, 規格の範囲内 **溶解性(水)** ほとんど溶けない	

理由　**著** 著者コメント　**安定性** 原薬(一部製剤)の安定性　**溶解性(水)** 原薬の水に対する溶解性
代用品　※：一部適応等が異なる

メロキ

製品名(会社名)	規格単位	剤形・割線・Cap号数	可否	一般名
メロキシカム錠5mg「TCK」(辰巳)	5mg	素錠 ○(割線無)	— (△)	メロキシカム
メロキシカム錠10mg「TCK」(辰巳)	10mg	素錠 ⊖(割線1本)	— (△)	
メロキシカム錠5mg「TYK」(武田テバ薬品=武田テバファーマ=武田)	5mg	素錠 ○(割線無)	— (○)	メロキシカム
メロキシカム錠10mg「TYK」(武田テバ薬品=武田テバファーマ=武田)	10mg	素錠 ⊖(割線1本)	— (○)	
メロキシカム錠5mg「YD」(陽進堂)	5mg	素錠 ○(割線無)	— (○)	メロキシカム
メロキシカム錠10mg「YD」(陽進堂)	10mg	素錠 ⊖(割線1本)	— (○)	
メロキシカム錠5mg「アメル」(共和薬品)	5mg	素錠 ○(割線無)	○	メロキシカム
メロキシカム錠10mg「アメル」(共和薬品)	10mg	素錠 ⊕(割線2本)	○	
メロキシカム錠5mg「科研」(シオノ=科研)	5mg	素錠 ○(割線無)	— (△)	メロキシカム
メロキシカム錠10mg「科研」(シオノ=科研)	10mg	素錠 ⊖(割線1本)	— (△)	
メロキシカム錠5mg「クニヒロ」(皇漢堂)	5mg	素錠 ○(割線無)	○	メロキシカム
メロキシカム錠10mg「クニヒロ」(皇漢堂)	10mg	素錠 ⊖(割線1本)	○	
メロキシカム錠5mg「ケミファ」(ケミファ=共創未来ファーマ)	5mg	素錠 ○(割線無)	— (○)	メロキシカム
メロキシカム錠10mg「ケミファ」(ケミファ=共創未来ファーマ)	10mg	素錠 ⊖(割線1本)	— (○)	
メロキシカム錠5mg「サワイ」(沢井)	5mg	素錠 ○(割線無)	— (△)	メロキシカム
メロキシカム錠10mg「サワイ」(沢井)	10mg	素錠 ⊖(割線1本)	— (△)	
メロキシカム錠5mg「タカタ」(高田)	5mg	素錠 ○(割線無)	— (○)	メロキシカム
メロキシカム錠10mg「タカタ」(高田)	10mg	素錠 ⊖(割線1本)	— (○)	

可否判定 ○:可,△:条件つきで可,×:不可,—:企業判定回避,( ):著者判断

理　由	代用品
室内散乱光, シャーレ開放条件で4週間保存した結果, 含量に変化なし 著 吸湿に注意 (安定性)該当資料なし (溶解性(水))ほとんど溶けない	
(溶解性(水))ほとんど溶けない	
(安定性)**粉砕時**　(25℃, 60%RH, 120万lx·hr, 30日間)性状変化なし, 含量規格内 (溶解性(水))ほとんど溶けない	
(安定性)**粉砕後**　(25℃, 75%RH, 遮光, 開放)90日間安定 (溶解性(水))ほとんど溶けない	
著 安定性データが不足しているが, 粉砕後防湿・遮光保存で可能と推定 (溶解性(水))ほとんど溶けない	
25℃·60%RHで14日間保存した結果, 変化はほとんどみられなかった。60万lx·hr照射時(25℃, 湿度成り行き)にも変化はほとんどみられなかった (安定性)該当資料なし (溶解性(水))ほとんど溶けない	
(安定性)**粉砕品**　(25℃, 75%RH, 1カ月間)問題となる変化なし (60万lx·hr)問題となる変化なし (溶解性(水))ほとんど溶けない	
著 安定性データが不足しているが, 粉砕後防湿・遮光保存で可能と推定 (溶解性(水))ほとんど溶けない	
[10mg錠]吸湿注意 著 安定性データが不足しているが, 粉砕後防湿・遮光保存で可能と推定 (安定性)〔通常〕(25℃, 75%RH, 遮光・開放, 60日間)安定 (溶解性(水))ほとんど溶けない	

理由　著 著者コメント　　(安定性)原薬(一部製剤)の安定性　　(溶解性(水))原薬の水に対する溶解性
代用品　※: 一部適応等が異なる

メロキ

製品名（会社名）	規格単位	剤形・割線・Cap号数	可否	一般名
メロキシカム錠5mg「タナベ」(ニプロES)	5mg	素錠 ○(割線無)	— (○)	メロキシカム
メロキシカム錠10mg「タナベ」(ニプロES)	10mg	素錠 ⊖(割線1本)	— (○)	
メロキシカム錠5mg「トーワ」(東和薬品)	5mg	素錠 ○(割線無)	— (○)	メロキシカム
メロキシカム錠10mg「トーワ」(東和薬品)	10mg	素錠 ⊖(割線1本)	— (○)	
メロキシカム錠5mg「日医工」(日医工)	5mg	素錠 ○(割線無)	— (○)	メロキシカム
メロキシカム錠10mg「日医工」(日医工)	10mg	素錠 ⊕(割線1本)	— (○)	
メロキシカム速崩錠5mg「日本臓器」(日本臓器)	5mg	素錠 ⊖(割線1本)	× (△)	メロキシカム
メロキシカム速崩錠10mg「日本臓器」(日本臓器)	10mg	素錠 ⊖(割線1本)	× (△)	
メロキシカム錠5mg「ユートク」(大興=祐徳)	5mg	素錠 ○(割線無)	— (△)	メロキシカム
メロキシカム錠10mg「ユートク」(大興=祐徳)	10mg	素錠 ⊖(割線1本)	— (△)	
メンドンカプセル7.5mg(マイランEPD)	7.5mg	硬カプセル 4号	× (△)	クロラゼプ酸二カリウム

モ

製品名（会社名）	規格単位	剤形・割線・Cap号数	可否	一般名
モサプリドクエン酸塩錠2.5mg「AA」(あすか製薬=武田)	2.5mg	Fコート錠 ○(割線無)	— (○)	モサプリドクエン酸塩水和物
モサプリドクエン酸塩錠5mg「AA」(あすか製薬=武田)	5mg	Fコート錠 Ⅱ(割線1本)	— (○)	
モサプリドクエン酸塩錠2.5mg「DSEP」(第一三共エスファ)	2.5mg	Fコート錠 ○(割線無)	○	モサプリドクエン酸塩水和物
モサプリドクエン酸塩錠5mg「DSEP」(第一三共エスファ)	5mg	Fコート錠 Ⅱ(割線1本)	○	

可否判定　○：可，△：条件つきで可，×：不可，—：企業判定回避，( )：著者判断

理　由	代用品
(安定性)**粉砕品** (25℃, 75%RH, 褐色ガラス瓶(開栓), 1カ月間)性状・含量に変化なし (溶解性(水))ほとんど溶けない	
(安定性)**粉砕後** (室内散光下, 3カ月間)外観・含量変化なし (室内散光・防湿条件下, 3カ月間)外観・含量変化なし (溶解性(水))ほとんど溶けない	
(安定性)**粉砕物** (25℃, 75%RH, 遮光・開放, 3カ月間)外観, 含量変化なし (溶解性(水))ほとんど溶けない	
吸湿性あり。粉砕後の安定性成績なし **著** 安定性データが不足しているが, 粉砕後防湿・遮光保存で可能と推定 (溶解性(水))ほとんど溶けない	
著 安定性データが不足しているが, 粉砕後防湿・遮光保存で可能と推定 (溶解性(水))ほとんど溶けない	
吸湿性が強い **著** 脱カプセル可。用時調製 (安定性)[苛酷](40℃, 褐色瓶(密栓), 6カ月間)着色変化 (25℃, 63%RH, 秤量瓶(開栓), 14日間)変化なし (25℃, 82%RH, 秤量瓶(開栓), 14日間)全項目変化あり (キセノンランプ, ガラス容器(密栓), 10日間)着色変化 (溶解性(水))溶けやすい	
著 防湿保存 (安定性)**粉砕後** (40℃, 遮光, 気密容器, 3カ月間)性状, 含量は変化なし (25℃, 75%RH, 遮光, 開放, 3カ月間)性状, 含量は変化なし (120万lx·hr, 25℃, 60%RH)性状, 含量は変化なし (溶解性(水))ほとんど溶けない	散1% 先 GE
著 防湿保存 (安定性)**製剤** 温度成り行き・湿度成り行き・室内散光下・1カ月, 30℃・75%RH・1カ月, 1,000lx・1カ月の条件下で変化は認められなかった [長期](25℃, 60%RH, 3年間)変化なし [苛酷](50℃, 遮光, 3カ月間)純度不適 (30℃, 75%RH, 遮光, 3カ月間)[2.5mg錠]硬度やや低下, [5mg錠]変化なし (120万lx·hr)[2.5mg錠]硬度やや低下, [5mg錠]変化なし (溶解性(水))ほとんど溶けない	散1% 先 GE

理由　**著** 著者コメント　(安定性)原薬(一部製剤)の安定性　(溶解性(水))原薬の水に対する溶解性
代用品　※：一部適応等が異なる

モサフ

製品名（会社名）	規格単位	剤形・割線・Cap号数	可否	一般名
モサプリドクエン酸塩錠2.5mg「EE」(エルメッド＝日医工)	2.5mg	Fコート錠 ◯(割線無)	— (◯)	モサプリドクエン酸塩水和物
モサプリドクエン酸塩錠5mg「EE」(エルメッド＝日医工)	5mg	Fコート錠 ◧(割線1本)	— (◯)	
モサプリドクエン酸塩錠2.5mg「JG」(日本ジェネリック)	2.5mg	Fコート錠 ◯(割線無)	— (◯)	モサプリドクエン酸塩水和物
モサプリドクエン酸塩錠5mg「JG」(日本ジェネリック)	5mg	Fコート錠 ◧(割線1本)	— (◯)	
モサプリドクエン酸塩錠2.5mg「NP」(ニプロ)	2.5mg	Fコート錠 ◯(割線無)	— (◯)	モサプリドクエン酸塩水和物
モサプリドクエン酸塩錠5mg「NP」(ニプロ)	5mg	Fコート錠 ◧(割線1本)	— (◯)	
モサプリドクエン酸塩錠2.5mg「TCK」(辰巳)	2.5mg	Fコート錠 ◯(割線無)	— (◯)	モサプリドクエン酸塩水和物
モサプリドクエン酸塩錠5mg「TCK」(辰巳)	5mg	Fコート錠 ◧(割線1本)	— (◯)	
モサプリドクエン酸塩錠2.5mg「TSU」(鶴原)	2.5mg	Fコート錠 ◯(割線無)	△ (◯)	モサプリドクエン酸塩水和物
モサプリドクエン酸塩錠5mg「TSU」(鶴原)	5mg	Fコート錠 ⊖(割線1本)	△ (◯)	
モサプリドクエン酸塩錠2.5mg「YD」(陽進堂)	2.5mg	Fコート錠 ◯(割線無)	— (◯)	モサプリドクエン酸塩水和物
モサプリドクエン酸塩錠5mg「YD」(陽進堂)	5mg	Fコート錠 ◧(割線1本)	— (◯)	
モサプリドクエン酸塩錠2.5mg「ZE」(全星)	2.5mg	Fコート錠 ◯(割線無)	◯	モサプリドクエン酸塩水和物
モサプリドクエン酸塩錠5mg「ZE」(全星)	5mg	Fコート錠 ◧(割線1本)	◯	

可否判定　◯：可，△：条件つきで可，×：不可，—：企業判定回避，( )：著者判断

理　　由	代用品
粉砕時の体内動態データなし **著** 防湿保存 (安定性)**製剤**〔通常〕(40℃, 75%RH, 密閉・遮光, 6カ月間)規格内 〔長期〕(25℃, 60%RH, 密閉・遮光, 36カ月間)規格内 〔苛酷〕(温度40℃, 湿度25℃・75%RH, 光120万lx・hr, 3カ月間)規格内 **粉砕後**　(40℃, 3カ月間)変化なし (25℃, 75%, 3カ月間)変化なし (120万lx・hr)変化なし (溶解性(水))ほとんど溶けない	散1% 先 GE
著 防湿保存 (安定性)(40℃, 遮光, 気密容器, 4週間)問題なし (25℃, 75%RH, 遮光・開放容器, 4週間)問題なし (120万lx・hr, 透明・気密容器)問題なし (溶解性(水))ほとんど溶けない	散1% 先 GE
著 防湿保存 (安定性)**粉砕後**　3カ月間のデータあり(粉砕時の体内動態データ等なし) (溶解性(水))ほとんど溶けない	散1% 先 GE
著 防湿保存 (安定性)25±1℃, 75±5%RH, 遮光・開放条件で4週間保存した結果, 含量の低下(規格内)を認めた (溶解性(水))ほとんど溶けない	散1% 先 GE
吸湿注意 **著** 防湿保存 (安定性)該当資料なし (溶解性(水))ほとんど溶けない	散1% 先 GE
著 防湿保存 (安定性)**粉砕時**　(25℃, 75%RH, 遮光, 28日間)含量規格内 (溶解性(水))ほとんど溶けない	散1% 先 GE
各条件(光：総曝光量120万lx・hr, 温度：40℃で3カ月, 湿度：25℃, 75%RHで3カ月)で保存した結果, 安定であった **著** 防湿保存 (安定性)**製剤**〔苛酷〕(40℃, 褐色瓶(遮光・気密容器), 3カ月間)外観・平均質量・乾燥減量・純度試験・定量・溶出性：変化なし, 硬度：[2.5mg錠]変化なし, [5mg錠]上昇(規格内) (25℃, 75%RH, スチロールケース開放(遮光), 3カ月間)平均質量・乾燥減量：増加(規格内)。硬度：低下(規格内)。溶出性：遅延(規格内)。外観・純度試験・定量：変化なし 〔光〕(25℃, 60%RH, 1,200lx, 気密容器, 合計120万lx・hrを照射)硬度：低下(規格内)。外観・平均質量・乾燥減量・純度試験・定量・溶出性：変化なし (溶解性(水))ほとんど溶けない	散1% 先 GE

理由　**著** 著者コメント　(安定性)原薬(一部製剤)の安定性　(溶解性(水))原薬の水に対する溶解性
代用品　※：一部適応等が異なる

モサフ

製品名（会社名）	規格単位	剤形・割線・Cap号数	可否	一般名
モサプリドクエン酸塩錠2.5mg「アメル」(共和薬品)	2.5mg	Fコート錠 ○（割線無）	○	モサプリドクエン酸塩水和物
モサプリドクエン酸塩錠5mg「アメル」(共和薬品)	5mg	Fコート錠 （割線表裏各1本）	○	
モサプリドクエン酸塩錠2.5mg「杏林」(キョーリンリメディオ＝杏林)	2.5mg	Fコート錠 ○（割線無）	— (○)	モサプリドクエン酸塩水和物
モサプリドクエン酸塩錠5mg「杏林」(キョーリンリメディオ＝杏林)	5mg	Fコート錠 （割線1本）	— (○)	
モサプリドクエン酸塩錠2.5mg「ケミファ」(ケミファ＝日本薬工)	2.5mg	Fコート錠 ○（割線無）	— (○)	モサプリドクエン酸塩水和物
モサプリドクエン酸塩錠5mg「ケミファ」(ケミファ＝日本薬工)	5mg	Fコート錠 （割線表裏各1本）	— (○)	
モサプリドクエン酸塩錠2.5mg「サワイ」(沢井)	2.5mg	Fコート錠 ○（割線無）	— (○)	モサプリドクエン酸塩水和物
モサプリドクエン酸塩錠5mg「サワイ」(沢井)	5mg	Fコート錠 （割線1本）	— (○)	
モサプリドクエン酸塩錠2.5mg「サンド」(サンド)	2.5mg	Fコート錠 ○（割線無）	— (○)	モサプリドクエン酸塩水和物
モサプリドクエン酸塩錠5mg「サンド」(サンド)	5mg	Fコート錠 （割線1本）	— (○)	

可否判定　○：可，△：条件つきで可，×：不可，—：企業判定回避，（ ）：著者判断

モサフ

理　由	代用品
著 防湿保存 安定性 粉砕後　(25℃, 75%RH, 遮光, 開放)35日間安定 (40℃, 遮光, 気密容器)35日間安定 (25℃, 60万lx·hr, 気密容器)安定 溶解性(水) ほとんど溶けない	散1%　先 GE
著 防湿保存 安定性 粉砕後　4週間の含量が3%以上の低下を認めたが, 規格内の変化であり, 品質上問題ないと判断された 溶解性(水) ほとんど溶けない	散1%　先 GE
著 防湿保存 安定性 粉砕品　(40℃, 遮光, 気密, 5週間)問題となる変化なし (25℃, 75%RH, 遮光, 5週間)問題となる変化なし (60万lx·hr, 20℃, 気密)問題となる変化なし 溶解性(水) ほとんど溶けない	散1%　先 GE
においはなく, 味はわずかに苦い 著 防湿保存 溶解性(水) ほとんど溶けない	散1%　先 GE
著 防湿保存 安定性 粉砕後　〔温度〕(40±2℃, 遮光・気密容器(瓶), 3カ月間)外観(性状), 1錠相当質量(mg), 定量(%)変化なし, 乾燥減量(%)(2.9→1.7)の低下あり。純度試験において経時的な類縁物質の増加(規格内) 〔湿度〕(25±2℃, 75±5%RH, 遮光・開放, 3カ月間)外観(性状), 定量(%), 純度(%)変化なし, 1錠相当質量(mg)(82.5→85.3)・乾燥減量(%)(2.9→5.3)の増加あり 〔光〕(総曝光量120万lx·hr, 25±2℃, 60±5%RH, 気密容器)外観(性状), 定量(%)変化なし, 1錠相当質量(mg)(82.5→84.1)・乾燥減量(%)(2.6→4.1)の増加あり。純度試験において類縁物質の増加(規格内) 溶解性(水) ほとんど溶けない	散1%　先 GE
著 防湿保存 安定性 粉砕後　〔温度〕(40±2℃, 遮光・気密容器(瓶), 3カ月間)外観(性状), 1錠相当質量(mg), 定量(%)変化なし, 乾燥減量(%)(2.6→1.6)の低下あり。純度試験において経時的な類縁物質の増加(規格内) 〔湿度〕(25±2℃, 75±5%RH, 遮光・開放, 3カ月間)外観(性状), 定量(%), 純度(%)変化なし, 1錠相当質量(mg)(139.7→144.6)・乾燥減量(%)(2.6→5.2)の増加あり 〔光〕(総曝光量120万lx·hr, 25±2℃, 60±5%RH, 気密容器)外観(性状), 定量(%)変化なし, 1錠相当質量(mg)(139.7→142.5)・乾燥減量(%)(2.9→4.1)の増加あり。純度試験において既知の類縁物質の増加(規格内) 溶解性(水) ほとんど溶けない	

理由　著 著者コメント　安定性 原薬(一部製剤)の安定性　溶解性(水) 原薬の水に対する溶解性
代用品　※：一部適応等が異なる

モサフ

製品名(会社名)	規格単位	剤形・割線・Cap号数	可否	一般名
モサプリドクエン酸塩錠2.5mg「テバ」(武田テバ薬品=武田テバファーマ=武田)	2.5mg	Fコート錠 ○(割線無)	— (○)	モサプリドクエン酸塩水和物
モサプリドクエン酸塩錠5mg「テバ」(武田テバ薬品=武田テバファーマ=武田)	5mg	Fコート錠 (割線1本)	— (○)	
モサプリドクエン酸塩錠2.5mg「トーワ」(東和薬品)	2.5mg	素錠 ○(割線無)	— (○)	モサプリドクエン酸塩水和物
モサプリドクエン酸塩錠5mg「トーワ」(東和薬品)	5mg	素錠 ⊖(割線1本)	— (○)	
モサプリドクエン酸塩錠2.5mg「日医工」(日医工)	2.5mg	Fコート錠 ○(割線無)	— (○)	モサプリドクエン酸塩水和物
モサプリドクエン酸塩錠5mg「日医工」(日医工)	5mg	Fコート錠 (割線1本)	— (○)	
モサプリドクエン酸塩錠2.5mg「日新」(日新製薬)	2.5mg	Fコート錠 ○(割線無)	— (○)	モサプリドクエン酸塩水和物
モサプリドクエン酸塩錠5mg「日新」(日新製薬)	5mg	Fコート錠 (割線1本)	— (○)	
モサプリドクエン酸塩錠2.5mg「ファイザー」(ファイザー)	2.5mg	Fコート錠 ○(割線無)	— (○)	モサプリドクエン酸塩水和物
モサプリドクエン酸塩錠5mg「ファイザー」(ファイザー)	5mg	Fコート錠 (割線1本)	— (○)	
モサプリドクエン酸塩錠2.5mg「明治」(MeijiSeika)	2.5mg	Fコート錠 ○(割線無)	— (○)	モサプリドクエン酸塩水和物
モサプリドクエン酸塩錠5mg「明治」(MeijiSeika)	5mg	Fコート錠 (割線1本)	— (○)	
モディオダール錠100mg(アルフレッサファーマ=田辺三菱)	100mg	素錠 (割線1本)	— (○)	モダフィニル
モトナリン錠1mg(日本薬工=ケミファ)	1mg	素錠 ⊖(割線1本)	—	チザニジン塩酸塩
モノフィリン錠100mg(日医工)	100mg	素錠 ○(割線無)	— (○)	プロキシフィリン
モーバー錠100mg(田辺三菱)	100mg	Fコート錠 ○(割線無)	— (○)	アクタリット

可否判定 ○:可, △:条件つきで可, ×:不可, —:企業判定回避, ( ):著者判断

理　　由	代用品
著 防湿保存 安定性〔温度〕(40℃，4週間)外観，含量に変化なし 〔湿度〕(25℃，75%RH，4週間)外観，含量に変化なし(ただし凝集傾向があった) 〔光〕(60万lx・hr)外観，含量に変化なし ※ただし温度(40℃)と曝光により類縁物質が増加する傾向がある 溶解性(水)ほとんど溶けない	散1% 先 GE
著 防湿保存 安定性 粉砕後　(室内散光下，3カ月間)外観・含量変化なし (室内散光・防湿条件下，3カ月間)外観，含量に変化なし 溶解性(水)ほとんど溶けない	散1% 先 GE
著 防湿保存 安定性 粉砕物　(25℃，75%RH，遮光・開放，3カ月間)(室温，曝光量120万lx・hr，D65光源，気密容器)外観，類縁物質，含量変化なし 溶解性(水)ほとんど溶けない	散1% 先 GE
開封後は湿気を避けて保存 著 防湿保存 溶解性(水)ほとんど溶けない	散1% 先 GE
著 防湿保存 安定性(温度・湿度成り行き，室内散乱光)変化なし 溶解性(水)ほとんど溶けない	散1% 先 GE
著 防湿保存 安定性〔長期〕(室温(9～28℃)，29～78%RH，無色ガラス瓶(成り行き)，5年間)変化なし 〔苛酷〕(40℃，遮光，褐色ガラス瓶(密栓)，12カ月間)変化なし (50℃，遮光，褐色ガラス瓶(密栓)，6カ月間)変化なし (25℃，93%RH，褐色ガラス瓶(開栓)，6カ月間)変化なし (40℃，75%RH，褐色ガラス瓶(開栓)，6カ月間)変化なし (20℃，蛍光灯(8,000lx)，シャーレ，150時間光照射(120万lx・hr))変化なし 溶解性(水)ほとんど溶けない	散1% 先 GE
著 法的規制があるため慎重に実施 安定性 粉砕後　データなし 溶解性(水)極めて溶けにくい	
室温保存 溶解性(水)やや溶けやすい	顆0.2% 先 GE
著 防湿保存 溶解性(水)溶けやすい	末 先
安定性〔長期〕(室温，無色ガラス瓶(気密)，39カ月間)変化なし 〔苛酷〕(50℃，無色ガラス瓶(気密)，3カ月間)変化なし (40℃，75%RH，シャーレ(開放)，3カ月間)変化なし (室内散光(600lx)，シャーレ(開放)，3カ月間)変化なし 溶解性(水)溶けにくい	

理由　著 著者コメント　　安定性 原薬(一部製剤)の安定性　　溶解性(水)原薬の水に対する溶解性
代用品　※：一部適応等が異なる

モヒツ

製品名（会社名）	規格単位	剤形・割線・Cap号数	可否	一般名
モービック錠5mg （日本ベーリンガー）	5mg	素錠 ○(割線無)	― (○)	メロキシカム
モービック錠10mg （日本ベーリンガー）	10mg	素錠 ⊖(割線1本)	― (○)	
モルヒネ塩酸塩錠10mg「DSP」 （大日本住友）	10mg	素錠 ○(割線無)	― (×)	モルヒネ塩酸塩水和物
モンテルカスト錠5mg「AA」 （浜理＝あすか製薬＝武田）	5mg	Fコート錠 ○(割線無)	― (×)	モンテルカストナトリウム
モンテルカスト錠10mg「AA」 （浜理＝あすか製薬＝武田）	10mg	Fコート錠 ○(割線無)	― (×)	
モンテルカストチュアブル錠5mg 「AA」（浜理＝あすか製薬）	5mg	チュアブル錠 ○(割線無)	― (×)	モンテルカストナトリウム
モンテルカスト錠5mg「CEO」 （セオリア＝武田）	5mg	Fコート錠 ○(割線無)	― (×)	モンテルカストナトリウム
モンテルカスト錠10mg「CEO」 （セオリア＝武田）	10mg	Fコート錠 ○(割線無)	― (×)	

可否判定　○：可，△：条件つきで可，×：不可，―：企業判定回避，（ ）：著者判断

理　　由	代用品
(安定性)〔長期〕(室内散光下, 無色瓶(密栓), 36カ月間)変化なし (30℃, 70%RH, 暗所, ポリエチレン袋＋ファイバードラム, 36カ月間)変化なし 〔温度〕(60℃, 暗所, 瓶(密栓), 1カ月間)変化なし (40℃, 暗所, ポリエチレン袋＋ファイバードラム, 6カ月間)変化なし 〔湿度〕(25℃, 93%RH, 暗所, 瓶(開栓), 1カ月間)変化なし 〔光〕(室温, 蛍光灯, 120万lx·hr, 無色瓶)変化なし (溶解性(水))ほとんど溶けない	
(著)医療用麻薬のため粉砕回避。できれば剤形変更する (安定性)製剤　〔長期〕(25℃, 60%RH, PTP包装品(アルミラッピング), 3年間)変化なし (室温, 褐色ガラス瓶(密栓), 5年間)変化なし 〔加速〕(40℃, 75%RH, PTP包装品(アルミラッピング), 6カ月間)変化なし (室温, 褐色ガラス瓶(密栓), 6カ月間)変化なし (溶解性(水))やや溶けやすい	末 [先]
(著)データなし。湿度, 光に対して不安定なため原則粉砕不可 (安定性)〔長期〕(25℃, 60%RH, ポリエチレン袋(窒素封入)＋アルミ袋(窒素封入, 密閉), 18カ月間)変化なし 〔苛酷〕(40℃, 75%RH, ポリエチレン袋(窒素封入)＋アルミ袋(窒素封入, 密閉), 6カ月間)変化なし 〔温度〕(40℃, 気密容器, 1カ月間)純度適 〔湿度〕(25℃, 75%RH, 開放, 3カ月間)純度適 〔光〕(30万lx·hr, シャーレ, 密閉)純度不適 (溶解性(水))溶けやすい	細4mg＊ [先][GE]
(著)データなし。湿度, 光に対して不安定なため原則粉砕不可 (安定性)〔長期〕(25℃, 60%RH, ポリエチレン袋(窒素封入)＋アルミ袋(窒素封入, 密閉), 18カ月間)変化なし 〔苛酷〕(40℃, 75%RH, ポリエチレン袋(窒素封入)＋アルミ袋(窒素封入, 密閉), 6カ月間)変化なし 〔温度〕(40℃, 遮光・気密容器, 1カ月間)純度適 〔湿度〕(25℃, 75%RH, 遮光・開放, 3カ月間)純度適 〔光〕(7.5万lx·hr, 成り行き温湿度)純度不適 (溶解性(水))溶けやすい	細4mg＊ [先][GE]
(著)湿度, 光に対して不安定なため原則粉砕不可 (安定性)粉砕後　〔温度〕(40±2℃, 遮光・密栓, 3カ月間)外観及び定量規格内 〔湿度〕(25±2℃, 75±5%RH, 遮光・開栓, 3カ月間)外観及び定量規格内 〔光〕(60万lx·hr(密栓))外観：極微黄褐色に変化。類縁物質の増加と含量低下が認められた 体内動態のデータなし (溶解性(水))溶けやすい	細4mg＊ [先][GE]

理由　(著)著者コメント　(安定性)原薬(一部製剤)の安定性　(溶解性(水))原薬の水に対する溶解性
代用品　※：一部適応等が異なる

モンテ

製品名（会社名）	規格単位	剤形・割線・Cap号数	可否	一般名
モンテルカスト錠5mg「CMX」（ケミックス）	5mg	Fコート錠 ◯（割線無）	×	モンテルカストナトリウム
モンテルカスト錠10mg「CMX」（ケミックス）	10mg	Fコート錠 ◯（割線無）	△ (×)	
モンテルカスト錠5mg「DSEP」（第一三共エスファ）	5mg	Fコート錠 ◯（割線無）	△ (×)	モンテルカストナトリウム
モンテルカスト錠10mg「DSEP」（第一三共エスファ）	10mg	Fコート錠 ◯（割線無）	△ (×)	
モンテルカストチュアブル錠5mg「DSEP」（第一三共エスファ）	5mg	素錠 ◯（割線無）	— (×)	モンテルカストナトリウム

可否判定　○：可，△：条件つきで可，×：不可，—：企業判定回避，( )：著者判断

モンテ

理　由	代用品
遮光が必要 **著** 湿度，光に対して不安定なため原則粉砕不可 (安定性)〔長期〕(25±2℃，60±5%RH，透明ポリラミネート袋(輪ゴム閉じ)+アルミラミネート袋(ヒートシール)+ファイバードラム，36カ月間)外観・性状：変化なし．残存率：ほとんど変化なし 〔加速〕(40±2℃，75±5%RH，透明ポリラミネート袋(輪ゴム閉じ)+アルミラミネート袋(ヒートシール)+ファイバードラム，6カ月間)外観・性状：変化なし．残存率：ほとんど変化なし 〔苛酷〕(60±2℃，60±5%RH，暗所，透明ポリラミネート袋(輪ゴム閉じ)+アルミラミネート袋(ヒートシール)+ファイバードラム，3カ月間)外観・性状：変化なし．残存率：ほとんど変化なし **粉砕後** 25±2℃，60±5%RH，遮光，開放で粉砕後，3日で含量が逸脱 (溶解性(水))溶けやすい	細4mg ※ 先 GE
遮光が必要 **著** 湿度，光に対して不安定なため原則粉砕不可 (安定性)〔長期〕(25±2℃，60±5%RH，透明ポリラミネート袋(輪ゴム閉じ)+アルミラミネート袋(ヒートシール)+ファイバードラム，36カ月間)外観・性状：変化なし．残存率：ほとんど変化なし 〔加速〕(40±2℃，75±5%RH，透明ポリラミネート袋(輪ゴム閉じ)+アルミラミネート袋(ヒートシール)+ファイバードラム，6カ月間)外観・性状：変化なし．残存率：ほとんど変化なし 〔苛酷〕(60±2℃，60±5%RH，暗所，透明ポリラミネート袋(輪ゴム閉じ)+アルミラミネート袋(ヒートシール)+ファイバードラム，3カ月間)外観・性状：変化なし．残存率：ほとんど変化なし **粉砕後** 25±2℃，60±5%RH，遮光，開放で粉砕後1週間まで，性状，類縁物質，含量とも変化なかった (溶解性(水))溶けやすい	
粉砕後は遮光して保存すること **著** 湿度，光に対して不安定なため原則粉砕不可 (安定性)〔加速〕(40℃，75%RH，6カ月間)変化なし 〔苛酷〕(40℃，遮光，3カ月間)変化なし (25℃，75%RH，遮光，3カ月間)硬度やや低下 (60万lx・hr)不適 **粉砕後** 40℃・遮光・3カ月，25℃・75%RH・遮光・3カ月の条件下で変化は認められなかった．2,000lx・60万lx・hrの条件下で性状が白色から極微黄褐色・純度試験不適・含量大幅低下が認められた (溶解性(水))溶けやすい	細4mg ※ 先 GE
チュアブル錠のためデータなし **著** データなし．湿度，光に対して不安定なため原則粉砕不可 (安定性)〔加速〕(40℃，75%RH，6カ月間)変化なし 〔苛酷〕(40℃，遮光，3カ月間)変化なし (25℃，75%RH，遮光，0.5カ月間)溶出試験不適及び硬度やや低下 (60万lx・hr)純度試験，溶出試験及び定量不適 (溶解性(水))溶けやすい	細4mg 先 GE

理由　**著** 著者コメント　(安定性)原薬(一部製剤)の安定性　(溶解性(水))原薬の水に対する溶解性
代用品　※：一部適応等が異なる

モンテ

製品名（会社名）	規格単位	剤形・割線・Cap号数	可否	一般名
モンテルカスト錠5mg「EE」(エルメッド＝日医工)	5mg	Fコート錠 ◯(割線無)	― (×)	モンテルカストナトリウム
モンテルカスト錠10mg「EE」(エルメッド＝日医工)	10mg	Fコート錠 ◯(割線無)	― (×)	
モンテルカストOD錠5mg「EE」(エルメッド＝日医工)	5mg	口腔内崩壊錠 ◯(割線無)	― (×)	モンテルカストナトリウム
モンテルカストOD錠10mg「EE」(エルメッド＝日医工)	10mg	口腔内崩壊錠 ◯(割線無)	― (×)	
モンテルカストチュアブル錠5mg「EE」(エルメッド＝日医工)	5mg	チュアブル錠 ◯(割線無)	― (×)	モンテルカストナトリウム
モンテルカスト錠5mg「JG」(日本ジェネリック)	5mg	Fコート錠 ◯(割線無)	― (×)	モンテルカストナトリウム
モンテルカスト錠10mg「JG」(日本ジェネリック)	10mg	Fコート錠 ◯(割線無)	― (×)	
モンテルカストチュアブル錠5mg「JG」(日本ジェネリック)	5mg	素錠 ◯(割線無)	― (×)	モンテルカストナトリウム

可否判定 ◯：可，△：条件つきで可，×：不可，―：企業判定回避，()：著者判断

モンテ

理　由	代用品
粉砕時の体内動態データなし 著 湿度，光に対して不安定なため原則粉砕不可 安定性 製剤 〔通常〕(40℃，75％RH，6カ月間)変化なし 〔苛酷〕(40℃または25℃，75％RH，3カ月間)変化なし 〔光〕(120万lx·hr)変化なし 粉砕後　(40℃，3カ月間)類縁物質の増加 (25℃，75％，30日間)変化なし (60万lx·hr)類縁物質の増加，含量低下 溶解性(水) 溶けやすい	細4mg ※ 先 GE
粉砕時の体内動態データなし 口腔内崩壊錠のため粉砕不要 著 湿度，光に対して不安定なため原則粉砕不可 安定性 製剤 〔通常〕(40℃，75％RH，6カ月間)変化なし 〔苛酷〕(40℃または25℃，75％RH，3カ月間)類縁物質の増加，硬度低下が認められた 〔光〕(120万lx·hr)類縁物質の増加，含量低下，硬度低下が認められた 粉砕後　(40℃，2カ月間)類縁物質の増加 (25℃，75％，3カ月間)変化なし (2.4万lx·hr)類縁物質の増加 溶解性(水) 溶けやすい	細4mg ※ 先 GE
粉砕時の体内動態データなし チュアブル錠のため粉砕不要 著 データなし。湿度，光に対して不安定なため原則粉砕不可 安定性 製剤 〔通常〕(40℃，75％RH，6カ月間)変化なし 〔苛酷〕(40℃または25℃，75％RH，3カ月間)変化なし 〔光〕(120万lx·hr)類縁物質の増加が認められた 溶解性(水) 溶けやすい	細4mg 先 GE
著 湿度，光に対して不安定なため原則粉砕不可 安定性 原薬 吸湿性である。光によって黄色に変化する 粉砕品　(40℃，遮光・気密容器，4週間)変化なし (25℃，75％RH，遮光・開放，4週間)変化なし (25℃，30万lx·hr，透明・気密容器)含量の低下，類縁物質の増加 溶解性(水) 溶けやすい	細4mg ※ 先 GE
著 湿度，光に対して不安定なため原則粉砕不可 安定性 原薬 吸湿性である。光によって黄色に変化する 粉砕品　(40℃，遮光・気密容器，4週間)変化なし (25℃，75％RH，遮光・開放，4週間)変化なし (25℃，30万lx·hr，透明・気密容器)含量の低下，類縁物質の増加 溶解性(水) 溶けやすい	細4mg 先 GE

理由　著 著者コメント　　安定性 原薬(一部製剤)の安定性　　溶解性(水) 原薬の水に対する溶解性
代用品　※：一部適応等が異なる

モンテ

製品名（会社名）	規格単位	剤形・割線・Cap号数	可否	一般名
モンテルカスト錠5mg「KM」（キョーリンリメディオ＝杏林）	5mg	Fコート錠 ◯（割線無）	― (×)	モンテルカストナトリウム
モンテルカスト錠10mg「KM」（キョーリンリメディオ＝杏林）	10mg	Fコート錠 ◯（割線無）	― (×)	
モンテルカスト錠5mg「KN」（小林化工）	5mg	Fコート錠 ◯（割線無）	― (×)	モンテルカストナトリウム
モンテルカスト錠10mg「KN」（小林化工）	10mg	Fコート錠 ◯（割線無）	― (×)	
モンテルカストOD錠5mg「KN」（小林化工）	5mg	口腔内崩壊錠 ◯（割線無）	― (×)	モンテルカストナトリウム
モンテルカストOD錠10mg「KN」（小林化工）	10mg	口腔内崩壊錠 ◯（割線無）	― (×)	
モンテルカストチュアブル錠5mg「KN」（小林化工）	5mg	素錠 ◯（割線無）	― (×)	モンテルカストナトリウム
モンテルカスト錠5mg「KO」（寿）	5mg	Fコート錠 ◯（割線無）	◯ (×)	モンテルカストナトリウム
モンテルカスト錠10mg「KO」（寿）	10mg	Fコート錠 ◯（割線無）	◯ (×)	
モンテルカスト錠5mg「SN」（シオノ＝江州）	5mg	Fコート錠 ◯（割線無）	― (×)	モンテルカストナトリウム
モンテルカスト錠10mg「SN」（シオノ＝江州）	10mg	Fコート錠 ◯（割線無）	― (×)	
モンテルカストチュアブル錠5mg「SN」（シオノ＝江州）	5mg	素錠 ◯（割線無）	― (×)	モンテルカストナトリウム
モンテルカスト錠5mg「TCK」（辰巳＝フェルゼン）	5mg	Fコート錠 ◯（割線無）	― (×)	モンテルカストナトリウム
モンテルカスト錠10mg「TCK」（辰巳＝フェルゼン）	10mg	Fコート錠 ◯（割線無）	― (×)	

可否判定 ◯：可，△：条件つきで可，×：不可，―：企業判定回避，（ ）：著者判断

理　由	代用品
著 データなし。湿度，光に対して不安定なため原則粉砕不可 安定性 [長期] (25℃，60%RH，36カ月間) 変化なし [温度] (60℃，12週間) 外観及び溶液の色のわずかな変化 [光] (白色蛍光灯，120万lx·hr) 照射された表面の黄色への着色並びに水分及び溶液の色の増加 [湿度] (25℃，90%RH，48週間) 潮解による外観上の変化，水分含量が増加し(安定性には影響なし)，光学純度，旋光度の変化及びIRスペクトルの不適合が認められた 溶解性(水) 溶けやすい	細4mg * 先 GE
著 湿度，光に対して不安定なため原則粉砕不可 安定性 **粉砕後**　[通常] (25℃，75%RH，遮光) 3カ月目に類縁物質増加傾向(規格内) [苛酷] (40℃，遮光) [5mg錠] 3カ月目に類縁物質増加(規格外)，[10mg錠] 3カ月目に類縁物質増加傾向(規格内) [光] (室温，1,000lx·hr(白色蛍光灯下)) [5mg錠] 1日目に類縁物質増加(規格外)，含量低下(規格外)，[10mg錠] 3日目に類縁物質増加(規格外)，含量低下傾向(規格内) 溶解性(水) 溶けやすい	細4mg * 先 GE
著 湿度，光に対して不安定なため原則粉砕不可 安定性 **粉砕後**　[通常] (25℃，75%RH，遮光) 3カ月目に類縁物質増加傾向(規格内) [苛酷] (40℃，遮光) [5mgOD錠] 3カ月目に類縁物質増加(規格外)，[10mgOD錠] 3カ月目に類縁物質増加傾向(規格内) [光] (室温，1,000lx·hr(白色蛍光灯下)) 1日目に類縁物質増加(規格外)，[5mgOD錠] 含量低下(規格内)，[10mgOD錠] 含量低下傾向(規格内) 溶解性(水) 溶けやすい	細4mg * 先 GE
粉砕に関するデータなし 著 データなし。湿度，光に対して不安定なため原則粉砕不可 溶解性(水) 溶けやすい	細4mg 先 GE
著 データなし。湿度，光に対して不安定なため原則粉砕不可 溶解性(水) 溶けやすい	細4mg * 先 GE
著 データなし。湿度，光に対して不安定なため原則粉砕不可 溶解性(水) 溶けやすい	細4mg * 先 GE
著 データなし。湿度，光に対して不安定なため原則粉砕不可 溶解性(水) 溶けやすい	細4mg 先 GE
25±2℃，75±5%RH，遮光・開放条件で4週間保存した結果，外観，純度，含量に変化はなかった 著 データなし。湿度，光に対して不安定なため原則粉砕不可 安定性 該当資料なし 溶解性(水) 溶けやすい	細4mg * 先 GE

理由　著 著者コメント　安定性 原薬(一部製剤)の安定性　溶解性(水) 原薬の水に対する溶解性
代用品　※：一部適応等が異なる

モンテ

製品名（会社名）	規格単位	剤形・割線・Cap号数	可否	一般名
モンテルカストチュアブル錠5mg「TCK」(辰巳)	5mg	チュアブル錠 ○(割線無)	— (×)	モンテルカストナトリウム
モンテルカスト錠5mg「YD」(陽進堂)	5mg	Fコート錠 ○(割線無)	— (×)	モンテルカストナトリウム
モンテルカスト錠10mg「YD」(陽進堂)	10mg	Fコート錠 ○(割線無)	— (×)	
モンテルカストチュアブル錠5mg「YD」(陽進堂)	5mg	素錠 ○(割線無)	— (×)	モンテルカストナトリウム
モンテルカスト錠5mg「アスペン」(田村薬品＝アスペン)	5mg	Fコート錠 ○(割線無)	— (×)	モンテルカストナトリウム
モンテルカスト錠10mg「アスペン」(田村薬品＝アスペン)	10mg	Fコート錠 ○(割線無)	— (×)	
モンテルカストチュアブル錠5mg「アスペン」(田村薬品＝アスペン)	5mg	Fコート錠 ○(割線無)	— (×)	モンテルカストナトリウム
モンテルカスト錠5mg「オーハラ」(大原)	5mg	Fコート錠 ○(割線無)	— (×)	モンテルカストナトリウム
モンテルカスト錠10mg「オーハラ」(大原)	10mg	Fコート錠 ○(割線無)	— (×)	
モンテルカストチュアブル錠5mg「オーハラ」(大原)	5mg	素錠 ○(割線無)	— (×)	モンテルカストナトリウム

可否判定　○：可，△：条件つきで可，×：不可，—：企業判定回避，（　）：著者判断

モンテ

理　由	代用品
25±2℃,75±5%RH,遮光・開放条件で4週間保存した結果,外観,純度,含量に変化はなかった **著** データなし。湿度,光に対して不安定なため原則粉砕不可 **安定性** 該当資料なし **溶解性(水)** 溶けやすい	細4mg 先 GE
著 湿度,光に対して不安定なため原則粉砕不可 **安定性 粉砕時** (25±2℃,75±5%RH,遮光・シャーレ開放,4週間)性状変化なし,純度・含量規格内 **溶解性(水)** 溶けやすい	細4mg ※ 先 GE
著 湿度,光に対して不安定なため原則粉砕不可 **安定性 粉砕時** (25±2℃,75±5%RH,遮光・シャーレ開放,3カ月間)性状変化なし,純度・含量規格内 **溶解性(水)** 溶けやすい	細4mg 先 GE
著 データなし。湿度,光に対して不安定なため原則粉砕不可 **安定性**〔長期〕(25℃,60%RH,ポリエチレン袋(窒素封入)+アルミ袋(窒素封入,密閉),18カ月間)変化なし 〔苛酷〕(40℃,75%RH,ポリエチレン袋(窒素封入)+アルミ袋(窒素封入,密閉),6カ月間)変化なし 〔温度〕(40℃,遮光・気密容器,1カ月間)純度適 〔湿度〕(25℃,75%RH,遮光・開放,3カ月間)純度適 〔光〕(30万lx·hr,シャーレ,密閉)純度不適 **溶解性(水)** 溶けやすい	細4mg 先 GE
著 データなし。湿度,光に対して不安定なため原則粉砕不可 **安定性**〔長期〕(25℃,60%RH,ポリエチレン袋(窒素封入)+アルミ袋(窒素封入,密閉),18カ月間)変化なし 〔苛酷〕(40℃,75%RH,ポリエチレン袋(窒素封入)+アルミ袋(窒素封入,密閉),6カ月間)変化なし 〔温度〕(40℃,遮光・気密容器,1カ月間)純度適 〔湿度〕(25℃,75%RH,遮光・開放,3カ月間)純度適 〔光〕(7.5万lx·hr,成り行き温湿度)純度不適 **溶解性(水)** 溶けやすい	細4mg 先 GE
著 データなし。湿度,光に対して不安定なため原則粉砕不可 **溶解性(水)** 溶けやすい	細4mg ※ 先 GE
著 データなし。湿度,光に対して不安定なため原則粉砕不可 **溶解性(水)** 溶けやすい	細4mg 先 GE

理由　**著** 著者コメント　**安定性** 原薬(一部製剤)の安定性　**溶解性(水)** 原薬の水に対する溶解性
代用品　※：一部適応等が異なる

モ

モンテ

製品名（会社名）	規格単位	剤形・割線・Cap号数	可否	一般名
モンテルカスト錠5mg「科研」 （ダイト＝科研）	5mg	Fコート錠 ◯（割線無）	— (×)	モンテルカストナトリウム
モンテルカスト錠10mg「科研」 （ダイト＝科研）	10mg	Fコート錠 ◯（割線無）	— (×)	
モンテルカストチュアブル錠5mg「科研」（ダイト＝科研）	5mg	素錠 ◯（割線無）	— (×)	モンテルカストナトリウム
モンテルカスト錠5mg「ケミファ」 （ケミファ＝日本薬工）	5mg	Fコート錠 ◯（割線無）	— (×)	モンテルカストナトリウム
モンテルカスト錠10mg「ケミファ」 （ケミファ＝日本薬工）	10mg	Fコート錠 ◯（割線無）	— (×)	
モンテルカストチュアブル錠5mg「ケミファ」（ケミファ＝日本薬工）	5mg	素錠 ◯（割線無）	— (×)	モンテルカストナトリウム

可否判定　◯：可，△：条件つきで可，×：不可，—：企業判定回避，（　）：著者判断

理　由	代用品
著 湿度，光に対して不安定なため原則粉砕不可 **安定性) 粉砕後** 〔温度〕(40℃，75％RH，遮光・気密容器，30日間)性状・類縁物質・含量変化なし 〔湿度〕(25℃，75％RH，遮光・開放)7日で含量低下(規格内) 〔光〕(2,500lx，25℃，45％RH，開放)250lx・hrで類縁物質増加(規格外) **溶解性(水)** 溶けやすい	細4mg ※ 先 GE
著 湿度，光に対して不安定なため原則粉砕不可 **安定性) 粉砕後** 〔温度〕(40℃，75％RH，遮光・気密容器，30日間)性状・類縁物質・含量変化なし 〔湿度〕(25℃，75％RH，開放)7日で含量低下(規格内) 〔光〕(2,500lx，25℃，45％RH，開放)625lx・hrで類縁物質増加(規格外) **溶解性(水)** 溶けやすい	
著 湿度，光に対して不安定なため原則粉砕不可 **安定性) 粉砕後** 〔温度〕(40℃，75％RH，遮光・気密容器，30日間)性状・類縁物質・含量変化なし 〔湿度〕(25℃，75％RH，遮光・開放，30日間)性状・類縁物質・含量変化なし 〔光〕(1,250lx，25℃，45％RH，開放)1,250lx・hrで性状・類縁物質・含量変化なし **溶解性(水)** 溶けやすい	細4mg 先 GE
著 湿度，光に対して不安定なため原則粉砕不可 **安定性) 粉砕品** (温度・湿度成り行き，室内散乱光，シャーレ(開放)，9時間)わずかな外観の変化(規格内) (30±2℃，75±5％RH，遮光，シャーレ(開放)，1週間)含量の低下(規格内) (温度・湿度成り行き，総照度約6,000lx・hr(約1,000lx，6時間)，シャーレ(開放))わずかな外観の変化と類縁物質の増加(いずれも規格内) **溶解性(水)** 溶けやすい	細4mg ※ 先 GE
著 湿度，光に対して不安定なため原則粉砕不可 **安定性) 粉砕品** (40±2℃，遮光，気密容器(褐色ガラス瓶)，5週間)問題となる変化なし (60±2℃，遮光，気密容器(褐色ガラス瓶)，5週間)性状の変化及び類縁物質の増加(いずれも規格外) (25±2℃，60±5％RH，遮光，開放，5週間)問題となる変化なし (室温，総照度500lx・hr(1,000lx，0.5時間)，気密容器(無色ガラス瓶))問題となる変化なし (25±2℃，総照度24,000lx・hr(1,000lx，24時間)，気密容器(無色ガラス瓶))6,000lx・hr時点で類縁物質の増加及び含量の低下(いずれも規格外) **溶解性(水)** 溶けやすい	
著 湿度，光に対して不安定なため原則粉砕不可 **安定性) 粉砕品** (温度・湿度成り行き，室内散乱光，シャーレ(開放)，9時間)わずかな外観の変化(規格内) (30±2℃，75±5％RH，遮光，シャーレ(開放)，1週間)含量の低下(規格内) (温度・湿度成り行き，総照度約6,000lx・hr(約1,000lx，6時間)，シャーレ(開放))わずかな外観の変化と類縁物質の増加(いずれも規格内) **溶解性(水)** 溶けやすい	細4mg 先 GE

モンテ

製品名（会社名）	規格単位	剤形・割線・Cap号数	可否	一般名
モンテルカスト錠5mg「サワイ」（沢井）	5mg	Fコート錠 ◯(割線無)	―（×）	モンテルカストナトリウム
モンテルカスト錠10mg「サワイ」（沢井）	10mg	Fコート錠 ◯(割線無)	―（×）	
モンテルカストOD錠5mg「サワイ」（沢井）	5mg	口腔内崩壊錠 ◯(割線無)	―（×）	モンテルカストナトリウム
モンテルカストOD錠10mg「サワイ」（沢井）	10mg	口腔内崩壊錠 ◯(割線無)	―（×）	
モンテルカストチュアブル錠5mg「サワイ」（沢井）	5mg	素錠 ◯(割線無)	―（×）	モンテルカストナトリウム
モンテルカスト錠5mg「サンド」（サンド）	5mg	Fコート錠 ◯(割線無)	―（×）	モンテルカストナトリウム
モンテルカスト錠10mg「サンド」（サンド）	10mg	Fコート錠 ◯(割線無)	―（×）	
モンテルカストチュアブル錠5mg「サンド」（サンド）	5mg	素錠 ◯(割線無)	―（×）	モンテルカストナトリウム
モンテルカスト錠5mg「三和」（三和化学）	5mg	Fコート錠 ◯(割線無)	―（×）	モンテルカストナトリウム
モンテルカスト錠10mg「三和」（三和化学）	10mg	Fコート錠 ◯(割線無)	―（×）	

可否判定　○：可，△：条件つきで可，×：不可，―：企業判定回避，( )：著者判断

モンテ

理　由	代用品
著 データなし。湿度，光に対して不安定なため原則粉砕不可 安定性 吸湿性である。光によって黄色に変化する 溶解性(水) 溶けやすい	細4mg ※ 先 GE
著 湿度，光に対して不安定なため原則粉砕不可 安定性 吸湿性である。光によって黄色に変化する 溶解性(水) 溶けやすい	細4mg ※ 先 GE
著 データなし。湿度，光に対して不安定なため原則粉砕不可 安定性 吸湿性である。光によって黄色に変化する 溶解性(水) 溶けやすい	細4mg 先 GE
著 データなし。湿度，光に対して不安定なため原則粉砕不可 安定性〔温度〕(40℃，遮光・気密，1カ月間)性状，純度(%)，定量(%)に変化は認められなかった 〔湿度〕(25℃，75%RH，開放，1カ月間)性状，純度(%)に変化は認められなかったが，定量(%)が98.4→94.6に低下 〔光〕(総照射量1,250lx・hr)性状，定量(%)に変化は認められなかったが，純度(%)のシス異性体及びその他で規格外 溶解性(水) 溶けやすい	細4mg ※ 先 GE
著 データなし。湿度，光に対して不安定なため原則粉砕不可 安定性〔温度〕(40℃，遮光・気密，1カ月間)性状，定量(%)に変化は認められなかったが，純度(%)はわずかな増加(規格内) 〔湿度〕(25℃，75%RH，開放，1カ月間)性状，定量(%)に変化は認められなかったが，定量(%)が100.2→97.6に低下(規格内) 〔光〕(総照射量1,250lx・hr)性状，定量(%)に変化は認められなかったが，純度(%)はわずかな増加(規格内) 溶解性(水) 溶けやすい	
著 データなし。湿度，光に対して不安定なため原則粉砕不可 安定性〔温度〕(40℃，遮光・気密，1カ月間)性状，定量(%)に変化は認められなかったが，純度(%)はわずかな増加(規格内) 〔湿度〕(25℃，75%RH，開放，1カ月間)性状，純度(%)に変化は認められなかったが，定量(%)が100.2→97.6に低下(規格内) 〔光〕(総照射量1,250lx・hr)性状，定量(%)に変化は認められなかったが，純度(%)はわずかな増加(規格内) 溶解性(水) 溶けやすい	細4mg 先 GE
光によって黄色に変化する 著 湿度，光に対して不安定なため原則粉砕不可 安定性 40℃で1カ月目より含量の低下(規格外)。25℃・75%RHで3カ月間安定。総照射量120万lx・hrで含量の低下(規格外)及び類縁物質の増加(規格外) 溶解性(水) 溶けやすい	細4mg ※ 先 GE

モ

理由　著 著者コメント　　安定性 原薬(一部製剤)の安定性　　溶解性(水) 原薬の水に対する溶解性
代用品　※：一部適応等が異なる

モンテ

製品名（会社名）	規格単位	剤形・割線・Cap号数	可否	一般名
モンテルカストチュアブル錠5mg「三和」（三和化学）	5mg	素錠 ○（割線無）	— (×)	モンテルカストナトリウム
モンテルカスト錠5mg「ゼリア」（日本薬工＝ゼリア）	5mg	Fコート錠 ◯（割線無）	— (×)	モンテルカストナトリウム
モンテルカスト錠10mg「ゼリア」（日本薬工＝ゼリア）	10mg	Fコート錠 ○（割線無）	— (×)	モンテルカストナトリウム
モンテルカストチュアブル錠5mg「ゼリア」（日本薬工＝ゼリア）	5mg	素錠 ○（割線無）	— (×)	モンテルカストナトリウム

可否判定 ○：可，△：条件つきで可，×：不可，—：企業判定回避，（ ）：著者判断

理　由	代用品
光によって黄色に変化する 著 湿度，光に対して不安定なため原則粉砕不可 安定性 40℃で3カ月目より含量の低下(規格外)。25℃・75%RHで2カ月目より含量の低下(規格外)。総照射量120万lx・hrで含量の低下(規格外)及び類縁物質の増加(規格外) 溶解性(水) 溶けやすい	細4mg 先 GE
遮光・室温保存(開封後は湿気を避けて保存すること) 著 データなし。湿度，光に対して不安定なため原則粉砕不可 安定性 〔温度〕(60±2℃，成り行き湿度，遮光・気密(褐色ガラス瓶)，5週間)外観・性状：4週より一部凝集あり。純度試験：類縁物質の増加が認められるが，規格の範囲内。定量法：含量低下が認められるが，規格の範囲内 〔湿度〕(25±2℃，60±5%RH，遮光・開放，1週間)外観・性状：変化なし。純度試験：変化なし。定量法：変化なし 〔光〕(25±2℃，成り行き湿度，総照度24,000lx・hr(1,000lx・hr，24時間)，気密(無色ガラス瓶))外観・性状：変化なし。純度試験：総照度6,000lx・hrより類縁物質の増加(規格外)。定量法：総照度6,000lx・hrより含量低下(規格外) 溶解性(水) 溶けやすい	細4mg ※ 先 GE
遮光・室温保存(開封後は湿気を避けて保存すること) 著 データなし。湿度，光に対して不安定なため原則粉砕不可 安定性 〔温度〕(60±2℃，成り行き湿度，遮光・気密(褐色ガラス瓶)，5週間)外観・性状：4週より一部凝集あり。純度試験：類縁物質の増加(規格外)。定量法：わずかな含量低下が認められるが，規格の範囲内 〔湿度〕(25±2℃，60±5%RH，遮光・開放，1週間)外観・性状：変化なし。純度試験：変化なし。定量法：わずかな含量低下が認められるが，規格の範囲内 〔光〕(25±2℃，成り行き湿度，総照度24,000lx・hr(1,000lx・hr，24時間)，気密(無色ガラス瓶))外観・性状：変化なし。純度試験：総照度6,000lx・hrより類縁物質の増加(規格外)。定量法：総照度6,000lx・hrより含量低下(規格外) 溶解性(水) 溶けやすい	
遮光・室温保存(開封後は湿気を避けて保存すること) チェリーのようなにおい 著 データなし。湿度，光に対して不安定なため原則粉砕不可 安定性 〔通常〕(成り行き温度・湿度，室内散乱光，シャーレ(開放)，9時間)外観・性状：3時間よりわずかな色の変化(退色)を認めたが，うすい赤色の範疇であった。純度試験：類縁物質のわずかな増加が認められたが，規格の範囲内。定量法：わずかな含量低下が認められるが，規格の範囲内 〔湿度〕(30±2℃，75±5%RH，遮光，シャーレ(開放)，1週間)外観・性状：変化なし。純度試験：類縁物質のわずかな増加が認められたが，規格の範囲内。定量法：含量低下が認められるが，規格の範囲内 〔光〕(成り行き温度・湿度，総照度約6,000lx・hr(約1,000lx・hr，6時間)，シャーレ(開放))外観・性状：総照度3,000lx・hrよりわずかな色の変化(退色)を認めたが，うすい赤色の範疇であった。純度試験：類縁物質の増加が認められたが，規格の範囲内。定量法：変化なし 溶解性(水) 溶けやすい	細4mg 先 GE

理由　著 著者コメント　安定性 原薬(一部製剤)の安定性　溶解性(水) 原薬の水に対する溶解性
代用品　※：一部適応等が異なる

モンテ

製品名（会社名）	規格単位	剤形・割線・Cap号数	可否	一般名
モンテルカスト錠5mg「タカタ」（高田）	5mg	Fコート錠 ◯（割線無）	— (×)	モンテルカストナトリウム
モンテルカスト錠10mg「タカタ」（高田）	10mg	Fコート錠 ◯（割線無）	— (×)	
モンテルカストOD錠5mg「タカタ」（高田）	5mg	口腔内崩壊錠 ◯（割線無）	— (×)	モンテルカストナトリウム
モンテルカストOD錠10mg「タカタ」（高田＝共創未来ファーマ）	10mg	口腔内崩壊錠 ◯（割線無）	— (×)	
モンテルカストチュアブル錠5mg「タカタ」（高田＝共創未来ファーマ）	5mg	チュアブル錠 ◯（割線無）	— (×)	モンテルカストナトリウム
モンテルカスト錠5mg「武田テバ」（武田テバファーマ＝武田）	5mg	Fコート錠 ◯（割線無）	— (×)	モンテルカストナトリウム
モンテルカスト錠10mg「武田テバ」（武田テバファーマ＝武田）	10mg	Fコート錠 ◯（割線無）	— (×)	
モンテルカストOD錠5mg「武田テバ」（武田テバファーマ＝武田）	5mg	口腔内崩壊錠 ◯（割線無）	— (×)	モンテルカストナトリウム
モンテルカストOD錠10mg「武田テバ」（武田テバファーマ＝武田）	10mg	口腔内崩壊錠 ◯（割線無）	— (×)	
モンテルカストチュアブル錠5mg「武田テバ」（武田テバファーマ＝武田）	5mg	素錠 ◯（割線無）	— (×)	モンテルカストナトリウム
モンテルカスト錠5mg「タナベ」（ニプロES）	5mg	Fコート錠 ◯（割線無）	— (×)	モンテルカストナトリウム
モンテルカスト錠10mg「タナベ」（ニプロES）	10mg	Fコート錠 ◯（割線無）	— (×)	

可否判定 ◯：可，△：条件つきで可，×：不可，—：企業判定回避，( )：著者判断

モンテ

理　由	代用品
有効成分は湿度，光に不安定である 著 湿度，光に対して不安定なため原則粉砕不可 安定性 粉砕物　[10mg錠] (25℃, 75%RH, 遮光, 30日間)性状：わずかに黄変。含量：わずかに低下(規格内)。 純度試験(類縁物質)：15日から増加(規格外) 溶解性(水) 溶けやすい	細4mg ※ 先 GE
有効成分は湿度，光に不安定である 著 湿度，光に対して不安定なため原則粉砕不可 安定性 粉砕物　[10mg普通錠] (25℃, 75%RH, 遮光, 30日間)性状：わずかに黄変。含量：わずかに低下(規格内)。 純度試験(類縁物質)：15日から増加(規格外) 溶解性(水) 溶けやすい	細4mg ※ 先 GE
有効成分は湿度，光に不安定である 著 データなし。湿度，光に対して不安定なため原則粉砕不可 安定性 データなし 溶解性(水) 溶けやすい	細4mg 先 GE
著 データなし。湿度，光に対して不安定なため原則粉砕不可 安定性 製剤　[湿度](25℃, 75%RH, 4週間)外観変化あり(白色から微黄白色の粉末となった)，含量変化なし 溶解性(水) 溶けやすい	細4mg ※ 先 GE
服用直前にPTPを開封すること 著 湿度，光に対して不安定なため原則粉砕不可 安定性 製剤　[無包装](40℃, 3カ月間)外観変化(白色で微黄色の斑点)，含量に変化なし (25℃, 75%RH, 3カ月間)外観変化(白色で淡黄色の斑点)，含量に変化なし，硬度低下 (15万lx·hr)外観変化(微黄色で褐色の斑点)，含量低下(含量：85.4%)，溶出率低下，類縁物質増加 溶解性(水) 溶けやすい	細4mg ※ 先 GE
服用直前にPTPを開封すること 著 湿度，光に対して不安定なため原則粉砕不可 安定性 製剤　[無包装](40℃, 3カ月間)外観変化(微黄色の斑点)，含量に変化なし (25℃, 75%RH, 3カ月間)外観変化(淡黄色の斑点)，含量に変化なし，硬度低下 (15万lx·hr)外観変化(微黄色で褐色の斑点)，含量低下(含量：88.7%)，類縁物質増加 溶解性(水) 溶けやすい	
著 データなし。湿度，光に対して不安定なため原則粉砕不可 安定性 製剤　[湿度](25℃, 75%RH, 4週間)外観，含量変化なし 溶解性(水) 溶けやすい	細4mg ※ 先 GE
原薬は光によって黄色に変色する 著 湿度，光に対して不安定なため原則粉砕不可 安定性 粉砕品　(25℃, 75%RH, 遮光·開放, 1カ月間)性状·含量·純度に変化なし 溶解性(水) 溶けやすい	細4mg ※ 先 GE

理由　著 著者コメント　安定性 原薬(一部製剤)の安定性　溶解性(水) 原薬の水に対する溶解性
代用品　※：一部適応等が異なる

モンテ

製品名（会社名）	規格単位	剤形・割線・Cap号数	可否	一般名
モンテルカストチュアブル錠5mg「タナベ」(ニプロES)	5mg	素錠 ○(割線無)	— (×)	モンテルカストナトリウム
モンテルカスト錠5mg「ツルハラ」(鶴原)	5mg	Fコート錠 ○(割線無)	×	モンテルカストナトリウム
モンテルカスト錠10mg「ツルハラ」(鶴原)	10mg	Fコート錠 ○(割線無)	×	
モンテルカスト錠5mg「トーワ」(東和薬品)	5mg	Fコート錠 ◯(割線無)	— (×)	モンテルカストナトリウム
モンテルカスト錠10mg「トーワ」(東和薬品)	10mg	Fコート錠 ○(割線無)	— (×)	
モンテルカストOD錠5mg「トーワ」(東和薬品)	5mg	口腔内崩壊錠 ○(割線無)	— (×)	モンテルカストナトリウム
モンテルカストOD錠10mg「トーワ」(東和薬品)	10mg	口腔内崩壊錠 ○(割線無)	— (×)	
モンテルカストチュアブル錠5mg「トーワ」(東和薬品)	5mg	素錠 ○(割線無)	— (×)	モンテルカストナトリウム
モンテルカスト錠5mg「日医工」(日医工)	5mg	Fコート錠 ◯(割線無)	— (×)	モンテルカストナトリウム
モンテルカスト錠10mg「日医工」(日医工)	10mg	Fコート錠 ○(割線無)	— (×)	
モンテルカストチュアブル錠5mg「日医工」(日医工)	5mg	素錠 ○(割線無)	— (×)	モンテルカストナトリウム
モンテルカスト錠5mg「日新」(日新製薬=MeijiSeika)	5mg	Fコート錠 ○(割線無)	— (×)	モンテルカストナトリウム
モンテルカスト錠10mg「日新」(日新製薬=MeijiSeika)	10mg	Fコート錠 ○(割線無)	— (×)	

可否判定 ○：可，△：条件つきで可，×：不可，―：企業判定回避，（ ）：著者判断

モンテ

理　由	代用品
原薬は光によって黄色に変色する 著 湿度，光に対して不安定なため原則粉砕不可 安定性 **粉砕品**　(25℃，75%RH，遮光・開放，1カ月間)性状・含量・純度に変化なし 溶解性(水) 溶けやすい	細4mg 先 GE
強い吸湿性，光によって徐々に着色 著 データなし。湿度，光に対して不安定なため原則粉砕不可 安定性 該当資料なし 溶解性(水) 溶けやすい	細4mg ※ 先 GE
主成分は，光によって黄色に変化する。吸湿性がある 著 湿度，光に対して不安定なため原則粉砕不可 安定性 **粉砕後**　(25℃，60%RH，1,000lx散光下，3カ月間)外観変化なし，残存率94.0%(1カ月) (25℃，遮光・防湿条件下，3カ月間)外観・含量変化なし 溶解性(水) 溶けやすい	細4mg 先 GE
主成分は，光によって黄色に変化する。吸湿性がある 著 湿度，光に対して不安定なため原則粉砕不可 安定性 **粉砕後**　(25℃，60%RH，1,000lx散光下，3カ月間)外観変化なし，残存率78.8%(1カ月) (25℃，遮光・防湿条件下，3カ月間)外観・含量変化なし 溶解性(水) 溶けやすい	細4mg 先 GE
主成分は，光によって黄色に変化する。吸湿性がある 著 湿度，光に対して不安定なため原則粉砕不可 安定性 **粉砕後**　(25℃，60%RH，1,000lx散光下，3カ月間)外観変化なし，残存率80.9%(1カ月) (25℃，遮光・防湿条件下，3カ月間)外観・含量変化なし 溶解性(水) 溶けやすい	細4mg 先 GE
著 湿度，光に対して不安定なため原則粉砕不可 安定性 **粉砕物**　(25℃，75%RH，遮光・開放，3カ月間)2カ月後外観変化，3カ月後類縁物質増加(規格外)，重量増加傾向 溶解性(水) 溶けやすい	細4mg ※ 先 GE
著 湿度，光に対して不安定なため原則粉砕不可 安定性 **粉砕物**　(25℃，75%RH，遮光・開放，3カ月間)2週間後外観変化，3カ月後類縁物質増加(規格外)，重量増加傾向 溶解性(水) 溶けやすい	
著 湿度，光に対して不安定なため原則粉砕不可 安定性 **粉砕物**　(25℃，75%RH，遮光・開放，3カ月間)2週間後外観変化 溶解性(水) 溶けやすい	細4mg 先 GE
遮光保存，気密容器 開封後は湿気を避けて保存 光(約5万lx・hr)で類縁物質増加 著 データなし。湿度，光に対して不安定なため原則粉砕不可 安定性 有効成分は光によって黄色に変化する 溶解性(水) 溶けやすい	細4mg ※ 先 GE

理由　著 著者コメント　　安定性 原薬(一部製剤)の安定性　　溶解性(水) 原薬の水に対する溶解性
代用品　※：一部適応等が異なる

モンテ

製品名（会社名）	規格単位	剤形・割線・Cap号数	可否	一般名
モンテルカスト錠5mg「ニットー」（東亜薬品＝日東メディック）	5mg	Fコート錠 ◯(割線無)	― (×)	モンテルカストナトリウム
モンテルカスト錠10mg「ニットー」（東亜薬品＝日東メディック）	10mg	Fコート錠 ◯(割線無)	― (×)	
モンテルカスト錠5mg「ニプロ」（ニプロ）	5mg	Fコート錠 ◯(割線無)	― (×)	モンテルカストナトリウム
モンテルカスト錠10mg「ニプロ」（ニプロ）	10mg	Fコート錠 ◯(割線無)	― (×)	
モンテルカストチュアブル錠5mg「ニプロ」（ニプロ）	5mg	チュアブル錠 ◯(割線無)	― (×)	モンテルカストナトリウム
モンテルカスト錠5mg「ファイザー」（ファイザー）	5mg	Fコート錠 ◯(割線無)	― (×)	モンテルカストナトリウム
モンテルカスト錠10mg「ファイザー」（ファイザー）	10mg	Fコート錠 ◯(割線無)	― (×)	
モンテルカストチュアブル錠5mg「ファイザー」（ファイザー）	5mg	素錠 ◯(割線無)	― (×)	モンテルカストナトリウム
モンテルカスト錠5mg「フェルゼン」（フェルゼン）	5mg	Fコート錠 ◯(割線無)	×	モンテルカストナトリウム
モンテルカスト錠10mg「フェルゼン」（フェルゼン）	10mg	Fコート錠 ◯(割線無)	×	
モンテルカストOD錠5mg「明治」（MeijiSeika）	5mg	口腔内崩壊錠 ◯(割線無)	×	モンテルカストナトリウム
モンテルカストOD錠10mg「明治」（MeijiSeika）	10mg	口腔内崩壊錠 ◯(割線無)	×	

可否判定 ○：可，△：条件つきで可，×：不可，―：企業判定回避，（ ）：著者判断

理　由	代用品
著 データなし。湿度，光に対して不安定なため原則粉砕不可 溶解性(水) 溶けやすい	細4mg ＊ 先 GE
錠剤は遮光保存(開封後は湿気を避けて保存すること)，原薬は吸湿性である 著 湿度，光に対して不安定なため原則粉砕不可 安定性 粉砕後　3カ月間のデータあり(粉砕時の体内動態データ等なし) 溶解性(水) 溶けやすい	細4mg ＊ 先 GE
錠剤は遮光保存，原薬は吸湿性である 著 データなし。湿度，光に対して不安定なため原則粉砕不可 安定性 粉砕後　データなし 溶解性(水) 溶けやすい	細4mg 先 GE
著 湿度，光に対して不安定なため原則粉砕不可 安定性 (50℃，遮光瓶，密閉)2週間で外観の変化がみられた (40℃，遮光瓶，密閉)変化なし (30℃，75%RH，遮光・ガラスカップ開放)2週間で外観の変化がみられた (2,000lx，総照射量134万lx・hr，ガラスカップ開放)2週間で外観変化及び含量50%まで低下 溶解性(水) 溶けやすい	細4mg ＊ 先 GE
室温保存，遮光，気密容器 著 湿度，光に対して不安定なため原則粉砕不可 安定性 (40℃/50℃，遮光瓶，密閉容器)外観，含量(%)の変化はほとんどみられなかった (30℃，75%RH，遮光・ガラスカップ開放)8週間で外観に変化あり。うすい赤色の粉末であったが，一部は凝集していた。凝集は押すことで容易に粉末となった (2,000lx，総照射量134万lx・hr，ガラスカップ開放)外観，含量(%)の変化はほとんどみられなかった 溶解性(水) 溶けやすい	細4mg 先 GE
[5mg錠]250lx・hrの光条件で類縁物質の増加(規格外)を認めた [10mg錠]625lx・hrの光条件で類縁物質の増加(規格外)を認めた ※製品：PTPは遮光(着色)かつ気密性の高い材質を使用。アルミピロー包装(防湿強化) 著 湿度，光に対して不安定なため原則粉砕不可 安定性 粉砕後　温度(40℃)，湿度(75%RH)及び光の条件で類縁物質の経時的な増加傾向がみられ，規格外の変化も認められた(250lx・hr)。湿度の条件では，含量も低下傾向にあった(規格内) 溶解性(水) 溶けやすい	細4mg ＊ 先 GE
光不安定のため粉砕不可 著 データなし。湿度，光に対して不安定なため原則粉砕不可 安定性 該当資料なし 溶解性(水) 溶けやすい	細4mg ＊ 先 GE

理由　著 著者コメント　　安定性 原薬(一部製剤)の安定性　　溶解性(水) 原薬の水に対する溶解性
代用品　※：一部適応等が異なる

モンテ

製品名（会社名）	規格単位	剤形・割線・Cap号数	可否	一般名
モンテルカストチュアブル錠5mg「明治」（日新製薬＝MeijiSeika）	5mg	素錠 ○（割線無）	— (×)	モンテルカストナトリウム
モンテルカストナトリウム錠5mg「日本臓器」（日本臓器）	5mg	Fコート錠 ○（割線無）	— (×)	モンテルカストナトリウム
モンテルカストナトリウム錠10mg「日本臓器」（日本臓器）	10mg	Fコート錠 ○（割線無）	— (×)	
ヤーズ配合錠（バイエル）	配合剤	Fコート錠 ○（割線無）	— (×†)	ドロスピレノン・エチニルエストラジオール ベータデクス
ヤーズフレックス配合錠（バイエル）	配合剤	Fコート錠 ○（割線無）	— (×†)	ドロスピレノン・エチニルエストラジオール ベータデクス

可否判定 ○：可，△：条件つきで可，×：不可，—：企業判定回避，（ ）：著者判断

理　由	代用品
遮光保存，気密容器 開封後は湿気を避けて保存 光(約6,000lx・hr)で類縁物質増加 **著** データなし。湿度，光に対して不安定なため原則粉砕不可 **安定性** 有効成分は光によって黄色に変化する **溶解性(水)** 溶けやすい	細4mg [先][GE]
粉砕後の安定性成績なし **著** データなし。湿度，光に対して不安定なため原則粉砕不可 **溶解性(水)** 溶けやすい	細4mg ※ [先][GE]
粉砕後の安定性試験は実施していない † **著** 凡例5頁参照。防湿・遮光保存 **安定性** ドロスピレノン 〔長期〕(25℃，60%RH，ポリエチレン袋，60カ月間)変化なし 〔加速〕(40℃，75%RH，ポリエチレン袋，6カ月間)変化なし 〔苛酷〕(キセノンランプ，石英シャーレ，12時間(135万lx・hr，200W・hr/m²))変化なし エチニルエストラジオール　ベータデクス 〔長期〕(25℃，60%RH，ポリエチレン/アルミニウム/ポリエチレンテレフタレート袋，60カ月間)変化なし 〔加速〕(40℃，75%RH，ポリエチレン/アルミニウム/ポリエチレンテレフタレート袋，6カ月間)変化なし 〔苛酷〕(白色蛍光ランプ及び近紫外蛍光ランプ，バイアル，120万lx・hr，200W・hr/m²)変化なし **溶解性(水)** ドロスピレノン：ほとんど溶けない エチニルエストラジオール　ベータデクス：溶けにくい	
粉砕後の安定性試験は実施していない † **著** 凡例5頁参照。防湿・遮光保存 **安定性** ドロスピレノン 〔長期〕(25℃，60%RH，ポリエチレン袋，60カ月間)変化なし 〔加速〕(40℃，75%RH，ポリエチレン袋，6カ月間)変化なし 〔苛酷〕(キセノンランプ，石英シャーレ，12時間(135万lx・hr，200W・hr/m²))変化なし エチニルエストラジオール　ベータデクス 〔長期〕(25℃，60%RH，ポリエチレン/アルミニウム/ポリエチレンテレフタレート袋，60カ月間)変化なし 〔加速〕(40℃，75%RH，ポリエチレン/アルミニウム/ポリエチレンテレフタレート袋，6カ月間)変化なし 〔苛酷〕(白色蛍光ランプ及び近紫外蛍光ランプ，バイアル，120万lx・hr，200W・hr/m²)変化なし **溶解性(水)** ドロスピレノン：ほとんど溶けない エチニルエストラジオール　ベータデクス：溶けにくい	

理由　**著** 著者コメント　**安定性** 原薬(一部製剤)の安定性　**溶解性(水)** 原薬の水に対する溶解性
代用品　※：一部適応等が異なる

ユエフ

製品名(会社名)	規格単位	剤形・割線・Cap号数	可否	一般名
ユーエフティ配合カプセルT100 (大鵬薬品)	100mg (テガフール相当量)	硬カプセル 2号	△	テガフール・ウラシル
ユーゼル錠25mg (大鵬薬品)	25mg	素錠 ○(割線無)	△	ホリナートカルシウム
ユナシン錠375mg (ファイザー)	375mg	Fコート錠 (割線無)	— (○)	スルタミシリントシル酸塩水和物
ユニコン錠100 (日医工)	100mg	徐放錠 ○(割線無)	×	テオフィリン
ユニコン錠200 (日医工)	200mg	徐放錠 ⊖(割線1本)	×	
ユニコン錠400 (日医工)	400mg	徐放錠 ⊖(割線1本)	×	

可否判定 ○:可, △:条件つきで可, ×:不可, —:企業判定回避, ( ):著者判断

理　由	代用品
抗がん剤であり，粉砕，脱カプセル時の曝露，飛散注意 グラシン紙分包で，室内蛍光灯下，25℃・75％RH，40℃・75％RH，50℃で，30日間安定 **著** 抗悪性腫瘍剤のため粉砕・脱カプセルせず懸濁する。やむを得ず粉砕する場合は，安全キャビネット内で行うなど調剤者の曝露に注意すること。防湿・遮光保存 **安定性** テガフール 〔長期〕(25℃，60％RH，ポリエチレン袋＋ファイバードラム，36カ月間)変化なし 〔加速〕(40℃，75％RH，ポリエチレン袋＋ファイバードラム，6カ月間)変化なし 〔苛酷〕(40℃，91％RH，無色ガラス瓶(開封)，3カ月間)変化なし (100℃，無色アンプル(密封)，3カ月間)変化なし (室内散乱光下，無色アンプル(密封)，3カ月間)変化なし ウラシル 〔長期〕(25℃，60％RH，ポリエチレン袋＋ファイバードラム，3年間)変化なし 〔苛酷〕(50℃，無色ガラス瓶(開封)，3カ月間)変化なし (37℃，91％RH，無色ガラス瓶(開封)，3カ月間)変化なし **溶解性(水)** テガフール：やや溶けにくい ウラシル：溶けにくい **危険度** Ⅰ(日本病院薬剤師会：抗悪性腫瘍薬の院内取扱い指針)	顆100mg・150mg・200mg 先
25℃・60％RH保存品，40℃・75％RH保存品ともに，粉砕後分包状態で1カ月間は安定であるが，40℃・75％RH保存品では類緑物質の増加が認められたため，高温・多湿での保存は不可 **著** 防湿保存 **安定性** 該当資料なし **溶解性(水)** やや溶けにくい	
吸湿性が強い。苦味，ペニシリン臭もあり **安定性 粉砕後** (25℃，75％RHまたは室温)14日間は外観に変化はなかったが，含湿度は増加傾向，含量残存率はわずかに減少した **溶解性(水)** 極めて溶けにくい	小児用細10％ ※ 先
徐放性製剤のため粉砕不可 **溶解性(水)** 溶けにくい	徐放顆20％ ※ 先 シ2％ ※ 先 DS20％ ※ 先 GE

理由　**著** 著者コメント　**安定性** 原薬(一部製剤)の安定性　**溶解性(水)** 原薬の水に対する溶解性
代用品　※：一部適応等が異なる

ユニシ

製品名（会社名）	規格単位	剤形・割線・Cap号数	可否	一般名
ユニシア配合錠LD （武田テバ薬品＝武田）	配合剤	素錠 （割線無）	— (△†)	カンデサルタン シレキセチル・アムロジピンベシル酸塩
ユニシア配合錠HD （武田テバ薬品＝武田）	配合剤	素錠 （割線無）	— (△†)	
ユニフィルLA錠100mg （大塚製薬）	100mg	徐放錠 （割線無）	×	テオフィリン
ユニフィルLA錠200mg （大塚製薬）	200mg	徐放錠 （割線1本）	×	
ユニフィルLA錠400mg （大塚製薬）	400mg	徐放錠 （割線1本）	×	
ユービット錠100mg （大塚製薬）	100mg	Fコート錠 （割線無）	×	尿素(^{13}C)
ユビデカレノン錠5mg「サワイ」 （沢井）	5mg	素錠 （割線無）	— (△)	ユビデカレノン
ユビデカレノン錠10mg「サワイ」 （沢井）	10mg	素錠 （割線1本）	— (△)	
ユビデカレノン錠10mg「ツルハラ」 （鶴原）	10mg	糖衣錠 （割線無）	△	ユビデカレノン

可否判定 ○：可，△：条件つきで可，×：不可，—：企業判定回避，（ ）：著者判断

理　由	代用品
† 著 凡例5頁参照。遮光保存 (安定性) カンデサルタン　シレキセチル 〔長期〕(25℃, 60％RH, 36カ月間)変化なし 〔温度〕(60℃, 2カ月間)変化なし 〔湿度〕(25℃, 93％RH, 6カ月間)変化なし 〔光〕(120万lx·hr(白色蛍光灯))変化なし アムロジピンベシル酸塩：該当資料なし 製剤　〔長期〕(25℃, 60％RH, 暗所, PTP＋内袋及びガラス容器, 36カ月間)変化なし 〔光〕(120万lx·hr(D65光源))類縁物質の増加を認めた (溶解性(水)) カンデサルタン　シレキセチル：ほとんど溶けない アムロジピンベシル酸塩：溶けにくい	
粉砕後の安定性は検討していない 徐放性製剤のため粉砕不可 (安定性) 該当資料なし (溶解性(水)) 溶けにくい	徐放顆20％ ※ 先 シ2％ ※ 先 DS20％ ※ 先 GE
粉砕後の安定性は検討していない ウレアーゼ活性を有する口腔内細菌との接触を避けるためにフィルムコーティングしているので粉砕不可 (安定性) 〔長期〕(25℃, 60％RH, 気密容器/シリカゲル入り, 36カ月間)変化なし 〔加速〕(40℃, 75％RH, 気密容器/シリカゲル入り, 6カ月間)変化なし 〔温度〕(50℃, 気密容器/シリカゲル入り, 6カ月間)変化なし 〔湿度〕(25℃, 79％RH, シャーレ開放, 30日間)吸湿により10日で水滴の付着が認められ, 30日では一部潮解し, ^{13}C-尿素に対して0.01％のアンモニアが検出された 〔光〕(白色蛍光灯, 1,000lx, シャーレ開放, 1,800時間)変化なし (溶解性(水)) 極めて溶けやすい	
データなし。におい及び味はない 著 防湿・遮光保存 (安定性) 光によって徐々に分解し, 着色が強くなる (溶解性(水)) ほとんど溶けない におい及び味はない 著 防湿・遮光保存 (安定性) 光によって徐々に分解し, 着色が強くなる (溶解性(水)) ほとんど溶けない	顆1％ 先 GE
光に不安定 著 防湿・遮光保存 (安定性) 該当資料なし (溶解性(水)) ほとんど溶けない	顆1％ 先 GE

理由　著 著者コメント　(安定性) 原薬(一部製剤)の安定性　(溶解性(水)) 原薬の水に対する溶解性
代用品　※：一部適応等が異なる

ユヒテ

製品名(会社名)	規格単位	剤形・割線・Cap号数	可否	一般名
ユビデカレノン錠10mg「トーワ」(東和薬品)	10mg	糖衣錠 ◯(割線無)	—(△)	ユビデカレノン
ユビデカレノン錠10mg「日新」(日新製薬)	10mg	素錠 ⊖(割線1本)	—(△)	ユビデカレノン
ユビデカレノンカプセル10mg「杏林」(キョーリンリメディオ=杏林)	10mg	軟カプセル	×	ユビデカレノン
ユビデカレノンカプセル5mg「ツルハラ」(鶴原)	5mg	硬カプセル 4号	△	ユビデカレノン
ユベ-E錠100mg(鶴原)	100mg	糖衣錠 ◯(割線無)	△(×)	トコフェロール酢酸エステル
ユベラ錠50mg(サンノーバ=エーザイ)	50mg	糖衣錠 ◯(割線無)	—(△)	トコフェロール酢酸エステル
ユベラNカプセル100mg(エーザイ)	100mg	硬カプセル 3号	—(◯)	トコフェロールニコチン酸エステル
ユベラNソフトカプセル200mg(エーザイ)	200mg	軟カプセル	×	トコフェロールニコチン酸エステル

可否判定 ◯:可,△:条件つきで可,×:不可,—:企業判定回避,( ):著者判断

理　由	代用品
主成分は，におい及び味はない。光によって徐々に分解し，着色が強くなる 著 同一成分のノイキノンで原子のm.pが低いため温度による着色が懸念される。防湿・遮光保存 安定性 粉砕後　（室内散光下，3カ月間)外観変化あり(1カ月)，残存率59.6％(1カ月) (遮光条件下，3カ月間)外観変化なし，残存率97.0％(3カ月) 溶解性(水) ほとんど溶けない	顆1％ 先 GE
光により徐々に退色する。遮光保存 著 防湿・遮光保存 安定性 融点：約48℃ 有効成分は光によって徐々に分解し，着色が強くなる 溶解性(水) ほとんど溶けない	顆1％ 先 GE
内容物が液状のため粉砕不可。光に不安定 溶解性(水) ほとんど溶けない	顆1％ 先 GE
光に不安定 著 防湿・遮光保存 安定性 該当資料なし 溶解性(水) ほとんど溶けない	顆1％ 先 GE
空気・光により変化 著 防湿・遮光保存 安定性 該当資料なし 溶解性(水) ほとんど溶けない	顆20％ 先 GE
防湿保存。粉砕後，高温高湿下及び遮光下により吸湿及び外観変化が確認されるため，防湿・遮光保存 安定性 原薬　本品は空気及び光によって変化する。可視光線には比較的安定であるが，紫外線には不安定である 溶解性(水) ほとんど溶けない	顆20％ 先 GE
著 データより安定と推定 安定性 〔長期〕(25℃，60％RH，ブリキ缶包装，4年間)変化なし 〔苛酷〕(室内散光，はかり瓶(開放)，90万lx・hr)変化なし (白色蛍光，はかり瓶(開放)，90万lx・hr)変化なし (近紫外線，はかり瓶(開放)，120時間)5時間後わずかに黄色増加 溶解性(水) ほとんど溶けない	細40％ 先
内容物が半固体のため粉砕不可 安定性 〔長期〕(25℃，60％RH，ブリキ缶包装，4年間)変化なし 〔苛酷〕(室内散光，はかり瓶(開放)，90万lx・hr)変化なし (白色蛍光，はかり瓶(開放)，90万lx・hr)変化なし (近紫外線，はかり瓶(開放)，120時間)5時間後わずかに黄色増加 溶解性(水) ほとんど溶けない	細40％ 先

理由　著 著者コメント　　安定性 原薬(一部製剤)の安定性　　溶解性(水) 原薬の水に対する溶解性
代用品　※：一部適応等が異なる

ユリノ

製品名（会社名）	規格単位	剤形・割線・Cap号数	可否	一般名
ユリノーム錠25mg （鳥居）	25mg	素錠 ⊖(割線1本)	— (△)	ベンズブロマロン
ユリノーム錠50mg （鳥居）	50mg	素錠 ⊖(割線1本)	— (△)	
ユリーフ錠2mg （キッセイ＝第一三共）	2mg	Fコート錠 ○(割線無)	— (△)	シロドシン
ユリーフ錠4mg （キッセイ＝第一三共）	4mg	Fコート錠 (割線表裏各1本)	— (△)	
ユリーフOD錠2mg （キッセイ＝第一三共）	2mg	素錠(口腔内崩壊錠) ○(割線無)	— (△)	シロドシン
ユリーフOD錠4mg （キッセイ＝第一三共）	4mg	素錠(口腔内崩壊錠) ⊖(割線1本)	— (△)	
ユリロシン錠10 （ダイト＝ファイザー）	10mg	Fコート錠 ○(割線無)	— (○)	プロピベリン塩酸塩
ユリロシン錠20 （ダイト＝ファイザー）	20mg	Fコート錠 ○(割線無)	— (○)	

ユ

可否判定　○：可，△：条件つきで可，×：不可，—：企業判定回避，（ ）：著者判断

理　　由	代用品
光に不安定。遮光保存 **著** 粉砕後防湿・遮光保存で可能と推定 (安定性)〔通常〕(室温, 散光, 気密, 24カ月間)外観, 重量, 定量すべて変化なし 〔苛酷〕(5℃, 遮光, 気密, 24カ月間)外観, 重量, 定量すべて変化なし (37℃, 80%RH, 遮光, 開放, 24カ月間)外観, 重量, 定量すべて変化なし (54℃, 75%RH, 遮光, 開放, 12カ月間)外観, 重量, 定量すべて変化なし (室温, 紫外線照射, 14日間)7日後(第一観察日)より着色がみられた。その他(外観, 定量)変化なし (キセノン照射, 7日間)7日後(第一観察日)より着色がみられた。その他(外観, 定量)変化なし (100℃, 遮光, 気密, 2日間)外観, 定量すべて変化なし (120℃, 遮光, 気密, 60分間)外観, 定量すべて変化なし (溶解性(水))ほとんど溶けない	細10% [GE]
光に対して不安定。苦味あり **著** 遮光保存 (安定性)〔長期〕(25℃, 60%RH, 遮光, 二重ポリエチレン袋/ファイバードラム, 36カ月間)変化なし 〔苛酷〕(60℃, 成り行きRH, 遮光, シャーレ(開放), 3カ月間)類縁物質の増加 (25℃, 90%RH, 遮光, シャーレ(開放), 3カ月間)変化なし 〔光〕(25℃, 成り行きRH, D65ランプ4,000lx, シャーレ(開放), 312時間, 合計124.8万lx・hr照射)外観の黄変, 類縁物質及び水分量の増加, 含量の低下 (25℃, 成り行きRH, D65ランプ4,000lx, シャーレ(アルミホイルで遮光), 312時間, 合計124.8万lx・hr照射)変化なし (溶解性(水))極めて溶けにくい	
光に対して不安定。苦味あり **著** 口腔内崩壊錠のため粉砕不適。粉砕した場合, 防湿・遮光保存 (安定性)〔長期〕(25℃, 60%RH, 遮光, 二重ポリエチレン袋/ファイバードラム, 36カ月間)変化なし 〔苛酷〕(60℃, 成り行きRH, 遮光, シャーレ(開放), 3カ月間)類縁物質の増加 (25℃, 90%RH, 遮光, シャーレ(開放), 3カ月間)変化なし 〔光〕(25℃, 成り行きRH, D65ランプ4,000lx, シャーレ(開放), 312時間, 合計124.8万lx・hr照射)外観の黄変, 類縁物質及び水分量の増加, 含量の低下 (25℃, 成り行きRH, D65ランプ4,000lx, シャーレ(アルミホイルで遮光), 312時間, 合計124.8万lx・hr照射)変化なし (溶解性(水))極めて溶けにくい	
著 防湿・遮光保存 (安定性)**粉砕後** ［10mg錠］ 室内散光下4週間の保存において含量の低下を認めたが, 規格の範囲内であった ［20mg錠］ 室内散光下4週間の保存において含量の低下は認められなかった (溶解性(水))やや溶けやすい	細2% [先]

理由　**著** 著者コメント　(安定性)原薬(一部製剤)の安定性　(溶解性(水))原薬の水に対する溶解性
代用品　※：一部適応等が異なる

ユロシ

製品名（会社名）	規格単位	剤形・割線・Cap号数	可否	一般名
ユーロジン1mg錠 （武田テバ薬品＝武田）	1mg	素錠 ⊖(割線1本)	△	エスタゾラム
ユーロジン2mg錠 （武田テバ薬品＝武田）	2mg	素錠 ⊖(割線1本)	△	
ヨウ化カリウム丸50mg「日医工」 （日医工）	50mg1丸	丸剤 ○(割線無)	― (△)	ヨウ化カリウム
ヨウ化ナトリウムカプセル-1号 （富士フイルム富山化学）	37MBq	硬カプセル 2号	×	ヨウ化ナトリウム(^{131}I)
ヨウ化ナトリウムカプセル-3号 （富士フイルム富山化学）	111MBq	硬カプセル 2号	×	
ヨウ化ナトリウムカプセル-5号 （富士フイルム富山化学）	185MBq	硬カプセル 2号	×	
ヨウ化ナトリウムカプセル-30号 （富士フイルム富山化学）	1,110MBq	硬カプセル 2号	×	
ヨウ化ナトリウムカプセル-50号 （富士フイルム富山化学）	1,850MBq	硬カプセル 2号	×	
ヨウリダモール錠25 （陽進堂）	25mg	糖衣錠 ○(割線無)	― (△)	ジピリダモール
ヨウレチン錠「50」 （第一薬産）	50μg	糖衣錠 ○(割線無)	△	ヨウ素レシチン
ヨウレチン錠「100」 （第一薬産）	100μg	糖衣錠 ○(割線無)	△	

ヨ

可否判定　○：可，△：条件つきで可，×：不可，―：企業判定回避，（　）：著者判断

ヨウレ

理　　由	代用品
苦味あり (安定性)〔長期〕(室温，2年間)変化なし 〔温度〕(200℃，7時間)変化なし 〔湿度〕(40℃，94%RH，12週間)変化なし (50℃，98%RH，12週間)変化なし (60℃，80%RH，12週間)変化なし 〔光〕(室内散乱光330lx，56週間)変化なし (直射日光，12週間)変化なし **製剤**　［1mg錠］ 〔長期〕(室温，PTP＋内袋＋紙箱，66カ月間)外観：変化なし，残存率：101.0% ［2mg錠］ 〔長期〕(室温，PTP＋内袋＋紙箱，66カ月間)外観：変化なし，残存率：102.2% 〔温度〕(40℃，6カ月間)外観：変化なし，残存率：101.0% 〔湿度〕(25℃，83%RH，1カ月間→30℃，6カ月間，PTP)外観：変化なし，硬度：4.7kg，含量：99.6% 〔光〕(蛍光灯500lx，PTP，6カ月間)外観：変化なし，残存率：99.6% (溶解性(水))ほとんど溶けない	散1%　先
(著)放射性医薬品のため，管理区域内にて用時調製し使用する (溶解性(水))極めて溶けやすい	末　先
揮発性の放射性同位元素(I-131)を含んでいるため粉砕不可 (安定性)(遮光，冷所(15℃以下)，6週間)品質的変化を認めず安定 〔苛酷〕(37℃に保存)では，日局「ブドウ糖」規格適合性試験について検討した結果，検定日より6週間後においても規格に適合した成績が得られた	
揮発性の放射性同位元素(I-131)を含んでいるため粉砕不可 (安定性)本品を遮光して冷所(1.1～4.6℃)にて検定日より38日後まで保存したところ，いずれの試験項目も規格に適合し，製剤の安定性が確認できた	
揮発性の放射性同位元素(I-131)を含んでいるため粉砕不可 (安定性)(遮光，冷所(15℃以下)，6週間)品質的変化を認めず安定 〔苛酷〕(37℃に保存)では，日局「ブドウ糖」規格適合性試験について検討した結果，検定日より6週間後においても規格に適合した成績が得られた	
(著)ジピリダモールの錠剤を粉砕して投与した場合，錠剤のままで投与した場合と比べて「最高血中濃度到達時間が短くなり，また最高血中濃度も高くなる」とする研究報告(文献)がある。また，粉砕時に粉砕器具等に着色することが考えられる (安定性)**粉砕時**　(25℃，60%RH，120万lx・hr，30日間)性状変化なし，含量規格内 (溶解性(水))ほとんど溶けない	散12.5%　※　GE
無試験だが，ヨウレチン錠「100」と同等と考えられる (溶解性(水))コロイド溶液となる	散0.02%　先
粉砕後(10～25℃，30～60%RH，室内蛍光灯下(夜間及び休日は消灯)，50錠分の錠剤粉砕後粉末を直径約10cmのガラス製シャーレに取り放置)4週間で約4%の低下を認める (溶解性(水))コロイド溶液となる	

理由　著　著者コメント　　(安定性)原薬(一部製剤)の安定性　　(溶解性(水))原薬の水に対する溶解性
代用品　※：一部適応等が異なる

ヨテル

製品名（会社名）	規格単位	剤形・割線・Cap号数	可否	一般名
ヨーデルS糖衣錠-80 （藤本）	80mg	糖衣錠 ◯（割線無）	◯	センナエキス
ヨードカプセル-123 （メジフィジックス）	3.7MBq	硬カプセル 1号	— (×)	ヨウ化ナトリウム(^{123}I)
ラキソベロン錠2.5mg （帝人ファーマ）	2.5mg	Fコート錠 ◯（割線無）	— (◯)	ピコスルファートナトリウム水和物
ラジオカップ3.7MBq （富士フイルム富山化学）	3.7MBq	硬カプセル 2号	×	ヨウ化ナトリウム(^{131}I)
ラシックス錠10mg （サノフィ＝日医工）	10mg	素錠 ⊖（割線1本）	— (△)	フロセミド
ラシックス錠20mg （サノフィ＝日医工）	20mg	素錠 ⊖（割線1本）	— (△)	フロセミド
ラシックス錠40mg （サノフィ＝日医工）	40mg	素錠 ⊖（割線1本）	— (△)	フロセミド
ラジレス錠150mg （オーファンパシフィック）	150mg	Fコート錠 ◯（割線無）	× (△)	アリスキレンフマル酸塩

可否判定　◯：可，△：条件つきで可，×：不可，—：企業判定回避，（　）：著者判断

ラ

理　　　由	代用品
著 苦味あり 安定性 粉砕後　(25℃, 60%RH, 開放, 3カ月間)外観, 含水率, 定量について変化なし 溶解性(水) 混濁して溶ける	
放射性医薬品であるため, 管理区域内にて用時調製にて使用のこと 安定性〔長期〕本剤を乾燥剤(シリカゲル, 1g, 錠剤型)を含む15mL容量ガラス製管瓶に入れ, ポリエチレン製栓で密封し放射線しゃへい用鉛容器に収納し, 室温(21～24℃)で検定日時から30時間保存し試験を行った結果, すべての規格に適合し, 安定であることが確認された	
データなし 著 遮光保存 安定性〔通常〕(室温, 室内散光, 褐色ガラス瓶, 気密, 36カ月間)安定 〔温度・湿度〕(45℃, 85%RH, 遮光, 褐色ガラス瓶, 開放, 12カ月間)水分含量の増加 〔光〕(室温, 室内散光, 無色ガラス瓶, 気密, 12カ月間)安定, サンシャインカーボンアーク灯光下：短期間に変色 溶解性(水) 極めて溶けやすい	顆1% GE DS1% GE 内用液0.75% 先 GE
揮発性の放射性同位元素(I-131)を含んでいるため粉砕不可 安定性 該当資料なし	
著 粉砕後防湿・遮光保存で可能と推定 溶解性(水) ほとんど溶けない	細4% 先 GE
メーカー判定回避。光により徐々に着色。40℃・75%RH, 遮光, 開放で14日間, 外観及び含量に変化は認められない 著 粉砕後防湿・遮光保存で可能と推定 安定性〔20mg錠〕 〔通常〕(室温, PTP包装品, 60カ月間)変化なし 〔苛酷〕(50℃, 75%RH, 褐色ガラス瓶(開放), 3カ月間)1カ月より錠剤間の付着が認められた 〔40mg錠〕 〔通常〕(室温, PTP包装品, 60カ月間)変化なし 〔苛酷〕20mg錠参照 溶解性(水) ほとんど溶けない	
吸湿性が高い 著 高湿度で潮解する可能性がある。用時粉砕とし, 防湿・遮光保存 安定性〔長期〕(25℃, 60%RH, アルミラミネート袋, 900日間)安定 (40℃, 75%RH, アルミラミネート袋, 180日間)安定 〔苛酷〕(40℃, 75%RH, 無包装, 30日間)類縁物質増加, 75%RHで潮解 (50℃, 30%RH, 無包装, 30日間)類縁物質増加, 75%RHで潮解 (120万lx·hr(キセノンランプ), 無包装)水分増加等を認めた 溶解性(水) 溶けやすい	

理由　著 著者コメント　　安定性 原薬(一部製剤)の安定性　　溶解性(水) 原薬の水に対する溶解性
代用品　※：一部適応等が異なる

ラステ

製品名(会社名)	規格単位	剤形・割線・Cap号数	可否	一般名
ラステットSカプセル25mg (日本化薬)	25mg	硬カプセル 4号	×	エトポシド
ラステットSカプセル50mg (日本化薬)	50mg	硬カプセル 2号	×	
ラックビー錠 (興和=興和創薬)	10mg	素錠 ○(割線無)	— (△)	ビフィズス菌製剤
ラディオガルダーゼカプセル500mg(メジフィジックス)	500mg	硬カプセル 0号	— (△)	ヘキサシアノ鉄(II)酸鉄(III)水和物

可否判定 ○:可, △:条件つきで可, ×:不可, —:企業判定回避, ( ):著者判断

理　　由	代用品
内容物が液状のため粉砕不可 (安定性)〔長期〕(室温, ガラス瓶(密栓), 39カ月間)変化なし 〔苛酷〕(40℃, ガラス瓶(密栓), 6カ月間)変化なし (50℃, ガラス瓶(密栓), 3カ月間)変化なし (40℃, 75%RHまたは83%RH, ガラス瓶(開放), 6カ月間)ともに変化なし 〔光〕(1,000lx(白色蛍光灯), ポリエチレン袋, 30日間)変化なし (溶解性(水))極めて溶けにくい (危険度)Ⅱ(日本病院薬剤師会：抗悪性腫瘍薬の院内取扱い指針)	
本剤は生菌製剤であるので, 吸湿に注意すること. 特に本剤をグラシン紙等の包材に分包して投薬する場合には, 気密性の高い容器に入れ, 湿度の低い場所に保存すること 錠剤が粉砕された状態での薬物動態解析, 有効性試験, 安全性試験は実施されていない (著) 防湿保存 (安定性)該当資料なし	散 先 GE
粉砕に関するデータなし (参考1:「放射性セシウムの体内汚染時におけるラディオガルダーゼカプセル500mgによる治療について」(監修：国立研究開発法人　量子科学技術研究開発機構　放射線医学総合研究所)より) 脱カプセル投与時の注意について：本剤は, 水, 希酸, 多くの有機溶媒(メタノール, エタノール, クロロホルム及びジエチルエーテル)にはほとんど溶けない. このことから, カプセルを嚥下できない患者では, カプセルを開け, 刺激の少ない食物または飲み物に混合して服用することが可能である. また, 本剤を脱カプセルし, PBを水に懸濁した後に, ポリ塩化ビニル製チューブ, ガラス製容器及びポリプロピレン製容器への付着も認められなかった. これらのことから, 経管チューブ及び食器等へPBが付着する可能性はなく, 経管チューブを使用して投与することも可能である ただし, 遊離シアン化物の発生のおそれがあることから, 食物または飲み物に混合する場合には室温とし, 加温してはならない. PBが気道から吸入された場合に, ここから体内の循環器系に吸収されることはない (参考2：Radiogardase package insert DOSAGE AND ADMINISTRATION (https://www.accessdata.fda.gov/scripts/cder/daf/index.cfm?event=BasicSearch.process)より抜粋) In patients who cannot tolerate swallowing large numbers of capsules, the capsules may be opened and mixed with bland food or liquids. This may result in blue discoloration of the mouth and teeth (著) 脱カプセルは留意しながら行う (安定性)〔長期〕原薬を25±2℃, 60±5%RHで60カ月間保存した結果, いずれの試験項目においても経時的変化は認められず安定であった 〔加速〕原薬を40±2℃, 75±5%RHで6カ月間保存した結果, いずれの試験項目においても経時的変化は認められず安定であった (溶解性(水))希酸, 多くの有機溶媒(メタノール, エタノール, クロロホルム及びジエチルエーテル)にほとんど溶けない. 濃アルカリ性水酸化物(水酸化ナトリウム溶液, 水酸化カリウム溶液)及び硫酸に分解して溶解する	

理由　(著)著者コメント　(安定性)原薬(一部製剤)の安定性　(溶解性(水))原薬の水に対する溶解性
代用品　※：一部適応等が異なる

ラニチ

製品名（会社名）	規格単位	剤形・割線・Cap号数	可否	一般名
ラニチジン錠75「KN」 （小林化工）	75mg	Fコート錠 ○(割線無)	— (△)	ラニチジン塩酸塩
ラニチジン錠150「KN」 （小林化工＝全星）	150mg	Fコート錠 ○(割線無)	— (△)	
ラニチジン錠75mg「YD」 （陽進堂＝第一三共エスファ）	75mg	Fコート錠 ○(割線無)	— (△)	ラニチジン塩酸塩
ラニチジン錠150mg「YD」 （陽進堂＝第一三共エスファ）	150mg	Fコート錠 ⊖(割線1本)	— (△)	
ラニチジン錠75mg「サワイ」 （沢井）	75mg	Fコート錠 ○(割線無)	— (△)	ラニチジン塩酸塩
ラニチジン錠150mg「サワイ」 （沢井）	150mg	Fコート錠 ○(割線無)	— (△)	
ラニチジン錠75mg「タイヨー」 （武田テバファーマ＝武田）	75mg	Fコート錠 ○(割線無)	— (△)	ラニチジン塩酸塩
ラニチジン錠150mg「タイヨー」 （武田テバファーマ＝武田）	150mg	Fコート錠 ○(割線無)	— (△)	
ラニチジン錠75mg「ツルハラ」 （鶴原）	75mg	Fコート錠 ○(割線無)	△	ラニチジン塩酸塩
ラニチジン錠150mg「ツルハラ」 （鶴原＝ニプロ）	150mg	Fコート錠 ○(割線無)	△	
ラニチジン錠75mg「トーワ」 （東和薬品）	75mg	Fコート錠 ○(割線無)	— (△)	ラニチジン塩酸塩
ラニチジン錠150mg「トーワ」 （東和薬品）	150mg	Fコート錠 ○(割線無)	— (△)	

可否判定　○：可，△：条件つきで可，×：不可，—：企業判定回避，（）：著者判断

理　　由	代用品
原薬は吸湿性である。光により徐々に着色する。主薬由来の苦味が出現する可能性がある(苦味あり) 著 防湿・遮光保存。基本は用時調製 安定性 粉砕後 〔通常〕(25℃, 75%RH, 遮光, 30日間)変化なし 〔苛酷〕(40℃, 遮光, 30日間)変化なし 〔光〕(室温, 1,000lx・hr(白色蛍光灯下))25日目において性状が微橙色に変化, 含量に変化なし 溶解性(水)極めて溶けやすい	
原薬は吸湿性である。光により徐々に着色する。主薬由来の苦味が出現する可能性がある 著 防湿・遮光保存。基本は用時調製 安定性 粉砕後 〔通常〕(25℃, 75%RH, 遮光, 30日間)変化なし 〔光〕(室温, 1,000lx・hr(白色蛍光灯下))14日目において性状が微橙色に変化, 含量に変化なし 溶解性(水)極めて溶けやすい	
著 防湿・遮光保存。基本は用時調製 安定性 粉砕時 (25℃, 90%RH, 遮光, 30日間)白色の粉末がくすんだ黄色に変化, 含量規格内 溶解性(水)極めて溶けやすい	
著 防湿・遮光保存。基本は用時調製 安定性 粉砕時 (25℃, 60%RH, 120万lx・hr, 30日間)曝光面が白色から黄色に変化, 含量規格内 溶解性(水)極めて溶けやすい	
著 防湿・遮光保存。基本は用時調製 安定性 吸湿性である。光によって徐々に着色する 溶解性(水)極めて溶けやすい	
ラニチジン塩酸塩は吸湿性と, 光によって徐々に着色する性質を有する 著 防湿・遮光保存。基本は用時調製 安定性 製剤 〔湿度〕(25℃, 75%RH, 4週間)性状変化(白色の粉末(粉砕直後)から微黄白色の粉末となった。凝集傾向があった) 溶解性(水)極めて溶けやすい	
吸湿性が強いため防湿に注意 著 防湿・遮光保存。基本は用時調製 安定性 該当資料なし 溶解性(水)極めて溶けやすい	
主成分は光によって徐々に着色する。吸湿性がある 著 防湿・遮光保存。基本は用時調製 安定性 粉砕後 (室内散光下, 3カ月間)外観変化あり(1カ月), 含量変化なし (遮光・防湿条件下, 3カ月間)外観・含量変化なし 溶解性(水)極めて溶けやすい	

理由　著 著者コメント　　安定性 原薬(一部製剤)の安定性　　溶解性(水)原薬の水に対する溶解性
代用品　※：一部適応等が異なる

ラニチ

製品名（会社名）	規格単位	剤形・割線・Cap号数	可否	一般名
ラニチジン錠75mg「日医工」 （日医工）	75mg	Fコート錠 ◯（割線無）	— (△)	ラニチジン塩酸塩
ラニチジン錠150mg「日医工」 （日医工）	150mg	Fコート錠 ◯（割線無）	— (△)	
ラニラピッド錠0.05mg （中外）	0.05mg	素錠 （割線1本）	— (◯)	メチルジゴキシン
ラニラピッド錠0.1mg （中外）	0.1mg	素錠 ⊖（割線1本）	— (◯)	
ラパリムス錠1mg （ノーベル）	1mg	糖衣錠 △（割線無）	× (△)	シロリムス
ラビン錠50mg （辰巳＝日医工）	50mg	素錠 ◯（割線無）	— (△)	ソファルコン
ラビンカプセル100mg （辰巳）	100mg	硬カプセル 1号	— (△)	ソファルコン
ラフチジン錠5mg「AA」 （あすか製薬＝武田）	5mg	Fコート錠 ◯（割線無）	— (◯)	ラフチジン
ラフチジン錠10mg「AA」 （あすか製薬＝武田）	10mg	Fコート錠 ◯（割線無）	— (◯)	
ラフチジン錠5mg「JG」 （日本ジェネリック）	5mg	Fコート錠 ◯（割線無）	— (◯)	ラフチジン
ラフチジン錠10mg「JG」 （日本ジェネリック）	10mg	Fコート錠 ◯（割線無）	— (◯)	
ラフチジン錠5mg「TCK」 （辰巳）	5mg	Fコート錠 ◯（割線無）	— (◯)	ラフチジン
ラフチジン錠10mg「TCK」 （辰巳）	10mg	Fコート錠 ◯（割線無）	— (◯)	

可否判定 ◯：可，△：条件つきで可，×：不可，—：企業判定回避，（ ）：著者判断

理　由	代用品
著 防湿・遮光保存。基本は用時調製 安定性 粉砕物　(室温,室内散光下・開放,30日間)1週間後外観変化 (25℃,90%RH,遮光・開放,30日間)1週間後外観変化 溶解性(水) 極めて溶けやすい	
著 防湿・遮光保存。基本は用時調製 安定性 粉砕物　(25℃,75%RH,遮光・開放,8週間)2週間後外観変化,重量増加傾向 溶解性(水) 極めて溶けやすい	
安定性[0.1mg錠]30℃,75%RH,光照射(1,000lx連続照射)及び遮光,3カ月間で大きな含量低下なし 溶解性(水) 極めて溶けにくい	
粉砕条件のデータなし 著 抗悪性腫瘍剤のため粉砕せず懸濁する。やむを得ず粉砕する場合は,安全キャビネット内で行うなど調剤者の曝露に注意すること。防湿・遮光保存 安定性〔長期〕(25℃,60%RH,PTP包装,36カ月間)安定 〔苛酷〕(40℃,75%RH,PTP包装,6カ月間)安定 〔光〕(120万lx・hr,200W・hr/m²,D₆₅,開放)安定 溶解性(水) ほとんど溶けない 危険性Ⅱ(日本病院薬剤師会:抗悪性腫瘍薬の院内取扱い指針)	
室内散乱光,シャーレ開放条件で4週間保存した結果,含量の低下(規格内)を認めた 著 他剤比較でも安定性が見込めないが,粉砕後防湿・遮光保存で可能と推定 安定性 該当資料なし 溶解性(水) ほとんど溶けない	細10% GE 細20% 先 GE
著 粉砕後防湿・遮光保存で可能と推定 安定性 該当資料なし 溶解性(水) ほとんど溶けない	細10% GE 細20% 先 GE
安定性 粉砕後　(成り行き条件,4週間)性状,含量は変化なし 溶解性(水) ほとんど溶けない	
著 遮光保存 安定性(25℃,60%RH,120万lx・hr,30日間)白色の粉末が微黄色に変化,純度規格内,含量規格外 溶解性(水) ほとんど溶けない	
著 遮光保存 安定性 粉砕時　(25℃,60%RH,120万lx・hr,30日間)白色の粉末が微黄色に変化,純度規格内,含量規格外 溶解性(水) ほとんど溶けない	

理由　著 著者コメント　安定性 原薬(一部製剤)の安定性　溶解性(水) 原薬の水に対する溶解性
代用品　※:一部適応等が異なる

ラフチ

製品名（会社名）	規格単位	剤形・割線・Cap号数	可否	一般名
ラフチジン錠5mg「YD」（陽進堂）	5mg	Fコート錠 ◯(割線無)	—(◯)	ラフチジン
ラフチジン錠10mg「YD」（陽進堂）	10mg	Fコート錠 ◯(割線無)	—(◯)	
ラフチジン錠5mg「サワイ」（沢井）	5mg	Fコート錠 ◯(割線無)	—(◯)	ラフチジン
ラフチジン錠10mg「サワイ」（沢井）	10mg	Fコート錠 ◯(割線無)	—(◯)	
ラフチジン錠5mg「テバ」（武田テバ薬品＝武田テバファーマ＝武田）	5mg	Fコート錠 ◯(割線無)	—(◯)	ラフチジン
ラフチジン錠10mg「テバ」（武田テバ薬品＝武田テバファーマ＝武田）	10mg	Fコート錠 ◯(割線無)	—(◯)	
ラフチジン錠5mg「トーワ」（東和薬品）	5mg	Fコート錠 ◯(割線無)	—(◯)	ラフチジン
ラフチジン錠10mg「トーワ」（東和薬品）	10mg	Fコート錠 ◯(割線無)	—(◯)	
ラフチジン錠5mg「日医工」（日医工）	5mg	Fコート錠 ◯(割線無)	—(◯)	ラフチジン
ラフチジン錠10mg「日医工」（日医工）	10mg	Fコート錠 ◯(割線無)	—(◯)	
ラフチジン錠5mg「ファイザー」（ファイザー）	5mg	Fコート錠 ◯(割線無)	—(◯)	ラフチジン
ラフチジン錠10mg「ファイザー」（ファイザー）	10mg	Fコート錠 ◯(割線無)	—(◯)	

可否判定 ◯：可，△：条件つきで可，×：不可，—：企業判定回避，( )：著者判断

理　　由	代用品
著 遮光保存 安定性 **粉砕時** (25℃, 60%RH, 120万lx・hr, 30日間)白色の粉末が微黄色に変化, 純度規格内, 含量規格外 溶解性(水) ほとんど溶けない	
著 遮光保存 溶解性(水) ほとんど溶けない	
粉砕品はわずかに苦味を有する 著 遮光保存 安定性 (室温成り行き, 4週間)外観, 含量に変化なし(若干の着色傾向があった) 溶解性(水) ほとんど溶けない	
著 遮光保存 安定性 **粉砕後** (室内散光下, 3カ月間)外観変化あり(1カ月), 残存率：[5mg錠] 94.0%(1カ月), [10mg錠]94.2%(1カ月) (遮光条件下, 3カ月間)外観・含量変化なし 溶解性(水) ほとんど溶けない	
著 遮光保存 安定性 **粉砕物** (25℃, 60%RH, 曝光120万lx・hr)120万lx・hr後外観変化, 含量低下(規格外) 溶解性(水) ほとんど溶けない	
著 遮光保存 安定性 (25℃, 60%RH, 光照射)微黄色に変色, 含量低下 溶解性(水) ほとんど溶けない	

理由 著 著者コメント　安定性 原薬(一部製剤)の安定性　溶解性(水) 原薬の水に対する溶解性
代用品 ※：一部適応等が異なる

ラヘキ

製品名(会社名)	規格単位	剤形・割線・Cap号数	可否	一般名
ラベキュアパック400 (エーザイ=EAファーマ)	1シート		×	ラベプラゾールナトリウム・アモキシシリン水和物・クラリスロマイシン
ラベキュアパック800 (エーザイ=EAファーマ)	1シート		×	
ラベタロール塩酸塩錠50mg「トーワ」(東和薬品)	50mg	Fコート錠 ○(割線無)	— (○)	ラベタロール塩酸塩
ラベタロール塩酸塩錠100mg「トーワ」(東和薬品)	100mg	Fコート錠 ○(割線無)	— (○)	

可否判定 ○:可, △:条件つきで可, ×:不可, —:企業判定回避, ( ):著者判断

理　由	代用品
腸溶性の特性が失われるため粉砕不可 **安定性** ラベプラゾールナトリウム 〔長期〕(25℃, ポリエチレン袋＋アルミ袋, 36カ月間)含量及び類縁物質等に変化を認めず安定であった 〔加速〕(40℃, 75％RH, ポリエチレン袋＋アルミ袋, 6カ月間)含量及び類縁物質等に変化を認めず安定であった 〔苛酷〕(60℃, ガラス瓶密栓, 3カ月間)わずかに類縁物質の増加(0.1％)が認められたが, 含量等その他の測定項目に変化は認められなかった (25℃, 53％RH, ガラス瓶開放, 6週間)分解が認められ, 外観も黒色に固化した (1,000lx, 石英管密栓, 3カ月間)わずかに類縁物質の増加(0.1％)が認められたが, 含量等その他測定項目に変化は認められなかった アモキシシリン水和物 (室内散光約900lx, 無色透明ガラス瓶密栓, 3カ月間)性状, 水分, 力価ともほとんど変化を認めず安定である (40℃, 無色透明ガラス瓶密栓, 6カ月間)性状, 水分, 力価ともほとんど変化を認めず安定である (30℃, 82％RH, 無色透明ガラス瓶開栓, 3カ月間)性状, 水分, 力価ともほとんど変化を認めず安定である (室温, 無色透明ガラス瓶密栓, 24カ月間)性状, 水分, 力価ともほとんど変化を認めず安定である クラリスロマイシン (25℃, 75％RH, 無色透明ガラス瓶開栓, 24カ月間)変化なし (1,000lx, 無色透明ガラスシャーレ開放, 3カ月間)変化なし (40℃, 90％RH, 無色透明ガラス瓶開栓, 6カ月間)変化なし **溶解性(水)** ラベプラゾールナトリウム：極めて溶けやすい アモキシシリン水和物：溶けにくい クラリスロマイシン：ほとんど溶けない	
安定性 粉砕後　(室内散光下, 3カ月間)外観・含量変化なし (遮光条件下, 3カ月間)外観・含量変化なし **溶解性(水)** やや溶けにくい	

理由　■ 著者コメント　**安定性** 原薬(一部製剤)の安定性　**溶解性(水)** 原薬の水に対する溶解性
代用品　※：一部適応等が異なる

ラヘフ

製品名(会社名)	規格単位	剤形・割線・Cap号数	可否	一般名
ラベファインパック (エーザイ=EAファーマ)	1シート		×	ラベプラゾールナトリウム・アモキシシリン水和物・メトロニダゾール
ラベプラゾールNa錠10mg「AA」 (あすか製薬=武田)	10mg	Fコート錠 ○(割線無)	×	ラベプラゾールナトリウム
ラベプラゾールNa錠20mg「AA」 (あすか製薬=武田)	20mg	Fコート錠 ○(割線無)	×	
ラベプラゾールNa錠10mg「JG」 (日本ジェネリック)	10mg	Fコート錠 ○(割線無)	— (×)	ラベプラゾールナトリウム
ラベプラゾールNa錠20mg「JG」 (日本ジェネリック)	20mg	Fコート錠 ○(割線無)	— (×)	
ラベプラゾールNa錠10mg「TYK」 (武田テバ薬品=武田テバファーマ=武田)	10mg	腸溶性Fコート錠 ○(割線無)	— (×)	ラベプラゾールナトリウム
ラベプラゾールNa錠20mg「TYK」 (武田テバ薬品=武田テバファーマ=武田)	20mg	腸溶性Fコート錠 ○(割線無)	— (×)	
ラベプラゾールNa錠10mg「YD」 (陽進堂)	10mg	Fコート錠 ○(割線無)	— (×)	ラベプラゾールナトリウム
ラベプラゾールNa錠20mg「YD」 (陽進堂)	20mg	Fコート錠 ○(割線無)	— (×)	

可否判定 ○:可,△:条件つきで可,×:不可,—:企業判定回避,( ):著者判断

理　由	代用品
腸溶性の特性が失われるため粉砕不可 (安定性)ラベプラゾールナトリウム 〔長期〕(25℃, ポリエチレン袋+アルミ袋, 36カ月間)含量及び類縁物質等に変化を認めず安定であった 〔加速〕(40℃, 75%RH, ポリエチレン袋+アルミ袋, 6カ月間)含量及び類縁物質等に変化を認めず安定であった 〔苛酷〕(60℃, ガラス瓶密栓, 3カ月間)わずかに類縁物質の増加(0.1%)が認められたが, 含量等その他の測定項目に変化は認められなかった (25℃, 53%RH, ガラス瓶開放, 6週間)分解が認められ, 外観も黒色に固化した (1,000lx, 石英管密栓, 3カ月間)わずかに類縁物質の増加(0.1%)が認められたが, 含量等その他測定項目に変化は認められなかった アモキシシリン水和物 (室内散光約900lx, 無色透明ガラス瓶密栓, 3カ月間)性状, 水分, 力価ともほとんど変化を認めず安定である (40℃, 無色透明ガラス瓶密栓, 6カ月間)性状, 水分, 力価ともほとんど変化を認めず安定である (30℃, 82%RH, 無色透明ガラス瓶開栓, 3カ月間)性状, 水分, 力価ともほとんど変化を認めず安定である (室温, 無色透明ガラス瓶密栓, 24カ月間)性状, 水分, 力価ともほとんど変化を認めず安定である メトロニダゾール (室温20〜26℃, 湿度25〜50%RH, 白色蛍光灯下1,000lx, オープンシャーレ, 3カ月間)外観：時間の経過とともに徐々に, うすい黄白色からうすい緑色を帯びた黄色へ変化した。含量：90日後には含量・残存率ともに試験開始時から1%程度低下 (溶解性(水))ラベプラゾールナトリウム：極めて溶けやすい アモキシシリン水和物：溶けにくい メトロニダゾール：溶けにくい	
腸溶性製剤のため (安定性)データなし (溶解性(水))極めて溶けやすい	
腸溶性のため粉砕不可 (安定性)原薬　吸湿性である (溶解性(水))極めて溶けやすい	
腸溶性機構が損なわれるため (溶解性(水))極めて溶けやすい	
腸溶性のため粉砕不可 (安定性)該当資料なし (溶解性(水))極めて溶けやすい	

ラヘフ

製品名（会社名）	規格単位	剤形・割線・Cap号数	可否	一般名
ラベプラゾールNa錠10mg「アメル」（共和薬品）	10mg	腸溶性Fコート錠 ○（割線無）	×	ラベプラゾールナトリウム
ラベプラゾールNa錠20mg「アメル」（共和薬品）	20mg	腸溶性Fコート錠 ○（割線無）	×	
ラベプラゾールNa錠10mg「杏林」（キョーリンリメディオ＝杏林）	10mg	腸溶性Fコート錠 ○（割線無）	×	ラベプラゾールナトリウム
ラベプラゾールNa錠20mg「杏林」（キョーリンリメディオ＝杏林）	20mg	腸溶性Fコート錠 ○（割線無）	×	
ラベプラゾールNa錠10mg「サワイ」（沢井）	10mg	Fコート錠 ○（割線無）	×	ラベプラゾールナトリウム
ラベプラゾールNa錠20mg「サワイ」（沢井）	20mg	Fコート錠 ○（割線無）	― (×)	
ラベプラゾールNa錠10mg「トーワ」（東和薬品）	10mg	腸溶性Fコート錠 ○（割線無）	×	ラベプラゾールナトリウム
ラベプラゾールNa錠20mg「トーワ」（東和薬品）	20mg	腸溶性Fコート錠 ○（割線無）	×	
ラベプラゾールNa錠10mg「日新」（日新製薬）	10mg	腸溶性Fコート錠 ○（割線無）	×	ラベプラゾールナトリウム
ラベプラゾールNa錠20mg「日新」（日新製薬）	20mg	腸溶性Fコート錠 ○（割線無）	×	
ラベプラゾールNa錠10mg「ファイザー」（ファイザー）	10mg	Fコート錠 ○（割線無）	― (×)	ラベプラゾールナトリウム
ラベプラゾールNa錠20mg「ファイザー」（ファイザー）	20mg	Fコート錠 ○（割線無）	― (×)	
ラベプラゾールNa塩錠10mg「オーハラ」（大原＝エッセンシャル＝第一三共エスファ＝共創未来ファーマ）	10mg	Fコート錠 ○（割線無）	― (×)	ラベプラゾールナトリウム
ラベプラゾールNa塩錠20mg「オーハラ」（大原＝エッセンシャル＝第一三共エスファ＝共創未来ファーマ）	20mg	Fコート錠 ○（割線無）	― (×)	
ラベプラゾールNa塩錠10mg「明治」（MeijiSeika）	10mg	Fコート錠 ○（割線無）	×	ラベプラゾールナトリウム
ラベプラゾールNa塩錠20mg「明治」（MeijiSeika）	20mg	Fコート錠 ○（割線無）	×	
ラベプラゾールナトリウム錠10mg「NP」（ニプロ）	10mg	腸溶性Fコート錠 ○（割線無）	×	ラベプラゾールナトリウム
ラベプラゾールナトリウム錠20mg「NP」（ニプロ）	20mg	腸溶性Fコート錠 ○（割線無）	×	

可否判定　○：可，△：条件つきで可，×：不可，―：企業判定回避，（　）：著者判断

理　由	代用品
腸溶性の特性が失われるため粉砕不可 (安定性)該当資料なし (溶解性(水))極めて溶けやすい	
酸に不安定。腸溶フィルムコーティング製剤 (溶解性(水))極めて溶けやすい	
放出制御の特性が失われるため，粉砕不可 (安定性)吸湿性である (溶解性(水))極めて溶けやすい	
主成分は吸湿性である。腸溶性製剤のため粉砕不可 (安定性)該当資料なし (溶解性(水))極めて溶けやすい	
腸溶性の特性が失われるため粉砕不可 (溶解性(水))極めて溶けやすい	
腸溶性のため粉砕不可 (溶解性(水))極めて溶けやすい	
(著)腸溶性のため粉砕不可 (安定性)〔長期〕(室温，成り行きRH，36カ月間)性状，確認試験，純度試験，定量など：いずれも変化なし 〔加速〕(40℃，75％RH，6カ月間)性状，確認試験，純度試験，定量，融点，乾燥減量など：いずれも変化なし (溶解性(水))極めて溶けやすい	
腸溶性製剤のため粉砕不可 (安定性)該当資料なし (溶解性(水))極めて溶けやすい	
腸溶錠のため粉砕不可。PTP包装はアルミ袋開封後，バラ包装は開栓後，湿気を避けて保存。原薬は吸湿性 (溶解性(水))極めて溶けやすい 腸溶錠のため粉砕不可。アルミ袋開封後は湿気を避けて保存。原薬は吸湿性 (溶解性(水))極めて溶けやすい	

理由　(著)著者コメント　(安定性)原薬(一部製剤)の安定性　(溶解性(水))原薬の水に対する溶解性
代用品　※：一部適応等が異なる

ラヘフ

製品名（会社名）	規格単位	剤形・割線・Cap号数	可否	一般名
ラベプラゾールナトリウム錠10mg「NPI」(日本薬工)	10mg	Fコート錠 ○(割線無)	×	ラベプラゾールナトリウム
ラベプラゾールナトリウム錠20mg「NPI」(日本薬工)	20mg	Fコート錠 ○(割線無)	×	
ラベプラゾールナトリウム錠10mg「TCK」(辰巳)	10mg	腸溶性Fコート錠 ○(割線無)	×	ラベプラゾールナトリウム
ラベプラゾールナトリウム錠20mg「TCK」(辰巳)	20mg	腸溶性Fコート錠 ○(割線無)	×	
ラベプラゾールナトリウム錠10mg「科研」(ダイト＝科研)	10mg	Fコート錠 ○(割線無)	×	ラベプラゾールナトリウム
ラベプラゾールナトリウム錠20mg「科研」(ダイト＝科研)	20mg	Fコート錠 ○(割線無)	×	
ラベプラゾールナトリウム錠10mg「ケミファ」(ケミファ＝日本薬工)	10mg	Fコート錠 ○(割線無)	×	ラベプラゾールナトリウム
ラベプラゾールナトリウム錠20mg「ケミファ」(ケミファ＝日本薬工)	20mg	Fコート錠 ○(割線無)	×	
ラベプラゾールナトリウム錠10mg「サンド」(サンド)	10mg	腸溶性Fコート錠 ○(割線無)	— (×)	ラベプラゾールナトリウム
ラベプラゾールナトリウム錠20mg「サンド」(サンド)	20mg	腸溶性Fコート錠 ○(割線無)	— (×)	
ラベプラゾールナトリウム錠10mg「ゼリア」(ゼリア)	10mg	Fコート錠 ○(割線無)	×	ラベプラゾールナトリウム
ラベプラゾールナトリウム錠20mg「ゼリア」(ゼリア)	20mg	Fコート錠 ○(割線無)	×	
ラベプラゾールナトリウム錠10mg「タイヨー」(大興＝武田テバファーマ＝武田)	10mg	腸溶性Fコート錠 ○(割線無)	×	ラベプラゾールナトリウム
ラベプラゾールナトリウム錠20mg「タイヨー」(大興＝武田テバファーマ＝武田)	20mg	腸溶性Fコート錠 ○(割線無)	×	
ラベプラゾールナトリウム錠10mg「日医工」(日医工)	10mg	Fコート錠 ○(割線無)	×	ラベプラゾールナトリウム
ラベプラゾールナトリウム錠20mg「日医工」(日医工)	20mg	Fコート錠 ○(割線無)	×	
ラベルフィーユ21錠(富士製薬)	(21日分) 1組	糖衣錠 ○(割線無)	×	エチニルエストラジオール・レボノルゲストレル
ラベルフィーユ28錠(富士製薬)	(28日分) 1組	糖衣錠 ○(割線無)	×	
ラボナ錠50mg(田辺三菱)	50mg	Fコート錠 ○(割線無)	— (△)	ペントバルビタールカルシウム

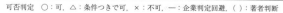

可否判定　○：可，△：条件つきで可，×：不可，―：企業判定回避，（　）：著者判断

理　由	代用品
腸溶製剤であるため 室温保存，開封後は湿気を避けて保存すること (溶解性(水)) 極めて溶けやすい	
腸溶錠のため粉砕不可 (安定性) 該当資料なし (溶解性(水)) 極めて溶けやすい	
腸溶製剤であるため粉砕不可 (溶解性(水)) 極めて溶けやすい	
腸溶性の特性が失われるため粉砕不可 (溶解性(水)) 極めて溶けやすい	
(著) 腸溶錠のため不可 (溶解性(水)) 極めて溶けやすい	
腸溶錠であるため，噛んだり砕いたりせずに服用すること (溶解性(水)) 極めて溶けやすい	
腸溶性のため (溶解性(水)) 極めて溶けやすい	
腸溶性製剤のため粉砕不可 (溶解性(水)) 極めて溶けやすい	
配合剤のため粉砕不可 (安定性)〔加速〕(40℃, 75%RH, 6カ月間)変化なし (溶解性(水)) レボノルゲストレル：ほとんど溶けない エチニルエストラジオール：ほとんど溶けない	
原薬は苦味あり (安定性)〔長期〕(室温, 遮光, 気密容器, 36カ月間)変化なし (溶解性(水)) やや溶けにくい	

理由　(著) 著者コメント　(安定性) 原薬(一部製剤)の安定性　(溶解性(水)) 原薬の水に対する溶解性
代用品　※：一部適応等が異なる

ラミク

製品名（会社名）	規格単位	剤形・割線・Cap号数	可否	一般名
ラミクタール錠小児用2mg （GSK）	2mg	素錠 ◯（割線無）	― (△)	ラモトリギン
ラミクタール錠小児用5mg （GSK）	5mg	素錠 ◯（割線無）	― (△)	
ラミクタール錠25mg （GSK）	25mg	素錠 ◯（割線無）	― (△)	
ラミクタール錠100mg （GSK）	100mg	素錠 ◯（割線無）	― (△)	
ラミシール錠125mg （サンファーマ＝田辺三菱）	125mg	素錠 ⊖（割線1本）	△	テルビナフィン塩酸塩
ラモトリギン錠25mg「JG」 （日本ジェネリック）	25mg	素錠 ◯（割線無）	― (△)	ラモトリギン
ラモトリギン錠100mg「JG」 （日本ジェネリック）	100mg	素錠 ◯（割線無）	― (△)	
ラモトリギン錠25mg「アメル」 （共和薬品）	25mg	素錠 ◯（割線無）	― (△)	ラモトリギン
ラモトリギン錠100mg「アメル」 （共和薬品）	100mg	素錠 ◯（割線無）	― (△)	
ラモトリギン錠小児用2mg「サワイ」（沢井）	2mg	素錠 ◯（割線無）	― (△)	ラモトリギン
ラモトリギン錠小児用5mg「サワイ」（沢井）	5mg	素錠 ◯（割線無）	― (△)	
ラモトリギン錠25mg「サワイ」 （沢井）	25mg	素錠 ◯（割線無）	― (△)	
ラモトリギン錠100mg「サワイ」 （沢井）	100mg	素錠 ◯（割線無）	― (△)	
ラモトリギン錠小児用2mg「トーワ」（東和薬品）	2mg	素錠 ⊖（割線1本）	― (△)	ラモトリギン
ラモトリギン錠小児用5mg「トーワ」（東和薬品）	5mg	素錠 ◐（割線1本）	― (△)	
ラモトリギン錠25mg「トーワ」 （東和薬品）	25mg	素錠 ⊖（割線1本）	― (△)	
ラモトリギン錠100mg「トーワ」 （東和薬品）	100mg	素錠 ⊖（割線1本）	― (△)	

可否判定　○：可，△：条件つきで可，×：不可，―：企業判定回避，（　）：著者判断

理　由	代用品
(安定性)〔長期〕(25℃, 60%RH, プラスチック袋(密閉), 段ボール容器, 60カ月間)変化なし 〔加速〕(40℃, 75%RH, プラスチック袋(密閉), 段ボール容器, 6カ月間)変化なし 〔温度〕(60℃, 暗所, 褐色ガラス瓶(開栓), 3カ月間)変化なし 〔湿度〕(40℃, 75%RH, 暗所, 褐色ガラス瓶(開栓), 6カ月間)変化なし 〔光〕(25℃, 白色蛍光ランプ+近紫外線ランプ, 無包装(無色透明ガラスシャーレに入れ, ポリ塩化ビニリデンフィルムで覆う), 白色蛍光ランプ総照射120万lx·hr以上を照射後, 近紫外蛍光ランプで総近紫外放射エネルギー200W·hr/m²以上を照射)変化なし (溶解性(水))(25℃・37℃)極めて溶けにくい	
光により分解するので遮光し, なるべく短期間に使用する (著)遮光保存 (安定性)〔通常〕(室温, 1,080日間)安定 〔苛酷〕(40℃, 75%RH, 180日間)安定 (50℃, 75%RH, 60日間)安定 (溶解性(水))溶けにくい	
(安定性)**粉砕品**　(25℃, 75%RH, 遮光・ポリセロファン紙, 90日間)変化なし (25℃, 60%RH, 120万lx·hr, ポリセロファン紙)変化なし (溶解性(水))該当資料なし	
(著)粉砕後データより, 遮光保存で可能と判断 (安定性)**粉砕品**　〔湿度〕(25℃, 75%RH, 遮光, ポリセロ分包, 90日間)外観, 含量：変化なし 〔光〕(25℃, 60%RH, 120万lx·hr, ポリセロ分包)外観, 含量：変化なし (溶解性(水))極めて溶けにくい	
(著)粉砕後データが不足しているが, 遮光保存で可能と推定 (溶解性(水))極めて溶けにくい	
(著)粉砕後データより, 遮光保存で可能と判断 (安定性)**粉砕後**　(25℃, 60%RH, 1,000lx散光下, 3カ月間)外観・含量変化なし (溶解性(水))極めて溶けにくい	

ラモト

製品名(会社名)	規格単位	剤形・割線・Cap号数	可否	一般名
ラモトリギン錠小児用2mg「日医工」(日医工)	2mg	素錠 ○(割線無)	―(△)	ラモトリギン
ラモトリギン錠小児用5mg「日医工」(日医工)	5mg	素錠 ◯(割線無)	―(△)	ラモトリギン
ラモトリギン錠25mg「日医工」(日医工)	25mg	素錠 ○(割線無)	―(△)	ラモトリギン
ラモトリギン錠100mg「日医工」(日医工)	100mg	素錠 ○(割線無)	―(△)	ラモトリギン
ラリキシン錠250mg(富士フイルム富山化学)	250mg	Fコート錠 ○(割線無)	―(△)	セファレキシン
ラロキシフェン塩酸塩錠60mg「DK」(大興＝江州)	60mg	素錠 ◯(割線無)	―(×)	ラロキシフェン塩酸塩
ラロキシフェン塩酸塩錠60mg「EE」(エルメッド＝日医工)	60mg	Fコート錠 ◯(割線無)	―(×)	ラロキシフェン塩酸塩
ラロキシフェン塩酸塩錠60mg「KN」(小林化工)	60mg	Fコート錠 ◯(割線無)	×	ラロキシフェン塩酸塩
ラロキシフェン塩酸塩錠60mg「あゆみ」(シオノ＝あゆみ製薬)	60mg	素錠 ◯(割線無)	―(×)	ラロキシフェン塩酸塩
ラロキシフェン塩酸塩錠60mg「サワイ」(沢井)	60mg	Fコート錠 ◯(割線無)	―(×)	ラロキシフェン塩酸塩
ラロキシフェン塩酸塩錠60mg「テバ」(武田テバファーマ＝武田)	60mg	Fコート錠 ◯(割線無)	―(×)	ラロキシフェン塩酸塩

可否判定 ○:可，△:条件つきで可，×:不可，―:企業判定回避，( ):著者判断

ラロキ

理　由	代用品
著 粉砕後データより，遮光保存で可能と判断 安定性 **粉砕物**　(25℃，75％RH，遮光・開放，3カ月間)外観，類縁物質，含量変化なし 溶解性(水) データなし	
著 粉砕後データより，遮光保存で可能と判断 安定性 **粉砕物**　(25℃，75％RH，遮光・開放，3カ月間)外観，含量変化なし，重量増加傾向 溶解性(水) データなし	
特異なにおいあり 著 安定性データが不足しているが，粉砕後防湿・遮光保存で可能と推定 安定性 該当資料なし 溶解性(水) やや溶けにくい	徐放顆20％・50％ ※ 先 DS10％・20％・50％ ※ 先
著 皮膚刺激あり。バイオハザードの面からも原則粉砕不可。やむを得ず粉砕する場合，曝露に留意する 溶解性(水) ほとんど溶けない	
粉砕時の体内動態データなし 著 皮膚刺激あり。バイオハザードの面からも原則粉砕不可。やむを得ず粉砕する場合，曝露に留意する 安定性 **製剤**　〔通常〕(40℃，75％RH，6カ月間)変化なし 〔苛酷〕(40℃または25℃，75％RH，3カ月間)変化なし 〔光〕(120万lx・hr)変化なし **粉砕後**　(40℃，30日間)変化なし (25℃，75％，30日間)変化なし (120万lx・hr)変化なし 溶解性(水) ほとんど溶けない	
原則，粉砕しないこと 著 皮膚刺激あり。バイオハザードの面からも原則粉砕不可。やむを得ず粉砕する場合，曝露に留意する 安定性 **粉砕後**　〔通常〕(25℃，75％RH，遮光，3カ月間)変化なし 〔苛酷〕(40℃，遮光，3カ月間)変化なし 〔光〕(室温，1,000lx・hr(白色蛍光灯下)，50日間)変化なし 溶解性(水) ほとんど溶けない	
著 皮膚刺激あり。バイオハザードの面からも原則粉砕不可。やむを得ず粉砕する場合，曝露に留意する 溶解性(水) ほとんど溶けない	
著 皮膚刺激あり。バイオハザードの面からも原則粉砕不可。やむを得ず粉砕する場合，曝露に留意する 溶解性(水) ほとんど溶けない	
著 皮膚刺激あり。バイオハザードの面からも原則粉砕不可。やむを得ず粉砕する場合，曝露に留意する 安定性 **製剤**　〔湿度〕(25℃，75％RH，4週間)外観，含量に変化なし 〔光〕(60万lx・hr)外観，含量に変化なし 溶解性(水) ほとんど溶けない	

理由　著 著者コメント　　安定性 原薬(一部製剤)の安定性　　溶解性(水) 原薬の水に対する溶解性
代用品　※：一部適応等が異なる

ラロキ

製品名（会社名）	規格単位	剤形・割線・Cap号数	可否	一般名
ラロキシフェン塩酸塩錠60mg「トーワ」(東和薬品)	60mg	Fコート錠 （割線無）	— (×)	ラロキシフェン塩酸塩
ラロキシフェン塩酸塩錠60mg「日医工」(日医工)	60mg	Fコート錠 （割線無）	— (×)	ラロキシフェン塩酸塩
ラロキシフェン塩酸塩錠60mg「日新」(日新製薬=日本ジェネリック)	60mg	Fコート錠 （割線無）	— (×)	ラロキシフェン塩酸塩
ランソプラゾールOD錠15mg「DK」(大興=共和クリティケア)	15mg	口腔内崩壊錠 （割線無）	×	ランソプラゾール
ランソプラゾールOD錠30mg「DK」(大興=共和クリティケア)	30mg	口腔内崩壊錠 （割線無）	×	
ランソプラゾールOD錠15mg「JG」(日本ジェネリック)	15mg	口腔内崩壊錠 （割線無）	— (×)	ランソプラゾール
ランソプラゾールOD錠30mg「JG」(日本ジェネリック)	30mg	口腔内崩壊錠 （割線無）	— (×)	
ランソプラゾールOD錠15mg「RTO」(リョートーファイン=江州=ニプロ)	15mg	口腔内崩壊錠 （割線無）	×	ランソプラゾール
ランソプラゾールOD錠30mg「RTO」(リョートーファイン=江州=ニプロ)	30mg	口腔内崩壊錠 （割線無）	×	
ランソプラゾールOD錠15mg「ケミファ」(シオノ=ケミファ=日本薬工)	15mg	口腔内崩壊錠 （割線無）	×	ランソプラゾール
ランソプラゾールOD錠30mg「ケミファ」(シオノ=ケミファ=日本薬工)	30mg	口腔内崩壊錠 （割線無）	×	
ランソプラゾールOD錠15mg「サワイ」(沢井)	15mg	口腔内崩壊錠 （割線無）	×	ランソプラゾール
ランソプラゾールOD錠30mg「サワイ」(沢井)	30mg	口腔内崩壊錠 （割線無）	×	

可否判定　○：可，△：条件つきで可，×：不可，—：企業判定回避，(　)：著者判断

理　　由	代用品
著 皮膚刺激あり。バイオハザードの面からも原則粉砕不可。やむを得ず粉砕する場合，曝露に留意する **安定性** 粉砕後　(25℃，60%RH，1,000lx散光下，3カ月間)外観変化あり(1カ月)，含量変化なし (遮光・防湿条件下，3カ月間)外観・含量変化なし **溶解性(水)** ほとんど溶けない	
著 皮膚刺激あり。バイオハザードの面からも原則粉砕不可。やむを得ず粉砕する場合，曝露に留意する **安定性** 粉砕物　(30℃，75%RH，遮光・開放，3カ月間)0.5カ月後含量低下(規格内) (室温，曝光量60万lx·hr，D65光源，開放)30万lx·hr後外観変化 **溶解性(水)** データなし	
著 皮膚刺激あり。バイオハザードの面からも原則粉砕不可。やむを得ず粉砕する場合，曝露に留意する **溶解性(水)** 極めて溶けにくい	
腸溶性のため **溶解性(水)** ほとんど溶けない	
粉砕直後，耐酸性試験を実施。腸溶性皮膜が維持できない 腸溶性の粒を含む口腔内崩壊錠(添付文書) **安定性** 該当資料なし **溶解性(水)** ほとんど溶けない	
腸溶性のため **溶解性(水)** ほとんど溶けない	
腸溶性のため **溶解性(水)** ほとんど溶けない	
放出制御の特性が失われるため，粉砕不可 **溶解性(水)** ほとんど溶けない	

理由　**著** 著者コメント　**安定性** 原薬(一部製剤)の安定性　**溶解性(水)** 原薬の水に対する溶解性
代用品　※：一部適応等が異なる

ランソ

製品名（会社名）	規格単位	剤形・割線・Cap号数	可否	一般名
ランソプラゾールOD錠15mg「武田テバ」(武田テバファーマ=武田)	15mg	口腔内崩壊錠 ◯(割線無)	×	ランソプラゾール
ランソプラゾールOD錠30mg「武田テバ」(武田テバファーマ=武田)	30mg	口腔内崩壊錠 ◯(割線無)	×	
ランソプラゾールOD錠15mg「トーワ」(東和薬品=三和化学)	15mg	口腔内崩壊錠 ◯(割線無)	×	ランソプラゾール
ランソプラゾールOD錠30mg「トーワ」(東和薬品=三和化学)	30mg	口腔内崩壊錠 ◯(割線無)	×	
ランソプラゾールOD錠15mg「日医工」(日医工)	15mg	口腔内崩壊錠 ◯(割線無)	×	ランソプラゾール
ランソプラゾールOD錠30mg「日医工」(日医工)	30mg	口腔内崩壊錠 ◯(割線無)	×	
ランソプラゾールカプセル15mg「JG」(大興=日本ジェネリック)	15mg	硬カプセル 4号	×(△)	ランソプラゾール
ランソプラゾールカプセル30mg「JG」(大興=日本ジェネリック)	30mg	硬カプセル 2号	×(△)	
ランソプラゾールカプセル15mg「アメル」(共和薬品)	15mg	硬カプセル 3号	×(△)	ランソプラゾール
ランソプラゾールカプセル30mg「アメル」(共和薬品)	30mg	硬カプセル 1号	×(△)	
ランソプラゾールカプセル15mg「ケミファ」(シオノ=ケミファ)	15mg	硬カプセル 4号	×(△)	ランソプラゾール
ランソプラゾールカプセル30mg「ケミファ」(シオノ=ケミファ)	30mg	硬カプセル 2号	×(△)	
ランソプラゾールカプセル15mg「サワイ」(沢井)	15mg	硬カプセル 3号	―(△)	ランソプラゾール
ランソプラゾールカプセル30mg「サワイ」(沢井)	30mg	硬カプセル 1号	―(△)	
ランソプラゾールカプセル15mg「タカタ」(高田)	15mg	硬カプセル 4号	―(△)	ランソプラゾール
ランソプラゾールカプセル30mg「タカタ」(高田)	30mg	硬カプセル 2号	―(△)	

可否判定　◯：可，△：条件つきで可，×：不可，―：企業判定回避，( )：著者判断

理　由	代用品
腸溶性細粒が破壊されるおそれがあるため粉砕不可 **安定性 製剤** 〔長期〕(25℃, 60%RH, PTP＋内袋＋紙箱, 36カ月間)外観, 含量に変化なし, 残存率：[15mgOD錠]99.3％, [30mgOD錠]100.1％ 〔加速〕(40℃, 75%RH, ポリエチレン瓶＋乾燥剤, 6カ月間)外観, 含量に変化なし, 残存率：[15mgOD錠]99.1％, [30mgOD錠]99.5％ 〔苛酷〕〔湿度〕(25℃, 60%RH, 3カ月間)外観, 含量に変化なし, 残存率：[15mgOD錠]98.8％, [30mgOD錠]100.3％ 〔光〕(120万lx・hr)外観, 含量に変化なし, 残存率：[15mgOD錠]100.6％, [30mgOD錠]100.9％ **溶解性(水)** ほとんど溶けない	
腸溶性顆粒を含む口腔内崩壊錠のため粉砕不可 **安定性** 該当資料なし **溶解性(水)** ほとんど溶けない	
腸溶性製剤のため粉砕不可 **溶解性(水)** ほとんど溶けない	
腸溶性のため **著** 腸溶性顆粒充填のカプセル製剤のため粉砕不可。脱カプセルのみ可 **溶解性(水)** ほとんど溶けない	
腸溶性顆粒を含むカプセル剤であり粉砕不可 **著** 腸溶性顆粒充填のカプセル製剤のため粉砕不可。脱カプセルのみ可 **安定性** 該当資料なし **溶解性(水)** ほとんど溶けない	
腸溶性のため **著** 腸溶性顆粒充填のカプセル製剤のため粉砕不可。脱カプセルのみ可 **溶解性(水)** ほとんど溶けない	
著 腸溶性顆粒充填のカプセル製剤のため粉砕不可。脱カプセルのみ可 **溶解性(水)** ほとんど溶けない	
有効成分は湿度, 光に不安定である **著** 腸溶性顆粒充填のカプセル製剤のため粉砕不可。脱カプセルのみ可 **溶解性(水)** ほとんど溶けない	

理由　**著** 著者コメント　**安定性** 原薬(一部製剤)の安定性　**溶解性(水)** 原薬の水に対する溶解性
代用品　※：一部適応等が異なる

ランソ

製品名（会社名）	規格単位	剤形・割線・Cap号数	可否	一般名
ランソプラゾールカプセル15mg「トーワ」(東和薬品)	15mg	硬カプセル 4号	×(△)	ランソプラゾール
ランソプラゾールカプセル30mg「トーワ」(東和薬品)	30mg	硬カプセル 2号	×(△)	
ランソプラゾールカプセル15mg「日医工」(日医工)	15mg	硬カプセル 4号	×(△)	ランソプラゾール
ランソプラゾールカプセル30mg「日医工」(日医工)	30mg	硬カプセル 2号	×(△)	
ランツジールコーワ錠30mg (興和=興和創薬)	30mg	Fコート錠 ○(割線無)	—(△)	アセメタシン
ランデル錠10 (ゼリア=塩野義)	10mg	Fコート錠 ○(割線無)	○	エホニジピン塩酸塩エタノール付加物
ランデル錠20 (ゼリア=塩野義)	20mg	Fコート錠 ○(割線無)	○	
ランデル錠40 (ゼリア=塩野義)	40mg	Fコート錠 ○(割線無)	○	
ランデールチオン錠100mg (鶴原)	100mg	糖衣錠 ○(割線無)	△	グルタチオン
ランドセン錠0.5mg (大日本住友)	0.5mg	素錠 ○(割線無)	—(○)	クロナゼパム
ランドセン錠1mg (大日本住友)	1mg	素錠 ⊖(割線1本)	—(○)	
ランドセン錠2mg (大日本住友)	2mg	素錠 ⊖(割線1本)	—(○)	
ランプレンカプセル50mg (サンド)	50mg	軟カプセル ○	×	クロファジミン

可否判定 ○：可，△：条件つきで可，×：不可，—：企業判定回避，（ ）：著者判断

ランフ

理　　由	代用品
腸溶性顆粒を含むため粉砕不可 **著** 腸溶性顆粒充填のカプセル製剤のため粉砕不可。脱カプセルのみ可 (安定性)該当資料なし (溶解性(水))ほとんど溶けない	
腸溶性顆粒充填のカプセル製剤のため粉砕不可 **著** 腸溶性顆粒充填のカプセル製剤のため粉砕不可。脱カプセルのみ可 (安定性)**内容物** [15mgカプセル](25℃，75％RH，遮光・開放，3カ月間)2週間後外観変化，重量増加傾向 (溶解性(水))ほとんど溶けない	
錠剤が粉砕された状態での薬物動態解析，有効性試験，安全性試験は実施されていない **著** 胃腸障害を起こす可能性がある (安定性)該当資料なし (溶解性(水))ほとんど溶けない	
本剤を粉砕後，室内保存(室温，室内散光)で4週間安定であった (安定性)〔通常〕(室温，気密，遮光，39カ月間)変化なし 〔苛酷〕(50℃，75％RH，3カ月間)ほとんど変化なし (溶解性(水))ほとんど溶けない	
酸味，特異臭あり (安定性)該当資料なし (溶解性(水))溶けやすい	散20% 先
(安定性)(室温，褐色透明ガラス瓶(密栓)，24カ月間)変化を認めず安定であった (40℃，褐色透明ガラス瓶(密栓)，6カ月間)変化を認めず安定であった (50℃，褐色透明ガラス瓶(密栓)，3カ月間)変化を認めず安定であった (40℃，75％RH，褐色透明ガラス瓶(開栓)，3カ月間)変化を認めず安定であった (蛍光灯約1,000lx(連続照射)，無色透明ガラス製ペトリ皿(蓋付)，30日間)白色の結晶性粉末が10日で淡黄色に変化し，薄層クロマトグラフィーにおいてごくわずかに1種の分解物で認めた。その他の試験項目において変化を認めなかった (蛍光灯約1,000lx(連続照射)，褐色透明ガラス瓶(密栓)，3カ月間)変化を認めず安定であった (直射日光，無色透明ガラス製ペトリ皿(蓋付)，16時間)白色の結晶性粉末が2時間で淡黄褐色となり，薄層クロマトグラフィーにおいてごくわずかに1種の分解物のスポットを認めた。8，16時間で黄褐色に変化し，薄層クロマトグラフィーにおいてごくわずかに2種の分解物のスポットを認めた。その他の試験項目において変化を認めなかった (直射日光，褐色透明ガラス瓶(密栓)，16時間)変化を認めず安定であった **粉砕後** データなし (溶解性(水))ほとんど溶けない	細0.1％・0.5％ 先
内容物が油状のため粉砕不可 (溶解性(水))ほとんど溶けない	

理由　**著** 著者コメント　(安定性)原薬(一部製剤)の安定性　(溶解性(水))原薬の水に対する溶解性
代用品　※：一部適応等が異なる

リアメ

製品名（会社名）	規格単位	剤形・割線・Cap号数	可否	一般名
リアメット配合錠 （ノバルティス）	配合剤	素錠 ⊖（割線1本）	△	アルテメテル・ルメファントリン
リアルダ錠1200mg （持田）	1,200mg	Fコート錠 ◯（割線無）	×	メサラジン
リウマトレックスカプセル2mg （ファイザー）	2mg	硬カプセル 4号	— (△)	メトトレキサート
リオナ錠250mg （日本たばこ＝鳥居）	250mg	Fコート錠 ◯（割線無）	— (△)	クエン酸第二鉄水和物

可否判定 ○：可，△：条件つきで可，×：不可，—：企業判定回避，（ ）：著者判断

理　　由	代用品
小児を対象とした臨床試験(海外)では，配合錠の服用が困難な場合に粉砕投与が許容されていた。粉砕後の安定性は検討されていないため，粉砕する場合には，投与直前に行うこと (安定性)アルテメテル 〔長期〕(5℃，二重のポリエチレン袋＋金属ドラム，36カ月間)安定 〔加速〕(25℃，60%RH，二重のポリエチレン袋＋金属ドラム，6カ月間)安定 〔苛酷〕(50℃，30%RH，1カ月間)類縁物質の増加，定量値の低下，確認試験でわずかな変化が認められた (25℃，94%RH，3週間)安定 〔光〕(キセノンランプ，120万lx・hr)類縁物質の増加，定量値の低下，旋光度及び確認試験で変化が認められた ルメファントリン 〔長期〕(25℃，60%RH，二重のポリエチレン袋＋金属ドラム，60カ月間)安定 〔加速〕(40℃，75%RH，二重のポリエチレン袋＋金属ドラム，6カ月間)安定 〔苛酷〕(50℃，褐色ガラス瓶，6カ月間)(40℃，褐色ガラス瓶，12カ月間)(25℃，75%RH，褐色ガラス瓶(開封)，3週間)安定 〔光〕(キセノンランプ，220～240lx・hr)光に対して安定 (溶解性(水))アルテメテル：極めて溶けにくい ルメファントリン：ほとんど溶けない	
有効成分であるメサラジンを親水性基剤と親油性基剤からなるマトリックス中に分散させた素錠部に，pH応答性の高分子フィルムをコーティングすることで，メサラジンを標的部位である大腸に送達し，大腸全域へ持続的に放出することを可能にした放出制御製剤であるため，粉砕・分割すると，その特性が失われる (安定性)〔長期〕(25℃，60%RH，ポリエチレン袋(二重)，36カ月間)規格適合 〔加速〕(40℃，75%RH，ポリエチレン袋(二重)，6カ月間)規格適合 〔苛酷〕(60℃，ガラス瓶(遮光・密閉)，3カ月間)規格適合 (25℃，75%RH，ガラスシャーレ(遮光・開放)，3カ月間)規格適合 (25℃，5,000lx，ガラスシャーレ(曝光及び遮光)，総照度120万lx・hr以上，総近紫外放射エネルギー200W・hr/m²以上)規格適合 (溶解性(水))極めて溶けにくい	顆50% GE 顆94% 先
防湿・遮光保存 著 抗悪性腫瘍剤のため粉砕せず懸濁する。やむを得ず粉砕する場合は，安全キャビネット内で行うなど調剤者の曝露に注意すること。防湿・遮光保存。危険度Ⅰ(日本病院薬剤師会：抗悪性腫瘍薬の院内取扱い指針)のため，粉砕時曝露に注意 (溶解性(水))ほとんど溶けない (危険度)Ⅰ(日本病院薬剤師会：抗悪性腫瘍薬の院内取扱い指針)	
吸湿性あり。粉砕品は酸味と独特の苦味がある 著 防湿・遮光保存 (安定性)〔長期〕(25℃，60%RH，60カ月間)変化なし 〔苛酷〕(60℃，75%RH，1カ月間)類縁物質及び水分の増加が認められた (120万lx・hr，ガラスシャーレ)類縁物質の増加が認められた (120万lx・hr，ガラスシャーレ・アルミニウム箔で被覆)変化なし (溶解性(水))極めて溶けにくい	

理由　著 著者コメント　(安定性)原薬(一部製剤)の安定性　(溶解性(水))原薬の水に対する溶解性
代用品　※：一部適応等が異なる

リオヘ

製品名（会社名）	規格単位	剤形・割線・Cap号数	可否	一般名
リオベル配合錠LD（武田）	配合剤	Fコート錠 ⊖(割線模様)	—（△†）	アログリプチン安息香酸塩・ピオグリタゾン塩酸塩
リオベル配合錠HD（武田）	配合剤	Fコート錠 ⊖(割線模様)	—（△†）	
リオレサール錠5mg（サンファーマ＝田辺三菱）	5mg	素錠 ⊖(割線1本)	○	バクロフェン
リオレサール錠10mg（サンファーマ＝田辺三菱）	10mg	素錠 ⊖(割線1本)	○	
リカバリンカプセル250mg（旭化成ファーマ）	250mg	硬カプセル 2号	—（△）	トラネキサム酸

可否判定 ○：可，△：条件つきで可，×：不可，—：企業判定回避，（）：著者判断

理　　由	代用品
† <u>著</u> 凡例5頁参照。アログリプチン安息香酸塩の苦味あり。光，湿度に安定 (安定性)アログリプチン安息香酸塩 〔長期〕(25℃，60%RH，60カ月間)変化なし 〔温度〕(50℃または60℃，3カ月間)変化なし 〔湿度〕(25℃，93%RH，3カ月間)変化なし 〔光〕(120万lx·hr(白色蛍光ランプ及び近紫外蛍光ランプ))変化なし ピオグリタゾン塩酸塩 〔長期〕(25℃，60%RH，暗所，36カ月間)変化なし 〔温度〕(40℃，暗所，6カ月間)変化なし (50℃または60℃，暗所，3カ月間)変化なし 〔湿度〕(25℃，75%RHまたは93%RH，暗所，6カ月間)変化なし 〔光〕(25℃，白色蛍光灯1,000lx，60日間)変化なし (25℃，キセノンランプ70,000lx，21時間)変化なし **製剤** 〔長期〕(25℃，60%RH，ポリエチレン瓶+乾燥剤及びPTP，36カ月間)変化なし 〔湿度〕(25℃，60%RH，3カ月間)変化なし 〔光〕(120万lx·hr(D65光源))変化なし (溶解性(水))アログリプチン安息香酸塩：やや溶けにくい ピオグリタゾン塩酸塩：ほとんど溶けない	
(安定性)〔通常〕(室温，褐色ガラス瓶，密栓，1,080日間)安定 〔苛酷〕(30℃，40%RH，褐色ガラス瓶，180日間)安定 (キセノンランプ，無色透明アンプル，2日間)安定 (室内散光，無色透明アンプル，3カ月間)安定 (溶解性(水))溶けにくい ------------------------------- 25℃，75%RH，遮光で吸湿が認められるが4週間安定 (安定性)〔通常〕(室温，褐色ガラス瓶，密栓，1,080日間)安定 〔苛酷〕(30℃，40%RH，褐色ガラス瓶，180日間)安定 (キセノンランプ，無色透明アンプル，2日間)安定 (室内散光，無色透明アンプル，3カ月間)安定 (溶解性(水))溶けにくい	
粉砕に関する安定性試験のデータがない 有効成分の吸湿性：該当資料なし <u>著</u> 苦味あり (安定性)**製剤** 〔長期〕(室温，最終包装形態，5年間)外観，確認試験，重量偏差試験，崩壊試験，含量，溶出試験：変化なし 〔苛酷〕(40℃，無包装，3カ月間)性状，含量，崩壊時間：変化なし (30℃，75%RH，無包装，3カ月間)性状，含量，崩壊時間：変化なし 〔光〕(1,000lx，無包装，総照射量60万lx·hr)性状，含量，崩壊時間：変化なし (溶解性(水))溶けやすい	散50% 先 細50% GE シ5% 先 GE

理由　<u>著</u> 著者コメント　(安定性)原薬(一部製剤)の安定性　(溶解性(水))原薬の水に対する溶解性
代用品　※：一部適応等が異なる

リカル

製品名（会社名）	規格単位	剤形・割線・Cap号数	可否	一般名
リカルボン錠1mg （小野）	1mg	Fコート錠 〇（割線無）	△ (×)	ミノドロン酸水和物
リカルボン錠50mg （小野）	50mg	Fコート錠 ◯（割線無）	△ (×)	
リクシアナ錠15mg （第一三共）	15mg	Fコート錠 〇（割線無）	— (〇)	エドキサバントシル酸塩水和物
リクシアナ錠30mg （第一三共）	30mg	Fコート錠 ⊖（割線1本）	— (〇)	
リクシアナ錠60mg （第一三共）	60mg	Fコート錠 （割線1本）	— (〇)	
リクシアナOD錠15mg （第一三共）	15mg	口腔内崩壊錠 〇（割線無）	— (△)	エドキサバントシル酸塩水和物
リクシアナOD錠30mg （第一三共）	30mg	口腔内崩壊錠 ⊖（割線1本）	— (△)	
リクシアナOD錠60mg （第一三共）	60mg	口腔内崩壊錠 （割線1本）	— (△)	
リザトリプタンOD錠10mg「TCK」 （辰巳＝日本ジェネリック）	10mg	口腔内崩壊錠 〇（割線無）	— (△)	リザトリプタン安息香酸塩

可否判定 〇：可，△：条件つきで可，×：不可，—：企業判定回避，（ ）：著者判断

理　　由	代用品
口腔咽頭部や食道に付着し，刺激性が現れる可能性があるため不可。ただし，チューブを使用する場合可 **著** 刺激等が懸念されるため経管投与またはコップ一杯(約180mL)の多めの水，ゼリー被覆などで補助し立位または座位の状態で，食道に付着しないように胃に流し込む。遮光保存 **安定性**〔長期〕(25℃，60%RH，暗所，二重ポリエチレン製の袋，ファイバードラム，60カ月間)変化なし 〔苛酷〕(60℃，暗所，開放プラスチックボトル，6カ月間)変化なし (40℃，75%RH，暗所，開放プラスチックボトル，6カ月間)変化なし 〔光〕(25℃，60%RH，1,000lx(D65ランプ)，シャーレ，3カ月間)変化なし **溶解性(水)** 極めて溶けにくい	
著 防湿・遮光保存 **安定性**〔長期〕(25℃，60%RH，ポリエチレン袋等/プラスチックドラム，36カ月間)変化なし 〔加速〕(40℃，75%RH，ポリエチレン袋等/プラスチックドラム，6カ月間)変化なし 〔温度〕(60℃，ガラス瓶，2カ月間)変化なし 〔温度・湿度〕(25℃・93%RH，40℃・75%RH，シャーレ開放，2カ月間)変化なし 〔光〕(25℃，60%RH，D65ランプ，シャーレ開放，120万lx・hr($\geqq$200W・hr/m²))変化なし **粉砕後**〔湿度〕(25℃，75%RH，シャーレ開放，3カ月間)性状変化なし，類縁物質適合，含量：[15mg錠]100.1%，[30mg錠]99.8%，[60mg錠]98.0% 〔光〕(25℃，60%RH，D65ランプ，シャーレ開放，30万lx・hr)性状変化なし，類縁物質適合，含量：[15mg錠]99.9%，[30mg錠]99.6%，[60mg錠]98.5% **溶解性(水)** 溶けにくい	
著 口腔内崩壊錠のため粉砕不適。粉砕した場合，防湿・遮光保存 **安定性**〔長期〕(25℃，60%RH，ポリエチレン袋等/プラスチックドラム，36カ月間)変化なし 〔加速〕(40℃，75%RH，ポリエチレン袋等/プラスチックドラム，6カ月間)変化なし 〔温度〕(60℃，ガラス瓶，2カ月間)変化なし 〔温度・湿度〕(25℃・93%RH，40℃・75%RH，シャーレ開放，2カ月間)変化なし 〔光〕(25℃，60%RH，D65ランプ，シャーレ開放，120万lx・hr($\geqq$200W・hr/m²))変化なし **粉砕後**〔湿度〕(25℃，75%RH(遮光)，シャーレ開放，3カ月間)性状変化なし，類縁物質適合，含量：[15mgOD錠]99.9%，[30mgOD錠]99.2%，[60mgOD錠]99.0% 〔光〕(2,000lx(D65ランプ)，25℃，60%RH，シャーレ開放，120万lx・hr)性状変化なし，類縁物質適合，含量：[15mgOD錠]103.5%，[30mgOD錠]99.6%，[60mgOD錠]99.3% **溶解性(水)** 溶けにくい	
著 口腔内崩壊錠のため粉砕不適。粉砕した場合，防湿・遮光保存 **安定性 製剤** 25±2℃，75±5%RH，遮光・開放条件で4週間保存した結果，外観，純度，含量に変化はなかった **溶解性(水)** やや溶けやすい	

リサト

製品名(会社名)	規格単位	剤形・割線・Cap号数	可否	一般名
リザトリプタンOD錠10mg「アメル」(共和薬品)	10mg	口腔内崩壊錠 ○(割線無)	—(△)	リザトリプタン安息香酸塩
リザトリプタンOD錠10mg「トーワ」(東和薬品)	10mg	口腔内崩壊錠 ○(割線無)	—(△)	リザトリプタン安息香酸塩
リザトリプタンOD錠10mg「ファイザー」(ファイザー)	10mg	素錠(口腔内崩壊錠) ○(割線無)	—(△)	リザトリプタン安息香酸塩
リザベンカプセル100mg(キッセイ)	100mg	硬カプセル 3号	—(△)	トラニラスト
リシノプリル錠5mg「オーハラ」(大原)	5mg	素錠 (割線1本)	—(○)	リシノプリル水和物
リシノプリル錠10mg「オーハラ」(大原)	10mg	素錠 (割線1本)	—(○)	
リシノプリル錠20mg「オーハラ」(大原)	20mg	素錠 (割線1本)	—(○)	
リシノプリル錠5mg「サワイ」(沢井)	5mg	素錠 (割線1本)	—(○)	リシノプリル水和物
リシノプリル錠10mg「サワイ」(沢井)	10mg	素錠 (割線1本)	—(○)	
リシノプリル錠20mg「サワイ」(沢井)	20mg	素錠 (割線1本)	—(○)	
リシノプリル錠5mg「タイヨー」(武田テバファーマ=武田)	5mg	素錠 (割線1本)	—(○)	リシノプリル水和物
リシノプリル錠10mg「タイヨー」(武田テバファーマ=武田)	10mg	素錠 (割線1本)	—(○)	
リシノプリル錠20mg「タイヨー」(武田テバファーマ=武田)	20mg	素錠 (割線1本)	—(○)	

可否判定 ○:可,△:条件つきで可,×:不可,—:企業判定回避,( ):著者判断

リシノ

理　　由	代用品
（著）口腔内崩壊錠のため粉砕不適。粉砕した場合，防湿・遮光保存 （安定性）粉砕品　〔湿度〕(25℃，75％RH，遮光，開放，28日間)外観，含量：変化なし （溶解性(水)）やや溶けやすい	
（著）口腔内崩壊錠のため粉砕不適。粉砕した場合，防湿・遮光保存 （安定性）粉砕後　(室内散光下，3カ月間)外観・含量変化なし （溶解性(水)）やや溶けやすい	
（著）口腔内崩壊錠のため粉砕不適。粉砕した場合，防湿・遮光保存 （安定性）(50℃，遮光瓶・密閉容器)2週間より外観変化あり(白色の粉末から，黒色及び褐色の粉末を含む白色の粉末となった) (40℃，遮光瓶・密閉容器)4週間より外観変化あり(白色の粉末から，黒色及び褐色の粉末を含む白色の粉末となった) (30℃，75％RH，遮光・ガラスカップ開放)8週間より外観変化あり(白色の粉末であったが一部は凝集していた。凝集は押すことで容易に粉末となった) (2,000lx，総照射量134万lx・hr，ガラスカップ開放)変化なし （溶解性(水)）やや溶けやすい	
光に対して不安定 （著）遮光保存 （安定性）〔長期〕(室温放置下，36カ月間)変化なし 〔苛酷〕高温，高湿に対しても安定 〔光〕光による虐待では分解物が検出され，含量低下がみられた （溶解性(水)）ほとんど溶けない	綿10%　先 GE DS5%　先 GE
（著）特異臭あり （溶解性(水)）やや溶けやすい	
わずかに特異なにおいがあり，味はない （溶解性(水)）やや溶けやすい	
（安定性）製剤　〔湿度〕(25℃，75％RH，4週間)外観，含量に変化なし 〔光〕[5mg・20mg錠](60万lx・hr)外観，含量に変化なし （溶解性(水)）やや溶けやすい	

理由　（著）著者コメント　　（安定性）原薬(一部製剤)の安定性　　（溶解性(水)）原薬の水に対する溶解性
代用品　※：一部適応等が異なる

リシノ

製品名(会社名)	規格単位	剤形・割線・Cap号数	可否	一般名
リシノプリル錠5mg「トーワ」(東和薬品)	5mg	素錠 (割線1本)	—(○)	リシノプリル水和物
リシノプリル錠10mg「トーワ」(東和薬品)	10mg	素錠 (割線1本)	—(○)	
リシノプリル錠20mg「トーワ」(東和薬品)	20mg	素錠 (割線1本)	—(○)	
リシノプリル錠5mg「日医工」(日医工)	5mg	素錠 (割線1本)	—(○)	リシノプリル水和物
リシノプリル錠10mg「日医工」(日医工)	10mg	素錠 (割線1本)	—(○)	
リシノプリル錠20mg「日医工」(日医工)	20mg	素錠 (割線1本)	—(○)	
リシノプリル錠5mg「ファイザー」(マイラン=ファイザー)	5mg	素錠 (割線1本)	—(○)	リシノプリル水和物
リシノプリル錠10mg「ファイザー」(マイラン=ファイザー)	10mg	素錠 (割線1本)	—(○)	
リシノプリル錠20mg「ファイザー」(マイラン=ファイザー)	20mg	素錠 (割線1本)	—(○)	
リスパダール錠1mg (ヤンセン)	1mg	Fコート錠 (割線1本)	—(○)	リスペリドン
リスパダール錠2mg (ヤンセン)	2mg	Fコート錠 (割線無)	—(○)	
リスパダール錠3mg (ヤンセン)	3mg	Fコート錠 (割線無)	—(○)	
リスパダールOD錠0.5mg (ヤンセン)	0.5mg	口腔内崩壊錠 (割線無)	—(△)	リスペリドン
リスパダールOD錠1mg (ヤンセン)	1mg	口腔内崩壊錠 (割線模様)	—(△)	
リスパダールOD錠2mg (ヤンセン)	2mg	口腔内崩壊錠 (割線無)	—(△)	

可否判定 ○:可, △:条件つきで可, ×:不可, —:企業判定回避, ( ):著者判断

理　　由	代用品
主成分はわずかに特異なにおいがある (安定性)粉砕後　(室内散光下，3カ月間)外観・含量変化なし (溶解性(水))やや溶けやすい	
(安定性)粉砕物　(25℃，75％RH，遮光・開放，8週間)[5mg錠]4週間後含量低下(規格内)，[10mg・20mg錠]外観，含量変化なし (溶解性(水))やや溶けやすい	
著 安定性データが不足しているが，粉砕後防湿・遮光保存で可能と推定 (安定性)該当資料なし (溶解性(水))やや溶けやすい	
苦味があるためコーティングしてある 著 防湿・遮光保存。原末は極めて苦い (安定性)[長期](室温，無色ガラス瓶，暗所，36カ月間)変化なし [温度](40℃，無色ガラス瓶(開放)，暗所，6カ月間)変化なし (60℃，無色ガラス瓶(開放)，暗所，3カ月間)変化なし [湿度](25℃，75％RH，無色ガラス瓶(開放)，暗所，6カ月間)変化なし (40℃，75％RH，無色ガラス瓶(開放)，暗所，6カ月間)変化なし [光](室温，1,000lx(白色蛍光灯)，シャーレラップ，3カ月間)変化なし (溶解性(水))ほとんど溶けない	細1%　先 GE 内用液0.1%　先 GE
著 口腔内崩壊錠のため粉砕不適。粉砕した場合，防湿・遮光保存。原末は極めて苦い (安定性)[長期](室温，無色ガラス瓶，暗所，36カ月間)変化なし [温度](40℃，無色ガラス瓶(開放)，暗所，6カ月間)変化なし (60℃，無色ガラス瓶(開放)，暗所，3カ月間)変化なし [湿度](25℃，75％RH，無色ガラス瓶(開放)，暗所，6カ月間)変化なし (40℃，75％RH，無色ガラス瓶(開放)，暗所，6カ月間)変化なし [光](室温，1,000lx(白色蛍光灯)，シャーレラップ，3カ月間)変化なし (溶解性(水))ほとんど溶けない	細1%　先 GE 内用液0.1%　先 GE

理由　著 著者コメント　　(安定性)原薬(一部製剤)の安定性　　(溶解性(水))原薬の水に対する溶解性
代用品　※：一部適応等が異なる

リスヘ

製品名（会社名）	規格単位	剤形・割線・Cap号数	可否	一般名
リスペリドン錠1mg「CH」 (長生堂＝日本ジェネリック)	1mg	Fコート錠 ⊖(割線1本)	— (○)	リスペリドン
リスペリドン錠2mg「CH」 (長生堂＝日本ジェネリック)	2mg	Fコート錠 ○(割線無)	— (○)	
リスペリドン錠3mg「CH」 (長生堂＝日本ジェネリック)	3mg	Fコート錠 ○(割線無)	— (○)	
リスペリドン錠0.5「MEEK」 (小林化工＝MeijiSeika)	0.5mg	Fコート錠 ○(割線無)	△ (○)	リスペリドン
リスペリドン錠1「MEEK」 (小林化工＝MeijiSeika)	1mg	Fコート錠 ⊖(割線1本)	△ (○)	
リスペリドン錠2「MEEK」 (小林化工＝MeijiSeika)	2mg	Fコート錠 ○(割線無)	△ (○)	
リスペリドン錠3「MEEK」 (小林化工＝MeijiSeika)	3mg	Fコート錠 ○(割線無)	△ (○)	
リスペリドン錠0.5mg「NP」 (ニプロ)	0.5mg	Fコート錠 ○(割線無)	— (○)	リスペリドン
リスペリドン錠1mg「NP」 (ニプロ)	1mg	Fコート錠 ⊖(割線1本)	— (○)	
リスペリドン錠2mg「NP」 (ニプロ)	2mg	Fコート錠 ○(割線無)	— (○)	
リスペリドン錠3mg「NP」 (ニプロ)	3mg	Fコート錠 ○(割線無)	— (○)	
リスペリドン錠0.5mg「アメル」 (共和薬品)	0.5mg	Fコート錠 ○(割線無)	○	リスペリドン
リスペリドン錠1mg「アメル」 (共和薬品)	1mg	Fコート錠 ⊖(割線1本)	○	
リスペリドン錠2mg「アメル」 (共和薬品)	2mg	Fコート錠 ○(割線無)	○	
リスペリドン錠3mg「アメル」 (共和薬品)	3mg	Fコート錠 ○(割線無)	○	
リスペリドンOD錠0.5mg「アメル」 (共和薬品)	0.5mg	口腔内崩壊錠 ○(割線無)	— (△)	リスペリドン
リスペリドンOD錠1mg「アメル」 (共和薬品)	1mg	口腔内崩壊錠 ⊖(割線1本)	○ (△)	
リスペリドンOD錠2mg「アメル」 (共和薬品)	2mg	口腔内崩壊錠 ○(割線無)	○ (△)	
リスペリドンOD錠3mg「アメル」 (共和薬品)	3mg	口腔内崩壊錠 ○(割線無)	— (△)	

可否判定　○：可，△：条件つきで可，×：不可，—：企業判定回避，( )：著者判断

リ

理　　由	代用品
著 防湿・遮光保存。原末は極めて苦い (安定性)**粉砕品** (40℃，75%RH，遮光・開放，4週間)外観・含量：変化なし，溶出・純度：規格内 (30℃，70%RH，遮光・開放，4週間)外観・含量：変化なし，溶出・純度：規格内 (溶解性(水))ほとんど溶けない 著 防湿・遮光保存。原末は極めて苦い (安定性)**粉砕品** (40℃，室内成り行き湿度，遮光・ファルコンチューブ密栓，3カ月間)外観・含量：変化なし (25℃，75%RH，遮光・ファルコンチューブ開栓，3カ月間)外観・含量：変化なし (120万lx·hr，ファルコンチューブ密栓，25日間)外観・含量：変化なし (溶解性(水))ほとんど溶けない	細1% 先 GE 内用液0.1% 先 GE
主薬由来の苦味が出現する可能性がある(苦味あり) 著 防湿・遮光保存。原末は極めて苦い (安定性)**粉砕品** 〔通常〕(25℃，75%RH，遮光，30日間)変化なし 〔苛酷〕[0.5mg・3mg錠](40℃，遮光，30日間)変化なし 〔光〕(室温，1,000lx·hr(白色蛍光灯下)，50日間)変化なし (溶解性(水))ほとんど溶けない	細1% 先 GE 内用液0.1% 先 GE
著 防湿・遮光保存。原末は極めて苦い (安定性)**粉砕後** 6カ月間の安定性データあり(粉砕時の体内動態データ等なし) (溶解性(水))ほとんど溶けない	細1% 先 GE 内用液0.1% 先 GE
著 防湿・遮光保存。原末は極めて苦い (安定性)**粉砕後** 3カ月間の安定性データあり(粉砕時の体内動態データ等なし) (溶解性(水))ほとんど溶けない	
著 防湿・遮光保存。原末は極めて苦い (安定性)**粉砕後** (25℃，75%RH，遮光，グラシン包装)90日間安定 (溶解性(水))ほとんど溶けない	細1% 先 GE 内用液0.1% 先 GE
著 口腔内崩壊錠のため粉砕不適。粉砕した場合，防湿・遮光保存。原末は極めて苦い (安定性)**粉砕後** [1mg・2mgOD錠] (25℃，75%RH，遮光，グラシン包装)60日間安定 (溶解性(水))ほとんど溶けない	細1% 先 GE 内用液0.1% 先 GE

理由　著 著者コメント　(安定性)原薬(一部製剤)の安定性　(溶解性(水))原薬の水に対する溶解性
代用品　※：一部適応等が異なる

リスヘ

製品名（会社名）	規格単位	剤形・割線・Cap号数	可否	一般名
リスペリドン錠1「オーハラ」（大原）	1mg	Fコート錠 ⊖(割線1本)	― (○)	リスペリドン
リスペリドン錠2「オーハラ」（大原）	2mg	Fコート錠 ○(割線無)	― (○)	
リスペリドン錠3「オーハラ」（大原）	3mg	Fコート錠 ○(割線無)	― (○)	
リスペリドン錠0.5mg「クニヒロ」（皇漢堂）	0.5mg	Fコート錠 ○(割線無)	○	リスペリドン
リスペリドン錠1mg「クニヒロ」（皇漢堂）	1mg	Fコート錠 ⊖(割線1本)	○	
リスペリドン錠2mg「クニヒロ」（皇漢堂）	2mg	Fコート錠 ○(割線無)	○	
リスペリドン錠3mg「クニヒロ」（皇漢堂）	3mg	Fコート錠 ○(割線無)	○	
リスペリドン錠1mg「サワイ」（沢井）	1mg	Fコート錠 ⊖(割線1本)	― (○)	リスペリドン
リスペリドン錠2mg「サワイ」（沢井）	2mg	Fコート錠 ○(割線無)	― (○)	
リスペリドン錠3mg「サワイ」（沢井）	3mg	Fコート錠 ○(割線無)	― (○)	
リスペリドンOD錠0.5mg「サワイ」（沢井）	0.5mg	口腔内崩壊錠 ○(割線無)	― (△)	リスペリドン
リスペリドンOD錠1mg「サワイ」（沢井）	1mg	口腔内崩壊錠 ⊖(割線1本)	― (△)	
リスペリドンOD錠2mg「サワイ」（沢井）	2mg	口腔内崩壊錠 ○(割線無)	― (△)	
リスペリドンOD錠3mg「サワイ」（沢井）	3mg	口腔内崩壊錠 ○(割線無)	― (△)	
リスペリドン錠1mg「タカタ」（高田）	1mg	Fコート錠 ⊖(割線1本)	― (○)	リスペリドン
リスペリドン錠2mg「タカタ」（高田）	2mg	Fコート錠 ○(割線無)	― (○)	
リスペリドン錠3mg「タカタ」（高田）	3mg	Fコート錠 ○(割線無)	― (○)	
リスペリドンOD錠0.5mg「タカタ」（高田）	0.5mg	口腔内崩壊錠 ○(割線無)	― (△)	リスペリドン
リスペリドンOD錠1mg「タカタ」（高田）	1mg	口腔内崩壊錠 ⊖(割線1本)	― (△)	
リスペリドンOD錠2mg「タカタ」（高田）	2mg	口腔内崩壊錠 ○(割線無)	― (△)	
リスペリドンOD錠3mg「タカタ」（高田）	3mg	口腔内崩壊錠 ○(割線無)	― (△)	

可否判定　○：可，△：条件つきで可，×：不可，―：企業判定回避，（　）：著者判断

理　由	代用品
著 防湿・遮光保存。原末は極めて苦い 溶解性(水) ほとんど溶けない	細1% 先 GE 内用液0.1% 先 GE
25℃・60％RHで14日間保存した結果，変化ほとんどはみられなかった。60万lx・hr照射時（25℃・湿度成り行き）にも変化はほとんどみられなかった 著 防湿・遮光保存。原末は極めて苦い 安定性 該当資料なし 溶解性(水) ほとんど溶けない	細1% 先 GE 内用液0.1% 先 GE
著 防湿・遮光保存。原末は極めて苦い 溶解性(水) ほとんど溶けない	細1% 先 GE 内用液0.1% 先 GE
著 口腔内崩壊錠のため粉砕不適。粉砕した場合，防湿・遮光保存。原末は極めて苦い 溶解性(水) ほとんど溶けない	細1% 先 GE 内用液0.1% 先 GE
有効成分は湿度，光に不安定である 著 防湿・遮光保存。原末は極めて苦い 安定性〔通常〕(25℃，60％RH，遮光，14日間）安定 溶解性(水) ほとんど溶けない	細1% 先 GE 内用液0.1% 先 GE
有効成分は湿度，光に不安定である 著 口腔内崩壊錠のため粉砕不適。粉砕した場合，防湿・遮光保存。原末は極めて苦い 安定性 (25℃，75％RH，遮光・開放，90日間）安定 溶解性(水) ほとんど溶けない	細1% 先 GE 内用液0.1% 先 GE

理由　著 著者コメント　　安定性 原薬（一部製剤）の安定性　　溶解性(水) 原薬の水に対する溶解性
代用品　※：一部適応等が異なる

リスヘ

製品名（会社名）	規格単位	剤形・割線・Cap号数	可否	一般名
リスペリドン錠1mg「トーワ」（東和薬品）	1mg	Fコート錠 ⊖(割線1本)	— (○)	リスペリドン
リスペリドン錠2mg「トーワ」（東和薬品）	2mg	Fコート錠 ○(割線無)	— (○)	
リスペリドン錠3mg「トーワ」（東和薬品）	3mg	Fコート錠 ○(割線無)	— (○)	
リスペリドンOD錠0.5mg「トーワ」（東和薬品）	0.5mg	口腔内崩壊錠 ○(割線無)	— (△)	リスペリドン
リスペリドンOD錠1mg「トーワ」（東和薬品）	1mg	口腔内崩壊錠 ⊖(割線1本)	— (△)	
リスペリドンOD錠2mg「トーワ」（東和薬品）	2mg	口腔内崩壊錠 ⊖(割線1本)	— (△)	
リスペリドンOD錠3mg「トーワ」（東和薬品）	3mg	口腔内崩壊錠 ⊖(割線1本)	— (△)	
リスペリドン錠1mg「日医工」（日医工）	1mg	Fコート錠 ⊖(割線1本)	— (○)	リスペリドン
リスペリドン錠2mg「日医工」（日医工）	2mg	Fコート錠 ○(割線無)	— (○)	
リスペリドン錠3mg「日医工」（日医工）	3mg	Fコート錠 ○(割線無)	— (○)	
リスペリドン錠0.5mg「ファイザー」（ファイザー）	0.5mg	Fコート錠 ○(割線無)	— (○)	リスペリドン
リスペリドン錠1mg「ファイザー」（ファイザー）	1mg	Fコート錠 ⊖(割線1本)	— (○)	
リスペリドン錠2mg「ファイザー」（ファイザー）	2mg	Fコート錠 ○(割線無)	— (○)	
リスペリドン錠3mg「ファイザー」（ファイザー）	3mg	Fコート錠 ○(割線無)	— (○)	

可否判定　○：可，△：条件つきで可，×：不可，—：企業判定回避，（　）：著者判断

理　由	代用品
著 防湿・遮光保存。原末は極めて苦い **安定性** 粉砕後　(室内散光下, 3カ月間)外観変化なし, 残存率96.1%(3カ月) **溶解性(水)** ほとんど溶けない	細1% 先 GE 内用液0.1% 先 GE
著 口腔内崩壊錠のため粉砕不適。粉砕した場合, 防湿・遮光保存。原末は極めて苦い **安定性** 粉砕後　(室内散光下, 3カ月間)外観・含量変化なし **溶解性(水)** ほとんど溶けない	細1% 先 GE 内用液0.1% 先 GE
著 防湿・遮光保存。原末は極めて苦い **安定性** 粉砕物　(40℃, 遮光・気密容器, 3カ月間)外観, 類縁物質, 含量変化なし (25℃, 75%RH, 遮光・開放, 3カ月間)2カ月後含量低下(規格外) (25℃, 45%RH, 曝光量120万lx·hr, 開放)120万lx·hr後類縁物質増加(規格外), 80万lx·hr時含量低下(規格外) **溶解性(水)** ほとんど溶けない **著** 防湿・遮光保存。原末は極めて苦い **安定性** 粉砕物　(40℃, 遮光・気密容器, 3カ月間)(25℃, 75%RH, 遮光・開放, 3カ月間)(25℃, 45%RH, 曝光量120万lx·hr, 開放)外観, 類縁物質, 含量変化なし **溶解性(水)** ほとんど溶けない **著** 防湿・遮光保存。原末は極めて苦い **安定性** 粉砕物　(40℃, 遮光・気密容器, 3カ月間)(25℃, 75%RH, 遮光・開放, 3カ月間)(曝光量60万lx·hr, 気密)外観, 含量変化なし **溶解性(水)** ほとんど溶けない	
著 防湿・遮光保存。原末は極めて苦い **安定性** (2,000lx(総照射量134万lx·hr・ガラスカップ・開放))含量低下 **溶解性(水)** ほとんど溶けない **著** 防湿・遮光保存。原末は極めて苦い **安定性** [通常](30℃, 75%RH, 2,000lx, 28日間)安定 **粉砕品**　保存条件である開放状態及び密閉状態で30℃・75%RH及び室温については4週間までは安定であると判断できるが, 開放状態での2,000lx·hrにおいて2週間までは(光照射総計：約67万lxまで)規格に適合し安定であるが, 4週間で性状に変化が認められ, 約3%の含量の低下も認められるため, 保管方法には十分に注意する必要があると考えられる **溶解性(水)** ほとんど溶けない	細1% 先 GE 内用液0.1% 先 GE

理由　**著** 著者コメント　**安定性** 原薬(一部製剤)の安定性　**溶解性(水)** 原薬の水に対する溶解性
代用品　※：一部適応等が異なる

リスヘ

製品名（会社名）	規格単位	剤形・割線・Cap号数	可否	一般名
リスペリドン錠0.5mg「ヨシトミ」 （全星＝田辺三菱＝吉富薬品）	0.5mg	Fコート錠 ◯（割線無）	△ （◯）	リスペリドン
リスペリドン錠1mg「ヨシトミ」 （全星＝田辺三菱＝吉富薬品）	1mg	Fコート錠 ⊖（割線1本）	△ （◯）	
リスペリドン錠2mg「ヨシトミ」 （全星＝田辺三菱＝吉富薬品）	2mg	Fコート錠 ◯（割線無）	△ （◯）	
リスペリドン錠3mg「ヨシトミ」 （全星＝田辺三菱＝吉富薬品）	3mg	Fコート錠 ◯（割線無）	△ （◯）	

可否判定 ◯：可，△：条件つきで可，×：不可，—：企業判定回避，（ ）：著者判断

理　　由	代用品
原末が極めて苦いため **著** 防湿・遮光保存。原末は極めて苦い (安定性)〔通常〕(25℃，60%RH，60カ月間) **製剤**〔長期〕(25℃，60%RH，最終包装製品，3年間)性状・確認試験・純度試験・製剤均一性・溶出性・定量法：変化なし 〔苛酷〕(40℃，褐色ガラス瓶(密栓)，3カ月間)性状・溶出性・純度試験・定量値・硬度：変化なし (25℃，75%RH，褐色ガラス瓶(開栓)，3カ月間)硬度：低下(許容範囲内)。性状・溶出性・純度試験・定量値：変化なし 〔光〕(2,000lx，無色ガラス瓶(密栓)，合計120万lx・hrを照射)性状・溶出性・純度試験・定量値・硬度：変化なし **粉砕後** 各条件(光：総曝光量60万lx・hr，温度：40℃で6カ月，湿度：25℃，75%RHで6カ月)で保存した結果，規格の範囲内であった (溶解性(水))ほとんど溶けない	細1%　先 GE 内用液0.1%　先 GE
原末が極めて苦いため **著** 防湿・遮光保存。原末は極めて苦い (安定性)〔通常〕(25℃，60%RH，60カ月間) **製剤**［1mg・3mg錠］ 〔長期〕(25℃，60%RH，最終包装製品，3年間)性状・純度試験・溶出性・定量法：変化なし 〔苛酷〕(40℃，ポリエチレン容器(密栓)，3カ月間)性状・溶出性・純度試験・定量値・硬度：変化なし (25℃，75%RH，シャーレ(開放)，3カ月間)硬度：低下(許容範囲内)。性状・溶出性・純度試験・定量値：変化なし 〔光〕(1,000lx，シャーレ(開放)，合計60万lx・hrを照射)性状・溶出性・純度試験・定量値・硬度：変化なし ［2mg錠］ 〔長期〕(25℃，60%RH，最終包装製品，3年間)性状・純度試験・溶出性・定量法：変化なし 〔苛酷〕(40℃，ポリエチレン容器(密栓)，3カ月間)性状・溶出性・純度試験・定量値・硬度：変化なし (25℃，75%RH，シャーレ(開放)，3カ月間)性状・溶出性・純度試験・定量値・硬度：変化なし 〔光〕(1,000lx，シャーレ(開放)，合計60万lx・hrを照射)性状：色調変化(規格内)。溶出性・純度試験・定量値・硬度：変化なし **粉砕後** 25℃，75%RH(遮光・開放)，3カ月で保存した結果，吸湿はみられるが，その他の測定項目については安定であった (溶解性(水))ほとんど溶けない	

理由　**著** 著者コメント　(安定性)原薬(一部製剤)の安定性　(溶解性(水))原薬の水に対する溶解性
代用品　※：一部適応等が異なる

リスヘ

製品名(会社名)	規格単位	剤形・割線・Cap号数	可否	一般名
リスペリドンOD錠0.5mg「ヨシトミ」(全星=田辺三菱=吉富薬品)	0.5mg	口腔内崩壊錠 ◯(割線無)	◯ (△)	リスペリドン
リスペリドンOD錠1mg「ヨシトミ」(全星=田辺三菱=吉富薬品)	1mg	口腔内崩壊錠 ⊖(割線1本)	◯ (△)	
リスペリドンOD錠2mg「ヨシトミ」(全星=田辺三菱=吉富薬品)	2mg	口腔内崩壊錠 ◯(割線無)	◯ (△)	
リスペリドンOD錠3mg「ヨシトミ」(全星=田辺三菱=吉富薬品)	3mg	口腔内崩壊錠 ◯(割線無)	◯ (△)	
リスミー錠1mg (共和薬品)	1mg	素錠 ⊖(割線1本)	◯	リルマザホン塩酸塩水和物
リスミー錠2mg (共和薬品)	2mg	素錠 ⊖(割線1本)	◯	

可否判定 ◯:可, △:条件つきで可, ×:不可, ―:企業判定回避, ( ):著者判断

リスミ

理　由	代用品
著 口腔内崩壊錠のため粉砕不適。粉砕した場合，防湿・遮光保存。原末は極めて苦い **安定性** 製剤 ［0.5mgOD錠］ 〔苛酷〕(40℃，遮光・気密容器，3カ月間)性状・硬度・純度試験・崩壊性・溶出性・定量：変化なし (25℃，75%RH，遮光・開放，3カ月間)硬度：低下（規格外）。性状・純度試験・崩壊性・溶出性・定量：変化なし 〔光〕(合計60万lx・hrを照射)硬度：低下（規格外）。性状・純度試験・崩壊性・溶出性・定量：変化なし ［1mgOD錠］ 〔苛酷〕(40℃，遮光・気密容器，3カ月間)性状・硬度・純度試験・崩壊性・溶出性・定量：変化なし (25℃，75%RH，遮光・開放，3カ月間)性状・硬度・純度試験・崩壊性・溶出性・定量：変化なし 〔光〕(合計60万lx・hrを照射)純度試験：不純物増加。性状・硬度・崩壊性・溶出性・定量：変化なし ［2mg・3mgOD錠］ 〔苛酷〕(40℃，遮光・気密容器，3カ月間)性状・硬度・純度試験・崩壊性・溶出性・定量：変化なし (25℃，75%RH，遮光・開放，3カ月間)性状・硬度・純度試験・崩壊性・溶出性・定量：変化なし 〔光〕(合計60万lx・hrを照射)性状・硬度・純度試験・崩壊性・溶出性・定量：変化なし **粉砕後** 各条件(光：成り行きで30日，温度：成り行きで30日，湿度：成り行きで30日)で保存した結果，規格の範囲内であった **溶解性(水)** ほとんど溶けない	細1% 先 GE 内用液0.1% 先 GE
わずかに苦味あり **著** 遮光保存 **安定性** 〔通常〕(室温，散光，36カ月間)変化なし 〔苛酷〕(60℃，6カ月間)変化なし (25℃，75%RH，散光，6カ月間)変化なし (25℃，90%RH，6カ月間)変化なし (40℃，75%RH，6カ月間)変化なし (10,000lx，40日間)変化なし **溶解性(水)** やや溶けやすい	

理由　**著** 著者コメント　**安定性** 原薬（一部製剤）の安定性　**溶解性(水)** 原薬の水に対する溶解性
代用品　※：一部適応等が異なる

リスミ

製品名（会社名）	規格単位	剤形·割線·Cap号数	可否	一般名
リズミック錠10mg （大日本住友）	10mg	素錠 ⊖（割線表裏各1本）	— (△)	アメジニウムメチル硫酸塩
リスモダンR錠150mg （サノフィ）	150mg	Fコート錠 ◯（割線無）	×	ジソピラミドリン酸塩
リスモダンカプセル50mg （サノフィ）	50mg	硬カプセル 4号	— (△)	ジソピラミド
リスモダンカプセル100mg （サノフィ）	100mg	硬カプセル 3号	— (△)	
リーゼ錠5mg （田辺三菱＝吉富薬品）	5mg	Fコート錠 ◯（割線無）	— (◯)	クロチアゼパム
リーゼ錠10mg （田辺三菱＝吉富薬品）	10mg	Fコート錠 ◯（割線無）	— (◯)	

リ

可否判定　◯：可，△：条件つきで可，×：不可，—：企業判定回避，（　）：著者判断

理　由	代用品
温度・湿度にやや不安定 **安定性**〔長期〕(室温，無色ガラス瓶(密栓)，36カ月間)変化なし 〔苛酷〕(40℃，褐色ガラス瓶(密栓)，6カ月間)変化なし (50℃，褐色ガラス瓶(密栓)，3カ月間)変化なし (30℃，90%RH，褐色ガラス瓶(開栓)，3カ月間)変化なし (蛍光灯(5,000lx)，シャーレ，240万lx・hr)性状：帯黄白色に外観変化 **粉砕後**　(40℃，75%RH，無色ガラス瓶密栓，3カ月間)外観：変化なし，含量：99.4% (40℃，75%RH，無色ガラス瓶開放，3カ月間)外観：変化なし，含量：99.8%(類縁物質の増加) (25℃，75%RH，グラシン紙分包，3カ月間)外観：変化なし，含量：101.2% (室温散光下，グラシン紙分包，3カ月間)外観：変化なし，含量：100.8% **溶解性(水)** やや溶けにくい	
ワックスマトリックス構造の徐放性が損なわれるため粉砕不可 **安定性**〔通常〕(室温，無色瓶，27カ月間)変化なし 〔苛酷〕(40℃，90%RH，開放，3カ月間)1カ月以後わずかに灰色化する傾向がみられた **溶解性(水)** 溶けやすい	
該当資料なし **著** 苦味あり。経管用は可。舌にしびれ感がある **安定性**〔通常〕(室温，無色ペトリ皿・開放，18カ月間)変化なし 〔苛酷〕(30℃，50%RH，無色ペトリ皿・開放，18カ月間)変化なし **溶解性(水)** 溶けにくい	
原薬はわずかに苦い。光により徐々に着色する **著** 遮光保存 **安定性**〔長期〕(25℃，60%RH，ポリエチレン袋(二重)+ミニファイバードラム，4年間)変化なし 〔加速〕(40℃，75%RH，ポリエチレン袋(二重)+ミニファイバードラム，6カ月間)変化なし 〔苛酷〕(40℃/60℃，無色透明容器(気密)，90日間)変化なし (40℃，60%RH/82%RH，無色透明容器(開放)，90日間)変化なし (直射日光，無色透明アンプル(with air)，21日間)外観が7日目に淡黄色に14日目に黄色に着色し，7日目以降分解スポット(TLC)が確認された。また，経時的にわずかな含量低下を認めた (直射日光，無色透明アンプル(with N₂)，21日間)14日目に淡黄色に着色し，21日目に分解スポット(TLC)が確認された。また，わずかな含量低下を認めた (直射日光，褐色アンプル(with air)，21日間)変化なし **溶解性(水)** ほとんど溶けない	顆10% [先]

理由　**著** 著者コメント　**安定性** 原薬(一部製剤)の安定性　**溶解性(水)** 原薬の水に対する溶解性
代用品　※：一部適応等が異なる

リセト

製品名（会社名）	規格単位	剤形・割線・Cap号数	可否	一般名
リセドロン酸Na錠2.5mg「F」 （富士製薬）	2.5mg	Fコート錠 ◯（割線無）	×	リセドロン酸ナトリウム水和物
リセドロン酸Na錠17.5mg「F」 （富士製薬）	17.5mg	Fコート錠 ◯（割線無）	×	
リセドロン酸Na錠17.5mg「FFP」 （共創未来ファーマ）	17.5mg	Fコート錠 ◯（割線無）	×	リセドロン酸ナトリウム水和物

可否判定 ◯：可，△：条件つきで可，×：不可，—：企業判定回避，（ ）：著者判断

理　由	代用品
口腔咽頭刺激の可能性がある **著** 添付文書の用法及び用量に関連する注意に「口腔咽頭刺激の可能性があるので噛まずに，なめずに服用する」の記載あり。口腔咽頭刺激の可能性があると考えられるので，粉砕等は原則不可。刺激等が懸念されるため経管投与またはコップ一杯（約180mL）の多めの水，ゼリー被覆などで補助し立位または座位の状態で，食道に付着しないように胃に流し込む **安定性**（40℃，無包装状態，3ヵ月間）変化なし （25℃，75％RH，3ヵ月間）硬度低下 （120万lx・hr）変化なし **溶解性(水)** やや溶けやすい	
口腔咽頭刺激の可能性がある **著** 添付文書の用法及び用量に関連する注意に「口腔咽頭刺激の可能性があるので噛まずに，なめずに服用する」の記載あり。口腔咽頭刺激の可能性があると考えられるので，粉砕等は原則不可。刺激等が懸念されるため経管投与またはコップ一杯（約180mL）の多めの水，ゼリー被覆などで補助し立位または座位の状態で，食道に付着しないように胃に流し込む **安定性**〔加速〕（40℃，75％RH，最終包装形態，6ヵ月間）変化なし 〔苛酷〕（40℃，気密容器，遮光，3ヵ月間）変化なし 〔湿度〕（25℃，75％RH，遮光，3ヵ月間）硬化低下 〔光〕（1,000lx，気密容器）約50日でわずかに退色 **溶解性(水)** やや溶けやすい	
粉砕状態における安定性は，湿度（30℃，75％，開放，1ヵ月），光（開放，72万lx・hr），通常の環境下（開放，1ヵ月）の保存条件で，いずれの試験項目においても規格値の範囲内であった。しかし口腔咽頭刺激の可能性が考えられることから，粉砕投与は不可である **著** 添付文書の用法及び用量に関連する注意に「口腔咽頭刺激の可能性があるので噛まずに，なめずに服用する」の記載あり。口腔咽頭刺激の可能性があると考えられるので，粉砕等は原則不可。刺激等が懸念されるため経管投与またはコップ一杯（約180mL）の多めの水，ゼリー被覆などで補助し立位または座位の状態で，食道に付着しないように胃に流し込む **安定性** 製剤 〔加速〕（40±1℃，75±5％RH，PTP（紙箱入り），6ヵ月間）性状，確認試験，純度試験，製剤均一性，溶出性及び定量試験について，特記すべき変化は認められなかった **溶解性(水)** やや溶けやすい	

リセト

製品名(会社名)	規格単位	剤形・割線・Cap号数	可否	一般名
リセドロン酸Na錠2.5mg「JG」(日本ジェネリック)	2.5mg	Fコート錠 ◯(割線無)	― (×)	リセドロン酸ナトリウム水和物
リセドロン酸Na錠17.5mg「JG」(日本ジェネリック)	17.5mg	Fコート錠 ◯(割線無)	― (×)	
リセドロン酸Na錠2.5mg「NP」(ニプロ)	2.5mg	Fコート錠 ◯(割線無)	×	リセドロン酸ナトリウム水和物
リセドロン酸Na錠17.5mg「NP」(ニプロ)	17.5mg	Fコート錠 ◯(割線無)	×	
リセドロン酸Na錠2.5mg「SN」(シオノ=科研)	2.5mg	Fコート錠 ◯(割線無)	×	リセドロン酸ナトリウム水和物
リセドロン酸Na錠17.5mg「SN」(シオノ=科研)	17.5mg	Fコート錠 ◯(割線無)	×	

可否判定 ◯:可, △:条件つきで可, ×:不可, ―:企業判定回避, ( ):著者判断

理　由	代用品
本製剤は，食道等に対して局所刺激症状を引き起こすおそれがあるため，粉砕物での経口投与は推奨していない 著 添付文書の用法及び用量に関連する注意に「口腔咽頭刺激の可能性があるので噛まずに，なめずに服用する」の記載あり。口腔咽頭刺激の可能性があると考えられるので，粉砕等は原則不可。刺激等が懸念されるため経管投与またはコップ一杯(約180mL)の多めの水，ゼリー被覆などで補助し立位または座位の状態で，食道に付着しないように胃に流し込む 安定性 (30℃，75％RH，透明・気密容器，1カ月間)水分増加 (1,000lx·hr，透明・気密容器，1カ月間)水分増加 (成り行き温湿度，散乱光下，透明・気密容器，1カ月間)水分増加 溶解性(水) やや溶けやすい	
本製剤は，食道等に対して局所刺激症状を引き起こすおそれがあるため，粉砕物での経口投与は推奨していない 著 添付文書の用法及び用量に関連する注意に「口腔咽頭刺激の可能性があるので噛まずに，なめずに服用する」の記載あり。口腔咽頭刺激の可能性があると考えられるので，粉砕等は原則不可。刺激等が懸念されるため経管投与またはコップ一杯(約180mL)の多めの水，ゼリー被覆などで補助し立位または座位の状態で，食道に付着しないように胃に流し込む 安定性 (40℃，遮光・気密容器，4週間)問題なし (25℃，75％RH，遮光・開放容器，4週間)問題なし (120万lx·hr，透明・気密容器)問題なし 溶解性(水) やや溶けやすい	
口腔咽頭刺激の可能性があるので噛まずに，なめずに服用する 著 添付文書の用法及び用量に関連する注意に「口腔咽頭刺激の可能性があるので噛まずに，なめずに服用する」の記載あり。口腔咽頭刺激の可能性があると考えられるので，粉砕等は原則不可。刺激等が懸念されるため経管投与またはコップ一杯(約180mL)の多めの水，ゼリー被覆などで補助し立位または座位の状態で，食道に付着しないように胃に流し込む 安定性 粉砕後　[2.5mg錠] 3カ月間のデータあり(粉砕時の体内動態データ等なし) 溶解性(水) やや溶けやすい	
粘膜刺激作用のため 著 添付文書の用法及び用量に関連する注意に「口腔咽頭刺激の可能性があるので噛まずに，なめずに服用する」の記載あり。口腔咽頭刺激の可能性があると考えられるので，粉砕等は原則不可。刺激等が懸念されるため経管投与またはコップ一杯(約180mL)の多めの水，ゼリー被覆などで補助し立位または座位の状態で，食道に付着しないように胃に流し込む 溶解性(水) やや溶けやすい	

理由　著 著者コメント　　安定性 原薬(一部製剤)の安定性　　溶解性(水) 原薬の水に対する溶解性
代用品　※：一部適応等が異なる

リセト

製品名（会社名）	規格単位	剤形・割線・Cap号数	可否	一般名
リセドロン酸Na錠2.5mg「YD」 （陽進堂）	2.5mg	Fコート錠 ○（割線無）	— (×)	リセドロン酸ナトリウム水和物
リセドロン酸Na錠17.5mg「YD」 （陽進堂）	17.5mg	Fコート錠 ○（割線無）	— (×)	
リセドロン酸Na錠2.5mg「ZE」 （全星）	2.5mg	Fコート錠 ○（割線無）	×	リセドロン酸ナトリウム水和物
リセドロン酸Na錠17.5mg「ZE」 （全星）	17.5mg	Fコート錠 ○（割線無）	×	
リセドロン酸Na錠2.5mg「杏林」 （キョーリンリメディオ ＝杏林）	2.5mg	Fコート錠 ○（割線無）	— (×)	リセドロン酸ナトリウム水和物
リセドロン酸Na錠17.5mg「杏林」 （キョーリンリメディオ ＝杏林）	17.5mg	Fコート錠 ○（割線無）	— (×)	

可否判定　○：可，△：条件つきで可，×：不可，—：企業判定回避，( )：著者判断

リセト

理　　由	代用品
口腔咽頭刺激の可能性があるため粉砕不可 **著** 添付文書の用法及び用量に関連する注意に「口腔咽頭刺激の可能性があるので噛まずに，なめずに服用する」の記載あり。口腔咽頭刺激の可能性があると考えられるので，粉砕等は原則不可。刺激等が懸念されるため経管投与またはコップ一杯(約180mL)の多めの水，ゼリー被覆などで補助し立位または座位の状態で，食道に付着しないように胃に流し込む (安定性)該当資料なし (溶解性(水))やや溶けやすい	
口腔咽頭刺激，上部消化管粘膜刺激がある 各条件(光：総曝光量120万lx·hr，温度：40℃で3カ月，湿度：25℃，75%RHで3カ月)で保存した結果，規格の範囲内であった **著** 添付文書の用法及び用量に関連する注意に「口腔咽頭刺激の可能性があるので噛まずに，なめずに服用する」の記載あり。口腔咽頭刺激の可能性があると考えられるので，粉砕等は原則不可。刺激等が懸念されるため経管投与またはコップ一杯(約180mL)の多めの水，ゼリー被覆などで補助し立位または座位の状態で，食道に付着しないように胃に流し込む (安定性)**製剤** 〔苛酷〕(40℃，褐色ガラス瓶(密栓)，3カ月間)性状・硬度・溶出性・定量法：変化なし (25℃，75%RH，褐色ガラス瓶(開栓)，3カ月間)性状・硬度・溶出性・定量法：変化なし 〔光〕(2,000lx，無色ガラス瓶(密栓)，合計120万lx·hrを照射)性状・硬度・溶出性・定量法：変化なし (溶解性(水))やや溶けやすい	
口腔咽頭刺激，上部消化管粘膜刺激がある **著** 添付文書の用法及び用量に関連する注意に「口腔咽頭刺激の可能性があるので噛まずに，なめずに服用する」の記載あり。口腔咽頭刺激の可能性があると考えられるので，粉砕等は原則不可。刺激等が懸念されるため経管投与またはコップ一杯(約180mL)の多めの水，ゼリー被覆などで補助し立位または座位の状態で，食道に付着しないように胃に流し込む (安定性)**製剤** 〔苛酷〕(40℃，褐色ガラス瓶(密栓)，3カ月間)性状・硬度・溶出性・定量法：変化なし (25℃，75%RH，褐色ガラス瓶(開栓)，3カ月間)硬度：低下(規格内)。性状・溶出性・定量法：変化なし 〔光〕(2,000lx，無色ガラス瓶(密栓)，合計120万lx·hrを照射)性状・硬度・溶出性・定量法：変化なし (溶解性(水))やや溶けやすい	
口腔咽頭刺激がある **著** 添付文書の用法及び用量に関連する注意に「口腔咽頭刺激の可能性があるので噛まずに，なめずに服用する」の記載あり。口腔咽頭刺激の可能性があると考えられるので，粉砕等は原則不可。刺激等が懸念されるため経管投与またはコップ一杯(約180mL)の多めの水，ゼリー被覆などで補助し立位または座位の状態で，食道に付着しないように胃に流し込む (溶解性(水))やや溶けやすい	

理由 **著** 著者コメント　(安定性)原薬(一部製剤)の安定性　(溶解性(水))原薬の水に対する溶解性
代用品　※：一部適応等が異なる

リセト

製品名（会社名）	規格単位	剤形・割線・Cap号数	可否	一般名
リセドロン酸Na錠2.5mg「サワイ」(沢井)	2.5mg	Fコート錠 ◯(割線無)	—(×)	リセドロン酸ナトリウム水和物
リセドロン酸Na錠17.5mg「サワイ」(沢井)	17.5mg	Fコート錠 ◯(割線無)	—(×)	
リセドロン酸Na錠2.5mg「サンド」(サンド)	2.5mg	Fコート錠 ◯(割線無)	—(×)	リセドロン酸ナトリウム水和物
リセドロン酸Na錠17.5mg「サンド」(サンド)	17.5mg	Fコート錠 ◯(割線無)	—(×)	
リセドロン酸Na錠2.5mg「タカタ」(高田)	2.5mg	Fコート錠 ◯(割線無)	—(×)	リセドロン酸ナトリウム水和物
リセドロン酸Na錠17.5mg「タカタ」(高田)	17.5mg	Fコート錠 ◯(割線無)	—(×)	
リセドロン酸Na錠2.5mg「テバ」(武田テバ薬品=武田テバファーマ)	2.5mg	Fコート錠 ◯(割線無)	×	リセドロン酸ナトリウム水和物
リセドロン酸Na錠17.5mg「テバ」(武田テバ薬品=武田テバファーマ)	17.5mg	Fコート錠 ◯(割線無)	×	
リセドロン酸Na錠2.5mg「トーワ」(東和薬品)	2.5mg	Fコート錠 ◯(割線無)	×	リセドロン酸ナトリウム水和物
リセドロン酸Na錠17.5mg「トーワ」(東和薬品)	17.5mg	Fコート錠 ◯(割線無)	×	

可否判定 ◯：可，△：条件つきで可，×：不可，—：企業判定回避，( )：著者判断

リセト

理　由	代用品
口腔咽頭部に潰瘍を生じる可能性があるため粉砕不適 **著** 添付文書の用法及び用量に関連する注意に「口腔咽頭刺激の可能性があるので噛まずに，なめずに服用する」の記載あり。口腔咽頭刺激の可能性があると考えられるので，粉砕等は原則不可。刺激等が懸念されるため経管投与またはコップ一杯(約180mL)の多めの水，ゼリー被覆などで補助し立位または座位の状態で，食道に付着しないように胃に流し込む (溶解性(水))やや溶けやすい	
粉砕不可(口腔咽頭刺激の可能性があるので噛まずに，なめずに服用) **著** 添付文書の用法及び用量に関連する注意に「口腔咽頭刺激の可能性があるので噛まずに，なめずに服用する」の記載あり。口腔咽頭刺激の可能性があると考えられるので，粉砕等は原則不可。刺激等が懸念されるため経管投与またはコップ一杯(約180mL)の多めの水，ゼリー被覆などで補助し立位または座位の状態で，食道に付着しないように胃に流し込む (溶解性(水))やや溶けやすい	
有効成分は湿度，光に不安定である **著** 添付文書の用法及び用量に関連する注意に「口腔咽頭刺激の可能性があるので噛まずに，なめずに服用する」の記載あり。口腔咽頭刺激の可能性があると考えられるので，粉砕は原則不可。刺激等が懸念されるため経管投与またはコップ一杯(約180mL)の多めの水，ゼリー被覆などで補助し立位または座位の状態で，食道に付着しないように胃に流し込む (安定性)[17.5mg錠] (25℃，75%RH，遮光・開放，30日間)安定 (溶解性(水))やや溶けやすい	
口腔咽頭刺激の可能性がある **著** 添付文書の用法及び用量に関連する注意に「口腔咽頭刺激の可能性があるので噛まずに，なめずに服用する」の記載あり。口腔咽頭刺激の可能性があると考えられるので，粉砕等は原則不可。刺激等が懸念されるため経管投与またはコップ一杯(約180mL)の多めの水，ゼリー被覆などで補助し立位または座位の状態で，食道に付着しないように胃に流し込む (溶解性(水))やや溶けやすい	
口腔咽頭刺激の可能性があるため粉砕不可 **著** 添付文書の用法及び用量に関連する注意に「口腔咽頭刺激の可能性があるので噛まずに，なめずに服用する」の記載あり。口腔咽頭刺激の可能性があると考えられるので，粉砕等は原則不可。刺激等が懸念されるため経管投与またはコップ一杯(約180mL)の多めの水，ゼリー被覆などで補助し立位または座位の状態で，食道に付着しないように胃に流し込む (安定性)該当資料なし (溶解性(水))やや溶けやすい	

理由　**著** 著者コメント　(安定性)原薬(一部製剤)の安定性　(溶解性(水))原薬の水に対する溶解性
代用品　※：一部適応等が異なる

リセト

製品名（会社名）	規格単位	剤形・割線・Cap号数	可否	一般名
リセドロン酸Na錠2.5mg「日医工」（日医工）	2.5mg	Fコート錠 ○（割線無）	×	リセドロン酸ナトリウム水和物
リセドロン酸Na錠17.5mg「日医工」（日医工）	17.5mg	Fコート錠 ◯（割線無）	×	
リセドロン酸Na錠2.5mg「日新」（日新製薬）	2.5mg	Fコート錠 ○（割線無）	×	リセドロン酸ナトリウム水和物
リセドロン酸Na錠17.5mg「日新」（日新製薬）	17.5mg	Fコート錠 ◯（割線無）	×	
リセドロン酸Na錠2.5mg「ファイザー」（ファイザー）	2.5mg	Fコート錠 ○（割線無）	—（×）	リセドロン酸ナトリウム水和物
リセドロン酸Na錠17.5mg「ファイザー」（ファイザー）	17.5mg	Fコート錠 ◯（割線無）	—（×）	
リセドロン酸Na錠2.5mg「明治」（MeijiSeika）	2.5mg	Fコート錠 ○（割線無）	×	リセドロン酸ナトリウム水和物
リセドロン酸Na錠17.5mg「明治」（MeijiSeika）	17.5mg	Fコート錠 ◯（割線無）	×	
リセドロン酸Na錠2.5mg「ユートク」（大興＝祐徳＝江州）	2.5mg	Fコート錠 ○（割線無）	×	リセドロン酸ナトリウム水和物
リセドロン酸Na錠17.5mg「ユートク」（大興＝祐徳＝江州）	17.5mg	Fコート錠 ○（割線無）	×	

可否判定 ○：可，△：条件つきで可，×：不可，—：企業判定回避，（ ）：著者判断

リセト

理　由	代用品
口腔咽頭刺激 **著** 添付文書の用法及び用量に関連する注意に「口腔咽頭刺激の可能性があるので噛まずに，なめずに服用する」の記載あり。口腔咽頭刺激の可能性があると考えられるので，粉砕等は原則不可。刺激等が懸念されるため経管投与またはコップ一杯(約180mL)の多めの水，ゼリー被覆などで補助し立位または座位の状態で，食道に付着しないように胃に流し込む 溶解性(水) やや溶けやすい	
口腔咽頭刺激の可能性があるので噛まずに，なめずに服用するため粉砕不可 **著** 添付文書の用法及び用量に関連する注意に「口腔咽頭刺激の可能性があるので噛まずに，なめずに服用する」の記載あり。口腔咽頭刺激の可能性があると考えられるので，粉砕等は原則不可。刺激等が懸念されるため経管投与またはコップ一杯(約180mL)の多めの水，ゼリー被覆などで補助し立位または座位の状態で，食道に付着しないように胃に流し込む 溶解性(水) やや溶けやすい	
口腔咽頭刺激の可能性 **著** 添付文書の用法及び用量に関連する注意に「口腔咽頭刺激の可能性があるので噛まずに，なめずに服用する」の記載あり。口腔咽頭刺激の可能性があると考えられるので，粉砕等は原則不可。刺激等が懸念されるため経管投与またはコップ一杯(約180mL)の多めの水，ゼリー被覆などで補助し立位または座位の状態で，食道に付着しないように胃に流し込む 溶解性(水) やや溶けやすい	
食道に炎症を起こす可能性があり，お勧めしない **著** 添付文書の用法及び用量に関連する注意に「口腔咽頭刺激の可能性があるので噛まずに，なめずに服用する」の記載あり。口腔咽頭刺激の可能性があると考えられるので，粉砕等は原則不可。刺激等が懸念されるため経管投与またはコップ一杯(約180mL)の多めの水，ゼリー被覆などで補助し立位または座位の状態で，食道に付着しないように胃に流し込む 安定性 該当資料なし 溶解性(水) やや溶けやすい	
粘膜刺激作用のため **著** 添付文書の用法及び用量に関連する注意に「口腔咽頭刺激の可能性があるので噛まずに，なめずに服用する」の記載あり。口腔咽頭刺激の可能性があると考えられるので，粉砕等は原則不可。刺激等が懸念されるため経管投与またはコップ一杯(約180mL)の多めの水，ゼリー被覆などで補助し立位または座位の状態で，食道に付着しないように胃に流し込む 溶解性(水) やや溶けやすい	

リ

理由　**著** 著者コメント　安定性 原薬(一部製剤)の安定性　溶解性(水) 原薬の水に対する溶解性
代用品　※：一部適応等が異なる

リセト

製品名（会社名）	規格単位	剤形・割線・Cap号数	可否	一般名
リセドロン酸Na塩錠2.5mg「タナベ」(ニプロES)	2.5mg	Fコート錠 ○(割線無)	— (×)	リセドロン酸ナトリウム水和物
リセドロン酸Na塩錠17.5mg「タナベ」(ニプロES)	17.5mg	Fコート錠 ○(割線無)	— (×)	
リセドロン酸ナトリウム錠2.5mg「アメル」(共和薬品)	2.5mg	Fコート錠 ○(割線無)	○ (×)	リセドロン酸ナトリウム水和物
リセドロン酸ナトリウム錠17.5mg「アメル」(共和薬品)	17.5mg	Fコート錠 ○(割線無)	○ (×)	
リセドロン酸ナトリウム錠2.5mg「ケミファ」(日本薬工＝ケミファ)	2.5mg	Fコート錠 ○(割線無)	— (×)	リセドロン酸ナトリウム水和物
リセドロン酸ナトリウム錠17.5mg「ケミファ」(日本薬工＝ケミファ)	17.5mg	Fコート錠 ○(割線無)	— (×)	

可否判定　○：可，△：条件つきで可，×：不可，—：企業判定回避，（　）：著者判断

リセト

理　由	代用品
口腔咽頭刺激の可能性があるので噛まずに，なめずに服用する **著** 添付文書の用法及び用量に関連する注意に「口腔咽頭刺激の可能性があるので噛まずに，なめずに服用する」の記載あり。口腔咽頭刺激の可能性があると考えられるので，粉砕等は原則不可。刺激等が懸念されるため経管投与またはコップ一杯(約180mL)の多めの水，ゼリー被覆などで補助し立位または座位の状態で，食道に付着しないように胃に流し込む (溶解性(水))やや溶けやすい	
著 添付文書の用法及び用量に関連する注意に「口腔咽頭刺激の可能性があるので噛まずに，なめずに服用する」の記載あり。口腔咽頭刺激の可能性があると考えられるので，粉砕等は原則不可。刺激等が懸念されるため経管投与またはコップ一杯(約180mL)の多めの水，ゼリー被覆などで補助し立位または座位の状態で，食道に付着しないように胃に流し込む (安定性)**粉砕後**　(25℃，75%RH，遮光，グラシン包装)90日間安定 (溶解性(水))やや溶けやすい	
密閉容器(室温保存) **著** 添付文書の用法及び用量に関連する注意に「口腔咽頭刺激の可能性があるので噛まずに，なめずに服用する」の記載あり。口腔咽頭刺激の可能性があると考えられるので，粉砕等は原則不可。刺激等が懸念されるため経管投与またはコップ一杯(約180mL)の多めの水，ゼリー被覆などで補助し立位または座位の状態で，食道に付着しないように胃に流し込む (安定性)〔通常〕(温度室温，湿度成り行き，30日間)外観・性状：変化なし。定量試験：変化なし (溶解性(水))やや溶けやすい	
密閉容器(室温保存) **著** 添付文書の用法及び用量に関連する注意に「口腔咽頭刺激の可能性があるので噛まずに，なめずに服用する」の記載あり。口腔咽頭刺激の可能性があると考えられるので，粉砕等は原則不可。刺激等が懸念されるため経管投与またはコップ一杯(約180mL)の多めの水，ゼリー被覆などで補助し立位または座位の状態で，食道に付着しないように胃に流し込む (安定性)〔通常〕(成り行き温度(21～33℃)，成り行き湿度(44～75%)，室内散乱光(434～485lx・hr)，シャーレ(開放)，1カ月間)外観・性状：変化なし。純度試験(参考値)：類縁物質のわずかな増加。含量：ほとんど変化なし 〔湿度〕(30±2℃，75±5%RH，シャーレ(開放)，1カ月間)外観・性状：変化なし。純度試験(参考値)：類縁物質のわずかな増加。含量：わずかな低下が認められたが，規格の範囲内 〔光〕(蛍光灯下(約1,000lx・hr)，シャーレ(開放)，1カ月間)外観・性状：変化なし。純度試験(参考値)：類縁物質のわずかな増加。含量：わずかな低下が認められたが，規格の範囲内 (溶解性(水))やや溶けやすい	

理由　**著** 著者コメント　(安定性)原薬(一部製剤)の安定性　(溶解性(水))原薬の水に対する溶解性
代用品　※：一部適応等が異なる

リタイ

製品名（会社名）	規格単位	剤形・割線・Cap号数	可否	一般名
リーダイ配合錠 （武田テバファーマ＝武田）	配合剤	Fコート錠 〇（割線無）	— (△)	ベルベリン塩化物水和物・ゲンノショウコエキス
リタリン錠10mg （ノバルティス）	10mg	素錠 ⊖（割線1本）	— (△)	メチルフェニデート塩酸塩
リトドリン錠5mg「PP」 （ポーラファルマ）	5mg	Fコート錠 〇（割線無）	△	リトドリン塩酸塩
リトドリン塩酸塩錠5mg「F」 （富士製薬）	5mg	Fコート錠 〇（割線無）	△	リトドリン塩酸塩
リトドリン塩酸塩錠5mg「TCK」 （辰巳＝日本ジェネリック）	5mg	Fコート錠 〇（割線無）	— (△)	リトドリン塩酸塩
リトドリン塩酸塩錠5mg「あすか」 （あすか製薬＝武田）	5mg	Fコート錠 〇（割線無）	△	リトドリン塩酸塩
リトドリン塩酸塩錠5mg「オーハラ」（大原）	5mg	Fコート錠 〇（割線無）	— (△)	リトドリン塩酸塩
リトドリン塩酸塩錠5mg「日医工」 （日医工）	5mg	Fコート錠 〇（割線無）	— (△)	リトドリン塩酸塩
リトドリン塩酸塩錠5mg「日新」 （日新製薬）	5mg	Fコート錠 〇（割線無）	— (△)	リトドリン塩酸塩
リネゾリド錠600mg「サワイ」 （沢井）	600mg	Fコート錠 ◯（割線無）	— (〇)	リネゾリド
リネゾリド錠600mg「明治」 （MeijiSeika）	600mg	Fコート錠 ◯（割線無）	— (〇)	リネゾリド

可否判定　〇：可，△：条件つきで可，×：不可，—：企業判定回避，（ ）：著者判断

理　由	代用品
著 防湿保存。苦味あり (安定性)製剤 〔湿度〕(25℃, 75%RH, 4週間)性状, 含量に変化なし (溶解性(水))ベルベリン塩化物水和物：極めて溶けにくい ゲンノショウコエキス：濁って溶ける	
粉砕して服用した場合の薬物動態や有効性, 安全性について検討していないため 著 法的規制があるため慎重に実施 (安定性)〔通常〕(25℃, 75%RH, 無包装状態, 1カ月間)変化なし 〔光〕(ケミカルランプ, 無包装状態, 24時間)変化なし (溶解性(水))溶けやすい	
光に対して不安定 著 遮光保存 (安定性)データなし (溶解性(水))溶けやすい	
要遮光 著 遮光保存 (安定性)〔長期〕(室温, 成り行き湿度)少なくとも36カ月間安定 (40℃, 無包装状態, 遮光, 3カ月間)変化なし (30℃, 75%RH, 遮光, 3カ月間)変化なし (120万lx·hr)変化なし (溶解性(水))溶けやすい	
室内散乱光, シャーレ開放条件で4週間保存した結果, 含量に変化なし 著 遮光保存。苦味あり (安定性)該当資料なし (溶解性(水))溶けやすい	
遮光保存 (安定性)原薬 〔光〕光により徐々に淡黄色となる (溶解性(水))溶けやすい	
著 遮光保存。苦味あり (溶解性(水))溶けやすい	
著 遮光保存 (溶解性(水))溶けやすい	
気密容器・遮光保存 著 遮光保存 (安定性)有効成分は光により徐々に淡黄色となる (溶解性(水))溶けやすい	
著 防湿・遮光保存 (溶解性(水))溶けにくい	
試験未実施 著 防湿・遮光保存 (安定性)該当資料なし (溶解性(水))溶けにくい	

理由　著 著者コメント　(安定性)原薬(一部製剤)の安定性　(溶解性(水))原薬の水に対する溶解性
代用品　※：一部適応等が異なる

リハオ

製品名（会社名）	規格単位	剤形・割線・Cap号数	可否	一般名
リバオール錠20mg （アルフレッサファーマ）	20mg	素錠 ○（割線無）	— (○)	ジクロロ酢酸ジイソプロピルアミン
リパクレオンカプセル150mg （マイランEPD）	150mg	硬カプセル 2号	×	パンクレリパーゼ
リバビリン錠200mgRE「マイラン」 （高田＝ファイザー）	200mg	Fコート錠 ○（割線無）	— (×)	リバビリン
リバロ錠1mg （興和＝興和創薬）	1mg	Fコート錠 ○（割線無）	— (△)	ピタバスタチンカルシウム水和物
リバロ錠2mg （興和＝興和創薬）	2mg	Fコート錠 ⊖（割線1本）	— (△)	
リバロ錠4mg （興和＝興和創薬）	4mg	Fコート錠 ⊖（割線1本）	— (△)	

可否判定　○：可，△：条件つきで可，×：不可，—：企業判定回避，（　）：著者判断

理　　由	代用品
有効成分は苦味を有する 安定性 **粉砕後** 〔経時〕(25℃, 75%RH, 遮光, ガラス製シャーレ(曝露), 90日間)性状変化なし, 含量92.6% 〔光〕(D65蛍光灯照射, ガラス製シャーレ(曝露), 120万lx・hr)性状変化なし, 含量97.3% 溶解性(水) 極めて溶けやすい	散10% 先
腸溶性コーティングが破壊され, 胃内で酵素が失活する 安定性〔通常〕(30℃, 60%RH, 暗所, 蓋付のステンレススチール製コンテナ, 12カ月間)変化なし 〔苛酷〕(40℃, 75%RH, 暗所, 蓋付のステンレススチール製コンテナ, 6カ月間)6カ月後, においの変化を認めた。その他変化なし 溶解性(水) ほとんど溶けない	顆300mg 先
有効成分は湿度, 光に不安定である 著 防湿・遮光保存。苦味, 調剤時曝露注意。強い刺激性ありとの情報あり, 原則粉砕不可 溶解性(水) 溶けやすい	
光に不安定。苦味あり 錠剤が粉砕された状態での薬物動態解析, 有効性試験, 安全性試験は実施されていない 著 防湿・遮光保存 安定性〔長期〕(25℃, 60%RH, ポリエチレン製アルミラミネート袋, 36カ月間)変化なし 〔加速〕(40℃, 75%RH, ポリエチレン製アルミラミネート袋, 6カ月間)変化なし 〔苛酷〕(40℃・50℃, 褐色ガラス瓶(密栓), 90日間)変化なし (60℃, 褐色ガラス瓶(密栓), 90日間)類縁物質増加 (40℃・50℃・60℃, ガラスシャーレ(上開放), 90日間)含量低下, 類縁物質増加, わずかな変色(黄変), 比旋光度低下, 水分減少, 重量減少, 結晶性低下 (25℃, 60%RH/90%RH, ガラスシャーレ(上開放), 90日間)水分増加, 重量増加 (60℃, 90%RH, ガラスシャーレ(上開放), 90日間)水分増加, 重量増加 (60℃, 30%RH, ガラスシャーレ(上開放), 90日間)水分減少, 重量減少, 結晶性低下, 含量低下, 類縁物質増加 (室温, 24,000lx・hr/日(白色蛍光ランプ), ガラスシャーレ(ポリ塩化ビリニデン製フィルムでカバー), 50日間)含量低下, 類縁物質増加 (室温, 84W・hr/m²/日(近紫外蛍光ランプ), ガラスシャーレ(ポリ塩化ビリニデン製フィルムでカバー), 3日間)含量低下, 類縁物質増加, わずかな変色(黄変) ((室温, 24,000lx・hr/日(白色蛍光ランプ), 50日間)+(室温, 84W・hr/m²/日(近紫外蛍光ランプ), 3日間), ガラスシャーレ(ポリ塩化ビリニデン製フィルムでカバー))含量低下, 類縁物質増加, わずかな変色(黄変), 比旋光度低下, 溶状の変化(着色及び濁り) 溶解性(水) 極めて溶けにくい	

理由 著 著者コメント　安定性 原薬(一部製剤)の安定性　溶解性(水) 原薬の水に対する溶解性
代用品 ※：一部適応等が異なる

リハロ

製品名（会社名）	規格単位	剤形・割線・Cap号数	可否	一般名
リバロOD錠1mg (興和＝興和創薬)	1mg	素錠(口腔内崩壊錠) ○(割線無)	― (△)	ピタバスタチンカルシウム水和物
リバロOD錠2mg (興和＝興和創薬)	2mg	素錠(口腔内崩壊錠) ⊖(割線1本)	― (△)	
リバロOD錠4mg (興和＝興和創薬)	4mg	素錠(口腔内崩壊錠) ⊖(割線1本)	― (△)	
リピディル錠53.3mg (あすか製薬＝武田＝科研)	53.3mg	素錠 ○(割線無)	― (○)	フェノフィブラート
リピディル錠80mg (あすか製薬＝武田＝科研)	80mg	素錠 ○(割線無)	― (○)	

可否判定 ○：可，△：条件つきで可，×：不可，―：企業判定回避，（ ）：著者判断

理　由	代用品
光に不安定 錠剤が粉砕された状態での薬物動態解析，有効性試験，安全性試験は実施されていない **著** 口腔内崩壊錠のため粉砕不適。粉砕した場合，防湿・遮光保存 **安定性**〔長期〕(25℃，60%RH，ポリエチレン製アルミラミネート袋，36カ月間)変化なし 〔加速〕(40℃，75%RH，ポリエチレン製アルミラミネート袋，6カ月間)変化なし 〔苛酷〕(40℃・50℃，褐色ガラス瓶(密栓)，90日間)変化なし (60℃，褐色ガラス瓶(密栓)，90日間)類縁物質増加 (40℃・50℃・60℃，ガラスシャーレ(上開放)，90日間)含量低下，類縁物質増加，わずかな変色(黄変)，比旋光度低下，水分減少，重量減少，結晶性低下 (25℃，60%RH/90%RH，ガラスシャーレ(上開放)，90日間)水分増加，重量増加 (60℃，90%RH，ガラスシャーレ(上開放)，90日間)水分増加，重量増加 (60℃，30%RH，ガラスシャーレ(上開放)，90日間)水分減少，重量減少，結晶性低下，含量低下，類縁物質増加 (室温，24,000lx・hr/日(白色蛍光ランプ)，ガラスシャーレ(ポリ塩化ビリニデン製フィルムでカバー)，50日間)含量低下，類縁物質増加 (室温，84W・hr/m²/日(近紫外蛍光ランプ)，ガラスシャーレ(ポリ塩化ビリニデン製フィルムでカバー)，3日間)含量低下，類縁物質増加，わずかな変色(黄変) ((室温，24,000lx・hr/日(白色蛍光ランプ)，50日間)+(室温，84W・hr/m²/日(近紫外蛍光ランプ)，3日間)，ガラスシャーレ(ポリ塩化ビリニデン製フィルムでカバー))含量低下，類縁物質増加，わずかな変色(黄変)，比旋光度低下，溶状の変化(着色及び濁り) **溶解性(水)** 極めて溶けにくい	
著 遮光保存 **安定性** **原薬** 〔長期〕(25℃，75%RH，暗所，無色バイアル瓶(密栓)，39カ月間)性状，含量は変化なし 〔苛酷〕(50℃，暗所，無色バイアル瓶(密栓)，6カ月間)性状，含量は変化なし (60℃，暗所，無色バイアル瓶(密栓)，6カ月間)性状，含量は変化なし (25℃，75%RH，暗所，無色バイアル瓶(密栓)，12カ月間)性状，含量は変化なし (40℃，75%RH，暗所，無色バイアル瓶(密栓)，6カ月間)性状，含量は変化なし 〔光〕(蛍光灯照射，25℃，120万lx・hr，無色バイアル瓶(密栓))性状，含量は変化なし **粉砕後** (40℃，遮光，気密容器，1カ月間)性状，純度，溶出性，含量は変化なし (25℃，75%RH，遮光，開放，1カ月間)性状，純度，溶出性，含量は変化なし (15万lx・hr，開放)溶出性，含量は変化なし，性状は白色から微黄白色に変化，純度はその他類縁物質が規格値よりわずかに上昇 (30万lx・hr，開放)溶出性，含量は変化なし，性状は白色から微黄色に変化(規格外)，純度はその他類縁物質が規格値よりわずかに上昇 **溶解性(水)** ほとんど溶けない	

リヒト

製品名（会社名）	規格単位	剤形・割線・Cap号数	可否	一般名
リピトール錠5mg（アステラス）	5mg	Fコート錠 ○(割線無)	— (△)	アトルバスタチンカルシウム水和物
リピトール錠10mg（アステラス）	10mg	Fコート錠 ○(割線無)	— (△)	
リファジンカプセル150mg（第一三共）	150mg	硬カプセル 3号	— (○)	リファンピシン
リファンピシンカプセル150mg「サンド」(サンド＝日本ジェネリック＝ニプロ)	150mg	硬カプセル 3号	○	リファンピシン

可否判定 ○：可，△：条件つきで可，×：不可，—：企業判定回避，( )：著者判断

リフア

理　由	代用品
有効成分に苦味あり 防湿が必要(錠で気密・防湿保存) 有効成分の吸湿性：75％RH及び93％RHに14日間保存した結果，吸湿性を認めなかった **著** 防湿・遮光保存 (安定性)〔長期〕(25℃，60％RH，暗所，ポリエチレン袋＋ファイバードラム(密閉)，36カ月間)外観・性状：変化なし。残存率：変化なし。 〔苛酷〕(40℃または50℃または60℃，成り行きRH，暗所，ガラス瓶(開放)，6カ月間)いずれも外観・性状：変化なし。残存率：ほとんど変化なし。50℃，60℃では，類縁物質のわずかな増加がみられた (40℃，75％RH，暗所，ガラス瓶(開放)，6カ月間)外観・性状：変化なし。残存率：ほとんど変化なし (50℃，85％RH，暗所，ガラス瓶(開放)，6カ月間)外観・性状：変化なし。残存率：ほとんど変化なし 〔光〕(25℃，成り行きRH，3,000lx(白色蛍光灯)，シャーレ(開放)，合計240万lx・hrを照射)性状：表面が黄色に変色。類縁物質のわずかな増加。残存率：ほとんど変化なし (25℃，成り行きRH，蛍光ケミカルランプ(0.35mW/cm^2)，シャーレ(開放)，96時間照射)性状：表面が黄色に変色。類縁物質のわずかな増加。残存率：ほとんど変化なし (溶解性(水))極めて溶けにくい	
(安定性)〔温度〕(25℃，12カ月間・24カ月間)変化なし (40℃，2カ月間・4カ月間)外観変化なし，含湿度0.9％ 〔温度・湿度〕(25℃，75％RH，2カ月間)外観変化なし，含湿度2.4％ (25℃，75％RH，4カ月間)外観やや橙褐色に変化，含湿度2.2％ (40℃，75％RH，1カ月間)外観変化なし，含湿度2.4％ (40℃，75％RH，2カ月間)外観やや橙褐色に変化，含湿度2.6％ 〔光〕(室内散光(ガラス越し1.5m，床上1m)，1・2・3カ月間)変化なし，3カ月間の含湿度1.2％ **脱カプセル** (25℃，75％RH，シャーレ(開放)，90日間)外観：褐色が濃くなる，色差⊿E8.1，類縁物質適合，含量100.7％，吸湿増量1.2％ (溶解性(水))溶けにくい	
著 粉末を温度19〜26℃，湿度44〜69％で1カ月後力価の低下も変色もなく安定 (安定性)脱カプセル　安定 (溶解性(水))溶けにくい	

理由　**著** 著者コメント　(安定性)原薬(一部製剤)の安定性　(溶解性(水))原薬の水に対する溶解性
代用品　※：一部適応等が異なる

リフキ

製品名(会社名)	規格単位	剤形・割線・Cap号数	可否	一般名
リフキシマ錠200mg (あすか製薬＝武田)	200mg	Fコート錠 ◯(割線無)	— (△)	リファキシミン
リフレックス錠15mg (MeijiSeika)	15mg	Fコート錠 ◯▯(割線模様)	— (△)	ミルタザピン
リフレックス錠30mg (MeijiSeika)	30mg	Fコート錠 ◯▯(割線模様)	— (△)	
リボトリール錠0.5mg (太陽ファルマ)	0.5mg	素錠 ◯(割線無)	— (◯)	クロナゼパム
リボトリール錠1mg (太陽ファルマ)	1mg	素錠 ⊖(割線1本)	— (◯)	
リボトリール錠2mg (太陽ファルマ)	2mg	素錠 ⊕(割線2本)	— (◯)	
リポバス錠5 (MSD)	5mg	素錠 ⊖(割線1本)	— (◯)	シンバスタチン
リポバス錠10 (MSD)	10mg	素錠 ◯(割線無)	— (◯)	
リポバス錠20 (MSD)	20mg	素錠 ◯(割線無)	— (◯)	

可否判定 ◯:可，△:条件つきで可，×:不可，—:企業判定回避，( ):著者判断

リホハ

理　由	代用品
著 防湿・遮光保存 安定性 原薬　〔長期〕(25℃，60％RH，一次包装：低密度ポリエチレン袋(二重)，二次包装：高密度高分子量ポリエチレンドラム，36カ月間)変化なし 〔苛酷〕(40℃，75％RH，一次包装：低密度ポリエチレン袋(二重)，二次包装：高密度高分子量ポリエチレンドラム，6カ月間)変化なし 〔光〕(25℃，120万lx・hr，曝光(無色ガラスシャーレ・ガラス製の蓋でカバー))性状は赤橙色がわずかに暗く変化 (25℃，120万lx・hr，遮光(アルミ箔))変化なし **粉砕後**　(40℃，遮光，気密容器，3カ月間)性状，純度，水分，含量は変化なし (25℃，75％RH，開放，3日間)純度，含量は変化なし，水分は規格外に上昇，性状は赤橙色がわずかに暗く変化 (25℃，120万lx・hr，気密容器)純度，水分，含量は変化なし，性状は赤橙色がわずかに暗く変化 (成り行き条件，開放，1カ月間)性状，純度，含量は変化なし，水分は規格外に上昇 〔防湿対応〕(25℃，75％RH，遮光，シリカゲル5g入りチャック付ポリ袋1日3回開閉，3カ月間)性状，純度，水分，含量は変化なし 溶解性(水) ほとんど溶けない	
粉砕可否を判断する資料なし 著 粉砕後データが不足しているが，防湿・遮光保存で可能と推定。苦味あり 安定性 〔長期〕(25℃，60％RH，ポリエチレン袋・容器，60カ月間)変化なし 〔加速〕(40℃，75％RH，ポリエチレン袋・容器，6カ月間)変化なし 〔苛酷〕(近紫外光(200W・hr/m²以上)＋白色蛍光灯(120万lx・hr以上))性状の変化，類縁物質の増加，含量低下 〔遮光〕変化なし 溶解性(水) ほとんど溶けない	
[2mg錠]25℃，60％RH，遮光及び40℃，75％RH，遮光，3カ月で大きな含量低下なし 溶解性(水) ほとんど溶けない	細0.1%・0.5%　先
著 粉砕後データが不足しているが，防湿・遮光保存で安定と推定 安定性 〔通常〕(室温，内蓋付褐色ガラス瓶，36カ月間)溶状わずかな着色，薄層クロマトグラフ上わずかな分解物を認めた。また，BHA含量及び比旋光度にわずかな低下傾向を認めた 〔湿度〕(25℃，81％RH，褐色ガラス瓶，3カ月間)BHA含量の低下傾向及び薄層クロマトグラフ上で酸化分解物と思われるわずかなスポットを認めた 〔温度〕(50℃，内蓋付褐色ガラス瓶，3カ月間)BHA含量の低下傾向及び薄層クロマトグラフ上で酸化分解物と思われるわずかなスポットを認めた 〔光〕(10,000lx，60時間)BHA含量の低下傾向及び薄層クロマトグラフ上で酸化分解物と思われるわずかなスポットを認めた 溶解性(水) ほとんど溶けない	

リ

理由　著 著者コメント　　安定性 原薬(一部製剤)の安定性　　溶解性(水) 原薬の水に対する溶解性
代用品　※：一部適応等が異なる

リホフ

製品名（会社名）	規格単位	剤形・割線・Cap号数	可否	一般名
リボフラビン酪酸エステル錠20mg「杏林」（キョーリンリメディオ＝杏林）	20mg	素錠 ⊖(割線1本)	― (○)	リボフラビン酪酸エステル
リボフラビン酪酸エステル錠20mg「ツルハラ」（鶴原）	20mg	素錠 ⊖(割線1本)	○	リボフラビン酪酸エステル
リーマス錠100 （大正製薬）	100mg	Fコート錠 ○(割線無)	― (×)	炭酸リチウム
リーマス錠200 （大正製薬）	200mg	Fコート錠 ○(割線無)	― (×)	
リマチル錠50mg （あゆみ製薬）	50mg	糖衣錠 ○(割線無)	× (△)	ブシラミン
リマチル錠100mg （あゆみ製薬）	100mg	糖衣錠 ○(割線無)	× (△)	
リマプロストアルファデクス錠5μg「F」（富士製薬）	5μg	素錠 ○(割線無)	×	リマプロスト　アルファデクス
リマプロストアルファデクス錠5μg「SN」（シオノ＝ケミファ＝江州＝東和薬品）	5μg	素錠 ○(割線無)	×	リマプロスト　アルファデクス
リマプロストアルファデクス錠5μg「サワイ」（メディサ＝沢井＝日本ジェネリック）	5μg	素錠 ○(割線無)	― (×)	リマプロスト　アルファデクス
リマプロストアルファデクス錠5μg「テバ」（武田テバファーマ＝武田）	5μg	素錠 ○(割線無)	― (×)	リマプロスト　アルファデクス
リマプロストアルファデクス錠5μg「日医工」（日医工）	5μg	素錠 ○(割線無)	― (×)	リマプロスト　アルファデクス

可否判定　○：可，△：条件つきで可，×：不可，―：企業判定回避，（　）：著者判断

理　　　由	代用品
著 遮光保存 溶解性(水) ほとんど溶けない	細10%　先 GE 細20%　先
安定性 該当資料なし 溶解性(水) ほとんど溶けない	細10%　先 GE 細20%　先
原薬(強アルカリ物質)による刺激性のため胃腸障害の可能性あり。特異な味あり。[200mg錠]25℃・60%RH・1,000lxで4週間安定 安定性 〔長期〕(室温，遮光瓶(密栓/開栓)，24カ月間)変化なし 〔苛酷〕(50℃，遮光瓶(密栓/開栓)，3カ月間)変化なし (40℃，80%RH，遮光瓶(開放)，3カ月間)変化なし (キセノン光，石英製円筒状容器，8時間)変化なし (直射日光，石英製円筒状容器，7日間)変化なし 溶解性(水) やや溶けにくい	
SH基特有のメルカプタン臭あり。吸湿により分解する 安定性 〔長期〕(室温，褐色透明ガラス瓶密栓，36カ月間)変化なし 〔苛酷〕(40℃，75%RH，シャーレ開放，6カ月間)変化なし 〔光〕(25℃，75%RH，700lx(白色蛍光灯)，シャーレ開放，合計60万lx·hr)変化なし 溶解性(水) 溶けにくい	
吸湿性があるため粉砕不可 著 吸湿性が強いため原則粉砕不可。主薬の含量が少ないため，調剤時の不均一性に留意する他，用時粉砕することが望ましい 安定性 〔長期〕(25℃，60%RH，遮光)少なくとも36カ月安定 (25℃，60%RH，無包装状態)1週間で問題なし，分包紙中では2週間で問題なし 溶解性(水) 溶けやすい	
吸湿性が強いため 著 吸湿性が強いため原則粉砕不可。主薬の含量が少ないため，調剤時の不均一性に留意する他，用時粉砕することが望ましい 溶解性(水) 溶けやすい	
著 吸湿性が強いため原則粉砕不可。主薬の含量が少ないため，調剤時の不均一性に留意する他，用時粉砕することが望ましい 安定性 吸湿性である 以下の保存条件下で粉砕後，安定性試験を行った(25℃，60%RH下にて保存) (室温，密栓・遮光，3カ月間)性状・含量に変化なし 〔光・開放〕(総照射量36万lx·hr)性状・含量に変化なし 〔光・密栓〕(総照射量36万lx·hr)性状・含量に変化なし 溶解性(水) 溶けやすい	
著 吸湿性が強いため原則粉砕不可。主薬の含量が少ないため，調剤時の不均一性に留意する他，用時粉砕することが望ましい 安定性 製剤 〔湿度〕(25℃，75%RH，1日間)含量低下(残存率：95.4%) 溶解性(水) 溶けやすい	
著 吸湿性が強いため原則粉砕不可。主薬の含量が少ないため，調剤時の不均一性に留意する他，用時粉砕することが望ましい 安定性 粉砕物 (25℃，75%RH，遮光・開放，7日間)7日後類縁物質増加(規格外) 溶解性(水) 溶けやすい	

理由　著 著者コメント　安定性 原薬(一部製剤)の安定性　溶解性(水) 原薬の水に対する溶解性
代用品　※：一部適応等が異なる

リムハ

製品名（会社名）	規格単位	剤形・割線・Cap号数	可否	一般名
リムパーザ錠100mg （アストラゼネカ）	100mg	Fコート錠 ◯（割線無）	× (△)	オラパリブ
リムパーザ錠150mg （アストラゼネカ）	150mg	Fコート錠 ◯（割線無）	× (△)	
硫酸ポリミキシンB錠25万単位 「ファイザー」（ファイザー）	25万単位	素錠 ◯（割線無）	― (△)	ポリミキシンB硫酸塩
硫酸ポリミキシンB錠100万単位 「ファイザー」（ファイザー）	100万単位	Fコート錠 ◯（割線無）	― (△)	
リリカOD錠25mg （ファイザー）	25mg	素錠(口腔内崩壊錠) ◯（割線無）	― (△)	プレガバリン
リリカOD錠75mg （ファイザー）	75mg	素錠(口腔内崩壊錠) ◯（割線無）	― (△)	
リリカOD錠150mg （ファイザー）	150mg	素錠(口腔内崩壊錠) ◯（割線無）	― (△)	
リリカカプセル25mg （ファイザー）	25mg	硬カプセル 4号	― (△)	プレガバリン
リリカカプセル75mg （ファイザー）	75mg	硬カプセル 4号	― (△)	
リリカカプセル150mg （ファイザー）	150mg	硬カプセル 2号	― (△)	
リルゾール錠50mg「AA」 （ダイト=あすか製薬=武田）	50mg	Fコート錠 ◯（割線無）	― (△)	リルゾール

リ

可否判定 ◯：可，△：条件つきで可，×：不可，―：企業判定回避，()：著者判断

理　　由	代用品
粉砕時のデータ(薬物動態，臨床効果，安全性，安定性)なし **著** 抗悪性腫瘍剤のため粉砕せず懸濁する。やむを得ず粉砕する場合は，安全キャビネット内で行うなど調剤者の曝露に注意すること。防湿・遮光保存 **安定性**〔通常〕(25℃，60%RH，二重の低密度ポリエチレン袋/高密度ポリエチレンドラム，36カ月間)変化なし 〔苛酷〕(50℃，成り行き湿度，二重の低密度ポリエチレン袋/高密度ポリエチレンドラム，6カ月間)(二重の低密度ポリエチレン袋，総照度120万lx·hr以上，総近紫外放射エネルギー200W·hr/m²以上)いずれも変化なし **溶解性(水)** ほとんど溶けない **危険度** Ⅱ(日本病院薬剤師会：抗悪性腫瘍薬の院内取扱い指針)	
吸湿性あり **著** 防湿保存 **安定性** 粉砕後 (19〜24.5℃，10〜38%RH，30日間)吸湿性は幾分高くなったが，溶出性，安定性は変わらなかった **溶解性(水)** 溶けやすい	
吸湿性あり **著** 防湿保存 **安定性** 粉砕後 (13〜14℃，32〜62.5%RH，30日間)わずかに吸湿性が認められたが，力価は安定だった **溶解性(水)** 溶けやすい	
[25mg・150mgOD錠]データなし **著** 口腔内崩壊錠のため粉砕不適。粉砕した場合，防湿・遮光保存 **安定性**〔通常〕(25℃，60%RH，二重ポリエチレン袋，36カ月間)変化なし 〔苛酷〕(120万lx·hr及び258W·hr/m²(キセノンランプ))変化なし **製剤** [75mgOD錠] (40±2℃，75±5%RH，透明・開放容器(瓶))60日まで性状，含量に変化なし。水分：増加 (25℃，60%RH，120万lx·hr，透明・気密容器(瓶))性状，含量，水分に変化なし **溶解性(水)** やや溶けにくい	
[150mgカプセル](30℃，75%RH，室内散光下，透明開栓ガラス瓶または遮光密栓ガラス瓶)90日まで外観変化なし，水分量増加 **著** 防湿保存 **安定性**〔通常〕(25℃，60%RH，二重ポリエチレン袋，36カ月間)変化なし 〔苛酷〕(120万lx·hr及び258W·hr/m²(キセノンランプ))変化なし **溶解性(水)** やや溶けにくい	
著 防湿・遮光保存。苦味，しびれ感あり **安定性** 粉砕後 〔温度〕(40℃，75%RH，遮光・気密容器，30日間)性状・含量変化なし 〔湿度〕(25℃，75%RH，遮光・開放)14日で含量低下(規格外) 〔光〕(2,500lx，25℃，45%RH，開放)30万lx·hrで含量低下(規格外) **溶解性(水)** 極めて溶けにくい	

理由　**著** 著者コメント　　**安定性** 原薬(一部製剤)の安定性　　**溶解性(水)** 原薬の水に対する溶解性
代用品　※：一部適応等が異なる

リルソ

製品名（会社名）	規格単位	剤形・割線・Cap号数	可否	一般名
リルゾール錠50mg「タナベ」（ニプロES）	50mg	Fコート錠 ◯（割線無）	— (△)	リルゾール
リルテック錠50（サノフィ）	50mg	Fコート錠 ◯（割線無）	— (△)	リルゾール
リンコシンカプセル250mg（ファイザー）	250mg	硬カプセル 1号	— (◯)	リンコマイシン塩酸塩水和物
リン酸コデイン錠5mg「ファイザー」（ファイザー）	5mg	素錠 ◯（割線無）	— (△)	コデインリン酸塩水和物
リン酸ピリドキサール錠30（小林化工）	30mg	腸溶性糖衣錠 ◯（割線無）	×	ピリドキサールリン酸エステル水和物

リ

可否判定 ◯：可，△：条件つきで可，×：不可，—：企業判定回避，（ ）：著者判断

リンサ

理　由	代用品
著 防湿・遮光保存。苦味，しびれ感あり **安定性** 粉砕品 （40℃，遮光・気密容器（瓶），30日間）性状・純度・含量に変化なし （25℃，75％RH，遮光・開放，7・14・30日間）7日目まで性状・純度・含量に変化はないが，14・30日では含量低下が認められた （白色蛍光灯2,500lx，25℃，45％RH，開放，曝光量30万lx・hr（5日間）/60万lx・hr（10日間）/120万lx・hr（20日間））性状に変化はないが，いずれのポイントでも含量低下と総類縁物質量の増加が経時的に認められた **溶解性(水)** 極めて溶けにくい	
メーカー判定回避。光により徐々に分解。ただし室温遮光下で5週間，外観及び含量に変化は認められない。局所麻酔作用あり（口のしびれ等）。苦味あり。白色フィルムコート剤，白色PTPを施している **著** 防湿・遮光保存。苦味，しびれ感あり **安定性** 〔通常〕（25℃，60％RH，遮光ポリエチレン袋紙器入り，24カ月間）変化なし 〔苛酷〕（35℃，90％RH，遮光ポリエチレン袋紙器入り，12カ月間）変化なし **溶解性(水)** 極めて溶けにくい	
苦味が強く服用しにくい **著** 苦味あり **安定性** 原薬　著しく安定で，乾燥状態では70℃，6カ月間保存で力価の低下なし **溶解性(水)** 溶けやすい	
本品の粉砕品は，オープン状態において，含量は4週間目も規格内であったが，湿度の影響により，「黄色に着色」及び「粉末の凝集」の発生を認めたので，粉砕品は高湿度下での保管を避けるとともに患者への処方は2週間以内が望ましいと考える **著** オピオイドであるため，できれば剤形変更する。防湿・遮光保存 **安定性** 〔通常〕（30℃，75％RH，2,000lx，28日間） **溶解性(水)** 溶けやすい	末 先 散1%・10% 先
腸溶性製剤であることから，粉砕しないこと **安定性** 粉砕後　〔通常〕（25℃，75％RH，遮光）1カ月目に表面が黄色に変化，2カ月目に含量低下（規格外） 〔苛酷〕（40℃，遮光）2カ月目に含量低下（規格外） 〔光〕（室温，1,000lx・hr（白色蛍光灯下））25日目に表面が微橙白色に変化，50日間含量に変化なし **溶解性(水)** 溶けにくい	

理由　**著** 著者コメント　　**安定性** 原薬（一部製剤）の安定性　　**溶解性(水)** 原薬の水に対する溶解性
代用品　※：一部適応等が異なる

リンセ

製品名(会社名)	規格単位	剤形・割線・Cap号数	可否	一般名
リンゼス錠0.25mg (アステラス)	0.25mg	Fコート錠 ○(割線無)	×	リナクロチド
リンデロン錠0.5mg (シオノギファーマ=塩野義)	0.5mg	素錠 ⊖(割線模様)	○	ベタメタゾン
リンキサー錠125mg (大正製薬)	125mg	素錠 ○(割線無)	— (○)	クロルフェネシンカルバミン酸エステル
リンキサー錠250mg (大正製薬)	250mg	素錠 ○(割線無)	— (○)	
ルジオミール錠10mg (サンファーマ=田辺三菱)	10mg	Fコート錠 ○(割線無)	× (△)	マプロチリン塩酸塩
ルジオミール錠25mg (サンファーマ=田辺三菱)	25mg	Fコート錠 ○(割線無)	× (△)	
ルシドリール錠100mg (共和薬品)	100mg	Fコート錠 ○(割線無)	△	メクロフェノキサート塩酸塩

可否判定 ○:可, △:条件つきで可, ×:不可, —:企業判定回避, ( ):著者判断

理　　由	代用品
製剤の取扱い上の注意：錠剤は防湿及び乾燥機能を有するアルミ包装により品質保持をはかっている。服用直前に錠剤を取り出すこととし，無包装状態，あるいは別容器に移しての保存はしないこと 本製剤には吸湿性があり，類縁物質が大幅に増加し，粉砕した場合は，類縁物質の増加がより進むと考えられるため，粉砕は不可 安定性〔長期〕(-20℃，暗所，褐色ガラス瓶(蓋：発泡ポリテトラフルオロエチレンで裏打されたポリプロピレン製キャップ)，48カ月間)外観・性状：変化なし。残存率：変化なし **有効成分**　吸湿性あり 光の影響：データなし **製剤**　光の影響：D65蛍光ランプ(5,000lx)をシャーレ(乾燥剤入り)で10日間照射(総照度として120万lx・hr及び総近紫外放射エネルギーとして301W・h/m²の光を照射)した結果，類縁物質で規格内での変化を認めた 溶解性(水)溶けにくい	
苦味あり 安定性該当資料なし 溶解性(水)ほとんど溶けない	散0.1% 先 GE シロ0.01% 先
わずかな苦味あり。[250mg錠]25℃・60%RH・1,000lxで4週間安定 安定性〔長期〕(室温，36カ月間)変化なし 〔苛酷〕(40℃，6カ月間)変化なし (50℃，3カ月間)変化なし (40℃，80%RH，3カ月間)変化なし (光)(室内散乱光，3カ月間)変化なし (キセノン光，8時間)変化なし (直射日光，1カ月間)変化なし 溶解性(水)溶けにくい	
苦味が強く，舌を麻痺させる **著**　防湿・遮光保存。強い苦味と舌の麻痺に注意 安定性〔通常〕(室温，褐色ガラス瓶，密栓，1,080日間)安定 〔苛酷〕(40℃，褐色ガラス瓶，密栓，180日間)安定 (30℃，92%RH，褐色ガラス瓶，開栓，90日間)安定 (室内散光，無色透明ガラス瓶，密栓，90日間)安定 溶解性(水)溶けにくい	
吸湿性，苦味あり **著**　防湿保存。苦味あり 安定性〔温度〕(40℃，密栓，3カ月間)分解産物(PCPA)含量0.83% (50℃，密栓，2カ月間)分解産物(PCPA)含量0.70% 〔湿度〕(40℃，40%RH，ガラス瓶(開栓)，2カ月間)分解産物(PCPA)含量0.91% (40℃，60%RH，ガラス瓶(開栓)，2カ月間)分解産物(PCPA)含量11.71% 〔光〕(室温，ケミランプ(360mμ)，無色ガラス瓶，1カ月間)分解産物(PCPA)増加は認められなかった 粉砕後　(25℃，75%RH，グラシンラミネート紙分包品)30日間安定 溶解性(水)溶けやすい	

ルセフ

製品名(会社名)	規格単位	剤形・割線・Cap号数	可否	一般名
ルセフィ錠2.5mg (大正製薬=ノバルティス)	2.5mg	Fコート錠 ○(割線無)	— (○)	ルセオグリフロジン水和物
ルセフィ錠5mg (大正製薬=ノバルティス)	5mg	Fコート錠 ○(割線無)	— (○)	
ルトラール錠2mg (富士製薬)	2mg	素錠 ○(割線無)	○	クロルマジノン酢酸エステル
ルナベル配合錠LD (ノーベル=日本新薬=富士製薬)	配合剤	素錠 ○(割線無)	×	ノルエチステロン・エチニルエストラジオール
ルナベル配合錠ULD (ノーベル=日本新薬=富士製薬)	配合剤	素錠 ○(割線無)	×	

可否判定 ○:可, △:条件つきで可, ×:不可, —:企業判定回避, ( ):著者判断

理　由	代用品
遮光保存。40℃・75%RH, 25℃・90%RH, ガラス瓶(開放)で8週間安定 [2.5mg錠]光条件65ランプ60万lx・hr, 蛍光灯65万lx・hrで安定 [5mg錠]光条件65ランプ120万lx・hr, 蛍光灯65万lx・hrで安定 著 遮光保存 安定性〔長期〕(25℃, 60%RH, ポリエチレン袋(内装)二重/アルミラミネート袋(外装), 24カ月間)変化なし 〔加速〕(40℃, 75%RH, ポリエチレン袋(内装)二重/アルミラミネート袋(外装), 6カ月間)変化なし 〔苛酷〕(60℃, ポリエチレン袋(内装)二重/アルミラミネート袋(外装), 3カ月間)変化なし (25℃, 15%RH, 遮光したガラス瓶(開栓), 3カ月間)1カ月で水分が低下 (25℃, 95%RH, 遮光したガラス瓶(開栓), 3カ月間)変化なし (25℃, D65ランプ, 3,000lx, 無包装, 130万lx・hr)表面が徐々に着色し, 微黄白色に変化 溶解性(水)ほとんど溶けない	
安定性〔長期〕(室温, 成り行き湿度)少なくとも60カ月間安定 (40℃, 無包装状態, 6カ月間)変化なし (25℃, 75%RH)変化なし (120万lx・hr)変化なし 溶解性(水)ほとんど溶けない	
粉砕後の安定性は確認しておらず, 光苛酷試験においてLD錠で2週後に, ULD錠で4週後にエチニルエストラジオールの含量低下が認められた 本剤は光に不安定であるため, 粉砕不可とし, 保存条件を遮光とした 著 配合剤のため粉砕不可 安定性〔長期〕(25℃, 60%RH, PTP/乾燥剤入りアルミニウム袋, 36カ月間)安定 〔苛酷〕[LD錠] (熱(50℃, 気密容器, 3カ月間), 温度・湿度(40℃, 75%RH, 開封容器, 3カ月間), 光(134万lx・hr, 232W・hr/m², D65, 8週間))本剤は, 温度及び湿度に対して安定 光により, ノルエチステロンは変化なかったが, エチニルエストラジオールは2週間(約34万lx・hr)で含量低下を認めた [ULD錠] (熱(50℃, 気密容器, 3カ月間), 温度・湿度(40℃, 75%RH, 開封容器, 3カ月間), 光(133万lx・hr, 313W・hr/m², D65, 4週間))本剤は, 温度及び湿度に対して安定 光により, ノルエチステロンは変化なかったが, エチニルエストラジオールは4週間(約34万lx・hr)で含量低下を認めた 溶解性(水)ノルエチステロン：極めて溶けにくい エチニルエストラジオール：ほとんど溶けない	

理由　著 著者コメント　　安定性 原薬(一部製剤)の安定性　　溶解性(水) 原薬の水に対する溶解性
代用品　※：一部適応等が異なる

ルネス

製品名（会社名）	規格単位	剤形・割線・Cap号数	可否	一般名
ルネスタ錠1mg （エーザイ）	1mg	Fコート錠 ○(割線無)	— (△)	エスゾピクロン
ルネスタ錠2mg （エーザイ）	2mg	Fコート錠 ⊖(割線1本)	— (△)	
ルネスタ錠3mg （エーザイ）	3mg	Fコート錠 ○(割線無)	— (△)	
ルネトロン錠1mg （第一三共）	1mg	素錠 ⊖(割線1本)	— (△)	ブメタニド
ルパフィン錠10mg （帝國製薬＝田辺三菱）	10mg	素錠 ○(割線無)	— (△)	ルパタジンフマル酸塩
ルプラック錠4mg （田辺三菱＝富士フイルム富山化学）	4mg	素錠 ⊖(割線1本)	— (○)	トラセミド
ルプラック錠8mg （田辺三菱＝富士フイルム富山化学）	8mg	素錠 ⊖(割線1本)	— (○)	

可否判定　○：可，△：条件つきで可，×：不可，—：企業判定回避，（　）：著者判断

理　　由	代用品
苦味あり。防湿・遮光保存 **著** 防湿・遮光保存。苦味あり (安定性)〔長期〕(25℃, 60％RH, 暗所, ポリエチレン袋(二重)/ポリエチレン容器, 60カ月間)変化なし 〔加速〕(40℃, 75％RH, 暗所, ポリエチレン袋(二重)/ポリエチレン容器, 6カ月間)変化なし 〔光苛酷〕(25℃, 60％RH, 総照度120万lx・hr以上＋総近紫外放射エネルギー200w・hr/m²以上, シャーレ開放)類縁物質のわずかな増加以外は変化なし (溶解性(水))極めて溶けにくい	
著 製剤は遮光, 室温保存 (安定性)(室温, 遮光・曝気, 32カ月間)(40℃, 遮光・曝気, 4カ月間)外観, 含量に変化なく, 温度・湿度に対して安定であるが, 光によって徐々に着色する **粉砕後**〔経時〕(25℃, 75％RH, 遮光, ガラス製シャーレ(曝露), 90日間)性状(外観)変化なし, 含量98.9％, 吸湿量3.39％ 〔光〕(D65蛍光灯照射, ガラス製シャーレ(曝露), 120万lx・hr)性状(外観)表面が淡褐色に変化, 含量86.5％, 吸湿量0.00％ (溶解性(水))ほとんど溶けない	
原薬に苦味あり **著** 粉砕後データが不足しているが, 遮光保存で可能と推定 (安定性)〔長期〕(25℃, 60％RH, ポリエチレン袋(二重)＋ポリエチレン製ドラム(遮光), 60カ月間)変化なし 〔加速〕(40℃, 75％RH, ポリエチレン袋(二重)＋ポリエチレン製ドラム(遮光), 6カ月間)変化なし 〔光〕(室温, ID65蛍光ランプ(2,000lx・hr照射), ペトリ皿(蓋なし), 合計120万lx・hrを照射)性状：わずかな変色が認められたが, その他は変化なし (溶解性(水))極めて溶けにくい	
著 防湿保存で可能と推定 (安定性)〔長期〕(25℃, 75％RH, 暗所・気密容器(二重ポリエチレン袋), 36カ月間)変化なし 〔加速〕(40℃, 75％RH, 暗所・気密容器(二重ポリエチレン袋), 6カ月間)変化なし 〔苛酷〕(60℃, 暗所・透明ガラスビーカー(開放), 60日間)液体クロマトグラフィーにおいて, 類縁物質の経時的な増加傾向が認められたが, その増加程度はわずかで, 保存期間を通じて類縁物質の合計で0.1％以下であった。また, 薄層クロマトグラフィー(逆送条件)において, 保存後40日または60日より, 新たな分解生成物のスポットが1個認められた。定量成績を含めて, その他の測定項目に変化はみられなかった (25℃, 90％RH, 暗所・透明ガラスビーカー(開放), 60日間)変化なし 〔光〕(室温, 蛍光灯照射下1,600lx, 透明ガラスシャーレ(開放), 42日間)変化なし (溶解性(水))ほとんど溶けない	

ルホツ

製品名（会社名）	規格単位	剤形・割線・Cap号数	可否	一般名
ルボックス錠25（アッヴィ）	25mg	Fコート錠 ◯(割線無)	△	フルボキサミンマレイン酸塩
ルボックス錠50（アッヴィ）	50mg	Fコート錠 ◯(割線無)	△	
ルボックス錠75（アッヴィ）	75mg	Fコート錠 ◯(割線無)	△	
ルーラン錠4mg（大日本住友）	4mg	Fコート錠 ◯(割線無)	— (△)	ペロスピロン塩酸塩水和物
ルーラン錠8mg（大日本住友）	8mg	Fコート錠 ⊖(割線1本)	— (△)	
ルーラン錠16mg（大日本住友）	16mg	Fコート錠 ⊟(割線1本)	— (◯)	
ルリッド錠150（サノフィ）	150mg	Fコート錠 ◯(割線無)	— (◯)	ロキシスロマイシン

可否判定 ◯：可，△：条件つきで可，×：不可，—：企業判定回避，（ ）：著者判断

理　由	代用品
苦味あり。有効成分に収斂性(舌のしびれ感)あり。有効成分の吸湿性：加湿条件下(25℃, 93%RH, 7日間)で吸湿性を示さなかった (安定性)〔長期〕(25℃, 暗所, ガラス瓶(密栓), 36カ月間)外観・性状：変化なし。残存率：変化なし 〔苛酷〕(60℃, 成り行きRH, 暗所, ガラス瓶(開放), 3カ月間)外観・性状：微黄色に変色。残存率：ほとんど変化なし (25℃, 93%RH, 暗所, ガラス瓶(開放), 6カ月間)外観・性状：変化なし。残存率：変化なし 〔光〕(25℃, 成り行きRH, 2,000lx(蛍光灯下), ガラスシャーレ(開放), 4週間)外観・性状：変化なし。残存率：変化なし (溶解性(水))やや溶けにくい	
遮光条件下, 気密容器であれば1カ月まで安定 (安定性)〔長期〕(25℃, 暗所, 二重のポリエチレンバッグで包装した後, アルミラミネートバッグで包装, 36カ月間)変化なし 〔加速〕(40℃, 75%RH, 暗所, 二重のポリエチレンバッグで包装した後, アルミラミネートバッグで包装, 6カ月間)変化なし (60℃, 暗所, 褐色ガラス製スクリュー管(密栓), 3カ月間)1カ月目に水分の減少を認めた (25℃, 30%RH/90%RH, 暗所, 褐色ガラス製スクリュー管(開栓), 3カ月間)変化なし (25℃, 白色蛍光灯(2,500lx), 無色透明ガラス製シャーレ, 30日間)変化なし **粉砕後**　[4mg錠] (25℃, 60%RH, ガラス瓶(開栓), 1カ月間)性状：変化なし, 含量：98.0% (40℃, 75%RH, ガラス瓶(開栓), 1カ月間)性状：変化なし, 含量：96.8% (40℃, ガラス瓶(密栓), 1カ月間)性状：変化なし, 含量：101.0% (室温, 1,000lx, ガラスシャーレ, 1カ月間)性状：変化なし, 含量：98.7% [8mg錠] (25℃, 60%RH, ガラス瓶(開栓), 1カ月間)性状：変化なし, 含量：97.4% (40℃, 75%RH, ガラス瓶(開栓), 1カ月間)性状：変化なし, 含量：95.8% (40℃, ガラス瓶(密栓), 1カ月間)性状：変化なし, 含量：99.1% (室温, 1,000lx, ガラスシャーレ, 1カ月間)性状：変化なし, 含量：99.3% (溶解性(水))溶けにくい	
(安定性)〔長期〕(25℃, 暗所, 二重のポリエチレンバッグで包装した後, アルミラミネートバッグで包装, 36カ月間)変化なし 〔加速〕(40℃, 75%RH, 暗所, 二重のポリエチレンバッグで包装した後, アルミラミネートバッグで包装, 6カ月間)変化なし (60℃, 暗所, 褐色ガラス製スクリュー管(密栓), 3カ月間)1カ月目に水分の減少を認めた (25℃, 30%RH/90%RH, 暗所, 褐色ガラス製スクリュー管(開栓), 3カ月間)変化なし (25℃, 白色蛍光灯(2,500lx), 無色透明ガラス製シャーレ, 30日間)変化なし (溶解性(水))溶けにくい	
メーカー判定回避。室温, 開放及び気密容器, 4週間, 外観及び含量に変化は認められない (安定性)〔通常〕(室温, 気密容器, 42カ月間)変化なし 〔苛酷〕(40℃, 75%RH, 開放, 6カ月間)変化なし (溶解性(水))ほとんど溶けない	

理由　著 著者コメント　(安定性)原薬(一部製剤)の安定性　(溶解性(水))原薬の水に対する溶解性
代用品　※：一部適応等が異なる

レイア

製品名（会社名）	規格単位	剤形・割線・Cap号数	可否	一般名
レイアタッツカプセル150mg (BMS)	150mg	硬カプセル 1号	×(△)	アタザナビル硫酸塩
レイアタッツカプセル200mg (BMS)	200mg	硬カプセル 0号	×(△)	
レキサルティ錠1mg (大塚製薬)	1mg	Fコート錠 ◯(割線無)	—(△)	ブレクスピプラゾール
レキサルティ錠2mg (大塚製薬)	2mg	Fコート錠 ◯(割線無)	—(△)	
レキソタン錠1 (中外＝エーザイ)	1mg	素錠 ⊖(割線1本)	—(◯)	ブロマゼパム
レキソタン錠2 (中外＝エーザイ)	2mg	素錠 ⊖(割線1本)	—(◯)	
レキソタン錠5 (中外＝エーザイ)	5mg	素錠 ⊖(割線1本)	—(◯)	

可否判定 ◯：可，△：条件つきで可，×：不可，—：企業判定回避，（ ）：著者判断

レキソ

理　　由	代用品
粉砕時・脱カプセルの安全性，体内動態のデータがないため不可 **著** 安定性データが不足しているが，粉砕後防湿・遮光保存で可能と推定。苦味あり (安定性)〔通常〕(25℃, 60%RH, 暗所, 気密, 78週間)変化なし 〔苛酷〕(40℃, 75%RH, 暗所, 開放, 26週間)変化なし (溶解性(水))溶けにくい	
(30℃, 75%RH, シャーレ開放, 3カ月間)外観及び含量：変化なし **著** 遮光保存 (安定性)〔長期〕(30℃, 65%RH, 二重ポリエチレン袋/ファイバードラム, 60カ月間)変化なし 〔加速〕(40℃, 75%RH, 二重ポリエチレン袋/ファイバードラム, 6カ月間)変化なし 〔温度〕(50℃, 褐色ガラス瓶(気密), 3カ月間)変化なし 〔湿度〕(25℃, 90%RH, ガラス容器(開放), 3カ月間)変化なし 〔温湿度〕(40℃, 75%RH, ガラス容器(開放), 3カ月間)変化なし 〔光〕(白色・近紫外蛍光ランプ(3,000lx・50μW/cm²), ガラスシャーレ(ポリ塩化ビニリデン製フィルム), 600時間)微黄色への着色が認められた以外に変化なし (溶解性(水))ほとんど溶けない	
30日間安定 (溶解性(水))ほとんど溶けない	細1% 先 GE

理由　**著** 著者コメント　(安定性)原薬(一部製剤)の安定性　(溶解性(水))原薬の水に対する溶解性
代用品　※：一部適応等が異なる

レキツ

製品名（会社名）	規格単位	剤形・割線・Cap号数	可否	一般名
レキップ錠0.25mg (GSK)	0.25mg	Fコート錠 ⬠(割線無)	― (○)	ロピニロール塩酸塩
レキップ錠1mg (GSK)	1mg	Fコート錠 ⬠(割線無)	― (○)	
レキップ錠2mg (GSK)	2mg	Fコート錠 ⬠(割線無)	― (○)	
レキップCR錠2mg (GSK)	2mg	Fコート錠 �œ(割線無)	― (×)	ロピニロール塩酸塩
レキップCR錠8mg (GSK)	8mg	Fコート錠 �œ(割線無)	― (×)	
レクサプロ錠10mg (持田＝田辺三菱)	10mg	Fコート錠 (割線1本)	― (○)	エスシタロプラムシュウ酸塩

可否判定 ○：可，△：条件つきで可，×：不可，―：企業判定回避，（ ）：著者判断

レクサ

理　　由	代用品
(安定性)〔長期〕(室温，褐色ガラス瓶(密栓)，36カ月間)変化なし 〔温度〕(40℃，褐色ガラス瓶(密栓)，6カ月間)変化なし (50℃，褐色ガラス瓶(密栓)，3カ月間)変化なし 〔湿度〕(30℃，91％RH，褐色ガラス瓶(開栓)，6カ月間)変化なし 〔光〕(白色蛍光灯(約1,000lx)，ガラス製シャーレ，総照度72万lx・hr)変化なし (陽光ランプ(約27,000lx)，ガラス製シャーレ，総照度583.2万lx・hr)特定の類縁物質の低下，その他変化なし **粉砕品** ［0.25mg錠］ (30℃，75％RH，開放，3カ月間)性状変化なし，水分6.99％，類縁物質1.35％，含量95.7％ (40℃，密栓，3カ月間)性状変化なし，水分3.11％，類縁物質1.39％，含量100.9％ (白色蛍光ランプ総照射度120万lx・hr)性状変化なし，水分4.15％，類縁物質3.69％，含量94.3％ ［1mg錠］ (30℃，75％RH，開放，3カ月間)性状変化なし，水分6.89％，類縁物質0.88％，含量93.4％ (40℃，密栓，3カ月間)性状変化なし，水分3.61％，類縁物質0.67％，含量98.8％ (白色蛍光ランプ総照射度120万lx・hr)性状変化なし，水分4.36％，類縁物質1.54％，含量94.9％ ［2mg錠］ (30℃，75％RH，開放，3カ月間)性状変化なし，水分6.78％，類縁物質1.03％，含量93.3％ (40℃，密栓，3カ月間)性状変化なし，水分3.39％，類縁物質0.78％，含量95.2％ (白色蛍光ランプ総照射度120万lx・hr)性状変化なし，水分3.65％，類縁物質0.91％，含量95.3％ (溶解性(水))溶けやすい	
(著)徐放製剤のため粉砕不可 (安定性)〔長期〕(室温，褐色ガラス瓶(密栓)，36カ月間)変化なし 〔温度〕(40℃，褐色ガラス瓶(密栓)，6カ月間)変化なし (50℃，褐色ガラス瓶(密栓)，3カ月間)変化なし 〔湿度〕(30℃，91％RH，褐色ガラス瓶(開栓)，6カ月間)変化なし 〔光〕(白色蛍光灯(約1,000lx)，ガラス製シャーレ，総照度72万lx・hr)変化なし (陽光ランプ(約27,000lx)，ガラス製シャーレ，総照度583.2万lx・hr)特定の類縁物質の低下，その他変化なし (溶解性(水))溶けやすい	
(著)製剤の形状を維持する目的でFコートとしている。光，湿度には安定 (安定性)〔長期〕(25℃，60％RH，60カ月間)規格に適合 〔加速〕(40℃，75％RH，12カ月間)規格に適合 〔苛酷〕(30℃，60％RH，4カ月間)規格に適合 (40℃，75％RH，4カ月間)規格に適合 (60℃，80％RH，4カ月間)規格に適合 (25℃，120万lx・hr以上及び200W・hr/m²以上を満たすまで)規格に適合 (溶解性(水))やや溶けにくい	

理由　(著)著者コメント　　(安定性)原薬(一部製剤)の安定性　　(溶解性(水))原薬の水に対する溶解性
代用品　※：一部適応等が異なる

レクシ

製品名（会社名）	規格単位	剤形・割線・Cap号数	可否	一般名
レクシヴァ錠700 （ヴィーブヘルスケア＝GSK）	700mg	Fコート錠 （割線無）	— (○)	ホスアンプレナビルカルシウム水和物
レクチゾール錠25mg （田辺三菱）	25mg	素錠 （割線1本）	— (○)	ジアフェニルスルホン
レグテクト錠333mg （日本新薬）	333mg	Fコート錠 （割線無）	×	アカンプロサートカルシウム
レグナイト錠300mg （アステラス）	300mg	徐放性素錠 （割線無）	×	ガバペンチン エナカルビル
レグパラ錠12.5mg （協和キリン）	12.5mg	Fコート錠 （割線無）	— (○)	シナカルセト塩酸塩
レグパラ錠25mg （協和キリン）	25mg	Fコート錠 （割線無）	— (○)	
レグパラ錠75mg （協和キリン）	75mg	Fコート錠 （割線無）	— (○)	

可否判定 ○：可，△：条件つきで可，×：不可，—：企業判定回避，（ ）：著者判断

理　　由	代用品
原薬は安定性試験条件下にて安定 (安定性)〔通常〕(30℃, 60%RH, 36カ月間)変化なし 〔苛酷〕(40℃, 75%RH, 3カ月間)変化なし (曝光(120万lx·hr+200W·hr/m²))変化なし (溶解性(水))極めて溶けにくい	
原薬は光により徐々に暗色となる (安定性)〔苛酷〕(キセノンフェードテスター, 20時間)微褐色の着色がみられたが, TLCでは分解物によるスポットは検出されなかった (溶解性(水))ほとんど溶けない	
腸溶性製剤のため粉砕不可 (安定性)〔通常〕(25℃, 60%RH, ポリエチレン二重袋, 36カ月間)変化なし 〔加速〕(40℃, 75%RH, ポリエチレン二重袋, 6カ月間)変化なし 〔苛酷〕(120万lx·hr, 室温, ガラスシャーレ, 22時間)変化なし (溶解性(水))溶けやすい	
本剤は徐放性製剤であるので, 粉砕すると徐放性が壊れ, 意図した体内動態が得られず, 効果・安全性に影響を及ぼす可能性が高いことから, 粉砕使用は「不可」 有効成分の吸湿性：吸湿性は認められない (安定性)〔長期〕(25℃, 60%RH, 二重ポリエチレン袋(乾燥剤入り)＋アルミニウム袋＋高密度ポリエチレンボトル(密閉), 暗所, 36カ月間)外観・性状：変化なし。残存率：ほとんど変化なし 〔加速〕(40℃, 75%RH, 二重ポリエチレン袋(乾燥剤入り)＋アルミニウム袋＋高密度ポリエチレンボトル(密閉), 暗所, 6カ月間)外観・性状：変化なし。残存率：ほとんど変化なし 〔光〕(25℃, ガラス瓶, キセノンランプ(総照度：380.4万lx·hr))外観・性状：変化なし。残存率：ほとんど変化なし (溶解性(水))極めて溶けにくい	
データなし 著 データより安定と推定 (安定性)〔長期〕(25℃, 60%RH, 暗所, 低密度ポリエチレン袋二重/小型ファイバードラム, 36カ月間)変化なし 〔苛酷〕(25℃, 90%RH, 暗所, ガラス製秤量瓶(通気性確保), 3カ月間)変化なし 〔光〕(25℃, 約1,200lx(白色蛍光灯), ガラスシャーレ(ポリ塩化ビニリデンフィルムでカバー), 42日間)変化なし (溶解性(水))溶けにくい	

レサル

製品名（会社名）	規格単位	剤形・割線・Cap号数	可否	一般名
レザルタス配合錠LD（第一三共）	配合剤	Fコート錠 ◯（割線無）	— (△†)	オルメサルタン メドキソミル・アゼルニジピン
レザルタス配合錠HD（第一三共）	配合剤	Fコート錠 ◯（割線無）	— (△†)	オルメサルタン メドキソミル・アゼルニジピン
レスタス錠2mg（日本ジェネリック）	2mg	素錠 ◯（割線無）	— (◯)	フルトプラゼパム

可否判定 ◯：可, △：条件つきで可, ×：不可, —：企業判定回避, （ ）：著者判断

理　　由	代用品
†著 凡例5頁参照。防湿・遮光保存 安定性 オルメサルタン　メドキソミル [長期](25℃, 60%RH, 二重ポリエチレン袋(LDPE), 鋼製ドラム缶, 36カ月間)経時変化なく安定 [加速](40℃, 75%RH, 二重ポリエチレン袋(LDPE), 鋼製ドラム缶, 6カ月間)経時変化なく安定 [温度](60℃, 無色ガラス瓶(密栓), 8週間)(70℃, 無色ガラス瓶(密栓), 4週間)経時変化なく安定 [湿度](40℃・31%RH, 40℃・53%RH, 40℃・75%RH, ガラス製シャーレ(開放), 3カ月間)経時変化なく安定 [温度・湿度](70℃, 75%RH, ガラス製シャーレ(開放), 4週間)類縁物質が若干増加した他は経時変化なく安定 [光](D65蛍光灯下, ガラス製シャーレ(ポリ塩化ビニリデン製フィルム覆い), 120万lx·hr)経時変化なく安定 アゼルニジピン [長期](25℃, 60%RH, 暗所, 二重ポリエチレン袋(LDPE), ファイバードラム, 39カ月間)類縁物質が総量としてごくわずかに増加した以外, ほとんど変化なし [加速](40℃, 75%RH, 暗所, 二重ポリエチレン袋(LDPE), ファイバードラム, 6カ月間)類縁物質が総量としてごくわずかに増加した以外, ほとんど変化なし [温度](50℃, 暗所, 無色ガラス瓶(密栓), 3カ月間)(60℃, 暗所, 無色ガラス瓶(密栓), 4週間)類縁物質の増加 (70℃, 暗所, 無色ガラス瓶(密栓), 4週間)類縁物質の増加, わずかな含量低下 [湿度](40℃・31%RH, 40℃・53%RH, 暗所, ガラス製シャーレ(開放), 6カ月間)変化なし (40℃, 75%RH, 暗所, ガラス製シャーレ(開放), 6カ月間)類縁物質の増加, わずかな含量低下 [光](D65蛍光灯下, ガラス製シャーレ(ポリ塩化ビニリデン製フィルム覆い), 120万lx·hr)変化なし **粉砕後**　[LD錠] (25℃, 75%RH, 暗所, 無包装(シャーレ開放), 8時間)性状変化なし, 類縁物質(オルメサルタン　メドキソミル由来)不適, (アゼルニジピン由来)適合, 溶出試験(オルメサルタン　メドキソミル)(アゼルニジピン)適合, 含量(オルメサルタン　メドキソミル)79.7%, (アゼルニジピン)100.9% [HD錠] (25℃, 75%RH, 暗所, 無包装(シャーレ開放), 8時間)性状変化なし, 類縁物質(オルメサルタン　メドキソミル由来)不適, (アゼルニジピン由来)適合, 溶出試験(オルメサルタン　メドキソミル)(アゼルニジピン)適合, 含量(オルメサルタン　メドキソミル)83.7%, (アゼルニジピン)102.0% 溶解性(水) オルメサルタン　メドキソミル：ほとんど溶けない アゼルニジピン：ほとんど溶けない	
安定性 [通常](室温, 3年間)変化なし [温湿度](40℃, 6カ月間)(50℃, 3カ月間)(40℃, 75%RH, 6カ月間)(40℃, 85%RH, 3カ月間)変化なし [光](室温, 室内散光, 3カ月間)(室温, 室内蛍光灯1,000lx, 30日間)変化なし (直射日光下, 30日間)含量変化なし, (性状)白色→微黄色, (溶状)無色透明→微黄色透明 溶解性(水) ほとんど溶けない	

理由　著 著者コメント　　安定性 原薬(一部製剤)の安定性　　溶解性(水) 原薬の水に対する溶解性
代用品　※：一部適応等が異なる

レスタ

製品名（会社名）	規格単位	剤形・割線・Cap号数	可否	一般名
レスタミンコーワ錠10mg （興和＝興和創薬）	10mg	糖衣錠 ○(割線無)	— (△)	ジフェンヒドラミン塩酸塩
レスプレン錠5mg （太陽ファルマ）	5mg	Fコート錠 ○(割線無)	— (△)	エプラジノン塩酸塩
レスプレン錠20mg （太陽ファルマ）	20mg	Fコート錠 ○(割線無)	— (△)	
レスプレン錠30mg （太陽ファルマ）	30mg	Fコート錠 ○(割線無)	— (△)	
レスミット錠2 （塩野義＝共和薬品）	2mg	糖衣錠 ○(割線無)	○ (△)	メダゼパム
レスミット錠5 （塩野義＝共和薬品）	5mg	糖衣錠 ○(割線無)	○ (△)	
レスリン錠25 （MSD）	25mg	Fコート錠 ○(割線無)	— (△)	トラゾドン塩酸塩
レスリン錠50 （MSD）	50mg	Fコート錠 ○(割線無)	— (△)	

可否判定　○：可，△：条件つきで可，×：不可，—：企業判定回避，（　）：著者判断

理　　由	代用品
味は苦く，舌を麻痺する。光によって徐々に変化する 錠剤が粉砕された状態での薬物動態解析，有効性試験，安全性試験は実施されていない (著)遮光保存 (安定性)光によって徐々に変化する (溶解性(水))溶けやすい	
原薬苦味あり 経時的に含量低下(30℃，75％RH)1カ月94.0％，2カ月89.7％，3カ月84.2％ (著)苦味あり，防湿保存 (安定性)高温(50℃，90日間)あるいは直射日光下(1日平均5時間曝露，30日間)保存，また室温，2年間保存でも経時変化は認められなかった 加湿条件下(90日間)では40℃，70％RHで経時変化は認められなかった。40℃，90％RHでは含量の低下が約5％認められた (溶解性(水))やや溶けにくい	
原薬苦味あり 経時的に含量低下(30℃，75％RH)1カ月94.5％，2カ月88.7％，3カ月83.4％ (著)苦味あり，防湿保存 (安定性)高温(50℃，90日間)あるいは直射日光下(1日平均5時間曝露，30日間)保存，また室温，2年間保存でも経時変化は認められなかった 加湿条件下(90日間)では40℃，70％RHで経時変化は認められなかった。40℃，90％RHでは含量の低下が約5％認められた (溶解性(水))やや溶けにくい	
原薬苦味あり 経時的に含量低下(30℃，75％RH)1カ月93.0％，2カ月91.3％，3カ月86.5％ (40℃，75％RH)4週後91.7％ 光照射60万lx・hr(密栓)ではぼ安定 (著)苦味あり，防湿保存 (安定性)高温(50℃，90日間)あるいは直射日光下(1日平均5時間曝露，30日間)保存，また室温，2年間保存でも経時変化は認められなかった 加湿条件下(90日間)では40℃，70％RHで経時変化は認められなかった。40℃，90％RHでは含量の低下が約5％認められた (溶解性(水))やや溶けにくい	
光によって着色するが，極めて緩やかである (著)遮光保存 (安定性)温度，湿度に対して安定。光によって変色を伴い極めて徐々に分解する (溶解性(水))ほとんど溶けない	
苦味あり (安定性)〔通常〕(室温，密栓・ガラス瓶，36カ月間)変化なし 〔温湿度〕(40℃/50℃，密栓・ガラス瓶，6カ月間)変化なし (40℃，75％RH，開栓・ガラス瓶，6カ月間)変化なし 〔光〕(室温，室内散光，シャーレ，6カ月間)変化なし (溶解性(水))やや溶けやすい	

理由　(著)著者コメント　(安定性)原薬(一部製剤)の安定性　(溶解性(水))原薬の水に対する溶解性
代用品　※：一部適応等が異なる

レタコ

製品名(会社名)	規格単位	剤形・割線・Cap号数	可否	一般名
レダコート錠4mg (アルフレッサファーマ)	4mg	素錠 (割線1本)	— (○)	トリアムシノロン
レダマイシンカプセル150mg (ポーラファルマ)	150mg	硬カプセル 1号	×	デメチルクロルテトラサイクリン塩酸塩
レチコラン錠250μg (東菱=日医工)	0.25mg	糖衣錠 (割線無)	— (×)	メコバラミン
レチコラン錠500μg (東菱=日医工)	0.5mg	糖衣錠 (割線無)	— (×)	メコバラミン
レトロゾール錠2.5mg「DSEP」 (第一三共エスファ)	2.5mg	Fコート錠 (割線無)	○ (△)	レトロゾール

可否判定 ○:可, △:条件つきで可, ×:不可, —:企業判定回避, ( ):著者判断

理　由	代用品
苦味あり。防湿保存 (安定性)〔通常〕(1～30℃(室温), 5年間)外観変化なし, 含量ほとんど低下なし **粉砕後**　(密閉, 室内蛍光下, 30日間)外観変化なし (密閉, 遮光, 30日間)外観変化なし (開放, 50～60%RH, 500lx, 30日間)外観変化なし (開放, 90%RH, 500lx, 30日間)外観変化なし (溶解性(水))ほとんど溶けない	
苦味あり。光・高湿度に不安定なため粉砕不可 (安定性)〔長期〕(成り行き室温, 密栓褐色瓶, 5年間)外観・性状：やや褐色味を増す。 残存率：変化なし 〔苛酷〕データなし (溶解性(水))やや溶けやすい	
データなし 著 用時粉砕を原則とする。遮光・防湿保存必須 (溶解性(水))やや溶けにくい	細0.1%
防湿・遮光が必須(ただし7日以内程度に留める) 著 用時粉砕を原則とする。遮光・防湿保存必須 (溶解性(水))やや溶けにくい	
40℃・75%RH・遮光・30日, 25℃・75%RH・30日, 2,500lx・120万lx・hrの条件下で変化は認められなかった 著 抗悪性腫瘍剤のため粉砕せず懸濁する。やむを得ず粉砕する場合は, 安全キャビネット内で行うなど調剤者の曝露に注意すること。防湿・遮光保存。危険度Ⅰ(日本病院薬剤師会：抗悪性腫瘍薬の院内取扱い指針)のため, 粉砕時曝露に注意 (安定性)〔加速〕(40℃, 75%RH, 6カ月間)変化なし 〔苛酷〕(40℃, 75%RH, 遮光, 3カ月間)変化なし (25℃, 75%RH, 3カ月間)変化なし (2,500lx・120万lx・hr)変化なし (溶解性(水))ほとんど溶けない (危険度)Ⅰ(日本病院薬剤師会：抗悪性腫瘍薬の院内取扱い指針)	

理由　著 著者コメント　(安定性)原薬(一部製剤)の安定性　(溶解性(水))原薬の水に対する溶解性
代用品　※：一部適応等が異なる

レトロ

製品名（会社名）	規格単位	剤形・割線・Cap号数	可否	一般名
レトロゾール錠2.5mg「EE」 (エルメッド＝日医工)	2.5mg	Fコート錠 ○(割線無)	— (△)	レトロゾール
レトロゾール錠2.5mg「F」 (富士製薬)	2.5mg	Fコート錠 ○(割線無)	× (△)	レトロゾール
レトロゾール錠2.5mg「JG」 (日本ジェネリック)	2.5mg	Fコート錠 ○(割線無)	— (△)	レトロゾール
レトロゾール錠2.5mg「KN」 (小林化工)	2.5mg	Fコート錠 ○(割線無)	× (△)	レトロゾール

可否判定　○：可，△：条件つきで可，×：不可，—：企業判定回避，( )：著者判断

レトロ

理　　由	代用品
粉砕時の体内動態データなし 危険度Ⅰ（日本病院薬剤師会：抗悪性腫瘍薬の院内取扱い指針）のため，粉砕時被曝に注意 **著** 抗悪性腫瘍剤のため粉砕せず懸濁する。やむを得ず粉砕する場合は，安全キャビネット内で行うなど調剤者の曝露に注意すること。防湿・遮光保存。危険度Ⅰ（日本病院薬剤師会：抗悪性腫瘍薬の院内取扱い指針）のため，粉砕時曝露に注意 (安定性)**製剤** 〔通常〕(40℃, 75％RH, 6カ月間)変化なし 〔長期〕(25℃, 60％RH, 3年間)変化なし 〔苛酷〕(40℃, 50℃, 60℃または25℃, 75％RH, 3カ月間, 25℃, 90％RH, 30日間)変化なし 〔光〕(120万lx·hr)変化なし **粉砕後** (40℃, 30日間)変化なし (25℃, 75％, 30日間)変化なし (120万lx·hr)変化なし (溶解性(水))ほとんど溶けない (危険度)Ⅰ（日本病院薬剤師会：抗悪性腫瘍薬の院内取扱い指針）	
抗悪性腫瘍剤 **著** 抗悪性腫瘍剤のため粉砕せず懸濁する。やむを得ず粉砕する場合は，安全キャビネット内で行うなど調剤者の曝露に注意すること。防湿・遮光保存。危険度Ⅰ（日本病院薬剤師会：抗悪性腫瘍薬の院内取扱い指針）のため，粉砕時曝露に注意 (安定性)**粉砕後** (散光下, 分包紙中, 3カ月間)変化なし (40℃, 無包装状態, 遮光, 気密容器, 3カ月間)変化なし (120万lx·hr)変化なし (溶解性(水))ほとんど溶けない (危険度)Ⅰ（日本病院薬剤師会：抗悪性腫瘍薬の院内取扱い指針）	
著 抗悪性腫瘍剤のため粉砕せず懸濁する。やむを得ず粉砕する場合は，安全キャビネット内で行うなど調剤者の曝露に注意すること。防湿・遮光保存。危険度Ⅰ（日本病院薬剤師会：抗悪性腫瘍薬の院内取扱い指針）のため，粉砕時曝露に注意 (安定性)該当資料なし (溶解性(水))ほとんど溶けない (危険度)Ⅰ（日本病院薬剤師会：抗悪性腫瘍薬の院内取扱い指針）	
抗悪性腫瘍剤のため調剤者の健康被害を考慮し，原則粉砕はしないこと **著** 抗悪性腫瘍剤のため粉砕せず懸濁する。やむを得ず粉砕する場合は，安全キャビネット内で行うなど調剤者の曝露に注意すること。防湿・遮光保存。危険度Ⅰ（日本病院薬剤師会：抗悪性腫瘍薬の院内取扱い指針）のため，粉砕時曝露に注意 (安定性)**粉砕後** 〔通常〕(25℃, 75％RH, 遮光, 3カ月間)変化なし 〔苛酷〕(40℃, 遮光, 3カ月間)変化なし 〔光〕(室温, 1,000lx·hr(白色蛍光灯下), 50日間)変化なし (溶解性(水))ほとんど溶けない (危険度)Ⅰ（日本病院薬剤師会：抗悪性腫瘍薬の院内取扱い指針）	

理由　**著** 著者コメント　(安定性)原薬(一部製剤)の安定性　(溶解性(水))原薬の水に対する溶解性
代用品　※：一部適応等が異なる

レトロ

製品名（会社名）	規格単位	剤形・割線・Cap号数	可否	一般名
レトロゾール錠2.5mg「NK」 （日本化薬）	2.5mg	Fコート錠 ○(割線無)	× (△)	レトロゾール
レトロゾール錠2.5mg「アメル」 （共和薬品）	2.5mg	Fコート錠 ○(割線無)	— (△)	レトロゾール
レトロゾール錠2.5mg「ケミファ」 （ダイト＝ケミファ）	2.5mg	Fコート錠 ○(割線無)	— (△)	レトロゾール
レトロゾール錠2.5mg「サワイ」 （沢井）	2.5mg	Fコート錠 ○(割線無)	— (△)	レトロゾール
レトロゾール錠2.5mg「サンド」 （サンド）	2.5mg	Fコート錠 ○(割線無)	— (△)	レトロゾール
レトロゾール錠2.5mg「テバ」 （武田テバファーマ＝武田）	2.5mg	Fコート錠 ○(割線無)	— (△)	レトロゾール

可否判定 ○：可，△：条件つきで可，×：不可，—：企業判定回避，（ ）：著者判断

レトロ

理　由	代用品
抗がん剤のため粉砕は避ける **著** 抗悪性腫瘍剤のため粉砕せず懸濁する。やむを得ず粉砕する場合は，安全キャビネット内で行うなど調剤者の曝露に注意すること。防湿・遮光保存。危険度Ⅰ(日本病院薬剤師会：抗悪性腫瘍薬の院内取扱い指針)のため，粉砕時曝露に注意 (安定性)該当資料なし (溶解性(水))ほとんど溶けない (危険度)Ⅰ(日本病院薬剤師会：抗悪性腫瘍薬の院内取扱い指針)	
著 抗悪性腫瘍剤のため粉砕せず懸濁する。やむを得ず粉砕する場合は，安全キャビネット内で行うなど調剤者の曝露に注意すること。防湿・遮光保存。危険度Ⅰ(日本病院薬剤師会：抗悪性腫瘍薬の院内取扱い指針)のため，粉砕時曝露に注意 (溶解性(水))ほとんど溶けない (危険度)Ⅰ(日本病院薬剤師会：抗悪性腫瘍薬の院内取扱い指針)	
著 抗悪性腫瘍剤のため粉砕せず懸濁する。やむを得ず粉砕する場合は，安全キャビネット内で行うなど調剤者の曝露に注意すること。防湿・遮光保存。危険度Ⅰ(日本病院薬剤師会：抗悪性腫瘍薬の院内取扱い指針)のため，粉砕時曝露に注意 (安定性)**粉砕後**　〔温度〕(40℃，75％RH，遮光・気密容器，30日間)性状・含量変化なし 〔湿度〕(25℃，75％RH，開放，30日間)性状・含量変化なし 〔光〕(2,500lx，25℃，45％RH，開放)120万lx・hrで性状・含量変化なし (溶解性(水))ほとんど溶けない (危険度)Ⅰ(日本病院薬剤師会：抗悪性腫瘍薬の院内取扱い指針)	
著 抗悪性腫瘍剤のため粉砕せず懸濁する。やむを得ず粉砕する場合は，安全キャビネット内で行うなど調剤者の曝露に注意すること。防湿・遮光保存。危険度Ⅰ(日本病院薬剤師会：抗悪性腫瘍薬の院内取扱い指針)のため，粉砕時曝露に注意 (溶解性(水))ほとんど溶けない (危険度)Ⅰ(日本病院薬剤師会：抗悪性腫瘍薬の院内取扱い指針)	
著 抗悪性腫瘍剤のため粉砕せず懸濁する。やむを得ず粉砕する場合は，安全キャビネット内で行うなど調剤者の曝露に注意すること。防湿・遮光保存。危険度Ⅰ(日本病院薬剤師会：抗悪性腫瘍薬の院内取扱い指針)のため，粉砕時曝露に注意 (溶解性(水))ほとんど溶けない (危険度)Ⅰ(日本病院薬剤師会：抗悪性腫瘍薬の院内取扱い指針)	
著 抗悪性腫瘍剤のため粉砕せず懸濁する。やむを得ず粉砕する場合は，安全キャビネット内で行うなど調剤者の曝露に注意すること。防湿・遮光保存。危険度Ⅰ(日本病院薬剤師会：抗悪性腫瘍薬の院内取扱い指針)のため，粉砕時曝露に注意 (安定性)**製剤**　〔無包装〕(40℃，3カ月間)外観，含量に変化なし (25℃，75％RH，3カ月間)外観，含量に変化なし，硬度低下 (60万lx・hr)外観，含量に変化なし (溶解性(水))ほとんど溶けない (危険度)Ⅰ(日本病院薬剤師会：抗悪性腫瘍薬の院内取扱い指針)	

レ

理由　**著** 著者コメント　(安定性)原薬(一部製剤)の安定性　(溶解性(水))原薬の水に対する溶解性
代用品　※：一部適応等が異なる

レトロ

製品名（会社名）	規格単位	剤形・割線・Cap号数	可否	一般名
レトロゾール錠2.5mg「トーワ」（東和薬品）	2.5mg	Fコート錠 ○(割線無)	—（△）	レトロゾール
レトロゾール錠2.5mg「日医工」（日医工）	2.5mg	Fコート錠 ○(割線無)	×（△）	レトロゾール
レトロゾール錠2.5mg「ニプロ」（ニプロ）	2.5mg	Fコート錠 ○(割線無)	—（△）	レトロゾール
レトロゾール錠2.5mg「ファイザー」（ファイザー）	2.5mg	Fコート錠 ○(割線無)	—（△）	レトロゾール
レトロゾール錠2.5mg「明治」（MeijiSeika）	2.5mg	Fコート錠 ○(割線無)	×（△）	レトロゾール

可否判定　○：可，△：条件つきで可，×：不可，—：企業判定回避，（　）：著者判断

理　由	代用品
著 抗悪性腫瘍剤のため粉砕せず懸濁する。やむを得ず粉砕する場合は，安全キャビネット内で行うなど調剤者の曝露に注意すること。防湿・遮光保存。危険度Ⅰ(日本病院薬剤師会：抗悪性腫瘍薬の院内取扱い指針)のため，粉砕時曝露に注意 **安定性** 粉砕後　(25℃，60%RH，1,000lx散光下，3カ月間)外観・含量変化なし **溶解性(水)** ほとんど溶けない **危険度** Ⅰ(日本病院薬剤師会：抗悪性腫瘍薬の院内取扱い指針)	
著 抗悪性腫瘍剤のため粉砕せず懸濁する。やむを得ず粉砕する場合は，安全キャビネット内で行うなど調剤者の曝露に注意すること。防湿・遮光保存。危険度Ⅰ(日本病院薬剤師会：抗悪性腫瘍薬の院内取扱い指針)のため，粉砕時曝露に注意 **安定性** 粉砕物　(40℃，75%RH，遮光・気密容器，3カ月間)(25℃，75%RH，開放，3カ月間)(25℃，45%RH，曝露量120万lx・hr，2,500lx，開放)外観，含量変化なし **溶解性(水)** ほとんど溶けない **危険度** Ⅰ(日本病院薬剤師会：抗悪性腫瘍薬の院内取扱い指針)	
著 抗悪性腫瘍剤のため粉砕せず懸濁する。やむを得ず粉砕する場合は，安全キャビネット内で行うなど調剤者の曝露に注意すること。防湿・遮光保存。危険度Ⅰ(日本病院薬剤師会：抗悪性腫瘍薬の院内取扱い指針)のため，粉砕時曝露に注意 **安定性** 粉砕後　データなし **溶解性(水)** ほとんど溶けない **危険度** Ⅰ(日本病院薬剤師会：抗悪性腫瘍薬の院内取扱い指針)	
著 抗悪性腫瘍剤のため粉砕せず懸濁する。やむを得ず粉砕する場合は，安全キャビネット内で行うなど調剤者の曝露に注意すること。防湿・遮光保存。危険度Ⅰ(日本病院薬剤師会：抗悪性腫瘍薬の院内取扱い指針)のため，粉砕時曝露に注意 **安定性** (60℃，遮光瓶・密閉容器)外観，含量(%)の変化はほとんどみられなかった (40℃，遮光瓶・密閉容器)外観，含量(%)の変化はほとんどみられなかった (30℃，75%RH，遮光・ガラスカップ開放)4週間で外観変化あり(微黄白色の粉末→微黄白色の塊，塊は軽く押すと容易に粉末となった) (2,000lx，総照射量134万lx・hr，ガラスカップ開放)外観，含量(%)の変化はほとんどみられなかった **溶解性(水)** ほとんど溶けない **危険度** Ⅰ(日本病院薬剤師会：抗悪性腫瘍薬の院内取扱い指針)	
著 抗悪性腫瘍剤のため粉砕せず懸濁する。やむを得ず粉砕する場合は，安全キャビネット内で行うなど調剤者の曝露に注意すること。防湿・遮光保存。危険度Ⅰ(日本病院薬剤師会：抗悪性腫瘍薬の院内取扱い指針)のため，粉砕時曝露に注意 **安定性** 該当資料なし **溶解性(水)** ほとんど溶けない **危険度** Ⅰ(日本病院薬剤師会：抗悪性腫瘍薬の院内取扱い指針)	

理由　**著** 著者コメント　**安定性** 原薬(一部製剤)の安定性　**溶解性(水)** 原薬の水に対する溶解性
代用品　※：一部適応等が異なる

レトロ

製品名（会社名）	規格単位	剤形・割線・Cap号数	可否	一般名
レトロゾール錠2.5mg「ヤクルト」 （富士化学＝ヤクルト）	2.5mg	Fコート錠 ○(割線無)	— (△)	レトロゾール
レトロビルカプセル100mg （ヴィーブヘルスケア＝GSK）	100mg	硬カプセル 3号	— (△)	ジドブジン
レナジェル錠250mg （中外）	250mg	Fコート錠 ○(割線無)	×	セベラマー塩酸塩
レナデックス錠4mg （セルジーン）	4mg	素錠 ○(割線無)	— (○)	デキサメタゾン
レニベース錠2.5 （MSD）	2.5mg	素錠 ○(割線無)	— (△)	エナラプリルマレイン酸塩
レニベース錠5 （MSD）	5mg	素錠 ⊖(割線1本)	— (△)	
レニベース錠10 （MSD）	10mg	素錠 ⊖(割線1本)	— (△)	
レバチオ錠20mg （ファイザー）	20mg	Fコート錠 ○(割線無)	— (△)	シルデナフィルクエン酸塩
レバミピド錠100mg「DK」 （大興＝アルフレッサファーマ）	100mg	Fコート錠 ○(割線無)	— (○)	レバミピド

可否判定　○：可，△：条件つきで可，×：不可，—：企業判定回避，（　）：著者判断

レハミ

理　由	代用品
粉砕物のADME資料なし 著 抗悪性腫瘍剤のため粉砕せず懸濁する。やむを得ず粉砕する場合は，安全キャビネット内で行うなど調剤者の曝露に注意すること。防湿・遮光保存。危険度Ⅰ（日本病院薬剤師会：抗悪性腫瘍薬の院内取扱い指針）のため，粉砕時曝露に注意 (安定性)該当資料なし (溶解性(水))ほとんど溶けない (危険度)Ⅰ（日本病院薬剤師会：抗悪性腫瘍薬の院内取扱い指針）	
遮光保存。原薬の光照射試験において，含量の低下及び類縁物質の増加あり (安定性)〔加速〕(40℃，75％RH，暗所，3カ月間)変化なし 〔苛酷〕(75℃，暗所，1カ月間)変化なし (約32,000lx，2カ月間)含量の低下及び類縁物質の増加 (溶解性(水))やや溶けにくい	
吸湿性，膨潤性が高く粉砕不可 (溶解性(水))ほとんど溶けない	
データなし (安定性)有効成分の各種条件下における安定性：該当資料なし (溶解性(水))ほとんど溶けない (危険度)Ⅱ（日本病院薬剤師会：抗悪性腫瘍薬の院内取扱い指針）	
著 防湿保存。粉砕後，pH5.0のクエン酸緩衝液にて水溶液とし，5℃に保存すると30日間安定であるとの報告がある。基本的にエナラプリルはアルカリ側で不安定 (安定性)〔通常〕(25℃，75％RH，ガラス製薬品瓶(密閉)，24カ月間)変化なし 〔光〕(フェードメーター，ポリエチレン製袋，10時間)変化なし (溶解性(水))やや溶けにくい	細1％ GE
著 粉砕後データが不足しているが，防湿・遮光保存で可能と推定 (安定性)〔長期〕(25℃，60％RH，ポリエチレン袋，36カ月間)外観，含量，分解物変化なし 〔苛酷〕(50℃，20％RH，ガラスシャーレ，3カ月間)外観，含量，分解物変化なし (25℃，85％RH，ガラスシャーレ，3カ月間)外観，含量，分解物変化なし (白色蛍光灯(総照度120万lx・hr以上)，近紫外蛍光ランプ(総近紫外放射エネルギー200W・hr/m²以上)，石英ガラスシャーレ(開放)，31日間(白色蛍光灯下に30日間，その後近紫外ランプ下に1日間))変化なし (溶解性(水))溶けにくい	DS1％ 先
著 粉砕後データが不足しているが，防湿・遮光保存で可能と推定 (溶解性(水))ほとんど溶けない	顆20％ 先 GE

理由　著 著者コメント　(安定性)原薬(一部製剤)の安定性　(溶解性(水))原薬の水に対する溶解性
代用品　※：一部適応等が異なる

レハミ

製品名(会社名)	規格単位	剤形・割線・Cap号数	可否	一般名
レバミピド錠100mg「DSEP」 (第一三共エスファ)	100mg	Fコート錠 ○(割線無)	○	レバミピド
レバミピド錠100mg「EMEC」 (大原=エルメッド=日医工)	100mg	Fコート錠 ○(割線無)	— (○)	レバミピド
レバミピド錠100mg「JG」 (日本ジェネリック)	100mg	Fコート錠 ○(割線無)	— (○)	レバミピド
レバミピド錠100mg「Me」 (Meファルマ)	100mg	Fコート錠 ○(割線無)	○	レバミピド
レバミピド錠100mg「MED」 (メディサ=旭化成ファーマ)	100mg	Fコート錠 ○(割線無)	— (○)	レバミピド
レバミピド錠100mg「NP」 (ニプロ)	100mg	Fコート錠 ○(割線無)	— (○)	レバミピド
レバミピド錠100mg「NPI」 (日本薬工)	100mg	Fコート錠 ○(割線無)	— (○)	レバミピド
レバミピド錠100mg「NS」 (日新製薬=科研)	100mg	Fコート錠 ○(割線無)	— (○)	レバミピド
レバミピドOD錠100mg「NS」 (日新製薬)	100mg	口腔内崩壊錠 ○(割線無)	— (△)	レバミピド
レバミピド錠100mg「TCK」 (辰巳=フェルゼン)	100mg	Fコート錠 ○(割線無)	— (○)	レバミピド
レバミピド錠100mg「TSU」 (鶴原)	100mg	Fコート錠 ○(割線無)	△ (○)	レバミピド
レバミピド錠100mg「TYK」 (武田テバ薬品=武田テバファーマ=武田)	100mg	Fコート錠 ○(割線無)	— (○)	レバミピド
レバミピド錠100mg「YD」 (陽進堂=第一三共エスファ)	100mg	Fコート錠 ○(割線無)	— (○)	レバミピド

可否判定 ○:可, △:条件つきで可, ×:不可, —:企業判定回避, ( ):著者判断

理　由	代用品
40℃・遮光・1カ月，25℃・75%RH・遮光・1カ月，3,000lx・120万lx・hrの条件下で変化は認められなかった (安定性)〔長期〕(25℃，60%RH，3年間)変化なし 〔苛酷〕(40℃，遮光，3カ月間)変化なし (25℃，75%RH，遮光，3カ月間)硬度やや低下，その他項目変化なし (120万lx・hr)変化なし (溶解性(水))ほとんど溶けない	顆20% 先 GE
(溶解性(水))ほとんど溶けない	顆20% 先 GE
(安定性)(25℃，60%RH，約120万lx・hr)性状変化あり (溶解性(水))ほとんど溶けない	顆20% 先 GE
(安定性)(30℃，75%RH，遮光，1カ月間) (溶解性(水))ほとんど溶けない	顆20% 先 GE
(安定性)**粉砕後**　以下の保存条件下で粉砕30日後まで安定な製剤であることが確認された (室温，透明瓶開放，30日間)性状・含量に変化なし (溶解性(水))ほとんど溶けない	顆20% 先 GE
原薬の味は苦い (安定性)**粉砕後**　1カ月間のデータあり(粉砕時の体内動態データ等なし) (溶解性(水))ほとんど溶けない	顆20% 先 GE
室温保存 (溶解性(水))ほとんど溶けない	顆20% 先 GE
苦味あり 湿度(30℃，75%RH，1カ月間)で含量低下 (溶解性(水))ほとんど溶けない	顆20% 先 GE
苦味あり。口腔内崩壊錠。気密容器に保存 アルミピロー開封後は湿気を避けて保存 **著** 口腔内崩壊錠のため粉砕不適。粉砕した場合，防湿・遮光保存。原末が極めて苦い (溶解性(水))ほとんど溶けない	顆20% 先 GE
室内散乱光，シャーレ開放条件で4週間保存した結果，含量に変化なし (安定性)該当資料なし (溶解性(水))ほとんど溶けない	顆20% 先 GE
強い苦味あり (安定性)該当資料なし (溶解性(水))ほとんど溶けない	顆20% 先 GE
(溶解性(水))ほとんど溶けない	顆20% 先 GE
(安定性)**粉砕時**　(25℃，60%RH，120万lx・hr，30日間)曝光面が白色から微黄白色に変化，含量規格内 (溶解性(水))ほとんど溶けない	顆20% 先 GE

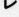

理由　**著** 著者コメント　(安定性)原薬(一部製剤)の安定性　(溶解性(水))原薬の水に対する溶解性
代用品　※：一部適応等が異なる

レハミ

製品名(会社名)	規格単位	剤形・割線・Cap号数	可否	一般名
レバミピドOD錠100mg「YD」(陽進堂)	100mg	素錠(口腔内崩壊錠)○(割線無)	—(○)	レバミピド
レバミピド錠100mg「ZE」(全星=三和化学)	100mg	Fコート錠○(割線無)	△(○)	レバミピド
レバミピド錠100mg「あすか」(あすか製薬=武田)	100mg	Fコート錠○(割線無)	○	レバミピド
レバミピド錠100mg「アメル」(共和薬品)	100mg	Fコート錠○(割線無)	○	レバミピド
レバミピド錠100mg「杏林」(キョーリンリメディオ=杏林)	100mg	Fコート錠○(割線無)	—(○)	レバミピド
レバミピド錠100mg「クニヒロ」(皇漢堂)	100mg	Fコート錠○(割線無)	○	レバミピド
レバミピド錠100mg「ケミファ」(ケミファ)	100mg	Fコート錠○(割線無)	—(○)	レバミピド
レバミピド錠100mg「サワイ」(沢井)	100mg	Fコート錠○(割線無)	—(○)	レバミピド
レバミピド錠100mg「タカタ」(高田)	100mg	Fコート錠○(割線無)	—(○)	レバミピド
レバミピド錠100mg「タナベ」(ニプロES)	100mg	Fコート錠○(割線無)	—(○)	レバミピド
レバミピド錠100mg「トーワ」(東和薬品)	100mg	Fコート錠○(割線無)	—(○)	レバミピド

可否判定 ○:可, △:条件つきで可, ×:不可, —:企業判定回避, ( ):著者判断

レハミ

理　由	代用品
(著) 口腔内崩壊錠のため粉砕不適。粉砕した場合，防湿・遮光保存。原末が極めて苦い (安定性)**粉砕時**　(温度・湿度成り行き，光照射(約1,000lx)，1カ月間)わずかな着色，含量規格内 (溶解性(水))ほとんど溶けない	顆20%　先 GE
非常に強い苦味あり 25℃，75％RH(遮光・開放)，3カ月で保存した結果，安定であった (安定性)**製剤**　〔苛酷〕(40℃，褐色瓶(遮光・気密容器)，3カ月間)外観・平均質量・乾燥減量・硬度・定量・溶出性：変化なし (25℃，75％RH，スチロールケース開放(遮光)，3カ月間)平均質量・乾燥減量：増加(規格内)。硬度：低下(規格内)。外観・定量・溶出性：変化なし (25℃，60％RH，1,200lx，気密容器，合計120万lx・hrを照射)外観・平均質量・乾燥減量・硬度・定量・溶出性：変化なし (溶解性(水))ほとんど溶けない	顆20%　先 GE
苦味あり (安定性)**粉砕後**　(室内散光，約800lx，開放，3カ月間)性状，含量は変化なし (溶解性(水))ほとんど溶けない	顆20%　先 GE
(安定性)**粉砕後**　(室内散乱光，開放)28日間安定 (溶解性(水))ほとんど溶けない	顆20%　先 GE
非常に強い苦味あり (著) 苦味あり (溶解性(水))ほとんど溶けない	顆20%　先 GE
25℃・75％RHで14日間保存した結果，変化はほとんどみられなかった。60万lx・hr照射時(25℃，湿度成り行き)にも変化はほとんどみられなかった (著) 粉砕後データが不足しているが，防湿・遮光保存で可能と推定 (安定性)該当資料なし (溶解性(水))ほとんど溶けない	顆20%　先 GE
(著) 苦味あり (安定性)データなし (溶解性(水))ほとんど溶けない	顆20%　先 GE
においはなく，味は苦い (溶解性(水))ほとんど溶けない	顆20%　先 GE
有効成分は湿度，光に不安定である (安定性)〔通常〕(25℃，75％RH，遮光・開放，90日間)安定 (溶解性(水))ほとんど溶けない	顆20%　先 GE
原薬は苦い (安定性)**粉砕品**　(25℃，75％RH，褐色ガラス瓶(開栓)，1カ月間)性状・含量に変化なし (溶解性(水))ほとんど溶けない	顆20%　先 GE
主成分の味は苦い (著) 苦味あり (安定性)**粉砕後**　(室内散光下，4週間)外観・含量変化なし (溶解性(水))ほとんど溶けない	顆20%　先 GE

理由　(著) 著者コメント　(安定性)原薬(一部製剤)の安定性　(溶解性(水))原薬の水に対する溶解性
代用品　※：一部適応等が異なる

レハミ

製品名（会社名）	規格単位	剤形・割線・Cap号数	可否	一般名
レバミピド錠100mg「日医工」（日医工）	100mg	Fコート錠 ◯(割線無)	―(◯)	レバミピド
レバミピド錠100mg「ファイザー」（ファイザー）	100mg	Fコート錠 ◯(割線無)	―(◯)	レバミピド
レビトラ錠5mg（バイエル）	5mg	Fコート錠 ◯(割線無)	―(△)	バルデナフィル塩酸塩水和物
レビトラ錠10mg（バイエル）	10mg	Fコート錠 ◯(割線無)	―(△)	
レビトラ錠20mg（バイエル）	20mg	Fコート錠 ◯(割線無)	―(△)	
レブラミドカプセル2.5mg（セルジーン）	2.5mg	硬カプセル 4号	×	レナリドミド水和物
レブラミドカプセル5mg（セルジーン）	5mg	硬カプセル 2号	×	レナリドミド水和物
レプリントン配合錠L100（辰巳＝ファイザー＝日本ジェネリック）	配合剤	素錠 ⊖(割線1本)	―(△†)	レボドパ・カルビドパ水和物
レプリントン配合錠L250（辰巳）	配合剤	素錠 ⊖(割線1本)	△†	
レベトールカプセル200mg（MSD）	200mg	硬カプセル 1号	×	リバビリン

可否判定 ◯：可，△：条件つきで可，×：不可，―：企業判定回避，（ ）：著者判断

理　由	代用品
成分の味は苦い (安定性)粉砕物　(25℃, 75%RH, 遮光・開放, 3カ月間)2週間後含量低下(規格内) (溶解性(水))ほとんど溶けない	顆20%　先 GE
(安定性)(室内散乱光)変化なし (溶解性(水))ほとんど溶けない	顆20%　先 GE
粉砕後の安定性試験は実施していない 著　防湿・遮光保存 (安定性)〔長期〕(25℃, 60%RH, 気密容器(内面ポリアミド・外面ポリエチレンの2層袋), 36カ月間)変化なし 〔苛酷〕(40℃, 75%RH, 褐色ガラス製開放容器, 6カ月間)変化なし (217,000lx(キセノンライト), 石英セル, 10時間)変化なし (溶解性(水))やや溶けやすい	
脱カプセルは不可：本剤はヒトにおいて催奇形性を有する可能性があることから, 患者以外への曝露を避けるため (安定性)〔長期〕(25℃, 60%RH, 二重ポリエチレンバッグ, 60カ月間)変化なし 〔加速〕(40℃, 75%RH, 二重ポリエチレンバッグ, 6カ月間)変化なし 〔光〕(240万lx(白色蛍光灯), 420w・hr/m²(近紫外ランプ), シャーレ開放)変化なし (溶解性(水))極めて溶けにくい (危険度)Ⅰ(日本病院薬剤師会：抗悪性腫瘍薬の院内取扱い指針)	
室内散乱光, シャーレ開放条件で4週間保存した結果, 含量の低下(規格内)を認めた †　著　凡例5頁参照。防湿・遮光保存 (安定性)該当資料なし (溶解性(水))レボドパ・カルビドパ水和物：溶けにくい	
吸湿によるカルビドパ水和物の含量低下傾向が認められた(設定規格の範囲内) その他の試験条件では品質の低下は認められなかった。湿度に注意して保存 †　著　凡例5頁参照。防湿・遮光保存 (安定性)60万lx・hrより外観着色を認め, 規格値を外れた (溶解性(水))レボドパ・カルビドパ水和物：溶けにくい	
原薬は目や皮膚に対し極めて強い刺激性を有するため粉砕不可 著　防湿・遮光保存。苦味, 調剤時曝露注意。強い刺激性ありとの情報あり, 原則粉砕不可 (安定性)〔通常〕(25±2℃, 60±5%RH, 遮光, 二重ポリエチレン袋, 36カ月間)開始時と比較して変化は認められなかった 〔苛酷〕(60±2℃, 成り行きRH, 遮光, 褐色ガラス瓶, 3カ月間)開始時と比較して変化は認められなかった (25±2℃, 90±5%RH, 遮光, 褐色ガラス瓶(開栓), 3カ月間)開始時と比較して変化は認められなかった (40±2℃, 90±5%RH, 遮光, 褐色ガラス瓶(開栓), 3カ月間)開始時と比較して変化は認められなかった (25±2℃, 成り行きRH, 2,000lx(D65ランプ), 25日間)開始時と比較して変化は認められなかった (溶解性(水))溶けやすい	

理由　著 著者コメント　(安定性)原薬(一部製剤)の安定性　(溶解性(水))原薬の水に対する溶解性
代用品　※：一部適応等が異なる

レヘニ

製品名（会社名）	規格単位	剤形・割線・Cap号数	可否	一般名
レベニン錠 （わかもと）	18mg	素錠 ○（割線無）	— (△)	耐性乳酸菌製剤
レベニンS配合錠 （わかもと）	配合剤	素錠 ○（割線無）	— (△†)	ラクトミン，ビフィズス菌
レボカルニチン塩化物錠 100mg「日医工」（日医工）	100mg	Fコート錠 ○（割線無）	×	レボカルニチン
レボカルニチン塩化物錠 300mg「日医工」（日医工）	300mg	Fコート錠 ○（割線無）	×	
レボカルニチン塩化物錠 100mg「フソー」（扶桑）	100mg	Fコート錠 ○（割線無）	×	レボカルニチン
レボカルニチン塩化物錠 300mg「フソー」（扶桑）	300mg	Fコート錠 ○（割線無）	×	

可否判定　○：可，△：条件つきで可，×：不可，—：企業判定回避，（　）：著者判断

理　由	代用品
製剤：粉砕時のデータなし (参考)散剤のセロハンラミネート分包後の安定性：(5℃, 52%RH, 4週)規格内 (20℃, 75%RH, 4週)規格内 (25℃, 82%RH, 4週)3週まで規格内, 4週で含量低下 著 要防湿保存 安定性 **製剤** 〔長期〕(25℃, 60%RH, PTP＋アルミニウム包装, 36カ月間)規格内 〔温度〕(60℃, PTP＋アルミニウム包装, 2週間)1週まで規格内, 2週で含量低下 〔湿度〕(25℃, 60%RH, 無包装, 28日間)規格内 〔光〕(25℃, 45%RH, 無包装, 照射合計120万lx・hr)規格内 〔セロハンラミネート分包後の安定性〕(25℃, 60%RH, 紙封筒, 12週間)8週まで規格内, 12週で確認試験が規格外 (30℃, 70%RH, 紙封筒, 8週間)2週まで規格内, 4週で確認試験が規格外 (30℃, 70%RH, アルミチャック袋＋乾燥剤, 12週間)規格内 溶解性(水) データなし	散 先 GE 散10% GE
製剤：粉砕時のデータなし (参考)散剤のセロハンラミネート分包後の安定性：(25℃, 60%RH, アルミガゼット袋＋乾燥剤, 12週間)規格内 (25℃, 60%RH, 紙封筒, 12週)6週まで規格内, 8週で含量低下 † 著 凡例5頁参照。防湿保存。苦味あり 安定性 **製剤** 〔長期〕(25℃, 60%RH, PTP＋アルミニウム包装, 36カ月間)規格内 〔温度〕(60℃, PTP＋アルミニウム包装, 2週間)1週まで規格内, 2週で含量が規格外 〔湿度〕(25℃, 60%RH, 無包装, 28日間)14日は規格内, 28日で確認試験が規格外 〔光〕(25℃, 45RH, 無包装, 照射合計120万lx・hr)規格内 〔セロハンラミネート分包後の安定性〕(25℃, 60%RH, 紙封筒, 12週間)規格内 (30℃, 70%RH, 紙封筒, 12週間)4週まで規格内, 6週で含量低下 (30℃, 70%RH, アルミチャック袋＋乾燥剤, 12週間)規格内 溶解性(水) データなし	散 先 GE
有効成分は潮解性あり 安定性 **粉砕物** (30℃, 75%RH, 遮光・開放, 60分間)15分後外観変化, 重量増加傾向 (室温, 曝光量120万lx・hr, D65光源, 気密容器)外観, 重量, 含量変化なし 溶解性(水) 極めて溶けやすい	
有効成分は潮解性あり 安定性 **粉砕物** (30℃, 75%RH, 遮光・開放, 60分間)15分後外観変化, 重量増加傾向 (室温, 曝光量120万lx・hr, 気密容器)外観, 含量変化なし 溶解性(水) 極めて溶けやすい	
吸湿性があり, 粉砕後15分(30℃, 75%RH, シャーレ開放, 遮光)で潮解状態となる 安定性 資料なし 溶解性(水) 極めて溶けやすい	

理由　著 著者コメント　安定性 原薬(一部製剤)の安定性　溶解性(水) 原薬の水に対する溶解性
代用品　※：一部適応等が異なる

レホチ

製品名（会社名）	規格単位	剤形・割線・Cap号数	可否	一般名
レボチロキシンNa錠25μg「サンド」（サンド＝富士製薬）	25μg	素錠 ⊖（割線1本）	○	レボチロキシンナトリウム水和物
レボチロキシンNa錠50μg「サンド」（サンド＝富士製薬）	50μg	素錠 ⊖（割線1本）	○	
レボトミン錠5mg （田辺三菱＝吉富薬品）	5mg	Fコート錠 ○（割線無）	— (△)	レボメプロマジンマレイン酸塩
レボトミン錠25mg （田辺三菱＝吉富薬品）	25mg	Fコート錠 ○（割線無）	— (△)	
レボトミン錠50mg （田辺三菱＝吉富薬品）	50mg	Fコート錠 ⊖（割線模様）	— (△)	
レボフロキサシン錠250mg「CEO」 （セオリア＝武田）	250mg （レボフロキサシンとして）	Fコート錠 （割線表裏各1本）	— (△)	レボフロキサシン水和物
レボフロキサシン錠500mg「CEO」 （セオリア＝武田）	500mg （レボフロキサシンとして）	Fコート錠 （割線表裏各1本）	— (△)	
レボフロキサシン錠250mg「CH」 （長生堂＝日本ジェネリック）	250mg （レボフロキサシンとして）	Fコート錠 （割線1本）	— (△)	レボフロキサシン水和物
レボフロキサシン錠500mg「CH」 （長生堂＝日本ジェネリック）	500mg （レボフロキサシンとして）	Fコート錠 （割線1本）	— (△)	

可否判定　○：可，△：条件つきで可，×：不可，—：企業判定回避，（　）：著者判断

レホフ

理　　由	代用品
(溶解性(水))ほとんど溶けない	(適応が異なる) 散0.01% [先]
原薬は光に不安定(変色)。わずかに苦い (著) 遮光保存 (安定性)〔長期〕(25℃, 60%RH, ポリエチレン袋(二重)+ミニファイバードラム, 3年間)変化なし 〔加速〕(40℃, 75%RH, ポリエチレン袋(二重)+ミニファイバードラム, 6カ月間)変化なし (溶解性(水))極めて溶けにくい 〔取扱い上の注意〕・散剤または顆粒剤を多量ないし恒常的に取り扱う際には, ときに蕁麻疹様の過敏症状を呈することがあるので, この場合はゴム手袋を使用するか, しばしば手や顔等を洗浄するなど露出皮膚面に対する一般的保護手段を講じること ・レボトミン顆粒10%は特殊被膜を施してあるので, 調剤時, 乳棒で強く混和しないこと	散10%・50% [先] 細10% [先] 顆10% [先]
(著) 遮光保存 (安定性)**粉砕後** 〔温度〕(40±2℃, 褐色ガラス瓶, 密栓, 3カ月間)外観及び定量規格内 〔湿度〕(25±2℃, 75±5%RH, 褐色ガラス瓶, 開栓, 3カ月間)外観定量及び規格内 〔光〕(120万lx・hr(無色ガラス瓶, 密栓))外観上の変化及び類縁物質の増加が認められた 粉砕後は曝光下での保管は避けることが望ましい (溶解性(水))やや溶けにくい	細10% [先][AG] 内用液2.5% [GE]
(著) 遮光保存 (安定性)光によって徐々に暗淡黄白色になる 粉砕品 (25℃, 75%RH, 遮光・開放, 1カ月間)外観, 含量：変化なし (溶解性(水))やや溶けにくい	細10% [先][AG] 内用液2.5% [GE]

理由　(著) 著者コメント　　(安定性)原薬(一部製剤)の安定性　　(溶解性(水))原薬の水に対する溶解性
代用品　※：一部適応等が異なる

レホフ

製品名（会社名）	規格単位	剤形・割線・Cap号数	可否	一般名
レボフロキサシン錠250mg「DSEP」(第一三共エスファ)	250mg（レボフロキサシンとして）	Fコート錠（割線1本）	— (△)	レボフロキサシン水和物
レボフロキサシン錠500mg「DSEP」(第一三共エスファ)	500mg（レボフロキサシンとして）	Fコート錠（割線表裏各1本）	— (△)	
レボフロキサシン錠250mg「F」(富士製薬)	250mg（レボフロキサシンとして）	Fコート錠（割線1本）	— (△)	レボフロキサシン水和物
レボフロキサシン錠500mg「F」(富士製薬)	500mg（レボフロキサシンとして）	Fコート錠（割線表裏各1本）	— (△)	
レボフロキサシン錠250mg「MEEK」(小林化工)	250mg（レボフロキサシンとして）	Fコート錠（割線表裏各1本）	△	レボフロキサシン水和物
レボフロキサシン錠500mg「MEEK」(小林化工)	500mg（レボフロキサシンとして）	Fコート錠（割線表裏各1本）	△	

可否判定　○：可，△：条件つきで可，×：不可，—：企業判定回避，（ ）：著者判断

理　由	代用品
著 遮光保存 安定性〔長期〕(室温，褐色ガラス瓶(密栓)，36カ月間)変化なし 〔加速〕(40℃，75%RH，ポリエチレン袋，6カ月間)変化なし 〔温度〕(50℃，無色透明ガラス瓶(密栓)，60日間)変化なし 〔湿度〕(25℃，75%RH，シャーレ(開放)，30日間)変化なし (30℃，92%RH，ポリエチレン袋，60日間)変化なし 〔光〕(室温，室内散光(500lx)，無色透明ガラス瓶(密栓)，6カ月間)表面が暗淡黄白色に着色 (室温，日照灯(2,500lx)，シャーレ(開放)，10日間)表面が暗淡黄白色に着色 **粉砕後** ［250mg錠］ 〔温度・湿度〕(25℃，75%RH，遮光，無包装(シャーレオープン)，3カ月間)外観変化なし，含量99.2%，乾燥減量3.8 〔光〕(D65ランプ，無包装(シャーレオープン)，30万lx·hr)表面は黄色に変化，混ぜると淡黄白色とフィルムの黄色の混合粉末，含量98.2%，乾燥減量3.1 ［500mg錠］ 〔温度・湿度〕(25℃，75%RH，遮光，無包装(シャーレオープン)，3カ月間)外観変化なし，含量97.1%，乾燥減量4.1 〔光〕(D65ランプ，無包装(シャーレオープン)，30万lx·hr)表面は黄色に変化，混ぜると淡黄白色とフィルムのうすいだいだい色の混合粉末，含量99.3%，乾燥減量3.1 溶解性(水)やや溶けにくい	細10% 先 AG 内用液2.5% GE
苦味あり 著 遮光保存 安定性〔加速〕(40℃，75%RH，最終包装形態，6カ月間)変化なし 〔湿度〕(30℃，92%RH，無包装状態，遮光，2カ月間)変化なし (120万lx·hr)変化なし 溶解性(水)やや溶けにくい	細10% 先 AG 内用液2.5% GE
主薬由来の苦味が出現する可能性がある(苦味あり) 著 遮光保存 安定性〔通常〕(25℃，75%RH，遮光，30日間)変化なし 〔苛酷〕(40℃，遮光，30日間)変化なし 〔光〕(室温，1,000lx·hr(白色蛍光灯下)，50日間)変化なし 溶解性(水)やや溶けにくい	細10% 先 AG 内用液2.5% GE

レホフ

製品名（会社名）	規格単位	剤形・割線・Cap号数	可否	一般名
レボフロキサシン錠250mg「TCK」(辰巳＝フェルゼン)	250mg（レボフロキサシンとして）	Fコート錠（割線1本）	—（△）	レボフロキサシン水和物
レボフロキサシン錠500mg「TCK」(辰巳＝フェルゼン)	500mg（レボフロキサシンとして）	Fコート錠（割線表裏各1本）	—（△）	
レボフロキサシン錠250mg「YD」(陽進堂)	250mg（レボフロキサシンとして）	Fコート錠（割線表裏各1本）	—（△）	レボフロキサシン水和物
レボフロキサシン錠500mg「YD」(陽進堂)	500mg（レボフロキサシンとして）	Fコート錠（割線表裏各1本）	—（△）	
レボフロキサシン錠250mg「ZE」(全星)	250mg（レボフロキサシンとして）	Fコート錠（割線表裏各1本）	△	レボフロキサシン水和物
レボフロキサシン錠500mg「ZE」(全星)	500mg（レボフロキサシンとして）	Fコート錠（割線表裏各1本）	△	
レボフロキサシン錠250mg「アメル」(共和薬品)	250mg（レボフロキサシンとして）	Fコート錠（割線1本）	—（△）	レボフロキサシン水和物
レボフロキサシン錠500mg「アメル」(共和薬品)	500mg（レボフロキサシンとして）	Fコート錠（割線表裏各1本）	—（△）	

可否判定 ○：可，△：条件つきで可，×：不可，—：企業判定回避，（ ）：著者判断

理　　由	代用品
25±1℃, 75±5%RH, 遮光・開放で4週間保存した結果, 含量に変化はなかった **著** 遮光保存 (安定性)該当資料なし (溶解性(水))やや溶けにくい	細10% 先 AG 内用液2.5% GE
25±1℃, 75±5%RH, 遮光・開放で4週間保存した結果, 2週間の時点で含量が低下した(規格値内) **著** 遮光保存 (安定性)該当資料なし (溶解性(水))やや溶けにくい	
著 遮光保存 (安定性)**粉砕時**（室内, 温度・湿度成り行き, 光照射・シャーレ開放, 4週間)性状変化なし, 含量規格内 (溶解性(水))やや溶けにくい	細10% 先 AG 内用液2.5% GE
苦味あり 相対湿度11～93%において吸湿性は示さなかった。また, 本品は光によって暗淡黄白色になる **著** 遮光保存 (安定性)〔通常〕(25℃, 60%RH, 36カ月間)変化なし 参考(局方より)本品は光によって徐々に暗淡黄白色になる **製剤(粉砕後)**〔温度〕(40℃, 褐色ガラス瓶(密栓), 3カ月間)性状, 定量, 類縁物質：変化なし 〔湿度〕(25℃, 75%RH, 褐色ガラス瓶(開栓), 3カ月間)性状, 定量, 類縁物質：変化なし 〔光〕(2,000lx, 無色ガラス瓶(密栓), 合計120万lx·hrを照射)性状：暗淡黄白色に変色(規格内), 定量：変化なし, 類縁物質：増加(規格内) (溶解性(水))やや溶けにくい	細10% 先 AG 内用液2.5% GE
著 遮光保存 (安定性)**粉砕品**〔湿度〕(25℃, 75%RH, 遮光, グラシンラミネート紙, 90日間)外観, 含量, 純度：変化なし 〔光〕(25℃, 60万lx·hr, グラシンラミネート紙)外観, 含量, 純度：変化なし (溶解性(水))やや溶けにくい	細10% 先 AG 内用液2.5% GE

理由　**著** 著者コメント　(安定性)原薬(一部製剤)の安定性　(溶解性(水))原薬の水に対する溶解性
代用品　※：一部適応等が異なる

レホフ

製品名（会社名）	規格単位	剤形・割線・Cap号数	可否	一般名
レボフロキサシン錠250mg「オーハラ」(大原)	250mg（レボフロキサシンとして）	Fコート錠（割線1本）	—（△）	レボフロキサシン水和物
レボフロキサシン錠500mg「オーハラ」(大原)	500mg（レボフロキサシンとして）	Fコート錠（割線1本）	—（△）	
レボフロキサシン錠250mg「科研」(シオノ＝科研)	250mg（レボフロキサシンとして）	Fコート錠（割線1本）	—（△）	レボフロキサシン水和物
レボフロキサシン錠500mg「科研」(シオノ＝科研)	500mg（レボフロキサシンとして）	Fコート錠（割線表裏各1本）	—（△）	
レボフロキサシン錠250mg「杏林」(キョーリンリメディオ＝杏林＝三和化学＝日本薬工)	250mg（レボフロキサシンとして）	Fコート錠（割線表裏各1本）	—（△）	レボフロキサシン水和物
レボフロキサシン錠500mg「杏林」(キョーリンリメディオ＝杏林＝三和化学＝日本薬工)	500mg（レボフロキサシンとして）	Fコート錠（割線表裏各1本）	—（△）	
レボフロキサシン錠250mg「ケミファ」(大興＝ケミファ)	250mg（レボフロキサシンとして）	Fコート錠（割線1本）	—（△）	レボフロキサシン水和物
レボフロキサシン錠500mg「ケミファ」(大興＝ケミファ)	500mg（レボフロキサシンとして）	Fコート錠（割線表裏各1本）	—（△）	
レボフロキサシン錠250mg「サトウ」(佐藤製薬)	250mg（レボフロキサシンとして）	Fコート錠（割線表裏各1本）	○（△）	レボフロキサシン水和物
レボフロキサシン錠500mg「サトウ」(佐藤製薬)	500mg（レボフロキサシンとして）	Fコート錠（割線表裏各1本）	○（△）	

可否判定　○：可，△：条件つきで可，×：不可，—：企業判定回避，（ ）：著者判断

理　由	代用品
著 遮光保存 溶解性(水) やや溶けにくい	細10% 先 AG 内用液2.5% GE
著 遮光保存 溶解性(水) やや溶けにくい	細10% 先 AG 内用液2.5% GE
著 遮光保存 安定性 粉砕品は，分包紙(グラシンポリラミネート紙)・室温・湿度成り行き保存において12週，性状及び定量法いずれも変化を認めなかった 溶解性(水) やや溶けにくい	細10% 先 AG 内用液2.5% GE
著 遮光保存 溶解性(水) やや溶けにくい	細10% 先 AG 内用液2.5% GE
室温及び湿度成り行き 分包紙(グラシンポリラミネート紙)に粉砕した薬剤を包装した。12週間保管した結果変化は認められなかった 著 遮光保存 安定性 製剤 〔湿度〕(25 ± 2℃，75 ± 5％RH，褐色ガラス瓶(開放)，無包装，3カ月間)安定 〔光〕(1,000lx・hr，25 ± 2℃，無色ガラス瓶(密栓)，無包装)変化なし 溶解性(水) やや溶けにくい	細10% 先 AG 内用液2.5% GE

理由　著 著者コメント　安定性 原薬(一部製剤)の安定性　溶解性(水) 原薬の水に対する溶解性
代用品　※：一部適応等が異なる

レホフ

製品名（会社名）	規格単位	剤形・割線・Cap号数	可否	一般名
レボフロキサシン錠250mg「サノフィ」(共和クリティケア=サノフィ)	250mg (レボフロキサシンとして)	Fコート錠 (割線1本)	○ (△)	レボフロキサシン水和物
レボフロキサシン錠500mg「サノフィ」(共和クリティケア=サノフィ)	500mg (レボフロキサシンとして)	Fコート錠 (割線表各1本)	○ (△)	
レボフロキサシン錠250mg「サワイ」(沢井)	250mg (レボフロキサシンとして)	Fコート錠 (割線表裏各1本)	— (△)	レボフロキサシン水和物
レボフロキサシン錠500mg「サワイ」(沢井)	500mg (レボフロキサシンとして)	Fコート錠 (割線表裏各1本)	— (△)	
レボフロキサシン錠250mg「サンド」(サンド)	250mg (レボフロキサシンとして)	Fコート錠 (割線1本)	— (△)	レボフロキサシン水和物
レボフロキサシン錠500mg「サンド」(サンド)	500mg (レボフロキサシンとして)	Fコート錠 (割線表裏各1本)	— (△)	
レボフロキサシン錠250mg「タカタ」(高田)	250mg (レボフロキサシンとして)	Fコート錠 (割線表裏各1本)	— (△)	レボフロキサシン水和物
レボフロキサシン錠500mg「タカタ」(高田)	500mg (レボフロキサシンとして)	Fコート錠 (割線表裏各1本)	— (△)	
レボフロキサシン錠250mg「タナベ」(ニプロES)	250mg (レボフロキサシンとして)	Fコート錠 (割線1本)	— (△)	レボフロキサシン水和物
レボフロキサシン錠500mg「タナベ」(ニプロES)	500mg (レボフロキサシンとして)	Fコート錠 (割線表裏各1本)	— (△)	

可否判定 ○：可，△：条件つきで可，×：不可，—：企業判定回避，( )：著者判断

理　　由	代用品
粉砕品の遮光・グラシンラミネート紙による90日間の安定性，また，グラシンラミネート紙保存品は光照射保存下で60万lx・hrまでは品質上特に問題はないと判断された 著 遮光保存 安定性 該当資料なし 溶解性(水) やや溶けにくい	細10％ 先 AG 内用液2.5％ GE
においはなく，味は苦い 著 遮光保存 安定性 光によって徐々に暗淡黄白色になる 溶解性(水) やや溶けにくい	細10％ 先 AG 内用液2.5％ GE
著 遮光保存 安定性 〔温度〕(40℃，遮光・気密，4週間)性状，定量(％)に変化は認められなかった 〔湿度〕(25℃，75％RH，開放，4週間)性状，定量(％)に変化は認められなかった 〔光〕(総照射量120万lx・hr)性状，定量(％)に変化は認められなかった 溶解性(水) やや溶けにくい	細10％ 先 AG 内用液2.5％ GE
著 遮光保存 安定性 粉砕物　[500mg錠] (25℃，75％RH，遮光，30日間)性状：変化なし。含量：ほとんど変化なし 溶解性(水) やや溶けにくい	細10％ 先 AG 内用液2.5％ GE
原薬は光によって徐々に暗淡黄白色になる 著 遮光保存 安定性 粉砕品　(25℃，75％RH，褐色ガラス瓶(開放)，1カ月間)性状・含量に変化なし 溶解性(水) やや溶けにくい	細10％ 先 AG 内用液2.5％ GE

理由　著 著者コメント　　安定性 原薬(一部製剤)の安定性　　溶解性(水) 原薬の水に対する溶解性
代用品　※：一部適応等が異なる

レホフ

製品名（会社名）	規格単位	剤形・割線・Cap号数	可否	一般名
レボフロキサシン錠250mg「テバ」（武田テバファーマ=武田）	250mg（レボフロキサシンとして）	Fコート錠（割線1本）	—（△）	レボフロキサシン水和物
レボフロキサシン錠500mg「テバ」（武田テバファーマ=武田）	500mg（レボフロキサシンとして）	Fコート錠（割線1本）	—（△）	
レボフロキサシン錠250mg「トーワ」（東和薬品）	250mg（レボフロキサシンとして）	Fコート錠（割線1本）	—（△）	レボフロキサシン水和物
レボフロキサシン錠500mg「トーワ」（東和薬品）	500mg（レボフロキサシンとして）	Fコート錠（割線1本）	—（△）	
レボフロキサシンOD錠250mg「トーワ」（東和薬品）	500mg（レボフロキサシンとして）	口腔内崩壊錠（割線1本）	—（△）	レボフロキサシン水和物
レボフロキサシンOD錠500mg「トーワ」（東和薬品）	500mg（レボフロキサシンとして）	口腔内崩壊錠（割線表裏各1本）	—（△）	
レボフロキサシン錠250mg「日医工」（日医工）	250mg（レボフロキサシンとして）	Fコート錠（割線1本）	—（△）	レボフロキサシン水和物
レボフロキサシン錠500mg「日医工」（日医工）	500mg（レボフロキサシンとして）	Fコート錠（割線1本）	—（△）	
レボフロキサシン錠250mg「日医工P」（ヤクハン=日医工）	250mg（レボフロキサシンとして）	Fコート錠（割線1本）	—（△）	レボフロキサシン水和物
レボフロキサシン錠500mg「日医工P」（ヤクハン=日医工）	500mg（レボフロキサシンとして）	Fコート錠（割線表裏各1本）	—（△）	

可否判定 ○：可，△：条件つきで可，×：不可，—：企業判定回避，（　）：著者判断

理　由	代用品
粉砕品は苦味がある 著 遮光保存 安定性 製剤 〔湿度〕(25℃, 75%RH, 4週間)外観, 含量に変化なし 〔光〕(60万lx·hr)外観変化(淡黄白色から黄白色の粉末となった), 含量に変化なし 溶解性(水) やや溶けにくい	細10% 先 AG 内用液2.5% GE
主成分は, 光によって徐々に暗淡黄白色になる 著 遮光保存 安定性 粉砕後 (25℃, 60%RH, 1,000lx散光下, 3カ月間)外観変化あり(3カ月), 含量変化なし (25℃, 60%RH, 遮光条件下, 3カ月間)外観・含量変化なし 溶解性(水) やや溶けにくい	細10% 先 AG 内用液2.5% GE
主成分は, 光によって徐々に暗淡黄白色になる 著 口腔内崩壊錠のため粉砕不適。粉砕した場合, 防湿・遮光保存。原末は極めて苦い 安定性 粉砕後 (25℃, 60%RH, 1,000lx散光下, 3カ月間)外観・含量変化なし (25℃, 60%RH, 遮光条件下, 3カ月間)外観・含量変化なし 溶解性(水) やや溶けにくい	細10% 先 AG 内用液2.5% GE
著 遮光保存 安定性 粉砕物 (25℃, 75%RH, 遮光・開放, 3カ月間)外観, 含量変化なし, 重量増加傾向 (室温, 曝光量120万lx·hr, D65光源, 気密容器)40万lx·hr後外観変化 溶解性(水) やや溶けにくい - 著 遮光保存 安定性 粉砕物 (25℃, 75%RH, 遮光・開放, 3カ月間)外観, 含量変化なし, 重量増加傾向 (室温, 曝光量120万lx·hr, 気密容器)40万lx·hr後外観変化 溶解性(水) やや溶けにくい	細10% 先 AG 内用液2.5% GE
著 遮光保存 溶解性(水) やや溶けにくい	細10% 先 AG 内用液2.5% GE

理由　著 著者コメント　　安定性 原薬(一部製剤)の安定性　　溶解性(水) 原薬の水に対する溶解性
代用品　※：一部適応等が異なる

レホフ

製品名（会社名）	規格単位	剤形・割線・Cap号数	可否	一般名
レボフロキサシン錠250mg「ニプロ」(ニプロ)	250mg（レボフロキサシンとして）	Fコート錠（割線表裏各1本）	―（△）	レボフロキサシン水和物
レボフロキサシン錠500mg「ニプロ」(ニプロ)	500mg（レボフロキサシンとして）	Fコート錠（割線表裏各1本）	―（△）	
レボフロキサシン錠250mg「ファイザー」(ファイザー)	250mg（レボフロキサシンとして）	Fコート錠（割線1本）	―（△）	レボフロキサシン水和物
レボフロキサシン錠500mg「ファイザー」(ファイザー)	500mg（レボフロキサシンとして）	Fコート錠（割線1本）	―（△）	
レボフロキサシン錠250mg「明治」(MeijiSeika)	250mg（レボフロキサシンとして）	Fコート錠（割線表裏各1本）	○（△）	レボフロキサシン水和物
レボフロキサシン錠500mg「明治」(MeijiSeika)	500mg（レボフロキサシンとして）	Fコート錠（割線表裏各1本）	○（△）	
レボフロキサシン粒状錠250mg「モチダ」(持田販売＝持田)	250mg（レボフロキサシンとして）	Fコート錠	―（△）	レボフロキサシン水和物
レボフロキサシン粒状錠500mg「モチダ」(持田販売＝持田)	500mg（レボフロキサシンとして）	Fコート錠	―（△）	
レボメプロマジン錠25mg「ツルハラ」(鶴原)	25mg	Fコート錠（割線無）	△	レボメプロマジンマレイン酸塩
レボレード錠12.5mg（ノバルティス）	12.5mg	Fコート錠（割線無）	―（○）	エルトロンボパグ　オラミン
レボレード錠25mg（ノバルティス）	25mg	Fコート錠（割線無）	―（○）	

可否判定　○：可，△：条件つきで可，×：不可，―：企業判定回避，（　）：著者判断

レホレ

理　　由	代用品
著 遮光保存 安定性 **粉砕後** 3カ月間のデータあり(粉砕時の体内動態データ等なし) 溶解性(水) やや溶けにくい	細10% 先 AG 内用液2.5% GE
著 遮光保存 安定性 (60℃, 遮光・密閉容器)外観, 含量(%)の変化はほとんどみられなかった (40℃, 遮光・密閉容器)外観, 含量(%)の変化はほとんどみられなかった (30℃, 75%RH, 遮光・ガラスカップ開放)外観, 含量(%)の変化はほとんどみられなかった (2,000lx, 総照射量134万lx・hr, ガラスカップ開放)2週間より外観変化あり(黄白色の粉末→黄色が濃くなった) 溶解性(水) やや溶けにくい	細10% 先 AG 内用液2.5% GE
著 遮光保存 安定性 〔長期〕(室温, 褐色ガラス瓶, 密栓, 36カ月間)変化なし 〔苛酷〕(40℃, 75%RH, ポリエチレン袋, 6カ月間)変化なし (50℃, 無色透明ガラス瓶, 密栓, 60日間)変化なし (25℃, 75%RH, シャーレ, 開放, 30日間)変化なし (30℃, 92%RH, ポリエチレン袋, 60日間)変化なし (室温, 密栓, 室内散光(500lx), 6カ月間)表面が暗淡黄白色に着色 (室温, シャーレ, 開放, 日照灯(2,500lx), 10日間)表面が暗淡黄白色に着色 溶解性(水) やや溶けにくい	細10% 先 AG 内用液2.5% GE
著 遮光保存 安定性 **粉砕後** [500mg粒状錠](40±2℃, 遮光, 気密容器(瓶), 3カ月間)外観, 含量変化なし (25±2℃, 75±5%RH, 遮光, 開放, 3カ月間)外観, 含量変化なし (25±2℃, 総照度60万lx・hr以上, 総近紫外放射エネルギー100W・hr/m²以上, 開放, 5日間)外観変化あり, 含量変化なし 溶解性(水) やや溶けにくい	細10% 先 AG 内用液2.5% GE
光に不安定 安定性 該当資料なし 溶解性(水) 溶けにくい	散10%・50% 先 細10% 先 顆10% 先
著 粉砕後データが不足しているが, 安定性データより粉砕可能と推定 安定性 〔長期〕(30℃, 65%RH, ポリエチレン袋, 24カ月間)変化なし 〔加速〕(40℃, 75%RH, ポリエチレン袋, 6カ月間)変化なし 〔苛酷〕(50℃, ポリエチレン袋, 3カ月間)変化なし (約25℃, 光キャビネット/曝光(白色蛍光ランプ総照度120万lx・hr以上及び近紫外ランプ総近紫外放射エネルギー200W・hr/m²以上を照射), 無包装)変化なし 溶解性(水) やや溶けにくい	

理由 著 著者コメント　安定性 原薬(一部製剤)の安定性　溶解性(水) 原薬の水に対する溶解性
代用品 ※：一部適応等が異なる

レミカ

製品名（会社名）	規格単位	剤形・割線・Cap号数	可否	一般名
レミカットカプセル1mg （興和=興和創薬）	1mg	硬カプセル 4号	× (△)	エメダスチンフマル酸塩
レミカットカプセル2mg （興和=興和創薬）	2mg	硬カプセル 4号	× (△)	エメダスチンフマル酸塩
レミッチOD錠2.5μg （東レ=鳥居）	2.5μg	口腔内崩壊錠 ○(割線無)	× (△)	ナルフラフィン塩酸塩
レミッチカプセル2.5μg （東レ=鳥居）	2.5μg	軟カプセル	×	ナルフラフィン塩酸塩
レミニール錠4mg （ヤンセン=武田）	4mg	Fコート錠 ○(割線無)	― (△)	ガランタミン臭化水素酸塩
レミニール錠8mg （ヤンセン=武田）	8mg	Fコート錠 ○(割線無)	― (△)	ガランタミン臭化水素酸塩
レミニール錠12mg （ヤンセン=武田）	12mg	Fコート錠 ○(割線無)	― (△)	ガランタミン臭化水素酸塩

可否判定　○：可，△：条件つきで可，×：不可，―：企業判定回避，（　）：著者判断

レミニ

理　由	代用品
著 徐放性製剤。速放顆粒とフィルムコーティングした遅放顆粒の2タイプの粒が配合されている。脱カプセルによる顆粒状は可。カプセルを外し，さらに，粒を潰すと吸収量が短時間で多くなり，副作用の発現につながるおそれがある 安定性〔長期〕(室温，褐色ガラス瓶(密栓)，3年間)変化なし 〔苛酷〕(50℃，褐色ガラス瓶(密栓)，3カ月間)変化なし (40℃，褐色ガラス瓶(密栓)，6カ月間)変化なし (40℃，75%RH，褐色ガラス瓶(開栓)，6カ月間)変化なし (室内散光，無色透明ガラス瓶(密栓)，6カ月間)変化なし 溶解性(水) 溶けやすい	
光の影響を受けやすいため粉砕不可 著 口腔内崩壊錠のため粉砕不適。粉砕した場合，防湿・遮光保存 安定性〔長期〕(5℃，ガラス瓶(気密，遮光)，60カ月間)変化なし 〔苛酷〕(25±2℃，60±5%RH，120万lx·hr(白色蛍光ランプ)，シャーレ，25日間)着色，類縁物質増加，含量低下あり (40℃，ガラス瓶(気密，遮光)，6カ月間)変化なし 溶解性(水) 溶けやすい	
内容物が液剤であることと，光の影響を受けやすいため粉砕不可 安定性〔長期〕(5℃，ガラス瓶(気密，遮光)，60カ月間)変化なし 〔苛酷〕(25±2℃，60±5%RH，120万lx·hr(白色蛍光ランプ)，シャーレ，25日間)着色，類縁物質増加，含量低下あり (40℃，ガラス瓶(気密，遮光)，6カ月間)変化なし 溶解性(水) 溶けやすい	
著 粉砕後データが不足しているが，防湿・遮光保存で可能と推定 安定性〔長期〕(25℃，60%RH，二重のポリエチレン袋/ファイバードラム，36カ月間)いずれの試験項目においても，経時的な変化は認められなかった (30℃，70%RH，二重のポリエチレン袋/ファイバードラム，36カ月間)いずれの試験項目においても，経時的な変化は認められなかった 〔加速〕(40℃，75%RH，二重のポリエチレン袋/ファイバードラム，6カ月間)いずれの試験項目においても，経時的な変化は認められなかった 〔温度〕(50℃，二重のポリエチレン袋/ファイバードラム，3カ月間)いずれの試験項目においても，経時的な変化は認められなかった 〔光〕(曝光，透明のペトリ皿，8時間)類縁物質にわずかな増加が認められたが，規格の範囲内であった 溶解性(水) 33mg/mL	内用液0.4% 先

理由　著 著者コメント　　安定性 原薬(一部製剤)の安定性　　溶解性(水) 原薬の水に対する溶解性
代用品　※：一部適応等が異なる

レミニ

製品名（会社名）	規格単位	剤形・割線・Cap号数	可否	一般名
レミニールOD錠4mg (ヤンセン=武田)	4mg	素錠(口腔内崩壊錠) ○(割線無)	— (△)	ガランタミン臭化水素酸塩
レミニールOD錠8mg (ヤンセン=武田)	8mg	素錠(口腔内崩壊錠) ○(割線無)	— (△)	
レミニールOD錠12mg (ヤンセン=武田)	12mg	素錠(口腔内崩壊錠) ○(割線無)	— (△)	
レメロン錠15mg (MSD)	15mg	Fコート錠 （割線模様）	— (△)	ミルタザピン
レメロン錠30mg (MSD)	30mg	Fコート錠 （割線模様）	— (△)	
レリフェン錠400mg (三和化学)	400mg	Fコート錠 ○(割線無)	— (△)	ナブメトン
レルパックス錠20mg (ファイザー)	20mg	Fコート錠 ○(割線無)	— (△)	エレトリプタン臭化水素酸塩

可否判定 ○：可，△：条件つきで可，×：不可，—：企業判定回避，( )：著者判断

理　由	代用品
著 粉砕後データが不足しているが，防湿・遮光保存で可能と推定 安定性〔長期〕(25℃，60%RH，二重のポリエチレン袋/ファイバードラム，36カ月間)いずれの試験項目においても，経時的な変化は認められなかった (30℃，70%RH，二重のポリエチレン袋/ファイバードラム，36カ月間)いずれの試験項目においても，経時的な変化は認められなかった 〔加速〕(40℃，75%RH，二重のポリエチレン袋/ファイバードラム，6カ月間)いずれの試験項目においても，経時的な変化は認められなかった 〔温度〕(50℃，二重のポリエチレン袋/ファイバードラム，3カ月間)いずれの試験項目においても，経時的な変化は認められなかった 〔光〕(曝光，透明のペトリ皿，8時間)類縁物質にわずかな増加が認められたが，規格の範囲内であった 溶解性(水) 33mg/mL	内用液0.4% 先
苦味あり。光により退色傾向 著 安定性データが不足しているが，粉砕後防湿・遮光保存で可能と推定 安定性〔通常〕(25℃，60%RH，ポリエチレン袋・容器，6カ月間)変化なし 〔温湿度〕(40℃，75%RH，ポリエチレン袋・容器，6カ月間)変化なし 〔光〕(曝光及び遮光，近紫外光(200W/m²以上)＋白色蛍光(120万lx・hr以上))曝光により，性状の変化，類縁物質の増加，含量低下を認めた 〔遮光〕変化なし 溶解性(水) ほとんど溶けない	
苦味あり 著 安定性データが不足しているが，粉砕後防湿・遮光保存で可能と推定 安定性〔通常〕(25℃，60%RH，ポリエチレン袋・容器，6カ月間)変化なし 〔温湿度〕(40℃，75%RH，ポリエチレン袋・容器，6カ月間)変化なし 〔光〕(曝光及び遮光，近紫外光(200W・hr/m²以上)＋白色蛍光(120万lx・hr以上))変化なし 〔遮光〕変化なし 溶解性(水) ほとんど溶けない	
著 防湿・遮光保存 安定性〔通常〕(室温，ガラス瓶(密栓)，48カ月間)変化なし 〔苛酷〕(40℃，75%RH，ガラス瓶(密栓)，6カ月間)変化なし 粉砕後 40℃・75%RHで30日間安定。室内散乱光で30日間安定 溶解性(水) ほとんど溶けない	
著 防湿・遮光保存 安定性(30℃，75%RH，室内散光下，透明開栓ガラス瓶または遮光密栓ガラス瓶，90日まで)外観，含量変化なし。開栓で水分量3.11%から4.32%に上昇した 溶解性(水) 溶けにくい	

理由　著 著者コメント　安定性 原薬(一部製剤)の安定性　溶解性(水) 原薬の水に対する溶解性
代用品　※：一部適応等が異なる

レント

製品名（会社名）	規格単位	剤形・割線・Cap号数	可否	一般名
レンドルミン錠0.25mg （日本ベーリンガー）	0.25mg	素錠 ⊖（割線1本）	— （○）	ブロチゾラム
レンドルミンD錠0.25mg （日本ベーリンガー）	0.25mg	口腔内崩壊錠 ⊖（割線1本）	— （△）	ブロチゾラム
レンビマカプセル4mg （エーザイ）	4mg	硬カプセル 4号	×	レンバチニブメシル酸塩
レンビマカプセル10mg （エーザイ）	10mg	硬カプセル 4号	×	
ロイコボリン錠5mg （ファイザー）	5mg	素錠 ○（割線無）	— （△）	ホリナートカルシウム
ロイコボリン錠25mg （ファイザー）	25mg	素錠 ○（割線無）	— （△）	
ロイコン錠10mg （大原）	10mg	素錠 ○（割線無）	— （○）	アデニン
ロカルトロールカプセル0.25 （中外）	0.25μg	軟カプセル	×	カルシトリオール
ロカルトロールカプセル0.5 （中外）	0.5μg	軟カプセル	×	

可否判定　○：可，△：条件つきで可，×：不可，—：企業判定回避，（ ）：著者判断

ロカル

理　　由	代用品
著 粉砕品は遮光保存 (安定性)〔長期〕(室温，褐色瓶(密栓)，36カ月間)変化なし 〔苛酷〕(40℃，密栓，12カ月間)変化なし (25℃，75%RH，開栓，12カ月間)変化なし 〔光〕(キセノンランプ光照射，屋外曝光2週間相当，無色瓶(密栓))試料の表面に着色する傾向を示した (溶解性(水))ほとんど溶けない	
著 口腔内崩壊錠のため粉砕不適。粉砕した場合，防湿・遮光保存 (安定性)〔長期〕(室温，褐色瓶(密栓)，36カ月間)変化なし 〔苛酷〕(40℃，密栓，12カ月間)変化なし (25℃，75%RH，開栓，12カ月間)変化なし 〔光〕(キセノンランプ光照射，屋外曝光2週間相当，無色瓶(密栓))試料の表面に着色する傾向を示した (溶解性(水))ほとんど溶けない	
下記の理由により不可 ・抗がん剤のため曝露のリスクあり ・吸湿することにより，原薬が徐々に加水分解を起こす可能性あり **著** 抗悪性腫瘍剤のため粉砕せず懸濁する。調剤時の曝露など，取扱いに注意。要防湿保存 (安定性)〔長期〕(5℃，ポリエチレン袋+アルミ袋，48カ月間)変化を認めず，安定 (30℃，65%RH，ポリエチレン袋+アルミ袋，48カ月間)変化を認めず，安定 〔加速〕(40℃，75%RH，ポリエチレン袋+アルミ袋，6カ月間)変化を認めず，安定 〔苛酷〕(60℃，ガラス瓶(密栓)，3カ月間)変化を認めず，安定 (30℃，75%RH，ガラス瓶(開栓/密栓)，3カ月間)変化を認めず，安定 (2万lx，25℃，60%RH，石英製容器)総照度120万lx・hr以上及び総近紫外放射エネルギー200W・hr/m^{2}以上曝露させた結果，変化を認めず，安定 (溶解性(水))ほとんど溶けない (危険度)Ⅰ(日本病院薬剤師会：抗悪性腫瘍薬の院内取扱い指針)	
遮光保存。40℃及び40℃・75%RH条件下で3日目より黄色味増加が認められた。室内蛍光灯下及び日光光線下で3日目よりわずかに褪色が認められた **著** 防湿・遮光保存 (溶解性(水))やや溶けにくい	
遮光保存。25℃・60%RH条件下で4週間外観変化なし。40℃・75%RH条件下で1週間外観変化なし，2週間後黄色増加，4週間後軽微な凝集 **著** 防湿・遮光保存 (溶解性(水))やや溶けにくい	ロ
(安定性)(25℃，75%RH，60万lx・hr，4週間)安定 (溶解性(水))極めて溶けにくい	
内容物が液状のため粉砕不可 **著** 光に不安定 (溶解性(水))ほとんど溶けない	

理由　**著** 著者コメント　(安定性)原薬(一部製剤)の安定性　(溶解性(水))原薬の水に対する溶解性
代用品　※：一部適応等が異なる

ロカン

製品名(会社名)	規格単位	剤形・割線・Cap号数	可否	一般名
ローガン錠10mg (LTL)	10mg	Fコート錠 ○(割線無)	— (△)	アモスラロール塩酸塩
ロキサチジン酢酸エステル塩酸塩徐放カプセル37.5mg「オーハラ」(大原=日本ジェネリック)	37.5mg	硬カプセル ④号	— (△)	ロキサチジン酢酸エステル塩酸塩
ロキサチジン酢酸エステル塩酸塩徐放カプセル75mg「オーハラ」(大原=日本ジェネリック)	75mg	硬カプセル ③号	— (△)	
ロキサチジン酢酸エステル塩酸塩徐放カプセル37.5mg「サワイ」(沢井)	37.5mg	硬カプセル ④号	— (△)	ロキサチジン酢酸エステル塩酸塩
ロキサチジン酢酸エステル塩酸塩徐放カプセル75mg「サワイ」(沢井)	75mg	硬カプセル ③号	— (△)	
ロキシスロマイシン錠150mg「JG」(長生堂=日本ジェネリック)	150mg	Fコート錠 ○(割線無)	— (○)	ロキシスロマイシン
ロキシスロマイシン錠150mg「サワイ」(沢井)	150mg	Fコート錠 ○(割線無)	— (○)	ロキシスロマイシン
ロキシスロマイシン錠150mg「サンド」(サンド)	150mg	Fコート錠 ⊖(割線1本)	○	ロキシスロマイシン
ロキシスロマイシン錠150mg「トーワ」(東和薬品)	150mg	Fコート錠 ○(割線無)	— (○)	ロキシスロマイシン
ロキシスロマイシン錠150mg「日医工」(日医工ファーマ=日医工)	150mg	Fコート錠 ○(割線無)	— (○)	ロキシスロマイシン
ロキシスロマイシン錠150mg「ファイザー」(ファイザー)	150mg	Fコート錠 ○(割線無)	— (○)	ロキシスロマイシン

可否判定 ○:可,△:条件つきで可,×:不可,—:企業判定回避,( ):著者判断

理　由	代用品
有効成分に苦味あり。防湿が必要(錠で気密保存) 有効成分の吸湿性：吸湿性があり相対湿度が高くなると吸湿率も高くなるが，いずれの保存条件でも3日でほぼ恒量に達する 著 防湿保存 安定性〔長期〕(室温，室内散乱光(約500lxを8hr/day)，気密容器，36カ月間)外観：変化なし。残存率：変化なし。水分がわずかに増加(1.8%) 〔苛酷〕(40℃または50℃または60℃，成り行きRH，遮光，気密容器，6カ月間)外観・性状：変化なし。残存率：変化なし (30℃，84%RH，遮光，ガラス瓶(開放)，6カ月間)外観：変化なし。残存率：変化なし。水分増加(1カ月後に3%を超え，以後一定) (40℃，75%RH，遮光，ガラス瓶(開放)，6カ月間)外観：変化なし。残存率：変化なし。水分増加(1カ月後に3%を超え，以後一定) 〔光〕(室温，成り行きRH，直射日光，透明ガラス瓶(気密)，1カ月間)外観・性状：変化なし。残存率：変化なし 溶解性(水) やや溶けにくい	
著 脱カプセルは可 溶解性(水) 極めて溶けやすい	徐放細20% 先
においはなく，味は苦い 著 脱カプセルは可 溶解性(水) 極めて溶けやすい	徐放細20% 先
安定性 粉砕品　(40℃，60%RH，遮光・気密，30日間)外観・含量：変化なし (25℃，75%RH，遮光・開放，30日間)外観・含量：変化なし (120万lx·hr，密閉(シャーレ+ラップ)，50日間)外観・含量：変化なし 溶解性(水) ほとんど溶けない	
においはなく，味は苦い 溶解性(水) ほとんど溶けない	
溶解性(水) ほとんど溶けない	
安定性 粉砕後　(室内散光下，3カ月間)外観・含量変化なし 溶解性(水) ほとんど溶けない	
安定性 粉砕物　(25℃，75%RH，遮光・開放，3カ月間)外観，含量変化なし 溶解性(水) ほとんど溶けない	
該当資料なし 著 遮光保存 溶解性(水) ほとんど溶けない	

理由　著 著者コメント　　安定性 原薬(一部製剤)の安定性　　溶解性(水) 原薬の水に対する溶解性
代用品　※：一部適応等が異なる

ロキソ

製品名（会社名）	規格単位	剤形・割線・Cap号数	可否	一般名
ロキソニン錠60mg （第一三共）	60mg	素錠 ⊖(割線1本)	— (○)	ロキソプロフェンナトリウム水和物
ロキソプロフェン錠60mg「EMEC」 （エルメッド＝日医工）	60mg	素錠 ⊖(割線1本)	△ (○)	ロキソプロフェンナトリウム水和物
ロキソプロフェンNa錠60mg「KN」 （小林化工）	60mg	素錠 ⊖(割線1本)	○	ロキソプロフェンナトリウム水和物
ロキソプロフェンNa錠60mg「NPI」（日本薬工）	60mg	素錠 ⊖(割線1本)	— (○)	ロキソプロフェンナトリウム水和物
ロキソプロフェンNa錠60mg「OHA」（大原＝旭化成ファーマ）	60mg	素錠 ⊖(割線1本)	— (○)	ロキソプロフェンナトリウム水和物
ロキソプロフェンNa錠60mg「TCK」（辰巳）	60mg	素錠 ⊖(割線1本)	— (○)	ロキソプロフェンナトリウム水和物
ロキソプロフェンNa錠60mg「YD」（陽進堂＝共創未来ファーマ）	60mg	素錠 ⊖(割線1本)	— (○)	ロキソプロフェンナトリウム水和物
ロキソプロフェンNa錠60mg「あすか」（あすか製薬＝武田）	60mg	素錠 ⊖(割線1本)	○	ロキソプロフェンナトリウム水和物

可否判定　○：可，△：条件つきで可，×：不可，—：企業判定回避，（　）：著者判断

ロキソ

理　　由	代用品
(安定性)〔長期〕(室温, 密閉容器, 42カ月間)変化なし 〔温度〕(40℃, 75%RH, 気密容器(ガラス瓶・金属キャップ), 6カ月間)(50℃, 気密容器(ガラス瓶・金属キャップ), 3カ月間)変化なし (60℃, 気密容器(ガラス瓶・金属キャップ), 6週間)含量の変化なし, 乾燥減量の低下(開始時11.8%, 6週間時4.2〜5.7%), TLC上で微量の分解物の生成, ガスクロマトグラフ法0.2%以下 〔光〕(室内散光, 60万lx・hr)変化なし (フェードメーター照射, 24時間)外観の色調が帯黄色に変化, その他変化なし 〔温度・湿度〕(40℃・31%RH, 40℃・48%RH, 曝気, 6カ月間)外観の色調が変化, その他は変化なし (40℃, 75%RH, 曝気, 6カ月間)外観の色調が変化, 微量の分解物の生成(総量は0.2%以下) (50℃, 75%RH, 曝気, 3カ月間)外観が帯黄色〜微黄色に着色, 含量の低下, わずかに分解物の生成 **粉砕後**〔経時〕(25℃, 75%RH, ガラス製シャーレ(開放), 4週目)性状変化なし, 含量100.1% (25℃, 75%RH, 遮光, ガラス製シャーレ(曝露), 90日間)性状変化なし, 含量94.6% 〔光〕(18〜24℃, 34〜43%RH, 蛍光灯1,000lx, ガラス製シャーレ(透明なポリ塩化ビニリデンフィルムで覆う), 60万lx・hr)性状変化なし, 色差0.9, 類縁物質0.3%, 含量102% (D65蛍光灯照射, ガラス製シャーレ(曝露), 120万lx・hr)性状変化なし, 含量98.0% (溶解性(水))極めて溶けやすい	細10% 先 GE 内用液0.6% GE
粉砕時の体内動態データなし (安定性)**原薬**　酸性〜中性溶液は安定。pH13においてやや不安定 **製剤**　〔通常〕(40℃, 75%RH, 6カ月間)変化なし 〔長期〕(室温, 4年間)変化なし 〔苛酷〕(40℃または25℃, 75%RH, 3カ月間)変化なし 〔光〕(60万lx・hr)変化なし **粉砕後**　(40℃, 75%, 3カ月間)変化なし (溶解性(水))極めて溶けやすい	細10% 先 GE 内用液0.6% GE
(安定性)**粉砕後**　〔通常〕(25℃, 75%RH, 遮光, 30日間)変化なし 〔光〕(室温, 1,000lx・hr(白色蛍光灯下), 30日間)変化なし (溶解性(水))極めて溶けやすい	細10% 先 GE 内用液0.6% GE
気密容器(室温保存) (溶解性(水))極めて溶けやすい	細10% 先 GE 内用液0.6% GE
(安定性)〔長期〕(室温, 成り行きRH, 36カ月間)性状, 純度試験, 定量, pH, 水分など：いずれも変化なし (溶解性(水))極めて溶けやすい	細10% 先 GE 内用液0.6% GE
室内散乱光, シャーレ開放条件で4週間保存した結果, 含量に変化なし (安定性)該当資料なし (溶解性(水))極めて溶けやすい	細10% 先 GE 内用液0.6% GE
(安定性)**粉砕時**　(25℃, 60%RH, 120万lx・hr, 30日間)性状変化なし, 含量規格内 (溶解性(水))極めて溶けやすい	細10% 先 GE 内用液0.6% GE
(安定性)**原薬**　酸性〜中性は安定。pH13でやや不安定 (溶解性(水))極めて溶けやすい	細10% 先 GE 内用液0.6% GE

理由　著 著者コメント　　(安定性)原薬(一部製剤)の安定性　　(溶解性(水))原薬の水に対する溶解性
代用品　※：一部適応等が異なる

ロキソ

製品名（会社名）	規格単位	剤形・割線・Cap号数	可否	一般名
ロキソプロフェンNa錠60mg「アメル」(共和薬品)	60mg	素錠 ⊖(割線1本)	○	ロキソプロフェンナトリウム水和物
ロキソプロフェンNa錠60mg「サワイ」(メディサ＝沢井)	60mg	素錠 ⊖(割線1本)	― (○)	ロキソプロフェンナトリウム水和物
ロキソプロフェンNa錠60mg「三和」(三和化学)	60mg	素錠 ⊖(割線1本)	― (○)	ロキソプロフェンナトリウム水和物
ロキソプロフェンNa錠60mg「武田テバ」(武田テバファーマ＝武田)	60mg	素錠 ⊖(割線1本)	― (○)	ロキソプロフェンナトリウム水和物
ロキソプロフェンNa錠60mg「ツルハラ」(鶴原)	60mg	素錠 ⊖(割線1本)	○	ロキソプロフェンナトリウム水和物
ロキソプロフェンNa錠60mg「トーワ」(東和薬品)	60mg	素錠 ⊖(割線1本)	― (○)	ロキソプロフェンナトリウム水和物
ロキソプロフェンNa錠60mg「日新」(日新製薬)	60mg	素錠 ⊖(割線1本)	― (○)	ロキソプロフェンナトリウム水和物
ロキソプロフェンナトリウム錠60mg「CH」(長生堂＝日本ジェネリック)	60mg	素錠 ⊖(割線1本)	― (○)	ロキソプロフェンナトリウム水和物
ロキソプロフェンナトリウム錠60mg「クニヒロ」(皇漢堂)	60mg	素錠 ⊖(割線1本)	○	ロキソプロフェンナトリウム水和物
ロキソプロフェンナトリウム錠60mg「日医工」(日医工)	60mg	素錠 ⊖(割線1本)	― (○)	ロキソプロフェンナトリウム水和物
ロキフェン錠60mg (龍角散)	60mg	素錠 ⊖(割線1本)	○	ロキソプロフェンナトリウム水和物
ロキプロナール錠60mg (寿)	60mg	素錠 ⊖(割線1本)	○	ロキソプロフェンナトリウム水和物
ローコール錠10mg (サンファーマ＝田辺三菱)	10mg	Fコート錠 ○(割線無)	× (△)	フルバスタチンナトリウム
ローコール錠20mg (サンファーマ＝田辺三菱)	20mg	Fコート錠 ○(割線無)	× (△)	フルバスタチンナトリウム
ローコール錠30mg (サンファーマ＝田辺三菱)	30mg	Fコート錠 ○(割線無)	× (△)	フルバスタチンナトリウム

可否判定 ○：可，△：条件つきで可，×：不可，―：企業判定回避，( )：著者判断

ロコル

理　由	代用品
遮光包装による室温保管 (安定性)**粉砕後**　(25℃, 75%RH, グラシンラミネート紙分包品)90日間安定 (溶解性(水))極めて溶けやすい	細10%　先 GE 内用液0.6%　GE
(安定性)**粉砕後**　以下の保存条件下で粉砕30日後まで安定な製剤であることが確認された (室温, 透明瓶開放/透明瓶密栓/褐色瓶密栓, 30日間)性状・含量に変化なし (溶解性(水))極めて溶けやすい	細10%　先 GE 内用液0.6%　GE
特異な収斂性の味あり。40℃で3カ月間安定。25℃・75%RHで1カ月から一部が塊になる(容易に粉末にすることができる塊)。総照射量60万lx·hrで安定 **著** メーカーデータより判断(容易に粉末にすることができる塊) (溶解性(水))極めて溶けやすい	細10%　先 GE 内用液0.6%　GE
(安定性)**製剤**　〔湿度〕(25℃, 75%RH, 4週間)外観, 含量に変化なし (溶解性(水))極めて溶けやすい	細10%　先 GE 内用液0.6%　GE
(安定性)該当資料なし (溶解性(水))極めて溶けやすい	細10%　先 GE 内用液0.6%　GE
(安定性)**粉砕後**　(室内散光下, 3カ月間)外観変化なし, 残存率96.4%(3カ月) (溶解性(水))極めて溶けやすい	細10%　先 GE 内用液0.6%　GE
湿度(30℃, 75%RH, 0.5カ月間)で含量低下 (溶解性(水))極めて溶けやすい	細10%　先 GE 内用液0.6%　GE
(安定性)**粉砕品**　(40℃, 60%RH, 遮光・気密, 30日間)外観・含量：変化なし (25℃, 75%RH, 遮光・開放, 30日間)外観・含量：変化なし (120万lx·hr, 密閉(シャーレ+ラップ), 50日間)外観・含量：変化なし	細10%　先 GE 内用液0.6%　GE
25℃・60%RHで14日間保存した結果, 変化はほとんどみられなかった。60万lx·hr照射時(25℃, 湿度成り行き)にも変化はほとんどみられなかった (安定性)該当資料なし (溶解性(水))極めて溶けやすい	細10%　先 GE 内用液0.6%　GE
(安定性)**粉砕物**　(25℃, 75%RH, 遮光・開放, 3カ月間)2週間後外観変化 (溶解性(水))極めて溶けやすい	細10%　先 GE 内用液0.6%　GE
	細10%　先 GE 内用液0.6%　GE
(溶解性(水))極めて溶けやすい	細10%　先 GE 内用液0.6%　GE
光により着色する。苦味が強い **著** 苦味あり。粉砕後防湿・遮光保存で可能と推定 (安定性)〔通常〕(25℃, 75%RH(暗所), ガラス瓶, 1,080日間)安定 〔苛酷〕(60℃, 90%RH(暗所), ガラス瓶(開栓), 28日間)外観変化, 含量低下等を認めた (25℃, 75%RH, 120万lx·hr(室内散光), シャーレ)外観変化, 含量低下等を認めた (溶解性(水))やや溶けやすい	

理由　**著** 著者コメント　(安定性)原薬(一部製剤)の安定性　(溶解性(水))原薬の水に対する溶解性
代用品　※：一部適応等が異なる

ロコル

製品名（会社名）	規格単位	剤形・割線・Cap号数	可否	一般名
ロコルナール錠50mg （持田）	50mg	糖衣錠 ◯（割線無）	△	トラピジル
ロコルナール錠100mg （持田）	100mg	Fコート錠 ◯（割線無）	△	
ローザグッド錠25 （藤本）	25単位	腸溶性Fコート錠 ◯（割線無）	×	カリジノゲナーゼ
ローザグッド錠50 （藤本）	50単位	腸溶性Fコート錠 ◯（割線無）	×	
ロサルタンK錠25mg「DSEP」 （第一三共エスファ）	25mg	Fコート錠 ⊖（割線1本）	◯	ロサルタンカリウム
ロサルタンK錠50mg「DSEP」 （第一三共エスファ）	50mg	Fコート錠 ⊖（割線1本）	◯	
ロサルタンK錠100mg「DSEP」 （第一三共エスファ）	100mg	Fコート錠 ◯（割線無）	◯	
ロサルタンK錠25mg「EE」 （エルメッド＝日医工）	25mg	Fコート錠 ⊖（割線模様）	— （◯）	ロサルタンカリウム
ロサルタンK錠50mg「EE」 （エルメッド＝日医工）	50mg	Fコート錠 ⊖（割線1本）	— （◯）	
ロサルタンK錠100mg「EE」 （エルメッド＝日医工）	100mg	Fコート錠 ◯（割線無）	— （◯）	
ロサルタンK錠25mg「KN」 （小林化工）	25mg	Fコート錠 ⊖（割線模様）	△ （◯）	ロサルタンカリウム
ロサルタンK錠50mg「KN」 （小林化工）	50mg	Fコート錠 ⊖（割線1本）	△ （◯）	
ロサルタンK錠100mg「KN」 （小林化工）	100mg	Fコート錠 ◯（割線無）	△ （◯）	
ロサルタンK錠25mg「オーハラ」 （大原＝エッセンシャル）	25mg	Fコート錠 ⊖（割線1本）	— （△）	ロサルタンカリウム
ロサルタンK錠50mg「オーハラ」 （大原＝エッセンシャル）	50mg	Fコート錠 ⊖（割線1本）	— （△）	
ロサルタンK錠100mg「オーハラ」 （大原＝エッセンシャル）	100mg	Fコート錠 ◯（割線無）	— （△）	

可否判定　◯：可，△：条件つきで可，×：不可，—：企業判定回避，（　）：著者判断

ロサル

理　由	代用品
苦味，吸湿性，鼻粘膜への刺激性あり。通常保存で30日間安定 (安定性)〔通常〕(25℃，60%RH，3年間)変化なし 〔苛酷〕(45℃，60%RH，1年間)変化なし (溶解性(水))極めて溶けやすい	細10% [先]
腸溶性製剤であり，粉砕すると胃酸で失活するため (著)胃酸で失活するため粉砕不可 (安定性)乾燥下で安定 (溶解性(水))溶けやすい	
25℃・60%RH・遮光・1カ月の条件下で変化は認められなかった (著)防湿・遮光保存 (安定性)〔加速〕(40℃，75%RH，6カ月間)変化なし 〔苛酷〕(40℃，遮光，3カ月間)変化なし (25℃，75%RH，遮光，3カ月間)変化なし (120万lx·hr)変化なし (溶解性(水))極めて溶けやすい	
粉砕時の体内動態データなし (著)防湿・遮光保存 (安定性)**製剤**　〔通常〕(25℃，60%RH，遮光，3年間)規格内 〔苛酷〕(40℃，75%RH，遮光，6カ月間)規格内 **粉砕後**　(40℃，30日間)規格内 (25℃，75%，30日間)規格内 (120万lx·hr)規格内 (溶解性(水))極めて溶けやすい	
主薬由来の苦味が出現する可能性がある(苦味あり) (著)防湿・遮光保存 (安定性)**粉砕後**　〔通常〕(25℃，75%RH，遮光，30日間)変化なし 〔苛酷〕(40℃，遮光，30日間)変化なし 〔光〕(室温，1,000lx·hr(白色蛍光灯下)，50日間)変化なし (溶解性(水))極めて溶けやすい	
(著)防湿・遮光保存。苦味あり (溶解性(水))極めて溶けやすい	

理由　(著)著者コメント　(安定性)原薬(一部製剤)の安定性　(溶解性(水))原薬の水に対する溶解性
代用品　※：一部適応等が異なる

ロサル

製品名（会社名）	規格単位	剤形・割線・Cap号数	可否	一般名
ロサルタンK錠25mg「科研」 （ダイト＝科研）	25mg	Fコート錠 ○（割線無）	― (△)	ロサルタンカリウム
ロサルタンK錠50mg「科研」 （ダイト＝科研）	50mg	Fコート錠 ⊖（割線1本）	― (△)	
ロサルタンK錠100mg「科研」 （ダイト＝科研）	100mg	Fコート錠 ⊖（割線1本）	― (△)	
ロサルタンK錠25mg「タカタ」 （高田）	25mg	Fコート錠 ⊖（割線1本）	― (△)	ロサルタンカリウム
ロサルタンK錠50mg「タカタ」 （高田）	50mg	Fコート錠 ⊖（割線1本）	― (△)	
ロサルタンK錠100mg「タカタ」 （高田）	100mg	Fコート錠 ⊖（割線模様）	― (△)	
ロサルタンK錠25mg「トーワ」 （東和薬品）	25mg	Fコート錠 ⊖（割線1本）	― (△)	ロサルタンカリウム
ロサルタンK錠50mg「トーワ」 （東和薬品）	50mg	Fコート錠 ⊖（割線1本）	― (△)	
ロサルタンK錠100mg「トーワ」 （東和薬品）	100mg	Fコート錠 ◐（割線1本）	― (△)	
ロサルタンK錠25mg「日新」 （日新製薬）	25mg	Fコート錠 ⊖（割線1本）	― (△)	ロサルタンカリウム
ロサルタンK錠50mg「日新」 （日新製薬）	50mg	Fコート錠 ⊖（割線1本）	― (△)	
ロサルタンK錠100mg「日新」 （日新製薬）	100mg	Fコート錠 ○（割線無）	― (△)	

可否判定　○：可，△：条件つきで可，×：不可，―：企業判定回避，（　）：著者判断

理　由	代用品
著 防湿・遮光保存 安定性 粉砕後 〔温度〕(40℃, 75%RH, 遮光・気密容器, 30日間)性状・含量変化なし 〔湿度〕(25℃, 75%RH, 開放)7日で含量低下(規格外), 粉末表面の固結化 〔光〕(2,500lx, 25℃, 45%RH, 開放)30万lx·hrで含量低下(規格内), 60万lx·hrで含量低下(規格外), 粉末表面変色(淡黄色) 溶解性(水) 極めて溶けやすい 著 防湿・遮光保存 安定性 粉砕後 〔温度〕(40℃, 75%RH, 遮光・気密容器, 30日間)性状・含量変化なし 〔湿度〕(25℃, 75%RH, 開放)7日で含量低下(規格外), 粉末表面の固結化 〔光〕(2,500lx, 25℃, 45%RH, 開放)30万lx·hrで含量低下(規格内), 粉末表面変色(微黄色) 溶解性(水) 極めて溶けやすい 著 防湿・遮光保存 安定性 粉砕後 〔温度〕(40℃, 75%RH, 遮光・気密容器, 30日間)性状・含量変化なし 〔湿度〕(25℃, 75%RH, 開放)7日で含量低下(規格内), 粉末表面の固結化, 14日で含量低下(規格外) 〔光〕(2,500lx, 25℃, 45%RH, 開放)30万lx·hrで含量低下(規格内), 60万lx·hrで粉末表面変色(微黄色) 溶解性(水) 極めて溶けやすい	
[100mg錠]湿度により含量低下 (25℃, 60%RH, 遮光・開放)7日後からわずかに凝集を認めるものの, 30日まで含量は規格内であった 著 防湿・遮光保存 溶解性(水) 極めて溶けやすい	
主成分の味は苦い 著 防湿・遮光保存 安定性 粉砕後 (室内散光下, 3カ月間)外観変化あり(3カ月), 残存率95.0%(1カ月) 溶解性(水) 極めて溶けやすい	
湿度(30℃, 75%RH, 1週間)で含量低下 開封後は湿気を避けて保存 著 防湿・遮光保存 溶解性(水) 極めて溶けやすい	

理由　著 著者コメント　　安定性 原薬(一部製剤)の安定性　　溶解性(水) 原薬の水に対する溶解性
代用品　※：一部適応等が異なる

ロサル

製品名（会社名）	規格単位	剤形・割線・Cap号数	可否	一般名
ロサルタンK錠25mg「ファイザー」(ファイザー)	25mg	Fコート錠 ◯(割線無)	— (△)	ロサルタンカリウム
ロサルタンK錠50mg「ファイザー」(ファイザー)	50mg	Fコート錠 ⊖(割線模様)	— (△)	
ロサルタンK錠100mg「ファイザー」(ファイザー)	100mg	Fコート錠 ⊖(割線模様)	— (△)	
ロサルタンK錠25mg「明治」(MeijiSeika)	25mg	Fコート錠 ⊖(割線1本)	△	ロサルタンカリウム
ロサルタンK錠50mg「明治」(MeijiSeika)	50mg	Fコート錠 ⊖(割線1本)	△	
ロサルタンK錠100mg「明治」(MeijiSeika)	100mg	Fコート錠 ⊖(割線模様)	△	
ロサルタンカリウム錠25mg「AA」(あすか製薬＝武田)	25mg	Fコート錠 ⊖(割線1本)	— (△)	ロサルタンカリウム
ロサルタンカリウム錠50mg「AA」(あすか製薬＝武田)	50mg	Fコート錠 ⊖(割線1本)	— (△)	
ロサルタンカリウム錠100mg「AA」(あすか製薬＝武田)	100mg	Fコート錠 ◯(割線無)	— (△)	
ロサルタンカリウム錠25mg「DK」(大興＝三和化学)	25mg	Fコート錠 ⊖(割線1本)	— (△)	ロサルタンカリウム
ロサルタンカリウム錠50mg「DK」(大興＝三和化学)	50mg	Fコート錠 ⊖(割線1本)	— (△)	
ロサルタンカリウム錠100mg「DK」(大興＝三和化学)	100mg	Fコート錠 ◯(割線無)	— (△)	
ロサルタンカリウム錠25mg「JG」(日本ジェネリック)	25mg	Fコート錠 ⊖(割線1本)	— (△)	ロサルタンカリウム
ロサルタンカリウム錠50mg「JG」(日本ジェネリック)	50mg	Fコート錠 ⊖(割線1本)	— (△)	
ロサルタンカリウム錠100mg「JG」(日本ジェネリック)	100mg	Fコート錠 ◯(割線無)	— (△)	
ロサルタンカリウム錠25mg「NP」(ニプロ)	25mg	Fコート錠 ⊖(割線1本)	— (◯)	ロサルタンカリウム
ロサルタンカリウム錠50mg「NP」(ニプロ)	50mg	Fコート錠 ⊖(割線1本)	— (◯)	
ロサルタンカリウム錠100mg「NP」(ニプロ)	100mg	Fコート錠 ◯(割線無)	— (◯)	
ロサルタンカリウム錠25mg「TCK」(辰巳)	25mg	Fコート錠 ⊖(割線1本)	— (◯)	ロサルタンカリウム
ロサルタンカリウム錠50mg「TCK」(辰巳)	50mg	Fコート錠 ⊖(割線1本)	(◯)	
ロサルタンカリウム錠100mg「TCK」(辰巳)	100mg	Fコート錠 ◯(割線無)	— (◯)	

可否判定 ◯：可，△：条件つきで可，×：不可，—：企業判定回避，（ ）：著者判断

理　由	代用品
著 防湿・遮光保存 安定性 (25±2℃, 75±5%RH)上部表面が固結化, 含量低下 (2,500lx, 25±2℃, 45±5%RH)淡黄色に変色, 含量低下 溶解性(水) 極めて溶けやすい	
湿度により凝集が認められているので, 防湿保存 著 防湿・遮光保存 安定性 長期保存試験(3年間), 加速試験, 温度, 光, 湿度による苛酷試験にて, 性状や定量値等に有意な変化はみられなかった 溶解性(水) 極めて溶けやすい	
著 防湿・遮光保存 安定性 **粉砕後**　(成り行き条件, 4週間)性状, 含量は変化なし 溶解性(水) 極めて溶けやすい	
著 防湿・遮光保存 溶解性(水) 極めて溶けやすい	
著 防湿・遮光保存 安定性 (10〜29℃, 29〜73%, 遮光・開放容器, 4週間)変化なし 溶解性(水) 極めて溶けやすい	
錠剤は開封後は湿気を避けて保存 著 防湿・遮光保存 安定性 **粉砕後**　3カ月間のデータあり(粉砕時の体内動態データ等なし) 溶解性(水) 極めて溶けやすい	
著 防湿・遮光保存 安定性 〔温度〕(40℃, 密栓, 3カ月間)外観・含量に変化なし 〔湿度〕(25℃, 75%RH, 開栓, 3カ月間)外観・含量に変化なし 〔光〕(120万lx·hr, 密栓)外観・含量に変化なし 溶解性(水) 極めて溶けやすい	

理由　著 著者コメント　安定性 原薬(一部製剤)の安定性　溶解性(水) 原薬の水に対する溶解性
代用品　※：一部適応等が異なる

ロサル

製品名（会社名）	規格単位	剤形・割線・Cap号数	可否	一般名
ロサルタンカリウム錠25mg「YD」（陽進堂）	25mg	Fコート錠 ⊖(割線1本)	— (△)	ロサルタンカリウム
ロサルタンカリウム錠50mg「YD」（陽進堂）	50mg	Fコート錠 ⊖(割線1本)	— (△)	
ロサルタンカリウム錠100mg「YD」（陽進堂）	100mg	Fコート錠 ◯(割線無)	— (△)	
ロサルタンカリウム錠25mg「ZE」（全星）	25mg	Fコート錠 ⊖(割線1本)	△ (○)	ロサルタンカリウム
ロサルタンカリウム錠50mg「ZE」（全星）	50mg	Fコート錠 ⊖(割線1本)	△ (○)	
ロサルタンカリウム錠100mg「ZE」（全星）	100mg	Fコート錠 ◯(割線無)	△ (○)	
ロサルタンカリウム錠25mg「アメル」（共和薬品）	25mg	Fコート錠 ⊖(割線表裏各1本)	○	ロサルタンカリウム
ロサルタンカリウム錠50mg「アメル」（共和薬品）	50mg	Fコート錠 ⊖(割線表裏各1本)	○	
ロサルタンカリウム錠100mg「アメル」（共和薬品）	100mg	Fコート錠 ◯(割線無)	○	
ロサルタンカリウム錠25mg「杏林」（キョーリンリメディオ＝杏林）	25mg	Fコート錠 ⊖(割線1本)	— (△)	ロサルタンカリウム
ロサルタンカリウム錠50mg「杏林」（キョーリンリメディオ＝杏林）	50mg	Fコート錠 ⊖(割線1本)	— (△)	
ロサルタンカリウム錠100mg「杏林」（キョーリンリメディオ＝杏林）	100mg	Fコート錠 ◯(割線無)	— (△)	

可否判定　○：可，△：条件つきで可，×：不可，—：企業判定回避，（　）：著者判断

理　由	代用品
著 防湿・遮光保存 安定性 **粉砕時** （25℃，60%RH，120万lx・hr，30日間）曝光面が白色から微黄白色に変化，[25mg錠]含量規格外，[50mg・100mg錠]含量規格内 溶解性(水) 極めて溶けやすい	
苦味あり 各条件（光：総曝光量120万lx・hr，温度：40℃で3カ月，湿度：25℃，75%RHで3カ月）で保存した結果，安定であった 著 防湿・遮光保存 安定性 **製剤** 〔苛酷〕(40℃，褐色ガラス瓶（密栓），3カ月間）性状・硬度・溶出性・定量法：変化なし (25℃，75%RH，褐色ガラス瓶（開栓），3カ月間）性状・溶出性・定量法：変化なし，硬度：[25mg・50mg錠]上昇（規格内），[100mg錠]変化なし 〔光〕(2,000lx，無色ガラス瓶（密栓），合計120万lx・hrを照射）性状・硬度・溶出性・定量法：変化なし 溶解性(水) 極めて溶けやすい	
安定性 **粉砕後** （25℃，75%RH，遮光，グラシン包装）90日間安定 溶解性(水) 極めて溶けやすい	
粉砕（無包装）状態での安定性は，性状が白色の粉末から微黄白色の粉末と変化し，含量も規格外となったため，累積照度約120万lx・hr到達時において「変化あり（規格外）」と判定された 著 防湿・遮光保存 溶解性(水) 極めて溶けやすい	
粉砕（無包装）状態での安定性は，累積照度約120万lx・hr到達時において，含量は変化なしであったが性状が，白色の粉末から微黄白色の粉末に変化したため「変化あり（規格外）」と判定された 著 防湿・遮光保存 溶解性(水) 極めて溶けやすい	
粉砕（無包装）状態での安定性は，性状が白色の粉末から微黄白色の粉末に変化（変化あり）し，含量が3%以上低下（やや変化あり）したため，累積照度約120万lx・hr到達時において「変化あり（規格外）」と判定された 著 防湿・遮光保存 溶解性(水) 極めて溶けやすい	

理由　著 著者コメント　　安定性 原薬（一部製剤）の安定性　　溶解性(水) 原薬の水に対する溶解性
代用品　※：一部適応等が異なる

ロサル

製品名（会社名）	規格単位	剤形・割線・Cap号数	可否	一般名
ロサルタンカリウム錠25mg「ケミファ」(ケミファ=日本薬工)	25mg	Fコート錠 ⊖(割線1本)	— (○)	ロサルタンカリウム
ロサルタンカリウム錠50mg「ケミファ」(ケミファ=日本薬工)	50mg	Fコート錠 ⊖(割線1本)	— (○)	
ロサルタンカリウム錠100mg「ケミファ」(ケミファ=日本薬工)	100mg	Fコート錠 ◯(割線無)	— (○)	
ロサルタンカリウム錠25mg「サワイ」(沢井)	25mg	Fコート錠 ⊖(割線1本)	— (△)	ロサルタンカリウム
ロサルタンカリウム錠50mg「サワイ」(沢井)	50mg	Fコート錠 ⊖(割線1本)	— (△)	
ロサルタンカリウム錠100mg「サワイ」(沢井)	100mg	Fコート錠 ⊕(割線1本)	— (△)	
ロサルタンカリウム錠25mg「サンド」(サンド)	25mg	Fコート錠 ⊖(割線1本)	— (△)	ロサルタンカリウム
ロサルタンカリウム錠50mg「サンド」(サンド)	50mg	Fコート錠 ⊖(割線1本)	— (△)	
ロサルタンカリウム錠100mg「サンド」(サンド)	100mg	Fコート錠 ⊖(割線1本)	— (△)	

可否判定　○：可，△：条件つきで可，×：不可，—：企業判定回避，( )：著者判断

ロサル

理　由	代用品
著 防湿・遮光保存 安定性 **粉砕品**　［25mg・50mg錠］ (40℃，4週間)問題となる変化なし (25℃，75%RH，4週間)問題となる変化なし (60万lx・hr)類縁物質の増加 ［100mg錠］ (成り行き温度(10～29℃)，成り行き湿度(29～73%RH)，4週間)問題となる変化なし 溶解性(水) 極めて溶けやすい	
著 防湿・遮光保存 溶解性(水) 極めて溶けやすい	
著 防湿・遮光保存 安定性 **粉砕後**　〔温度〕(40℃，遮光・気密容器，4週間)外観(性状)，含量(%)変化なし 〔湿度〕(25℃，75%RH，遮光・開放，4週間)1週間後から水分を含んだ粉末に外観(性状)変化がみられ，1週間，2週間及び4週間で99.6→93.9，93.9及び92.7へ含量(%)の低下あり 〔光〕(1,000lx・hr，総照度60万lx・hr，25℃(気密容器))外観(性状)，含量(%)変化なし 溶解性(水) 極めて溶けやすい	
著 防湿・遮光保存 安定性 **粉砕後**　〔温度〕(40℃，遮光・気密容器，4週間)外観(性状)，含量(%)変化なし 〔湿度〕(25℃，75%RH，遮光・開放，4週間)1週間後から水分を含んだ粉末に外観(性状)変化がみられ，1週間，2週間及び4週間で99.7→94.9，94.8及び93.6へ含量(%)の低下あり 〔光〕(1,000lx・hr，総照度60万lx・hr，25℃(気密容器))外観(性状)，含量(%)変化なし 溶解性(水) 極めて溶けやすい	
著 防湿・遮光保存 安定性 **粉砕後**　〔温度〕(40℃，遮光・気密容器，4週間)外観(性状)，含量(%)変化なし 〔湿度〕(25℃，75%RH，遮光・開放，4週間)1週間後から水分を含んだ粉末に外観(性状)変化がみられ，1週間，2週間及び4週間で100.7→95.0，96.6及び94.0へ含量(%)の低下あり 〔光〕(1,000lx・hr，総照度60万lx・hr，25℃(気密容器))外観(性状)，含量(%)変化なし 溶解性(水) 極めて溶けやすい	□

理由　著 著者コメント　　安定性 原薬(一部製剤)の安定性　　溶解性(水) 原薬の水に対する溶解性
代用品　※：一部適応等が異なる

ロサル

製品名(会社名)	規格単位	剤形・割線・Cap号数	可否	一般名
ロサルタンカリウム錠25mg 「テバ」(武田テバファーマ=武田)	25mg	Fコート錠 ⊖(割線1本)	— (△)	ロサルタンカリウム
ロサルタンカリウム錠50mg 「テバ」(武田テバファーマ=武田)	50mg	Fコート錠 ⊖(割線1本)	— (△)	
ロサルタンカリウム錠100mg 「テバ」(武田テバファーマ=武田)	100mg	Fコート錠 ◯(割線無)	— (△)	
ロサルタンカリウム錠25mg「日医工」(日医工)	25mg	Fコート錠 ⊖(割線1本)	— (◯)	ロサルタンカリウム
ロサルタンカリウム錠50mg「日医工」(日医工)	50mg	Fコート錠 ⊖(割線1本)	— (◯)	
ロサルタンカリウム錠100mg「日医工」(日医工)	100mg	Fコート錠 (割線1本)	— (◯)	
ロサルタンカリウム錠25mg「モチダ」(ニプロファーマ=持田)	25mg	Fコート錠 ⊖(割線1本)	— (◯)	ロサルタンカリウム
ロサルタンカリウム錠50mg「モチダ」(ニプロファーマ=持田)	50mg	Fコート錠 ⊖(割線1本)	— (◯)	
ロサルタンカリウム錠100mg「モチダ」(ニプロファーマ=持田)	100mg	Fコート錠 ◯(割線無)	— (◯)	
ロサルヒド配合LD「EE」 (エルメッド=日医工)	配合剤	Fコート錠 ◯(割線無)	— (△†)	ロサルタンカリウム・ヒドロクロロチアジド
ロサルヒド配合HD「EE」 (エルメッド=日医工)	配合剤	Fコート錠 ◯(割線無)	— (△†)	
ロサルヒド配合錠LD「EP」 (第一三共エスファ)	配合剤	Fコート錠 ◯(割線無)	◯ (△†)	ロサルタンカリウム・ヒドロクロロチアジド
ロサルヒド配合錠HD「EP」 (第一三共エスファ)	配合剤	Fコート錠 ◯(割線無)	◯ (△†)	

可否判定 ◯:可,△:条件つきで可,×:不可,—:企業判定回避,():著者判断

ロサル

理　由	代用品
粉砕品は苦味がある **著** 防湿・遮光保存 **安定性** 製剤 〔湿度〕(25℃，75%RH，4週間)外観，含量に変化なし 〔光〕(60万lx·hr)外観，含量に変化なし **溶解性(水)** 極めて溶けやすい	
著 防湿・遮光保存 **安定性** **粉砕物**　(25℃，75%RH，遮光・開放，3カ月間)2週間後外観変化，重量増加傾向 **溶解性(水)** 極めて溶けやすい	
錠剤は開封後は湿気を避けて保存 **著** 防湿・遮光保存 **安定性** **粉砕後**　3カ月間のデータあり(粉砕時の体内動態データ等なし) **溶解性(水)** 極めて溶けやすい	
粉砕時の体内動態データなし † **著** 凡例5頁参照。防湿・遮光保存。苦味あり **安定性** 製剤 〔通常〕(40℃，75%RH，6カ月間)変化なし 〔長期〕[LD錠](25℃，60%RH，密閉，36カ月間)変化なし 〔苛酷〕[LD錠](温度40℃，60℃，湿度25℃・75%RH，光120万lx·hr，3カ月間)規格内 [HD錠](40℃または25℃，75%RH，3カ月間)変化なし 〔光〕[HD錠](120万lx·hr)変化なし **粉砕後**　(40℃，3カ月間)変化なし (25℃，75%，3カ月間)変化なし (120万lx·hr)変化なし **溶解性(水)** ロサルタンカリウム：極めて溶けやすい ヒドロクロロチアジド：極めて溶けにくい	
40℃・3カ月，25℃・75%RH・3カ月，2,000lx・120万lx·hrの条件下で変化は認められなかった † **著** 凡例5頁参照。防湿・遮光保存。苦味あり **安定性**〔加速〕(40℃，75%RH，6カ月間)変化なし 〔苛酷〕(40℃，遮光，3カ月間)変化なし (25℃，75%RH，遮光，3カ月間)変化なし (120万lx·hr)変化なし **溶解性(水)** ロサルタンカリウム：極めて溶けやすい ヒドロクロロチアジド：極めて溶けにくい	ロ

理由　**著** 著者コメント　**安定性** 原薬(一部製剤)の安定性　**溶解性(水)** 原薬の水に対する溶解性
代用品　※：一部適応等が異なる

ロサル

製品名（会社名）	規格単位	剤形・割線・Cap号数	可否	一般名
ロサルヒド配合錠LD「JG」 （日本ジェネリック）	配合剤	Fコート錠 ○(割線無)	— (△†)	ロサルタンカリウム・ヒドロクロロチアジド
ロサルヒド配合錠HD「JG」 （日本ジェネリック）	配合剤	Fコート錠 ○(割線無)	— (△†)	
ロサルヒド配合錠LD「KN」 （小林化工）	配合剤	Fコート錠 ○(割線無)	△†	ロサルタンカリウム・ヒドロクロロチアジド
ロサルヒド配合錠HD「KN」 （小林化工）	配合剤	Fコート錠 ○(割線無)	△†	
ロサルヒド配合錠LD「KO」 （寿）	配合剤	Fコート錠 ○(割線無)	△†	ロサルタンカリウム・ヒドロクロロチアジド
ロサルヒド配合錠HD「KO」 （寿）	配合剤	Fコート錠 ○(割線無)	○ (△†)	
ロサルヒド配合錠LD「NPI」 （日本薬工）	配合剤	Fコート錠 ○(割線無)	— (△†)	ロサルタンカリウム・ヒドロクロロチアジド
ロサルヒド配合錠HD「NPI」 （日本薬工）	配合剤	Fコート錠 ○(割線無)	— (△†)	
ロサルヒド配合錠LD「TCK」 （辰巳）	配合剤	Fコート錠 ○(割線無)	— (△†)	ロサルタンカリウム・ヒドロクロロチアジド
ロサルヒド配合錠HD「TCK」 （辰巳）	配合剤	Fコート錠 ○(割線無)	— (△†)	

可否判定　○：可，△：条件つきで可，×：不可，—：企業判定回避，（　）：著者判断

ロサル

理　由	代用品
† 著 凡例5頁参照。防湿・遮光保存。苦味あり 安定性 粉砕品　(40℃，遮光・気密容器，4週間)変化なし (25℃，75%RH，遮光・開放容器，4週間)変化なし (120万lx·hr，透明・気密容器)[LD錠]含量(ロサルタンカリウム)低下傾向，[HD錠]変化なし 溶解性(水) ロサルタンカリウム：極めて溶けやすい ヒドロクロロチアジド：極めて溶けにくい	
主薬由来の苦味が出現する可能性がある(苦味あり) † 著 凡例5頁参照。防湿・遮光保存。苦味あり 安定性 粉砕後　〔通常〕(25℃，75%RH，遮光)3カ月目において性状に変化なし，ヒドロクロロチアジドの含量低下傾向(規格内) 〔苛酷〕(40℃，遮光)3カ月目において性状に変化なし，ヒドロクロロチアジドの含量低下傾向(規格内) 〔光〕(室温，1,000lx·hr(白色蛍光灯下)，50日間)変化なし 溶解性(水) ロサルタンカリウム：極めて溶けやすい ヒドロクロロチアジド：極めて溶けにくい	
主薬由来の苦味が出現する可能性がある(苦味あり) † 著 凡例5頁参照。防湿・遮光保存。苦味あり 安定性 粉砕後　〔通常〕(25℃，75%RH，遮光，3カ月間)変化なし 〔苛酷〕(40℃，遮光，3カ月間)変化なし 〔光〕(室温，1,000lx·hr(白色蛍光灯下)，50日間)変化なし 溶解性(水) ロサルタンカリウム：極めて溶けやすい ヒドロクロロチアジド：極めて溶けにくい	
防湿・遮光保存 † 著 凡例5頁参照。防湿・遮光保存。苦味あり 溶解性(水) ロサルタンカリウム：極めて溶けやすい ヒドロクロロチアジド：極めて溶けにくい	
気密容器，室温保存 † 著 凡例5頁参照。防湿・遮光保存。苦味あり 安定性〔通常〕(室温，成り行き湿度，分包紙(材質：グラシンポリラミネート)，12週間)外観・性状：変化なし。定量法：変化なし 溶解性(水) ロサルタンカリウム：極めて溶けやすい ヒドロクロロチアジド：極めて溶けにくい	
25±1℃，75±5%RH，遮光・開放，4週間で保存した結果，2週間の時点で含量の低下(規格外)を認めた † 著 凡例5頁参照。防湿・遮光保存。苦味あり 安定性 該当資料なし 溶解性(水) ロサルタンカリウム：極めて溶けやすい ヒドロクロロチアジド：極めて溶けにくい	
25±2℃，75±5%RH，遮光・開放，4週間で保存した結果，外観，含量に変化はみられなかった † 著 凡例5頁参照。防湿・遮光保存。苦味あり 安定性 該当資料なし 溶解性(水) ロサルタンカリウム：極めて溶けやすい ヒドロクロロチアジド：極めて溶けにくい	

理由　著 著者コメント　安定性 原薬(一部製剤)の安定性　溶解性(水) 原薬の水に対する溶解性
代用品　※：一部適応等が異なる

ロサル

製品名(会社名)	規格単位	剤形・割線・Cap号数	可否	一般名
ロサルヒド配合錠LD「YD」(陽進堂)	配合剤	Fコート錠 ◯(割線無)	— (△†)	ロサルタンカリウム・ヒドロクロロチアジド
ロサルヒド配合錠HD「YD」(陽進堂)	配合剤	Fコート錠 ◯(割線無)	— (△†)	
ロサルヒド配合錠LD「アメル」(共和薬品)	配合剤	Fコート錠 ◯(割線無)	— (△†)	ロサルタンカリウム・ヒドロクロロチアジド
ロサルヒド配合錠HD「アメル」(共和薬品)	配合剤	Fコート錠 ◯(割線無)	— (△†)	
ロサルヒド配合錠LD「科研」(ダイト=科研)	配合剤	Fコート錠 ◯(割線無)	— (△†)	ロサルタンカリウム・ヒドロクロロチアジド
ロサルヒド配合錠HD「科研」(ダイト=科研)	配合剤	Fコート錠 ◯(割線無)	— (△†)	
ロサルヒド配合錠LD「杏林」(キョーリンリメディオ=杏林)	配合剤	Fコート錠 ◯(割線無)	— (△†)	ロサルタンカリウム・ヒドロクロロチアジド
ロサルヒド配合錠HD「杏林」(キョーリンリメディオ=杏林)	配合剤	Fコート錠 ◯(割線無)	— (△†)	
ロサルヒド配合錠LD「ケミファ」(ケミファ=日本薬工)	配合剤	Fコート錠 ◯(割線無)	— (△†)	ロサルタンカリウム・ヒドロクロロチアジド
ロサルヒド配合錠HD「ケミファ」(ケミファ=日本薬工)	配合剤	Fコート錠 ◯(割線無)	— (△†)	
ロサルヒド配合錠LD「サワイ」(沢井)	配合剤	Fコート錠 ◯(割線無)	— (△†)	ロサルタンカリウム・ヒドロクロロチアジド
ロサルヒド配合錠HD「サワイ」(沢井)	配合剤	Fコート錠 ◯(割線無)	— (△†)	

可否判定 ◯:可, △:条件つきで可, ×:不可, —:企業判定回避, ( ):著者判断

ロサル

理　由	代用品
† **著** 凡例5頁参照。防湿・遮光保存。苦味あり **安定性 粉砕時**　(25±2℃, 60±5％RH, 光照射・シャーレ開放, 120万lx・hr, 約30日間)[LD錠]性状変化なし, 含量：ロサルタンカリウム変化なし, ヒドロクロロチアジドやや変化あり(規格内)。[HD錠]性状変化あり, 含量：ロサルタンカリウム変化なし, ヒドロクロロチアジド変化なし **溶解性(水)** ロサルタンカリウム：極めて溶けやすい ヒドロクロロチアジド：極めて溶けにくい	
† **著** 凡例5頁参照。防湿・遮光保存。苦味あり **安定性 粉砕後**　〔湿度〕(25℃, 75％RH, 遮光, グラシンラミネート紙, 90日間)外観, 含量：変化なし **溶解性(水)** ロサルタンカリウム：極めて溶けやすい ヒドロクロロチアジド：極めて溶けにくい	
† **著** 凡例5頁参照。防湿・遮光保存。苦味あり **安定性 粉砕後**　〔湿度〕(25℃, 75％RH, 遮光, ポリセロ分包, 90日間)外観：変化なし, 含量：変化あり(規格内) 〔光〕(25℃, 60％RH, 120万lx・hr, ポリセロ分包)外観, 含量：変化なし **溶解性(水)** ロサルタンカリウム：極めて溶けやすい ヒドロクロロチアジド：極めて溶けにくい	
† **著** 凡例5頁参照。防湿・遮光保存。苦味あり **安定性 粉砕時**　[LD錠] 〔温度〕(40℃, 75％RH, 遮光・気密容器, 30日間)性状・純度試験・含量変化なし 〔湿度〕(25℃, 75％RH, 開放)7日で含量低下(規格外), 粉末及び塊の混合物 〔光〕(2,500lx, 25℃, 45％RH, 開放)120万lx・hrで性状・純度試験・含量変化なし [HD錠] (25℃, 75％RH, 遮光・開放, 4週間)性状・含量変化なし **溶解性(水)** ロサルタンカリウム：極めて溶けやすい ヒドロクロロチアジド：極めて溶けにくい	
† **著** 凡例5頁参照。防湿・遮光保存。苦味あり **安定性** 粉砕品は, 分包紙(グラシンポリラミネート紙)・室温・湿度成り行き保存において12週, 性状及び定量法いずれも変化を認めなかったため「変化なし」と評価した **溶解性(水)** ロサルタンカリウム：極めて溶けやすい ヒドロクロロチアジド：極めて溶けにくい	
† **著** 凡例5頁参照。防湿・遮光保存。苦味あり **安定性 粉砕品**　[LD錠] (25℃, 75％RH, 遮光, 4週間)含量低下 [HD錠] (25±2℃, 75±5％RH, 遮光, 開放, 4週間)問題となる変化なし **溶解性(水)** ロサルタンカリウム：極めて溶けやすい ヒドロクロロチアジド：極めて溶けにくい	
ヒドロクロロチアジド：においはなく, 味はわずかに苦い † **著** 凡例5頁参照。防湿・遮光保存。苦味あり **溶解性(水)** ロサルタンカリウム：極めて溶けやすい ヒドロクロロチアジド：極めて溶けにくい	

理由　**著** 著者コメント　　**安定性** 原薬(一部製剤)の安定性　　**溶解性(水)** 原薬の水に対する溶解性
代用品　※：一部適応等が異なる

ロサル

製品名（会社名）	規格単位	剤形・割線・Cap号数	可否	一般名
ロサルヒド配合錠LD「サンド」 （サンド）	配合剤	Fコート錠 ◯（割線無）	— (△†)	ロサルタンカリウム・ヒドロクロロチアジド
ロサルヒド配合錠HD「サンド」 （サンド）	配合剤	Fコート錠 ◯（割線無）	— (△†)	
ロサルヒド配合錠LD「三和」 （三和化学）	配合剤	Fコート錠 ◯（割線無）	— (△†)	ロサルタンカリウム・ヒドロクロロチアジド
ロサルヒド配合錠HD「三和」 （三和化学）	配合剤	Fコート錠 ◯（割線無）	— (△†)	
ロサルヒド配合錠LD「タカタ」 （高田）	配合剤	Fコート錠 △（割線無）	— (△†)	ロサルタンカリウム・ヒドロクロロチアジド
ロサルヒド配合錠HD「タカタ」 （高田）	配合剤	Fコート錠 ◯（割線無）	— (△†)	
ロサルヒド配合錠LD「タナベ」 （ニプロES）	配合剤	Fコート錠 ◯（割線無）	— (△†)	ロサルタンカリウム・ヒドロクロロチアジド
ロサルヒド配合錠HD「タナベ」 （ニプロES）	配合剤	Fコート錠 ◯（割線無）	— (△†)	
ロサルヒド配合錠LD「ツルハラ」 （鶴原）	配合剤	Fコート錠 ◯（割線無）	△†	ロサルタンカリウム・ヒドロクロロチアジド
ロサルヒド配合錠HD「ツルハラ」 （鶴原）	配合剤	Fコート錠 ◯（割線無）	△†	
ロサルヒド配合錠LD「テバ」 （武田テバファーマ＝武田）	配合剤	Fコート錠 ◯（割線無）	— (△†)	ロサルタンカリウム・ヒドロクロロチアジド
ロサルヒド配合錠HD「テバ」 （武田テバファーマ＝武田）	配合剤	Fコート錠 ◯（割線無）	— (△†)	

可否判定　◯：可，△：条件つきで可，×：不可，—：企業判定回避，（　）：著者判断

理　　由	代用品
†**著** 凡例5頁参照。防湿・遮光保存。苦味あり (安定性)**粉砕後**〔温度〕(40℃，遮光・気密容器，4週間)性状，定量(%)変化なし 〔湿度〕(25℃，75%RH，遮光・開放，4週間)性状，定量(%)変化なし 〔光〕(2,500lx・hr，総照射量120万lx・hr，25℃(気密容器))性状，定量(%)変化なし (溶解性)(水)ロサルタンカリウム：極めて溶けやすい ヒドロクロロチアジド：極めて溶けにくい	
†**著** 凡例5頁参照。防湿・遮光保存。苦味あり (安定性)〔温度〕(40℃，遮光・気密，4週間)性状，定量(%)に変化は認められなかった 〔湿度〕(25℃，75%RH，開放，4週間)性状，定量(%)に変化は認められなかった 〔光〕(2,500lx・hr，総照射量120万lx・hr)性状，定量(%)に変化は認められなかった (溶解性)(水)ロサルタンカリウム：極めて溶けやすい ヒドロクロロチアジド：極めて溶けにくい	
†**著** 凡例5頁参照。防湿・遮光保存。苦味あり (安定性)(温度及び湿度成り行き・グラシンポリラミネート紙)12週間安定 (溶解性)(水)ロサルタンカリウム：極めて溶けやすい ヒドロクロロチアジド：極めて溶けにくい	
湿度により含量低下。光により含量低下，類縁物質増加 †**著** 凡例5頁参照。防湿・遮光保存。苦味あり (安定性)(40℃，遮光・気密，30日間)安定 (溶解性)(水)ロサルタンカリウム：極めて溶けやすい ヒドロクロロチアジド：極めて溶けにくい	
†**著** 凡例5頁参照。防湿・遮光保存。苦味あり (安定性)**粉砕物**(25℃，75%RH，遮光，30日間)性状：ほとんど変化なし。含量：水分の増加による含量の低下。(水分補正後ほとんど変化なし) (溶解性)(水)ロサルタンカリウム：極めて溶けやすい ヒドロクロロチアジド：極めて溶けやすい	
ヒドロクロロチアジド：原薬はわずかに苦い †**著** 凡例5頁参照。防湿・遮光保存。苦味あり (安定性)**粉砕品**(25℃，75%RH，褐色ガラス瓶(開栓)，1カ月間)性状・含量は変化はないものの，類縁物質量は明らかに増加した (溶解性)(水)ロサルタンカリウム：極めて溶けやすい，ヒドロクロロチアジド：極めて溶けにくい	
苦味あり †**著** 凡例5頁参照。防湿・遮光保存。苦味あり (安定性)該当資料なし (溶解性)(水)ロサルタンカリウム：極めて溶けやすい ヒドロクロロチアジド：極めて溶けにくい	
粉砕品は苦味がある †**著** 凡例5頁参照。防湿・遮光保存。苦味あり (安定性)**製剤**〔湿度〕(25℃，75%RH，4週間)外観変化あり(白色の塊となった)，含量に変化なし 〔光〕(60万lx・hr)外観変化あり(わずかに黄色味を帯びていた)，含量に変化なし (溶解性)(水)ロサルタンカリウム：極めて溶けやすい，ヒドロクロロチアジド：極めて溶けにくい	

理由　**著** 著者コメント　(安定性)原薬(一部製剤)の安定性　(溶解性)(水)原薬の水に対する溶解性
代用品　※：一部適応等が異なる

ロサル

製品名（会社名）	規格単位	剤形・割線・Cap号数	可否	一般名
ロサルヒド配合錠LD「トーワ」（東和薬品）	配合剤	Fコート錠 ◯(割線無)	―($\triangle^\dagger$)	ロサルタンカリウム・ヒドロクロロチアジド
ロサルヒド配合錠HD「トーワ」（東和薬品）	配合剤	Fコート錠 ◯(割線無)	―($\triangle^\dagger$)	
ロサルヒド配合錠LD「日医工」（日医工）	配合剤	Fコート錠 ◯(割線無)	―($\triangle^\dagger$)	ロサルタンカリウム・ヒドロクロロチアジド
ロサルヒド配合錠HD「日医工」（日医工）	配合剤	Fコート錠 ◯(割線無)	―($\triangle^\dagger$)	
ロサルヒド配合錠LD「日新」（日新製薬）	配合剤	Fコート錠 ◯(割線無)	―($\triangle^\dagger$)	ロサルタンカリウム・ヒドロクロロチアジド
ロサルヒド配合錠HD「日新」（日新製薬）	配合剤	Fコート錠 ◯(割線無)	―($\triangle^\dagger$)	
ロサルヒド配合錠LD「ニプロ」（ニプロ）	配合剤	Fコート錠 ◯(割線無)	―($\triangle^\dagger$)	ロサルタンカリウム・ヒドロクロロチアジド
ロサルヒド配合錠HD「ニプロ」（ニプロ）	配合剤	Fコート錠 ◯(割線無)	―($\triangle^\dagger$)	
ロサルヒド配合錠LD「ファイザー」（ファイザー）	配合剤	Fコート錠 ◯(割線無)	―($\triangle^\dagger$)	ロサルタンカリウム・ヒドロクロロチアジド
ロサルヒド配合錠HD「ファイザー」（ファイザー）	配合剤	Fコート錠 ◯(割線無)	―($\triangle^\dagger$)	
ロサルヒド配合錠LD「明治」（MeijiSeika）	配合剤	Fコート錠 △(割線無)	$\triangle^\dagger$	ロサルタンカリウム・ヒドロクロロチアジド
ロサルヒド配合錠HD「明治」（MeijiSeika）	配合剤	Fコート錠 ◯(割線無)	$\triangle^\dagger$	

可否判定　◯：可，△：条件つきで可，×：不可，―：企業判定回避，（　）：著者判断

ロサル

理　　由	代用品
ヒドロクロロチアジド：主成分は，においはなく，味はわずかに苦い † **著** 凡例5頁参照。防湿・遮光保存。苦味あり **安定性 粉砕後** (25℃, 60%RH, 1,000lx散光下, 3カ月間)外観変化あり(1カ月)，[LD錠]含量変化なし，[HD錠]ロサルタンカリウム：残存率96.6%(3カ月)，ヒドロクロロチアジド：含量変化なし (25℃, 60%RH, 遮光条件下, 3カ月間)外観・含量変化なし **溶解性(水)** ロサルタンカリウム：極めて溶けやすい ヒドロクロロチアジド：極めて溶けにくい	
† **著** 凡例5頁参照。防湿・遮光保存。苦味あり **安定性 粉砕物** (25℃, 75%RH, 遮光・開放, 3カ月間)外観，含量変化なし，重量増加傾向 **溶解性(水)** ロサルタンカリウム：極めて溶けやすい ヒドロクロロチアジド：極めて溶けにくい	
† **著** 凡例5頁参照。防湿・遮光保存。苦味あり **溶解性(水)** ロサルタンカリウム：極めて溶けやすい ヒドロクロロチアジド：極めて溶けにくい	
原薬の味はわずかに苦い † **著** 凡例5頁参照。防湿・遮光保存。苦味あり **安定性 粉砕後** 3カ月間のデータあり(粉砕時の体内動態データ等なし) **溶解性(水)** ロサルタンカリウム：極めて溶けやすい ヒドロクロロチアジド：極めて溶けにくい	
† **著** 凡例5頁参照。防湿・遮光保存。苦味あり **安定性** (30℃, 75%RH, 遮光, ガラスカップ開放)白色の塊，含量低下 **溶解性(水)** ロサルタンカリウム：極めて溶けやすい ヒドロクロロチアジド：極めて溶けにくい † **著** 凡例5頁参照。防湿・遮光保存。苦味あり **安定性** (40℃/50℃, 遮光瓶・密閉容器)変化なし (30℃, 75%RH, 遮光・ガラスカップ開放)2週間より外観変化あり(白色の粉末→一部に凝集あり。凝集は押すことで容易に粉末となる)。ヒドロクロロチアジドの含量(%)が8週間で94.6, 12週間で90.3となった (2,000lx, 総照射量134万lx·hr, ガラスカップ開放)変化なし **溶解性(水)** ロサルタンカリウム：極めて溶けやすい ヒドロクロロチアジド：極めて溶けにくい	
湿度により凝集が認められているので，防湿保存 † **著** 凡例5頁参照。防湿・遮光保存。苦味あり **安定性** 長期保存試験(3年間)，加速試験，温度，光，湿度による苛酷試験にて，性状や定量値等に有意な変化はみられなかった **溶解性(水)** ロサルタンカリウム：極めて溶けやすい ヒドロクロロチアジド：極めて溶けにくい † **著** 凡例5頁参照。防湿・遮光保存。苦味あり **安定性** 長期保存試験(3年間)，加速試験，温度，光，湿度による苛酷試験にて，性状や定量値等に有意な変化はみられなかった **溶解性(水)** ロサルタンカリウム：極めて溶けやすい ヒドロクロロチアジド：極めて溶けにくい	

理由　**著** 著者コメント　**安定性** 原薬(一部製剤)の安定性　**溶解性(水)** 原薬の水に対する溶解性
代用品　※：一部適応等が異なる

ロサル

製品名(会社名)	規格単位	剤形・割線・Cap号数	可否	一般名
ロサルヒド配合錠LD「モチダ」 (持田販売＝持田)	配合剤	Fコート錠 ○(割線無)	— (△†)	ロサルタンカリウム・ヒドロクロロチアジド
ロサルヒド配合錠HD「モチダ」 (持田販売＝持田)	配合剤	Fコート錠 ○(割線無)	— (△†)	
ロスバスタチン錠2.5mg「DSEP」 (第一三共エスファ)	2.5mg	Fコート錠 ○(割線無)	× (△)	ロスバスタチンカルシウム
ロスバスタチン錠5mg「DSEP」 (第一三共エスファ)	5mg	Fコート錠 ○(割線無)	× (△)	
ロスバスタチンOD錠2.5mg 「DSEP」(第一三共エスファ)	2.5mg	素錠(口腔内崩壊錠) ○(割線無)	× (△)	ロスバスタチンカルシウム
ロスバスタチンOD錠5mg 「DSEP」(第一三共エスファ)	5mg	素錠(口腔内崩壊錠) ○(割線無)	× (△)	
ロスバスタチン錠2.5mg「EE」 (エルメッド＝日医工)	2.5mg	Fコート錠 ○(割線無)	— (△)	ロスバスタチンカルシウム
ロスバスタチン錠5mg「EE」 (エルメッド＝日医工)	5mg	Fコート錠 ○(割線無)	— (△)	

可否判定 ○:可, △:条件つきで可, ×:不可, —:企業判定回避, ( ):著者判断

ロスハ

理　由	代用品
† **著** 凡例5頁参照。防湿・遮光保存。苦味あり **(安定性)** ロサルタンカリウム 〔湿度〕(温度15～25℃，58%RH，10日間)性状の変化及び水分の増加など変化なし (温度15～25℃，75%RH，10日間)6日目以降水分の増加，固化が認められた (温度15～25℃，93%RH，10日間)4時間で水分の増加，固化が認められた 〔光〕(2,500lx·hr×20日間，合計120万lx·hr)白色から淡黄白色へ着色，類縁物質の増加が認められた **(溶解性(水))** ロサルタンカリウム：極めて溶けやすい ヒドロクロロチアジド：極めて溶けにくい	
† **著** 凡例5頁参照。防湿・遮光保存。苦味あり **(安定性)粉砕後** 〔温度〕(40±2℃，ファルコンチューブ(密栓)，3カ月間)外観，定量ほとんど変化なし，類縁物質0.33% 〔湿度〕(25±2℃，75±5%RH，ファルコンチューブ(開栓)，3カ月間)外観，定量ほとんど変化なし，類縁物質0.43% 〔光〕(2,000lx，ファルコンチューブ(密栓)，120万lx·hr)外観，定量ほとんど変化なし，類縁物質0.98% **(溶解性(水))** ロサルタンカリウム：極めて溶けやすい ヒドロクロロチアジド：極めて溶けにくい	
吸湿性あり。原薬が不安定であり分解物増加。主薬含量低下がみられるため粉砕不可 **著** 用時粉砕。防湿・遮光保存 **(安定性)**〔通常〕(5℃，ポリエチレン製袋＋ファイバードラム，18カ月間)変化なし 〔苛酷〕(40℃，75%RH，ポリエチレン製袋＋ファイバードラム，6カ月間)有機不純物の増加が認められた **(溶解性(水))** 溶けにくい	
吸湿性あり。原薬が不安定であり分解物増加。主薬含量低下がみられるため粉砕不可 **著** 用時粉砕。防湿・遮光保存 **(安定性)**〔通常〕(5℃，ポリエチレン製袋＋ファイバードラム，18カ月間)変化なし 〔苛酷〕(40℃，75%RH，ポリエチレン製袋＋ファイバードラム，6カ月間)有機不純物の増加が認められた **(溶解性(水))** 溶けにくい	
粉砕時の体内動態データなし **著** 吸湿性あり。原薬が不安定であり分解物増加。主薬含量低下がみられるため粉砕時は最小限にとどめ，防湿・遮光保存 **(安定性)製剤** 〔通常〕(40℃，75%RH，6カ月間)変化なし 〔苛酷〕(40℃または25℃，75%RH，3カ月間)変化なし 〔光〕(120万lx·hr)変化なし **粉砕後** (40℃，3カ月間)変化なし (25℃，75%，3カ月間)変化なし (60万lx·hr)外観変化(淡黄白色)，類縁物質の増加，含量の低下 **(溶解性(水))** 溶けにくい	ロ

理由　**著** 著者コメント　**(安定性)** 原薬(一部製剤)の安定性　**(溶解性(水))** 原薬の水に対する溶解性
代用品　※：一部適応等が異なる

ロスハ

製品名(会社名)	規格単位	剤形・割線・Cap号数	可否	一般名
ロスバスタチンOD錠2.5mg「EE」(エルメッド=日医工)	2.5mg	口腔内崩壊錠 ○(割線無)	— (△)	ロスバスタチンカルシウム
ロスバスタチンOD錠5mg「EE」(エルメッド=日医工)	5mg	口腔内崩壊錠 ○(割線無)	— (△)	
ロスバスタチン錠2.5mg「JG」(日本ジェネリック)	2.5mg	Fコート錠 ○(割線無)	— (△)	ロスバスタチンカルシウム
ロスバスタチン錠5mg「JG」(日本ジェネリック)	5mg	Fコート錠 ○(割線無)	— (△)	
ロスバスタチンOD錠2.5mg「JG」(日本ジェネリック)	2.5mg	Fコート錠 (口腔内崩壊錠) ○(割線無)	— (△)	ロスバスタチンカルシウム
ロスバスタチンOD錠5mg「JG」(日本ジェネリック)	5mg	Fコート錠 (口腔内崩壊錠) ○(割線無)	— (△)	
ロスバスタチン錠2.5mg「MEEK」(小林化工)	2.5mg	Fコート錠 ○(割線無)	— (△)	ロスバスタチンカルシウム
ロスバスタチン錠5mg「MEEK」(小林化工)	5mg	Fコート錠 ○(割線無)	— (△)	
ロスバスタチンOD錠2.5mg「MEEK」(小林化工)	2.5mg	口腔内崩壊錠 ⊖(割線1本)	— (△)	ロスバスタチンカルシウム
ロスバスタチンOD錠5mg「MEEK」(小林化工)	5mg	口腔内崩壊錠 ⊖(割線1本)	— (△)	

可否判定 ○:可, △:条件つきで可, ×:不可, —:企業判定回避, ( ):著者判断

理　　由	代用品
粉砕時の体内動態データなし 口腔内崩壊錠のため粉砕不要 (著) 吸湿性あり。原薬が不安定であり分解物増加。主薬含量低下がみられるため粉砕時は最小限にとどめ，防湿・遮光保存 (安定性)製剤　〔通常〕(40℃，75％RH，6カ月間)変化なし 〔苛酷〕(40℃または25℃，75％RH，3カ月間，50℃，6カ月間)変化なし 〔光〕(120万lx·hr)変化なし 粉砕後　(40℃，3カ月間)変化なし (25℃，75％，3カ月間)変化なし (50.4万lx·hr)類縁物質の増加，含量の低下 (溶解性(水))溶けにくい	
(著) 吸湿性あり。原薬が不安定であり分解物増加。主薬含量低下がみられるため粉砕時は最小限にとどめ，防湿・遮光保存 (安定性)原薬　吸湿性である 粉砕品　(40℃，遮光・気密容器，4週間)変化なし (25℃，75％RH，遮光・開放，4週間)変化なし (25℃，30万lx·hr，気密容器)含量の低下，類縁物質の増加 (溶解性(水))溶けにくい	
(著) 吸湿性あり。原薬が不安定であり分解物増加。主薬含量低下がみられるため粉砕時は最小限にとどめ，防湿・遮光保存 (安定性)原薬　吸湿性である 粉砕品　(40℃，遮光・気密容器，30日間)変化なし (25℃，75％RH，遮光・開放，30日間)変化なし (25℃，45％RH，3,000lx·hr(1,000lx×3時間)，開放)類縁物質の増加 (溶解性(水))溶けにくい	
(著) 吸湿性あり。原薬が不安定であり分解物増加。主薬含量低下がみられるため粉砕時は最小限にとどめ，防湿・遮光保存 (安定性)粉砕後　〔通常〕(25℃，75％RH，遮光，3カ月間)変化なし 〔苛酷〕(40℃，遮光，3カ月間)3カ月目において性状変化なし，[2.5mg錠]類縁物質増加傾向，[5mg錠]7日目において類縁物質増加 〔光〕(室温，1,000lx·hr(白色蛍光灯下))50日目において性状変化なし，3日目において類縁物質増加 (溶解性(水))溶けにくい	
(著) 吸湿性あり。原薬が不安定であり分解物増加。主薬含量低下がみられるため粉砕時は最小限にとどめ，防湿・遮光保存 (安定性)粉砕後　〔通常〕(25℃，75％RH，遮光，3カ月間)変化なし 〔苛酷〕(40℃，遮光，3カ月間)変化なし 〔光〕(室温，1,000lx·hr(白色蛍光灯下))50日目において性状変化なし，[2.5mgOD錠]14日目において類縁物質増加，[5mgOD錠]7日目において類縁物質増加 (溶解性(水))溶けにくい	

理由　(著) 著者コメント　　(安定性)原薬(一部製剤)の安定性　　(溶解性(水))原薬の水に対する溶解性
代用品　※：一部適応等が異なる

ロスハ

製品名（会社名）	規格単位	剤形・割線・Cap号数	可否	一般名
ロスバスタチン錠2.5mg「TCK」（辰巳）	2.5mg	Fコート錠 ○(割線無)	— (△)	ロスバスタチンカルシウム
ロスバスタチン錠5mg「TCK」（辰巳）	5mg	Fコート錠 ○(割線無)	— (△)	
ロスバスタチンOD錠2.5mg「TCK」（辰巳＝武田テバファーマ＝武田）	2.5mg	口腔内崩壊錠 ○(割線無)	— (△)	ロスバスタチンカルシウム
ロスバスタチンOD錠5mg「TCK」（辰巳＝武田テバファーマ＝武田）	5mg	口腔内崩壊錠 ○(割線無)	— (△)	
ロスバスタチン錠2.5mg「YD」（陽進堂）	2.5mg	Fコート錠 ○(割線無)	— (△)	ロスバスタチンカルシウム
ロスバスタチン錠5mg「YD」（陽進堂）	5mg	Fコート錠 ○(割線無)	— (△)	

可否判定 ○：可，△：条件つきで可，×：不可，—：企業判定回避，( )：著者判断

理　　由	代用品
著 吸湿性あり。原薬が不安定であり分解物増加。主薬含量低下がみられるため粉砕時は最小限にとどめ，防湿・遮光保存 **安定性**〔温度〕(40±2℃，遮光・気密ガラス瓶，4週間)，〔湿度〕(25±2℃，75±5%RH，遮光・開放，4週間)，〔光〕(25℃，60%RH，曝光量1,000lx・hr，60万lxまで，気密ガラス瓶(無色))の条件で保存し，外観，純度試験，定量試験を検討した結果，温度条件，湿度条件において変化を認めなかった [2.5mg錠]光条件においては，外観に変化は認められなかったが，純度試験，定量試験が15万lx時点で規格外となった [5mg錠]光条件においては，外観に変化は認められなかったが，純度試験15万lx時点，定量試験が60万lx時点で規格外となった **溶解性(水)** 溶けにくい	
著 吸湿性あり。原薬が不安定であり分解物増加。主薬含量低下がみられるため粉砕時は最小限にとどめ，防湿・遮光保存 **安定性**〔温度〕(40±2℃，75±5%RH，1カ月間)，〔湿度〕(25±2℃，75±5%RH，1カ月間)，〔光〕(25±2℃，45±5%RH，累積曝光量3,000lx・hr(1,000lx・hr))の条件で保存し，性状，純度試験(類縁物質)，定量について検討した結果，温度条件では，変化は認められず，規格に適合した 湿度条件では，含量において，7日後に約3%低下したが，以後はほぼ一定であり，規格に適合した。この低下は吸湿によるものと考えられた [2.5mgOD錠]光条件では，含量において，経時的に低下する傾向を示したが，規格に適合した。純度試験(類縁物質)において，RRT約1.6及びRRT約1.8の類縁物質はほとんど変化しなかったが，その他の類縁物質(RRT約1.6とRRT約1.8のピークの間に生成する2つのピーク)が増加し，3,000lx・hrにて，規格(試料溶液のロスバスタチン及び上記以外のピーク面積は，標準溶液のロスバスタチンのピーク面積の1/5より大きくない)を上回った。類縁物質量も増加したが規格内であった [5mgOD錠]光条件では，含量に変化はほとんど認められず，規格に適合した。純度試験(類縁物質)において，RRT約1.6及びRRT約1.8の類縁物質はほとんど変化しなかったが，その他の類縁物質(RRT約1.6とRRT約1.8のピークの間に生成する2つのピーク)が増加し，3,000lx・hrにて，規格(試料溶液のロスバスタチン及び上記以外のピーク面積は，標準溶液のロスバスタチンのピーク面積の1/5より大きくない)を上回った。総類縁物質量も増加したが規格内であった。性状及び色差に変化は認められなかった **溶解性(水)** 溶けにくい	
著 吸湿性あり。原薬が不安定であり分解物増加。主薬含量低下がみられるため粉砕時は最小限にとどめ，防湿・遮光保存 **安定性 粉砕時**（25±2℃，60±5%RH，遮光・シャーレ開放，4週間)性状変化なし，純度・含量規格内 (25±2℃，60±5%RH，光照射・シャーレ開放，120万lx・hr，約30日間)性状やや変化あり，純度・含量規格外 (温度・湿度成り行き，室内散乱光，8時間)性状やや変化あり，純度規格外 **溶解性(水)** 溶けにくい	□

ロスハ

製品名(会社名)	規格単位	剤形・割線・Cap号数	可否	一般名
ロスバスタチンOD錠2.5mg「YD」(陽進堂)	2.5mg	Fコート錠(口腔内崩壊錠)○(割線無)	―(△)	ロスバスタチンカルシウム
ロスバスタチンOD錠5mg「YD」(陽進堂)	5mg	Fコート錠(口腔内崩壊錠)○(割線無)	―(△)	
ロスバスタチン錠2.5mg「アメル」(共和薬品)	2.5mg	Fコート錠○(割線無)	―(△)	ロスバスタチンカルシウム
ロスバスタチン錠5mg「アメル」(共和薬品)	5mg	Fコート錠○(割線無)	―(△)	
ロスバスタチンOD錠2.5mg「アメル」(共和薬品)	2.5mg	Fコート錠(口腔内崩壊錠)○(割線無)	―(△)	ロスバスタチンカルシウム
ロスバスタチンOD錠5mg「アメル」(共和薬品)	5mg	Fコート錠(口腔内崩壊錠)○(割線無)	―(△)	
ロスバスタチン錠2.5mg「オーハラ」(大原)	2.5mg	Fコート錠○(割線無)	―(△)	ロスバスタチンカルシウム
ロスバスタチン錠5mg「オーハラ」(大原)	5mg	Fコート錠○(割線無)	―(△)	
ロスバスタチンOD錠2.5mg「オーハラ」(大原)	2.5mg	素錠(口腔内崩壊錠)○(割線無)	―(△)	ロスバスタチンカルシウム
ロスバスタチンOD錠5mg「オーハラ」(大原)	5mg	素錠(口腔内崩壊錠)○(割線無)	―(△)	
ロスバスタチン錠2.5mg「科研」(ダイト=科研)	2.5mg	Fコート錠○(割線無)	―(△)	ロスバスタチンカルシウム
ロスバスタチン錠5mg「科研」(ダイト=科研)	5mg	Fコート錠○(割線無)	―(△)	
ロスバスタチンOD錠2.5mg「科研」(ダイト=科研)	2.5mg	口腔内崩壊錠○(割線無)	―(△)	ロスバスタチンカルシウム
ロスバスタチンOD錠5mg「科研」(ダイト=科研)	5mg	口腔内崩壊錠○(割線無)	―(△)	

可否判定 ○:可,△:条件つきで可,×:不可,―:企業判定回避,( ):著者判断

ロスハ

理　由	代用品
著 吸湿性あり。原薬が不安定であり分解物増加。主薬含量低下がみられるため粉砕時は最小限にとどめ，防湿・遮光保存 安定性 **粉砕時** (40±2℃，75±5%RH，褐色ガラス瓶(密栓)，30日間)性状変化なし，純度・含量規格内 (25±2℃，75±5%RH，シャーレ開放，30日間)性状変化なし，純度・含量規格内 (25±2℃，45±5%RH，光照射(1,000lx)，シャーレ開放，3時間)性状変化なし，純度規格内，含量規格内 溶解性(水) 溶けにくい	
著 吸湿性あり。原薬が不安定であり分解物増加。主薬含量低下がみられるため粉砕時は最小限にとどめ，防湿・遮光保存 安定性 **粉砕品** 〔湿度〕(25℃，75%RH，遮光，ポリセロ分包，90日間)外観，含量：変化なし 〔光〕(25℃，1,000lx，ポリセロ分包，48時間)経時的な含量低下が認められた(規格外) 溶解性(水) 溶けにくい	
著 吸湿性あり。原薬が不安定であり分解物増加。主薬含量低下がみられるため粉砕時は最小限にとどめ，防湿・遮光保存 安定性 **粉砕品** 〔湿度〕(25℃，75%RH，遮光，開放，30日間)外観，含量，純度：変化なし (40℃，75%RH，遮光，気密容器，30日間)外観，含量，純度：変化なし 〔光〕(25℃，45%RH，1,000lx，開放，3時間)外観，含量：変化なし。純度：規格外(2,000lx·hrでは変化なし) 溶解性(水) 溶けにくい	
著 吸湿性あり。原薬が不安定であり分解物増加。主薬含量低下がみられるため粉砕時は最小限にとどめ，防湿・遮光保存 溶解性(水) 溶けにくい	
著 吸湿性あり。原薬が不安定であり分解物増加。主薬含量低下がみられるため粉砕時は最小限にとどめ，防湿・遮光保存 溶解性(水) 溶けにくい	
著 吸湿性あり。原薬が不安定であり分解物増加。主薬含量低下がみられるため粉砕時は最小限にとどめ，防湿・遮光保存 安定性 **粉砕後** 〔温度〕(40℃，遮光・気密容器，30日間)性状・純度試験・含量変化なし 〔湿度〕(25℃，75%RH，遮光・開放，30日間)性状・純度試験・含量変化なし 〔光〕(1,000lx，25℃，60%RH，気密容器)[2.5mg錠]15万lx·hrで含量低下・類縁物質増加(規格外)，[5mg錠]15万lx·hrで類縁物質増加(規格外) 溶解性(水) 溶けにくい	
著 吸湿性あり。原薬が不安定であり分解物増加。主薬含量低下がみられるため粉砕時は最小限にとどめ，防湿・遮光保存 安定性 **粉砕後** 〔温度〕(40℃，75%RH，遮光・気密容器，30日間)性状・純度試験・含量変化なし 〔湿度〕(25℃，75%RH，遮光・開放，30日間)性状・純度試験・含量変化なし 〔光〕(1,000lx，25℃，45%RH，開放)3,000lx·hrで類縁物質増加(規格外) 溶解性(水) 溶けにくい	

理由　著 著者コメント　安定性 原薬(一部製剤)の安定性　溶解性(水) 原薬の水に対する溶解性
代用品　※：一部適応等が異なる

ロスハ

製品名(会社名)	規格単位	剤形·割線·Cap号数	可否	一般名
ロスバスタチン錠2.5mg「共創未来」(共創未来ファーマ)	2.5mg	Fコート錠 ○(割線無)	— (△)	ロスバスタチンカルシウム
ロスバスタチン錠5mg「共創未来」(共創未来ファーマ)	5mg	Fコート錠 ○(割線無)	— (△)	
ロスバスタチンOD錠2.5mg「共創未来」(共創未来ファーマ)	2.5mg	口腔内崩壊錠 ○(割線無)	— (△)	ロスバスタチンカルシウム
ロスバスタチンOD錠5mg「共創未来」(共創未来ファーマ)	5mg	口腔内崩壊錠 ○(割線無)	— (△)	
ロスバスタチン錠2.5mg「杏林」(キョーリンリメディオ=杏林)	2.5mg	Fコート錠 ○(割線無)	— (△)	ロスバスタチンカルシウム
ロスバスタチン錠5mg「杏林」(キョーリンリメディオ=杏林)	5mg	Fコート錠 ○(割線無)	— (△)	
ロスバスタチン錠2.5mg「ケミファ」(ケミファ=日本薬工)	2.5mg	Fコート錠 ○(割線無)	— (△)	ロスバスタチンカルシウム
ロスバスタチン錠5mg「ケミファ」(ケミファ=日本薬工)	5mg	Fコート錠 ○(割線無)	— (△)	

可否判定 ○:可, △:条件つきで可, ×:不可, —:企業判定回避, ( ):著者判断

理　　由	代用品
著 吸湿性あり。原薬が不安定であり分解物増加。主薬含量低下がみられるため粉砕時は最小限にとどめ，防湿・遮光保存 **安定性** **粉砕後**　粉砕後の安定性試験において下記保存条件下で保存した検体について性状，純度試験（類縁物質），溶出性及び定量を試験した 〔加温〕(40℃，遮光・気密容器（褐色ガラス瓶），3カ月間）類縁物質のわずかな増加（規格内），その他の試験項目はほとんど変化なし 〔室温〕(25℃，60％RH，遮光（褐色ガラス瓶）・開放，3カ月間）ほとんど変化なし 〔曝光〕(3,000lx(25℃，60％RH），200時間及び400時間（総照射量60万lx・hr及び120万lx・hr），シャーレ・開放（開放/開放・遮光））色調の変化（規格外），類縁物質の増加（規格外），溶出率の低下（規格外），含量の低下（規格外） **溶解性(水)** 溶けにくい	
著 吸湿性あり。原薬が不安定であり分解物増加。主薬含量低下がみられるため粉砕時は最小限にとどめ，防湿・遮光保存 **安定性** **粉砕後**　粉砕後の安定性試験において下記保存条件下で保存した検体について性状，純度試験（類縁物質），溶出性及び定量を試験した 〔室温〕(25℃，60％RH，遮光（褐色ガラス瓶）・開放，3カ月間）類縁物質のわずかな増加（規格内）が認められたが，その他の試験項目ではほとんど変化なし ※曝光条件は実施していない（無包装試験において曝光条件(3,000lx(25℃，60％RH），200時間及び400時間（総照射量60万lx・hr及び120万lx・hr））で着色（規格外），類縁物質の増加（規格外），溶出率の低下（規格外），含量の低下（規格外）及び崩壊時間の短縮（規格内）が認められている） **溶解性(水)** 溶けにくい	
著 吸湿性あり。原薬が不安定であり分解物増加。主薬含量低下がみられるため粉砕時は最小限にとどめ，防湿・遮光保存 **安定性** 粉砕品は，分包紙（グラシンポリラミネート紙），温度及び湿度成り行き保存において12週，性状及び定量法いずれも変化を認めなかったため「変化なし」と評価した **溶解性(水)** 溶けにくい	
著 吸湿性あり。原薬が不安定であり分解物増加。主薬含量低下がみられるため粉砕時は最小限にとどめ，防湿・遮光保存 **安定性** **粉砕品**　(40±2℃，遮光・気密容器（ガラス瓶），30日間）問題となる変化なし (25±2℃，75±5％RH，遮光・開放，30日間）問題となる変化なし (25±2℃，45±5％RH，1,000lx・3時間（総照度3,000lx・hr），開放）類縁物質の増加（規格外） **溶解性(水)** 溶けにくい	□
著 吸湿性あり。原薬が不安定であり分解物増加。主薬含量低下がみられるため粉砕時は最小限にとどめ，防湿・遮光保存 **安定性** **粉砕品**　(40±2℃，遮光・気密容器（ガラス瓶），5週間）問題となる変化なし (30±2℃，75±5％RH，遮光・開放，5週間）問題となる変化なし （白色蛍光ランプ(D65)，1,000lx・1時間（総照度1,000lx・hr），室温，気密容器（ガラス瓶））類縁物質の増加（規格外） （蛍光灯，500lx・72時間（総照度36,000lx・hr），室温，気密容器（ガラス瓶））類縁物質の増加（規格外） **溶解性(水)** 溶けにくい	

理由　**著** 著者コメント　**安定性** 原薬（一部製剤）の安定性　**溶解性(水)** 原薬の水に対する溶解性
代用品　※：一部適応等が異なる

ロスハ

製品名（会社名）	規格単位	剤形・割線・Cap号数	可否	一般名
ロスバスタチンOD錠2.5mg「ケミファ」(ケミファ＝日本薬工)	2.5mg	Fコート錠 (口腔内崩壊錠) ○(割線無)	— (△)	ロスバスタチンカルシウム
ロスバスタチンOD錠5mg「ケミファ」(ケミファ＝日本薬工)	5mg	Fコート錠 (口腔内崩壊錠) ○(割線無)	— (△)	
ロスバスタチン錠2.5mg「サワイ」(沢井)	2.5mg	Fコート錠 ○(割線無)	— (△)	ロスバスタチンカルシウム
ロスバスタチン錠5mg「サワイ」(沢井)	5mg	Fコート錠 ○(割線無)	— (△)	
ロスバスタチンOD錠2.5mg「サワイ」(沢井)	2.5mg	口腔内崩壊錠 ⊖(割線1本)	— (△)	ロスバスタチンカルシウム
ロスバスタチンOD錠5mg「サワイ」(沢井)	5mg	口腔内崩壊錠 ○(割線無)	— (△)	
ロスバスタチン錠2.5mg「サンド」(サンド)	2.5mg	Fコート錠 ○(割線無)	— (△)	ロスバスタチンカルシウム
ロスバスタチン錠5mg「サンド」(サンド)	5mg	Fコート錠 ○(割線無)	— (△)	
ロスバスタチン錠2.5mg「三和」(三和化学)	2.5mg	Fコート錠 ○(割線無)	— (△)	ロスバスタチンカルシウム
ロスバスタチン錠5mg「三和」(三和化学)	5mg	Fコート錠 ○(割線無)	— (△)	

可否判定 ○：可，△：条件つきで可，×：不可，—：企業判定回避，( )：著者判断

理　　由	代用品
著 吸湿性あり。原薬が不安定であり分解物増加。主薬含量低下がみられるため粉砕時は最小限にとどめ，防湿・遮光保存 **安定性** 粉砕品　(40±2℃，遮光・気密容器(ガラス瓶)，30日間)問題となる変化なし (25±2℃，75±5%RH，遮光・開放，30日間)問題となる変化なし (25±2℃，45±5%RH，1,000lx・3時間(総照度3,000lx・hr)，開放)類縁物質の増加(規格外) **溶解性(水)** 溶けにくい	
著 吸湿性あり。原薬が不安定であり分解物増加。主薬含量低下がみられるため粉砕時は最小限にとどめ，防湿・遮光保存 **溶解性(水)** 溶けにくい	
著 吸湿性あり。原薬が不安定であり分解物増加。主薬含量低下がみられるため粉砕時は最小限にとどめ，防湿・遮光保存 **溶解性(水)** 溶けにくい	
著 吸湿性あり。原薬が不安定であり分解物増加。主薬含量低下がみられるため粉砕時は最小限にとどめ，防湿・遮光保存 **安定性**〔温度〕(40℃，遮光・気密，4週間)性状，定量(%)に変化は認められなかった 〔湿度〕(25℃，75%RH，開放，4週間)性状はわずかに変化，定量(%)は98.5→96.5に低下(規格内) 〔光〕(2,500lx・hr，総照射量120万lx・hr)性状は着色，定量(%)に98.5→85.9に低下(規格外) **溶解性(水)** 溶けにくい	
著 吸湿性あり。原薬が不安定であり分解物増加。主薬含量低下がみられるため粉砕時は最小限にとどめ，防湿・遮光保存 **安定性**〔温度〕(40℃，遮光・気密，4週間)性状，定量(%)に変化は認められなかった 〔湿度〕(25℃，75%RH，開放，4週間)性状はわずかに変化，定量(%)は97.1→96.4に低下(規格内) 〔光〕(2,500lx・hr，総照射量120万lx・hr)性状は着色，定量(%)に97.1→91.2に低下(規格外) **溶解性(水)** 溶けにくい	
40℃で3カ月目より含量の低下(規格内)。25℃・75%RHで3カ月間安定。総照射量120万lx・hrで含量の低下(規格外)及び類縁物質の増加(規格外) **著** 吸湿性あり。原薬が不安定であり分解物増加。主薬含量低下がみられるため粉砕時は最小限にとどめ，防湿・遮光保存 **溶解性(水)** 溶けにくい	□
40℃で3カ月間安定。25℃・75%RHで3カ月間安定。総照射量120万lx・hrで含量の低下(規格外)及び類縁物質の増加(規格外) **著** 吸湿性あり。原薬が不安定であり分解物増加。主薬含量低下がみられるため粉砕時は最小限にとどめ，防湿・遮光保存 **溶解性(水)** 溶けにくい	

理由　**著** 著者コメント　　**安定性** 原薬(一部製剤)の安定性　　**溶解性(水)** 原薬の水に対する溶解性
代用品　※：一部適応等が異なる

ロスハ

製品名（会社名）	規格単位	剤形・割線・Cap号数	可否	一般名
ロスバスタチンOD錠2.5mg「三和」（三和化学）	2.5mg	Fコート錠（口腔内崩壊錠）○(割線無)	—(△)	ロスバスタチンカルシウム
ロスバスタチンOD錠5mg「三和」（三和化学）	5mg	Fコート錠（口腔内崩壊錠）○(割線無)	—(△)	
ロスバスタチン錠2.5mg「ゼリア」（日本薬工＝ゼリア）	2.5mg	Fコート錠 ○(割線無)	—(△)	ロスバスタチンカルシウム
ロスバスタチン錠5mg「ゼリア」（日本薬工＝ゼリア）	5mg	Fコート錠 ○(割線無)	—(△)	
ロスバスタチン錠2.5mg「タカタ」（高田）	2.5mg	Fコート錠 ○(割線無)	—(△)	ロスバスタチンカルシウム
ロスバスタチン錠5mg「タカタ」（高田）	5mg	Fコート錠 ○(割線無)	—(△)	
ロスバスタチン錠10mg「タカタ」（高田）	10mg	Fコート錠 ○(割線無)	—(△)	
ロスバスタチンOD錠2.5mg「タカタ」（高田）	2.5mg	口腔内崩壊錠 ○(割線無)	—(△)	ロスバスタチンカルシウム
ロスバスタチンOD錠5mg「タカタ」（高田）	5mg	口腔内崩壊錠 ○(割線無)	—(△)	
ロスバスタチン錠2.5mg「武田テバ」（武田テバ薬品＝武田テバファーマ＝武田）	2.5mg	Fコート錠 ○(割線無)	—(△)	ロスバスタチンカルシウム
ロスバスタチン錠5mg「武田テバ」（武田テバ薬品＝武田テバファーマ＝武田）	5mg	Fコート錠 ○(割線無)	—(△)	

可否判定 ○：可，△：条件つきで可，×：不可，—：企業判定回避，( )：著者判断

理　由	代用品
40℃で30日間安定。25℃・75％RHで30日間安定。総照射量3,000lx·hrで類縁物質の増加(規格外) **著** 吸湿性あり。原薬が不安定であり分解物増加。主薬含量低下がみられるため粉砕時は最小限にとどめ、防湿・遮光保存 (溶解性(水))溶けにくい	
40℃で30日間安定。25℃・75％RHで7日目より含量の低下(規格内)。総照射量3,000lx·hrで類縁物質の増加(規格外) **著** 吸湿性あり。原薬が不安定であり分解物増加。主薬含量低下がみられるため粉砕時は最小限にとどめ、防湿・遮光保存 (溶解性(水))溶けにくい	
室温保存。開封後は湿気を避けて保存すること **著** 吸湿性あり。原薬が不安定であり分解物増加。主薬含量低下がみられるため粉砕時は最小限にとどめ、防湿・遮光保存 (安定性)〔温度〕(40±2℃、湿度成り行き、遮光、褐色ガラス瓶(密栓)、5週間)外観・性状：変化なし。純度試験：類縁物質のわずかな増加が認められたが、規格の範囲内。定量法：変化なし 〔湿度〕(30±2℃、75±5％RH、遮光、褐色ガラス瓶(開放)、5週間)外観・性状：変化なし。純度試験：類縁物質のわずかな増加が認められたが、規格の範囲内。定量法：ほとんど変化なし 〔光〕(室温、湿度成り行き、白色蛍光ランプ(D65)、総照度1,000lx·hr(1,000lx·hr、1時間)、無色ガラス瓶(密栓))外観・性状：変化なし。純度試験：類縁物質の増加(規格外)。定量法：ほとんど変化なし (室温、湿度成り行き、蛍光灯、総照度36,000lx·hr(500lx·hr、72時間)、無色ガラス瓶(密栓))外観・性状：変化なし。純度試験：類縁物質の増加(規格外)。定量法：ほとんど変化なし (溶解性(水))溶けにくい	
著 吸湿性あり。原薬が不安定であり分解物増加。主薬含量低下がみられるため粉砕時は最小限にとどめ、防湿・遮光保存 (安定性)データなし (溶解性(水))溶けにくい	
著 吸湿性あり。原薬が不安定であり分解物増加。主薬含量低下がみられるため粉砕時は最小限にとどめ、防湿・遮光保存 (安定性)データなし(本剤は、湿度、光に弱いので保管に注意を要する) (溶解性(水))溶けにくい	
著 吸湿性あり。原薬が不安定であり分解物増加。主薬含量低下がみられるため粉砕時は最小限にとどめ、防湿・遮光保存 (安定性)製剤　〔湿度〕(25℃、75％RH、4週間)外観、含量に変化なし 〔光〕(60万lx·hr、25℃)外観変化なし、含量低下(残存率：[2.5mg錠]47％、[5mg錠]58％) (溶解性(水))溶けにくい	

理由　**著** 著者コメント　(安定性)原薬(一部製剤)の安定性　(溶解性(水))原薬の水に対する溶解性
代用品　※：一部適応等が異なる

ロスハ

製品名（会社名）	規格単位	剤形・割線・Cap号数	可否	一般名
ロスバスタチン錠2.5mg「ツルハラ」(鶴原)	2.5mg	Fコート錠 ○(割線無)	△	ロスバスタチンカルシウム
ロスバスタチン錠5mg「ツルハラ」(鶴原)	5mg	Fコート錠 ○(割線無)	△	
ロスバスタチン錠2.5mg「トーワ」(東和薬品)	2.5mg	Fコート錠 ○(割線無)	— (△)	ロスバスタチンカルシウム
ロスバスタチン錠5mg「トーワ」(東和薬品)	5mg	Fコート錠 ○(割線無)	— (△)	
ロスバスタチン錠10mg「トーワ」(東和薬品)	10mg	Fコート錠 ○(割線無)	— (△)	
ロスバスタチンOD錠2.5mg「トーワ」(東和薬品)	2.5mg	口腔内崩壊錠 ○(割線無)	— (△)	ロスバスタチンカルシウム
ロスバスタチンOD錠5mg「トーワ」(東和薬品)	5mg	口腔内崩壊錠 ○(割線無)	— (△)	
ロスバスタチンOD錠10mg「トーワ」(東和薬品)	10mg	口腔内崩壊錠 ○(割線無)	— (△)	
ロスバスタチン錠2.5mg「日医工」(日医工)	2.5mg	Fコート錠 ○(割線無)	— (△)	ロスバスタチンカルシウム
ロスバスタチン錠5mg「日医工」(日医工)	5mg	Fコート錠 ○(割線無)	— (△)	
ロスバスタチンOD錠2.5mg「日医工」(日医工)	2.5mg	口腔内崩壊錠 ○(割線無)	— (△)	ロスバスタチンカルシウム
ロスバスタチンOD錠5mg「日医工」(日医工)	5mg	口腔内崩壊錠 ○(割線無)	— (△)	
ロスバスタチン錠2.5mg「日新」(日新製薬)	2.5mg	Fコート錠 ○(割線無)	— (△)	ロスバスタチンカルシウム
ロスバスタチン錠5mg「日新」(日新製薬)	5mg	Fコート錠 ○(割線無)	— (△)	
ロスバスタチン錠2.5mg「ニプロ」(ニプロ)	2.5mg	Fコート錠 ○(割線無)	— (△)	ロスバスタチンカルシウム
ロスバスタチン錠5mg「ニプロ」(ニプロ)	5mg	Fコート錠 ○(割線無)	— (△)	
ロスバスタチンOD錠2.5mg「ニプロ」(ニプロ)	2.5mg	口腔内崩壊錠 ○(割線無)	— (△)	ロスバスタチンカルシウム
ロスバスタチンOD錠5mg「ニプロ」(ニプロ)	5mg	口腔内崩壊錠 ○(割線無)	— (△)	

可否判定 ○：可，△：条件つきで可，×：不可，—：企業判定回避，( )：著者判断

理　由	代用品
吸湿性，光に不安定 **著** 吸湿性あり。原薬が不安定であり分解物増加。主薬含量低下がみられるため粉砕時は最小限にとどめ，防湿・遮光保存 **(安定性)** 該当資料なし **(溶解性(水))** 溶けにくい	
著 吸湿性あり。原薬が不安定であり分解物増加。主薬含量低下がみられるため粉砕時は最小限にとどめ，防湿・遮光保存 **(安定性)粉砕後**　(25℃, 60%RH, 1,000lx散光下, 3カ月間)[2.5mg錠]外観変化あり(3カ月)，残存率79.2%(1カ月)，[5mg・10mg錠]外観変化あり(1カ月)，残存率76.9%(1カ月) (25℃, 60%RH, 遮光条件下, 3カ月間)外観・含量変化なし **(溶解性(水))** 溶けにくい	
著 吸湿性あり。原薬が不安定であり分解物増加。主薬含量低下がみられるため粉砕時は最小限にとどめ，防湿・遮光保存 **(安定性)粉砕後**　(25℃, 60%RH, 1,000lx散光下, 3カ月間)外観変化なし，残存率95.4%(3カ月) (25℃, 60%RH, 遮光条件下, 3カ月間)外観・含量変化なし **(溶解性(水))** 溶けにくい	
著 吸湿性あり。原薬が不安定であり分解物増加。主薬含量低下がみられるため粉砕時は最小限にとどめ，防湿・遮光保存 **(安定性)粉砕物**　(25℃, 75%RH, 遮光・開放, 3カ月間)外観，重量，含量変化なし **(溶解性(水))** 溶けにくい	
著 吸湿性あり。原薬が不安定であり分解物増加。主薬含量低下がみられるため粉砕時は最小限にとどめ，防湿・遮光保存 **(安定性)粉砕物**　(40℃, 遮光・気密容器, 30日間)(25℃, 75%RH, 遮光・開放, 30日間)外観，類縁物質，含量変化なし (25℃, 曝光量3,000lx・hr, 開放)3,000lx・hr後類縁物質増加 **(溶解性(水))** 溶けにくい	
光(約10万lx・hr)で含量低下 **著** 吸湿性あり。原薬が不安定であり分解物増加。主薬含量低下がみられるため粉砕時は最小限にとどめ，防湿・遮光保存 **(安定性)** 有効成分は吸湿性である **(溶解性(水))** 溶けにくい	
錠剤は開封後は湿気を避けて保存 **著** 吸湿性あり。原薬が不安定であり分解物増加。主薬含量低下がみられるため粉砕時は最小限にとどめ，防湿・遮光保存 **(安定性)粉砕後**　3カ月間のデータあり(粉砕時の体内動態データ等なし) **(溶解性(水))** 溶けにくい	
錠剤は開封後は湿気を避けて保存 **著** 吸湿性あり。原薬が不安定であり分解物増加。主薬含量低下がみられるため粉砕時は最小限にとどめ，防湿・遮光保存 **(安定性)粉砕後**　3カ月間のデータあり(粉砕時の体内動態データ等なし) **(溶解性(水))** 溶けにくい	

理由　**著** 著者コメント　**(安定性)** 原薬(一部製剤)の安定性　**(溶解性(水))** 原薬の水に対する溶解性
代用品　※：一部適応等が異なる

ロスハ

製品名（会社名）	規格単位	剤形・割線・Cap号数	可否	一般名
ロスバスタチン錠2.5mg「ファイザー」（ファイザー）	2.5mg	Fコート錠 ○(割線無)	— (△)	ロスバスタチンカルシウム
ロスバスタチン錠5mg「ファイザー」（ファイザー）	5mg	Fコート錠 ○(割線無)	— (△)	
ロスポリア錠1mg（日医工＝あすか製薬＝武田）	1mg	Fコート錠 ○(割線無)	— (○)	塩酸ロペラミド
ロゼレム錠8mg（武田）	8mg	Fコート錠 ○(割線無)	— (○)	ラメルテオン
ロドピン錠25mg（LTL）	50mg	糖衣錠 ○(割線無)	— (○)	ゾテピン
ロドピン錠50mg（LTL）	100mg	糖衣錠 ○(割線無)	— (○)	
ロドピン錠100mg（LTL）	100mg	糖衣錠 ○(割線無)	— (○)	
ロトリガ粒状カプセル2g（武田）	2g1包	軟カプセル	×	オメガ-3脂肪酸エチル

可否判定 ○：可，△：条件つきで可，×：不可，—：企業判定回避，（ ）：著者判断

理　　由	代用品
著 吸湿性あり。原薬が不安定であり分解物増加。主薬含量低下がみられるため粉砕時は最小限にとどめ，防湿・遮光保存 (安定性)(50℃(50±2℃)，遮光・密閉(瓶))2週間より外観変化あり(白色の粉末→微黄白色の粉末) (40℃(40±2℃)，遮光・密閉(瓶))8週間より外観変化あり(白色の粉末→微黄白色の粉末) (30℃(30±2℃)，75%RH(75±5%RH)，遮光・ガラスカップまたはシャーレ開放)4週間より外観変化(白色の粉末→白色もしくは微黄白色の粉末及び凝集がみられたが，たやすく粉砕できた (2,000lx，総照射量134万lx·hr以上，総近紫外放射エネルギー200W·hr/m^{2}以上，シャーレ・防湿フィルム)2週間より外観変化(白色の粉末→曝光部分は微黄白色の粉末)及び含量(%)変化あり(2週間：82.4，4週間：78.5) (溶解性(水))極めて溶けにくい	
(溶解性(水))溶けにくい	小児用細0.05% 先 GE (適応が異なる) 細0.1% 先
主薬が光に不安定なため，遮光の目的でフィルムコーティング錠としている。粉砕後，25℃，75%RH，白色蛍光灯の条件下で観察した結果，1カ月後まで，外観，含量について特に問題となる変化なし (安定性)〔長期〕(25℃，60%RH，36カ月間)36カ月まで安定 製剤　〔長期〕(25℃，60%RH，PTP＋紙箱及びガラス瓶＋紙箱，36カ月間)36カ月まで安定 〔温度〕(60℃，2カ月間)2カ月まで安定 〔湿度〕(25℃，93%RH，6カ月間)6カ月まで安定 〔光〕(120万lx·hr(D65光源))光に対して安定 (溶解性(水))極めて溶けにくい	
有効成分に苦味あり 有効成分の吸湿性：37℃・100%RHで含水量は約0.1%以下であり，吸湿性は認められなかった (安定性)〔長期〕(室温，暗所，無色透明ガラス瓶(密栓)，60カ月間)外観・性状変化なし。含量(残存率)ほとんど変化なし 〔苛酷〕(50℃，暗所，ガラス瓶(密栓)，6カ月間)外観・性状変化なし。含量(残存率)ほとんど変化なし (30℃，90%RH，暗所，無色透明ガラス瓶(開放)，3カ月間)外観・性状変化なし。含量(残存率)ほとんど変化なし 〔光〕(室温，室内散光下，無色透明ガラス瓶(密栓)，6カ月間)外観・性状変化なし。含量(残存率)ほとんど変化なし (溶解性(水))ほとんど溶けない	細10%・50% 先 GE
カプセル内は魚油成分のため，粉砕不可 (安定性)〔長期〕(25℃，60%RH，気密容器(窒素封入)，24カ月間)変化なし 製剤　〔長期〕(25℃，60%RH，暗所，アルミスティック，36カ月間)変化なし 〔光〕(120万lx·hr(D65光源))変化なし (溶解性(水))ほとんど溶けない	

理由　著 著者コメント　(安定性)原薬(一部製剤)の安定性　(溶解性(水))原薬の水に対する溶解性
代用品　※：一部適応等が異なる

ロナセ

製品名（会社名）	規格単位	剤形・割線・Cap号数	可否	一般名
ロナセン錠2mg （大日本住友）	2mg	素錠 ○(割線無)	— (○)	ブロナンセリン
ロナセン錠4mg （大日本住友）	4mg	素錠 ⊖(割線表裏各1本)	— (○)	
ロナセン錠8mg （大日本住友）	8mg	素錠 ⊖(割線1本)	— (○)	
ロピニロール錠0.25mg「JG」 （長生堂＝日本ジェネリック）	0.25mg	Fコート錠 ○(割線無)	— (○)	ロピニロール塩酸塩
ロピニロール錠1mg「JG」 （長生堂＝日本ジェネリック）	1mg	Fコート錠 ○(割線無)	— (○)	
ロピニロール錠2mg「JG」 （長生堂＝日本ジェネリック）	2mg	Fコート錠 ○(割線無)	— (○)	
ロピニロールOD錠0.25mg「アメル」（共和薬品）	0.25mg	素錠(口腔内崩壊錠) ○(割線無)	— (○)	ロピニロール塩酸塩
ロピニロールOD錠1mg「アメル」（共和薬品）	1mg	素錠(口腔内崩壊錠) ○(割線無)	— (○)	
ロピニロールOD錠2mg「アメル」（共和薬品）	2mg	素錠(口腔内崩壊錠) ○(割線無)	— (○)	
ロピニロール徐放錠2mg「共創未来」（共創未来ファーマ）	2mg	Fコート錠 ○(割線無)	×	ロピニロール塩酸塩
ロピニロール徐放錠8mg「共創未来」（共創未来ファーマ）	8mg	Fコート錠 ○(割線無)	×	
ロピニロール徐放錠2mg「トーワ」（東和薬品）	2mg	Fコート錠 ○(割線無)	×	ロピニロール塩酸塩
ロピニロール徐放錠8mg「トーワ」（東和薬品）	8mg	Fコート錠 ○(割線無)	×	
ロフラゼプ酸エチル錠1mg「SN」 （シオノ＝ファイザー＝武田テバファーマ＝武田＝江州）	1mg	素錠 ○(割線無)	— (○)	ロフラゼプ酸エチル
ロフラゼプ酸エチル錠2mg「SN」 （シオノ＝ファイザー＝武田テバファーマ＝武田＝江州）	2mg	素錠 ⊖(割線1本)	— (○)	

可否判定 ○：可，△：条件つきで可，×：不可，—：企業判定回避，（ ）：著者判断

ロフラ

理　由	代用品
(安定性)〔長期〕(25℃，60％RH，二重ポリエチレン袋/防湿ファイバードラム，36カ月間)変化なし 〔加速〕(40℃，75％RH，二重ポリエチレン袋/防湿ファイバードラム，6カ月間)変化なし 〔苛酷〕(50℃，褐色ガラス瓶(開栓)，6カ月間)変化なし (60℃，褐色ガラス瓶(開栓)，3カ月間)変化なし (25℃，93％RH，褐色ガラス瓶(開栓)，6カ月間)変化なし (40℃，75％RH，褐色ガラス瓶(開栓)，6カ月間)変化なし (約25℃，D65蛍光ランプ(照度3,000lx，紫外線強度60μW/cm²)，シャーレ，120万lx·hr，240W·hr/m²)変化なし **粉砕後** [4mg錠] (40℃，75％RH，遮光，暗室，グラシン紙分包，6カ月間)性状：変化なし，含量：98.5％ (25℃，60％RH，遮光，暗室，グラシン紙分包，6カ月間)性状：変化なし，含量：99.3％ (溶解性(水))ほとんど溶けない	散2% 先 AG GE
(著)粉砕後データより，防湿・遮光保存で安定と推定 (安定性)**粉砕品** (40℃，遮光・気密，4週間)外観・含量：変化なし，純度：規格内 (25℃，75％RH，遮光・開放，4週間)外観・含量：変化なし，純度：規格内 (30万lx·hr(3,000lx)，密閉)外観・含量：変化なし，純度：規格外 (溶解性(水))溶けやすい	
(著)粉砕後データより，防湿・遮光保存で安定と推定 (安定性)**粉砕品** 〔湿度〕(25℃，75％RH，遮光，ポリセロ分包，90日間)外観，含量：変化なし 〔光〕(25℃，60％RH，120万lx·hr，ポリセロ分包)外観：変化なし，含量：[0.25mgOD錠]変化あり(規格内)，[1mg・2mgOD錠]変化なし (溶解性(水))溶けやすい	
本剤は徐放性製剤であるため，噛んだり，割ったり，砕いたりせずにそのまま服用するよう指導すること (著)徐放性製剤のため粉砕不可 (溶解性(水))やや溶けやすい	
徐放性製剤のため粉砕不可 (安定性)**粉砕後** [8mg錠] (25℃，60％RH，1,000lx散光下，3カ月間)外観・含量変化なし (溶解性(水))やや溶けやすい	
(溶解性(水))ほとんど溶けない	細1% 先

理由　(著)著者コメント　(安定性)原薬(一部製剤)の安定性　(溶解性(水))原薬の水に対する溶解性
代用品　※：一部適応等が異なる

ロフラ

製品名（会社名）	規格単位	剤形・割線・Cap号数	可否	一般名
ロフラゼプ酸エチル錠1mg「サワイ」（沢井）	1mg	素錠 ○（割線無）	—（○）	ロフラゼプ酸エチル
ロフラゼプ酸エチル錠2mg「サワイ」（沢井）	2mg	素錠 ⊖（割線1本）	—（○）	
ロフラゼプ酸エチル錠1mg「トーワ」（東和薬品）	1mg	素錠 ○（割線無）	—（○）	ロフラゼプ酸エチル
ロフラゼプ酸エチル錠2mg「トーワ」（東和薬品）	2mg	素錠 ⊖（割線模様）	—（○）	
ロフラゼプ酸エチル錠1mg「日医工」（日医工）	1mg	素錠 ○（割線無）	—（○）	ロフラゼプ酸エチル
ロフラゼプ酸エチル錠2mg「日医工」（日医工）	2mg	素錠 ⊖（割線1本）	—（○）	
ロプレソール錠20mg（サンファーマ＝田辺三菱）	20mg	Fコート錠 ○（割線無）	○	メトプロロール酒石酸塩
ロプレソール錠40mg（サンファーマ＝田辺三菱）	40mg	Fコート錠 ○（割線無）	○	
ロプレソールSR錠120mg（サンファーマ＝田辺三菱）	120mg	Fコート錠 ⬭（割線表裏各1本）	×	メトプロロール酒石酸塩
ロペカルドカプセル1mg（シオノ）	1mg	硬カプセル 4号	—（○）	塩酸ロペラミド
ロペナカプセル1mg（堀井）	1mg	硬カプセル 4号	△	塩酸ロペラミド
ロペミンカプセル1mg（ヤンセン）	1mg	硬カプセル 4号	—（○）	塩酸ロペラミド
ロペラミド錠1mg「EMEC」（サンノーバ＝エルメッド＝日医工）	1mg	素錠 ⊖（割線1本）	—（○）	塩酸ロペラミド

可否判定　○：可，△：条件つきで可，×：不可，—：企業判定回避，（ ）：著者判断

ロヘラ

理　　由	代用品
(溶解性(水))ほとんど溶けない	細1% [先]
主成分は，においはない (安定性)**粉砕後**　[1mg錠] (25℃，60%RH，1,000lx散光下，3カ月間)外観・含量変化なし (溶解性(水))やや溶けやすい	細1% [先]
(溶解性(水))ほとんど溶けない	細1% [先]
(安定性)〔通常〕(室温，褐色ガラス瓶，1,080日間)安定 〔苛酷〕(50℃，褐色ガラス瓶，90日間)安定 (30℃，82%RH，褐色ガラス瓶，90日間)安定 (キセノンランプ，透明アンプル，2日間)安定 (溶解性(水))極めて溶けやすい	
徐放性製剤のため粉砕不可 (安定性)〔通常〕(室温，褐色ガラス瓶，1,080日間)安定 〔苛酷〕(50℃，褐色ガラス瓶，90日間)安定 (30℃，82%RH，褐色ガラス瓶，90日間)安定 (キセノンランプ，透明アンプル，2日間)安定 (溶解性(水))極めて溶けやすい	
(溶解性(水))溶けにくい	小児用細0.05% [先][GE] (適応が異なる) 細0.1% [先]
カプセル内は散剤であり，粉砕の必要はない (安定性)**脱カプセル後**　データなし (溶解性(水))溶けにくい	小児用細0.05% [先][GE] (適応が異なる) 細0.1% [先]
原薬は苦味及び収斂性がある **著** 遮光保存。苦味あり (安定性)〔長期〕(室温，無色ガラス瓶(密栓)，3年間)変化なし 〔温度〕(40℃，無色ガラス瓶(密栓)，6カ月間)変化なし 〔湿度〕(40℃，90%RH，無色ガラス瓶(開栓)，3カ月間)変化なし 〔光〕(無色ガラス瓶(密栓)，キセノンランプ(2.5kW)，20時間)変化なし (溶解性(水))溶けにくい	小児用細0.05% [先][GE] (適応が異なる) 細0.1% [先]
粉砕時の安定性データ，体内動態データなし。速崩性の錠剤であるため粉砕の必要なし。要防湿 **著** 苦味あり。原薬は光に安定 (安定性)**原薬**　光に安定である 酸性溶液で加熱すると分解速度は極めて遅いが脱水体が生成する。アルカリ性溶液は安定である (溶解性(水))溶けにくい	小児用細0.05% [先][GE] (適応が異なる) 細0.1% [先]

理由　**著** 著者コメント　(安定性)原薬(一部製剤)の安定性　(溶解性(水))原薬の水に対する溶解性
代用品　※：一部適応等が異なる

ロヘラ

製品名（会社名）	規格単位	剤形・割線・Cap号数	可否	一般名
ロペラミド塩酸塩カプセル1mg「JG」（長生堂＝日本ジェネリック）	1mg	硬カプセル ④号	— (○)	塩酸ロペラミド
ロペラミド塩酸塩カプセル1mg「サワイ」（沢井）	1mg	硬カプセル ④号	— (○)	塩酸ロペラミド
ロペラミド塩酸塩カプセル1mg「タイヨー」（武田テバファーマ＝武田）	1mg	硬カプセル ④号	— (○)	塩酸ロペラミド
ロペラミド塩酸塩カプセル1mg「フソー」（ダイト＝扶桑）	1mg	硬カプセル ④号	— (○)	塩酸ロペラミド
ロラゼパム錠0.5mg「サワイ」（沢井）	0.5mg	素錠 ○（割線無）	— (△)	ロラゼパム
ロラゼパム錠1mg「サワイ」（沢井）	1mg	素錠 ⊖（割線1本）	— (△)	ロラゼパム
ロラタジン錠10mg「AA」（あすか製薬＝武田）	10mg	素錠 ⊖（割線1本）	— (○)	ロラタジン
ロラタジンOD錠10mg「AA」（あすか製薬＝武田）	10mg	口腔内崩壊錠 ○（割線無）	— (△)	ロラタジン
ロラタジン錠10mg「CH」（長生堂＝日本ジェネリック）	10mg	素錠 ⊖（割線1本）	— (○)	ロラタジン
ロラタジンOD錠10mg「CH」（長生堂）	10mg	素錠（口腔内崩壊錠） ○（割線無）	— (△)	ロラタジン
ロラタジン錠10mg「EE」（エルメッド＝日医工）	10mg	素錠 ⊖（割線1本）	— (○)	ロラタジン

可否判定　○：可，△：条件つきで可，×：不可，—：企業判定回避，（ ）：著者判断

ロラタ

理　由	代用品
著 苦味あり。原薬は光に安定 安定性 **粉砕品** （40℃，60％RH，遮光・気密，30日間)外観・含量：変化なし (25℃，75％RH，遮光・開放，30日間)外観・含量：変化なし (120万lx·hr，密閉(シャーレ＋ラップ)，50日間)外観・含量：変化なし 溶解性(水) 溶けにくい	小児用細0.05%　先 GE （適応が異なる） 細0.1%　先
著 原薬は安定 溶解性(水) 溶けにくい	小児用細0.05%　先 GE （適応が異なる） 細0.1%　先
原薬には苦味及び収斂性がある 著 遮光保存。苦味あり 安定性 **脱カプセル時** 〔湿度〕(25℃，75％RH，4週間)性状，含量に変化なし 溶解性(水) 溶けにくい	小児用細0.05%　先 GE （適応が異なる） 細0.1%　先
著 苦味あり。粉砕可能と推定。遮光保存 溶解性(水) 溶けにくい	小児用細0.05%　先 GE （適応が異なる） 細0.1%　先
においはない 著 遮光が望ましい 安定性 光によって徐々に着色する 溶解性(水) ほとんど溶けない	
著 防湿保存 安定性 **粉砕後** （40℃，遮光，気密容器，30日間)性状，含量は変化なし (25℃，75％RH，遮光，開放，30日間)性状，含量は変化なし (25℃，45％RH，HD65ランプ，120万lx·hr)性状，含量は変化なし 溶解性(水) ほとんど溶けない	DS1%　先 GE
著 口腔内崩壊錠のため粉砕不適。粉砕した場合，防湿・遮光保存 安定性 **粉砕後** （40℃，遮光，気密容器，30日間)性状，含量は変化なし (25℃，75％RH，遮光，開放，30日間)性状，含量は変化なし (25℃，45％RH，HD65ランプ，120万lx·hr)性状，含量は変化なし 溶解性(水) ほとんど溶けない	DS1%　先 GE
著 防湿保存 安定性 **粉砕品** （25℃，75％RH，遮光・開放，1カ月間)外観・含量：変化なし 溶解性(水) ほとんど溶けない	DS1%　先 GE
著 口腔内崩壊錠のため粉砕不適。粉砕した場合，防湿・遮光保存 安定性 **粉砕品** （25℃，75％RH，遮光・開放，1カ月間)外観・含量：変化なし 溶解性(水) ほとんど溶けない	DS1%　先 GE
粉砕時の体内動態データなし 著 防湿保存 安定性 **製剤** 〔長期〕(25℃，60％RH，PTPシートに入れた状態，36カ月間)規格内 (25℃，60％RH，ポリエチレン容器に入れた状態，36カ月間)規格内 〔苛酷〕(40℃，遮光，3カ月間)規格内 (120万lx·hr，25日間)規格内 (25℃，75％RH，遮光，3カ月間)規格内 **粉砕後** （40℃，3カ月間)規格内 (120万lx·hr，25日間)規格内 (25℃，75％RH，3カ月間)規格内 溶解性(水) ほとんど溶けない	DS1%　先 GE

理由　著 著者コメント　　安定性 原薬(一部製剤)の安定性　　溶解性(水) 原薬の水に対する溶解性
代用品　※：一部適応等が異なる

ロラタ

製品名(会社名)	規格単位	剤形・割線・Cap号数	可否	一般名
ロラタジンOD錠10mg「EE」 (エルメッド=日医工)	10mg	素錠(口腔内崩壊錠) ◯(割線無)	— (△)	ロラタジン
ロラタジン錠10mg「JG」 (日本ジェネリック)	10mg	素錠 ⊖(割線1本)	— (◯)	ロラタジン
ロラタジンOD錠10mg「JG」 (日本ジェネリック)	10mg	口腔内崩壊錠 ◯(割線無)	— (△)	ロラタジン
ロラタジン錠10mg「KN」 (小林化工=アルフレッサファーマ)	10mg	素錠 ⊖(割線1本)	◯	ロラタジン
ロラタジン錠10mg「NP」 (ニプロ)	10mg	素錠 ⊖(割線1本)	— (◯)	ロラタジン
ロラタジンOD錠10mg「NP」 (ニプロ)	10mg	口腔内崩壊錠 ◯(割線無)	— (△)	ロラタジン
ロラタジン錠10mg「TCK」 (辰巳=ニプロES)	10mg	素錠 ⊖(割線1本)	— (◯)	ロラタジン
ロラタジンOD錠10mg「TYK」 (武田テバ薬品=武田テバファーマ=武田)	10mg	口腔内崩壊錠 ⊖(割線模様)	— (△)	ロラタジン
ロラタジン錠10mg「YD」 (陽進堂)	10mg	素錠 ⊖(割線1本)	— (◯)	ロラタジン
ロラタジンOD錠10mg「YD」 (陽進堂)	10mg	素錠(口腔内崩壊錠) ⊖(割線1本)	— (△)	ロラタジン
ロラタジン錠10mg「アメル」 (共和薬品)	10mg	素錠 ⊖(割線1本)	◯	ロラタジン

可否判定 ◯:可,△:条件つきで可,×:不可,—:企業判定回避,():著者判断

ロタ

理　由	代用品
粉砕時の体内動態データ，安定性データなし 著 口腔内崩壊錠のため粉砕不適。粉砕した場合，防湿・遮光保存 安定性 製剤 〔長期〕(25℃，60%RH，PTPシートに入れた状態，36カ月間)規格内 (25℃，60%RH，ポリエチレン容器に入れた状態，36カ月間)規格内 〔苛酷〕(40℃，遮光，3カ月間)規格内 (120万lx・hr，25日間)規格内 (25℃，75%RH，遮光，3カ月間)硬度の低下を認めた 溶解性(水) ほとんど溶けない	DS1% 先 GE
著 防湿保存 安定性 (25℃，75%RH，1カ月)問題なし 溶解性(水) ほとんど溶けない	DS1% 先 GE
著 口腔内崩壊錠のため粉砕不適。粉砕した場合，防湿・遮光保存 安定性 (25℃，75%RH，1カ月)問題なし 溶解性(水) ほとんど溶けない	DS1% 先 GE
安定性 粉砕後 〔通常〕(25℃，75%RH，遮光，3カ月間)変化なし 〔苛酷〕(40℃，遮光，3カ月間)変化なし 〔光〕(室温，1,000lx・hr(白色蛍光灯下)，50日間)変化なし 溶解性(水) ほとんど溶けない	DS1% 先 GE
錠剤は開封後湿気を避けて保存すること 著 防湿保存 安定性 粉砕後 3カ月間のデータあり(粉砕時の体内動態データ等なし) 溶解性(水) ほとんど溶けない	DS1% 先 GE
錠剤は開封後湿気を避けて保存すること 著 口腔内崩壊錠のため粉砕不適。粉砕した場合，防湿・遮光保存 安定性 粉砕後 データなし 溶解性(水) ほとんど溶けない	DS1% 先 GE
25±1℃，75±5%RH，遮光・開放条件で4週間保存した結果，含量の低下(規格内)を認めた 著 防湿保存 安定性 該当資料なし 溶解性(水) ほとんど溶けない	DS1% 先 GE
著 口腔内崩壊錠のため粉砕不適。粉砕した場合，防湿・遮光保存 溶解性(水) ほとんど溶けない	DS1% 先 GE
著 防湿保存 安定性 粉砕時 (温度・湿度成り行き，室内散乱光下，1カ月間)性状変化なし，含量規格内 溶解性(水) ほとんど溶けない	DS1% 先 GE
著 口腔内崩壊錠のため粉砕不適。粉砕した場合，防湿・遮光保存 安定性 粉砕時 (温度・湿度成り行き，室内散乱光下，1カ月間)性状変化なし，含量規格内 溶解性(水) ほとんど溶けない	DS1% 先 GE
安定性 粉砕後 (25℃，75%RH，遮光，開放)30日間安定 (40℃，遮光，気密容器)30日間安定 (25℃，45%RH，120万lx・hr，開放)安定 溶解性(水) ほとんど溶けない	DS1% 先 GE

理由　著 著者コメント　安定性 原薬(一部製剤)の安定性　溶解性(水) 原薬の水に対する溶解性
代用品　※：一部適応等が異なる

ロラタ

製品名(会社名)	規格単位	剤形・割線・Cap号数	可否	一般名
ロラタジンOD錠10mg「アメル」 (共和薬品=三和化学)	10mg	口腔内崩壊錠 ◯(割線無)	◯ (△)	ロラタジン
ロラタジンOD錠10mg「杏林」 (キョーリンリメディオ =杏林)	10mg	口腔内崩壊錠 ◯(割線無)	― (△)	ロラタジン
ロラタジン錠10mg「ケミファ」 (ダイト=ケミファ)	10mg	素錠 ⊖(割線1本)	― (◯)	ロラタジン
ロラタジンOD錠10mg「ケミファ」 (ダイト=ケミファ)	10mg	素錠(口腔内崩壊錠) ◯(割線無)	― (△)	ロラタジン
ロラタジン錠10mg「サワイ」 (沢井)	10mg	素錠 ⊖(割線1本)	― (◯)	ロラタジン
ロラタジンOD錠10mg「サワイ」 (沢井)	10mg	口腔内崩壊錠 ⊖(割線1本)	― (△)	ロラタジン
ロラタジンOD錠10mg「サンド」 (サンド)	10mg	素錠(口腔内崩壊錠) ◯(割線無)	― (△)	ロラタジン
ロラタジンOD錠10mg「トーワ」 (東和薬品)	10mg	口腔内崩壊錠 ⊖(割線1本)	― (△)	ロラタジン
ロラタジン錠10mg「日医工」 (日医工)	10mg	素錠 ⊖(割線1本)	― (◯)	ロラタジン
ロラタジンOD錠10mg「日医工」 (日医工)	10mg	口腔内崩壊錠 ◯(割線無)	― (△)	ロラタジン

可否判定 ◯:可, △:条件つきで可, ×:不可, ―:企業判定回避, ():著者判断

理　由	代用品
(著) 口腔内崩壊錠のため粉砕不適。粉砕した場合，防湿・遮光保存 (安定性) 粉砕後　(25℃, 75%RH, 遮光, 開放)30日間安定 (40℃, 遮光, 気密容器)30日間安定 (25℃, 45%RH, 120万lx·hr, 開放)安定 (溶解性(水)) ほとんど溶けない	DS1% 先 GE
粉砕末は，25℃, 75%RHの保存条件下において2週間及び1カ月保存，性状及び定量法いずれも判定基準に適合した (著) 口腔内崩壊錠のため粉砕不適。粉砕した場合，防湿・遮光保存 (溶解性(水)) ほとんど溶けない	DS1% 先 GE
(著) 防湿保存 (安定性) 粉砕後　〔温度〕(40℃, 75%RH, 遮光・気密容器, 30日間)性状・含量変化なし 〔湿度〕(25℃, 75%RH, 遮光・開放, 30日間)性状・含量変化なし 〔光〕(2,500lx, 25℃, 45%RH, 開放)120万lx·hrで性状・含量変化なし (溶解性(水)) ほとんど溶けない	DS1% 先 GE
(著) 口腔内崩壊錠のため粉砕不適。粉砕した場合，防湿・遮光保存 (安定性) 粉砕後　〔温度〕(40℃, 75%RH, 遮光・気密容器, 30日間)性状・含量変化なし 〔湿度〕(25℃, 75%RH, 遮光・開放)14日・30日で含量低下(規格内) 〔光〕(2,500lx, 25℃, 45%RH, 開放)120万lx·hrで性状・含量変化なし (溶解性(水)) ほとんど溶けない	DS1% 先 GE
(著) 防湿保存 (溶解性(水)) ほとんど溶けない	DS1% 先 GE
(著) 口腔内崩壊錠のため粉砕不適。粉砕した場合，防湿・遮光保存 (溶解性(水)) ほとんど溶けない	DS1% 先 GE
(著) 口腔内崩壊錠のため粉砕不適。粉砕した場合，防湿・遮光保存 (安定性) 粉砕後　〔温度〕(40℃, 遮光・気密容器, 4週間)外観(性状)変化なし，2週間後に96.0→93.9へ含量(%)の低下あり 〔湿度〕(25℃, 75%RH, 遮光・開放, 4週間)1週間から水分を含んだ粉末に外観(性状)変化がみられ，1週間，2週間及び4週間で96.0→92.9, 91.6及び93.3へ含量(%)の低下あり 〔光〕(1,000lx·hr, 総照度60万lx·hr, 25℃(気密容器))外観(性状)，含量(%)変化なし (溶解性(水)) ほとんど溶けない	DS1% 先 GE
(著) 口腔内崩壊錠のため粉砕不適。粉砕した場合，防湿・遮光保存 (安定性) 粉砕後　(室内散光下, 3カ月間)外観・含量変化なし (溶解性(水)) ほとんど溶けない	DS1% 先 GE
(著) 防湿保存 (安定性) 粉砕物　(25℃, 75%RH, 遮光・開放, 3カ月間)外観, 含量変化なし (溶解性(水)) ほとんど溶けない	DS1% 先 GE
(著) 口腔内崩壊錠のため粉砕不適。粉砕した場合，防湿・遮光保存 (安定性) 粉砕物　(25℃, 75%RH, 遮光・開放, 3カ月間)外観, 含量変化なし (溶解性(水)) ほとんど溶けない	DS1% 先 GE

理由　(著) 著者コメント　(安定性) 原薬(一部製剤)の安定性　(溶解性(水)) 原薬の水に対する溶解性
代用品　※：一部適応等が異なる

ロラタ

製品名(会社名)	規格単位	剤形・割線・Cap号数	可否	一般名
ロラタジン錠10mg「日新」(日新製薬)	10mg	素錠 ⊖(割線1本)	―(○)	ロラタジン
ロラタジンOD錠10mg「日新」(日新製薬)	10mg	口腔内崩壊錠 ⊖(割線模様)	―(△)	ロラタジン
ロラタジン錠10mg「ファイザー」(ファイザー)	10mg	素錠 ⊖(割線1本)	―(○)	ロラタジン
ロラタジンOD錠10mg「ファイザー」(ファイザー)	10mg	口腔内崩壊錠 ○(割線無)	―(△)	ロラタジン
ロラメット錠1.0 (あすか製薬=武田)	1mg	素錠 ⊖(割線1本)	△	ロルメタゼパム
ロルカム錠2mg (大正製薬)	2mg	Fコート錠 ○(割線無)	―(△)	ロルノキシカム
ロルカム錠4mg (大正製薬)	4mg	Fコート錠 ○(割線無)	―(△)	

可否判定 ○:可,△:条件つきで可,×:不可,―:企業判定回避,( ):著者判断

ロルカ

理　由	代用品
開封後は湿気を避けて保存 **著** 防湿保存 (溶解性(水))ほとんど溶けない	DS1% 先 GE
口腔内崩壊錠 吸湿性が強いのでアルミピロー開封後は湿気を避けて保存 **著** 口腔内崩壊錠のため粉砕不適。粉砕した場合，防湿・遮光保存 (溶解性(水))ほとんど溶けない	DS1% 先 GE
変化なし **著** 防湿保存 (溶解性(水))ほとんど溶けない	DS1% 先 GE
変化なし **著** 口腔内崩壊錠のため粉砕不適。粉砕した場合，防湿・遮光保存 (溶解性(水))ほとんど溶けない	DS1% 先 GE
安定性試験(最良・中間・最悪の3条件)ではすべて30日間安定。しかし，吸湿しやすいため，粉砕後は防湿保存とする (安定性)原薬　〔長期〕(25℃，75％RH，無色ガラス瓶・無色ペトリ皿(開放)，24カ月間)性状，含量は変化なし 〔苛酷〕(40℃，無色ガラス瓶，6カ月間)性状，含量は変化なし (50℃，無色ガラス瓶，6カ月間)性状，含量は変化なし (40℃，75％RH，無色ガラス瓶，6カ月間)性状，含量は変化なし (40℃，85％RH，無色ペトリ皿(開放)，6カ月間)性状，含量は変化なし 〔光〕(蛍光灯下，2,000lx，褐色ガラス瓶，6カ月間)性状，含量は変化なし (蛍光灯下，2,000lx，無色ペトリ皿(開放)，6カ月間)外観が白色～淡黄色から微黄色～淡黄色に変化，含量は変化なし **粉砕後**　(成り行き条件，散光，30日間)外観，含量は変化なし (成り行き条件，遮光，30日間)外観，含量は変化なし (30℃，75％RH，遮光，開放，30日間)外観，含量は変化なし，吸湿あり (溶解性(水))ほとんど溶けない	
防湿保存。加温，加湿及び光照射とも粉砕直後から溶出率の低下がみられた **著** 防湿・遮光保存 (安定性)〔長期〕(25℃，55％RH，ポリエチレン袋，36カ月間)変化なし 〔苛酷〕(60℃，透明ガラス瓶・気密，3カ月間)変化なし (40℃，90％RH，透明ガラスシャーレ＋アルミホイル，6カ月間)変化なし (蛍光灯1,000lx，透明ガラスシャーレ＋塩化ビニリデンフィルム，3カ月間)わずかに未知分解物検出 (溶解性(水))ほとんど溶けない	

理由　**著** 著者コメント　　(安定性)原薬(一部製剤)の安定性　　(溶解性(水))原薬の水に対する溶解性
代用品　※：一部適応等が異なる

ロレル

製品名(会社名)	規格単位	剤形·割線·Cap号数	可否	一般名
ロレルコ錠250mg (大塚製薬)	250mg	Fコート錠 ○(割線無)	— (△)	プロブコール
ロンゲス錠5mg (共和薬品)	5mg	素錠 (割線1本)	○	リシノプリル水和物
ロンゲス錠10mg (共和薬品)	10mg	素錠 (割線1本)	○	
ロンゲス錠20mg (共和薬品)	20mg	素錠 (割線1本)	○	
ロンサーフ配合錠T15 (大鵬薬品)	15mg (トリフルリジン相当量)	Fコート錠 ○(割線無)	△	トリフルリジン・チピラシル塩酸塩
ロンサーフ配合錠T20 (大鵬薬品)	20mg (トリフルリジン相当量)	Fコート錠 ○(割線無)	△	
ロンステロン錠25mg (日新製薬)	25mg	素錠 ○(割線無)	— (○)	クロルマジノン酢酸エステル

可否判定 ○:可, △:条件つきで可, ×:不可, —:企業判定回避, ( ):著者判断

理　　由	代用品
(25℃，75%RH，4週間，分包)外観及び含量：変化なし **著** 遮光保存 (安定性)〔長期〕(室温，褐色透明ガラス瓶(密栓)，36カ月間)変化なし 〔加速〕(40℃，75%RH，褐色透明ガラス瓶(密栓)，3カ月間)変化なし 〔温度〕(50℃，褐色透明ガラス瓶(密栓)，2カ月間)変化なし 〔湿度〕(25℃，75%RH，ガラスシャーレ(開放)，1カ月間)変化なし 〔光〕(室内散光，500lx，無色透明ガラス瓶(密栓)，3カ月間)変化なし 　(室内散光，500lx，褐色透明ガラス瓶(密栓)，3カ月間)変化なし 　(日照灯，2,500lx，ガラスシャーレ(開放)，10日間)外観の変色及びにおいの変化がみられた以外は変化なし (溶解性(水))ほとんど溶けない	細50% [先]
(安定性)〔通常〕(室温，散光，ガラス瓶，密栓，36カ月間)変化なし 〔苛酷〕(50℃，遮光，ガラス瓶，密栓，3カ月間)変化なし 　(25℃，90%RH，遮光，ガラス瓶，開栓，6カ月間)変化なし 　(20℃，白色光(10,000lx)，シャーレ，7日間)変化なし (溶解性(水))やや溶けやすい	
抗がん剤であり，粉砕時の曝露，飛散注意 グラシン紙分包品は，25℃・75%RH・遮光で3カ月安定 25℃・60%RH・1,000lx曝光で1カ月安定 **著** 抗悪性腫瘍剤のため粉砕せず懸濁する (安定性)トリフルリジン 〔長期〕(25±2℃，60±5%RH，低密度ポリエチレン袋二重/ポリエチレン瓶，18カ月間)変化なし 〔加速〕(40±2℃，75±5%RH，低密度ポリエチレン袋二重/ポリエチレン瓶，6カ月間)変化なし 〔苛酷〕(40±2℃，75±5%RH，ガラスシャーレ開放，3カ月間)変化なし 　(60±2℃，ガラスシャーレ開放，3カ月間)変化なし 　(25±2℃，1,000lx・hr，ガラスシャーレ開放，120万lx・hr)変化なし 　(25±2℃，1,000lx・hr，ガラスシャーレ開放(アルミホイルで遮光し保存)，120万lx・hr)変化なし チピラシル塩酸塩 〔長期〕(25±2℃，60±5%RH，低密度ポリエチレン袋二重/ファイバードラム，18カ月間)変化なし 〔加速〕(40±2℃，75±5%RH，低密度ポリエチレン袋二重/ファイバードラム，6カ月間)変化なし 〔苛酷〕(40±2℃，75±5%RH，ガラスシャーレ開放，3カ月間)変化なし 　(60±2℃，ガラスシャーレ開放，3カ月間)変化なし 　(25±2℃，2,000lx(D65)，ガラスシャーレ開放，120万lx・hr)変化なし 　(25±2℃，2,000lx(D65)，ガラスシャーレ開放(アルミホイルで遮光し保存)，120万lx・hr)変化なし (溶解性(水))トリフルリジン：やや溶けやすい チピラシル塩酸塩：やや溶けやすい (危険度)Ⅱ(日本病院薬剤師会：抗悪性腫瘍薬の院内取扱い指針)	
(溶解性(水))ほとんど溶けない	

理由　**著** 著者コメント　(安定性)原薬(一部製剤)の安定性　(溶解性(水))原薬の水に対する溶解性
代用品　※：一部適応等が異なる

ロンミ

製品名（会社名）	規格単位	剤形・割線・Cap号数	可否	一般名
ロンミールカプセル200mg （ナガセ＝ファイザー）	200mg	硬カプセル 2号	×	ベネキサート塩酸塩ベータデクス
ワイテンス錠2mg （アルフレッサファーマ）	2mg	素錠 ⊖（割線1本）	— (△)	グアナベンズ酢酸塩
ワイパックス錠0.5 （ファイザー）	0.5mg	素錠 ◯（割線無）	— (△)	ロラゼパム
ワイパックス錠1.0 （ファイザー）	1mg	素錠 ⊖（割線1本）	— (△)	
ワソラン錠40mg （エーザイ＝マイランEPD）	40mg	糖衣錠 ◯（割線無）	— (△)	ベラパミル塩酸塩
ワーファリン錠0.5mg （エーザイ）	0.5mg	素錠 ⊖（割線1本）	— (△)	ワルファリンカリウム
ワーファリン錠1mg （エーザイ）	1mg	素錠 ⊖（割線1本）	— (△)	
ワーファリン錠5mg （エーザイ）	5mg	素錠 ⊖（割線1本）	— (△)	

可否判定 ◯：可，△：条件つきで可，×：不可，—：企業判定回避，（ ）：著者判断

理　由	代用品
苦味あり。ベータデクス包接体が分解するため粉砕不可 (安定性)〔長期〕(8℃〜35℃, 室内散光(約800lx), 無色ガラス瓶(密栓), 36カ月間)外観・性状：変化なし。残存率：ほとんど変化なし 〔苛酷〕(25℃, 57%RH, 遮光, 褐色ガラス瓶(開栓), 3カ月間)外観・性状：変化なし。残存率：ほとんど変化なし (25℃, 75%RH, 遮光, 褐色ガラス瓶(開栓), 3カ月間)外観・性状：凝集。残存率：ほとんど変化なし (25℃, 90%RH, 遮光, 褐色ガラス瓶(開栓), 3カ月間)外観・性状：1カ月後凝集固化。残存率：ほとんど変化なし (40℃/60℃, 遮光, 褐色ガラス瓶(密栓), 6カ月間)外観・性状：変化なし。残存率：ほとんど変化なし (40℃, 75%RH, 遮光, 褐色ガラス瓶(開栓), 3カ月間)外観・性状：1カ月後凝集固化。残存率：ほとんど変化なし (室温, 直射日光, 無色ガラス瓶(密栓), 3カ月間)外観・性状：変化なし。残存率：ほとんど変化なし (溶解性(水))やや溶けやすい	
防湿・遮光保存 (安定性)〔通常〕(室温, 褐色瓶, 遮光, 開放(気密), 60カ月間)変化なし 〔温度〕(45℃, 6カ月間)変化なし (65℃, 4カ月間)わずかに微黄色を呈したが, 分解物の生成は認められなかった 〔湿度〕(30℃, 80%RH, 開放, 6カ月間)変化なし (30℃, 90%RH, 4カ月間)わずかに微黄色を呈したが, 分解物の生成は認めなかった 〔光〕(無色透明シャーレ, 非遮光(6週間), 人工光線(300時間), 直射日光(0.5ラングリー))Z-異性体が認められた **粉砕後** (蛍光灯下500lx, 30日間)性状外観変化なし (溶解性(水))溶けにくい	
要遮光。粉砕品は温度及び湿度, 光に対して不安定 著 防湿・遮光保存。14日以内 (溶解性(水))ほとんど溶けない	
苦味あり。防湿・室温保存 (安定性)温度, 湿度に安定であるが光に不安定である。直射日光下1カ月放置で含量低下は認めないが, 外観変化(淡褐色化)が認められた (溶解性(水))やや溶けにくい	
遮光保存 著 防湿・遮光保存 (安定性)シャーレ内に高さ約3mmとなるように入れ, 光源として(1)白色蛍光灯(20W, 1,000lx), (2)室内散光(900〜1,100lx, 1日約8時間), (3)ケミカルランプ(東芝製蛍光ケミカルランプFL20SBL, 高さ30cm)を用い, 常温で照射したところ, いずれの光源においても徐々に着色(黄変)し, 含量の若干の低下傾向が認められた (溶解性(水))極めて溶けやすい	細0.2% GE 顆0.2% 先

理由　著 著者コメント　(安定性)原薬(一部製剤)の安定性　(溶解性(水))原薬の水に対する溶解性
代用品　※：一部適応等が異なる

ワルフ

製品名（会社名）	規格単位	剤形・割線・Cap号数	可否	一般名
ワルファリンK錠1mg「F」 (富士製薬)	1mg	素錠 ⊖(割線1本)	△	ワルファリンカリウム
ワルファリンK錠0.5mg「NP」 (ニプロ)	0.5mg	素錠 ⊖(割線1本)	— (△)	ワルファリンカリウム
ワルファリンK錠1mg「NP」 (ニプロ)	1mg	素錠 ⊖(割線1本)	— (△)	
ワルファリンK錠2mg「NP」 (ニプロ)	2mg	素錠 ⊖(割線1本)	— (△)	
ワルファリンK錠0.5mg「テバ」 (武田テバファーマ＝武田)	0.5mg	素錠 ⊖(割線1本)	— (△)	ワルファリンカリウム
ワルファリンK錠1mg「テバ」 (武田テバファーマ＝武田)	1mg	素錠 ⊖(割線1本)	— (△)	
ワルファリンK錠0.5mg「トーワ」 (東和薬品)	0.5mg	素錠 ⊖(割線1本)	— (△)	ワルファリンカリウム
ワルファリンK錠1mg「トーワ」 (東和薬品)	1mg	素錠 ⊖(割線表1本裏2本)	— (△)	
ワルファリンK錠1mg「日新」 (日新製薬)	1mg	素錠 ⊖(割線模様)	— (△)	ワルファリンカリウム
ワンアルファ錠0.25μg (帝人ファーマ)	0.25μg	素錠 ○(割線無)	— (△)	アルファカルシドール
ワンアルファ錠0.5μg (帝人ファーマ)	0.5μg	素錠 ○(割線無)	— (△)	
ワンアルファ錠1.0μg (帝人ファーマ)	1μg	素錠 ○(割線無)	— (△)	
ワントラム錠100mg (日本新薬)	100mg	Fコート錠 ○(割線無)	×	トラマドール塩酸塩

可否判定　○：可，△：条件つきで可，×：不可，—：企業判定回避，（　）：著者判断

理　　由	代用品
防湿・遮光保存 (安定性)〔長期〕(室温, 成り行き湿度)少なくとも36カ月間安定 (40℃, 遮光, 気密容器, 無包装状態, 3カ月間)変化なし (30℃, 75%RH, 遮光, 3カ月間)変化なし (120万lx·hr)含量低下 (溶解性(水))極めて溶けやすい	細0.2% [GE] 顆0.2% [先]
錠剤は開封後遮光保存 著 防湿・遮光保存 (安定性)**粉砕後**　10日間のデータあり(粉砕時の体内動態データ等なし) (溶解性(水))極めて溶けやすい	細0.2% [GE] 顆0.2% [先]
著 防湿・遮光保存 (安定性)**製剤**　〔湿度〕(25℃, 75%RH, 4週間)性状, 含量に変化なし (溶解性(水))極めて溶けやすい	細0.2% [GE] 顆0.2% [先]
主成分は, 光によって淡黄色となる 著 防湿・遮光保存 (安定性)**粉砕後**　(室内散光下, 3カ月間)外観変化あり(3カ月), 残存率94.5%(1カ月) (遮光条件下, 3カ月間)外観・含量変化なし (溶解性(水))極めて溶けやすい	細0.2% [GE] 顆0.2% [先]
防湿・遮光保存 (安定性)有効成分は光によって淡黄色となる (溶解性(水))極めて溶けやすい	細0.2% [GE] 顆0.2% [先]
データなし 著 遮光保存 (安定性)〔通常〕(室温, 遮光, 冷蔵保存または遮光, 窒素置換, 36カ月間)安定 〔温度〕室温保存の場合は21カ月後に, 40℃保存の場合は6カ月後に変化が認められた。また, 60℃以上の高温保存の場合は著しく不安定であった 〔湿度〕27℃, 50%RH及び27℃, 80%RH保存の場合, 12カ月間変化は認められず, 安定であった 〔光〕室内散光下保存の場合は2カ月後に, サンシャインカーボンアーク灯光下保存の場合は6時間後に変化が認められた (溶解性(水))ほとんど溶けない	散1μg [先] 内用液0.5μg [先]
徐放錠のため粉砕不可 (安定性)〔通常〕白色の結晶または結晶性の粉末である。結晶多形が認められる 日本薬局方外医薬品規格(局外規)適合品であるため, 3年間の安定性が確認されている (溶解性(水))極めて溶けやすい	

理由　著 著者コメント　(安定性)原薬(一部製剤)の安定性　(溶解性(水))原薬の水に対する溶解性
代用品　※：一部適応等が異なる

索 引

成分别索引

成分別索引

製品名の後の〔 〕内は製薬企業による回答結果を，
（ ）内は著者判断を示す

ア

酢酸亜鉛水和物
- ノベルジン錠25mg ……………〔—（△）〕878
- ノベルジン錠50mg ……………〔—（△）〕878

アカルボース
- アカルボース錠50mg「JG」…〔—（△）〕12
- アカルボース錠100mg「JG」……………〔—（△）〕12
- アカルボース錠50mg「NS」…〔×（△）〕12
- アカルボース錠100mg「NS」……………〔×（△）〕12
- アカルボース錠50mg「TCK」……………〔—（△）〕12
- アカルボース錠100mg「TCK」……………〔—（△）〕12
- アカルボース錠50mg「YD」…〔—（△）〕12
- アカルボース錠100mg「YD」……………〔—（△）〕12
- アカルボース錠50mg「サワイ」……………〔—（△）〕12
- アカルボース錠100mg「サワイ」……………〔—（△）〕12
- アカルボース錠50mg「テバ」……………〔—（△）〕12
- アカルボース錠100mg「テバ」……………〔—（△）〕12
- アカルボースOD錠50mg「テバ」……………〔—（△）〕12
- アカルボースOD錠100mg「テバ」……………〔—（△）〕12
- アカルボース錠50mg「日医工」……………〔—（△）〕14
- アカルボース錠100mg「日医工」……………〔—（△）〕14
- アカルボース錠50mg「ファイザー」……………〔—（△）〕14
- アカルボース錠100mg「ファイザー」……………〔—（△）〕14
- アカルボースOD錠50mg「ファイザー」……………〔—（△）〕14
- アカルボースOD錠100mg「ファイザー」……………〔—（△）〕14
- グルコバイ錠50mg ……………〔—（×）〕468
- グルコバイ錠100mg ……………〔—（×）〕468
- グルコバイOD錠50mg ………〔—（×）〕470
- グルコバイOD錠100mg ……〔—（×）〕470

アカンプロサートカルシウム
- レグテクト錠333mg ……………〔×〕1394

アキシチニブ
- インライタ錠1mg ………………〔—（△）〕222
- インライタ錠5mg ………………〔—（△）〕222

アクタリット
- アクタリット錠100「TCK」…〔—（○）〕14
- アクタリット錠100mg「TOA」……………〔×（△）〕14
- アクタリット錠100mg「サワイ」……………〔—（△）〕14
- オークル錠100mg ………………〔○〕312
- モーバー錠100mg ……………〔—（○）〕1268

アクラトニウムナパジシル酸塩
- アボビスカプセル25 ……………〔—（△）〕72
- アボビスカプセル50 ……………〔—（△）〕72

アコチアミド塩酸塩水和物
- アコファイド錠100mg ……………〔△〕20

アザチオプリン
- アザニン錠50mg ………………〔—（△）〕20
- イムラン錠50mg ………………〔—（△）〕200

アシクロビル
- アシクロビル錠200mg「CH」……………〔—（△）〕22
- アシクロビル錠400mg「CH」……………〔—（△）〕22
- アシクロビル錠200mg「サワイ」……………〔—（△）〕22
- アシクロビル錠400mg「サワイ」……………〔—（△）〕22
- アシクロビル錠200mg「テバ」……………〔—（△）〕22
- アシクロビル錠400mg「テバ」……………〔—（△）〕22
- アシクロビル錠200mg「トーワ」……………〔—（△）〕22
- アシクロビル錠400mg「トーワ」……………〔—（△）〕22
- アシクロビル錠200mg「日医工」……………〔—（△）〕22
- アシクロビル錠400mg「日医工」……………〔—（△）〕22
- ゾビラックス錠200 ……………〔—（△）〕662
- ゾビラックス錠400 ……………〔—（△）〕662
- ビクロックス錠200 ……………〔△〕968
- ビクロックス錠400 ……………〔△〕968

アジスロマイシン水和物
アジスロマイシン錠250mg「CHM」
……………………………………………〔△〕 22
アジスロマイシン錠250mg「DSEP」
……………………………………………〔△〕 22
アジスロマイシン錠250mg「F」…〔△〕 24
アジスロマイシン錠250mg「JG」
………………………………………〔―（△）〕 24
アジスロマイシン錠250mg「KN」…〔△〕 24
アジスロマイシン錠250mg「KOG」
………………………………………〔―（△）〕 24
アジスロマイシン錠250mg「NP」
………………………………………〔―（△）〕 24
アジスロマイシン錠250mg「TCK」
………………………………………〔―（△）〕 24
アジスロマイシン錠250mg「YD」
………………………………………〔―（△）〕 24
アジスロマイシン錠250mg「アメル」
………………………………………〔○（△）〕 24
アジスロマイシン錠250mg「サワイ」
………………………………………〔―（△）〕 24
アジスロマイシン錠250mg「サンド」
………………………………………〔―（△）〕 24
アジスロマイシン錠250mg「タカタ」
………………………………………〔―（△）〕 26
アジスロマイシン小児用錠100mg
「タカタ」 ……………………………〔―（△）〕 26
アジスロマイシン錠250mg「テバ」
………………………………………〔―（△）〕 26
アジスロマイシン錠250mg「トーワ」
………………………………………〔―（△）〕 26
アジスロマイシン錠500mg「トーワ」
………………………………………〔―（△）〕 26
アジスロマイシン錠250mg「日医工」
………………………………………〔―（△）〕 26
アジスロマイシン錠500mg「日医工」
………………………………………〔―（△）〕 26
アジスロマイシン錠250mg「わかもと」
……………………………………………〔△〕 26
アジスロマイシンカプセル小児用100mg
「JG」 …………………………………〔―（△）〕 26
アジスロマイシンカプセル小児用100mg
「TCK」 ………………………………〔―（△）〕 26
アジスロマイシンカプセル小児用100mg
「YD」 ………………………………〔―（△）〕 26
ジスロマック錠250mg………〔―（△）〕 550
ジスロマック錠600mg………〔―（△）〕 550
ジスロマックカプセル小児用100mg
………………………………………〔―（△）〕 550
アジルサルタン
アジルバ錠10mg ……………〔―（○）〕 28
アジルバ錠20mg ……………〔―（○）〕 28
アジルバ錠40mg ……………〔―（○）〕 28
アジルサルタン・アムロジピンベシル酸塩
ザクラス配合錠LD …………〔―（△†）〕 516
ザクラス配合錠HD …………〔―（△†）〕 516
アスコルビン酸・パントテン酸カルシウム
シナール配合錠…………………………〔×〕 554
アスナプレビル
スンベプラカプセル100mg…………〔×〕 610
アスピリン
アスピリン腸溶錠100mg「JG」
………………………………………〔―（△）〕 32
アスピリン腸溶錠100mg「トーワ」
………………………………………〔―（△）〕 32
アスピリン腸溶錠100mg「日医工」
……………………………………………〔×〕 32
ゼンアスピリン錠100 ………〔×（△）〕 654
バイアスピリン錠100mg ……………〔△〕 882
アスピリン・ダイアルミネート
アスファネート配合錠A81 …………〔×〕 32
イスキア配合錠A330………………〔×〕 174
ニトギス配合錠A81 …………………〔×〕 852
バッサミン配合錠A81 ………〔―（×）〕 896
バファリン配合錠A81 ………〔△（×）〕 900
バファリン配合錠A330……〔△（×）〕 900
ファモター配合錠A81 ……………〔×〕 1014
アスピリン・ランソプラゾール
タケルダ配合錠………………………〔×〕 692
アズレンスルホン酸ナトリウム水和物
アズノール錠2mg………………………〔○〕 30
アズレン錠2mg「ツルハラ」 ………〔○〕 32
アズレンスルホン酸ナトリウム水和物・
L-グルタミン
マーズレン配合錠0.375ES …………〔○〕 1188
マーズレン配合錠0.5ES …………〔○〕 1188
マーズレン配合錠1.0ES …………〔○〕 1188
アセタゾラミド
ダイアモックス錠250mg……〔―（○）〕 680
アセチルフェネトライド
クランポール錠200mg ………〔―（○）〕 448
アセトアミノフェン
アセトアミノフェン錠200mg「JG」
………………………………………〔―（○）〕 34
アセトアミノフェン錠300mg「JG」
………………………………………〔―（○）〕 34
アセトアミノフェン錠200mg「NP」
………………………………………〔―（○）〕 34
アセトアミノフェン錠200mg「タカタ」
………………………………………〔―（○）〕 34
アセトアミノフェン錠200mg「武田テバ」
………………………………………〔―（○）〕 34
アセトアミノフェン錠200「タツミ」
………………………………………〔―（○）〕 34
アセトアミノフェン錠200mg「トーワ」
………………………………………〔―（○）〕 36
アセトアミノフェン錠200mg「マルイシ」
………………………………………〔―（○）〕 36

アセトアミノフェン錠300mg「マルイシ」
　………………………………〔―（○）〕　36
カロナール錠200 …………………〔―（○）〕　406
カロナール錠300 …………………〔―（○）〕　406
カロナール錠500 …………………〔―（○）〕　406
アセトヘキサミド
ジメリン錠250mg ………………〔×（○）〕　564
アセナピンマレイン酸塩
シクレスト舌下錠5mg ………………〔×〕　546
シクレスト舌下錠10mg ……………〔×〕　546
アセブトロール塩酸塩
アセタノールカプセル100 ……〔―（△）〕　34
アセタノールカプセル200 ……〔―（△）〕　34
アセメタシン
ランツジールコーワ錠30mg …〔―（△）〕1330
アゼラスチン塩酸塩
アゼプチン錠0.5mg ………………〔―（△）〕　36
アゼプチン錠1mg …………………〔―（△）〕　36
アゼラスチン塩酸塩錠0.5mg「TCK」
　………………………………〔―（△）〕　38
アゼラスチン塩酸塩錠1mg「TCK」
　………………………………〔―（△）〕　38
アゼラスチン塩酸塩錠0.5mg「タイヨー」
　………………………………〔―（△）〕　38
アゼラスチン塩酸塩錠1mg「タイヨー」
　………………………………〔―（△）〕　38
アゼラスチン塩酸塩錠0.5mg「ツルハラ」
　………………………………………〔△〕　38
アゼラスチン塩酸塩錠1mg「ツルハラ」
　………………………………………〔△〕　38
アゼラスチン塩酸塩錠0.5mg「トーワ」
　………………………………〔―（△）〕　38
アゼラスチン塩酸塩錠1mg「トーワ」
　………………………………〔―（△）〕　38
アゼラスチン塩酸塩錠0.5mg「日医工」
　………………………………〔―（△）〕　38
アゼラスチン塩酸塩錠1mg「日医工」
　………………………………〔―（△）〕　38
アゼルニジピン
アゼルニジピン錠8mg「JG」
　………………………………〔―（△）〕　38
アゼルニジピン錠16mg「JG」
　………………………………〔―（△）〕　38
アゼルニジピン錠8mg「NP」
　………………………………〔―（△）〕　38
アゼルニジピン錠16mg「NP」
　………………………………〔―（△）〕　38
アゼルニジピン錠8mg「TCK」
　………………………………〔―（△）〕　38
アゼルニジピン錠16mg「TCK」
　………………………………〔―（△）〕　38
アゼルニジピン錠8mg「YD」
　………………………………〔―（△）〕　40
アゼルニジピン錠16mg「YD」
　………………………………〔―（△）〕　40
アゼルニジピン錠8mg「ケミファ」
　………………………………〔―（△）〕　40
アゼルニジピン錠16mg「ケミファ」
　………………………………〔―（△）〕　40
アゼルニジピン錠8mg「タナベ」
　………………………………〔―（△）〕　40
アゼルニジピン錠16mg「タナベ」
　………………………………〔―（△）〕　40
アゼルニジピン錠8mg「テバ」
　………………………………〔―（△）〕　40
アゼルニジピン錠16mg「テバ」
　………………………………〔―（△）〕　40
アゼルニジピン錠8mg「トーワ」
　………………………………〔―（△）〕　40
アゼルニジピン錠16mg「トーワ」
　………………………………〔―（△）〕　40
アゼルニジピン錠8mg「日医工」
　………………………………〔―（△）〕　40
アゼルニジピン錠16mg「日医工」
　………………………………〔―（△）〕　40
カルブロック錠8mg …………〔―（△）〕　398
カルブロック錠16mg …………〔―（△）〕　398
アゾセミド
アゾセミド錠30mg「JG」 ……〔―（△）〕　40
アゾセミド錠60mg「JG」 ……〔―（△）〕　40
ダイアート錠30mg ……………〔―（△）〕　680
ダイアート錠60mg ……………〔―（△）〕　680
アタザナビル硫酸塩
レイアタッツカプセル150mg
　………………………………〔×（△）〕1390
レイアタッツカプセル200mg
　………………………………〔×（△）〕1390
アデニン
ロイコン錠10mg ………………〔―（○）〕1436
アデノシン三リン酸二ナトリウム水和物
アデホスコーワ腸溶錠20 ……………〔×〕　52
アデホスコーワ腸溶錠60 ……………〔×〕　52
ATP腸溶錠20mg「NP」 ……………〔×〕　250
ATP腸溶錠20mg「日医工」 ………〔×〕　250
トリノシン腸溶錠20mg ……………〔×〕　822
トリノシン腸溶錠60mg ……………〔×〕　822
アテノロール
アテノロール錠25mg「JG」 …〔―（△）〕　50
アテノロール錠50mg「JG」 …〔―（△）〕　50
アテノロール錠25mg「NikP」
　………………………………〔―（△）〕　50
アテノロール錠50mg「NikP」
　………………………………〔―（△）〕　50
アテノロール錠25mg「NP」 …〔―（△）〕　50
アテノロール錠50mg「NP」 …〔―（△）〕　50
アテノロール錠25mg「サワイ」
　………………………………〔―（△）〕　50

アテノロール錠50mg「サワイ」
……………………………… 〔―（△）〕 50
アテノロール錠25mg「タイヨー」
……………………………… 〔―（△）〕 50
アテノロール錠50mg「タイヨー」
……………………………… 〔―（△）〕 50
アテノロール錠25mg「ツルハラ」…〔△〕 50
アテノロール錠50mg「ツルハラ」…〔△〕 50
アテノロール錠25mg「トーワ」
……………………………… 〔―（△）〕 50
アテノロール錠50mg「トーワ」
……………………………… 〔―（△）〕 50
アテノロール錠25mg「日新」
……………………………… 〔―（△）〕 52
アテノロール錠50mg「日新」
……………………………… 〔―（△）〕 52
アテノロール錠25mg「ファイザー」
……………………………… 〔―（△）〕 52
アテノロール錠50mg「ファイザー」
……………………………… 〔―（△）〕 52
アルセノール錠25…………… 〔―（△）〕 136
アルセノール錠50…………… 〔―（△）〕 136
アルマイラー錠25…………… 〔―（△）〕 142
アルマイラー錠50…………… 〔―（△）〕 142
クシセミン錠25mg ………… 〔―（△）〕 434
クシセミン錠50mg ………… 〔―（△）〕 434
テノーミン錠25……………… 〔×（△）〕 740
テノーミン錠50……………… 〔×（△）〕 740

アデホビル　ピボキシル
ヘプセラ錠10……………… 〔―（△）〕1136

アトバコン・プログアニル塩酸塩
マラロン小児用配合錠………〔―（△⁺）〕1194
マラロン配合錠…………… 〔―（△⁺）〕1196

アトモキセチン塩酸塩
ストラテラカプセル5mg……〔×（△）〕 598
ストラテラカプセル10mg ……〔×（△）〕 598
ストラテラカプセル25mg ……〔×（△）〕 598
ストラテラカプセル40mg ……〔×（△）〕 598

アトルバスタチンカルシウム水和物
アトルバスタチン錠5mg「DSEP」…〔△〕 56
アトルバスタチン錠10mg「DSEP」
………………………………………〔△〕 56
アトルバスタチン錠5mg「EE」
……………………………… 〔―（△）〕 56
アトルバスタチン錠10mg「EE」
……………………………… 〔―（△）〕 56
アトルバスタチン錠5mg「JG」
……………………………… 〔―（△）〕 56
アトルバスタチン錠10mg「JG」
……………………………… 〔―（△）〕 56
アトルバスタチン錠5mg「KN」…〔△〕 56
アトルバスタチン錠10mg「KN」…〔△〕 56
アトルバスタチン錠5mg「Me」…〔△〕 56
アトルバスタチン錠10mg「Me」
……………………………… 〔○（△）〕 56
アトルバスタチン錠5mg「NP」
……………………………… 〔―（△）〕 56
アトルバスタチン錠10mg「NP」
……………………………… 〔―（△）〕 56
アトルバスタチン錠5mg「NS」
……………………………… 〔―（△）〕 58
アトルバスタチン錠10mg「NS」
……………………………… 〔―（△）〕 58
アトルバスタチン錠5mg「TCK」
……………………………… 〔―（△）〕 58
アトルバスタチン錠10mg「TCK」
……………………………… 〔―（△）〕 58
アトルバスタチン錠5mg「TSU」…〔△〕 58
アトルバスタチン錠10mg「TSU」…〔△〕 58
アトルバスタチン錠5mg「TYK」
……………………………… 〔―（△）〕 58
アトルバスタチン錠10mg「TYK」
……………………………… 〔―（△）〕 58
アトルバスタチン錠5mg「YD」
……………………………… 〔―（△）〕 58
アトルバスタチン錠10mg「YD」
……………………………… 〔―（△）〕 58
アトルバスタチン錠5mg「ZE」…〔△〕 58
アトルバスタチン錠10mg「ZE」…〔△〕 58
アトルバスタチン錠5mg「アメル」
……………………………… 〔○（△）〕 58
アトルバスタチン錠10mg「アメル」
……………………………… 〔○（△）〕 58
アトルバスタチン錠5mg「杏林」
……………………………… 〔―（△）〕 60
アトルバスタチン錠10mg「杏林」
……………………………… 〔―（△）〕 60
アトルバスタチン錠5mg「ケミファ」
……………………………… 〔―（△）〕 60
アトルバスタチン錠10mg「ケミファ」
……………………………… 〔―（△）〕 60
アトルバスタチン錠5mg「サワイ」
……………………………… 〔―（△）〕 60
アトルバスタチン錠10mg「サワイ」
……………………………… 〔―（△）〕 60
アトルバスタチン錠5mg「サンド」
……………………………… 〔―（△）〕 60
アトルバスタチン錠10mg「サンド」
……………………………… 〔―（△）〕 60
アトルバスタチン錠5mg「トーワ」
……………………………… 〔―（△）〕 60
アトルバスタチン錠10mg「トーワ」
……………………………… 〔―（△）〕 60
アトルバスタチンOD錠5mg「トーワ」
……………………………… 〔―（△）〕 62
アトルバスタチンOD錠10mg「トーワ」
……………………………… 〔―（△）〕 62

アトルバスタチン
アトルバスタチン錠5mg「日医工」
………………………………〔—（△）〕 62
アトルバスタチン錠10mg「日医工」
………………………………〔—（△）〕 62
アトルバスタチン錠20mg「日医工」
………………………………〔—（△）〕 62
アトルバスタチン錠5mg「モチダ」
………………………………〔—（△）〕 62
アトルバスタチン錠10mg「モチダ」
………………………………〔—（△）〕 62
リピトール錠5mg………〔—（△）〕1372
リピトール錠10mg………〔—（△）〕1372

アドレノクロムモノアミノグアニジン
メシル酸塩水和物
S・アドクノン錠30……〔—（△）〕 234

アナグリプチン
スイニー錠100mg………〔—（○）〕 588

アナグレリド塩酸塩水和物
アグリリンカプセル0.5mg…〔—（△）〕 20

アナストロゾール
アナストロゾール錠1mg「EE」
………………………………〔—（△）〕 62
アナストロゾール錠1mg「F」
………………………………〔×（△）〕 62
アナストロゾール錠1mg「JG」
………………………………〔—（△）〕 64
アナストロゾール錠1mg「KN」
………………………………〔×（△）〕 64
アナストロゾール錠1mg「NK」
………………………………〔×（△）〕 64
アナストロゾール錠1mg「NP」
………………………………〔—（△）〕 64
アナストロゾール錠1mg「SN」
………………………………〔—（△）〕 64
アナストロゾール錠1mg「アメル」
………………………………〔○（○）〕 64
アナストロゾール錠1mg「ケミファ」
………………………………〔—（△）〕 66
アナストロゾール錠1mg「サワイ」
………………………………〔—（△）〕 66
アナストロゾール錠1mg「サンド」
………………………………〔—（△）〕 66
アナストロゾール錠1mg「テバ」
………………………………〔—（△）〕 66
アナストロゾール錠1mg「トーワ」
………………………………〔—（△）〕 66
アナストロゾール錠1mg「日医工」
………………………………〔×（△）〕 66
アナストロゾール錠1mg「明治」…〔△〕 68
アリミデックス錠1mg…〔×（△）〕 134

アバカビル硫酸塩
ザイアジェン錠300mg………〔—（△）〕 510

アピキサバン
エリキュース錠2.5mg………〔×（△）〕 294
エリキュース錠5mg………〔×（△）〕 294

アビラテロン酢酸エステル
ザイティガ錠250mg………〔—（△）〕 512

アファチニブマレイン酸塩
ジオトリフ錠20mg………〔×（△）〕 544
ジオトリフ錠30mg………〔×（△）〕 544
ジオトリフ錠40mg………〔×（△）〕 544
ジオトリフ錠50mg………〔×（△）〕 544

アプリンジン塩酸塩
アスペノンカプセル10・〔×（△）〕 32
アスペノンカプセル20・〔×（△）〕 32
アプリンジン塩酸塩カプセル10mg「NP」
………………………………〔—（△）〕 70
アプリンジン塩酸塩カプセル20mg「NP」
………………………………〔—（△）〕 70

アプレピタント
イメンドカプセル80mg………〔×（△）〕 202
イメンドカプセル125mg………〔×（△）〕 202

アプレミラスト
オテズラ錠10mg………〔—（△）〕 318
オテズラ錠20mg………〔—（△）〕 318
オテズラ錠30mg………〔—（△）〕 318

アフロクアロン
アフロクアロン錠20mg「サワイ」
………………………………〔—（△）〕 72
アフロクアロン錠20mg「トーワ」
………………………………〔—（△）〕 72
アロフト錠20mg………〔—（△）〕 154

アマンタジン塩酸塩
アマンタジン塩酸塩錠50mg「ZE」
………………………………〔△〕 80
アマンタジン塩酸塩錠100mg「ZE」
………………………………〔△〕 80
アマンタジン塩酸塩錠50mg「杏林」
………………………………〔—（△）〕 80
アマンタジン塩酸塩錠100mg「杏林」
………………………………〔—（△）〕 80
アマンタジン塩酸塩錠50mg「サワイ」
………………………………〔—（△）〕 82
アマンタジン塩酸塩錠100mg「サワイ」
………………………………〔—（△）〕 82
アマンタジン塩酸塩錠50mg「日医工」
………………………………〔—（△）〕 82
アマンタジン塩酸塩錠100mg「日医工」
………………………………〔—（△）〕 82
シンメトレル錠50mg………〔×（△）〕 588
シンメトレル錠100mg………〔×（△）〕 588

アミオダロン塩酸塩
アミオダロン塩酸塩錠100mg「サワイ」
………………………………〔—（△）〕 82
アミオダロン塩酸塩錠100mg「サンド」
………………………………〔○〕 82
アミオダロン塩酸塩錠100mg「トーワ」
………………………………〔—（○）〕 82

アミオダロン塩酸塩速崩錠50mg「TE」 …… [—（○）] 82
アミオダロン塩酸塩速崩錠100mg「TE」 …… [—（○）] 82
アンカロン錠100 ………… [—（○）] 158

アミトリプチリン塩酸塩
アミトリプチリン塩酸塩錠10mg「サワイ」 …… [—（△）] 84
アミトリプチリン塩酸塩錠25mg「サワイ」 …… [—（△）] 84
トリプタノール錠10 ………… [—（○）] 822
トリプタノール錠25 ………… [—（○）] 822

アミノフィリン水和物
ネオフィリン錠100mg ……… [—（△）] 870

ガンマ-アミノ酪酸
ガンマロン錠250mg ………… [—（×）] 422

アムホテリシンB
ハリゾン錠100mg …………………[○] 912

アムロジピンベシル酸塩
アムロジピン錠2.5mg「CH」 …… [—（△）] 92
アムロジピン錠5mg「CH」… [—（△）] 92
アムロジピン錠10mg「CH」… [—（△）] 92
アムロジピンOD錠2.5mg「CH」 …… [—（△）] 92
アムロジピンOD錠5mg「CH」 …… [—（△）] 92
アムロジピンOD錠10mg「CH」 …… [—（△）] 92
アムロジピン錠2.5mg「DSEP」 …… [○（△）] 94
アムロジピン錠5mg「DSEP」 …… [○（△）] 94
アムロジピン錠10mg「DSEP」 ……[△] 94
アムロジピン錠2.5mg「EMEC」 …… [—（△）] 94
アムロジピン錠5mg「EMEC」 …… [—（△）] 94
アムロジピン錠10mg「EMEC」 …… [—（△）] 94
アムロジピンOD錠2.5mg「EMEC」 …… [—（△）] 94
アムロジピンOD錠5mg「EMEC」 …… [—（△）] 94
アムロジピンOD錠10mg「EMEC」 …… [—（△）] 94
アムロジピン錠2.5mg「F」 ………[△] 94
アムロジピン錠5mg「F」 ………[△] 94
アムロジピン錠10mg「F」 ………[△] 94
アムロジピン錠2.5mg「JG」 …… [—（△）] 96
アムロジピン錠5mg「JG」 …… [—（△）] 96
アムロジピン錠10mg「JG」… [—（△）] 96
アムロジピンOD錠2.5mg「JG」 …… [—（△）] 96
アムロジピンOD錠5mg「JG」 …… [—（△）] 96
アムロジピンOD錠10mg「JG」 …… [—（△）] 96
アムロジピン錠2.5mg「KN」 …… [—（△）] 96
アムロジピン錠5mg「KN」… [—（△）] 96
アムロジピン錠10mg「KN」… [—（△）] 96
アムロジピンOD錠2.5mg「KN」 …… [—（△）] 96
アムロジピンOD錠5mg「KN」 …… [—（△）] 96
アムロジピンOD錠10mg「KN」 …… [—（△）] 96
アムロジピン錠2.5mg「NP」 …… [—（○）] 96
アムロジピン錠5mg「NP」… [—（○）] 96
アムロジピン錠10mg「NP」… [—（○）] 96
アムロジピンOD錠2.5mg「NP」 …… [—（△）] 96
アムロジピンOD錠5mg「NP」 …… [—（△）] 96
アムロジピンOD錠10mg「NP」 …… [—（△）] 96
アムロジピン錠2.5mg「NS」 …… [—（△）] 98
アムロジピン錠5mg「NS」… [—（△）] 98
アムロジピン錠10mg「NS」… [—（△）] 98
アムロジピンOD錠2.5mg「NS」 …… [—（△）] 98
アムロジピンOD錠5mg「NS」 …… [—（△）] 98
アムロジピンOD錠10mg「NS」 …… [—（△）] 98
アムロジピン錠2.5mg「QQ」 …… [—（△）] 98
アムロジピン錠5mg「QQ」… [—（△）] 98
アムロジピン錠10mg「QQ」… [—（△）] 98
アムロジピン錠2.5mg「TCK」 …… [—（△）] 100
アムロジピン錠5mg「TCK」 …… [—（△）] 100
アムロジピン錠10mg「TCK」 …… [—（△）] 100
アムロジピンOD錠2.5mg「TCK」 …… [—（△）] 100
アムロジピンOD錠5mg「TCK」 …… [—（△）] 100
アムロジピンOD錠10mg「TCK」 …… [—（△）] 100
アムロジピン錠2.5mg「YD」 …… [—（○）] 100
アムロジピン錠5mg「YD」… [—（○）] 100

アムロジピン錠10mg「YD」…〔—（○）〕100
アムロジピンOD錠2.5mg「YD」
　………………………………〔—（△）〕100
アムロジピンOD錠5mg「YD」
　………………………………〔—（△）〕100
アムロジピンOD錠10mg「YD」
　………………………………〔—（△）〕100
アムロジピンOD錠2.5mg「ZE」…〔△〕102
アムロジピンOD錠5mg「ZE」……〔△〕102
アムロジピンOD錠10mg「ZE」
　………………………………〔○（△）〕102
アムロジピン錠2.5mg「あすか」…〔△〕102
アムロジピン錠5mg「あすか」……〔△〕102
アムロジピン錠10mg「あすか」
　………………………………〔—（△）〕102
アムロジピンOD錠2.5mg「あすか」
　………………………………………〔△〕102
アムロジピンOD錠5mg「あすか」…〔△〕102
アムロジピンOD錠10mg「あすか」
　………………………………〔—（△）〕102
アムロジピン錠2.5mg「アメル」…〔○〕102
アムロジピン錠5mg「アメル」……〔○〕102
アムロジピン錠10mg「アメル」…〔○〕102
アムロジピンOD錠2.5mg「アメル」
　………………………………………〔△〕102
アムロジピンOD錠5mg「アメル」…〔△〕102
アムロジピンOD錠10mg「アメル」
　………………………………〔○（△）〕102
アムロジピン錠2.5mg「オーハラ」
　………………………………〔—（△）〕104
アムロジピン錠5mg「オーハラ」
　………………………………〔—（△）〕104
アムロジピン錠10mg「オーハラ」
　………………………………〔—（△）〕104
アムロジピン錠2.5mg「科研」
　………………………………〔—（△）〕104
アムロジピン錠5mg「科研」…〔—（△）〕104
アムロジピン錠10mg「科研」
　………………………………〔—（△）〕104
アムロジピンOD錠2.5mg「科研」
　………………………………〔—（△）〕104
アムロジピンOD錠5mg「科研」
　………………………………〔—（△）〕104
アムロジピンOD錠10mg「科研」
　………………………………〔×（△）〕104
アムロジピン錠2.5mg「杏林」
　………………………………〔—（△）〕104
アムロジピン錠5mg「杏林」…〔—（△）〕104
アムロジピン錠10mg「杏林」
　………………………………〔—（△）〕104
アムロジピンOD錠2.5mg「杏林」…〔△〕104
アムロジピンOD錠5mg「杏林」…〔△〕104
アムロジピンOD錠10mg「杏林」…〔△〕104
アムロジピン錠2.5mg「クニヒロ」
　…………………………………………〔△〕104
アムロジピン錠5mg「クニヒロ」…〔△〕104
アムロジピン錠10mg「クニヒロ」…〔△〕104
アムロジピン錠2.5mg「ケミファ」
　………………………………〔—（△）〕106
アムロジピン錠5mg「ケミファ」
　………………………………〔—（△）〕106
アムロジピン錠10mg「ケミファ」
　………………………………〔—（△）〕106
アムロジピンOD錠2.5mg「ケミファ」
　………………………………〔—（△）〕106
アムロジピンOD錠5mg「ケミファ」
　………………………………〔—（△）〕106
アムロジピンOD錠10mg「ケミファ」
　………………………………〔—（△）〕106
アムロジピン錠2.5mg「サワイ」
　………………………………〔—（△）〕106
アムロジピン錠5mg「サワイ」
　………………………………〔—（△）〕106
アムロジピン錠10mg「サワイ」
　………………………………〔—（△）〕106
アムロジピンOD錠2.5mg「サワイ」
　………………………………〔—（△）〕106
アムロジピンOD錠5mg「サワイ」
　………………………………〔—（△）〕106
アムロジピンOD錠10mg「サワイ」
　………………………………〔—（△）〕106
アムロジピン錠2.5mg「サンド」
　………………………………〔—（△）〕108
アムロジピン錠5mg「サンド」
　………………………………〔—（△）〕108
アムロジピンOD錠2.5mg「サンド」
　………………………………〔—（△）〕108
アムロジピンOD錠5mg「サンド」
　………………………………〔—（△）〕108
アムロジピンOD錠10mg「サンド」
　………………………………〔—（△）〕108
アムロジピン錠2.5mg「タイヨー」
　………………………………〔—（△）〕108
アムロジピン錠5mg「タイヨー」
　………………………………〔—（△）〕108
アムロジピン錠10mg「タイヨー」
　………………………………〔—（△）〕108
アムロジピン錠2.5mg「タカタ」
　………………………………〔—（△）〕108
アムロジピン錠5mg「タカタ」
　………………………………〔—（△）〕108
アムロジピン錠10mg「タカタ」
　………………………………〔—（△）〕108
アムロジピンOD錠2.5mg「タカタ」
　………………………………〔—（△）〕108
アムロジピンOD錠5mg「タカタ」
　………………………………〔—（△）〕108

アムロジピンOD錠10mg「タカタ」
……………………………… 〔—（△）〕 108
アムロジピンOD錠2.5mg「武田テバ」
……………………………… 〔—（△）〕 110
アムロジピンOD錠5mg「武田テバ」
……………………………… 〔—（△）〕 110
アムロジピンOD錠10mg「武田テバ」
……………………………… 〔—（△）〕 110
アムロジピン錠2.5mg「タナベ」
……………………………… 〔—（○）〕 110
アムロジピン錠5mg「タナベ」
……………………………… 〔—（○）〕 110
アムロジピン錠10mg「タナベ」
……………………………… 〔—（○）〕 110
アムロジピン錠2.5mg「ツルハラ」
………………………………………〔△〕110
アムロジピン錠5mg「ツルハラ」…〔△〕110
アムロジピン錠10mg「ツルハラ」…〔△〕110
アムロジピン錠2.5mg「トーワ」
……………………………… 〔—（△）〕 110
アムロジピン錠5mg「トーワ」
……………………………… 〔—（△）〕 110
アムロジピン錠10mg「トーワ」
……………………………… 〔—（△）〕 110
アムロジピンOD錠2.5mg「トーワ」
……………………………… 〔—（△）〕 110
アムロジピンOD錠5mg「トーワ」
……………………………… 〔—（△）〕 110
アムロジピンOD錠10mg「トーワ」
……………………………… 〔—（△）〕 110
アムロジピン錠2.5mg「日医工」
……………………………… 〔—（△）〕 112
アムロジピン錠5mg「日医工」
……………………………… 〔—（△）〕 112
アムロジピン錠10mg「日医工」
……………………………… 〔—（△）〕 112
アムロジピンOD錠2.5mg「日医工」
……………………………… 〔—（△）〕 112
アムロジピンOD錠5mg「日医工」
……………………………… 〔—（△）〕 112
アムロジピンOD錠10mg「日医工」
……………………………… 〔—（△）〕 112
アムロジピン錠2.5mg「フソー」
……………………………… 〔—（△）〕 112
アムロジピン錠5mg「フソー」
……………………………… 〔—（△）〕 112
アムロジピン錠10mg「フソー」
……………………………… 〔—（△）〕 112
アムロジピンOD錠2.5mg「フソー」
……………………………… 〔—（△）〕 112
アムロジピンOD錠5mg「フソー」
……………………………… 〔—（△）〕 112
アムロジピンOD錠10mg「フソー」
……………………………… 〔—（△）〕 112

アムロジピン錠2.5mg「明治」……〔△〕112
アムロジピン錠5mg「明治」………〔△〕112
アムロジピン錠10mg「明治」……〔△〕112
アムロジピンOD錠2.5mg「明治」…〔△〕112
アムロジピンOD錠5mg「明治」…〔△〕112
アムロジピンOD錠10mg「明治」…〔△〕112
アムロジン錠2.5mg………… 〔—（△）〕 114
アムロジン錠5mg…………… 〔—（△）〕 114
アムロジン錠10mg…………… 〔—（△）〕 114
アムロジンOD錠2.5mg……… 〔—（△）〕 116
アムロジンOD錠5mg………… 〔—（△）〕 116
アムロジンOD錠10mg……… 〔—（△）〕 116
ノルバスク錠2.5mg………… 〔—（△）〕 880
ノルバスク錠5mg…………… 〔—（△）〕 880
ノルバスク錠10mg…………… 〔—（△）〕 880
ノルバスクOD錠2.5mg……… 〔—（△）〕 880
ノルバスクOD錠5mg………… 〔—（△）〕 880
ノルバスクOD錠10mg……… 〔—（△）〕 880

アムロジピンベシル酸塩・
アトルバスタチンカルシウム水和物
アマルエット配合錠1番「DSEP」
……………………………… 〔○（△'）〕 76
アマルエット配合錠2番「DSEP」
……………………………… 〔○（△'）〕 76
アマルエット配合錠3番「DSEP」
……………………………… 〔○（△'）〕 76
アマルエット配合錠4番「DSEP」
……………………………… 〔○（△'）〕 76
アマルエット配合錠1番「EE」
……………………………… 〔—（△'）〕 76
アマルエット配合錠2番「EE」
……………………………… 〔—（△'）〕 76
アマルエット配合錠3番「EE」
……………………………… 〔—（△'）〕 76
アマルエット配合錠4番「EE」
……………………………… 〔—（△'）〕 76
アマルエット配合錠1番「KN」
……………………………… 〔—（△'）〕 76
アマルエット配合錠2番「KN」
……………………………… 〔—（△'）〕 76
アマルエット配合錠3番「KN」
……………………………… 〔—（△'）〕 76
アマルエット配合錠4番「KN」
……………………………… 〔—（△'）〕 76
アマルエット配合錠1番「TCK」
……………………………… 〔—（△'）〕 76
アマルエット配合錠2番「TCK」
……………………………… 〔—（△'）〕 76
アマルエット配合錠3番「TCK」
……………………………… 〔—（△'）〕 76
アマルエット配合錠4番「TCK」
……………………………… 〔—（△'）〕 76
アマルエット配合錠1番「ケミファ」
……………………………… 〔—（△'）〕 78

アマルエット配合錠2番「ケミファ」……［—（△⁺）］	78	
アマルエット配合錠3番「ケミファ」……［—（△⁺）］	78	
アマルエット配合錠4番「ケミファ」……［—（△⁺）］	78	
アマルエット配合錠1番「サワイ」……［—（△⁺）］	78	
アマルエット配合錠2番「サワイ」……［—（△⁺）］	78	
アマルエット配合錠3番「サワイ」……［—（△⁺）］	78	
アマルエット配合錠4番「サワイ」……［—（△⁺）］	78	
アマルエット配合錠1番「サンド」……［—（△⁺）］	78	
アマルエット配合錠2番「サンド」……［—（△⁺）］	78	
アマルエット配合錠3番「サンド」……［—（△⁺）］	78	
アマルエット配合錠4番「サンド」……［—（△⁺）］	78	
アマルエット配合錠1番「トーワ」……［—（△⁺）］	78	
アマルエット配合錠2番「トーワ」……［—（△⁺）］	78	
アマルエット配合錠3番「トーワ」……［—（△⁺）］	78	
アマルエット配合錠4番「トーワ」……［—（△⁺）］	78	
アマルエット配合錠1番「日医工」……［—（△⁺）］	80	
アマルエット配合錠2番「日医工」……［—（△⁺）］	80	
アマルエット配合錠3番「日医工」……［—（△⁺）］	80	
アマルエット配合錠4番「日医工」……［—（△⁺）］	80	
アマルエット配合錠1番「ニプロ」……［—（△⁺）］	80	
アマルエット配合錠2番「ニプロ」……［—（△⁺）］	80	
アマルエット配合錠3番「ニプロ」……［—（△⁺）］	80	
アマルエット配合錠4番「ニプロ」……［—（△⁺）］	80	
カデュエット配合錠1番……［—（△⁺）］	372	
カデュエット配合錠2番……［—（△⁺）］	372	
カデュエット配合錠3番……［—（△⁺）］	372	
カデュエット配合錠4番……［—（△⁺）］	372	

アメジニウムメチル硫酸塩
アメジニウムメチル硫酸塩錠10mg「JG」……［—（△）］ 116
アメジニウムメチル硫酸塩錠10mg「KN」……［—（△）］ 116
アメジニウムメチル硫酸塩錠10mg「オーハラ」……［—（△）］ 116
アメジニウムメチル硫酸塩錠10mg「サワイ」……［—（△）］ 116
アメジニウムメチル硫酸塩錠10mg「トーワ」……［—（△）］ 116
アメジニウムメチル硫酸塩錠10mg「日医工」……［—（△）］ 118
アメジニウムメチル硫酸塩錠10mg「フソー」……［—（△）］ 118
リズミック錠10mg……［—（△）］ 1352

アメナメビル
アメナリーフ錠200mg……［—（○）］ 118

アモキサピン
アモキサンカプセル10mg……［—（○）］ 118
アモキサンカプセル25mg……［—（○）］ 118
アモキサンカプセル50mg……［—（○）］ 118

アモキシシリン水和物
アモキシシリンカプセル125mg「NP」……［—（△）］ 118
アモキシシリンカプセル250mg「NP」……［—（△）］ 118
アモキシシリンカプセル125mg「タツミ」……［—（△）］ 118
アモキシシリンカプセル250mg「タツミ」……［—（△）］ 118
アモキシシリンカプセル125mg「トーワ」……［—（△）］ 118
アモキシシリンカプセル250mg「トーワ」……［—（△）］ 118
アモキシシリンカプセル125mg「日医工」……［—（△）］ 120
アモキシシリンカプセル250mg「日医工」……［—（△）］ 120
アモリンカプセル125……［△］ 120
アモリンカプセル250……［△］ 120
サワシリン錠250……［—（△）］ 530
サワシリンカプセル125……［—（△）］ 530
サワシリンカプセル250……［—（△）］ 530
パセトシン錠250……［—（△）］ 896
パセトシンカプセル125……［—（△）］ 896
パセトシンカプセル250……［—（△）］ 896

アモキシシリン水和物・クラブラン酸カリウム
オーグメンチン配合錠125SS……［—（△）］ 312
オーグメンチン配合錠250RS……［—（△）］ 312

アモスラロール塩酸塩
ローガン錠10mg……［—（△）］ 1438

アラセプリル
アラセプリル錠12.5mg「JG」……［—（△）］ 120
アラセプリル錠25mg「JG」……［—（△）］ 120
アラセプリル錠50mg「JG」……［—（△）］ 120

アラセプリル錠12.5mg「サワイ」
……………………………… [— (△)] 122
アラセプリル錠25mg「サワイ」
……………………………… [— (△)] 122
アラセプリル錠50mg「サワイ」
……………………………… [— (△)] 122
アラセプリル錠12.5mg「日医工」
……………………………… [— (○)] 122
アラセプリル錠25mg「日医工」
……………………………… [— (○)] 122
アラセプリル錠50mg「日医工」
……………………………… [— (○)] 122
アラセプリル錠12.5mg「日新」
……………………………… [— (△)] 122
アラセプリル錠25mg「日新」
……………………………… [— (△)] 122
アラセプリル錠50mg「日新」
……………………………… [— (△)] 122
セタプリル錠12.5mg ……… [— (△)] 614
セタプリル錠25mg ………… [— (△)] 614
セタプリル錠50mg ………… [— (△)] 614

アラニジピン
サプレスタカプセル5mg…………[△] 518
サプレスタカプセル10mg …………[△] 518
ベックカプセル5mg ………… [— (△)]1128
ベックカプセル10mg ……… [— (△)]1128

アリスキレンフマル酸塩
ラジレス錠150mg…………… [× (△)]1304

アリピプラゾール
アリピプラゾール錠3mg「JG」
……………………………… [— (△)] 124
アリピプラゾール錠6mg「JG」
……………………………… [— (△)] 124
アリピプラゾール錠12mg「JG」
……………………………… [— (△)] 124
アリピプラゾールOD錠3mg「JG」
……………………………… [— (△)] 126
アリピプラゾールOD錠6mg「JG」
……………………………… [— (△)] 126
アリピプラゾールOD錠12mg「JG」
……………………………… [— (△)] 126
アリピプラゾールOD錠24mg「JG」
……………………………… [— (△)] 126
アリピプラゾール錠3mg「YD」
……………………………… [— (○)] 126
アリピプラゾール錠6mg「YD」
……………………………… [— (○)] 126
アリピプラゾール錠12mg「YD」
……………………………… [— (○)] 126
アリピプラゾール錠24mg「YD」
……………………………… [— (○)] 126
アリピプラゾール錠3mg「アメル」
……………………………… [— (○)] 126
アリピプラゾール錠6mg「アメル」
……………………………… [— (○)] 126
アリピプラゾール錠12mg「アメル」
……………………………… [— (○)] 126
アリピプラゾール錠24mg「アメル」
……………………………… [— (○)] 126
アリピプラゾールOD錠3mg「アメル」
……………………………… [— (△)] 126
アリピプラゾールOD錠6mg「アメル」
……………………………… [— (△)] 126
アリピプラゾールOD錠12mg「アメル」
……………………………… [— (△)] 126
アリピプラゾールOD錠24mg「アメル」
……………………………… [— (△)] 126
アリピプラゾール錠3mg「オーハラ」
……………………………… [— (△)] 126
アリピプラゾール錠6mg「オーハラ」
……………………………… [— (△)] 126
アリピプラゾール錠12mg「オーハラ」
……………………………… [— (△)] 126
アリピプラゾール錠24mg「オーハラ」
……………………………… [— (△)] 126
アリピプラゾールOD錠3mg「オーハラ」
……………………………… [— (△)] 128
アリピプラゾールOD錠6mg「オーハラ」
……………………………… [— (△)] 128
アリピプラゾールOD錠12mg「オーハラ」
……………………………… [— (△)] 128
アリピプラゾールOD錠24mg「オーハラ」
……………………………… [— (△)] 128
アリピプラゾールOD錠3mg「杏林」
……………………………… [— (△)] 128
アリピプラゾールOD錠6mg「杏林」
……………………………… [— (△)] 128
アリピプラゾールOD錠12mg「杏林」
……………………………… [— (△)] 128
アリピプラゾールOD錠24mg「杏林」
……………………………… [— (△)] 128
アリピプラゾール錠3mg「サワイ」
……………………………… [— (○)] 128
アリピプラゾール錠6mg「サワイ」
……………………………… [— (○)] 128
アリピプラゾール錠12mg「サワイ」
……………………………… [— (○)] 128
アリピプラゾール錠24mg「サワイ」
……………………………… [— (○)] 128
アリピプラゾール錠3mg「タカタ」
……………………………… [— (○)] 128
アリピプラゾール錠6mg「タカタ」
……………………………… [— (○)] 128
アリピプラゾール錠12mg「タカタ」
……………………………… [— (○)] 128
アリピプラゾールOD錠3mg「タカタ」
……………………………… [— (△)] 130

アリピプラゾールOD錠6mg「タカタ」
……………………………〔—（△）〕130
アリピプラゾールOD錠12mg「タカタ」
……………………………〔—（△）〕130
アリピプラゾールOD錠24mg「タカタ」
……………………………〔—（△）〕130
アリピプラゾール錠3mg「武田テバ」
……………………………〔—（△）〕130
アリピプラゾールOD錠6mg「武田テバ」
……………………………〔—（△）〕130
アリピプラゾールOD錠12mg「武田テバ」
……………………………〔—（△）〕130
アリピプラゾールOD錠24mg「武田テバ」
……………………………〔—（△）〕130
アリピプラゾール錠3mg「トーワ」
……………………………〔—（○）〕130
アリピプラゾール錠6mg「トーワ」
……………………………〔—（○）〕130
アリピプラゾール錠12mg「トーワ」
……………………………〔—（○）〕130
アリピプラゾール錠24mg「トーワ」
……………………………〔—（○）〕130
アリピプラゾールOD錠3mg「トーワ」
……………………………〔—（△）〕130
アリピプラゾールOD錠6mg「トーワ」
……………………………〔—（△）〕130
アリピプラゾールOD錠12mg「トーワ」
……………………………〔—（△）〕130
アリピプラゾールOD錠24mg「トーワ」
……………………………〔—（△）〕130
アリピプラゾール錠3mg「日医工」
……………………………〔—（○）〕130
アリピプラゾール錠6mg「日医工」
……………………………〔—（○）〕130
アリピプラゾール錠12mg「日医工」
……………………………〔—（○）〕130
アリピプラゾールOD錠3mg「日医工」
……………………………〔—（△）〕132
アリピプラゾールOD錠6mg「日医工」
……………………………〔—（△）〕132
アリピプラゾールOD錠12mg「日医工」
……………………………〔—（△）〕132
アリピプラゾールOD錠24mg「日医工」
……………………………〔—（△）〕132
アリピプラゾール錠3mg「ニプロ」
……………………………〔—（○）〕132
アリピプラゾール錠6mg「ニプロ」
……………………………〔—（○）〕132
アリピプラゾール錠12mg「ニプロ」
……………………………〔—（○）〕132
アリピプラゾールOD錠3mg「ニプロ」
……………………………〔—（△）〕132
アリピプラゾールOD錠6mg「ニプロ」
……………………………〔—（△）〕132

アリピプラゾールOD錠12mg「ニプロ」
……………………………〔—（△）〕132
アリピプラゾールOD錠24mg「ニプロ」
……………………………〔—（△）〕132
アリピプラゾール錠3mg「明治」…〔○〕132
アリピプラゾール錠6mg「明治」…〔○〕132
アリピプラゾール錠12mg「明治」…〔○〕132
アリピプラゾール錠24mg「明治」…〔○〕132
アリピプラゾールOD錠3mg「明治」
……………………………………〔△〕132
アリピプラゾールOD錠6mg「明治」
……………………………………〔△〕132
アリピプラゾールOD錠12mg「明治」
……………………………………〔△〕132
アリピプラゾールOD錠24mg「明治」
……………………………………〔△〕132
アリピプラゾール錠3mg「ヨシトミ」
……………………………〔—（○）〕134
アリピプラゾール錠6mg「ヨシトミ」
……………………………〔—（○）〕134
アリピプラゾール錠12mg「ヨシトミ」
……………………………〔—（○）〕134
アリピプラゾールOD錠3mg「ヨシトミ」
……………………………〔—（△）〕134
アリピプラゾールOD錠6mg「ヨシトミ」
……………………………〔—（△）〕134
アリピプラゾールOD錠12mg「ヨシトミ」
……………………………〔—（△）〕134
アリピプラゾールOD錠24mg「ヨシトミ」
……………………………〔—（△）〕134
エビリファイ錠1mg…………〔—（○）〕282
エビリファイ錠3mg…………〔—（○）〕282
エビリファイ錠6mg…………〔—（○）〕282
エビリファイ錠12mg…………〔—（○）〕282
エビリファイOD錠3mg……〔×（△）〕282
エビリファイOD錠6mg……〔×（△）〕282
エビリファイOD錠12mg……〔×（△）〕282
エビリファイOD錠24mg……〔×（△）〕282

アリルエストレノール
アリルエストレノール錠25mg「サワイ」
……………………………〔—（○）〕134
コバレノール錠25………………〔○〕500
ペリアス錠25mg…………………〔○〕1148
メイエストン錠25………〔—（○）〕1220

アルジオキサ
アルジオキサ錠100mg「KN」……〔○〕134
アルジオキサ錠100mg「あすか」…〔○〕136
アルジオキサ錠100mg「ツルハラ」
……………………………………〔○〕136
アルジオキサ錠100mg「トーワ」
……………………………〔—（○）〕136

アルテメテル・ルメファントリン
リアメット配合錠………………〔△〕1332

アルファカルシドール
アルシオドールカプセル0.5μg……〔×〕・136
アルシオドールカプセル1μg………〔×〕 136
アルファカルシドールカプセル0.25μg
「EE」………………………………〔×〕 138
アルファカルシドールカプセル0.5μg
「EE」………………………………〔×〕 138
アルファカルシドールカプセル1μg
「EE」………………………………〔×〕 138
アルファカルシドールカプセル3μg
「EE」………………………………〔×〕 138
アルファカルシドールカプセル0.25μg
「あすか」…………………………〔×〕 138
アルファカルシドールカプセル0.5μg
「あすか」…………………………〔×〕 138
アルファカルシドールカプセル1.0μg
「あすか」…………………………〔×〕 138
アルファカルシドールカプセル3.0μg
「あすか」…………………………〔×〕 138
アルファカルシドールカプセル0.25μg
「サワイ」…………………………〔×〕 138
アルファカルシドールカプセル0.5μg
「サワイ」…………………………〔×〕 138
アルファカルシドールカプセル1μg
「サワイ」…………………………〔×〕 138
アルファカルシドールカプセル3μg
「サワイ」…………………………〔×〕 138
アルファカルシドールカプセル0.25μg
「テバ」……………………………〔×〕 140
アルファカルシドールカプセル0.5μg
「テバ」……………………………〔×〕 140
アルファカルシドールカプセル1μg
「テバ」……………………………〔×〕 140
アルファカルシドールカプセル3μg
「テバ」……………………………〔×〕 140
アルファカルシドールカプセル0.25μg
「トーワ」…………………………〔×〕 140
アルファカルシドールカプセル0.5μg
「トーワ」…………………………〔×〕 140
アルファカルシドールカプセル1μg
「トーワ」…………………………〔×〕 140
アルファカルシドールカプセル0.25μg
「日医工」…………………………〔×〕 140
アルファカルシドールカプセル0.5μg
「日医工」…………………………〔×〕 140
アルファカルシドールカプセル1μg
「日医工」…………………………〔×〕 140
アルファカルシドールカプセル3μg
「日医工」…………………………〔×〕 140
アルファカルシドールカプセル0.25μg
「フソー」…………………………〔×〕 140
アルファカルシドールカプセル0.5μg
「フソー」…………………………〔×〕 140
アルファカルシドールカプセル1.0μg
「フソー」…………………………〔×〕 140
アルファロールカプセル0.25μg……〔×〕 140
アルファロールカプセル0.5μg……〔×〕 140
アルファロールカプセル1μg………〔×〕 140
アルファロールカプセル3μg………〔×〕 140
カルフィーナ錠0.25μg……〔—(△)〕 396
カルフィーナ錠0.5μg………〔—(△)〕 396
カルフィーナ錠1.0μg………〔—(△)〕 396
トヨファロールカプセル0.25………〔×〕 806
トヨファロールカプセル0.5………〔×〕 806
トヨファロールカプセル1.0………〔×〕 806
ワンアルファ錠0.25μg……〔—(△)〕1498
ワンアルファ錠0.5μg………〔—(△)〕1498
ワンアルファ錠1.0μg………〔—(△)〕1498

アルプラゾラム
アルプラゾラム錠0.4mg「アメル」
………………………………………〔○〕 142
アルプラゾラム錠0.8mg「アメル」
………………………………………〔○〕 142
アルプラゾラム錠0.4mg「サワイ」
……………………………………〔—(○)〕 142
アルプラゾラム錠0.8mg「サワイ」
……………………………………〔—(○)〕 142
アルプラゾラム錠0.4mg「トーワ」
……………………………………〔—(○)〕 142
アルプラゾラム錠0.8mg「トーワ」
……………………………………〔—(○)〕 142
コンスタン0.4mg錠…………………〔○〕 506
コンスタン0.8mg錠…………………〔○〕 506
ソラナックス0.4mg錠………〔—(△)〕 664
ソラナックス0.8mg錠………〔—(△)〕 664

アルベンダゾール
エスカゾール錠200mg………〔—(△)〕 236

アレクチニブ塩酸塩
アレセンサカプセル150mg…〔—(△)〕 146

アレルゲンエキス
アシテアダニ舌下錠100単位(IR)…〔×〕 26
アシテアダニ舌下錠300単位(IR)…〔×〕 26
ミティキュアダニ舌下錠3,300JAU
………………………………………〔×〕1204
ミティキュアダニ舌下錠10,000JAU
………………………………………〔×〕1204

アレルゲン治療エキススギ花粉
シダキュアスギ花粉舌下錠2,000JAU
………………………………………〔×〕 552
シダキュアスギ花粉舌下錠5,000JAU
………………………………………〔×〕 552

アレンドロン酸ナトリウム水和物
アレンドロン酸錠5mg「DK」
……………………………………〔×(△)〕 146
アレンドロン酸錠35mg「DK」
……………………………………〔×(△)〕 146
アレンドロン酸錠5mg「F」…〔×(△)〕 148

アレンドロン酸錠35mg「F」
………………………………〔× (△)〕148
アレンドロン酸錠5mg「JG」
………………………………〔— (△)〕148
アレンドロン酸錠35mg「JG」
………………………………〔— (△)〕148
アレンドロン酸錠5mg「RTO」
………………………………〔× (△)〕148
アレンドロン酸錠35mg「RTO」
………………………………〔— (△)〕148
アレンドロン酸錠5mg「SN」
………………………………〔× (△)〕148
アレンドロン酸錠35mg「SN」
………………………………〔× (△)〕148
アレンドロン酸錠5mg「TCK」
………………………………〔— (△)〕148
アレンドロン酸錠35mg「TCK」
………………………………〔— (△)〕148
アレンドロン酸錠5mg「YD」
………………………………〔— (△)〕148
アレンドロン酸錠35mg「YD」
………………………………〔— (△)〕148
アレンドロン酸錠5mg「アメル」
………………………………〔○ (△)〕150
アレンドロン酸錠35mg「アメル」
………………………………〔○ (△)〕150
アレンドロン酸錠5mg「サワイ」
………………………………〔— (△)〕150
アレンドロン酸錠35mg「サワイ」
………………………………〔— (△)〕150
アレンドロン酸錠5mg「テバ」
………………………………〔— (△)〕150
アレンドロン酸錠35mg「テバ」
………………………………〔— (△)〕150
アレンドロン酸錠5mg「トーワ」
………………………………〔× (△)〕150
アレンドロン酸錠35mg「トーワ」
………………………………〔× (△)〕150
アレンドロン酸錠5mg「日医工」
………………………………〔× (△)〕150
アレンドロン酸錠35mg「日医工」
………………………………〔× (△)〕150
フォサマック錠5…………………〔— (△)〕1040
フォサマック錠35mg ……………〔— (△)〕1040
ボナロン錠5mg……………………〔× (△)〕1168
ボナロン錠35mg …………………〔× (△)〕1168

アログリプチン安息香酸塩
ネシーナ錠6.25mg ………………〔— (○)〕872
ネシーナ錠12.5mg ………………〔— (○)〕872
ネシーナ錠25mg …………………〔— (○)〕872

アログリプチン安息香酸塩・
ピオグリタゾン塩酸塩
リオベル配合錠LD …………〔— (△⁺)〕1334
リオベル配合錠HD…………〔— (△⁺)〕1334

アログリプチン安息香酸塩・
メトホルミン塩酸塩
イニシンク配合錠…………〔— (△⁺)〕182

アロチノロール塩酸塩
アロチノロール塩酸塩錠5mg「DSP」
………………………………〔— (△)〕150
アロチノロール塩酸塩錠10mg「DSP」
………………………………〔— (△)〕150
アロチノロール塩酸塩錠5mg「JG」
………………………………〔— (△)〕152
アロチノロール塩酸塩錠10mg「JG」
………………………………〔— (△)〕152
アロチノロール塩酸塩錠5mg「サワイ」
………………………………〔— (△)〕152
アロチノロール塩酸塩錠10mg「サワイ」
………………………………〔— (△)〕152
アロチノロール塩酸塩錠5mg「テバ」
………………………………〔— (△)〕152
アロチノロール塩酸塩錠10mg「テバ」
………………………………〔— (△)〕152
アロチノロール塩酸塩錠5mg「トーワ」
………………………………〔— (△)〕152
アロチノロール塩酸塩錠10mg「トーワ」
………………………………〔— (△)〕152
アロチノロール塩酸塩錠5mg「日医工」
………………………………〔— (△)〕152
アロチノロール塩酸塩錠10mg「日医工」
………………………………〔— (△)〕152

アロプリノール
アノプロリン錠50mg ………〔— (○)〕68
アノプロリン錠100mg………〔— (○)〕68
アロプリノール錠50mg「TCK」
………………………………〔— (○)〕154
アロプリノール錠100mg「TCK」
………………………………〔— (○)〕154
アロプリノール錠50mg「ZE」 ……〔○ (○)〕154
アロプリノール錠100mg「ZE」 …〔○ (○)〕154
アロプリノール錠50mg「アメル」 …〔○ (○)〕154
アロプリノール錠100mg「アメル」
………………………………〔○ (○)〕154
アロプリノール錠50mg「あゆみ」
………………………………〔— (○)〕156
アロプリノール錠100mg「あゆみ」
………………………………〔— (○)〕156
アロプリノール錠50mg「杏林」
………………………………〔— (○)〕156
アロプリノール錠100mg「杏林」
………………………………〔— (○)〕156
アロプリノール錠50mg「ケミファ」
………………………………〔— (○)〕156
アロプリノール錠100mg「ケミファ」
………………………………〔— (○)〕156
アロプリノール錠50mg「サワイ」
………………………………〔— (○)〕156

アロプリノール錠100mg「サワイ」
……………………………〔—（○）〕156
アロプリノール錠50mg「タカタ」
……………………………〔—（○）〕156
アロプリノール錠100mg「タカタ」
……………………………〔—（○）〕156
アロプリノール錠50mg「タナベ」
……………………………〔—（○）〕156
アロプリノール錠100mg「タナベ」
……………………………〔—（○）〕156
アロプリノール錠50mg「ツルハラ」
……………………………………〔○〕156
アロプリノール錠100mg「ツルハラ」
……………………………………〔○〕156
アロプリノール錠50mg「テバ」
……………………………〔—（○）〕158
アロプリノール錠100mg「テバ」
……………………………〔—（○）〕158
アロプリノール錠50mg「トーワ」
……………………………〔—（○）〕158
アロプリノール錠100mg「トーワ」
……………………………〔—（○）〕158
アロプリノール錠50mg「日医工」
……………………………〔—（○）〕158
アロプリノール錠100mg「日医工」
……………………………〔—（○）〕158
アロプリノール錠50mg「日新」
……………………………〔—（○）〕158
アロプリノール錠100mg「日新」
……………………………〔—（○）〕158
ザイロリック錠50……………〔—（○）〕514
ザイロリック錠100……………〔—（○）〕514
サロベール錠50mg…………〔—（○）〕530
サロベール錠100mg…………〔—（○）〕530
アンピシリン水和物
ビクシリンカプセル250mg…………〔△〕968
アンピシリン水和物・
クロキサシリンナトリウム水和物
ビクシリンS配合錠………………〔△〕968
アンピロキシカム
フルカムカプセル13.5mg ……〔—（△）〕1070
フルカムカプセル27mg ………〔—（△）〕1070
アンブリセンタン
ヴォリブリス錠2.5mg………〔—（△）〕224
アンブロキソール塩酸塩
アンブロキソール塩酸塩錠15mg「JG」
……………………………〔—（○）〕162
アンブロキソール塩酸塩錠15mg「KN」
……………………………………〔○〕162
アンブロキソール塩酸塩錠15mg「NP」
……………………………〔—（○）〕162
アンブロキソール塩酸塩錠15mg「TCK」
……………………………〔—（○）〕162
アンブロキソール塩酸塩錠15mg「YD」
……………………………〔—（○）〕164
アンブロキソール塩酸塩錠15mg「ZE」
……………………………〔—（○）〕164
アンブロキソール塩酸塩錠15mg
「アメル」………………………〔○〕164
アンブロキソール塩酸塩錠15mg
「クニヒロ」……………………〔○〕164
アンブロキソール塩酸塩錠15mg
「サワイ」………………〔—（○）〕164
アンブロキソール塩酸塩錠15mg
「タイヨー」……………〔—（○）〕164
アンブロキソール塩酸塩錠15mg
「ツルハラ」……………………〔○〕164
アンブロキソール塩酸塩錠15mg
「トーワ」………………〔—（○）〕164
アンブロキソール塩酸塩錠15mg
「日医工」………………〔—（○）〕164
アンブロキソール塩酸塩錠15mg
「日新」…………………〔—（○）〕166
アンブロキソール塩酸塩錠15mg
「わかもと」……………〔—（○）〕166
アンブロキソール塩酸塩徐放OD錠45mg
「ZE」……………………〔×（△）〕166
アンブロキソール塩酸塩徐放OD錠45mg
「サワイ」………………〔×（△）〕166
アンブロキソール塩酸塩徐放OD錠45mg
「ニプロ」………………〔×（△）〕166
アンブロキソール塩酸塩徐放カプセル45mg
「TCK」…………………〔—（△*）〕166
アンブロキソール塩酸塩徐放カプセル45mg
「ZE」……………………………〔△*〕168
アンブロキソール塩酸塩Lカプセル45mg
「サワイ」………………〔—（△*）〕168
アンブロキソール塩酸塩徐放カプセル45mg
「トーワ」………………〔—（△*）〕168
アンブロキソール塩酸塩徐放カプセル45mg
「日医工」………………〔×（△*）〕168
塩酸アンブロキソール錠15mg「PH」
……………………………〔—（○）〕296
ポノフェン錠15mg…………〔—（△）〕1172
ポノフェンSRカプセル45……………〔×〕1172
ムコサール錠15mg…………〔—（△）〕1216
ムコサール-Lカプセル45mg
……………………………〔×（△*）〕1216
ムコソルバン錠15mg………………〔○〕1218
ムコソルバンL錠45mg………………〔×〕1218
ムコソレートLカプセル45…〔×（△*）〕1218
ムコプリン錠15mg……………………〔○〕1218
アンベノニウム塩化物
マイテラーゼ錠10mg…………〔—（○）〕1184

イ

イキサゾミブクエン酸エステル
- ニンラーロカプセル2.3mg…………〔×〕866
- ニンラーロカプセル3mg……………〔×〕866
- ニンラーロカプセル4mg……………〔×〕866

イグラチモド
- ケアラム錠25mg ……………〔—（×）〕492

イコサペント酸エチル
- イコサペント酸エチル粒状カプセル300mg「CH」……………………………〔×〕172
- イコサペント酸エチル粒状カプセル600mg「CH」……………………………〔×〕172
- イコサペント酸エチル粒状カプセル900mg「CH」……………………………〔×〕172
- イコサペント酸エチルカプセル300mg「Hp」……………………………〔×〕172
- イコサペント酸エチルカプセル300mg「JG」……………………………〔—（×）〕172
- イコサペント酸エチル粒状カプセル300mg「TC」……………………………〔×〕172
- イコサペント酸エチル粒状カプセル600mg「TC」……………………………〔×〕172
- イコサペント酸エチル粒状カプセル900mg「TC」……………………………〔×〕172
- イコサペント酸エチル粒状カプセル300mg「TCK」……………………………〔×〕172
- イコサペント酸エチル粒状カプセル600mg「TCK」……………………………〔×〕172
- イコサペント酸エチル粒状カプセル900mg「TCK」……………………………〔×〕172
- イコサペント酸エチルカプセル300mg「YD」……………………………〔—（×）〕172
- イコサペント酸エチルカプセル300mg「サワイ」……………………………〔—（×）〕172
- イコサペント酸エチル粒状カプセル300mg「サワイ」……………………………〔×〕174
- イコサペント酸エチル粒状カプセル600mg「サワイ」……………………………〔×〕174
- イコサペント酸エチル粒状カプセル900mg「サワイ」……………………………〔×〕174
- イコサペント酸エチルカプセル300mg「トーワ」……………………………〔×〕174
- イコサペント酸エチルカプセル300mg「日医工」……………………………〔×〕174
- イコサペント酸エチル粒状カプセル300mg「日医工」……………………………〔×〕174
- イコサペント酸エチル粒状カプセル600mg「日医工」……………………………〔×〕174
- イコサペント酸エチル粒状カプセル900mg「日医工」……………………………〔×〕174
- イコサペント酸エチルカプセル300mg「フソー」……………………………〔×〕174
- エパキャップソフトカプセル300mg……………………………〔×〕260
- エパデールカプセル300……………〔×〕270
- エパデールS300……………………〔×〕270
- エパデールS600……………………〔×〕270
- エパデールS900……………………〔×〕270
- エパラカプセル300…………………〔×〕270
- エパラ粒状カプセル300mg…………〔×〕270
- エパラ粒状カプセル600mg…………〔×〕270
- エパラ粒状カプセル900mg…………〔×〕270
- エパロースカプセル300mg…………〔×〕274
- エパロース粒状カプセル300mg……〔×〕276
- エパロース粒状カプセル600mg……〔×〕276
- エパロース粒状カプセル900mg……〔×〕276
- ソルミラン顆粒状カプセル600mg…〔×〕678
- ソルミラン顆粒状カプセル900mg…〔×〕678
- メルブラール粒状カプセル300mg…〔×〕1256
- メルブラール粒状カプセル600mg…〔×〕1256
- メルブラール粒状カプセル900mg…〔×〕1256

イストラデフィリン
- ノウリアスト錠20mg ………〔×（△）〕876

イソクスプリン塩酸塩
- ズファジラン錠10mg ………〔—（○）〕602

イソニアジド
- イスコチン錠100mg…………〔—（○）〕176

イソニアジドメタンスルホン酸ナトリウム水和物
- ネオイスコチン錠100mg……〔—（○）〕866

イソプレナリン塩酸塩
- イソメニールカプセル7.5mg……………………………〔×（△）〕176
- プロタノールS錠15mg………………〔×〕1096

イトプリド塩酸塩
- イトプリド塩酸塩錠50mg「CH」……………………………〔—（○）〕178
- イトプリド塩酸塩錠50mg「NP」……………………………〔—（○）〕178
- イトプリド塩酸塩錠50mg「NS」……………………………〔—（○）〕178
- イトプリド塩酸塩錠50mg「PH」……………………………〔—（○）〕178
- イトプリド塩酸塩錠50mg「TCK」……………………………〔—（○）〕178
- イトプリド塩酸塩錠50mg「TYK」……………………………〔—（○）〕178
- イトプリド塩酸塩錠50mg「YD」……………………………〔—（○）〕178
- イトプリド塩酸塩錠50mg「サワイ」……………………………〔—（○）〕178
- イトプリド塩酸塩錠50mg「タナベ」……………………………〔—（○）〕178
- イトプリド塩酸塩錠50mg「トーワ」……………………………〔—（○）〕178
- イトプリド塩酸塩錠50mg「日医工」……………………………〔—（○）〕178

ガナトン錠50mg ……………〔—（○）〕374
イトラコナゾール
イトラコナゾール錠50「MEEK」
……………………………〔×（○）〕180
イトラコナゾール錠100「MEEK」
……………………………〔×（○）〕180
イトラコナゾール錠200「MEEK」
……………………………〔×（○）〕180
イトラコナゾール錠50mg「科研」…〔○〕180
イトラコナゾール錠50mg「日医工」
……………………………〔—（○）〕180
イトラコナゾール錠100mg「日医工」
……………………………〔—（○）〕180
イトラコナゾールカプセル50mg「SW」
……………………………〔—（△）〕180
イトリゾールカプセル50 …… 〔×（○）〕180
イノシンプラノベクス
イソプリノシン錠400mg……………〔○〕176
イバンドロン酸ナトリウム水和物
ボンビバ錠100mg…………………〔×〕1182
イフェンプロジル酒石酸塩
イフェンプロジル酒石酸塩錠10mg「TCK」
……………………………〔—（○）〕184
イフェンプロジル酒石酸塩錠20mg「TCK」
……………………………〔—（○）〕184
イフェンプロジル酒石酸塩錠10mg「YD」
……………………………〔—（○）〕184
イフェンプロジル酒石酸塩錠20mg「YD」
……………………………〔—（○）〕184
イフェンプロジル酒石酸塩錠10mg
「あすか」 ……………………………〔△〕184
イフェンプロジル酒石酸塩錠20mg
「あすか」 ……………………………〔△〕184
イフェンプロジル酒石酸塩錠10mg
「サワイ」 ……………………〔—（○）〕184
イフェンプロジル酒石酸塩錠20mg
「サワイ」 ……………………〔—（○）〕184
イフェンプロジル酒石酸塩錠10mg
「ツルハラ」 …………………………〔○〕184
イフェンプロジル酒石酸塩錠20mg
「ツルハラ」 …………………………〔○〕184
イフェンプロジル酒石酸塩錠10mg
「トーワ」 ……………………〔—（○）〕186
イフェンプロジル酒石酸塩錠20mg
「トーワ」 ……………………〔—（○）〕186
イフェンプロジル酒石酸塩錠10mg
「日医工」 ……………………〔—（○）〕186
イフェンプロジル酒石酸塩錠20mg
「日医工」 ……………………〔—（○）〕186
セロクラール錠10mg ………〔—（○）〕652
セロクラール錠20mg ………〔—（○）〕652
イブジラスト
ケタスカプセル10mg ………〔×（△）〕492
イブプロフェン
イブプロフェン錠100mg「タイヨー」
……………………………〔—（△）〕186
イブプロフェン錠200mg「タイヨー」
……………………………〔—（△）〕186
イブプロフェン錠100mg「タツミ」
……………………………〔—（△）〕186
イブプロフェン錠200mg「タツミ」
……………………………〔—（△）〕186
ブルフェン錠100………………………〔△〕1076
ブルフェン錠200………………………〔△〕1076
イプラグリフロジン L-プロリン
スーグラ錠25mg ……………〔—（△）〕590
スーグラ錠50mg ……………〔—（△）〕590
イプリフラボン
イプリフラボン錠200mg「YD」
……………………………〔—（△）〕186
イプリフラボン錠200mg「サワイ」
……………………………〔—（△）〕186
イプリフラボン錠200mg「ツルハラ」
……………………………………〔○〕186
イプリフラボン錠200mg「日医工」
……………………………〔—（○）〕188
オステン錠200mg………………………〔○〕314
イブルチニブ
イムブルビカカプセル140mg
……………………………〔—（△）〕200
イベルメクチン
ストロメクトール錠3mg……〔—（△）〕598
イマチニブメシル酸塩
イマチニブ錠100mg「DSEP」
……………………………〔—（△）〕188
イマチニブ錠100mg「EE」…〔—（△）〕188
イマチニブ錠100mg「JG」…〔—（△）〕188
イマチニブ錠100mg「KMP」
……………………………〔—（△）〕188
イマチニブ錠100mg「KN」…〔×（△）〕190
イマチニブ錠100mg「NK」…〔×（△）〕190
イマチニブ錠100mg「TCK」
……………………………〔—（△）〕190
イマチニブ錠100mg「オーハラ」
……………………………〔—（△）〕190
イマチニブ錠100mg「ケミファ」
……………………………〔×（△）〕190
イマチニブ錠100mg「サワイ」
……………………………〔—（△）〕190
イマチニブ錠200mg「サワイ」
……………………………〔—（△）〕190
イマチニブ錠100mg「テバ」…〔—（△）〕192
イマチニブ錠100mg「トーワ」
……………………………〔—（△）〕192
イマチニブ錠200mg「トーワ」
……………………………〔—（△）〕192
イマチニブ錠100mg「日医工」
……………………………〔×（△）〕192

イマチニブ錠200mg「日医工」
……………………………………〔×（△）〕192
イマチニブ錠100mg「ニプロ」
……………………………………〔—（△）〕192
イマチニブ錠200mg「ニプロ」
……………………………………〔—（△）〕192
イマチニブ錠100mg「明治」…〔×（△）〕192
イマチニブ錠200mg「明治」…〔×（△）〕192
イマチニブ錠100mg「ヤクルト」
……………………………………〔—（△）〕194
イマチニブ錠200mg「ヤクルト」
……………………………………〔—（△）〕194
グリベック錠100mg…………〔×（△）〕452

イミダフェナシン
ウリトス錠0.1mg……………〔—（○）〕228
ウリトスOD錠0.1mg…………〔—（△）〕228
ステーブラ錠0.1mg…………〔—（○）〕596
ステーブラOD錠0.1mg………〔—（△）〕596

イミダプリル塩酸塩
イミダプリル塩酸塩錠2.5mg「DSEP」
………………………………………〔（○）〕194
イミダプリル塩酸塩錠5mg「DSEP」
………………………………………〔（○）〕194
イミダプリル塩酸塩錠10mg「DSEP」
………………………………………〔（○）〕194
イミダプリル塩酸塩錠2.5mg「JG」
……………………………………〔—（○）〕194
イミダプリル塩酸塩錠5mg「JG」
……………………………………〔—（○）〕194
イミダプリル塩酸塩錠10mg「JG」
……………………………………〔—（○）〕194
イミダプリル塩酸塩錠2.5mg「PH」
……………………………………〔—（○）〕196
イミダプリル塩酸塩錠5mg「PH」
……………………………………〔—（○）〕196
イミダプリル塩酸塩錠10mg「PH」
……………………………………〔—（○）〕196
イミダプリル塩酸塩錠2.5mg「TCK」
……………………………………〔—（○）〕196
イミダプリル塩酸塩錠5mg「TCK」
……………………………………〔—（○）〕196
イミダプリル塩酸塩錠10mg「TCK」
……………………………………〔—（○）〕196
イミダプリル塩酸塩錠2.5mg「TYK」
……………………………………〔—（○）〕196
イミダプリル塩酸塩錠5mg「TYK」
……………………………………〔—（○）〕196
イミダプリル塩酸塩錠10mg「TYK」
……………………………………〔—（○）〕196
イミダプリル塩酸塩錠2.5mg「YD」
……………………………………〔—（△）〕196
イミダプリル塩酸塩錠5mg「YD」
……………………………………〔—（△）〕196
イミダプリル塩酸塩錠10mg「YD」
……………………………………〔—（△）〕196
イミダプリル塩酸塩錠2.5mg「オーハラ」
……………………………………〔—（○）〕196
イミダプリル塩酸塩錠5mg「オーハラ」
……………………………………〔—（○）〕196
イミダプリル塩酸塩錠10mg「オーハラ」
……………………………………〔—（○）〕196
イミダプリル塩酸塩錠2.5mg「ガレン」
……………………………………〔—（△）〕198
イミダプリル塩酸塩錠5mg「ガレン」
……………………………………〔—（△）〕198
イミダプリル塩酸塩錠10mg「ガレン」
……………………………………〔—（△）〕198
イミダプリル塩酸塩錠2.5mg「ケミファ」
……………………………………〔—（○）〕198
イミダプリル塩酸塩錠5mg「ケミファ」
……………………………………〔—（○）〕198
イミダプリル塩酸塩錠10mg「ケミファ」
……………………………………〔—（○）〕198
イミダプリル塩酸塩錠2.5mg「サワイ」
……………………………………〔—（△）〕198
イミダプリル塩酸塩錠5mg「サワイ」
……………………………………〔—（△）〕198
イミダプリル塩酸塩錠10mg「サワイ」
……………………………………〔—（△）〕198
イミダプリル塩酸塩錠2.5mg「テバ」
……………………………………〔—（○）〕198
イミダプリル塩酸塩錠5mg「テバ」
……………………………………〔—（○）〕198
イミダプリル塩酸塩錠10mg「テバ」
……………………………………〔—（○）〕198
イミダプリル塩酸塩錠2.5mg「トーワ」
……………………………………〔—（○）〕198
イミダプリル塩酸塩錠5mg「トーワ」
……………………………………〔—（○）〕198
イミダプリル塩酸塩錠10mg「トーワ」
……………………………………〔—（○）〕198
イミダプリル塩酸塩錠2.5mg「日医工」
……………………………………〔—（○）〕198
イミダプリル塩酸塩錠5mg「日医工」
……………………………………〔—（○）〕198
イミダプリル塩酸塩錠10mg「日医工」
……………………………………〔—（○）〕198
イミダプリル塩酸塩錠2.5mg
「ファイザー」…………………〔—（○）〕200
イミダプリル塩酸塩錠5mg「ファイザー」
……………………………………〔—（○）〕200
イミダプリル塩酸塩錠10mg
「ファイザー」…………………〔—（○）〕200
タナトリル錠2.5………………〔—（○）〕694
タナトリル錠5…………………〔—（○）〕694
タナトリル錠10…………………〔—（○）〕694

イミプラミン塩酸塩
イミドール糖衣錠(10)………〔—（△）〕200

イミドール糖衣錠(25)......... [― (△)]	200
トフラニール錠10mg .... [― (△)]	804
トフラニール錠25mg .... [― (△)]	804

イルソグラジンマレイン酸塩

イルソグラジンマレイン酸塩錠2mg「サワイ」 .... [― (○)]	212
イルソグラジンマレイン酸塩錠4mg「サワイ」 .... [― (○)]	212
イルソグラジンマレイン酸塩錠2mg「武田テバ」 .... [― (○)]	212
イルソグラジンマレイン酸塩錠4mg「武田テバ」 .... [― (○)]	212
イルソグラジンマレイン酸塩錠2mg「日医工」 .... [― (○)]	212
イルソグラジンマレイン酸塩錠4mg「日医工」 .... [― (○)]	212
ガスロンN錠2mg ....[○]	368
ガスロンN錠4mg ....[○]	368
ガスロンN・OD錠2mg .... [× (△)]	368
ガスロンN・OD錠4mg .... [× (△)]	368

イルベサルタン

アバプロ錠50mg .... [― (○)]	68
アバプロ錠100mg .... [― (○)]	68
アバプロ錠200mg .... [― (○)]	68
イルベサルタン錠50mg「DSPB」 .... [― (○)]	214
イルベサルタン錠100mg「DSPB」 .... [― (○)]	214
イルベサルタン錠200mg「DSPB」 .... [― (○)]	214
イルベサルタン錠50mg「EE」 .... [― (○)]	214
イルベサルタン錠100mg「EE」 .... [― (○)]	214
イルベサルタン錠200mg「EE」 .... [― (○)]	214
イルベサルタンOD錠50mg「JG」 .... [― (△)]	214
イルベサルタンOD錠100mg「JG」 .... [― (△)]	214
イルベサルタンOD錠200mg「JG」 .... [― (△)]	214
イルベサルタン錠50mg「KN」 ...... [△]	216
イルベサルタン錠100mg「KN」 ... [△]	216
イルベサルタン錠200mg「KN」 ... [△]	216
イルベサルタン錠50mg「オーハラ」 .... [― (○)]	216
イルベサルタン錠100mg「オーハラ」 .... [― (○)]	216
イルベサルタン錠200mg「オーハラ」 .... [― (○)]	216
イルベサルタンOD錠50mg「オーハラ」 .... [― (△)]	216
イルベサルタンOD錠100mg「オーハラ」 .... [― (△)]	216
イルベサルタンOD錠200mg「オーハラ」 .... [― (△)]	216
イルベサルタン錠50mg「共創未来」 .... [― (○)]	216
イルベサルタン錠100mg「共創未来」 .... [― (○)]	216
イルベサルタン錠200mg「共創未来」 .... [― (○)]	216
イルベサルタン錠50mg「ケミファ」 .... [― (○)]	216
イルベサルタン錠100mg「ケミファ」 .... [― (○)]	216
イルベサルタン錠200mg「ケミファ」 .... [― (○)]	216
イルベサルタン錠50mg「サワイ」 .... [― (△)]	216
イルベサルタン錠100mg「サワイ」 .... [― (△)]	216
イルベサルタン錠200mg「サワイ」 .... [― (△)]	216
イルベサルタン錠50mg「トーワ」 .... [― (○)]	218
イルベサルタン錠100mg「トーワ」 .... [― (○)]	218
イルベサルタン錠200mg「トーワ」 .... [― (○)]	218
イルベサルタンOD錠50mg「トーワ」 .... [― (△)]	218
イルベサルタンOD錠100mg「トーワ」 .... [― (△)]	218
イルベサルタンOD錠200mg「トーワ」 .... [― (△)]	218
イルベサルタン錠50mg「日医工」 .... [― (○)]	218
イルベサルタン錠100mg「日医工」 .... [― (○)]	218
イルベサルタン錠200mg「日医工」 .... [― (○)]	218
イルベサルタン錠50mg「ニプロ」 .... [― (○)]	218
イルベサルタン錠100mg「ニプロ」 .... [― (○)]	218
イルベサルタン錠200mg「ニプロ」 .... [― (○)]	218
イルベタン錠50mg .... [△ (○)]	218
イルベタン錠100mg .... [△ (○)]	218
イルベタン錠200mg .... [△ (○)]	218

イルベサルタン・アムロジピンベシル酸塩

アイミクス配合錠LD .... [― (△†)]	10
アイミクス配合錠HD .... [― (△†)]	10
イルアミクス配合錠LD「DSPB」 .... [― (△†)]	204

イルアミクス配合錠HD「DSPB」
　……………………………〔—（△†）〕204
イルアミクス配合錠LD「EE」
　……………………………〔—（△†）〕204
イルアミクス配合錠HD「EE」
　……………………………〔—（△†）〕204
イルアミクス配合錠LD「JG」
　……………………………〔—（△†）〕206
イルアミクス配合錠HD「JG」
　……………………………〔—（△†）〕206
イルアミクス配合錠LD「TCK」
　……………………………〔—（△†）〕206
イルアミクス配合錠HD「TCK」
　……………………………〔—（△†）〕206
イルアミクス配合錠LD「YD」
　……………………………〔—（△†）〕208
イルアミクス配合錠HD「YD」
　……………………………〔—（△†）〕208
イルアミクス配合錠LD「オーハラ」
　……………………………〔—（△†）〕208
イルアミクス配合錠HD「オーハラ」
　……………………………〔—（△†）〕208
イルアミクス配合錠LD「杏林」
　……………………………〔—（△†）〕208
イルアミクス配合錠HD「杏林」
　……………………………〔—（△†）〕208
イルアミクス配合錠LD「ケミファ」
　……………………………〔—（△†）〕208
イルアミクス配合錠HD「ケミファ」
　……………………………〔—（△†）〕208
イルアミクス配合錠LD「サワイ」
　……………………………〔—（△†）〕210
イルアミクス配合錠HD「サワイ」
　……………………………〔—（△†）〕210
イルアミクス配合錠LD「サンド」
　……………………………〔—（△†）〕210
イルアミクス配合錠HD「サンド」
　……………………………〔—（△†）〕210
イルアミクス配合錠LD「三和」
　……………………………〔—（△†）〕210
イルアミクス配合錠HD「三和」
　……………………………〔—（△†）〕210
イルアミクス配合錠LD「武田テバ」
　……………………………〔—（△†）〕210
イルアミクス配合錠HD「武田テバ」
　……………………………〔—（△†）〕210
イルアミクス配合錠LD「トーワ」
　……………………………〔—（△†）〕212
イルアミクス配合錠HD「トーワ」
　……………………………〔—（△†）〕212
イルアミクス配合錠LD「日医工」
　……………………………〔—（△†）〕212
イルアミクス配合錠HD「日医工」
　……………………………〔—（△†）〕212

イルベサルタン・トリクロルメチアジド
　イルトラ配合錠LD………………〔△†〕214
　イルトラ配合錠HD………………〔△†〕214
インダパミド
　テナキシル錠1mg……………〔—（△）〕738
　テナキシル錠2mg……………〔—（△）〕738
　ナトリックス錠1………………〔—（△）〕834
　ナトリックス錠2………………〔—（△）〕834
インドメタシン　ファルネシル
　インフリーカプセル100mg…〔—（△）〕222
　インフリーSカプセル200mg………〔×〕222

ウ

ウベニメクス
　ベスタチンカプセル10mg…………〔×〕1122
　ベスタチンカプセル30mg…………〔×〕1122
ウラジロガシエキス
　ウロカルン錠225mg……………〔×（△）〕230
ウラピジル
　エブランチルカプセル15mg…〔×（△）〕286
　エブランチルカプセル30mg…〔×（△）〕286
ウルソデオキシコール酸
　ウルソ錠50mg…………………〔—（○）〕228
　ウルソ錠100mg…………………〔—（○）〕228
　ウルソデオキシコール酸錠50mg「JG」
　………………………………〔—（○）〕228
　ウルソデオキシコール酸錠100mg「JG」
　………………………………〔—（○）〕228
　ウルソデオキシコール酸錠100mg「TCK」
　………………………………〔—（○）〕228
　ウルソデオキシコール酸錠100mg「ZE」
　………………………………〔△（○）〕230
　ウルソデオキシコール酸錠100mg
　「サワイ」……………………〔—（○）〕230
　ウルソデオキシコール酸錠50mg「テバ」
　………………………………〔—（○）〕230
　ウルソデオキシコール酸錠100mg「テバ」
　………………………………〔—（○）〕230
　ウルソデオキシコール酸錠50mg
　「トーワ」……………………〔—（○）〕230
　ウルソデオキシコール酸錠100mg
　「トーワ」……………………〔—（○）〕230

エ

エキセメスタン
　アロマシン錠25mg……………〔—（△）〕158
　エキセメスタン錠25mg「NK」
　………………………………〔×（△）〕232
　エキセメスタン錠25mg「テバ」
　………………………………〔—（△）〕232
エグアレンナトリウム水和物
　アズロキサ錠15mg………………〔△〕32

エスシタロプラムシュウ酸塩
　レクサプロ錠10mg ……………〔―（○）〕1392
エスタゾラム
　エスタゾラム錠1mg「アメル」……〔△〕 236
　エスタゾラム錠2mg「アメル」……〔△〕 236
　ユーロジン1mg錠………………………〔△〕1302
　ユーロジン2mg錠………………………〔△〕1302
エストラジオール
　ジュリナ錠0.5mg…………………〔―（○）〕 568
エストラジオール・レボノルゲストレル
　ウェールナラ配合錠………………〔―（×）〕 224
エストラムスチンリン酸エステルナトリウム水和物
　エストラサイトカプセル156.7mg
　　……………………………………〔×（△）〕 238
エストリオール
　エストリオール錠1mg「F」………〔○〕 238
　エストリール錠100γ …………………〔○〕 238
　エストリール錠0.5mg……………………〔○〕 238
　エストリール錠1mg………………………〔○〕 238
　ホーリン錠1mg…………………………〔○〕1180
結合型エストロゲン
　プレマリン錠0.625mg………〔―（△）〕1090
エゼチミブ
　ゼチーア錠10mg ……………………〔―（○）〕 616
エゼチミブ・アトルバスタチンカルシウム水和物
　アトーゼット配合錠LD ……〔―（△⁺）〕 54
　アトーゼット配合錠HD ……〔―（△⁺）〕 54
エソメプラゾールマグネシウム水和物
　ネキシウムカプセル10mg …………〔×〕 870
　ネキシウムカプセル20mg …………〔×〕 870
エタンブトール塩酸塩
　エサンブトール錠125mg……〔×（△）〕 234
　エサンブトール錠250mg……〔×（△）〕 234
　エブトール125mg錠……………〔×（△）〕 286
　エブトール250mg錠……………〔×（△）〕 286
エチオナミド
　ツベルミン錠100mg……………〔×（△）〕 724
エチゾラム
　エチゾラム錠0.25mg「EMEC」
　　…………………………………………〔―（△）〕 242
　エチゾラム錠0.5mg「EMEC」
　　…………………………………………〔―（○）〕 242
　エチゾラム錠1mg「EMEC」…〔―（○）〕 242
　エチゾラム錠0.25mg「JG」…〔―（○）〕 242
　エチゾラム錠0.5mg「JG」…〔―（○）〕 242
　エチゾラム錠1mg「JG」…〔―（○）〕 242
　エチゾラム錠0.25mg「KN」………〔○〕 244
　エチゾラム錠0.5mg「KN」 ………〔○〕 244
　エチゾラム錠1mg「KN」 …………〔○〕 244
　エチゾラム錠0.25mg「NP」…〔―（○）〕 244
　エチゾラム錠0.5mg「NP」…〔―（○）〕 244
　エチゾラム錠1mg「NP」 …〔―（○）〕 244

　エチゾラム錠0.25mg「SW」…〔―（○）〕 244
　エチゾラム錠0.5mg「SW」…〔―（○）〕 244
　エチゾラム錠1mg「SW」 …〔―（○）〕 244
　エチゾラム錠0.25mg「TCK」
　　…………………………………………〔―（△）〕 244
　エチゾラム錠0.5mg「TCK」
　　…………………………………………〔―（△）〕 244
　エチゾラム錠1mg「TCK」…〔―（△）〕 244
　エチゾラム錠0.25mg「アメル」
　　…………………………………………〔―（○）〕 244
　エチゾラム錠0.5mg「アメル」……〔○〕 244
　エチゾラム錠1mg「アメル」………〔○〕 244
　エチゾラム錠0.25mg「オーハラ」
　　…………………………………………〔―（○）〕 246
　エチゾラム錠0.5mg「オーハラ」
　　…………………………………………〔―（○）〕 246
　エチゾラム錠1mg「オーハラ」
　　…………………………………………〔―（○）〕 246
　エチゾラム錠0.25mg「クニヒロ」…〔○〕 246
　エチゾラム錠0.5mg「クニヒロ」…〔○〕 246
　エチゾラム錠1mg「クニヒロ」……〔○〕 246
　エチゾラム錠0.25mg「武田テバ」
　　…………………………………………〔―（○）〕 246
　エチゾラム錠0.5mg「武田テバ」
　　…………………………………………〔―（○）〕 246
　エチゾラム錠1mg「武田テバ」
　　…………………………………………〔―（○）〕 246
　エチゾラム錠0.25mg「ツルハラ」
　　…………………………………………〔○（△）〕 246
　エチゾラム錠0.5mg「ツルハラ」
　　…………………………………………〔○（△）〕 246
　エチゾラム錠1mg「ツルハラ」
　　…………………………………………〔○（△）〕 246
　エチゾラム錠0.25mg「トーワ」
　　…………………………………………〔―（○）〕 246
　エチゾラム錠0.5mg「トーワ」
　　…………………………………………〔―（○）〕 246
　エチゾラム錠1mg「トーワ」…〔―（○）〕 246
　エチゾラム錠0.25mg「日医工」
　　…………………………………………〔―（○）〕 248
　エチゾラム錠0.5mg「日医工」
　　…………………………………………〔―（○）〕 248
　エチゾラム錠1mg「日医工」…〔―（○）〕 248
　エチゾラム錠0.25mg「日新」
　　…………………………………………〔―（△）〕 248
　エチゾラム錠0.5mg「日新」…〔―（△）〕 248
　エチゾラム錠1mg「日新」…〔―（△）〕 248
　エチゾラム錠0.25mg「フジナガ」
　　…………………………………………〔―（○）〕 248
　エチゾラム錠0.5mg「フジナガ」
　　…………………………………………〔―（○）〕 248
　エチゾラム錠1mg「フジナガ」
　　…………………………………………〔―（○）〕 248
　デパス錠0.25mg ………………〔―（○）〕 742

デパス錠0.5mg················〔―（○）〕742
デパス錠1mg··················〔―（○）〕742
エチドロン酸ニナトリウム
ダイドロネル錠200··········〔―（△）〕680
エチニルエストラジオール
プロセキソール錠0.5mg···············〔×〕1094
デソゲストレル・エチニルエストラジオール
ファボワール錠21·····················〔×〕1010
ファボワール錠28·····················〔×〕1010
マーベロン21··························〔×〕1192
マーベロン28··························〔×〕1194
ノルエチステロン・エチニルエストラジオール
シンフェーズT28錠···········〔―（×）〕588
フリウェル配合錠LD「モチダ」
·····································〔―（×）〕1064
ルナベル配合錠LD···················〔×〕1384
ルナベル配合錠ULD·················〔×〕1384
ノルゲストレル・エチニルエストラジオール
プラノバール配合錠···················〔×〕1048
エチニルエストラジオール・
レボノルゲストレル
アンジュ21錠·························〔×〕160
アンジュ28錠·························〔×〕160
トリキュラー錠21·············〔―（×）〕820
トリキュラー錠28·············〔―（×）〕820
ラベルフィーユ21錠··················〔×〕1320
ラベルフィーユ28錠··················〔×〕1320
L-エチルシステイン塩酸塩
チスタニン糖衣錠100mg···············〔×〕720
エチレフリン塩酸塩
エホチール錠5mg·············〔―（△）〕290
エデト酸カルシウムニナトリウム水和物
ブライアン錠500mg··················〔×〕1046
エドキサバントシル酸塩水和物
リクシアナ錠15mg············〔―（○）〕1336
リクシアナ錠30mg············〔―（○）〕1336
リクシアナ錠60mg············〔―（○）〕1336
リクシアナOD錠15mg········〔―（△）〕1336
リクシアナOD錠30mg········〔―（△）〕1336
リクシアナOD錠60mg········〔―（△）〕1336
エトドラク
エトドラク錠100mg「JG」···〔―（△）〕250
エトドラク錠200mg「JG」···〔―（△）〕250
エトドラク錠100mg「SW」···〔―（△）〕250
エトドラク錠200mg「SW」···〔―（△）〕250
エトドラク錠100mg「タイヨー」
·····································〔―（△）〕250
エトドラク錠200mg「タイヨー」
·····································〔―（△）〕250
エトドラク錠100mg「トーワ」
·····································〔―（△）〕250
エトドラク錠200mg「トーワ」
·····································〔―（△）〕250
エトドラク錠100mg「日医工」
·····································〔―（△）〕252
エトドラク錠200mg「日医工」
·····································〔―（△）〕252
オステラック錠100···················〔△〕314
オステラック錠200···················〔△〕314
ハイペン錠100mg····················〔△〕886
ハイペン錠200mg····················〔△〕886
エトポシド
ペプシドカプセル25mg···············〔×〕1136
ペプシドカプセル50mg···············〔×〕1136
ラステットSカプセル25mg···········〔×〕1306
ラステットSカプセル50mg···········〔×〕1306
エトラビリン
インテレンス錠100mg········〔―（△）〕220
エトレチナート
チガソンカプセル10···········〔―（△）〕716
チガソンカプセル25···········〔―（△）〕716
エナラプリルマレイン酸塩
エナラート錠2.5mg············〔―（△）〕252
エナラート錠5mg·············〔―（○）〕252
エナラート錠10mg············〔―（○）〕252
エナラプリルM錠2.5「EMEC」
·····································〔―（△）〕252
エナラプリルM錠5「EMEC」
·····································〔―（△）〕252
エナラプリルM錠10「EMEC」
·····································〔―（△）〕252
エナラプリル錠2.5MEEK···············〔△〕252
エナラプリル錠5MEEK·················〔△〕252
エナラプリル錠10MEEK················〔△〕252
エナラプリルマレイン酸塩2.5mg「JG」
·····································〔―（△）〕252
エナラプリルマレイン酸塩5mg「JG」
·····································〔―（△）〕252
エナラプリルマレイン酸塩10mg「JG」
·····································〔―（△）〕252
エナラプリルマレイン酸塩2.5mg
「MED」··························〔―（△）〕252
エナラプリルマレイン酸塩5mg
「MED」··························〔―（△）〕252
エナラプリルマレイン酸塩錠10mg
「MED」··························〔―（△）〕252
エナラプリルマレイン酸塩錠2.5mg
「NikP」··························〔―（△）〕254
エナラプリルマレイン酸塩錠5mg
「NikP」··························〔―（△）〕254
エナラプリルマレイン酸塩錠10mg
「NikP」··························〔―（△）〕254
エナラプリルマレイン酸塩錠2.5mg
「TCK」··························〔―（△）〕254
エナラプリルマレイン酸塩錠5mg
「TCK」··························〔―（△）〕254
エナラプリルマレイン酸塩錠10mg
「TCK」··························〔―（△）〕254

エナラプリルマレイン酸塩錠2.5mg
「オーハラ」 …………………… 〔—（△）〕 254
エナラプリルマレイン酸塩錠5mg
「オーハラ」 …………………… 〔—（△）〕 254
エナラプリルマレイン酸塩錠10mg
「オーハラ」 …………………… 〔—（△）〕 254
エナラプリルマレイン酸塩錠2.5mg
「ケミファ」 …………………… 〔—（△）〕 256
エナラプリルマレイン酸塩錠5mg
「ケミファ」 …………………… 〔—（△）〕 256
エナラプリルマレイン酸塩錠10mg
「ケミファ」 …………………… 〔—（△）〕 256
エナラプリルマレイン酸塩錠2.5mg
「サワイ」 ……………………… 〔—（△）〕 256
エナラプリルマレイン酸塩錠5mg
「サワイ」 ……………………… 〔—（△）〕 256
エナラプリルマレイン酸塩錠10mg
「サワイ」 ……………………… 〔—（△）〕 256
エナラプリルマレイン酸塩錠2.5mg
「タイヨー」 …………………… 〔—（△）〕 256
エナラプリルマレイン酸塩錠5mg
「タイヨー」 …………………… 〔—（△）〕 256
エナラプリルマレイン酸塩錠10mg
「タイヨー」 …………………… 〔—（△）〕 256
エナラプリルマレイン酸塩錠2.5mg
「トーワ」 ……………………… 〔—（△）〕 256
エナラプリルマレイン酸塩錠5mg
「トーワ」 ……………………… 〔—（△）〕 256
エナラプリルマレイン酸塩錠10mg
「トーワ」 ……………………… 〔—（△）〕 256
エナラプリルマレイン酸塩錠2.5mg
「日新」 ………………………… 〔—（△）〕 258
エナラプリルマレイン酸塩錠5mg
「日新」 ………………………… 〔—（△）〕 258
エナラプリルマレイン酸塩錠10mg
「日新」 ………………………… 〔—（△）〕 258
エナラプリルマレイン酸塩錠2.5mg
「ファイザー」 ………………… 〔—（△）〕 258
エナラプリルマレイン酸塩錠5mg
「ファイザー」 ………………… 〔—（△）〕 258
エナラプリルマレイン酸塩錠10mg
「ファイザー」 ………………… 〔—（△）〕 258
エナラプリルマレイン酸塩錠2.5mg
「フソー」 ……………………… 〔—（△）〕 258
エナラプリルマレイン酸塩錠5mg
「フソー」 ……………………… 〔—（△）〕 258
エナラプリルマレイン酸塩錠10mg
「フソー」 ……………………… 〔—（△）〕 258
セリース錠2.5mg………………〔×（△）〕 634
セリース錠5mg…………………〔×（△）〕 634
セリース錠10mg ………………〔—（△）〕 634
レニベース錠2.5 ………………〔—（△）〕1408
レニベース錠5 …………………〔—（△）〕1408
レニベース錠10 ………………〔—（△）〕1408

エバスチン
エバスチン錠5mg「CH」 ……〔—（△）〕 260
エバスチン錠10mg「CH」 …〔—（△）〕 260
エバスチンOD錠5mg「NP」…〔—（△）〕 260
エバスチンOD錠10mg「NP」
……………………………………〔—（△）〕 260
エバスチン錠5mg「NS」 ……〔—（△）〕 260
エバスチン錠10mg「NS」 …〔—（△）〕 260
エバスチンOD錠5mg「NS」…〔—（△）〕 262
エバスチンOD錠10mg「NS」
……………………………………〔—（△）〕 262
エバスチン錠5mg「TCK」 …〔—（△）〕 262
エバスチン錠10mg「TCK」…〔—（△）〕 262
エバスチン錠5mg「YD」 ……〔—（△）〕 262
エバスチン錠10mg「YD」 …〔—（△）〕 262
エバスチンOD錠5mg「YD」…〔—（△）〕 262
エバスチンOD錠10mg「YD」
……………………………………〔—（△）〕 262
エバスチンOD錠5mg「ZE」………〔△〕 262
エバスチンOD錠10mg「ZE」……〔△〕 262
エバスチン錠5mg「アメル」…〔—（△）〕 264
エバスチン錠10mg「アメル」
……………………………………〔—（△）〕 264
エバスチンOD錠5mg「アメル」
……………………………………〔—（△）〕 264
エバスチンOD錠10mg「アメル」
……………………………………〔—（△）〕 264
エバスチン錠5mg「科研」 …〔—（△）〕 264
エバスチン錠10mg「科研」…〔—（△）〕 264
エバスチンOD錠5mg「科研」
……………………………………〔—（△）〕 264
エバスチンOD錠10mg「科研」
……………………………………〔—（△）〕 264
エバスチン錠5mg「ケミファ」
……………………………………〔—（△）〕 264
エバスチン錠10mg「ケミファ」
……………………………………〔—（△）〕 264
エバスチンOD錠5mg「ケミファ」
……………………………………〔—（△）〕 264
エバスチンOD錠10mg「ケミファ」
……………………………………〔—（△）〕 264
エバスチン錠5mg「サワイ」…〔—（△）〕 266
エバスチン錠10mg「サワイ」
……………………………………〔—（△）〕 266
エバスチンOD錠5mg「サワイ」
……………………………………〔—（△）〕 266
エバスチンOD錠10mg「サワイ」
……………………………………〔—（△）〕 266
エバスチン錠5mg「タカタ」…〔—（△）〕 266
エバスチン錠10mg「タカタ」
……………………………………〔—（△）〕 266
エバスチンOD錠5mg「タカタ」
……………………………………〔—（△）〕 266

エバスチンOD錠10mg「タカタ」 ………………………………… 〔—(△)〕 266
エバスチン錠5mg「トーワ」… 〔—(△)〕 266
エバスチン錠10mg「トーワ」 ………………………………… 〔—(△)〕 266
エバスチン錠5mg「日医工」… 〔—(△)〕 266
エバスチン錠10mg「日医工」 ………………………………… 〔—(△)〕 266
エバスチンOD錠5mg「日医工」 ………………………………… 〔—(△)〕 266
エバスチンOD錠10mg「日医工」 ………………………………… 〔—(△)〕 266
エバスチン錠5mg「ファイザー」 ………………………………… 〔—(△)〕 266
エバスチン錠10mg「ファイザー」 ………………………………… 〔—(△)〕 266
エバスチンOD錠5mg「ファイザー」 ………………………………… 〔—(△)〕 266
エバスチンOD錠10mg「ファイザー」 ………………………………… 〔—(△)〕 266
エバステル錠5mg ………… 〔—(△)〕 268
エバステル錠10mg ………… 〔—(△)〕 268
エバステルOD錠5mg ……… 〔—(△)〕 268
エバステルOD錠10mg ……… 〔—(△)〕 268

エパルレスタット
エパルレスタット錠50mg「DSEP」 ………………………………… 〔△〕 272
エパルレスタット錠50「EK」 ………………………………… 〔—(△)〕 272
エパルレスタット錠50mg「F」 ………………………………… 〔×(△)〕 272
エパルレスタット錠50mg「JG」 ………………………………… 〔—(△)〕 272
エパルレスタット錠50mg「NP」 ………………………………… 〔—(△)〕 272
エパルレスタット錠50mg「YD」 ………………………………… 〔—(△)〕 272
エパルレスタット錠50mg「アメル」 ………………………………… 〔△〕 272
エパルレスタット錠50mg「オーハラ」 ………………………………… 〔—(△)〕 272
エパルレスタット錠50mg「杏林」 ………………………………… 〔—(△)〕 272
エパルレスタット錠50mg「ケミファ」 ………………………………… 〔—(△)〕 274
エパルレスタット錠50mg「サワイ」 ………………………………… 〔—(△)〕 274
エパルレスタット錠50mg「タカタ」 ………………………………… 〔—(△)〕 274
エパルレスタット錠50mg「武田テバ」 ………………………………… 〔—(△)〕 274
エパルレスタット錠50「タツミ」 ………………………………… 〔—(△)〕 274
エパルレスタット錠50mg「トーワ」 ………………………………… 〔—(△)〕 274
エパルレスタット錠50mg「日医工」 ………………………………… 〔—(△)〕 274
エパルレスタット錠50mg「ファイザー」 ………………………………… 〔—(△)〕 274
エパルレスタット錠50mg「フソー」 ………………………………… 〔—(△)〕 274
キネダック錠50mg …………………〔△〕 424

エピナスチン塩酸塩
アズサレオン錠10 …………… 〔—(○)〕 28
アズサレオン錠20 …………… 〔—(○)〕 28
アルピード錠10 ……………… 〔—(△)〕 138
アルピード錠20 ……………… 〔—(△)〕 138
アレジオン錠10 ……………… 〔—(○)〕 144
アレジオン錠20 ……………… 〔—(○)〕 144
エピナスチン塩酸塩錠10mg「JG」 ………………………………… 〔—(△)〕 276
エピナスチン塩酸塩錠20mg「JG」 ………………………………… 〔—(△)〕 276
エピナスチン塩酸塩錠10mg「TCK」 ………………………………… 〔—(△)〕 276
エピナスチン塩酸塩錠20mg「TCK」 ………………………………… 〔—(△)〕 276
エピナスチン塩酸塩錠10mg「YD」 ………………………………… 〔—(△)〕 276
エピナスチン塩酸塩錠20mg「YD」 ………………………………… 〔—(△)〕 276
エピナスチン塩酸塩錠10mg「杏林」 ………………………………… 〔—(△)〕 276
エピナスチン塩酸塩錠20mg「杏林」 ………………………………… 〔—(△)〕 276
エピナスチン塩酸塩錠10mg「ケミファ」 ………………………………… 〔—(△)〕 278
エピナスチン塩酸塩錠20mg「ケミファ」 ………………………………… 〔—(△)〕 278
エピナスチン塩酸塩錠10mg「サワイ」 ………………………………… 〔—(△)〕 278
エピナスチン塩酸塩錠20mg「サワイ」 ………………………………… 〔—(△)〕 278
エピナスチン塩酸塩錠10mg「テバ」 ………………………………… 〔—(△)〕 278
エピナスチン塩酸塩錠20mg「テバ」 ………………………………… 〔—(△)〕 278
エピナスチン塩酸塩錠10mg「トーワ」 ………………………………… 〔—(○)〕 278
エピナスチン塩酸塩錠20mg「トーワ」 ………………………………… 〔—(○)〕 278
エピナスチン塩酸塩錠10mg「日医工」 ………………………………… 〔—(△)〕 280
エピナスチン塩酸塩錠20mg「日医工」 ………………………………… 〔—(△)〕 280
エピナスチン塩酸塩錠10mg「日新」 ………………………………… 〔—(△)〕 280

エピナスチン塩酸塩錠20mg「日新」
　……………………………〔— (△)〕 280
エピナスチン塩酸塩錠10mg
　「ファイザー」 ………………〔— (△)〕 280
エピナスチン塩酸塩錠20mg
　「ファイザー」 ………………〔— (△)〕 280
塩酸エピナスチン錠10mg「アメル」
　………………………………………〔△〕 296
塩酸エピナスチン錠20mg「アメル」
　………………………………………〔△〕 296
エファビレンツ
　ストックリン錠200mg ………〔— (○)〕 596
　ストックリン錠600mg ………〔— (○)〕 596
エフェドリン塩酸塩
　エフェドリン「ナガヰ」錠25mg
　……………………………〔— (△)〕 284
エプラゾノン塩酸塩
　レスプレン錠5mg ……………〔— (△)〕1398
　レスプレン錠20mg ……………〔— (△)〕1398
　レスプレン錠30mg ……………〔— (△)〕1398
エプレレノン
　セララ錠25mg …………………〔— (○)〕 634
　セララ錠50mg …………………〔— (○)〕 634
　セララ錠100mg ………………〔— (○)〕 634
エペリゾン塩酸塩
　エペリゾン塩酸塩錠50mg「KN」…〔△〕 286
　エペリゾン塩酸塩錠50mg「NP」
　……………………………〔— (△)〕 288
　エペリゾン塩酸塩錠50mg「TCK」
　……………………………〔— (△)〕 288
　エペリゾン塩酸塩錠50mg「旭化成」
　……………………………〔— (△)〕 288
　エペリゾン塩酸塩錠50mg「あすか」
　…………………………………〔△ (○)〕 288
　エペリゾン塩酸塩錠50mg「ツルハラ」
　………………………………………〔△〕 288
　エペリゾン塩酸塩錠50mg「テバ」
　……………………………〔— (△)〕 288
　エペリゾン塩酸塩錠50mg「トーワ」
　……………………………〔— (△)〕 288
　エペリゾン塩酸塩錠50mg「日医工」
　……………………………〔— (△)〕 288
　エペリゾン塩酸塩錠50mg「日新」
　……………………………〔— (△)〕 288
　ミオナベース錠50mg ………………〔△〕1196
　ミオナール錠50mg ……………………〔△〕1196
　ミオリラーク錠50mg ………………〔△〕1198
エベロリムス
　アフィニトール錠2.5mg ……〔× (△)〕 70
　アフィニトール錠5mg ………〔× (△)〕 70
　アフィニトール分散錠2mg …〔× (△)〕 70
　アフィニトール分散錠3mg …〔× (△)〕 70
　サーティカン錠0.25mg ………〔× (△)〕 518
　サーティカン錠0.5mg …………〔× (△)〕 518
　サーティカン錠0.75mg ………〔× (△)〕 518
エボカルセト
　オルケディア錠1mg …………〔— (△)〕 342
　オルケディア錠2mg …………〔— (△)〕 342
エホニジピン塩酸塩エタノール付加物
　ランデル錠10 …………………〔○〕1330
　ランデル錠20 …………………〔○〕1330
　ランデル錠40 …………………〔○〕1330
エムトリシタビン
　エムトリバカプセル200mg …〔— (△)〕 292
エムトリシタビン・
　テノホビル　アラフェナミドフマル酸塩
　デシコビ配合錠LT …………〔— (△†)〕 734
　デシコビ配合錠HT …………〔— (△†)〕 734
エムトリシタビン・
　テノホビル　ジソプロキシルフマル酸塩
　ツルバダ配合錠 ………………〔— (△†)〕 724
エメダスチンフマル酸塩
　エメダスチンフマル酸塩徐放カプセル1mg
　「トーワ」 ……………………〔× (△)〕 292
　エメダスチンフマル酸塩徐放カプセル2mg
　「トーワ」 ……………………〔× (△)〕 292
　レミカットカプセル1mg ……〔× (△)〕1432
　レミカットカプセル2mg ……〔× (△)〕1432
エラスターゼES
　エラスチーム錠1800 ………………〔×〕 292
　エルモナーゼ錠1800 ………………〔×〕 296
エリグルスタット酒石酸塩
　サデルガカプセル100mg ……〔— (△)〕 518
エリスロマイシン
　エリスロマイシン錠200mg「サワイ」
　………………………………………〔×〕 294
エリスロマイシンステアリン酸塩
　エリスロシン錠100mg ………………〔×〕 294
　エリスロシン錠200mg ………………〔×〕 294
エルゴタミン酒石酸塩・無水カフェイン・
　イソプロピルアンチピリン
　クリアミン配合錠S0.5 ………………〔×〕 450
　クリアミン配合錠A1.0 ………………〔×〕 450
エルデカルシトール
　エディロールカプセル0.5μg …〔×〕 250
　エディロールカプセル0.75μg …〔×〕 250
エルトロンボパグ　オラミン
　レボレード錠12.5mg …………〔— (○)〕1430
　レボレード錠25mg ……………〔— (○)〕1430
エルバスビル
　エレルサ錠50mg ………………〔— (△)〕 296
エルビテグラビル・コビシスタット・
　エムトリシタビン・テノホビル
　アラフェナミドフマル酸塩
　ゲンボイヤ配合錠 ……………〔— (△†)〕 496

エルビテグラビル・コビシスタット・エムトリシタビン・テノホビルジソプロキシルフマル酸塩
- スタリビルド配合錠……………〔—（△ⁿ）〕594

エルロチニブ塩酸塩
- タルセバ錠25mg ……………〔—（△）〕706
- タルセバ錠100mg……………〔—（△）〕706
- タルセバ錠150mg……………〔—（△）〕706

エレトリプタン臭化水素酸塩
- レルパックス錠20mg ………〔—（△）〕1434

エロビキシバット水和物
- グーフィス錠5mg ……………〔—（△）〕436

エンザルタミド
- イクスタンジ錠40mg ………〔—（△）〕170
- イクスタンジ錠80mg ………〔—（△）〕170

エンタカポン
- エンタカポン錠100mg「JG」
 ……………………………………〔—（○）〕300
- エンタカポン錠100mg「KN」
 ……………………………………〔—（○）〕300
- エンタカポン錠100mg「アメル」
 ……………………………………〔—（○）〕300
- エンタカポン錠100mg「トーワ」
 ……………………………………〔—（○）〕302
- コムタン錠100mg……………〔—（○）〕500

エンテカビル水和物
- エンテカビル錠0.5「CMX」
 ……………………………………〔○（△）〕302
- エンテカビル錠0.5「DSEP」
 ……………………………………〔△（○）〕302
- エンテカビル錠0.5「EE」
 ……………………………………〔—（△）〕302
- エンテカビル錠0.5「JG」
 ……………………………………〔—（△）〕302
- エンテカビル錠0.5「KN」
 ……………………………………〔—（○）〕302
- エンテカビル錠0.5「YD」
 ……………………………………〔—（△）〕302
- エンテカビルOD錠0.5「サワイ」
 ……………………………………〔—（△）〕302
- エンテカビル錠0.5「サンド」
 ……………………………………〔—（○）〕302
- エンテカビル錠0.5「タカタ」
 ……………………………………〔—（△）〕304
- エンテカビル錠0.5「武田テバ」
 ……………………………………〔—（△）〕304
- エンテカビル錠0.5「トーワ」
 ……………………………………〔—（△）〕304
- エンテカビル錠0.5「ファイザー」
 ……………………………………〔—（△）〕304
- バラクルード錠0.5……………〔×（△）〕902

エンパグリフロジン
- ジャディアンス錠10mg ……〔—（△）〕566
- ジャディアンス錠25mg ……〔—（△）〕566

オ

オオウメガサソウエキス・ハコヤナギエキス配合剤
- エピカルス配合錠……………〔×〕276
- エピカルスS配合錠……………〔×〕276
- エビプロスタット配合錠DB ………〔×〕280
- エルサメット配合錠…………〔—（△）〕296
- エルサメットS配合錠…………〔—（△）〕296

オキサゾラム
- セレナール錠5 ………………〔—（△）〕650
- セレナール錠10………………〔—（△）〕650

オキサトミド
- オキサトミド錠30mg「CH」…〔—（○）〕304
- オキサトミド錠30mg「EMEC」
 ……………………………………〔—（○）〕304
- オキサトミド錠30mg「NP」…〔—（○）〕304
- オキサトミド錠30mg「ZE」 ………〔○〕306
- オキサトミド錠30mg「クニヒロ」…〔△〕306
- オキサトミド錠30mg「ケミファ」
 ……………………………………〔—（△）〕306
- オキサトミド錠30mg「サワイ」
 ……………………………………〔—（△）〕306
- オキサトミド錠30mg「ツルハラ」
 ……………………………………〔○（△）〕306
- オキサトミド錠30mg「日医工」
 ……………………………………〔—（△）〕306
- オキサトーワ錠30mg ………〔—（○）〕306

オキサプロジン
- アルボ錠100mg………………〔—（○）〕142
- アルボ錠200mg………………〔—（○）〕142

オキシコドン塩酸塩水和物
- オキシコドン錠2.5mg「第一三共」
 ……………………………………〔—（×）〕306
- オキシコドン錠5mg「第一三共」
 ……………………………………〔—（×）〕306
- オキシコドン錠10mg「第一三共」
 ……………………………………〔—（×）〕306
- オキシコドン錠20mg「第一三共」
 ……………………………………〔—（×）〕306
- オキシコドン徐放錠5mg「第一三共」
 ……………………………………〔×〕308
- オキシコドン徐放錠10mg「第一三共」
 ……………………………………〔×〕308
- オキシコドン徐放錠20mg「第一三共」
 ……………………………………〔×〕308
- オキシコドン徐放錠40mg「第一三共」
 ……………………………………〔×〕308
- オキシコドン徐放カプセル5mg「テルモ」 ……………………〔×〕308
- オキシコドン徐放カプセル10mg「テルモ」 ……………………〔×〕308
- オキシコドン徐放カプセル20mg「テルモ」 ……………………〔×〕308

オキシブチニン塩酸塩
オキシコドン徐放カプセル40mg
「テルモ」 ………………………〔×〕 308
オキシコンチンTR錠5mg …………〔×〕 308
オキシコンチンTR錠10mg………〔×〕 308
オキシコンチンTR錠20mg………〔×〕 308
オキシコンチンTR錠40mg………〔×〕 308
オキシブチニン塩酸塩
オキシブチニン塩酸塩錠1mg「YD」
………………………………〔—（△）〕 308
オキシブチニン塩酸塩錠2mg「YD」
………………………………〔—（△）〕 308
オキシブチニン塩酸塩錠3mg「YD」
………………………………〔—（△）〕 308
オキシブチニン塩酸塩錠1mg「サワイ」
………………………………〔—（△）〕 310
オキシブチニン塩酸塩錠2mg「サワイ」
………………………………〔—（△）〕 310
オキシブチニン塩酸塩錠3mg「サワイ」
………………………………〔—（△）〕 310
オキシブチニン塩酸塩錠1mg「テバ」
………………………………〔—（△）〕 310
オキシブチニン塩酸塩錠2mg「テバ」
………………………………〔—（△）〕 310
オキシブチニン塩酸塩錠3mg「テバ」
………………………………〔—（△）〕 310
オキシブチニン塩酸塩錠1mg「トーワ」
………………………………〔—（△）〕 310
オキシブチニン塩酸塩錠2mg「トーワ」
………………………………〔—（△）〕 310
オキシブチニン塩酸塩錠3mg「トーワ」
………………………………〔—（△）〕 310
オキシブチニン塩酸塩錠1mg「日医工」
………………………………〔—（△）〕 310
オキシブチニン塩酸塩錠2mg「日医工」
………………………………〔—（△）〕 310
オキシブチニン塩酸塩錠3mg「日医工」
………………………………〔—（△）〕 310
ポラキス錠1 ……………〔—（△）〕1174
ポラキス錠2 ……………〔—（△）〕1174
ポラキス錠3 ……………〔—（△）〕1174
オキシペルチン
ホーリット錠20mg ………〔—（△）〕1178
ホーリット錠40mg ………〔—（△）〕1178
オキシメテバノール
メテバニール錠2mg ……〔—（△）〕1236
オキセサゼイン
ストロカイン錠5mg ………〔—（△）〕 598
オクトチアミン
ノイビタ錠「25」 ………………〔△〕 874
オザグレル塩酸塩水和物
オザグレル100「KN」 …〔—（△）〕 312
オザグレル錠200「KN」 …〔—（△）〕 312
ドメナン錠100mg…………〔—（△）〕 806
ドメナン錠200mg…………〔—（△）〕 806

オシメルチニブメシル酸塩
タグリッソ錠40mg …………〔×（△）〕 684
タグリッソ錠80mg …………〔×（△）〕 684
オセルタミビルリン酸塩
オセルタミビルカプセル75mg「サワイ」
………………………………〔—（○）〕 316
タミフルカプセル75…………〔—（○）〕 696
オフロキサシン
オフロキサシン錠100mg「JG」
………………………………〔—（△）〕 322
オフロキサシン錠100mg「サワイ」
………………………………〔—（△）〕 322
オフロキサシン錠100mg「ツルハラ」
……………………………………〔△〕 322
オフロキサシン錠100mg「テバ」
………………………………〔—（△）〕 322
タリビッド錠100mg…………〔—（△）〕 704
オマリグリプチン
マリゼブ錠12.5mg …………〔—（△）〕1196
マリゼブ錠25mg ……………〔—（△）〕1196
オメガ-3脂肪酸エチル
ロトリガ粒状カプセル2g …………〔×〕1480
オメプラゾール
オメプラゾール錠10mg「MED」…〔×〕 324
オメプラゾール錠20mg「MED」…〔×〕 324
オメプラゾール錠10「SW」 ………〔×〕 324
オメプラゾール錠20「SW」 ………〔×〕 324
オメプラゾール錠10mg「TSU」 …〔×〕 324
オメプラゾール錠20mg「TSU」 …〔×〕 324
オメプラゾール錠10mg「アメル」…〔×〕 324
オメプラゾール錠20mg「アメル」…〔×〕 324
オメプラゾール錠10mg「ケミファ」
……………………………………〔×〕 324
オメプラゾール錠20mg「ケミファ」
……………………………………〔×〕 324
オメプラゾール腸溶錠10mg「武田テバ」
………………………………〔—（×）〕 324
オメプラゾール腸溶錠20mg「武田テバ」
………………………………〔—（×）〕 324
オメプラゾール錠「トーワ」10mg…〔×〕 324
オメプラゾール錠「トーワ」20mg…〔×〕 324
オメプラゾール錠10mg「日医工」…〔×〕 324
オメプラゾール錠20mg「日医工」…〔×〕 324
オメプラゾン錠10mg ……………〔×〕 326
オメプラゾン錠20mg ……………〔×〕 326
オメプラール錠10…………………〔×〕 326
オメプラール錠20…………………〔×〕 326
オーラノフィン
オーラノフィン錠3mg「サワイ」
………………………………〔—（△）〕 328
オラパリブ
リムパーザ錠100mg…………〔×（△）〕1378
リムパーザ錠150mg…………〔×（△）〕1378

索引

1527

オランザピン
オランザピン錠2.5mg「DSEP」…〔○〕328
オランザピン錠5mg「DSEP」……〔○〕328
オランザピン錠10mg「DSEP」…〔○〕328
オランザピンOD錠2.5mg「DSEP」
……………………………〔○ (△)〕330
オランザピンOD錠5mg「DSEP」
……………………………〔○ (△)〕330
オランザピンOD錠10mg「DSEP」
……………………………〔○ (△)〕330
オランザピン錠2.5mg「EE」
……………………………〔— (○)〕330
オランザピン錠5mg「EE」…〔— (○)〕330
オランザピン錠10mg「EE」…〔— (○)〕330
オランザピン錠20mg「EE」…〔— (○)〕330
オランザピン錠2.5mg「JG」
……………………………〔— (△)〕330
オランザピン錠5mg「JG」…〔— (△)〕330
オランザピン錠10mg「JG」…〔— (△)〕330
オランザピンOD錠2.5mg「JG」
……………………………〔— (△)〕330
オランザピンOD錠5mg「JG」
……………………………〔— (△)〕330
オランザピンOD錠10mg「JG」
……………………………〔— (△)〕330
オランザピン錠2.5mg「KN」……〔○〕332
オランザピン錠5mg「KN」………〔○〕332
オランザピン錠10mg「KN」………〔○〕332
オランザピン錠20mg「KN」………〔○〕332
オランザピンOD錠2.5mg「TCK」
……………………………〔— (△)〕332
オランザピンOD錠5mg「TCK」
……………………………〔— (△)〕332
オランザピンOD錠10mg「TCK」
……………………………〔— (△)〕332
オランザピン錠2.5mg「YD」
……………………………〔— (△)〕332
オランザピン錠5mg「YD」…〔— (△)〕332
オランザピン錠10mg「YD」…〔— (△)〕332
オランザピン錠1.25mg「アメル」
……………………………〔— (△)〕334
オランザピン錠2.5mg「アメル」
……………………………〔— (△)〕334
オランザピン錠5mg「アメル」…〔— (△)〕334
オランザピン錠10mg「アメル」
……………………………〔— (△)〕334
オランザピン錠20mg「アメル」
……………………………〔— (△)〕334
オランザピンOD錠1.25mg「アメル」
……………………………〔— (△)〕334
オランザピンOD錠2.5mg「アメル」
……………………………〔— (△)〕334
オランザピンOD錠5mg「アメル」
……………………………〔— (△)〕334
オランザピンOD錠10mg「アメル」
……………………………〔— (△)〕334
オランザピン錠2.5mg「オーハラ」
……………………………〔— (△)〕334
オランザピン錠5mg「オーハラ」
……………………………〔— (△)〕334
オランザピン錠10mg「オーハラ」
……………………………〔— (△)〕334
オランザピン錠2.5mg「杏林」
……………………………〔— (○)〕334
オランザピン錠5mg「杏林」…〔— (○)〕334
オランザピン錠10mg「杏林」
……………………………〔— (○)〕334
オランザピンOD錠2.5mg「杏林」
……………………………〔— (△)〕336
オランザピンOD錠5mg「杏林」
……………………………〔— (△)〕336
オランザピンOD錠10mg「杏林」
……………………………〔— (△)〕336
オランザピン錠2.5mg「サワイ」
……………………………〔— (△)〕336
オランザピン錠5mg「サワイ」
……………………………〔— (△)〕336
オランザピン錠10mg「サワイ」
……………………………〔— (△)〕336
オランザピン錠2.5mg「三和」
……………………………〔— (△)〕336
オランザピン錠5mg「三和」…〔— (△)〕336
オランザピン錠10mg「三和」
……………………………〔— (△)〕336
オランザピンOD錠2.5mg「タカタ」
……………………………〔— (△)〕336
オランザピンOD錠5mg「タカタ」
……………………………〔— (△)〕336
オランザピンOD錠10mg「タカタ」
……………………………〔— (△)〕336
オランザピン錠2.5mg「テバ」
……………………………〔— (△)〕336
オランザピン錠5mg「テバ」…〔— (△)〕336
オランザピン錠10mg「テバ」
……………………………〔— (△)〕336
オランザピンOD錠2.5mg「テバ」
……………………………〔— (△)〕338
オランザピンOD錠5mg「テバ」
……………………………〔— (△)〕338
オランザピンOD錠10mg「テバ」
……………………………〔— (△)〕338
オランザピン錠2.5mg「トーワ」
……………………………〔— (△)〕338
オランザピン錠5mg「トーワ」
……………………………〔— (△)〕338
オランザピン錠10mg「トーワ」
……………………………〔— (△)〕338

オランザピンOD錠2.5mg「トーワ」
………………………………〔— (△)〕338
オランザピンOD錠5mg「トーワ」
………………………………〔— (△)〕338
オランザピンOD錠10mg「トーワ」
………………………………〔— (△)〕338
オランザピン錠2.5mg「日医工」
………………………………〔— (△)〕338
オランザピン錠5mg「日医工」
………………………………〔— (△)〕338
オランザピン錠10mg「日医工」
………………………………〔— (△)〕338
オランザピンOD錠2.5mg「日医工」
………………………………〔— (△)〕338
オランザピンOD錠5mg「日医工」
………………………………〔— (△)〕338
オランザピンOD錠10mg「日医工」
………………………………〔— (△)〕338
オランザピン錠2.5mg「日新」
………………………………〔— (△)〕338
オランザピン錠5mg「日新」…〔— (△)〕338
オランザピン錠10mg「日新」
………………………………〔— (△)〕338
オランザピン錠2.5mg「ニプロ」
………………………………〔— (△)〕340
オランザピン錠5mg「ニプロ」
………………………………〔— (△)〕340
オランザピン錠10mg「ニプロ」
………………………………〔— (△)〕340
オランザピンOD錠5mg「ニプロ」
………………………………〔— (△)〕340
オランザピンOD錠10mg「ニプロ」
………………………………〔— (△)〕340
オランザピン錠2.5mg「ファイザー」
………………………………〔— (△)〕340
オランザピン錠5mg「ファイザー」
………………………………〔— (△)〕340
オランザピン錠10mg「ファイザー」
………………………………〔— (△)〕340
オランザピンOD錠2.5mg「ファイザー」
………………………………〔— (△)〕340
オランザピンOD錠5mg「ファイザー」
………………………………〔— (△)〕340
オランザピンOD錠10mg「ファイザー」
………………………………〔— (△)〕340
オランザピン錠2.5mg「明治」……〔○〕340
オランザピン錠5mg「明治」………〔○〕340
オランザピン錠10mg「明治」……〔○〕340
オランザピンOD錠2.5mg「明治」
………………………………〔○ (△)〕340
オランザピンOD錠5mg「明治」
………………………………〔○ (△)〕340
オランザピンOD錠10mg「明治」
………………………………〔○ (△)〕340

オランザピン錠2.5mg「ヨシトミ」
………………………………〔— (△)〕340
オランザピン錠5mg「ヨシトミ」
………………………………〔— (△)〕340
オランザピン錠10mg「ヨシトミ」
………………………………〔— (△)〕340
オランザピンOD錠5mg「ヨシトミ」
………………………………〔— (△)〕342
オランザピンOD錠10mg「ヨシトミ」
………………………………〔— (△)〕342
ジプレキサ錠2.5mg…………〔× (△)〕556
ジプレキサ錠5mg……………〔× (△)〕556
ジプレキサ錠10mg…………〔× (△)〕556
ジプレキサザイディス錠2.5mg……〔×〕558
ジプレキサザイディス錠5mg
………………………………〔— (×)〕558
ジプレキサザイディス錠10mg
………………………………〔— (×)〕558

オルメサルタン　メドキソミル
オルメサルタンOD錠5mg「DSEP」
………………………………〔— (△)〕342
オルメサルタンOD錠10mg「DSEP」
………………………………〔— (△)〕342
オルメサルタンOD錠20mg「DSEP」
………………………………〔— (△)〕342
オルメサルタンOD錠40mg「DSEP」
………………………………〔— (△)〕342
オルメサルタンOD錠5mg「EE」
………………………………〔— (△)〕344
オルメサルタンOD錠10mg「EE」
………………………………〔— (△)〕344
オルメサルタンOD錠20mg「EE」
………………………………〔— (△)〕344
オルメサルタンOD錠40mg「EE」
………………………………〔— (△)〕344
オルメサルタン錠5mg「JG」
………………………………〔— (△)〕344
オルメサルタン錠10mg「JG」
………………………………〔— (△)〕344
オルメサルタン錠20mg「JG」
………………………………〔— (△)〕344
オルメサルタン錠40mg「JG」
………………………………〔— (△)〕344
オルメサルタン錠5mg「KN」……〔○〕344
オルメサルタン錠10mg「KN」
………………………………〔— (○)〕344
オルメサルタン錠20mg「KN」……〔○〕344
オルメサルタン錠40mg「KN」……〔○〕344
オルメサルタンOD錠5mg「KN」
………………………………〔○ (△)〕344
オルメサルタンOD錠10mg「KN」
………………………………〔○ (△)〕344
オルメサルタンOD錠20mg「KN」
………………………………〔○ (△)〕344

オルメサルタンOD錠40mg「KN」
……………………………………［○（△）］344
オルメサルタン錠5mg「TCK」
……………………………………［—（○）］344
オルメサルタン錠10mg「TCK」
……………………………………［—（○）］344
オルメサルタン錠20mg「TCK」
……………………………………［—（○）］344
オルメサルタン錠40mg「TCK」
……………………………………［—（○）］344
オルメサルタン錠5mg「YD」
……………………………………［—（○）］346
オルメサルタン錠10mg「YD」
……………………………………［—（○）］346
オルメサルタン錠20mg「YD」
……………………………………［—（○）］346
オルメサルタン錠40mg「YD」
……………………………………［—（○）］346
オルメサルタン錠5mg「アメル」
……………………………………［—（○）］346
オルメサルタン錠40mg「アメル」
……………………………………［—（○）］346
オルメサルタンOD錠10mg「アメル」
……………………………………［—（△）］346
オルメサルタンOD錠20mg「アメル」
……………………………………［—（△）］346
オルメサルタン錠5mg「オーハラ」
……………………………………［—（△）］346
オルメサルタン錠10mg「オーハラ」
……………………………………［—（△）］346
オルメサルタン錠20mg「オーハラ」
……………………………………［—（△）］346
オルメサルタン錠40mg「オーハラ」
……………………………………［—（△）］346
オルメサルタンOD錠10mg「オーハラ」
……………………………………［—（△）］346
オルメサルタンOD錠20mg「オーハラ」
……………………………………［—（△）］346
オルメサルタンOD錠40mg「オーハラ」
……………………………………［—（△）］346
オルメサルタン錠5mg「杏林」
……………………………………［—（○）］346
オルメサルタン錠10mg「杏林」
……………………………………［—（○）］346
オルメサルタン錠20mg「杏林」
……………………………………［—（○）］346
オルメサルタン錠40mg「杏林」
……………………………………［—（○）］346
オルメサルタンOD錠10mg「杏林」
……………………………………［—（△）］348
オルメサルタンOD錠20mg「杏林」
……………………………………［—（△）］348
オルメサルタンOD錠40mg「杏林」
……………………………………［—（△）］348

オルメサルタン錠5mg「ケミファ」
……………………………………［—（○）］348
オルメサルタン錠10mg「ケミファ」
……………………………………［—（○）］348
オルメサルタン錠20mg「ケミファ」
……………………………………［—（○）］348
オルメサルタン錠40mg「ケミファ」
……………………………………［—（○）］348
オルメサルタンOD錠5mg「サワイ」
……………………………………［—（△）］348
オルメサルタンOD錠10mg「サワイ」
……………………………………［—（△）］348
オルメサルタンOD錠20mg「サワイ」
……………………………………［—（△）］348
オルメサルタンOD錠40mg「サワイ」
……………………………………［—（△）］348
オルメサルタン錠5mg「三和」
……………………………………［—（△）］348
オルメサルタン錠10mg「三和」
……………………………………［—（△）］348
オルメサルタン錠20mg「三和」
……………………………………［—（△）］348
オルメサルタン錠40mg「三和」
……………………………………［—（△）］348
オルメサルタン錠5mg「ツルハラ」
……………………………………［○（△）］350
オルメサルタン錠10mg「ツルハラ」
……………………………………［○（△）］350
オルメサルタン錠20mg「ツルハラ」
……………………………………［○（△）］350
オルメサルタン錠40mg「ツルハラ」
……………………………………［○（△）］350
オルメサルタンOD錠5mg「トーワ」
……………………………………［—（△）］350
オルメサルタンOD錠10mg「トーワ」
……………………………………［—（△）］350
オルメサルタンOD錠20mg「トーワ」
……………………………………［—（△）］350
オルメサルタンOD錠40mg「トーワ」
……………………………………［—（△）］350
オルメサルタン錠5mg「日医工」
……………………………………［—（△）］350
オルメサルタン錠10mg「日医工」
……………………………………［—（△）］350
オルメサルタン錠20mg「日医工」
……………………………………［—（△）］350
オルメサルタン錠40mg「日医工」
……………………………………［—（△）］350
オルメサルタンOD錠10mg「日医工」
……………………………………［—（△）］350
オルメサルタンOD錠20mg「日医工」
……………………………………［—（△）］350
オルメサルタンOD錠40mg「日医工」
……………………………………［—（△）］350

オルメサルタン錠5mg「日新」
……………………………… 〔—（△）〕 350
オルメサルタン錠10mg「日新」
……………………………… 〔—（△）〕 350
オルメサルタン錠20mg「日新」
……………………………… 〔—（△）〕 350
オルメサルタン錠40mg「日新」
……………………………… 〔—（△）〕 350
オルメサルタン錠5mg「ニプロ」
……………………………… 〔—（△）〕 352
オルメサルタン錠10mg「ニプロ」
……………………………… 〔—（△）〕 352
オルメサルタン錠20mg「ニプロ」
……………………………… 〔—（△）〕 352
オルメサルタン錠40mg「ニプロ」
……………………………… 〔—（△）〕 352
オルメサルタンOD錠5mg「ニプロ」
……………………………… 〔—（△）〕 352
オルメサルタンOD錠10mg「ニプロ」
……………………………… 〔—（△）〕 352
オルメサルタンOD錠20mg「ニプロ」
……………………………… 〔—（△）〕 352
オルメサルタンOD錠40mg「ニプロ」
……………………………… 〔—（△）〕 352
オルメテックOD錠5mg ……〔—（△）〕 352
オルメテックOD錠10mg ……〔—（△）〕 352
オルメテックOD錠20mg ……〔—（△）〕 352
オルメテックOD錠40mg ……〔—（△）〕 352

オルメサルタン　メドキソミル・アゼルニジピン
レザルタス配合錠LD ………〔—（△†）〕 1396
レザルタス配合錠HD ………〔—（△†）〕 1396

オロパタジン塩酸塩
アレロック錠2.5 ……………… 〔—（△）〕 146
アレロック錠5 ………………… 〔—（△）〕 146
アレロックOD錠2.5 ………… 〔—（△）〕 146
アレロックOD錠5 …………… 〔—（△）〕 146
オロパタジン塩酸塩錠2.5mg「AA」
……………………………… 〔—（△）〕 352
オロパタジン塩酸塩錠5mg「AA」
……………………………… 〔—（△）〕 352
オロパタジン塩酸塩OD錠2.5mg「AA」
……………………………… 〔—（△）〕 354
オロパタジン塩酸塩OD錠5mg「AA」
……………………………… 〔—（△）〕 354
オロパタジン塩酸塩錠2.5mg「EE」
……………………………… 〔—（△）〕 354
オロパタジン塩酸塩錠5mg「EE」
……………………………… 〔—（△）〕 354
オロパタジン塩酸塩錠2.5mg「JG」
……………………………… 〔—（△）〕 354
オロパタジン塩酸塩錠5mg「JG」
……………………………… 〔—（△）〕 354
オロパタジン塩酸塩OD錠2.5mg「JG」
……………………………… 〔—（△）〕 354
オロパタジン塩酸塩OD錠5mg「JG」
……………………………… 〔—（△）〕 354
オロパタジン塩酸塩錠2.5mg「MEEK」
………………………………………〔△〕 354
オロパタジン塩酸塩錠5mg「MEEK」
………………………………………〔△〕 354
オロパタジン塩酸塩OD錠2.5mg「MEEK」
………………………………………〔△〕 354
オロパタジン塩酸塩OD錠5mg「MEEK」
………………………………………〔△〕 354
オロパタジン塩酸塩錠2.5mg「NPI」
……………………………… 〔—（△）〕 356
オロパタジン塩酸塩錠5mg「NPI」
……………………………… 〔—（△）〕 356
オロパタジン塩酸塩錠2.5mg「NSKK」
……………………………… 〔—（△）〕 356
オロパタジン塩酸塩錠5mg「NSKK」
……………………………… 〔—（△）〕 356
オロパタジン塩酸塩錠2.5mg「TOA」
………………………………………〔○〕 356
オロパタジン塩酸塩錠5mg「TOA」
………………………………………〔○〕 356
オロパタジン塩酸塩錠2.5mg「TSU」
………………………………………〔△〕 356
オロパタジン塩酸塩錠5mg「TSU」
………………………………………〔△〕 356
オロパタジン塩酸塩錠2.5mg「YD」
……………………………… 〔—（△）〕 356
オロパタジン塩酸塩錠5mg「YD」
……………………………… 〔—（△）〕 356
オロパタジン塩酸塩錠2.5mg「ZE」
………………………………………〔△〕 358
オロパタジン塩酸塩錠5mg「ZE」…〔△〕 358
オロパタジン塩酸塩錠2.5mg「アメル」
………………………………………〔△〕 358
オロパタジン塩酸塩錠5mg「アメル」
………………………………………〔△〕 358
オロパタジン塩酸塩OD錠2.5mg「アメル」
……………………………… 〔○（△）〕 358
オロパタジン塩酸塩OD錠5mg「アメル」
……………………………… 〔○（△）〕 358
オロパタジン塩酸塩錠2.5mg「オーハラ」
……………………………… 〔—（△）〕 358
オロパタジン塩酸塩錠5mg「オーハラ」
……………………………… 〔—（△）〕 358
オロパタジン塩酸塩錠2.5mg「杏林」
……………………………… 〔—（△）〕 358
オロパタジン塩酸塩錠5mg「杏林」
……………………………… 〔—（△）〕 358
オロパタジン塩酸塩錠2.5mg「クニヒロ」
……………………………… 〔—（△）〕 360
オロパタジン塩酸塩錠5mg「クニヒロ」
……………………………… 〔○（△）〕 360

オロパタジン塩酸塩錠2.5mg「ケミファ」
……………………………………〔— (△)〕360
オロパタジン塩酸塩錠5mg「ケミファ」
……………………………………〔— (△)〕360
オロパタジン塩酸塩OD錠2.5mg
「ケミファ」……………………〔— (△)〕360
オロパタジン塩酸塩OD錠5mg
「ケミファ」……………………〔— (△)〕360
オロパタジン塩酸塩錠2.5mg「サワイ」
……………………………………〔— (△)〕360
オロパタジン塩酸塩錠5mg「サワイ」
……………………………………〔— (△)〕360
オロパタジン塩酸塩OD錠2.5mg「サワイ」
……………………………………〔— (△)〕360
オロパタジン塩酸塩OD錠5mg「サワイ」
……………………………………〔— (△)〕360
オロパタジン塩酸塩錠2.5mg「サンド」
……………………………………〔— (○)〕360
オロパタジン塩酸塩錠5mg「サンド」
……………………………………〔— (○)〕360
オロパタジン塩酸塩錠2.5mg「タカタ」
……………………………………〔— (△)〕362
オロパタジン塩酸塩錠5mg「タカタ」
……………………………………〔— (△)〕362
オロパタジン塩酸塩OD錠2.5mg「タカタ」
……………………………………〔— (△)〕362
オロパタジン塩酸塩OD錠5mg「タカタ」
……………………………………〔— (△)〕362
オロパタジン塩酸塩OD錠2.5mg「テバ」
……………………………………〔— (△)〕362
オロパタジン塩酸塩OD錠5mg「テバ」
……………………………………〔— (△)〕362
オロパタジン塩酸塩錠2.5mg「トーワ」
……………………………………〔— (△)〕362
オロパタジン塩酸塩錠5mg「トーワ」
……………………………………〔— (△)〕362
オロパタジン塩酸塩OD錠2.5mg「トーワ」
……………………………………〔— (△)〕362
オロパタジン塩酸塩OD錠5mg「トーワ」
……………………………………〔— (△)〕362
オロパタジン塩酸塩錠2.5mg「日医工」
……………………………………〔— (△)〕362
オロパタジン塩酸塩錠5mg「日医工」
……………………………………〔— (△)〕362
オロパタジン塩酸塩OD錠2.5mg「日医工」
……………………………………〔— (△)〕362
オロパタジン塩酸塩OD錠5mg「日医工」
……………………………………〔— (△)〕362
オロパタジン塩酸塩錠2.5mg
「ファイザー」…………………〔— (△)〕362
オロパタジン塩酸塩錠5mg
「ファイザー」…………………〔— (△)〕362
オロパタジン塩酸塩OD錠2.5mg
「ファイザー」…………………〔— (△)〕364

オロパタジン塩酸塩OD錠5mg
「ファイザー」…………………〔— (△)〕364
オロパタジン塩酸塩錠2.5mg
「フェルゼン」……………………………〔(△)〕364
オロパタジン塩酸塩錠5mg
「フェルゼン」……………………………〔(△)〕364
オロパタジン塩酸塩錠2.5mg「明治」
……………………………………………〔(○)〕364
オロパタジン塩酸塩錠5mg「明治」
……………………………………………〔(○)〕364
オロパタジン塩酸塩OD錠2.5mg「明治」
……………………………………〔(○) (△)〕364
オロパタジン塩酸塩OD錠5mg「明治」
……………………………………〔(○) (△)〕364

カ

カナグリフロジン水和物
カナグル錠100mg………………〔— (△)〕372
カナマイシン一硫酸塩
カナマイシンカプセル250mg「明治」
……………………………………………〔(△)〕374
ガバペンチン
ガバペン錠200mg………………〔— (△)〕376
ガバペン錠300mg………………〔— (△)〕376
ガバペン錠400mg………………〔— (△)〕376
ガバペンチン エナカルビル
レグナイト錠300mg………………………〔×〕1394
カプトプリル
カプトプリル錠12.5mg「JG」
……………………………………〔— (○)〕376
カプトプリル錠25mg「JG」…〔— (○)〕376
カプトプリル12.5「SW」…〔— (○)〕376
カプトプリル25「SW」……〔— (○)〕376
カプトプリル錠12.5mg「日医工」
……………………………………〔— (○)〕376
カプトプリル錠25mg「日医工」
……………………………………〔— (○)〕376
カプトリル錠12.5mg…………〔△ (○)〕378
カプトリル錠25mg……………〔△ (○)〕378
カプトリル-Rカプセル18.75mg……〔×〕378
カプトルナ12.5mg…………………〔○〕378
カプトルナ25mg……………………〔○〕378
カペシタビン
ゼローダ錠300…………………〔— (△)〕652
カベルゴリン
カバサール錠0.25mg……………〔— (△)〕376
カバサール錠1.0mg………………〔— (△)〕376
カベルゴリン錠0.25mg「F」
……………………………………〔× (△)〕380
カベルゴリン錠1.0mg「F」…〔× (△)〕380
カベルゴリン錠0.25mg「サワイ」
……………………………………〔— (△)〕380

カベルゴリン錠1.0mg「サワイ」
……………………………〔—（△）〕380
カベルゴリン錠0.25mg「タナベ」
……………………………〔—（△）〕380
カベルゴリン錠1.0mg「タナベ」
……………………………〔—（△）〕380

カモスタットメシル酸塩
カモスタットメシル酸塩錠100mg「JG」
……………………………〔—（△）〕384
カモスタットメシル酸塩錠100mg「NP」
……………………………〔—（△）〕384
カモスタットメシル酸塩錠100mg「TCK」
……………………………〔—（△）〕384
カモスタットメシル酸塩錠100mg
「アメル」 ……………………〔△〕384
カモスタットメシル酸塩錠100mg
「オーハラ」 ………………〔—（△）〕386
カモスタットメシル酸塩錠100mg
「サワイ」 …………………〔—（△）〕386
カモスタットメシル酸塩錠100mg
「ツルハラ」 …………………〔△〕386
カモスタットメシル酸塩錠100mg「テバ」
……………………………〔—（△）〕386
カモスタットメシル酸塩錠100mg
「トーワ」 …………………〔—（△）〕386
カモスタットメシル酸塩錠100mg
「日医工」 …………………〔—（△）〕386
カモスタットメシル酸塩錠100mg
「フソー」 …………………〔—（△）〕386
カモタット錠100 ………………〔△〕386
フオイパン錠100mg ……………〔△〕1040

ガランタミン臭化水素酸塩
レミニール錠4mg ……………〔—（△）〕1432
レミニール錠8mg ……………〔—（△）〕1432
レミニール錠12mg ……………〔—（△）〕1432
レミニールOD錠4mg ………〔—（△）〕1434
レミニールOD錠8mg ………〔—（△）〕1434
レミニールOD錠12mg ………〔—（△）〕1434

L-アスパラギン酸カリウム
アスパラカリウム錠300mg ………〔×〕30

L-アスパラギン酸カリウム・
L-アスパラギン酸マグネシウム
アスパラ配合錠 ………………〔—（×）〕30

塩化カリウム
ケーサプライ錠600mg …………〔×〕492
スローケー錠600mg ……………〔×〕610

グルコン酸カリウム
グルコンサンK錠2.5mEq ………〔△〕470
グルコンサンK錠5mEq …………〔△〕470

カリジノゲナーゼ
カリクレイン錠10単位 …………〔×〕388
カリジノゲナーゼ錠25単位「NP」…〔×〕388
カリジノゲナーゼ錠50単位「NP」…〔×〕388
カリジノゲナーゼ錠25単位「アメル」
……………………………〔×〕388
カリジノゲナーゼ錠25単位「あゆみ」
……………………………〔×〕388
カリジノゲナーゼ錠25単位「サワイ」
……………………………〔×〕388
カリジノゲナーゼ錠50単位「サワイ」
……………………………〔×〕388
カリジノゲナーゼ錠50単位「テバ」
……………………………〔—（×）〕388
カリジノゲナーゼ錠25単位「トーワ」
……………………………〔×〕388
カリジノゲナーゼ錠50単位「トーワ」
……………………………〔×〕388
カリジノゲナーゼ錠25単位「日医工」
……………………………〔×〕388
カリジノゲナーゼ錠50単位「日医工」
……………………………〔×〕388
カリジノゲナーゼ錠25単位「日新」
……………………………〔×〕388
カリジノゲナーゼ錠50単位「日新」
……………………………〔×〕388
カリジノゲナーゼカプセル25単位
「日医工」 ……………………〔×〕388
カルナクリン錠25 ………………〔×〕394
カルナクリン錠50 ………………〔×〕394
カルナクリンカプセル25 ………〔×〕394
クライスリン錠25 ………………〔×〕436
ローザグッド錠25 ………………〔×〕1444
ローザグッド錠50 ………………〔×〕1444

カルグルミン酸
カーバグル分散錠200mg ………〔×〕374

L-アスパラギン酸Ca水和物
アスパラ-CA錠200 …………〔—（○）〕30
L-アスパラギン酸Ca錠200mg「サワイ」
……………………………〔—（○）〕294
L-アスパラギン酸Ca錠200mg「トーワ」
……………………………〔—（○）〕294

沈降炭酸カルシウム
炭カル錠500「KN」 ……………〔△〕708
炭カル錠500mg「旭化成」 ………〔△〕708
炭カル錠「ヨシダ」250mg ………〔○〕708
炭カル錠「ヨシダ」500mg ………〔○〕708
沈降炭酸カルシウム錠250mg「三和」
……………………………〔—（○）〕724
沈降炭酸カルシウム錠500mg「三和」
……………………………〔—（○）〕724
沈降炭酸カルシウム錠250mg「武田テバ」
……………………………〔—（△）〕724
沈降炭酸カルシウム錠500mg「武田テバ」
……………………………〔—（△）〕724

沈降炭酸カルシウム・コレカルシフェロール・
炭酸マグネシウム
デノタスチュアブル配合錠 ………〔△〕740

乳酸カルシウム水和物
乳酸錠500mg「ファイザー」…〔—（○）〕 864
カルシトリオール
カルシトリオールカプセル0.25μg「YD」
……………………………………〔—（×）〕 390
カルシトリオールカプセル0.5μg「YD」
……………………………………〔—（×）〕 390
カルシトリオールカプセル0.25μg
「サワイ」………………………………〔×〕 390
カルシトリオールカプセル0.5μg
「サワイ」………………………………〔×〕 390
カルシトリオールカプセル0.25μg
「テバ」…………………………………〔×〕 390
カルシトリオールカプセル0.5μg
「テバ」…………………………………〔×〕 390
カルシトリオールカプセル0.25μg
「トーワ」………………………………〔×〕 390
カルシトリオールカプセル0.5μg
「トーワ」………………………………〔×〕 390
カルデミン錠0.25μg ………………〔△〕 394
カルデミンカプセル0.5μg…〔—（×）〕 394
ロカルトロールカプセル0.25………〔×〕1436
ロカルトロールカプセル0.5 ………〔×〕1436
カルテオロール塩酸塩
カルテオロール塩酸塩錠5mg「TCK」
……………………………………〔—（△）〕 392
カルテオロール塩酸塩錠5mg「サワイ」
……………………………………〔—（△）〕 392
カルテオロール塩酸塩錠5mg「ツルハラ」
……………………………………〔△（○）〕 392
カルテオロール塩酸塩錠5mg「日医工」
……………………………………〔—（○）〕 392
ミケラン錠5mg……………………〔—（△）〕1200
ミケランLAカプセル15mg…〔×（△）〕1202
カルバゾクロムスルホン酸ナトリウム水和物
アドナ錠10mg …………………〔—（○）〕 54
アドナ錠30mg …………………〔—（○）〕 54
カルバゾクロムスルホン酸Na錠30mg
「TCK」………………………〔—（○）〕 394
カルバゾクロムスルホン酸Na錠30mg
「YD」 ………………………〔—（○）〕 394
カルバゾクロムスルホン酸Na錠30mg
「ツルハラ」……………………〔○（△）〕 394
カルバゾクロムスルホン酸Na錠30mg
「トーワ」 ………………………〔—（○）〕 394
カルバゾクロムスルホン酸ナトリウム錠
10mg「日医工」 ………………〔—（△）〕 396
カルバゾクロムスルホン酸ナトリウム錠
30mg「日医工」 ………………〔—（△）〕 396
タジン錠30…………………………〔○（△）〕 692
カルバゾクロム・アスコルビン酸・
フィトナジオン配合剤
オフタルムK配合錠 ………………〔×〕 322
カルバマゼピン

カルバマゼピン錠100mg「アメル」
……………………………………〔○〕 396
カルバマゼピン錠200mg「アメル」
……………………………………〔○〕 396
カルバマゼピン錠100mg「フジナガ」
……………………………………〔—（○）〕 396
カルバマゼピン錠200mg「フジナガ」
……………………………………〔—（○）〕 396
テグレトール錠100mg……………〔○〕 734
テグレトール錠200mg……………〔○〕 734
カルベジロール
アーチスト錠1.25mg………〔—（○）〕 44
アーチスト錠2.5mg…………〔—（○）〕 44
アーチスト錠10mg …………〔—（○）〕 46
アーチスト錠20mg …………〔—（○）〕 46
カルベジロール錠1.25mg「JG」
……………………………………〔—（○）〕 398
カルベジロール錠2.5mg「JG」
……………………………………〔—（○）〕 398
カルベジロール錠10mg「JG」
……………………………………〔—（△）〕 398
カルベジロール錠20mg「JG」
……………………………………〔—（△）〕 398
カルベジロール錠1.25mg「Me」…〔○〕 398
カルベジロール錠2.5mg「Me」 …〔○〕 398
カルベジロール錠10mg「Me」
……………………………………〔△（○）〕 398
カルベジロール錠20mg「Me」
……………………………………〔△（○）〕 398
カルベジロール錠1.25mg「TCK」
……………………………………〔—（○）〕 400
カルベジロール錠2.5mg「TCK」
……………………………………〔—（○）〕 400
カルベジロール錠10mg「TCK」
……………………………………〔—（○）〕 400
カルベジロール錠20mg「TCK」
……………………………………〔—（○）〕 400
カルベジロール錠1.25mg「アメル」
……………………………………〔—（○）〕 400
カルベジロール錠2.5mg「アメル」
……………………………………〔—（○）〕 400
カルベジロール錠10mg「アメル」…〔△〕 400
カルベジロール錠20mg「アメル」…〔△〕 400
カルベジロール錠1.25mg「サワイ」
……………………………………〔—（△）〕 400
カルベジロール錠2.5mg「サワイ」
……………………………………〔—（△）〕 400
カルベジロール錠10mg「サワイ」
……………………………………〔—（△）〕 400
カルベジロール錠20mg「サワイ」
……………………………………〔—（△）〕 400
カルベジロール錠1.25mg「タナベ」
……………………………………〔—（○）〕 400

カルベジロール錠2.5mg「タナベ」
………………………………〔—（○）〕400
カルベジロール錠10mg「タナベ」
………………………………〔—（○）〕400
カルベジロール錠20mg「タナベ」
………………………………〔—（○）〕400
カルベジロール錠1.25mg「テバ」
………………………………〔—（△）〕400
カルベジロール錠2.5mg「テバ」
………………………………〔—（○）〕400
カルベジロール錠10mg「テバ」
………………………………〔—（○）〕400
カルベジロール錠20mg「テバ」
………………………………〔—（○）〕400
カルベジロール錠1.25mg「トーワ」
………………………………〔—（△）〕402
カルベジロール錠2.5mg「トーワ」
………………………………〔—（△）〕402
カルベジロール錠10mg「トーワ」
………………………………〔—（○）〕402
カルベジロール錠20mg「トーワ」
………………………………〔—（○）〕402
カルベジロール錠1.25mg「ファイザー」
………………………………〔—（△）〕402
カルベジロール錠2.5mg「ファイザー」
………………………………〔—（△）〕402
カルベジロール錠10mg「ファイザー」
………………………………〔—（△）〕402
カルベジロール錠20mg「ファイザー」
………………………………〔—（△）〕402

L-カルボシステイン
カルボシステイン錠250mg「JG」
………………………………〔—（○）〕402
カルボシステイン錠500mg「JG」
………………………………〔—（○）〕402
カルボシステイン錠250mg「KN」…〔—（○）〕402
カルボシステイン錠500mg「KN」…〔○〕402
カルボシステイン錠250mg「TCK」
………………………………〔—（○）〕402
カルボシステイン錠500mg「TCK」
………………………………〔—（○）〕402
カルボシステイン錠250mg「サワイ」
………………………………〔—（○）〕404
カルボシステイン錠500mg「サワイ」
………………………………〔—（○）〕404
カルボシステイン錠250mg「テバ」
………………………………〔—（○）〕404
カルボシステイン錠500mg「テバ」
………………………………〔—（○）〕404
カルボシステイン錠250mg「トーワ」
………………………………〔—（○）〕404
カルボシステイン錠500mg「トーワ」
………………………………〔—（○）〕404
ムコダイン錠250mg…………〔—（○）〕1218
ムコダイン錠500mg…………〔—（○）〕1218

メシル酸ガレノキサシン水和物
ジェニナック錠200mg………〔—（△）〕538

カンデサルタン　シレキセチル
カンデサルタン錠2mg「DK」
………………………………〔—（△）〕408
カンデサルタン錠4mg「DK」
………………………………〔—（△）〕408
カンデサルタン錠8mg「DK」
………………………………〔—（△）〕408
カンデサルタン錠12mg「DK」
………………………………〔—（△）〕408
カンデサルタン錠2mg「DSEP」…〔○〕408
カンデサルタン錠4mg「DSEP」…〔○〕408
カンデサルタン錠8mg「DSEP」…〔○〕408
カンデサルタン錠12mg「DSEP」…〔○〕408
カンデサルタン錠2mg「EE」
………………………………〔—（○）〕408
カンデサルタン錠4mg「EE」
………………………………〔—（○）〕408
カンデサルタン錠8mg「EE」
………………………………〔—（○）〕408
カンデサルタン錠12mg「EE」
………………………………〔—（○）〕408
カンデサルタンOD錠2mg「EE」
………………………………〔—（△）〕408
カンデサルタンOD錠4mg「EE」
………………………………〔—（△）〕408
カンデサルタンOD錠8mg「EE」
………………………………〔—（△）〕408
カンデサルタンOD錠12mg「EE」
………………………………〔—（△）〕408
カンデサルタン錠2mg「JG」
………………………………〔—（○）〕408
カンデサルタン錠4mg「JG」
………………………………〔—（○）〕408
カンデサルタン錠8mg「JG」
………………………………〔—（○）〕408
カンデサルタン錠12mg「JG」
………………………………〔—（○）〕408
カンデサルタン錠2mg「KN」……〔○〕410
カンデサルタン錠4mg「KN」……〔○〕410
カンデサルタン錠8mg「KN」……〔○〕410
カンデサルタン錠12mg「KN」……〔○〕410
カンデサルタンOD錠2mg「KN」
………………………………〔○（△）〕410
カンデサルタンOD錠4mg「KN」
………………………………〔○（△）〕410
カンデサルタンOD錠8mg「KN」
………………………………〔○（△）〕410
カンデサルタンOD錠12mg「KN」
………………………………〔○（△）〕410
カンデサルタン錠2mg「KO」……〔○〕410
カンデサルタン錠4mg「KO」……〔○〕410

カンデサルタン錠8mg「KO」 ……〔○〕 410
カンデサルタン錠12mg「KO」 …..〔○〕 410
カンデサルタン錠2mg「KOG」
……………………………… 〔— (△)〕 410
カンデサルタン錠4mg「KOG」
……………………………… 〔— (△)〕 410
カンデサルタン錠8mg「KOG」
……………………………… 〔— (△)〕 410
カンデサルタン錠12mg「KOG」
……………………………… 〔— (△)〕 410
カンデサルタン錠2mg「TCK」
……………………………… 〔— (○)〕 410
カンデサルタン錠4mg「TCK」
……………………………… 〔— (○)〕 410
カンデサルタン錠8mg「TCK」
……………………………… 〔— (○)〕 410
カンデサルタン錠12mg「TCK」
……………………………… 〔— (○)〕 410
カンデサルタン錠2mg「YD」
……………………………… 〔— (○)〕 412
カンデサルタン錠4mg「YD」
……………………………… 〔— (○)〕 412
カンデサルタン錠8mg「YD」
……………………………… 〔— (○)〕 412
カンデサルタン錠12mg「YD」
……………………………… 〔— (○)〕 412
カンデサルタン錠2mg「ZE」 ……〔○〕 412
カンデサルタン錠4mg「ZE」 ……〔○〕 412
カンデサルタン錠8mg「ZE」 ……〔○〕 412
カンデサルタン錠12mg「ZE」 …..〔○〕 412
カンデサルタン錠2mg「あすか」
……………………………… 〔— (○)〕 412
カンデサルタン錠4mg「あすか」
……………………………… 〔— (○)〕 412
カンデサルタン錠8mg「あすか」
……………………………… 〔— (○)〕 412
カンデサルタン錠12mg「あすか」
……………………………… 〔— (○)〕 412
カンデサルタン錠2mg「アメル」
……………………………… 〔— (○)〕 412
カンデサルタン錠4mg「アメル」
……………………………… 〔— (○)〕 412
カンデサルタン錠8mg「アメル」
……………………………… 〔— (○)〕 412
カンデサルタン錠12mg「アメル」
……………………………… 〔— (○)〕 412
カンデサルタン錠2mg「オーハラ」
……………………………… 〔— (△)〕 414
カンデサルタン錠4mg「オーハラ」
……………………………… 〔— (△)〕 414
カンデサルタン錠8mg「オーハラ」
……………………………… 〔— (△)〕 414
カンデサルタン錠12mg「オーハラ」
……………………………… 〔— (△)〕 414

カンデサルタン錠2mg「科研」
……………………………… 〔— (△)〕 414
カンデサルタン錠4mg「科研」
……………………………… 〔— (△)〕 414
カンデサルタン錠8mg「科研」
……………………………… 〔— (△)〕 414
カンデサルタン錠12mg「科研」
……………………………… 〔— (△)〕 414
カンデサルタン錠2mg「杏林」
……………………………… 〔— (○)〕 414
カンデサルタン錠4mg「杏林」
……………………………… 〔— (○)〕 414
カンデサルタン錠8mg「杏林」
……………………………… 〔— (○)〕 414
カンデサルタン錠12mg「杏林」
……………………………… 〔— (○)〕 414
カンデサルタン錠2mg「ケミファ」
……………………………… 〔— (○)〕 414
カンデサルタン錠4mg「ケミファ」
……………………………… 〔— (○)〕 414
カンデサルタン錠8mg「ケミファ」
……………………………… 〔— (○)〕 414
カンデサルタン錠12mg「ケミファ」
……………………………… 〔— (○)〕 414
カンデサルタン錠2mg「サノフィ」
……………………………… 〔— (○)〕 416
カンデサルタン錠4mg「サノフィ」
……………………………… 〔— (○)〕 416
カンデサルタン錠8mg「サノフィ」
……………………………… 〔— (○)〕 416
カンデサルタン錠12mg「サノフィ」
……………………………… 〔— (○)〕 416
カンデサルタン錠2mg「サワイ」
……………………………… 〔— (△)〕 416
カンデサルタン錠4mg「サワイ」
……………………………… 〔— (△)〕 416
カンデサルタン錠8mg「サワイ」
……………………………… 〔— (△)〕 416
カンデサルタン錠12mg「サワイ」
……………………………… 〔— (△)〕 416
カンデサルタンOD錠2mg「サワイ」
……………………………… 〔— (△)〕 416
カンデサルタンOD錠4mg「サワイ」
……………………………… 〔— (△)〕 416
カンデサルタンOD錠8mg「サワイ」
……………………………… 〔— (△)〕 416
カンデサルタンOD錠12mg「サワイ」
……………………………… 〔— (△)〕 416
カンデサルタン錠2mg「サンド」
……………………………… 〔— (○)〕 416
カンデサルタン錠4mg「サンド」
……………………………… 〔— (○)〕 416
カンデサルタン錠8mg「サンド」
……………………………… 〔— (○)〕 416

カンデサルタン錠12mg「サンド」
……………………………………〔― (○)〕416
カンデサルタン錠2mg「三和」
……………………………………〔― (○)〕416
カンデサルタン錠4mg「三和」
……………………………………〔― (○)〕416
カンデサルタン錠8mg「三和」
……………………………………〔― (○)〕416
カンデサルタン錠12mg「三和」
……………………………………〔― (○)〕416
カンデサルタン錠2mg「ゼリア」
……………………………………〔― (○)〕418
カンデサルタン錠4mg「ゼリア」
……………………………………〔― (○)〕418
カンデサルタン錠8mg「ゼリア」
……………………………………〔― (○)〕418
カンデサルタン錠12mg「ゼリア」
……………………………………〔― (○)〕418
カンデサルタン錠2mg「タナベ」
……………………………………〔― (○)〕418
カンデサルタン錠4mg「タナベ」
……………………………………〔― (○)〕418
カンデサルタン錠8mg「タナベ」
……………………………………〔― (○)〕418
カンデサルタン錠12mg「タナベ」
……………………………………〔― (○)〕418
カンデサルタン錠2mg「ツルハラ」
……………………………………〔○〕418
カンデサルタン錠4mg「ツルハラ」
……………………………………〔○〕418
カンデサルタン錠8mg「ツルハラ」
……………………………………〔○〕418
カンデサルタン錠12mg「ツルハラ」
……………………………………〔○〕418
カンデサルタン錠2mg「テバ」
……………………………………〔― (○)〕418
カンデサルタン錠4mg「テバ」
……………………………………〔― (○)〕418
カンデサルタン錠8mg「テバ」
……………………………………〔― (○)〕418
カンデサルタン錠12mg「テバ」
……………………………………〔― (○)〕418
カンデサルタン錠2mg「トーワ」
……………………………………〔― (○)〕418
カンデサルタン錠4mg「トーワ」
……………………………………〔― (○)〕418
カンデサルタン錠8mg「トーワ」
……………………………………〔― (○)〕418
カンデサルタン錠12mg「トーワ」
……………………………………〔― (○)〕418
カンデサルタンOD錠2mg「トーワ」
……………………………………〔― (△)〕420
カンデサルタンOD錠4mg「トーワ」
……………………………………〔― (△)〕420

カンデサルタンOD錠8mg「トーワ」
……………………………………〔― (△)〕420
カンデサルタンOD錠12mg「トーワ」
……………………………………〔― (△)〕420
カンデサルタン錠2mg「日医工」
……………………………………〔― (○)〕420
カンデサルタン錠4mg「日医工」
……………………………………〔― (○)〕420
カンデサルタン錠8mg「日医工」
……………………………………〔― (○)〕420
カンデサルタン錠12mg「日医工」
……………………………………〔― (○)〕420
カンデサルタン錠2mg「日新」
……………………………………〔― (△)〕420
カンデサルタン錠4mg「日新」
……………………………………〔― (△)〕420
カンデサルタン錠8mg「日新」
……………………………………〔― (△)〕420
カンデサルタン錠12mg「日新」
……………………………………〔― (△)〕420
カンデサルタン錠2mg「ニプロ」
……………………………………〔― (○)〕420
カンデサルタン錠4mg「ニプロ」
……………………………………〔― (○)〕420
カンデサルタン錠8mg「ニプロ」
……………………………………〔― (○)〕420
カンデサルタン錠12mg「ニプロ」
……………………………………〔― (○)〕420
カンデサルタン錠2mg「明治」……〔○〕420
カンデサルタン錠4mg「明治」……〔○〕420
カンデサルタン錠8mg「明治」……〔○〕420
カンデサルタン錠12mg「明治」…〔○〕420
カンデサルタンOD錠2mg「明治」
……………………………………〔○ (△)〕422
カンデサルタンOD錠4mg「明治」
……………………………………〔○ (△)〕422
カンデサルタンOD錠8mg「明治」
……………………………………〔○ (△)〕422
カンデサルタンOD錠12mg「明治」
……………………………………〔○ (△)〕422
カンデサルタン錠2mg「モチダ」
……………………………………〔― (○)〕422
カンデサルタン錠4mg「モチダ」
……………………………………〔― (○)〕422
カンデサルタン錠8mg「モチダ」
……………………………………〔― (○)〕422
カンデサルタン錠12mg「モチダ」
……………………………………〔― (○)〕422
プロプレス錠2……………………………〔○〕1108
プロプレス錠4……………………………〔○〕1108
プロプレス錠8……………………………〔○〕1108
プロプレス錠12…………………………〔○〕1108

カンデサルタン シレキセチル・アムロジピンベシル酸塩
カムシア配合錠LD「あすか」
.... 〔— (△ʳ)〕380
カムシア配合錠HD「あすか」
.... 〔— (△ʳ)〕380
カムシア配合錠LD「サンド」
.... 〔— (△ʳ)〕382
カムシア配合錠HD「サンド」
.... 〔— (△ʳ)〕382
カムシア配合錠LD「武田テバ」
.... 〔— (△ʳ)〕382
カムシア配合錠HD「武田テバ」
.... 〔— (△ʳ)〕382
カムシア配合錠LD「トーワ」
.... 〔— (△ʳ)〕384
カムシア配合錠HD「トーワ」
.... 〔— (△ʳ)〕384
カムシア配合錠LD「日新」
.... 〔— (△ʳ)〕384
カムシア配合錠HD「日新」
.... 〔— (△ʳ)〕384
カムシア配合錠LD「ニプロ」
.... 〔— (△ʳ)〕384
カムシア配合錠HD「ニプロ」
.... 〔— (△ʳ)〕384
ユニシア配合錠LD .... 〔— (△ʳ)〕1296
ユニシア配合錠HD .... 〔— (△ʳ)〕1296

カンデサルタン シレキセチル・ヒドロクロロチアジド
エカード配合錠LD .... 〔— (△ʳ)〕230
エカード配合錠HD .... 〔— (△ʳ)〕230
カデチア配合錠LD「あすか」
.... 〔— (△ʳ)〕370
カデチア配合錠HD「あすか」
.... 〔— (△ʳ)〕370
カデチア配合錠LD「テバ」
.... 〔— (△ʳ)〕372
カデチア配合錠HD「テバ」
.... 〔— (△ʳ)〕372

ガンマオリザノール
ガンマオリザノール錠50mg「ツルハラ」
....〔○〕422
ガンマオリザノール錠50mg「トーワ」
.... 〔— (○)〕422
ハイゼット錠25mg .... 〔— (△)〕884
ハイゼット錠50mg .... 〔— (△)〕884

キ

キナプリル塩酸塩
コナン錠5mg .... 〔— (△)〕498
コナン錠10mg .... 〔— (△)〕498
コナン錠20mg .... 〔— (△)〕498

ギルテリチニブフマル酸塩
ゾスパタ錠40mg .... 〔— (△)〕658

ク

クアゼパム
クアゼパム錠15mg「MNP」... 〔— (○)〕426
クアゼパム錠20mg「MNP」... 〔— (○)〕426
クアゼパム錠15mg「YD」 ... 〔— (○)〕426
クアゼパム錠20mg「YD」 ... 〔— (○)〕426
クアゼパム錠15mg「アメル」 ......〔○〕426
クアゼパム錠20mg「アメル」 ......〔○〕426
クアゼパム錠15mg「サワイ」
.... 〔— (△)〕426
クアゼパム錠20mg「サワイ」
.... 〔— (△)〕426
クアゼパム錠15mg「トーワ」
.... 〔— (○)〕426
クアゼパム錠20mg「トーワ」
.... 〔— (○)〕426
クアゼパム錠15mg「日医工」
.... 〔— (○)〕428
クアゼパム錠20mg「日医工」
.... 〔— (○)〕428
ドラール錠15 .... 〔— (○)〕814
ドラール錠20 .... 〔— (○)〕814

グアナベンズ酢酸塩
ワイテンス錠2mg .... 〔— (△)〕1496

グアンファシン塩酸塩
インチュニブ錠1mg ....〔×〕220
インチュニブ錠3mg ....〔×〕220

クエチアピンフマル酸塩
クエチアピン錠25mg「AA」
.... 〔— (○)〕428
クエチアピン錠100mg「AA」
.... 〔— (○)〕428
クエチアピン錠200mg「AA」
.... 〔— (○)〕428
クエチアピン錠25mg「DSEP」 ....〔○〕428
クエチアピン錠100mg「DSEP」 ...〔○〕428
クエチアピン錠200mg「DSEP」 ...〔○〕428
クエチアピン錠25mg「EE」... 〔— (△)〕428
クエチアピン錠50mg「EE」... 〔— (△)〕428
クエチアピン錠100mg「EE」
.... 〔— (△)〕428
クエチアピン錠200mg「EE」
.... 〔— (△)〕428
クエチアピン錠25mg「JG」... 〔— (△)〕428
クエチアピン錠100mg「JG」
.... 〔— (△)〕428
クエチアピン錠200mg「JG」
.... 〔— (△)〕428
クエチアピン錠12.5mg「MEEK」
.... 〔△ (○)〕428

クエチアピン錠25mg「MEEK」
　　……………………………………〔△（○）〕428
クエチアピン錠50mg「MEEK」
　　……………………………………〔△（○）〕428
クエチアピン錠100mg「MEEK」
　　……………………………………〔△（○）〕428
クエチアピン錠200mg「MEEK」
　　……………………………………〔△（○）〕428
クエチアピン錠12.5mg「アメル」…〔○〕430
クエチアピン錠25mg「アメル」…〔○〕430
クエチアピン錠50mg「アメル」…〔○〕430
クエチアピン錠100mg「アメル」…〔○〕430
クエチアピン錠200mg「アメル」…〔○〕430
クエチアピン錠25mg「サワイ」
　　……………………………………〔—（△）〕430
クエチアピン錠50mg「サワイ」
　　……………………………………〔—（△）〕430
クエチアピン錠100mg「サワイ」
　　……………………………………〔—（△）〕430
クエチアピン錠200mg「サワイ」
　　……………………………………〔—（△）〕430
クエチアピン錠25mg「サンド」
　　……………………………………〔—（○）〕430
クエチアピン錠100mg「サンド」
　　……………………………………〔—（○）〕430
クエチアピン錠200mg「サンド」
　　……………………………………〔—（○）〕430
クエチアピン錠25mg「三和」
　　……………………………………〔—（△）〕430
クエチアピン錠100mg「三和」
　　……………………………………〔—（△）〕430
クエチアピン錠200mg「三和」
　　……………………………………〔—（△）〕430
クエチアピン錠25mg「テバ」
　　……………………………………〔—（△）〕430
クエチアピン錠100mg「テバ」
　　……………………………………〔—（△）〕430
クエチアピン錠200mg「テバ」
　　……………………………………〔—（△）〕430
クエチアピン錠25mg「トーワ」
　　……………………………………〔—（△）〕432
クエチアピン錠100mg「トーワ」
　　……………………………………〔—（△）〕432
クエチアピン錠200mg「トーワ」
　　……………………………………〔—（△）〕432
クエチアピン錠25mg「日医工」
　　……………………………………〔—（○）〕432
クエチアピン錠100mg「日医工」
　　……………………………………〔—（○）〕432
クエチアピン錠200mg「日医工」
　　……………………………………〔—（○）〕432
クエチアピン錠25mg「日新」
　　……………………………………〔—（△）〕432
クエチアピン錠100mg「日新」
　　……………………………………〔—（△）〕432
クエチアピン錠200mg「日新」
　　……………………………………〔—（△）〕432
クエチアピン錠25mg「ファイザー」
　　……………………………………〔—（△）〕432
クエチアピン錠100mg「ファイザー」
　　……………………………………〔—（△）〕432
クエチアピン錠200mg「ファイザー」
　　……………………………………〔—（△）〕432
クエチアピン錠12.5mg「明治」
　　……………………………………〔—（△）〕432
クエチアピン錠25mg「明治」……〔○〕432
クエチアピン錠50mg「明治」
　　……………………………………〔—（△）〕432
クエチアピン錠100mg「明治」……〔○〕432
クエチアピン錠200mg「明治」……〔○〕432
クエチアピン錠25mg「ヨシトミ」
　　……………………………………〔—（○）〕432
クエチアピン錠100mg「ヨシトミ」
　　……………………………………〔—（○）〕432
クエチアピン錠200mg「ヨシトミ」
　　……………………………………〔—（○）〕432
セロクエル25mg錠…………〔—（○）〕652
セロクエル100mg錠…………〔—（○）〕652
セロクエル200mg錠…………〔—（○）〕652
ビプレッソ徐放錠50mg…………〔×〕998
ビプレッソ徐放錠150mg…………〔×〕998

クエン酸カリウム・クエン酸ナトリウム水和物
　ウラリット配合錠……………〔△†〕226
　クエンメット配合錠…………〔—（△†）〕434
　トロノーム配合錠………………〔△†〕828
　ポトレンド配合錠……………〔—（△†）〕1168

グラゾプレビル水和物
　グラジナ錠50mg …………〔—（△）〕438

グラニセトロン塩酸塩
　カイトリル錠1mg……………〔—（○）〕364
　カイトリル錠2mg……………〔—（○）〕364

クラリスロマイシン
　クラリシッド錠50mg小児用…〔—（△）〕442
　クラリシッド錠200mg………〔—（△）〕442
　クラリス錠50小児用…………〔—（△）〕442
　クラリス錠200…………………〔—（△）〕442
　クラリスロマイシン錠50mg小児用「CH」
　　……………………………………〔—（△）〕444
　クラリスロマイシン錠200mg「CH」
　　……………………………………〔—（△）〕444
　クラリスロマイシン錠50mg小児用
　　「EMEC」………………………〔—（△）〕444
　クラリスロマイシン錠200mg「EMEC」
　　……………………………………〔—（△）〕444
　クラリスロマイシン錠50小児用「MEEK」
　　………………………………………〔△〕444
　クラリスロマイシン錠200「MEEK」
　　………………………………………〔△〕444

クラリスロマイシン錠50mg小児用「NP」
……………………………〔—（△）〕444
クラリスロマイシン錠200mg「NP」
……………………………〔—（△）〕444
クラリスロマイシン錠50mg小児用「NPI」
……………………………〔—（△）〕444
クラリスロマイシン錠200mg「NPI」
……………………………〔—（△）〕444
クラリスロマイシン錠50小児用「TCK」
……………………………〔—（△）〕446
クラリスロマイシン錠200「TCK」
……………………………〔—（△）〕446
クラリスロマイシン錠小児用50mg
「科研」……………………〔—（△）〕446
クラリスロマイシン錠200mg「科研」
……………………………〔—（△）〕446
クラリスロマイシン錠50mg小児用
「杏林」……………………〔—（△）〕446
クラリスロマイシン錠200mg「杏林」
……………………………〔—（△）〕446
クラリスロマイシン錠50mg小児用
「サワイ」…………………〔—（△）〕446
クラリスロマイシン錠200mg「サワイ」
……………………………〔—（△）〕446
クラリスロマイシン錠200mg「サンド」
……………………………〔〇（△）〕446
クラリスロマイシン錠50mg小児用
「タイヨー」………………〔—（△）〕446
クラリスロマイシン錠200mg「タイヨー」
……………………………〔—（△）〕446
クラリスロマイシン錠小児用50mg
「タカタ」…………………〔—（△）〕446
クラリスロマイシン錠200mg「タカタ」
……………………………〔—（△）〕446
クラリスロマイシン錠200mg「タナベ」
……………………………〔—（△）〕448
クラリスロマイシン錠小児用50mg
「トーワ」…………………〔—（△）〕448
クラリスロマイシン錠200mg「トーワ」
……………………………〔—（△）〕448
クラリスロマイシン錠50mg小児用
「日医工」…………………〔—（△）〕448
クラリスロマイシン錠200mg「日医工」
……………………………〔—（△）〕448
マインベース錠50小児用……〔—（△）〕1186
マインベース錠200…………〔—（△）〕1186
グリクラジド
グリクラジド錠20mg「NP」…〔—（〇）〕450
グリクラジド錠40mg「NP」…〔—（〇）〕450
グリクラジド錠20mg「サワイ」
……………………………〔—（〇）〕450
グリクラジド錠40mg「サワイ」
……………………………〔—（〇）〕450
グリクラジド錠20mg「トーワ」
……………………………〔—（〇）〕450
グリクラジド錠40mg「トーワ」
……………………………〔—（〇）〕450
グリクラジド錠20mg「日新」
……………………………〔—（〇）〕450
グリクラジド錠40mg「日新」
……………………………〔—（〇）〕450
グリミクロンHA錠20mg……〔—（〇）〕456
グリミクロン錠40mg…………〔—（〇）〕456
グリクロピラミド
デアメリンS錠250mg…………〔—（〇）〕726
クリゾチニブ
ザーコリカプセル200mg……〔—（△）〕516
ザーコリカプセル250mg……〔—（△）〕516
グリチルリチン酸―アンモニウム・グリシン・
DL-メチオニン配合剤
グリチロン配合錠………………〔△〕452
ニチファーゲン配合錠………〔—（△）〕852
ネオファーゲンC配合錠 ………〔△〕870
グリベンクラミド
オイグルコン錠1.25mg ……〔—（〇）〕304
オイグルコン錠2.5mg………〔—（〇）〕304
グリベンクラミド錠1.25mg「EMEC」
……………………………〔—（△）〕452
グリベンクラミド錠2.5mg「EMEC」
……………………………〔—（△）〕452
グリベンクラミド錠1.25mg「JG」
……………………………〔—（△）〕452
グリベンクラミド錠2.5mg「JG」
……………………………〔—（△）〕452
グリベンクラミド錠1.25mg「サワイ」
……………………………〔—（△）〕454
グリベンクラミド錠2.5mg「サワイ」
……………………………〔—（△）〕454
グリベンクラミド錠1.25mg「三和」
……………………………〔—（△）〕454
グリベンクラミド錠2.5mg「三和」
……………………………〔—（△）〕454
グリベンクラミド錠1.25mg「武田テバ」
……………………………〔—（△）〕454
グリベンクラミド錠2.5mg「武田テバ」
……………………………〔—（△）〕454
グリベンクラミド錠1.25mg「トーワ」
……………………………〔—（△）〕454
グリベンクラミド錠2.5mg「トーワ」
……………………………〔—（〇）〕454
グリベンクラミド錠1.25mg「日医工」
……………………………〔—（△）〕454
グリベンクラミド錠2.5mg「日医工」
……………………………〔—（〇）〕454
ダオニール錠1.25mg…………〔—（〇）〕682
ダオニール錠2.5mg……………〔—（〇）〕682
グリメピリド
アマリール0.5mg錠……………〔—（〇）〕74

アマリール1mg錠……………〔―(○)〕 74
アマリール3mg錠……………〔―(○)〕 74
アマリールOD錠0.5mg …〔―(△)〕 74
アマリールOD錠1mg ………〔―(△)〕 74
アマリールOD錠3mg ………〔―(△)〕 74
グリメピリド錠0.5mg「AA」
……………………………………〔―(○)〕 456
グリメピリド錠1mg「AA」………〔○〕 456
グリメピリド錠3mg「AA」………〔○〕 456
グリメピリド錠1mg「AFP」
……………………………………〔―(△)〕 456
グリメピリド錠3mg「AFP」
……………………………………〔―(△)〕 456
グリメピリドOD錠0.5mg「AFP」
……………………………………〔―(△)〕 456
グリメピリドOD錠1mg「AFP」
……………………………………〔―(△)〕 456
グリメピリドOD錠3mg「AFP」
……………………………………〔―(△)〕 456
グリメピリド錠0.5mg「EMEC」
……………………………………〔―(○)〕 458
グリメピリド錠1mg「EMEC」
……………………………………〔―(○)〕 458
グリメピリド錠3mg「EMEC」
……………………………………〔―(○)〕 458
グリメピリドOD錠0.5mg「EMEC」
……………………………………〔―(△)〕 458
グリメピリドOD錠1mg「EMEC」
……………………………………〔―(△)〕 458
グリメピリドOD錠3mg「EMEC」
……………………………………〔―(△)〕 458
グリメピリド錠0.5mg「JG」
……………………………………〔―(○)〕 458
グリメピリド錠1mg「JG」…〔―(○)〕 458
グリメピリド錠3mg「JG」…〔―(○)〕 458
グリメピリド錠0.5mg「KN」……〔○〕 458
グリメピリド錠1mg「KN」………〔○〕 458
グリメピリド錠3mg「KN」………〔○〕 458
グリメピリドOD錠0.5mg「KN」
……………………………………〔○(△)〕 460
グリメピリドOD錠1mg「KN」
……………………………………〔○(△)〕 460
グリメピリドOD錠3mg「KN」
……………………………………〔○(△)〕 460
グリメピリド錠0.5mg「Me」……〔○〕 460
グリメピリド錠1mg「Me」………〔○〕 460
グリメピリド錠3mg「Me」………〔○〕 460
グリメピリド錠0.5mg「NP」
……………………………………〔―(○)〕 460
グリメピリド錠1mg「NP」…〔―(○)〕 460
グリメピリド錠3mg「NP」…〔―(○)〕 460
グリメピリド錠0.5mg「TCK」
……………………………………〔―(○)〕 460
グリメピリド錠1mg「TCK」
……………………………………〔―(○)〕 460
グリメピリド錠3mg「TCK」
……………………………………〔―(○)〕 460
グリメピリド錠0.5mg「TYK」
……………………………………〔―(○)〕 460
グリメピリド錠1mg「TYK」
……………………………………〔―(○)〕 460
グリメピリド錠3mg「TYK」
……………………………………〔―(○)〕 460
グリメピリド錠0.5mg「YD」
……………………………………〔―(○)〕 460
グリメピリド錠1mg「YD」…〔―(○)〕 460
グリメピリド錠3mg「YD」…〔―(○)〕 460
グリメピリド錠0.5mg「ZE」……〔○〕 462
グリメピリド錠1mg「ZE」………〔○〕 462
グリメピリド錠3mg「ZE」………〔○〕 462
グリメピリド錠0.5mg「アメル」…〔○〕 462
グリメピリド錠1mg「アメル」……〔○〕 462
グリメピリド錠3mg「アメル」……〔○〕 462
グリメピリド錠0.5mg「オーハラ」
……………………………………〔―(○)〕 462
グリメピリド錠1mg「オーハラ」
……………………………………〔―(○)〕 462
グリメピリド錠3mg「オーハラ」
……………………………………〔―(○)〕 462
グリメピリド錠0.5mg「科研」
……………………………………〔―(○)〕 462
グリメピリド錠1mg「科研」…〔―(○)〕 462
グリメピリド錠3mg「科研」…〔―(○)〕 462
グリメピリド錠0.5mg「杏林」
……………………………………〔―(○)〕 464
グリメピリド錠1mg「杏林」…〔―(○)〕 464
グリメピリド錠3mg「杏林」…〔―(○)〕 464
グリメピリド錠0.5mg「ケミファ」
……………………………………〔―(○)〕 464
グリメピリド錠1mg「ケミファ」
……………………………………〔―(○)〕 464
グリメピリド錠3mg「ケミファ」
……………………………………〔―(○)〕 464
グリメピリドOD錠0.5mg「ケミファ」
……………………………………〔―(△)〕 464
グリメピリドOD錠1mg「ケミファ」
……………………………………〔―(△)〕 464
グリメピリドOD錠3mg「ケミファ」
……………………………………〔―(△)〕 464
グリメピリド錠0.5mg「サワイ」
……………………………………〔―(△)〕 464
グリメピリド錠1mg「サワイ」
……………………………………〔―(△)〕 464
グリメピリド錠3mg「サワイ」
……………………………………〔―(△)〕 464
グリメピリド錠0.5mg「サンド」
……………………………………〔―(○)〕 464

グリメピリド錠1mg「サンド」 …… 〔―（○）〕464
グリメピリド錠3mg「サンド」 …… 〔―（○）〕464
グリメピリド錠0.5mg「三和」 …… 〔―（○）〕464
グリメピリド錠1mg「三和」… 〔―（○）〕464
グリメピリド錠3mg「三和」… 〔―（○）〕464
グリメピリド錠0.5mg「タナベ」 …… 〔―（○）〕466
グリメピリド錠1mg「タナベ」 …… 〔―（○）〕466
グリメピリド錠3mg「タナベ」 …… 〔―（○）〕466
グリメピリドOD錠0.5mg「テバ」 …… 〔―（△）〕466
グリメピリドOD錠1mg「テバ」 …… 〔―（△）〕466
グリメピリドOD錠3mg「テバ」 …… 〔―（△）〕466
グリメピリド錠0.5mg「トーワ」 …… 〔―（○）〕466
グリメピリド錠1mg「トーワ」 …… 〔―（○）〕466
グリメピリド錠3mg「トーワ」 …… 〔―（○）〕466
グリメピリドOD錠0.5mg「トーワ」 …… 〔―（△）〕466
グリメピリドOD錠1mg「トーワ」 …… 〔―（△）〕466
グリメピリドOD錠3mg「トーワ」 …… 〔―（△）〕466
グリメピリド錠0.5mg「日医工」 …… 〔―（○）〕466
グリメピリド錠1mg「日医工」 …… 〔―（○）〕466
グリメピリド錠3mg「日医工」 …… 〔―（○）〕466
グリメピリドOD錠0.5mg「日医工」 …… 〔―（△）〕466
グリメピリドOD錠1mg「日医工」 …… 〔―（△）〕466
グリメピリドOD錠3mg「日医工」 …… 〔―（△）〕466
グリメピリド錠0.5mg「日新」 …… 〔―（△）〕468
グリメピリド錠1mg「日新」… 〔―（△）〕468
グリメピリド錠3mg「日新」… 〔―（△）〕468
グリメピリド錠0.5mg「ファイザー」 …… 〔―（△）〕468
グリメピリド錠1mg「ファイザー」 …… 〔―（△）〕468
グリメピリド錠3mg「ファイザー」 …… 〔―（△）〕468
グリメピリド錠0.5mg「フェルゼン」 …… 〔△〕468
グリメピリド錠1mg「フェルゼン」 …… 〔△〕468
グリメピリド錠3mg「フェルゼン」 …… 〔△〕468
グリメピリド錠0.5mg「モチダ」 …… 〔―（○）〕468
グリメピリド錠1mg「モチダ」 …… 〔―（○）〕468
グリメピリド錠3mg「モチダ」 …… 〔―（○）〕468

クリンダマイシン
ダラシンカプセル75mg …… 〔―（△）〕702
ダラシンカプセル150mg …… 〔―（△）〕702

グルタチオン
タチオン錠50mg ……………〔△〕694
タチオン錠100mg …………〔△〕694
ランデールチオン錠100mg …〔△〕1330

グルタミン酸・アラニン・グリシン配合剤
パラプロスト配合カプセル…〔―（△†）〕910

グレカプレビル水和物・ピブレンタスビル
マヴィレット配合錠…………〔×〕1186

クレマスチンフマル酸塩
クレマスチン錠1mg「YD」… 〔―（○）〕472
クレマスチン錠1mg「日医工」 …… 〔―（△）〕472
タベジール錠1mg …………〔―（○）〕696
テルギンG錠1mg ……………〔―（△）〕754
マルスチン錠1mg …………〔―（○）〕1196

クレンブテロール塩酸塩
スピロペント錠10μg ………〔○〕602
トニール錠10μg ……………〔―（○）〕784

クロカプラミン塩酸塩水和物
クロフェクトン錠10mg ………〔△〕488
クロフェクトン錠25mg ………〔△〕488
クロフェクトン錠50mg ………〔△〕488

クロキサゾラム
セパゾン錠1 ………………〔―（○）〕622
セパゾン錠2 ………………〔―（○）〕622

クロザピン
クロザリル錠25mg …………〔―（○）〕476
クロザリル錠100mg …………〔―（○）〕476

クロチアゼパム
クロチアゼパム錠5mg「サワイ」 …… 〔―（○）〕476
クロチアゼパム錠10mg「サワイ」 …… 〔―（○）〕476
クロチアゼパム錠5mg「ツルハラ」 …… 〔△〕476
クロチアゼパム錠10mg「ツルハラ」 …… 〔△〕476
クロチアゼパム錠5mg「トーワ」 …… 〔―（△）〕476

クロチアゼパム錠10mg「トーワ」
　……………………………………［―（△）］476
クロチアゼパム錠5mg「日医工」
　……………………………………［―（○）］476
クロチアゼパム錠10mg「日医工」
　……………………………………［―（○）］476
リーゼ錠5mg……………………［―（○）］1352
リーゼ錠10mg……………………［―（○）］1352
クロナゼパム
ランドセン錠0.5mg………………［―（○）］1330
ランドセン錠1mg…………………［―（○）］1330
ランドセン錠2mg…………………［―（○）］1330
リボトリール錠0.5mg……………［―（○）］1374
リボトリール錠1mg………………［―（○）］1374
リボトリール錠2mg………………［―（○）］1374
クロニジン塩酸塩
カタプレス錠75μg………………［―（○）］370
カタプレス錠150μg………………［―（○）］370
クロバザム
マイスタン錠5mg…………………［―（○）］1184
マイスタン錠10mg ………………［―（○）］1184
クロピドグレル硫酸塩
クロピドグレル錠25mg「AA」
　……………………………………［―（△）］476
クロピドグレル錠75mg「AA」
　……………………………………［―（△）］476
クロピドグレル錠25mg「EE」
　……………………………………［―（△）］478
クロピドグレル錠50mg「EE」
　……………………………………［―（△）］478
クロピドグレル錠75mg「EE」
　……………………………………［―（△）］478
クロピドグレル錠25mg「JG」
　……………………………………［―（△）］478
クロピドグレル錠75mg「JG」
　……………………………………［―（△）］478
クロピドグレル錠25mg「KN」……［△］478
クロピドグレル錠50mg「KN」……［△］478
クロピドグレル錠75mg「KN」……［△］478
クロピドグレル錠25mg「KO」……［△］478
クロピドグレル錠75mg「KO」……［△］478
クロピドグレル錠25mg「SANIK」
　……………………………………［―（△）］478
クロピドグレル錠75mg「SANIK」
　……………………………………［―（△）］478
クロピドグレル錠25mg「TCK」
　……………………………………［―（△）］480
クロピドグレル錠50mg「TCK」
　……………………………………［―（△）］480
クロピドグレル錠75mg「TCK」
　……………………………………［―（△）］480
クロピドグレル錠25mg「YD」……［―（△）］480
クロピドグレル錠75mg「YD」
　……………………………………［―（△）］480
クロピドグレル錠25mg「ZE」
　……………………………………［○（△）］480
クロピドグレル錠75mg「ZE」
　……………………………………［○（△）］480
クロピドグレル錠25mg「アメル」
　……………………………………［―（△）］480
クロピドグレル錠75mg「アメル」
　……………………………………［―（△）］480
クロピドグレル錠25mg「科研」
　……………………………………［―（△）］482
クロピドグレル錠75mg「科研」
　……………………………………［―（△）］482
クロピドグレル錠25mg「杏林」
　……………………………………［―（△）］482
クロピドグレル錠75mg「杏林」
　……………………………………［―（△）］482
クロピドグレル錠25mg「ケミファ」
　……………………………………［―（△）］482
クロピドグレル錠75mg「ケミファ」
　……………………………………［―（△）］482
クロピドグレル錠25mg「サワイ」
　……………………………………［―（△）］482
クロピドグレル錠50mg「サワイ」
　……………………………………［―（△）］482
クロピドグレル錠75mg「サワイ」
　……………………………………［―（△）］482
クロピドグレル錠25mg「サンド」
　……………………………………［―（△）］482
クロピドグレル錠75mg「サンド」
　……………………………………［―（△）］482
クロピドグレル錠25mg「三和」
　……………………………………［―（△）］484
クロピドグレル錠75mg「三和」
　……………………………………［―（△）］484
クロピドグレル錠25mg「タナベ」
　……………………………………［―（△）］484
クロピドグレル錠50mg「タナベ」
　……………………………………［―（△）］484
クロピドグレル錠75mg「タナベ」
　……………………………………［―（△）］484
クロピドグレル錠25mg「ツルハラ」
　……………………………………［○（△）］484
クロピドグレル錠75mg「ツルハラ」
　……………………………………［○（△）］484
クロピドグレル錠25mg「テバ」
　……………………………………［―（△）］484
クロピドグレル錠75mg「テバ」
　……………………………………［―（△）］484
クロピドグレル錠25mg「トーワ」
　……………………………………［―（△）］486
クロピドグレル錠75mg「トーワ」
　……………………………………［―（△）］486

クロピドグレル錠25mg「日新」
································〔―（△）〕486
クロピドグレル錠75mg「日新」
································〔―（△）〕486
クロピドグレル錠25mg「ニプロ」
································〔―（△）〕486
クロピドグレル錠75mg「ニプロ」
································〔―（△）〕486
クロピドグレル錠25mg「フェルゼン」
································〔―（△）〕486
クロピドグレル錠75mg「フェルゼン」
································〔―（△）〕486
クロピドグレル錠25mg「明治」
································〔―（△）〕486
クロピドグレル錠50mg「明治」
································〔―（△）〕486
クロピドグレル錠75mg「明治」
································〔―（△）〕486
クロピドグレル錠25mg「モチダ」
································〔―（○）〕488
クロピドグレル錠75mg「モチダ」
································〔―（○）〕488
プラビックス錠25mg ········〔―（△）〕1054
プラビックス錠75mg ········〔―（△）〕1054

クロピドグレル硫酸塩・アスピリン
コンプラビン配合錠···············〔×〕508

クロファジミン
ランプレンカプセル50mg ············〔×〕1330

クロフィブラート
クロフィブラートカプセル250mg
「ツルハラ」···························〔×〕488

クロフェダノール塩酸塩
コルドリン錠12.5mg ················〔△〕502

クロペラスチン塩酸塩
フスタゾール糖衣錠10mg ····〔―（△）〕1044

クロペラスチンフェンジゾ酸塩
フスタゾール錠小児用2.5mg
································〔―（○）〕1044

クロミフェンクエン酸塩
クロミッド錠50mg ·················〔△〕488

クロミプラミン塩酸塩
アナフラニール錠10mg ·······〔―（△）〕68
アナフラニール錠25mg ·······〔―（△）〕68

クロラゼプ酸二カリウム
メンドンカプセル7.5mg ······〔×（△）〕1262

クロラムフェニコール
クロロマイセチン錠50········〔―（△）〕490
クロロマイセチン錠250·······〔―（△）〕490

クロルジアゼポキシド
クロルジアゼポキシド錠5mg
「ツルハラ」························〔△〕488
クロルジアゼポキシド錠10mg
「ツルハラ」························〔△〕488
5mgコントール錠······················〔△〕506
10mgコントール錠·····················〔△〕506
バランス錠5mg ·················〔―（△）〕910
バランス錠10mg ················〔―（△）〕910

クロルフェニラミンマレイン酸塩
d-クロルフェニラミンマレイン酸塩錠
2mg「武田テバ」···············〔―（○）〕488
d-クロルフェニラミンマレイン酸塩徐放錠
6mg「武田テバ」···············〔―（×）〕488
ポララミン錠2mg··············〔―（○）〕1174

クロルフェネシンカルバミン酸エステル
クロルフェネシンカルバミン酸エステル錠
125mg「NP」················〔―（○）〕488
クロルフェネシンカルバミン酸エステル錠
250mg「NP」················〔―（○）〕488
クロルフェネシンカルバミン酸エステル錠
125mg「サワイ」·············〔―（○）〕490
クロルフェネシンカルバミン酸エステル錠
250mg「サワイ」·············〔―（○）〕490
クロルフェネシンカルバミン酸エステル錠
125mg「ツルハラ」··············〔○〕490
クロルフェネシンカルバミン酸エステル錠
250mg「ツルハラ」··············〔○〕490
リンラキサー錠125mg··········〔―（○）〕1382
リンラキサー錠250mg··········〔―（○）〕1382

クロルプロパミド
クロルプロパミド錠250mg「KN」···〔○〕490

クロルプロマジン
クロルプロマジン塩酸塩錠25mg
「ツルハラ」·····················〔×（△）〕490
コントミン糖衣錠12.5mg ····〔―（△）〕506
コントミン糖衣錠25mg ······〔―（△）〕506
コントミン糖衣錠50mg ······〔―（△）〕506
コントミン糖衣錠100mg ·····〔―（△）〕506

クロルマジノン酢酸エステル
クロルマジノン酢酸エステル錠25mg
「KN」····························〔―（○）〕490
クロルマジノン酢酸エステル錠25mg
「YD」····························〔―（○）〕490
クロルマジノン酢酸エステル錠25mg
「タイヨー」·····················〔―（△）〕490
クロルマジノン酢酸エステル錠25mg
「日医工」························〔―（○）〕490
クロルマジノン酢酸エステル徐放50mg
「KN」································〔×〕490
プロスタット錠25mg··················〔○〕1094
プロスタール錠25·····················〔○〕1094
プロスタールL錠50mg ···············〔×〕1094
ルトラール錠2mg······················〔○〕1384
ロンステロン錠25mg··········〔―（○）〕1494

ケ

ケトチフェンフマル酸塩
ケトチフェンカプセル1mg「TCK」
　………………………………〔― (△)〕 492
ケトチフェンカプセル1mg「YD」
　………………………………〔― (○)〕 492
ケトチフェンカプセル1mg「サワイ」
　………………………………〔― (△)〕 492
ケトチフェンカプセル1mg「タイヨー」
　………………………………〔― (△)〕 492
ケトチフェンカプセル1mg「トーワ」
　………………………………〔― (△)〕 492
ケトチフェンカプセル1mg「日医工」
　………………………………〔― (△)〕 494
ザジテンカプセル1mg………………〔○〕 516
マゴチフェンカプセル1mg…………〔○〕 1188
ケノデオキシコール酸
チノカプセル125 ……………………〔△〕 720
ゲファルナート
ゲファルナートカプセル50mg
　「ツルハラ」 ……………………〔×〕 494
ゲファルナートソフトカプセル100mg
　「ツルハラ」 ……………………〔×〕 494
ゲフィチニブ
イレッサ錠250 ………………〔× (△)〕 218

コ

コデインリン酸塩水和物
コデインリン酸塩錠5mg「シオエ」
　………………………………〔― (△)〕 496
コデインリン酸塩錠20mg「第一三共」
　………………………………〔― (×)〕 498
コデインリン酸塩錠20mg「タケダ」
　………………………………〔― (×)〕 498
リン酸コデイン錠5mg「ファイザー」
　………………………………〔― (△)〕 1380
コバマミド
コバマミド錠250μg「ツルハラ」…〔△〕 500
ハイコバールカプセル500μg
　………………………………〔― (△)〕 884
コリスチンメタンスルホン酸ナトリウム
メタコリマイシンカプセル300万単位
　………………………………………〔△〕 1234
コルチゾン酢酸エステル
コートン錠25mg ……………〔― (△)〕 498
コルヒチン
コルヒチン錠0.5mg「タカタ」
　………………………………〔― (△)〕 504
コレスチミド
コレバイン錠500mg…………〔× (△)〕 504

サ

サイクロセリン
サイクロセリンカプセル250mg「明治」
　……………………………………〔△〕 510
サキサグリプチン水和物
オングリザ錠2.5mg…………………〔×〕 364
オングリザ錠5mg……………………〔×〕 364
サラゾスルファピリジン
アザルフィジンEN錠250mg…〔― (×)〕 20
アザルフィジンEN錠500mg…〔― (×)〕 20
サラゾスルファピリジン錠500mg「JG」
　……………………………………〔×〕 520
サラゾスルファピリジン錠500mg
　「タイヨー」 ………………〔― (×)〕 520
サラゾスルファピリジン錠500mg
　「日医工」 …………………〔― (×)〕 520
サラゾスルファピリジン腸溶錠250mg
　「CH」 ……………………………〔×〕 520
サラゾスルファピリジン腸溶錠500mg
　「CH」 ……………………………〔×〕 520
サラゾスルファピリジン腸溶錠250mg
　「SN」 ……………………………〔×〕 520
サラゾスルファピリジン腸溶錠500mg
　「SN」 ……………………………〔×〕 520
サラゾスルファピリジン腸溶錠250mg
　「テバ」 ……………………〔― (×)〕 520
サラゾスルファピリジン腸溶錠500mg
　「テバ」 ……………………〔― (×)〕 520
サラゾスルファピリジン腸溶錠250mg
　「日医工」 ………………………〔×〕 522
サラゾスルファピリジン腸溶錠500mg
　「日医工」 ………………………〔×〕 522
サラゾピリン錠500mg………〔― (△)〕 522
サリドマイド
サレドカプセル25……………〔× (△)〕 528
サレドカプセル50……………〔× (△)〕 528
サレドカプセル100 …………〔× (△)〕 528
ザルトプロフェン
ザルトプロフェン錠80mg「YD」
　………………………………〔― (△)〕 522
ザルトプロフェン錠80mg「杏林」
　………………………………〔― (△)〕 522
ザルトプロフェン錠80mg「サワイ」
　………………………………〔― (△)〕 522
ザルトプロフェン錠80「タツミ」
　………………………………〔― (△)〕 522
ザルトプロフェン錠80mg「トーワ」
　………………………………〔― (△)〕 524
ザルトプロフェン錠80mg「日医工」
　………………………………〔― (△)〕 524
ソレトン錠80…………………………〔△〕 678
ペオン錠80……………………………〔△〕 1118

サルブタモール硫酸塩
サルブタモール錠2mg「日医工」
……………………………〔—（△）〕524
ベネトリン錠2mg…………〔—（△）〕1134

サルポグレラート塩酸塩
アンプラーグ錠50mg………〔—（△）〕160
アンプラーグ錠100mg………〔—（△）〕160
サルポグレラート塩酸塩錠50mg「DK」
……………………………〔—（△）〕524
サルポグレラート塩酸塩錠100mg「DK」
……………………………〔—（△）〕524
サルポグレラート塩酸塩錠50mg「F」
………………………………〔○〕524
サルポグレラート塩酸塩錠100mg「F」
………………………………〔○〕524
サルポグレラート塩酸塩錠50mg「JG」
……………………………〔—（○）〕524
サルポグレラート塩酸塩錠100mg「JG」
……………………………〔—（○）〕524
サルポグレラート塩酸塩錠50mg「MEEK」
……………………………〔△（○）〕524
サルポグレラート塩酸塩錠100mg「MEEK」
……………………………〔—（○）〕524
サルポグレラート塩酸塩錠50mg「NP」
……………………………〔—（△）〕524
サルポグレラート塩酸塩錠100mg「NP」
……………………………〔○〕524
サルポグレラート塩酸塩錠50mg「NS」
……………………………〔—（△）〕524
サルポグレラート塩酸塩錠100mg「NS」
……………………………〔—（△）〕524
サルポグレラート塩酸塩錠50mg「TCK」
……………………………〔—（○）〕526
サルポグレラート塩酸塩錠100mg「TCK」
……………………………〔—（○）〕526
サルポグレラート塩酸塩錠50mg「TSU」
………………………………〔△〕526
サルポグレラート塩酸塩錠100mg「TSU」
………………………………〔△〕526
サルポグレラート塩酸塩錠50mg「YD」
……………………………〔—（△）〕526
サルポグレラート塩酸塩錠100mg「YD」
……………………………〔—（○）〕526
サルポグレラート塩酸塩錠50mg
「アメル」……………………〔○（△）〕526
サルポグレラート塩酸塩錠100mg
「アメル」……………………〔○（△）〕526
サルポグレラート塩酸塩錠50mg
「オーハラ」…………………〔—（○）〕526
サルポグレラート塩酸塩錠100mg
「オーハラ」…………………〔—（○）〕526
サルポグレラート塩酸塩錠50mg「杏林」
……………………………〔—（△）〕526
サルポグレラート塩酸塩錠100mg「杏林」
……………………………〔—（△）〕526
サルポグレラート塩酸塩錠50mg
「ケミファ」…………………〔—（○）〕526
サルポグレラート塩酸塩錠100mg
「ケミファ」…………………〔—（○）〕526
サルポグレラート塩酸塩錠50mg
「サワイ」……………………〔—（△）〕526
サルポグレラート塩酸塩錠100mg
「サワイ」……………………〔—（△）〕526
サルポグレラート塩酸塩錠50mg
「サンド」……………………〔—（△）〕526
サルポグレラート塩酸塩錠100mg
「サンド」……………………〔—（△）〕528
サルポグレラート塩酸塩錠50mg「三和」
……………………………〔—（△）〕528
サルポグレラート塩酸塩錠100mg「三和」
……………………………〔—（△）〕528
サルポグレラート塩酸塩錠50mg
「タカタ」……………………〔—（○）〕528
サルポグレラート塩酸塩錠100mg
「タカタ」……………………〔—（○）〕528
サルポグレラート塩酸塩錠50mg「テバ」
……………………………〔—（△）〕528
サルポグレラート塩酸塩錠100mg「テバ」
……………………………〔—（△）〕528
サルポグレラート塩酸塩錠50mg
「トーワ」……………………〔—（○）〕528
サルポグレラート塩酸塩錠100mg
「トーワ」……………………〔—（○）〕528
サルポグレラート塩酸塩錠50mg
「日医工」……………………〔—（△）〕528
サルポグレラート塩酸塩錠100mg
「日医工」……………………〔—（△）〕528
サルポグレラート塩酸塩錠50mg
「ファイザー」………………〔—（△）〕528
サルポグレラート塩酸塩錠100mg
「ファイザー」………………〔—（△）〕528

シ

ジアゼパム
ジアゼパム錠2mg「アメル」………〔○〕536
ジアゼパム錠5mg「アメル」………〔○〕536
ジアゼパム錠2「サワイ」…〔—（○）〕536
ジアゼパム錠2mg「ツルハラ」……〔○〕536
ジアゼパム錠5mg「ツルハラ」……〔○〕536
ジアゼパム錠10mg「ツルハラ」…〔○〕536
ジアゼパム錠2「トーワ」…〔—（○）〕536
ジアゼパム錠5「トーワ」…〔—（○）〕536
ジアパックス錠2mg………………〔○〕536
ジアパックス錠5mg………………〔○〕536
2mgセルシン錠……………………〔○〕636
5mgセルシン錠……………………〔○〕636
10mgセルシン錠……………………〔○〕636

ホリゾン錠2mg……………〔—（○）〕1176
ホリゾン錠5mg……………〔—（○）〕1176
ジアゾキシド
ジアゾキシドカプセル25mg「MSD」
……………………………〔—（○）〕 536
ジアフェニルスルホン
レクチゾール錠25mg ………〔—（○）〕1394
ジクロロ酢酸ジイソプロピルアミン
リバオール錠20mg …………〔—（○）〕1368
ジエチルカルバマジンクエン酸塩
スパトニン錠50mg …………〔—（△）〕 598
ジエノゲスト
ジエノゲスト錠1mg「F」…〔—（○）〕 538
ジエノゲストOD錠1mg「F」
……………………………〔—（△）〕 538
ジエノゲスト錠1mg「JG」…〔—（○）〕 538
ジエノゲスト錠1mg「KN」…〔—（○）〕 538
ジエノゲストOD錠1mg「KN」
……………………………〔—（△）〕 540
ジエノゲスト錠1mg「MYL」
……………………………〔—（○）〕 540
ジエノゲスト錠1mg「キッセイ」
……………………………〔—（○）〕 540
ジエノゲストOD錠1mg「キッセイ」
……………………………〔—（△）〕 540
ジエノゲスト錠1mg「サワイ」
……………………………〔—（○）〕 540
ジエノゲスト錠1mg「トーワ」
……………………………〔—（○）〕 540
ジエノゲストOD錠1mg「トーワ」
……………………………〔—（△）〕 540
ジエノゲスト錠1mg「ニプロ」
……………………………〔—（○）〕 540
ジエノゲスト錠1mg「モチダ」
……………………………〔—（○）〕 542
ジエノゲストOD錠1mg「モチダ」
……………………………〔—（△）〕 542
ディナゲスト錠1mg …………〔—（○）〕 730
ディナゲストOD錠1mg ……〔—（○）〕 730
ジオクチルソジウムスルホサクシネート・カサンスラノール
ビーマス配合錠………………………〔×〕1000
ベンコール配合錠……………………〔×〕1156
シクロスポリン
シクロスポリンカプセル10mg「TC」
………………………………………〔×〕 546
シクロスポリンカプセル25mg「TC」
………………………………………〔×〕 546
シクロスポリンカプセル50mg「TC」
………………………………………〔×〕 546
シクロスポリンカプセル10mg「トーワ」
………………………………………〔×〕 546
シクロスポリンカプセル25mg「トーワ」
………………………………………〔×〕 546

シクロスポリンカプセル50mg「トーワ」
………………………………………〔×〕 546
シクロスポリンカプセル10mg「日医工」
………………………………………〔×〕 546
シクロスポリンカプセル25mg「日医工」
………………………………………〔×〕 546
シクロスポリンカプセル50mg「日医工」
………………………………………〔×〕 546
ネオーラル10mgカプセル …………〔×〕 870
ネオーラル25mgカプセル …………〔×〕 870
ネオーラル50mgカプセル …………〔×〕 870
ジクロフェナクナトリウム
アデフロニック錠25mg ……〔—（△）〕 52
ジクロフェナクNa錠25mg「NP」
……………………………〔—（△）〕 546
ジクロフェナクNa錠25mg「TCK」
……………………………〔—（△）〕 548
ジクロフェナクNa錠25mg「YD」
……………………………〔—（△）〕 548
ジクロフェナクNa錠25mg「サワイ」
……………………………〔—（△）〕 548
ジクロフェナクNa錠25mg「ツルハラ」
……………………………〔—（△）〕 548
ジクロフェナクNa錠25mg「トーワ」
……………………………〔—（△）〕 548
ジクロフェナクNa徐放カプセル37.5mg
「トーワ」…………………〔×（△*）〕 548
ジクロフェナクNa徐放カプセル37.5mg
「ZE」…………………………〔△*〕 548
ジクロフェナクナトリウムSRカプセル
37.5mg「オーハラ」………〔—（△*）〕 548
ナボールSRカプセル37.5 …〔×（△*）〕 844
ボルタレン錠25mg …………〔—（△）〕1180
ボルタレンSRカプセル37.5mg
……………………………〔×（△*）〕1182
シクロフェニル
セキソビット錠100mg………………〔○〕 612
シクロホスファミド水和物
エンドキサン錠50mg ………………〔△〕 304
ジゴキシン
ジゴキシン錠0.125mg「AFP」
……………………………〔—（△）〕 548
ジゴキシン錠0.25mg「AFP」
……………………………〔—（○）〕 548
ジゴキシンKY錠0.25 ………〔—（○）〕 550
ジゴキシン錠0.0625「KYO」
……………………………〔△（○）〕 550
ジゴキシン錠0.125mg「NP」
……………………………〔—（△）〕 550
ジゴキシン錠0.25mg「NP」…〔—（△）〕 550
ジゴシン錠0.125mg…………〔—（○）〕 550
ジゴシン錠0.25mg……………〔—（○）〕 550
ハーフジゴキシンKY錠0.125
……………………………〔—（○）〕 900

ジスチグミン臭化物
　ウブレチド錠5mg･････････････････〔—（△）〕 226
　ジスチグミン臭化物錠5mg「テバ」
　･･･････････････････････････････････〔—（△）〕 550
L-システイン
　ハイチオール錠40･･･････････････････〔△〕 884
　ハイチオール錠80･･･････････････････〔△〕 884
ジソピラミド
　ジソピラミドカプセル50mg
　「ファイザー」･･･････････････････〔—（△）〕 550
　ジソピラミドカプセル100mg
　「ファイザー」･･･････････････････〔—（△）〕 550
　ジソピランカプセル50mg･････････････〔△〕 552
　ジソピランカプセル100mg････････････〔△〕 552
　リスモダンカプセル50mg･････････〔—（△）〕 1352
　リスモダンカプセル100mg････････〔—（△）〕 1352
ジソピラミドリン酸塩
　ジソピラミド徐放錠150mg「SW」････〔×〕 550
　ジソピラミド徐放錠150mg「テバ」
　･･･････････････････････････････････････〔×〕 550
　ジソピラミド徐放錠150mg「ファイザー」
　･･･････････････････････････････････････〔（×）〕 550
　ジソピラミドリン酸塩徐放錠150mg
　「トーワ」･･････････････････････････〔×〕 552
　ジソピラミドリン酸塩徐放錠150mg
　「日医工」･･････････････････････････〔×〕 552
　リスモダンR錠150mg･･･････････････〔×〕 1352
シタグリプチンリン酸塩水和物
　グラクティブ錠12.5mg･･･････････〔—（○）〕 436
　グラクティブ錠25mg･･････････････〔—（○）〕 436
　グラクティブ錠50mg･･････････････〔—（○）〕 436
　グラクティブ錠100mg･････････････〔—（○）〕 436
　ジャヌビア錠12.5mg･･･････････････〔—（○）〕 566
　ジャヌビア錠25mg････････････････〔—（○）〕 566
　ジャヌビア錠50mg････････････････〔—（○）〕 566
　ジャヌビア錠100mg･･･････････････〔—（○）〕 566
シタグリプチンリン酸塩水和物・
イプラグリフロジン　L-プロリン
　スージャヌ配合錠･････････････････〔—（△†）〕 592
シタフロキサシン水和物
　グレースビット錠50mg････････････〔—（○）〕 472
　シタフロキサシン錠50mg「サワイ」
　･･･････････････････････････････････〔—（○）〕 554
シタラビン　オクホスファート水和物
　スタラシドカプセル50･･････････････････〔×〕 592
　スタラシドカプセル100･････････････････〔×〕 592
ジドブジン
　レトロビルカプセル100mg････････〔—（△）〕 1408
ジドブジン・ラミブジン
　コンビビル配合錠･････････････････〔—（△†）〕 508
ジドロゲステロン
　デュファストン錠5mg･･････････････〔—（△）〕 750
シナカルセト塩酸塩
　レグパラ錠12.5mg･････････････〔—（○）〕 1394

　レグパラ錠25mg･･･････････････〔—（○）〕 1394
　レグパラ錠75mg･･･････････････〔—（○）〕 1394
ジノプロストン
　プロスタグランジンE2錠0.5mg「科研」
　･･････････････････････････････････〔×（△）〕 1094
ジピリダモール
　ジピリダモール錠12.5mg「JG」
　･･･････････････････････････････････〔—（△）〕 554
　ジピリダモール錠25mg「JG」
　･･･････････････････････････････････〔—（△）〕 554
　ジピリダモール錠100mg「JG」
　･･･････････････････････････････････〔—（△）〕 554
　ジピリダモール錠12.5mg「ツルハラ」
　･･〔△〕 554
　ジピリダモール錠25mg「ツルハラ」
　･･〔△〕 554
　ジピリダモール錠100mg「ツルハラ」
　･･〔△〕 554
　ジピリダモール錠25mg「トーワ」
　･･･････････････････････････････････〔—（△）〕 554
　ジピリダモール錠100mg「トーワ」
　･･･････････････････････････････････〔—（△）〕 554
　ジピリダモール錠25mg「日医工」
　･･･････････････････････････････････〔—（△）〕 554
　ジピリダモール錠25mg「日新」
　･･･････････････････････････････････〔—（△）〕 554
　ペルサンチン錠12.5mg･･･････････〔×（△）〕 1150
　ペルサンチン錠25mg･･････････････〔×（△）〕 1150
　ペルサンチン錠100mg･････････････〔×（△）〕 1150
　ペルサンチン-Lカプセル150mg････〔×〕 1150
　ヨウリダモール錠25mg････････････〔—（△）〕 1302
ジフェニドール塩酸塩
　ジフェニドール塩酸塩錠25mg「CH」
　･･･････････････････････････････････〔—（△）〕 556
　ジフェニドール塩酸塩錠25mg「JG」
　･･･････････････････････････････････〔—（△）〕 556
　ジフェニドール塩酸塩錠25mg「TCK」
　･･･････････････････････････････････〔—（△）〕 556
　ジフェニドール塩酸塩錠25mg
　「タイヨー」･･････････････････････〔—（△）〕 556
　ジフェニドール塩酸塩錠25mg「トーワ」
　･･･････････････････････････････････〔—（△）〕 556
　ジフェニドール塩酸塩錠25mg「日医工」
　･･･････････････････････････････････〔—（△）〕 556
　シュランダー錠25mg･･･････････････････〔△〕 568
　セファドール錠25mg･･･････････････････〔△〕 624
ジフェンヒドラミンサリチル酸塩・
ジプロフィリン配合剤
　トラベルミン配合錠･････････････〔—（△†）〕 812
ジフェンヒドラミン塩酸塩
　レスタミンコーワ錠10mg･････････〔—（△）〕 1398
ジプロフィリン・ジヒドロコデイン配合剤
　カフコデN配合錠････････････････〔—（△†）〕 376

ジプロフィリン・パパベリン塩酸塩・ジフェンヒドラミン塩酸塩・エフェドリン塩酸塩・ノスカピン配合剤
　アストフィリン配合錠………〔—（△↑）〕　28
ジプロフィリン・メトキシフェナミン配合剤
　アストーマ配合カプセル……〔—（△↑）〕　30
シプロフロキサシン塩酸塩
　シバスタン錠100mg………………〔△〕　554
　シバスタン錠200mg………………〔△〕　554
　シプロキサン錠100mg………〔—（△）〕　558
　シプロキサン錠200mg………〔—（△）〕　558
　シプロフロキサシン錠100mg「JG」
　………………………………〔—（△）〕　558
　シプロフロキサシン錠200mg「JG」
　………………………………〔—（△）〕　558
　シプロフロキサシン錠100mg「SW」
　………………………………〔—（△）〕　558
　シプロフロキサシン錠200mg「SW」
　………………………………〔—（△）〕　558
　シプロフロキサシン錠100mg「トーワ」
　………………………………〔—（△）〕　560
　シプロフロキサシン錠200mg「トーワ」
　………………………………〔—（△）〕　560
　シプロフロキサシン錠100mg「日医工」
　………………………………〔—（△）〕　560
　シプロフロキサシン錠200mg「日医工」
　………………………………〔—（△）〕　560
シプロヘプタジン塩酸塩水和物
　ペリアクチン錠4mg…………………〔—〕1148
シベンゾリンコハク酸塩
　シベノール錠50mg……………〔—（○）〕　560
　シベノール錠100mg……………〔—（○）〕　560
　シベンゾリンコハク酸塩錠50mg
　「サワイ」……………………〔—（○）〕　560
　シベンゾリンコハク酸塩錠100mg
　「サワイ」……………………〔—（○）〕　560
　シベンゾリンコハク酸塩錠50mg
　「タナベ」……………………〔—（○）〕　562
　シベンゾリンコハク酸塩錠100mg
　「タナベ」……………………〔—（○）〕　562
　シベンゾリンコハク酸塩錠50mg
　「トーワ」……………………〔—（○）〕　562
　シベンゾリンコハク酸塩錠100mg
　「トーワ」……………………〔—（○）〕　562
ジメチコン
　ガスコン錠40mg…………………〔—（○）〕　364
　ガスコン錠80mg…………………〔—（○）〕　364
　ガスサール錠40mg………………〔—（○）〕　366
　ジメチコン錠40mg「YD」…〔—（○）〕　562
　ジメチコン錠40mg「フソー」
　………………………………〔—（○）〕　562
　ポリシロ錠40mg………………〔—（△）〕1176
　ポリシロ錠80mg………………〔—（△）〕1176
シメチジン
　シメチジン錠200mg「JG」…〔—（△）〕　562
　シメチジン錠400mg「JG」…〔—（△）〕　562
　シメチジン錠200mg「NP」…〔—（△）〕　562
　シメチジン錠400mg「NP」…〔—（△）〕　562
　シメチジン錠200mg「TCK」
　………………………………〔—（△）〕　562
　シメチジン錠400mg「TCK」
　………………………………〔—（△）〕　562
　シメチジン錠200mg「YD」…〔—（△）〕　564
　シメチジン錠400mg「YD」…〔—（△）〕　564
　シメチジン錠200mg「クニヒロ」…〔○〕　564
　シメチジン錠400mg「クニヒロ」…〔○〕　564
　シメチジン錠200mg「サワイ」
　………………………………〔—（△）〕　564
　シメチジン錠400mg「サワイ」
　………………………………〔—（△）〕　564
　シメチジン錠200mg「日医工」
　………………………………〔—（△）〕　564
　シメチジン錠400mg「日医工」
　………………………………〔—（△）〕　564
　タガメット錠200mg……………〔—（△）〕　682
　タガメット錠400mg……………〔—（△）〕　682
ジメトチアジンメシル酸塩
　ミグリステン錠20………………〔×（△）〕1200
ジメモルファンリン酸塩
　アストミン錠10mg………………〔—（△）〕　30
　ジメモルファンリン酸塩錠10mg「TCK」
　………………………………〔—（△）〕　564
ジメンヒドリナート
　ドラマミン錠50mg………………〔—（○）〕　812
消化酵素複合剤
　エクセラーゼ配合錠………………〔×〕　232
　オーネスSP配合カプセル…………〔×〕　318
　オーネスST配合錠…………………〔×〕　318
　タフマックE配合カプセル…………〔×〕　696
　フェルターゼ配合カプセル…………〔×〕1038
　フェンラーゼ配合カプセル…………〔×〕1040
　ベルトミー配合錠……………………〔×〕1182
　マックターゼ配合錠…………………〔×〕1188
硝酸イソソルビド
　イソコロナールRカプセル20mg
　………………………………〔×（△*）〕　176
　硝酸イソソルビド徐放錠20mg「サワイ」
　…………………………………………〔×〕　568
　硝酸イソソルビド徐放錠20mg
　「ツルハラ」…………………………〔×〕　568
　硝酸イソソルビド徐放錠20mg「トーワ」
　…………………………………………〔×〕　568
　ニトロール錠5mg………………〔—（○）〕　856
　ニトロールRカプセル20mg…〔×（△*）〕　856
　フランドル錠20mg……………………〔×〕1062
一硝酸イソソルビド
　アイトロール錠10mg………………〔○〕　6
　アイトロール錠20mg………………〔○〕　6

一硝酸イソソルビド錠10mg「サワイ」 ………………………… 〔― (○)〕 176
一硝酸イソソルビド錠20mg「サワイ」 ………………………… 〔― (○)〕 176
一硝酸イソソルビド錠10mg「タイヨー」 ………………………… 〔― (○)〕 176
一硝酸イソソルビド錠20mg「タイヨー」 ………………………… 〔― (○)〕 176
一硝酸イソソルビド錠10mg「トーワ」 ………………………… 〔― (○)〕 176
一硝酸イソソルビド錠20mg「トーワ」 ………………………… 〔― (○)〕 176

静脈血管叢エキス
ヘモリンガル舌下錠0.18mg ……… 〔×〕1144

ジョサマイシン
ジョサマイシン錠50mg …… 〔― (△)〕 570
ジョサマイシン錠200mg …… 〔― (△)〕 570

シラザプリル水和物
インヒベース錠0.25 ………… 〔― (○)〕 220
インヒベース錠0.5 ………… 〔― (○)〕 220
インヒベース錠1 ………… 〔― (○)〕 220
シラザプリル錠0.25mg「サワイ」 ………………………… 〔― (△)〕 570
シラザプリル錠0.5mg「サワイ」 ………………………… 〔― (△)〕 570
シラザプリル錠1mg「サワイ」 ………………………… 〔― (△)〕 570
シラザプリル錠0.25mg「トーワ」 ………………………… 〔― (△)〕 570
シラザプリル錠0.5mg「トーワ」 ………………………… 〔― (△)〕 570
シラザプリル錠1mg「トーワ」 ………………………… 〔― (△)〕 570

ジラゼプ塩酸塩水和物
コメリアンコーワ錠50 ……… 〔― (△)〕 502
コメリアンコーワ錠100 ……… 〔― (△)〕 502
ジラゼプ塩酸塩錠50mg「TCK」 ………………………… 〔― (△)〕 570
ジラゼプ塩酸塩錠100mg「TCK」 ………………………… 〔― (△)〕 570
ジラゼプ塩酸塩錠50mg「サワイ」 ………………………… 〔― (△)〕 572
ジラゼプ塩酸塩錠100mg「サワイ」 ………………………… 〔― (△)〕 572
ジラゼプ塩酸塩錠50mg「トーワ」 ………………………… 〔― (△)〕 572
ジラゼプ塩酸塩錠100mg「トーワ」 ………………………… 〔― (△)〕 572
ジラゼプ塩酸塩錠50mg「日医工」 ………………………… 〔― (△)〕 572
ジラゼプ塩酸塩錠100mg「日医工」 ………………………… 〔― (△)〕 572
ジラゼプ塩酸塩錠50mg「日新」 ………………………… 〔― (△)〕 572
ジラゼプ塩酸塩錠100mg「日新」 ………………………… 〔― (△)〕 572

ジルチアゼム塩酸塩
ジルチアゼム塩酸塩錠30mg「CH」 ………………………… 〔×〕 572
ジルチアゼム塩酸塩錠60mg「CH」 ………………………… 〔×〕 572
ジルチアゼム塩酸塩錠30mg「サワイ」 ………………………… 〔×〕 572
ジルチアゼム塩酸塩錠60mg「サワイ」 ………………………… 〔×〕 572
ジルチアゼム塩酸塩錠30mg「トーワ」 ………………………… 〔×〕 572
ジルチアゼム塩酸塩錠60mg「トーワ」 ………………………… 〔×〕 572
ジルチアゼム塩酸塩錠30mg「日医工」 ………………………… 〔×〕 572
ジルチアゼム塩酸塩錠60mg「日医工」 ………………………… 〔×〕 572
ジルチアゼム塩酸塩Rカプセル100mg「サワイ」 ………………… 〔― (△)〕 572
ジルチアゼム塩酸塩Rカプセル200mg「サワイ」 ………………… 〔― (△)〕 572
ジルチアゼム塩酸塩徐放カプセル100mg「日医工」 ……………… 〔× (△)〕 574
ジルチアゼム塩酸塩徐放カプセル200mg「日医工」 ……………… 〔× (△)〕 574
ヘマレキート錠30mg ………… 〔×〕1142
ヘマレキート錠60mg ………… 〔×〕1142
ヘルベッサー錠30 …………… 〔×〕1154
ヘルベッサー錠60 …………… 〔×〕1154
ヘルベッサーRカプセル100mg …… 〔×〕1154
ヘルベッサーRカプセル200mg …… 〔×〕1154

シルデナフィルクエン酸塩
シルデナフィル錠25mgVI「DK」 ………………………… 〔― (△)〕 574
シルデナフィル錠50mgVI「DK」 ………………………… 〔― (△)〕 574
シルデナフィル錠25mgVI「FCI」 ………………………… 〔― (△)〕 574
シルデナフィル錠50mgVI「FCI」 ………………………… 〔― (△)〕 574
シルデナフィル錠25mgVI「SN」 ………………………… 〔― (△)〕 574
シルデナフィル錠50mgVI「SN」 ………………………… 〔― (△)〕 574
シルデナフィル錠50mgVI「YD」 ………………………… 〔― (△)〕 574
シルデナフィル錠50mgVI「あすか」 ………………………… 〔― (△)〕 574
シルデナフィル錠25mgVI「キッセイ」 ………………………… 〔― (△)〕 574
シルデナフィル錠50mgVI「キッセイ」 ………………………… 〔― (△)〕 574

シルデナフィル錠25mgVI「テバ」
………………………………〔—（△）〕574
シルデナフィル錠50mgVI「テバ」
………………………………〔—（△）〕574
シルデナフィルOD錠50mgVI「トーワ」
………………………………〔—（△）〕576
バイアグラ錠25mg …………〔—（△）〕882
バイアグラ錠50mg …………〔—（△）〕882
レバチオ錠20mg ……………〔—（△）〕1408

シルニジピン
アテレック錠5 …………………………〔△〕52
アテレック錠10 …………………………〔△〕52
アテレック錠20 …………………………〔△〕52
シルニジピン錠5mg「AFP」
………………………………〔—（△）〕576
シルニジピン錠10mg「AFP」
………………………………〔—（△）〕576
シルニジピン錠20mg「AFP」
………………………………〔—（△）〕576
シルニジピン錠5mg「JG」…〔—（△）〕576
シルニジピン錠10mg「JG」…〔—（△）〕576
シルニジピン錠20mg「JG」…〔—（△）〕576
シルニジピン錠5mg「サワイ」
………………………………〔—（△）〕576
シルニジピン錠10mg「サワイ」
………………………………〔—（△）〕576
シルニジピン錠20mg「サワイ」
………………………………〔—（△）〕576
シルニジピン錠5mg「タイヨー」
………………………………〔—（△）〕576
シルニジピン錠10mg「タイヨー」
………………………………〔—（△）〕576
シルニジピン錠20mg「テバ」
………………………………〔—（△）〕576

シロスタゾール
コートリズム錠50mg ………………〔○〕498
コートリズム錠100mg ………………〔○〕498
シロシナミン錠50mg ………〔—（○）〕578
シロシナミン錠100mg ……〔—（○）〕578
シロスタゾール錠50mg「JG」
………………………………〔—（○）〕578
シロスタゾール錠100mg「JG」
………………………………〔—（○）〕578
シロスタゾールOD錠50mg「JG」
………………………………〔—（△）〕578
シロスタゾールOD錠100mg「JG」
………………………………〔—（△）〕578
シロスタゾール錠50mg「KN」……〔○〕578
シロスタゾール錠100mg「KN」…〔○〕578
シロスタゾールOD錠50mg「KO」…〔○〕578
シロスタゾールOD錠100mg「KO」
……………………………………〔○〕578
シロスタゾール錠50mg「SN」
………………………………〔—（○）〕578

シロスタゾール錠100mg「SN」
………………………………〔—（○）〕578
シロスタゾール錠100mg「YD」
………………………………〔—（○）〕578
シロスタゾール錠50mg「オーハラ」
………………………………〔—（○）〕578
シロスタゾール錠100mg「オーハラ」
………………………………〔—（○）〕578
シロスタゾール錠50mg「ケミファ」
………………………………〔—（○）〕578
シロスタゾール錠100mg「ケミファ」
………………………………〔—（○）〕578
シロスタゾールOD錠50mg「ケミファ」
………………………………〔—（△）〕580
シロスタゾールOD錠100mg「ケミファ」
………………………………〔—（△）〕580
シロスタゾール錠50mg「サワイ」
………………………………〔—（○）〕580
シロスタゾール錠100mg「サワイ」
………………………………〔—（○）〕580
シロスタゾールOD錠50mg「サワイ」
………………………………〔—（△）〕580
シロスタゾールOD錠100mg「サワイ」
………………………………〔—（△）〕580
シロスタゾール錠50mg「ダイト」
………………………………〔—（○）〕580
シロスタゾール錠100mg「ダイト」
………………………………〔—（○）〕580
シロスタゾール錠50mg「タカタ」
………………………………〔—（○）〕580
シロスタゾール錠100mg「タカタ」
………………………………〔—（○）〕580
シロスタゾールOD錠50mg「タカタ」
………………………………〔—（△）〕580
シロスタゾールOD錠100mg「タカタ」
………………………………〔—（△）〕580
シロスタゾールOD錠50mg「ツルハラ」
……………………………………〔○〕580
シロスタゾールOD錠100mg「ツルハラ」
……………………………………〔○〕580
シロスタゾール錠50mg「テバ」
………………………………〔—（○）〕580
シロスタゾール錠100mg「テバ」
………………………………〔—（○）〕580
シロスタゾール錠50mg「トーワ」
………………………………〔—（○）〕582
シロスタゾール錠100mg「トーワ」
………………………………〔—（○）〕582
シロスタゾールOD錠50mg「トーワ」
………………………………〔—（△）〕582
シロスタゾールOD錠100mg「トーワ」
………………………………〔—（△）〕582
シロスタゾール錠50mg「日医工」
………………………………〔—（○）〕582

シロスタゾール錠100mg「日医工」
………………………………〔—（○）〕582
シロスタゾールOD錠50mg「日医工」
………………………………〔—（△）〕582
シロスタゾールOD錠100mg「日医工」
………………………………〔—（△）〕582
プレタールOD錠50mg………〔—（△）〕1084
プレタールOD錠100mg………〔—（△）〕1084
プレトモール50……………〔—（○）〕1090
プレトモール錠100……………〔—（○）〕1090
ホルダゾール50……………〔—（○）〕1180
ホルダゾール錠100……………〔—（○）〕1180

シロドシン
ユリーフ錠2mg………………〔—（△）〕1300
ユリーフ錠4mg………………〔—（△）〕1300
ユリーフOD錠2mg……………〔—（△）〕1300
ユリーフOD錠4mg……………〔—（△）〕1300

シロリムス
ラパリムス錠1mg………………〔×（△）〕1310

シンバスタチン
シンバスタチン錠5mg「EMEC」
………………………………〔—（△）〕584
シンバスタチン錠10mg「EMEC」
………………………………〔—（△）〕584
シンバスタチン錠20mg「EMEC」
………………………………〔—（△）〕584
シンバスタチン錠5mg「MED」
………………………………〔—（△）〕584
シンバスタチン錠10mg「MED」
………………………………〔—（△）〕584
シンバスタチン錠20mg「MED」
………………………………〔—（△）〕584
シンバスタチン錠5「MEEK」……〔○〕584
シンバスタチン錠10「MEEK」……〔○〕584
シンバスタチン錠20「MEEK」……〔○〕584
シンバスタチン錠5mg「NikP」
………………………………〔—（○）〕584
シンバスタチン錠10mg「NikP」
………………………………〔—（○）〕584
シンバスタチン錠20mg「NikP」
………………………………〔—（○）〕584
シンバスタチン錠5mg「SW」
………………………………〔—（○）〕584
シンバスタチン錠10mg「SW」
………………………………〔—（○）〕584
シンバスタチン錠20mg「SW」
………………………………〔—（○）〕584
シンバスタチン錠5mg「YD」
………………………………〔—（○）〕586
シンバスタチン錠10mg「YD」
………………………………〔—（○）〕586
シンバスタチン錠20mg「YD」
………………………………〔—（○）〕586
シンバスタチン錠5mg「あすか」
………………………………〔—（○）〕586
シンバスタチン錠10mg「あすか」
………………………………〔—（○）〕586
シンバスタチン錠20mg「あすか」
………………………………〔—（○）〕586
シンバスタチン錠5mg「アメル」…〔○〕586
シンバスタチン錠10mg「アメル」…〔○〕586
シンバスタチン錠20mg「アメル」…〔○〕586
シンバスタチン錠5mg「オーハラ」
………………………………〔—（○）〕586
シンバスタチン錠10mg「オーハラ」
………………………………〔—（○）〕586
シンバスタチン錠20mg「オーハラ」
………………………………〔—（○）〕586
シンバスタチン錠5mg「杏林」
………………………………〔—（△）〕586
シンバスタチン錠10mg「杏林」
………………………………〔—（△）〕586
シンバスタチン錠5mg「武田テバ」
………………………………〔—（○）〕586
シンバスタチン錠10mg「武田テバ」
………………………………〔—（○）〕586
シンバスタチン錠20mg「武田テバ」
………………………………〔—（○）〕586
シンバスタチン錠5mg「トーワ」
………………………………〔—（○）〕588
シンバスタチン錠10mg「トーワ」
………………………………〔—（○）〕588
シンバスタチン錠20mg「トーワ」
………………………………〔—（○）〕588
シンバスタチン錠5mg「日医工」
………………………………〔—（△）〕588
シンバスタチン錠10mg「日医工」
………………………………〔—（○）〕588
シンバスタチン錠20mg「日医工」
………………………………〔—（○）〕588
リポバス錠5……………………〔—（○）〕1374
リポバス錠10……………………〔—（○）〕1374
リポバス錠20……………………〔—（○）〕1374

ス

スチリペントール
ディアコミットカプセル250mg
………………………………〔×（△）〕726

スニチニブリンゴ酸塩
スーテントカプセル12.5mg…〔—（△）〕596

スピペロン
スピロビタン錠0.25mg………〔—（△）〕602
スピロビタン錠1mg……………〔—（△）〕602

スピラマイシン酢酸エステル
アセチルスピラマイシン錠100
………………………………〔—（△）〕34

アセチルスピラマイシン錠200
………………………………〔—(△)〕 34
スピロノラクトン
アルダクトンA錠25mg………〔—(○)〕 136
アルダクトンA錠50mg………〔—(○)〕 136
スピロノラクトン錠25mg「CH」
………………………………〔—(○)〕 600
スピロノラクトン錠50mg「CH」
………………………………〔—(○)〕 600
スピロノラクトン錠25mg「NP」
………………………………〔—(○)〕 600
スピロノラクトン錠25mg「TCK」
………………………………〔—(○)〕 600
スピロノラクトン錠25mg「YD」
………………………………〔—(○)〕 600
スピロノラクトン錠50mg「YD」
………………………………〔—(○)〕 600
スピロノラクトン錠25mg「ツルハラ」
………………………………〔△(○)〕 600
スピロノラクトン錠25mg「テバ」
………………………………〔—(○)〕 600
スピロノラクトン錠25mg「トーワ」
………………………………〔—(○)〕 600
スピロノラクトン錠25mg「日医工」
………………………………〔—(○)〕 600
スプラタストトシル酸塩
アイピーディカプセル50……〔×(△)〕 8
アイピーディカプセル100……〔×(△)〕 8
スプラタストトシル酸塩カプセル50mg
「JG」………………………〔—(△)〕 602
スプラタストトシル酸塩カプセル100mg
「JG」………………………〔—(△)〕 602
スプラタストトシル酸塩カプセル50mg
「サワイ」…………………〔—(△)〕 602
スプラタストトシル酸塩カプセル100mg
「サワイ」…………………〔—(△)〕 602
スプラタストトシル酸塩カプセル50mg
「トーワ」…………………〔—(△)〕 602
スプラタストトシル酸塩カプセル100mg
「トーワ」…………………〔—(△)〕 602
スボレキサント
ベルソムラ錠10mg……………〔×(△)〕1152
ベルソムラ錠15mg……………〔×(△)〕1152
ベルソムラ錠20mg……………〔×(△)〕1152
スマトリプタンコハク酸塩
イミグラン錠50………………〔—(○)〕 194
スマトリプタン錠50mg「F」……〔○〕 604
スマトリプタン錠50mg「JG」
………………………………〔—(○)〕 604
スマトリプタン錠50mg「TCK」
………………………………〔—(○)〕 604
スマトリプタン錠50mg「YD」
………………………………〔—(○)〕 604
スマトリプタン錠50mg「アスペン」
………………………………〔—(○)〕 604
スマトリプタン錠50mg「アメル」…〔○〕 604
スマトリプタン錠50mg「タカタ」
………………………………〔—(○)〕 604
スマトリプタン錠50mg「トーワ」
………………………………〔—(○)〕 606
スマトリプタン錠50mg「日医工」
………………………………〔—(○)〕 606
スリンダク
クリノリル錠50…………………〔—(○)〕 452
クリノリル錠100…………………〔—(○)〕 452
スルタミシリントシル酸塩水和物
ユナシン錠375mg………………〔—(○)〕1294
スルチアム
オスポロット錠50mg …………………〔○〕 314
オスポロット錠200mg…………………〔○〕 314
スルトプリド塩酸塩
スルトプリド塩酸塩錠50mg「アメル」
……………………………………〔○〕 606
スルトプリド塩酸塩錠100mg「アメル」
……………………………………〔○〕 606
スルトプリド塩酸塩錠200mg「アメル」
……………………………………〔○〕 606
スルトプリド塩酸塩錠50mg「ヨシトミ」
………………………………〔△(○)〕 606
スルトプリド塩酸塩錠100mg「ヨシトミ」
………………………………〔△(○)〕 606
スルトプリド塩酸塩錠200mg「ヨシトミ」
………………………………〔△(○)〕 606
バルネチール錠50……………〔—(△)〕 930
バルネチール錠100……………〔—(△)〕 930
バルネチール錠200……………〔—(△)〕 930
スルピリド
アビリット錠50mg……………〔—(○)〕 68
アビリット錠100mg……………〔—(○)〕 68
アビリット錠200mg……………〔—(○)〕 68
スルピリド錠50mg「CH」…〔—(○)〕 608
スルピリド錠50mg「TCK」…〔—(○)〕 608
スルピリド錠50mg(TYK)…〔—(○)〕 608
スルピリド錠100mg(TYK)…〔—(○)〕 608
スルピリド錠200mg(TYK)…〔—(○)〕 608
スルピリド錠50mg「アメル」……〔○〕 608
スルピリド錠100mg「アメル」……〔○〕 608
スルピリド錠200mg「アメル」……〔○〕 608
スルピリド錠50mg「サワイ」
………………………………〔—(○)〕 608
スルピリド錠100mg「サワイ」
………………………………〔—(○)〕 608
スルピリド錠200mg「サワイ」
………………………………〔—(○)〕 608
スルピリド錠100mg「トーワ」
………………………………〔—(○)〕 608
スルピリド錠200mg「トーワ」
………………………………〔—(○)〕 608

スルピリドカプセル50mg「トーワ」
　................................. 〔― (○)〕 608
ドグマチール錠50mg .... 〔― (○)〕 778
ドグマチール錠100mg .... 〔― (○)〕 778
ドグマチール錠200mg .... 〔― (○)〕 778
ドグマチールカプセル50mg ... 〔― (○)〕 780

スルファメトキサゾール・トリメトプリム
ダイフェン配合錠 .... 〔△⁺〕 682
バクタ配合錠 .... 〔△⁺〕 892
バクトラミン配合錠 .... 〔― (△⁺)〕 892

セ

セチプチリンマレイン酸塩
セチプチリンマレイン酸塩錠1mg
　「サワイ」 .... 〔― (△)〕 616
テシプール錠1mg .... 〔△〕 734

セチリジン塩酸塩
ジルテック錠5 .... 〔― (○)〕 574
ジルテック錠10 .... 〔― (○)〕 574
セチリジン塩酸塩錠5mg「CH」
　................................. 〔― (○)〕 616
セチリジン塩酸塩錠10mg「CH」
　................................. 〔― (○)〕 616
セチリジン塩酸塩錠5mg「KTB」 ... 〔○〕 616
セチリジン塩酸塩錠10mg「KTB」
　... 〔○〕 616
セチリジン塩酸塩錠5mg「MNP」
　................................. 〔― (○)〕 616
セチリジン塩酸塩錠10mg「MNP」
　................................. 〔― (○)〕 616
セチリジン塩酸塩錠5mg「NP」
　................................. 〔― (○)〕 616
セチリジン塩酸塩錠10mg「NP」
　................................. 〔― (○)〕 616
セチリジン塩酸塩錠5mg「NPI」
　................................. 〔― (△)〕 616
セチリジン塩酸塩錠10mg「NPI」
　................................. 〔― (△)〕 616
セチリジン塩酸塩錠5mg「PH」
　................................. 〔― (○)〕 616
セチリジン塩酸塩錠10mg「PH」
　................................. 〔― (○)〕 616
セチリジン塩酸塩錠5mg「TCK」
　................................. 〔― (○)〕 616
セチリジン塩酸塩錠10mg「TCK」
　................................. 〔― (○)〕 616
セチリジン塩酸塩錠5mg「TOA」
　................................. 〔△ (○)〕 618
セチリジン塩酸塩錠10mg「TOA」
　................................. 〔△ (○)〕 618
セチリジン塩酸塩錠5mg「TYK」
　................................. 〔― (○)〕 618
セチリジン塩酸塩錠10mg「TYK」
　................................. 〔― (○)〕 618
セチリジン塩酸塩錠5mg「YD」
　................................. 〔― (○)〕 618
セチリジン塩酸塩錠10mg「YD」
　................................. 〔― (○)〕 618
セチリジン塩酸塩錠5mg「アメル」
　... 〔○〕 618
セチリジン塩酸塩錠10mg「アメル」
　... 〔○〕 618
セチリジン塩酸塩錠5「オーハラ」
　................................. 〔― (○)〕 618
セチリジン塩酸塩錠10「オーハラ」
　................................. 〔― (○)〕 618
セチリジン塩酸塩錠5mg「科研」
　................................. 〔― (○)〕 618
セチリジン塩酸塩錠10mg「科研」
　................................. 〔― (○)〕 618
セチリジン塩酸塩錠5mg「クニヒロ」
　... 〔○〕 618
セチリジン塩酸塩錠10mg「クニヒロ」
　... 〔○〕 618
セチリジン塩酸塩錠5mg「サワイ」
　................................. 〔― (○)〕 618
セチリジン塩酸塩錠10mg「サワイ」
　................................. 〔― (○)〕 618
セチリジン塩酸塩OD錠5mg「サワイ」
　................................. 〔― (△)〕 618
セチリジン塩酸塩OD錠10mg「サワイ」
　................................. 〔― (△)〕 618
セチリジン塩酸塩錠5mg「タカタ」
　................................. 〔― (○)〕 620
セチリジン塩酸塩錠10mg「タカタ」
　................................. 〔― (○)〕 620
セチリジン塩酸塩錠5mg「タナベ」
　................................. 〔― (○)〕 620
セチリジン塩酸塩錠10mg「タナベ」
　................................. 〔― (○)〕 620
セチリジン塩酸塩錠5mg「ツルハラ」
　................................. 〔△ (○)〕 620
セチリジン塩酸塩錠10mg「ツルハラ」
　................................. 〔△ (○)〕 620
セチリジン塩酸塩錠5mg「トーワ」
　................................. 〔― (○)〕 620
セチリジン塩酸塩錠10mg「トーワ」
　................................. 〔― (○)〕 620
セチリジン塩酸塩錠5mg「日医工」
　................................. 〔― (○)〕 620
セチリジン塩酸塩錠10mg「日医工」
　................................. 〔― (○)〕 620

レボセチリジン塩酸塩
ザイザル錠5mg .... 〔― (○)〕 512

セトチアミン塩酸塩水和物
ジセタミン錠25 .... 〔― (△)〕 550

セトラキサート塩酸塩
　ノイエルカプセル200mg…………〔○〕872
セビメリン塩酸塩水和物
　エボザックカプセル30mg …〔―（○）〕290
　サリグレンカプセル30mg …〔△（○）〕522
セファクロル
　ケフラールカプセル250mg…………〔△〕494
　セファクロルカプセル250mg「JG」
　………………………………〔―（△）〕622
　セファクロルカプセル250mg「SN」
　………………………………〔―（△）〕624
　セファクロルカプセル250mg「TCK」
　………………………………〔―（△）〕624
　セファクロルカプセル250mg「サワイ」
　………………………………〔―（△）〕624
　セファクロルカプセル250mg「トーワ」
　………………………………〔―（△）〕624
　セファクロルカプセル250mg「日医工」
　……………………………………〔―〕624
セファランチン
　セファランチン錠1mg……………〔△〕624
セファレキシン
　ケフレックスカプセル250mg………〔△〕494
　セファレキシン錠250「日医工」…〔―〕624
　セファレキシンカプセル250mg「トーワ」
　………………………………〔―（△）〕624
　ラリキシン錠250mg…………〔―（△）〕1324
セフィキシム水和物
　セフスパンカプセル50mg…………〔△〕632
　セフスパンカプセル100mg…………〔△〕632
セフカペン　ピボキシル塩酸塩水和物
　セフカペンピボキシル塩酸塩錠75mg
　「CH」…………………………〔―（△）〕626
　セフカペンピボキシル塩酸塩錠100mg
　「CH」…………………………〔―（△）〕626
　セフカペンピボキシル塩酸塩錠75mg
　「TCK」………………………〔―（△）〕626
　セフカペンピボキシル塩酸塩錠100mg
　「TCK」………………………〔―（△）〕626
　セフカペンピボキシル塩酸塩錠75mg
　「YD」…………………………〔―（△）〕628
　セフカペンピボキシル塩酸塩錠100mg
　「YD」…………………………〔―（△）〕628
　セフカペンピボキシル塩酸塩錠75mg
　「サワイ」……………………〔―（△）〕628
　セフカペンピボキシル塩酸塩錠100mg
　「サワイ」……………………〔―（△）〕628
　セフカペンピボキシル塩酸塩錠75mg
　「トーワ」……………………〔―（△）〕628
　セフカペンピボキシル塩酸塩錠100mg
　「トーワ」……………………〔―（△）〕628
　セフカペンピボキシル塩酸塩錠75mg
　「日医工」……………………〔―（△）〕628
　セフカペンピボキシル塩酸塩錠100mg
　「日医工」……………………〔―（△）〕628
　フロモックス錠75mg…………〔―（△）〕1114
　フロモックス錠100mg………………〔△〕1114
セフジトレン　ピボキシル
　セフジトレンピボキシル錠100mg「CH」
　………………………………〔―（△）〕628
　セフジトレンピボキシル錠100mg「OK」
　………………………………………〔○〕628
　セフジトレンピボキシル錠100mg
　「サワイ」……………………〔―（△）〕628
　セフジトレンピボキシル錠100mg
　「トーワ」……………………〔―（△）〕630
　セフジトレンピボキシル錠100mg
　「日医工」……………………〔―（△）〕630
　メイアクトMS錠100mg………〔○（△）〕1220
セフジニル
　セフジニル錠50mg「サワイ」
　………………………………〔―（△）〕630
　セフジニル錠100mg「サワイ」
　………………………………〔―（△）〕630
　セフジニルカプセル50mg「JG」
　………………………………〔―（△）〕630
　セフジニルカプセル100mg「JG」
　………………………………〔―（△）〕630
　セフジニルカプセル100mg「TCK」
　………………………………〔―（△）〕630
　セフジニルカプセル50mg「TYK」
　………………………………〔―（△）〕630
　セフジニルカプセル100mg「TYK」
　………………………………〔―（△）〕630
　セフジニルカプセル50mg「YD」
　………………………………〔―（△）〕630
　セフジニルカプセル100mg「YD」
　………………………………〔―（△）〕630
　セフジニルカプセル50mg「トーワ」
　………………………………〔―（△）〕630
　セフジニルカプセル100mg「トーワ」
　………………………………〔―（△）〕630
　セフジニルカプセル50mg「日医工」
　………………………………〔―（△）〕632
　セフジニルカプセル100mg「日医工」
　………………………………〔―（△）〕632
　セフゾンカプセル50mg……〔―（△）〕632
　セフゾンカプセル100mg……〔―（△）〕632
セフチブテン水和物
　セフテムカプセル100mg……………〔△〕634
　セフテムカプセル200mg……………〔△〕634
セフテラム　ピボキシル
　トミロン錠50……………………〔―（△）〕806
　トミロン錠100……………………〔―（△）〕806
セフポドキシム　プロキセチル
　セフポドキシムプロキセチル錠100mg
　「JG」……………………………〔―（△）〕634

索引

セフポドキシムプロキセチル錠100mg
「サワイ」 ……………………… 〔—（△）〕 634
セフポドキシムプロキセチル錠100mg
「トーワ」 ……………………… 〔—（△）〕 634
バナン錠100mg…………………〔—（△）〕 898

セフロキシム　アキセチル
オラセフ錠250mg……………… 〔—（△）〕 328

セベラマー塩酸塩
フォスブロック錠250mg……………〔×〕1042
レナジェル錠250mg……………………〔×〕1408

セラトロダスト
ブロニカ錠40………………………〔△〕1102
ブロニカ錠80………………………〔△〕1102

セリチニブ
ジカディアカプセル150mg…〔—（○）〕 544

セリプロロール塩酸塩
セリプロロール塩酸塩錠100mg「CH」
……………………………… 〔—（△）〕 634
セリプロロール塩酸塩錠200mg「CH」
……………………………… 〔—（△）〕 634
セリプロロール塩酸塩錠100mg「JG」
……………………………… 〔—（△）〕 636
セリプロロール塩酸塩錠200mg「JG」
……………………………… 〔—（△）〕 636
セリプロロール塩酸塩錠100mg「テバ」
……………………………… 〔—（△）〕 636
セリプロロール塩酸塩錠200mg「テバ」
……………………………… 〔—（△）〕 636
セリプロロール塩酸塩錠100mg「トーワ」
……………………………… 〔—（○）〕 636
セリプロロール塩酸塩錠200mg「トーワ」
……………………………… 〔—（○）〕 636
セリプロロール塩酸塩錠100mg「日医工」
……………………………… 〔—（△）〕 636
セリプロロール塩酸塩錠200mg「日医工」
……………………………… 〔—（△）〕 636
セレクトール錠100mg………………〔△〕 646
セレクトール錠200mg………………〔△〕 646

塩酸セルトラリン
ジェイゾロフト錠25mg ……… 〔—（△）〕 536
ジェイゾロフト錠50mg ……… 〔—（△）〕 536
ジェイゾロフト錠100mg …… 〔—（△）〕 536
ジェイゾロフトOD錠25mg…〔—（△）〕 538
ジェイゾロフトOD錠50mg…〔—（△）〕 538
ジェイゾロフトOD錠100mg…〔—（△）〕 538
セルトラリン錠25mg「DSEP」 ……〔○〕 638
セルトラリン錠50mg「DSEP」 ……〔○〕 638
セルトラリン錠100mg「DSEP」 ……〔○〕 638
セルトラリン錠25mg「JG」… 〔—（△）〕 638
セルトラリン錠50mg「JG」… 〔—（△）〕 638
セルトラリン錠100mg「JG」
……………………………… 〔—（△）〕 638
セルトラリン錠25mg「TCK」
……………………………… 〔—（○）〕 638
セルトラリン錠50mg「TCK」
……………………………… 〔—（○）〕 638
セルトラリン錠100mg「TCK」
……………………………… 〔—（○）〕 638
セルトラリン錠25mg「YD」… 〔—（○）〕 638
セルトラリン錠50mg「YD」… 〔—（○）〕 638
セルトラリン錠100mg「YD」
……………………………… 〔—（○）〕 638
セルトラリン錠25mg「アメル」
……………………………… 〔—（○）〕 638
セルトラリン錠50mg「アメル」
……………………………… 〔—（○）〕 638
セルトラリン錠100mg「アメル」
……………………………… 〔—（○）〕 638
セルトラリンOD錠25mg「アメル」
……………………………… 〔—（△）〕 638
セルトラリンOD錠50mg「アメル」
……………………………… 〔—（△）〕 638
セルトラリン錠25mg「科研」
……………………………… 〔—（○）〕 640
セルトラリン錠50mg「科研」
……………………………… 〔—（○）〕 640
セルトラリン錠100mg「科研」
……………………………… 〔—（○）〕 640
セルトラリン錠25mg「杏林」
……………………………… 〔—（○）〕 640
セルトラリン錠50mg「杏林」
……………………………… 〔—（○）〕 640
セルトラリン錠100mg「杏林」
……………………………… 〔—（○）〕 640
セルトラリン錠25mg「ケミファ」
……………………………… 〔—（○）〕 640
セルトラリン錠50mg「ケミファ」
……………………………… 〔—（○）〕 640
セルトラリン錠100mg「ケミファ」
……………………………… 〔—（○）〕 640
セルトラリン錠25mg「サワイ」
……………………………… 〔—（△）〕 640
セルトラリン錠50mg「サワイ」
……………………………… 〔—（△）〕 640
セルトラリン錠100mg「サワイ」
……………………………… 〔—（△）〕 640
セルトラリン錠25mg「サンド」
……………………………… 〔—（○）〕 640
セルトラリン錠50mg「サンド」
……………………………… 〔—（○）〕 640
セルトラリン錠100mg「サンド」
……………………………… 〔—（○）〕 640
セルトラリン錠25mg「三和」
……………………………… 〔—（○）〕 640
セルトラリン錠50mg「三和」
……………………………… 〔—（○）〕 640
セルトラリン錠100mg「三和」
……………………………… 〔—（○）〕 640

セルトラリン錠25mg「タカタ」
………………………………〔—（△）〕642
セルトラリン錠50mg「タカタ」
………………………………〔—（△）〕642
セルトラリン錠100mg「タカタ」
………………………………〔—（△）〕642
セルトラリン錠25mg「タナベ」
………………………………〔—（△）〕642
セルトラリン錠50mg「タナベ」
………………………………〔—（△）〕642
セルトラリン錠100mg「タナベ」
………………………………〔—（△）〕642
セルトラリン錠25mg「ツルハラ」…〔△〕642
セルトラリン錠50mg「ツルハラ」…〔△〕642
セルトラリン錠100mg「ツルハラ」
………………………………………〔△〕642
セルトラリン錠25mg「トーワ」
………………………………〔—（○）〕642
セルトラリン錠50mg「トーワ」
………………………………〔—（○）〕642
セルトラリン錠100mg「トーワ」
………………………………〔—（○）〕642
セルトラリンOD錠25mg「トーワ」
………………………………〔—（△）〕642
セルトラリンOD錠50mg「トーワ」
………………………………〔—（△）〕642
セルトラリンOD錠100mg「トーワ」
………………………………〔—（△）〕642
セルトラリン錠25mg「日医工」
………………………………〔—（○）〕642
セルトラリン錠50mg「日医工」
………………………………〔—（○）〕642
セルトラリン錠100mg「日医工」
………………………………〔—（○）〕642
セルトラリン錠25mg「ニプロ」
………………………………〔—（○）〕644
セルトラリン錠50mg「ニプロ」
………………………………〔—（○）〕644
セルトラリン錠100mg「ニプロ」
………………………………〔—（○）〕644
セルトラリン錠25mg「明治」……〔○〕644
セルトラリン錠50mg「明治」……〔○〕644
セルトラリン錠100mg「明治」……〔○〕644

セルニチンポーレンエキス
セルニルトン錠………………〔×（△）〕644

セレキシパグ
ウプトラビ錠0.2mg…………〔×（△）〕226
ウプトラビ錠0.4mg…………〔×（△）〕226

セレギリン塩酸塩
エフピーOD錠2.5……………〔○（△）〕286
セレギリン塩酸塩錠2.5mg「アメル」
………………………………〔×（△）〕646
セレギリン塩酸塩錠2.5mg「タイヨー」
………………………………〔—（△）〕646

セレコキシブ
セレコックス錠100mg………〔—（○）〕648
セレコックス錠200mg………〔—（○）〕648

センナエキス
アジャストAコーワ錠40mg…〔—（△）〕28
ヨーデルS糖衣錠-80……………………〔○〕1304

センノシド
センノシド錠12mg「JD」…〔—（○）〕654
センノシド錠12mg「TCK」…〔—（△）〕654
センノシド錠12mg「YD」…〔—（○）〕654
センノシド錠12mg「クニヒロ」…〔○〕654
センノシド錠12mg「サワイ」
………………………………〔—（○）〕654
センノシド錠12mg「セイコー」
………………………………〔△（○）〕656
センノシド錠12mg「武田テバ」
………………………………〔△（○）〕656
センノシド錠12mg「ツルハラ」…〔○〕656
センノシド錠12mg「トーワ」
………………………………〔—（○）〕656
センノシド錠12mg「ホリイ」……〔△〕656
プルゼニド錠12mg…………………〔○〕1072

ソ

ソタロール塩酸塩
ソタコール錠40mg……………〔—（○）〕658
ソタコール錠80mg……………〔—（○）〕658

ゾテピン
ゾテピン錠25mg「アメル」…〔△（○）〕660
ゾテピン錠50mg「アメル」…〔△（○）〕660
ゾテピン錠100mg「アメル」…〔△（○）〕660
ゾテピン錠25mg「タカタ」…〔—（○）〕660
ゾテピン錠50mg「タカタ」…〔—（○）〕660
ゾテピン錠100mg「タカタ」…〔—（○）〕660
ゾテピン錠25mg「ヨシトミ」
………………………………〔—（○）〕660
ゾテピン錠50mg「ヨシトミ」
………………………………〔—（○）〕660
ゾテピン錠100mg「ヨシトミ」
………………………………〔—（○）〕660
ロドピン錠25mg………………〔—（○）〕1480
ロドピン錠50mg………………〔—（○）〕1480
ロドピン錠100mg………………〔—（○）〕1480

ゾニサミド
エクセグラン錠100mg………〔—（○）〕232
ゾニサミド錠100mg「アメル」……〔○〕660
トレリーフ錠25mg……………〔—（○）〕828
トレリーフOD錠25mg………〔—（△）〕828
トレリーフOD錠50mg………〔—（△）〕828

ゾピクロン
アモバン錠7.5…………………〔—（△）〕120
アモバン錠10……………………〔—（△）〕120
アモバンテス錠7.5……………〔—（△）〕120

アモバンテス錠10……………〔—（△）〕 120
ゾピクロン錠7.5mg「杏林」…〔—（△）〕 662
ゾピクロン錠10mg「杏林」…〔—（△）〕 662
ゾピクロン錠7.5mg「サワイ」
………………………………〔—（△）〕 662
ゾピクロン錠10mg「サワイ」
………………………………〔—（△）〕 662
ゾピクロン錠7.5mg「トーワ」
………………………………〔—（△）〕 662
ゾピクロン錠10mg「トーワ」
………………………………〔—（△）〕 662

エスゾピクロン
ルネスタ錠1mg………………〔—（△）〕1386
ルネスタ錠2mg………………〔—（△）〕1386
ルネスタ錠3mg………………〔—（△）〕1386

ソファルコン
ソロン錠50……………………〔—（△）〕 678
ソロンカプセル100……………〔—（△）〕 680
ラビン錠50mg…………………〔—（△）〕1310
ラビンカプセル100mg………〔—（△）〕1310

ソホスブビル
ソバルディ錠400mg…………〔—（△）〕 662

ソラフェニブトシル酸塩
ネクサバール錠200mg………………〔×〕 870

コハク酸ソリフェナシン
ベシケア錠2.5mg……………〔×（△）〕1122
ベシケア錠5mg………………〔×（△）〕1122
ベシケアOD錠2.5mg…………〔×（△）〕1122
ベシケアOD錠5mg……………〔×（△）〕1122

ゾルピデム酒石酸塩
ゾルピデム酒石酸塩錠5mg「AA」
………………………………〔—（○）〕 666
ゾルピデム酒石酸塩錠10mg「AA」
………………………………〔—（○）〕 666
ゾルピデム酒石酸塩錠5mg「AFP」
………………………………〔—（○）〕 666
ゾルピデム酒石酸塩錠10mg「AFP」
………………………………〔—（○）〕 666
ゾルピデム酒石酸塩錠5mg「DK」
………………………………〔—（△）〕 666
ゾルピデム酒石酸塩錠10mg「DK」
………………………………〔—（△）〕 666
ゾルピデム酒石酸塩錠5mg「DSEP」
………………………………〔△（○）〕 668
ゾルピデム酒石酸塩錠10mg「DSEP」
………………………………〔△（○）〕 668
ゾルピデム酒石酸塩錠5mg「EE」
………………………………〔—（○）〕 668
ゾルピデム酒石酸塩錠10mg「EE」
………………………………〔—（○）〕 668
ゾルピデム酒石酸塩OD錠5mg「EE」
………………………………〔—（△）〕 668
ゾルピデム酒石酸塩OD錠10mg「EE」
………………………………〔—（△）〕 668
ゾルピデム酒石酸塩錠5mg「F」
………………………………〔△（○）〕 668
ゾルピデム酒石酸塩錠10mg「F」
………………………………〔△（○）〕 668
ゾルピデム酒石酸塩錠5mg「JG」
………………………………〔—（○）〕 668
ゾルピデム酒石酸塩錠10mg「JG」
………………………………〔—（○）〕 668
ゾルピデム酒石酸塩錠5mg「KN」
………………………………〔△（○）〕 670
ゾルピデム酒石酸塩錠10mg「KN」
………………………………〔△（○）〕 670
ゾルピデム酒石酸塩OD錠5mg「KN」
………………………………………〔△〕 670
ゾルピデム酒石酸塩OD錠10mg「KN」
………………………………………〔△〕 670
ゾルピデム酒石酸塩錠5mg「NP」
………………………………〔—（○）〕 670
ゾルピデム酒石酸塩錠10mg「NP」
………………………………〔—（○）〕 670
ゾルピデム酒石酸塩錠5mg「TCK」
………………………………〔—（○）〕 670
ゾルピデム酒石酸塩錠10mg「TCK」
………………………………〔—（○）〕 670
ゾルピデム酒石酸塩錠5mg「YD」
………………………………〔—（○）〕 670
ゾルピデム酒石酸塩錠10mg「YD」
………………………………〔—（○）〕 670
ゾルピデム酒石酸塩錠5mg「ZE」
………………………………〔△（○）〕 672
ゾルピデム酒石酸塩錠10mg「ZE」
………………………………〔△（○）〕 672
ゾルピデム酒石酸塩錠5mg「アメル」
………………………………………〔○〕 672
ゾルピデム酒石酸塩錠10mg「アメル」
………………………………………〔○〕 672
ゾルピデム酒石酸塩錠5mg「オーハラ」
………………………………〔—（○）〕 672
ゾルピデム酒石酸塩錠10mg「オーハラ」
………………………………〔—（○）〕 672
ゾルピデム酒石酸塩錠5mg「杏林」
………………………………〔—（○）〕 672
ゾルピデム酒石酸塩錠10mg「杏林」
………………………………〔—（○）〕 672
ゾルピデム酒石酸塩錠5mg「クニヒロ」
………………………………〔△（○）〕 672
ゾルピデム酒石酸塩錠10mg「クニヒロ」
………………………………〔△（○）〕 672
ゾルピデム酒石酸塩錠5mg「ケミファ」
………………………………〔—（○）〕 674
ゾルピデム酒石酸塩錠10mg「ケミファ」
………………………………〔—（○）〕 674
ゾルピデム酒石酸塩錠5mg「サワイ」
………………………………〔—（○）〕 674

ゾルピデム酒石酸塩錠10mg「サワイ」
………………………………〔—（○）〕674
ゾルピデム酒石酸塩OD錠5mg「サワイ」
………………………………〔—（△）〕674
ゾルピデム酒石酸塩OD錠10mg「サワイ」
………………………………〔—（△）〕674
ゾルピデム酒石酸塩錠5mg「サンド」
………………………………〔—（○）〕674
ゾルピデム酒石酸塩錠10mg「サンド」
………………………………〔—（○）〕674
ゾルピデム酒石酸塩錠5mg「タカタ」
………………………………〔—（○）〕674
ゾルピデム酒石酸塩錠10mg「タカタ」
………………………………〔—（○）〕674
ゾルピデム酒石酸塩錠5mg「テバ」
………………………………〔—（○）〕674
ゾルピデム酒石酸塩錠10mg「テバ」
………………………………〔—（○）〕674
ゾルピデム酒石酸塩錠5mg「トーワ」
………………………………〔—（○）〕674
ゾルピデム酒石酸塩錠10mg「トーワ」
………………………………〔—（○）〕674
ゾルピデム酒石酸塩OD錠5mg「トーワ」
………………………………〔—（△）〕676
ゾルピデム酒石酸塩OD錠10mg「トーワ」
………………………………〔—（△）〕676
ゾルピデム酒石酸塩錠5mg「日医工」
………………………………〔—（○）〕676
ゾルピデム酒石酸塩錠10mg「日医工」
………………………………〔—（○）〕676
ゾルピデム酒石酸塩OD錠5mg「日医工」
………………………………〔—（△）〕676
ゾルピデム酒石酸塩OD錠10mg「日医工」
………………………………〔—（△）〕676
ゾルピデム酒石酸塩錠5mg「日新」
………………………………〔—（○）〕676
ゾルピデム酒石酸塩錠10mg「日新」
………………………………〔—（○）〕676
ゾルピデム酒石酸塩錠5mg「ファイザー」
………………………………〔—（○）〕676
ゾルピデム酒石酸塩錠10mg
「ファイザー」…………〔—（○）〕676
ゾルピデム酒石酸塩錠5mg「明治」
………………………………〔△（○）〕676
ゾルピデム酒石酸塩錠10mg「明治」
………………………………〔△（○）〕676
マイスリー錠5mg……………〔—（○）〕1184
マイスリー錠10mg…………〔—（○）〕1184
ゾルミトリプタン
ゾーミッグ錠2.5mg…………〔—（△）〕664
ゾーミッグRM錠2.5mg………〔—（△）〕664
ゾルミトリプタンOD錠2.5mg「JG」
………………………………〔—（△）〕676
ゾルミトリプタンOD錠2.5mg「アメル」
………………………………〔—（△）〕676
ゾルミトリプタンOD錠2.5mg「タカタ」
………………………………〔—（△）〕678
ゾルミトリプタンOD錠2.5mg「トーワ」
………………………………〔—（△）〕678
ゾルミトリプタンOD錠2.5mg「日医工」
………………………………〔—（△）〕678
ゾルミトリプタンOD錠2.5mg「日新」
………………………………〔—（△）〕678

タ

ダイオウ・センナ配合剤
セチロ配合錠……………………〔△〕620
ダクラタスビル塩酸塩
ダクルインザ錠60mg……………〔×〕684
タクロリムス水和物
グラセプターカプセル0.5mg
………………………………〔×（△）〕438
グラセプターカプセル1mg…〔×（△）〕438
グラセプターカプセル5mg…〔×（△）〕438
タクロリムス錠0.5mg「あゆみ」
………………………………〔—（△）〕684
タクロリムス錠1mg「あゆみ」
………………………………〔—（△）〕684
タクロリムス錠1.5mg「あゆみ」
………………………………〔—（△）〕684
タクロリムス錠2mg「あゆみ」
………………………………〔—（△）〕684
タクロリムス錠3mg「あゆみ」
………………………………〔—（△）〕684
タクロリムス錠5mg「あゆみ」
………………………………〔—（△）〕684
タクロリムス錠0.5mg「トーワ」
………………………………〔—（△）〕686
タクロリムス錠1mg「トーワ」
………………………………〔—（△）〕686
タクロリムス錠1.5mg「トーワ」
………………………………〔—（△）〕686
タクロリムス錠2mg「トーワ」
………………………………〔—（△）〕686
タクロリムス錠3mg「トーワ」
………………………………〔—（△）〕686
タクロリムス錠5mg「トーワ」
………………………………〔—（△）〕686
タクロリムス錠0.5mg「日医工」
………………………………〔—（△）〕686
タクロリムス錠1mg「日医工」
………………………………〔—（△）〕686
タクロリムス錠5mg「日医工」
………………………………〔—（△）〕686
タクロリムスカプセル0.5mg「JG」
………………………………〔—（△）〕688

タクロリムスカプセル1mg「JG」
……………………………〔—（△）〕688
タクロリムスカプセル5mg「JG」
……………………………〔—（△）〕688
タクロリムスカプセル0.5mg「サンド」
……………………………〔—（△）〕688
タクロリムスカプセル1mg「サンド」
……………………………〔—（△）〕688
タクロリムスカプセル5mg「サンド」
……………………………〔—（△）〕688
タクロリムスカプセル0.5mg「ニプロ」
……………………………〔—（△）〕688
タクロリムスカプセル1mg「ニプロ」
……………………………〔—（△）〕688
タクロリムスカプセル5mg「ニプロ」
……………………………〔—（△）〕688
プログラフカプセル0.5mg…〔×（△）〕1092
プログラフカプセル1mg……〔×（△）〕1092
プログラフカプセル5mg……〔×（△）〕1092

ダサチニブ水和物
スプリセル錠20mg…………〔×（△）〕602
スプリセル錠50mg…………〔×（△）〕602

タダラフィル
アドシルカ錠20mg……………〔×（○）〕 54
ザルティア錠2.5mg………………〔○〕522
ザルティア錠5mg…………………〔○〕522
シアリス錠5mg……………………〔○〕536
シアリス錠10mg…………………〔○〕536
シアリス錠20mg…………………〔○〕536

ダナゾール
ボンゾール錠100mg…………〔—（△）〕1182
ボンゾール錠200mg…………〔—（△）〕1182

ダパグリフロジンプロピレングリコール水和物
フォシーガ錠5mg……………〔×（△）〕1042
フォシーガ錠10mg……………〔×（△）〕1042

ダビガトランエテキシラートメタンスルホン酸塩
プラザキサカプセル75mg…………〔×〕1046
プラザキサカプセル110mg…………〔×〕1046

タファミジスメグルミン
ビンダケルカプセル20mg…〔—（×）〕1008

ダブラフェニブメシル酸塩
タフィンラーカプセル50mg…〔—（×）〕694
タフィンラーカプセル75mg…〔—（×）〕694

タペンタドール塩酸塩
タペンタ錠25mg……………………〔×〕696
タペンタ錠50mg……………………〔×〕696
タペンタ錠100mg……………………〔×〕696

タミバロテン
アムノレイク錠2mg…………〔×（△）〕 84

タムスロシン塩酸塩
タムスロシン塩酸塩OD錠0.1mg「CH」
……………………………〔×（△）〕696
タムスロシン塩酸塩OD錠0.2mg「CH」
……………………………〔×（△）〕696
タムスロシン塩酸塩OD錠0.1mg「KN」
……………………………〔×（△）〕696
タムスロシン塩酸塩OD錠0.2mg「KN」
……………………………〔×（△）〕696
タムスロシン塩酸塩OD錠0.1mg「TYK」
……………………………〔×（△）〕696
タムスロシン塩酸塩OD錠0.2mg「TYK」
……………………………〔×（△）〕696
タムスロシン塩酸塩OD錠0.1mg「あすか」
……………………………〔—（△）〕696
タムスロシン塩酸塩OD錠0.2mg「あすか」
……………………………〔—（△）〕696
タムスロシン塩酸塩OD錠0.1mg「アメル」
……………………………〔×（△）〕698
タムスロシン塩酸塩OD錠0.2mg「アメル」
……………………………〔×（△）〕698
タムスロシン塩酸塩OD錠0.1mg
「ケミファ」……………………〔—（△）〕698
タムスロシン塩酸塩OD錠0.2mg
「ケミファ」……………………〔—（△）〕698
タムスロシン塩酸塩OD錠0.1mg「サワイ」
……………………………〔—（△）〕698
タムスロシン塩酸塩OD錠0.2mg「サワイ」
……………………………〔×（△）〕698
タムスロシン塩酸塩OD錠0.1mg「トーワ」
……………………………〔×（△）〕698
タムスロシン塩酸塩OD錠0.2mg「トーワ」
……………………………〔—（△）〕698
タムスロシン塩酸塩OD錠0.1mg「日医工」
……………………………〔—（△）〕698
タムスロシン塩酸塩OD錠0.2mg「日医工」
……………………………〔—（△）〕698
タムスロシン塩酸塩OD錠0.1mg「日新」
……………………………〔×（△）〕698
タムスロシン塩酸塩OD錠0.2mg「日新」
……………………………〔×（△）〕698
タムスロシン塩酸塩OD錠0.1mg
「ファイザー」…………………〔—（△）〕698
タムスロシン塩酸塩OD錠0.2mg
「ファイザー」…………………〔—（△）〕698
タムスロシン塩酸塩OD錠0.1mg「明治」
……………………………〔—（△）〕700
タムスロシン塩酸塩OD錠0.2mg「明治」
……………………………〔—（△）〕700
タムスロシン塩酸塩カプセル0.1mg
「MED」……………………〔—（△）〕700
タムスロシン塩酸塩カプセル0.2mg
「MED」……………………〔—（△）〕700
タムスロシン塩酸塩カプセル0.1mg
「TCK」………………………………〔△〕700
タムスロシン塩酸塩カプセル0.2mg
「TCK」………………………………〔△〕700

タムスロシン塩酸塩カプセル0.1mg
「オーハラ」 ………………〔×（△）〕 700
タムスロシン塩酸塩カプセル0.2mg
「オーハラ」 ………………〔×（△）〕 700
タムスロシン塩酸塩カプセル0.1mg
「ケミファ」 ………………〔—（△）〕 700
タムスロシン塩酸塩カプセル0.2mg
「ケミファ」 ………………〔—（△）〕 700
タムスロシン塩酸塩カプセル0.1mg
「サワイ」 …………………〔—（△）〕 700
タムスロシン塩酸塩カプセル0.2mg
「サワイ」 …………………〔—（△）〕 700
タムスロシン塩酸塩カプセル0.1mg
「日医工」 …………………〔×（△）〕 700
タムスロシン塩酸塩カプセル0.2mg
「日医工」 …………………〔×（△）〕 700
ハルナックカプセル0.1mg…〔—（△）〕 928
ハルナックカプセル0.2mg…〔—（△）〕 928
ハルナールD錠0.1mg ……〔—（△）〕 930
ハルナールD錠0.2mg ……〔×（△）〕 930

タモキシフェンクエン酸塩
タモキシフェン錠10mg「MYL」
……………………………〔×（△）〕 702
タモキシフェン錠20mg「MYL」
……………………………〔×（△）〕 702
タモキシフェン錠10mg「サワイ」
……………………………〔—（△）〕 702
タモキシフェン錠20mg「サワイ」
……………………………〔—（△）〕 702
タモキシフェン錠10mg「日医工」
……………………………〔—（△）〕 702
タモキシフェン錠20mg「日医工」
……………………………〔×（△）〕 702
タモキシフェン錠10mg「明治」
……………………………〔—（△）〕 702
タモキシフェン錠20mg「明治」
……………………………〔—（△）〕 702
ノルバデックス錠10mg ……〔×（△）〕 880
ノルバデックス錠20mg ……〔×（△）〕 880

タリペキソール塩酸塩
ドミン錠0.4 ………………〔—（○）〕 806

タルチレリン水和物
セレジスト錠5mg…………〔—（○）〕 648
セレジストOD錠5mg ………〔—（○）〕 648
タルチレリン錠5mg「JG」…〔—（○）〕 706
タルチレリンOD錠5mg「JG」
……………………………〔—（△）〕 706
タルチレリン錠5mg「アメル」……〔○〕 706
タルチレリンOD錠5mg「アメル」
……………………………〔○（△）〕 706
タルチレリン錠5mg「サワイ」
……………………………〔—（△）〕 706
タルチレリンOD錠5mg「サワイ」
……………………………〔—（△）〕 706

タルチレリンOD錠5mg「日医工」
……………………………〔—（△）〕 706

ダルナビル　エタノール付加物
プリジスタ錠600mg…………〔—（○）〕 1064
プリジスタナイーブ錠800mg
……………………………〔—（○）〕 1066

ダルナビル　エタノール付加物・コビシスタット
プレジコビックス配合錠……〔—（△ʹ）〕 1084

球形吸着炭
球形吸着炭カプセル286mg「日医工」
……………………………〔—（△）〕 426
クレメジン速崩錠500mg………〔×〕 474
クレメジンカプセル200mg……〔×〕 474

炭酸水素ナトリウム・苦味質剤
健胃配合錠「YD」…………〔—（△）〕 494

タンドスピロンクエン酸塩
セディール錠5mg……………〔—（○）〕 620
セディール錠10mg …………〔—（○）〕 620
セディール錠20mg …………〔—（○）〕 620
タンドスピロンクエン酸塩錠5mg
「アメル」 …………………………〔○〕 710
タンドスピロンクエン酸塩錠10mg
「アメル」 …………………………〔○〕 710
タンドスピロンクエン酸塩錠20mg
「アメル」 …………………………〔○〕 710
タンドスピロンクエン酸塩錠5mg
「サワイ」 …………………〔—（○）〕 710
タンドスピロンクエン酸塩錠10mg
「サワイ」 …………………〔—（○）〕 710
タンドスピロンクエン酸塩錠20mg
「サワイ」 …………………〔—（○）〕 710
タンドスピロンクエン酸塩錠5mg
「トーワ」 …………………〔—（○）〕 710
タンドスピロンクエン酸塩錠10mg
「トーワ」 …………………〔—（○）〕 710
タンドスピロンクエン酸塩錠20mg
「トーワ」 …………………〔—（○）〕 710
タンドスピロンクエン酸塩錠5mg
「日医工」 …………………〔—（○）〕 710
タンドスピロンクエン酸塩錠10mg
「日医工」 …………………〔—（○）〕 710
タンドスピロンクエン酸塩錠20mg
「日医工」 …………………〔—（○）〕 710

ダントロレンナトリウム水和物
ダントリウムカプセル25mg…〔—（○）〕 712

チ

チアプリド塩酸塩
グラマリール錠25mg ………〔—（○）〕 440
グラマリール錠50mg ………〔—（○）〕 440
チアプリド錠25mg「JG」…〔—（○）〕 714
チアプリド錠50mg「JG」…〔—（○）〕 714

チアプリド錠25mg「サワイ」
　……………………………〔―（○）〕714
チアプリド錠50mg「サワイ」
　……………………………〔―（○）〕714
チアプリド錠25mg「テバ」…〔―（○）〕714
チアプリド錠50mg「テバ」…〔―（○）〕714
チアプリド錠25mg「日医工」
　……………………………〔―（△）〕714
チアプリド錠50mg「日医工」
　……………………………〔―（△）〕714
チアプリド錠25mg「日新」…〔―（○）〕714
チアプリド錠50mg「日新」…〔―（○）〕714
チアプリド塩酸塩錠25mg「アメル」
　……………………………〔△（○）〕714
チアプリド塩酸塩錠50mg「アメル」
　……………………………〔△（○）〕714

チアプロフェン酸
スルガム錠100mg……………〔―（△）〕606
スルガム錠200mg……………〔―（△）〕606

チアマゾール
メルカゾール錠5mg…………〔―（○）〕1256

チアミンジスルフィド
ジアノイナミン錠10mg………………〔△〕536

チアラミド塩酸塩
ソランタール錠50mg…………〔―（△）〕666
ソランタール錠100mg………〔―（△）〕666

チカグレロル
ブリリンタ錠60mg……………〔×（△）〕1068
ブリリンタ錠90mg……………〔×（△）〕1068

チキジウム臭化物
チアトンカプセル5mg…………〔―（△）〕712
チアトンカプセル10mg………〔―（△）〕712
チキジウム臭化物カプセル5mg「サワイ」
　……………………………〔―（△）〕716
チキジウム臭化物カプセル10mg
「サワイ」……………………〔―（△）〕716
チキジウム臭化物カプセル5mg
「ツルハラ」……………………………〔△〕716
チキジウム臭化物カプセル10mg
「ツルハラ」……………………………〔△〕716
チキジウム臭化物カプセル5mg「トーワ」
　……………………………〔―（△）〕716
チキジウム臭化物カプセル10mg
「トーワ」………………………〔―（△）〕716

チクロピジン塩酸塩
チクロピジン塩酸塩錠100mg「KN」
　……………………………〔―（△）〕716
チクロピジン塩酸塩錠100mg「NP」
　……………………………〔―（△）〕716
チクロピジン塩酸塩錠100mg「YD」
　……………………………〔―（△）〕716
チクロピジン塩酸塩錠100mg「杏林」
　……………………………〔―（△）〕716
チクロピジン塩酸塩錠100mg「サワイ」
　……………………………〔―（△）〕718
チクロピジン塩酸塩錠100mg「トーワ」
　……………………………〔―（△）〕718
チクロピジン塩酸塩錠100mg「日医工」
　……………………………〔―（△）〕718
パナルジン錠100mg…………〔×（△）〕898
マイトジン錠100mg………………〔△〕1184

チザニジン塩酸塩
チザニジン錠1mg「JG」……〔―（○）〕718
チザニジン錠1mg「アメル」………〔○〕718
チザニジン錠1mg「杏林」…………〔○〕718
チザニジン錠1mg「サワイ」…〔―（○）〕718
チザニジン錠1mg「ツルハラ」……〔○〕718
チザニジン錠1mg「テバ」…〔―（○）〕718
チザニジン錠1mg「トーワ」…〔―（○）〕718
チザニジン錠1mg「日医工」…〔―（○）〕718
テルネリン錠1mg…………………〔○〕756
モトナリン錠1mg…………………〔―〕1268

チニダゾール
チニダゾール錠200mg「F」………〔○〕720
チニダゾール錠500mg「F」………〔○〕720

チペピジンヒベンズ酸塩
アスベリン錠10………………〔―（○）〕32
アスベリン錠20………………〔―（○）〕32

チミペロン
チミペロン錠0.5mg「アメル」……〔○〕720
チミペロン錠1mg「アメル」………〔○〕720
チミペロン錠3mg「アメル」………〔○〕720
トロペロン錠0.5mg……………〔―（○）〕830
トロペロン錠1mg………………〔―（○）〕830
トロペロン錠3mg………………〔―（○）〕830

チメピジウム臭化物水和物
セスデンカプセル30mg………〔―（△）〕612
ゼスン錠30mg…………………〔―（△）〕614
チメピジウム臭化物錠30mg「サワイ」
　……………………………〔―（△）〕720

鎮咳配合剤
クロフェドリンS配合錠………〔―（○）〕488
フスコデ配合錠………………〔―（○）〕1044

ツ

ツロブテロール塩酸塩
ツロブテロール塩酸塩錠1mg「オーハラ」
　……………………………〔―（○）〕724
ツロブテロール塩酸塩錠1mg「トーワ」
　……………………………〔―（○）〕724
ベラチン錠1mg………………〔―（○）〕1144
ホクナリン錠1mg……………〔―（○）〕1158

テ

テオフィリン
スロービッドカプセル50mg…〔―（△）〕610

スロービッドカプセル100mg
　………………………………〔×（△）〕610
スロービッドカプセル200mg
　………………………………〔×（△）〕610
チルミン錠100……………………………〔×〕722
チルミン錠200mg…………………………〔×〕722
テオドール錠50mg…………………………〔×〕730
テオドール錠100mg…………………………〔×〕730
テオドール錠200mg…………………………〔×〕730
テオフィリン徐放錠50mg「サワイ」
　……………………………………………〔×〕732
テオフィリン徐放錠100mg「サワイ」
　……………………………………………〔×〕732
テオフィリン徐放錠200mg「サワイ」
　……………………………………………〔×〕732
テオフィリン徐放錠50mg「ツルハラ」
　……………………………………………〔×〕732
テオフィリン徐放U錠100mg「トーワ」
　……………………………………………〔×〕732
テオフィリン徐放U錠200mg「トーワ」
　……………………………………………〔×〕732
テオフィリン徐放U錠400mg「トーワ」
　……………………………………………〔×〕732
テオフィリン徐放錠50mg「日医工」
　……………………………………………〔×〕732
テオフィリン徐放錠100mg「日医工」
　……………………………………………〔×〕732
テオフィリン徐放錠200mg「日医工」
　……………………………………………〔×〕732
テオロング錠50mg…………………………〔×〕732
テオロング錠100mg…………………………〔×〕732
テオロング錠200mg…………………………〔×〕732
ユニコン錠100………………………………〔×〕1294
ユニコン錠200………………………………〔×〕1294
ユニコン錠400………………………………〔×〕1294
ユニフィルLA錠100mg ……………………〔×〕1296
ユニフィルLA錠200mg ……………………〔×〕1296
ユニフィルLA錠400mg ……………………〔×〕1296

テガフール
　フトラフールカプセル200mg………〔△〕1046
テガフール・ウラシル
　ユーエフティ配合カプセルT100 …〔△〕1294
テガフール・ギメラシル・オテラシルカリウム
　EEエスワン配合錠T20 ………〔―（△）〕170
　EEエスワン配合錠T25 ………〔―（△）〕170
　エスエーワン配合OD錠T20…〔―（△）〕234
　エスエーワン配合OD錠T25…〔―（△）〕234
　エスエーワン配合カプセルT20
　……………………………………〔―（△）〕234
　エスエーワン配合カプセルT25
　……………………………………〔―（△）〕234
　エスワンエヌピー配合カプセルT20
　……………………………………〔―（△）〕238
　エスワンエヌピー配合カプセルT25
　……………………………………〔―（△）〕238
　エスワンケーケー配合錠T20
　……………………………………〔×（△）〕238
　エスワンケーケー配合錠T25
　……………………………………〔×（△）〕238
　エスワンタイホウ配合OD錠T20
　……………………………………〔―（△）〕240
　エスワンタイホウ配合OD錠T25
　……………………………………〔―（△）〕240
　エスワンメイジ配合カプセルT20
　……………………………………〔―（△）〕242
　エスワンメイジ配合カプセルT25
　……………………………………〔―（△）〕242
　エヌケーエスワン配合OD錠T20
　……………………………………〔―（△）〕260
　エヌケーエスワン配合OD錠T25
　……………………………………〔×（△）〕260
　エヌケーエスワン配合カプセルT20
　……………………………………〔―（△）〕260
　エヌケーエスワン配合カプセルT25
　……………………………………〔×（△）〕260
　ティーエスワン配合OD錠T20
　……………………………………〔―（△）〕726
　ティーエスワン配合OD錠T25
　……………………………………〔×（△）〕726
　ティーエスワン配合カプセルT20…〔△〕728
　ティーエスワン配合カプセルT25…〔△〕728
　テノックス配合カプセルT20
　……………………………………〔―（△）〕740
　テノックス配合カプセルT25
　……………………………………〔―（△）〕740
　テメラール配合カプセルT20
　……………………………………〔―（△）〕746
　テメラール配合カプセルT25
　……………………………………〔―（△）〕746
デキサメタゾン
　デカドロン錠0.5mg…………〔―（○）〕732
　デカドロン錠4mg……………〔―（○）〕732
　レナデックス錠4mg…………〔―（○）〕1408
デキストラン硫酸エステルナトリウムイオウ18
　MDSコーワ錠150 ……………………〔×〕292
　MDSコーワ錠300 ……………………〔×〕292
デキストロメトルファン臭化水素酸塩水和物
　アストマリ錠15mg…………………〔○〕30
　デキストロメトルファン臭化水素酸塩錠
　15mg「NP」………………〔―（○）〕732
　デキストロメトルファン臭化水素酸塩錠
　15mg「トーワ」…………〔―（○）〕732
　メジコン錠15mg ……………………〔○〕1232
テジゾリドリン酸エステル
　シベクトロ錠200mg……………〔―（×）〕560
デスモプレシン酢酸塩水和物
　ミニリンメルトOD錠60μg…〔×（△）〕1206

ミニリンメルトOD錠120μg…〔×（△）〕1206
ミニリンメルトOD錠240μg…〔×（△）〕1206
クエン酸第一鉄ナトリウム
　クエン酸第一鉄Na錠50mg「JG」
　　……………………〔—（△）〕434
　クエン酸第一鉄Na錠50mg「サワイ」
　　……………………〔—（△）〕434
　クエン酸第一鉄Na錠50mg「武田テバ」
　　……………………〔—（△）〕434
　クエン酸第一鉄ナトリウム錠50mg
　　「ツルハラ」………………………〔△〕434
　フェネルミン錠50mg………〔—（△）〕1036
　フェロミア錠50mg…………〔—（△）〕1040
クエン酸第二鉄水和物
　リオナ錠250mg………………〔—（△）〕1332
スクロオキシ水酸化鉄
　ピートルチュアブル錠250mg
　　……………………〔×（△）〕996
　ピートルチュアブル錠500mg
　　……………………〔×（△）〕996
フマル酸第一鉄
　フェルムカプセル100mg……〔×（△）〕1038
硫酸鉄水和物
　フェロ・グラデュメット錠105mg…〔×〕1038
テトラサイクリン塩酸塩
　アクロマイシンVカプセル50mg…〔×〕20
　アクロマイシンVカプセル250mg…〔×〕20
テトラベナジン
　コレアジン錠12.5mg………〔—（○）〕504
テネリグリプチン臭化水素酸塩水和物
　テネリア錠20mg………………〔—（△）〕738
テネリグリプチン臭化水素酸塩水和物・
**　カナグリフロジン水和物**
　カナリア配合錠……………〔—（△†）〕374
デノパミン
　カルグート錠5……………〔—（○）〕388
　カルグート錠10……………〔—（○）〕388
　デノパミール錠5……………〔—（△）〕740
　デノパミール錠10……………〔—（△）〕740
　デノパミン錠5mg「日医工」…〔—（△）〕740
　デノパミン錠10mg「日医工」
　　……………………〔—（△）〕740
テノホビル　アラフェナミドフマル酸塩
　ベムリディ錠25mg…………〔—（△）〕1144
テノホビル　ジソプロキシルフマル酸塩
　テノゼット錠300mg…………〔—（△）〕738
　ビリアード錠300mg…………〔—（○）〕1004
デフェラシロクス
　エクジェイド懸濁用錠125mg……〔×〕232
　エクジェイド懸濁用錠500mg……〔×〕232
テプレノン
　セルベックスカプセル50mg………〔○〕644
　テプレノンカプセル50mg「YD」
　　……………………〔—（△）〕742
　テプレノンカプセル50mg「アメル」
　　……………………〔○（△）〕742
　テプレノンカプセル50mg「サワイ」
　　……………………〔—（△）〕742
　テプレノンカプセル50mg「テバ」
　　……………………〔—（△）〕742
　テプレノンカプセル50mg「トーワ」
　　……………………〔—（△）〕742
　テプレノンカプセル50mg「日医工」
　　……………………〔—（△）〕742
　デムナロンカプセル50mg…………〔△〕744
デメチルクロルテトラサイクリン塩酸塩
　レダマイシンカプセル150mg……〔×〕1400
テモカプリル塩酸塩
　エースコール錠1mg…………〔—（○）〕236
　エースコール錠2mg…………〔—（○）〕236
　エースコール錠4mg…………〔—（○）〕236
　テモカプリル塩酸塩錠1mg「JG」
　　……………………〔—（○）〕746
　テモカプリル塩酸塩錠2mg「JG」
　　……………………〔—（○）〕746
　テモカプリル塩酸塩錠4mg「JG」
　　……………………〔—（○）〕746
　テモカプリル塩酸塩錠1mg「NP」
　　……………………〔—（△）〕746
　テモカプリル塩酸塩錠2mg「NP」
　　……………………〔—（△）〕746
　テモカプリル塩酸塩錠4mg「NP」
　　……………………〔—（△）〕746
　テモカプリル塩酸塩錠1mg「YD」
　　……………………〔—（△）〕746
　テモカプリル塩酸塩錠2mg「YD」
　　……………………〔—（△）〕746
　テモカプリル塩酸塩錠4mg「YD」
　　……………………〔—（△）〕746
　テモカプリル塩酸塩錠1mg「サワイ」
　　……………………〔—（△）〕746
　テモカプリル塩酸塩錠2mg「サワイ」
　　……………………〔—（△）〕746
　テモカプリル塩酸塩錠4mg「サワイ」
　　……………………〔—（△）〕746
　テモカプリル塩酸塩錠1mg「タカタ」
　　……………………〔—（△）〕748
　テモカプリル塩酸塩錠2mg「タカタ」
　　……………………〔—（△）〕748
　テモカプリル塩酸塩錠4mg「タカタ」
　　……………………〔—（△）〕748
　テモカプリル塩酸塩錠1mg「タナベ」
　　……………………〔—（△）〕748
　テモカプリル塩酸塩錠2mg「タナベ」
　　……………………〔—（△）〕748
　テモカプリル塩酸塩錠4mg「タナベ」
　　……………………〔—（△）〕748

テモカプリル塩酸塩錠1mg「トーワ」 …… [— (△)] 748
テモカプリル塩酸塩錠2mg「トーワ」 …… [— (△)] 748
テモカプリル塩酸塩錠4mg「トーワ」 …… [— (△)] 748
テモカプリル塩酸塩錠1mg「日医工」 …… [— (△)] 748
テモカプリル塩酸塩錠2mg「日医工」 …… [— (△)] 748
テモカプリル塩酸塩錠4mg「日医工」 …… [— (△)] 748

テモゾロミド
テモゾロミド錠20mg「NK」 ……… [×] 748
テモゾロミド錠100mg「NK」 …… [×] 748
テモダールカプセル20mg ………… [×] 750
テモダールカプセル100mg ………… [×] 750

デュタステリド
アボルブカプセル0.5mg …… [— (×)] 74
ザガーロカプセル0.1mg …… [— (×)] 516
ザガーロカプセル0.5mg …… [— (×)] 516

デュロキセチン塩酸塩
サインバルタカプセル20mg ……… [×] 514
サインバルタカプセル30mg ……… [×] 514

テラゾシン塩酸塩水和物
ハイトラシン錠0.25mg …… [— (○)] 884
ハイトラシン錠0.5mg …… [— (○)] 884
ハイトラシン錠1mg ………… [— (○)] 884
ハイトラシン錠2mg ………… [— (○)] 884
バソメット錠0.25mg ……… [— (○)] 896
バソメット錠0.5mg ……… [— (○)] 896
バソメット錠1mg …………… [— (○)] 896
バソメット錠2mg …………… [— (○)] 896

デラプリル塩酸塩
アデカット7.5mg錠 ………………… [△] 48
アデカット15mg錠 ………………… [△] 48
アデカット30mg錠 ………………… [△] 48

デラマニド
デルティバ錠50mg ………… [— (△)] 756

テルグリド
テルグリド錠0.5「F」 ……………… [△] 754
テルロン錠0.5 …………… [— (△)] 770

テルビナフィン塩酸塩
テルビー錠125mg …………… [— (△)] 758
テルビナフィン錠125mg「CH」 …… [— (△)] 758
テルビナフィン錠125mg「F」 …… [△] 758
テルビナフィン錠125「MEEK」 … [○] 758
テルビナフィン錠125mg「NP」 …… [— (△)] 758
テルビナフィン錠125「TCK」 …… [— (○)] 758
テルビナフィン錠125mg「YD」 …… [— (○)] 758
テルビナフィン錠125mg「ケミファ」 …… [— (○)] 758
テルビナフィン錠125mg「サワイ」 …… [— (○)] 760
テルビナフィン錠125mg「サンド」 …… [△] 760
テルビナフィン錠125mg「タイヨー」 …… [— (△)] 760
テルビナフィン錠125mg「タナベ」 …… [— (○)] 760
テルビナフィン錠125mg「トーワ」 …… [— (○)] 760
テルビナフィン錠125mg「日医工」 …… [— (○)] 760
テルビナフィン錠125mg「ファイザー」 …… [— (○)] 760
テルビナフィン塩酸塩錠125mg「フェルゼン」 ……………… [△] 760
ネドリール錠125mg ………… [— (○)] 872
ラミシール錠125mg …………… [△] 1322

テルブタリン硫酸塩
テルブタリン硫酸塩錠2mg「TCK」 …… [— (○)] 760
ブリカニール錠2mg ………… [× (△)] 1064

テルミサルタン
テルミサルタン錠20mg「DSEP」 …… [— (△)] 762
テルミサルタン錠40mg「DSEP」 …… [— (△)] 762
テルミサルタン錠80mg「DSEP」 …… [— (△)] 762
テルミサルタン錠20mg「EE」 …… [— (△)] 762
テルミサルタン錠40mg「EE」 …… [— (△)] 762
テルミサルタン錠80mg「EE」 …… [— (△)] 762
テルミサルタン錠20mg「JG」 …… [— (△)] 762
テルミサルタン錠40mg「JG」 …… [— (△)] 762
テルミサルタン錠80mg「JG」 …… [— (○)] 762
テルミサルタン錠20mg「KN」 …… [○] 762
テルミサルタン錠40mg「KN」 …… [○] 762
テルミサルタン錠80mg「KN」 …… [○] 762
テルミサルタン錠20mg「NPI」 …… [— (○)] 764
テルミサルタン錠40mg「NPI」 …… [— (○)] 764
テルミサルタン錠80mg「NPI」 …… [— (○)] 764
テルミサルタン錠20mg「TCK」 …… [— (○)] 764

テルミサルタン錠40mg「TCK」 ………………………… 〔― (○)〕764
テルミサルタン錠80mg「TCK」 ………………………… 〔― (○)〕764
テルミサルタン錠20mg「YD」 ………………………… 〔― (○)〕764
テルミサルタン錠40mg「YD」 ………………………… 〔― (○)〕764
テルミサルタン錠80mg「YD」 ………………………… 〔― (○)〕764
テルミサルタン錠20mg「オーハラ」 ………………………… 〔― (○)〕764
テルミサルタン錠40mg「オーハラ」 ………………………… 〔― (○)〕764
テルミサルタン錠80mg「オーハラ」 ………………………… 〔― (○)〕764
テルミサルタン錠20mg「杏林」 ………………………… 〔― (○)〕764
テルミサルタン錠40mg「杏林」 ………………………… 〔― (○)〕764
テルミサルタン錠80mg「杏林」 ………………………… 〔― (○)〕764
テルミサルタン錠20mg「ケミファ」 ………………………… 〔― (○)〕764
テルミサルタン錠40mg「ケミファ」 ………………………… 〔― (○)〕764
テルミサルタン錠80mg「ケミファ」 ………………………… 〔― (○)〕764
テルミサルタン錠20mg「サワイ」 ………………………… 〔― (○)〕766
テルミサルタン錠40mg「サワイ」 ………………………… 〔― (○)〕766
テルミサルタン錠80mg「サワイ」 ………………………… 〔― (○)〕766
テルミサルタンOD錠20mg「サワイ」 ………………………… 〔― (△)〕766
テルミサルタンOD錠40mg「サワイ」 ………………………… 〔― (△)〕766
テルミサルタン錠20mg「サンド」 ………………………… 〔― (△)〕766
テルミサルタン錠40mg「サンド」 ………………………… 〔― (△)〕766
テルミサルタン錠80mg「サンド」 ………………………… 〔― (△)〕766
テルミサルタン錠20mg「三和」 ………………………… 〔― (○)〕766
テルミサルタン錠40mg「三和」 ………………………… 〔― (○)〕766
テルミサルタン錠80mg「三和」 ………………………… 〔― (○)〕766
テルミサルタン錠20mg「武田テバ」 ………………………… 〔― (○)〕768
テルミサルタン錠40mg「武田テバ」 ………………………… 〔― (○)〕768
テルミサルタン錠80mg「武田テバ」 ………………………… 〔― (○)〕768
テルミサルタン錠20mg「タナベ」 ………………………… 〔― (○)〕768
テルミサルタン錠40mg「タナベ」 ………………………… 〔― (○)〕768
テルミサルタン錠80mg「タナベ」 ………………………… 〔― (○)〕768
テルミサルタン錠20mg「ツルハラ」 ………………………… 〔△〕768
テルミサルタン錠40mg「ツルハラ」 ………………………… 〔△〕768
テルミサルタン錠80mg「ツルハラ」 ………………………… 〔△〕768
テルミサルタン錠20mg「トーワ」 ………………………… 〔― (△)〕768
テルミサルタン錠40mg「トーワ」 ………………………… 〔― (△)〕768
テルミサルタン錠80mg「トーワ」 ………………………… 〔― (△)〕768
テルミサルタンOD錠20mg「トーワ」 ………………………… 〔― (△)〕768
テルミサルタンOD錠40mg「トーワ」 ………………………… 〔― (△)〕768
テルミサルタン錠20mg「日医工」 ………………………… 〔― (△)〕768
テルミサルタン錠40mg「日医工」 ………………………… 〔― (△)〕768
テルミサルタン錠80mg「日医工」 ………………………… 〔― (△)〕768
テルミサルタン錠20mg「ニプロ」 ………………………… 〔― (△)〕770
テルミサルタン錠40mg「ニプロ」 ………………………… 〔― (△)〕770
テルミサルタン錠80mg「ニプロ」 ………………………… 〔― (△)〕770
テルミサルタン錠20mg「ファイザー」 ………………………… 〔― (△)〕770
テルミサルタン錠40mg「ファイザー」 ………………………… 〔― (△)〕770
テルミサルタン錠80mg「ファイザー」 ………………………… 〔― (△)〕770
テルミサルタン錠20mg「フェルゼン」 ………………………… 〔△〕770
テルミサルタン錠40mg「フェルゼン」 ………………………… 〔△〕770
テルミサルタン錠80mg「フェルゼン」 ………………………… 〔△〕770
テルミサルタン錠20mg「明治」 …〔△〕770
テルミサルタン錠40mg「明治」 …〔△〕770
テルミサルタン錠80mg「明治」 …〔△〕770
ミカルディス錠20mg ……… 〔― (△)〕1198
ミカルディス錠40mg ……… 〔― (△)〕1198
ミカルディス錠80mg ……… 〔― (△)〕1198

テルミサルタン・アムロジピンベシル酸塩
テラムロ配合錠AP「DSEP」………………………〔×（△†）〕750
テラムロ配合錠BP「DSEP」………………………〔×（△†）〕750
テラムロ配合錠AP「EE」…〔—（△†）〕750
テラムロ配合錠BP「EE」…〔—（△†）〕750
テラムロ配合錠AP「JG」…〔—（△†）〕750
テラムロ配合錠BP「JG」…〔—（△†）〕750
テラムロ配合錠AP「サワイ」………………………〔—（△†）〕750
テラムロ配合錠BP「サワイ」………………………〔—（△†）〕750
テラムロ配合錠AP「武田テバ」………………………〔—（△†）〕752
テラムロ配合錠BP「武田テバ」………………………〔—（△†）〕752
テラムロ配合錠AP「トーワ」………………………〔—（△†）〕752
テラムロ配合錠BP「トーワ」………………………〔—（△†）〕752
テラムロ配合錠AP「日医工」………………………〔—（△†）〕752
テラムロ配合錠BP「日医工」………………………〔—（△†）〕752
テラムロ配合錠AP「ニプロ」………………………〔—（△†）〕752
テラムロ配合錠BP「ニプロ」………………………〔—（△†）〕752
ミカムロ配合錠AP…………〔×（△†）〕1198
ミカムロ配合錠BP…………〔×（△†）〕1198
テルミサルタン・ヒドロクロロチアジド
テルチア配合錠AP「DSEP」………………………〔×（△†）〕754
テルチア配合錠BP「DSEP」………………………〔×（△†）〕754
テルチア配合錠AP「サワイ」………………………〔—（△†）〕754
テルチア配合錠BP「サワイ」………………………〔—（△†）〕754
テルチア配合錠AP「武田テバ」………………………〔—（△†）〕754
テルチア配合錠BP「武田テバ」………………………〔—（△†）〕754
テルチア配合錠AP「トーワ」………………………〔—（△†）〕756
テルチア配合錠BP「トーワ」………………………〔—（△†）〕756
テルチア配合錠AP「日医工」………………………〔—（△†）〕756
テルチア配合錠BP「日医工」………………………〔—（△†）〕756
ミコンビ配合錠AP…………〔×（△†）〕1202
ミコンビ配合錠BP…………〔×（△†）〕1202

テルミサルタン・アムロジピンベシル酸塩・ヒドロクロロチアジド
ミカトリオ配合錠……………〔×（△†）〕1198

ト

ドキサゾシンメシル酸塩
カルデナリン錠0.5mg………〔—（○）〕394
カルデナリン錠1mg…………〔—（○）〕394
カルデナリン錠2mg…………〔—（○）〕394
カルデナリン錠4mg…………〔—（○）〕394
カルデナリンOD錠0.5mg…〔—（○）〕394
カルデナリンOD錠1mg……〔—（○）〕394
カルデナリンOD錠2mg……〔—（○）〕394
カルデナリンOD錠4mg……〔—（○）〕394
ドキサゾシン錠0.5mg「EMEC」………………………〔—（○）〕772
ドキサゾシン錠1mg「EMEC」………………………〔—（○）〕772
ドキサゾシン錠2mg「EMEC」………………………〔—（○）〕772
ドキサゾシン錠4mg「EMEC」………………………〔—（○）〕772
ドキサゾシン錠0.5mg「JG」………………………〔—（○）〕772
ドキサゾシン錠1mg「JG」…〔—（○）〕772
ドキサゾシン錠2mg「JG」…〔—（○）〕772
ドキサゾシン錠4mg「JG」…〔—（○）〕772
ドキサゾシン錠0.5mg「MED」………………………〔—（○）〕772
ドキサゾシン錠1mg「MED」………………………〔—（○）〕772
ドキサゾシン錠2mg「MED」………………………〔—（○）〕772
ドキサゾシン錠4mg「MED」………………………〔—（○）〕772
ドキサゾシン錠0.5mg「NP」………………………〔—（○）〕774
ドキサゾシン錠1mg「NP」…〔—（○）〕774
ドキサゾシン錠2mg「NP」…〔—（○）〕774
ドキサゾシン錠4mg「NP」…〔—（○）〕774
ドキサゾシン錠0.5mg「NS」………………………〔—（○）〕774
ドキサゾシン錠1mg「NS」…〔—（○）〕774
ドキサゾシン錠2mg「NS」…〔—（○）〕774
ドキサゾシン錠4mg「NS」…〔—（○）〕774
ドキサゾシン錠0.5mg「TCK」………………………〔—（○）〕774
ドキサゾシン錠1mg「TCK」………………………〔—（○）〕774
ドキサゾシン錠2mg「TCK」………………………〔—（○）〕774
ドキサゾシン錠4mg「TCK」………………………〔—（○）〕774

ドキサゾシン錠0.5mg「YD」
………………………………〔— (○)〕774
ドキサゾシン錠1mg「YD」…〔— (○)〕774
ドキサゾシン錠2mg「YD」…〔— (○)〕774
ドキサゾシン錠4mg「YD」…〔— (○)〕774
ドキサゾシン錠0.5mg「アメル」
………………………………〔— (○)〕776
ドキサゾシン錠1mg「アメル」
………………………………〔— (○)〕776
ドキサゾシン錠2mg「アメル」
………………………………〔— (○)〕776
ドキサゾシン錠4mg「アメル」
………………………………〔— (○)〕776
ドキサゾシン錠0.5mg「サワイ」
………………………………〔— (○)〕776
ドキサゾシン錠1mg「サワイ」
………………………………〔— (○)〕776
ドキサゾシン錠2mg「サワイ」
………………………………〔— (○)〕776
ドキサゾシン錠4mg「サワイ」
………………………………〔— (○)〕776
ドキサゾシン錠0.5mg「タナベ」
………………………………〔— (○)〕776
ドキサゾシン錠1mg「タナベ」
………………………………〔— (○)〕776
ドキサゾシン錠2mg「タナベ」
………………………………〔— (○)〕776
ドキサゾシン錠4mg「タナベ」
………………………………〔— (○)〕776
ドキサゾシン錠0.5mg「テバ」
………………………………〔— (○)〕776
ドキサゾシン錠1mg「テバ」…〔— (○)〕776
ドキサゾシン錠2mg「テバ」…〔— (○)〕776
ドキサゾシン錠4mg「テバ」…〔— (○)〕776
ドキサゾシン錠0.5mg「トーワ」
………………………………〔— (○)〕778
ドキサゾシン錠1mg「トーワ」
………………………………〔— (○)〕778
ドキサゾシン錠2mg「トーワ」
………………………………〔— (○)〕778
ドキサゾシン錠4mg「トーワ」
………………………………〔— (○)〕778
ドキサゾシン錠0.5mg「日医工」
………………………………〔— (○)〕778
ドキサゾシン錠1mg「日医工」
………………………………〔— (○)〕778
ドキサゾシン錠2mg「日医工」
………………………………〔— (○)〕778
ドキサゾシン錠4mg「日医工」
………………………………〔— (○)〕778
メシル酸ドキサゾシン錠0.5「MEEK」
………………………………〔△ (○)〕1232
メシル酸ドキサゾシン錠1「MEEK」
………………………………〔△ (○)〕1232
メシル酸ドキサゾシン錠2「MEEK」
………………………………〔△ (○)〕1232
メシル酸ドキサゾシン錠4「MEEK」
………………………………〔△ (○)〕1232
ドキシサイクリン塩酸塩水和物
ビブラマイシン錠50mg……〔— (○)〕998
ビブラマイシン錠100mg……〔— (○)〕998
ドキシフルリジン
フルツロンカプセル100………〔— (△)〕1074
フルツロンカプセル200………〔— (△)〕1074
トコフェロール酢酸エステル
トコフェロール酢酸エステル錠50mg
「トーワ」…………………〔— (△)〕780
トコフェロール酢酸エステル錠50mg
「ファイザー」………………〔— (△)〕780
トコフェロール酢酸エステルカプセル100mg
「TC」……………………………〔×〕780
ビタミンE錠50mg「NP」……〔— (×)〕992
ユベ-E錠100mg……………〔△ (×)〕1298
ユベラ錠50mg………………〔— (△)〕1298
トコフェロールニコチン酸エステル
トコフェロールニコチン酸エステル
カプセル100mg「NP」……〔— (△)〕780
トコフェロールニコチン酸エステル
カプセル200mg「YD」……〔— (×)〕780
トコフェロールニコチン酸エステル
カプセル200mg「サワイ」…………〔×〕780
トコフェロールニコチン酸エステル
カプセル100mg「トーワ」…〔— (△)〕780
トコフェロールニコチン酸エステル
カプセル200mg「日医工」…………〔×〕780
ニコ200ソフトカプセル……………〔×〕848
ユベラNカプセル100mg……〔— (○)〕1298
ユベラNソフトカプセル200mg……〔×〕1298
トスフロキサシントシル酸塩水和物
オゼックス錠小児用60mg…〔— (○)〕316
オゼックス錠75………………〔— (○)〕316
オゼックス錠150………………〔— (○)〕316
トスキサシン錠75mg…………〔— (○)〕782
トスキサシン錠150mg………〔— (○)〕782
トスフロキサシントシル酸塩錠75mg
「NP」………………………〔— (○)〕782
トスフロキサシントシル酸塩錠150mg
「NP」………………………〔— (○)〕782
トスフロキサシントシル酸塩錠75mg
「TCK」………………………〔— (○)〕782
トスフロキサシントシル酸塩錠150mg
「TCK」………………………〔— (○)〕782
トスフロキサシントシル酸塩錠75mg
「YD」………………………〔— (○)〕782
トスフロキサシントシル酸塩錠150mg
「YD」………………………〔— (○)〕782
トスフロキサシントシル酸塩錠75mg
「サワイ」……………………〔— (○)〕782

トスフロキサシントシル酸塩錠150mg
「サワイ」 ……………………… 〔―（○）〕 782
トスフロキサシントシル酸塩錠75mg
「タイヨー」 …………………… 〔―（○）〕 782
トスフロキサシントシル酸塩錠150mg
「タイヨー」 …………………… 〔―（○）〕 782
トスフロキサシントシル酸塩錠75mg
「タナベ」 ……………………… 〔―（○）〕 782
トスフロキサシントシル酸塩錠150mg
「タナベ」 ……………………… 〔―（○）〕 782
トスフロキサシントシル酸塩錠75mg
「日医工」 ……………………… 〔―（○）〕 784
トスフロキサシントシル酸塩錠150mg
「日医工」 ……………………… 〔―（○）〕 784

ドスレピン塩酸塩
プロチアデン錠25……………〔△（○）〕1096

ドネペジル塩酸塩
アリセプト錠3mg……………… 〔―（○）〕 124
アリセプト錠5mg……………… 〔―（○）〕 124
アリセプト錠10mg …………… 〔―（○）〕 124
アリセプトD錠3mg ………… 〔―（△）〕 124
アリセプトD錠5mg ………… 〔―（△）〕 124
アリセプトD錠10mg ………… 〔―（△）〕 124
ドネペジル塩酸塩錠3mg「DSEP」…〔○〕 784
ドネペジル塩酸塩錠5mg「DSEP」…〔○〕 784
ドネペジル塩酸塩錠10mg「DSEP」
………………………………………… 〔○〕 784
ドネペジル塩酸塩OD錠3mg「DSEP」
…………………………………〔○（△）〕 784
ドネペジル塩酸塩OD錠5mg「DSEP」
…………………………………〔○（△）〕 784
ドネペジル塩酸塩OD錠10mg「DSEP」
…………………………………〔○（△）〕 784
ドネペジル塩酸塩錠3mg「DSP」
……………………………………〔―（○）〕 786
ドネペジル塩酸塩錠5mg「DSP」
……………………………………〔―（○）〕 786
ドネペジル塩酸塩錠10mg「DSP」
……………………………………〔―（○）〕 786
ドネペジル塩酸塩OD錠3mg「DSP」
……………………………………〔―（△）〕 786
ドネペジル塩酸塩OD錠5mg「DSP」
……………………………………〔―（△）〕 786
ドネペジル塩酸塩OD錠10mg「DSP」
……………………………………〔―（△）〕 786
ドネペジル塩酸塩錠3mg「JG」
……………………………………〔―（○）〕 786
ドネペジル塩酸塩錠5mg「JG」
……………………………………〔―（○）〕 786
ドネペジル塩酸塩錠10mg「JG」
……………………………………〔―（○）〕 786
ドネペジル塩酸塩OD錠3mg「JG」
……………………………………〔―（△）〕 786
ドネペジル塩酸塩OD錠5mg「JG」
……………………………………〔―（△）〕 786
ドネペジル塩酸塩OD錠10mg「JG」
……………………………………〔―（△）〕 786
ドネペジル塩酸塩錠3mg「KO」
……………………………………〔○（△）〕 786
ドネペジル塩酸塩OD錠5mg「KO」
……………………………………〔―（△）〕 786
ドネペジル塩酸塩OD錠10mg「KO」
……………………………………〔○（△）〕 786
ドネペジル塩酸塩錠3mg「NP」
……………………………………〔―（○）〕 788
ドネペジル塩酸塩錠5mg「NP」
……………………………………〔―（○）〕 788
ドネペジル塩酸塩錠10mg「NP」
……………………………………〔―（○）〕 788
ドネペジル塩酸塩OD錠3mg「NP」
……………………………………〔―（△）〕 788
ドネペジル塩酸塩OD錠5mg「NP」
……………………………………〔―（△）〕 788
ドネペジル塩酸塩OD錠10mg「NP」
……………………………………〔―（△）〕 788
ドネペジル塩酸塩錠3mg「NPI」
……………………………………〔―（○）〕 788
ドネペジル塩酸塩錠5mg「NPI」
……………………………………〔―（○）〕 788
ドネペジル塩酸塩錠10mg「NPI」
……………………………………〔―（○）〕 788
ドネペジル塩酸塩OD錠3mg「NPI」
……………………………………〔―（△）〕 788
ドネペジル塩酸塩OD錠5mg「NPI」
……………………………………〔―（△）〕 788
ドネペジル塩酸塩OD錠10mg「NPI」
……………………………………〔―（△）〕 788
ドネペジル塩酸塩錠3mg「TCK」
……………………………………〔―（○）〕 788
ドネペジル塩酸塩錠5mg「TCK」
……………………………………〔―（○）〕 788
ドネペジル塩酸塩錠10mg「TCK」
……………………………………〔―（○）〕 788
ドネペジル塩酸塩OD錠3mg「TCK」
……………………………………〔―（△）〕 790
ドネペジル塩酸塩OD錠5mg「TCK」
……………………………………〔―（△）〕 790
ドネペジル塩酸塩OD錠10mg「TCK」
……………………………………〔―（△）〕 790
ドネペジル塩酸塩錠3mg「TSU」…〔△〕 790
ドネペジル塩酸塩錠5mg「TSU」…〔△〕 790
ドネペジル塩酸塩錠10mg「TSU」…〔△〕 790
ドネペジル塩酸塩錠3mg「TYK」
……………………………………〔―（○）〕 790
ドネペジル塩酸塩錠5mg「TYK」
……………………………………〔―（○）〕 790
ドネペジル塩酸塩錠10mg「TYK」
……………………………………〔―（○）〕 790

ドネペジル塩酸塩OD錠3mg「TYK」
.... [— (△)] 790
ドネペジル塩酸塩OD錠5mg「TYK」
.... [— (△)] 790
ドネペジル塩酸塩OD錠10mg「TYK」
.... [— (△)] 790
ドネペジル塩酸塩錠3mg「YD」
.... [— (○)] 790
ドネペジル塩酸塩錠5mg「YD」
.... [— (○)] 790
ドネペジル塩酸塩錠10mg「YD」
.... [— (○)] 790
ドネペジル塩酸塩OD錠3mg「YD」
.... [— (○)] 790
ドネペジル塩酸塩OD錠5mg「YD」
.... [— (○)] 790
ドネペジル塩酸塩OD錠10mg「YD」
.... [— (○)] 790
ドネペジル塩酸塩OD錠3mg「ZE」
.... [○ (△)] 792
ドネペジル塩酸塩OD錠5mg「ZE」
.... [○ (△)] 792
ドネペジル塩酸塩OD錠10mg「ZE」
.... [○ (△)] 792
ドネペジル塩酸塩錠3mg「アメル」
.... [○] 792
ドネペジル塩酸塩錠5mg「アメル」
.... [○] 792
ドネペジル塩酸塩錠10mg「アメル」
.... [○] 792
ドネペジル塩酸塩OD錠3mg「アメル」
.... [○ (△)] 792
ドネペジル塩酸塩OD錠5mg「アメル」
.... [○ (△)] 792
ドネペジル塩酸塩OD錠10mg「アメル」
.... [○ (△)] 792
ドネペジル塩酸塩錠3mg「オーハラ」
.... [— (○)] 792
ドネペジル塩酸塩錠5mg「オーハラ」
.... [— (○)] 792
ドネペジル塩酸塩錠10mg「オーハラ」
.... [— (○)] 792
ドネペジル塩酸塩OD錠3mg「オーハラ」
.... [— (○)] 792
ドネペジル塩酸塩OD錠5mg「オーハラ」
.... [— (△)] 792
ドネペジル塩酸塩OD錠10mg「オーハラ」
.... [— (△)] 792
ドネペジル塩酸塩錠3mg「科研」
.... [— (○)] 792
ドネペジル塩酸塩錠5mg「科研」
.... [— (○)] 792
ドネペジル塩酸塩錠10mg「科研」
.... [— (○)] 792

ドネペジル塩酸塩OD錠3mg「科研」
.... [— (○)] 794
ドネペジル塩酸塩OD錠5mg「科研」
.... [— (△)] 794
ドネペジル塩酸塩OD錠10mg「科研」
.... [— (△)] 794
ドネペジル塩酸塩錠3mg「杏林」
.... [— (△)] 794
ドネペジル塩酸塩錠5mg「杏林」
.... [— (△)] 794
ドネペジル塩酸塩錠10mg「杏林」
.... [— (△)] 794
ドネペジル塩酸塩OD錠3mg「杏林」
.... [— (△)] 794
ドネペジル塩酸塩OD錠5mg「杏林」
.... [— (△)] 794
ドネペジル塩酸塩OD錠10mg「杏林」
.... [— (△)] 794
ドネペジル塩酸塩錠3mg「クニヒロ」
.... [○] 794
ドネペジル塩酸塩錠5mg「クニヒロ」
.... [○] 794
ドネペジル塩酸塩錠10mg「クニヒロ」
.... [○] 794
ドネペジル塩酸塩OD錠3mg「クニヒロ」
.... [○ (△)] 794
ドネペジル塩酸塩OD錠5mg「クニヒロ」
.... [○ (△)] 794
ドネペジル塩酸塩OD錠10mg「クニヒロ」
.... [○ (△)] 794
ドネペジル塩酸塩錠3mg「ケミファ」
.... [— (○)] 796
ドネペジル塩酸塩錠5mg「ケミファ」
.... [— (○)] 796
ドネペジル塩酸塩錠10mg「ケミファ」
.... [— (○)] 796
ドネペジル塩酸塩OD錠3mg「ケミファ」
.... [— (○)] 796
ドネペジル塩酸塩OD錠5mg「ケミファ」
.... [— (○)] 796
ドネペジル塩酸塩OD錠10mg「ケミファ」
.... [— (○)] 796
ドネペジル塩酸塩錠3mg「サワイ」
.... [— (○)] 796
ドネペジル塩酸塩錠5mg「サワイ」
.... [— (○)] 796
ドネペジル塩酸塩錠10mg「サワイ」
.... [— (○)] 796
ドネペジル塩酸塩OD錠3mg「サワイ」
.... [— (△)] 796
ドネペジル塩酸塩OD錠5mg「サワイ」
.... [— (○)] 796
ドネペジル塩酸塩OD錠10mg「サワイ」
.... [— (△)] 796

ドネペジル塩酸塩錠3mg「サンド」
································· 〔— (○)〕 796
ドネペジル塩酸塩錠5mg「サンド」
································· 〔— (○)〕 796
ドネペジル塩酸塩OD錠3mg「サンド」
································· 〔— (△)〕 796
ドネペジル塩酸塩OD錠5mg「サンド」
································· 〔— (△)〕 796
ドネペジル塩酸塩OD錠10mg「サンド」
································· 〔— (△)〕 796
ドネペジル塩酸塩錠3mg「タカタ」
································· 〔— (○)〕 796
ドネペジル塩酸塩錠5mg「タカタ」
································· 〔— (○)〕 796
ドネペジル塩酸塩錠10mg「タカタ」
································· 〔— (○)〕 796
ドネペジル塩酸塩OD錠3mg「タカタ」
································· 〔— (△)〕 798
ドネペジル塩酸塩OD錠5mg「タカタ」
································· 〔— (△)〕 798
ドネペジル塩酸塩OD錠10mg「タカタ」
································· 〔— (△)〕 798
ドネペジル塩酸塩錠3mg「タナベ」
································· 〔— (○)〕 798
ドネペジル塩酸塩錠5mg「タナベ」
································· 〔— (○)〕 798
ドネペジル塩酸塩錠10mg「タナベ」
································· 〔— (○)〕 798
ドネペジル塩酸塩OD錠3mg「タナベ」
································· 〔— (△)〕 798
ドネペジル塩酸塩OD錠5mg「タナベ」
································· 〔— (△)〕 798
ドネペジル塩酸塩OD錠10mg「タナベ」
································· 〔— (△)〕 798
ドネペジル塩酸塩錠3mg「テバ」
································· 〔— (○)〕 798
ドネペジル塩酸塩錠5mg「テバ」
································· 〔— (○)〕 798
ドネペジル塩酸塩錠10mg「テバ」
································· 〔— (○)〕 798
ドネペジル塩酸塩OD錠3mg「テバ」
································· 〔— (△)〕 798
ドネペジル塩酸塩OD錠5mg「テバ」
································· 〔— (△)〕 798
ドネペジル塩酸塩OD錠10mg「テバ」
································· 〔— (△)〕 798
ドネペジル塩酸塩錠3mg「トーワ」
································· 〔— (○)〕 798
ドネペジル塩酸塩錠5mg「トーワ」
································· 〔— (○)〕 798
ドネペジル塩酸塩錠10mg「トーワ」
································· 〔— (○)〕 798
ドネペジル塩酸塩OD錠3mg「トーワ」
································· 〔— (△)〕 798

ドネペジル塩酸塩OD錠5mg「トーワ」
································· 〔— (△)〕 798
ドネペジル塩酸塩OD錠10mg「トーワ」
································· 〔— (△)〕 798
ドネペジル塩酸塩錠3mg「日医工」
································· 〔— (○)〕 800
ドネペジル塩酸塩錠5mg「日医工」
································· 〔— (○)〕 800
ドネペジル塩酸塩錠10mg「日医工」
································· 〔— (○)〕 800
ドネペジル塩酸塩OD錠3mg「日医工」
································· 〔— (△)〕 800
ドネペジル塩酸塩OD錠5mg「日医工」
································· 〔— (△)〕 800
ドネペジル塩酸塩OD錠10mg「日医工」
································· 〔— (△)〕 800
ドネペジル塩酸塩錠3mg「日新」
································· 〔— (○)〕 800
ドネペジル塩酸塩錠5mg「日新」
································· 〔— (○)〕 800
ドネペジル塩酸塩錠10mg「日新」
································· 〔— (○)〕 800
ドネペジル塩酸塩OD錠3mg「日新」
································· 〔— (△)〕 800
ドネペジル塩酸塩OD錠5mg「日新」
································· 〔— (△)〕 800
ドネペジル塩酸塩OD錠10mg「日新」
································· 〔— (△)〕 800
ドネペジル塩酸塩錠3mg「明治」··· 〔△〕 800
ドネペジル塩酸塩錠5mg「明治」··· 〔△〕 800
ドネペジル塩酸塩錠10mg「明治」··· 〔△〕 800
ドネペジル塩酸塩OD錠3mg「明治」
·································· 〔△〕 800
ドネペジル塩酸塩OD錠5mg「明治」
·································· 〔△〕 800
ドネペジル塩酸塩OD錠10mg「明治」
·································· 〔△〕 800
ドネペジル塩酸塩OD錠3mg「モチダ」
································· 〔— (○)〕 800
ドネペジル塩酸塩OD錠5mg「モチダ」
································· 〔— (○)〕 800
ドネペジル塩酸塩OD錠10mg「モチダ」
································· 〔— (○)〕 800

トピラマート
トピナ錠25mg ················· 〔— (○)〕 802
トピナ錠50mg ················· 〔— (○)〕 802
トピナ錠100mg················ 〔— (○)〕 802
トピラマート錠25mg「アメル」
································· 〔— (○)〕 804
トピラマート錠50mg「アメル」
································· 〔— (○)〕 804
トピラマート錠100mg「アメル」
································· 〔— (○)〕 804

トピロキソスタット
　ウリアデック錠20mg……….〔—（○）〕226
　ウリアデック錠40mg……….〔—（○）〕226
　ウリアデック錠60mg……….〔—（○）〕226
　トピロリック錠20mg……….〔○〕804
　トピロリック錠40mg……….〔○〕804
　トピロリック錠60mg……….〔○〕804
トファシチニブクエン酸塩
　ゼルヤンツ錠5mg………………〔—（△）〕646
トフィソパム
　グランダキシン錠50………………〔○〕448
　トフィソパム錠50mg「サワイ」
　………………………………〔—（○）〕804
　トフィソパム錠50mg「トーワ」
　………………………………〔—（○）〕804
　トフィソパム錠50mg「日医工」
　………………………………〔—（○）〕804
トホグリフロジン水和物
　アプルウェイ錠20mg……….〔—（△）〕70
　デベルザ錠20mg……….〔—（△）〕744
トラセミド
　トラセミド錠4mg「KO」………〔○〕808
　トラセミド錠8mg「KO」………〔○〕808
　トラセミドOD錠4mg「TE」…〔—（△）〕808
　トラセミドOD錠8mg「TE」…〔—（△）〕808
　ルプラック錠4mg……….〔—（○）〕1386
　ルプラック錠8mg……….〔—（○）〕1386
トラゾドン塩酸塩
　デジレル錠25………………〔—（△）〕734
　デジレル錠50………………〔—（△）〕734
　トラゾドン塩酸塩錠25mg「アメル」
　………………………………〔—（△）〕810
　トラゾドン塩酸塩錠50mg「アメル」
　………………………………〔—（△）〕810
　レスリン錠25………………〔—（△）〕1398
　レスリン錠50………………〔—（△）〕1398
トラニラスト
　トラニラストカプセル100mg「CH」
　………………………………〔—（△）〕810
　トラニラストカプセル100mg「タイヨー」
　………………………………〔—（△）〕810
　トラニラストカプセル100mg「トーワ」
　………………………………〔—（△）〕810
　リザベンカプセル100mg……〔—（△）〕1338
トラネキサム酸
　トラネキサム酸錠250mg「YD」
　………………………………〔—（△）〕810
　トラネキサム酸錠500mg「YD」
　………………………………〔—（△）〕810
　トラネキサム酸カプセル250mg「トーワ」
　………………………………〔—（△）〕810
　トランサミン錠250mg……….〔—（△）〕816
　トランサミン錠500mg……….〔—（△）〕816
　トランサミンカプセル250mg
　………………………………〔—（△）〕816
　ヘキサトロンカプセル250mg……〔△〕1118
　リカバリンカプセル250mg…〔—（△）〕1334
トラピジル
　トラピジル錠50mg「サワイ」
　………………………………〔—（△）〕810
　トラピジル錠100mg「サワイ」
　………………………………〔—（△）〕810
　トラピジル錠50mg「タカタ」
　………………………………〔—（△）〕810
　トラピジル錠100mg「タカタ」
　………………………………〔—（△）〕810
　トラピジル錠50mg「トーワ」
　………………………………〔—（△）〕812
　トラピジル錠100mg「トーワ」
　………………………………〔—（△）〕812
　トラピジル錠50mg「日医工」
　………………………………〔—（△）〕812
　トラピジル錠100mg「日医工」
　………………………………〔—（△）〕812
　ロコルナール錠50mg……………〔△〕1444
　ロコルナール錠100mg…………〔△〕1444
トラマドール塩酸塩
　トラマールOD錠25mg………〔×（△）〕812
　トラマールOD錠50mg………〔×（△）〕812
　ワントラム錠100mg………………〔×〕1498
トラマドール塩酸塩・アセトアミノフェン
　トラムセット配合錠…………〔—（△†）〕812
トラメチニブジメチルスルホキシド付加物
　メキニスト錠0.5mg………………〔×〕1226
　メキニスト錠2mg…………………〔×〕1226
トランドラプリル
　オドリック錠0.5mg……….〔△（○）〕318
　オドリック錠1mg……….〔△（○）〕318
　トランドラプリル錠0.5mg「オーハラ」
　………………………………〔—（○）〕816
　トランドラプリル錠1mg「オーハラ」
　………………………………〔—（○）〕816
　トランドラプリル錠0.5mg「サワイ」
　………………………………〔—（○）〕818
　トランドラプリル錠1mg「サワイ」
　………………………………〔—（○）〕818
　トランドラプリル錠0.5mg「トーワ」
　………………………………〔—（○）〕818
　トランドラプリル錠1mg「トーワ」
　………………………………〔—（○）〕818
トリアゾラム
　トリアゾラム錠0.125mg「CH」
　………………………………〔—（○）〕818
　トリアゾラム錠0.25mg「CH」
　………………………………〔—（○）〕818
　トリアゾラム錠0.125mg「EMEC」
　………………………………〔—（○）〕818

トリアゾラム錠0.25mg「EMEC」
································〔— （○）〕818
トリアゾラム錠0.125mg「JG」
································〔— （○）〕818
トリアゾラム錠0.25mg「JG」
································〔— （○）〕818
トリアゾラム錠0.125mg「KN」…〔○〕818
トリアゾラム錠0.25mg「KN」……〔○〕818
トリアゾラム錠0.125mg「TCK」
································〔— （○）〕818
トリアゾラム錠0.25mg「TCK」
································〔— （○）〕818
トリアゾラム錠0.125mg「テバ」
································〔— （○）〕818
トリアゾラム錠0.25mg「テバ」
································〔— （○）〕818
トリアゾラム錠0.125mg「日医工」
································〔— （○）〕820
トリアゾラム錠0.25mg「日医工」
································〔— （○）〕820
トリアゾラム錠0.125mg「日新」
································〔— （○）〕820
トリアゾラム錠0.25mg「日新」
································〔— （○）〕820
ハルシオン0.125mg錠········〔— （○）〕928
ハルシオン0.25mg錠·········〔— （○）〕928
ハルラック錠0.125mg ·········〔— （○）〕934
ハルラック錠0.25mg ··········〔— （○）〕934

トリアムシノロン
レダコート錠4mg···············〔— （○）〕1400

トリアムテレン
トリテレン・カプセル50mg…〔— （○）〕822

トリエンチン塩酸塩
メタライト250カプセル ···············〔△〕1234

トリクロルメチアジド
トリクロルメチアジド錠2mg「JG」
································〔— （○）〕820
トリクロルメチアジド錠1mg「NP」
································〔— （○）〕820
トリクロルメチアジド錠2mg「NP」
································〔— （○）〕820
トリクロルメチアジド錠2mg「SN」
································〔— （○）〕820
トリクロルメチアジド錠2mg「TCK」
································〔— （○）〕820
トリクロルメチアジド錠2mg「YD」
································〔— （○）〕820
トリクロルメチアジド錠2mg「タイヨー」
································〔— （○）〕820
トリクロルメチアジド錠2mg「ツルハラ」
··〔○〕820
トリクロルメチアジド錠1mg「トーワ」
································〔— （○）〕822
トリクロルメチアジド錠2mg「トーワ」
································〔— （○）〕822
トリクロルメチアジド錠2mg「日医工」
································〔— （○）〕822
フルイトラン錠1mg·················〔○〕1070
フルイトラン錠2mg·················〔○〕1070

トリパミド
ノルモナール錠15mg ··········〔— （○）〕882

トリフルリジン・チピラシル塩酸塩
ロンサーフ配合錠T15················〔△〕1494
ロンサーフ配合錠T20················〔△〕1494

トリヘキシフェニジル塩酸塩
アーテン錠（2mg）···········〔— （○）〕52
塩酸トリヘキシフェニジル錠2mg「NP」
································〔— （○）〕296
セドリーナ錠2mg··············〔— （○）〕622
トリヘキシフェニジル塩酸塩錠2mg「CH」
·································〔△ （○）〕822
トリヘキシフェニジル塩酸塩錠2mg
「アメル」······················〔△ （○）〕822
トリヘキシフェニジル塩酸塩錠2mg
「タイヨー」···················〔— （○）〕822
トリヘキシフェニジル塩酸塩錠2mg
「タカタ」······················〔— （○）〕822
パーキネス錠2················〔— （○）〕890

トリベノシド
ヘモクロンカプセル200mg··········〔×〕1144

トリミプラミンマレイン酸塩
スルモンチール錠10mg···············〔△〕608
スルモンチール錠25mg···············〔△〕608

トリメタジジン塩酸塩
バスタレルF錠3mg············〔— （△）〕894

トリメトキノール塩酸塩水和物
イノリン錠3mg·················〔— （○）〕182

トリメブチンマレイン酸塩
セレキノン錠100mg············〔— （△）〕646
トリメブチンマレイン酸塩錠100mg
「アメル」······························〔△〕824
トリメブチンマレイン酸塩錠100mg
「オーハラ」···················〔— （△）〕824
トリメブチンマレイン酸塩錠100mg
「サワイ」······················〔— （△）〕824
トリメブチンマレイン酸塩錠100mg
「ツルハラ」··························〔△〕824
トリメブチンマレイン酸塩錠100mg
「トーワ」······················〔— （△）〕824
トリメブチンマレイン酸塩錠100mg
「日医工」······················〔— （△）〕824

トリロスタン
デソパン錠60mg······················〔○〕734

ドルテグラビルナトリウム
テビケイ錠50mg················〔— （○）〕742

ドルテグラビルナトリウム・アバカビル硫酸塩・ラミブジン
トリーメク配合錠·············〔— （△⁺）〕824

酒石酸トルテロジン
　デトルシトールカプセル2mg ……………………〔－（○）〕 736
　デトルシトールカプセル4mg ……………………〔－（○）〕 736

トルバプタン
　サムスカ錠7.5mg ……………〔－（△）〕 520
　サムスカ錠15mg ……………〔－（△）〕 520
　サムスカ錠30mg ……………〔－（○）〕 520

トレチノイン
　ベサノイドカプセル10mg …………〔×〕1118

トレピブトン
　スパカール錠40mg …………〔－（○）〕 598

トレミフェンクエン酸塩
　トレミフェン錠40mg「サワイ」 ……………………〔－（△）〕 826
　トレミフェン錠60mg「サワイ」 ……………………〔－（△）〕 826
　フェアストン錠40 …………〔×（△）〕1026
　フェアストン錠60 …………〔×（△）〕1026

トレラグリプチンコハク酸塩
　ザファテック錠50mg ………〔－（○）〕 518
　ザファテック錠100mg ………〔－（○）〕 518

ドロキシドパ
　ドプスOD錠100mg …………〔－（△）〕 804
　ドプスOD錠200mg …………〔－（△）〕 804
　ドロキシドパカプセル100mg「アメル」 ……………………………………〔○〕 828
　ドロキシドパカプセル200mg「アメル」 ……………………………………〔○〕 828
　ドロキシドパカプセル100mg「日医工」 ……………………………………〔－（○）〕 828
　ドロキシドパカプセル200mg「日医工」 ……………………………………〔－（○）〕 828

トロキシピド
　アプレース錠100mg …………〔－（△）〕 70
　トロキシピド錠100mg「オーハラ」 ……………………〔－（△）〕 828

ドロスピレノン・エチニルエストラジオール　ベータデクス
　ヤーズ配合錠 ………………〔－（×ᵀ）〕1292
　ヤーズフレックス配合錠 ……〔－（×ᵀ）〕1292

ドンペリドン
　ドンペリドン錠5mg「EMEC」 ……………………〔－（○）〕 830
　ドンペリドン錠10mg「EMEC」 ……………………〔－（○）〕 830
　ドンペリドン錠5mg「JG」 …〔－（○）〕 830
　ドンペリドン錠10mg「JG」 …〔－（○）〕 830
　ドンペリドン錠5mg「YD」 …〔－（○）〕 830
　ドンペリドン錠10mg「YD」 …〔－（○）〕 830
　ドンペリドン錠5mg「アメル」 …〔○〕 830
　ドンペリドン錠10mg「アメル」 ……………………〔－（○）〕 830
　ドンペリドン錠5mg「サワイ」 ……………………〔－（○）〕 830
　ドンペリドン錠10mg「サワイ」 ……………………〔－（○）〕 830
　ドンペリドン錠5mg「タイヨー」 ……………………〔－（○）〕 832
　ドンペリドン錠10mg「タイヨー」 ……………………〔－（○）〕 832
　ドンペリドン錠5mg「ツルハラ」 …〔○〕 832
　ドンペリドン錠10mg「ツルハラ」 …〔○〕 832
　ドンペリドン錠5mg「トーワ」 ……………………〔－（○）〕 832
　ドンペリドン錠10mg「トーワ」 ……………………〔－（○）〕 832
　ドンペリドン錠5mg「日医工」 ……………………〔－（○）〕 832
　ドンペリドン錠10mg「日医工」 ……………………〔－（○）〕 832
　ドンペリドン錠5mg「日新」 …〔－（○）〕 832
　ドンペリドン錠10mg「日新」 ……………………〔－（○）〕 832
　ナウゼリン錠5 ………………〔－（○）〕 832
　ナウゼリン錠10 ……………〔－（○）〕 832
　ナウゼリンOD錠5 …………〔－（△）〕 832
　ナウゼリンOD錠10 …………〔－（△）〕 832
　ハドドリン錠「5」 …………〔－（○）〕 896

ナ

ナテグリニド
　スターシス錠30mg …………〔－（○）〕 592
　スターシス錠90mg …………〔－（○）〕 592
　ナテグリニド錠30mg「テバ」 ……………………〔－（○）〕 834
　ナテグリニド錠90mg「テバ」 ……………………〔－（○）〕 834
　ナテグリニド錠30mg「日医工」 ……………………〔－（○）〕 834
　ナテグリニド錠90mg「日医工」 ……………………〔－（○）〕 834
　ファスティック錠30 …………〔△（○）〕1010
　ファスティック錠90 …………〔△（○）〕1010

ナドロール
　ナディック錠30mg …………〔－（○）〕 834
　ナディック錠60mg …………〔－（○）〕 834

ナフトピジル
　ナフトピジルOD錠25mg「DSEP」 ……………………〔○（△）〕 834
　ナフトピジルOD錠50mg「DSEP」 ……………………〔○（△）〕 834
　ナフトピジルOD錠75mg「DSEP」 ……………………〔○（△）〕 834
　ナフトピジル錠25mg「EE」 …〔－（△）〕 836
　ナフトピジル錠50mg「EE」 …〔－（△）〕 836

ナフトピジル錠75mg「EE」… 〔—（△）〕 836
ナフトピジルOD錠25mg「EE」
……………………………… 〔—（△）〕 836
ナフトピジルOD錠50mg「EE」
……………………………… 〔—（△）〕 836
ナフトピジルOD錠75mg「EE」
……………………………… 〔—（△）〕 836
ナフトピジル錠25mg「JG」… 〔—（△）〕 836
ナフトピジル錠50mg「JG」… 〔—（△）〕 836
ナフトピジル錠75mg「JG」… 〔—（△）〕 836
ナフトピジルOD錠25mg「JG」
……………………………… 〔—（△）〕 836
ナフトピジルOD錠50mg「JG」
……………………………… 〔—（△）〕 836
ナフトピジルOD錠75mg「JG」
……………………………… 〔—（△）〕 836
ナフトピジル錠25mg「KN」 ………〔○〕 836
ナフトピジル錠50mg「KN」 ………〔○〕 836
ナフトピジル錠75mg「KN」 ………〔○〕 836
ナフトピジルOD錠25mg「KN」
……………………………… 〔○（△）〕 838
ナフトピジルOD錠50mg「KN」
……………………………… 〔○（△）〕 838
ナフトピジルOD錠75mg「KN」
……………………………… 〔○（△）〕 838
ナフトピジル錠25mg「TCK」
……………………………… 〔—（○）〕 838
ナフトピジル錠50mg「TCK」
……………………………… 〔—（○）〕 838
ナフトピジル錠75mg「TCK」
……………………………… 〔—（○）〕 838
ナフトピジルOD錠25mg「TCK」
……………………………… 〔—（△）〕 838
ナフトピジルOD錠50mg「TCK」
……………………………… 〔—（△）〕 838
ナフトピジルOD錠75mg「TCK」
……………………………… 〔—（△）〕 838
ナフトピジル錠25mg「YD」… 〔—（○）〕 838
ナフトピジル錠50mg「YD」… 〔—（○）〕 838
ナフトピジル錠75mg「YD」… 〔—（○）〕 838
ナフトピジルOD錠25mg「YD」
……………………………… 〔—（△）〕 838
ナフトピジルOD錠50mg「YD」
……………………………… 〔—（△）〕 838
ナフトピジルOD錠75mg「YD」
……………………………… 〔—（△）〕 838
ナフトピジル錠25mg「あすか」
……………………………… 〔—（○）〕 838
ナフトピジル錠50mg「あすか」
……………………………… 〔—（○）〕 838
ナフトピジル錠75mg「あすか」
……………………………… 〔—（○）〕 838
ナフトピジルOD錠25mg「あすか」
……………………………… 〔—（△）〕 838
ナフトピジルOD錠50mg「あすか」
……………………………… 〔—（△）〕 838
ナフトピジルOD錠75mg「あすか」
……………………………… 〔—（△）〕 838
ナフトピジル錠25mg「杏林」
……………………………… 〔—（○）〕 840
ナフトピジル錠50mg「杏林」
……………………………… 〔—（○）〕 840
ナフトピジル錠75mg「杏林」
……………………………… 〔—（○）〕 840
ナフトピジルOD錠25mg「杏林」
……………………………… 〔—（△）〕 840
ナフトピジルOD錠50mg「杏林」
……………………………… 〔—（△）〕 840
ナフトピジルOD錠75mg「杏林」
……………………………… 〔—（△）〕 840
ナフトピジルOD錠25mg「ケミファ」
……………………………… 〔—（△）〕 840
ナフトピジルOD錠50mg「ケミファ」
……………………………… 〔—（△）〕 840
ナフトピジルOD錠75mg「ケミファ」
……………………………… 〔—（△）〕 840
ナフトピジルOD錠25mg「サワイ」
……………………………… 〔—（△）〕 840
ナフトピジルOD錠50mg「サワイ」
……………………………… 〔—（△）〕 840
ナフトピジルOD錠75mg「サワイ」
……………………………… 〔—（△）〕 840
ナフトピジル錠25mg「タカタ」
……………………………… 〔—（○）〕 840
ナフトピジル錠50mg「タカタ」
……………………………… 〔—（○）〕 840
ナフトピジル錠75mg「タカタ」
……………………………… 〔—（○）〕 840
ナフトピジルOD錠25mg「タカタ」
……………………………… 〔—（△）〕 842
ナフトピジルOD錠50mg「タカタ」
……………………………… 〔—（△）〕 842
ナフトピジルOD錠75mg「タカタ」
……………………………… 〔—（△）〕 842
ナフトピジルOD錠25mg「タナベ」
……………………………… 〔—（△）〕 842
ナフトピジルOD錠50mg「タナベ」
……………………………… 〔—（△）〕 842
ナフトピジルOD錠75mg「タナベ」
……………………………… 〔—（△）〕 842
ナフトピジルOD錠25mg「テバ」
……………………………… 〔—（△）〕 842
ナフトピジルOD錠50mg「テバ」
……………………………… 〔—（△）〕 842
ナフトピジルOD錠75mg「テバ」
……………………………… 〔—（△）〕 842
ナフトピジル錠25mg「トーワ」
……………………………… 〔—（○）〕 842

ナフトピジル錠50mg「トーワ」
………………………………〔— (○)〕842
ナフトピジル錠75mg「トーワ」
………………………………〔— (○)〕842
ナフトピジルOD錠25mg「トーワ」
………………………………〔— (△)〕842
ナフトピジルOD錠50mg「トーワ」
………………………………〔— (△)〕842
ナフトピジルOD錠75mg「トーワ」
………………………………〔— (△)〕842
ナフトピジル錠25mg「日医工」
………………………………〔— (○)〕842
ナフトピジル錠50mg「日医工」
………………………………〔— (○)〕842
ナフトピジル錠75mg「日医工」
………………………………〔— (○)〕842
ナフトピジルOD錠25mg「日医工」
………………………………〔— (△)〕842
ナフトピジルOD錠50mg「日医工」
………………………………〔— (△)〕842
ナフトピジルOD錠75mg「日医工」
………………………………〔— (△)〕842
ナフトピジルOD錠25mg「日新」
………………………………〔— (△)〕844
ナフトピジルOD錠50mg「日新」
………………………………〔— (△)〕844
ナフトピジルOD錠75mg「日新」
………………………………〔— (△)〕844
ナフトピジルOD錠25mg「フソー」
………………………………〔— (△)〕844
ナフトピジルOD錠50mg「フソー」
………………………………〔— (△)〕844
ナフトピジルOD錠75mg「フソー」
………………………………〔— (△)〕844
フリバス錠25mg……………〔— (△)〕1066
フリバス錠50mg……………〔— (△)〕1066
フリバス錠75mg……………〔— (△)〕1066
フリバスOD錠25mg…………〔— (△)〕1066
フリバスOD錠50mg…………〔— (△)〕1066
フリバスOD錠75mg…………〔— (△)〕1066

ナブメトン
レリフェン錠400mg…………〔— (△)〕1434

ナプロキセン
ナイキサン錠100mg…………〔— (△)〕832

ナラトリプタン塩酸塩
アマージ錠2.5mg……………〔— (△)〕 74

ナルデメジントシル酸塩
スインプロイク錠0.2mg……〔× (△)〕590

ナルフラフィン塩酸塩
ナルフラフィン塩酸塩OD錠2.5μg
「サワイ」……………………〔— (△)〕844
ナルフラフィン塩酸塩OD錠2.5μg
「フソー」……………………〔— (△)〕844
ナルフラフィン塩酸塩カプセル2.5μg
「YD」…………………………〔×〕844
ナルフラフィン塩酸塩カプセル2.5μg
「あすか」……………………〔— (×)〕844
ナルフラフィン塩酸塩カプセル2.5μg
「キッセイ」…………………〔— (×)〕844
ナルフラフィン塩酸塩カプセル2.5μg
「ケミファ」…………………〔— (×)〕846
ナルフラフィン塩酸塩カプセル2.5μg
「トーワ」……………………〔×〕846
ナルフラフィン塩酸塩カプセル2.5μg
「日医工」……………………〔×〕846
ナルフラフィン塩酸塩カプセル2.5μg
「ニプロ」……………………〔×〕846
レミッチOD錠2.5μg…………〔× (△)〕1432
レミッチカプセル2.5μg………〔×〕1432

ニ

ニカルジピン塩酸塩
ニカルジピン塩酸塩錠10mg「サワイ」
………………………………〔— (○)〕846
ニカルジピン塩酸塩錠20mg「サワイ」
………………………………〔— (○)〕846
ニカルジピン塩酸塩錠10mg「ツルハラ」
………………………………〔△ (○)〕846
ニカルジピン塩酸塩錠20mg「ツルハラ」
………………………………〔△ (○)〕846
ニカルジピン塩酸塩錠10mg「トーワ」
………………………………〔— (○)〕846
ニカルジピン塩酸塩錠20mg「トーワ」
………………………………〔— (○)〕846
ニカルジピン塩酸塩錠10mg「日医工」
………………………………〔— (○)〕846
ニカルジピン塩酸塩錠20mg「日医工」
………………………………〔— (○)〕846
ニカルジピン塩酸塩錠10mg「日新」
………………………………〔— (○)〕848
ニカルジピン塩酸塩錠20mg「日新」
………………………………〔— (○)〕848
ニカルジピン塩酸塩徐放カプセル20mg
「日医工」……………………〔×〕848
ニカルジピン塩酸塩徐放カプセル40mg
「日医工」……………………〔×〕848
ペルジピン錠10mg……………〔— (△)〕1150
ペルジピン錠20mg……………〔— (△)〕1150
ペルジピンLAカプセル20mg……〔×〕1152
ペルジピンLAカプセル40mg……〔×〕1152

ニコチン酸アミド・パパベリン塩酸塩
ストミンA配合錠………………〔(△)〕598

ニコモール
コレキサミン錠200mg………〔— (△)〕504

ニコランジル
シグマート錠2.5mg…………〔— (△)〕544
シグマート錠5mg……………〔— (△)〕544

ニコランジル錠2.5mg「サワイ」
……………………………〔—（△）〕848
ニコランジル錠5mg「サワイ」
……………………………〔—（△）〕848
ニコランジル錠2.5mg「トーワ」
……………………………〔—（△）〕848
ニコランジル錠5mg「トーワ」
……………………………〔—（△）〕848
ニコランジル錠2.5mg「日医工」
……………………………〔—（△）〕848
ニコランジル錠5mg「日医工」
……………………………〔—（△）〕848

ニザチジン
アシノン錠75mg……………………〔○〕28
アシノン錠150mg……………………〔○〕28
ニザチジン錠150mg「YD」…〔—（○）〕848
ニザチジンカプセル75mg「YD」
……………………………〔—（○）〕848
ニザチジンカプセル75mg「オーハラ」
……………………………〔—（○）〕848
ニザチジンカプセル150mg「オーハラ」
……………………………〔—（○）〕848
ニザチジンカプセル75mg「サワイ」
……………………………〔—（○）〕850
ニザチジンカプセル150mg「サワイ」
……………………………〔—（○）〕850
ニザチジンカプセル75mg「タナベ」
……………………………〔—（○）〕850
ニザチジンカプセル150mg「タナベ」
……………………………〔—（○）〕850
ニザチジンカプセル75mg「トーワ」
……………………………〔—（○）〕850
ニザチジンカプセル150mg「トーワ」
……………………………〔—（○）〕850

ニセリトロール
ペリシット錠125mg…………〔—（△）〕1148
ペリシット錠250mg…………〔—（△）〕1148

ニセルゴリン
サアミオン錠5mg………………〔—（△）〕510
ニセルゴリン錠5mg「NP」…〔—（△）〕850
ニセルゴリン錠5mg「TCK」
……………………………〔—（△）〕850
ニセルゴリン錠5mg「アメル」
……………………………〔—（△）〕850
ニセルゴリン錠5mg「サワイ」
……………………………〔—（△）〕850
ニセルゴリン錠5mg「トーワ」
……………………………〔—（△）〕850
ニセルゴリン錠5mg「日医工」
……………………………〔—（△）〕850
ニセルゴリン錠5mg「日新」…〔—（△）〕850

ニソルジピン
ニソルジピン錠5mg「JG」…〔—（△）〕852
ニソルジピン錠10mg「JG」…〔—（△）〕852
ニソルジピン錠5mg「YD」…〔—（△）〕852
ニソルジピン錠10mg「YD」…〔—（△）〕852
ニソルジビン錠5mg「トーワ」
……………………………〔—（△）〕852
ニソルジビン錠10mg「トーワ」
……………………………〔—（△）〕852
バイミカード錠5mg…………〔×（△）〕888
バイミカード錠10mg………〔×（△）〕888

ニチシノン
オーファディンカプセル2mg
……………………………〔—（△）〕320
オーファディンカプセル5mg
……………………………〔—（△）〕320
オーファディンカプセル10mg
……………………………〔—（△）〕320

ニトラゼパム
ニトラゼパム錠5mg「JG」…〔—（○）〕852
ニトラゼパム錠10mg「JG」…〔—（○）〕852
ニトラゼパム錠5mg「TCK」
……………………………〔—（○）〕852
ニトラゼパム錠10mg「TCK」
……………………………〔—（○）〕852
ニトラゼパム錠5mg「ツルハラ」…〔△〕852
ニトラゼパム錠10mg「ツルハラ」…〔△〕852
ニトラゼパム錠5mg「テバ」…〔—（△）〕852
ニトラゼパム錠5mg「トーワ」
……………………………〔—（△）〕854
ネルボン錠5mg………………〔—（○）〕872
ネルボン錠10mg………………〔—（○）〕872
ベンザリン錠2…………………………〔○〕1156
ベンザリン錠5…………………………〔○〕1156
ベンザリン錠10………………………〔○〕1156

ニトレンジピン
ドスペロピン錠5………………〔—（△）〕784
ドスペロピン錠10……………〔—（△）〕784
ニトレンジピン錠5mg「NP」
……………………………〔—（△）〕854
ニトレンジピン錠10mg「NP」
……………………………〔—（△）〕854
ニトレンジピン錠5mg「ZE」
……………………………〔×（△）〕854
ニトレンジピン錠10mg「ZE」
……………………………〔×（△）〕854
ニトレンジピン錠5mg「オーハラ」
……………………………〔—（△）〕854
ニトレンジピン錠10mg「オーハラ」
……………………………〔—（△）〕854
ニトレンジピン錠5mg「サワイ」
……………………………〔—（△）〕854
ニトレンジピン錠10mg「サワイ」
……………………………〔—（△）〕854
ニトレンジピン錠5mg「日医工」
……………………………〔—（△）〕854

ニトレンジピン錠10mg「日医工」
　……………………………〔― （△）〕 854
ニトレンジピン錠5mg「日新」
　……………………………〔― （△）〕 856
ニトレンジピン錠10mg「日新」
　……………………………〔― （△）〕 856
バイニロード錠5mg………〔― （△）〕 886
バイニロード錠10mg……〔― （△）〕 886
バイロテンシン錠5mg………〔― （△）〕 888
バイロテンシン錠10mg ……〔― （△）〕 888

ニトログリセリン
ニトロペン舌下錠0.3mg……………〔×〕 856

ニフェジピン
アダラートカプセル5mg……………〔×〕 42
アダラートカプセル10mg…………〔×〕 42
アダラートCR錠10mg ………………〔×〕 42
アダラートCR錠20mg ………………〔×〕 42
アダラートCR錠40mg ………………〔×〕 42
アダラートL錠10mg …………………〔×〕 42
アダラートL錠20mg …………………〔×〕 42
セパミット-Rカプセル10 ……〔× （△）〕 622
セパミット-Rカプセル20 ……〔× （△）〕 622
ニフェジピン錠10mg「ツルハラ」… 〔△〕 856
ニフェジピンCR錠10mg「NP」 ……〔×〕 858
ニフェジピンCR錠20mg「NP」 ……〔×〕 858
ニフェジピンCR錠40mg「NP」 ……〔×〕 858
ニフェジピンCR錠10mg「ZE」 ……〔×〕 858
ニフェジピンCR錠20mg「ZE」 ……〔×〕 858
ニフェジピンCR錠40mg「ZE」 ……〔×〕 858
ニフェジピンCR錠10mg「サワイ」
　………………………………………〔×〕 858
ニフェジピンCR錠20mg「サワイ」
　………………………………………〔×〕 858
ニフェジピンCR錠40mg「サワイ」
　………………………………………〔×〕 858
ニフェジピンCR錠10mg「三和」 ……〔×〕 858
ニフェジピンCR錠20mg「三和」 ……〔×〕 858
ニフェジピンCR錠40mg「三和」 ……〔×〕 858
ニフェジピンCR錠10mg「トーワ」
　………………………………………〔×〕 858
ニフェジピンCR錠20mg「トーワ」
　………………………………………〔×〕 858
ニフェジピンCR錠40mg「トーワ」
　………………………………………〔×〕 858
ニフェジピンCR錠10mg「日医工」
　………………………………………〔×〕 858
ニフェジピンCR錠20mg「日医工」
　………………………………………〔×〕 858
ニフェジピンCR錠40mg「日医工」
　………………………………………〔×〕 858
ニフェジピンL錠10mg「ZE」 ………〔×〕 860
ニフェジピンL錠20mg「ZE」 ………〔×〕 860
ニフェジピンL錠10mg「アメル」…〔×〕 860
ニフェジピンL錠20mg「アメル」…〔×〕 860
ニフェジピンL錠10mg「サワイ」…〔×〕 860
ニフェジピンL錠20mg「サワイ」…〔×〕 860
ニフェジピンL錠10mg「三和」 ……〔×〕 860
ニフェジピンL錠20mg「三和」 ……〔×〕 860
ニフェジピンL錠10mg「ツルハラ」
　………………………………………〔×〕 860
ニフェジピンL錠20mg「ツルハラ」
　………………………………………〔×〕 860
ニフェジピンL錠10mg「トーワ」…〔×〕 860
ニフェジピンL錠20mg「トーワ」…〔×〕 860
ニフェジピンL錠10mg「日医工」…〔×〕 860
ニフェジピンL錠20mg「日医工」…〔×〕 860
ニフェジピンカプセル5mg「TC」…〔×〕 860
ニフェジピンカプセル10mg「TC」
　………………………………………〔×〕 860
ニフェジピンカプセル5mg「サワイ」
　………………………………………〔×〕 862
ニフェジピンカプセル10mg「サワイ」
　………………………………………〔×〕 862
ニフェジピンカプセル5mg「ツルハラ」
　………………………………………〔×〕 862
ニフェジピンカプセル5mg「テバ」
　………………………………………〔×〕 862
ニフェジピンカプセル10mg「テバ」
　………………………………………〔×〕 862
ヘルラートL錠10………………………〔×〕1154
ヘルラートL錠20………………………〔×〕1154

ニプラジロール
ハイパジールコーワ錠3 ……〔― （△）〕 886
ハイパジールコーワ錠6 ……〔― （△）〕 886

耐性乳酸菌製剤
ビオフェルミンR錠 ………………〔△〕 958
レベニン錠…………………〔― （△）〕1416

尿素(^{13}C)
ピロニック錠100mg…………………〔×〕1008
ユービット錠100mg…………………〔×〕1296

ニルバジピン
ニバジール錠2mg……………〔― （○）〕 856
ニバジール錠4mg……………〔― （○）〕 856
ニルバジピン錠2mg「JG」…〔― （○）〕 864
ニルバジピン錠4mg「JG」…〔― （○）〕 864
ニルバジピン錠2mg「サワイ」
　……………………………〔― （△）〕 864
ニルバジピン錠4mg「サワイ」
　……………………………〔― （△）〕 864
ニルバジピン錠2mg「武田テバ」
　……………………………〔― （○）〕 864
ニルバジピン錠4mg「武田テバ」
　……………………………〔― （○）〕 864
ニルバジピン錠2mg「トーワ」
　……………………………〔― （△）〕 864
ニルバジピン錠4mg「トーワ」
　……………………………〔― （△）〕 864

ニルバジピン錠2mg「日医工」
　……………………………〔―（○）〕 864
ニルバジピン錠4mg「日医工」
　……………………………〔―（○）〕 864
ニロチニブ塩酸塩水和物
　タシグナカプセル50mg ……〔×（△）〕 692
　タシグナカプセル150mg ……〔×（△）〕 692
　タシグナカプセル200mg ……〔×（△）〕 692
ニンテダニブエタンスルホン酸塩
　オフェブカプセル100mg …………〔×〕 320
　オフェブカプセル150mg …………〔×〕 320

ネ

ネビラピン
　ビラミューン錠200 …………〔―（△）〕1004
ネモナプリド
　エミレース錠3mg……………〔―（△）〕 290
　エミレース錠10mg …………〔―（△）〕 290
ネルフィナビルメシル酸塩
　ビラセプト錠250mg …………〔―（△）〕1002

ノ

ノルエチステロン
　ノアルテン錠(5mg)…………………〔○〕 872
ノルトリプチリン塩酸塩
　ノリトレン錠10mg …………〔―（△）〕 880
　ノリトレン錠25mg …………〔―（△）〕 880
ノルフロキサシン
　ノルフロキサシン錠100mg「EMEC」
　……………………………〔―（△）〕 882
　ノルフロキサシン錠200mg「EMEC」
　……………………………〔―（△）〕 882
　ノルフロキサシン錠100mg「YD」
　……………………………〔―（○）〕 882
　ノルフロキサシン錠200mg「YD」
　……………………………〔―（○）〕 882
　ノルフロキサシン錠100mg「サワイ」
　……………………………〔―（△）〕 882
　ノルフロキサシン錠200mg「サワイ」
　……………………………〔―（△）〕 882
　ノルフロキサシン錠100mg「ツルハラ」
　………………………………………〔△〕 882
　ノルフロキサシン錠200mg「ツルハラ」
　………………………………………〔△〕 882
　小児用バクシダール錠50mg …〔×（△）〕 890
　バクシダール錠100mg ………〔―（△）〕 892
　バクシダール錠200mg ………〔―（△）〕 892
　バスティーン錠100mg ……………〔△〕 894
　バスティーン錠200mg ……………〔△〕 894

ハ

バカンピシリン塩酸塩
　ペングッド錠250mg …………………〔―〕1156
バクロフェン
　ギャバロン錠5mg ……………〔―（○）〕 426
　ギャバロン錠10mg …………〔―（○）〕 426
　リオレサール錠5mg …………………〔○〕1334
　リオレサール錠10mg ………………〔○〕1334
バゼドキシフェン酢酸塩
　ビビアント錠20mg …………〔―（×）〕 998
パゾパニブ塩酸塩
　ヴォトリエント錠200mg ……〔―（△）〕 224
パノビノスタット乳酸塩
　ファリーダックカプセル10mg ……〔×〕1022
　ファリーダックカプセル15mg ……〔×〕1022
バラシクロビル塩酸塩
　バラシクロビル錠500mg「CEO」
　……………………………〔―（△）〕 902
　バラシクロビル錠500mg「CHM」
　……………………………〔△（○）〕 902
　バラシクロビル錠500mg「DSEP」…〔○〕 904
　バラシクロビル錠500mg「EE」
　……………………………〔―（○）〕 904
　バラシクロビル錠500mg「F」
　………………………………〔×（○）〕 904
　バラシクロビル錠500mg「JG」
　……………………………〔―（○）〕 904
　バラシクロビル錠500mg「MEEK」
　……………………………〔△（○）〕 904
　バラシクロビル錠500mg「NP」
　……………………………〔―（○）〕 904
　バラシクロビル錠500mg「NPI」
　……………………………〔―（○）〕 904
　バラシクロビル錠500mg「PP」
　……………………………〔△（○）〕 906
　バラシクロビル錠500mg「TCK」
　……………………………〔―（○）〕 906
　バラシクロビル錠500mg「YD」
　……………………………〔―（○）〕 906
　バラシクロビル錠500mg「アスペン」
　……………………………〔―（○）〕 906
　バラシクロビル錠500mg「アメル」
　………………………………………〔○〕 906
　バラシクロビル錠500mg「オーハラ」
　……………………………〔―（△）〕 906
　バラシクロビル錠500mg「科研」
　………………………………〔―（△）〕 906
　バラシクロビル錠500mg「杏林」
　……………………………〔―（○）〕 906
　バラシクロビル錠500mg「ケミファ」
　……………………………〔―（○）〕 908
　バラシクロビル錠500mg「サトウ」
　………………………………………〔○〕 908

バラシクロビル錠500mg「サワイ」
　………………………………〔― (○)〕 908
バラシクロビル錠500mg「三和」
　………………………………〔― (○)〕 908
バラシクロビル錠500mg「ツルハラ」
　………………………………………〔△〕 908
バラシクロビル錠500mg「テバ」
　………………………………〔― (○)〕 908
バラシクロビル錠500mg「トーワ」
　………………………………〔― (○)〕 908
バラシクロビル錠500mg「日医工」
　………………………………〔― (○)〕 908
バラシクロビル錠500mg「日本臓器」
　………………………………………〔○〕 908
バラシクロビル錠500mg「ファイザー」
　………………………………〔― (○)〕 908
バラシクロビル錠500mg「明治」…〔○〕 908
バラシクロビル粒状錠500mg「モチダ」
　………………………………………〔○〕 908
バラシクロビル錠500mg「わかもと」
　………………………………〔△ (○)〕 910
バルトレックス錠500………〔― (△)〕 928

バリシチニブ
　オルミエント錠2mg…………………〔×〕 342
　オルミエント錠4mg…………………〔×〕 342

パリペリドン
　インヴェガ錠3mg……………………〔×〕 220
　インヴェガ錠6mg……………………〔×〕 220
　インヴェガ錠9mg……………………〔×〕 220

バルガンシクロビル塩酸塩
　バリキサ錠450mg……………〔× (△)〕 912

バルサルタン
　ディオバン錠20mg …………〔― (△)〕 728
　ディオバン錠40mg …………〔― (△)〕 728
　ディオバン錠80mg …………〔― (△)〕 728
　ディオバン錠160mg…………〔― (△)〕 728
　ディオバンOD錠20mg………〔― (△)〕 728
　ディオバンOD錠40mg………〔― (△)〕 728
　ディオバンOD錠80mg………〔― (△)〕 728
　ディオバンOD錠160mg ……〔― (△)〕 728
　バルサルタン錠20mg「DSEP」
　　……………………………〔△ (○)〕 912
　バルサルタン錠40mg「DSEP」
　　……………………………〔△ (○)〕 912
　バルサルタン錠80mg「DSEP」
　　……………………………〔△ (○)〕 912
　バルサルタン錠160mg「DSEP」
　　……………………………〔△ (○)〕 912
　バルサルタン錠20mg「EE」…〔― (○)〕 914
　バルサルタン錠40mg「EE」…〔― (○)〕 914
　バルサルタン錠80mg「EE」…〔― (○)〕 914
　バルサルタン錠160mg「EE」
　　………………………………〔― (○)〕 914
　バルサルタン錠20mg「JG」…〔― (△)〕 914
　バルサルタン錠40mg「JG」…〔― (△)〕 914
　バルサルタン錠80mg「JG」…〔― (△)〕 914
　バルサルタン錠160mg「JG」
　　………………………………〔― (△)〕 914
　バルサルタン錠20mg「KN」…〔△ (○)〕 914
　バルサルタン錠40mg「KN」…〔△ (○)〕 914
　バルサルタン錠80mg「KN」…〔△ (○)〕 914
　バルサルタン錠160mg「KN」
　　………………………………〔△ (○)〕 914
　バルサルタン錠20mg「Me」…〔○ (△)〕 914
　バルサルタン錠40mg「Me」…〔○ (△)〕 914
　バルサルタン錠80mg「Me」…〔○ (△)〕 914
　バルサルタン錠160mg「Me」
　　………………………………〔○ (△)〕 914
　バルサルタン錠20mg「TCK」
　　………………………………〔― (○)〕 914
　バルサルタン錠40mg「TCK」
　　………………………………〔― (○)〕 914
　バルサルタン錠80mg「TCK」
　　………………………………〔― (○)〕 914
　バルサルタン錠160mg「TCK」
　　………………………………〔― (△)〕 914
　バルサルタンOD錠20mg「TCK」
　　………………………………〔― (△)〕 916
　バルサルタンOD錠40mg「TCK」
　　………………………………〔― (△)〕 916
　バルサルタンOD錠80mg「TCK」
　　………………………………〔― (△)〕 916
　バルサルタンOD錠160mg「TCK」
　　………………………………〔― (△)〕 916
　バルサルタン錠20mg「YD」…〔― (△)〕 916
　バルサルタン錠40mg「YD」…〔― (△)〕 916
　バルサルタン錠80mg「YD」…〔― (△)〕 916
　バルサルタン錠160mg「YD」
　　………………………………〔― (△)〕 916
　バルサルタン錠20mg「ZE」 ………〔○〕 916
　バルサルタン錠40mg「ZE」 ………〔○〕 916
　バルサルタン錠80mg「ZE」 ………〔○〕 916
　バルサルタン錠160mg「ZE」 ……〔○〕 916
　バルサルタン錠20mg「アメル」
　　……………………………〔○ (△)〕 916
　バルサルタン錠40mg「アメル」
　　……………………………〔○ (△)〕 916
　バルサルタン錠80mg「アメル」
　　……………………………〔○ (△)〕 916
　バルサルタン錠160mg「アメル」
　　……………………………〔○ (△)〕 916
　バルサルタン錠20mg「オーハラ」
　　………………………………〔― (△)〕 916
　バルサルタン錠40mg「オーハラ」
　　………………………………〔― (△)〕 916
　バルサルタン錠80mg「オーハラ」
　　………………………………〔― (△)〕 916

バルサルタン錠160mg「オーハラ」
………………………………〔―（△）〕916
バルサルタン錠20mg「科研」
………………………………〔―（△）〕918
バルサルタン錠40mg「科研」
………………………………〔―（△）〕918
バルサルタン錠80mg「科研」
………………………………〔―（△）〕918
バルサルタン錠160mg「科研」
………………………………〔―（△）〕918
バルサルタンOD錠20mg「科研」
………………………………〔―（△）〕918
バルサルタンOD錠40mg「科研」
………………………………〔―（△）〕918
バルサルタンOD錠80mg「科研」
………………………………〔―（△）〕918
バルサルタンOD錠160mg「科研」
………………………………〔―（△）〕918
バルサルタン錠20mg「杏林」
………………………………〔―（△）〕920
バルサルタン錠40mg「杏林」
………………………………〔―（△）〕920
バルサルタン錠80mg「杏林」
………………………………〔―（△）〕920
バルサルタン錠160mg「杏林」
………………………………〔―（△）〕920
バルサルタン錠20mg「ケミファ」
………………………………〔―（○）〕920
バルサルタン錠40mg「ケミファ」
………………………………〔―（○）〕920
バルサルタン錠80mg「ケミファ」
………………………………〔―（○）〕920
バルサルタン錠160mg「ケミファ」
………………………………〔―（○）〕920
バルサルタン錠20mg「サワイ」
………………………………〔―（△）〕920
バルサルタン錠40mg「サワイ」
………………………………〔―（△）〕920
バルサルタン錠80mg「サワイ」
………………………………〔―（△）〕920
バルサルタン錠160mg「サワイ」
………………………………〔―（△）〕920
バルサルタン錠20mg「サンド」
………………………………〔―（○）〕922
バルサルタン錠40mg「サンド」
………………………………〔―（○）〕922
バルサルタン錠80mg「サンド」
………………………………〔―（○）〕922
バルサルタン錠160mg「サンド」
………………………………〔―（○）〕922
バルサルタン錠20mg「タカタ」
………………………………〔―（△）〕922
バルサルタン錠40mg「タカタ」
………………………………〔―（△）〕922
バルサルタン錠80mg「タカタ」
………………………………〔―（△）〕922
バルサルタン錠160mg「タカタ」
………………………………〔―（△）〕922
バルサルタン錠20mg「タナベ」
………………………………〔―（△）〕922
バルサルタン錠40mg「タナベ」
………………………………〔―（△）〕922
バルサルタン錠80mg「タナベ」
………………………………〔―（△）〕922
バルサルタン錠160mg「タナベ」
………………………………〔―（△）〕922
バルサルタン錠20mg「ツルハラ」…〔△〕924
バルサルタン錠40mg「ツルハラ」…〔△〕924
バルサルタン錠80mg「ツルハラ」…〔△〕924
バルサルタン錠160mg「ツルハラ」
……………………………………〔△〕924
バルサルタン錠20mg「テバ」
………………………………〔―（△）〕924
バルサルタン錠40mg「テバ」
………………………………〔―（△）〕924
バルサルタン錠80mg「テバ」
………………………………〔―（△）〕924
バルサルタン錠160mg「テバ」
………………………………〔―（△）〕924
バルサルタン錠20mg「トーワ」
………………………………〔―（○）〕924
バルサルタン錠40mg「トーワ」
………………………………〔―（○）〕924
バルサルタン錠80mg「トーワ」
………………………………〔―（○）〕924
バルサルタン錠160mg「トーワ」
………………………………〔―（○）〕924
バルサルタンOD錠20mg「トーワ」
………………………………〔―（△）〕924
バルサルタンOD錠40mg「トーワ」
………………………………〔―（△）〕924
バルサルタンOD錠80mg「トーワ」
………………………………〔―（△）〕924
バルサルタンOD錠160mg「トーワ」
………………………………〔―（△）〕924
バルサルタン錠20mg「日医工」
………………………………〔―（△）〕924
バルサルタン錠40mg「日医工」
………………………………〔―（△）〕924
バルサルタン錠80mg「日医工」
………………………………〔―（△）〕924
バルサルタン錠160mg「日医工」
………………………………〔―（△）〕924
バルサルタンOD錠20mg「日医工」
………………………………〔―（△）〕926
バルサルタンOD錠40mg「日医工」
………………………………〔―（△）〕926

薬品名	記号	頁
バルサルタンOD錠80mg「日医工」	[— (△)]	926
バルサルタンOD錠160mg「日医工」	[— (△)]	926
バルサルタン錠20mg「日新」	[— (△)]	926
バルサルタン錠40mg「日新」	[— (△)]	926
バルサルタン錠80mg「日新」	[— (△)]	926
バルサルタン錠160mg「日新」	[— (△)]	926
バルサルタン錠20mg「ニプロ」	[— (△)]	926
バルサルタン錠40mg「ニプロ」	[— (△)]	926
バルサルタン錠80mg「ニプロ」	[— (△)]	926
バルサルタン錠160mg「ニプロ」	[— (△)]	926
バルサルタン錠20mg「ファイザー」	[— (△)]	926
バルサルタン錠40mg「ファイザー」	[— (△)]	926
バルサルタン錠80mg「ファイザー」	[— (△)]	926
バルサルタン錠160mg「ファイザー」	[— (△)]	926
バルサルタン錠20mg「モチダ」	[— (△)]	926
バルサルタン錠40mg「モチダ」	[— (△)]	926
バルサルタン錠80mg「モチダ」	[— (△)]	926
バルサルタン錠160mg「モチダ」	[— (△)]	926

バルサルタン・アムロジピンベシル酸塩

薬品名	記号	頁
アムバロ配合錠「DSEP」	[△†]	84
アムバロ配合錠「EE」	[— (△†)]	84
アムバロ配合錠「JG」	[— (△†)]	84
アムバロ配合錠「KN」	[— (△†)]	86
アムバロ配合錠「TCK」	[— (△†)]	86
アムバロ配合OD錠「TCK」	[— (△†)]	86
アムバロ配合錠「YD」	[— (△†)]	86
アムバロ配合錠「アメル」	[— (△†)]	86
アムバロ配合錠「オーハラ」	[— (△†)]	86
アムバロ配合錠「科研」	[— (△†)]	88
アムバロ配合錠「杏林」	[— (△†)]	88
アムバロ配合錠「ケミファ」	[— (△†)]	88
アムバロ配合錠「サワイ」	[— (△†)]	88
アムバロ配合錠「サンド」	[— (△†)]	88
アムバロ配合錠「タナベ」	[— (△†)]	88
アムバロ配合錠「テバ」	[— (△†)]	90
アムバロ配合錠「トーワ」	[— (△†)]	90
アムバロ配合OD錠「トーワ」	[— (△†)]	90
アムバロ配合錠「日医工」	[— (△†)]	90
アムバロ配合OD錠「日医工」	[— (△†)]	90
アムバロ配合錠「日新」	[— (△†)]	90
アムバロ配合錠「ニプロ」	[— (△†)]	90
アムバロ配合錠「ファイザー」	[— (△†)]	92
アムバロ配合OD錠「ファイザー」	[— (△†)]	92
エックスフォージ配合錠	[— (△†)]	248
エックスフォージ配合OD錠	[× (△†)]	250

バルサルタン・シルニジピン

薬品名	記号	頁
アテディオ配合錠	[△†]	48

バルサルタン・ヒドロクロロチアジド

薬品名	記号	頁
コディオ配合錠MD	[— (△†)]	496
コディオ配合錠EX	[— (△†)]	496
バルヒディオ配合錠MD「JG」	[— (△†)]	930
バルヒディオ配合錠EX「JG」	[— (△†)]	930
バルヒディオ配合錠MD「TCK」	[— (△†)]	930
バルヒディオ配合錠EX「TCK」	[— (△†)]	930
バルヒディオ配合錠MD「サワイ」	[— (△†)]	930
バルヒディオ配合錠EX「サワイ」	[— (△†)]	930
バルヒディオ配合錠MD「サンド」	[— (△†)]	930
バルヒディオ配合錠EX「サンド」	[— (△†)]	930
バルヒディオ配合錠MD「タナベ」	[— (△†)]	932
バルヒディオ配合錠EX「タナベ」	[— (△†)]	932
バルヒディオ配合錠MD「ツルハラ」	[△†]	932
バルヒディオ配合錠EX「ツルハラ」	[△†]	932
バルヒディオ配合錠MD「テバ」	[— (△†)]	932
バルヒディオ配合錠EX「テバ」	[— (△†)]	932
バルヒディオ配合錠MD「トーワ」	[— (△†)]	932
バルヒディオ配合錠EX「トーワ」	[— (△†)]	932

バルヒディオ配合錠MD「日医工」
……………………………〔—(△†)〕932
バルヒディオ配合錠EX「日医工」
……………………………〔—(△†)〕932

バルデナフィル塩酸塩水和物
レビトラ錠5mg……………〔—(△)〕1414
レビトラ錠10mg……………〔—(△)〕1414
レビトラ錠20mg……………〔—(△)〕1414

バルニジピン塩酸塩
ヒポカ5mgカプセル………………〔×〕1000
ヒポカ10mgカプセル………………〔×〕1000
ヒポカ15mgカプセル………………〔×〕1000

バルプロ酸ナトリウム
セレニカR錠200mg………………〔×〕650
セレニカR錠400mg………………〔×〕650
デパケン錠100mg…………………〔×〕740
デパケン錠200mg…………………〔×〕740
デパケンR錠100mg………………〔×〕742
デパケンR錠200mg………………〔×〕742
バルプロ酸Na錠100mg「TCK」…〔×〕932
バルプロ酸Na錠200mg「TCK」…〔×〕932
バルプロ酸Na錠100mg「フジナガ」
……………………………〔—(×)〕932
バルプロ酸Na錠200mg「フジナガ」
……………………………〔—(×)〕932
バルプロ酸Na徐放B錠100mg「トーワ」
…………………………………〔×〕934
バルプロ酸Na徐放B錠200mg「トーワ」
…………………………………〔×〕934
バルプロ酸ナトリウム錠100mg「アメル」
…………………………………〔×〕934
バルプロ酸ナトリウム錠200mg「アメル」
…………………………………〔×〕934
バルプロ酸ナトリウムSR錠100mg
「アメル」…………………………〔×〕934
バルプロ酸ナトリウムSR錠200mg
「アメル」…………………………〔×〕934
バレリン錠100mg…………………〔×〕936
バレリン錠200mg…………………〔×〕936

パルボシクリブ
イブランスカプセル25mg……〔—(△)〕186
イブランスカプセル125mg…〔—(△)〕186

バレニクリン酒石酸塩
チャンピックス錠0.5mg………〔—(○)〕722
チャンピックス錠1mg…………〔—(○)〕722

ハロキサゾラム
ソメリン錠5mg…………………〔—(○)〕664
ソメリン錠10mg…………………〔—(○)〕664

バロキサビル マルボキシル
ゾフルーザ錠10mg…………………〔△〕664
ゾフルーザ錠20mg…………………〔△〕664

パロキセチン塩酸塩水和物
パキシル錠5mg…………………〔—(○)〕888
パキシル錠10mg…………………〔—(○)〕888

パキシル錠20mg…………………〔—(○)〕888
パキシルCR錠12.5mg……………〔—(×)〕888
パキシルCR錠25mg………………〔—(×)〕888
パロキセチン錠5mg「AA」…〔—(○)〕936
パロキセチン錠10mg「AA」
……………………………………〔—(○)〕936
パロキセチン錠20mg「AA」
……………………………………〔—(○)〕936
パロキセチン錠5mg「DK」…〔—(○)〕936
パロキセチン錠10mg「DK」…〔—(○)〕936
パロキセチン錠20mg「DK」…〔—(○)〕936
パロキセチン錠5mg「DSEP」……〔○〕936
パロキセチン錠10mg「DSEP」……〔○〕936
パロキセチン錠20mg「DSEP」……〔○〕936
パロキセチン錠5mg「EE」…〔—(○)〕936
パロキセチン錠10mg「EE」…〔—(○)〕936
パロキセチン錠20mg「EE」…〔—(○)〕936
パロキセチン錠5mg「JG」…〔—(○)〕936
パロキセチン錠10mg「JG」…〔—(○)〕936
パロキセチン錠20mg「JG」…〔—(○)〕936
パロキセチン錠5mg「KN」………〔○〕938
パロキセチン錠10mg「KN」………〔○〕938
パロキセチン錠20mg「KN」………〔○〕938
パロキセチン錠5mg「NP」…〔—(○)〕938
パロキセチン錠10mg「NP」…〔—(○)〕938
パロキセチン錠20mg「NP」…〔—(○)〕938
パロキセチン錠5mg「TCK」
……………………………………〔—(○)〕938
パロキセチン錠10mg「TCK」
……………………………………〔—(○)〕938
パロキセチン錠20mg「TCK」
……………………………………〔—(○)〕938
パロキセチン錠5mg「TSU」………〔○〕938
パロキセチン錠10mg「TSU」……〔○〕938
パロキセチン錠20mg「TSU」……〔○〕938
パロキセチン錠5mg「YD」…〔—(○)〕938
パロキセチン錠10mg「YD」…〔—(○)〕938
パロキセチン錠20mg「YD」…〔—(○)〕938
パロキセチン錠5mg「アスペン」
……………………………………〔—(○)〕938
パロキセチン錠10mg「アスペン」
……………………………………〔—(○)〕938
パロキセチン錠20mg「アスペン」
……………………………………〔—(○)〕938
パロキセチン錠5mg「アメル」……〔○〕940
パロキセチン錠10mg「アメル」…〔○〕940
パロキセチン錠20mg「アメル」…〔○〕940
パロキセチン錠5mg「オーハラ」
……………………………………〔—(○)〕940
パロキセチン錠10mg「オーハラ」
……………………………………〔—(○)〕940
パロキセチン錠20mg「オーハラ」
……………………………………〔—(○)〕940
パロキセチン錠5mg「科研」…〔—(○)〕940

パロキセチン錠10mg「科研」
………………………………〔—（○）〕940
パロキセチン錠20mg「科研」
………………………………〔—（○）〕940
パロキセチン錠5mg「ケミファ」
………………………………〔—（○）〕940
パロキセチン錠10mg「ケミファ」
………………………………〔—（○）〕940
パロキセチン錠20mg「ケミファ」
………………………………〔—（○）〕940
パロキセチン錠5mg「サワイ」
………………………………〔—（○）〕940
パロキセチン錠10mg「サワイ」
………………………………〔—（○）〕940
パロキセチン錠20mg「サワイ」
………………………………〔—（○）〕940
パロキセチン錠5mg「サンド」
………………………………〔—（○）〕940
パロキセチン錠10mg「サンド」
………………………………〔—（○）〕940
パロキセチン錠20mg「サンド」
………………………………〔—（○）〕940
パロキセチン錠5mg「タカタ」
………………………………〔—（○）〕942
パロキセチン錠10mg「タカタ」
………………………………〔—（○）〕942
パロキセチン錠20mg「タカタ」
………………………………〔—（○）〕942
パロキセチン錠5mg「タナベ」
………………………………〔—（○）〕942
パロキセチン錠10mg「タナベ」
………………………………〔—（○）〕942
パロキセチン錠20mg「タナベ」
………………………………〔—（○）〕942
パロキセチン錠5mg「テバ」…〔—（○）〕942
パロキセチン錠10mg「テバ」
………………………………〔—（○）〕942
パロキセチン錠20mg「テバ」
………………………………〔—（○）〕942
パロキセチン錠5mg「トーワ」
………………………………〔—（○）〕942
パロキセチン錠10mg「トーワ」
………………………………〔—（○）〕942
パロキセチン錠20mg「トーワ」
………………………………〔—（○）〕942
パロキセチンOD錠5mg「トーワ」
………………………………〔—（△）〕942
パロキセチンOD錠10mg「トーワ」
………………………………〔—（△）〕942
パロキセチンOD錠20mg「トーワ」
………………………………〔—（△）〕942
パロキセチン錠5mg「日医工」
………………………………〔—（○）〕942
パロキセチン錠10mg「日医工」
………………………………〔—（○）〕942
パロキセチン錠20mg「日医工」
………………………………〔—（○）〕942
パロキセチン錠5mg「日新」…〔—（○）〕944
パロキセチン錠10mg「日新」
………………………………〔—（○）〕944
パロキセチン錠20mg「日新」
………………………………〔—（○）〕944
パロキセチン錠5mg「ファイザー」
………………………………〔—（○）〕944
パロキセチン錠10mg「ファイザー」
………………………………〔—（○）〕944
パロキセチン錠20mg「ファイザー」
………………………………〔—（○）〕944
パロキセチン錠5mg「明治」………〔○〕944
パロキセチン錠10mg「明治」……〔○〕944
パロキセチン錠20mg「明治」……〔○〕944
ハロペリドール
セレネース錠0.75mg………〔—（○）〕650
セレネース錠1mg……………〔—（○）〕650
セレネース錠1.5mg…………〔—（○）〕650
セレネース錠3mg……………〔—（○）〕650
ハロペリドール錠0.75mg「JG」
………………………………〔—（○）〕944
ハロペリドール錠1mg「JG」
………………………………〔—（○）〕944
ハロペリドール錠1.5mg「JG」
………………………………〔—（○）〕944
ハロペリドール錠3mg「JG」
………………………………〔—（○）〕944
ハロペリドール錠0.75mg「アメル」
………………………………………〔○〕946
ハロペリドール錠1mg「アメル」…〔○〕946
ハロペリドール錠1.5mg「アメル」
………………………………………〔○〕946
ハロペリドール錠2mg「アメル」…〔○〕946
ハロペリドール錠3mg「アメル」…〔○〕946
ハロペリドール錠1mg「タカタ」
………………………………〔—（○）〕946
ハロペリドール錠2mg「タカタ」
………………………………〔—（○）〕946
ハロペリドール錠1.5mg「ツルハラ」
………………………………………〔○〕946
ハロペリドール錠0.75mg「ヨシトミ」
………………………………〔—（○）〕946
ハロペリドール錠1.5mg「ヨシトミ」
………………………………〔—（○）〕946
ハロペリドール錠2mg「ヨシトミ」
………………………………〔—（○）〕946
ハロペリドール錠3mg「ヨシトミ」
………………………………〔—（○）〕946
パロモマイシン硫酸塩
アメパロモカプセル250mg…………〔—〕118

パンクレリパーゼ
　リパクレオンカプセル150mg‥‥‥‥〔×〕1368
バンデタニブ
　カプレルサ錠100mg‥‥‥‥‥‥‥‥〔×〕378
パンテチン
　パルトックス錠30mg‥‥‥‥‥‥‥〔△〕928
　パルトックス錠60mg‥‥‥‥‥‥‥〔△〕928
　パンテチン錠100mg「YD」‥〔—（△）〕946
　パンテチン錠シオエ100‥‥‥〔—（△）〕946
　パントシン錠30‥‥‥‥‥‥‥‥‥‥〔△〕948
　パントシン60‥‥‥‥‥‥‥‥‥‥‥〔△〕948
　パントシン錠100‥‥‥‥‥‥‥‥‥〔△〕948
　パントシン錠200‥‥‥‥‥‥‥‥‥〔△〕948

ヒ

ピオグリタゾン塩酸塩
　アクトス錠15‥‥‥‥‥‥‥‥〔—（○）〕16
　アクトス錠30‥‥‥‥‥‥‥‥〔—（○）〕16
　アクトスOD錠15‥‥‥‥‥‥〔—（△）〕18
　アクトスOD錠30‥‥‥‥‥‥〔—（△）〕18
　ピオグリタゾン錠15mg「DSEP」‥〔○〕948
　ピオグリタゾン錠30mg「DSEP」‥〔○〕948
　ピオグリタゾンOD錠15mg「DSEP」
　‥‥‥‥‥‥‥‥‥‥‥‥‥‥〔○（△）〕950
　ピオグリタゾンOD錠30mg「DSEP」
　‥‥‥‥‥‥‥‥‥‥‥‥‥‥〔○（△）〕950
　ピオグリタゾン錠15mg「EE」
　‥‥‥‥‥‥‥‥‥‥‥‥‥‥‥〔—（○）〕950
　ピオグリタゾン錠30mg「EE」
　‥‥‥‥‥‥‥‥‥‥‥‥‥‥‥〔—（○）〕950
　ピオグリタゾン錠15mg「JG」
　‥‥‥‥‥‥‥‥‥‥‥‥‥‥‥〔—（○）〕950
　ピオグリタゾン錠30mg「JG」
　‥‥‥‥‥‥‥‥‥‥‥‥‥‥‥〔—（○）〕950
　ピオグリタゾン錠15mg「MEEK」‥〔○〕950
　ピオグリタゾン錠30mg「MEEK」‥〔○〕950
　ピオグリタゾンOD錠15mg「MEEK」
　‥‥‥‥‥‥‥‥‥‥‥‥‥‥〔○（△）〕950
　ピオグリタゾンOD錠30mg「MEEK」
　‥‥‥‥‥‥‥‥‥‥‥‥‥‥〔○（△）〕950
　ピオグリタゾン錠15mg「NP」
　‥‥‥‥‥‥‥‥‥‥‥‥‥‥‥〔—（○）〕950
　ピオグリタゾン錠30mg「NP」
　‥‥‥‥‥‥‥‥‥‥‥‥‥‥‥〔—（○）〕950
　ピオグリタゾン錠15mg「NPI」
　‥‥‥‥‥‥‥‥‥‥‥‥‥‥‥〔—（○）〕950
　ピオグリタゾン錠30mg「NPI」
　‥‥‥‥‥‥‥‥‥‥‥‥‥‥‥〔—（○）〕950
　ピオグリタゾンOD錠15mg「NPI」
　‥‥‥‥‥‥‥‥‥‥‥‥‥‥‥〔—（△）〕952
　ピオグリタゾンOD錠30mg「NPI」
　‥‥‥‥‥‥‥‥‥‥‥‥‥‥‥〔—（△）〕952
　ピオグリタゾン錠15mg「NS」
　‥‥‥‥‥‥‥‥‥‥‥‥‥‥‥〔—（○）〕952
　ピオグリタゾン錠30mg「NS」
　‥‥‥‥‥‥‥‥‥‥‥‥‥‥‥〔—（○）〕952
　ピオグリタゾンOD錠15mg「NS」
　‥‥‥‥‥‥‥‥‥‥‥‥‥‥‥〔—（△）〕952
　ピオグリタゾンOD錠30mg「NS」
　‥‥‥‥‥‥‥‥‥‥‥‥‥‥‥〔—（△）〕952
　ピオグリタゾン錠15mg「TCK」
　‥‥‥‥‥‥‥‥‥‥‥‥‥‥‥〔—（○）〕952
　ピオグリタゾン錠30mg「TCK」
　‥‥‥‥‥‥‥‥‥‥‥‥‥‥‥〔—（○）〕952
　ピオグリタゾンOD錠15mg「TCK」
　‥‥‥‥‥‥‥‥‥‥‥‥‥‥‥〔—（△）〕952
　ピオグリタゾンOD錠30mg「TCK」
　‥‥‥‥‥‥‥‥‥‥‥‥‥‥‥〔—（△）〕952
　ピオグリタゾン錠15mg「TSU」‥〔○〕952
　ピオグリタゾン錠30mg「TSU」‥〔○〕952
　ピオグリタゾン錠15mg「ZE」‥‥〔○〕952
　ピオグリタゾン錠30mg「ZE」‥‥〔○〕952
　ピオグリタゾン錠15mg「アメル」‥〔○〕952
　ピオグリタゾン錠30mg「アメル」‥〔○〕952
　ピオグリタゾン錠15mg「オーハラ」
　‥‥‥‥‥‥‥‥‥‥‥‥‥‥‥〔—（○）〕954
　ピオグリタゾン錠30mg「オーハラ」
　‥‥‥‥‥‥‥‥‥‥‥‥‥‥‥〔—（○）〕954
　ピオグリタゾン錠15mg「杏林」
　‥‥‥‥‥‥‥‥‥‥‥‥‥‥‥〔—（○）〕954
　ピオグリタゾン錠30mg「杏林」
　‥‥‥‥‥‥‥‥‥‥‥‥‥‥‥〔—（○）〕954
　ピオグリタゾンOD錠15mg「杏林」
　‥‥‥‥‥‥‥‥‥‥‥‥‥‥‥〔—（△）〕954
　ピオグリタゾンOD錠30mg「杏林」
　‥‥‥‥‥‥‥‥‥‥‥‥‥‥‥〔—（△）〕954
　ピオグリタゾン錠15mg「ケミファ」
　‥‥‥‥‥‥‥‥‥‥‥‥‥‥‥〔—（○）〕954
　ピオグリタゾン錠30mg「ケミファ」
　‥‥‥‥‥‥‥‥‥‥‥‥‥‥‥〔—（○）〕954
　ピオグリタゾンOD錠15mg「ケミファ」
　‥‥‥‥‥‥‥‥‥‥‥‥‥‥‥〔—（△）〕954
　ピオグリタゾンOD錠30mg「ケミファ」
　‥‥‥‥‥‥‥‥‥‥‥‥‥‥‥〔—（△）〕954
　ピオグリタゾン錠15mg「サワイ」
　‥‥‥‥‥‥‥‥‥‥‥‥‥‥‥〔—（△）〕954
　ピオグリタゾン錠30mg「サワイ」
　‥‥‥‥‥‥‥‥‥‥‥‥‥‥‥〔—（△）〕954
　ピオグリタゾン錠15mg「サンド」
　‥‥‥‥‥‥‥‥‥‥‥‥‥‥‥〔—（○）〕954
　ピオグリタゾン錠30mg「サンド」
　‥‥‥‥‥‥‥‥‥‥‥‥‥‥‥〔—（○）〕954
　ピオグリタゾン錠15mg「タイヨー」
　‥‥‥‥‥‥‥‥‥‥‥‥‥‥‥〔—（○）〕954
　ピオグリタゾン錠30mg「タイヨー」
　‥‥‥‥‥‥‥‥‥‥‥‥‥‥‥〔—（○）〕954

ピオグリタゾン錠15mg「タカタ」 〔— （○）〕 954
ピオグリタゾン錠30mg「タカタ」 〔— （○）〕 954
ピオグリタゾンOD錠15mg「タカタ」 〔— （△）〕 956
ピオグリタゾンOD錠30mg「タカタ」 〔— （△）〕 956
ピオグリタゾン錠15mg「タナベ」 〔— （○）〕 956
ピオグリタゾン錠30mg「タナベ」 〔— （○）〕 956
ピオグリタゾン錠15mg「トーワ」 〔— （○）〕 956
ピオグリタゾン錠30mg「トーワ」 〔— （○）〕 956
ピオグリタゾンOD錠15mg「トーワ」 〔— （△）〕 956
ピオグリタゾンOD錠30mg「トーワ」 〔— （△）〕 956
ピオグリタゾン錠15mg「日医工」 〔— （○）〕 956
ピオグリタゾン錠30mg「日医工」 〔— （○）〕 956
ピオグリタゾンOD錠15mg「日医工」 〔— （○）〕 956
ピオグリタゾンOD錠30mg「日医工」 〔— （○）〕 956
ピオグリタゾン錠15mg「ファイザー」 〔— （○）〕 956
ピオグリタゾン錠30mg「ファイザー」 〔— （○）〕 956
ピオグリタゾンOD錠15mg「ファイザー」 〔— （△）〕 956
ピオグリタゾンOD錠30mg「ファイザー」 〔— （△）〕 956
ピオグリタゾン錠15mg「モチダ」 〔— （○）〕 956
ピオグリタゾン錠30mg「モチダ」 〔— （○）〕 956

ピオグリタゾン塩酸塩・グリメピリド
ソニアス配合錠LD 〔— （△†）〕 660
ソニアス配合錠HD 〔— （△†）〕 660

ピオグリタゾン塩酸塩・メトホルミン塩酸塩
メタクト配合錠LD 〔— （△†）〕 1234
メタクト配合錠HD 〔— （△†）〕 1234

ビカルタミド
カソデックス錠80mg 〔× （△）〕 368
カソデックスOD錠80mg 〔× （△）〕 370
ビカルタミド錠80mg「F」 〔△〕 958
ビカルタミド錠80mg「JG」 〔— （△）〕 958
ビカルタミド錠80mg「KN」 〔× （△）〕 958
ビカルタミドOD錠80mg「KN」 〔× （△）〕 960
ビカルタミド錠80mg「NK」 〔× （△）〕 960
ビカルタミドOD錠80mg「NK」 〔× （△）〕 960
ビカルタミド錠80mg「NP」 〔— （△）〕 960
ビカルタミド錠80mg「SN」 〔— （△）〕 960
ビカルタミド錠80mg「TCK」 〔— （△）〕 962
ビカルタミド錠80mg「あすか」 〔○ （△）〕 962
ビカルタミドOD錠80mg「あすか」 〔— （△）〕 962
ビカルタミド錠80mg「アメル」 〔○ （△）〕 962
ビカルタミド錠80mg「オーハラ」 〔— （△）〕 962
ビカルタミド錠80mg「ケミファ」 〔— （△）〕 962
ビカルタミドOD錠80mg「ケミファ」 〔— （△）〕 964
ビカルタミド錠80mg「サワイ」 〔— （△）〕 964
ビカルタミドOD錠80mg「サワイ」 〔— （△）〕 964
ビカルタミド錠80mg「サンド」 〔— （△）〕 964
ビカルタミド錠80mg「テバ」 〔— （△）〕 964
ビカルタミド錠80mg「トーワ」 〔— （△）〕 964
ビカルタミドOD錠80mg「トーワ」 〔— （△）〕 966
ビカルタミド錠80mg「日医工」 〔× （△）〕 966
ビカルタミドOD錠80mg「日医工」 〔× （△）〕 966
ビカルタミドOD錠80mg「ニプロ」 〔— （△）〕 966
ビカルタミド錠80mg「ファイザー」 〔— （△）〕 966
ビカルタミド錠80mg「明治」 〔△〕 966
ビカルタミドOD錠80mg「明治」 〔△〕 968

ビキサロマー
キックリンカプセル250mg 〔— （△）〕 422

ピコスルファートナトリウム水和物
チャルドール錠2.5mg 〔— （△）〕 720
ピコスルファートNa錠2.5mg「サワイ」 〔— （△）〕 968
ピコスルファートナトリウム錠2.5mg「ツルハラ」 〔△〕 968
ピコスルファートナトリウム錠2.5mg「日医工」 〔— （△）〕 968
ピコスルファートナトリウムカプセル2.5mg「TC」 〔×〕 968
ファースルー錠2.5mg 〔— （△）〕 1010

ラキソベロン錠2.5mg……〔—（○）〕1304
ビスベンチアミン
　ベストン糖衣錠(25mg) ……〔—（△）〕1124
ビソプロロールフマル酸塩
　ウェルビー錠0.625mg………〔—（○）〕224
　ウェルビー錠2.5mg…………………〔○〕224
　ウェルビー錠5mg……………………〔○〕224
　ビソプロロールフマル酸塩錠0.625mg
　　「JG」………………………〔—（○）〕972
　ビソプロロールフマル酸塩錠2.5mg「JG」
　　………………………………〔—（○）〕972
　ビソプロロールフマル酸塩錠5mg「JG」
　　………………………………〔—（○）〕972
　ビソプロロールフマル酸塩錠0.625mg
　　「ZE」………………………〔△（○）〕972
　ビソプロロールフマル酸塩錠2.5mg「ZE」
　　………………………………〔△（○）〕972
　ビソプロロールフマル酸塩錠5mg「ZE」
　　………………………………〔—（○）〕972
　ビソプロロールフマル酸塩錠0.625mg
　　「サワイ」…………………〔—（○）〕972
　ビソプロロールフマル酸塩錠2.5mg
　　「サワイ」…………………〔—（○）〕972
　ビソプロロールフマル酸塩錠5mg
　　「サワイ」…………………〔—（○）〕972
　ビソプロロールフマル酸塩錠0.625mg
　　「テバ」……………………〔—（○）〕974
　ビソプロロールフマル酸塩錠2.5mg
　　「テバ」……………………〔—（○）〕974
　ビソプロロールフマル酸塩錠5mg「テバ」
　　………………………………〔—（○）〕974
　ビソプロロールフマル酸塩錠0.625mg
　　「トーワ」…………………〔—（○）〕974
　ビソプロロールフマル酸塩錠2.5mg
　　「トーワ」…………………〔—（○）〕974
　ビソプロロールフマル酸塩錠5mg
　　「トーワ」…………………〔—（○）〕974
　ビソプロロールフマル酸塩錠0.625mg
　　「日医工」…………………〔—（○）〕974
　ビソプロロールフマル酸塩錠2.5mg
　　「日医工」…………………〔×（○）〕974
　ビソプロロールフマル酸塩錠5mg
　　「日医工」…………………〔—（○）〕974
　ビソプロロールフマル酸塩錠0.625mg
　　「日新」……………………〔—（○）〕974
　ビソプロロールフマル酸塩錠2.5mg
　　「日新」……………………〔—（○）〕974
　ビソプロロールフマル酸塩錠5mg「日新」
　　………………………………〔—（○）〕974
　メインテート錠0.625mg……〔—（○）〕1222
　メインテート錠2.5mg………〔—（○）〕1222
　メインテート錠5mg…………〔—（○）〕1222
ピタバスタチンカルシウム水和物
　ピタバスタチンCa錠1mg「DK」
　　………………………………〔—（△）〕980
　ピタバスタチンCa錠2mg「DK」
　　………………………………〔—（△）〕980
　ピタバスタチンCa錠4mg「DK」
　　………………………………〔—（△）〕980
　ピタバスタチンCa錠1mg「EE」
　　………………………………〔—（△）〕980
　ピタバスタチンCa錠2mg「EE」
　　………………………………〔—（△）〕980
　ピタバスタチンCa錠4mg「EE」
　　………………………………〔—（△）〕980
　ピタバスタチンCa錠1mg「JG」
　　………………………………〔—（△）〕980
　ピタバスタチンCa錠2mg「JG」
　　………………………………〔—（△）〕980
　ピタバスタチンCa錠4mg「JG」
　　………………………………〔—（△）〕980
　ピタバスタチンCa・OD錠1mg「JG」
　　………………………………〔—（△）〕980
　ピタバスタチンCa・OD錠2mg「JG」
　　………………………………〔—（△）〕980
　ピタバスタチンCa・OD錠4mg「JG」
　　………………………………〔—（△）〕980
　ピタバスタチンCa錠1mg「MEEK」
　　………………………………〔—（△）〕982
　ピタバスタチンCa錠2mg「MEEK」
　　………………………………〔—（△）〕982
　ピタバスタチンCa錠4mg「MEEK」
　　………………………………〔—（△）〕982
　ピタバスタチンCa・OD錠1mg「MEEK」
　　………………………………〔—（△）〕982
　ピタバスタチンCa・OD錠2mg「MEEK」
　　………………………………〔—（△）〕982
　ピタバスタチンCa錠1mg「NP」
　　………………………………〔—（△）〕982
　ピタバスタチンCa錠2mg「NP」
　　………………………………〔—（△）〕982
　ピタバスタチンCa錠4mg「NP」
　　………………………………〔—（△）〕982
　ピタバスタチンCa錠1mg「TCK」
　　………………………………〔—（△）〕982
　ピタバスタチンCa錠2mg「TCK」
　　………………………………〔—（△）〕982
　ピタバスタチンCa錠4mg「TCK」
　　………………………………〔—（△）〕982
　ピタバスタチンCa錠1mg「YD」
　　………………………………〔—（△）〕982
　ピタバスタチンCa錠2mg「YD」
　　………………………………〔—（△）〕982
　ピタバスタチンCa錠4mg「YD」
　　………………………………〔—（△）〕982
　ピタバスタチンCa錠1mg「アメル」
　　……………………………………〔○〕982

ピタバスタチンCa錠2mg「アメル」 ……………………………………………[○] 982
ピタバスタチンCa錠4mg「アメル」 ……………………………………………[○] 982
ピタバスタチンCa錠1mg「科研」 …………………………………………[— (△)] 982
ピタバスタチンCa錠2mg「科研」 …………………………………………[— (△)] 982
ピタバスタチンCa錠4mg「科研」 …………………………………………[— (△)] 982
ピタバスタチンCa錠1mg「杏林」 …………………………………………[— (△)] 984
ピタバスタチンCa錠2mg「杏林」 …………………………………………[— (△)] 984
ピタバスタチンCa錠4mg「杏林」 …………………………………………[— (△)] 984
ピタバスタチンCa・OD錠1mg「杏林」 …………………………………………[— (△)] 984
ピタバスタチンCa・OD錠2mg「杏林」 …………………………………………[— (△)] 984
ピタバスタチンCa・OD錠4mg「杏林」 …………………………………………[— (△)] 984
ピタバスタチンCa錠1mg「ケミファ」 …………………………………………[— (△)] 984
ピタバスタチンCa錠2mg「ケミファ」 …………………………………………[— (△)] 984
ピタバスタチンCa錠4mg「ケミファ」 …………………………………………[— (△)] 984
ピタバスタチンCa錠1mg「サワイ」 …………………………………………[— (△)] 984
ピタバスタチンCa錠2mg「サワイ」 …………………………………………[— (△)] 984
ピタバスタチンCa錠4mg「サワイ」 …………………………………………[— (△)] 984
ピタバスタチンCa・OD錠1mg「サワイ」 …………………………………………[— (△)] 984
ピタバスタチンCa・OD錠2mg「サワイ」 …………………………………………[— (△)] 984
ピタバスタチンCa・OD錠4mg「サワイ」 …………………………………………[— (△)] 984
ピタバスタチンCa錠1mg「サンド」 …………………………………………[— (△)] 986
ピタバスタチンCa錠2mg「サンド」 …………………………………………[— (△)] 986
ピタバスタチンCa錠4mg「サンド」 …………………………………………[— (△)] 986
ピタバスタチンCa錠1mg「三和」 …………………………………………[— (△)] 986
ピタバスタチンCa錠2mg「三和」 …………………………………………[— (△)] 986
ピタバスタチンCa錠4mg「三和」 …………………………………………[— (△)] 986
ピタバスタチンCa錠1mg「タカタ」 …………………………………………[— (△)] 986
ピタバスタチンCa錠2mg「タカタ」 …………………………………………[— (△)] 986
ピタバスタチンCa錠4mg「タカタ」 …………………………………………[— (△)] 986
ピタバスタチンCa錠1mg「ツルハラ」 ……………………………………………[△] 986
ピタバスタチンCa錠2mg「ツルハラ」 ……………………………………………[△] 986
ピタバスタチンCa錠4mg「ツルハラ」 ……………………………………………[△] 986
ピタバスタチンCa錠1mg「トーワ」 …………………………………………[— (△)] 986
ピタバスタチンCa錠2mg「トーワ」 …………………………………………[— (△)] 986
ピタバスタチンCa錠4mg「トーワ」 …………………………………………[— (△)] 986
ピタバスタチンCa・OD錠1mg「トーワ」 …………………………………………[— (△)] 986
ピタバスタチンCa・OD錠2mg「トーワ」 …………………………………………[— (△)] 986
ピタバスタチンCa・OD錠4mg「トーワ」 …………………………………………[— (△)] 986
ピタバスタチンCa錠1mg「日新」 …………………………………………[— (△)] 988
ピタバスタチンCa錠2mg「日新」 …………………………………………[— (△)] 988
ピタバスタチンCa錠4mg「日新」 …………………………………………[— (△)] 988
ピタバスタチンCa錠1mg「ファイザー」 …………………………………………[— (△)] 988
ピタバスタチンCa錠2mg「ファイザー」 …………………………………………[— (△)] 988
ピタバスタチンCa錠4mg「ファイザー」 …………………………………………[— (△)] 988
ピタバスタチンCa錠1mg「明治」 …………………………………………[○ (△)] 988
ピタバスタチンCa錠2mg「明治」 …………………………………………[○ (△)] 988
ピタバスタチンCa錠4mg「明治」 …………………………………………[○ (△)] 988
ピタバスタチンCa・OD錠1mg「明治」 ……………………………………………[△] 988
ピタバスタチンCa・OD錠2mg「明治」 ……………………………………………[△] 988
ピタバスタチンCa・OD錠4mg「明治」 ……………………………………………[△] 988
ピタバスタチンカルシウム錠1mg「KO」 …………………………………………[○ (△)] 988
ピタバスタチンカルシウム錠2mg「KO」 …………………………………………[○ (△)] 988
ピタバスタチンカルシウム錠4mg「KO」 …………………………………………[○ (△)] 988
ピタバスタチンカルシウム錠1mg「KOG」 …………………………………………[— (△)] 990

ピタバスタチンカルシウム錠2mg「KOG」
　………………………………〔―（△）〕　990
ピタバスタチンカルシウム錠4mg「KOG」
　………………………………〔―（△）〕　990
ピタバスタチンカルシウム錠1mg「ZE」
　…………………………………………〔△〕　990
ピタバスタチンカルシウム錠2mg「ZE」
　…………………………………………〔△〕　990
ピタバスタチンカルシウム錠4mg「ZE」
　…………………………………………〔△〕　990
ピタバスタチンカルシウム錠1mg「テバ」
　………………………………〔―（△）〕　992
ピタバスタチンカルシウム錠2mg「テバ」
　………………………………〔―（△）〕　992
ピタバスタチンカルシウム錠4mg「テバ」
　………………………………〔―（△）〕　992
ピタバスタチンカルシウム錠1mg
　「日医工」………………………〔―（△）〕　992
ピタバスタチンカルシウム錠2mg
　「日医工」………………………〔―（△）〕　992
ピタバスタチンカルシウム錠4mg
　「日医工」………………………〔―（△）〕　992
ピタバスタチンカルシウムOD錠1mg
　「日医工」………………………〔―（△）〕　992
ピタバスタチンカルシウムOD錠2mg
　「日医工」………………………〔―（△）〕　992
ピタバスタチンカルシウムOD錠4mg
　「日医工」………………………〔―（△）〕　992
ピタバスタチンカルシウム錠1mg
　「モチダ」………………………〔―（△）〕　992
ピタバスタチンカルシウム錠2mg
　「モチダ」………………………〔―（△）〕　992
ピタバスタチンカルシウム錠4mg
　「モチダ」………………………〔―（△）〕　992
リバロ錠1mg ………………………〔―（△）〕1368
リバロ錠2mg ………………………〔―（△）〕1368
リバロ錠4mg ………………………〔―（△）〕1368
リバロOD錠1mg ……………………〔―（△）〕1370
リバロOD錠2mg ……………………〔―（△）〕1370
リバロOD錠4mg ……………………〔―（△）〕1370

ビタミンA
チョコラA錠1万単位…………〔―（×）〕　722

ビタミンB₁・B₆・B₁₂複合剤
ジアイナミックスカプセル…………〔△〕　534
シグマビタン配合カプセルB25
　………………………………〔―（△）〕　546
ダイメジンスリービー配合カプセル25
　………………………………〔―（△）〕　682
トリドセラン配合錠………〔―（△'）〕　822
ノイロビタン配合錠………………〔―（△）〕　876
ビタダン配合錠………………………〔―（×）〕　976
ビタノイリンカプセル25 ……〔×（△）〕　978
ビタノイリンカプセル50 ……〔×（△）〕　978
ビタメジン配合カプセルB25…〔―（△）〕　994
ビタメジン配合カプセルB50…〔―（△）〕　994

ヒドララジン塩酸塩
アプレゾリン錠10mg ………〔×（△）〕　72
アプレゾリン錠25mg ………〔×（△）〕　72
アプレゾリン錠50mg ………〔×（△）〕　72

ヒドロキシカルバミド
ハイドレアカプセル500mg…〔×（△）〕　884

ヒドロキシクロロキン硫酸塩
プラケニル錠200mg…………〔―（△）〕1046

ヒドロキシジン塩酸塩
アタラックス錠10mg ………〔―（△）〕　42
アタラックス錠25mg ………〔―（△）〕　42

ヒドロキシジンパモ酸塩
アタラックス-Pカプセル25mg
　………………………………〔―（△）〕　42
アタラックス-Pカプセル50mg
　………………………………〔―（△）〕　42
ヒドロキシジンパモ酸塩錠25mg「日新」
　………………………………〔―（△）〕　996

ヒドロクロロチアジド
ヒドロクロロチアジド錠12.5mg「トーワ」
　………………………………〔―（○）〕　998
ヒドロクロロチアジド錠25mg「トーワ」
　………………………………〔―（△）〕　998
ヒドロクロロチアジドOD錠12.5mg
　「トーワ」………………………〔―（△）〕　998

ヒドロコルチゾン
コートリル錠10mg …………〔―（△）〕　498

ヒドロモルフォン塩酸塩
ナルサス錠2mg………………………〔×〕　844
ナルサス錠6mg………………………〔×〕　844
ナルサス錠12mg ……………………〔×〕　844
ナルサス錠24mg ……………………〔×〕　844
ナルラピド錠1mg ……………〔―（×）〕　846
ナルラピド錠2mg ……………〔―（×）〕　846
ナルラピド錠4mg ……………〔―（×）〕　846

ピパンペロン塩酸塩
プロピタン錠50mg …………〔―（△）〕1104

非ピリン系感冒剤
ピーエイ配合錠……………………………〔△〕　948

ビフィズス菌製剤
ビオフェルミン錠剤…………………〔△〕　956
ラックビー錠………………………〔―（△）〕1306

ラクトミン，ビフィズス菌
レベニンS配合錠 ……………〔―（△'）〕1416

ピペミド酸水和物
ドルコール錠250mg…………〔―（△）〕　826
ピペミド酸錠250mg「YD」…〔―（△）〕　998

ピペリジノアセチルアミノ安息香酸エチル
スルカイン錠100mg…………〔―（△）〕　606
ピペリジノアセチルアミノ安息香酸
エチル錠100mg「日医工」…〔―（△）〕1000

ビペリデン塩酸塩
アキネトン錠1mg………………〔―（○）〕　14

ビペリデン塩酸塩錠1mg「アメル」
··〔─ (○)〕1000
ビペリデン塩酸塩錠2mg「サワイ」
··〔─ (○)〕1000
ビペリデン塩酸塩錠1mg「ヨシトミ」
··〔─ (○)〕1000

ピペリドレート塩酸塩
ダクチラン錠50mg ···············〔× (△)〕 682
ダクチル錠50mg ··················〔─ (△)〕 684

ピモジド
オーラップ錠1mg ·················〔─ (△)〕 328
オーラップ錠3mg ·················〔─ (△)〕 328

ピモベンダン
アカルディカプセル1.25 ······〔× (△)〕 12
アカルディカプセル2.5 ········〔× (△)〕 12
ピモベンダン錠0.625mg「TE」
··〔─ (○)〕1002
ピモベンダン錠1.25mg「TE」
··〔─ (○)〕1002
ピモベンダン錠2.5mg「TE」
··〔─ (○)〕1002

ビラスチン
ビラノア錠20mg ·······················〔△〕1004

ピランテルパモ酸塩
コンバントリン錠100mg ······〔─ (○)〕 508

ピリドキサールリン酸エステル水和物
ピドキサール錠10mg ············〔─ (×)〕 996
ピドキサール錠20mg ············〔─ (×)〕 996
ピドキサール錠30mg ············〔─ (×)〕 996
リン酸ピリドキサール錠30 ···········〔×〕1380

ピリドキシン塩酸塩
ビタミンB₆錠30mg「F」 ···············〔△〕 992

ピリドスチグミン臭化物
メスチノン錠60mg ·······················〔△〕1232

ピルシカイニド塩酸塩水和物
サンリズムカプセル25mg ···〔─ (△)〕 534
サンリズムカプセル50mg ···〔─ (△)〕 534
ピルシカイニド塩酸塩カプセル25mg
「CH」 ······································〔─ (△)〕1004
ピルシカイニド塩酸塩カプセル50mg
「CH」 ······································〔─ (△)〕1004
ピルシカイニド塩酸塩カプセル25mg
「TCK」 ···································〔─ (△)〕1004
ピルシカイニド塩酸塩カプセル50mg
「TCK」 ···································〔─ (△)〕1004
ピルシカイニド塩酸塩カプセル25mg
「サワイ」 ································〔─ (△)〕1004
ピルシカイニド塩酸塩カプセル50mg
「サワイ」 ································〔─ (△)〕1004
ピルシカイニド塩酸塩カプセル25mg
「タナベ」 ································〔─ (△)〕1006
ピルシカイニド塩酸塩カプセル50mg
「タナベ」 ································〔─ (△)〕1006
ピルシカイニド塩酸塩カプセル25mg
「テバ」 ···································〔─ (△)〕1006
ピルシカイニド塩酸塩カプセル50mg
「テバ」 ···································〔─ (△)〕1006
ピルシカイニド塩酸塩カプセル25mg
「トーワ」 ································〔─ (△)〕1006
ピルシカイニド塩酸塩カプセル50mg
「トーワ」 ································〔─ (△)〕1006
ピルシカイニド塩酸塩カプセル25mg
「日医工」 ································〔─ (△)〕1006
ピルシカイニド塩酸塩カプセル50mg
「日医工」 ································〔─ (△)〕1006

ビルダグリプチン
エクア錠50mg ·····················〔─ (△)〕 232

ビルダグリプチン・メトホルミン塩酸塩
エクメット配合錠LD ··········〔─ (△)〕 234
エクメット配合錠HD ··········〔─ (△†)〕 234

ピルフェニドン
ピレスパ錠200mg ···············〔× (△)〕1006

ピルメノール塩酸塩水和物
ピメノールカプセル50mg ····〔─ (△)〕1002
ピメノールカプセル100mg ···〔─ (△)〕1002

ピレンゼピン塩酸塩水和物
ガストロゼピン錠25mg ········〔─ (△)〕 368
ピレンゼピン塩酸塩錠25mg「TCK」
··〔─ (△)〕1008
ピレンゼピン塩酸塩錠25mg「サワイ」
··〔─ (△)〕1008
ピレンゼピン塩酸塩錠25mg「日医工」
··〔─ (△)〕1008

ピロカルピン塩酸塩
サラジェン錠5mg ················〔─ (△)〕 520

ピロキシカム
バキソカプセル10 ···············〔─ (△)〕 890
バキソカプセル20 ···············〔─ (△)〕 890
ピロキシカムカプセル10mg「ツルハラ」
··〔─ (△)〕1008
ピロキシカムカプセル20mg「ツルハラ」
···〔△〕1008

ピロヘプチン塩酸塩
トリモール錠2mg ················〔─ (△)〕 824

ピンドロール
カルビスケン錠5mg ············〔─ (△)〕 396
ピンドロール錠5mg「ツルハラ」 ···〔△〕1008
ピンドロール錠5mg「トーワ」
··〔─ (△)〕1008
ピンドロール錠5mg「日医工」
··〔─ (△)〕1008
プロクリン-Lカプセル5mg ···〔─ (△)〕1092
プロクリン-Lカプセル15mg ···〔─ (△)〕1092

フ

ファムシクロビル
ファムシクロビル錠250mg「DSEP」
……………………………………〔○〕1010
ファムシクロビル錠500mg「DSEP」
……………………………………〔○〕1010
ファムシクロビル錠250mg「JG」
………………………………〔− (○)〕1012
ファムシクロビル錠250mg「KN」…〔△〕1012
ファムシクロビル錠500mg「KN」…〔△〕1012
ファムシクロビル錠250mg「共創未来」
………………………………〔− (△)〕1012
ファムシクロビル錠250mg「サワイ」
………………………………〔− (△)〕1012
ファムシクロビル錠250mg「タカタ」
………………………………〔− (△)〕1012
ファムシクロビル錠250mg「トーワ」
………………………………〔− (△)〕1012
ファムシクロビル錠250mg「日医工」
………………………………〔− (△)〕1012
ファムシクロビル錠250mg「ファイザー」
………………………………〔− (△)〕1014
ファムビル錠250mg…………〔− (△)〕1014

ファモチジン
ガスター錠10mg ……………〔− (○)〕 366
ガスター錠20mg ……………〔− (○)〕 366
ガスターD錠10mg ……………〔− (△)〕 366
ガスターD錠20mg ……………〔− (△)〕 366
チオスター錠10………………………〔○〕 714
チオスター錠20………………………〔○〕 714
ファモチジンD錠10mg「EMEC」
……………………………………〔(△)〕1014
ファモチジンD錠20mg「EMEC」
……………………………………〔(△)〕1014
ファモチジン錠10mg「JG」…〔− (○)〕1014
ファモチジン錠20mg「JG」…〔− (○)〕1014
ファモチジンOD錠10mg「JG」
………………………………〔− (△)〕1014
ファモチジンOD錠20mg「JG」
………………………………〔− (△)〕1014
ファモチジンOD錠10mg「Me」
……………………………〔○ (△)〕1014
ファモチジンOD錠20mg「Me」
……………………………〔○ (△)〕1014
ファモチジン錠10mg「MED」
………………………………〔− (○)〕1016
ファモチジン錠20mg「MED」
………………………………〔− (○)〕1016
ファモチジン錠10mg「NP」…〔− (△)〕1016
ファモチジン錠20mg「NP」…〔− (△)〕1016
ファモチジン錠10mg「TBP」
………………………………〔× (△)〕1016
ファモチジン錠20mg「TBP」
………………………………〔× (△)〕1016
ファモチジンOD錠10mg「TBP」
………………………………………〔△〕1016
ファモチジンOD錠20mg「TBP」
………………………………〔− (△)〕1016
ファモチジン錠10mg「TCK」
………………………………〔− (△)〕1016
ファモチジン錠20mg「TCK」
………………………………〔− (△)〕1016
ファモチジン錠10mg「YD」…〔− (△)〕1016
ファモチジン錠20mg「YD」…〔− (△)〕1016
ファモチジンOD錠10mg「YD」
………………………………〔− (△)〕1016
ファモチジンOD錠20mg「YD」
………………………………〔− (△)〕1016
ファモチジン錠20mg「アメル」…〔△〕1016
ファモチジン錠10mg「オーハラ」
………………………………〔− (△)〕1018
ファモチジン錠20mg「オーハラ」
………………………………〔− (△)〕1018
ファモチジンOD錠10mg「オーハラ」
………………………………〔− (△)〕1018
ファモチジンOD錠20mg「オーハラ」
………………………………〔− (△)〕1018
ファモチジン錠10mg「杏林」
………………………………〔− (△)〕1018
ファモチジン錠20mg「杏林」
………………………………〔− (△)〕1018
ファモチジン錠10mg「クニヒロ」…〔○〕1018
ファモチジン錠20mg「クニヒロ」…〔○〕1018
ファモチジン錠10mg「ケミファ」
………………………………〔− (△)〕1018
ファモチジン錠20mg「ケミファ」
………………………………〔− (△)〕1018
ファモチジンOD錠10mg「ケミファ」
………………………………〔− (△)〕1018
ファモチジンOD錠20mg「ケミファ」
………………………………〔− (△)〕1018
ファモチジン錠10「サワイ」
………………………………〔− (△)〕1018
ファモチジン錠20「サワイ」
………………………………〔− (△)〕1018
ファモチジンD錠10mg「サワイ」
……………………………………〔(△)〕1020
ファモチジンD錠20mg「サワイ」
………………………………〔− (△)〕1020
ファモチジン錠10mg「ツルハラ」…〔△〕1020
ファモチジン錠20mg「ツルハラ」…〔△〕1020
ファモチジン錠10mg「テバ」
………………………………〔− (△)〕1020
ファモチジン錠20mg「テバ」
………………………………〔− (△)〕1020
ファモチジンOD錠10mg「テバ」
……………………………………〔(△)〕1020

ファモチジンOD錠20mg「テバ」
……………………………〔－（△）〕1020
ファモチジン錠10mg「トーワ」
……………………………〔－（△）〕1020
ファモチジン錠20mg「トーワ」
……………………………〔－（△）〕1020
ファモチジンOD錠10mg「トーワ」
……………………………〔－（△）〕1020
ファモチジンOD錠20mg「トーワ」
……………………………〔－（△）〕1020
ファモチジン錠10mg「日医工」
……………………………〔－（△）〕1020
ファモチジン錠20mg「日医工」
……………………………〔－（△）〕1020
ファモチジンD錠10mg「日医工」
……………………………〔－（△）〕1020
ファモチジンD錠20mg「日医工」
……………………………〔－（△）〕1020
ファモチジン錠10mg「日新」
……………………………〔－（○）〕1020
ファモチジン錠20mg「日新」
……………………………〔－（○）〕1020
ファモチジンOD錠10mg「日新」
……………………………〔－（△）〕1020
ファモチジンOD錠20mg「日新」
……………………………〔－（△）〕1020
ブロスターM錠10…………〔－（△）〕1092
ブロスターM錠20…………〔－（△）〕1092
ファレカルシトリオール
フルスタン錠0.15…………〔－（△）〕1072
フルスタン錠0.3……………〔－（△）〕1072
ホーネル錠0.15……………〔－（△）〕1168
ホーネル錠0.3………………〔－（△）〕1168
ファロペネムナトリウム水和物
ファロム錠150mg……………〔×（△）〕1022
ファロム錠200mg……………〔×（△）〕1022
フィトナジオン
カチーフN錠5mg …………〔－（△）〕370
カチーフN錠10mg …………〔－（△）〕370
ケーワン錠5mg………………〔－（△）〕494
ビタミンK₁錠5mg「ツルハラ」……〔△〕994
フィナステリド
フィナステリド錠0.2mg「FCI」…〔×〕1022
フィナステリド錠1mg「FCI」……〔×〕1022
フィナステリド錠0.2mg「RTO」…〔×〕1024
フィナステリド錠1mg「RTO」……〔×〕1024
フィナステリド錠0.2mg「SN」……〔×〕1024
フィナステリド錠1mg「SN」………〔×〕1024
フィナステリド錠0.2mg「TCK」
……………………………〔－（×）〕1024
フィナステリド錠1mg「TCK」
……………………………〔－（×）〕1024
フィナステリド錠0.2mg「クラシエ」
………………………………………〔×〕1024
フィナステリド錠1mg「クラシエ」
………………………………………〔×〕1024
フィナステリド錠0.2mg「サワイ」
………………………………………〔×〕1024
フィナステリド錠1mg「サワイ」…〔×〕1024
フィナステリド錠0.2mg「武田テバ」
………………………………………〔×〕1024
フィナステリド錠1mg「武田テバ」
………………………………………〔×〕1024
フィナステリド錠0.2mg「トーワ」
………………………………………〔×〕1024
フィナステリド錠1mg「トーワ」…〔×〕1024
フィナステリド錠0.2mg「ファイザー」
……………………………〔－（×）〕1024
フィナステリド錠1mg「ファイザー」
……………………………〔－（×）〕1024
プロペシア錠0.2mg…………………〔×〕1110
プロペシア錠1mg……………………〔×〕1110
フィンゴリモド塩酸塩
イムセラカプセル0.5mg……〔－（×）〕200
ジレニアカプセル0.5mg…………〔×〕576
フェキソフェナジン塩酸塩
アレグラ錠30mg ……………〔－（○）〕144
アレグラ錠60mg ……………〔－（○）〕144
アレグラOD錠60mg…………〔－（△）〕144
フェキソフェナジン塩酸塩錠30mg「CEO」
……………………………〔－（○）〕1026
フェキソフェナジン塩酸塩錠60mg「CEO」
……………………………〔－（○）〕1026
フェキソフェナジン塩酸塩OD錠30mg
「CEO」…………………〔－（△）〕1026
フェキソフェナジン塩酸塩OD錠60mg
「CEO」…………………〔－（△）〕1026
フェキソフェナジン塩酸塩錠30mg「EE」
……………………………〔－（△）〕1026
フェキソフェナジン塩酸塩錠60mg「EE」
……………………………〔－（△）〕1026
フェキソフェナジン塩酸塩OD錠30mg
「EE」……………………〔－（△）〕1028
フェキソフェナジン塩酸塩OD錠60mg
「EE」……………………〔－（△）〕1028
フェキソフェナジン塩酸塩錠30mg「JG」
……………………………〔－（○）〕1028
フェキソフェナジン塩酸塩錠60mg「JG」
……………………………〔－（○）〕1028
フェキソフェナジン塩酸塩錠30mg「KN」
……………………………〔△（○）〕1028
フェキソフェナジン塩酸塩錠60mg「KN」
……………………………〔△（○）〕1028
フェキソフェナジン塩酸塩OD錠30mg
「KN」……………………〔△（○）〕1028
フェキソフェナジン塩酸塩OD錠60mg
「KN」……………………〔△（○）〕1028

フェキソフェナジン塩酸塩錠30mg「NP」 ………………………………… 〔― (○)〕 1030
フェキソフェナジン塩酸塩錠60mg「NP」 ………………………………… 〔― (○)〕 1030
フェキソフェナジン塩酸塩OD錠30mg「NP」 …………………………… 〔― (△)〕 1030
フェキソフェナジン塩酸塩OD錠60mg「NP」 …………………………… 〔― (△)〕 1030
フェキソフェナジン塩酸塩錠30mg「SANIK」 …………………………… 〔― (○)〕 1030
フェキソフェナジン塩酸塩錠60mg「SANIK」 …………………………… 〔― (○)〕 1030
フェキソフェナジン塩酸塩錠30mg「TCK」 ……………………………… 〔― (△)〕 1030
フェキソフェナジン塩酸塩錠60mg「TCK」 ……………………………… 〔― (○)〕 1030
フェキソフェナジン塩酸塩錠30mg「TOA」 ……………………………… 〔× (△)〕 1030
フェキソフェナジン塩酸塩錠60mg「TOA」 ……………………………… 〔× (△)〕 1030
フェキソフェナジン塩酸塩錠30mg「YD」 ………………………………… 〔― (○)〕 1030
フェキソフェナジン塩酸塩錠60mg「YD」 ………………………………… 〔― (○)〕 1030
フェキソフェナジン塩酸塩OD錠60mg「YD」 …………………………… 〔― (○)〕 1030
フェキソフェナジン塩酸塩錠30mg「ZE」 ………………………………………… 〔○〕 1032
フェキソフェナジン塩酸塩錠60mg「ZE」 ………………………………………… 〔○〕 1032
フェキソフェナジン塩酸塩錠30mg「アメル」 …………………………………… 〔○〕 1032
フェキソフェナジン塩酸塩錠60mg「アメル」 …………………………………… 〔○〕 1032
フェキソフェナジン塩酸塩錠30mg「杏林」 ……………………………… 〔― (△)〕 1032
フェキソフェナジン塩酸塩錠60mg「杏林」 ……………………………… 〔― (△)〕 1032
フェキソフェナジン塩酸塩錠30mg「ケミファ」 ………………………… 〔― (○)〕 1032
フェキソフェナジン塩酸塩錠60mg「ケミファ」 ………………………… 〔― (○)〕 1032
フェキソフェナジン塩酸塩錠30mg「サワイ」 …………………………… 〔― (○)〕 1032
フェキソフェナジン塩酸塩錠60mg「サワイ」 …………………………… 〔― (△)〕 1032
フェキソフェナジン塩酸塩OD錠30mg「サワイ」 ……………………… 〔― (△)〕 1032
フェキソフェナジン塩酸塩OD錠60mg「サワイ」 ……………………… 〔― (△)〕 1032
フェキソフェナジン塩酸塩錠30mg「三和」 ……………………………… 〔― (△)〕 1034
フェキソフェナジン塩酸塩錠60mg「三和」 ……………………………… 〔― (△)〕 1034
フェキソフェナジン塩酸塩錠30mg「ダイト」 …………………………… 〔― (△)〕 1034
フェキソフェナジン塩酸塩錠60mg「ダイト」 …………………………… 〔― (△)〕 1034
フェキソフェナジン塩酸塩錠30mg「タカタ」 …………………………… 〔― (△)〕 1034
フェキソフェナジン塩酸塩錠60mg「タカタ」 …………………………… 〔― (○)〕 1034
フェキソフェナジン塩酸塩錠30mg「ツルハラ」 ………………………… 〔○ (△)〕 1034
フェキソフェナジン塩酸塩錠60mg「ツルハラ」 ………………………… 〔○ (△)〕 1034
フェキソフェナジン塩酸塩錠30mg「トーワ」 …………………………… 〔― (△)〕 1034
フェキソフェナジン塩酸塩錠60mg「トーワ」 …………………………… 〔― (△)〕 1034
フェキソフェナジン塩酸塩OD錠30mg「トーワ」 ……………………… 〔― (△)〕 1034
フェキソフェナジン塩酸塩OD錠60mg「トーワ」 ……………………… 〔― (△)〕 1034
フェキソフェナジン塩酸塩錠30mg「日新」 ……………………………… 〔― (△)〕 1034
フェキソフェナジン塩酸塩錠60mg「日新」 ……………………………… 〔― (△)〕 1034
フェキソフェナジン塩酸塩錠30mg「ファイザー」 ……………………… 〔― (△)〕 1034
フェキソフェナジン塩酸塩錠60mg「ファイザー」 ……………………… 〔― (△)〕 1034
フェキソフェナジン塩酸塩OD錠30mg「ファイザー」 ………………… 〔― (△)〕 1036
フェキソフェナジン塩酸塩OD錠60mg「ファイザー」 ………………… 〔― (△)〕 1036
フェキソフェナジン塩酸塩錠30mg「明治」 ……………………………… 〔○ (△)〕 1036
フェキソフェナジン塩酸塩錠60mg「明治」 ……………………………… 〔― (△)〕 1036
フェキソフェナジン塩酸塩錠30mg「モチダ」 …………………………… 〔― (△)〕 1036
フェキソフェナジン塩酸塩錠60mg「モチダ」 …………………………… 〔― (△)〕 1036

フェキソフェナジン塩酸塩・塩酸プソイドエフェドリン
ディレグラ配合錠 ………………………… 〔×〕 730

フェソテロジンフマル酸塩
トビエース錠4mg ……………… 〔― (×)〕 802
トビエース錠8mg ……………… 〔― (×)〕 802

フェニトイン
アレビアチン錠25mg ………… 〔― (○)〕 146
アレビアチン錠100mg ……… 〔― (○)〕 146
ヒダントール錠25mg ………… 〔― (○)〕 994
ヒダントール錠100mg ……… 〔― (○)〕 994

フェニトイン・フェノバルビタール
複合アレビアチン配合錠 …… 〔― (△†)〕 146

フェニトイン・フェノバルビタール・安息香酸ナトリウムカフェイン
ヒダントールD配合錠 ……… 〔— （△†）〕 994
ヒダントールE配合錠 ……… 〔— （△†）〕 996
ヒダントールF配合錠 ……… 〔— （△†）〕 996

フェニル酪酸ナトリウム
ブフェニール錠500mg ……… 〔— （△）〕1046

フェノバルビタール
フェノバール錠30mg ……… 〔— （△）〕1036

フェノフィブラート
トライコア錠53.3mg ……… 〔— （○）〕 808
トライコア錠80mg ……… 〔— （○）〕 808
フェノフィブラート錠53.3mg
「武田テバ」 ……… 〔— （○）〕1036
フェノフィブラート錠80mg「武田テバ」
……… 〔— （○）〕1036
フェノフィブラートカプセル67mg「KTB」
……… 〔— （○）〕1036
フェノフィブラートカプセル100mg
「KTB」 ……… 〔— （○）〕1036
リピディル錠53.3mg ……… 〔— （○）〕1370
リピディル錠80mg ……… 〔— （○）〕1370

フェブキソスタット
フェブリク錠10mg ……… 〔× （△）〕1038
フェブリク錠20mg ……… 〔× （△）〕1038
フェブリク錠40mg ……… 〔× （△）〕1038

フェロジピン
スプレンジール錠2.5mg ……… 〔× （△）〕 604
スプレンジール錠5mg ……… 〔× （△）〕 604
フェロジピン錠2.5mg「武田テバ」
……… 〔— （△）〕1038
フェロジピン錠5mg「武田テバ」
……… 〔— （△）〕1038

フェンタニルクエン酸塩
アブストラル舌下錠100μg ……… 〔×〕 70
アブストラル舌下錠200μg ……… 〔×〕 70
アブストラル舌下錠400μg ……… 〔×〕 70
イーフェンバッカル錠50μg ……… 〔×〕 184
イーフェンバッカル錠100μg ……… 〔×〕 184
イーフェンバッカル錠200μg ……… 〔×〕 184
イーフェンバッカル錠400μg ……… 〔×〕 184
イーフェンバッカル錠600μg ……… 〔×〕 184
イーフェンバッカル錠800μg ……… 〔×〕 184

フォデシン塩酸塩
ムンデシンカプセル100mg ……… 〔×〕1220

ブコローム
パラミヂンカプセル300mg ……… 〔△〕 910

ブシラミン
ブシラミン錠50mg「KN」 ……… 〔○〕1042
ブシラミン錠100mg「KN」 ……… 〔○〕1042
ブシラミン錠50mg「トーワ」
……… 〔— （△）〕1042
ブシラミン錠100mg「トーワ」
……… 〔— （△）〕1042
ブシラミン錠50mg「日医工」
……… 〔— （△）〕1042
ブシラミン錠100mg「日医工」
……… 〔— （△）〕1042
リマチル錠50mg ……… 〔× （△）〕1376
リマチル錠100mg ……… 〔× （△）〕1376

ブチルスコポラミン臭化物
ブスコパン錠10mg ……… 〔× （△）〕1044
ブチルスコポラミン臭化物錠10mg
「ツルハラ」 ……… 〔（△）〕1044

ブデソニド
ゼンタコートカプセル3mg ……… 〔×〕 654

フドステイン
クリアナール錠200mg ……… 〔— （△）〕 450
スペリア錠200 ……… 〔△〕 604

ブトロピウム臭化物
コリオパン錠10mg ……… 〔— （△）〕 502
コリオパンカプセル5mg ……… 〔— （△）〕 502

ブナゾシン塩酸塩
デタントール錠0.5mg ……… 〔— （△）〕 736
デタントール錠1mg ……… 〔— （△）〕 736
デタントールR錠3mg ……… 〔×〕 736
デタントールR錠6mg ……… 〔×〕 736

ブフェトロール塩酸塩
アドビオール錠5mg ……… 〔— （△）〕 54

ブホルミン塩酸塩
ジベトス錠50mg ……… 〔— （△）〕 560
ジベトンS腸溶錠50mg ……… 〔×〕 560

フマル酸ジメチル
テクフィデラカプセル120mg ……… 〔×〕 734
テクフィデラカプセル240mg ……… 〔×〕 734

ブメタニド
ルネトロン錠1mg ……… 〔— （△）〕1386

プラジカンテル
ビルトリシド錠600mg ……… 〔×〕1006

プラスグレル塩酸塩
エフィエント錠2.5mg ……… 〔— （△）〕 284
エフィエント錠3.75mg ……… 〔— （△）〕 284
エフィエント錠5mg ……… 〔— （△）〕 284
エフィエント錠20mg ……… 〔— （△）〕 284

プラゾシン塩酸塩
ミニプレス錠0.5mg ……… 〔— （○）〕1204
ミニプレス錠1mg ……… 〔— （○）〕1204

プラノプロフェン
ニフラン錠75mg ……… 〔— （△）〕 862
プラノプロフェンカプセル75mg
「日医工」 ……… 〔— （△）〕1048

プラバスタチンナトリウム
プラバスタチンNa錠5mg「CMX」
……… 〔— （○）〕1048
プラバスタチンNa錠10mg「CMX」
……… 〔— （○）〕1048
プラバスタチンNa錠5mg「EE」
……… 〔— （○）〕1048

プラバスタチンNa錠10mg「EE」
………………………………〔— (○)〕1048
プラバスタチンNa錠5「KN」 ……〔○〕1048
プラバスタチンNa錠10「KN」 ……〔○〕1048
プラバスタチンNa錠5mg「Me」
………………………………〔— (○)〕1048
プラバスタチンNa錠10mg「Me」
………………………………〔— (○)〕1048
プラバスタチンNa錠5mg「MED」
………………………………〔— (○)〕1050
プラバスタチンNa錠10mg「MED」
………………………………〔— (○)〕1050
プラバスタチンNa錠5mg「NS」
………………………………〔— (○)〕1050
プラバスタチンNa錠10mg「NS」
………………………………〔— (○)〕1050
プラバスタチンNa錠5mg「TCK」
………………………………〔— (○)〕1050
プラバスタチンNa錠10mg「TCK」
………………………………〔— (○)〕1050
プラバスタチンNa錠5mg「アメル」
………………………………………〔○〕1050
プラバスタチンNa錠10mg「アメル」
………………………………………〔○〕1050
プラバスタチンNa錠5mg「オーハラ」
………………………………〔— (○)〕1050
プラバスタチンNa錠10mg「オーハラ」
………………………………〔— (○)〕1050
プラバスタチンNa錠5mg「杏林」
………………………………〔— (○)〕1050
プラバスタチンNa錠10mg「杏林」
………………………………〔— (○)〕1050
プラバスタチンNa錠5mg「ケミファ」
………………………………〔— (○)〕1050
プラバスタチンNa錠10mg「ケミファ」
………………………………〔— (○)〕1050
プラバスタチンNa錠5mg「サワイ」
………………………………〔— (○)〕1050
プラバスタチンNa錠10mg「サワイ」
………………………………〔— (○)〕1050
プラバスタチンNa錠5mg「チョーセイ」
………………………………〔— (○)〕1052
プラバスタチンNa錠10mg「チョーセイ」
………………………………〔— (○)〕1052
プラバスタチンNa錠5mg「テバ」
………………………………〔— (○)〕1052
プラバスタチンNa錠10mg「テバ」
………………………………〔— (○)〕1052
プラバスタチンNa錠5mg「トーワ」
………………………………〔— (○)〕1052
プラバスタチンNa錠10mg「トーワ」
………………………………〔— (○)〕1052
プラバスタチンNa錠5mg「フソー」1052
プラバスタチンNa錠10mg「フソー」
………………………………〔— (○)〕1052
プラバスタチンNa塩錠5mg「タナベ」
………………………………〔— (○)〕1052
プラバスタチンNa塩錠10mg「タナベ」
………………………………〔— (○)〕1052
プラバスタチンナトリウム錠5mg「NikP」
………………………………〔— (○)〕1052
プラバスタチンナトリウム錠10mg
「NikP」………………………〔— (○)〕1052
プラバスタチンナトリウム錠5mg「NP」
………………………………〔— (○)〕1052
プラバスタチンナトリウム錠10mg「NP」
………………………………〔— (○)〕1052
プラバスタチンナトリウム錠5mg
「ツルハラ」 ……………………〔○〕1054
プラバスタチンナトリウム錠10mg
「ツルハラ」 ……………………〔○〕1054
プラバスタチンナトリウム錠5mg
「日医工」………………………〔— (○)〕1054
プラバスタチンナトリウム錠10mg
「日医工」………………………〔— (○)〕1054
プラバスタチンナトリウム錠「陽進」5mg
………………………………〔— (○)〕1054
プラバスタチンナトリウム錠
「陽進」10mg……………〔— (○)〕1054
メバレクト錠5mg……………〔△ (○)〕1250
メバレクト錠10mg……………〔△ (○)〕1250
メバロチン錠5………………〔— (○)〕1250
メバロチン錠10………………〔— (○)〕1250
フラビンアデニンジヌクレオチド
FAD錠「15」タツミ……………〔×〕284
FAD錠5mg「ツルハラ」…………〔×〕284
FAD錠10mg「ツルハラ」 …………〔×〕284
FAD腸溶錠5mg「わかもと」 ……〔×〕284
FAD腸溶錠10mg「わかもと」 ……〔×〕284
FAD腸溶錠15mg「わかもと」 ……〔×〕284
フラビタン錠5mg………………………〔×〕1054
フラビタン錠10mg…………………〔×〕1054
フラボキサート塩酸塩
ブラダロン錠200mg…………〔× (△)〕1048
フラボキサート塩酸塩錠200mg「YD」
………………………………〔— (△)〕1054
フラボキサート塩酸塩錠200mg「サワイ」
………………………………〔— (△)〕1054
フラボキサート塩酸塩錠200mg「トーワ」
………………………………〔— (△)〕1056
フラボキサート塩酸塩錠200mg「日医工」
………………………………〔— (△)〕1056
フラボキサート塩酸塩錠200mg「フソー」
………………………………〔— (△)〕1056
プラミペキソール塩酸塩水和物
ビ・シフロール錠0.125mg……〔— (△)〕970
ビ・シフロール錠0.5mg……〔— (△)〕970

プラミペキソール塩酸塩錠0.125mg「AA」
……………………………………〔—（△）〕1056
プラミペキソール塩酸塩錠0.5mg「AA」
……………………………………〔—（△）〕1056
プラミペキソール塩酸塩錠0.125mg
「DSEP」………………………〔△（○）〕1056
プラミペキソール塩酸塩錠0.5mg
「DSEP」………………………〔△（○）〕1056
プラミペキソール塩酸塩錠0.125mg「EE」
……………………………………〔—（○）〕1056
プラミペキソール塩酸塩錠0.5mg「EE」
……………………………………〔—（○）〕1056
プラミペキソール塩酸塩錠0.125mg「JG」
……………………………………〔—（○）〕1056
プラミペキソール塩酸塩錠0.5mg「JG」
……………………………………〔—（○）〕1056
プラミペキソール塩酸塩錠0.125mg
「MEEK」………………………〔—（○）〕1058
プラミペキソール塩酸塩錠0.5mg
「MEEK」………………………〔—（○）〕1058
プラミペキソール塩酸塩錠0.125mg
「TCK」…………………………〔—（○）〕1058
プラミペキソール塩酸塩錠0.5mg
「TCK」…………………………〔—（○）〕1058
プラミペキソール塩酸塩錠0.125mg「YD」
……………………………………〔—（○）〕1058
プラミペキソール塩酸塩錠0.5mg「YD」
……………………………………〔—（○）〕1058
プラミペキソール塩酸塩錠0.125mg
「アメル」………………………………〔○〕1058
プラミペキソール塩酸塩錠0.5mg
「アメル」………………………………〔○〕1058
プラミペキソール塩酸塩錠0.125mg
「サワイ」………………………〔—（○）〕1058
プラミペキソール塩酸塩錠0.5mg
「サワイ」………………………〔—（○）〕1058
プラミペキソール塩酸塩錠0.125mg
「タカタ」………………………〔—（○）〕1058
プラミペキソール塩酸塩錠0.5mg
「タカタ」………………………〔—（○）〕1058
プラミペキソール塩酸塩OD錠0.125mg
「トーワ」………………………〔—（△）〕1058
プラミペキソール塩酸塩OD錠0.5mg
「トーワ」………………………〔—（△）〕1058
プラミペキソール塩酸塩錠0.125mg
「日医工」………………………〔—（○）〕1058
プラミペキソール塩酸塩錠0.5mg
「日医工」………………………〔—（○）〕1058
プラミペキソール塩酸塩錠0.125mg
「日新」…………………………〔—（○）〕1060
プラミペキソール塩酸塩錠0.5mg「日新」
……………………………………〔—（○）〕1060
プラミペキソール塩酸塩錠0.125mg
「明治」……………………………………〔○〕1060
プラミペキソール塩酸塩錠0.5mg
「明治」……………………………………〔○〕1060
プラミペキソール塩酸塩LA錠0.375mgMI
「DSEP」……………………………〔×〕1060
プラミペキソール塩酸塩LA錠1.5mgMI
「DSEP」……………………………〔×〕1060
プラミペキソール塩酸塩LA錠0.375mgMI
「JG」……………………………〔—（×）〕1060
プラミペキソール塩酸塩LA錠1.5mgMI
「JG」……………………………〔—（×）〕1060
プラミペキソール塩酸塩LA錠0.375mgMI
「アメル」……………………………〔×〕1060
プラミペキソール塩酸塩LA錠1.5mgMI
「アメル」……………………………〔×〕1060
プラミペキソール塩酸塩LA錠0.375mgMI
「オーハラ」……………………〔—（×）〕1060
プラミペキソール塩酸塩LA錠1.5mgMI
「オーハラ」……………………〔—（×）〕1060
プラミペキソール塩酸塩LA錠0.375mgMI
「サワイ」……………………………〔×〕1060
プラミペキソール塩酸塩LA錠1.5mgMI
「サワイ」……………………………〔×〕1060
プラミペキソール塩酸塩LA錠0.375mgMI
「トーワ」……………………………〔×〕1062
プラミペキソール塩酸塩LA錠1.5mgMI
「トーワ」……………………………〔×〕1062
ミラペックスLA錠0.375mg………〔×〕1210
ミラペックスLA錠1.5mg…………〔×〕1210
プランルカスト水和物
オノンカプセル112.5mg……………〔○〕318
プランルカスト錠112.5mg「AFP」
……………………………………〔—（○）〕1062
プランルカスト錠225mg「AFP」
……………………………………〔—（○）〕1062
プランルカスト錠112.5mg「CEO」
……………………………………〔—（○）〕1062
プランルカスト錠225mg「CEO」
……………………………………〔—（○）〕1062
プランルカスト錠112.5「EK」……〔○〕1062
プランルカスト錠225「EK」………〔○〕1062
プランルカスト錠112.5mg「TYK」
……………………………………〔—（○）〕1062
プランルカスト錠225mg「TYK」
……………………………………〔—（○）〕1062
プランルカスト錠112.5mg「日医工」
……………………………………〔—（○）〕1062
プランルカスト錠225mg「日医工」
……………………………………〔—（○）〕1062
プランルカストカプセル112.5mg「DK」
……………………………………〔—（○）〕1064
プランルカストカプセル112.5mg「科研」
……………………………………〔—（○）〕1064
プランルカストカプセル112.5mg
「サワイ」………………………〔—（○）〕1064

プランルカストカプセル112.5mg
「タイヨー」……………………〔—（○）〕1064
プランルカストカプセル112.5mg
「トーワ」………………………〔—（○）〕1064
プランルカストカプセル112.5mg
「日医工」………………………〔—（○）〕1064
プランルカストカプセル225mg「日医工」
……………………………………〔—（○）〕1064

プリマキンリン酸塩
プリマキン錠15mg「サノフィ」…〔○〕1068

プリミドン
プリミドン錠250mg「日医工」
……………………………………〔—（△）〕1068

フルオロウラシル
5-FU錠50協和…………………〔—（△）〕1010
5-FU錠100協和…………………〔—（△）〕1010

フルコナゾール
ジフルカンカプセル50mg ……〔—（○）〕 556
ジフルカンカプセル100mg……〔—（○）〕 556
フルコナゾールカプセル50mg「F」
…………………………………〔△（○）〕1070
フルコナゾールカプセル100mg「F」
……………………………………〔—（△）〕1070
フルコナゾールカプセル50mg「JG」
……………………………………〔—（△）〕1070
フルコナゾールカプセル100mg「JG」
……………………………………〔—（△）〕1070
フルコナゾールカプセル50mg「アメル」
………………………………………〔△〕1070
フルコナゾールカプセル100mg「アメル」
………………………………………〔△〕1070
フルコナゾールカプセル50mg「サワイ」
……………………………………〔—（△）〕1070
フルコナゾールカプセル100mg「サワイ」
……………………………………〔—（△）〕1070
フルコナゾールカプセル50mg「サンド」
……………………………………〔—（△）〕1070
フルコナゾールカプセル100mg「サンド」
……………………………………〔—（△）〕1070
フルコナゾールカプセル50mg「タカタ」
……………………………………〔—（△）〕1072
フルコナゾールカプセル100mg「タカタ」
……………………………………〔—（△）〕1072
フルコナゾールカプセル50mg「日医工」
……………………………………〔—（△）〕1072
フルコナゾールカプセル100mg「日医工」
……………………………………〔—（△）〕1072

フルジアゼパム
エリスパン錠0.25mg ………〔—（△）〕 294

フルシトシン
アンコチル錠500mg……………………〔○〕 158

フルスルチアミン
5mgアリナミンF糖衣錠……………〔○〕 124
25mgアリナミンF糖衣錠 …………〔○〕 124
50mgアリナミンF糖衣錠 …………〔○〕 124
フルスルチアミン錠25mg「トーワ」
……………………………………〔—（○）〕1072

フルタゾラム
コレミナール錠4mg…………〔—（△）〕 504

フルタミド
オダイン錠125mg……………〔×（△）〕 316
フルタミド錠125「KN」 ……〔×（△）〕1072

フルダラビンリン酸エステル
フルダラ錠10mg ………………〔×（△）〕1074

フルトプラゼパム
レスタス錠2mg…………………〔—（○）〕1396

フルドロコルチゾン酢酸エステル
フロリネフ錠0.1mg……………〔—（○）〕1114

フルニトラゼパム
サイレース錠1mg ………………〔—（○）〕 514
サイレース錠2mg ………………〔—（○）〕 514
フルニトラゼパム錠1mg「JG」
……………………………………〔—（○）〕1074
フルニトラゼパム錠2mg「JG」
……………………………………〔—（○）〕1074
フルニトラゼパム錠1mg「TCK」
……………………………………〔—（○）〕1074
フルニトラゼパム錠2mg「TCK」
……………………………………〔—（○）〕1074
フルニトラゼパム錠1mg「アメル」
……………………………………〔—（○）〕1074
フルニトラゼパム錠2mg「アメル」
……………………………………〔—（○）〕1074

フルバスタチンナトリウム
フルバスタチン錠10mg「JG」
……………………………………〔—（△）〕1074
フルバスタチン錠20mg「JG」
……………………………………〔—（△）〕1074
フルバスタチン錠30mg「JG」
……………………………………〔—（△）〕1074
フルバスタチン錠10mg「サワイ」
……………………………………〔—（△）〕1076
フルバスタチン錠20mg「サワイ」
……………………………………〔—（△）〕1076
フルバスタチン錠30mg「サワイ」
……………………………………〔—（△）〕1076
フルバスタチン錠10mg「三和」
……………………………………〔—（△）〕1076
フルバスタチン錠20mg「三和」
……………………………………〔—（△）〕1076
フルバスタチン錠30mg「三和」
……………………………………〔—（△）〕1076
フルバスタチン錠10mg「タイヨー」
……………………………………〔—（△）〕1076
フルバスタチン錠20mg「タイヨー」
……………………………………〔—（△）〕1076
フルバスタチン錠30mg「タイヨー」
……………………………………〔—（△）〕1076

| ローコール錠10mg ………… 〔×（△）〕1442
| ローコール錠20mg ………… 〔×（△）〕1442
| ローコール錠30mg ………… 〔×（△）〕1442
フルフェナジン
| フルメジン糖衣錠(0.25) …… 〔―（△）〕1082
| フルメジン糖衣錠(0.5) …… 〔―（△）〕1082
| フルメジン糖衣錠(1) ……… 〔―（△）〕1082
フルフェナム酸アルミニウム
| オパイリン錠125mg………… 〔―（△）〕 318
| オパイリン錠250mg………… 〔―（△）〕 318
フルボキサミンマレイン酸塩
| デプロメール錠25 ………… 〔―（△）〕 744
| デプロメール錠50 ………… 〔―（△）〕 744
| デプロメール錠75 ………… 〔―（△）〕 744
| フルボキサミンマレイン酸塩錠25mg
| 「CH」 ……………………… 〔―（△）〕1076
| フルボキサミンマレイン酸塩錠50mg
| 「CH」 ……………………… 〔―（△）〕1076
| フルボキサミンマレイン酸塩錠75mg
| 「CH」 ……………………… 〔―（△）〕1076
| フルボキサミンマレイン酸塩錠25mg
| 「EMEC」 …………………… 〔―（△）〕1076
| フルボキサミンマレイン酸塩錠50mg
| 「EMEC」 …………………… 〔―（△）〕1076
| フルボキサミンマレイン酸塩錠75mg
| 「EMEC」 …………………… 〔―（△）〕1076
| フルボキサミンマレイン酸塩錠25mg
| 「JG」 ………………………… 〔―（△）〕1078
| フルボキサミンマレイン酸塩錠50mg
| 「JG」 ………………………… 〔―（△）〕1078
| フルボキサミンマレイン酸塩錠75mg
| 「JG」 ………………………… 〔―（△）〕1078
| フルボキサミンマレイン酸塩錠25mg
| 「NP」 ………………………… 〔―（△）〕1078
| フルボキサミンマレイン酸塩錠50mg
| 「NP」 ………………………… 〔―（△）〕1078
| フルボキサミンマレイン酸塩錠75mg
| 「NP」 ………………………… 〔―（△）〕1078
| フルボキサミンマレイン酸塩錠25mg
| 「TYK」 ……………………… 〔×（△）〕1078
| フルボキサミンマレイン酸塩錠50mg
| 「TYK」 ……………………… 〔×（△）〕1078
| フルボキサミンマレイン酸塩錠75mg
| 「TYK」 ……………………… 〔×（△）〕1078
| フルボキサミンマレイン酸塩錠25mg
| 「YD」 ………………………… 〔―（△）〕1078
| フルボキサミンマレイン酸塩錠50mg
| 「YD」 ………………………… 〔―（△）〕1078
| フルボキサミンマレイン酸塩錠75mg
| 「YD」 ………………………… 〔―（△）〕1078
| フルボキサミンマレイン酸塩錠25mg
| 「アメル」 ……………………………〔△〕1078
| フルボキサミンマレイン酸塩錠50mg
| 「アメル」 ……………………………〔△〕1078
| フルボキサミンマレイン酸塩錠75mg
| 「アメル」 ……………………………〔△〕1078
| フルボキサミンマレイン酸塩錠25mg
| 「杏林」 ……………………… 〔―（△）〕1080
| フルボキサミンマレイン酸塩錠50mg
| 「杏林」 ……………………… 〔―（△）〕1080
| フルボキサミンマレイン酸塩錠75mg
| 「杏林」 ……………………… 〔―（△）〕1080
| フルボキサミンマレイン酸塩錠25mg
| 「サワイ」 …………………… 〔―（△）〕1080
| フルボキサミンマレイン酸塩錠50mg
| 「サワイ」 …………………… 〔―（△）〕1080
| フルボキサミンマレイン酸塩錠75mg
| 「サワイ」 …………………… 〔―（△）〕1080
| フルボキサミンマレイン酸塩錠25mg
| 「タカタ」 …………………… 〔―（△）〕1080
| フルボキサミンマレイン酸塩錠50mg
| 「タカタ」 …………………… 〔―（△）〕1080
| フルボキサミンマレイン酸塩錠75mg
| 「タカタ」 …………………… 〔―（△）〕1080
| フルボキサミンマレイン酸塩錠25mg
| 「トーワ」 …………………… 〔×（△）〕1080
| フルボキサミンマレイン酸塩錠50mg
| 「トーワ」 …………………… 〔×（△）〕1080
| フルボキサミンマレイン酸塩錠75mg
| 「トーワ」 …………………… 〔×（△）〕1080
| フルボキサミンマレイン酸塩錠25mg
| 「日医工」 …………………… 〔―（△）〕1080
| フルボキサミンマレイン酸塩錠50mg
| 「日医工」 …………………… 〔―（△）〕1080
| フルボキサミンマレイン酸塩錠75mg
| 「日医工」 …………………… 〔―（△）〕1080
| フルボキサミンマレイン酸塩錠25mg
| 「ファイザー」 ……………… 〔―（△）〕1080
| フルボキサミンマレイン酸塩錠50mg
| 「ファイザー」 ……………… 〔―（△）〕1080
| フルボキサミンマレイン酸塩錠75mg
| 「ファイザー」 ……………… 〔―（△）〕1080
| ルボックス錠25 ……………………〔△〕1388
| ルボックス錠50 ……………………〔△〕1388
| ルボックス錠75 ……………………〔△〕1388
フルラゼパム塩酸塩
| ダルメートカプセル15 ……………〔△〕 708
プルリフロキサシン
| スオード錠100 ………………………〔△〕 590
フルルビプロフェン
| フロベン錠40 ………………………〔△〕1110
フレカイニド酢酸塩
| タンボコール錠50mg ……… 〔―（○）〕 712
| タンボコール錠100mg ……… 〔―（○）〕 712
| フレカイニド酢酸塩錠50mg「KO」
| ……………………………………〔○〕1082
| フレカイニド酢酸塩錠100mg「KO」
| ……………………………………〔○〕1082

プレガバリン
  リリカOD錠25mg ············· [—（△）] 1378
  リリカOD錠75mg ············· [—（△）] 1378
  リリカOD錠150mg ············ [—（△）] 1378
  リリカカプセル25mg ········· [—（△）] 1378
  リリカカプセル75mg ········· [—（△）] 1378
  リリカカプセル150mg ········ [—（△）] 1378

ブレクスピプラゾール
  レキサルティ錠1mg ············ [—（△）] 1390
  レキサルティ錠2mg ············ [—（△）] 1390

プレドニゾロン
  プレドニゾロン錠2.5mg「NP」
  ································· [—（○）] 1088
  プレドニゾロン錠5mg「NP」
  ································· [—（○）] 1088
  プレドニゾロン錠5mg「YD」
  ································· [—（○）] 1088
  プレドニゾロン錠1mg(旭化成)
  ································· [—（○）] 1088
  プレドニゾロン錠5mg(旭化成)
  ································· [—（○）] 1088
  プレドニゾロン錠「タケダ」5mg ··· [○] 1088
  プレドニゾロン錠5mg「トーワ」
  ································· [—（○）] 1088
  プレドニゾロン錠5mg「ミタ」
  ································· [—（○）] 1088
  プレドニン錠5mg ······················· [○] 1090

プロカインアミド塩酸塩
  アミサリン錠125mg ············ [—（×）] 82
  アミサリン錠250mg ············ [—（×）] 82

プロカテロール塩酸塩水和物
  プロカテロール塩酸塩錠25μg「サワイ」
  ································· [—（△）] 1090
  プロカテロール塩酸塩錠50μg「サワイ」
  ································· [—（△）] 1090
  プロカテロール塩酸塩錠25μg「トーワ」
  ································· [—（△）] 1092
  プロカテロール塩酸塩錠50μg「トーワ」
  ································· [—（△）] 1092
  プロカテロール塩酸塩錠25μg「日医工」
  ································· [—（△）] 1092
  プロカテロール塩酸塩錠50μg「日医工」
  ································· [—（△）] 1092
  メプチンミニ錠25μg ········· [—（△）] 1252
  メプチン錠50μg ··············· [—（△）] 1252

プロカルバジン塩酸塩
  塩酸プロカルバジンカプセル50mg
  「中外」························· [—（△）] 298

プロキシフィリン
  モノフィリン錠100mg ········ [—（○）] 1268

プロキシフィリン・エフェドリン配合剤
  アストモリジン配合胃溶錠 ·········· [×] 30
  アストモリジン配合腸溶錠 ·········· [×] 30

プログルメタシンマレイン酸塩
  ミリダシン錠90mg ·················· [△] 1212

プロクロルペラジン
  ノバミン錠5mg ························ [○] 876

フロセミド
  フロセミド錠20mg「JG」···· [—（△）] 1094
  フロセミド錠40mg「JG」···· [—（△）] 1094
  フロセミド錠10mg「NP」··· [—（△）] 1094
  フロセミド錠20mg「NP」··· [—（△）] 1094
  フロセミド錠40mg「NP」··· [—（△）] 1094
  フロセミド錠10mg「SN」··· [—（△）] 1096
  フロセミド錠20mg「SN」··· [—（△）] 1096
  フロセミド錠40mg「SN」··· [—（△）] 1096
  フロセミド錠10mg「武田テバ」
  ································· [—（△）] 1096
  フロセミド錠20mg「武田テバ」
  ································· [—（△）] 1096
  フロセミド錠40mg「武田テバ」
  ································· [—（△）] 1096
  フロセミド錠40mg「トーワ」
  ································· [—（△）] 1096
  ラシックス錠10mg ············· [—（△）] 1304
  ラシックス錠20mg ············· [—（△）] 1304
  ラシックス錠40mg ············· [—（△）] 1304

プロチゾラム
  ブロチゾラム錠0.25mg「AFP」
  ································· [—（○）] 1096
  ブロチゾラム錠0.25mg「CH」
  ································· [—（○）] 1096
  ブロチゾラムM錠0.25「EMEC」
  ································· [—（○）] 1096
  ブロチゾラム錠0.25mg「JG」
  ································· [—（○）] 1096
  ブロチゾラムOD錠0.25mg「JG」
  ································· [—（△）] 1098
  ブロチゾラム錠0.125mg「NP」
  ································· [—（○）] 1098
  ブロチゾラム錠0.25mg「NP」
  ································· [—（○）] 1098
  ブロチゾラム錠0.25mg「TCK」
  ································· [—（○）] 1098
  ブロチゾラム錠0.25mg「YD」
  ································· [—（○）] 1098
  ブロチゾラム錠0.25mg「アメル」··· [○] 1098
  ブロチゾラムOD錠0.25mg「アメル」
  ································· [—（△）] 1098
  ブロチゾラム錠0.25mg「オーハラ」
  ································· [—（○）] 1098
  ブロチゾラム錠0.25mg「サワイ」
  ································· [—（○）] 1098

フレカイニド酢酸塩錠50mg
  「ファイザー」·················· [—（○）] 1082
フレカイニド酢酸塩錠100mg
  「ファイザー」·················· [—（○）] 1082

プロチゾラムOD錠0.25mg「サワイ」
……………………………………〔— (△)〕1098
プロチゾラム錠0.25mg「テバ」
……………………………………〔— (○)〕1098
プロチゾラムOD錠0.25mg「テバ」
……………………………………〔— (△)〕1100
プロチゾラム錠0.25mg「トーワ」
……………………………………〔— (○)〕1100
プロチゾラム錠0.25mg「日医工」
……………………………………〔— (○)〕1100
プロチゾラム錠0.25mg「日新」
……………………………………〔— (○)〕1100
プロチゾラム錠0.25mg「ヨシトミ」
……………………………………〔— (○)〕1100
レンドルミン錠0.25mg ……〔— (○)〕1436
レンドルミンD錠0.25mg … 〔— (△)〕1436

プロトポルフィリンニナトリウム
プロトポルト錠20mg ………〔× (△)〕1102

ブロナンセリン
ロナセン錠2mg………………〔— (○)〕1482
ロナセン錠4mg………………〔— (○)〕1482
ロナセン錠8mg………………〔— (○)〕1482

プロパゲルマニウム
セロシオンカプセル10………〔— (○)〕652

プロパフェノン塩酸塩
プロノン錠100mg…………………〔△〕1102
プロノン錠150mg…………………〔△〕1102
プロパフェノン塩酸塩錠100mg
「オーハラ」 ………………〔— (○)〕1102
プロパフェノン塩酸塩錠150mg
「オーハラ」 ………………〔— (○)〕1102

プロパンテリン臭化物
プロ・バンサイン錠15mg ……〔— (×)〕1102

プロピベリン塩酸塩
塩酸プロピベリン錠10「KN」
…………………………………〔— (△)〕298
塩酸プロピベリン錠20「KN」
…………………………………〔— (△)〕298
塩酸プロピベリン錠10mg「SKK」
…………………………………〔— (○)〕298
塩酸プロピベリン錠20mg「SKK」
…………………………………〔— (○)〕298
塩酸プロピベリン錠10mg「SW」
…………………………………〔— (△)〕298
塩酸プロピベリン錠20mg「SW」
…………………………………〔— (△)〕298
塩酸プロピベリン錠10mg「アメル」
………………………………………〔△〕298
塩酸プロピベリン錠20mg「アメル」
………………………………………〔△〕298
塩酸プロピベリン錠10「タツミ」
…………………………………〔— (△)〕298
塩酸プロピベリン錠20「タツミ」
…………………………………〔— (△)〕298
バップフォー錠10…………〔△ (○)〕896
バップフォー錠20…………〔△ (○)〕896
プロピベリン塩酸塩錠10mg「F」
…………………………………〔△ (○)〕1104
プロピベリン塩酸塩錠20mg「F」
…………………………………〔△ (○)〕1104
プロピベリン塩酸塩錠10mg「JG」
…………………………………〔— (○)〕1104
プロピベリン塩酸塩錠20mg「JG」
…………………………………〔— (○)〕1104
プロピベリン塩酸塩錠10mg「MED」
…………………………………〔— (○)〕1104
プロピベリン塩酸塩錠20mg「MED」
…………………………………〔— (○)〕1104
プロピベリン塩酸塩錠10mg「NS」
…………………………………〔— (○)〕1104
プロピベリン塩酸塩錠20mg「NS」
…………………………………〔— (○)〕1104
プロピベリン塩酸塩錠10mg「YD」
…………………………………〔— (○)〕1104
プロピベリン塩酸塩錠20mg「YD」
…………………………………〔— (○)〕1104
プロピベリン塩酸塩錠10mg「あすか」
…………………………………〔— (○)〕1104
プロピベリン塩酸塩錠20mg「あすか」
…………………………………〔— (○)〕1104
プロピベリン塩酸塩錠10mg「杏林」
…………………………………〔— (○)〕1106
プロピベリン塩酸塩錠20mg「杏林」
…………………………………〔— (○)〕1106
プロピベリン塩酸塩錠10mg「タカタ」
…………………………………〔— (○)〕1106
プロピベリン塩酸塩錠20mg「タカタ」
…………………………………〔— (○)〕1106
プロピベリン塩酸塩錠10mg「武田テバ」
…………………………………〔— (○)〕1106
プロピベリン塩酸塩錠20mg「武田テバ」
…………………………………〔— (○)〕1106
プロピベリン塩酸塩錠10mg「タナベ」
…………………………………〔— (○)〕1106
プロピベリン塩酸塩錠20mg「タナベ」
…………………………………〔— (○)〕1106
プロピベリン塩酸塩錠10mg「トーワ」
…………………………………〔— (○)〕1106
プロピベリン塩酸塩錠20mg「トーワ」
…………………………………〔— (○)〕1106
プロピベリン塩酸塩錠10mg「日医工」
…………………………………〔— (○)〕1106
プロピベリン塩酸塩錠20mg「日医工」
…………………………………〔— (○)〕1106
ユリロシン錠10………………〔— (○)〕1300
ユリロシン錠20………………〔— (○)〕1300

プロピルチオウラシル
チウラジール錠50mg ………〔— (○)〕714

プロパジール錠50mg ……… 〔—(○)〕1102
プロブコール
　シンレスタール錠250mg ………… 〔△〕 588
　プロブコール錠250mg「YD」
　……………………………… 〔—(△)〕1106
　プロブコール錠250mg「サワイ」
　……………………………… 〔—(△)〕1106
　プロブコール錠250mg「ツルハラ」
　…………………………………… 〔△〕1106
　プロブコール錠250mg「トーワ」
　……………………………… 〔—(△)〕1108
　プロブコール錠250mg「日医工」
　……………………………… 〔—(△)〕1108
　ロレルコ錠250mg ……………… 〔—(△)〕1494
プロプラノロール塩酸塩
　インデラル錠10mg …………… 〔×(△)〕 220
　プロプラノロール塩酸塩錠10mg
　「ツルハラ」 ……………………………… 〔△〕1108
　プロプラノロール塩酸塩錠10mg
　「トーワ」 ……………………… 〔—(△)〕1108
　プロプラノロール塩酸塩錠10mg
　「日医工」 ……………………… 〔—(△)〕1108
　プロプラノロール塩酸塩徐放カプセル60mg
　「サワイ」 ……………………… 〔×(△)〕1108
フロプロピオン
　コスパノン錠40mg …………… 〔—(△)〕 496
　コスパノン錠80mg …………… 〔—(△)〕 496
　コスパノンカプセル40mg …… 〔—(△)〕 496
プロベネシド
　ベネシッド錠250mg ………………… 〔△〕1132
プロペリシアジン
　ニューレプチル錠5mg ……… 〔—(△)〕 864
　ニューレプチル錠10mg ……… 〔—(△)〕 864
　ニューレプチル錠25mg ……… 〔—(△)〕 864
ブロマゼパム
　セニラン錠1mg ………………… 〔—(○)〕 622
　セニラン錠2mg ……………………… 〔○〕 622
　セニラン錠3mg ……………………… 〔○〕 622
　セニラン錠5mg ……………………… 〔○〕 622
　レキソタン錠1 ………………… 〔—(○)〕1390
　レキソタン錠2 ………………… 〔—(○)〕1390
　レキソタン錠5 ………………… 〔—(○)〕1390
ブロムヘキシン塩酸塩
　ビソルボン錠4mg ……………… 〔—(△)〕 974
　ブロムヘキシン塩酸塩錠4mg「クニヒロ」
　…………………………………… 〔○〕1110
　ブロムヘキシン塩酸塩錠4mg「サワイ」
　……………………………… 〔—(△)〕1110
　ブロムヘキシン塩酸塩錠4mg「トーワ」
　……………………………… 〔—(△)〕1110
　ブロムヘキシン塩酸塩錠4mg「日医工」
　……………………………… 〔—(△)〕1110
ブロムペリドール
　ブロムペリドール錠1mg「アメル」
　…………………………………… 〔△〕1112
　ブロムペリドール錠3mg「アメル」
　…………………………………… 〔△〕1112
　ブロムペリドール錠6mg「アメル」
　…………………………………… 〔△〕1112
　ブロムペリドール錠1mg「サワイ」
　……………………………… 〔—(△)〕1112
　ブロムペリドール錠3mg「サワイ」
　……………………………… 〔—(△)〕1112
　ブロムペリドール錠6mg「サワイ」
　……………………………… 〔—(△)〕1112
プロメタジン塩酸塩
　ヒベルナ糖衣錠5mg ………… 〔—(△)〕1000
　ヒベルナ糖衣錠25mg ………… 〔—(△)〕1000
　ピレチア錠(5mg) ……………… 〔—(△)〕1008
　ピレチア錠(25mg) …………… 〔—(△)〕1008
ブロメライン・トコフェロール酢酸エステル
　ヘモナーゼ配合錠 ………………………… 〔×〕1144
ブロモクリプチンメシル酸塩
　パドパリン錠2.5mg ………………… 〔△〕 898
　パーロデル錠2.5mg ………………… 〔△〕 944
　ブロモクリプチン錠2.5mg「F」
　……………………………… 〔—(△)〕1112
　ブロモクリプチン錠2.5mg「TCK」
　……………………………… 〔—(△)〕1112
　ブロモクリプチン錠2.5mg「タカタ」
　……………………………… 〔—(△)〕1112
　ブロモクリプチン錠2.5mg「トーワ」
　……………………………… 〔—(△)〕1112
　ブロモクリプチン錠2.5mg「フソー」
　……………………………… 〔—(△)〕1112

へ

ヘキサシアノ鉄(II)酸鉄(III)水和物
　ラディオガルダーゼカプセル500mg
　……………………………… 〔—(△)〕1306
ベキサロテン
　タルグレチンカプセル75mg ……… 〔×〕 704
ベザフィブラート
　ベザトールSR錠100mg …………… 〔×〕1118
　ベザトールSR錠200mg …………… 〔×〕1118
　ベザフィブラート徐放錠100mg「JG」
　…………………………………… 〔×〕1120
　ベザフィブラート徐放錠200mg「JG」
　…………………………………… 〔×〕1120
　ベザフィブラート徐放錠100mg「ZE」
　…………………………………… 〔×〕1120
　ベザフィブラート徐放錠200mg「ZE」
　…………………………………… 〔×〕1120
　ベザフィブラートSR錠100mg「サワイ」
　…………………………………… 〔×〕1120
　ベザフィブラートSR錠200mg「サワイ」
　…………………………………… 〔×〕1120

ベザフィブラート徐放錠100mg「トーワ」 ……〔×〕1120
ベザフィブラート徐放錠200mg「トーワ」 ……〔×〕1120
ベザフィブラートSR錠100mg「日医工」 ……〔×〕1120
ベザフィブラートSR錠200mg「日医工」 ……〔×〕1120
ベスタリットL錠100 ………〔— (×)〕1122
ベスタリットL錠200 ………〔— (×)〕1122
ミデナールL錠200 …………〔— (×)〕1204

ベタキソロール塩酸塩
ケルロング錠5mg ……………〔— (△)〕494
ケルロング錠10mg ……………〔— (△)〕494
ベタキソロール塩酸塩錠5mg「サワイ」 ……〔— (△)〕1124
ベタキソロール塩酸塩錠10mg「サワイ」 ……〔— (△)〕1124
ベタキソロール塩酸塩錠5mg「テバ」 ……〔— (△)〕1124
ベタキソロール塩酸塩錠10mg「テバ」 ……〔— (△)〕1124
ベタキソロール塩酸塩錠5mg「トーワ」 ……〔— (△)〕1124
ベタキソロール塩酸塩錠10mg「トーワ」 ……〔— (△)〕1124

ベダキリンフマル酸塩
サチュロ錠100mg ……………〔— (△)〕516

ベタヒスチンメシル酸塩
ベタヒスチンメシル酸塩錠6mg「CEO」 ……〔— (△)〕1126
ベタヒスチンメシル酸塩錠12mg「CEO」 ……〔— (△)〕1126
ベタヒスチンメシル酸塩錠6mg「JD」 ……〔— (△)〕1126
ベタヒスチンメシル酸塩錠12mg「JD」 ……〔— (△)〕1126
ベタヒスチンメシル酸塩錠6mg「TCK」 ……〔— (△)〕1126
ベタヒスチンメシル酸塩錠12mg「TCK」 ……〔— (△)〕1126
ベタヒスチンメシル酸塩錠6mg「TSU」 ……〔△〕1126
ベタヒスチンメシル酸塩錠12mg「TSU」 ……〔△〕1126
ベタヒスチンメシル酸塩錠6mg「テバ」 ……〔△〕1126
ベタヒスチンメシル酸塩錠12mg「テバ」 ……〔△〕1126
ベタヒスチンメシル酸塩錠6mg「日医工」 ……〔— (△)〕1128
ベタヒスチンメシル酸塩錠12mg「日医工」 ……〔— (△)〕1128
メリスロン錠6mg ……………〔— (△)〕1256
メリスロン錠12mg ……………〔— (△)〕1256

ベタメタゾン
ベタメタゾン錠0.5mg「サワイ」 ……〔— (○)〕1128
リンデロン錠0.5mg ……………〔○〕1382

ベタメタゾン・d-クロルフェニラミンマレイン酸塩
エンペラシン配合錠 …………〔— (△ʹ)〕304
サクコルチン配合錠 …………〔— (△ʹ)〕516
セレスターナ配合錠 …………〔— (△ʹ)〕648
セレスタミン配合錠 …………〔— (△ʹ)〕650
ヒスタブロック配合錠 ………〔△ʹ〕970
プラデスミン配合錠 …………〔— (△ʹ)〕1048
ベタセレミン配合錠 …………〔— (△ʹ)〕1124

ベナゼプリル塩酸塩
チバセン錠2.5mg ………………〔△〕720
チバセン錠5mg …………………〔△〕720
チバセン錠10mg ………………〔△〕720
ベナゼプリル塩酸塩錠2.5mg「TCK」 ……〔— (△)〕1128
ベナゼプリル塩酸塩錠5mg「TCK」 ……〔— (△)〕1128
ベナゼプリル塩酸塩錠10mg「TCK」 ……〔— (△)〕1128
ベナゼプリル塩酸塩錠2.5mg「サワイ」 ……〔— (○)〕1128
ベナゼプリル塩酸塩錠5mg「サワイ」 ……〔— (○)〕1128
ベナゼプリル塩酸塩錠10mg「サワイ」 ……〔— (○)〕1128

ベニジピン塩酸塩
塩酸ベニジピン錠2「MEEK」 ……〔— (○)〕300
塩酸ベニジピン錠4「MEEK」 ……〔— (○)〕300
塩酸ベニジピン錠8「MEEK」 ……〔— (○)〕300
塩酸ベニジピン錠2「NP」 …〔— (○)〕300
塩酸ベニジピン錠4「NP」 …〔— (○)〕300
塩酸ベニジピン錠8「NP」 …〔— (○)〕300
コニール錠2 ……………………〔— (○)〕500
コニール錠4 ……………………〔— (○)〕500
コニール錠8 ……………………〔— (○)〕500
ベニジピン塩酸塩錠2mg「CH」 ……〔— (○)〕1128
ベニジピン塩酸塩錠4mg「CH」 ……〔— (○)〕1128
ベニジピン塩酸塩錠8mg「CH」 ……〔— (○)〕1128
ベニジピン塩酸塩錠2mg「MED」 ……〔— (○)〕1128
ベニジピン塩酸塩錠4mg「MED」 ……〔— (○)〕1128

ベニジピン塩酸塩錠8mg「MED」
………………………………〔—（○）〕1128
ベニジピン塩酸塩錠2mg「NPI」
………………………………〔—（○）〕1130
ベニジピン塩酸塩錠4mg「NPI」
………………………………〔—（○）〕1130
ベニジピン塩酸塩錠8mg「NPI」
………………………………〔—（○）〕1130
ベニジピン塩酸塩錠2mg「NS」
………………………………〔—（○）〕1130
ベニジピン塩酸塩錠4mg「NS」
………………………………〔—（○）〕1130
ベニジピン塩酸塩錠8mg「NS」
………………………………〔—（○）〕1130
ベニジピン塩酸塩錠2mg「OME」
………………………………〔△（○）〕1130
ベニジピン塩酸塩錠4mg「OME」
………………………………〔△（○）〕1130
ベニジピン塩酸塩錠8mg「OME」
………………………………〔—（○）〕1130
ベニジピン塩酸塩錠2「TCK」
………………………………〔—（○）〕1130
ベニジピン塩酸塩錠4「TCK」
………………………………〔—（○）〕1130
ベニジピン塩酸塩錠8「TCK」
………………………………〔—（○）〕1130
ベニジピン塩酸塩錠2mg「YD」
………………………………〔—（○）〕1130
ベニジピン塩酸塩錠4mg「YD」
………………………………〔—（○）〕1130
ベニジピン塩酸塩錠8mg「YD」
………………………………〔—（○）〕1130
ベニジピン塩酸塩錠2mg「杏林」
………………………………〔—（△）〕1130
ベニジピン塩酸塩錠4mg「杏林」
………………………………〔—（△）〕1130
ベニジピン塩酸塩錠8mg「杏林」
………………………………〔—（△）〕1130
ベニジピン塩酸塩錠2mg「サワイ」
………………………………〔—（○）〕1132
ベニジピン塩酸塩錠4mg「サワイ」
………………………………〔—（○）〕1132
ベニジピン塩酸塩錠8mg「サワイ」
………………………………〔—（○）〕1132
ベニジピン塩酸塩錠2mg「タナベ」
………………………………〔—（○）〕1132
ベニジピン塩酸塩錠4mg「タナベ」
………………………………〔—（○）〕1132
ベニジピン塩酸塩錠8mg「タナベ」
………………………………〔—（○）〕1132
ベニジピン塩酸塩錠2mg「ツルハラ」
……………………………………〔○〕1132
ベニジピン塩酸塩錠4mg「ツルハラ」
……………………………………〔○〕1132

ベニジピン塩酸塩錠8mg「ツルハラ」
……………………………………〔○〕1132
ベニジピン塩酸塩錠2mg「テバ」
………………………………〔—（○）〕1132
ベニジピン塩酸塩錠4mg「テバ」
………………………………〔—（○）〕1132
ベニジピン塩酸塩錠8mg「テバ」
………………………………〔—（○）〕1132
ベニジピン塩酸塩錠2mg「トーワ」
………………………………〔—（○）〕1132
ベニジピン塩酸塩錠4mg「トーワ」
………………………………〔—（○）〕1132
ベニジピン塩酸塩錠8mg「トーワ」
………………………………〔—（○）〕1132
ベニジピン塩酸塩錠2mg「日医工」
………………………………〔—（○）〕1132
ベニジピン塩酸塩錠4mg「日医工」
………………………………〔—（○）〕1132
ベニジピン塩酸塩錠8mg「日医工」
………………………………〔—（○）〕1132

ペニシラミン
メタルカプターゼカプセル50mg
………………………………〔—（△）〕1234
メタルカプターゼカプセル100mg
………………………………〔—（△）〕1234
メタルカプターゼカプセル200mg
………………………………〔—（△）〕1234

ベネキサート塩酸塩ベータデクス
ウルグートカプセル200mg…………〔×〕 228
ロンミールカプセル200mg…………〔×〕1496

ベバントロール塩酸塩
カルバン錠25……………………………〔△〕 396
カルバン錠50……………………………〔△〕 396
カルバン錠100……………………………〔△〕 396

ベプリジル塩酸塩水和物
ベプリコール錠50mg……………………〔△〕1136
ベプリコール錠100mg……………………〔△〕1136

ヘプロニカート
ヘプロニカート錠100mg「CH」
………………………………〔—（△）〕1136

ベポタスチンベシル酸塩
タリオン錠5mg………………… 〔—（○）〕 702
タリオン錠10mg………………… 〔—（○）〕 702
タリオンOD錠5mg ………………〔—（△）〕 704
タリオンOD錠10mg…………… 〔—（△）〕 704
ベポタスチンベシル酸塩錠5mg「DK」
………………………………〔—（○）〕1138
ベポタスチンベシル酸塩錠10mg「DK」
………………………………〔—（○）〕1138
ベポタスチンベシル酸塩錠5mg「JG」
………………………………〔—（○）〕1138
ベポタスチンベシル酸塩錠10mg「JG」
………………………………〔—（○）〕1138

ベポタスチンベシル酸塩錠5mg「KN」
……………………………………〔△〕1138
ベポタスチンベシル酸塩錠10mg「KN」
……………………………………〔△〕1138
ベポタスチンベシル酸OD錠5mg「KN」
……………………………………〔△〕1138
ベポタスチンベシル酸塩OD錠10mg「KN」
……………………………………〔△〕1138
ベポタスチンベシル酸塩錠5mg「SN」
……………………………………〔△〕1138
ベポタスチンベシル酸塩錠10mg「SN」
…………………………………〔— (○)〕1138
ベポタスチンベシル酸塩錠5mg
「サワイ」……………………〔— (○)〕1138
ベポタスチンベシル酸塩錠10mg
「サワイ」……………………〔— (○)〕1138
ベポタスチンベシル酸塩OD錠5mg
「サワイ」……………………〔— (△)〕1138
ベポタスチンベシル酸塩OD錠10mg
「サワイ」……………………〔— (△)〕1138
ベポタスチンベシル酸塩錠5mg
「タナベ」……………………〔— (○)〕1140
ベポタスチンベシル酸塩錠10mg
「タナベ」……………………〔— (○)〕1140
ベポタスチンベシル酸塩OD錠5mg
「タナベ」……………………〔— (△)〕1140
ベポタスチンベシル酸塩OD錠10mg
「タナベ」……………………〔— (△)〕1140
ベポタスチンベシル酸塩錠5mg
「トーワ」……………………〔— (○)〕1140
ベポタスチンベシル酸塩錠10mg
「トーワ」……………………〔— (○)〕1140
ベポタスチンベシル酸塩OD錠5mg
「トーワ」……………………〔— (△)〕1140
ベポタスチンベシル酸塩OD錠10mg
「トーワ」……………………〔— (△)〕1140
ベポタスチンベシル酸塩錠5mg
「日医工」……………………〔— (○)〕1142
ベポタスチンベシル酸塩錠10mg
「日医工」……………………〔— (○)〕1142
ベポタスチンベシル酸塩OD錠5mg
「日医工」……………………〔— (△)〕1142
ベポタスチンベシル酸塩OD錠10mg
「日医工」……………………〔— (△)〕1142

ペマフィブラート
パルモディア錠0.1mg………〔— (△)〕934

ペミロラストカリウム
アレギサール錠5mg…………〔— (△)〕144
アレギサール錠10mg…………〔— (△)〕144
ペミラストン錠5mg…………〔— (△)〕1142
ペミラストン錠10mg…………〔— (△)〕1142
ペミロラストK錠5mg「TCK」
……………………………………〔— (△)〕1142
ペミロラストK錠10mg「TCK」
……………………………………〔— (△)〕1142
ペミロラストK錠5mg「武田テバ」
……………………………………〔— (△)〕1142
ペミロラストK錠10mg「武田テバ」
……………………………………〔— (△)〕1142
ペミロラストK錠5mg「トーワ」
……………………………………〔— (△)〕1142
ペミロラストK錠10mg「トーワ」
……………………………………〔— (△)〕1142

ベムラフェニブ
ゼルボラフ錠240mg…………〔— (△)〕644

ペモリン
ベタナミン錠10mg……………〔— (△)〕1124
ベタナミン錠25mg……………〔— (△)〕1124
ベタナミン錠50mg……………〔— (△)〕1124

ベラパミル塩酸塩
ベラパミル塩酸塩錠40mg「JG」
……………………………………〔— (△)〕1144
ベラパミル塩酸塩錠40mg「タイヨー」
……………………………………〔— (△)〕1146
ベラパミル塩酸塩錠40mg「ツルハラ」
……………………………………………〔△〕1146
ワソラン錠40mg………………〔— (△)〕1496

ベラプロストナトリウム
ケアロードLA錠60μg…………〔×〕492
ドルナー錠20μg………………〔× (△)〕826
プロサイリン錠20……………〔× (△)〕1092
ベラサスLA錠60μg……………〔×〕1144
ベラプロストNa錠20μg「AFP」
……………………………………〔— (△)〕1146
ベラプロストNa錠20μg「YD」
……………………………………〔— (△)〕1146
ベラプロストNa錠40μg「YD」
……………………………………〔— (△)〕1146
ベラプロストNa錠20μg「アメル」
……………………………………〔× (△)〕1146
ベラプロストNa錠20μg「オーハラ」
……………………………………〔— (△)〕1146
ベラプロストNa錠20μg「サワイ」
……………………………………〔— (△)〕1146
ベラプロストNa錠20μg「テバ」
……………………………………〔— (△)〕1146
ベラプロストNa錠40μg「テバ」
……………………………………〔— (△)〕1146
ベラプロストNa錠20μg「トーワ」
……………………………………〔— (△)〕1146
ベラプロストNa錠40μg「トーワ」
……………………………………〔— (△)〕1146
ベラプロストNa錠20μg「ファイザー」
……………………………………〔— (△)〕1148
ベラプロストナトリウム錠20μg「JG」
……………………………………〔— (△)〕1148
ベラプロストナトリウム錠20μg
「日医工」……………………〔— (△)〕1148

ベラプロストナトリウム錠40μg
「日医工」 …………………〔—（△）〕1148
ペランパネル水和物
フィコンパ錠2mg…………〔—（△）〕1022
フィコンパ錠4mg…………〔—（△）〕1022
ペリンドプリルエルブミン
コバシル錠2mg……………〔—（△）〕 500
コバシル錠4mg……………〔—（△）〕 500
ペリンドプリル錠2mg「日医工」
 …………………………〔—（△）〕1148
ペリンドプリル錠4mg「日医工」
 …………………………〔—（△）〕1148
ペリンドプリルエルブミン2mg
「サワイ」 …………………〔—（○）〕1148
ペリンドプリルエルブミン4mg
「サワイ」 …………………〔—（○）〕1148
ペリンドプリルエルブミン2mg
「トーワ」 …………………〔—（○）〕1148
ペリンドプリルエルブミン4mg
「トーワ」 …………………〔—（○）〕1148
ペルゴリドメシル酸塩
ペルゴリド錠50μg「サワイ」
 …………………………〔—（△）〕1150
ペルゴリド錠250μg「サワイ」
 …………………………〔—（△）〕1150
ペルマックス錠50μg ………〔×（△）〕1154
ペルマックス錠250μg ……〔×（△）〕1154
メシル酸ペルゴリド錠50μg「アメル」
 …………………………〔×（△）〕1232
メシル酸ペルゴリド錠250μg「アメル」
 …………………………〔×（△）〕1232
ペルフェナジン
トリラホン錠2mg………………〔○〕 826
トリラホン錠4mg………………〔○〕 826
トリラホン錠8mg………………〔○〕 826
ピーゼットシー糖衣錠2mg…〔—（△）〕 970
ピーゼットシー糖衣錠4mg…〔—（△）〕 970
ピーゼットシー糖衣錠8mg…〔—（△）〕 970
**ベルベリン塩化物水和物・
ゲンノショウコエキス**
フェロベリン配合錠…………〔—（△）〕1040
リーダイ配合錠………………〔—（△）〕1366
ヘレニエン
アダプチノール錠5mg……………〔×〕 42
ペロスピロン塩酸塩水和物
ペロスピロン塩酸塩錠4mg「アメル」
 ………………………………〔○〕1154
ペロスピロン塩酸塩錠8mg「アメル」
 ………………………………〔○〕1154
ペロスピロン塩酸塩錠16mg「アメル」
 ………………………………〔○〕1154
ルーラン錠4mg………………〔—（△）〕1388
ルーラン錠8mg………………〔—（△）〕1388
ルーラン錠16mg………………〔—（○）〕1388

ベンズブロマロン
ベンズブロマロン錠25mg「杏林」
 …………………………〔—（△）〕1156
ベンズブロマロン錠50mg「杏林」
 …………………………〔—（△）〕1156
ベンズブロマロン錠25mg「テバ」
 …………………………〔—（△）〕1156
ベンズブロマロン錠50mg「テバ」
 …………………………〔—（△）〕1156
ベンズブロマロン錠25mg「トーワ」
 …………………………〔—（△）〕1156
ベンズブロマロン錠50mg「トーワ」
 …………………………〔—（△）〕1156
ベンズブロマロン錠25mg「日医工」
 …………………………〔—（△）〕1156
ベンズブロマロン錠50mg「日医工」
 …………………………〔—（△）〕1156
ユリノーム錠25mg …………〔—（△）〕1300
ユリノーム錠50mg …………〔—（△）〕1300
塩酸ペンタゾシン
ソセゴン錠25mg ……………〔—（△）〕 658
ペルタゾン錠25……………〔—（△）〕1154
ベンチルヒドロクロロチアジド
ベハイド錠4mg………………〔—（○）〕1134
**ベンチルヒドロクロロチアジド・
レセルピン配合剤**
ベハイドRA配合錠 …………〔—（△）〕1136
ペントキシベリンクエン酸塩
ペントキシベリンクエン酸塩錠15mg
「ツルハラ」 ……………………〔○〕1158
ペントバルビタールカルシウム
ラボナ錠50mg ………………〔—（△）〕1320
ベンフォチアミン
ベンフォチアミン錠25mg「トーワ」
 …………………………〔—（△）〕1158
ベンプロペリンリン酸塩
フラベリック錠20mg ………〔—（△）〕1054
ベンラファキシン塩酸塩
イフェクサーSRカプセル37.5mg
 …………………………〔—（×）〕 182
イフェクサーSRカプセル75mg
 …………………………〔—（×）〕 182

ホ

ボグリボース
ベイスン錠0.2…………………〔○〕1116
ベイスン錠0.3…………………〔○〕1116
ベイスンOD錠0.2 …………〔—（△）〕1118
ベイスンOD錠0.3 …………〔—（△）〕1118
ボグリボース錠0.2mg「JG」
 …………………………〔—（○）〕1158
ボグリボース錠0.3mg「JG」
 …………………………〔—（○）〕1158

ボグリボースOD錠0.2mg「MED」
……………………………〔—（△）〕1158
ボグリボースOD錠0.3mg「MED」
……………………………〔—（△）〕1158
ボグリボース錠0.2mg「MEEK」…〔○（○）〕1158
ボグリボース錠0.3mg「MEEK」…〔○〕1158
ボグリボースOD錠0.2mg「MEEK」
……………………………〔○（△）〕1158
ボグリボースOD錠0.3mg「MEEK」
……………………………〔○（△）〕1158
ボグリボース錠0.2mg「NP」
……………………………〔—（○）〕1158
ボグリボース錠0.3mg「NP」
……………………………〔—（○）〕1158
ボグリボース錠0.2mg「NS」
……………………………〔—（○）〕1160
ボグリボース錠0.3mg「NS」
……………………………〔—（○）〕1160
ボグリボース錠0.2「OME」…〔—（○）〕1160
ボグリボース錠0.3「OME」…〔—（○）〕1160
ボグリボース錠0.2mg「YD」
……………………………〔—（○）〕1160
ボグリボース錠0.3mg「YD」
……………………………〔—（○）〕1160
ボグリボース錠0.2mg「杏林」
……………………………〔—（○）〕1160
ボグリボース錠0.3mg「杏林」
……………………………〔—（○）〕1160
ボグリボース錠0.2mg「ケミファ」
……………………………〔—（○）〕1160
ボグリボース錠0.3mg「ケミファ」
……………………………〔—（○）〕1160
ボグリボースOD錠0.2mg「ケミファ」
……………………………〔—（△）〕1160
ボグリボースOD錠0.3mg「ケミファ」
……………………………〔—（△）〕1160
ボグリボース錠0.2mg「サワイ」
……………………………〔—（○）〕1160
ボグリボース錠0.3mg「サワイ」
……………………………〔—（○）〕1160
ボグリボースOD錠0.2mg「サワイ」
……………………………〔—（△）〕1160
ボグリボースOD錠0.3mg「サワイ」
……………………………〔—（△）〕1160
ボグリボース錠0.2mg「タイヨー」
……………………………〔—（○）〕1160
ボグリボース錠0.3mg「タイヨー」
……………………………〔—（○）〕1160
ボグリボースOD錠0.2mg「タイヨー」
……………………………〔—（△）〕1162
ボグリボースOD錠0.3mg「タイヨー」
……………………………〔—（△）〕1162
ボグリボース錠0.2mg「タカタ」
……………………………〔—（○）〕1162

ボグリボース錠0.3mg「タカタ」
……………………………〔—（○）〕1162
ボグリボースOD錠0.2mg「タカタ」
……………………………〔—（△）〕1162
ボグリボースOD錠0.3mg「タカタ」
……………………………〔—（△）〕1162
ボグリボース錠0.2「タツミ」
……………………………〔—（△）〕1162
ボグリボース錠0.3「タツミ」
……………………………〔—（△）〕1162
ボグリボース錠0.2mg「トーワ」
……………………………〔—（○）〕1162
ボグリボース錠0.3mg「トーワ」
……………………………〔—（○）〕1162
ボグリボースOD錠0.2mg「トーワ」
……………………………〔—（△）〕1162
ボグリボースOD錠0.3mg「トーワ」
……………………………〔—（△）〕1162
ボグリボース錠0.2mg「日医工」
……………………………〔—（△）〕1162
ボグリボース錠0.3mg「日医工」
……………………………〔—（△）〕1162
ボグリボースOD錠0.2mg「日医工」
……………………………〔—（△）〕1162
ボグリボースOD錠0.3mg「日医工」
……………………………〔—（△）〕1162
ボグリボース錠0.2mg「ファイザー」
……………………………〔—（△）〕1162
ボグリボース錠0.3mg「ファイザー」
……………………………〔—（△）〕1162

ホスアンプレナビルカルシウム水和物
レクシヴァ錠700……………〔—（○）〕1394

ボスチニブ水和物
ボシュリフ錠100mg…………〔—（△）〕1164

ホスホマイシン
ホスホマイシンカルシウムカプセル250mg
「日医工」………………〔—（○）〕1164
ホスホマイシンカルシウムカプセル500mg
「日医工」………………〔—（○）〕1164
ホスミシン錠250………………〔○〕1164
ホスミシン錠500………………〔○〕1164

ボセンタン水和物
トラクリア錠62.5mg………〔—（○）〕808
トラクリア小児用分散錠32mg
……………………………〔—（△）〕808
ボセンタン錠62.5mg「DSEP」…〔△〕1166
ボセンタン錠62.5mg「JG」…〔—（○）〕1166
ボセンタン錠62.5mg「KN」………〔○〕1166
ボセンタン錠62.5mg「サワイ」
……………………………〔—（○）〕1166
ボセンタン錠62.5mg「タナベ」
……………………………〔—（○）〕1166
ボセンタン錠62.5mg「ファイザー」
……………………………〔—（○）〕1166

ボセンタン錠62.5mg「モチダ」
………………………………〔―（○）〕1166

ポナチニブ塩酸塩
アイクルシグ錠15mg…………………〔×〕 6

ボノプラザンフマル酸塩
タケキャプ錠10mg …………〔―（○）〕 688
タケキャプ錠20mg …………〔―（○）〕 688

ボノプラザンフマル酸塩・
アモキシシリン水和物・クラリスロマイシン
ボノサップパック400 ………〔―（△）〕1170
ボノサップパック800 ………〔―（△）〕1170

ボノプラザンフマル酸塩・
アモキシシリン水和物・メトロニダゾール
ボノピオンパック……………〔―（△）〕1172

ポマリドミド
ポマリストカプセル1mg……………〔×〕1172
ポマリストカプセル2mg……………〔×〕1172
ポマリストカプセル3mg……………〔×〕1172
ポマリストカプセル4mg……………〔×〕1172

ホモクロルシクリジン塩酸塩
ヒスタリジン錠10mg ………〔―（△）〕 970
ホモクロルシクリジン塩酸塩錠10mg
「ツルハラ」……………………〔△（○）〕1174

ポラプレジンク
プロマックD錠75 ……………〔○（△）〕1110
ポラプレジンクOD錠75mg「JG」
………………………………〔―（△）〕1174
ポラプレジンクOD錠75mg「サワイ」
………………………………〔―（△）〕1174

ポリエンホスファチジルコリン
EPLカプセル250mg…………………〔×〕 182

ポリカルボフィルカルシウム
コロネル錠500mg……………〔―（△）〕 504
ポリフル錠500mg……………〔―（△）〕1180

ボリコナゾール
ブイフェンド錠50mg ………〔―（○）〕1024
ブイフェンド錠200mg ………〔―（○）〕1024
ボリコナゾール錠50mg「DSEP」…〔○〕1174
ボリコナゾール錠200mg「DSEP」…〔○〕1174
ボリコナゾール錠50mg「JG」
………………………………〔―（○）〕1174
ボリコナゾール錠100mg「JG」
………………………………〔―（○）〕1174
ボリコナゾール錠200mg「JG」
………………………………〔―（○）〕1174
ボリコナゾール錠50mg「アメル」
………………………………〔―（○）〕1174
ボリコナゾール錠100mg「アメル」
………………………………〔―（○）〕1174
ボリコナゾール錠200mg「アメル」
………………………………〔―（○）〕1174
ボリコナゾール錠50mg「タカタ」
………………………………〔―（○）〕1176
ボリコナゾール錠200mg「タカタ」
………………………………〔―（○）〕1176
ボリコナゾール錠50mg「武田テバ」
………………………………〔―（○）〕1176
ボリコナゾール錠200mg「武田テバ」
………………………………〔―（○）〕1176
ボリコナゾール錠50mg「トーワ」
………………………………〔―（○）〕1176
ボリコナゾール錠200mg「トーワ」
………………………………〔―（○）〕1176
ボリコナゾール錠50mg「日医工」
………………………………〔―（○）〕1176
ボリコナゾール錠200mg「日医工」
………………………………〔―（○）〕1176

ホリナートカルシウム
ホリナート錠25mg「DSEP」 ……〔△〕1178
ホリナート錠25mg「JG」 …〔―（△）〕1178
ホリナート錠25mg「KCC」 ………〔△〕1178
ホリナート錠25mg「NK」 …〔―（△）〕1178
ホリナート錠25mg「オーハラ」
………………………………〔―（△）〕1178
ホリナート錠25mg「サワイ」
………………………………〔―（△）〕1178
ホリナート錠25mg「タイホウ」
………………………………〔―（△）〕1178
ホリナート錠25mg「武田テバ」
………………………………〔―（△）〕1180
ホリナート錠25mg「トーワ」
………………………………〔―（△）〕1180
ユーゼル錠25mg ……………………〔△〕1294
ロイコボリン錠5mg …………〔―（△）〕1436
ロイコボリン錠25mg ………〔―（△）〕1436

ボリノスタット
ゾリンザカプセル100mg……………〔×〕 666

ポリミキシンB硫酸塩
硫酸ポリミキシンB錠25万単位
「ファイザー」…………………〔―（△）〕1378
硫酸ポリミキシンB錠100万単位
「ファイザー」…………………〔―（△）〕1378

マ

酸化マグネシウム
酸化マグネシウム錠250mg「TX」…〔△〕 530
酸化マグネシウム錠330mg「TX」…〔△〕 530
酸化マグネシウム錠250mg「ケンエー」
……………………………………〔○〕 532
酸化マグネシウム錠330mg「ケンエー」
……………………………………〔○〕 532
酸化マグネシウム錠500mg「ケンエー」
……………………………………〔○〕 532
酸化マグネシウム錠250mg「モチダ」
………………………………〔―（○）〕 532
酸化マグネシウム錠330mg「モチダ」
………………………………〔―（○）〕 532

酸化マグネシウム錠200mg「ヨシダ」
　……………………………………………〔○〕532
酸化マグネシウム錠250mg「ヨシダ」
　……………………………………………〔○〕532
酸化マグネシウム錠300mg「ヨシダ」
　……………………………………………〔○〕532
酸化マグネシウム錠330mg「ヨシダ」
　……………………………………………〔○〕532
酸化マグネシウム錠400mg「ヨシダ」
　……………………………………………〔○〕532
酸化マグネシウム錠500mg「ヨシダ」
　……………………………………………〔○〕532
マグミット錠200mg……………………〔○〕1188
マグミット錠250mg……………………〔○〕1188
マグミット錠330mg……………………〔○〕1188
マグミット錠500mg……………………〔○〕1188

水酸化マグネシウム
　ミルマグ錠350mg……………………〔○〕1216

マザチコール塩酸塩水和物
　ペントナ錠4mg……………………〔―（△）〕1158

マシテンタン
　オプスミット錠10mg…………〔―（○）〕320

マニジピン塩酸塩
　カルスロット錠5……………〔△（○）〕392
　カルスロット錠10……………〔△（○）〕392
　カルスロット錠20……………〔△（○）〕392
　マニジピン塩酸塩錠5mg「JG」
　………………………………………〔―（○）〕1190
　マニジピン塩酸塩錠10mg「JG」
　………………………………………〔―（○）〕1190
　マニジピン塩酸塩錠20mg「JG」
　………………………………………〔―（○）〕1190
　マニジピン塩酸塩錠5mg「YD」
　………………………………………〔―（○）〕1190
　マニジピン塩酸塩錠10mg「YD」
　………………………………………〔―（○）〕1190
　マニジピン塩酸塩錠20mg「YD」
　………………………………………〔―（○）〕1190
　マニジピン塩酸塩錠5mg「サワイ」
　………………………………………〔―（○）〕1190
　マニジピン塩酸塩錠10mg「サワイ」
　………………………………………〔―（○）〕1190
　マニジピン塩酸塩錠20mg「サワイ」
　………………………………………〔―（○）〕1190
　マニジピン塩酸塩錠5mg「タイヨー」
　………………………………………〔―（○）〕1190
　マニジピン塩酸塩錠10mg「タイヨー」
　………………………………………〔―（○）〕1190
　マニジピン塩酸塩錠20mg「タイヨー」
　………………………………………〔―（○）〕1190
　マニジピン塩酸塩錠5mg「トーワ」
　………………………………………〔―（○）〕1192
　マニジピン塩酸塩錠10mg「トーワ」
　………………………………………〔―（○）〕1192
　マニジピン塩酸塩錠20mg「トーワ」
　………………………………………〔―（○）〕1192
　マニジピン塩酸塩錠5mg「日医工」
　………………………………………〔―（○）〕1192
　マニジピン塩酸塩錠10mg「日医工」
　………………………………………〔―（○）〕1192
　マニジピン塩酸塩錠20mg「日医工」
　………………………………………〔―（○）〕1192
　マニジピン塩酸塩錠5mg「日新」
　………………………………………〔―（○）〕1192
　マニジピン塩酸塩錠10mg「日新」
　………………………………………〔―（○）〕1192
　マニジピン塩酸塩錠20mg「日新」
　………………………………………〔―（○）〕1192

マプロチリン塩酸塩
　マプロチリン塩酸塩錠10mg「アメル」
　………………………………………〔―（△）〕1192
　マプロチリン塩酸塩錠25mg「アメル」
　………………………………………〔―（△）〕1192
　マプロチリン塩酸塩錠10mg「タカタ」
　………………………………………〔―（△）〕1192
　マプロチリン塩酸塩錠25mg「タカタ」
　………………………………………〔―（△）〕1192
　マプロチリン塩酸塩錠50mg「タカタ」
　………………………………………〔―（△）〕1192
　ルジオミール錠10mg…………〔×（△）〕1382
　ルジオミール錠25mg…………〔×（△）〕1382

マラビロク
　シーエルセントリ錠150mg…〔―（○）〕542

ミ

ミアンセリン塩酸塩
　テトラミド錠10mg………………〔―（○）〕736
　テトラミド錠30mg………………〔―（○）〕736

ミガーラスタット塩酸塩
　ガラフォルドカプセル123mg………〔×〕386

ミグリトール
　セイブル錠25mg…………………〔―（△）〕610
　セイブル錠50mg…………………〔―（△）〕610
　セイブル錠75mg…………………〔―（△）〕610
　セイブルOD錠25mg……………〔―（△）〕610
　セイブルOD錠50mg……………〔―（△）〕610
　セイブルOD錠75mg……………〔―（△）〕610
　ミグリトールOD錠25mg「サワイ」
　………………………………………〔―（△）〕1200
　ミグリトールOD錠50mg「サワイ」
　………………………………………〔―（△）〕1200
　ミグリトールOD錠75mg「サワイ」
　………………………………………〔―（△）〕1200
　ミグリトール錠25mg「トーワ」
　………………………………………〔―（△）〕1200
　ミグリトール錠50mg「トーワ」
　………………………………………〔―（△）〕1200

ミグリトール錠75mg「トーワ」
……………………………〔—（△）〕1200
ミグリトールOD錠25mg「トーワ」
……………………………〔—（△）〕1200
ミグリトールOD錠50mg「トーワ」
……………………………〔—（△）〕1200
ミグリトールOD錠75mg「トーワ」
……………………………〔—（△）〕1200

ミグルスタット
ブレーザベスカプセル100mg
……………………………〔—（○）〕1082

ミコフェノール酸　モフェチル
セルセプトカプセル250……〔—（△）〕 638
ミコフェノール酸モフェチルカプセル
250mg「テバ」……………〔—（△）〕1202

ミソプロストール
サイトテック錠100…………〔—（×）〕 514
サイトテック錠200…………〔—（×）〕 514

ミゾリビン
ブレディニン錠25……………〔—（△）〕1086
ブレディニン錠50……………〔—（△）〕1086
ブレディニンOD錠25………………〔△〕1086
ブレディニンOD錠50………………〔△〕1086
ミゾリビン錠25mg「サワイ」
……………………………〔—（△）〕1202
ミゾリビン錠50mg「サワイ」
……………………………〔—（△）〕1202

ミチグリニドカルシウム水和物
グルファスト錠5mg…………〔—（○）〕 470
グルファスト錠10mg ………〔—（○）〕 470
グルファストOD錠5mg……〔—（△）〕 470
グルファストOD錠10mg……〔—（○）〕 470
ミチグリニドCa・OD錠5mg「FFP」
……………………………〔—（△）〕1202
ミチグリニドCa・OD錠10mg「FFP」
……………………………〔—（△）〕1202
ミチグリニドCa・OD錠5mg「JG」
……………………………〔—（△）〕1202
ミチグリニドCa・OD錠10mg「JG」
……………………………〔—（△）〕1202
ミチグリニドCa・OD錠5mg「TCK」
……………………………〔—（△）〕1204
ミチグリニドCa・OD錠10mg「TCK」
……………………………〔—（△）〕1204
ミチグリニドCa・OD錠5mg「三和」
……………………………〔—（△）〕1204
ミチグリニドCa・OD錠10mg「三和」
……………………………〔—（△）〕1204
ミチグリニドCa・OD錠5mg「フソー」
……………………………〔—（△）〕1204
ミチグリニドCa・OD錠10mg「フソー」
……………………………〔—（△）〕1204

ミチグリニドカルシウム水和物・ボグリボース
グルベス配合錠……………〔—（△†）〕 470

ミトタン
オペプリム……………………〔—（△）〕 322

ミドドリン塩酸塩
ミドドリン塩酸塩錠2mg「JG」
……………………………〔—（△）〕1204
ミドドリン塩酸塩錠2mg「オーハラ」
……………………………〔—（△）〕1204
ミドドリン塩酸塩錠2mg「サワイ」
……………………………〔—（△）〕1204
ミドドリン塩酸塩錠2mg「テバ」
……………………………〔—（△）〕1204
ミドドリン塩酸塩錠2mg「トーワ」
……………………………〔—（△）〕1204
メトリジン錠2mg ……………〔—（△）〕1246
メトリジンD錠2mg …………〔—（△）〕1246

ミノサイクリン塩酸塩
ミノサイクリン塩酸塩錠50mg「サワイ」
……………………………〔—（△）〕1206
ミノサイクリン塩酸塩錠100mg「サワイ」
……………………………〔—（△）〕1206
ミノサイクリン塩酸塩錠50mg「トーワ」
……………………………〔—（△）〕1206
ミノサイクリン塩酸塩錠100mg「トーワ」
……………………………〔—（△）〕1206
ミノサイクリン塩酸塩錠50mg「日医工」
……………………………〔—（△）〕1206
ミノサイクリン塩酸塩カプセル100mg
「日医工」…………………〔—（△）〕1206
ミノマイシン錠50mg ………〔—（△）〕1210
ミノマイシンカプセル50mg…〔—（△）〕1210
ミノマイシンカプセル100mg
……………………………〔—（△）〕1210

ミノドロン酸水和物
ボノテオ錠1mg………………〔—（×）〕1170
ボノテオ錠50mg……………〔—（×）〕1170
ミノドロン酸錠1mg「JG」…〔—（×）〕1208
ミノドロン酸錠50mg「JG」…〔—（×）〕1208
ミノドロン酸錠1mg「YD」 ………〔×〕1208
ミノドロン酸錠50mg「YD」 ………〔×〕1208
ミノドロン酸錠1mg「あゆみ」
……………………………〔—（×）〕1208
ミノドロン酸錠50mg「あゆみ」
……………………………〔—（×）〕1208
ミノドロン酸錠1mg「サワイ」
……………………………〔—（×）〕1208
ミノドロン酸錠50mg「サワイ」
……………………………〔—（×）〕1208
ミノドロン酸錠1mg「武田テバ」
……………………………〔—（×）〕1208
ミノドロン酸錠50mg「武田テバ」
……………………………〔—（×）〕1208
ミノドロン酸錠1mg「トーワ」
……………………………〔—（×）〕1208
ミノドロン酸錠50mg「トーワ」…〔×〕1208
ミノドロン酸錠1mg「日医工」……〔×〕1210

ミノドロン酸錠50mg「日医工」…〔×〕1210
ミノドロン酸錠1mg「ニプロ」
　…………………………………〔—（×）〕1210
ミノドロン酸錠50mg「ニプロ」
　…………………………………〔—（×）〕1210
リカルボン錠1mg……………〔△（×）〕1336
リカルボン錠50mg……………〔△（×）〕1336

ミラベグロン
ベタニス錠25mg ……………………〔×〕1126
ベタニス錠50mg ……………………〔×〕1126

ミルタザピン
リフレックス錠15mg ………〔—（△）〕1374
リフレックス錠30mg ………〔—（△）〕1374
レメロン錠15mg ……………〔—（△）〕1434
レメロン錠30mg ……………〔—（△）〕1434

ミルナシプラン塩酸塩
トレドミン錠12.5mg ………〔—（○）〕 826
トレドミン錠15mg …………〔—（○）〕 826
トレドミン錠25mg …………〔—（○）〕 826
トレドミン錠50mg …………〔—（○）〕 826
ミルナシプラン塩酸塩錠12.5mg「AFP」
　…………………………………〔—（○）〕1212
ミルナシプラン塩酸塩錠15mg「AFP」
　…………………………………〔—（○）〕1212
ミルナシプラン塩酸塩錠25mg「AFP」
　…………………………………〔—（○）〕1212
ミルナシプラン塩酸塩錠50mg「AFP」
　…………………………………〔—（○）〕1212
ミルナシプラン塩酸塩錠12.5mg「JG」
　…………………………………〔—（○）〕1212
ミルナシプラン塩酸塩錠15mg「JG」
　…………………………………〔—（○）〕1212
ミルナシプラン塩酸塩錠25mg「JG」
　…………………………………〔—（○）〕1212
ミルナシプラン塩酸塩錠50mg「JG」
　…………………………………〔—（○）〕1212
ミルナシプラン塩酸塩錠12.5mg「NP」
　…………………………………〔—（○）〕1212
ミルナシプラン塩酸塩錠15mg「NP」
　…………………………………〔—（○）〕1212
ミルナシプラン塩酸塩錠25mg「NP」
　…………………………………〔—（○）〕1212
ミルナシプラン塩酸塩錠50mg「NP」
　…………………………………〔—（○）〕1212
ミルナシプラン塩酸塩錠12.5mg「TYK」
　…………………………………〔—（○）〕1214
ミルナシプラン塩酸塩錠15mg「TYK」
　…………………………………〔—（○）〕1214
ミルナシプラン塩酸塩錠25mg「TYK」
　…………………………………〔—（○）〕1214
ミルナシプラン塩酸塩錠50mg「TYK」
　…………………………………〔—（○）〕1214
ミルナシプラン塩酸塩錠12.5mg「アメル」
　………………………………………〔○〕1214
ミルナシプラン塩酸塩錠15mg「アメル」
　…………………………………………〔○〕1214
ミルナシプラン塩酸塩錠25mg「アメル」
　…………………………………………〔○〕1214
ミルナシプラン塩酸塩錠50mg「アメル」
　…………………………………………〔○〕1214
ミルナシプラン塩酸塩錠12.5mg「サワイ」
　…………………………………〔—（○）〕1214
ミルナシプラン塩酸塩錠15mg「サワイ」
　…………………………………〔—（○）〕1214
ミルナシプラン塩酸塩錠25mg「サワイ」
　…………………………………〔—（○）〕1214
ミルナシプラン塩酸塩錠50mg「サワイ」
　…………………………………〔—（○）〕1214
ミルナシプラン塩酸塩錠12.5mg「トーワ」
　…………………………………〔—（○）〕1214
ミルナシプラン塩酸塩錠15mg「トーワ」
　…………………………………〔—（○）〕1214
ミルナシプラン塩酸塩錠25mg「トーワ」
　…………………………………〔—（○）〕1214
ミルナシプラン塩酸塩錠50mg「トーワ」
　…………………………………〔—（○）〕1214
ミルナシプラン塩酸塩錠12.5mg「日医工」
　…………………………………〔—（○）〕1216
ミルナシプラン塩酸塩錠15mg「日医工」
　…………………………………〔—（○）〕1216
ミルナシプラン塩酸塩錠25mg「日医工」
　…………………………………〔—（○）〕1216
ミルナシプラン塩酸塩錠50mg「日医工」
　…………………………………〔—（○）〕1216

メ

メキサゾラム
メレックス錠0.5mg……………〔—（○）〕1258
メレックス錠1mg………………〔—（○）〕1258

メキシレチン塩酸塩
チルミメールカプセル50mg ………〔△〕 722
チルミメールカプセル100mg ………〔△〕 722
メキシチールカプセル50mg…〔×（△）〕1222
メキシチールカプセル100mg
　………………………………〔×（△）〕1222
メキシレチン塩酸塩錠50mg「KCC」
　……………………………………〔△〕1222
メキシレチン塩酸塩錠100mg「KCC」
　……………………………………〔△〕1222
メキシレチン塩酸塩錠50mg「杏林」
　……………………………………〔△〕1224
メキシレチン塩酸塩錠100mg「杏林」
　……………………………………〔△〕1224
メキシレチン塩酸塩カプセル50mg「JG」
　…………………………………〔—（△）〕1224
メキシレチン塩酸塩カプセル100mg「JG」
　…………………………………〔—（△）〕1224

メキタジン
ゼスラン錠3mg················ 〔— (△)〕 614
ニポラジン錠3mg··············· 〔— (△)〕 862
メキシレチン塩酸塩カプセル50mg「YD」
·································· 〔— (△)〕 1224
メキシレチン塩酸塩カプセル100mg「YD」
·································· 〔— (△)〕 1224
メキシレチン塩酸塩カプセル50mg
「サワイ」························· 〔— (△)〕 1224
メキシレチン塩酸塩カプセル100mg
「サワイ」························· 〔— (△)〕 1224
メキシレチン塩酸塩カプセル50mg
「トーワ」························· 〔— (△)〕 1224
メキシレチン塩酸塩カプセル100mg
「トーワ」························· 〔— (△)〕 1224
メキシレチン塩酸塩カプセル50mg
「日医工」························· 〔— (△)〕 1224
メキシレチン塩酸塩カプセル100mg
「日医工」························· 〔— (△)〕 1224

メキタジン
ゼスラン錠3mg················ 〔— (△)〕 614
ニポラジン錠3mg··············· 〔— (△)〕 862
メキタジン錠3mg「TCK」··· 〔— (△)〕 1224
メキタジン錠3mg「サワイ」··· 〔— (△)〕 1224
メキタジン錠3mg「タイヨー」
·································· 〔— (△)〕 1226
メキタジン錠3mg「ツルハラ」 ······〔△〕 1226
メキタジン錠3mg「トーワ」··· 〔— (△)〕 1226
メキタジン錠3mg「日医工」··· 〔— (△)〕 1226
メキタジン錠3mg「わかもと」
·································· 〔— (△)〕 1226

メクロフェノキサート塩酸塩
ルシドリール錠100mg················〔△〕 1382

メコバラミン
ノイメチコール錠500μg···············〔×〕 874
メコバラミン錠250μg「JG」
·································· 〔— (×)〕 1228
メコバラミン錠500μg「JG」
·································· 〔— (×)〕 1228
メコバラミン錠500μg「NP」
·································· 〔— (×)〕 1228
メコバラミン錠500μg「SW」
·································· 〔— (×)〕 1228
メコバラミン錠500μg「TCK」
·································· 〔— (×)〕 1228
メコバラミン錠250μg「YD」
·································· 〔— (×)〕 1228
メコバラミン錠500μg「YD」
·································· 〔— (×)〕 1228
メコバラミン錠500(ツルハラ) ······〔×〕 1228
メコバラミン錠500「トーワ」
·································· 〔— (×)〕 1228
メチコバイド錠500μg········ 〔— (×)〕 1236
メチコバール錠250μg···············〔×〕 1236
メチコバール錠500μg········ 〔— (×)〕 1236
レチコラン錠250μg··········· 〔— (×)〕 1400
レチコラン錠500μg··········· 〔— (×)〕 1400

メサドン塩酸塩
メサペイン錠5mg·····················〔×〕 1228
メサペイン錠10mg····················〔×〕 1228

メサラジン
アサコール錠400mg····················〔×〕 20
ペンタサ錠250mg······················〔×〕 1156
ペンタサ錠500mg······················〔×〕 1156
メサラジン錠250mg「AKP」 ······〔×〕 1230
メサラジン錠500mg「AKP」 ······〔×〕 1230
メサラジン錠250mg「F」···········〔×〕 1230
メサラジン錠500mg「F」···········〔×〕 1230
メサラジン錠250mg「JG」··· 〔— (×)〕 1230
メサラジン錠500mg「JG」··· 〔— (×)〕 1230
メサラジン錠250mg「NP」 ········〔×〕 1230
メサラジン錠500mg「NP」 ········〔×〕 1230
メサラジン錠250mg「ケミファ」···〔×〕 1230
メサラジン錠500mg「ケミファ」···〔×〕 1230
メサラジン錠250mg「サワイ」······〔×〕 1230
メサラジン錠500mg「サワイ」······〔×〕 1230
メサラジン錠250mg「タイヨー」
·································· 〔— (×)〕 1230
メサラジン錠500mg「タイヨー」
·································· 〔— (×)〕 1230
メサラジン錠250mg「トーワ」······〔×〕 1230
メサラジン錠500mg「トーワ」······〔×〕 1230
メサラジン錠250mg「日医工」······〔×〕 1230
メサラジン錠500mg「日医工」······〔×〕 1230
メサラジン腸溶錠400mg「F」······〔×〕 1232
メサラジン腸溶錠400mg「KN」···〔×〕 1232
メサラジン腸溶錠400mg「あすか」
···〔×〕 1232
メサラジン腸溶錠400mg「サワイ」
···〔×〕 1232
リアルダ錠1200mg····················〔×〕 1332

メダゼパム
メダゼパム錠2(ツルハラ) ············〔△〕 1234
メダゼパム錠5(ツルハラ) ············〔△〕 1234
レスミット錠2················· 〔○ (△)〕 1398
レスミット錠5················· 〔○ (△)〕 1398

メタンフェタミン塩酸塩
ヒロポン錠····················· 〔— (△)〕 1008

メチクラン
アレステン錠150mg····················〔○〕 144

メチラポン
メトピロンカプセル250mg············〔×〕 1242

メチルエルゴメトリンマレイン酸塩
パルタンM錠0.125mg········ 〔○ (△)〕 928
メチルエルゴメトリン錠0.125mg
「あすか」························· 〔— (△)〕 1236
メチルエルゴメトリンマレイン酸塩錠
0.125mg「F」·························〔△〕 1236

メチルジゴキシン
メチルジゴキシン錠0.05mg「タイヨー」
·································· 〔— (○)〕 1236

1611

メチルジゴキシン錠0.1mg「タイヨー」
  ……………………………………〔—（○）〕1236
ラニラピッド錠0.05mg ……〔—（○）〕1310
ラニラピッド錠0.1mg………〔—（○）〕1310

L-メチルシステイン塩酸塩
ペクタイト錠50mg………………………〔×〕1118
ペクタイト錠100mg……………………〔×〕1118

N-メチルスコポラミンメチル硫酸塩
ダイピン錠1mg……………〔—（△）〕 682

メチルドパ水和物
アルドメット錠125…………〔×（△）〕 136
アルドメット錠250…………〔×（△）〕 136
メチルドパ錠(ツルハラ)125………〔△〕1236
メチルドパ錠(ツルハラ)250………〔△〕1236

メチルフェニデート塩酸塩
コンサータ錠18mg………………………〔×〕 506
コンサータ錠27mg………………………〔×〕 506
コンサータ錠36mg………………………〔×〕 506
リタリン錠10mg……………〔—（△）〕1366

メチルプレドニゾロン
メドロール錠2mg……………〔—（○）〕1246
メドロール錠4mg……………〔—（○）〕1246

メチルメチオニンスルホニウムクロリド
キャベジンUコーワ錠25mg…〔—（△）〕 426

メテノロン
プリモボラン錠5mg…………〔—（○）〕1068

メトキサレン
オクソラレン錠10mg………〔—（△）〕 310

メトクロプラミド
テルペラン錠5………………〔△（○）〕 760
テルペラン錠10……………〔△（○）〕 760
プラミール錠5mg……………〔△（○）〕1062
プリンペラン錠5……………〔—（○）〕1068
メトクロプラミド錠5mg「タカタ」
  ……………………………………〔—（○）〕1236
メトクロプラミド錠5mg「ツルハラ」
  ……………………………………〔○（△）〕1238
メトクロプラミド錠5mg「テバ」
  ……………………………………〔—（○）〕1238
メトクロプラミド錠5mg「トーワ」
  ……………………………………〔—（○）〕1238

メトトレキサート
メソトレキセート錠2.5mg…〔—（△）〕1232
メトトレキサート錠2mg「ダイト」
  ……………………………………〔—（△）〕1238
メトトレキサート錠2mg「タナベ」
  ……………………………………〔—（△）〕1238
メトトレキサート錠2mg「トーワ」
  ……………………………………〔—（△）〕1238
メトトレキサート錠2mg「日医工」
  ……………………………………〔—（△）〕1240
メトトレキサートカプセル2mg「DK」
  ……………………………………〔—（△）〕1240
メトトレキサートカプセル2mg「SN」
  ……………………………………〔—（△）〕1240
メトトレキサートカプセル2mg「サワイ」
  ……………………………………〔—（△）〕1240
メトトレキサートカプセル2mg「サンド」
  ……………………………………〔—（△）〕1240
メトトレキサートカプセル2mg「トーワ」
  ……………………………………〔—（△）〕1240
メトレート錠2mg……………〔—（△）〕1246
リウマトレックスカプセル2mg
  ……………………………………〔—（△）〕1332

メトプロロール酒石酸塩
セロケン錠20mg……………〔×（○）〕 652
セロケンL錠120mg……………………〔×〕 652
メトプロロール酒石酸塩錠20mg「JG」
  ……………………………………〔—（○）〕1242
メトプロロール酒石酸塩錠40mg「JG」
  ……………………………………〔—（○）〕1242
メトプロロール酒石酸塩錠20mg「TCK」
  ……………………………………〔—（○）〕1242
メトプロロール酒石酸塩錠40mg「TCK」
  ……………………………………〔—（○）〕1242
メトプロロール酒石酸塩錠20mg「YD」
  ……………………………………〔—（○）〕1242
メトプロロール酒石酸塩錠40mg「YD」
  ……………………………………〔—（○）〕1242
メトプロロール酒石酸塩錠20mg
「サワイ」……………………〔—（○）〕1242
メトプロロール酒石酸塩錠40mg
「サワイ」……………………〔—（○）〕1242
メトプロロール酒石酸塩錠20mg「テバ」
  ……………………………………〔—（○）〕1242
メトプロロール酒石酸塩錠40mg「テバ」
  ……………………………………〔—（○）〕1242
メトプロロール酒石酸塩錠20mg
「トーワ」……………………〔—（○）〕1242
メトプロロール酒石酸塩錠40mg
「トーワ」……………………〔—（○）〕1242
ロプレソール錠20mg …………………〔○〕1484
ロプレソール錠40mg …………………〔○〕1484
ロプレソールSR錠120mg………………〔×〕1484

メトホルミン塩酸塩
グリコラン錠250mg…………〔△（○）〕 450
メトグルコ錠250mg…………〔—（○）〕1236
メトグルコ錠500mg…………〔—（○）〕1236
メトホルミン塩酸塩錠250mgMT「DSEP」
  ………………………………………〔○〕1242
メトホルミン塩酸塩錠500mgMT「DSEP」
  ………………………………………〔○〕1242
メトホルミン塩酸塩錠250mgMT「JG」
  ……………………………………〔—（○）〕1242
メトホルミン塩酸塩錠500mgMT「JG」
  ……………………………………〔—（○）〕1242
メトホルミン塩酸塩錠250mg「SN」
  ……………………………………〔—（○）〕1244

メトホルミン塩酸塩錠250mgMT「TCK」
································· 〔— (○)〕1244
メトホルミン塩酸塩錠500mgMT「TCK」
································· 〔— (○)〕1244
メトホルミン塩酸塩錠250mgMT「TE」
································· 〔— (○)〕1244
メトホルミン塩酸塩錠500mgMT「TE」
································· 〔— (○)〕1244
メトホルミン塩酸塩錠250mgMT「三和」
································· 〔— (○)〕1244
メトホルミン塩酸塩錠500mgMT「三和」
································· 〔— (○)〕1244
メトホルミン塩酸塩錠250mg「トーワ」
································· 〔— (○)〕1244
メトホルミン塩酸塩錠250mgMT「トーワ」
································· 〔— (○)〕1244
メトホルミン塩酸塩錠500mgMT「トーワ」
································· 〔— (○)〕1244
メトホルミン塩酸塩錠250mgMT「日医工」
································· 〔— (○)〕1244
メトホルミン塩酸塩錠500mgMT「日医工」
································· 〔— (○)〕1244
メトホルミン塩酸塩錠250mgMT「ニプロ」
································· 〔— (○)〕1244
メトホルミン塩酸塩錠500mgMT「ニプロ」
································· 〔— (○)〕1244
メトホルミン塩酸塩錠250mgMT
「ファイザー」················ 〔— (○)〕1244
メトホルミン塩酸塩錠500mgMT
「ファイザー」················ 〔— (○)〕1244
メドロキシプロゲステロン酢酸エステル
ヒスロン錠5····················· 〔— (○)〕 970
ヒスロンH錠200mg ············ 〔— (△)〕 970
プロベラ錠2.5mg··············· 〔— (△)〕1110
メドロキシプロゲステロン酢酸エステル錠
2.5mg「トーワ」··············· 〔— (△)〕1246
メトロニダゾール
フラジール内服錠250mg·············〔△〕1046
メナテトレノン
グラケーカプセル15mg················〔×〕 436
ケイツーカプセル5mg········ 〔— (△)〕 492
メナテトレノンカプセル15mg「CH」
··〔×〕1246
メナテトレノンカプセル15mg「F」
··〔×〕1248
メナテトレノンカプセル15mg「TC」
··〔×〕1248
メナテトレノンカプセル15mg「TCK」
··〔×〕1248
メナテトレノンカプセル15mg「TYK」
··〔×〕1248
メナテトレノンカプセル15mg「YD」
··〔×〕1248
メナテトレノンカプセル15mg「科研」
··〔×〕1248
メナテトレノンカプセル15mg「トーワ」
··〔×〕1248
メナテトレノンカプセル15mg「日医工」
··〔×〕1248
メナテトレノンカプセル15mg
「日本臓器」······················〔×〕1248
メピチオスタン
チオデロンカプセル5mg·············〔×〕 716
メフェナム酸
ポンタールカプセル250mg··· 〔— (○)〕1182
メフルシド
バイカロン錠25mg ············ 〔— (△)〕 884
メフルシド錠25mg「日医工」
································· 〔— (△)〕1252
メフロキン塩酸塩
メファキン「ヒサミツ」錠275
······························· 〔× (△)〕1250
メペンゾラート臭化物
トランコロン錠7.5mg········ 〔— (△)〕 814
メペンゾラート臭化物錠7.5mg
「ツルハラ」······················〔△〕1252
メペンゾラート臭化物・フェノバルビタール
トランコロンP配合錠········〔× (△*)〕 814
メベンダゾール
メベンダゾール錠100·········· 〔— (△)〕1252
メマンチン塩酸塩
メマリー錠5mg················· 〔— (○)〕1254
メマリー錠10mg ··············· 〔— (○)〕1254
メマリー錠20mg ··············· 〔— (○)〕1254
メマリーOD錠5mg ··········· 〔— (△)〕1254
メマリーOD錠10mg ·········· 〔— (△)〕1254
メマリーOD錠20mg ·········· 〔— (△)〕1254
メリロートエキス
タカベネ錠25mg ··············· 〔— (×)〕 682
メルファラン
アルケラン錠2mg·············· 〔— (△)〕 134
メロキシカム
メロキシカム錠5mg「EMEC」
································· 〔— (△)〕1258
メロキシカム錠10mg「EMEC」
································· 〔— (△)〕1258
メロキシカム錠5mg「JG」··· 〔— (△)〕1258
メロキシカム錠10mg「JG」·· 〔— (△)〕1258
メロキシカム錠5mg「NP」··· 〔— (△)〕1258
メロキシカム錠10mg「NP」·· 〔— (△)〕1258
メロキシカム錠5mg「NPI」··· 〔— (△)〕1258
メロキシカム錠10mg「NPI」
································· 〔— (△)〕1258
メロキシカム錠5mg「TCK」
································· 〔— (△)〕1260
メロキシカム錠10mg「TCK」
································· 〔— (△)〕1260

メロキシカム錠5mg「TYK」
……………………………〔—（○）〕1260
メロキシカム錠10mg「TYK」
……………………………〔—（○）〕1260
メロキシカム錠5mg「YD」…〔—（○）〕1260
メロキシカム錠10mg「YD」…〔—（○）〕1260
メロキシカム錠5mg「アメル」……〔○〕1260
メロキシカム錠10mg「アメル」…〔○〕1260
メロキシカム錠5mg「科研」…〔—（△）〕1260
メロキシカム錠10mg「科研」
……………………………〔—（△）〕1260
メロキシカム錠5mg「クニヒロ」…〔○〕1260
メロキシカム錠10mg「クニヒロ」…〔○〕1260
メロキシカム錠5mg「ケミファ」
……………………………〔—（○）〕1260
メロキシカム錠10mg「ケミファ」
……………………………〔—（○）〕1260
メロキシカム錠5mg「サワイ」
……………………………〔—（△）〕1260
メロキシカム錠10mg「サワイ」
……………………………〔—（△）〕1260
メロキシカム錠5mg「タカタ」
……………………………〔—（○）〕1260
メロキシカム錠10mg「タカタ」
……………………………〔—（○）〕1260
メロキシカム錠5mg「タナベ」
……………………………〔—（○）〕1262
メロキシカム錠10mg「タナベ」
……………………………〔—（○）〕1262
メロキシカム錠5mg「トーワ」
……………………………〔—（○）〕1262
メロキシカム錠10mg「トーワ」
……………………………〔—（○）〕1262
メロキシカム錠5mg「日医工」
……………………………〔—（○）〕1262
メロキシカム錠10mg「日医工」
……………………………〔—（○）〕1262
メロキシカム速崩錠5mg「日本臓器」
……………………………〔×（○）〕1262
メロキシカム速崩錠10mg「日本臓器」
……………………………〔×（△）〕1262
メロキシカム錠5mg「ユートク」
……………………………〔—（△）〕1262
メロキシカム錠10mg「ユートク」
……………………………〔—（△）〕1262
モービック錠5mg……………〔—（○）〕1270
モービック錠10mg …………〔—（○）〕1270

モ

モキシフロキサシン塩酸塩
アベロックス錠400mg………〔—（△）〕 72
モザバプタン塩酸塩
フィズリン錠30mg …………〔—（△）〕1022

モサプラミン塩酸塩
クレミン錠10mg ……………〔—（×）〕 474
クレミン錠25mg ……………〔—（×）〕 474
クレミン錠50mg ……………〔—（×）〕 474
モサプリドクエン酸塩水和物
ガスモチン錠2.5mg ………〔—（○）〕 368
ガスモチン錠5mg……………〔—（○）〕 368
モサプリドクエン酸塩錠2.5mg「AA」
……………………………〔—（○）〕1262
モサプリドクエン酸塩錠5mg「AA」
……………………………〔—（○）〕1262
モサプリドクエン酸塩錠2.5mg「DSEP」
………………………………………〔○〕1262
モサプリドクエン酸塩錠5mg「DSEP」
………………………………………〔○〕1262
モサプリドクエン酸塩錠2.5mg「EE」
……………………………〔—（○）〕1264
モサプリドクエン酸塩錠5mg「EE」
……………………………〔—（○）〕1264
モサプリドクエン酸塩錠2.5mg「JG」
……………………………〔—（○）〕1264
モサプリドクエン酸塩錠5mg「JG」
……………………………〔—（○）〕1264
モサプリドクエン酸塩錠2.5mg「NP」
……………………………〔—（○）〕1264
モサプリドクエン酸塩錠5mg「NP」
……………………………〔—（○）〕1264
モサプリドクエン酸塩錠2.5mg「TCK」
……………………………〔—（○）〕1264
モサプリドクエン酸塩錠5mg「TCK」
……………………………〔—（○）〕1264
モサプリドクエン酸塩錠2.5mg「TSU」
……………………………〔△（○）〕1264
モサプリドクエン酸塩錠5mg「TSU」
……………………………〔△（○）〕1264
モサプリドクエン酸塩錠2.5mg「YD」
……………………………〔—（○）〕1264
モサプリドクエン酸塩錠5mg「YD」
……………………………〔—（○）〕1264
モサプリドクエン酸塩錠2.5mg「ZE」
………………………………………〔○〕1264
モサプリドクエン酸塩錠5mg「ZE」
………………………………………〔○〕1264
モサプリドクエン酸塩錠2.5mg「アメル」
………………………………………〔○〕1266
モサプリドクエン酸塩錠5mg「アメル」
………………………………………〔○〕1266
モサプリドクエン酸塩錠2.5mg「杏林」
……………………………〔—（○）〕1266
モサプリドクエン酸塩錠5mg「杏林」
……………………………〔—（○）〕1266
モサプリドクエン酸塩錠2.5mg
「ケミファ」 ……………〔—（○）〕1266

モサプリドクエン酸塩錠5mg
「ケミファ」………………〔— (○)〕1266
モサプリドクエン酸塩錠2.5mg「サワイ」
………………………………〔— (○)〕1266
モサプリドクエン酸塩錠5mg「サワイ」
………………………………〔— (○)〕1266
モサプリドクエン酸塩錠2.5mg「サンド」
………………………………〔— (○)〕1266
モサプリドクエン酸塩錠5mg「サンド」
………………………………〔— (○)〕1266
モサプリドクエン酸塩錠2.5mg「テバ」
………………………………〔— (○)〕1268
モサプリドクエン酸塩錠5mg「テバ」
………………………………〔— (○)〕1268
モサプリドクエン酸塩錠2.5mg「トーワ」
………………………………〔— (○)〕1268
モサプリドクエン酸塩錠5mg「トーワ」
………………………………〔— (○)〕1268
モサプリドクエン酸塩錠2.5mg「日医工」
………………………………〔— (○)〕1268
モサプリドクエン酸塩錠5mg「日医工」
………………………………〔— (○)〕1268
モサプリドクエン酸塩錠2.5mg「日新」
………………………………〔— (○)〕1268
モサプリドクエン酸塩錠5mg「日新」
………………………………〔— (○)〕1268
モサプリドクエン酸塩錠2.5mg
「ファイザー」………………〔— (○)〕1268
モサプリドクエン酸塩錠5mg
「ファイザー」………………〔— (○)〕1268
モサプリドクエン酸塩錠2.5mg「明治」
………………………………〔— (○)〕1268
モサプリドクエン酸塩錠5mg「明治」
………………………………〔— (○)〕1268

モダフィニル
モディオダール錠100mg……〔— (○)〕1268

モフェゾラク
ジソペイン錠75………………〔— (○)〕552

モルヒネ塩酸塩水和物
パシーフカプセル30mg …………〔×〕894
パシーフカプセル60mg …………〔×〕894
パシーフカプセル120mg…………〔×〕894
モルヒネ塩酸塩錠10mg「DSP」
………………………………〔— (×)〕1270

モルヒネ硫酸塩水和物
MSコンチン錠10mg………………〔×〕292
MSコンチン錠30mg………………〔×〕292
MSコンチン錠60mg………………〔×〕292
MSツワイスロンカプセル10mg
………………………………〔× (△)〕292
MSツワイスロンカプセル30mg
………………………………〔× (△)〕292
MSツワイスロンカプセル60mg
………………………………〔× (△)〕292

モンテルカストナトリウム
キプレス錠5mg………………〔— (×)〕424
キプレス錠10mg ……………〔— (×)〕424
キプレスOD錠10mg…………〔— (×)〕424
キプレスチュアブル錠5mg…〔— (×)〕424
シングレア錠5mg……………〔— (×)〕582
シングレア錠10mg …………〔— (×)〕582
シングレアOD錠10mg………〔— (×)〕582
シングレアチュアブル錠5mg
………………………………〔— (×)〕582
モンテルカスト錠5mg「AA」
………………………………〔— (×)〕1270
モンテルカスト錠10mg「AA」
………………………………〔— (×)〕1270
モンテルカストチュアブル錠5mg「AA」
………………………………〔— (×)〕1270
モンテルカスト錠5mg「CEO」
………………………………〔— (×)〕1270
モンテルカスト錠10mg「CEO」
………………………………〔— (×)〕1270
モンテルカスト錠5mg「CMX」 …〔×〕1272
モンテルカスト錠10mg「CMX」
………………………………〔— (×)〕1272
モンテルカスト錠5mg「DSEP」
………………………………〔△ (×)〕1272
モンテルカスト錠10mg「DSEP」
………………………………〔△ (×)〕1272
モンテルカストチュアブル錠5mg「DSEP」
………………………………〔— (×)〕1272
モンテルカスト錠5mg「EE」
………………………………〔— (×)〕1274
モンテルカスト錠10mg「EE」
………………………………〔— (×)〕1274
モンテルカストOD錠5mg「EE」
………………………………〔— (×)〕1274
モンテルカストOD錠10mg「EE」
………………………………〔— (×)〕1274
モンテルカストチュアブル錠5mg「EE」
………………………………〔— (×)〕1274
モンテルカスト錠5mg「JG」
………………………………〔— (×)〕1274
モンテルカスト錠10mg「JG」
………………………………〔— (×)〕1274
モンテルカストチュアブル錠5mg「JG」
………………………………〔— (×)〕1274
モンテルカスト錠5mg「KM」
………………………………〔— (×)〕1276
モンテルカスト錠10mg「KM」
………………………………〔— (×)〕1276
モンテルカスト錠5mg「KN」
………………………………〔— (×)〕1276
モンテルカスト錠10mg「KN」
………………………………〔— (×)〕1276

モンテルカストOD錠5mg「KN」
……………………………〔—（×）〕1276
モンテルカストOD錠10mg「KN」
……………………………〔—（×）〕1276
モンテルカストチュアブル錠5mg「KN」
……………………………〔—（×）〕1276
モンテルカスト錠5mg「KO」
……………………………〔○（×）〕1276
モンテルカスト錠10mg「KO」
……………………………〔○（×）〕1276
モンテルカスト錠5mg「SN」
……………………………〔—（×）〕1276
モンテルカスト錠10mg「SN」
……………………………〔—（×）〕1276
モンテルカストチュアブル錠5mg「SN」
……………………………〔—（×）〕1276
モンテルカスト錠5mg「TCK」
……………………………〔—（×）〕1276
モンテルカスト錠10mg「TCK」
……………………………〔—（×）〕1276
モンテルカストチュアブル錠5mg「TCK」
……………………………〔—（×）〕1278
モンテルカスト錠5mg「YD」
……………………………〔—（×）〕1278
モンテルカスト錠10mg「YD」
……………………………〔—（×）〕1278
モンテルカストチュアブル錠5mg「YD」
……………………………〔—（×）〕1278
モンテルカスト錠5mg「アスペン」
……………………………〔—（×）〕1278
モンテルカスト錠10mg「アスペン」
……………………………〔—（×）〕1278
モンテルカストチュアブル錠5mg
「アスペン」……………〔—（×）〕1278
モンテルカスト錠5mg「オーハラ」
……………………………〔—（×）〕1278
モンテルカスト錠10mg「オーハラ」
……………………………〔—（×）〕1278
モンテルカストチュアブル錠5mg
「オーハラ」……………〔—（×）〕1278
モンテルカスト錠5mg「科研」
……………………………〔—（×）〕1280
モンテルカスト錠10mg「科研」
……………………………〔—（×）〕1280
モンテルカストチュアブル錠5mg「科研」
……………………………〔—（×）〕1280
モンテルカスト錠5mg「ケミファ」
……………………………〔—（×）〕1280
モンテルカスト錠10mg「ケミファ」
……………………………〔—（×）〕1280
モンテルカストチュアブル錠5mg
「ケミファ」……………〔—（×）〕1280
モンテルカスト錠5mg「サワイ」
……………………………〔—（×）〕1282

モンテルカスト錠10mg「サワイ」
……………………………〔—（×）〕1282
モンテルカストOD錠5mg「サワイ」
……………………………〔—（×）〕1282
モンテルカストOD錠10mg「サワイ」
……………………………〔—（×）〕1282
モンテルカストチュアブル錠5mg
「サワイ」………………〔—（×）〕1282
モンテルカスト錠5mg「サンド」
……………………………〔—（×）〕1282
モンテルカスト錠10mg「サンド」
……………………………〔—（×）〕1282
モンテルカストチュアブル錠5mg
「サンド」………………〔—（×）〕1282
モンテルカスト錠5mg「三和」
……………………………〔—（×）〕1282
モンテルカスト錠10mg「三和」
……………………………〔—（×）〕1282
モンテルカストチュアブル錠5mg「三和」
……………………………〔—（×）〕1284
モンテルカスト錠5mg「ゼリア」
……………………………〔—（×）〕1284
モンテルカスト錠10mg「ゼリア」
……………………………〔—（×）〕1284
モンテルカストチュアブル錠5mg
「ゼリア」………………〔—（×）〕1284
モンテルカスト錠5mg「タカタ」
……………………………〔—（×）〕1286
モンテルカスト錠10mg「タカタ」
……………………………〔—（×）〕1286
モンテルカストOD錠5mg「タカタ」
……………………………〔—（×）〕1286
モンテルカストOD錠10mg「タカタ」
……………………………〔—（×）〕1286
モンテルカストチュアブル錠5mg
「タカタ」………………〔—（×）〕1286
モンテルカスト錠5mg「武田テバ」
……………………………〔—（×）〕1286
モンテルカスト錠10mg「武田テバ」
……………………………〔—（×）〕1286
モンテルカストOD錠5mg「武田テバ」
……………………………〔—（×）〕1286
モンテルカストOD錠10mg「武田テバ」
……………………………〔—（×）〕1286
モンテルカストチュアブル錠5mg
「武田テバ」……………〔—（×）〕1286
モンテルカスト錠5mg「タナベ」
……………………………〔—（×）〕1286
モンテルカスト錠10mg「タナベ」
……………………………〔—（×）〕1286
モンテルカストチュアブル錠5mg
「タナベ」………………〔—（×）〕1288
モンテルカスト錠5mg「ツルハラ」
……………………………………〔×〕1288

モンテルカスト錠10mg「ツルハラ」
………………………………〔×〕1288
モンテルカスト錠5mg「トーワ」
………………………………〔—（×）〕1288
モンテルカスト錠10mg「トーワ」
………………………………〔—（×）〕1288
モンテルカストOD錠5mg「トーワ」
………………………………〔—（×）〕1288
モンテルカストOD錠10mg「トーワ」
………………………………〔—（×）〕1288
モンテルカストチュアブル錠5mg
「トーワ」 ………………〔—（×）〕1288
モンテルカスト錠5mg「日医工」
………………………………〔—（×）〕1288
モンテルカスト錠10mg「日医工」
………………………………〔—（×）〕1288
モンテルカストチュアブル錠5mg
「日医工」 ………………〔—（×）〕1288
モンテルカスト錠5mg「日新」
………………………………〔—（×）〕1288
モンテルカスト錠10mg「日新」
………………………………〔—（×）〕1288
モンテルカスト錠5mg「ニットー」
………………………………〔—（×）〕1290
モンテルカスト錠10mg「ニットー」
………………………………〔—（×）〕1290
モンテルカスト錠5mg「ニプロ」
………………………………〔—（×）〕1290
モンテルカスト錠10mg「ニプロ」
………………………………〔—（×）〕1290
モンテルカストチュアブル錠5mg
「ニプロ」 ………………〔—（×）〕1290
モンテルカスト錠5mg「ファイザー」
………………………………〔—（×）〕1290
モンテルカスト錠10mg「ファイザー」
………………………………〔—（×）〕1290
モンテルカストチュアブル錠5mg
「ファイザー」 …………〔—（×）〕1290
モンテルカスト錠5mg「フェルゼン」
…………………………………〔×〕1290
モンテルカスト錠10mg「フェルゼン」
…………………………………〔×〕1290
モンテルカストOD錠5mg「明治」…〔×〕1290
モンテルカストOD錠10mg「明治」
…………………………………〔×〕1290
モンテルカストチュアブル錠5mg「明治」
………………………………〔—（×）〕1292
モンテルカストナトリウム錠5mg
「日本臓器」 ……………〔—（×）〕1292
モンテルカストナトリウム錠10mg
「日本臓器」 ……………〔—（×）〕1292

ユ

ユビデカレノン
ノイキノン錠5mg……………〔—（△）〕874
ノイキノン錠10mg……………〔—（△）〕874
ノイキノン糖衣錠10mg………〔—（△）〕874
ユビデカレノン錠5mg「サワイ」
………………………………〔—（△）〕1296
ユビデカレノン錠10mg「サワイ」
………………………………〔—（△）〕1296
ユビデカレノン錠10mg「ツルハラ」
…………………………………〔△〕1296
ユビデカレノン錠10mg「トーワ」
………………………………〔—（△）〕1298
ユビデカレノン錠10mg「日新」
………………………………〔—（△）〕1298
ユビデカレノンカプセル10mg「杏林」
…………………………………〔×〕1298
ユビデカレノンカプセル5mg「ツルハラ」
…………………………………〔△〕1298

ヨ

ヨウ化カリウム
ヨウ化カリウム丸50mg「日医工」
………………………………〔—（△）〕1302
ヨウ化ナトリウム(^{123}I)
ヨードカプセル-123…………〔—（×）〕1304
ヨウ化ナトリウム(^{131}I)
ヨウ化ナトリウムカプセル-1号……〔×〕1302
ヨウ化ナトリウムカプセル-3号……〔×〕1302
ヨウ化ナトリウムカプセル-5号……〔×〕1302
ヨウ化ナトリウムカプセル-30号…〔×〕1302
ヨウ化ナトリウムカプセル-50号…〔×〕1302
ラジオカップ3.7MBq ……………〔×〕1304
葉酸
フォリアミン錠…………………〔—（△）〕1042
ヨウ素レシチン
ヨウレチン錠「50」 ……………〔△〕1302
ヨウレチン錠「100」 ……………〔△〕1302

ラ

酪酸菌製剤
ミヤBM錠…………………………〔○〕1210
ラコサミド
ビムパット錠50mg ……………〔—（○）〕1002
ビムパット錠100mg……………〔—（○）〕1002
ラサギリンメシル酸塩
アジレクト錠0.5mg……………〔—（○）〕28
アジレクト錠1mg………………〔—（○）〕28
ラニチジン塩酸塩
ザンタック錠75…………………〔—（△）〕534
ザンタック錠150…………………〔—（△）〕534

ラニチジン錠75「KN」……〔—（△）〕1308
ラニチジン錠150「KN」……〔—（△）〕1308
ラニチジン錠75mg「YD」…〔—（△）〕1308
ラニチジン錠150mg「YD」…〔—（△）〕1308
ラニチジン錠75mg「サワイ」
………………………………〔—（△）〕1308
ラニチジン錠150mg「サワイ」
………………………………〔—（△）〕1308
ラニチジン錠75mg「タイヨー」
………………………………〔—（△）〕1308
ラニチジン錠150mg「タイヨー」
………………………………〔—（△）〕1308
ラニチジン錠75mg「ツルハラ」…〔△〕1308
ラニチジン錠150mg「ツルハラ」…〔△〕1308
ラニチジン錠75mg「トーワ」
………………………………〔—（△）〕1308
ラニチジン錠150mg「トーワ」
………………………………〔—（△）〕1308
ラニチジン錠75mg「日医工」
………………………………〔—（△）〕1308
ラニチジン錠150mg「日医工」
………………………………〔—（△）〕1310
ラニチジン錠75mg「日医工」
………………………………〔—（△）〕1310
ラニチジン錠150mg「日医工」
………………………………〔—（△）〕1310

ラパチニブトシル酸塩水和物
タイケルブ錠250mg…………〔—（△）〕 680

ホスラブコナゾール L-リシンエタノール付加物
ネイリンカプセル100mg……………〔×〕 866

ラフチジン
プロテカジン錠5………………〔△（○）〕1100
プロテカジン錠10……………〔△（○）〕1100
プロテカジンOD錠5…………〔×（△）〕1100
プロテカジンOD錠10…………〔×（△）〕1100
ラフチジン錠5mg「AA」……〔—（○）〕1310
ラフチジン錠10mg「AA」…〔—（○）〕1310
ラフチジン錠5mg「JG」……〔—（○）〕1310
ラフチジン錠10mg「JG」……〔—（○）〕1310
ラフチジン錠5mg「TCK」…〔—（○）〕1310
ラフチジン錠10mg「TCK」…〔—（○）〕1310
ラフチジン錠5mg「YD」……〔—（○）〕1312
ラフチジン錠10mg「YD」……〔—（○）〕1312
ラフチジン錠5mg「サワイ」…〔—（○）〕1312
ラフチジン錠10mg「サワイ」
………………………………〔—（○）〕1312
ラフチジン錠5mg「テバ」…〔—（○）〕1312
ラフチジン錠10mg「テバ」…〔—（○）〕1312
ラフチジン錠5mg「トーワ」…〔—（○）〕1312
ラフチジン錠10mg「トーワ」
………………………………〔—（○）〕1312
ラフチジン錠5mg「日医工」…〔—（○）〕1312
ラフチジン錠10mg「日医工」
………………………………〔—（○）〕1312
ラフチジン錠5mg「ファイザー」
………………………………〔—（○）〕1312
ラフチジン錠10mg「ファイザー」
………………………………〔—（○）〕1312

ラベタロール塩酸塩
トランデート錠50mg…………〔—（○）〕 816
トランデート錠100mg………〔—（○）〕 816
ラベタロール塩酸塩錠50mg「トーワ」
………………………………〔—（○）〕1314
ラベタロール塩酸塩錠100mg「トーワ」
………………………………〔—（○）〕1314

ラベプラゾールナトリウム
パリエット錠5mg…………………〔×〕 912
パリエット錠10mg…………………〔×〕 912
パリエット錠20mg…………………〔×〕 912
ラベプラゾールNa錠10mg「AA」…〔×〕1316
ラベプラゾールNa錠20mg「AA」…〔×〕1316
ラベプラゾールNa錠10mg「JG」
………………………………〔—（×）〕1316
ラベプラゾールNa錠20mg「JG」
………………………………〔—（×）〕1316
ラベプラゾールNa錠10mg「TYK」
………………………………〔—（×）〕1316
ラベプラゾールNa錠20mg「TYK」
………………………………〔—（×）〕1316
ラベプラゾールNa錠10mg「YD」
………………………………〔—（×）〕1316
ラベプラゾールNa錠20mg「YD」
………………………………〔—（×）〕1316
ラベプラゾールNa錠10mg「アメル」
………………………………………〔×〕1318
ラベプラゾールNa錠20mg「アメル」
………………………………………〔×〕1318
ラベプラゾールNa錠10mg「杏林」
………………………………………〔×〕1318
ラベプラゾールNa錠20mg「杏林」
………………………………………〔×〕1318
ラベプラゾールNa錠10mg「サワイ」
………………………………………〔×〕1318
ラベプラゾールNa錠20mg「サワイ」
………………………………………〔×〕1318
ラベプラゾールNa錠10mg「トーワ」
………………………………………〔×〕1318
ラベプラゾールNa錠20mg「トーワ」
………………………………………〔×〕1318
ラベプラゾールNa錠10mg「日新」
………………………………………〔×〕1318
ラベプラゾールNa錠20mg「日新」
………………………………………〔×〕1318
ラベプラゾールNa錠10mg「ファイザー」
………………………………〔—（×）〕1318
ラベプラゾールNa錠20mg「ファイザー」
………………………………〔—（×）〕1318
ラベプラゾールNa塩錠10mg「オーハラ」
………………………………〔—（×）〕1318
ラベプラゾールNa塩錠20mg「オーハラ」
………………………………〔—（×）〕1318

ラベプラゾールNa塩錠10mg「明治」
……………………………………〔×〕1318
ラベプラゾールNa塩錠20mg「明治」
……………………………………〔×〕1318
ラベプラゾールナトリウム錠10mg「NP」
……………………………………〔×〕1318
ラベプラゾールナトリウム錠20mg「NP」
……………………………………〔×〕1318
ラベプラゾールナトリウム錠10mg「NPI」
……………………………………〔×〕1320
ラベプラゾールナトリウム錠20mg「NPI」
……………………………………〔×〕1320
ラベプラゾールナトリウム錠10mg「TCK」
……………………………………〔×〕1320
ラベプラゾールナトリウム錠20mg「TCK」
……………………………………〔×〕1320
ラベプラゾールナトリウム錠10mg
「科研」……………………………〔×〕1320
ラベプラゾールナトリウム錠20mg
「科研」……………………………〔×〕1320
ラベプラゾールナトリウム錠10mg
「ケミファ」………………………〔×〕1320
ラベプラゾールナトリウム錠20mg
「ケミファ」………………………〔×〕1320
ラベプラゾールナトリウム錠10mg
「サンド」……………………〔−（×）〕1320
ラベプラゾールナトリウム錠20mg
「サンド」……………………〔−（×）〕1320
ラベプラゾールナトリウム錠10mg
「ゼリア」…………………………〔×〕1320
ラベプラゾールナトリウム錠20mg
「ゼリア」…………………………〔×〕1320
ラベプラゾールナトリウム錠10mg
「タイヨー」………………………〔×〕1320
ラベプラゾールナトリウム錠20mg
「タイヨー」………………………〔×〕1320
ラベプラゾールナトリウム錠10mg
「日医工」…………………………〔×〕1320
ラベプラゾールナトリウム錠20mg
「日医工」…………………………〔×〕1320

ラベプラゾールナトリウム・アモキシシリン水和物・クラリスロマイシン
ラベキュアパック400……………〔×〕1314
ラベキュアパック800……………〔×〕1314

ラベプラゾールナトリウム・アモキシシリン水和物・メトロニダゾール
ラベファインパック………………〔×〕1316

ラマトロバン
バイナス錠50mg ……………〔×（△）〕886
バイナス錠75mg ……………〔×（△）〕886

ラミブジン
エピビル錠150…………………〔−（○）〕280
エピビル錠300…………………〔−（○）〕280
ゼフィックス錠100……………〔−（○）〕626

ラミブジン・アバカビル硫酸塩
エプジコム配合錠…………〔−（△⁺）〕286

ラメルテオン
ロゼレム錠8mg………………〔−（○）〕1480

ラモセトロン塩酸塩
イリボー錠2.5μg ……………〔×（△）〕202
イリボー錠5μg ………………〔×（△）〕202
イリボーOD錠2.5μg …………〔×（△）〕202
イリボーOD錠5μg ……………〔×（△）〕202
ナゼアOD錠0.1mg …………〔−（△）〕834

ラモトリギン
ラミクタール錠小児用2mg…〔−（△）〕1322
ラミクタール錠小児用5mg…〔−（△）〕1322
ラミクタール錠25mg…………〔−（△）〕1322
ラミクタール錠100mg………〔−（△）〕1322
ラモトリギン錠25mg「JG」…〔−（△）〕1322
ラモトリギン錠100mg「JG」
……………………………〔−（△）〕1322
ラモトリギン錠25mg「アメル」
……………………………〔−（△）〕1322
ラモトリギン錠100mg「アメル」
……………………………〔−（△）〕1322
ラモトリギン錠小児用2mg「サワイ」
……………………………〔−（△）〕1322
ラモトリギン錠小児用5mg「サワイ」
……………………………〔−（△）〕1322
ラモトリギン錠25mg「サワイ」
……………………………〔−（△）〕1322
ラモトリギン錠100mg「サワイ」
……………………………〔−（△）〕1322
ラモトリギン錠小児用2mg「トーワ」
……………………………〔−（△）〕1322
ラモトリギン錠小児用5mg「トーワ」
……………………………〔−（△）〕1322
ラモトリギン錠25mg「トーワ」
……………………………〔−（△）〕1322
ラモトリギン錠100mg「トーワ」
……………………………〔−（△）〕1322
ラモトリギン錠小児用2mg「日医工」
……………………………〔−（△）〕1324
ラモトリギン錠小児用5mg「日医工」
……………………………〔−（△）〕1324
ラモトリギン錠25mg「日医工」
……………………………〔−（△）〕1324
ラモトリギン錠100mg「日医工」
……………………………〔−（△）〕1324

ラルテグラビルカリウム
アイセントレス錠400mg……〔−（○）〕 6
アイセントレス錠600mg……〔−（○）〕 6

ラロキシフェン塩酸塩
エビスタ錠60mg …………………〔×〕276
ラロキシフェン塩酸塩錠60mg「DK」
……………………………〔−（×）〕1324

ラロキシフェン塩酸塩錠60mg「EE」
　……………………………〔― (×)〕1324
ラロキシフェン塩酸塩錠60mg「KN」
　………………………………〔×〕1324
ラロキシフェン塩酸塩錠60mg「あゆみ」
　………………………………〔×〕1324
ラロキシフェン塩酸塩錠60mg「サワイ」
　……………………………〔― (×)〕1324
ラロキシフェン塩酸塩錠60mg「テバ」
　……………………………〔― (×)〕1324
ラロキシフェン塩酸塩錠60mg「トーワ」
　……………………………〔― (×)〕1326
ラロキシフェン塩酸塩錠60mg「日医工」
　………………………………〔×〕1326
ラロキシフェン塩酸塩錠60mg「日新」
　……………………………〔― (×)〕1326

ランソプラゾール
　タケプロンOD錠15……………………〔×〕690
　タケプロンOD錠30……………………〔×〕690
　タケプロンカプセル15………〔× (△)〕690
　タケプロンカプセル30………〔× (△)〕690
　タピゾールカプセル15………〔― (△)〕694
　タピゾールカプセル30………〔― (△)〕694
　ランソプラゾールOD錠15mg「DK」
　　………………………………〔×〕1326
　ランソプラゾールOD錠30mg「DK」
　　………………………………〔×〕1326
　ランソプラゾールOD錠15mg「JG」
　　……………………………〔― (×)〕1326
　ランソプラゾールOD錠30mg「JG」
　　……………………………〔― (×)〕1326
　ランソプラゾールOD錠15mg「RTO」
　　………………………………〔×〕1326
　ランソプラゾールOD錠30mg「RTO」
　　………………………………〔×〕1326
　ランソプラゾールOD錠15mg「ケミファ」
　　………………………………〔×〕1326
　ランソプラゾールOD錠30mg「ケミファ」
　　………………………………〔×〕1326
　ランソプラゾールOD錠15mg「サワイ」
　　………………………………〔×〕1326
　ランソプラゾールOD錠30mg「サワイ」
　　………………………………〔×〕1326
　ランソプラゾールOD錠15mg「武田テバ」
　　………………………………〔×〕1328
　ランソプラゾールOD錠30mg「武田テバ」
　　………………………………〔×〕1328
　ランソプラゾールOD錠15mg「トーワ」
　　………………………………〔×〕1328
　ランソプラゾールOD錠30mg「トーワ」
　　………………………………〔×〕1328
　ランソプラゾールOD錠15mg「日医工」
　　………………………………〔×〕1328
　ランソプラゾールOD錠30mg「日医工」
　　………………………………〔×〕1328
　ランソプラゾールカプセル15mg「JG」
　　……………………………〔× (△)〕1328
　ランソプラゾールカプセル30mg「JG」
　　……………………………〔× (△)〕1328
　ランソプラゾールカプセル15mg「アメル」
　　……………………………〔× (△)〕1328
　ランソプラゾールカプセル30mg「アメル」
　　……………………………〔× (△)〕1328
　ランソプラゾールカプセル15mg「ケミファ」
　　……………………………〔× (△)〕1328
　ランソプラゾールカプセル30mg「ケミファ」
　　……………………………〔× (△)〕1328
　ランソプラゾールカプセル15mg「サワイ」
　　……………………………〔― (△)〕1328
　ランソプラゾールカプセル30mg「サワイ」
　　……………………………〔― (△)〕1328
　ランソプラゾールカプセル15mg「タカタ」
　　……………………………〔― (△)〕1328
　ランソプラゾールカプセル30mg「タカタ」
　　……………………………〔― (△)〕1328
　ランソプラゾールカプセル15mg「トーワ」
　　……………………………〔× (△)〕1330
　ランソプラゾールカプセル30mg「トーワ」
　　……………………………〔× (△)〕1330
　ランソプラゾールカプセル15mg「日医工」
　　……………………………〔× (△)〕1330
　ランソプラゾールカプセル30mg「日医工」
　　……………………………〔× (△)〕1330

炭酸ランタン水和物
　ホスレノールOD錠250mg……〔― (△)〕1164
　ホスレノールOD錠500mg……〔― (△)〕1164
　ホスレノールチュアブル錠250mg…〔○〕1164
　ホスレノールチュアブル錠500mg…〔○〕1164

リ

リオシグアト
　アデムパス錠0.5mg……………〔― (△)〕52
　アデムパス錠1.0mg……………〔― (△)〕52
　アデムパス錠2.5mg……………〔― (△)〕52

リオチロニンナトリウム
　5mcgチロナミン錠………………………〔○〕724
　25mcgチロナミン錠………………………〔○〕724

リザトリプタン安息香酸塩
　マクサルト錠10mg………………〔× (△)〕1186
　マクサルトRPD錠10mg………〔― (△)〕1186
　リザトリプタンOD錠10mg「TCK」
　　………………………………〔― (△)〕1336
　リザトリプタンOD錠10mg「アメル」
　　………………………………〔― (△)〕1338
　リザトリプタンOD錠10mg「トーワ」
　　………………………………〔― (△)〕1338

リザトリプタンOD錠10mg「ファイザー」
　………………………………〔―（△）〕1338
リシノプリル水和物
　ゼストリル錠5…………………〔△（○）〕612
　ゼストリル錠10…………………〔×（○）〕612
　ゼストリル錠20…………………〔×（○）〕612
　リシノプリル錠5mg「オーハラ」
　………………………………〔―（○）〕1338
　リシノプリル錠10mg「オーハラ」
　………………………………〔―（○）〕1338
　リシノプリル錠20mg「オーハラ」
　………………………………〔―（○）〕1338
　リシノプリル錠5mg「サワイ」
　………………………………〔―（○）〕1338
　リシノプリル錠10mg「サワイ」
　………………………………〔―（○）〕1338
　リシノプリル錠20mg「サワイ」
　………………………………〔―（○）〕1338
　リシノプリル錠5mg「タイヨー」
　………………………………〔―（○）〕1338
　リシノプリル錠10mg「タイヨー」
　………………………………〔―（○）〕1338
　リシノプリル錠20mg「タイヨー」
　………………………………〔―（○）〕1338
　リシノプリル錠5mg「トーワ」
　………………………………〔―（○）〕1340
　リシノプリル錠10mg「トーワ」
　………………………………〔―（○）〕1340
　リシノプリル錠20mg「トーワ」
　………………………………〔―（○）〕1340
　リシノプリル錠5mg「日医工」
　………………………………〔―（○）〕1340
　リシノプリル錠10mg「日医工」
　………………………………〔―（○）〕1340
　リシノプリル錠20mg「日医工」
　………………………………〔―（○）〕1340
　リシノプリル錠5mg「ファイザー」
　………………………………〔―（○）〕1340
　リシノプリル錠10mg「ファイザー」
　………………………………〔―（○）〕1340
　リシノプリル錠20mg「ファイザー」
　………………………………〔―（○）〕1340
　ロンゲス錠5mg…………………〔○〕1494
　ロンゲス錠10mg…………………〔○〕1494
　ロンゲス錠20mg…………………〔○〕1494
リスペリドン
　リスパダール錠1mg………〔―（○）〕1340
　リスパダール錠2mg………〔―（○）〕1340
　リスパダール錠3mg………〔―（○）〕1340
　リスパダールOD錠0.5mg…〔―（△）〕1340
　リスパダールOD錠1mg……〔―（△）〕1340
　リスパダールOD錠2mg……〔―（△）〕1340
　リスペリドン錠1mg「CH」…〔―（○）〕1342
　リスペリドン錠2mg「CH」…〔―（○）〕1342
　リスペリドン錠3mg「CH」…〔―（○）〕1342
　リスペリドン錠0.5「MEEK」
　………………………………〔△（○）〕1342
　リスペリドン錠1「MEEK」…〔△（○）〕1342
　リスペリドン錠2「MEEK」…〔△（○）〕1342
　リスペリドン錠3「MEEK」…〔△（○）〕1342
　リスペリドン錠0.5mg「NP」
　………………………………〔―（○）〕1342
　リスペリドン錠1mg「NP」…〔―（○）〕1342
　リスペリドン錠2mg「NP」…〔―（○）〕1342
　リスペリドン錠3mg「NP」…〔―（○）〕1342
　リスペリドン錠0.5mg「アメル」…〔○〕1342
　リスペリドン錠1mg「アメル」……〔○〕1342
　リスペリドン錠2mg「アメル」……〔○〕1342
　リスペリドン錠3mg「アメル」……〔○〕1342
　リスペリドンOD錠0.5mg「アメル」
　………………………………〔―（△）〕1342
　リスペリドンOD錠1mg「アメル」
　………………………………〔○（△）〕1342
　リスペリドンOD錠2mg「アメル」
　………………………………〔○（△）〕1342
　リスペリドンOD錠3mg「アメル」
　………………………………〔―（△）〕1342
　リスペリドン錠1「オーハラ」
　………………………………〔―（○）〕1344
　リスペリドン錠2「オーハラ」
　………………………………〔―（○）〕1344
　リスペリドン錠3「オーハラ」
　………………………………〔―（○）〕1344
　リスペリドン錠0.5mg「クニヒロ」
　……………………………………〔○〕1344
　リスペリドン錠1mg「クニヒロ」…〔○〕1344
　リスペリドン錠2mg「クニヒロ」…〔○〕1344
　リスペリドン錠3mg「クニヒロ」…〔○〕1344
　リスペリドン錠1mg「サワイ」
　………………………………〔―（○）〕1344
　リスペリドン錠2mg「サワイ」
　………………………………〔―（○）〕1344
　リスペリドン錠3mg「サワイ」
　………………………………〔―（○）〕1344
　リスペリドンOD錠0.5mg「サワイ」
　………………………………〔―（△）〕1344
　リスペリドンOD錠1mg「サワイ」
　………………………………〔―（△）〕1344
　リスペリドンOD錠2mg「サワイ」
　………………………………〔―（△）〕1344
　リスペリドンOD錠3mg「サワイ」
　………………………………〔―（△）〕1344
　リスペリドン錠1mg「タカタ」
　………………………………〔―（○）〕1344
　リスペリドン錠2mg「タカタ」
　………………………………〔―（○）〕1344
　リスペリドン錠3mg「タカタ」
　………………………………〔―（○）〕1344

リスペリドンOD錠0.5mg「タカタ」
………………………………〔― (△)〕1344
リスペリドンOD錠1mg「タカタ」
………………………………〔― (△)〕1344
リスペリドンOD錠2mg「タカタ」
………………………………〔― (△)〕1344
リスペリドンOD錠3mg「タカタ」
………………………………〔― (△)〕1344
リスペリドン錠1mg「トーワ」
………………………………〔― (○)〕1346
リスペリドン錠2mg「トーワ」
………………………………〔― (○)〕1346
リスペリドン錠3mg「トーワ」
………………………………〔― (○)〕1346
リスペリドンOD錠0.5mg「トーワ」
………………………………〔― (△)〕1346
リスペリドンOD錠1mg「トーワ」
………………………………〔― (△)〕1346
リスペリドンOD錠2mg「トーワ」
………………………………〔― (△)〕1346
リスペリドンOD錠3mg「トーワ」
………………………………〔― (△)〕1346
リスペリドン錠1mg「日医工」
………………………………〔― (○)〕1346
リスペリドン錠2mg「日医工」
………………………………〔― (○)〕1346
リスペリドン錠3mg「日医工」
………………………………〔― (○)〕1346
リスペリドン錠0.5mg「ファイザー」
………………………………〔― (○)〕1346
リスペリドン錠1mg「ファイザー」
………………………………〔― (○)〕1346
リスペリドン錠2mg「ファイザー」
………………………………〔― (○)〕1346
リスペリドン錠3mg「ファイザー」
………………………………〔― (○)〕1346
リスペリドン錠0.5mg「ヨシトミ」
………………………………〔△ (○)〕1348
リスペリドン錠1mg「ヨシトミ」
………………………………〔△ (○)〕1348
リスペリドン錠2mg「ヨシトミ」
………………………………〔△ (○)〕1348
リスペリドン錠3mg「ヨシトミ」
………………………………〔△ (○)〕1348
リスペリドンOD錠0.5mg「ヨシトミ」
………………………………〔○ (△)〕1350
リスペリドンOD錠1mg「ヨシトミ」
………………………………〔○ (△)〕1350
リスペリドンOD錠2mg「ヨシトミ」
………………………………〔○ (△)〕1350
リスペリドンOD錠3mg「ヨシトミ」
………………………………〔○ (△)〕1350

リセドロン酸ナトリウム水和物
アクトネル錠2.5mg………………〔×〕 18

アクトネル錠17.5mg………………〔×〕 18
アクトネル錠75mg…………………〔×〕 18
ベネット錠2.5mg……………………〔×〕1134
ベネット錠17.5mg……………………〔×〕1134
ベネット錠75mg……………………〔×〕1134
リセドロン酸Na錠2.5mg「F」……〔×〕1354
リセドロン酸Na錠17.5mg「F」…〔×〕1354
リセドロン酸Na錠17.5mg「FFP」
………………………………………〔×〕1354
リセドロン酸Na錠2.5mg「JG」
………………………………〔― (×)〕1356
リセドロン酸Na錠17.5mg「JG」
………………………………〔― (×)〕1356
リセドロン酸Na錠2.5mg「NP」…〔×〕1356
リセドロン酸Na錠17.5mg「NP」…〔×〕1356
リセドロン酸Na錠2.5mg「SN」…〔×〕1356
リセドロン酸Na錠17.5mg「SN」…〔×〕1356
リセドロン酸Na錠2.5mg「YD」
………………………………〔― (×)〕1358
リセドロン酸Na錠17.5mg「YD」
………………………………〔― (×)〕1358
リセドロン酸Na錠2.5mg「ZE」…〔×〕1358
リセドロン酸Na錠17.5mg「ZE」…〔×〕1358
リセドロン酸Na錠2.5mg「杏林」
………………………………〔― (×)〕1358
リセドロン酸Na錠17.5mg「杏林」
………………………………〔― (×)〕1358
リセドロン酸Na錠2.5mg「サワイ」
………………………………〔― (×)〕1360
リセドロン酸Na錠17.5mg「サワイ」
………………………………〔― (×)〕1360
リセドロン酸Na錠2.5mg「サンド」
………………………………〔― (×)〕1360
リセドロン酸Na錠17.5mg「サンド」
………………………………〔― (×)〕1360
リセドロン酸Na錠2.5mg「タカタ」
………………………………〔― (×)〕1360
リセドロン酸Na錠17.5mg「タカタ」
………………………………〔― (×)〕1360
リセドロン酸Na錠2.5mg「テバ」…〔×〕1360
リセドロン酸Na錠17.5mg「テバ」
………………………………………〔×〕1360
リセドロン酸Na錠2.5mg「トーワ」
………………………………………〔×〕1360
リセドロン酸Na錠17.5mg「トーワ」
………………………………………〔×〕1360
リセドロン酸Na錠2.5mg「日医工」
………………………………………〔×〕1362
リセドロン酸Na錠17.5mg「日医工」
………………………………………〔×〕1362
リセドロン酸Na錠2.5mg「日新」…〔×〕1362
リセドロン酸Na錠17.5mg「日新」
………………………………………〔×〕1362

リセドロン酸Na錠2.5mg「ファイザー」
　………………………………〔—（×）〕1362
リセドロン酸Na錠17.5mg「ファイザー」
　………………………………〔—（×）〕1362
リセドロン酸Na錠2.5mg「明治」…〔×〕1362
リセドロン酸Na錠17.5mg「明治」
　………………………………………〔×〕1362
リセドロン酸Na錠2.5mg「ユートク」
　………………………………………〔×〕1362
リセドロン酸Na錠17.5mg「ユートク」
　………………………………………〔×〕1362
リセドロン酸Na塩錠2.5mg「タナベ」
　………………………………〔—（×）〕1364
リセドロン酸Na塩錠17.5mg「タナベ」
　………………………………〔—（×）〕1364
リセドロン酸ナトリウム錠2.5mg
　「アメル」…………………〔○（×）〕1364
リセドロン酸ナトリウム錠17.5mg
　「アメル」…………………〔○（×）〕1364
リセドロン酸ナトリウム錠2.5mg
　「ケミファ」………………〔—（×）〕1364
リセドロン酸ナトリウム錠17.5mg
　「ケミファ」………………〔—（×）〕1364

炭酸リチウム
炭酸リチウム錠100mg「アメル」…〔×〕708
炭酸リチウム錠200mg「アメル」…〔×〕708
炭酸リチウム錠100mg「フジナガ」
　………………………………………〔×〕708
炭酸リチウム錠200mg「フジナガ」
　………………………………〔—（×）〕708
炭酸リチウム錠100「ヨシトミ」…〔×〕710
炭酸リチウム錠200「ヨシトミ」…〔×〕710
リーマス錠100………………〔—（×）〕1376
リーマス錠200………………〔—（×）〕1376

リトドリン塩酸塩
ウテメリン錠5mg……………〔—（△）〕226
ウテロン錠5mg………………〔—（△）〕226
塩酸リトドリン錠5mg「YD」
　………………………………………〔△〕300
リトドリン錠5mg「PP」……………〔△〕1366
リトドリン塩酸塩錠5mg「F」……〔△〕1366
リトドリン塩酸塩錠5mg「TCK」
　………………………………〔—（△）〕1366
リトドリン塩酸塩錠5mg「あすか」
　………………………………………〔△〕1366
リトドリン塩酸塩錠5mg「オーハラ」
　………………………………〔—（△）〕1366
リトドリン塩酸塩錠5mg「日医工」
　………………………………〔—（△）〕1366
リトドリン塩酸塩錠5mg「日新」
　………………………………〔—（△）〕1366

リトナビル
ノービア錠100mg……………………〔×〕878

リナグリプチン
トラゼンタ錠5mg……………………〔×〕810

リナクロチド
リンゼス錠0.25mg……………………〔×〕1382

リネゾリド
ザイボックス錠600mg………〔—（○）〕514
リネゾリド錠600mg「サワイ」
　………………………………〔—（○）〕1366
リネゾリド錠600mg「明治」…〔—（○）〕1366

リバビリン
コペガス錠200mg……………〔—（×）〕500
リバビリン錠200mgRE「マイラン」
　………………………………〔—（×）〕1368
レベトールカプセル200mg…………〔×〕1414

リバーロキサバン
イグザレルト錠10mg…………〔—（○）〕170
イグザレルト錠15mg…………〔—（○）〕170

リファキシミン
リフキシマ錠200mg…………〔—（△）〕1374

リファブチン
ミコブティンカプセル150mg
　………………………………〔—（○）〕1202

リファンピシン
リファジンカプセル150mg…〔—（○）〕1372
リファンピシンカプセル150mg「サンド」
　………………………………………〔○〕1372

リボフラビン・ピリドキシン塩酸塩
ビフロキシン配合錠…………………〔△〕998

リボフラビン酪酸エステル
ハイボン錠20mg………………〔—（○）〕886
ハイボン錠40mg………………〔—（○）〕886
リボフラビン酪酸エステル錠20mg
　「杏林」……………………〔—（○）〕1376
リボフラビン酪酸エステル錠20mg
　「ツルハラ」…………………………〔○〕1376

リマプロスト　アルファデクス
オパルモン錠5μg……………〔—（×）〕320
プロレナール錠5μg…………〔—（×）〕1114
リマプロストアルファデクス錠5μg「F」
　………………………………………〔×〕1376
リマプロストアルファデクス錠5μg
　「SN」………………………………〔×〕1376
リマプロストアルファデクス錠5μg
　「サワイ」…………………〔—（×）〕1376
リマプロストアルファデクス錠5μg
　「テバ」……………………〔—（×）〕1376
リマプロストアルファデクス錠5μg
　「日医工」…………………〔—（×）〕1376

リルゾール
リルゾール錠50mg「AA」…〔—（△）〕1378
リルゾール錠50mg「タナベ」
　………………………………〔—（△）〕1380
リルテック錠50………………〔—（△）〕1380

リルピビリン塩酸塩
　エジュラント錠25mg……… 〔― (△)〕 234
リルピビリン塩酸塩・エムトリシタビン・テノホビル　ジソプロキシルフマル酸塩
　コムプレラ配合錠………… 〔― (△⁺)〕 502
リルマザホン塩酸塩水和物
　塩酸リルマザホン錠1「MEEK」
　……………………………… 〔― (△)〕 300
　塩酸リルマザホン錠2「MEEK」
　……………………………… 〔― (△)〕 300
　リスミー錠1mg…………………〔○〕1350
　リスミー錠2mg…………………〔○〕1350
リンコマイシン塩酸塩水和物
　リンコシンカプセル250mg… 〔― (○)〕1380
リン酸二水素ナトリウム一水和物・無水リン酸水素ニナトリウム
　ビジクリア配合錠………… 〔× (△)〕 968

ル

ルキソリチニブリン酸塩
　ジャカビ錠5mg……………………〔×〕 564
　ジャカビ錠10mg……………………〔×〕 564
ルストロンボパグ
　ムルプレタ錠3mg…………………〔×〕1220
ルセオグリフロジン水和物
　ルセフィ錠2.5mg………… 〔― (○)〕1384
　ルセフィ錠5mg…………… 〔― (○)〕1384
ルパタジンフマル酸塩
　ルパフィン錠10mg………… 〔― (△)〕1386
ルビプロストン
　アミティーザカプセル24μg ………〔×〕 84
ルフィナミド
　イノベロン錠100mg………… 〔― (△)〕 182
　イノベロン錠200mg………… 〔― (△)〕 182

レ

レゴラフェニブ水和物
　スチバーガ錠40mg…………………〔×〕 594
レジパスビル　アセトン付加物・ソホスブビル
　ハーボニー配合錠………… 〔― (△⁺)〕 902
レテルモビル
　プレバイミス錠240mg……… 〔― (△)〕1090
レトロゾール
　フェマーラ錠2.5mg………… 〔― (△)〕1038
　レトロゾール錠2.5mg「DSEP」
　……………………………… 〔○ (△)〕1400
　レトロゾール錠2.5mg「EE」
　……………………………… 〔― (△)〕1402
　レトロゾール錠2.5mg「F」… 〔× (△)〕1402
　レトロゾール錠2.5mg「JG」
　……………………………… 〔― (△)〕1402
　レトロゾール錠2.5mg「KN」
　……………………………… 〔× (△)〕1402
　レトロゾール錠2.5mg「NK」
　……………………………… 〔× (△)〕1404
　レトロゾール錠2.5mg「アメル」
　……………………………… 〔― (△)〕1404
　レトロゾール錠2.5mg「ケミファ」
　……………………………… 〔― (△)〕1404
　レトロゾール錠2.5mg「サワイ」
　……………………………… 〔― (△)〕1404
　レトロゾール錠2.5mg「サンド」
　……………………………… 〔― (△)〕1404
　レトロゾール錠2.5mg「テバ」
　……………………………… 〔― (△)〕1404
　レトロゾール錠2.5mg「トーワ」
　……………………………… 〔― (△)〕1406
　レトロゾール錠2.5mg「日医工」
　……………………………… 〔× (△)〕1406
　レトロゾール錠2.5mg「ニプロ」
　……………………………… 〔― (△)〕1406
　レトロゾール錠2.5mg「ファイザー」
　……………………………… 〔― (△)〕1406
　レトロゾール錠2.5mg「明治」
　……………………………… 〔× (△)〕1406
　レトロゾール錠2.5mg「ヤクルト」
　……………………………… 〔― (△)〕1408
レナリドミド水和物
　レブラミドカプセル2.5mg…………〔×〕1414
　レブラミドカプセル5mg……………〔×〕1414
レパグリニド
　シュアポスト錠0.25mg……… 〔× (△)〕 568
　シュアポスト錠0.5mg……… 〔× (△)〕 568
レバミピド
　ムコスタ錠100mg………… 〔― (○)〕1218
　レバミピド錠100mg「DK」… 〔― (○)〕1408
　レバミピド錠100mg「DSEP」……〔○〕1410
　レバミピド錠100mg「EMEC」
　……………………………… 〔― (○)〕1410
　レバミピド錠100mg「JG」… 〔― (○)〕1410
　レバミピド錠100mg「Me」 ………〔○〕1410
　レバミピド錠100mg「MED」
　……………………………… 〔― (○)〕1410
　レバミピド錠100mg「NP」… 〔― (○)〕1410
　レバミピド錠100mg「NPI」… 〔― (○)〕1410
　レバミピド錠100mg「NS」… 〔― (○)〕1410
　レバミピドOD錠100mg「NS」
　……………………………… 〔― (△)〕1410
　レバミピド錠100mg「TCK」
　……………………………… 〔― (○)〕1410
　レバミピド錠100mg「TSU」… 〔△ (○)〕1410
　レバミピド錠100mg「TYK」
　……………………………… 〔― (○)〕1410
　レバミピド錠100mg「YD」… 〔― (○)〕1410
　レバミピドOD錠100mg「YD」
　……………………………… 〔― (○)〕1412

レバミピド錠100mg「ZE」…〔△（○）〕1412
レバミピド錠100mg「あすか」…〔—（○）〕1412
レバミピド錠100mg「アメル」……〔○〕1412
レバミピド錠100mg「杏林」…〔—（○）〕1412
レバミピド錠100mg「クニヒロ」…〔○〕1412
レバミピド錠100mg「ケミファ」
　……………………………………〔—（○）〕1412
レバミピド錠100mg「サワイ」
　……………………………………〔—（○）〕1412
レバミピド錠100mg「タカタ」
　……………………………………〔—（○）〕1412
レバミピド錠100mg「タナベ」
　……………………………………〔—（○）〕1412
レバミピド錠100mg「トーワ」
　……………………………………〔—（○）〕1412
レバミピド錠100mg「日医工」
　……………………………………〔—（○）〕1414
レバミピド錠100mg「ファイザー」
　……………………………………〔—（○）〕1414

レフルノミド
　アラバ錠10mg ………………〔×（○）〕122
　アラバ錠20mg ………………〔×（○）〕122
　アラバ錠100mg………………〔×（○）〕122

レベチラセタム
　イーケプラ錠250mg…………〔—（○）〕172
　イーケプラ錠500mg…………〔—（○）〕172

レボカルニチン
　エルカルチンFF錠100mg……………〔×〕294
　エルカルチンFF錠250mg……………〔×〕294
　レボカルニチン塩化物錠100mg「日医工」
　………………………………………………〔×〕1416
　レボカルニチン塩化物錠300mg「日医工」
　………………………………………………〔×〕1416
　レボカルニチン塩化物錠100mg「フソー」
　………………………………………………〔×〕1416
　レボカルニチン塩化物錠300mg「フソー」
　………………………………………………〔×〕1416

レボチロキシンナトリウム水和物
　チラーヂンS錠12.5μg………〔—（○）〕722
　チラーヂンS錠25μg…………〔—（○）〕722
　チラーヂンS錠50μg…………〔—（○）〕722
　チラーヂンS錠75μg…………〔—（○）〕722
　チラーヂンS錠100μg ………〔—（○）〕722
　レボチロキシンNa錠25μg「サンド」
　…………………………………………〔○〕1418
　レボチロキシンNa錠50μg「サンド」
　…………………………………………〔○〕1418

レボドパ
　ドパストンカプセル250mg…〔—（○）〕802
　ドパゾール錠200mg…………〔—（○）〕802

レボドパ・カルビドパ水和物
　カルコーパ配合錠L100 ……〔—（△†）〕390
　カルコーパ配合錠L250 ……〔—（△†）〕390
　ドパコール配合錠L50………〔—（△†）〕802
　ドパコール配合錠L100………〔—（△†）〕802
　ドパコール配合錠L250………〔—（△†）〕802
　ネオドパストン配合錠L100…〔—（△†）〕868
　ネオドパストン配合錠L250…〔—（△†）〕868
　パーキストン配合錠L100 ……〔○（△†）〕890
　パーキストン配合錠L250 ……〔○（△†）〕890
　メネシット配合錠100…………〔—（△†）〕1250
　メネシット配合錠250…………〔—（△†）〕1250
　レプリントン配合錠L100 ……〔—（△†）〕1414
　レプリントン配合錠L250 ……〔—（△†）〕1414

レボドパ・カルビドパ水和物・エンタカポン
　スタレボ配合錠L50……………〔—（△†）〕594
　スタレボ配合錠L100 …………〔—（△†）〕594

レボドパ・ベンセラジド塩酸塩
　イーシー・ドパール配合錠……〔—（△†）〕174
　ネオドパゾール配合錠…………〔—（△†）〕868
　マドパー配合錠…………………〔×（△†）〕1188

レボノルゲストレル
　ノルレボ錠1.5mg………………〔—（△）〕882

レボフロキサシン水和物
　クラビット錠250mg……………〔—（△）〕440
　クラビット錠500mg……………〔—（△）〕440
　レボフロキサシン錠250mg「CEO」
　……………………………………〔—（△）〕1418
　レボフロキサシン錠500mg「CEO」
　……………………………………〔—（△）〕1418
　レボフロキサシン錠250mg「CH」
　……………………………………〔—（△）〕1418
　レボフロキサシン錠500mg「CH」
　……………………………………〔—（△）〕1418
　レボフロキサシン錠250mg「DSEP」
　……………………………………〔—（△）〕1420
　レボフロキサシン錠500mg「DSEP」
　……………………………………〔—（△）〕1420
　レボフロキサシン錠250mg「F」
　……………………………………〔—（△）〕1420
　レボフロキサシン錠500mg「F」
　……………………………………〔—（△）〕1420
　レボフロキサシン錠250mg「MEEK」
　…………………………………………〔△〕1420
　レボフロキサシン錠500mg「MEEK」
　…………………………………………〔△〕1420
　レボフロキサシン錠250mg「TCK」
　……………………………………〔—（△）〕1422
　レボフロキサシン錠500mg「TCK」
　……………………………………〔—（△）〕1422
　レボフロキサシン錠250mg「YD」
　……………………………………〔—（△）〕1422
　レボフロキサシン錠500mg「YD」
　……………………………………〔—（△）〕1422
　レボフロキサシン錠250mg「ZE」…〔△（△）〕1422
　レボフロキサシン錠500mg「ZE」…〔△（△）〕1422
　レボフロキサシン錠250mg「アメル」
　……………………………………〔—（△）〕1422

1625

レボフロキサシン錠500mg「アメル」
·· 〔— (△)〕1422
レボフロキサシン錠250mg「オーハラ」
·· 〔— (△)〕1424
レボフロキサシン錠500mg「オーハラ」
·· 〔— (△)〕1424
レボフロキサシン錠250mg「科研」
·· 〔— (△)〕1424
レボフロキサシン錠500mg「科研」
·· 〔— (△)〕1424
レボフロキサシン錠250mg「杏林」
·· 〔— (△)〕1424
レボフロキサシン錠500mg「杏林」
·· 〔— (△)〕1424
レボフロキサシン錠250mg「ケミファ」
·· 〔— (△)〕1424
レボフロキサシン錠500mg「ケミファ」
·· 〔— (△)〕1424
レボフロキサシン錠250mg「サトウ」
·· 〔○ (△)〕1424
レボフロキサシン錠500mg「サトウ」
·· 〔○ (△)〕1424
レボフロキサシン錠250mg「サノフィ」
·· 〔○ (△)〕1426
レボフロキサシン錠500mg「サノフィ」
·· 〔○ (△)〕1426
レボフロキサシン錠250mg「サワイ」
·· 〔— (△)〕1426
レボフロキサシン錠500mg「サワイ」
·· 〔— (△)〕1426
レボフロキサシン錠250mg「サンド」
·· 〔— (△)〕1426
レボフロキサシン錠500mg「サンド」
·· 〔— (△)〕1426
レボフロキサシン錠250mg「タカタ」
·· 〔— (△)〕1426
レボフロキサシン錠500mg「タカタ」
·· 〔— (△)〕1426
レボフロキサシン錠250mg「タナベ」
·· 〔— (△)〕1426
レボフロキサシン錠500mg「タナベ」
·· 〔— (△)〕1426
レボフロキサシン錠250mg「テバ」
·· 〔— (△)〕1428
レボフロキサシン錠500mg「テバ」
·· 〔— (△)〕1428
レボフロキサシン錠250mg「トーワ」
·· 〔— (△)〕1428
レボフロキサシン錠500mg「トーワ」
·· 〔— (△)〕1428
レボフロキサシンOD錠250mg「トーワ」
·· 〔— (△)〕1428
レボフロキサシンOD錠500mg「トーワ」
·· 〔— (△)〕1428

レボフロキサシン錠250mg「日医工」
·· 〔— (△)〕1428
レボフロキサシン錠500mg「日医工」
·· 〔— (△)〕1428
レボフロキサシン錠250mg「日医工P」
·· 〔— (△)〕1428
レボフロキサシン錠500mg「日医工P」
·· 〔— (△)〕1428
レボフロキサシン錠250mg「ニプロ」
·· 〔— (△)〕1430
レボフロキサシン錠500mg「ニプロ」
·· 〔— (△)〕1430
レボフロキサシン錠250mg「ファイザー」
·· 〔— (△)〕1430
レボフロキサシン錠500mg「ファイザー」
·· 〔— (△)〕1430
レボフロキサシン錠250mg「明治」
·· 〔○ (△)〕1430
レボフロキサシン錠500mg「明治」
·· 〔○ (△)〕1430
レボフロキサシン粒状錠250mg「モチダ」
·· 〔— (△)〕1430
レボフロキサシン粒状錠500mg「モチダ」
·· 〔— (△)〕1430

レボメプロマジンマレイン酸塩
ヒルナミン錠(5mg) ···························· 〔△〕1006
ヒルナミン錠(25mg) ·························· 〔△〕1006
ヒルナミン錠(50mg) ·························· 〔△〕1006
レボトミン錠5mg················ 〔— (△)〕1418
レボトミン錠25mg·············· 〔— (△)〕1418
レボトミン錠50mg·············· 〔— (△)〕1418
レボメプロマジン錠25mg「ツルハラ」
·· 〔△〕1430

レンバチニブメシル酸塩
レンビマカプセル4mg················ 〔×〕1436
レンビマカプセル10mg·············· 〔×〕1436

ロ

ロキサチジン酢酸エステル塩酸塩
アルタットカプセル37.5mg ········· 〔△〕 136
アルタットカプセル75mg ············ 〔△〕 136
ロキサチジン酢酸エステル塩酸塩徐放
カプセル37.5mg「オーハラ」··· 〔— (△)〕1438
ロキサチジン酢酸エステル塩酸塩徐放
カプセル75mg「オーハラ」··· 〔— (△)〕1438
ロキサチジン酢酸エステル塩酸塩徐放
カプセル37.5mg「サワイ」··· 〔— (△)〕1438
ロキサチジン酢酸エステル塩酸塩徐放
カプセル75mg「サワイ」···· 〔— (△)〕1438

ロキシスロマイシン
ルリッド錠150···················· 〔— (○)〕1388
ロキシスロマイシン錠150mg「JG」
·· 〔— (○)〕1438

ロキシスロマイシン錠150mg「サワイ」
.... 〔— (○)〕1438
ロキシスロマイシン錠150mg「サンド」
.... 〔— (○)〕1438
ロキシスロマイシン錠150mg「トーワ」
.... 〔— (○)〕1438
ロキシスロマイシン錠150mg「日医工」
.... 〔— (○)〕1438
ロキシスロマイシン錠150mg
「ファイザー」............... 〔— (○)〕1438
ロキソプロフェンナトリウム水和物
 ロキソニン錠60mg .... 〔— (○)〕1440
 ロキソプロフェン錠60mg「EMEC」
.... 〔△ (○)〕1440
 ロキソプロフェンNa錠60mg「KN」
.... 〔○〕1440
 ロキソプロフェンNa錠60mg「NPI」
.... 〔— (○)〕1440
 ロキソプロフェンNa錠60mg「OHA」
.... 〔— (○)〕1440
 ロキソプロフェンNa錠60mg「TCK」
.... 〔— (○)〕1440
 ロキソプロフェンNa錠60mg「YD」
.... 〔— (○)〕1440
 ロキソプロフェンNa錠60mg「あすか」
.... 〔○〕1440
 ロキソプロフェンNa錠60mg「アメル」
.... 〔○〕1442
 ロキソプロフェンNa錠60mg「サワイ」
.... 〔— (○)〕1442
 ロキソプロフェンNa錠60mg「三和」
.... 〔— (○)〕1442
 ロキソプロフェンNa錠60mg「武田テバ」
.... 〔— (○)〕1442
 ロキソプロフェンNa錠60mg「ツルハラ」
.... 〔○〕1442
 ロキソプロフェンNa錠60mg「トーワ」
.... 〔— (○)〕1442
 ロキソプロフェンNa錠60mg「日新」
.... 〔— (○)〕1442
 ロキソプロフェンナトリウム錠60mg
「CH」................... 〔— (○)〕1442
 ロキソプロフェンナトリウム錠60mg
「クニヒロ」............... 〔○〕1442
 ロキソプロフェンナトリウム錠60mg
「日医工」............... 〔— (○)〕1442
 ロキフェン錠60mg .... 〔○〕1442
 ロキプロナール錠60mg .... 〔○〕1442
ロサルタンカリウム
 ニューロタン錠25mg .... 〔— (△)〕864
 ニューロタン錠50mg .... 〔— (△)〕864
 ニューロタン錠100mg .... 〔— (△)〕864
 ロサルタンK錠25mg「DSEP」..... 〔○〕1444
 ロサルタンK錠50mg「DSEP」..... 〔○〕1444
 ロサルタンK錠100mg「DSEP」...〔○〕1444
 ロサルタンK錠25mg「EE」...〔— (○)〕1444
 ロサルタンK錠50mg「EE」...〔— (○)〕1444
 ロサルタンK錠100mg「EE」
.... 〔— (○)〕1444
 ロサルタンK錠25mg「KN」...〔— (○)〕1444
 ロサルタンK錠50mg「KN」...〔△ (○)〕1444
 ロサルタンK錠100mg「KN」
.... 〔△ (○)〕1444
 ロサルタンK錠25mg「オーハラ」
.... 〔— (△)〕1444
 ロサルタンK錠50mg「オーハラ」
.... 〔— (△)〕1444
 ロサルタンK錠100mg「オーハラ」
.... 〔— (△)〕1444
 ロサルタンK錠25mg「科研」
.... 〔— (△)〕1446
 ロサルタンK錠50mg「科研」
.... 〔— (△)〕1446
 ロサルタンK錠100mg「科研」
.... 〔— (△)〕1446
 ロサルタンK錠25mg「タカタ」
.... 〔— (△)〕1446
 ロサルタンK錠50mg「タカタ」
.... 〔— (△)〕1446
 ロサルタンK錠100mg「タカタ」
.... 〔— (△)〕1446
 ロサルタンK錠25mg「トーワ」
.... 〔— (△)〕1446
 ロサルタンK錠50mg「トーワ」
.... 〔— (△)〕1446
 ロサルタンK錠100mg「トーワ」
.... 〔— (△)〕1446
 ロサルタンK錠25mg「日新」
.... 〔— (△)〕1446
 ロサルタンK錠50mg「日新」
.... 〔— (△)〕1446
 ロサルタンK錠100mg「日新」
.... 〔— (△)〕1446
 ロサルタンK錠25mg「ファイザー」
.... 〔— (△)〕1448
 ロサルタンK錠50mg「ファイザー」
.... 〔— (△)〕1448
 ロサルタンK錠100mg「ファイザー」
.... 〔— (△)〕1448
 ロサルタンK錠25mg「明治」......〔△〕1448
 ロサルタンK錠50mg「明治」......〔△〕1448
 ロサルタンK錠100mg「明治」....〔△〕1448
 ロサルタンカリウム錠25mg「AA」
.... 〔— (△)〕1448
 ロサルタンカリウム錠50mg「AA」
.... 〔— (△)〕1448
 ロサルタンカリウム錠100mg「AA」
.... 〔— (△)〕1448

ロサルタンカリウム錠25mg「DK」
……………………………………〔—（△）〕1448
ロサルタンカリウム錠50mg「DK」
……………………………………〔—（△）〕1448
ロサルタンカリウム錠100mg「DK」
……………………………………〔—（△）〕1448
ロサルタンカリウム錠25mg「JG」
……………………………………〔—（△）〕1448
ロサルタンカリウム錠50mg「JG」
……………………………………〔—（△）〕1448
ロサルタンカリウム錠100mg「JG」
……………………………………〔—（△）〕1448
ロサルタンカリウム錠25mg「NP」
……………………………………〔—（○）〕1448
ロサルタンカリウム錠50mg「NP」
……………………………………〔—（○）〕1448
ロサルタンカリウム錠100mg「NP」
……………………………………〔—（○）〕1448
ロサルタンカリウム錠25mg「TCK」
……………………………………〔—（○）〕1448
ロサルタンカリウム錠50mg「TCK」
……………………………………〔—（○）〕1448
ロサルタンカリウム錠100mg「TCK」
……………………………………〔—（○）〕1448
ロサルタンカリウム錠25mg「YD」
……………………………………〔—（△）〕1450
ロサルタンカリウム錠50mg「YD」
……………………………………〔—（△）〕1450
ロサルタンカリウム錠100mg「YD」
……………………………………〔—（△）〕1450
ロサルタンカリウム錠25mg「ZE」
……………………………………〔△（○）〕1450
ロサルタンカリウム錠50mg「ZE」
……………………………………〔△（○）〕1450
ロサルタンカリウム錠100mg「ZE」
……………………………………〔△（○）〕1450
ロサルタンカリウム錠25mg「アメル」
……………………………………………〔○〕1450
ロサルタンカリウム錠50mg「アメル」
……………………………………………〔○〕1450
ロサルタンカリウム錠100mg「アメル」
……………………………………………〔○〕1450
ロサルタンカリウム錠25mg「杏林」
……………………………………〔—（△）〕1450
ロサルタンカリウム錠50mg「杏林」
……………………………………〔—（△）〕1450
ロサルタンカリウム錠100mg「杏林」
……………………………………〔—（△）〕1450
ロサルタンカリウム錠25mg「ケミファ」
……………………………………〔—（△）〕1452
ロサルタンカリウム錠50mg「ケミファ」
……………………………………〔—（○）〕1452
ロサルタンカリウム錠100mg「ケミファ」
……………………………………〔—（○）〕1452

ロサルタンカリウム錠25mg「サワイ」
……………………………………〔—（△）〕1452
ロサルタンカリウム錠50mg「サワイ」
……………………………………〔—（△）〕1452
ロサルタンカリウム錠100mg「サワイ」
……………………………………〔—（△）〕1452
ロサルタンカリウム錠25mg「サンド」
……………………………………〔—（△）〕1452
ロサルタンカリウム錠50mg「サンド」
……………………………………〔—（△）〕1452
ロサルタンカリウム錠100mg「サンド」
……………………………………〔—（△）〕1452
ロサルタンカリウム錠25mg「テバ」
……………………………………〔—（△）〕1454
ロサルタンカリウム錠50mg「テバ」
……………………………………〔—（△）〕1454
ロサルタンカリウム錠100mg「テバ」
……………………………………〔—（△）〕1454
ロサルタンカリウム錠25mg「日医工」
……………………………………〔—（○）〕1454
ロサルタンカリウム錠50mg「日医工」
……………………………………〔—（○）〕1454
ロサルタンカリウム錠100mg「日医工」
……………………………………〔—（○）〕1454
ロサルタンカリウム錠25mg「モチダ」
……………………………………〔—（○）〕1454
ロサルタンカリウム錠50mg「モチダ」
……………………………………〔—（○）〕1454
ロサルタンカリウム錠100mg「モチダ」
……………………………………〔—（○）〕1454

ロサルタンカリウム・ヒドロクロロチアジド
プレミネント配合錠LD ……〔—（△⁺）〕1090
プレミネント配合錠HD ……〔—（△⁺）〕1090
ロサルヒド配合錠LD「EE」
……………………………………〔—（△⁺）〕1454
ロサルヒド配合錠HD「EE」
……………………………………〔—（△⁺）〕1454
ロサルヒド配合錠LD「EP」
……………………………………〔○（△⁺）〕1454
ロサルヒド配合錠HD「EP」
……………………………………〔○（△⁺）〕1454
ロサルヒド配合錠LD「JG」
……………………………………〔—（△⁺）〕1456
ロサルヒド配合錠HD「JG」
……………………………………〔—（△⁺）〕1456
ロサルヒド配合錠LD「KN」……〔△⁺〕1456
ロサルヒド配合錠HD「KN」……〔△⁺〕1456
ロサルヒド配合錠LD「KO」……〔△⁺〕1456
ロサルヒド配合錠HD「KO」
……………………………………〔○（△⁺）〕1456
ロサルヒド配合錠LD「NPI」
……………………………………〔—（△⁺）〕1456
ロサルヒド配合錠HD「NPI」
……………………………………〔—（△⁺）〕1456

ロサルヒド配合錠LD「TCK」
………………………………[—（△ⁱ）] 1456
ロサルヒド配合錠HD「TCK」
………………………………[—（△ⁱ）] 1456
ロサルヒド配合錠LD「YD」
………………………………[—（△ⁱ）] 1458
ロサルヒド配合錠HD「YD」
………………………………[—（△ⁱ）] 1458
ロサルヒド配合錠LD「アメル」
………………………………[—（△ⁱ）] 1458
ロサルヒド配合錠HD「アメル」
………………………………[—（△ⁱ）] 1458
ロサルヒド配合錠LD「科研」
………………………………[—（△ⁱ）] 1458
ロサルヒド配合錠HD「科研」
………………………………[—（△ⁱ）] 1458
ロサルヒド配合錠LD「杏林」
………………………………[—（△ⁱ）] 1458
ロサルヒド配合錠HD「杏林」
………………………………[—（△ⁱ）] 1458
ロサルヒド配合錠LD「ケミファ」
………………………………[—（△ⁱ）] 1458
ロサルヒド配合錠HD「ケミファ」
………………………………[—（△ⁱ）] 1458
ロサルヒド配合錠LD「サワイ」
………………………………[—（△ⁱ）] 1458
ロサルヒド配合錠HD「サワイ」
………………………………[—（△ⁱ）] 1458
ロサルヒド配合錠LD「サンド」
………………………………[—（△ⁱ）] 1460
ロサルヒド配合錠HD「サンド」
………………………………[—（△ⁱ）] 1460
ロサルヒド配合錠LD「三和」
………………………………[—（△ⁱ）] 1460
ロサルヒド配合錠HD「三和」
………………………………[—（△ⁱ）] 1460
ロサルヒド配合錠LD「タカタ」
………………………………[—（△ⁱ）] 1460
ロサルヒド配合錠HD「タカタ」
………………………………[—（△ⁱ）] 1460
ロサルヒド配合錠LD「タナベ」
………………………………[—（△ⁱ）] 1460
ロサルヒド配合錠HD「タナベ」
………………………………[—（△ⁱ）] 1460
ロサルヒド配合錠LD「ツルハラ」
………………………………………[△ⁱ] 1460
ロサルヒド配合錠HD「ツルハラ」
………………………………………[△ⁱ] 1460
ロサルヒド配合錠LD「テバ」
………………………………[—（△ⁱ）] 1460
ロサルヒド配合錠HD「テバ」
………………………………[—（△ⁱ）] 1460
ロサルヒド配合錠LD「トーワ」
………………………………[—（△ⁱ）] 1462

ロサルヒド配合錠HD「トーワ」
………………………………[—（△ⁱ）] 1462
ロサルヒド配合錠LD「日医工」
………………………………[—（△ⁱ）] 1462
ロサルヒド配合錠HD「日医工」
………………………………[—（△ⁱ）] 1462
ロサルヒド配合錠LD「日新」
………………………………[—（△ⁱ）] 1462
ロサルヒド配合錠HD「日新」
………………………………[—（△ⁱ）] 1462
ロサルヒド配合錠LD「ニプロ」
………………………………[—（△ⁱ）] 1462
ロサルヒド配合錠HD「ニプロ」
………………………………[—（△ⁱ）] 1462
ロサルヒド配合錠LD「ファイザー」
………………………………[—（△ⁱ）] 1462
ロサルヒド配合錠HD「ファイザー」
………………………………[—（△ⁱ）] 1462
ロサルヒド配合錠LD「明治」 ……[△ⁱ] 1462
ロサルヒド配合錠HD「明治」 ……[△ⁱ] 1462
ロサルヒド配合錠LD「モチダ」
………………………………[—（△ⁱ）] 1464
ロサルヒド配合錠HD「モチダ」
………………………………[—（△ⁱ）] 1464

ロスバスタチンカルシウム
クレストール錠2.5mg ………[×（△）] 472
クレストール錠5mg …………[×（△）] 472
クレストールOD錠2.5mg ……[×（△）] 472
クレストールOD錠5mg ………[×（△）] 472
ロスバスタチン錠2.5mg「DSEP」
………………………………[×（△）] 1464
ロスバスタチン錠5mg「DSEP」
………………………………[×（△）] 1464
ロスバスタチンOD錠2.5mg「DSEP」
………………………………[×（△）] 1464
ロスバスタチンOD錠5mg「DSEP」
………………………………[×（△）] 1464
ロスバスタチン錠2.5mg「EE」
………………………………[—（△）] 1464
ロスバスタチン錠5mg「EE」
………………………………[—（△）] 1464
ロスバスタチンOD錠2.5mg「EE」
………………………………[—（△）] 1466
ロスバスタチンOD錠5mg「EE」
………………………………[—（△）] 1466
ロスバスタチン錠2.5mg「JG」
………………………………[—（△）] 1466
ロスバスタチン錠5mg「JG」
………………………………[—（△）] 1466
ロスバスタチンOD錠2.5mg「JG」
………………………………[—（△）] 1466
ロスバスタチンOD錠5mg「JG」
………………………………[—（△）] 1466

ロスバスタチン錠2.5mg「MEEK」
.... 〔—（△）〕1466
ロスバスタチン錠5mg「MEEK」
.... 〔—（△）〕1466
ロスバスタチンOD錠2.5mg「MEEK」
.... 〔—（△）〕1466
ロスバスタチンOD錠5mg「MEEK」
.... 〔—（△）〕1466
ロスバスタチン錠2.5mg「TCK」
.... 〔—（△）〕1468
ロスバスタチン錠5mg「TCK」
.... 〔—（△）〕1468
ロスバスタチンOD錠2.5mg「TCK」
.... 〔—（△）〕1468
ロスバスタチンOD錠5mg「TCK」
.... 〔—（△）〕1468
ロスバスタチン錠2.5mg「YD」
.... 〔—（△）〕1468
ロスバスタチン錠5mg「YD」
.... 〔—（△）〕1468
ロスバスタチンOD錠2.5mg「YD」
.... 〔—（△）〕1470
ロスバスタチンOD錠5mg「YD」
.... 〔—（△）〕1470
ロスバスタチン錠2.5mg「アメル」
.... 〔—（△）〕1470
ロスバスタチン錠5mg「アメル」
.... 〔—（△）〕1470
ロスバスタチンOD錠2.5mg「アメル」
.... 〔—（△）〕1470
ロスバスタチンOD錠5mg「アメル」
.... 〔—（△）〕1470
ロスバスタチン錠2.5mg「オーハラ」
.... 〔—（△）〕1470
ロスバスタチン錠5mg「オーハラ」
.... 〔—（△）〕1470
ロスバスタチンOD錠2.5mg「オーハラ」
.... 〔—（△）〕1470
ロスバスタチンOD錠5mg「オーハラ」
.... 〔—（△）〕1470
ロスバスタチン錠2.5mg「科研」
.... 〔—（△）〕1470
ロスバスタチン錠5mg「科研」
.... 〔—（△）〕1470
ロスバスタチンOD錠2.5mg「科研」
.... 〔—（△）〕1470
ロスバスタチンOD錠5mg「科研」
.... 〔—（△）〕1470
ロスバスタチン錠2.5mg「共創未来」
.... 〔—（△）〕1472
ロスバスタチン錠5mg「共創未来」
.... 〔—（△）〕1472
ロスバスタチンOD錠2.5mg「共創未来」
.... 〔—（△）〕1472

ロスバスタチンOD錠5mg「共創未来」
.... 〔—（△）〕1472
ロスバスタチン錠2.5mg「杏林」
.... 〔—（△）〕1472
ロスバスタチン錠5mg「杏林」
.... 〔—（△）〕1472
ロスバスタチン錠2.5mg「ケミファ」
.... 〔—（△）〕1472
ロスバスタチン錠5mg「ケミファ」
.... 〔—（△）〕1472
ロスバスタチンOD錠2.5mg「ケミファ」
.... 〔—（△）〕1474
ロスバスタチンOD錠5mg「ケミファ」
.... 〔—（△）〕1474
ロスバスタチン錠2.5mg「サワイ」
.... 〔—（△）〕1474
ロスバスタチン錠5mg「サワイ」
.... 〔—（△）〕1474
ロスバスタチンOD錠2.5mg「サワイ」
.... 〔—（△）〕1474
ロスバスタチンOD錠5mg「サワイ」
.... 〔—（△）〕1474
ロスバスタチン錠2.5mg「サンド」
.... 〔—（△）〕1474
ロスバスタチン錠5mg「サンド」
.... 〔—（△）〕1474
ロスバスタチン錠2.5mg「三和」
.... 〔—（△）〕1474
ロスバスタチン錠5mg「三和」
.... 〔—（△）〕1474
ロスバスタチンOD錠2.5mg「三和」
.... 〔—（△）〕1476
ロスバスタチンOD錠5mg「三和」
.... 〔—（△）〕1476
ロスバスタチン錠2.5mg「ゼリア」
.... 〔—（△）〕1476
ロスバスタチン錠5mg「ゼリア」
.... 〔—（△）〕1476
ロスバスタチン錠2.5mg「タカタ」
.... 〔—（△）〕1476
ロスバスタチン錠5mg「タカタ」
.... 〔—（△）〕1476
ロスバスタチン錠10mg「タカタ」
.... 〔—（△）〕1476
ロスバスタチンOD錠2.5mg「タカタ」
.... 〔—（△）〕1476
ロスバスタチンOD錠5mg「タカタ」
.... 〔—（△）〕1476
ロスバスタチン錠2.5mg「武田テバ」
.... 〔—（△）〕1476
ロスバスタチン錠5mg「武田テバ」
.... 〔—（△）〕1476
ロスバスタチン錠2.5mg「ツルハラ」
.... 〔（△）〕1478

ロスバスタチン錠5mg「ツルハラ」
……………………………………〔△〕1478
ロスバスタチン錠2.5mg「トーワ」
…………………………………〔—（△）〕1478
ロスバスタチン錠5mg「トーワ」
…………………………………〔—（△）〕1478
ロスバスタチン錠10mg「トーワ」
…………………………………〔—（△）〕1478
ロスバスタチンOD錠2.5mg「トーワ」
…………………………………〔—（△）〕1478
ロスバスタチンOD錠5mg「トーワ」
…………………………………〔—（△）〕1478
ロスバスタチンOD錠10mg「トーワ」
…………………………………〔—（△）〕1478
ロスバスタチン錠2.5mg「日医工」
…………………………………〔—（△）〕1478
ロスバスタチン錠5mg「日医工」
…………………………………〔—（△）〕1478
ロスバスタチンOD錠2.5mg「日医工」
…………………………………〔—（△）〕1478
ロスバスタチンOD錠5mg「日医工」
…………………………………〔—（△）〕1478
ロスバスタチン錠2.5mg「日新」
…………………………………〔—（△）〕1478
ロスバスタチン錠5mg「日新」
…………………………………〔—（△）〕1478
ロスバスタチン錠2.5mg「ニプロ」
…………………………………〔—（△）〕1478
ロスバスタチン錠5mg「ニプロ」
…………………………………〔—（△）〕1478
ロスバスタチンOD錠2.5mg「ニプロ」
…………………………………〔—（△）〕1478
ロスバスタチンOD錠5mg「ニプロ」
…………………………………〔—（△）〕1478
ロスバスタチン錠2.5mg「ファイザー」
…………………………………〔—（△）〕1480
ロスバスタチン錠5mg「ファイザー」
…………………………………〔—（△）〕1480

ロピナビル・リトナビル
カレトラ配合錠………………………〔×〕 406

ロピニロール塩酸塩
レキップ錠0.25mg …………〔—（○）〕1392
レキップ錠1mg………………〔—（○）〕1392
レキップ錠2mg………………〔—（○）〕1392
レキップCR錠2mg……………〔—（×）〕1392
レキップCR錠8mg……………〔—（×）〕1392
ロピニロール錠0.25mg「JG」
…………………………………〔—（○）〕1482
ロピニロール錠1mg「JG」…〔—（○）〕1482
ロピニロール錠2mg「JG」…〔—（○）〕1482
ロピニロールOD錠0.25mg「アメル」
…………………………………〔—（○）〕1482
ロピニロールOD錠1mg「アメル」
…………………………………〔—（○）〕1482
ロピニロールOD錠2mg「アメル」
…………………………………〔—（○）〕1482
ロピニロール徐放錠2mg「共創未来」
……………………………………〔×〕1482
ロピニロール徐放錠8mg「共創未来」
……………………………………〔×〕1482
ロピニロール徐放錠2mg「トーワ」
……………………………………〔×〕1482
ロピニロール徐放錠8mg「トーワ」
……………………………………〔×〕1482

ロフェプラミン塩酸塩
アンプリット錠10mg ………〔—（△）〕 162
アンプリット錠25mg ………〔—（△）〕 162

ロフラゼプ酸エチル
メイラックス錠1mg……………………〔○〕1222
メイラックス錠2mg……………………〔○〕1222
ロフラゼプ酸エチル錠1mg「SN」
…………………………………〔—（○）〕1482
ロフラゼプ酸エチル錠2mg「SN」
…………………………………〔—（○）〕1482
ロフラゼプ酸エチル錠1mg「サワイ」
…………………………………〔—（○）〕1484
ロフラゼプ酸エチル錠2mg「サワイ」
…………………………………〔—（○）〕1484
ロフラゼプ酸エチル錠1mg「トーワ」
…………………………………〔—（○）〕1484
ロフラゼプ酸エチル錠2mg「トーワ」
…………………………………〔—（○）〕1484
ロフラゼプ酸エチル錠1mg「日医工」
…………………………………〔—（○）〕1484
ロフラゼプ酸エチル錠2mg「日医工」
…………………………………〔—（○）〕1484

塩酸ロペラミド
ロスポリア錠1mg……………〔—（○）〕1480
ロペカルドカプセル1mg……〔—（○）〕1484
ロペナカプセル1mg……………………〔△〕1484
ロペミンカプセル1mg………〔—（○）〕1484
ロペラミド錠1mg「EMEC」…〔—（○）〕1484
ロペラミド塩酸塩カプセル1mg「JG」
…………………………………〔—（○）〕1486
ロペラミド塩酸塩カプセル1mg「サワイ」
…………………………………〔—（○）〕1486
ロペラミド塩酸塩カプセル1mg
「タイヨー」…………………〔—（○）〕1486
ロペラミド塩酸塩カプセル1mg「フソー」
…………………………………〔—（○）〕1486

ロベンザリットニナトリウム
カルフェニール錠40mg ……〔—（○）〕 396
カルフェニール錠80mg ……〔—（○）〕 396

ロミタピドメシル酸塩
ジャクスタピッドカプセル5mg……〔×〕 566
ジャクスタピッドカプセル10mg …〔×〕 566
ジャクスタピッドカプセル20mg …〔×〕 566

塩酸ロメフロキサシン
バレオン錠200mg……………〔—（○）〕934
バレオンカプセル100mg……〔—（○）〕934

塩酸ロメリジン
ミグシス錠5mg………………〔—（○）〕1198

ロラゼパム
ロラゼパム錠0.5mg「サワイ」
………………………………〔—（△）〕1486
ロラゼパム錠1mg「サワイ」…〔—（△）〕1486
ワイパックス錠0.5……………〔—（△）〕1496
ワイパックス錠1.0……………〔—（△）〕1496

ロラタジン
クラリチン錠10mg……………〔—（○）〕448
クラリチンレディタブ錠10mg
………………………………〔×（△）〕448
ロラタジン錠10mg「AA」…〔—（○）〕1486
ロラタジンOD錠10mg「AA」
………………………………〔—（△）〕1486
ロラタジン錠10mg「CH」…〔—（○）〕1486
ロラタジンOD錠10mg「CH」
………………………………〔—（△）〕1486
ロラタジン錠10mg「EE」…〔—（○）〕1486
ロラタジンOD錠10mg「EE」
………………………………〔—（△）〕1488
ロラタジン錠10mg「JG」…〔—（○）〕1488
ロラタジンOD錠10mg「JG」
………………………………〔—（△）〕1488
ロラタジン錠10mg「KN」…………〔○〕1488
ロラタジン錠10mg「NP」…〔—（○）〕1488
ロラタジンOD錠10mg「NP」
………………………………〔—（△）〕1488
ロラタジン錠10mg「TCK」…〔—（○）〕1488
ロラタジンOD錠10mg「TYK」
………………………………〔—（△）〕1488
ロラタジン錠10mg「YD」…〔—（○）〕1488
ロラタジンOD錠10mg「YD」
………………………………〔—（△）〕1488
ロラタジン錠10mg「アメル」……〔○〕1488
ロラタジンOD錠10mg「アメル」
………………………………〔○（△）〕1490
ロラタジンOD錠10mg「杏林」
………………………………〔—（△）〕1490
ロラタジン錠10mg「ケミファ」
………………………………〔—（○）〕1490
ロラタジンOD錠10mg「ケミファ」
………………………………〔—（△）〕1490
ロラタジン錠10mg「サワイ」
………………………………〔—（○）〕1490
ロラタジンOD錠10mg「サワイ」
………………………………〔—（△）〕1490
ロラタジンOD錠10mg「サンド」
………………………………〔—（△）〕1490
ロラタジンOD錠10mg「トーワ」
………………………………〔—（△）〕1490
ロラタジン錠10mg「日医工」
………………………………〔—（○）〕1490
ロラタジンOD錠10mg「日医工」
………………………………〔—（△）〕1490
ロラタジン錠10mg「日新」…〔—（○）〕1492
ロラタジンOD錠10mg「日新」
………………………………〔—（△）〕1492
ロラタジン錠10mg「ファイザー」
………………………………〔—（○）〕1492
ロラタジンOD錠10mg「ファイザー」
………………………………〔—（△）〕1492

デスロラタジン
デザレックス錠5mg…………〔—（△）〕734

ロルノキシカム
ロルカム錠2mg………………〔—（△）〕1492
ロルカム錠4mg………………〔—（△）〕1492

ロルメタゼパム
エバミール錠1.0………………〔—（△）〕270
ロラメット錠1.0……………………〔△〕1492

ワ

ワクシニアウイルス接種家兎炎症皮膚抽出液
ノイロトロピン錠4単位………………〔△〕874

ワルファリンカリウム
ワーファリン錠0.5mg………〔—（△）〕1496
ワーファリン錠1mg…………〔—（△）〕1496
ワーファリン錠5mg…………〔—（△）〕1496
ワルファリンK錠1mg「F」………〔△〕1498
ワルファリンK錠0.5mg「NP」
………………………………〔—（△）〕1498
ワルファリンK錠1mg「NP」
………………………………〔—（△）〕1498
ワルファリンK錠2mg「NP」
………………………………〔—（△）〕1498
ワルファリンK錠0.5mg「テバ」
………………………………〔—（△）〕1498
ワルファリンK錠1mg「テバ」
………………………………〔—（△）〕1498
ワルファリンK錠0.5mg「トーワ」
………………………………〔—（△）〕1498
ワルファリンK錠1mg「トーワ」
………………………………〔—（△）〕1498
ワルファリンK錠1mg「日新」
………………………………〔—（△）〕1498

MEMO

MEMO

錠剤・カプセル剤粉砕ハンドブック　第8版

定価　本体6,400円（税別）

1995年 3 月31日　初版発行	2025年 7 月10日　第 8 版第 6 刷発行
1998年 3 月31日　第 2 版発行	
2002年 3 月31日　第 3 版発行	
2006年 1 月10日　第 4 版発行	
2008年 7 月30日　第 5 版発行	
2012年 8 月15日　第 6 版発行	
2015年11月25日　第 7 版発行	
2019年12月20日　第 8 版発行	
2020年 3 月31日　第 8 版第 2 刷発行	
2021年 4 月10日　第 8 版第 3 刷発行	
2022年 6 月30日　第 8 版第 4 刷発行	
2024年 6 月10日　第 8 版第 5 刷発行	

監　修　　佐川 賢一　木村 利美

編　集　　佐川 賢一　伊東 俊雅

発行人　　武田 信

発行所　　株式会社　じほう

　　　　　101-8421　東京都千代田区神田猿楽町1-5-15（猿楽町SSビル）
　　　　　振替　00190-0-900481
　　　　　＜大阪支局＞
　　　　　541-0044　大阪市中央区伏見町2-1-1（三井住友銀行高麗橋ビル）
　　　　　お問い合わせ　https://www.jiho.co.jp/contact/

©2019　　　　　　　　　　　　　　　　　　　　　　　組版・印刷　　㈱アイワード
Printed in Japan

本書の複写にかかる複製，上映，譲渡，公衆送信（送信可能化を含む）の各権利は
株式会社じほうが管理の委託を受けています。

JCOPY ＜出版者著作権管理機構　委託出版物＞
本書の無断複製は著作権法上での例外を除き禁じられています。
複製される場合は，そのつど事前に，出版者著作権管理機構（電話 03-5244-5088，FAX
03-5244-5089，e-mail：info@jcopy.or.jp）の許諾を得てください。

万一落丁，乱丁の場合は，お取替えいたします。
ISBN 978-4-8407-5231-2

「知りたい」を、どこででも。

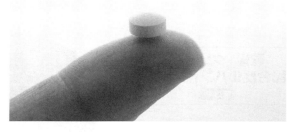

新項目「授乳婦」を追加。RMP資材の有無や
包装単位など、実用的な情報がさらに充実。

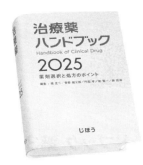

書籍購入で便利に使える!

「調べやすい」を
いつも手元に。

治療薬ハンドブック
アプリ

※対応OSは、iOSおよびAndroid™です。
ただし、一部非対応のバージョンおよび端末があります。

定価4,950円（本体4,500円＋税10%）
B6変型判　1,888頁　2025年1月刊
ISBN：978-4-8407-5617-4

治療薬ハンドブック
特設サイトはこちら ≫

株式会社 **じほう** https://www.jiho.co.jp/

皮膚外用剤の混合調剤に欠かせない1冊!

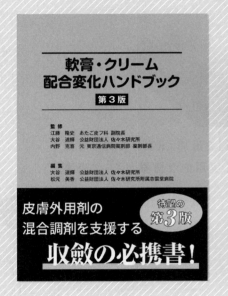

日常の調剤業務を支援する最新版!

詳細はこちら

軟膏・クリーム配合変化ハンドブック 第3版

江藤 隆史、大谷 道輝、内野 克喜／監
大谷 道輝、松元 美香／編

- 定価5,060円(本体4,600円+税10%)
- B6判／776頁／2024年4月刊
- ISBN:978-4-8407-5581-8

株式会社 **じほう** https://www.jiho.co.jp/

適応・用法付 薬効別薬価基準

保険薬事典Plus⁺

令和7年 4月版

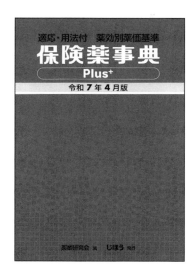

適応情報も確認できる
医療用医薬品リストの定番書籍！

編集：薬業研究会

定価5,280円（本体4,800円＋税10%）
A5判／2色刷／1,032頁／2025年3月刊／ISBN：978-4-8407-5627-3

- 規格単位ごとの薬価だけでなく**「適応・用法」**情報も確認できます
- 適応外使用に係る**公知申請**が認められているものを**適応に記載**しています
- ジェネリック医薬品における、**適応・用法違いの確認に最適**です

株式会社 **じほう** https://www.jiho.co.jp/

令和7年4月版

保険薬事典 Plus+

適応・用法用量、薬効別薬剤一覧

適応情報も確認できる
医療用医薬品リストの定番書籍!

編集：薬業研究会

定価5,500円（本体5,000円＋税10%）
A5判 2,768ページ 2025年3月5日発行 ISBN 978-8407-5627-5

・薬事日誌データを収録。「効能・効果」、「用法・用量」、「禁忌」、「相互作用」を掲載するほか、適応外使用に関しては、公知申請等を含むものについて補足的に収録しています。
・カラーページ写真を掲載。適応・用法用量の確認に便利です。

株式会社 じほう https://www.jiho.co.jp/